D1574038

Steinhauer

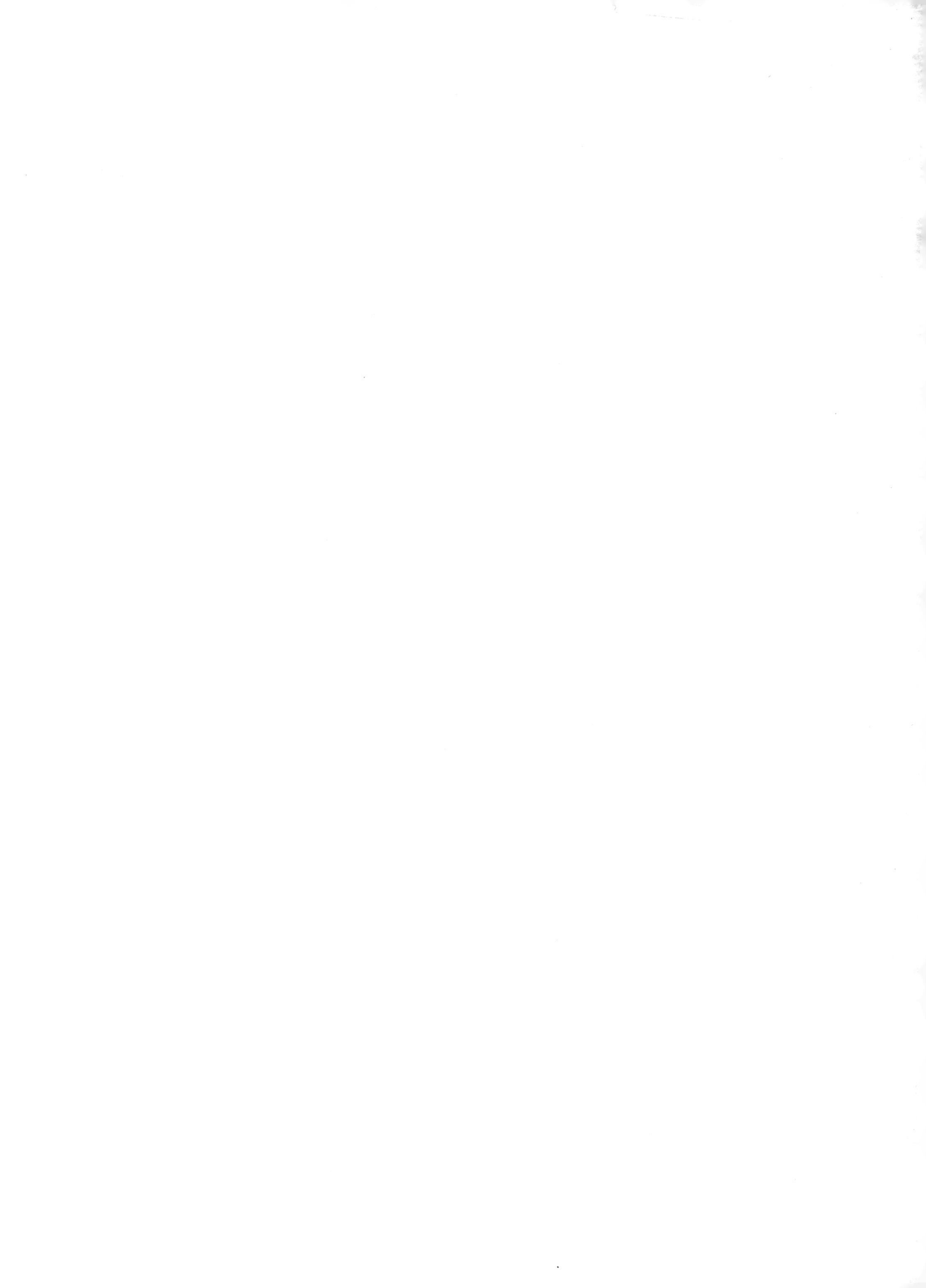

I. Füsgen (Hrsg.)
Der ältere Patient

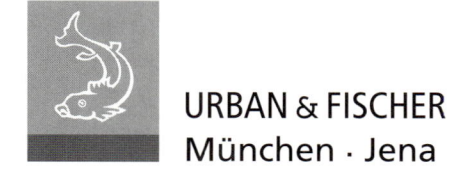

Füsgen

Der ältere Patient
Problemorientierte Diagnostik und Therapie

3., neubearbeitete und erweiterte Auflage

Mit 94 Abbildungen und 312 Tabellen

Herausgegeben von Ingo Füsgen

Mit Beiträgen von

M. Anlauf
R. Baltissen
G. S. Barolin
M. Bergener
H. Binder
U. Bircher-Müller
F. Böhmer
K. Böhme
M. Borchelt
B. Borck-Knabe
G. Deimling
G. Dimroth
M. Drosner
H. Eckardt
H. Friedl-Francesconi

H. Frohnhofen
I. Füsgen
M. Geyer
R. Hardt
R. Heinrich
P. M. Hoffmann
B. J. Höltmann
J. Jörg
K. Jork
T. Klie
J. Köbberling
D. Krause
E. Lang
V. Lichti
C. Lucke

U. Marnitz
H.-W. Meyer-Rüsenberg
M. Minx
H. J. Naurath
H. G. Nehen
S. Öhl †
L. Pientka
W. Pöllen
R. Püllen
A. C. Reingräber
J. D. Ringe
Th. Rotermund
J. Schulz
H. Schulze
M. Selim

E. Steinhagen-Thiessen
H. G. Therhag
A. Tiefenböck
K. H. Tragl
J. Trögner
H.-J. Vogt
K. Wagner-Trögner
A. Welz-Barth
G. T. Werner
H. J. Werner
I. Weyer
W. Wüst

URBAN & FISCHER
München · Jena

Zuschriften und Kritik an:

Urban & Fischer Verlag, Lektorat Medizin, Karlstraße 45, 80333 München

Anschrift des Herausgebers:

Prof. Dr. med. Ingo Füsgen
Geriatrische Rehabilitationsklinik der Kliniken St. Antonius
Carnaperstr. 60
42283 Wuppertal

Wichtiger Hinweis für den Benutzer:

Die Erkenntnisse der Medizin unterliegen laufendem Wandel durch Forschung und klinische Erfahrungen. Herausgeber und Autoren dieses Werkes haben große Sorgfalt darauf verwendet, daß die in diesem Werk gemachten therapeutischen Angaben (insbesondere hinsichtlich Indikation, Dosierung und unerwünschten Wirkungen) dem derzeitigen Wissensstand entsprechen. Das entbindet den Benutzer dieses Werkes aber nicht von der Verpflichtung, anhand der Beipackzettel zu verschreibender Präparate zu überprüfen, ob die dort gemachten Angaben von denen in diesem Buch abweichen, und seine Verordnung in eigener Verantwortung zu treffen.

Die Deutsche Bibliothek – CIP-Einheitsaufnahme

Ein Titeldatensatz für diese Publikation ist bei
Der Deutschen Bibliothek erhältlich.

Alle Rechte vorbehalten

3. Auflage 2000

© Urban & Fischer Verlag · München · Jena

00 01 02 03 04   6 5 4 3 2 1

Das Werk einschließlich aller seiner Teile ist urheberrechtlich geschützt. Jede Verwertung außerhalb der engen Grenzen des Urheberrechtsgesetzes ist ohne Zustimmung des Verlages unzulässig und strafbar. Das gilt insbesondere für Vervielfältigungen, Übersetzungen, Mikroverfilmungen und die Einspeicherung und Verarbeitung in elektronischen Systemen.

Geschützte Warennamen (Warenzeichen) werden nicht immer besonders kenntlich gemacht. Aus dem Fehlen eines solchen Hinweises kann jedoch nicht geschlossen werden, daß es sich um einen freien Warennamen handelt.

Planung: Dr. med. Thomas Hopfe, München
Lektorat: Christl Kiener, München; Dr. med. Felicitas Claaß, München
Redaktion: Dr. med. Gabriele Schmid, München
Register: Dr. med. vet. Ursula Osterkamp-Baust, Ottobrunn
Herstellung: Adolf Schmid, Freising; Petra Laurer, München
Zeichnungen: Dr. K. Dalkowski, München

DTP: Adolf Schmid, Freising
Druck: Appl, Wemding
Bindung: Großbuchbinderei Monheim
Umschlaggestaltung: prepress|ulm GmbH, Ulm. Bildquelle: Tony Stone Bilderwelten

ISBN 3-437-21580-9

Aktuelle Informationen finden Sie im Internet unter den Adressen: Urban & Fischer: www.urbanfischer.de

Vorwort zur 3. Auflage

Seit der 1. Auflage haben sich entscheidende Veränderungen, aber auch zukunftsweisende Entwicklungen in sozialer, gesellschaftlicher, technischer, ökonomischer und nicht zuletzt auch medizinischer Sicht ergeben, die ganz besonders auch die Betreuung der älteren Patienten betreffen. Der ältere Patient rückt zunehmend in den Mittelpunkt unseres Interesses. So wird heute Gesundheitspolitik für den älteren Patienten mehr und bewußter als früher als Herausforderung verstanden. Die Gesundheit der älteren Mitbürger zu fördern und zu erhalten, gewinnt nicht nur an politisch-sozialer Bedeutung aufgrund des massiven Anwachsens dieser Bevölkerungsgruppe, sondern ganz besonders auch an Wert in der Medizin. Dies wird deutlich, wenn wir z.B. die neue Weiterbildungsordnung für den Arzt für Allgemeinmedizin betrachten, in der geriatrische Inhalte einen wichtigen Schwerpunkt bilden. Allerdings darf diese geriatrische Medizin nicht von Dogmen, Ideologien oder Einzelinteressen bestimmt sein, sondern muß sich an einer gemeinsamen Zielsetzung orientieren: „Dem Leben Jahre und den Jahren Leben geben". So wird für uns alle die geriatrische Medizin auch zu einer Chance, wieder zu der verlorengegangenen ganzheitlichen Tätigkeit des Arztes zurückzukehren. Im Mittelpunkt dieser Zielsetzung steht nicht der Apparat, sondern der Mensch. Gerade beim älteren Menschen kann Wissenschaft in der Medizin nicht Selbstzweck sein. Primär geht es in der Medizin beim älteren Patienten um Handeln, um Hilfeleistung unter Beachtung der altersphysiologischen Besonderheiten in mehr oder weniger bedrängten Lebenslagen. Der Arzt steht insoweit in komplexen Situationen, die neben altersbezogenem naturwissenschaftlichem Denken auch zunehmend psychosoziale Kenntnisse fordern. Solche Fragestellungen für die tägliche Praxis aufzubereiten, war eines der grundsätzlichen Anliegen der 1. Auflage des vorliegenden Buches. Wenn jetzt nach knapp 5 Jahren schon die 3. Auflage erscheint, wird deutlich, daß dieses Anliegen zunehmend Anhänger in der Ärzteschaft und den begleitenden Berufen findet. Als Fürsprecher einer ganzheitlichen Medizin beim älteren Patienten freut mich dies natürlich.

Gerade für junge Wissenschaften wie die Geriatrie, vergrößert sich fast täglich der Wissensstand, und neue Erkenntnisse verdrängen alte. In diesem Sinne sind von den jeweilgen Autoren die entsprechenden Kapitel auf den neuesten Stand gebracht worden. Entsprechend den amerikanischen Geriatriebüchern, die ja auf viel längere Erfahrung in diesem Bereich zurückblicken, wurde eine neue Einteilung des Buches gewählt und zu den bestehenden Kapiteln noch ein Abschnitt mit typischen Krankheitsbildern des älter werdenden Patienten angegliedert. Dabei darf ich mich ganz besonders bedanken bei Frau Christl Kiener, die die Aufgabe des Lektorats trotz der kurzen Zeitspanne wieder mit Bravour und Engagement bewältigt hat, und bei Herrn Dr. Thomas Hopfe vom Verlag Urban & Fischer, der die 3. Auflage auf den Weg gebracht hat.

Auch wenn es inzwischen eine spezielle Weiterbildung für Klinische Geriatrie und spezielle geriatrische Weiterbildungsinhalte für die Allgemeinmedizin gibt, stellt die Behandlung des älteren Patienten ein interdisziplinäres Fach dar. Da ältere Menschen meist multimorbide und funktionell eingeschränkt sind, ist die Zusammenarbeit nicht nur im Bereich der Medizin zwischen den einzelnen Fachdisziplinen, sondern auch mit anderen paramedizinischen Fachgruppen wichtige Voraussetzung für eine optimale Diagnose, Therapie und Rehabilitation älterer Patienten. Möge auch diese Ausgabe dazu beitragen, daß die zunehmende Zahl älterer, hilfsbedürftiger Menschen eine bessere Betreuung sowohl im stationären als auch im ambulanten Bereich erhält.

Velbert, im Juni 2000
Prof. Dr. med. Ingo Füsgen

Vorwort zur 1. Auflage

Die Verbesserung der Lebensbedingungen und vor allem eine bessere medizinische Versorgung haben bewirkt, daß die mittlere Lebenserwartung der Europäer sich in den letzten 100 Jahren etwa verdoppelt hat. In der Bundesrepublik Deutschland beträgt sie für den 60jährigen Mann derzeit 78 und für die 60jährige Frau 82 Jahre. Eine gesunde 87jährige hat heute sogar noch eine statistische Lebenserwartung von 5,6 Jahren. Eine weitere Erhöhung der Lebenserwartung scheint vorprogrammiert. Diese wachsende Zahl Älterer zwingt sowohl praktische Ärzte als auch Spezialisten, sich mit der Medizin des 3. Lebensalters zu beschäftigen. Das notwendige und gerechtfertigte Interesse für medizinische Probleme Älterer zu stillen bzw. im Einzelfall erst zu wecken, war für uns die Ausgangsbasis für die Erstellung des vorliegenden Buches.

Jede Zeit hat auch ihre ärztlichen Themen, die ganz im Vordergrund unserer Bemühungen stehen, und unsere Probleme widerspiegeln. Heute sind es die medizinischen und die daraus erwachsenden wirtschaftlichen Probleme des älteren Patienten mit seiner Multimorbidität, seiner Chronizität der Leiden und dem hohen Diagnostik- und Therapiebedarf. An der Bewältigung der geriatrischen Probleme werden wir bei der veränderten Altersstruktur unserer Gesellschaft die Arbeit von uns Ärzten in Zukunft messen lassen müssen.

Dabei wirkt die Beschäftigung mit dem Alter – was angesichts der völligen Aufsplittung der Medizin in verschiedene Fachbereiche zu begrüßen ist – als integrierende Kraft. Sie zwingt den Arzt, seinen Patienten unter dem Aspekt einer interessanten Vielfalt und Komplexität zu betrachten. So sehr die Spezialisierung in unserer Medizin zu begrüßen ist und große Fortschritte gebracht hat, so sehr vermissen wir in unserer Zeit doch zunehmend die ganzheitliche Diagnostik und Therapie. Das bewußte Umgehen mit dem alten Patienten, mit seinen Problemen, gibt uns die Chance, nicht mehr nur Fachmann für ein bestimmtes Organ, sondern vielmehr wieder Partner für den alten Patienten mit seinen Problemen zu sein.

Dabei muß erinnert werden, daß wir große Fortschritte in der Diagnostik und Behandlung von Krankheiten im Alter in den letzten Jahren gemacht haben. Aber immer noch gibt es viele Kollegen, die die Erfolge geriatrischer Medizin nicht richtig einschätzen, bzw. für sich selbst umsetzen. Sie flüchten sich gerne noch in eine mehr hinnehmende Haltung gegenüber geriatrischen Problemen, statt sie aktiv und in vielen Fällen auch erfolgreich anzugehen. Aus fachlich-medizinischer, mitmenschlicher, aber auch wirtschaftlicher Sicht bedeutet das Hinnehmen vieler Altersprobleme ein Versagen der Ärzteschaft gegenüber unserer Gesellschaft. Denn Medizin für den Älteren darf sich nicht allein auf die Erstellung von Diagnose-Konzepten und Verordnung von irgendwelchen Medikamentenlisten beschränken. Sie muß sich vielmehr an der Frage orientieren: Wie kann alten Menschen größtmögliche Selbständigkeit, subjektives Wohlbefinden, Verbesserung der Hilfs- und Pflegesituation für sich, bzw. für die in Anspruch genommenen Angehörigen innerhalb eines sozialen Umfeldes vermittelt werden? Denn sonst werden finanzielle Konsequenzen einer unbegrenzt wachsenden Pflegebedürftigkeit schnell inhumane Fragestellungen aufwerfen.

Medizinische Maßnahmen für den Älteren sind deshalb nie eine abgrenzbare, rein medizinisch-fachliche, rein soziale oder rein psychische Maßnahme. Sie greifen vielmehr in die verschiedensten Lebensbereiche ein, in dem Bemühen zur Bewältigung komplexer Situationen beizutragen und durch wiederholte Behandlung erzielte Erfolge zu festigen.

Leider ist oft die Wiederherstellung des „Status quo ante" bei Krankheit trotz aufwendiger Diagnostik bzw. Therapie beim Hochbetagten eine nicht erreichbare Idealvorstellung. Dies ändert nichts daran, daß ein Leistungsauftrag an uns und nicht zu vergessen auch an die Krankenversicherung auch dann besteht, wenn von vornherein nur Teilerfolge zu erwarten sind. Dieser Auftrag „zu fortdauerndem Bemühen auf medizinischem, allgemeinem, sozialem und psychischem Gebiet" wird bisher in der Beschäftigung mit den alten Patienten noch zu wenig und in bestimmten Bereichen von Krankheiten, z.B. beim dementiellen Syndrom, so gut wie überhaupt nicht umgesetzt.

Der Titel des Buches wurde bewußt ohne das Wort „Geriatrie" gewählt. Dies geschieht in der Hoffnung, daß sich auch die Kollegen von dem Buch angesprochen fühlen, die bisher die Bezeichnung „Geriatrie" und die damit verbundene Aufforderung, sich speziell weiterzubilden, weit von sich wiesen. Denn nach ihrer Ansicht haben sie schon bisher Ältere immer diagnostiziert und gut behandelt und sehen keine Notwendigkeit, sich jetzt bewußt mit geriatrischen Problemen auseinanderzusetzen. Hierbei handelt es sich um ein Phänomen, das nicht neu ist, wenn man das Geriatrie-Lehrbuch von Ignaz Nascher aus dem Jahre 1914 liest.

Am Anfang wird nach den Hinweisen auf physiologische Alternsveränderungen im somatischen und psychologischen Bereich sowie den sozialen Einwirkfaktoren auf die Besonderheiten der Diagnostik eingegangen. Dabei werden keineswegs die üblichen diagnostischen Maßnahmen und insbesondere Untersuchungspraxis dargestellt, sondern ganz bewußt nur auf die Besonderheiten beim älteren Patienten hingewiesen. Entsprechend den Bedürfnissen in der ganzheitlichen Versorgung Älterer stehen nicht die klassischen Diagnosen im Vordergrund des Buches, sondern die Funktionalität mit ihrer massiven Beeinflussung. Gerade funktionelle Probleme, wie z.B. Inkontinenz, Verwirrtheit, Stürze, führen sehr schnell zu Pflegebedürftigkeit und Heimunterbringung. Vorangestellt den funktionellen Ausführungen sind kurze diagnostische Leitfäden. Abschließend werden allgemeine wichtige Themen im Umgang mit älteren Patienten angesprochen. Themen, die fachübergreifend in der täglichen Praxis Bedeutung haben. In diesem Sinne findet sich auch im Anhang eine Adressenliste von Organisationen bzw. Vereinigungen, die man bei entsprechenden Fragestellungen an den Patienten weitergeben kann.

Bei der Erstellung dieses Buches haben eine Reihe von engagierten und auf dem Gebiet der Geriatrie ausgezeichneten Wissenschaftlern mitgearbeitet, ihnen sei dafür besonders gedankt. Besonders gedankt sei auch Herrn Dr. T. Hopfe vom Verlag Urban und Schwarzenberg, und Frau C. Kiener, die die Aufgabe des Lektorats mit Bravour und Engagement geleistet hat. Trotz der hervorragenden Leistung der Mitautoren und des Verlages wird natürlich dieses Buch über Maßnahmen bei Älteren per definitionem im Sinne der geforderten Ganzheitlichkeit unvollständig bleiben müssen. Es soll aber die Leser dazu veranlassen, bei Bedarf zu gewichtigeren Abhandlungen der Diagnostik, Therapie und bestimmten Spezialgebieten zu greifen. Ziel dieses Buches ist es, neben der Wissensvermittlung über Probleme und ihre Bewältigung beim alten Patienten, auch auf die Bedeutung und Notwendigkeit hinzuweisen, sich den speziellen Bedürfnissen Älterer vermehrt zu widmen. Es geht darum, das Problem der zunehmenden Zahl älterer Kranker mit noch vielen unbekannten und unzähligen Einflüssen für unsere Medizin in der Bundesrepublik in Zukunft bewußter anzugehen.

Velbert, November 1994
Prof. Dr. med. Ingo Füsgen

Inhalt

A Altern

1 Somatische Veränderungen im Alter ... 3
 I. Füsgen

2 Psychische Veränderungen im Alter 8
 R. Baltissen

3 Soziale Veränderungen im Alter 13
 G. Deimling

B Umgang mit alten Patienten

4 Klinische Untersuchung und
 Therapieplanung 21
 I. Füsgen

5 Das geriatrische Assessment 46
 L. Pientka

C Häufige Probleme älterer Menschen

6 Multimorbidität 61
 F. Böhmer

7 Diagnostikleitlinien bei häufigen
 geriatrischen Symptomen 70
 R. Püllen und I. Füsgen

8 Angst 83
 G. Dimroth

9 Bauchschmerzen 89
 K. Wagner-Trögner, A. Tiefenböck
 und R. Heinrich

10 Beinödeme und andere periphere Ödeme 99
 H. J. Werner

11 Beweglichkeitsstörungen 108
 B. Borck-Knabe, D. Krause, I. Weyer
 und C. Lucke

12 Dekubitus 131
 I. Füsgen

13 Erbrechen 143
 R. Heinrich und M. Geyer

14 Exsikkose und Elektrolytstörungen 146
 J. Schulz

15 Fieber 151
 H.J. Werner

16 Fußprobleme bei älteren Menschen ... 160
 J. Trögner und V. Lichti

17 Harnwegsinfekt 173
 I. Füsgen

18 Hörprobleme und Umgang
 mit Hörbehinderten 180
 U. Bircher-Müller

19 Inkontinenz 192
 A. Welz-Barth und I. Füsgen

20 Kachexie 217
 J. Schulz

21 Kopf- und Gesichtsschmerzen 222
 G. S. Barolin

22 Atemnot 237
 B. J. Höltmann und H. Frohnhofen

23 Muskel und Gelenkbeschwerden 248
 H. G. Nehen

24 Pruritus senilis 263
 H.-J. Vogt und M. Drosner

25 Schlafstörungen 271
 M. Bergener

26 Schwäche 279
 H. J. Naurath

27 Schwindel und Synkope 290
 W. Wüst und M. Minx

28 Sehstörungen und Augenveränderungen
 im Alter 302
 H.-W. Meyer-Rüsenberg

29 Sexualstörungen 312
 I. Füsgen

30 Stürze 319
 K. H. Tragl

31 Thoraxschmerz 332
 F. Böhmer

32 Verdauungsstörungen 352
 I. Füsgen

D Häufige Krankheiten älterer Menschen

33 Delir (akuter Verwirrtheitszustand) 369
I. Füsgen

34 Anämie 375
S. Öhl †

35 Apoplex 384
Th. Rotermund und J. Jörg

36 Bluthochdruck 397
M. Anlauf

37 Chronische Verwirrtheit (Demenz) 412
I. Füsgen

38 Depression 429
H. Binder, M. Selim und
H. Friedl-Francesconi

39 Diabetes mellitus 444
H. J. Naurath

40 Herzinsuffizienz 450
E. Lang

41 Herzrhythmusstörungen 457
R. Hardt

42 Morbus Parkinson beim älteren Patienten . 469
J. Jörg

43 Hüftnahe Frakturen 492
D. Krause und C. Lucke

44 Osteoporose 502
J. D. Ringe

45 Benigne Prostatahyperplasie 513
H. Schulze

E Besondere Aspekte und Problembereiche im Alter

46 Schilddrüsenfunktionsstörungen 529
J. Köbberling

47 AIDS im Alter 540
R. Püllen

48 Autofahren 542
R. Püllen

49 Ernährung 546
H. Eckardt und E. Steinhagen-Thiessen

50 Flug- und Fernreisen 557
I. Füsgen

51 Hausärztliche Aufgaben in der Versorgung geriatrischer Patienten 564
K. Jork

52 Impfungen 574
I. Füsgen

53 Medikamentöse Therapie 577
M. Borchelt und
E. Steinhagen-Thiessen

54 Narkosefähigkeit 610
U. Marnitz

55 Physikalische Therapie 621
G. T. Werner

56 Besonderheiten der Schmerztherapie alter Menschen 644
K. Böhme

57 Sterben und Tod 665
H. G. Nehen

F Besondere Aspekte bei der Betreuung Älterer

58 Tuberkulose 671
A. C. Reingräber

59 Einrichtung einer rechtlichen Betreuung . 678
P. M. Hoffmann

60 Rechtliche Probleme in der Betreuung und Behandlung Älterer 683
T. Klie

61 Heil- und Hilfsmittel und ihre Verordnungsmöglichkeiten 693
H. G. Therhag
Mit einem Beitrag von W. Pöllen

62 Pflege und Betreuung zu Hause: Die sozialrechtliche Sicherung häuslicher Pflege 708
P. M. Hoffmann

Anhang 717

Sachverzeichnis 731

Anschriften der Autoren

Prof. Dr. med. Manfred Anlauf
Zentralkrankenhaus Renkenheide
Akad. Lehrkh. d. Univ. Göttingen
Postbrookstraße 103
27574 Bremerhaven

Priv.-Doz. Dr. med. Rüdiger Baltissen
Bergische Universität
Gesamthochschule Wuppertal
Fachbereich Gesellschaftswissensch.
Gaußstraße 20
42097 Wuppertal

Univ.-Prof. Dr. med. Dr. h. c. Gerhard S. Barolin
Gallmiststraße 29
A-6800 Feldkirch-Tisis

Prof. Dr. med. Manfred Bergener
Ärztlicher Leiter
Johannes Seniorendienst e. V.
Klinikbetriebs GmbH
Koblenzer Straße 85
53177 Bonn

Prim. Prof. Dr. med. Heinrich Binder
Neurologisches Krankenhaus
Maria-Theresien-Schlössel
Hofzeile 18–20
A-1191 Wien

Ursula Bircher-Müller
Reuelweg 20
CH-3045 Meikirch

Dr. med. Klaus Böhme
Burgfeld Krankenhaus
Wigandstr. 6–8
34131 Kassel

Prim. Dr. med. Franz Böhmer
Sozialmedizinisches Zentrum
Sophienspital
Apollogasse 19
A-1070 Wien

Dr. med. Markus Borchelt
Forschungsgruppe Geriatrie
Ev. Geriatriezentrum Berlin
Charité-Campus Virchow-Klinikum
Reinickendorfer Straße 61
13347 Berlin

Dr. med. Bettina Borck-Knabe
Nordstadtkrankenhaus
Haltenhofstraße 41
30167 Hannover

Prof. Dr. phil. Gerhard Deimling
Bergische Universität – Gesamthochschule
Wuppertal
Fachbereich Gesellschaftswissenschaften
Lehrstuhl für Soziologie und Sozialpädagogik
Gaußstraße 20
42097 Wuppertal

Dr. med. Gisela Dimroth
Karl-Bonhoeffer-Klinik
Oranienburger Straße 285
12305 Berlin

Priv.-Doz. Dr. med. Michael Drosner
Candidplatz 11
81543 München

Dr. med. Helmut Eckardt
Max-Bürger-Krankenhaus
Univ.-Klinik Rudolf Virchow
Sophie-Charlotten-Straße 115
14059 Berlin

Dr. phil. Hedwig Friedl-Francesconi
Neurologisches Krankenhaus
Maria-Theresien-Schlössel
Hofzeile 18–20
A-1191 Wien

Dr. med. Helmut Frohnhofen
Geriatrische Klinik
Prosper-Hospital
Mühlenstr. 27
45657 Recklinghausen

Prof. Dr. med. Ingo Füsgen
Lehrstuhl für Geriatrie
der Universität Witten/Herdecke
Geriatrische Kliniken St. Antonius
Carnaperstr. 60
42283 Wuppertal

Dr. med. Michael Geyer
Städt. Krankenhaus München-Neuperlach
ZAGF
Oskar-Maria-Graf-Ring 51
81737 München

Anschriften der Autoren

Priv.-Doz. Dr. med. Roland Hardt
Vereinigte Hospitien
Geriatrische Rehabilitationsklinik St. Irminen
Krahnenufer 19
54290 Trier

Prof. Dr. med. Robert Heinrich
Zentrum f. Akutgeriatrie und
Frührehabilitation
Städt. Krankenhaus München-Neuperlach
Oskar-Maria-Graf-Ring 51
81737 München

Dr. rer. soc. Peter Michael Hoffmann
Akademie für das öffentliche
Gesundheitswesen
Auf'm Hennekamp 70
40225 Düsseldorf

Dr. med. Bernhard J. Höltmann
Kreiskrankenhaus Grevenbroich
Medizinische Klinik II
Von-Werth-Str. 5
41515 Grevenbroich

Prof. Dr. med. Johannes Jörg
Lehrstuhl für Neurologie
der Univ. Witten/Herdecke
Klinik für Neurologie und
klin. Neurophysiologie
Klinikum Wuppertal GmbH
Heusnerstr. 40
42283 Wuppertal

Prof. Dr. med. Klaus Jork
Institut f. Allgemeinmedizin
Klinikum der
Johann-Wolfgang-Goethe-Universität
Theodor-Stern-Kai 7
60590 Frankfurt a.M.

Prof. Dr. jur. Thomas Klie
Schlossgasse 20
79112 Freiburg

Prof. Dr. med. Johannes Köbberling
Lehrstuhl für Innere Medizin
der Universität Witten/Herdecke
Zentrum Innere Medizin der Kliniken St. Antonius
Carnaperstr. 60
42283 Wuppertal

Dr. med. Daniela Krause
Geriatrisches Zentrum Hagenhof
Rohdehof 3
30853 Langenhagen

Prof. Dr. med. Erich Lang
Waldkrankenhaus St. Marien
Med. Klinik I
Rathsberger Str. 57
91054 Erlangen

Dr. med. Volker Lichti
Krankenhaus Agatharied
Innere Medizin –
Geriatrie und Physikalische Therapie
St.-Agatha-Str. 1
83734 Hausham

Prof. Dr. med. Christoph Lucke
Hagenhof-Klinik f. Rehabilitation
Walsroder Straße 121
30853 Langenhagen

Dr. med. Ute Marnitz
Ambulantes Operationszentrum Stahnsdorf
Potsdamer Allee 3
14532 Stahnsdorf

Prof. Dr. med. Hans-Werner Meyer-Rüsenberg
Klinik für Augenheilkunde
St.-Josefs-Hospital
Dreieckstr. 17
58097 Hagen

Dr. med. Michaela Minx
Städt. Krankenhaus München-Neuperlach
ZAGF
Oskar-Maria-Graf-Ring 51
81737 München

**Priv.-Doz. Dr. med.
Hans Joachim Naurath**
Geriatrische Klinik
Friedrich-Ebert-Krankenhaus
Friesenstraße 11
24534 Neumünster

Prof. Dr. med. Hans-Georg Nehen
Elisabeth-Krankenhaus
Haus Berge
Germaniastraße 3
45356 Essen

Prof. Dr. med. Siegfried Öhl †
I. Med. Klinik d. Kliniken St. Antonius
Carnaperstraße 48
42283 Wuppertal

Priv.-Doz. Dr. med. Dipl.-Soz. Ludger Pientka
Med.-Geriatrische Klinik
Augusta-Kranken-Anstalt
Dr. C.-Otto-Str. 27
44879 Bochum

Dipl.-Soz.-Arb. Wilhelm Pöllen
Gesundheitsamt Düsseldorf
Kölner Straße 180
40227 Düsseldorf

Dr. med. Rupert Püllen
Lehrstuhl für Geriatrie
der Universität Witten/Herdecke
Geriatrische Klinik der Kliniken St. Antonius
Hardtstr. 46
42107 Wuppertal

Dr. med. Andreas C. Reingräber
Abt. f. Innere Med./Geriatrie
St. Antonius Krankenhaus
Kirchhellen
Gartenstr. 1
46244 Bottrop-Kirchhellen

Prof. Dr. med. Johann Diederich Ringe
Städt. Kliniken Leverkusen
Geriatrie
Dhünnbergstraße 60
51375 Leverkusen

Dr. med. Thomas Rotermund
Klinikum Wuppertal GmbH
Klinik für Neurologie und klin. Neurophysiologie
Heusnerstr. 40
42283 Wuppertal

Prof. Dr. med. Jörg Schulz
Geriatrische Klinik
Klinikum Berlin Buch
Karower Str. 11
13122 Berlin

Prof. Dr. med. Harald Schulze
Urologische Klinik
Städtische Kliniken Dortmund
Westfalendamm 403
44143 Dortmund

Dr. med. Mustafa Selim
Neurologisches Krankenhaus
Maria-Theresien-Schlössel
Hofzeile 18–20
A-1190 Wien

**Prof. Dr. med.
Elisabeth Steinhagen-Thiessen**
Geriatriezentrum GmbH
Reinickendorfer Straße 61
13347 Berlin

Dr. med. Hans G. Therhag
Dürerstraße 32
42549 Velbert

Dr. med. Annette Tiefenböck
Städt. Krankenhaus München-Neuperlach
Zentrum für Akutgeriatrie und Frührehabilitation
Oskar-Maria-Graf-Ring 51
81737 München

Prim. Prof. Dr. med. Karl Heinz Tragl
Ärztl. Dir. und Vorstand d.
I. Med. Abt. am SMZ-Ost
Langobardenstraße 122
A-1220 Wien

Dr. med. Jens Trögner
Zentrum für Akutgeriatrie und Frührehabilitation
Städt. Krankenhaus München-Neuperlach
Oskar-Maria-Graf-Ring 51
81737 München

Prof. Dr. med. Hermann-Josef Vogt
Dermatologische Klinik und
Poliklinik der TUM
Biedersteiner Straße 29
80802 München

Dr. med. Katja Wagner-Trögner
Städt. Krankenhaus München-Neuperlach
Zentrum für Akutgeriatrie und Frührehabilitation
Oskar-Maria-Graf-Ring 51
81737 München

Dr. med. Annette Welz-Barth
3. Med. Klinik d. Kliniken St. Antonius
Tönisheiderstraße 24
42553 Velbert

Prof. Dr. med. Günther T. Werner
Städt. Krankenhaus München-Bogenhausen
Englschalkinger Straße 77
81925 München

Dr. med. Hans Jörg Werner
Elisabethenstift Geriatrie
Landgraf Georg Straße 100
64287 Darmstadt

Dr. med. Ingeborg Weyer
Hagenhof-Klinik f. Rehabilitation
Walsroder Straße 121
30853 Langenhagen

Dr. med. Wilfried Wüst
Zentrum für Akutgeriatrie und Frührehabilitation
Städt. Krankenhaus München-Neuperlach
Oskar-Maria-Graf-Ring 51
81737 München

A
Altern

1

Somatische Veränderungen im Alter

Ingo Füsgen

INHALT

1	Einleitung	3
2	Biologisch-physiologisches Altern	4
2.1	Herz-Kreislauf-System	5
2.2	Lunge	5
2.3	Harntrakt	5
2.4	Verdauungssystem	6
2.5	Bewegungssystem	6
2.6	Zentralnervensystem	6
2.7	Veränderungen der Sinne	6
3	Konsequenzen der biologischen Alternsveränderungen	7

1 Einleitung

In seinem 1961 erschienenen alterssoziologischen Standardwerk „Das Alter in der modernen Gesellschaft" erkennt Tartler unter den wissenschaftlichen Disziplinen, die sich mit dem Vorgang des Alterns und der Lebenslage des Alterns beschäftigen, der Medizin die Führungsrolle zu. Heute wird „Altern" als mehrfach festgelegtes Schicksal bezeichnet und der Medizin keine alleinige Zuständigkeit mehr zuerkannt, wenn es um die Erforschung der Alternsprozesse und der Bestimmung jener Faktoren geht, die das Alter terminieren.

Lange Zeit dominierten die biologisch-physiologischen Ansätze, d.h., es herrschte die Überzeugung, Altern sei nur ein biologischer Vorgang bzw. ein biologisches Schicksal. Der Wandel des Erscheinungsbildes, insbesondere körperliche und geistige „Abbauerscheinungen", rückte diesen Aspekt des Alterns früher und stärker in das Blickfeld wissenschaftlichen Interesses. Dieser Ansatz ließ sich unter anderem deshalb nicht mehr aufrechterhalten, weil erhebliche individuelle Unterschiede einer Erklärung bedurften. Sie liegt darin, daß „natürliche" Alternsvorgänge von psychischen und sozialen Faktoren überlagert werden bzw. im Einzelfall diese sogar ursächlich anzusehen sind für somatische Entwicklungen. „Altern als Vorgang der Veränderung spielt sich grundsätzlich ab im biologisch-physiologischen, im psychischen und im sozialen Bereich" (Brandt 1986). Es existieren bis heute keine Theorien, die diesen komplexen Prozeß in seiner Gesamtheit beschreiben und zu erklären vermögen. So zieht man sich immer wieder auf die Darstellung von Teilaspekten zurück.

Altern ist ein biologisches Schicksal
Körperliche Gegebenheiten, die spezifische Gesundheits- oder Krankheitsbiographie und – davon mitbestimmt – die gegenwärtige gesundheitliche Situation sowie die diesbezüglichen Zukunftserwartungen sind hier von Einfluß.

Altern ist ein soziales Schicksal
Das Altersbild der Gesellschaft, die Rollenerwartungen der sozialen Umgebung bestimmten zweifellos den Alterungsprozeß des Individuums mit – meistens im Sinne einer Einengung des Verhaltensradius, da ein negatives, am Defizitmodell orientiertes Altersbild zu Einschränkungen führt.

Altern ist ein finanziell-ökonomisches Schicksal
Dies ist leicht nachweisbar allein an der meist materiell beschränkten Situation älterer Frauen. Die finanzielle Lage wirkt sich gerade im Alter spürbar aus, bei der Pflege sozialer Kontakte wie bei der viel-

seitigen, anregenden Freizeitgestaltung, nicht zuletzt auf die Möglichkeit angemessener Pflege.

Altern ist ein zeitbedingtes Schicksal

Während man sich in Abschnitten wirtschaftlichen Wachstums gern der besonderen Fähigkeiten älterer Menschen, auch älterer Frauen erinnert, sie alle an die Arbeit ruft und sie in den wirtschaftlichen Gesamtprozeß einzugliedern versucht, neigt man in schwierigen Zeiten umgekehrt dazu, ältere Menschen (oder Frauen im allgemeinen) auf das Abstellgleis zu schieben und nach einem Aussetzen nicht wieder einzustellen und die knapp gewordenen Arbeitsplätze der Jugend (und den Familienvätern) zu sichern.

Altern ist ein ökologisches Schicksal

Bei bestimmten Bevölkerungsgruppen (vor allem mit niedrigem sozialem Status) bedingt vielfach schon die Umgebung eine Erschwerung der Situation im fortgeschrittenen Lebensstadium, eine Einschränkung des Verhaltensradius, eine Einengung der geistigen und sozialen Aktivitäten – und damit einen vorzeitigen Abbau psychophysischer Kräfte. Berücksichtigt man diese biologisch-physiologischen, psychologischen und sozialen Aspekte, die den Alterszustand und den Verlauf der Alterungsprozesse beeinflussen, dann wird die Notwendigkeit einer auf die einzelne Persönlichkeit abgestimmten, interdisziplinären, ganzheitlichen Prävention, Diagnostik, Therapie und Rehabilitation deutlich. Es gibt nun einmal nicht den Alterungsprozeß, sondern verschiedene Alterungsvorgänge in einzelnen Lebensbereichen, die bei jedem Menschen unterschiedlich verlaufen (Füsgen 1988).

2 Biologisch-physiologisches Altern

Im Gegensatz zum chronologischen Alter, das die Lebensdauer eines Individuums zu einem bestimmten Zeitpunkt seines Lebens bezeichnet, steht das biologische Alter. Das biologische Alter kennzeichnet die Situation eines Individuums zu einem bestimmten Zeitpunkt seines chronologischen Alters, charakterisiert durch orthologische und pathologische Merkmale (Ries 1983). Die genaue Bestimmung des biologischen Alters eines Menschen im fortgeschrittenen Leben ist aber bis heute nicht zufriedenstellend gelöst. Damit sind Begriffe wie „jünger wirkend", „deutlich gealtert" oder „greisenhaft" für die Beschreibung durchaus üblich. Es liegen einfach erhebliche interindividuelle wie auch intraindividuelle Variabilitäten schon beim normalen Altern vor: Organe altern asynchron, morphologische Rückbildungen und funktionelle Einschränkungen können parallel verlaufen, müssen aber nicht. Etwa gleichaltrige Mitglieder einer Familie können deutlich unterschiedlich altern.

> Nach einer Definition der WHO gilt als alt, wer das 65. Lebensjahr vollendet hat. Im amerikanischen Schrifttum beginnt die bewußte Auseinandersetzung mit den älteren Patienten erst bei den über 70jährigen. Auch in Deutschland werden meist Patienten über 70 Jahre, unabhängig von ihrem biologischen Alter, als geriatrische Patienten bezeichnet, wobei man sich bewußt sein muß, daß diese Altersfestlegung willkürlich ist.

Sicher scheint zu sein, daß Altern keine Krankheit, sondern ein physiologischer Rückbildungsvorgang, unter anderem „eine als Funktion der Zeit entstehende irreversible Veränderung der lebenden Substanz" darstellt, wie es schon von Max Bürger 1962 definiert wurde. Dabei scheint ein jedes Organ nach seinen eigenen Gesetzen zu altern (Arbeitshilfe zur

Tabelle 1.1 Organfunktionen im 75.– 80. Lebensjahr (30. Jahr = 100%) (nach: Arbeitshilfe zur Rehabilitation 1990, Sloane 1992).

Gehirngewicht	56%
Gedächtnisleistung	herabgesetzt
Reaktionsgeschwindigkeit	verlangsamt
zerebrale Zirkulation	80%
Regulationsgeschwindigkeit des Blut-pH	17%
maximaler Pulsschlag	75%
Herzschlagvolumen in Ruhe	70%
Anzahl der Nierenglomeruli	65%
glomeruläre Filtration	69%
Nieren-Plasmafluß	50%
Anzahl der Nervenfasern	63%
Nervenleitungsgeschwindigkeit	90%
Anzahl der Geschmacksknospen	35%
maximale O_2-Aufnahme im Blut	40%
maximale Ventilationsrate	53%
maximaler Exspirationsstoß	43%
Mineralgehalt der Knochen	
Frauen	70%
Männer	85%
Vitalkapazität	56%
Nebennierenfunktion	Abnahme
Gonadenfunktion	Abnahme
Handmuskelkraft	55%
Muskelmasse	70%
maximale Dauerleistung	70%
maximale kurzfristige Spitzenleistung	40%
Grundstoffwechsel	84%
Gesamtkörperwasser	82%
Körpergewicht (Mann)	88%

1 Somatische Veränderungen im Alter

Rehabilitation bei älteren Menschen 1990). Die einzelnen Funktionsabnahmen der Organe können im Einzelfall ein sehr unterschiedliches Ausmaß besitzen und lassen keine Hinweise auf ein generelles genetisch fixiertes Alternsprogramm erkennen. Dabei scheint die Streuung der Funktionsabnahmen der verschiedenen Organe um so größer, je älter eine zu vergleichende Population ist. Somit sind Zahlenangaben und Normwerte im höheren Alter kritisch zu bewerten.

Trotzdem sei kurz auf einige Zahlen bzw. auf die Leistungsabnahme bestimmter Organe eingegangen. Tabelle 1.1 gibt eine Übersicht über wichtige Substanz- bzw. Funktionsverluste im 75.–80. Lebensjahr, bezogen auf das 25.–30. Lebensjahr als „Normalwert", willkürlich als 100% gesehen. Die hier genannten, anscheinend unvermeidbaren Rückbildungen beim gesunden älteren Menschen schränken die Bewältigung der normalen alltäglichen Anforderungen im allgemeinen bis ins hohe Alter nicht wesentlich ein.

Obwohl – wie gesagt – diese Rückbildungen nicht wesentlich die Lebenslage der Menschen im Alter einschränken, können unter Umständen diese physiologischen Altersveränderungen Rückwirkungen auf präventive, diagnostische, therapeutische und rehabilitative Bemühungen haben und sollten auch bewußt in den Umgang mit den älteren Patienten einbezogen werden. Einige der häufigsten klinischen Veränderungen – Herz-Kreislauf, Lunge, Niere, Verdauungssystem, Bewegungssystem und Zentralnervensystem betreffend – seien nachfolgend kurz angesprochen.

2.1 Herz-Kreislauf-System

Die Veränderungen des Herz-Kreislauf-Systems sind die häufigste Ausgangsbasis für das Auftreten von Krankheiten. Der Blutdruck tendiert mit zunehmendem Alter sowohl zu einer leichten systolischen als auch zu einer diastolischen Erhöhung. Eine verzögert ablaufende Blutdruckregulation birgt die Gefahr orthostatischer Probleme in sich, insbesondere von Stürzen, zudem oft erhebliche, tageszeitlich schwankende Störungen der Blutdruckregulation bestehen, welche dann die Belastbarkeit deutlich einschränken können. Weiterhin besteht eine deutlich verschlechterte myokardiale Kontraktilität mit Einschränkung des Herzschlagvolumens, die im höheren Alter bei Belastung oft nur über eine Frequenzsteigerung aufgefangen werden kann, wodurch aber der myokardiale Sauerstoffverbauch unökonomisch ansteigt. Dabei ist der Herzfrequenzanstieg unter Belastung deutlich geringer als bei Jüngeren, was auf eine Involution des Reizbildungs- und Leitungssystems zurückgeführt wird.

2.2 Lunge

Die funktionellen Veränderungen der Lunge, die zu einem Absinken des Sauerstoffpartialdrucks führen, gelten als physiologisch. Sorbini et al. (1990) gaben eine Formel für die Berechnung des Sauerstoffpartialdrucks an:

$$PaO_2 = 109 - (0{,}43 \times \text{Alter})$$

Besonders betroffen ist allerdings die maximale Sauerstoffaufnahme durch altersbedingte kardiopulmonale Einschränkungen.

> Die abnehmbare Erregbarkeit des Hustenreflexes kann dem Entstehen pulmonaler Affektionen Vorschub leisten.

Zu den üblichen Veränderungen dürften Verkalkungen in Trachea und den Bronchien, geringfügige Veränderungen des Herz- und Gefäßbandes und das Auftreten einzelner lokalisierter Bullae gehören.

2.3 Harntrakt

Im Gegensatz zu den Veränderungen der Lunge führen die physiologischen Veränderungen im Bereich des Harntraktes zu einer Reihe von Problemen. So ist nach Sloane (1992) bei über 65jährigen in 64% damit zu rechnen, daß sie nachts aufstehen, um zur Toilette zu gehen, daß dabei bei 40% die Drangzeit deutlich verkürzt ist und 29% manchmal eine Inkontinenz aufweisen.

> Mit zunehmendem Alter nimmt der Tonus der Harnblase zu und ihr Fassungsvermögen ab.

Die kortikale Steuerung scheint zunehmend beeinträchtigt; so urinieren ältere Leute häufiger und verspüren einen stärkeren Drang. Die Sensibilität von Harnröhre und Blase, die Kontraktionskraft des Sphinkters, aber auch die des Detrusors scheinen abzunehmen. So kann im hohen Alter sogar eine Miktion in Raten, vor allem am Morgen und nach längeren erzwungenen Pausen, normal sein, sofern die Blasenentleerung restharnfrei erfolgt.

Inwieweit eine *Vergrößerung der Prostata* als physiologisch anzusehen ist, muß dahingestellt bleiben, aber:

> Bei über 70% der 70jährigen findet sich eine Prostatavergrößerung.

Eine besondere klinische Bedeutung als biologischer Alterungsprozeß besitzt die *nachlassende Nierenfunktion* – Abnahme der glomerulären Filtrationsrate, Untergang von Nephronen, eine altersbedingte Abnahme des Gesamtkörperwassers und des Gesamtkörperkaliums sowie eine Tendenz zum renalen Natriumverlust. Sie läßt den Älteren anfälliger werden gegenüber Wasserverlust beim Schwitzen oder bei Einsatz wassertreibender Diuretika mit der Gefahr der negativen Rückwirkung auf den Zellstoffwechsel und auf die Funktionen des Herz-Kreislauf-Systems. Die Einschränkung der Kreatinin-Clearance bedingt auch besondere Vorsicht bei der Verordnung von Pharmaka, die über die Niere ausgeschieden werden.

2.4 Verdauungssystem

Im Vordergrund stehen dabei der häufig zu beobachtende Zahnverlust und die damit verbundene Rückbildung des Gaumens und Einschränkung der Kaufunktion. Weiterhin erscheint die Sekretion der Speicheldrüsen, des Magens und des Pankreas abzunehmen. Inwieweit die Galleproduktion mit zunehmendem Alter vermindert wird, wird oft unterschiedlich diskutiert. Gleiches gilt für eine Reduzierung der Transitzeit des Magens, wobei eine Abnahme der Sphinkterfunktion und Koordination sowie Reduzierung der Barrierefunktion und Durchblutung vorliegen dürften. Auch die Darmflora verändert sich mit einem Anstieg der Clostridien bei gleichzeitiger Abnahme der Bifidobakterien, was einer der Gründe für das vermehrte Auftreten einer Obstipation sein könnte (Füsgen 1992).

2.5 Bewegungssystem

Die Veränderungen des Bewegungssystems im fortgeschrittenen Alter sind in der Regel ausgeprägt und haben auch hohe Bedeutung für die Funktionalität. Die Muskelmasse nimmt bis zum 60. Lebensjahr um etwa 20% und bis zum 70. Lebensjahr um etwa 30% ab, was gleichzeitig eine Abnahme der Muskelkraft und Muskelausdauer bedeutet. Diese funktionelle Abnahme ist begleitet von mikroskopischer Lipofuscineinlagerung und Abnahme der Muskelfasern bei gleichzeitiger Reduktion der enzymatischen Aktivitäten im zellulären Energiestoffwechsel.

Insgesamt ist ein Qualitätsverlust im Bereich der Dehnbarkeit, der Elastizität, der Reißfestigkeit und Gleitfähigkeit von Bändern, Sehnen und Muskeln zu beobachten. Intraartikulär kommt es zu einer Höhenabnahme sowie einem Wasser- und Elastizitätsverlust des Gelenkknorpels. Am Knochen beginnt nach dem 40. Lebensjahr eine Abnahme des Mineralgehaltes. Dabei ist die „Osteoporose" ausgeprägter bei Frauen als bei Männern, insbesondere im Anschluß an die Menopause.

2.6 Zentralnervensystem

Funktionale neurologische Veränderungen finden sich besonders bei den über 75jährigen. Die mit zunehmendem Alter festzustellenden morphologischen Veränderungen (z.B. Abnahme der Ganglienzellen, Pigmenteinlagerungen, Verschmälerung der Hirnwindungen, fibrotische Verdickung der Hirnhäute, Abnahme der Astrozyten, Abnahme der Neurotransmitter) und gleichzeitig bestehende funktionelle Veränderungen (z.B. Störungen im Glukose- und Kalziumstoffwechsel) können bisher nicht in bezug auf ihre klinische Bedeutung eingeschätzt werden. Wir finden aber häufig bzw. vermehrt neurologische Funktionsveränderungen bei Hochbetagten, ohne daß wir eine entsprechende Krankheit nach unserem heutigen Kenntnisstand zuordnen könnten (Tab. 1.2).

Tabelle 1.2 Zunahme pathologischer Ergebnisse bei neurologischen Tests bei 80jährigen gegenüber 20jährigen (nach einer Literaturzusammenstellung von Sloane, 1992).

Schreibgeschwindigkeit	30%
Vibrationsempfinden an den Zehen	97%
Vibrationsempfinden der Schulter	58%
Stabilität der Körperachse beim Versuch, Stillzustehen mit geschlossenen Augen	32%

2.7 Veränderungen der Sinne

Die 2 für das Leben so wichtigen Sinne Auge und Ohr zeigen signifikante Altersveränderungen. Mit zunehmendem Alter nimmt die durchschnittliche Sehschärfe aufgrund der Veränderungen an Netzhaut und brechenden Medien ab. Durch den Untergang von sensorischen Elementen, vor allem in der Netzhautperipherie, kommt es im Alter zu einer Verminderung der Lichtempfindlichkeit der peripheren Netzhautanteile mit einer Einengung des Gesichtsfeldes. Auch die Dunkeladaptationsfähigkeit im Alter wird beeinflußt. Gleiches gilt für die Blendungsempfindlichkeit. Der *Hörverlust* scheint eine unvermeidliche Konsequenz des Alterns zu sein. Für die Altersschwerhörigkeit ist typisch eine Minderung des Hochtonhörvermögens, was sich besonders mit Frequenzen bis 24000 Hz verdeutlichen läßt.

> Die Faustregel nach Davis besagt, daß das Hörvermögen bei 4000 Hz nach dem 28. Lebensjahr pro Lebensjahr um ein Dezibel abnimmt.

Im klinischen und subjektiven Sinne als Schwerhörigkeit kommen solche Tongehörverluste jedoch erst im Alter von über 60 Jahren zur Geltung.

Nicht vergessen werden darf, daß auch eine Reihe weiterer Sinne eingeschränkt sind. Beispielhaft seien hier nur die Abnahme der *Durstperzeption* bei gleichzeitiger Zunahme der *Sättigungsperzeption* sowie eine Abnahme der *Temperaturregulation*, die schnell klinische Auswirkungen erlangen können. So können Körperkerntemperaturen bei über 65jährigen Patienten im häuslichen Milieu mit 35,5 °C vorkommen, ohne daß Frieren gefühlt wird und Gegenregulationen einsetzen. Die Beispiele zeigen, wie die Adaptation des alten Menschen bis zur Dekompensation vermindert sein kann. Ähnlich sind oft *Schmerzempfindungen* reduziert, was dazu führt, daß Patienten z.B. mit monströsen Befunden (Tumoren) die Klinik aufsuchen (Stober 1992).

3 Konsequenzen der biologischen Alternsveränderungen

Die Entwicklung und das Altern eines Organismus sind untrennbare Vorgänge. Mit dem Altern vergesellschaftet ist der fortschreitende Verlust der physischen und psychischen Anpassungsfähigkeit an die Lebensvorgänge. Obwohl – wie gesagt – diese Rückbildungen der einzelnen Organe nicht wesentlich die Lebenslage der Menschen im Alter einschränken und teilweise auch sehr gut durch Trainingsmaßnahmen verbessert werden können, bringen diese an sich normalen Alternsveränderungen dem Älteren dennoch ein labiles Gleichgewicht. Dadurch verringern oder verzögern sich die Anpassungsfähigkeit und die Reservekapazität der homöostatischen Regelvorgänge an sich verändernde Umweltbedingungen, d.h. jene Regelvorgänge, die vor allem die Konstanthaltung des Blutdrucks, der Körpertemperatur, der Blutzusammensetzung und der Funktion des unbewußten Nervensystems betreffen. Die Konsequenz:

> Die Erwartungswahrscheinlichkeit von Erkrankungen – die sogenannte innere Krankheitsdisposition – nimmt zu, nicht die Erkrankung selbst (Schütz 1994).

Dysfunktionen und Krankheiten werden leichter aquiriert und nehmen zumeist einen langwierigeren und komplizierteren Verlauf. Aufgrund der Mehrfachbeeinträchtigung von Organleistungen entwickelt sich dann schnell eine Multimorbidität mit alterstypischen Konstellationen.

Literatur

Arbeitshilfe zur Rehabilitation bei älteren Menschen. Schriftenreihe der Bundesarbeitsgemeinschaft für Rehabilitation, Heft 6. Frankfurt 1990.
Brandt, F.: Soziale Aspekte des Alterns und der Erkrankungen im Alter. In: Marcea, J. T. (Hrsg.): Das späte Alter und seine häufigsten Erkrankungen, S. 6–31. Springer, Berlin– New York 1986.
Füsgen, I.: Alterskrankheiten und stationäre Rehabilitation. Kohlhammer, Stuttgart 1988.
Füsgen, I.: Obstipation. MMV Medizin Verlag – Vieweg, München 1992.
Ries, W.: Terminologische und methodische Probleme bei der Bestimmung des biologischen Alters. Dtsch. Ges.-wesen 38 (1983) 401–403.
Schütz, R. M.: Alter und Behinderung. Z. Geront. 27 (1994) 65–72.
Sloane, P. D.: Normal aging. In: Hom, R. J., P. D. Sloane (eds.): Primary Care Geriatrics, pp. 20–39. Mosby, St. Louis 1992.
Sorbini, C. A., V. Grassi, E. Solinas, G. Muisan: Arterial oxygen tension in relation to age in healthy subjects. Respiration 25 (1990) 3–13.
Stober, H. D.: Anästhesie bei geriatrischen Patienten. Ullstein Mosby, Berlin 1992.
Tartler, R.: Das Alter in der modernen Gesellschaft. Enke, Stuttgart 1961.

2

Psychische Veränderungen im Alter

RÜDIGER BALTISSEN

INHALT

1 Veränderungen kognitiver Funktionen . . . 8
2 Veränderungen von Emotionalität und Motivation 9
3 Veränderungen der Persönlichkeit 10

1 Veränderungen kognitiver Funktionen

Bei den psychischen Veränderungen im Alter galt und gilt das weitaus größte Forschungsinteresse den Veränderungen kognitiver Funktionen und hier insbesondere der Intelligenz- und Gedächtnisforschung. Die frühen Forschungsergebnisse sprachen lange Zeit für die Gültigkeit des sogenannten Defizit-Modells des Alterns, wonach bereits zu Beginn des dritten Lebensjahrzehnts ein Nachlassen kognitiver Fähigkeiten zu verzeichnen sei (Lehr 1991). Heute gilt als gesichert, daß kognitive Funktionen auf unterschiedliche Art und Weise altern und einzelne Funktionen durch Stabilität, andere durch Altersabbau gekennzeichnet sind (Schaie 1990). Dem „Zwei-Faktoren-Modell der Intelligenz" zufolge nehmen die sogenannten kristallisierten Fähigkeiten – darunter versteht man verbale Leistungen wie z.B. Wortverständnis und Wortflüssigkeit – mit zunehmendem Alter nicht ab, sondern lassen sich durch geistige Aktivität bis ins hohe Alter steigern. Hingegen sollen die sogenannten fluiden Fähigkeiten, die sich eher auf inhaltsübergreifende Problemlösefähigkeiten, die Geschwindigkeit des Denkens sowie die flexible und rasche Informationsverarbeitung beziehen, einem deutlichen alterskorrelierten Abbau unterliegen (Cattell 1987). Allgemein wird eine Dedifferenzierung kognitiver Funktionen im Alter berichtet, derart, daß die im frühen und mittleren Erwachsenenalter gefundenen unterscheidbaren Bereiche geistiger Leistungsfähigkeit im Alter verschmelzen (Oswald et al. 1991). Untersuchungen zu Denk- und Problemlöseaufgaben, die häufig Intelligenztestaufgaben z.B. zum schlußfolgernden Denken entsprechen, verweisen auf eine Überlappung der Leistungsverteilungen junger und alter Erwachsener, lassen jedoch im Mittel auch einen deutlichen Alterseffekt erkennen (Salthouse 1992).

Der aktuelle Forschungsstand zu Veränderungen der Gedächtnisleistung im Alter (Light 1991; Craik et al. 1992) ist gekennzeichnet einerseits durch eine lebenslange Verfügbarkeit früher erworbenen Wissens, andererseits durch einen Altersabbau bewußten Erlernens neuer Inhalte. Als Ursache der Alterseffekte werden Probleme in der Enkodierphase, in der Erinnerungsphase sowie eine generell reduzierte Kapazität des Arbeitsgedächtnisses diskutiert (Kliegl et al. 1997). Während für das prozedurale Gedächtnis keine oder nur wenige Alterseffekte beobachtet werden, sind die Leistungsunterschiede im semantischen und insbesondere im episodischen Gedächtnis relativ ausgeprägt (Kliegl 1992).

Die zur Zeit dominierende Vorstellung zur Ursache kognitiven Alterns ist die „generalized-slowing"-Hypothese, der zufolge ein kognitiver Leistungsabbau im Alter durch eine generelle Verlangsamung aller zentralnervösen Prozesse bedingt ist. Dem entgegen steht die Annahme, daß Leistungsveränderungen in verschiedenen kognitiven Funktionen ihre jeweils spezifische Ursache haben (Fisk et al. 1992). Zumindest für das Arbeitsgedächtnis konnte gezeigt werden, daß Leistungsunterschiede über das durch eine generelle Verlangsamung erklärbare Maß hinausgehen (Kliegl 1992). Als Ursache der Verlangsamung wird eine alternsbedingte Zunahme neuronaler Bruchstellen vermutet, die qualitativ und quantitativ mit der Leistung eines neuronalen Netzes vergleichbar ist, dessen Verbindungsbahnen abgeschwächt oder unterbrochen sind (Cerella 1990). Von einigen Autoren wird auch eine multikausale Verursachung der Verlangsamung diskutiert (Helmchen et al. 1998).

> Die Verlangsamung von Informationsverarbeitungsprozessen hat Auswirkungen auf die Bewältigung des Alltags insofern, als verlangsamte Denkprozesse die pro Zeiteinheit bewältigbare Informationsmenge reduzieren.

Aus dem oben Gesagten folgt für die Arzt-Patient-Interaktion, daß der Arzt durch Reduzierung der Informationsmenge pro Zeiteinheit sowie durch Visualisierung dem älteren Patienten, der durch Multimorbidität noch zusätzlich in seiner Informationsaufnahme eingeschränkt ist, das Verständnis und die Speicherung des Mitgeteilten erleichtern und damit den Grad der Compliance verbessern kann (Fleischmann 1989; Füsgen 1988). Darüber hinaus stehen Testverfahren zur Verfügung, die auch dem Arzt eine rasche Abschätzung des Grades der kognitiven Beeinträchtigung ermöglichen (Baltissen 1994a, b).

Der wohl wichtigste Befund zur Lernfähigkeit (Plastizität) im Alter besagt, daß alte Menschen durchaus noch einen beträchtlichen und stabilen Lerngewinn erzielen können, vor allem wenn es sich um Automatisierungen in konsistenten Lernumwelten handelt. Jedoch zeigen sich beim Transfer bereits erworbener Strategien auf andere Situationen erhebliche Einbußen (Kliegl et al. 1997).

Kognitive Leistungseinbußen lassen sich durch geeignete Trainingsmaßnahmen beeinflussen. Der Erfolg kognitiver Trainingsprogramme ergibt sich aus der Spezifität des zu behebenden Defizits sowie aus dem Grad der persönlichen Relevanz und der Dauer der zeitlichen Investition (Kliegl et al. 1997). Der Lernzuwachs innerhalb des Austestens der maximal möglichen Leistungssteigerung erreicht dabei aber nicht das Niveau junger Erwachsener. Dennoch ist festzuhalten, daß sich auch jene Fähigkeiten trainieren lassen, die als „fluide" Funktionen einem Altersabbau unterliegen. Alle diese Trainingsmaßnahmen tragen zur Erhaltung der Kompetenz im Alter bei. Mit dem Erreichen eines hohen Alters ist häufig auch eine Abnahme der sensorischen Fähigkeiten verbunden, die eine kognitive Minderleistung begründen (Lindenberger et al. 1995). Diesen Einschränkungen kann frühzeitig durch geeignete Seh- und Hörhilfen begegnet werden. Damit kann auch einer infolge der Minderleistung möglicherweise auftretenden Kommunikationsstörung und einem damit verbundenen Verlust von Selbstwertgefühl entgegengewirkt werden.

2 Veränderungen von Emotionalität und Motivation

Mit dem Begriff Emotionalität werden einerseits aktuelle, kurzfristige Zustände (Gefühle), andererseits längerfristige Merkmale wie Stimmungen oder auch Eigenschaften gekennzeichnet. Emotionalität stellt einen Bereich beim alternden Menschen dar, der bis heute nur unzureichend erforscht wurde. Zu Fragen nach Altersunterschieden oder -veränderungen in Intensität, Qualität, Dauer, Verlauf, Auslösbarkeit sowie Häufigkeit und Variabilität spezifischer Emotionen können aufgrund fehlender empirischer Untersuchungen kaum gesicherte Aussagen gemacht werden (Janke et al. 1979; Klauer et al. 1992).

Früher galt auch im Bereich der Emotionen das bereits genannte „Defizit-Modell" des Alterns, welches sich hier vor allem auf mit projektiven Testverfahren gewonnene Befunde stützte (Fischer 1988) und von einem grundsätzlichen Verlust an Emotionalität und dem Erleben positiver Emotionen im Alter ausging. Empirische und experimentelle Untersuchungen zu spezifischen Emotionen bestätigen dieses Modell jedoch nicht (Janke et al. 1990; Baltissen 1988). Bezüglich der Merkmale Traurigkeit und Depression wird allgemein ein Anstieg mit zunehmendem Alter berichtet. Im deutschsprachigen Raum konnte jedoch kein Zusammenhang zwischen Depression und Alter festgestellt werden (Hautzinger 1983; Janke et al. 1990). Angst und Furcht scheinen weniger altersabhängig als vielmehr geschlechtsspezifisch aufzutreten, wobei Frauen in höherem Maße Angst berichten als Männer. Ärger, Aggressivität und Gereiztheit scheinen mit dem Alter abzunehmen, während sich für Freude und Wohlbehagen kein Zusammenhang mit dem Alter ergibt (Janke et al. 1990).

Die Beziehung zwischen längerfristigen emotionalen Merkmalen und Alter ist nicht eindeutig. Resümiert man die gegenwärtige Befundlage, so scheinen weder traditionelle Defizitmodelle des Alterns noch neuere optimistischere Modelle der uneingeschränkten Kompensierbarkeit von altersgebundenen Verlusten der Problematik psychischen Alterns gerecht zu werden. Die Befunde deuten vielmehr darauf hin, daß sich zwar die subjektive Bilanz von Gewinnen und Verlusten im höheren Alter ins Ungünstige verschiebt, daß ältere Menschen aber dennoch über wirksame protektive Ressourcen verfügen, um aversive Erfahrungen und Verluste zu bewältigen (Brandstädter et al. 1997). Für Lebenszufriedenheit, Wohlbefinden, Glück und positive Gestimmtheit scheint das chronologische Alter als Prädiktor anderen Aspekten, wie z. B. Gesundheit, Motiviertheit oder Selbstwirksamkeitserwartungen, in der Bedeutung nachgeordnet zu sein (Fischer 1988; Larson 1978).

Unter „Motivation" versteht man das, was das Verhalten bewegt oder verursacht. Kommt dieser Verhaltensanstoß von der Umwelt her (Belohnungen), nennt man das „extrinsische" Motivation, liegt die Verhaltensursache dagegen im Individuum selbst, dann nennt man das „intrinsische" Motivation. Motivationale Veränderungen im Alter sind noch weniger erforscht als die emotionalen. Altersunterschiede in intrinsischer Motivation scheinen zu gering zu sein, um Unterschiede zwischen jungen und alten Personen in kognitiven Leistungstests erklären zu können. Auch bezüglich der Wirkung extrinsischer Motivationsfaktoren fehlen Hinweise auf deutliche Altersunterschiede (Kausler 1990). Die erlebte Aktiviertheit/Aktivität älterer Menschen ist geringer im Vergleich zu jungen Personen. Dennoch weisen Längsschnittuntersuchungen auf eine hohe zeitliche Stabilität von Aktivitätswerten hin. Die sexuelle Aktivität nimmt mit dem Alter ab; diese Abnahme ist jedoch abhängig von der Ausprägung der sexuellen Aktivität und des Interesses in jungen Jahren. Von Bedeutung sind darüber hinaus gesundheitliche und soziale Faktoren.

Als Ursachen und Mediatoren emotionaler und motivationaler Veränderungen im Alter werden Veränderungen der Aktiviertheit und kognitiven Leistungen, somatische Veränderungen und auch soziökonomische Veränderungen (Janke et al. 1990; Klauer et al. 1992) diskutiert. Daß es an systematischen Interventionsstudien zur Modifizierung von Emotionalität und Motivation bei alten Menschen fehlt, liegt an der Komplexität des Gegenstandes und an der Schwierigkeit einer adäquaten Operationalisierung von Umweltveränderungen (Janke et al. 1990; Baltissen et al. 1982), ist aber auch eine Frage der Testbarkeit solcher Konstrukte (Klauer et al. 1992).

3 Veränderungen der Persönlichkeit

Unter der Persönlichkeit eines Menschen versteht man die einzigartige Gesamtheit seiner zeit- und situationsüberdauernden „Verhaltenssysteme". Bezüglich der Persönlichkeitsveränderungen im Alter gibt es, wie schon im Bereich der Emotionalität und Motivation, bisher nur eine eher geringe Anzahl von Forschungsarbeiten. Während die Ergebnisse von Querschnittuntersuchungen meist auf eine Abnahme in der Ausprägung verschiedener Persönlichkeitsmerkmale weisen, deuten die Daten von Längsschnittuntersuchungen eher auf eine Konstanz der erfaßten Merkmale hin (Lehr 1991). Eigenschaften wie Neurotizismus, Ängstlichkeit (Bengtson at al. 1985), aber auch Extraversion (Field et al. 1991) sind relativ stabil und verändern sich bis ins hohe Alter nur wenig. Auch die in Anlehnung an das in der gegenwärtigen Forschung dominierende „Fünf-Faktoren-Modell" der Persönlichkeit konzipierten Merkmale „Zufriedenheit" (neuroticism), „Intellekt" (openess to experience) sowie „Liebenswürdigkeit" (agreeableness) bleiben stabil. Ein wichtiges Konzept der Persönlichkeitsforschung ist das des „Selbstbildes". In ihrer Selbstdefinition zeichnen ältere Menschen ein aktivitätsbetontes, gegenwartsbezogenes Bild, das jedoch auch ein Sich-nach-innen-wenden" und „Rückschau-auf-das-eigene-Leben-halten" umfaßt. Der Facettenreichtum der Selbstdefinition nahm mit dem Alter ab (Freund et al. 1997). Nach dem empirisch geleiteten Modell von L'Ecuyer (1990) steht zwischen dem 60. und 70. Lebensjahr die Reorganisation der Selbstdefinition im Vordergrund. Ab dem 80. Lebensjahr sollen dann die Weiterführung und das Abschließen der Selbstdefinition zu einer gestalthaften Ganzheit zentral sein. Ein interessanter Befund aus einer Reihe von Untersuchungen ist, daß es vorwiegend die Einstellung anderer Menschen ist, die ältere Personen zu „altersmäßigen" Verhaltensweisen zwingen, weniger aber die eigenen Wünsche oder das Nachlassen von Fähigkeiten (Lehr 1991). Hinsichtlich des Zusammenhanges zwischen dem Lebensalter und dem Persönlichkeitsmerkmal Kontrollüberzeugung sind die Ergebnisse gemischt. Allerdings deuten die Befunde darauf hin, daß die Bereiche Gesundheit und Intelligenz im höheren Alter als weniger von der eigenen Kontrolle abhängig erlebt werden (Lehr 1991). Als gesichert gilt, daß eine hohe Selbstwirksamkeitsüberzeugung als Indikator erfolgreichen Alterns betrachtet werden kann (Baltes et al. 1990). Unter dem Entwicklungsaspekt wird der Zusammenhang zwischen Alter und Persönlichkeit als Anpassung an die im Alter auftretenden Verluste und Kapazitätsabnahmen diskutiert.

> Nach der kognitiven Theorie des Alterns ist die Anpassung an veränderte Lebensbedingungen im Alter nicht von den tatsächlichen Gegebenheiten, sondern von der Bewertung der Situation durch das Individuum abhängig (Thomae 1970).

Erfolgreiches Altern ist nach Thomae als ein dynamischer Regulationsprozeß zu betrachten. Dabei muß Anpassung nicht notwendigerweise darin bestehen, das Ausgangsniveau vor der Belastung wiederherzustellen, sondern Zufriedenheit kann sich auch auf einem geringeren Funktionsniveau einstellen.

Die Anpassung an Belastungssituationen wird als „Coping" bezeichnet. Vergleiche zwischen jungen und alten Personen in der Anwendung verschiedener Coping-Strategien zeigen, daß ältere Personen weniger interpersonell aggressive Formen der Bewältigung, seltener Realitätsflucht und weniger Beruhigungsmittel verwenden als junge Personen, aber häufiger „Trost im Glauben" suchen (McCrae 1989). Die Ergebnisse von Längsschnittstudien verweisen demgegenüber auf ein hohes Maß an Konstanz in den Reaktionsstrukturen, die in der Auseinandersetzung mit gleichartigen Belastungssituationen ausgelöst werden (Thomae 1993). Diese Ergebnisse legen die Annahme nahe, daß der Einsatz von Bewältigungsstrategien weniger vom Alter als von Kohorteneffekten, Persönlichkeitsfaktoren und situativen Bedingungen bestimmt ist. Der Erfolg der Bewältigung ist dabei in hohem Maße von der kognitiven Bewertung der Situation abhängig. Im Bereich der gesundheitlichen Belastungen weisen die Ergebnisse darauf hin, daß die kognitive Bewertung der Situation als veränderbar die Effektivität der Bewältigung entscheidend beeinflußt. Ältere Koronarpatienten, die die Belastungssituation als veränderbar einschätzen, zeigen eher aktive Reaktionsformen wie das „Aufgreifen von Chancen" oder das „Durchspielen von Problemlösemöglichkeiten". Demgegenüber finden sich bei Patienten, die die Situation als unveränderbar bewerten, eher resignative Reaktionsformen wie Passivität, Resignation und Depressivität (Thomae et al. 1979). Patienten mit Herz-Kreislauf- sowie Knochen- und Gelenkserkrankungen, die infolge des Bewertens der Situation als unveränderlich einen depressiven Stil der Krankheitsverarbeitung aufweisen, haben eine deutlich höhere Krankenhausverweildauer als Patienten mit einem aktiven, problemlöseorientierten Krankheitsverarbeitungsstil (Baltissen et al. 1990).

Für den Bereich der Persönlichkeit existieren eine Reihe von Trainingsprogrammen zur Förderung der Selbständigkeit und des Sozialverhaltens, zur Steigerung des subjektiven Wohlbefindens und zur Veränderung von Selbstbild, Kontrollerleben und Attributionsstilen (Wahl et al. 1998).

> Hieraus ergeben sich Ansatzmöglichkeiten für Interventionen, die dem älteren Menschen helfen können – trotz eingeschränkter Kapazität –, eine Anpassung an veränderte Lebensbedingungen im Alter zu erreichen.

Literatur

Baltes, P. B., M. M. Baltes, (eds.): Successful aging: Perspectives from the behavioral sciences. New York: University Press, Cambridge (1990).

Baltissen, R.: Demenzdiagnostik mittels psychometrischer Tests in der Praxis. Selecta Geriatrica 3 (6), (1994a) 18–20.

Baltissen, R.: Hirnleistungsstörungen – Verlauf und Schweregrad messen. Selecta Geriatrica 3 (7–8), (1994b) 10–13.

Baltissen, R.: Psychische und somatische Reaktionen junger und alter Personen auf affektive Reize: Reaktionsspezifität. Zeitschrift für Gerontopsychologie und -psychiatrie, 1 (1988) 57–73.

Baltissen, R., W. Janke: Probleme der Erfassung emotionaler Reaktionen mit Hilfe experimenteller Methoden. Z. Geront., 15. (1982) 22–25.

Baltissen, R., V. Recke, U. Görres-Kahn et al.: Faktoren der Verweildauer im geriatrischen Krankenhaus. Geriatrie Praxis 9 (1990) 77–80.

Bengtson, V. L., M. N. Reedy, C. Gordon: Aging and self conceptions: Personality processes and social contexts. In: J.E. Birren, K. W. Schaie (eds.): Handbook of the Psychology of Aging, 2nd ed., pp. 544–593. Van Nostrand, New York (1985).

Brandstädter, J., K. Rothermund: Bewältigungsprozesse im höheren Lebensalter: Adaptive und protektive Prozesse. In: A. Kruse (Hrsg.): Psychosoziale Gerontologie 1. Göttingen: Hogrefe (1997).

Cattell, R. B.: Intelligence: Its structure, growth, and action. Elsevier Publishers, Amsterdam (1987).

Cerella, J.: Aging and information processing rate. In: J. E. Birren, K. W. Schaie (eds.): Handbook of the Psychology of Aging, 3rd ed., pp. 201–221. Academic Press, San Diego (1990).

Craik, F. I. M., J. M. Jennings: Human memory. In: F. I. M. Craik, T. A. Salthouse (eds.): The handbook of aging and cognition, pp. 51–110. Hillsdale, NJ: Lawrence Erlbaum (1992).

Field, D., R. E. Millsap: Personality in advanced old age: Continuity or change? J. gerontol. psychol. Sci. 46 (1991) 299–308.

Fisk, A. D., D. L. Fisher, W. A. Rogers: General slowing alone cannot explain age-related search effects: Reply to Cerella (1991). J. exp. Psychol. 121 (1991) 73–78 .

Fischer, I.: Emotionen im höheren Lebensalter. Lang, Frankfurt (1988).

Fleischmann, U. M.: Gedächtnis und Altern. Bern. Huber 1989.

Freund, A.M., J. Smith: Die Selbstdefinition im höheren Lebensalter. Zeitschrift für Sozialpsychologie 28 (1997) 44–59.

Füsgen, I.: Alternskrankheiten und stationäre Rehabilitation. Kohlhammer, Stuttgart (1988).

Hautzinger, M.: Determinanten depressiver Reaktionen im Alter. Akt. Geront. 13 (1983) 191–194.

Helmchen, H., F. M. Reischies: Normales und pathologisches kognitives Altern. Nervenarzt 69 (1998) 369–378.

Janke, W., R. Baltissen: Critical considerations on methods of assessing emotional and motivational characteristics of old persons. In: F. Hoffmeister, C. Mueller (eds.): Bayer Symposium VII. Brain Function in Old Age, pp. 214–227. Springer, Berlin (1979).

Janke, W., M. Hüppe: Emotionalität bei alten Personen. In: K.R. Scheerer (Hrsg.): Enzyklopädie der Psychologie. Bd. C/IV/3: Psychologie der Emotion, S. 215–289. Hogrefe, Göttingen (1990).

Kausler, D. H.: Motivation, human aging, and cognitive performance. In: J. E. Birren, K. W. Schaie (eds.): Handbook of the Psychology of Aging, 3rd ed., pp. 171–182. Academic Press , San Diego (1990).

Klauer, J., G. Rudinger: Kognitive, emotionale und soziale Aspekte des Alterns. Westdeutscher Verlag, Opladen (1992)

Kliegl, R.: Gedächtnis für Gedankenbilder: Altersunterschiede in Entwicklungskapazität und kognitiven Mechanismen. Max-Planck-Institut für Bildungsforschung, Berlin (1992).

Kliegl, R., U. Mayr: Kognitive Leistung und Lernpotential im höheren Erwachsenenalter. In: F. E. Weinert, H. Mandl (Hrsg.): Enzyklopädie der Psychologie. Bd. D/I/5: Psychologie der Erwachsenenbildung. Hogrefe, Göttingen. (1997).

Larson, R.: Thirty years of research on the subjective well-being of older americans. J. Geront. 33 (1978) 109–125.

L'Ecuyer, R.: Le développement du concept de soi de 0 a 100 ans: Cent ans après William James. Revue québécoise de psychologie, Special edition on the self concept (1990).

Lehr, U.: Psychologie des Alterns. 7. Aufl. Quelle und Meyer, Heidelberg (1991).

Light, L. L.: Memory and aging: Four hypotheses in search of data. Ann. Rev. Psychol. 42 (1991) 333–376.

Lindenberger, U., P. B. Baltes: Kognitive Leistungsfähigkeit im hohen Alter: Erste Ergebnisse aus der Berliner Altersstudie. Z. Psychol. 203 (1995) 283–317.

McCrae, R. R.: Age differences and changes in the use of coping mechanisms. J. geront. psychol. Sci. 44 (1989) 161–169.

Oswald, W. D., U. Lehr, (Hrsg.): Altern, Veränderung und Bewältigung. Huber, Bern (1991).

Salthouse, T. A.: Reasoning and spatial abilities. In: F. I. M. Craik, T. A. Salthouse (eds.): The handbook of aging and cognition, pp. 167–211. Lawrence Erlbaum, Hillsdale-NJ (1992).

Schaie, K. W.: Intellectual development in adulthood. In: J. E. Birren, K. W. Schaie (eds.): Handbook of the Psychology of Aging, 3rd ed., pp. 291–309. Academic Press, San Diego (1990).

Thomae, H.: Die Bonner Gerontologische Längsschnittstudie (BOLSA). Z. Geront. 26 (1993) 142–150.

Thomae, H.: Theory of aging and cognitive theory of personality. Hum. Develop. 13 (1970) 1–16.

Thomae, H., H. E. Kranzhoff: Erlebte Unveränderlichkeit von gesundheitlicher und ökonomischer Belastung. Ein Beitrag zur kognitiven Theorie der Anpassung. Z. Geront. 12 (1979) 439–459.

Wahl, H. W., C. Tesch-Römer: Interventionsgerontologie im deutschsprachigen Raum: Eine sozial- und verhaltenswissenschaftliche Bestandsaufnahme. Z. Geront. und Geriat. 31 (1998) 76–88.

3

Soziale Veränderungen im Alter

GERHARD DEIMLING

INHALT

1 Soziodemographische Aspekte
  der Altersentwicklung 13
1.1 Demographischer Befund 13
1.2 Soziologischer Befund 14
2 Die Situation hilfe- und pflegebedürftiger
  älterer Menschen 15
2.1 Hilfe- und Pflegebedarf für ältere Menschen 15
2.2 Besonders belastete Gruppen
  alter Menschen 15
3 Veränderungen des Sozialverhaltens
  im Alter 15
3.1 Interaktionen 15
3.2 Soziale Konfigurationen 16
4 Altersgerechte Sozialformen 16
4.1 Pluralität privater Lebensformen 16
4.2 Partizipation an Sozialkontakten Dritter 16
4.3 Altersgerechte Sozialstrukturen in Heimen . 17
5 Erhaltung sozialer Kompetenz im Alter . . . 17
5.1 Erhaltung und Förderung sozialer
  Attraktivität 17
5.2 Unterstützung der Selbsttätigkeit
  durch Dritte 17

1 Soziodemographische Aspekte der Altersentwicklung

1.1 Demographischer Befund

In Deutschland (West) nahm zwischen 1950 und 1996 die absolute Zahl der Einwohner im Alter von 60–65 Jahren von 2,34 Mio. auf 3,82 Mio. zu. Die Zahl der über 65jährigen stieg im gleichen Zeitraum auf mehr als das Doppelte, von 4,81 Mio. auf 10,88 Mio. In Deutschland (Ost) nahm innerhalb von 46 Jahren die absolute Zahl der 60- bis 65jährigen von 1,03 Mio. auf 0,87 Mio. ab, während sich die Zahl der über 65jährigen nur geringfügig um 11% von 1,94 Mio. auf 2,17 Mio. erhöhte. Zum Zeitpunkt des politischen und ökonomischen Zusammenbruchs der DDR waren 18,4% ihrer Einwohner älter als 60 Jahre. 1989 betrug ihr Anteil in den alten Bundesländern 20,8%.

Die geringere Altersbelastung in der früheren DDR geht teils auf die Ausreise älterer Menschen im Rentenalter in die Bundesrepublik vor 1989, teils auf einen höheren Bevölkerungsanteil von Kindern im Alter von 0–15 Jahren zurück. Aufgrund infrastruktureller Defizite im Gesundheits- und Altenpflegebereich lag die Lebenserwartung älterer Menschen dort z.T. deutlich unter der in den „alten" Bundesländern: 1988/89 lag sie bei 60jährigen Männern im Osten bei 16,2 Jahren, bei gleichaltrigen Männern im Westen bei 17,5 Jahren; bei 60jährigen Frauen im Osten betrug sie 19,9 Jahre, bei gleichaltrigen Frauen im Westen 21,9 Jahre. Auch bei den über 80jährigen Männern und Frauen ist die Lebenserwartung im Westen im Durchschnitt 1 Jahr höher als im Osten.

Im Gebiet des wiedervereinigten Deutschland lebten am 31. 12. 1997 17 930 000 Menschen im Alter von mehr als 60 Jahren. Sie machen einen prozentualen Anteil an der Gesamtbevölkerung von 21,85% aus:
- auf die 60- bis 65jährigen entfallen 5,7%
- auf die 65- bis 75jährigen 9,0%
- auf die über 75jährigen 6,7%.

1961 umfaßte dagegen im früheren Bundesgebiet die Altersgruppe der 60- bis 65jährigen 5,7%, die der 65- bis 75jährigen 7,5% und die der über 75jährigen erst 3,7%. Innerhalb von 35 Jahren hat sich somit der Anteil der über 75jährigen an der Gesamtbevölkerung knapp verdoppelt. Vor allem der Anteil der älteren Frauen hat stark zugenommen: Er beträgt bei den über 75jährigen 9,2% der weiblichen Bevölkerung. Älter als 75 Jahre sind dagegen nur 4,0% der Männer.

> Als demographischer Befund ist festzuhalten:
> - Die Lebenserwartung der älteren Bevölkerung hat sich insgesamt nach dem Ende des Zweiten Weltkriegs erhöht. Frauen profitieren von dieser Entwicklung zur Zeit mehr als Männer.
> - Die Chance, ein höheres Lebensalter zu erreichen, war bis 1989 im früheren Bundesgebiet höher als in der ehemaligen DDR.
> - 21,85% der Einwohner der Bundesrepublik waren Ende 1997 älter als 60 Jahre.
> - Frauen über 65 Jahre stellen 1997 den relativ größten Teil der weiblichen Bevölkerung: Im Bundesdurchschnitt ist jede fünfte Frau älter als 65 Jahre.

1.2 Soziologischer Befund

Das Alter stellt im Lebensverlauf eines Menschen tendenziell die längste Lebensphase dar: Sie dauert im statistischen Durchschnitt länger als Kindheit und Jugend zusammen und nähert sich bei Hochaltrigen sogar der Dauer ihrer aktiven Berufstätigkeit. Das Ausscheiden aus dem Berufsleben erfolgte in den letzten 20 Jahren aufgrund von Vorruhestandsregelungen vorzeitiger als in früheren Erwerbsgenerationen. Von 1970 bis 1998 ging die Erwerbsquote der Männer im Alter von 60–65 Jahren von 74,7 auf 30,1 und die der Frauen der gleichen Altersgruppe von 22,5 auf 13,8 zurück. Ob die vielfach berichtete Tendenz zur Verjüngung und Entberuflichung des Alters anhält oder ob aufgrund ökonomischer Zwänge eine längere Berufstätigkeit bis zum Eintritt ins Rentenalter oder eine nachberufliche Erwerbstätigkeit erforderlich wird, ist z.Z. noch nicht erkennbar. Es zeichnet sich jedoch schon heute die Tendenz ab, daß Klein- und Mittelbetriebe in Zukunft stärker auf ältere Arbeitnehmer zurückgreifen werden.

Die Altersentwicklung in modernen Industriegesellschaften wird durch den zunehmenden Anteil älterer Frauen an der Gesamtbevölkerung geprägt: Während in sämtlichen Altersgruppen unter 60 Jahren Männer den höchsten Bevölkerungsanteil aufweisen (1996: 51,2%), nimmt der der Frauen vom 60. Lebensjahr an sprunghaft zu. 1996 waren 60,2% aller Einwohner über 60 Jahre im früheren Gebiet der Bundesrepublik Frauen.

Die Hauptursache der *Anilisierung der weiblichen Bevölkerung* ist die Verwitwung der Frauen: Ein großer Teil der über 75jährigen besteht aus Kriegerwitwen, die nach dem Selbständigwerden ihrer Kinder ihren Haushalt allein führen. Ein anderer Teil verlor erst in höherem Alter den Ehegatten. Die Zahl der Unverheirateten und Geschiedenen ist in dieser Altersgruppe noch relativ niedrig; sie wird aber vermutlich aufgrund gewandelter Wertvorstellungen und Einstellungen zu Ehe und Familie in weiten Kreisen der Gesellschaft in den nächsten Jahrzehnten zunehmen. Es ist noch nicht abzusehen, welche Auswirkungen eheähnliche Partnerschaften und Familien mit „alleinerziehenden" Müttern künftig auf die soziale und ökonomische Gestaltung der Altersrolle nehmen werden.

In den letzten Jahrzehnten haben grundlegende Wandlungen der Familienstruktur durch Herausbildung der Zweigenerationenfamilie, durch Geburtenrückgang, vermehrte Erwerbstätigkeit der Mütter sowie durch den Wandel des Rollenverständnisses von Mann und Frau stattgefunden.

> Drei- und Mehrgenerationenhaushalte sind eine Seltenheit geworden. Von 1972 bis 1996 sank ihre Zahl von 768 000 auf 301 000. Die Chance, in einem gemeinsamen Haushalt mit Kindern und Enkeln alt zu werden, ist äußerst gering.

Während die Zahl der Privathaushalte im früheren Bundesgebiet von 1957 bis 1996 um 66% angestiegen ist, hat sich die Bevölkerungszahl im gleichen Zeitraum nur um 24% vermehrt. Der Zuwachs ist vor allem auf die Zunahme der Ein- und Zweipersonenhaushalte zurückzuführen: die Zahl der ersteren hat sich während des genannten Zeitraums mehr als verdreifacht (1996: 11,1 Mio.), die Zahl der letzteren mehr als verdoppelt (1996: 9,8 Mio.). Die sich in der Entwicklung der Haushaltsgrößen abzeichnende allgemeine Tendenz zur Individualisierung kann unter gleichbleibenden demographischen Umständen bei älteren Menschen, deren soziale Kontaktchancen wegen des Verlusts der Eltern-, Ehegatten- und Berufsrolle ohnehin schon vermindert sind, zu Vereinzelung und Vereinsamung führen.

> Hochaltrigkeit ist überwiegend ein Phänomen der weiblichen Altenpopulation. Diese ist, von Ausnahmen abgesehen, durch Zunahme chronischer Krankheiten, Körperbehinderungen, Multimorbidität, Demenz, abnehmende Sozialkontakte und spätere stationäre Pflege gekennzeichnet.

Die Fähigkeit, den eigenen Haushalt ohne Inanspruchnahme von Angehörigen oder bezahlten Pflegekräften zu führen, nimmt mit zunehmendem Alter ab. Institutionalisierte Hilfen durch Pflegeeinrichtungen werden etwa ab dem 85. Lebensjahr häufiger erforderlich.

2 Die Situation hilfe- und pflegebedürftiger älterer Menschen

2.1 Hilfe- und Pflegebedarf für ältere Menschen

Im Auftrag des Bundesministeriums für Familie und Senioren wurden von Infratest in Zusammenarbeit mit Universitäten aus den alten und neuen Bundesländern Art und Umfang des Pflege- und Hilfebedarfs nach Alter und Geschlecht der Bedürftigen untersucht. Das Ergebnis wurde im April 1993 der Öffentlichkeit vorgestellt. Die repräsentative Untersuchung erfaßte 26 000 Haushalte mit 61 000 Personen. Auf der Grundlage dieser Stichprobe wurde der Gesamtbedarf an *Hilfe* und *Pflege* für die alten und neuen Bundesländer geschätzt.

Der *Pflegebedarf*, der entweder ständig oder täglich oder mehrfach wöchentlich besteht, bezieht sich auf die körperbezogenen alltäglichen Verrichtungen. Er liegt bei Personen vor, die körperlich immobil sind, das Bett nicht mehr verlassen, sich nicht mehr selbst waschen, an- und ausziehen, die Toilette nicht mehr benutzen und nicht mehr über einen längeren Zeitraum allein gelassen werden können.

Der *Hilfebedarf* bezieht sich auf *hauswirtschaftliche Hilfen*, die erforderlich werden, wenn Hilfebedürftige nicht mehr allein einkaufen, ihre Wohnung nicht mehr säubern oder ihre finanziellen Angelegenheiten nicht mehr selbst erledigen können.

Die Untersuchung ergab, daß im Sinne dieser Definitionen 1,4% (1 123 000 Personen) aller Altersklassen der Bevölkerung *pflegebedürftig* und 2,7% (2 100 000) *hilfebedürftig* sind. Bei den Altersklassen der unter 65jährigen bewegt sich der Anteil der *Personen mit Pflegebedarf* zwischen 0,4 und 0,6%.

> Mit zunehmendem Alter nimmt die Zahl der Pflegebedürftigen zu: Der Anteil beträgt bei den über 65jährigen insgesamt 7,6%, wobei die über 80jährigen einen Anteil von 16,4% (480 000) ausmachen. Frauen weisen in dieser Altersgruppe aufgrund der demographischen Entwicklung einen höheren Anteil an pflege- und hilfebedürftigen Personen auf als Männer.

Hilfebedürftig sind 12,5% der über 65jährigen bzw. 22,7% (670 000) der über 80jährigen.

2.2 Besonders belastete Gruppen alter Menschen

Ältere Menschen, deren körperliche Leistungsfähigkeit stark eingeschränkt ist und die außerdem einen umfassenden Hilfebedarf aufweisen, bilden aufgrund ihrer Mehrfachbehinderungen eine besonders belastete Gruppe. Bei ihnen liegen infolge dieser Behinderungen psychosoziale Symptome verschiedener Ausprägungsgrade vor: Sie leiden unter starken Bewegungseinschränkungen sowie unter Seh- und Hörbeschwerden. 40% der befragten älteren Personen leben allein in der eigenen Wohnung und haben niemanden, an den sie sich in Notfällen wenden können. 81% der Alleinlebenden sind Frauen; 22% sind kinderlos.

Chronische Schmerzen, motorische und sensorische Einschränkungen, belastete Beziehungen zu pflegenden Angehörigen, unzureichende Wohnbedingungen, hohe psychische Belastungen und Neigungen zu Depressionen und Resignation sind Merkmale dieser besonders belasteten Gruppen älterer Menschen.

> Gleichwohl ist zu beachten, daß rund 80% der gesamten Altenpopulation in der Bundesrepublik weder pflege- noch hilfebedürftig sind, sondern mehr oder weniger uneingeschränkt am gesellschaftlichen Leben teilnehmen können.

3 Veränderungen des Sozialverhaltens im Alter

3.1 Interaktionen

Mikrosoziologisch ist die Lebenswelt alter Menschen noch wenig erforscht, obwohl gerade dieser Aspekt für die soziale Diagnose individueller Befindlichkeiten, Bedürfnisse, Ängste und Interessen alter Menschen relevant ist. Es besteht ein akuter Forschungsbedarf, der zur Gewinnung neuer Erkenntnisse über das konkrete Sozialverhalten von Senioren unterschiedlicher sozioökonomischer Schichtzugehörigkeit gedeckt werden sollte. Im Folgenden können hypothetisch nur einige Ansätze aufgezeigt werden, die sich auf kontrollierte Beobachtungen älterer Menschen über einen längeren Zeitraum im Rahmen eines Gemeinwesenprojekts stützen.

Art, Dauer, Häufigkeit und Intensität sozialer Interaktionen im Alter sind abhängig von den während früherer Jahrzehnte in Familie und Beruf sowie in verschiedenen anderen sozialen Bereichen gewonnenen Erfahrungen, erworbenen Fähigkeiten, Kenntnissen und Fertigkeiten. Auch der alte Mensch steht im Schnittpunkt mehrerer sozialer Kreise, in deren jedem er es mit Personen verschiedenen Alters und Geschlechts, sozioökonomischem und -kulturellem Status und z.T. divergierenden Wertpräferenzen zu tun hat und in deren jedem er selbst seinen Status verändert. Seine Interessen entwickeln und realisieren sich innerhalb dieses komplexen Bezugssystems. Seine Kontakte mit verschiedenen Interaktionspartnern (Ehegatte, Kinder, Enkel, sonstige

Angehörige, Nachbarn, Freunde, ehemalige Berufskollegen, Geistliche, Ärzte, Pflegepersonal etc.) sind ihrer Art nach intim oder distanziert, sympathisch oder antipathisch oder indifferent.

Das Bedürfnis nach häufigen, dauerhaften und jederzeit abrufbaren Interaktionen nimmt mit zunehmender Vereinzelung zu, es kann aber meist aus objektiven Gründen nicht mehr hinreichend befriedigt werden. Die sozialen Kontakte beschränken sich meist auf vereinbarte Besuchszeiten, wenn der alte Mensch aus gesundheitlichen Gründen seine Wohnung oder das Heim nicht mehr verlassen kann.

> Die emotionale Intensität sozialer Interaktionen wird weitgehend davon bestimmt, in welchem Gefühlsverhältnis die Interaktionspartner in früherer Zeit zueinander standen: Lebenslang stabil erhaltene Eltern-Kind-, Ehe- und Freundschaftsbeziehungen erweisen sich in der Regel auch im Alter als tragfähig; permanent gestörte, konflikträchtige Beziehungen zu einzelnen Bezugspersonen lassen sich im Alter nur noch selten ändern.

Professionelle Pflegepersonen in Krankenhäusern und Altenpflegeeinrichtungen interagieren mit dem älteren Patienten eher rational-sachlich, auch wenn sie seine emotionalen Bedürfnisse kennen und respektieren. Der alte Mensch bleibt deshalb auf emotionale Zuwendung und Ansprache durch vertraute Personen seiner früheren Lebenswelt angewiesen.

3.2 Soziale Konfigurationen

Die Analyse zwischenmenschlicher Präferenzen im Alter setzt eine Interaktionsanalyse voraus. Die verschiedenartigen Interaktionen vollziehen sich in der Regel innerhalb präzise beschreibbarer sozialer Konfigurationen, denen eine begrenzte Anzahl angebbarer Personen angehören. Auch quasisoziale Beziehungen zu Tieren, Pflanzen und Gegenständen oder zu Moderatoren bestimmter Hörfunk- und Fernsehsendungen können in diese Konfigurationen einbezogen sein. Die Präferenzen alter Menschen sind je nach Häufigkeit, Dauer und Intensität der Interaktionen alters- und geschlechtsspezifisch unterschiedlich auf Nah- und Fernstehende verteilt. Es entstehen so aus der subjektiven Perspektive des alten Menschen hierarchisch nach Sympathie, Antipathie und Indifferenz geschichtete Interaktionsnetze. Soziale Konfigurationen können auch noch im Alter expandieren und einen sowohl quantitativ als auch qualitativ erweiterten Bezugsrahmen schaffen. Nicht immer sind es Angehörige, die sich im Zentrum der sozialen Konfiguration älterer Menschen befinden, sondern Außenstehende, weil sie einen häufigeren und intensiveren Kontakt mit ihnen pflegen.

4 Altersgerechte Sozialformen

4.1 Pluralität privater Lebensformen

Art und Weise individueller Lebensführung alter Menschen lassen sich ebensowenig normativ bestimmen wie die der Kinder, Jugendlichen und im Erwerbsleben stehenden Erwachsenen. Es gibt in der hochdifferenzierten, modernen Gesellschaft weder für die eine noch für die andere Altersgruppe einen tradierten, verbindlichen Verhaltenskodex. Die überall beobachtbare Pluralität privater Lebensformen ist auch im Alter zu respektieren. Aufgrund unterschiedlicher Lebensverläufe, familiärer Einbindungen, sozialer Erfahrungen, ökonomischer Lebenslagen, kultureller Interessen und religiös-weltanschaulicher Orientierungen reicht das Spektrum altersgerechter Sozialformen von traditionsorientierter, „altersgemäßer" Anpassung im Kontext von Familie, Nachbarschaft, Freundeskreis und Heim bis hin zur innovativen Orientierung an zeitgenössische Formen der Partizipation an sämtlichen Aktivitäten der modernen Konsum- und Freizeitgesellschaft.

> Eine aus sozialpolitischen und institutionellen Gründen geforderte vereinheitlichende Lenkung der Lebensführung älterer Menschen ist weder wünschenswert noch erforderlich.

4.2 Partizipation an Sozialkontakten Dritter

Die Herkunftsfamilie ist nicht der einzige Bezugspunkt älterer Menschen: Nachbarn, Zufallsbekanntschaften, kirchliche und kommunale Einrichtungen, Vereine und Clubs treten als Quellen neuer oder vertiefter sozialer Kontakte in den Vordergrund und können das selbständige, aktive Eingehen sozialer Beziehungen anregen. Sie stellen komplexe Beziehungsnetze dar, die Chancen für das Eingehen von Freundschaften oder Bekanntschaften mit Personen gleichen oder ähnlichen Bildungsgrads und ökonomischen Status in vergleichbaren Lebenslagen anbieten. Je geringer die räumliche Distanz zu diesen Personen ist, desto größer ist die Chance einer gelingenden Beziehung. In kleinräumigen, überschaubaren Stadtbezirken oder ländlichen Wohngebieten sollten deshalb Begegnungsstätten bereitgehalten werden, in denen ältere Menschen selbsttätig in eigener Initiative ihren sozialen und kulturellen Interessen nachgehen können, ohne zur Klientel betreuender und fürsorgender Institutionen zu werden. Vor allem den „jüngeren Alten" sind hier Gelegenheiten zu ehrenamtlicher Betätigung und zur Kontaktaufnahme mit Hochaltrigen zu bieten.

4.3 Altersgerechte Sozialstrukturen in Heimen

Die Prozesse sozialer Integration neuer Bewohner in das soziale System eines Altenheims oder Pflegeheims verlaufen sehr unterschiedlich und nicht immer konfliktfrei. Konflikte treten meist dann auf, wenn seitens der Heimleitungen keine Rücksicht auf den sozialen, kulturellen und ökonomischen Status sowie auf die bisherigen individuellen Lebensgewohnheiten der neuen Heimbewohner genommen wird. Je inhomogener die Personen hinsichtlich dieser Merkmale sind, die miteinander ein Zimmer, die Sozialräume einer Abteilung oder andere Begegnungsstätten des Hauses teilen, desto größer ist die Gefahr sozialer Konflikte, in die nicht nur die Pflegepersonen, sondern auch besuchende Angehörige und Bekannte einbezogen werden können.

Die Sozialverträglichkeit institutionell vorgenommener Zuweisungen neuer Heimbewohner in bestehende Gruppen ist bisher noch wenig erforscht; in der Praxis wird meist nach dem Prinzip von „trial and error" verfahren. Altersgerechte Sozialstrukturen in einer stationären Einrichtung sollten so beschaffen sein, daß für die einzelne Bewohnerin bzw. für den einzelnen Bewohner nicht der Eindruck entstehen kann, in eine „totale Institution" geraten zu sein, die seine personale und soziale Identität zerstört. Deshalb sind räumlich die Voraussetzungen zu schaffen, die den Bewohnern die Chance bieten, nach ihren Wünschen zeitweise für sich allein zu sein, mit Heimbewohnern nach eigenen Präferenzen zu kommunizieren und vertraulich mit Angehörigen oder Bekannten zu sprechen. Das ambivalente Bedürfnis älterer Menschen nach Individualisierung und Vergemeinschaftung sollte respektiert werden.

5 Erhaltung sozialer Kompetenz im Alter

5.1 Erhaltung und Förderung sozialer Attraktivität

Um die Fähigkeit zur Erhaltung und Initiierung neuer sozialer Kontakte im Alter zu erhalten, ist es erforderlich, daß der Mensch frühzeitig lernt, sein Altwerden zu antizipieren und ein realistisches Selbstkonzept seines Alters zu entwerfen. Dazu gehören insbesondere

- Maßnahmen zur Erhaltung seiner geistigen, seelischen und körperlichen Tüchtigkeit durch Selbsttätigkeit
- Pflege und Fortbildung seiner Interessen und erworbenen Kenntnisse
- Erhaltung und Konsolidierung seiner ökonomischen Unabhängigkeit
- Selbstkontrolle seiner Lebensgewohnheiten
- Einhaltung einer selbstbestimmten Ordnung seines Tages-, Wochen- und Jahresablaufs und dadurch Erhaltung seiner zukunftsorientierten Zeitperspektive
- Selbstkontrolle und Selbstprüfung während des Ablaufs von Interaktionsprozessen
- aktive Auseinandersetzung mit der Frage nach dem subjektiven Sinn von Krankheit und Leiden, Hoffnung und Freude, Leben und Tod
- Verantwortungsbewußtsein für die nachwachsende Generation
- Bereitschaft zum Erwerb neuer Erkenntnisse, Fähigkeiten und Fertigkeiten
- Pflege des äußeren Erscheinungsbildes
- Erhaltung seiner „Gesellschaftsfähigkeit".

5.2 Unterstützung der Selbsttätigkeit durch Dritte

In den letzten Jahren sind zahlreiche Einrichtungen in unterschiedlicher Trägerschaft entstanden, die sich die Aufgabe der Hilfe zur Selbsthilfe alter Menschen gestellt haben und die von diesen zunehmend häufiger genutzt werden. Zu ihnen zählen selbstorganisierte und -verwaltete Seniorenclubs und Altentagesstätten mit täglichen Öffnungszeiten für verschiedene Zielgruppen, die der Erschließung neuer Wissensgebiete, dem Erwerb neuer Kenntnisse und der Entwicklung von Fähigkeiten und Fertigkeiten im Umgang mit elektronischen Medien und technisch anspruchsvollen Geräten im Haushalt sowie der Pflege sozialer Kontakte zwischen den Generationen dienen. Die Angebotsformen dieser Einrichtungen reichen von Vortragsreihen über Seminare und gemeinsame Exkursionen bis hin zu Gruppengesprächen und individuellen Beratungen. Sie sollten so konzipiert sein, daß die erkennbaren konkreten Interessen und Bedürfnisse älterer Menschen im Mittelpunkt der Programmgestaltung stehen. Die spezielle Ausbildung gerontologischer Fachkräfte für den Bereich der Erwachsenenbildung ist ein dringendes Desiderat.

Weiterführende Literatur

Becker, J.: Der erschöpfte Sozialstaat. Neue Wege zur sozialen Gerechtigkeit. Eichborn, Frankfurt a. M. 1994.

Bundesministerium für Familie, Senioren, Frauen und Jugend (Hrsg.): Hilfe- und Pflegebedürftige in Heimen (Schriftenreihe Bd. 147.2). Kohlhammer, Stuttgart–Berlin–Köln 1997.

Deimling, G.: Alter(n) und Sozialstruktur. Sozialgerontologische Thesen zum Strukturwandel des Altern(s) im Kontext gesellschaftlicher Modernisierung. Holger Deimling, Wuppertal 1998.

Deutsches Zentrum für Altersfragen e.V. (Hrsg.): Expertisen zum ersten Teilbericht der Sachverständigenkommission zur Erstellung des ersten Altenberichts der Bundesregierung. DZA-Eigenverlag, Berlin 1991.

Imhof, A. E. (Hrsg.): Leben wir zu lange? Die Zunahme unserer Lebensspanne seit 300 Jahren – und die Folgen. Boehlau, Köln–Weimar–Wien 1992.

Imhof, A. E., R. Weinknecht (Hrsg.): Erfüllt leben – in Gelassenheit sterben. Geschichte und Gegenwart. Berliner Historische Studien, Bd. 14. Duncker & Humblot, Berlin 1994.

Institut der Deutschen Wirtschaft: Zahlen zur wirtschaftlichen Entwicklung der Bundesrepublik Deutschland. Deutscher Institutsverlag, Köln 1999.

Kondratowitz, H.-J. von (Hrsg.): Die gesellschaftliche Gestaltbarkeit von Altersverläufen. Dtsch. Zentr. Altersfragen, Berlin 1994.

Naegele, G., H. P. Tews (Hrsg.): Lebenslagen im Strukturwandel des Alters. Alternde Gesellschaft – Folgen für die Politik. Westdeutscher Verlag, Opladen 1993.

Statistisches Bundesamt: Im Blickpunkt: Leben und Arbeiten in Deutschland, Wiesbaden 1998.

Statistisches Bundesamt: Bevölkerungsstruktur und Wirtschaftskraft der Bundesländer 1998. Wiesbaden 1998.

Walter, H.: Das Alter Leben! Herausforderungen und neue Lebensqualitäten. Wissenschaftliche Buchgesellschaft, Darmstadt 1995.

B
Umgang mit alten Patienten

4

Klinische Untersuchung und Therapieplanung

Ingo Füsgen

INHALT

1	Die Besonderheiten der Untersuchung älterer Menschen	21	3.3.4	Herz und Kreislauf	33
2	Anamnese	22	3.3.5	Brustdrüsen und Achseln	34
2.1	Vorbereitung	22	3.3.6	Abdomen	34
2.2	Wer soll bei der Anamneseerhebung dabeisein?	23	3.3.7	Genitale	35
2.3	Durchführung der Anamneseerhebung	23	3.3.8	Anus und Rektum	35
2.4	Einsatz einer Systemübersicht	24	3.3.9	Peripheres Gefäßsystem	35
2.5	Beurteilung der Krankheitssymptome	24	3.3.10	Muskel- und Skelettsystem	35
2.5.1	Beschwerdefreiheit oder Symptomarmut	24	3.3.11	Nervensystem	36
2.5.2	Atypische Beschwerdesymptomatik	25	3.4	Psychischer Befund	36
2.5.3	Eingeschränkte Beurteilbarkeit der Symptomatik	26	3.5	Prüfung der Vitalzeichen	37
2.5.4	Symptomverfälschung durch Medikamenteneinnahme	26	3.6	Häufige Untersuchungsbefunde und ihre mögliche Bedeutung	37
2.5.5	Informationsdefizite	26	4	Apparative Untersuchungen	39
2.5.6	Verzögerung von Krankheitsverläufen	26	4.1	Lungenfunktionsparameter	39
2.6	Psychosoziale Anamnese	27	4.2	Sonographie des Abdomens	40
2.7	Besondere Probleme bei der Anamneseerhebung	28	4.3	Herz-Kreislauf-Parameter	40
2.8	Häufige Fehler bei der Anamneseerhebung	29	4.4	Röntgenologische Untersuchungen	41
3	Die klinische Untersuchung	30	4.5	Endoskopie	41
3.1	Zuerst einen kurzen Überblick gewinnen	30	5	Laborbefunde	42
3.2	Allgemeine Aspekte bei der Untersuchung	30	5.1	Blutbild und Gerinnung	42
3.3	Die körperliche Untersuchung	31	5.2	Stoffwechsel	43
3.3.1	Haut und Hautanhangsgebilde	31	5.3	Leberwerte	43
3.3.2	Kopf und Hals	32	5.4	Nierenfunktionswerte und Elektrolyte	43
3.3.3	Thorax und Lunge	33	5.5	Hormone	44
			5.6	Prostata-spezifisches Antigen (PSA)	45
			5.7	Autoantikörper	45
			5.8	Paraproteine	45
			5.9	Harnstatus	45

1 Die Besonderheiten der Untersuchung älterer Menschen

Die Krankheiten älterer Menschen sind in höchstem Maße komplexer Natur. Anamnese und klinische Untersuchung müssen deshalb nicht nur berücksichtigen, was als letzter auslösender Faktor den Ausschlag für den Arzt- bzw. Klinikbesuch gab. Sie müssen sich darüber hinaus auch mit weniger vordergründigen Krankheitserscheinungen beschäftigen, damit am Ende das vollständige Bild der gesamten Behinderung vorliegt. Hier spielen nicht nur somatische und psychische Aspekte eine Rolle. Oft ist es auch die soziale Unsicherheit, in der sich ältere

Menschen befinden. Als Folge der Pensionierung oder des Todes eines näheren Angehörigen gelangen ältere Menschen in eine Isolation. Sie werden wegen physischer oder psychischer Behinderungen von einer großen Zahl sozialer Dienstleistungen wie Essen auf Rädern, Haushaltshilfen, Hauspflege und anderen Leistungen abhängig. Tatsächlich gibt es bei älteren Menschen weit häufiger eine Verbindung zwischen sozialen und medizinischen Problemen als in anderen Bevölkerungsgruppen, so daß keines dieser Probleme für sich allein betrachtet werden kann.

2 Anamnese

Anamnese heißt, wie übrigens in jedem Alter, über den Patienten, seine Symptome und seine Umwelt möglichst viele relevante Fakten zu sammeln.

> Weniger wichtig als bei Jungen ist allerdings die Familienanamnese.

Es gibt nur sehr wenige Krankheiten des Alters, in denen die Familienanamnese diagnostisch von Bedeutung ist. Eine Ausnahme stellt die Huntington-Chorea dar. In anderer Beziehung ist die Familienanamnese doch wertvoll, denn sie stellt einen wichtigen Teil der Erfahrungen des Patienten mit häufigen Krankheiten dar. Wird bei einem älteren Patienten ein Diabetes festgestellt, ist es wichtig zu wissen, ob ein naher Verwandter ebenfalls Diabetes hatte und wie diese Erkrankung bei ihm verlaufen ist.

> Die Besonderheiten der Anamnese bei alten Menschen liegen in der Methode, mit denen die Anamnese erhoben wird, und den dabei zu bewältigenden Schwierigkeiten, den daraus zu ziehenden Schlüssen und in der Deutung der bunt gemischten Symptome.

Auch Kommunikation bzw. Anamneseerhebung mit alten Patienten muß nach ganz bestimmten Regeln bezüglich des Aufbaus eines sinnvollen Arzt-Patienten-Verhältnisses durchgeführt werden.

2.1 Vorbereitung

Viele Ärzte haben Schwierigkeiten, mit alten Menschen adäquat umzugehen. Einige Ärzte fühlen sich den Alterskrankheiten gegenüber hilflos, andere werden in ihrem Verhalten gegenüber dem alten Patienten ständig durch ihr Verhältnis zu ihren eigenen Eltern und Großeltern beeinflußt. Viele Ärzte haben selber Angst vor dem Altwerden und möchten nicht im Umgang mit den alten Patienten an diesen unabänderlichen Prozeß erinnert werden. Diese emotionalen Probleme können und sollen nicht verdrängt werden. Der Arzt muß sich ihrer jedoch bewußt werden und darf seine Arbeit für den und mit dem Patienten nicht darunter leiden lassen!

Bevor man mit dem Patienten spricht, sollte man sich einen kurzen *Überblick über seine persönlichen Daten* wie Alter, Familienstand, früherer Beruf, Wohnort verschaffen und sich darüber informieren, ob der Patient aus eigenem Antrieb den Arztbesuch veranlaßt hat, durch Angehörige gedrängt oder durch einen Kollegen überwiesen wurde. Weiterhin sollte man sich möglichst über Voruntersuchungen und frühere Befunde informieren, bevor man die Unterhaltung mit dem Patienten beginnt.

Im Gespräch ist dem Älteren höflich und mit dem offensichtlichen Wunsch gegenüberzutreten, ihm helfen zu wollen. Die ersten Phasen der Kommunikation zwischen Patient und Arzt schließen unbedingt auch eine *korrekte Anrede* ein. Begrüßen Sie den Patienten mit seinem Namen, und schenken Sie ihm während des Gesprächs Ihre ungeteilte Aufmerksamkeit. Dabei ist die formale Anrede, z.B. „Herr Dr. Schmidt" oder „Frau Meier", zu wählen. Die Anrede von Älteren mit dem Vornamen oder mit Spitznamen, die Anrede einer älteren Frau mit „Oma" führt zur Depersonalisierung und letztlich zur Demütigung. Sind Sie nicht der behandelnde Hausarzt, sondern z.B. seine Vertretung oder Arzt im Krankenhaus, erklären sie dem Patienten bzw. begleitenden Angehörigen ihre speziellen Aufgaben und Funktionen.

Solche sicherlich für die medizinischen Belange nicht besonders wichtig anzusetzenden Nebenfaktoren können aber beim Älteren gar nicht hoch genug veranschlagt werden. Vernachlässigt man diese Aspekte, kann es schwer werden, das Vertrauen und die Bereitschaft zur Mitarbeit des oft sehr mißtrauischen älteren Patienten zu gewinnen. Die Anamnese sollte in entspannter *Atmosphäre* durchgeführt werden. Unterbrechungen sollten möglichst nicht stattfinden.

Während der Anamnese sollte man sich dem Patienten gegenübersetzen. Der *Abstand* muß dabei genau überlegt sein. Er darf weder so nah sein, daß es unbehaglich vertraulich ist, noch zu weit entfernt für eine intensive Unterhaltung. Hier muß man sich auch am Hörvermögen und an anderen körperlichen und geistigen Einschränkungen orientieren. Die *Beleuchtung* übt ebenfalls einen großen Einfluß auf die Gesprächsatmosphäre aus: Zwischen Arzt und Patient sollte sich möglichst kein helles Licht oder Fenster befinden. Obwohl der Arzt seinen Gesprächspartner gut sehen kann, muß letzterer unangenehm mit den Augen blinzeln. Die Folge: Das Gespräch, das Vertrauen bringen soll, wird unwillkürlich zum Verhör. Ältere legen meist Wert auf *konservative* Kleidung und einen weißen Kittel.

Auch wenn man seine Kleidung eher auf die eigene Person abstimmen will, als sich den Wünschen anderer anzupassen, ist es entscheidend, sich der Wirkung seines Äußeren auf den Älteren bewußt zu sein und auch entsprechend zu bewerten.

2.2 Wer soll bei der Anamneseerhebung dabeisein?

Wenn der Patient untersucht wird, muß der Arzt entscheiden, ob ein Familienmitglied oder Betreuer mit dabeisein soll. Diese Frage stellt sich besonders oft im häuslichen Bereich. Die Entscheidung des Arztes muß sehr sensibel im Hinblick auf Familienbindungen, mögliche Hirnleistungsstörungen und insbesondere den privaten Bereich des Patienten gefällt werden. Grundsätzlich sollte der ältere Patient selbst als erster befragt werden, außer es besteht eine schwere Hirnleistungsstörung, die eine Anamneseerhebung unmöglich macht. Beim Beisein einer dritten Person wird man leicht Zeuge eines wenig informativen Widerstreits von konträren Auffassungen. Eine Anamneseerhebung gemeinsam mit der Familie bzw. möglichen Betreuern macht es auch schwierig oder sogar unmöglich für den Patienten, persönliche oder intime Probleme anzusprechen.

> Selbst bei leichten Hirnleistungsstörungen sollte man versuchen, zuerst allein mit dem Patienten die Krankheitsprobleme anzusprechen.

Man kann nach einer kurzen einführenden Anamneseerhebung allein mit dem Patienten eine Befragung von Angehörigen oder Freunden anschließen.

Oft wird von den Angehörigen gewünscht, sowohl bei der Untersuchung als auch bei der Anamneseerhebung dabei zu sein. Man sollte vermeiden, hier eine Entscheidung vom Patienten zu verlangen. Auf die Frage: „Wünschen Sie, daß Ihr Familienmitglied dabei ist?" kommt in der Regel die Antwort: „Ich habe keine Geheimnisse." Eine solche Frage kann man sich schenken, da sie für eine sinnvolle und erfolgreiche Anamneseerhebung wertlos ist.

Im Anschluß an die Anamneseerhebung mit dem Patienten ist es meistens sinnvoll, auch mit den Angehörigen zu sprechen. Insbesondere die Erhebung der *psychosozialen Anamnese* erbringt oft mit den Angehörigen völlig andere Einsichten über Versorgungs- und Lebensprobleme des älteren Kranken.

Allerdings ist bei der Erhebung der Fremdanamnese bei Angehörigen, Nachbarn und Bekannten auf evtl. persönliche „Subjektivismen" zu achten – insbesondere wenn es um die Verpflichtung zu häuslicher Pflege geht oder bei Erwartung des Erbfalls.

Dagegen erscheint eine *gemeinsame Therapie- und Befundbesprechung* im Behandlungsverlauf meist sinnvoll. Da der Ältere im allgemeinen auch weiterhin auf Hilfe durch Angehörige und Freunde angewiesen ist, ist es wichtig, schon frühzeitig die Angehörigen in die Therapiefortschritte einzuweihen und damit auch beginnend auf die verbleibenden Behinderungen vorzubereiten und hinzuweisen.

2.3 Durchführung der Anamneseerhebung

Zuerst sollte man mit dem Patienten darüber sprechen, warum er zu einem kommt. Die Frage nach den Hauptbeschwerden, falls welche vorhanden sind, und seiner jetzigen Erkrankung sollte am Anfang des Gespräches stehen. Aus praktischen Gründen ist es vorteilhaft, zunächst die aktuellen Probleme kennenzulernen, beispielsweise Schwierigkeiten, unabhängig in der gewohnten Umgebung weiterzuleben. Eine Hemiplegie z.B. hat völlig verschiedene Bedeutungen bezüglich der zukünftigen Lebensform, je nachdem, ob ein Patient mit seiner Frau zusammenlebt oder ob es sich um eine betagte alleinstehende Frau handelt. Selbstverständlich muß eine vollständige Liste der vorläufigen Diagnosen am Ende der Anamnese und der Untersuchung niedergelegt werden. Die sich stellenden Probleme dürfen dabei aber nicht vergessen werden.

> Im Gegensatz zur Familienanamnese ist die Vorgeschichte beim alten Patienten wichtiger als beim jüngeren.

Ältere Menschen haben unvermeidlich eine längere Voranamnese als junge, und jeder Teil dieser Voranamnese kann für die derzeitigen Probleme des Patienten relevant sein bzw. in irgendeiner Form mit Einfluß nehmen auf die zur Zeit bestehenden Krankheiten. Viele ältere Menschen sind ausschweifende Erzähler, und wenn zu dieser Eigenart noch eine Gedächtnisstörung hinzukommt, wird die Erhebung der Anamnese ungenau und aufwendig. Man muß deshalb sehr viel mehr gezielte Fragen als bei einem jüngeren Patienten stellen, und diese Fragen evtl. dazu benutzen, den alten Menschen am Abschweifen zu hindern.

Einige Regeln sind für den Gebrauch direkter Fragen zu beachten. Fragen sollten vom Allgemeinen zum Speziellen übergehen. Beispielhaft bei Auftreten von Schmerzen:

- „Womit waren Ihre Schmerzen zu vergleichen?"
- „Wo fühlen Sie sie?"
- „Zeigen Sie es mir!"
- „Blieben die Schmerzen an diesem Ort konzentriert, oder strahlten sie aus, oder wanderten sie?"
- „Zu welchem Ort wanderten sie?"

So umgeht man Probleme, die durch die oft recht ungenaue Berichterstattung alter Menschen entstehen, besonders bei Angaben über Dauer und zeitlicher Abfolge – aber auch bei Angaben über Schmerzen und deren genauen Ort.

> Wichtig ist, daß direkte Fragen keine Suggestivfragen darstellen.

Wenn man einem älteren Patienten z.B. die Frage stellt: „Sieht Ihr Stuhlgang teerähnlich aus?" und wird diese Frage mit Ja beantwortet, müssen Sie sich immer fragen, ob diese Beschreibung seine oder Ihre ist. Eine bessere Formulierung ist: „Welche Farbe hat Ihr Stuhlgang?" Suggestivfragen ergeben gerade bei Älteren oft irreführende Antworten.

> Eine besondere Gefahr bei zu häufigen direkten Fragen ist die Tatsache, daß ältere Menschen – aufgrund des fehlgeleiteten Wunsches, dem Fragesteller einen Gefallen zu tun – mit besonders großer Wahrscheinlichkeit dem bereitwillig zustimmen, was ihnen durch die Frage unterstellt wird.

Ein klassisches Beispiel ist die Frage: „Kommen Sie zu Hause gut zurecht?" Wenn möglich, sollte man die Frage, die unter Umständen eine abgestufte Antwort erfordert, so stellen, daß keine Ja- oder Nein-Antwort möglich ist. Zum Beispiel: „Wie viele Treppenstufen können Sie steigen, bevor Sie stehenbleiben müssen, um Atem zu holen?" besser als: „Werden Sie beim Treppensteigen kurzatmig?"

Manchmal scheinen Patienten unfähig zu sein, Symptome ohne Hilfe zu beschreiben. Hier muß man mehrere Möglichkeiten zur Antwort anbieten, um die Beeinflussung so gering wie möglich zu halten: „Ist Ihr Schmerz stumpf, stechend, drückend, brennend, ziehend oder wie?" Fast jede spezielle Frage muß wenigstens zwei Wahlmöglichkeiten haben: „Husten Sie Schleim ab oder nicht?"

> Wichtig ist beim Älteren, nur eine Frage zur selben Zeit zu stellen und kombinierte Fragen möglichst zu vermeiden.

„Haben Sie Tuberkulose, Rippenfellentzündung, Asthma, Bronchitis, Lungenentzündung?" kann zu einer verneinenden Antwort aus völliger Verwirrung führen. Wichtig ist auch, eine Sprache zu verwenden, die für den Älteren verständlich und angemessen ist.

> Mißverständnisse können auch entstehen, weil ältere Menschen ein anderes Sprachverständnis haben.

„Unsicherheit" z.B. kann bei jüngeren Menschen oft mit „Schwindelgefühl" gleichgesetzt werden. Diese Bedeutung ist bei älteren Patienten selten: Sie verwenden dieses Wort meist, um Gefühle der Unzuverlässigkeit, der fehlenden Sicherheit oder die der Furcht, man könne stürzen oder in Ohnmacht fallen, zu beschreiben.

2.4 Einsatz einer Systemübersicht

Unterschiedliche Erwartungen können auch dazu führen, daß wichtige Symptome von einem älteren Menschen verschwiegen werden, der meint, sie seien „normal für sein Alter". Kurzatmigkeit, rheumatische Schmerzen, eine Einschränkung der Bewegungsfähigkeit oder ein Nachlassen des Gedächtnisses werden oft aus diesem Grund außer acht gelassen.

Eine Systemübersicht kann hier der Feststellung von Beschwerden dienen, an die der Patient nicht denkt oder die er für die Beurteilung seiner Krankheit für irrelevant hält. Jede Systemübersicht sollte nur ein unbedingt notwendiges Minimum an Fragen enthalten. Für den älteren Kollegen in der Praxis wird sie nur selten notwendig sein, für den jungen klinischen Assistenten kann sie jedoch eine große Hilfe bedeuten (Tab. 4.1).

2.5 Beurteilung der Krankheitssymptome

Besondere Probleme bei der Anamnese ergeben sich aus der Deutung und der Einschätzung von Symptomen. Beschwerden und Krankheitssymptome können beim alten Menschen sehr häufig uncharakteristisch sein und entsprechen oft nicht den typischen Lehrbuchsymptomen bestimmter Krankheiten (Tab. 4.2).

2.5.1 Beschwerdefreiheit oder Symptomarmut

Viele körperliche Beschwerden werden vom alten Menschen überhaupt nicht, abgeschwächt oder erst spät wahrgenommen.

> Eine der häufigsten und deshalb auch wichtigsten Modifikationen üblicher Symptome bei älteren Menschen ist das Nachlassen des Organschmerzes.

Beispielsweise sind ältere Menschen häufiger als jüngere trotz schwerer stenosierender Koronarsklerose wenig von Beschwerden geplagt oder sogar asymptomatisch. Stumme Myokardinfarkte werden mit zunehmendem Alter häufiger. Organschmerzen können so gering sein, daß sie leicht übersehen werden. Dies gilt für den pleuritischen Schmerz und den Leibschmerz, z.B. Ulkusschmerz, einen Schmerz bei akuter Appendizitis. Der Schmerz einer Fraktur kann beim alten Menschen viel geringer sein als bei einer jungen Person. Gelegentlich klagt ein älterer Patient mit einer Oberschenkelfraktur nur über Schwierigkeiten beim Gehen oder Schwäche in einem Bein. Auch bei akuten chronisch-entzündlichen, malignen oder degenerativen Erkrankungen können Beschwerden und Symptome ganz fehlen, abgeschwächt sein oder verspätet auftreten.

Tabelle 4.1 Beispiel einer Systemübersicht.

allgemein	Befinden, Unsicherheit bei Bewegung, Schwäche, Leistungsfähigkeit, Bedarf nach vermehrter Hilfe im Alltag, Appetit, Gewichtsveränderung, rezidivierende Infekte, Schlafstörungen, Isolation, Abnahme sozialer Kontakte
Kopf	Kopfschmerzen, Gesichtsschmerzen, Sehstörungen, Hörminderung, Tinnitus, Schwindel
Hals	Schluckbeschwerden
kardiopulmonal	Brustschmerzen, Angina pectoris, Aussetzen des Pulses, Ohnmachtsanfälle, Herzrasen, Luftnot in Ruhe und bei Belastung, bleibender Husten, Auswurf, Beinödeme
gastrointestinal	Kauschwierigkeiten, Gebißprobleme, Veränderungen des Bauches im Aussehen, Bauchschmerzen, Nahrungsmittelunverträglichkeit, Übelkeit, Erbrechen, Obstipation, Diarrhö, Stuhlinkontinenz, Stuhlbeimengungen
urogenital	Inkontinenz, imperativer Harndrang, Miktionsbeschwerden (Schmerzen, verzögertes Harnlassen), Nykturie, Veränderungen des Urins, Impotenz, vaginale Blutungen
Skelettsystem	Gelenkschmerzen, Gelenkschwellungen, Muskelschmerzen allgemein oder bestimmter Körperteile, Schwäche bestimmter Körperteile, Fußbeschwerden, kalte Füße, nächtliche Wadenschmerzen oder Schmerzen bei längerem Gehen
neurologisch	Bewußtlosigkeit, Stürze, Schwindel, Kräfteverlust, Gefühlsstörungen, Mißempfinden
psychisch	Nachlassen des Gedächtnisses, Schlafstörungen, Traurigkeit; Empfinden, das Leben nicht mehr bewältigen zu können, Angst
Haut	Jucken, Allergien
Genußmittel	Nikotin, Alkohol
Medikamente	Anzahl der Medikamente und Zeitpunkt der Einnahme; Befindlichkeitsstörungen, die auf Arzneimittel zurückgeführt werden, bekannte Medikamentenunverträglichkeiten, neue Medikamente in letzter Zeit

Tabelle 4.2 Folgende Symptomvarianten verdienen bei der Anamneseerhebung besondere Aufmerksamkeit.

- Die Beschwerden fehlen völlig oder sind abgeschwächt.
- Die Beschwerden sind untypisch für die Krankheit.
- Die Beschwerden sind in der Summation schwerer zu beurteilen.
- Die Symptome sind durch Medikamenteneinnahme verfälscht.
- Die Beschwerden werden unvollständig oder falsch mitgeteilt.
- Verzögerung von Krankheitsverläufen.

2.5.2 Atypische Beschwerdesymptomatik

Eine Reihe von Krankheitsbildern tritt beim alten Menschen häufig in abgewandelter Form in Erscheinung.

Veränderte Symptome müssen natürlich ebenso beachtet, allerdings als allgemeine, unspezifische, indirekte Hinweise gewertet werden. Symptomveränderungen betreffen sowohl Lokalisation als auch Erscheinungsbild.

Beispiele: Statt typischer Herzbeschwerden imponiert der *Myokardinfarkt* durch Schocksymptomatik, Verwirrtheit, Zeichen der Herzdekompensation oder gastrointestinaler Beschwerden wie Übelkeit, Brechreiz und Durchfall. Schwindel, Herzklopfen oder schlicht allgemeines Schwächegefühl können in den Vordergrund treten. Nur in 20% frischer Herzinfarkte findet sich bei Älteren der typische Thoraxschmerz.

Als anderes Beispiel sei die *Hyperthyreose* erwähnt. Unruhe und Ruhelosigkeit stehen bei jungen Patienten und Patienten mittleren Alters im Vordergrund, so daß nicht selten an eine Angstneurose gedacht wird. Beim alten Menschen findet man Unruhe dagegen sehr selten, aber recht häufig Apathie, Lethargie und eine Verringerung der Spontanaktivität, also Befunde, die sehr an eine Depression erinnern.

Die *Altersdepression* zeigt einen Symptomwandel in Richtung Somatisierung: Körperliche Symptome wie Schlafstörungen, Müdigkeit, Engegefühl in Hals und Brust, Obstipation, Gewichtsverlust, abdominale Beschwerden, Übelkeit, Kopfschmerz, Verspannung der Schulter-, Nacken- und Rückenmuskulatur, Schwitzen, Herzbeschwerden, Blasenbeschwerden treten an die Stelle von Angst, Trauer, Antriebsmangel.

> Neben dem Symptomwandel findet sich bei Alterskrankheiten auch ein gehäuftes Vorkommen uncharakteristischer, allgemeiner Beschwerden, die manchmal das einzige Hinweiszeichen auf eine schwere, lebensbedrohliche Erkrankung sein können.

Schwäche, Müdigkeit, Konzentrationsmangel, Gewichtsabnahme, allgemeine Unruhe, Verwirrtheit oder Schwindelgefühl können Zeichen für Krebskrankheit, schwere Durchblutungsstörungen oder generalisierte Entzündungen sein. Oft sind es auch die indirekten Folgen einer Erkrankung, die im Vordergrund stehen und den Arzt irreführen. Beispielhaft sei die koronare und zerebrale Minderdurchblutung mit Stenokardien und Verwirrtheit bei einer Anämie erwähnt.

2.5.3 Eingeschränkte Beurteilbarkeit der Symptomatik

Bei der meist bestehenden Multimorbidität älterer Patienten sind typische klassische und isolierte Krankheitsbilder kaum zu finden. Schmerzbilder überlappen sich. Eine Differenzierung ist oft auch durch den alten Patienten erschwert.

> Krankheitsbilder, die seine Lebensqualität beeinträchtigen, stehen im Vordergrund. Entsprechende Beschwerdebilder werden bevorzugt und mit Nachdruck berichtet, obwohl sie vielleicht für die akute vitalbedrohliche Situation nur von untergeordneter Bedeutung sind.

Zum Beispiel berichtet ein Patient mit einem perforierten Magenulkus am Rande über einen dumpfen Bauchschmerz, klagt aber vehement über eine seit längerem bestehende aktivierte Kniegelenksarthrose, da letztere seinen täglichen Aktionsradius einschränkt. Die Gelenksarthrose ist akut pro vitam ohne Bedeutung, dagegen die mit verminderter Beschwerdesymptomatik berichtete Magenperforation bedrohlich. Die Einschätzung der Schwere und Bedrohlichkeit des vom Patienten geklagten Krankheitsbildes und der daraus resultierenden Notwendigkeit bezüglich sofortiger und sinnvoller Therapiemaßnahmen ist deshalb häufig erschwert.

Um eine Symptomatik genau einordnen zu können, ist es meist wichtig, die Dauer eines Symptoms festzustellen und die Reihenfolge, in welcher sich mehrere Symptome entwickelt haben. Fragen wie: „Seit wann verlassen Sie Ihre Wohnung nicht mehr?" oder: „Seit wann können Sie nicht mehr alleine zum Einkaufen gehen?" werden im allgemeinen ausreichend genau vom Patienten oder von seinen Verwandten beantwortet und liefern wertvolle Informationen: Ein rüstiger alter Mensch, der bisher in der Lage war, sich selbst zu versorgen, der auch geistig vollkommen klar war und plötzlich bettlägerig wird, plötzlich eine Neigung zum Hinfallen bekommen hat oder plötzlich verwirrt ist, leidet möglicherweise an einem Infekt oder vielleicht an einer Gefäßkrankheit.

Ergeben die Fragen dagegen, daß die sozialen Kontakte und die gesellschaftliche Integration allmählich verlorengegangen sind, daß das Interesse an der Umgebung und an den Tagesereignissen im Verlaufe von Monaten oder Jahren immer geringer geworden ist, dann wird zunächst an eine Krankheit zu denken sein, die langsam voranschreitet, beispielsweise an ein degeneratives oder neoplastisches Geschehen.

2.5.4 Symptomverfälschung durch Medikamenteneinnahme

Bei älteren Patienten besteht häufig eine Multimedikation.

> Medikamente können Symptome erzeugen, die das Krankheitsbild überdecken, ohne daß der Patient sie als Nebenwirkung erkennt.

Man denke beispielsweise an die Muskelschwäche bei diuretikabedingter Hypokaliämie, die immer wieder als Verschlimmerung einer Herzinsuffizienz fehlgedeutet wird. Fehlerhafte Medikamenteneinnahme kann zu Überdosierungen führen (z.B. Überdigitalisierung mit Übelkeit und Gelbsehen – Tab. 4.3).

2.5.5 Informationsdefizite

Die Gefahr, über vorhandene Beschwerden und den Krankheitsverlauf nur lückenhaft oder falsch informiert zu werden, ist gerade beim alten Menschen besonders groß. Die Ursachen dafür sind vielfältig, z.B. das Nachlassen des Kurzzeitgedächtnisses mit raschem Vergessen der Ereignisse der letzten Stunden und Tage, aber auch Tendenzen zu körperlich-seelischer Indolenz und Dissimulation können hierfür verantwortlich sein. Der alte Patient möchte den Arzt nicht „wegen jeder Kleinigkeit" bemühen. Oft herrscht auch die Meinung vor, daß bestimmte Symptome im Alter eben so sein müßten, und sie werden als altersgegeben hingenommen und nicht berichtet. Deshalb spielt gerade in diesem Punkt die Fremdanamnese durch Angehörige eine besondere Rolle.

2.5.6 Verzögerung von Krankheitsverläufen

Symptomarmut und ärztliche Ignoranz gegenüber Gesundheitsproblemen Älterer können oft den Patienten in Lebensgefahr bringen. Hier seien bei-

Tabelle 4.3 Beispiele für häufig medikamenteninduzierte Symptome bei älteren Patienten (nach Cairdt 1986; Füsgen 1994).

Symptome	verursachende Medikamente
Anorexie	Digitalis, Levodopa
Arrhythmie	Digoxin, Isoprenalin, trizyklische Antidepressiva
Bradykardie	Betablocker, Digoxin, Dihydroergotamin
Depression	Levodopa, Methyldopa, Reserpin
Diabetes	Steroide, Thiazide
Diarrhö	chronischer Abführmittelabusus, Antibiotika, Colestyramin, Zytostatika
Dyskinesien im Gesichtsbereich	Levodopa, Bromocriptin, Phenothiazine
Erythem	Ampicillin, Sulfonamide, andere gelegentlich
gastrointestinale Blutung	Indometacin, nichtsteroidale Antiphlogistika, Salicylate, Steroide
Gynäkomastie	Digoxin, Östrogene, Spironolacton
Hyperthermie	Phenothiazine (besonders bei Hypothyreose)
Ikterus	anabolisch wirkende Steroide, Chlorpromazin
Inkontinenz	Diuretika, Levodopa, Anticholinergika, Beruhigungsmittel
makrozytäre Anämie	Antikonvulsiva, Sulfamethoxazol
Wasserretention	Carbinoxolon, Östrogene, Steroide
Muskelschmerzen	Allopurinol, Betablocker, Chinidin, Cimetidin, Clofibrat, Co-trimoxazol, Isotretinoin, Methyldopa, Norfloxazin
myasthenische Symptome	Aminoglykoside, Betablocker, Chinidin, Chinin, Chloroquin
Hirnleistungsstörungen	Glykoside, Antiarrhythmika, Diuretika, Vasodilatatoren, Antihypertensiva, Insulin, Antiphlogistika, Analgetika, Spasmolytika, Antihistaminika, Antiemetika, Kortikosteroide, Antidiarrhoika, Hustenmittel, Tuberkulostatika, Muskelrelaxanzien, Antikonvulsiva
Obstipation	Anticholinergika, Codein, Codeinderivate, Morphine
orthostatischer Blutdruckabfall	Antihypertonika, Benzodiazepine, Diuretika, Levodopa, Phenothiazine, trizyklische Antidepressiva

spielhaft die Perforation bei der Altersappendizitis, die Ruptur beim abdominalen Aortenaneurysma, die akute Harnverhaltung bei der Prostatahypertrophie oder ein akutes Nierenversagen bei einer Pyelonephritis erwähnt.

2.6 Psychosoziale Anamnese

Von besonderer Relevanz ist beim älteren Menschen die Erhebung einer Sozialanamnese, wobei Trauerfälle, Kontakte innerhalb der Familie, Ernährungsgewohnheiten, Wohnverhältnisse und die in Anspruch genommenen Hilfsdienste befragt werden sollten. Wichtig ist es, etwas über seinen Lebensstil, seinen tpyischen Tagesablauf, seine häusliche Situation und seine Umwelt zu erfahren. Oft ist bei Pflegebedürftigkeit auch das Wissen über die finanziellen Verhältnisse des Patienten von Bedeutung. Außerdem ist es wichtig herauszufinden, ob die Wohnung mit einer Zentralheizung ausgestattet ist, die Toilette außerhalb der Wohnung liegt, wie das Leben abläuft und bis zu welchem Ausmaß sich der Patient innerhalb des Hauses unabhängig bewegen kann.

Das Ausmaß der Beweglichkeit und der täglichen Aktivitäten ist besonders wichtig, denn eine Verminderung kann ein zusätzlicher Hinweis darauf sein, ob sich eine physische oder psychische Krankheit entwickelt hat.

Außerdem müssen die frühere Beweglichkeit und das Ausmaß der Aktivitäten bekannt sein, wenn man realistische Ziele und Pläne für die weitere Zukunft im Zusammenhang mit der Behandlung machen will. Es ist sinnvoll zu ermitteln, ob der Patient ohne Hilfe gehen kann, ob ihm Treppen Probleme bereiten, ob er sein Haus verlassen und welche Aufgaben er im Haushalt durchführen kann.

Auch religiöse Überzeugungen, die wichtig für das Gesundheitsbewußtsein, den Umgang mit der Krankheit und die spätere Behandlung sein können, sollten hier erfaßt werden. Schließlich sollte man den Patienten nach seiner Einschätzung der Gegenwart und seinen Erwartungen für seine persönliche Zukunft befragen. In diesem Zusammenhang kann die Ermittlung wichtiger Lebenswerte und anderer

Tabelle 4.4 Regeln für die geriatrische Ethikanamnese (nach Sass 1991).

1. Behandle einen Patienten stets so, daß die Maxime Deines Handelns sich stets an den Maximen und Kriterien von Lebensqualität orientiert, die der Patient formuliert.

2. Verwende bei der Diagnosestellung die gleiche Sorgfalt zur Ermittlung des „Wertbildes des Patienten", wie sie Dir bei der Ermittlung des „Blutbildes" selbstverständlich ist.

3. Entscheide partnerschaftlich mit dem Patienten nach einem einheitlichen, individualisierten, patientenorientierten Konzept über Einsatz oder Verzicht spezieller Interventionen.

4. Hilf Deinem Patienten beim Aufstellen von Wertanamnesen, aus denen sich allgemeine, differenzierte Regeln für Interventionen bei Demenz oder Multimorbidität ableiten lassen.

5. Berücksichtige bei der Behandlung von nicht mehr geschäftsfähigen Patienten vorliegende Wertanamnese und Informationen aus der Familie und dem Freundeskreis über Lebensgeschichte und Wertvorstellungen des Patienten.

6. Wenn Du direkt oder indirekt den Behandlungswunsch des Patienten nicht erkennst, dann sichere eine Pflege, auch nach Konsultation von Kollegen oder klinischen Ethikkommissionen, bei der Kriterien wie Schmerzfreiheit und Kommunikation Vorrang vor dem Einsatz aller möglichen lebenverlängernden Maßnahmen haben.

Kriterien der Lebensqualität eines Patienten durch eine „Ethik-" oder „Wert-Anamnese" wichtig sein. Sass aus Bochum hat hier einige Grundregeln für die geriatrische Ethik entwickelt, die auch sehr gut Leitlinien für die Erhebung einer solchen Ethikanamnese sein können und insbesondere auch bei der Diagnose und Differentialdiagnostik-Entscheidung helfen (Tab. 4.4).

2.7 Besondere Probleme bei der Anamneseerhebung

Hirnleistungsstörungen: Geistig verwirrte Patienten sind schwierig. Einige demente Patienten aber können im Gespräch so effektvoll eine Fassade aufrechterhalten, daß sie den Arzt zumindest anfänglich in die Irre führen. Manchmal verwendet man viel Zeit darauf, die Krankheitsgeschichte aufzunehmen, dann stellt sich heraus, daß der Bericht des Patienten wegen seiner inneren Unstimmigkeiten ziemlich unzuverlässig ist. Hier kann eine kurze Voruntersuchung (s. Abschn. 3.1) helfen. Aber auch geistig schwer gestörte Patienten können in der Lage sein, brauchbare Daten ihrer Krankengeschichte zu geben, wenn man dabei sehr sorgfältig vorgeht. Diese Daten aber müssen anschließend im Gespräch mit Verwandten oder Nachbarn überprüft werden. Bei Verdacht auf eine Hirnleistungsstörung sollte man allerdings nicht versuchen, den Patienten zu detaillierten Äußerungen zu drängen, da dieser nicht dazu in der Lage ist. Vielmehr würde dies den Patienten unnötig ermüden und belasten.

> Man sollte sich statt dessen hier mehr auf den Geisteszustand und das Bewußtsein des Patienten, speziell auf Bewußtseinslage, Orientierungsvermögen und Gedächtnisfunktionen, konzentrieren.

Konzentrationsstörungen: Ältere Patienten, die gebrechlich oder hirnleistungsgestört sind, haben im allgemeinen eine schlechte Konzentrationsfähigkeit. Sie werden schon nach sehr kurzer Zeit müde und unaufmerksam. So ist oft der Tag, an dem der Patient wegen einer akuten Erkrankung erstmals behandelt bzw. stationär aufgenommen wird, nicht der beste Zeitpunkt, um die Krankengeschichte aufzunehmen: Ein solcher Tag mit einem akuten Ereignis ist an und für sich für den Patienten schon sehr anstrengend. Oft ist es sinnvoller, die Anamnese erst am folgenden Tag aufzunehmen und am ersten Tag nur vorläufig die Daten zur Akutbehandlung zu erheben.

> Ein besonderes Problem ist Kurzatmigkeit. Die Aufnahme einer detaillierten Krankengeschichte muß in diesem Fall warten, bis durch eine Behandlung wenigstens eine geringe Besserung eingetreten ist.

Schwerhörigkeit: Schwerhörigkeit ist ein häufiges Gebrechen bei älteren Menschen und somit oft ein Hindernis bei der Aufnahme der Krankengeschichte. Es besteht die Gefahr, daß der Arzt dazu neigt anzunehmen, daß alle älteren Patienten schwerhörig seien, und deshalb irrtümlich in jedem Fall laut spricht. Diejenigen älteren Patienten, die normal hören, können deshalb beleidigt sein, und einige weisen den Arzt auch direkt darauf hin. Es ist nicht leicht, einen weiteren guten Kontakt herzustellen, wenn man einmal zu Recht auf diese Weise korrigiert wurde.

> Erkennt man, daß der Patient schwer hört, ist es besser, langsam, deutlich und mit relativ tiefer Stimme zu reden. Sinnvoll ist auch, Gesten zu verwenden, um das Gesagte zu unterstreichen. Man sollte sich beim Gespräch so setzen, daß das Gesicht deutlich sichtbar ist, um dem Patienten die Möglichkeit zu geben, von den Lippen abzulesen.

Die zusätzlichen Informationen vom Lippenlesen können auch den Patienten, die darin nicht gerade Experten sind, wesentlich dabei helfen, dadurch zu *verstehen*, was sie nur teilweise *hören* können. Dabei ist es auch wichtig, das Ende eines Satzes nicht zu verschlucken, sondern deutlich auszusprechen und dabei keinesfalls den Mund zu verstecken. Außerdem ist der Blickkontakt, der entsteht, wenn man sich gegenübersitzt, ein wesentlicher Faktor zur Aufrechterhaltung von Konzentration und Aufmerksamkeit des Patienten.

> Wichtig ist es, Patienten, die ein Hörgerät haben, dazu zu ermutigen, es auch zu benutzen.

Eine kranke Person braucht vielleicht Hilfe dabei, es einzuschalten und zu regulieren. Unter Umständen müssen wichtige Anweisungen schriftlich ergänzt werden.

Sprachstörungen: Sprachstörungen beim Vorliegen einer Apoplexie erlebt der Patient als schwere Beeinträchtigung. Er wird immer unsicher und ängstlich sein. Deshalb sollte man bei solchen Krankheitsbildern grundsätzlich ruhig, deutlich und in kurzen, einfachen Sätzen sprechen und zuhören, wenn der Patient etwas erzählt. Überforderungen sind zu vermeiden, da der Patient schnell ermüdet und meist Konzentrationsschwierigkeiten hat. Stimmungsschwankungen sollte man einkalkulieren: Viele Patienten weinen sehr schnell.

> Vermeiden sollte man, Sprachstörungen vorschnell einzuordnen, da die Fähigkeiten von Tag zu Tag schwanken können.

Sehschwierigkeiten: Sehprobleme sind ein häufiges Problem im Alter. Im Umgang mit sehbehinderten Patienten muß besonders darauf geachtet werden, daß der Arzt sich vorstellt und erklärt, wer und was er ist. Hilfreich kann weiterhin sein, dem Patienten die Hand zu geben, um ihm zu zeigen, wo man sich befindet. Der Patient muß auch wissen, wer sich noch im Raum befindet. Wichtig ist, daß man sich als Arzt immer darüber im klaren ist, daß visuelle Kommunikationshilfen wie Körpersprache und Gestik vom Patienten nicht wahrgenommen werden können. Da die Stimme wichtigstes Kommunikationsmittel ist, sollte man sie bei einem Hörgesunden nicht unnötigerweise laut werden lassen.

2.8 Häufige Fehler bei der Anamneseerhebung

> Einer der wichtigsten Fehler bei der Anamneseerhebung ist das Fehlen einer förderlichen therapeutischen Grundhaltung.

Dies ist leider noch zu oft bei einer Reihe von Kollegen anzutreffen. Dazu kommt meist auch ein gestörtes Zuhören, sei es aus Zeitmangel, Unkonzentriertheit und oft auch Desinteresse. Die teilweise abschweifenden Erzählungen Älterer verleiten manchen Kollegen dazu, den Patienten in seinem Bericht zu drängen. Die Folge ist, daß der Patient sich zurückzieht. Die Schwierigkeit eines alten Menschen, Wichtiges schnell zusammengefaßt darzustellen, wird durch seine Vergeßlichkeit noch verstärkt. Wenn hier der Arzt nicht eine entsprechende Geduld mitbringt und versucht, den Patienten in der Anamnese zu führen und zu verdeutlichen, daß selbst Nebensächlichkeiten wichtig sind, treten sehr schnell Lücken in der Anamnese auf. Nicht unterschätzt werden darf, daß oft vom Arzt selbst viele der geschilderten Symptome als altersbedingt abgetan werden, d.h. die therapeutische Grundhaltung von vornherein fehlt.

> Ein besonderes Problem bei der Anamneseerhebung ist manchmal die unzureichende Kenntnis der Funktionsstörungen im Alter sowie ihrer Besonderheiten in Symptomatik und Verlauf.

Während ältere Kollegen in der Regel auf eine lebenslange, reichhaltige Erfahrung zurückgreifen können, fehlt jüngeren Ärzten hier meist die entsprechende universitäre Ausbildung, da sie mit speziellen Altersproblemen bisher ausbildungsmäßig im Studium nicht konfrontiert werden.

> Bei der Anamneseerhebung wird vielfach zu schnell auf die Fremdanamnese von Angehörigen zurückgegriffen, weil die direkte Anamneseerhebung in der Regel beim Betagten zu aufwendig und langwierig ist.

Angehörige können aber nur ihre subjektive Meinung darstellen. Dies spiegelt oft in keiner Weise die wirklichen Bedürfnisse des kranken Betagten wider. Zusätzlich werden Beschwerden durch Dritte oft in keiner Weise richtig eingeschätzt und daher fehlinterpretiert. Dies kann den Arzt in seiner Diagnosefindung fehlleiten. Nicht zu vergessen ist, daß subjektive Probleme mit dem alten Kranken, z.B. Sicherstellung der Pflege und weiteren Versorgung, die Anamnese stark beeinflussen können.

> Wird die psychosoziale Anamnese nicht sorgfältig genug durchgeführt, resultiert eine einseitige somatische Beschwerdenfestlegung, die für eine ganzheitliche und erfolgreiche Behandlungsmaßnahme nicht ausreicht.

Die Folge ist, daß in der weiteren Therapie keine entscheidende Beeinflussung des Krankheitsbildes erfolgt und der Patient dann durch sinnlose somatische Zusatzdiagnostik belastet wird. Man darf nicht vergessen, daß manche Krankheitsbilder mehr durch ihre soziale als durch ihre medizinische Komponente bei Betagten geprägt sind.

3 Die klinische Untersuchung

Die meisten älteren Patienten sehen einer körperlichen Untersuchung mit einem gewissen Unbehagen und auch mit Angstgefühlen entgegen: Sie fühlen sich hilflos, körperlich bloßgestellt und sind beunruhigt wegen möglicher Schmerzen während der Untersuchung. Der untersuchende Arzt muß sich dieser Situation und der Gefühle seitens des Patienten bewußt sein.

Wie schon bei der Anamnese kann es im Verlauf der körperlichen Untersuchung wegen schlechter Kooperation Schwierigkeiten geben. Schwerhörigkeit, Verwirrung, Gebrechlichkeit, Müdigkeit und schlechte Konzentration können dabei eine Rolle spielen. Kurzatmigkeit, Schmerz oder Schwäche sind zusätzliche Erschwernisse. Unbeweglichkeit und physische Hilflosigkeit verlangen eine wesentlich stärkere Hilfestellung bei der Untersuchung.

Ein besonderes Problem stellt die Kleidung dar: Soll der Patient zu Hause untersucht werden, kommt zur Notwendigkeit der Hilfestellung hinzu, daß ältere Menschen oft übermäßig viel Kleidung tragen: Selbst an den heißesten Sommertagen sind manche ältere Patienten in unzählige Kleidungsstücke eingehüllt. Das Ausziehen nimmt viel Zeit in Anspruch und kann sehr anstrengend sein, denn man muß dabei Hilfeleistung geben und große Überredungskünste anwenden. Hier darf man keinesfalls der Versuchung nachgeben, den Versuch einer vollständigen Untersuchung aufzugeben.

> Der häufigste Fehler bei der körperlichen Untersuchung besteht darin, daß der alte Mensch nicht ausreichend untersucht wird.

Dies muß nicht nur daran liegen, daß sich Ältere nicht gern ausziehen und untersuchen lassen, sondern oft besteht die Gefahr auch darin, daß man den alten Patienten schon jahrelang kennt und glaubt, daß hier keine neuen Befunde zu erheben sind.

3.1 Zuerst einen kurzen Überblick gewinnen

Die Anamnese kann angesichts des fortgeschrittenen Alters des Patienten langwierig und schwierig sein und durch Gedächtnislücken, Schwerhörigkeit und geistige Schwäche weiter erschwert werden. Auch können frühere Krankheiten und neuere Symptome durch den Patienten falsch eingeschätzt werden. Um einen raschen Überblick über den Zustand des Patienten zu erhalten, kann man diesen bitten, sich zu setzen, wieder aufzustehen und umherzugehen. Dabei kann man sehr gut bewerten, inwiefern die Bewegungen und die motorischen Funktionen des Patienten harmonieren. Anschließend kann man *Gehör* und *Sehvermögen* des Patienten kontrollieren, indem man ihn einige Zeilen aus einer Zeitung vorlesen läßt.

Bestehen Zweifel über die Verwertbarkeit der Angaben des Patienten, sei es aufgrund eines dementiellen Syndroms oder einer Bewußtseinstrübung, ist ein orientierender *Gedächtnistest* erforderlich. Meist gelingt ein derartiger Test durch Erkundigungen nach der Tagesbeschäftigung, ob der Patient liest, welche Zeitung oder Illustrierte er vorzieht, welches Buch er zuletzt gelesen hat, ob er fernsieht, was sein bevorzugtes Programm ist, ob er die Tagesschau ansieht und wer Bundeskanzler bzw. Bundespräsident ist.

Ferner kann man dem Patienten ohne weiteres auch mitteilen, daß eine kurze Gedächtnisprüfung wichtig sei und daß man ermitteln möchte, ob er die Namen von fünf Städten, fünf Blumen und fünf Farben behalten kann. Schließlich erkundigt man sich, ob der Patient noch rechnen kann. Stellen Sie ihm einige Aufgaben, z.B. „Die 7er Reihe 100 minus 7, 93 minus 7, 86 minus 7 usw.". Weiter kann man ihn die Monate vorwärts und rückwärts aufzählen lassen usw. Diese einfachen Tests können ohne weiteres Aufheben durchgeführt werden, wobei man sie mit in die Anamnese einfließen lassen kann.

3.2 Allgemeine Aspekte bei der Untersuchung

Bei der körperlichen Untersuchung des älteren Patienten lassen sich nützliche diagnostische Hinweise bereits aus dem allgemeinen Erscheinungsbild gewinnen: Ein dünner, schwacher 80jähriger mit schwankendem Gang und zittriger Stimme läßt an Gebrechlichkeit denken, während ein aschgrauesschweißiges Gesicht auf eine akute Krankheit, wie z.B. Schock, hindeutet.

Krankheitszeichen: Bestehen kardiale oder respiratorische Symptome, wie z.B. erschwertes oder forciertes Atmen, Husten? Liegen Hinweise auf Schmerzen vor, z.B. Schonhaltung eines schmerzenden Körperteils? Weist das allgemeine Verhalten des Patienten auf eine Depression hin? Oder deutet hyperkinetische Aktivität auf eine endokrine oder psychische Entgleisung hin? Ist der Patient blaß? Bestehen Zyanose oder Ikterus?

Gewicht: Wenn möglich, sollte man den Patienten wiegen. Obwohl das sogenannte Idealgewicht für Ältere keine Anwendung findet, stellt eine zu dokumentierende Gewichtszu- bzw. -abnahme eine wertvolle diagnostische Größe dar.

> In der Regel ist bei Betagten über 70 Jahre eine leichte Gewichtsabnahme im weiteren Alter festzustellen, ohne daß diese von Bedeutung ist.

Haltung, Bewegung, Gang: Bevorzugt der Patient eine sitzende Stellung, wie z.B. bei Linksherzinsuffizienz? Oder lehnt er sich mit gekreuzten Armen vor, wie z.B. bei einer chronisch obstruktiven Lungenerkrankung? Ist der Ältere unruhig oder ruhig? Schnelle, unruhige Bewegungen lassen an eine Hyperthyreose denken. Gebeugte Haltung und Bewegungsarmut finden sich bei Depression oder Demenz. Sind ein Tremor oder unwillkürliche Bewegungen festzustellen? Werden alle Gliedmaßen gleichermaßen benutzt, oder bestehen Lähmungen, sind Gleichgewichtsstörungen oder andere Abnormalitäten im Bewegungsablauf festzustellen?

Kleidung, Äußeres und Körperhygiene: Wie ist der Patient gekleidet? Kälteempfindlichkeit kann auf eine Hyperthyreose hindeuten. Ausgeschnittene Schuhlöcher können auf Gicht, entzündete Fußballen oder andere schmerzhafte Fußerkrankungen hindeuten. Beinödeme können dazu veranlassen, die Schnürsenkel offenzulassen oder Pantoffel zu tragen. Wichtig ist, das Erscheinungsbild ingesamt einzuschätzen:

> Ein ungepflegtes Äußeres findet sich vermehrt bei Depressionen und dementiellen Syndromen.

Gesichtsausdruck: Angst, Depression, Verlegenheit, Ärger, Apathie spiegeln sich oft wider. Ein mimikarmes Gesicht findet sich beim Morbus Parkinson, aber auch bei Depression oder Demenz.

Verhaltensweise, Gemütslage und Beziehungen zu anderen Personen: Das Verhalten des Patienten zu einem selbst und zu anderen sowie Familienmitgliedern, Freunden bzw. Bekannten muß eingeschätzt werden. Sturheit, Feindseligkeit, Aggression, Empfindlichkeit, Depression, Weinerlichkeit, Mißtrauen, Argwohn, Euphorie, Erleichterung, Resignation und Verschlossenheit lassen sich recht gut erkennen. Diese Beobachtungen sind insbesondere im Zusammenhang mit der psychosozialen Anamnese von Bedeutung.

Sprache: Beachten Sie das Sprechtempo, die Klarheit und die Spontaneität der Sprache. Hier finden sich oft die ersten Hinweise auf beginnende zerebrale Erkrankungen.

3.3 Die körperliche Untersuchung

3.3.1 Haut und Hautanhangsgebilde

Im Alter wird die Haut runzelig und verliert an Spannung. Die Gefäßversorgung der Lederhaut vermindert sich, und die Haut wird bei Menschen weißer Hautfarbe blasser und durchsichtiger. An Stellen, an denen die Haut lange der Sonne ausgesetzt war, ist sie „abgehärtet", ledrig, gelblich und tief durchfurcht. Auf den Handrücken und an den Unterarmen erscheint die Haut dünn, zart, locker, transparent, eher weißlich.

Kratzstellen sind als Folge eines Pruritus bei Stoffwechselstörungen zu beobachten. Sie finden sich aber auch bei chronischem Alkoholismus oder Infektionen. Sofern sie nur an den oberen Extremitäten vorhanden sind, sollte man insbesondere bei wenig gepflegten Patienten auch an eine Krätze denken.

Trockene Haut ist eine weitverbreitete Veränderung im Alter: Sie ist schuppig, rauh und oft mit Juckreiz verbunden. Insbesondere an den Beinen, wo ein Netz oberflächlicher Risse ein Mosaik kleiner Vielecke hervorrufen kann, wirkt die Haut meist glänzend.

Braune Stellen, als Leberflecken oder Altersflecken (Lentigo senilis) bekannt, treten an Unterarmen und Handrücken oder seltener im Gesicht auf. Anders als die erblichen Sommersprossen verschwinden sie nicht spontan, wenn die Haut vor Sonnenlicht geschützt wird.

Ebenfalls häufig ist die *seborrhoische Keratose*: pigmentierte, erhabene, warzige, oft leicht fettige Veränderungen, die meist am Oberkörper, aber auch am Gesicht und an den Händen auftreten.

Aktinische oder (Alters-)Keratosen trifft man nur selten vor dem 40. Lebensjahr an. Sie manifestieren sich an den wetterexponierten Körperstellen und imponieren klinisch als unscheinbare rötliche, manchmal auch bräunliche, leicht schuppende Herde, die sich von der umgebenden Haut relativ scharf abgrenzen. Gelegentlich gehen sie mit stärkeren Hornauflagerungen einher, deren mechanische Ablösung Erosionen mit kleineren Oberflächenblutungen hinterläßt. Sie können auch größere Flächen einnehmen. In einigen Fällen kommt es nach Jahren zu einem Übergang in ein Karzinom.

Angiome sind bei Älteren sehr verbreitet. Manchmal treten sie schon im frühen Erwachsenenalter auf. Bevorzugte Lokalisation ist der Oberkörper. Angiome haben keine pathologische Bedeutung.

Zwei seltene Hautveränderungen müssen bei Älteren besonders beachtet werden: das *Epithelkarzinom*, das sich manchmal aus einer aktinischen Keratose entwickelt, und das *Basalzellkarzinom*. Ein Ulcus rodens am Nasenwinkel kann ein Basaliom sein.

Die *Nägel* verlieren im Alter ihren Glanz und können insbesondere an den Zehen gelb und dick werden. Oft sind sie durch Pilzbefall verändert. Bei beiden Geschlechtern verringern sich im Alter Dichte und Stärke der Haare.

Weniger bekannt, klinisch aber bedeutungsvoller ist ein *Haarverlust* am übrigen Körper, d.h. Oberkörper, Stamm, Achseln und Gliedmaßen. Ungefähr ab dem 55. Lebensjahr können Frauen Barthaare an Kinn und Oberlippe bekommen, die sich später jedoch nicht mehr stärker ausbilden.

> Wichtig: Druckgefährdete Hautstellen (Gesäß, Fersen) sind bei immobilen Patienten immer wieder auf Druckstellen bzw. Dekubitus zu untersuchen.

3.3.2 Kopf und Hals

Halslymphknoten

Tastbare Halslymphknoten finden sich anders als bei Jugendlichen und jüngeren Erwachsenen im höheren Alter relativ selten. Sie sollten immer Anlaß zu einer weitergehenden Diagnostik sein. Insbesondere ist hier neben Tumorleiden auch an eine Tuberkulose zu denken. Bei der Lymphknotentuberkulose erkranken Frauen 4,5mal häufiger als Männer. Das Verhältnis bei der Lungentuberkulose im Alter liegt dagegen bei 3 : 1 auf seiten der Männer.

> Eine Struma – auch wenn sie euthyreot ist – kann Ursache nächtlicher Atemnot sein. Eine obere Einflußstauung ist oft nur im Liegen zu erkennen.

Augen

Mit zunehmendem Alter verändert sich nicht nur die Augenfunktion (Nachlassen der Sehkraft, Abnahme der Hell-Dunkel-Adaptation usw.). Bei vielen Menschen atrophiert das Fettgewebe, das den Augapfel wie ein Kissen umgibt. Als Folge sinken die *Augäpfel* in die Orbita zurück. Die Haut der Augenlider wird stärker gefurcht und hängt manchmal in lockeren Falten. Fettgewebe kann die Faszie der Augenlider vorbuckeln und weiche Aussackungen, insbesondere an den Unterlidern und im oberen Drittel der Oberlider hervorrufen. Die Kombination aus einem geschwächten M. levator palpebrae, Erschlaffung der Haut und erhöhtem Gewicht des Oberlides kann eine *senile Ptosis* hervorrufen. Wesentlich dabei ist das Entstehen eines Entropiums oder *Ektropiums.* Diese Veränderungen werden durch Einwärts- bzw. Auswärtsdrehen des Augenlidrandes hervorgerufen. Alternde Menschen können über trockene Augen klagen, weil die *Produktion der Tränenflüssigkeit* nachläßt. Es sind aber nach einer äußeren Inspektion weitere spezielle Tests notwendig, wenn eine solche Annahme (Conjunctivitis sicca) erhärtet werden soll.

Ein sogenannter *Arcus senilis* ist bei älteren Menschen häufig zu finden, ohne jedoch pathologische Bedeutung zu haben. Die Hornhaut verliert etwas von ihrem Glanz. Die Pupillen verkleinern sich mit zunehmendem Alter und erschweren so die ophthalmologische Untersuchung. Sie können etwas unregelmäßig werden, sollten aber auf Lichtreize und Akkommodation normal, evtl. etwas verlangsamt reagieren.

> Mit Ausnahme einer gering gestörten Blickwendung nach oben sollten die Augenbewegungen intakt bleiben.

Die *Linsen* werden mit zunehmendem Alter dicker und etwas gelb, so daß sie die Passage des Lichts zur Retina behindern. Ältere benötigen daher mehr Licht zum Lesen und zur Verrichtung feinerer Arbeiten. Wenn die Linsen älterer Menschen mit einer Lampe untersucht werden, sehen sie häufig grau oder trübe aus. Dies beeinträchtigt jedoch weder die Sehkraft, noch wird die ophthalmologische Untersuchung hierdurch erschwert. Die Diagnose einer *Katarakt,* d.h. einer echten Linsentrübung, ist daher nicht allein aufgrund der Untersuchung mit einer Lampe zu stellen, sondern diese Diagnose sollte dem Spezialisten vorbehalten bleiben, auch wenn eine Katarakt bei älteren Menschen relativ häufig auftritt:

> Etwa 10% der 60jährigen und ca. 30% der 80jährigen sind von einer Katarakt betroffen.

Da sich die Linse im Laufe der Jahre verdickt, kann sie die Iris etwas vorbuckeln und den Winkel zwischen Iris und Kornea verringern. Dies ist der Grund, warum das Risiko der *Glaukombildung* mit zunehmendem Alter ansteigt.

Die ophthalmologische Untersuchung offenbart einen Augenfundus, der an jugendlichem Glanz und Reflexion des Lichtes verloren hat. Die Arterien sehen enger, blasser, gerader und weniger konturiert aus. In weiter vorn gelegenen Ebenen sind manchmal degenerative Glaskörperveränderungen zu sehen, die störende Punkte oder Flecken im Gesichtsfeld verursachen. Häufig lassen sich bei älteren Menschen auch Hinweise auf andere schwerwiegende Veränderungen finden, z.B. senile Makuladegeneration, Glaukom, Retinablutungen oder möglicherweise Retinaablösungen. Bei jedem Verdacht in diese Richtung sollte unbedingt ein Augenarzt zugezogen werden.

Gehör

Das Hörvermögen nimmt – ähnlich wie das Sehvermögen – mit zunehmendem Alter ab. Während hiervon anfänglich vor allem hohe Frequenzbereiche betroffen sind, nimmt im Laufe der Jahre bei Betagten auch das Hörvermögen für tiefere Frequenzbereiche ab. Wenn jemand die hochfrequenten Anteile bestimmter Wörter nicht hört, während die tieferen Frequenzbereiche noch wahrgenommen werden, ist eine Unterhaltung schwierig und bei lauter Umgebung kaum möglich. Die Altersschwerhörigkeit, die sogenannte *Presbyakusis,* macht sich in zunehmendem Maße nach dem 50. Lebensjahr bemerkbar.

Mund und Mundhöhle
Geruchs- und Geschmackssinn, insbesondere für Süßes, können sich mit zunehmendem Alter ebenfalls verschlechtern. So sind z.B. die Geschmacksknospen mit 75 Jahren um ca. 64% reduziert. Die Mundschleimhaut sieht bei älteren Menschen eher blaß und trocken aus. Die Speichelsekretion ist vermindert. Zähne können entweder abgenutzt aussehen oder durch Karies oder andere Ursachen verlorengegangen sein. Bei Zahnlosen sieht die untere Gesichtshälfte eingefallen aus, und die vom Mundwinkel ausgehenden Gesichtsfalten werden akzentuiert. Das Übereinanderliegen der Lippen kann zu Mazerationen in den Mundwinkeln führen. Die knöchernen Anteile des Kiefers, die früher die Zähne umgeben haben, werden insbesondere am Unterkiefer allmählich abgebaut.

Die Untersuchung des Gebisses erfordert besondere Beachtung. Ein Großteil der alten Menschen trägt eine Prothese. Da eine regelrechte Verdauungsfunktion wesentlich von einer hinreichenden Kaufähigkeit abhängig ist, ist zu prüfen, ob der Patient sein Gebiß regelmäßig benutzt und ob es dem Kiefer angepaßt ist:

> Druckstellen bis hin zum Dekubitus sind deutliche Zeichen eines schlechten Prothesensitzes. Karies und Wurzelreste können chronische Infektquellen darstellen.

3.3.3 Thorax und Lunge

Die Lunge wird mit zunehmendem Alter sowohl biochemische als auch pathologisch-anatomische sowie funktionelle Änderungen aufzeigen. Diese ergeben sich sowohl durch endogene Prozesse, z.B. Morphologie, Funktion, Abwehrleistung, als auch aus der Summe der im Laufe des Lebens erfahrenen exogenen Einflüsse wie beispielsweise chronischer Infekte, Rauchen, Gasen und Dämpfen. In der Endphase des alternden bronchopulmonalen Systems wird man nicht immer sicher entscheiden können, welchen Anteil die endogenen und welchen Anteil die exogenen Einflüsse haben.

Diese Vorgänge bedingen, daß eine Reihe von Erkrankungen erst im höheren Alter manifest werden und nicht selten anders ablaufen als im nichtgealterten Organ. Im Vordergrund des pulmonalen Alterungsprozesses steht der Elastizitätsverlust von Fasern und Gefäßwänden. Hinzu kommen häufig Verknöcherungen und Verkalkungen des bronchialen Knorpelskeletts. Oftmals ist durch altersbedingte Veränderungen der Knochenstruktur die dorsale Krümmung der Brustwirbelsäule verstärkt. Es resultiert eine Kyphose, und der sagittale Thoraxdurchmesser nimmt zu. Ein solcher „Faßthorax" muß allerdings nicht zwangsweise die Lungenfunktion im Bereich der täglichen Belastung entscheidend beeinträchtigen.

Bei der Untersuchung der Atemwege kann oft eine Abweichung der Trachea, bedingt durch eine dorsale Skoliose, festgestellt werden. Außerdem ist die Ausdehnungsfähigkeit des Brustkorbs im allgemeinen begrenzt.

> Hypostatische basale Krepitationsgeräusche sind bei Älteren häufig und verschwinden meist nach einigen tiefen Atemzügen.

3.3.4 Herz und Kreislauf

Bei einem alten Patienten ist es oft schwierig, den *Herzspitzenstoß* zu palpieren, da sich der Brustkorb in seinem anteroposterioren Durchmesser vertieft. Aus demselben Grund ist die pulmonale Komponente des 2. Herztons im Alter noch leiser und eine physiologische Spaltung des Herztons noch schwerer zu hören.

Weiterhin erfahren *1. und 2. Herzton* mit zunehmendem Alter einen Frequenz- und Amplitudenverlust, der jedoch nur in Ausnahmefällen ihre Identifizierung verhindert. Die inspiratorische Spaltung büßt an Deutlichkeit ein und läßt sich auch durch tiefe Inspiration weniger eindrucksvoll provozieren als bei jüngeren Patienten. Eine paradoxe Spaltung des 2. Herztons wird mit zunehmendem Alter häufiger beobachtet: Bis zu 25% der Älteren sind betroffen, ohne daß das Vorliegen eines Linksschenkelblocks obligatorisch ist. Sie ist stets auf krankhafte Veränderungen zurückzuführen. In erster Linie ist hier die koronarsklerotische Herzinsuffizienz zu nennen.

Ein *3. Herzton* muß im höheren Lebensalter, soweit keine hämodynamisch relevante Mitral- oder Aorteninsuffizienz vorliegt, als myokardiales Insuffizienzsymptom gewertet werden. Einem *4. Herzton* kommt diese Bedeutung nur in abgeschwächter Form zu. 3. und 4. Herztöne lassen sich mit steigendem Alter immer häufiger phonokardiographisch registrieren. Sie sind um so besser zu hören, je älter der Patient ist. Während sich sichere Beziehungen zwischen einem Vorhofton und einer Herzerkrankung im Alter oft nicht aufstellen lassen und ursächlich an eine allgemeine Abnahme der linksventrikulären Compliance gedacht wurde, kommt einem 3. Herzton beim Fehlen einer linksventrikulären Volumenbelastung erhebliche funktionsdiagnostische Bedeutung zu:

▌ Ausgeprägter und häufiger als in jüngeren Altersklassen ist der 3. Herzton jenseits des 60. Lebensjahres in der Regel Initialsymptom einer Herzinsuffizienz.

Ein *Herzgeräusch* tritt irgendwann während des Alterns bei fast jedem Menschen auf. Diese Geräusche dauern länger als die Herztöne und entstehen durch Turbulenzen im Blutfluß oder durch Klappenvibrationen. Die meisten dieser Geräusche sind harmlos. Sie treten ohne organische Herzerkrankungen auf. Sie werden als akzidentelle Geräusche bezeichnet und gelten als Normvarianten. Eine eindeutig altersabhängige Zunahme läßt sich für systolische Geräusche beobachten. Sie können zum dominierenden akustischen Befund beim alten Menschen werden. Systolische Herzgeräusche sind überwiegend über der Herzbasis lokalisiert, haben Decrescendo-Charakter und sind vom 1. und 2. Herzton meist durch ein freies Intervall getrennt.

▌ Bei mehr als 60% der über 70jährigen lassen sich solche Geräuschphänomene feststellen.

Ein *aortales systolisches Geräusch* ist im mittleren und höheren Lebensalter ebenfalls ein häufiger Befund: Man findet es bei etwa einem Drittel der über 60jährigen und bei mindestens der Hälfte der 85jährigen. Im Alter fibrosieren und verkalken die Basen der *Aortenklappe*. Es resultieren Vibrationsgeräusche. Turbulenzen, die sich beim Blutfluß durch eine erweiterte Aorta ergeben, können zu diesem Geräusch beitragen. Bei den meisten Menschen behindert dieser Fibrosierungs- und Kalzifizierungsprozeß den Blutfluß nicht. Selten kommt es zu einer fortschreitenden Sklerosierung und Immobilisierung mit der Folge einer hämodynamisch wirksamen Aortenklappenstenose oder Obstruktion der Blutstrombahn. Die Unterscheidung zwischen Aortensklerose und echter Aortenklappenstenose kann sehr schwierig sein. Hier sind apparative Untersuchungen angezeigt. Ein ähnlicher Degenerationsprozeß tritt auch an der *Mitralklappe* auf, meist ein Jahrzehnt später als an der Aortenklappe. Die Kalzifizierungen beeinträchtigen den Mitralklappenschluß während der Systole. Die Folge ist ein systolisches *Mitralklappeninsuffizienzgeräusch*.

Auskultierbare Geräusche können sowohl im Herz als auch in den großen Blutgefäßen entstehen. Für den älteren Menschen sind insbesondere systolische Geräusche über dem Hals von Bedeutung. Ein Systolikum über dem mittleren und oberen Teil der *Karotiden* deutet auf eine arteriosklerotische Veränderung hin. Es ist jedoch noch kein eindeutiger Beweis dafür. Auch hier sind apparative Untersuchungen angezeigt. Mit steigendem Alter und zunehmender Arteriosklerose versteifen die *Aorta* und die *großen Arterien*. Da die Dehnbarkeit der Aorta abnimmt, ist ein bestimmtes Schlagvolumen oft mit einem höheren systolischen Blutdruck verbunden. Die Blutdruckamplitude kann ebenfalls vergrößert sein. Die peripheren Arterien werden länger und schlängeln sich. Sie fühlen sich härter und weniger elastisch an. Diese Veränderungen müssen jedoch nicht notwendigerweise einer Arteriosklerose entsprechen. Auch läßt sich aus diesen Befunden nicht auf den Zustand der Koronar- und Zerebralgefäße rückschließen. Die Verlängerung und damit verbundene Schlängelung der Aorta und ihrer Äste führt gelegentlich zum Umknicken und Abbiegen der Karotiden im unteren Halsbereich, insbesondere auf der rechten Seite. Es resultiert eine „pulsierende Masse", die fälschlicherweise als Karotisaneurysma gedeutet werden kann. Diese Veränderung tritt vorwiegend bei hypertensiven Frauen auf.

3.3.5 Brustdrüsen und Achseln

Das Brustgewebe erschlafft mit zunehmendem Alter. Dies hat im allgemeinen nur geringen Krankheitswert. Die Folge ist eine Ptosis, die mit der für das Alter charakteristischen Volumenreduzierung der Mammae einhergeht. Von entscheidender Bedeutung ist eine Palpation beider Brüste: Da gutartige Geschwülste, z.B. Fibroadenome oder Fibrome, vornehmlich bei jüngeren Frauen auftreten, ist jede Verhärtung oder Knotenbildung in der Brust einer älteren Frau hochverdächtig auf ein Karzinom. Die Häufigkeit des Mammakarzinoms steigt kontinuierlich mit dem Lebensalter.

Tastbare Lymphknoten in der Achselhöhle bedeuten nicht zwangsweise, daß bereits eine Metastasierung eines Mammakarzinoms vorliegen muß. In etwa 35–50% der Fälle ist dieses vorschnelle Urteil falsch und irreführend. Relevant ist nur der histopathologische Nachweis der Karzinomfreiheit oder des karzinomatösen Befalls eines Lymphknotens.

3.3.6 Abdomen

Während der mittleren und späteren Lebensjahre besteht eine Tendenz zur Anhäufung von fettreichem Gewebe im Unterbauch und um die Hüften – auch wenn das Gesamtkörpergewicht unverändert bleibt. Diese Fettakkumulation zusammen mit einer Schwächung der Bauchmuskulatur führt oft zu einem „Dickbauch". Gelegentlich kommt es vor, daß jemand diese Veränderungen mit Besorgnis registriert und sie als Flüssigkeitsansammlung oder als Anzeichen für eine Krankheit interpretiert.

▌ Bei Patienten mit Verstopfung kann Stuhl nicht nur in der linken Fossa iliaca, sondern auch im Colon transversum getastet werden. Ein vergrößertes und teigiges Zökum ist häufig palpabel.

Wichtig ist, palpatorisch vorsichtig nach einem Aortenaneurysma zu suchen. Aufgrund der akuten therapeutischen Konsequenzen, die sich aus einem positiven Befund ergeben können, darf man sich hier jedoch nicht durch Skybala täuschen lassen. Ergibt sich palpatorisch der Verdacht auf einen Unterbauchtumor, ist auch an eine überfüllte Blase bei chronischem Harnverhalt ohne subjektive Beschwerden zu denken.

> Eine diagonale Hautfalte im Abdomen kann Ausdruck eines osteoporotischen Wirbelkörpereinbruchs, früherer Fettleibigkeit oder einer ausgeprägten Exsikkose sein.

3.3.7 Genitale

Männliches Genitale
Bei älteren Männern kann das Schamhaar spärlich und grau werden. Der Penis schrumpft, und die Hoden hängen tiefer im Skrotum. Bei längerer, schwächender Krankheit können die Hoden kleiner werden. Dies ist keine unbedingte Folge des höheren Alters selbst.

Weibliches Genitale
Auch bei der älteren Frau wird die Schambehaarung spärlich und grau. Als Folge des verringerten Östrogens verkleinern sich Labien und Klitoris. Die Scheide wird enger und kürzer, die vaginale Mukosa dünn, blaß und trocken. Uterus und Ovarien schrumpfen ebenfalls.

Bei Inspektion der Vulva ist auf Reizerscheinungen und Infekte sowie insbesondere auf Präkanzerosen und Karzinome zu achten. Die Vulva wird im Alter empfindlicher. Oft klagen ältere Frauen über „Wundsein" bzw. brennende Beschwerden. Die Untersuchung zeigt dann Rötungen unterschiedlicher Intensität an prominenten Hautbereichen, gelegentlich verbunden mit Epithelläsionen. Diese Veränderungen imponieren teils streifen- oder flächenhaft. Sie sind niemals rundlich oder scharf begrenzt. Bestehen irgendwelche Zweifel bezüglich der Einordnung solcher Befunde, sollte man nicht lange zögern, einen Gynäkologen zuzuziehen.

3.3.8 Anus und Rektum

Bei der rektalen Untersuchung ist insbesondere auf eine Prostatahypertrophie zu achten. Sie findet sich in über 70% bei über 70jährigen. Eine Bedeutung kommt ihr bei den meisten Patienten nicht zu. Inwieweit hier eine Therapie notwendig ist, sollte man dem urologischen Kollegen überlassen. Zu achten ist insbesondere auf Prostata- und Rektumkarzinome sowie Hämorrhoiden. Letztere bilden oft die Ursache von ätiologisch unklaren Anämien bei Älteren. Der Sphinktertonus ist in der Regel bei Älteren schwächer ausgeprägt als bei Jüngeren, jedoch bei der Untersuchung noch immer deutlich spürbar.

3.3.9 Peripheres Gefäßsystem

Alter an sich hat wenig klinisch bedeutsame Änderungen des peripheren Gefäßsystems zufolge. Obwohl arterielle und venöse Krankheiten, insbesondere die Arteriosklerose, häufig bei älteren Menschen auftreten, können sie wahrscheinlich nicht als Teil des eigentlichen Alterungsprozesses betrachtet werden. Mit dem Alter werden die Arterien länger und geschlängelter. Die Gefäßwände verlieren an Elastizität. Diese Veränderungen entwickeln sich auch ohne Arteriosklerose und sind daher unspezifisch.

Palpation und Auskultation sind an allen zugänglichen Stellen durchzuführen.

> In der Peripherie sind pathologische Befunde mit steigendem Alter zunehmend asymptomatisch. Klinische Beschwerden treten erst auf, wenn das Gefäß zu mehr als 50% stenosiert ist oder mehrere hintereinandergeschaltete Strombahnhindernisse vorliegen.

Oft hat der Patient auch deshalb keine Beschwerden, weil er in seiner kardiopulmonalen Leistungsfähigkeit oder Motorik eingeschränkt ist: Er wird erst dann über Symptome klagen, wenn Ruheschmerz auftritt. Diagnostische Hinweise auf eine bestehende arterielle Insuffizienz können auch Hautveränderungen sein.

3.3.10 Muskel- und Skelettsystem

Im höheren Alter nimmt die *Körpergröße* ab. Der größte Längenverlust erfolgt im Stamm, da Zwischenwirbelscheiben und Wirbelkörper dünner werden. Letztere können durch Osteoporose sogar zusammenfallen. Die Glieder einer älteren Person sehen daher im Vergleich zum Stamm lang aus. Eine verstärkte Beugung in den Knie- und Hüftgelenken kann zur Verkleinerung der Erscheinung beitragen. Die Veränderungen von Zwischenwirbelscheiben und Wirbelkörper tragen insbesondere bei Frauen zur Alterskyphose bei und vergrößern den anteroposterioren Thoraxdurchmesser.

Die *Skelettmuskel* nehmen an Masse und Kraft ab. Die Hände eines alten Menschen sehen oft dünn und knöchrig aus, da die kleinen Handmuskeln atrophiert sind. Dieser Muskelschwund zeigt sich insbesondere auf der Rückseite der Hände, wo die Atrophie der dorsalen Musculi interossei Aushöhlungen oder Rinnen hinterlassen kann. Diese Veränderungen sieht man oft am deutlichsten zwischen dem Daumen und der übrigen Hand (1. und 2. Metakarpalknochen). Sie können aber auch zwischen den übrigen Metakarpalknochen auftreten. Bei manchen Patienten führt die Atrophie der kleinen Muskeln auch zu einer Abflachung des Thenars und des Hypothenarballens der Handfläche. Diese Art von Muskelschwund würde bei jüngeren Menschen auf eine neurologische Erkrankung hinweisen. Bei vielen älteren Personen ist sie dagegen als normal anzusehen.

Die *Kraft* ist zwar etwas vermindert, insgesamt aber relativ gut erhalten. Auch an den Armen und Beinen kann eine Muskelatrophie sichtbar werden, wodurch die Gelenke übergroß hervortreten können. Je nach dem körperlichen Trainingszustand des zu untersuchenden Patienten bestehen hier aber große individuelle Schwankungen im Bereich der Muskelmasse.

Die *Gelenkbeweglichkeit* nimmt im Alter ab. Ursache sind zum Teil degenerative Gelenkveränderungen, die oft eine übermäßige Belastung einzelner Gelenke in früheren Lebensjahren widerspiegeln. Knie- und Hüftgelenke lassen sich oft nicht mehr ganz strecken. Größere Bewegungseinschränkungen sind oft durch degenerative oder entzündliche Arthropathien bedingt, wobei Heberden- und Bouchard-Knoten für eine arthrotische Genese sprechen.

Die *Schrittlänge* nimmt mit dem Alter ab. Eine ausgeprägte Kleinschrittigkeit läßt an einen Morbus Parkinson denken, insbesondere bei gleichzeitiger Antepulsationsneigung. Balanceschwierigkeiten müssen nicht immer zerebrale Ursachen haben. Sie können auch durch eine laterale Knieinstabilität bedingt sein. Bei der Untersuchung der Füße spielen die Kontrolle der statischen Situation und die Suche nach orthopädischen Normabweichungen eine wichtigere Rolle. Weiterhin ist auf eingewachsene Zehennägel und Onychogrypose, Hallux valgus sowie Hammerzehen zu achten.

3.3.11 Nervensystem

Alterstypische Veränderungen betreffen vor allem Stirn-, Schläfen- und Kleinhirn, extrapyramidale Kerne, Hinterstrangkerne und periphere Nerven. Als typische Altersbefunde in der Gruppe der 65- bis 70jährigen dürften folgende Veränderungen gelten:
- enge Pupillen mit geringer Lichtreaktion
- leichte Reduktion der Berührungs- und Schmerzempfindlichkeit
- Minderung des Vibrationsempfindens, insbesondere an Füßen und Knöcheln
- eine Abschwächung der Muskeldehnungsreflexe, insbesondere der ASR
- tendenzielle Enthemmung der sogenannten Entwicklungsreflexe, wie z.B. des Schnauzreflexes (Schnutenbildung) und der Greifreflexe

Tabelle 4.5 *Neurologische Befunde bei 86 gesunden Altenheimbewohnern (Durchschnittsalter 83,6 Jahre; Shiffter 1988).*

• orale motorische Schablonen auf taktile Reize	40,7%
• ASR beidseits negativ	39,5%
• Veränderungen des Gangbildes im Rahmen des hyperkinetisch-hypertonen Syndroms	38,4%
• Orbicularis-oris-Reflex positiv	34,9%
• Erhöhung des Muskeltonus	31,4%
• Spontanbewegungen	30,2%
• Palmomentalreflex deutlich positiv	29,1%
• Akinese	26,7%
• „Parkinsonoid"	25,6%
• orale motorische Schablonen auf optische Reize	24,4%
• Greifreflexe der Hände deutlich positiv	22,1%
• Vibrationssensibilität an den unteren Extremitäten aufgehoben	20,9%
• Ruhetremor	17,4%
• Dermolexie an den unteren Extremitäten aufgehoben	11,6%
• PSR und ASR beidseits negativ	10,5%
• Babinski-Reflex beidseits positiv	09,3%

- parkinsonähnliches Gang- und Bewegungsmuster mit Hypokinese, Muskeltonusvermehrung, kleinschrittig-schlurfendem Gang
- gewisse Steh- und Gehunsicherheit bei fehlender Augenkontrolle, z.B. im Dunkeln
- gewisse Starthemmung und Unsicherheit bei Wendebewegungen aufgrund des Versagens von Stell- und Haltereflexen

Ein deutlicher Ruhetremor scheint seltener zu sein, als allgemein angenommen wird. Shiffter hat 1988 an 86 offensichtlich gesunden Berliner Altenheimbewohnern (Durchschnittsalter 83,6 Jahre) überprüft, wie häufig mit den obengenannten Befunden bei sog. „gesunden Alterspatienten" zu rechnen ist (Tab. 4.5).

> Wenn aber neben diesen genannten Veränderungen andere neurologische Befunde zu erheben oder Atrophie- oder Reflexaktivität seitenunterschiedlich sind, sollte man unbedingt nach einer anderen Erklärung als lediglich „hohes Alter" suchen.

3.4 Psychischer Befund

Die meisten psychologischen Meßgrößen zeigen mit zunehmendem Alter der untersuchten Personen eine vermehrte interindividuelle Streuung. Im Bereich psychischer Merkmale (Intelligenz, Gedächtnis, Verhalten im Alltag) ist die Unterscheidung von normal und pathologisch besonders schwierig, da lebensgeschichtliche, ökonomische und soziale Faktoren über die Angepaßtheit und Auffälligkeit eines Älteren in der Gesellschaft mit entscheiden (s.a. Kap. 3).

In der Regel zeigen die kognitiven Fähigkeiten bis ins hohe Alter eine nur geringe Abnahme – es sei denn, daß sie krankheitsbedingt reduziert werden. Eine dem alten Menschen eigentümliche Tendenz zur Vorsicht kann seine Anwortzeit verlangsamen. Dies muß kein Zeichen einer Verminderung intellektueller Fähigkeiten sein. Die vorherrschenden psychischen Probleme im Alter sind die Demenz und die Depression (s. Kap. 37 und 38).

3.5 Prüfung der Vitalzeichen

Man kann die Prüfung von Puls, Blutdruck, Atemfrequenz und Körpertemperatur an den Anfang der körperlichen Untersuchung stellen oder bei der Herz-, Kreislauf- und Thoraxuntersuchung durchführen.

Die mittlere *Ruhepulsfrequenz* gleicht auch bei Hochbetagten sowohl im Liegen als auch im Stehen im wesentlichen den Werten Jüngerer. Die Herzfrequenz im Alter scheint sogar weniger labil zu sein, und die respiratorische Arrhythmie weicht einer mehr isorhythmischen Herztätigkeit als Ausdruck einer verminderten autonomen Reaktivität vom Vagus- oder Sinusknoten. Bei submaximaler und maximaler Belastung Betagter liegt die Herzfrequenz in der Regel deutlich niedriger als bei Jüngeren (z.B. maximal erreichbare Schlagfrequenz bei 70jährigen ca. 170/min gegenüber 195/min bei 30jährigen). Frequenzen über 120–130/min werden kaum noch von einer weiteren Zunahme des Schlagvolumens begleitet.

Eine *absolute Arrhythmie* ist bei Älteren – insbesondere wenn sie plötzlich einsetzt – in vielen Fällen als „direktes" Symptom einer Herzinsuffizienz anzusehen. Subjektiv werden kardiale Arrhythmien im Alter auffallend wenig empfunden. Ausgesprochen schlecht tolerieren Ältere dagegen stärkere oder anhaltende Über- oder Unterschreitungen des Frequenzbereiches zwischen 60 und 100/min. Insbesondere Tachykardien werden kaum oder nur kurzfristig vertragen.

Die durchschnittlich oral gemessene *Körpertemperatur* beträgt beim alten Patienten – gleichermaßen wie beim jungen – normalerweise 37 °C. Sie unterliegt jedoch erheblichen Schwankungen, die bei der Interpretation berücksichtigt werden müssen: In den frühen Morgenstunden kann die Temperatur bis auf 35,8 °C abfallen, am späten Nachmittag oder Abend bis auf 37,3 °C ansteigen.

Soll die Körpertemperatur beim alten Patienten rektal gemessen werden, sollte man sich vorher durch eine kurze digitale Untersuchung der Ampulle davon überzeugen, daß sie nicht durch Impaktbildung gefüllt ist.

Hypothermie ist ein wichtiges und bei weitem nicht seltenes Begleitsymptom schwerer Erkrankungen Älterer. Diese Möglichkeit ist immer in Erwägung zu ziehen. Untertemperatur tritt nicht nur in den Wintermonaten auf. Man begegnet ihr in gut geheizten Stationen einer Klinik ebenso wie im ungeheizten Schlafzimmer zu Hause. Das klinische Bild der Hypothermie ist charakteristisch: Der Patient ist schläfrig, verwirrt und blaß. Seine allgemeine Erscheinung erinnert an das Myxödem. Der Patient ist bradykard, und sein Unterleib fühlt sich kühl an.

> Bei Verdacht auf eine Unterkühlung sollte man die Temperatur rektal messen. Im Mund gemessene Temperaturen sind bei Hypothermie nicht verläßlich.

Bei jedem älteren Patienten soll bei einer ärztlichen Erstuntersuchung der *Blutdruck* überprüft werden. Unverzichtbar ist die Blutdruckmessung, wenn Beschwerden angegeben werden, die mit Blutdruckregulationsstörungen vereinbar sind (s. Kap. 36). Die Blutdruckmessung muß an beiden Armen des sitzenden Patienten nach mindestens 3 min Ruhe und mit einer Manschette richtiger Breite erfolgen. Wiederholungsmessungen sollte man bei Verdacht auf eine Hypertonie an mindestens 3 aufeinanderfolgenden Tagen durchführen. Die klinische Bedeutung grenzwertiger oder gering erhöhter Blutdruckwerte beim älteren Menschen ist schwierig einzuschätzen. Bis zum 80. Lebensjahr sollte man sich aufgrund der vorliegenden Erkenntnisse aber daran halten, daß ein normaler Blutdruck von 140–160 mmHg systolisch und bis 100 mmHg diastolisch ideal ist, dies muß nicht unbedingt mehr für den über 80jährigen zutreffen.

> Nimmt der Patient Antihypertensiva, ist er schon einmal kollabiert, klagt er über orthostatischen Schwindel oder besteht der Verdacht auf eine chronische Blutung, sollte der Blutdruck im Liegen, Stehen und Sitzen gemessen werden.

3.6 Häufige Untersuchungsbefunde und ihre mögliche Bedeutung

Erhöhter Blutdruck: Risikofaktor für vaskuläre Erkrankungen von Herz und Gehirn.

> Sollte der Blutdruck bei mehreren Untersuchungen erhöht sein und ergibt sich anamnestisch der Hinweis auf eine koronare Herzkrankheit, einen Schlaganfall, transitorisch-ischämische Attacken, Demenz, besteht dringend Handlungsbedarf.

Orthostase bei Lagewechsel: Solange keine Dehydratation besteht, erfolgt der Lagewechsel bei den meist Älteren ohne entsprechende Symptome. Oft spielen körperliche Untrainiertheit und Medikamente bei diesem Untersuchungsbefund eine Rolle. Nach Mahlzeiten kann die Orthostase oft verstärkt beobachtet werden.

> Handlungsbedarf besteht bei Orthostase im Zusammenhang mit Medikamenten (Antihypertensiva, Vasodilatatoren, trizyklische Antidepressiva usw.).

Tachypnoe: Die Atemfrequenz sollte immer in Ruhe beurteilt werden. Sind keine erhöhten Werte aus früheren Untersuchungen bekannt, bedarf die Tachypnoe unbedingt einer Abklärung im Hinblick auf eine kardiale bzw. pulmonale Erkrankung.

Gewichtsveränderung: Gewichtszunahme kann Hinweis für Ödeme oder Aszites sein.

> Ein Gewichtsverlust von mehr als 10% des Ausgangsgewichts innerhalb von 3 Monaten sollte unbedingt eine Ursachenabklärung nach sich ziehen.

Sprach- und Denkverlangsamung: Oft einfach eine altersbedingte Veränderung. Sie kann aber auch ein Hinweis auf eine Parkinson-Krankheit, eine Depression oder beginnende Hirnleistungsstörung sein.

Dekubitus, Ulzera: Insbesondere bei bettlägerigen Patienten ist eine frühzeitige Erfassung und Behandlung von Dekubitus dringend notwendig. Ulzera an den Beinen bedürfen der sofortigen Abklärung bezüglich arterieller Durchblutungsstörungen und neuropathischer Genese (Diabetes).

Verminderter Hautturgor: Meist handelt es sich um eine Atrophie des subkutanen Gewebes und selten um eine echte Dehydratation.

> Wenn der Verdacht auf eine Dehydratation besteht, läßt sich der Hautturgor am besten über der Brust und dem Abdomen beurteilen.

Schwerhörigkeit: Hat der Ältere Schwierigkeiten, im Gespräch zu folgen, muß unbedingt eine weitergehende Untersuchung veranlaßt werden, sofern sich der Patient nicht sowieso in regelmäßiger Behandlung befindet.

Sehveränderungen: Hierfür kann es viele Ursachen geben. Eine ophthalmologische Untersuchung ist angezeigt. Eine Hemianopsie kann man allerdings schon mit einfachen Mitteln ausschließen.

Katarakt und andere Veränderungen von Bulbi und Linse: Für den praktisch tätigen Arzt ist oft eine ophthalmologische Überprüfung des Augenhintergrundes bei Linsenveränderungen schwierig. Bei Verdacht auf krankhafte Augenveränderungen sollte man sich nicht scheuen, einen Augenarzt hinzuzuziehen.

Zahnlosigkeit: Fast immer hat der zahnlose Patient ein Gebiß. Nach Inspektion des leeren Mundes sollte unbedingt das Gebiß eingesetzt und geprüft werden, ob es noch paßt. Die Zungenunterseite sollte auf maligne Veränderungen inspiziert werden.

Hautveränderungen: Bei aktinischen Keratosen und Karzinomverdacht zur Sicherheit einen Facharzt hinzuziehen. Andere Veränderungen sind meist gutartig.

Brustkorbveränderungen: Eine verstärkte Kyphose findet sich häufig bei älteren Frauen mit osteoporotischen Kompressionsfrakturen. Von Bedeutung ist hier, ob frische Frakturen vorliegen (Schmerzhaftigkeit beim Beklopfen).

Rasselgeräusche über der Lunge: Schwächer ausgeprägte Rasselgeräusche müssen nicht immer gleich auf Herzinsuffizienz oder Pneumonie hinweisen. Oft deuten sie einfach nur auf bestehende Atelektasen oder chronisch hypostatische Veränderungen hin. In der Regel ist die Auskultation durch das Vorliegen eines Emphysems erschwert.

Herzgeräusche: Sie sind relativ häufig und meistens ohne klinische Bedeutung.

Unregelmäßiger Puls: Arrhythmie ist ein relativ häufiger Befund bei Älteren. Meist verursacht sie keine Symptome, und selten bedarf sie einer spezifischen Untersuchung oder Behandlung.

Gefäßgeräusche: Geräusche über den Karotiden bedürfen einer weiteren Abklärung. Bei Hinweisen auf periphere Durchblutungsstörungen sollte unbedingt eine Auskultation der Femoralgefäße erfolgen.

Verminderte oder nicht tastbare periphere Pulse: Vorhandensein, Abschwächung oder völliges Fehlen müssen unbedingt dokumentiert und bei entsprechendem klinischen Hinweis auf Durchblutungsstörungen weitere diagnostische Schritte eingeleitet werden.

Abdominelle Aortenpulsationen: Sonographische Abklärung unbedingt erforderlich.

Periartikuläre Schmerzen: Sie können verschiedene Ursachen haben und dürfen nicht von vornherein auf degenerative Gelenkveränderungen geschoben werden. Generell ist jede Schmerzregion sorgfältig zu untersuchen und abzuklären.

Bewegungseinschränkung: Oft sind Bewegungseinschränkungen auf eine aktivierte Arthrose zurückzuführen. Ebensooft besteht auch eine neurologische Ursache.

Ödeme: Meistens aufgrund einer venösen Insuffizienz und/oder einer Herzinsuffizienz. Ein einseitiges, reizloses Ödem erfordert unbedingt eine sofortige weitergehende Diagnostik bezüglich einer lymphatischen bzw. venösen Abflußstörung.

4 Klinische Untersuchung und Therapieplanung

Schwäche einer Gliedmaße: Unbedingt anamnestisch klären, ob akut oder schon seit längerem bestehend. Ergibt sich kein Hinweis auf einen älteren Schlaganfall, muß sofort eine neurologische/internistische Abklärung erfolgen.

Sensibilitätsstörungen/Reflexanomalitäten: In geringem Maße bei einer Reihe von Älteren festzustellen, ohne daß sich daraus Konsequenzen ergeben. Akute Störungen im Zusammenhang mit anderen Symptomen unbedingt abklären. Beim Diabetiker bedürfen periphere Sensibilitätsstörungen besonderer Beachtung („diabetischer Fuß").

Körperhaltung und Gangveränderungen: An ein Parkinson-Syndrom bzw. Demenz bei Kurzschrittigkeit und vorgebeugter Oberkörperhaltung denken. Schwankender Gang und Fallneigung müssen unbedingt abgeklärt werden.

4 Apparative Untersuchungen

Im Gegensatz zu Laboruntersuchungen, die den älteren Patienten in der Regel sehr wenig belasten, beschränken sich apparative Untersuchungen beim betagten Patienten meist auf wenige diagnostische Maßnahmen. Nachfolgend wird eine willkürliche Auswahl von erfahrungsgemäß häufig in der Praxis eingesetzten Untersuchungen aufgeführt.

> Generell gilt für apparative Untersuchungen, daß soweit wie möglich moderne, weniger aggressive Methoden beim älteren Patienten bevorzugt eingesetzt werden sollten.

Denn ältere Patienten mit begrenzter Organleistungsreserve können bei Komplikationen während der Untersuchung relativ schnell einen irreparablen Schaden erleiden. Wird die Indikation für weitergehende apparative Untersuchungen, insbesondere für invasive Techniken, gestellt, sollte die Untersuchung von solchen Kollegen durchgeführt werden, die über die größte Erfahrung und die schonendste Technik verfügen. Hier bewährt sich besonders die interdisziplinäre Zusammenarbeit mit Spezialisten.

4.1 Lungenfunktionsparameter

An der Lunge führen die morphologischen Altersveränderungen zu funktionellen Einschränkungen (Tab. 4.6). Die Altersunabhängigkeit der totalen Lungenkapazität (TLC) erlaubt eine klare differentialdiagnostische Abgrenzung von Altersveränderungen gegenüber einem Emphysem: Bei letzterem tritt stets eine Zunahme der TLC ein. Frauen zeigen im Mittel bei gleichem Lebensalter und gleichem Broca-Index etwas höhere Sauerstoffpartialdrücke. Dies gilt ebenso im Alter. Auch wenn durch die altersbedingte Abnahme des arteriellen Sauerstoffdruckes noch keine bedrohlichen Werte erreicht werden, sind die Reserven sicher nicht unerheblich eingeschränkt.

> Das Absinken des arteriellen Sauerstoffdrucks unter 60 mmHg kann als Grenze angesehen werden, von der an eine zusätzliche Belastung des rechten Herzens infolge der reflektorischen, hypoxiebedingten Widerstandserhöhung im Lungenkreislauf zu befürchten ist.

Eine gleichzeitig bestehende Atemwegsobstruktion kann z.B. durch einen Infekt verschlimmert bzw. ausgelöst werden. Dies belastet den Kreislauf zusätzlich. Eine sorgfältige Kontrolle der Blutgase ist deshalb bei allen Erkrankungen, die die Lunge betreffen, von besonderer Bedeutung.

Tabelle 4.6 Altersabhängiges Verhalten wesentlicher Lungenfunktionsparameter (nach Schütz 1987).

totale Lungenkapazität (TLC)	↔	
Residualvolumen (RV)	↑	
funktionelle Residualkapazität (FRC)	↑	
Vitalkapazität (VC)	↓	(um 25 ml/Jahr)
Atemgrenzwert (AGW)	↓	
1-Sekunden-Kapazität Diffusionskapazität (DLCO)	↓ ↓	(um 30 ml/Jahr)
Sauerstoffpartialdruck (PaO_2)	↓	(um 109 mmHg – 0,43 × Alter)
alveolo-arterielle Druckdifferenz ($AaDO_2$)	↓	
Kohlensäurepartialdruck ($PaCO_2$)	↔	

Zeichenerklärung: unverändert: ↔; ansteigend: ↑; abnehmend: ↓

4.2 Sonographie des Abdomens

Sonographie des Pankreas: Pathologisch-anatomisch sind die Altersveränderungen des Pankreas durch Atrophie, Lipomatose und Fibrose gekennzeichnet. Vergleichende Untersuchungen haben gezeigt, daß sowohl die Fettinfiltrationen als auch der zunehmende bindegewebige Umbau zu gesteigerter Echogenität des Pankreas im Sonogramm führen können. Diese vermehrte Echodichte tritt im Alter allerdings nicht obligat auf. Das Pankreas kann vielmehr auch verschmälert und sonographisch schwieriger abgrenzbar imponieren. Die altersbedingte Zunahme des Pankreasgangdurchmessers läßt sich sonographisch weniger deutlich darstellen.

> Eine Lumenweite von mehr als 2–3 mm weist deshalb auch bei älteren Patienten auf eine Pankreaserkrankung hin.

Sonographie der Nieren: Der normale Längendurchmesser der Nieren variiert zwischen 10 und 12 cm, die Organbreite zwischen 5 und 7 cm. Die Parenchymstärke schwankt abhängig vom Meßort zwischen 1,5 und 2 cm. Häufig findet sich ein „Nierenbuckel" links, der allerdings keine pathologische Bedeutung hat.

Ein wichtiger Parameter für die sonographische Beurteilung der Organdimensionen ist der sogenannte *Parenchym-Pyelon-Index:* Definitionsgemäß handelt es sich um den Quotienten aus der Summe von ventralem und dorsalem Parenchymdurchmesser zur Breite des zentralen Echokomplexes. Er wird jeweils in der Niere mittig gemessen. Bei nierengesunden Personen um 60 Jahre liegt dieser Index normalerweise bei 1,3–1,6. Bei geriatrischen Patienten ist der Parenchym-Pyelon-Index mit 1,1 deutlich geringer. Dies erklärt sich aus der zunehmenden Parenchymverschmälerung bei gleichzeitiger Verbreiterung des zentralen Echokomplexes. Diese sonographisch nachweisbare Veränderung wird auch als „Altersniere" bezeichnet. Sie ist physiologisch.

Sonographie der Leber: Die Leber atrophiert mit zunehmendem Alter. Der Querdurchmesser verkleinert sich. Dabei kommt es physiologischerweise zu einer relativen Zunahme von Bindegewebe und Kollagenfasern. Es kann eine leicht gesteigerte Echogenität resultieren, die folglich nicht zwangsweise als Hinweis auf eine Leberverfettung interpretiert werden darf. Die Periportalfelder sind angedeutet verbreitert, während Gallenwege und Gallenblase gegenüber jüngeren Patienten unverändert sind.

Sonographie der Harnblase: Die Sonographie der Harnblase sollte nicht nur routinemäßig im Rahmen der Sonographie des Abdomens durchgeführt werden, sondern gewinnt hohe Bedeutung bei Diabetikern und Älteren mit Inkontinenz. Bei der Inkontinenz dient sie zur orientierenden Diagnostik und zur Punktion der Blase (z.B. bei einer suprapubischen Fistelung). Vorzüglich bewährt hat sich die Restharnbestimmung durch Sonographie (Abb. 4.1) über folgende Formel:

$$V \text{ (Volumen)} = L \text{ (Länge)} \times B \text{ (Breite)} \times T \text{ (Tiefe)} \times 0{,}523$$

Auch die Darstellung von Blasentumoren, Blasendivertikeln, Blasenpolypen und Prostatavergrößerungen gelingen ausgezeichnet mit dieser schonenden Untersuchungsmethode.

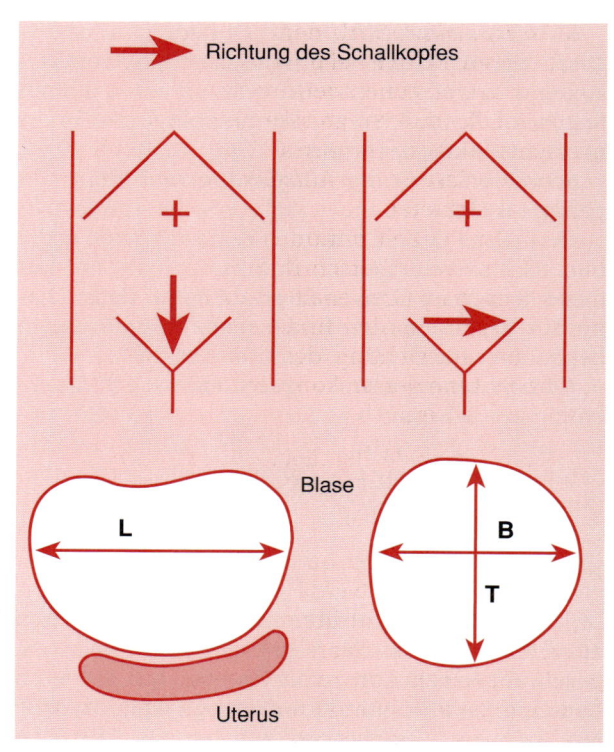

Abbildung 4.1 *Restharnbestimmung durch Sonographie. L = Länge, B = Breite, T = Tiefe.*

4.3 Herz-Kreislauf-Parameter

24-h-Blutdruckmessung: Die zirkadianen Blutdruckschwankungen Älterer werden nicht durch das höhere Lebensalter selbst, sondern durch die Besonderheiten des Tagesablaufes im Alter, z.B. nachmittäglichen Schlaf, modifiziert. Die zirkadiane Blutdruckrhythmik wird insbesondere bei Hypertonikern mit steigendem Alter reduziert. Das Alter beeinflußt bei vorhandener Hypertonie die Höhe der Tag-Nacht-Differenz des Blutdrucks signifikant. Das gleichzeitige Vorliegen einer Herzinsuffizienz reduziert die Tag-Nacht-Differenz des Blutdrucks zusätzlich. Letzterer Befund könnte durch den gesteigerten Sympathikotonus bei Herzinsuffizienz erklärt werden.

Karotispulskurve: Ab dem 50. Lebensjahr weist die Karotispulskurve bei unverändert normaler halber Anstiegszeit zunehmend einen spätsystolischen Gipfel auf, der durch regressive Umbauvorgänge des aortalen Windkessels verursacht ist. Soweit eine stärkere Sklerosierung der Aortenklappen fehlt, bleibt die Inzisur erhalten.

EKG: Die PQ-Zeit nimmt im Alter zu, wobei der obere Grenzwert überschritten wird. Werten unter 0,14 sec kann im Greisenalter eine Präexzitation zugrunde liegen. Im Alter findet sich eine kontinuierliche Linksabweichung des QRS-Vektors, die mit einer Zunahme der präkordialen Höhe der R-Zacke einhergehen kann.

> Langdauernde Bettlägerigkeit hat häufig eine fortschreitende Linksüberdrehung und Niederspannung zufolge.

Ein betontes Q in I ist bei älteren Menschen nicht zwangsläufig infarktverdächtig. Die frequenzbezogene QT-Zeit nimmt altersabhängig zu. Supraventrikuläre und ventrikuläre Extrasystolen von geringer Häufigkeit sind oft anzutreffen und ohne pathologischen Wert. – Veränderungen der ST-Strecke stellen auch für Hochbetagte einen pathologischen Befund dar. Insbesondere ist zu beachten, daß Herzinfarkte im Alter in über 25% der Fälle klinisch völlig unauffällig verlaufen. – Oft finden sich im EKG Hinweise auf eine Kammerhypertrophie. Elektrolytbedingte Veränderungen bieten ebenfalls wichtige diagnostische Hinweise. Zeichen der Rechtsherzbelastung erfordern eine Verlaufskontrolle: Sie können insbesondere bei multiplen kleinen Lungenembolien differentialdiagnostisch hilfreich sein.

Echokardiogramm: In der echokardiographischen Diagnostik schlagen sich altersphysiologische Veränderungen nur geringfügig nieder: Mit steigendem Alter scheinen die Dimensionen von rechtem Ventrikel, linkem Vorhof und Aortenwurzel zuzunehmen, während die frühdiastolische Schließbewegung der Mitralklappe und die Bewegungsamplitude der Hinterwand des linken Ventrikels leicht abnehmen. Die Unterschiede gegenüber jüngeren Altersstufen bleiben jedoch innerhalb des normalen Referenzbereiches. Eine Ausnahme bildet offenbar die auf die Körperoberfläche bezogene Wanddicke des linken Ventrikels: Sie steigt kontinuierlich von 4,3 mm/m^2 vor dem 45. Lebensjahr bis auf 5,7 mm/m^2 nach dem 65. Lebensjahr – und zwar unabhängig vom systolischen Blutdruck.

4.4 Röntgenologische Untersuchungen

Röntgenuntersuchungen sollten beim älteren Patienten soweit wie möglich durch moderne, aussagekräftige Techniken wie Computertomographie, Sonographie, Endoskopie oder neuroradiologische Verfahren, z.B. digitale Subtraktionsangiographie bei Gefäßschädigungen, ersetzt werden. Eine Ausnahme bildet die Röntgen-Thorax-Untersuchung in zwei Ebenen.

Eine *Röntgen-Thorax-Untersuchung* ist beim Alterspatienten unbedingt anzustreben. Denn die differentialdiagnostisch wichtigen physikalischen Phänomene sind bei Älteren oft infolge mangelnder Mitarbeit oder wegen eines Emphysems kaum oder nicht sicher zu erfassen. Ein klinisch normaler Thoraxbefund im Alter schließt deshalb eine Erkrankung der Atmungsorgane nicht aus. Da eine oft vorhandene Kyphose oder Skoliose die Interpretation des Röntgenbefundes, z.B. der Herzgröße, erschwert, sollte möglichst eine Aufnahme in 2 Ebenen bzw. gleichzeitig eine Durchleuchtung erfolgen.

Altersbedingte Röntgenbefunde ohne klinische Relevanz sind verkalkte Rippenknorpel, Kalk in Trachea und Bronchien, Kehlkopf und Aortenbogen. Als charakteristisches Altersmerkmal der röntgenologischen Herzsilhouette imponiert eine zunehmende aortale Konfiguration.

Röntgenbefunde haben insbesondere bei klinisch stummen Pneumonien, Rippenmetastasen, Lungentuberkulosen sowie malignen Raumforderungen eine hohe Bedeutung, da diese Veränderungen klinisch meist nicht erfaßt werden.

4.5 Endoskopie

Gastroduodenoskopie: Höheres Lebensalter allein ist kein Grund, die Indikation zur Endoskopie des oberen Gastrointestinaltraktes zurückhaltend zu stellen. Die Endoskopie läßt sich auch beim Betagten problemlos durchführen: In der Regel treten im Zusammenhang mit der Untersuchung und/oder Sedierung keinerlei Komplikationen auf. Eine kontinuierliche pO$_2$-Überwachung bei einer Sedierung während der endoskopischen Untersuchung erscheint sinnvoll. Prophylaktisch kann gegen ein mögliches Absinken des pO$_2$ Sauerstoff durch eine Nasensonde gegeben werden. Die hohe Prävalenz pathologischer Befunde bei symptomatischen Patienten rechtfertigt ihren Einsatz und belegt die hohe Effizienz der Untersuchung. Für die Mehrzahl der Patienten ergibt sich aus dem endoskopischen Befund eine Behandlungsindikation.

Koloskopie: Ist beim älteren Patienten eine Dickdarmuntersuchung erforderlich, sollte nicht auf eine Koloskopie verzichtet werden. Der früher propagierte Kolonkontrasteinlauf ist gerade beim älteren bettlägerigen Patienten mehr als problematisch. Denn wegen ungenügender Darmreinigung besitzt die Untersuchung im allgemeinen keine hohe Aussagekraft. Auch belasten Kontrastmitteleinläufe erheblich den Kreislauf. Darüber hinaus können sie eine Obstipation über mehrere Tage hin verstärken. Aus diesen Gründen dürfte nach einer entsprechenden Darmreinigung eine Koloskopie auch im Hinblick auf die Möglichkeit der Gewebsentnahme den schonenderen und sinnvolleren Untersuchungsgang darstellen, soweit natürlich überhaupt eine Dickdarmuntersuchung angezeigt ist.

5 Laborbefunde

Es ist seit langem bekannt, daß einzelne Laborparameter bei älteren Menschen wesentlich von den allgemein anerkannten (methodenabhängigen) Richtwerten abweichen. Von mehreren Arbeitsgruppen werden altersveränderte Werte, z.B. für Lipide, Harnsäure, Kalzium, alkalische Phosphatase, genannt (siehe z.B. für solche Untersuchungen Tab. 4.7). Leichte Abweichungen können im Alter normal sein; doch hier ist Vorsicht geboten, denn manchmal ist der Grenzwert nach oben, manchmal nach unten, manchmal auch gar nicht verschoben. Nachfolgend werden aufgrund der vorliegenden Literatur einige Trends altersabhängiger Veränderungen der Normalwerte aufgezeigt.

Tabelle 4.7 *Trends bei Laborbefunden von gesunden über 60jährigen gegenüber jüngeren Menschen (nach Tietz 1992, 1994; Struck 1994; Harm 1997; Lapin 1999).*

BSG	↑	Harnsäure	↑
Hämoglobin	↓	Kreatinin	↑
Hämatokrit	↓	Gesamteiweiß	↑
Erythrozyten	↓	Gammaglobulin	↑
Leukozyten	↓	Präalbumin	↓
Thrombozyten	↓	Albumin	↓
Lymphozyten	↓	Transferrin	↓
Neutrophile	↑	Fibrinogen	↑
Serumeisen	↓	IgA	↑
		IgM, IgD	↓
Na, K, Cl	↓	Cholesterin, LDL, Triglyzeride	↑
pH	↓	Vitamin B_{12}	↓
Ca	↑	Folsäure	↓
Zink	↓		
Kupfer	↑	Parathormon	↑
Blutzucker	↑	Insulin	↑
Bilirubin	↓	C-Peptid	↑
		Gastrin	↑
alkal. Phosphatase	↑	T_3	↓
GGT	↑	T_4	↓
LDH	↓	TSH	↑
CK, CK-MB	↓	Progesteron	↓
Lipase	↑	Prolaktin	↓
Amylase	↑	Östrogene u. Estradiol (Frauen)	↓
Trypsin	↓	Testosteron (Männer)	↓
Prostataphosphatase	↑	follikelstimulierendes Hormon, luteinisierendes Hormon (Frauen)	↓

5.1 Blutbild und Gerinnung

Blutkörperchensenkungsgeschwindigkeit (BSG nach Westergren): Die Geschwindigkeit der Blutsenkung nimmt mit dem Alter zu, und zwar jedes Jahr um 0,22 mm in der 1. Stunde. Werte unter 50 mm haben demnach bei asymptomatischen alten Menschen keine Bedeutung. Diese Aussage ist allerdings in der Literatur umstritten. Eine Beschleunigung auf über 80 mm/h sollte den Verdacht auf eine akute Infektion, ein Malignom oder eine rheumatische Erkrankung lenken. Das C-reaktive Protein, ein Parameter der akuten Entzündung, ist bei Älteren häufig erhöht und bietet gegenüber der Blutsenkungsgeschwindigkeit keinen diagnostischen Vorteil. Nicht vergessen werden sollte, daß viele Substanzen mit antiphlogistischen Eigenschaften als Senkungsblocker wirken (z.B. Cortison, Phenylbutazon, Indometacin, Acetylsalicylsäure).

Hämatokrit, Hämoglobin und Leukozyten: Der Hämatokrit, das Hämoglobin und die Erythrozytenzahl dürften im Alter unverändert oder leicht gesenkt sein. Ein erniedrigter Hb-Wert ist im Alter zwar häufig, deshalb aber keineswegs normal. Bei dem roten Blutbild ist zu beachten, daß das mittlere Zellvolumen (MCV) leicht erhöht sein kann, während der Folatspiegel im Blut unverändert ist. Als unterer Grenzwert für Vitamin B_{12} gelten 150 pg/ml.

> Erythrozyten alter Menschen besitzen eine normale osmotische Resistenz und normale Lebensdauer. Die Leukozytenzahl ist beim älteren Menschen normalerweise etwas niedriger als beim jungen und liegt zwischen 3000 und 9000 mm^3.

Gerinnung: Die Thrombozytenzahlen nehmen mit fortschreitendem Lebensalter anscheinend kontinuierlich ab. Bei Patienten über 60 Jahre ist nur in ca. 50% der untersuchten Personen eine normal hohe Thrombozytenzahl zu erwarten. Die Thrombozytenaggregation scheint dagegen mit zunehmendem Alter ebenfalls deutlich zuzunehmen. Faktor V, VII und Faktor IX scheinen ebenfalls mit zunehmendem Alter anzusteigen. Gleichzeitig nimmt die Zeit von der Bildung bis zur Auflösung eines Plasmagerinnsels bei Induktion mit Thrombin und Plasmin um 42% zu, so daß das hämostatische Gleichgewicht bei den betagten Patienten in der Regel schwerfälliger reagieren dürfte. Der Plasminogenspiegel scheint dabei unverändert zu sein.

Fibrinogen: Hohe Fibrinogenkonzentrationen gelten als Risikofaktor für die kardio- und zerebrovaskulären Erkrankungen. Zwischen dem 20. und 75. Lebensjahr steigt die Fibrinogenkonzentration bei Frauen wie Männern an. Der Anstieg dürfte bei

25 mg/dl pro Lebensdekade liegen. Bei 80jährigen treten zusätzlich jahreszeitliche Schwankungen mit Maximalwerten im Winter auf. Als Begleitphänomen einer hohen Fibrinogenkonzentration kann eine verstärkte Plasmaviskosität beobachtet werden.

5.2 Stoffwechsel

Lipidwerte: Deutlich altersabhängig sind die Lipidwerte. Die mittleren Gesamtcholesterin- und LDL-Cholesterin-Werte steigen bis zum 6. Lebensjahrzehnt bei Männern und bis zum 7. Lebensjahrzehnt bei Frauen an. Ob der Anstieg des Serumcholesterins um 30–40 mg/dl im Alter von 55 Jahren bei Männern und im Alter von 60 Jahren bei Frauen normal ist, wird noch kontrovers diskutiert. Bei älteren Menschen scheint ein sehr niedriger Cholesterinspiegel mit Werten unter 4,13 mmol/l für depressive Verstimmungen zu prädisponieren. Medikamente können Cholesterin erhöhen (Chlorthalidon, Hydrochlorothiazid), aber auch vermindern (Vitamin C). LDL-Cholesterin steigt im Alter um ca. 0,3 mmol/l/Lebensjahrzehnt und das VLDL-Cholesterin entsprechend um 0,05 mmol/l bei nahezu unverändertem HDL-Cholesterin an. Die Diskussion, ob die üblichen Normwerte auch für Hochbetagte gelten, wird kontrovers geführt. Auch die Triglyzeride steigen mit zunehmendem Alter an. Bei Männern steigen sie um 30%, bei Frauen sogar um 50%.

Blutzucker: Im Alter dürfte die Blutglukosetoleranz nicht nur für den Diabetiker absinken, sie verringert sich anscheinend auch für den Nicht-Diabetiker. Der postprandiale Blutzucker beim 20jährigen beträgt 100 mg/dl, beim 75jährigen dagegen durchschnittlich 170 mg/dl. Als Faustregel kann man sich merken, daß bis zum Alter von 40 Jahren der Blutzucker 2 Stunden nach einer Mahlzeit 140 mg/dl nicht überschreiten soll. Bei älteren Patienten sollte der Wert nicht höher als 100 mg/dl plus Alter sein. Wegen einer im Alter meist erhöhten Nierenschwelle sind Hyperglykämien ohne Glukosurie häufiger. Auch bei der Glukosebestimmung muß daran gedacht werden, daß auch Medikamente erhöhend (Nikotinsäureester, Phenytoin, Prednisolon, Propranolol, Thiazide, Chlorpromazin, Indometacin, Levodopa), aber auch vermindernd (Cimetidin, Paracetamol) wirken können.

Harnsäure: Die Harnsäure steigt mit zunehmendem Alter leicht an. Dabei werden die höheren Harnsäurewerte für Frauen über 50 Jahre mit dem Einsetzen der Menopause erklärt. Wichtig ist auch für den Älteren, daß man auf die bekannten tages- und jahreszeitlichen Schwankungen achtet sowie auf die Einflüsse von Medikamenten (Tab. 4.8).

5.3 Leberwerte

Die Leberwerte bleiben das ganze Leben im gleichen Normbereich, mit Ausnahme der alkalischen Phosphatase. Dieses Enzym kann bei 80jährigen um 20% erhöht sein, möglicherweise durch den veränderten Knochenstoffwechsel und die reduzierte Nierenfunktion. Dagegen beeinflussen oft Medikamente die Leberwerte (s. Tab. 4.8).

5.4 Nierenfunktionswerte und Elektrolyte

Die Nierenfunktion läßt mit zunehmendem Alter nach. Das Serumkreatinin bleibt oft normal, denn die Muskelmasse, aus der das Kreatinin stammt, nimmt ebenfalls ab. Allein die Kreatinin-Clearance läßt zuverlässige Rückschlüsse auf die Nierenfunktion zu. Das Sammeln von Urin ist allerdings nicht unbedingt notwendig, anhand des Serumkreatinins läßt sich durch die Formel nach Cockcroft und Gault die renale Clearance berechnen:

- für Männer:

$$\text{Kreatinin-Clearance [ml/min]} = \frac{(140 - \text{Alter}) \times \text{Körpergewicht [kg]}}{72 \times \text{Serumkreatinin [mg/dl]}}$$

- für Frauen: obiger Wert × 0,85

Diese Beziehung zwischen Kreatinin-Clearance und Serumkreatininkonzentration kann dann nicht benutzt werden, wenn der Patient an einem akuten Nierenversagen leidet und/oder eine instabile Nierenfunktion aus anderen Gründen hat. Auch bei Dialysepatienten oder bei Patienten mit schwerer Kachexie, muskulärer Dystrophie, Polytrauma und anderen schweren konsumierenden Erkrankungen sollte die Formel nicht angewendet werden; in diesen Situationen muß eine aktuelle Kreatinin-Clearance aufgrund der Messung der ausgeschiedenen Kreatininmengen im 24-h-Urin erfolgen. Kreatinin wird auch durch eine Reihe von Medikamenten beeinflußt (s. Tab. 4.8).

> Im Gegensatz zu jüngeren Patienten, bei denen eine gutartige *Proteinurie* bis zu 30 Jahren auftreten kann, bedeutet eine Proteinurie bei Älteren stets einen sorgfältig abzuklärenden Befund.

Elektrolyte: Bis ins hohe Alter unverändert bleiben die Serumelektrolyte Kalzium und Phosphat. Es gibt Hinweise, wonach der Kalziumspiegel mit dem Alter abnimmt. Dies dürfte aber größtenteils auf die eingeschränkte Synthese des Vitamins D infolge veränderter Lebensgewohnheiten zurückzuführen sein. Meist wird auf einen leicht erhöhten Kalziumspiegel hingewiesen.

Tabelle 4.8 Arzneimitteleinnahme als Einflußgröße auf Meßgrößen im Serum (nach Thomas 1992).

Blutbestandteil	Wirkung	Arzneimittel
Harnsäure	↑	Acetazolamid, Bumetanid, Ciclosporin, Ethambutol, Furosemid, Hydrochlorothiazid, Methoxyfluran, Nikotinsäureester, Pyrazinamid
	↓	Acetylsalicylsäure, Allopurinol, Alprenolol, Clofibrat, Phenylbutazon, Tienilinsäure, Azlocillin
Kreatinin	↓	Amoxapin, Ciclosporin, Cimetidin, Co-trimoxazol, Salicylsäure, Mefenaminsäure, Methoxyfluran, Tienilinsäure, Trimethoprim-Sulfamethoxazol
	↓	keine
Kalzium	↑	Tamoxifen
	↓	Lithium, Propranolol
Phosphat	↑	Propranolol
	↓	Antiepileptika, Cimetidin
Bilirubin	↑	Acetaminophen, Androgene, Ansacrin, Acetylsalicylsäure, Azathioprin, Captopril, Carbamazepin, Carbimazol, Chlorpromazin, Co-trimoxazol, Erythromycin, Goldsalze, Halothan, Heroin, Hydralazin, Isoniazid, Ketonocazol, Mercaptopurin, Methotrexat, α-Methyldopa, Methyltestosteron, Naproxen, Nitrofurantoin, Oxyphenasitin, Paracetamol, Penicillamin, Perhexilnin, Phenylbutazon, Phenytoin, Propylthiouracil, Ranitidin, Rifampicin, Sulfamethoxazol-Trimethoprim, Sulfasalazin
GOT und GPT	↑	Acetaminophen, Amiodaron, Carbamazepin, Disopyramid, Oxacillin, Papaverin, Paracetamol, Penicillamin, Perhexilin, Phenylbutazon, Phenytoin, Ranitidin, Rifampicin, Salicylsäure, Streptokinase, Sulfamethoxazol-Trimethoprim, Valproinsäure
γ-GT	↑	Carbamazepin, Erythromycin, orale Kontrazeptiva (nicht die Mikropille), Oxacillin, Phenytoin
	↓	Clofibrat
AP	↑	Allopurinol, Amsacrin, Carbamazepin, Co-trimoxazol, Cyclophosphamid, Disopyramid, Erythromycin, Goldsalze, Isoniazid, Ketoconazol, Mercaptopurin, Methotrexat, Methoxyfluran, α-Methyldopa, Methyltestosteron, Oxacillin, Papaverin, Penicillamin, Perhexilin, Phenobarbital, Phenylbutazon, Phenytoin, Primidon, Propylthiouracil, Ranitidin, Sulfamethoxazol-Trimethoprim, Sulfasalazin, Valproinsäure
	↓	Clofibrat, orale Kontrazeptiva

- Das Serumkalzium ist an Albumin gebunden, und man muß daran denken, daß der Albuminspiegel gerade bei chronisch kranken Älteren oft niedriger ist, deshalb muß das Serumkalzium im Hinblick auf den Albuminspiegel bewertet werden. Eine einfache Formel ist, 0,02 mmol/l zu dem gemessenen Ergebnis zu jedem g/l des Albumins unter 40 g/l hinzuziehen und bei über 40 g/l die gleiche Menge abzuziehen. Serumkalzium wird ebenfalls durch Medikamente beeinflußt (s. Tab. 4.8).
- Serummagnesium dürfte um etwa 15% absinken.

5.5 Hormone

Allgemein gilt, daß die Hormonproduktion mit dem Alter abnimmt, aber auch die Hormonwirkung selbst vermindert sich, und zwar aufgrund der stärkeren Eiweißbindung. So nimmt die physiologische Wirkung des Testosterons zwischen dem 50. und 80. Lebensjahr um die Hälfte ab. Die involutiven Schilddrüsenprozesse führen zu einer Reduktion der Biosynthese von Thyroxin, da aber auch der Abbau des Hormons verlangsamt ist, bleibt der Blutspiegel im wesentlichen konstant. Das Gesamt-T_3 ist um ca. 10% bei Frauen und etwa 20% bei Männern erniedrigt. Ein stärkerer Abfall wird bei Älteren über 75 Jahre bei schweren allgemeinen Erkrankungen beobachtet. Als der zuverlässigste Parameter darf TSH basal zur Feststellung primärer Schilddrüsenfunktionsstörungen angesehen werden. Im TRH-Test ist eine Verminderung der TSH-Response um etwa 50% zu erwarten. Eine Hyperthyreose ist bereits bei erheblich niedrigeren TSH-Werten als bei Jüngeren anzunehmen. Zu beachten ist, daß Schilddrüsenparameter von vielen extrathyreoidalen Faktoren beeinflußt werden, z.B. auch von Medikamenten (Kortikosteroide, Antiarrhythmika, Betarezeptorenblocker).

5.6 Prostata-spezifisches Antigen (PSA)

Bei gesunden 60jährigen nimmt die PSA-Konzentration pro Jahr um etwa 3,2% zu. Aus diesen Daten ergeben sich alterskorrigierte Referenzwerte: 60 bis 69 Jahre bis zu 4,5 ng/ml und 70–79 Jahre bis zu 6,5 ng/ml.

5.7 Autoantikörper

Sie können im Alter auch bei klinisch offensichtlich Gesunden nachgewiesen werden. So werden unspezifisch positive Latex-Tests bei 30%, antinukleäre Faktoren bei 18% und Antikörper gegen Schilddrüsenmikrosomen bei 17% der hochbetagten Probanden ohne entsprechende klinische Erkrankung gefunden.

> Dabei scheint die paradoxe Situation vorzuliegen, daß die Antikörperbildung gegen Fremdantigene abnimmt, gegen körpereigene Antigene allerdings zunimmt.

Man muß also daran denken, daß jenseits des 60. Lebensjahres nachweisbare ANA (antinukleäre Antikörper) oder ein positiver Rheumafaktor differentialdiagnostisch irreleiten können. Gleichzeitig hat die Mehrzahl der chronischen Polyarthritis-Patienten selten nachweisbare Rheumafaktoren.

5.8 Paraproteine

Monoklonale Gammopathien nehmen mit dem Alter zu, ohne daß die übrigen Kriterien für einen Morbus Kahler oder einen Morbus Waldenström – wie entsprechende Histologie, Skelettbefall, Verdrängungserscheinungen im Knochenmark, Schmerzsymptomatik usw. – vorhanden sind. Sie werden als essentielle, benigne Gammopathie oder Paraproteinämie bezeichnet, sind im höheren Lebensalter häufiger als das Plasmozytom und sollten nicht Anlaß zu einer spezifischen Behandlung sein.

5.9 Harnstatus

Einige Leukozyten im Harnstatus eines Mittelstrahlurins sind fast als normal anzusehen. 20% der älteren Frauen weisen eine Bakteriurie auf. Solange keine klinischen Symptome von seiten der Harnblase vorliegen, ist dieser Befund nicht von diagnostisch relevanter Bedeutung.

Literatur

Adolph, L.: Laboruntersuchungen bei Älteren. Geriatrie-Praxis 2 (1989) 40.
Bates, B.: Physical examination. Lippincott, Philadelphia 1991.
Cairdt, F. I.: Besonderheiten der Anamnese bei älteren Patienten. In: Zöllner, M., V. Hadorn (Hrsg.): Vom Symptom zur Diagnose. Karger, Basel–München–Paris–London 1986.
Cavalieri, T. A.: When outside the norm is normal: Interpret in lab data in the aged. Geriatrics 47 (1993) 66–70.
Füsgen, I.: Untersuchung älterer Patienten. MMV, München 1994.
Hager K., M. Felicetti, G. Seefried, D. Platt: Altersabhängige Fibrinogenveränderungen im Alter. Med. Welt 44 (1993) 534–538.
Harm, K.: Referenzbereiche in der Geriatrie: Eine Übersicht zur Altersabhängigkeit ausgewählter Blutkomponenten. Z. Gerontol. Geriat. 30 (1997) 185–192.
Heinrich, R.: Sonographie der Niere im Alter. Geriatrie-Praxis 1 (1990) 82.
Heinrich, R.: Sonographie Pankreas. Geriatrie-Praxis 1 (1989) 73.
Kaftz, K. M.: Geriatric Medicine – Clinical Tests. Wolf Medical Publication, London 1986.
Klein, G.: Die chronische Polyarthritis im höheren Lebensalter. Acta med. Austriaca 15 (1988) 130.
Lapin, A., F. Böhmer: Laborbefunde bei älteren Menschen. Z. Gerontol. Geriat. 32 (1999) 41–46.
Michel, C.: Herz. In: Handbuch der Gerontologie, Band 1 (Hrsg. D. Platt). Gustav Fischer, Stuttgart–New York 1983.
Morgan, R. E.: Plasmacholesterol and depressive symptoms in older men. Lancet 341 (1993) 75–79.
Oesterling, I. E.: Serumprostate-specific antigen in a community-based population of healthy men. J. Amer. med. Ass. 270 (1993) 860–864.
Sass, H.: Ethik-Anamnese und Ethik-Differentialdiagnose. 4. Jahrestagung der Deutschen Gesellschaft für Geriatrie. Castrop-Rauxel, 20. 9. 1991.
Schütz, R. M.: Physiologische Altersveränderungen der Organsysteme. In: Schütz, R. M. (Hrsg.): Alter und Krankheit. Urban & Schwarzenberg, München–Wien–Baltimore 1987.
Shiffter, R.: „Abnorme" neurologische Befunde bei gesunden „alten Menschen". Z. Gerontol. 21 (1988) 122–125.
Struck, H.: Altersveränderungen von Laborparametern in Körperflüssigkeiten. In: Kompendium der Gerontologie. Olbrich, Sames, Schramm (Hrsg) Ecomed Landsberg/Lech 1994 IV–5.10.–1–4
Thomas, L: Labor und Diagnose. Medizinische Verlagsgesellschaft, Marburg 1992.
Tietz, M. W., D. F. Shuy, D. R. Wekstein: Laboratory Values in Fit Aging Individuals. In: Geriatric Clinical Chemistry: Reference Values. Faulkner, W. R., Meites, S. (eds.). AACC Press, Washington DC 1994, 145–184.
Tietz, M. W., D. F. Shuy, D. R. Wekstein: Laboratory Values in Fit Aging Individuals. Clin. Chem. 38/6 (1992) 1167–1185.

# Das geriatrische Assessment

Ludger Pientka

INHALT

1 Problemaufriß 46
2 Definition und Ziele des geriatrischen
  Assessments 47
3 Verwendungszwecke und Methoden 48
4 Durchführung des geriatrischen
  Assessments 49
5 Perspektiven 57

1 Problemaufriß

Bei der Diagnostik und Behandlung älterer Patienten treten häufig Probleme auf, die bei jüngeren Patienten nur selten für die Therapie entscheidend sind.
- Zum einen weisen die meisten Patienten mehrere Krankheiten auf, so daß die Behandlung der Einzelerkrankungen immer ein Abwägen der Folgen für die anderen Erkrankungen voraussetzt.
- Zusätzlich treten bei diesen Patienten auch spezielle physische, psychische und soziale Probleme auf, die eine selbständige Lebensführung gefährden können.

Bei dieser komplexen Verflechtung von spezifischen Erkrankungen und allgemeinen Alterungsproblemen mit Folgen für die funktionelle Integrität fällt es oft schwer zu beurteilen, welche Probleme der eigentlichen Grunderkrankung und welche dem Alterungsprozeß zuzuschreiben sind. Damit wird aber auch die Entscheidung erschwert, welche Probleme mit der Behandlung der Krankheit bereits mittherapiert werden und welche unabhängig davon einer speziellen Therapie bedürfen. Hinzu tritt das Problem, daß das Therapieziel bei älteren Patienten in vielen Fällen anders definiert werden muß (Cho et al. 1998). Steht bei jüngeren Patienten entweder die Heilung oder eine weitgehende Rückkehr in die Normalität im Vordergrund, so trifft dieser Ansatz bei älteren Patienten nur selten zu (Beispiel: Pneumonie). Bedeutsamer ist eine Ausrichtung an den individuellen Ressourcen oder eine an einer Optimierung der Lebensqualität ausgerichteten Behandlungsplanung.

Zugespitzt läßt sich sagen, daß für viele ältere Patienten die Erhaltung der Selbständigkeit und der von ihnen definierten Lebensqualität im Vordergrund steht, während die (Akut-)Medizin eher an der Therapie von Erkrankungen interessiert ist. Die Schnittmenge beider Perspektiven variiert von Fall zu Fall und ist in vielen Fällen sehr gering. Dieses Problem hat weitreichende Konsequenzen für den klinischen Alltag. Dazu gehören ein spezielles Arzt-Patient-Verhältnis mit größerem Mitspracherecht des Patienten und der Angehörigen sowie die Einbindung des Arztes in ein interdisziplinäres Team.

Eine Reihe empirischer Arbeiten hat nun gezeigt, daß in der alltäglichen medizinischen Praxis die funktionellen Probleme aus verschiedenen Gründen oft unberücksichtigt bleiben – mit weitreichenden Konsequenzen. Dieses Faktum hat zu einer intensiven Forschung innerhalb der Geriatrie geführt, die nun auf eine schon recht lange Tradition zurückblicken kann. Während der 30er Jahre haben die Pioniere des Geriatric Assessment (GA), wie Sir Ferguson Anderson, Lionel Cosin und vor allem Marjory Warren, in Großbritannien auf den Zusammenhang von meist nicht erkannten, aber behandelbaren funktionellen Problemen älterer Patienten und Einweisungen in Alten- und Pflegeheime hingewiesen. Der Nachweis, daß eine umfassende geriatrische Funktionsbeurteilung zu einer deutlich effektiveren Behandlung führte, war einer der Ursachen für die frühe Etablierung der Geriatrie in Großbritannien und der routinemäßigen Verankerung des GA in unterschiedlicher Intensität an allen Versorgungs-

stufen vom Akutkrankenhaus bis zur häuslichen Pflege. Aus den frühen englischen Erfahrungen lassen sich zumindest 2 wesentliche Schlüsse ziehen:
- Viele ältere Patienten benötigen im Gegensatz zu jüngeren Patienten eine spezielle, breiter angelegte und interdisziplinär ausgerichtete Diagnostik und Therapie.
- Kein Patient sollte in ein Altenheim eingewiesen werden ohne umfassendes Assessment und einen Rehabilitationsversuch.

Internationale Bedeutung hat das GA aber erst durch weitere Forschungsergebnisse in den USA gewonnen. Während die ersten Studien eher beschreibenden Charakter hatten, wurden in den letzten Jahre eine Reihe von Fragestellungen in kontrollierten Studien bearbeitet. Durch deren Ergebnisse lassen sich nun sehr viel präziser und realistischer die Einsatzmöglichkeiten des GA und der weitere Forschungsbedarf bestimmen. Im Folgenden soll im wesentlichen auf das gesicherte Wissen und die praktischen Umsetzungsmöglichkeiten verwiesen werden.

2 Definition und Ziele des geriatrischen Assessments

Das Nichterkennen funktioneller Probleme hat weitreichende Konsequenzen, die von der unvollständigen Diagnostik und Therapie über die mangelnde Koordination ambulanter und stationärer Versorgung bis zur *nicht* notwendigen Einweisung in Altenheime führen kann. In der Geriatrie sind aber gerade Fehlfunktionen als frühe Zeichen einer organischen Erkrankung, einer allgemeinen gesundheitlichen Verschlechterung oder als Warnzeichen für Schwierigkeiten bei der Aufrechterhaltung einer selbständigen Lebensführung wichtig. Funktionelle Defizite haben in vielen Fällen keine direkte Ursache in organischen Erkrankungen, sondern lassen sich auf Alterungsprozesse zurückführen. Oft sind sie auch Folgen der Behandlung organischer Erkrankungen (z.B. Medikation).

> Das geriatrische Assessment kann als multidimensionaler und normalerweise auch interdisziplinärer diagnostischer Prozeß definiert werden, der sich zum Ziel setzt, die medizinischen, psychosozialen und funktionellen Probleme und Möglichkeiten zu erfassen und einen umfassenden Behandlungs- und Betreuungsplan zu entwickeln (Rubenstein et al. 1987).

Eine geriatrische Funktionsbewertung stellt nur eine notwendige Ergänzung zur Anamnese und körperlichen Untersuchung dar. Zusätzlich dient sie zur Strukturierung und Systematisierung der Behandlungsplanung und damit zur Entscheidung über Intensität und Umfang der Therapie multimorbider Patienten. Das gilt für die Entlassungsplanung hospitalisierter Patienten ebenso wie für die Wahl von Rehabilitationsmaßnahmen, die Entscheidung über die weitere Versorgung (z.B. Altenheim, häusliche Pflege) oder die Zusammenarbeit mit dem Hausarzt. Dadurch soll nicht nur eine optimale Behandlung des Patienten, sondern auch eine möglichst effiziente Versorgung sichergestellt werden.

Einen weiteren Vorteil einer standardisierten Form der Funktionsbewertung stellt die Erleichterung der Kommunikation mit anderen Professionen, z.B. für die Entlassungsplanung, für eine Rehabilitationsmaßnahme oder die Einweisung in ein Altenheim dar. Ebenso ist eine systematische Funktionsbewertung wichtig für die Diagnostik bei multimorbiden älteren Patienten, da diese oft ihre Krankheitssymptome nicht berichten. Häufig sind Funktionsminderungen auch die einzigen Zeichen einer beginnenden Krankheit oder eine Hilfe bei der Beurteilung des Ausmaßes der Behinderung durch eine Krankheit, oder es findet sich ein deutlicher Gegensatz zwischen der Schwere der Grunderkrankung und der Funktionsbehinderung im Alltagsleben.

Ein GA dient also als Instrument zur Korrektur einer Über- oder Unterbewertung des Schweregrades einer oder mehrerer Erkrankungen, insbesondere bei multimorbiden Patienten. Des weiteren kann ein GA hilfreich sein bei der Erstellung eines einheitlichen Therapieplans für chronisch Kranke,

Tabelle 5.1 Ziele des geriatrischen Assessments (Kane et al. 1989).

Beschreibung	Entwicklung normativer Daten Bewertung von Hilfsbedürftigkeit Beschreibung des Ergebnisses verschiedener Interventionen
Screening	Identifizierung von älteren Patienten, die eine weitere Bewertung erhalten sollten
Assessment	Diagnostik Entwicklung eines Behandlungsplans
Überwachung	Beobachtung von Veränderungen bei unbehandelten Patienten Beobachtung von Veränderungen unter Behandlung
Prognose	Basis wissenschaftlich fundierter klinischer Interventionen Prognose auf dem Boden des derzeitigen Zustandes

Tabelle 5.2 Dimensionen der geriatrischen Funktionsbewertung.

- physische Funktionen
- kognitive Funktionen
- emotionale Funktionen
- ökonomische Funktionen
- soziale Funktionen
- häusliche Umgebung
- Lebensqualität

wenn mehrere Optionen zur Verfügung stehen und Ärzte abwägen müssen zwischen der Wirkung einer Behandlung auf die Lebenserwartung und derjenigen auf die Lebensqualität.

Nicht zu unterschätzen sind die Hinweise durch ein GA für die Korrektur konkreter Defizite wie Hörschwierigkeiten oder die Verordnung von Hilfsmitteln.

Tabelle 5.1 stellt die wesentlichen Ziele und Tabelle 5.2 die verschiedenen Dimensionen (domains) eines GA dar, die für die Bewältigung des Alltagslebens älterer Patienten wesentlich sind. Statt von GA müßte besser von *geriatrischer Funktionsbewertung und Behandlungsplanung* (Geriatric evaluation and management [GEM]) gesprochen werden, da eine Funktionsbewertung nur als integraler Bestandteil der Behandlung sinnvoll ist.

3 Verwendungszwecke und Methoden

Prinzipiell lassen sich mehrere Arten des GA hinsichtlich ihres Verwendungszweckes unterscheiden:
- für Behandlungszwecke
- für wissenschaftliche Zwecke
- für „administrative" Zwecke (Qualitätssicherung, gesundheitsökonomische Evaluationen).

Während der erste Zweck offensichtlich ist, wird in Studien oft ein Vorgehen gewählt, das im normalen klinischen Alltag nicht praktikabel ist. Davon zu unterscheiden sind Versuche, funktionelle Bewertungen als Bestandteil von Qualitätssicherungsprogrammen oder Pflegesatzverhandlungen zu benutzen (z.B. Minimal Data Set).

Die Grundstruktur des GA besteht aus 3 Elementen:
- der Zuweisung
- dem geriatrischen Assessment
- der daraufhin konzipierten Behandlungsplanung und -durchführung.

Am Anfang eines jeden GA steht ein allgemeines Screening, das entweder vom erstbehandelnden Arzt oder auf Überweisung durch einen geriatrisch weitergebildeten Arzt ambulant oder stationär durchgeführt wird. Dabei können verschiedene Fragestellungen im Vordergrund stehen, wie Vervollständigung der Diagnostik, Ausgangsbeurteilung vor Beginn einer speziellen Therapie oder Probleme bei der Versorgung durch die Angehörigen. Zentraler Bestandteil bei pathologischen Resultaten des Screenings ist dann die Durchführung eines umfassenden Assessments, wobei je nach Ergebnis des Screenings oder der Anamnese unterschiedliche Formen gewählt werden können.

Wesentliches Ziel dieses Prozesses stellt ein an den Patienten individuell angepaßtes Assessment dar, um eine möglichst optimale Umsetzung in der nachfolgenden Behandlung zu gewährleisten. Denn der Erfolg des Assessments und sein Einfluß auf die nachfolgende Behandlung stehen und fallen mit der Akzeptanz bei den Weiterbetreuenden, vor allem inwiefern es gelingt, dem weiterbehandelnden Arzt möglichst leicht selbst nachzuprüfende Kriterien für die Überwachung der Behandlung an die Hand zu geben (Leveille et al. 1998; Shah et al. 1997). Je mehr das Assessment-Team in die nachfolgende Behandlung integriert ist, um so leichter sind auch die Umsetzung und kritische Kontrolle der Empfehlungen und die präzise Anpassung der Behandlung an die Bedürfnisse des Patienten. Der Erfolg jeglicher Assessment-Bemühungen ist von der engen Verzahnung von Funktionsbewertung und praktischer Umsetzung abhängig. Ansonsten ist die Effektivität und Effizienz des GA sehr gering.

Es lassen sich mehrere *Typen von Assessment-Programmen* unterscheiden, die in empirischen Studien hinsichtlich ihrer Effektivität untersucht worden sind:
- Akutkrankenhäuser
- geriatrische Assessment-Abteilungen
- geriatrische Konsiliarprogramme
- gerontopsychiatrische Assessment-Abteilungen
- geriatrische Rehabilitationsabteilungen
- Abteilungen und Konsiliarprogramme in geriatrischen Krankenhäusern
- ambulante Programme an Akut- oder geriatrischen Krankenhäusern
- ambulante Programme in primärärztlichen Praxen
- Assessment-Teams im Bereich der häuslichen Pflege
- Assessment in Alten- und Pflegeheimen.

Während in den späten 70er und Anfang der 80er Jahre mehr deskriptive Untersuchungen durchgeführt wurden, sind in den letzten Jahren eine Vielzahl randomisierter Studien abgeschlossen worden (Rubenstein et al. 1991; Stuck 1997). Tabelle 5.3 gibt einen Überblick der Aspekte, für die ein positives Resultat nachgewiesen wurde. Allerdings muß angemerkt werden, daß die Erfolgsquoten in den ver-

Tabelle 5.3 *Evaluationskriterien der geriatrischen Funktionsbewertung.*

- erhöhte diagnostische Treffsicherheit
- verbesserter funktioneller Status
- verbesserte kognitive Leistung
- verbesserter emotionaler Status
- Reduktion der Medikation
- Verminderung der Einweisung in Alten- und Pflegeheime
- erhöhte Inanspruchnahme häuslicher Pflege
- Verminderung von Krankenhauseinweisungen
- Verminderung der Gesundheitskosten
- erhöhte Lebenserwartung

schiedenen Studien stark schwankten und insbesondere die Konsiliarprogramme nur mäßige Wirkung zeigten, während die Ergebnisse der Studien, die in speziellen Assessment-Abteilungen durchgeführt wurden, sehr überzeugten (Stuck et al. 1993).

Es finden sich aber noch eine Reihe von Problemen bei den bisher durchgeführten empirischen Studien. In vielen Fällen ist nur mit sehr kleinen Patientenzahlen und teilweise inadäquaten Studiendesigns gearbeitet worden. Auch die Ein- und Ausschlußkriterien sowie die Interventionsstrategien variieren zwischen den Studien. Das größte Problem ist die sehr große Unterschiedlichkeit der Studien, so daß zusammenfassende Wertungen speziell für Länder mit anderen Gesundheitssystemen mehr als problematisch sind. Selbst in den USA wird in Consensus-Konferenzen vor einer weiteren Verbreitung des GA empfohlen, eine Wiederholung der empirischen Untersuchungen mit standardisierten Programmen durchzuführen.

Zu diesem Zwecke sollten vor allem die multidisziplinären Programme in Krankenhäusern evaluiert werden, da diese bisher die überzeugendsten Ergebnisse erbracht haben, wobei allerdings, da immer sehr komplexe Interventionsprogramme getestet wurden, nicht klar ist, welcher Teil wesentlich zu den guten Ergebnissen beiträgt.

4 Durchführung des geriatrischen Assessments

Für die Durchführung des GA stehen die folgenden Fragen im Vordergrund:

Welche Patienten sollten untersucht werden?
Eines der wesentlichen Parameter für den Erfolg eines GA ist die präzise Auswahl der Patienten. Normalerweise findet man 3 Gruppen von Patienten:
- selbständige Patienten ohne Probleme beim IADL-Bereich (independent activities of daily living) und bei den ADL (activities of daily living)
- gebrechliche Patienten mit Problemen wie Inkontinenz, Mangelernährung, eingeschränkter Mobilität, Stürzen etc.
- extrem beeinträchtigte Patienten mit stark fortgeschrittener Demenz, terminalen Erkrankungen oder bereits maximaler Rehabilitation.

Eine alleinige Ausrichtung am chronologischen Alter, wie es in den frühen Studien oft vorgekommen ist, ist nicht sehr spezifisch für geriatrische Probleme und führt zum Einschluß von Patienten, die von einem GA nicht profitieren würden. Als Ausnahme von dieser Regel sind die älteren Alten (> 75 Jahre) zu betrachten, die, wie man aus klinisch-epidemiologischen Studien weiß, meist eine Reihe von funktionellen Problemen aufweisen. Alter allein sollte darum nur als generelle Voraussetzung für eine Screening-Untersuchung dienen. Diese sollte zumindest in regelmäßigen Abständen bei allen älteren Patienten durchgeführt werden, wobei daran zu denken ist, daß viele ältere Patienten ihre Probleme nicht adäquat berichten (Hébert et al. 1996; Maly et al. 1997; Moore et al. 1996).

Aus den bisherigen Erfahrungen bieten sich die in Tabelle 5.4 aufgelisteten Auswahlkriterien für ein umfassendes GA an, die zeigen, daß durch eine Kombination von Alter > 65 Jahre plus medizinischer, funktioneller oder psychosozialer Kriterien, ergänzt durch eine Einschätzung des Rehabilitationspotentials, am genauesten die zu untersuchende Patientengruppe erfaßt wird. Ausschlußkriterien für ein GA sind ebenfalls in Tabelle 5.4 aufgeführt (Wieland et al. 1996; Sager et al. 1996; Satish et al. 1996).

Insgesamt ist davon auszugehen, daß ca. 10–20% der älteren Krankenhauspatienten die Zielgruppe für ein GA darstellen. Über andere Bereiche wie ambulante Versorgung, Altenheime oder häuslich gepflegte Patienten liegen keine verläßlichen Daten vor.

Wer sollte das GA durchführen?
Wesentliches Merkmal eines GA ist die Arbeit im Team. Dabei ist zu unterscheiden zwischen einem Kernteam und einem erweiterten Team. Zum Kernteam gehören der Arzt, speziell ausgebildetes Pflegepersonal und ein Sozialarbeiter. Das erweiterte Team umfaßt Psychiater, Apotheker, Zahnarzt, Logopäden, Bewegungstherapeuten und andere, die normalerweise konsiliarisch bei bestimmten Problemen hinzugezogen werden können.

Welche Untersuchungen sollten durchgeführt werden? (Tab. 5.5–5.10)
Für die Durchführung des Assessments selbst sind prinzipiell einige Fragen zu beantworten:
- Sollen standardisierte Instrumente verwendet werden?

Tabelle 5.4 *Auswahlkriterien und Ausschlußkriterien für die Durchführung eines umfassenden Assessments bei Krankenhauspatienten (nach Reuben et al. 1992; Winograd et al. 1988).*

Auswahlkriterien
- Alter > 65 Jahre
- akute zerebrovaskuläre Erkrankung
- frische Fraktur
- Einweisung von einem Altenheim
- nicht geplante Wiedereinweisung innerhalb von 3 Monaten nach Krankenhausentlassung
- Immobilität
- stärkere Behinderung bei einer der folgenden Aktivitäten des täglichen Lebens:
  – Baden
  – Ankleiden
  – zur Toilette gehen
  – Bewegung
  – Essen
- Mangelernährung
  – Serumalbumin ≤ 3,5 g/dl
  – Gewichtsverlust in der aktuellen Anamnese
  – offensichtliche Unterernährung/Kachexie bei körperlicher Untersuchung
- Blasen- und/oder Darminkontinenz
- Verwirrtheitszustand/Demenz
- meistens bettlägerig in den letzten 2 Wochen
- Stürze in den letzten 3 Monaten
- Depression
- große Schwierigkeiten beim Sehen und/oder Hören
- Dekubitus
- Polypragmasie (mehr als 4 Medikamente)
- soziale/familiäre Probleme, z.B. allein leben, Tod des Ehepartners in den letzten 12 Monaten

Ausschlußkriterien
- terminale Erkrankung
- terminale Demenz
- Intensivstation-pflichtige Erkrankungen
- medizinisch instabile Patienten
- unausweichliche Altenheimeinweisung

- Welche Instrumente sollen eingesetzt werden?
- Wer soll die Tests durchführen?

Ein multidisziplinäres Assessment ist oft hilfreich, aber bei routinemäßiger Anwendung nicht effizient. Daher sollte die Indikationsstellung sehr genau erfolgen. Zu Anfang sollte nur ein generelles Screening durchgeführt werden, um Intensität, Ausmaß und die zu beteiligenden Professionen festlegen zu können. Ein Beispiel für ein Screening-Instrument zeigt Tabelle 5.5. Ein empirisch bewährtes Instrument bieten auch die COOP-Charts, die sehr zeitsparend eingesetzt werden können. Insbesondere das Auffinden funktioneller Probleme durch ADL- und IADL-Instrumente ist von großer Bedeutung, da die meisten Studien gezeigt haben, daß Patienten mit Defiziten im alltäglichen Leben ein erhöhtes Risiko für die Einweisung in ein Altenheim und Krankenhaus sowie bezüglich Mortalität etc. haben. ADL-Instrumente sind nur hilfreich am unteren Ende der Selbständigkeitsskala (Ward et. al. 1998). Sie geben keinen Aufschluß über anspruchsvollere Tätigkeiten, die besser durch IADL-Skalen erfaßt werden. Im allgemeinen werden die individuellen Möglichkeiten in 3 Stufen der Abhängigkeit eingeteilt.

- Fähigkeit, alle Verrichtungen des Alltags ohne Hilfe durchzuführen
- Fähigkeit, alle Verrichtungen mit Hilfe durchzuführen
- Unfähigkeit, irgendwelche Tätigkeiten ohne Unterstützung durchzuführen.

Alle Patienten, die die oben aufgelisteten Kriterien für ein umfassendes Assessment erfüllen, sollten hinsichtlich der in Tabelle 5.2 aufgeführten Dimensionen getestet werden. Dabei sollten nur Standardinstrumente zum Einsatz kommen, die reliabel, valide und sensitiv für den bestimmten Zweck und für das bestimmte Setting sind. Assessment-Instrumente ersetzen auf keinen Fall eine genaue Anamnese und die körperliche Untersuchung, sondern dienen vor allem der Systematisierung bei der Erhebung funktioneller Defizite und bieten einen zeitlich effektiven Weg, möglichst viel Informationen zu erheben.

Die Tabellen 5.6–5.10 zeigen Listen etablierter Tests mit einigen Beispielen für die verschiedenen Dimensionen. Bei der Auswahl eines konkreten Instruments sollte es neben den genannten methodischen Kriterien ins Belieben der jeweiligen Anwender gestellt werden, welches Instrument zum Einsatz kommt. Derzeit gibt es keine allgemein akzeptierte Auswahl von Instrumenten. Wichtig ist nur, daß die Tests standardisiert durchgeführt und von den Beteiligten akzeptiert werden.

Es ist immer daran zu denken, daß das Assessment nur Ersatz einer Beobachtung des Patienten in seiner eigenen häuslichen Umgebung ist. Aus diesem Grunde sind Tests die vom Patienten praktische Simulationen der Bewältigung alltäglicher Aufgaben erfordern, reinen Befragungen vorzuziehen (z.B. Timed Manual Performance Test) (Arlund 1997; Sinoff 1997). Wichtig ist vor allem, daß alle Funktionen überprüft werden, was durch ein Basis-Assessment sicherzustellen ist. Bei Defiziten in verschiedenen Funktionen können dann spezifischere Tests durchgeführt werden, z.B. im Falle eines niedrigen Test-Scores bei kognitiven Tests weiterführende neuropsychologische Untersuchungen oder bei einer Sturzanamnese Gang-/Sturztests.

Auf einige Probleme sei aber noch hingewiesen. In vielen Fällen macht es große Unterschiede, ob der Patient oder die Angehörigen befragt werden. Während die letzteren in der Regel die Probleme eher überschätzen, neigen Patienten selber eher zur

Tabelle 5.5 *Screeninginstrument für die Auswahl von Patienten für eine umfassende geriatrische Funktionsbewertung (modifiziert nach Lachs et al. 1990).*

Problem	Vorgehen	pathologisches Resultat	empfohlene Intervention
Sehen	• Fingerzahl mit Brille in 2 m Entfernung erkennen • Nahvisus oder Lesen einer Überschrift • *Hat sich Ihre Sehfähigkeit in letzter Zeit verschlechtert?*	kein korrektes Erkennen bzw. Lesen möglich, oder die Frage wird mit „Ja" beantwortet	Überweisung zum Augenarzt
Hören	Flüstern der folgenden Zahlen in ca. 50 cm Entfernung nach Ausatmung in das angegebene Ohr, während das andere zugehalten wird: 6 1 9 – linkes Ohr 2 7 3 – rechtes Ohr	**mehr als eine** Zahl wird falsch erkannt	Untersuchung des Gehörgangs auf Zerumen und evtl. Reinigung. Wiederholung des Tests; wenn weiterhin pathologisch, Überweisung zu Audiometrie und evtl. Hörgerät
Arme Bänder	Bitten Sie den Patienten, • beide Hände hinter den Kopf zu legen • einen Kugelschreiber aufzuheben	**mindestens eine** Aufgabe wird nicht gelöst	Überprüfung der gesamten Armfunktion (Muskeln, Bänder und Nerven), achten auf Schmerzen, Schwächen, eingeschränkte Beweglichkeit; evtl. Überweisung an Krankengymnasten
Beine	Bitten Sie den Patienten aufzustehen, einige Schritte zu gehen und sich wieder zu setzen	Patient ist **nicht** in der Lage, eine dieser Tätigkeiten selbständig auszuführen	komplette neurologische und Muskel-Skelettbezogene Untersuchung mit besonderer Beachtung von Muskelstärke, Schmerzen, Bewegungsfreiheit, Gleichgewicht und üblichen Gangparametern; evtl. Überweisung an Krankengymnasten
Blasenkontinenz	*Konnten Sie in letzter Zeit den Urin versehentlich nicht halten?*	„Ja"	Frage nach Häufigkeit und Menge. Suche nach behandelbaren Gründen einschließlich lokaler Irritationen, polyurischer Zustände und Medikamenten; evtl. Überweisung zum Urologen
Stuhlkontinenz	*Konnten Sie in letzter Zeit den Stuhl versehentlich nicht halten?*	„Ja"	Frage nach Häufigkeit und Menge. Suche nach behandelbaren Gründen; evtl. Überweisung zum Proktologen
Ernährung	Schätzen des Patientengewichts	nicht normalgewichtig **(untergewichtig?)**	medizinische (ärztliche) Untersuchung
kognitiver Status (I)	Nennen Sie dem Patienten die folgenden Begriffe, und bitten Sie ihn, sie sich zu merken: Apfel · Pfennig · Tisch		Bitten Sie den Patienten, die Begriffe zu wiederholen

Tabelle 5.5 (Fortsetzung)

Tabelle 5.5 (Fortsetzung)

Problem	Vorgehen	pathologisches Resultat	empfohlene Intervention
Aktivität	*Können Sie sich selbst anziehen? Können Sie mindestens eine Treppe steigen? Können Sie selbst einkaufen gehen?*	eine oder mehr Frage(n) wird mit „Nein" beantwortet	Vergleich der Antwort mit Gesamteindruck; Befragung der Familienangehörigen, wenn Antwort nicht richtig einzuschätzen ist. Suche nach Ursachen (Vergleich Motivation und körperlicher Zustand). Beginn adäquater medizinischer oder sozialer Intervention. Überprüfung der häuslichen Umgebung und Suche nach Alternativen
Depression	*Fühlen Sie sich oft traurig oder niedergeschlagen?*	„Ja" oder eigener Eindruck	Durchführung eines kurzen Depressionstests (z.B. GDS); wenn Resultat positiv, Überprüfung der Medikation bes. auf antihypertensive, psychotrope oder andere Pharmaka. Erwägung pharmakologischer und/oder psychiatrischer Behandlung
kognitiver Status (II)	*Fragen Sie nach den oben genannten Begriffen: Apfel · Pfennig · Tisch*	nicht in der Lage, alle 3 Gegenstände nach 1 min zu wiederholen	Durchführung des Mini-Mental-(II-)Status-Tests (Folstein); wenn die Punktzahl < 24 ist, Suche nach Ursachen für das kognitive Defizit; Untersuchung hinsichtlich Beginn, Dauer und Persistenz der Symptome, Überprüfung der Medikation; Untersuchung auf Bewußtseinsstörungen und Affekt; weitere Tests
soziale Unterstützung	*Haben Sie Personen, auf die Sie sich verlassen und die Ihnen zu Hause regelmäßig helfen können? Wenn ja, bitte Namen notieren:*	„Nein"	Vermerk der Personen in der Patientenakte; wenn keine Nennung, Sozialanamnese und ggf. Sozialarbeiterkonsil
allg. Risikofaktoren	*Sind Sie in den letzten 3 Monaten gestürzt?*	„Ja"	Gangassessment und Überprüfung der Medikation
	Nehmen Sie regelmäßig mehr als 5 verschiedene Medikamente ein?	„Ja"	genaue Medikamentenanamnese; Überprüfung auf Indikation, Neben- und Wechselwirkungen
	Leiden Sie häufig unter Schmerzen?	„Ja"	medizinische Abklärung

Kommentar zum Interview:

❏ akuter Verwirrtheitszustand ❏ Aphasie ❏ Verweigerung

Bemerkungen:

Tabelle 5.6 Instrumente zur Beurteilung der Selbsthilfefähigkeit.

Instrumente (Auswahl)	bewertete Funktionen (Beispiele)
Barthel-Index (s. Beispiel) Katz-ADL-Skala	Basisfunktionen wie Essen, Baden, Ankleiden, Kontinenz, Mobilität etc.
Kenny-Selbsthilfe-Skala instrumentelle ADL	erweiterte Funktionen wie Essen zubereiten, Einkaufen, Haushaltsführung
Timed Manual Performance Test Physical Performance Test Timed „Up & Go"-Test	Leistungsbeurteilung anhand praktisch durchgeführter Tests

Beispiel 1: Aktivitäten des täglichen Lebens (ADL): Barthel-Index (Mahoney et al. 1965)

Essen	10 5 0	unabhängig, braucht Geschirr und Besteck braucht Hilfe, z.B. beim Schneiden total hilfsbedürftig
Baden	5 0	badet oder duscht ohne Hilfe badet oder duscht mit Hilfe
Waschen	5 0	wäscht Gesicht, kämmt sich, putzt Zähne etc. braucht Hilfe
Ankleiden	10 5 0	unabhängig, inkl. Schuhe anziehen hilfsbedürftig – kleidet sich selbst an total hilfsbedürftig
Stuhlkontrolle	10 5 0	kontinent teilweise inkontinent (z.B. nachts) inkontinent
Urinkontrolle	10 5 0	kontinent teilweise inkontinent (z.B. nachts) inkontinent
Toilette	10 5 0	unabhängig bei Benutzung von Toilette/Nachtstuhl braucht Hilfe, z.B. für Kleidung aus- oder anziehen kann nicht auf Toilette/Nachtstuhl
Bett/Stuhl-Transfer	15 10 5 0	unabhängig (gilt auch für Rollstuhlfahrer) minimale Hilfe notwendig kann sitzen, braucht aber für den Transfer Hilfe bettlägerig
Bewegung	15 10 5 0	unabhängiges Gehen (auch mit Gehhilfe) für mind. 50 m mind. 50 m Gehen, jedoch mit Unterstützung für Rollstuhlfahrer: unabhängig für mind. 50 m kann sich nicht mind. 50 m fortbewegen
Treppensteigen	10 5 0	unabhängig (auch mit Gehhilfe) braucht Hilfe kann nicht Treppensteigen
Gesamtpunktzahl:		

Unterschätzung. Auch die Patientenmotivation und Umgebungsfaktoren spielen eine wichtige Rolle. Fragen in dieser Richtung müssen wesentlicher Bestandteil sein für die Erfassung spezifischer Lebensumstände. Ebenso muß die Frage nach Möglichkeiten und Bereitschaft der Angehörigen zur (Mit-)Hilfe gestellt werden. Eine genaue Einschätzung der ADL erfordert die Unterscheidung, was der Patient möglicherweise unter bestimmten Bedingungen noch tun kann und wo er durch die Versorgungsstruktur künstlich unselbständig gehalten wird (z.B. selbständig baden und anziehen im Altenheim).

Tests, deren Ergebnisse in nur einer Zahl zusammengefaßt werden (Summen-Score), dürfen nicht

Tabelle 5.7 Instrumente zur Beurteilung kognitiver Probleme.

Instrumente (Auswahl)	bewertete Funktionen (Beispiele)
Mini-Mental-Status-Examination (s. Beispiel) Short Portable Mental Status Questionnaire Wechsler-Gedächtnis-Test Short-Care-Skala Dementia Rating Scale Brief Cognitive Rating Scale	Gedächtnis Aufmerksamkeit Orientierung zu Zeit, Ort und Person Problemlösung

Beispiel 2: Mini Mental Status Examination (MMSE) nach Folstein et al. (1975)	Punkte
Orientierung (zeitlich) **Wo sind wir jetzt?** 1. Was für ein Datum ist heute? 6. Welches Bundesland? 2. Welche Jahreszeit? 7. Welcher Landkreis / welche Stadt? 3. Welches Jahr haben wir? 8. Welche Stadt / welcher Stadtteil? 4. Welcher Wochentag ist heute? 9. Welches Krankenhaus? 5. Welcher Monat? 10. Welche Station / welches Stockwerk? *(max. 5 Punkte)* *(max. 5 Punkte)*	
Aufnahmefähigkeit 11. Bitte merken Sie sich: Apfel 12. Bitte merken Sie sich: Pfennig 13. Bitte merken Sie sich: Tisch *(Anzahl der Versuche?)*	
Aufmerksamkeit und Rechnen Ziehen Sie von 100 jeweils 7 ab, oder buchstabieren Sie „Stuhl" rückwärts: 14. 93 L 15. 86 H 16. 79 U 17. 72 T 18. 65 S *(jede richtige Subtraktion 1 Punkt, max. 5 Punkte)*	
Gedächtnis Was waren die Dinge, die Sie sich vorher gemerkt haben? 19. Apfel 20. Pfennig 21. Tisch *(pro Wort 1 Punkt, max. 3 Punkte)*	
Sprache Benennen: 22. Uhr 23. Bleistift/Kugelschreiber Nachsprechen: 24. Sprechen Sie nach: „Kein Wenn und oder Aber." *(3 Punkte, wenn alles befolgt)*	
Ausführen eines dreiteiligen Befehls Machen Sie bitte folgendes: 25. Nehmen Sie bitte das Blatt in die Hand. 26. Falten Sie es in der Mitte und 27. Lassen Sie es auf den Boden fallen. *(max. 3 Punkte)*	
Lesen (auf separatem Blatt) **und Ausführen** 28. Lesen Sie, und machen Sie es bitte („Augen zu!") 29. Schreiben Sie bitte einen Satz (mind. Subjekt und Prädikat) *(1 Punkt für beides)*	
Konstruktive Praxi (Kopieren) 30. Kopieren Sie bitte die Zeichnung (sich überschneidende fünfeckige Figuren) *(1 Punkt)*	
Gesamtpunkte:	

5 Das geriatrische Assessment

Tabelle 5.8 Instrumente zur Beurteilung affektiver Probleme.

Instrumente (Auswahl)	bewertete Funktionen (Beispiele)
Geriatric Depression Scale (s. Beispiel) Beck Depression Inventory Zung Self-Rating Depression Scale Hamilton Depression Inventory Strukturiertes Angstinterview für Senioren (SAIS)	Depression Angst

Beispiel 3: Depressionstest (Kurzfassung nach Sheikh et al. 1986)		
Bitte kreuzen Sie die am ehesten zutreffende Antwort an!	*Ja*	*Nein*
Sind Sie grundsätzlich mit Ihrem Leben zufrieden?		
Haben Sie viele Ihrer Aktivitäten und Interessen aufgegeben?		
Haben Sie das Gefühl, Ihr Leben sei unausgefüllt?		
Ist Ihnen oft langweilig?		
Sind Sie die meiste Zeit guter Laune?		
Haben Sie Angst, daß Ihnen etwas Schlimmes zustoßen wird?		
Fühlen Sie sich die meiste Zeit glücklich?		
Fühlen Sie sich oft hilflos?		
Bleiben Sie lieber zu Hause, anstatt auszugehen oder etwas Neues zu unternehmen?		
Glauben Sie, mehr Probleme mit dem Gedächtnis zu haben, als die meisten anderen?		
Finden Sie, es sei schön, jetzt zu leben?		
Kommen Sie sich in Ihrem jetzigen Zustand ziemlich wertlos vor?		
Fühlen Sie sich voller Energie?		
Finden Sie, daß Ihre Situation hoffnungslos ist?		
Glauben Sie, daß es den meisten Leuten besser geht als Ihnen?		

Für die Fragen 1, 5, 7, 11 und 13 gibt es für die Antwort „nein", für die übrigen Fragen für die Antwort „ja" jeweils einen Punkt. Maximale Punktezahl: 15.

den Blick auf die Einzelergebnisse versperren. Des weiteren sind die Ergebnisse zu gewichten hinsichtlich des Problems, ob die Fragestellung auf die Testung aktuell vorhandener Fähigkeiten oder auf potentielle Fähigkeiten (Rehabilitations-Ressourcen) zielt. Die meisten Instrumente sind nicht standardisiert für die Erfassung von Veränderungen, so daß bei Krankheiten wie z.B. Arthritis oder Schlaganfall krankheitsspezifische Tests benutzt werden sollten.

Wer soll die Tests durchführen?
Dieses hängt von den konkreten Arbeitsbedingungen ab. Prinzipiell können alle allgemeinen Tests auch von paraprofessionellem Personal durchgeführt werden. Am günstigsten werden die verschiedenen Tests von den Personengruppen durchgeführt, die auch die Behandlungsplanung in den spezifischen Funktionen mitbestimmen, z.B. häusliche Versorgung/Sozialarbeiter, Ernährungsprobleme/Diätassistenten. Nur bei spezifischen Tests wie z.B. neuropsychologischen Untersuchungen sollten diese durch speziell ausgebildete Personen durchgeführt werden.

Wo und wie sollte das Assessment durchgeführt werden?
Der generelle Ablauf eines Assessments ist in Abschnitt 2 beschrieben worden. Konkret sollten nach

Tabelle 5.9 Instrumente zur Beurteilung sozialer Probleme.

Instrumente (Auswahl)	bewertete Funktionen (Beispiele)
OARS Social Resources Scale Social Dysfunction Rating Scale Lubben Social Support Scale	soziale Unterstützung Belastung von Angehörigen soziale Aktivitäten

Tabelle 5.10 Instrumente zur Beurteilung spezieller Probleme.

Instrumente (Auswahl)	bewertete Funktionen (Beispiele)
Wisper-Test (s. Beispiel 4) Functional Reach Sheltered Care Environment Philadelphia Geriatric Morale Scale Caregiver Burden Assessment Malnutrition Assessment Minimal Data Set Mobilitäts- und Gang-Test	Hören Willenskraft Lebensqualität Schlafen Ernährung Sexualität Sehen Fallneigung häusliche Umgebung Probleme im Altenheim

Beispiel 4: Wisper-Test (nach Maly et al. 1997)

1. Stellen Sie sich hinter den Patienten.
2. Bitten Sie den Patienten, zuerst das rechte, dann das linke Ohr fest zuzuhalten. Dieses sollte so geschehen, daß der Patient den Tragus vor den Gehörgang drückt und langsam hin und her bewegt. Sollte der Patient dazu nicht in der Lage sein, so müssen Sie dieses tun.
3. Beginnen Sie mit dem rechten Ohr.
4. Atmen Sie komplett aus, und flüstern Sie aus ca. 50 cm Entfernung (Armlänge) die folgenden Zahlen:

6 1 9

Dann bitten Sie den Patienten, diese Zahlen zu wiederholen.
Notieren Sie die Zahl der korrekt wiedergegebenen Zahlen.

rechtes Ohr ☐

5. Nun bitten Sie den Patienten, das linke Ohr zuzuhalten, oder tun es selber. Dann atmen Sie wieder vollständig aus und flüstern aus ca. 50 cm Entfernung (Armlänge) die folgenden Zahlen:

2 7 3

Dann bitten Sie den Patienten, diese Zahlen zu wiederholen.
Notieren Sie die Zahl der korrekt wiedergegebenen Zahlen.

linkes Ohr ☐

Für alle Fragen gilt

ja = 4 Punkte
manchmal = 2 Punkte
nein = 0 Punkte

Indikationsstellung die einzelnen Teile des Assessments durchgeführt werden, wobei die beteiligten Professionen einzeln ihre Untersuchungen durchführen sollten. Die Ergebnisse werden dann üblicherweise in gemeinsamen Teamsitzungen besprochen und ein konkreter Behandlungsplan aufgestellt. Dieser muß neben einer umfassenden Beurteilung vor allem konkrete Problemlösungswege ent-

Tabelle 5.11 Ort und Umfang eines geriatrischen Assessments (Rubenstein et al. 1991).

Umfang	Krankenhaus	Praxis	häusliche Umgebung	Altenheim
Screening	Screening-Programm	Screening-Programm	einzelner Hausbesuch mit Screening-Programm	Screening-Programm vor Aufnahme
mäßig	Team-Konsil	Team, eine Visite	Team, eine Visite	Team, eine Visite
umfassend	geriatrische Assessment-Abteilung	Team, mehrere Visiten	Team, mehrere Visiten	Team, mehrere Visiten

Tabelle 5.12 Zeitbedarf (in min) für verschiedene Teile eines Geriatric Assessment. Beispiel: Hausbesuch mit Assessment (Rubenstein et al. 1991).

	bekannter Patient		neuer Patient	
	durchschnittlich	komplexer Fall	durchschnittlich	komplexer Fall
Anamnese und körperliche Untersuchung	30–45	45–60	45–60	60–75
kognitiver und affektiver Status	20	20	20	20
funktioneller Status ADL[1] und IADL[2]	15	20	15	20
häusliche Umgebung	15	15	15	15
sozioökonomischer Status und Befragung der Angehörigen	20	20	20	20
Gesamt:	100–115	120–130	115–130	135–150

[1] Aktivitäten des täglichen Lebens
[2] Instrumentelle Aktivitäten des täglichen Lebens

halten, die anhand präziser Zielkriterien umgesetzt werden sollen. Die Gestaltung hängt im wesentlichen vom jeweiligen Setting ab. Als Beispiel mag das Assessment einer Spezialabteilung in einem Akutkrankenhaus dienen:
- Die Überweisung erfolgt üblicherweise von anderen Abteilungen oder direkt aus dem ambulanten Bereich.
- Dann erfolgen wie oben beschrieben eine umfassende geriatrische Funktionsbewertung und die Aufstellung eines Behandlungs- oder besser Entlassungsplans, der multidisziplinär erstellt und überwacht wird.
- Nach diesem schließen sich die Behandlung und die ersten Schritte einer evtl. durchzuführenden Rehabilitation an.

Das eigentliche Assessment dauert zwischen 1 und 5 Tagen und die Aufenthaltsdauer in der Spezialabteilung zwischen 2 und 14 Tagen. Dieses hängt aber im wesentlichen von den konkreten Bedingungen ab. Tabelle 5.11 zeigt in einer Übersicht den Umfang des GA in verschiedenen Settings. Dabei sollten für ein interdisziplinäres Assessment als konsiliarische Untersuchung ein Zeitbedarf von 1,5–3 Stunden und 15 Minuten für die Teamsitzung veranschlagt werden. Nachfolgende Untersuchungen dauern im Durchschnitt ca. 30 Minuten. Der Zeitbedarf für die einzelnen Untersuchungsabschnitte zeigt Tabelle 5.12 am Beispiel eines ambulanten Assessments.

5 Perspektiven

Der derzeitige Stand der Forschung zeigt eindeutig, daß das Konzept des GA einen wichtigen Beitrag bei der Versorgung älterer Patienten liefern kann. Allerdings hängt der Erfolg von der Intensität der Verknüpfung von GA und nachfolgender Behandlung ab. Nur durch eine breite Akzeptanz bei Patienten, Angehörigen und behandelndem Arzt können die Vorteile eines Assessments auch in die Praxis umgesetzt werden.

Mit gesundheitlichen Argumenten wird aber immer wieder die breite Anwendung verhindert. So ist trotz des empirischen Nachweises der Effektivität und der Effizienz selbst in den USA das GA noch nicht als eigenständige Leistung in den Gebührenkatalogen eingeführt worden. Wie die gegenwärtige Diskussion dort zeigt, haben unter marktwirtschaftlichen Bedingungen solche Humantechnologien einen deutlich schwereren Stand gegenüber mehr medizintechnologisch ausgerichteten Disziplinen, die sowohl von ihrer Klientel als auch von ihrer professionellen Reputation gesellschaftlich akzeptierter sind. Diese Situation teilt die Geriatrie allerdings historisch mit einer Reihe anderer, jetzt arrivierter medizinischer Disziplinen. Aus diesem Grund ist es auch nicht erstaunlich, daß das geriatrische Assessment wie die Geriatrie insgesamt in einem eher staatlich dominierten Gesundheitssystem wie in Großbritannien sehr viel früher und systematischer aufgrund der offensichtlichen Vorteile eingeführt worden ist. Aber auch aus wissenschaftlicher Sicht bedürfen einige Probleme der Bearbeitung:

- Zum einen sollte das weitere Bemühen dahin gehen, die optimale Form der Verknüpfung von GA und nachfolgender Behandlung systematisch zu erforschen. Leider fehlen auch standardisierte Instrumente zum Messen von Lebensqualität und sozialen Funktionen.
- Des weiteren benötigen wir Instrumente, die sensitiv auch kleinere Veränderungen des Funktionszustandes von Patienten erfassen können. Dieses Problem wird wahrscheinlich durch die baldige Einführung von Instrumenten behoben werden, die auf der konkreten Messung von Funktionen in Zeiteinheiten o.ä. beruhen statt auf reinen Befragungsdaten.

Es wäre zu wünschen, daß die in anderen Ländern gewonnenen Erfahrungen auch für die deutschen Verhältnisse wissenschaftlich evaluiert werden. Denn vor einer allgemeinen Einführung des GA müssen von geriatrischer Seite auch empirisch gewonnene und nachvollziehbare Kriterien für die Selektion von Patienten und praktische Konzepte für die Durchführung bereitgestellt werden.

Literatur

Avlund, K.: Methodological challenges in measurements of functional ability in gerontological research. A review. Aging Clin. Exp. Res. 9 (1997) 164–174.

Cho, C.-Y., C. A. Alessi, M. Cho, H. U. Aronow, A. E. Stuck, L. Z. Rubenstein, J. C. Beck: The association between chronic illness and functional change among participants in a comprehensive geriatric assessment program. J. Amer. Geriat. Soc. 46 (1998) 677–682.

Folstein, M. F., S. E. Folstein, P. R. McMugh: Mini mental state: A practical method for grading cognitive state of patients for the clinicians. J. psychiat. Res. 12 (1975) 189–198.

Hébert, R., G. Bravo, N. Korner-Bitensky, L. Voyer: Predictive validity of al postal questionnaire for screening community-dwelling elderly individuals at risk of functional decline. Age Ageing 25 (1996) 159–167.

Kane, R. L., J. G. Ouslander, I. B. Abrass: Essentials of Clinical Geriatrics. 2nd ed., p. 65. McGraw-Hill, New York 1989.

Lachs, M. S., A. R. Feinstein, L. M. Cooney Jr., M. A. Drickamr, R. A. Marottoli, F. C. Pannill, M. E. Tinetti: A simple procedure for general screening for functional disability in elderly patients. Ann. intern. Med. 112 (1990) 699–706.

Leveille, S. G., E. H. Wagner, C. Davis, L. Grothaus, J. Wallace, M. LoGerfo, D. Kent: Preventing disability and managing chronic illness in frail older adults: A randomized trial of a community-based partnership with primary care. J. Amer. Geriat. Soc. 46 (1998) 1191–1198.

Mac Phee, G. J. A., J. A. Crowther, C. H. McAlpine: A simple screening test for hearing impairment in elderly patients. Age and Ageing 17 (1988) 347–351.

Mahoney, F. I., D. W. Barthel: Functional evaluation. The Barthel Index. Maryland med. J. 14 (1965) 61–65.

Maly, R. C., S. H. Hirsch, D. B. Reuben: The performance of simple instruments in detecting geriatric conditions and selecting community-dwelling older people for geriatric assessment. Age Ageing 26 (1997) 223–231.

Moore, A. A., A. L. Siu: Screening for common problems in ambulatory elderly: Clinical confirmation of a screening instrument. Amer. J. Med. 100 (1996) 438–443.

Reuben, D. B., G. Wolde-Tsadik, B. Pardamean, B. Hammond, G. M. Borok, L. Z. Rubenstein, J. C. Beck: The use of targeting criteria in hospitalized HMO patients: Results from the demonstration phase of the hospitalized older persons evaluation (HOPE) study. J. Amer. Geriat. Ass. 40 (1992) 482–488.

Rubenstein, L. Z., W. B. Applegate, J. R. Burton, K. Hyer, G. Pawlson, C. H. Winograd: Medicare reimbursement for geriatric assessment: Report of the American Geriatrics Society Ad Hoc Committee on geriatric assessment. J. Amer. Geriat. Ass. 39 (1991) 926–931.

Rubenstein, L. Z., L. J. Campbell, R. L. Kane: Geriatric assessment. Clin. Geriat. Med. 3 (1987) 1.

Rubenstein, L. Z., A. E. Stuck, A. L. Siu, D. Wieland: Impacts of geriatric evaluation and management programs on defined outcomes: Overview of the evidence. J. Amer. Geriat. Ass. 39 (Suppl.) (1991) 8–16.

Sager, M. A., M. A. Rudberg, M. Jalaluddin, T. Franke, S. K. Inouye, C. S. Landefeld, H. Siebens, C. H. Winograd: Hospital admission risk profile (HARP): Identifying older patients at risk for functional decline following acute medical illness and hospitalization. J. Amer. Geriat. Soc. 44 (1996) 251–257.

Satish, S., C. H. Winograd, C. Chavez, D. A. Bloch: Geriatric targeting criteria as predictors of survival and health care utilization. J. Amer. Geriat. Soc. 44 (1996) 914–921.

Shah, P. N., R. C. Maly, J. C. Frank, S. H. Hirsch, D. B. Reuben: Managing geriatric syndromes: What geriatric assessment teams recommend, what primary care physicians implement, what patients adhere to. J. Amer. Geriat. Soc. 45 (1997) 413–419.

Sheikh, J. I., J. A. Yesavage: Geriatric Depression Scale (GDS): Recent evidence and development of a shorter version. In: Brink, T. L. (ed.): Clinical Gerontology: A Guide to Assessment and Interventions, pp. 165–173. Haworth Press, New York 1986.

Sinoff, G., L. Ore: The Barthel activities of daily living index: Self-reporting versus actual performance in the old-old (≥ 75 years). J. Amer. Geriat. Soc. 45 (1997) 832–836.

Stuck, A.: Multidimensionales geriatrisches Assessment im Akutspital und in der ambulanten Praxis. Schweiz. med. Wschr. 127 (1997) 1781–1788.

Stuck, A. E., A. L. Siu, G. D. Wieland, J. Adams, L. Z. Rubenstein: Comprehensive geriatric assessment: a meta-analysis of controlled trials. Lancet 342 (1993) 1032–1036.

Ward, G., C. Jagger, W. Harper: A review of instrumental ADL assessments for use with elderly people. Rev. clin. Gerontol. 8 (1998) 65–71

Wieland, D., L. Z. Rubenstein: What do we know about patient targeting in geriatric evaluation and management (GEM) programs? Aging Clin. Exp. Res. 8 (1996) 97–310.

Winograd, C. H., M. B. Gerety, E. Brown, V. Kolodny: Targeting the hospitalized elderly for geriatric consultation. J. Amer. Geriat. Ass. 36 (1988) 1113–1119.

Weiterführende Literatur

Applegate, W. B., J. P. Blass, T. F. Williams: Instruments for the functional assessment of older patients. New Engl. J. Med. 322 (1990) 1207–1214.

Gallo, J. J., W. Reichel, L. Andersen: Handbook of Geriatric Assessment. Aspen Publishers, Rockville 1988.

Hofmann, W., T. Nikolaus, L. Pientka, A. Stuck für die Arbeitsgruppe Geriatrisches Assessment AGAST: Empfehlungen für den Einsatz von Assessment-Verfahren. Z. Geront. 28 (1995) 29–34.

Israel, L., D. Kozarevic, N. Sartorius with the collaboration of the WHO: Source Book of Geriatric Assessment. Vol. 1–2. Karger, Basel 1984.

Kane, R. A., R. L. Kane: Assessing the Elderly. Lexington Books, Lexington 1981.

Nikolaus, T., N. Specht-Leible: Das geriatrische Assessment. MMV Medizin Verlag, Vieweg 1992.

Rubenstein, L. Z., D. Wieland, R. Bernabei: Geriatric assessment technology: The State of the Art. Editrice Kurtis, Milan 1995.

Stewart, A. L., J. E. Ware Jr. (eds.): Measuring Functioning and Well-Being. Duke University Press, Durham–London 1992.

Streiner, D. L., G. R. Norman: Health Measurement Scales, Oxford University Press, Oxford 1989.

C
Häufige Probleme älterer Menschen

6 Multimorbidität

Franz Böhmer

INHALT

1 Einleitung 63
2 Multimorbidität 64
3 Polypathie 66
4 Chronische Krankheit 67
5 Klinische Charakteristika
  bei Multimorbidität 68
6 Zusammenfassung 69

1 Einleitung

Im allgemeinen gelingt es bei jüngeren Patienten, aus den Einzelheiten der Anamnese, einer klinischen Untersuchung sowie aus den Ergebnissen laborchemischer, bildgebender und eventuell endoskopischer Verfahren zu einer einzigen abschließenden Diagnose zu gelangen. Beim alten Menschen wird dies nur in seltenen Fällen gelingen, da wir es in der Geriatrie fast ausschließlich mit Patienten zu tun haben, die gleichzeitig an mehreren Krankheiten oder mehreren Leiden laborieren. Diese Multimorbidität ist es, die in der geriatrischen Praxis die richtige Deutung und Zuordnung von Symptomen erheblich erschweren kann (Neumayer 1992).

Im höheren Alter nimmt die Zahl der Gebrechen und Krankheiten zu. Sind es in der Lebensspanne zwischen 65 und 69 Jahren 9% der Bevölkerung, die 7 oder mehr körperliche Beeinträchtigungen aufweisen, so steigt der Anteil bei den über 80jährigen auf über 30% (Kruse et al. 1992). Parallel dazu wächst der Anteil von Menschen, die nicht mehr in der Lage sind, ihr Leben eigenverantwortlich zu gestalten (Verlust an Kompetenz), auf fremde Hilfe angewiesen sind, mit zunehmendem Alter pflegebedürftig werden und in Heimen leben.

Die Altersgruppe der über 65jährigen verzeichnet den höchsten Pro-Kopf-Verbrauch an Ressourcen des Gesundheitswesens.

Nach amerikanischen Statistiken des National Health Survey sind 65- bis 75jährige im Jahr an 34 Tagen in ihrer gewohnten Beschäftigung durch Krankheiten behindert und durchschnittlich 11 Tage bettlägerig. Die Leistungsfähigkeit über 75jähriger wird durch Erkrankungen jährlich mehr als 45 Tage eingeschränkt, und ihre Bettlägerigkeit pro Jahr erhöht sich auf 20 (Füsgen 1988).

Mit zunehmendem biologischem Alter wächst die Prävalenz gleichzeitig nebeneinander bestehender ruhender Leiden und aktiver Krankheiten. Dieses vielfache Kranksein kann ein einzelnes Organ betreffen (Organpolypathie), andererseits können die verschiedenen Diagnosen alle Grenzen zwischen den traditionellen organbezogenen Grenzen der Medizin überschreiten.

Ein geriatrischer Patient ist also ein biologisch älterer Patient, der durch alternsbedingte Funktionseinschränkungen bei Erkrankungen akut gefährdet ist, zur Multimorbidität neigt und bei dem besonderer Handlungsbedarf in rehabilitativer, somatopsychischer und psychosozialer Hinsicht besteht. (Zentraleuropäische Arbeitsgemeinschaft gerontologisch-geriatrischer Gesellschaften 1990).

Der geriatrische Patient ist durch verschiedene Merkmale charakterisiert:
- ein biologisches Alter
- sein Leiden an mehreren Erkrankungen
- eine veränderte, oft unspezifische Symptomatik
- verlängerte Krankheitsverläufe und eine verzögerte Genesung
- die veränderte, Reaktion auf Medikamente (Pharmakokinetik und -dynamik)
- Demobilisierungssyndrome
- psycho-soziale Symptome (Steinhagen-Thiessen et al. 1992)

Darüber hinaus werden die einzelnen Erkrankungen in ihrer Bedeutung von psychosozialen Faktoren bestimmt bzw. modifiziert.

2 Multimorbidität

Die klinische Forschung beim alten Menschen befaßt sich mit Ursachen, Entstehung (Pathogenese), Diagnostik, Prophylaxe und Therapie von Alterskrankheiten.

Charakteristisch für diese Krankheiten sind Multimorbidität und chronischer Verlauf. Die Multimorbidität beim alternden Menschen ist dadurch erklärbar, daß von der Abnahme der funktionellen Reservekapazität nicht nur ein einzelnes Organ oder Organsystem, sondern in der Regel mehrere Organe betroffen sind.

Multimorbidität bedeutet daher: „das gleichzeitige Vorhandensein mehrerer signifikanter Erkrankungen, die behandlungsbedürftig sind" (Schubert, 1972).

Der Pathologe Howell fand bereits 1963 unter Berücksichtigung aller Haupt- und Nebenbefunde bei jeweils 100 sezierten Patienten verschiedener Altersgruppen unter den

65- bis 69jährigen 5,7%, unter den
70- bis 74jährigen 6,4%, unter den
75- bis 79jährigen 7,6%, unter den
80- bis 84jährigen 8,4% Diagnosen pro Patient (Abb. 6.1).

Nach Sektionsstatistiken von Howell kann die Anzahl der pathologisch-anatomischen Gesamtdiagnosen in einzelnen Fällen der Gerontopathologie sogar die Zahl 40 übersteigen.

So stellt jede Obduktion einer älteren Person eine wahre Entdeckungsreise dar (Howell 1963).

Eine analoge Untersuchung zur Anzahl der Haupt- und Nebenbefunde bei einem altersmäßig vergleichbaren Patientenkollektiv wurde 30 Jahre später am pathologischen bakteriologischen Institut der Baumgartner Höhe in Wien durchgeführt, dabei wurden von der in Frage kommenden Altersgruppe (65- bis 84jährige) 1181 Obduktionsprotokolle gesichtet und ausgewertet. Das Ergebnis ist dem von Howell (1963) nahezu identisch (Abb. 6.2).

Nach Selberg (1973) werden pathologisch-anatomisch im Rahmen der Obduktion über 30% mehr Organveränderungen gefunden, als klinisch bekannt waren.

Nach Linzbach (1975) wächst die Anzahl der bei Obduktion nachgewiesenen pathologischen Veränderungen, der Grad der sog. Polypathie, fast überproportional mit den Lebensdezennien und erreicht bei Hundertjährigen ein gerade noch mit dem Leben

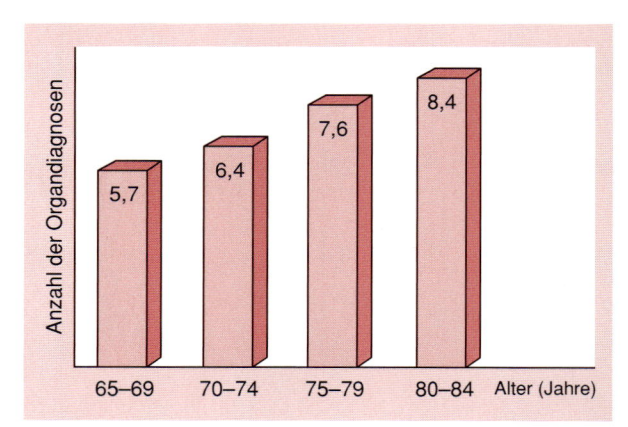

Abb. 6.1 Altersabhängige Zunahme der Organdiagnosen pro Patient bei 100 Sektionen (nach Howell 1963).

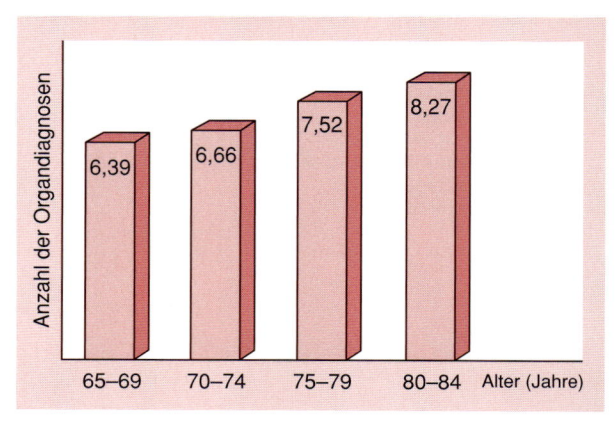

Abb. 6.2 Altersabhängige Zunahme der Organdiagnosen nach Auswertung von 1181 Obduktionsprotokollen.

zu vereinbarendes Maximum. Dieser Tatbestand der mit fortschreitendem Alter ansteigenden Multimorbiditätsquote beim Menschen ist auch in der Veterinärmedizin bei alten Tieren beobachtet worden.

Wegen der großen klinischen und pathologischen Spielbreite der Alterspolypathien ist die Geriatrie eine ausgeprägte Individualmedizin. Die zahlreichen Variationen und Kombinationsmöglichkeiten der gleichzeitig registrierten Krankheiten und Leiden führen zu einem individuell sehr unterschiedlichen Bild der kranken Betagten. Speziell durch die Summation von chronischen Erkrankungen wird die Gesamtmorbidität der über 65jährigen belastet (Zilli 1973).

Die Multimorbidität des alternden Menschen bedeutet zwar, daß mit zunehmendem Alter häufiger mehrere Krankheiten gleichzeitig angetroffen werden (Abb. 6.3), nicht aber von vornherein, daß diese auch gleichzeitig behandlungsbedürftig sind. Vielmehr ist es notwendig, Schwerpunkte zu setzen und

6 Multimorbidität

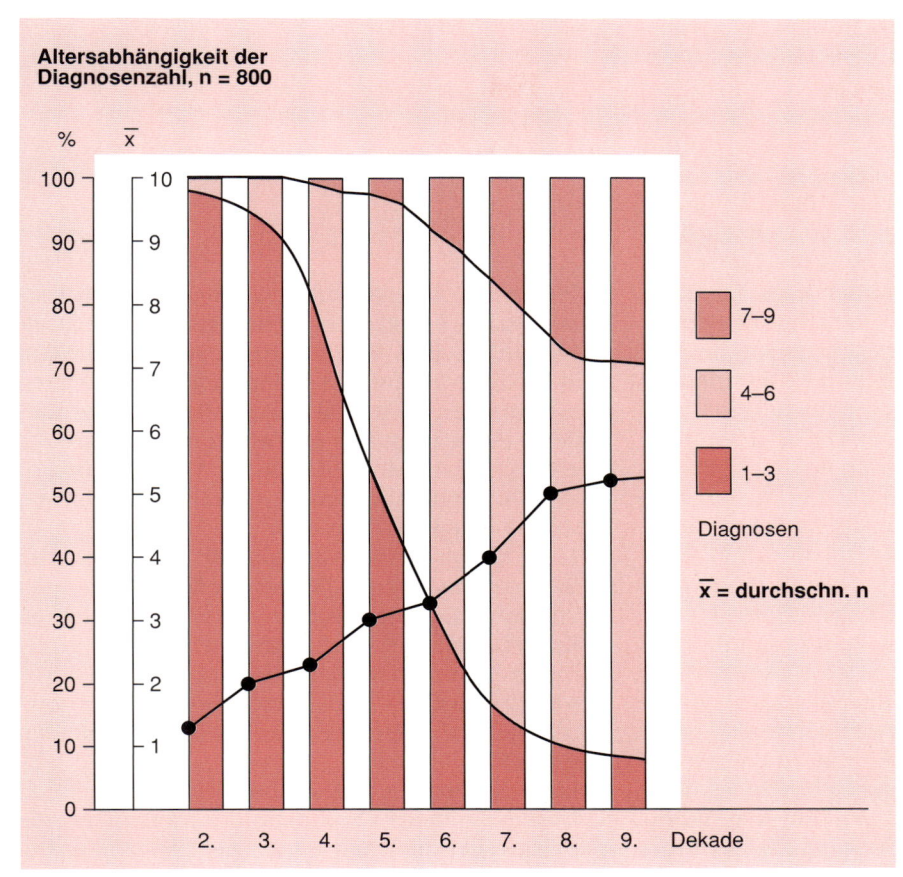

Abb. 6.3 Multimorbiditätsindex bei 800 stationär betreuten Patienten der Würzburger Medizinischen Universitäts-Poliklinik in verschiedenen Altersgruppen (nach Franke 1988).

in einem medikamentösen Ordnungsprinzip bestimmten Erkrankungen und Krankheitssituationen in der Intensität einer Therapie und besonders in der zeitlichen Reihenfolge den Vorzug zu geben. Wie oft zeigt sich dann, daß begleitende Erkrankungen, die konsekutiv klinisch manifest wurden, in die Latenz verschwinden und nicht mehr behandlungsbedürftig sind (Schubert 1972).

In letzter Zeit ist das pathologisch-anatomische Beobachtungsgut an menschlichen Altersmultiplizitäten stark angestiegen. Eine vergleichende statistische Auswertung aller diesbezüglich veröffentlichten Daten in bezug auf den Morbiditäts- und Letalitätsgrad der Altersmultiaffektionen in den einzelnen Altersstufen ist nur anhand exakter Definitionen einiger Grundbegriffe möglich, dazu gehören: Grundleiden, Haupterkrankungen bzw. Diagnosen, Nebenbefunde, Begleitaffektionen und Todesursachen. Nach den heute noch gültigen WHO-Richtlinien des Jahres 1977 ist als maßgebendes Grundleiden jene aktive Krankheit anzusehen, die das gesamte klinische Geschehen beherrscht und später das direkt zum Tode führende Ereignis einleitet, z.B. der akute Myokardinfarkt bei stenosierender Koronarsklerose. Als Nebenbefunde gelten die vielen, im allgemeinen zweitrangigen Leiden, die als meist ruhende Altersgebrechen im Körper der Betagten schlummern und die Vielfalt der Betroffenen fallweise beeinträchtigen.

Nach Fazekas (1987) ist der Obduzent älterer Verstorbener verpflichtet, nicht nur die Haupterkrankungen, sondern diese zusätzlichen, mitunter gefährlichen Affektionen zu erkennen. Hieraus kann der Kliniker wertvolle Erkenntnisse gewinnen, die bei der zukünftigen Betreuung Hochbetagter bedeutungsvoll sind.

Als eigentliche Todesursache betrachtet man im Rahmen der Altersmultiplizität jene Affektion, die am Ende einer bedrohlichen Krankheitskette für den Tod verantwortlich zu machen ist, z.B. die akute Herzinsuffizienz nach Myokardinfarkt oder die massive Lungenembolie aus einer Beckenvenenthrombose. Vom Standpunkt der Erlanger Pathologen Becker et al. (1977) ist jedoch bei verstorbenen Betagten eine derartige isolierte Todesursache nicht in jedem Fall feststellbar. Vielmehr setzt sich das Todesereignis, speziell bei Höchstbetagten, öfter aus der Summe vieler aktiver Krankheiten und hinzutretender Gebrechen und Krankheitsfaktoren zusammen. Die bei älteren Patienten bestehenden mannigfachen „Vorkrankheiten" bedingen das vielfältige anatomische Bild der Multimorbiditäten, wobei sich die einzelnen Affektionen (Krankheiten und Gebrechen) gegenseitig beeinflussen können, aber nicht müssen. Im Höchstalter, z.B. bei über Hundertjährigen, kann in 20–25% der Fälle pathologisch-anatomisch die exakte Erkennung der Todesursache schwierig sein. Modelmog (1991) hat die fehlende Übereinstimmung zwischen ärztlichen Leichenschauberichten und Obduktionsdiagnosen bei 467 im Alter von 80–89 Jahren verstorbenen Patienten hervorgehoben und dabei festgestellt, daß die Übereinstimmung nur in knapp der Hälfte der untersuchten Patienten vorhanden war. Bei über 50% der hochbetagten Obduzierten sind mehr als 4 unabhängig voneinander existierende Diagnosen nachweisbar.

Grenzen der pathologisch-anatomischen Untersuchungen bei betagten Patienten mit Multimorbidität

Die routinemäßig vorgenommene pathologisch-anatomische Untersuchung an verstorbenen betagten Menschen mit Multimorbidität stoßen erfahrungsgemäß auf gewisse diagnostische Hindernisse; so werden im allgemeinen bei den üblichen Altersobduktionen manche Multiplizitäten erfahrungsgemäß gar nicht erfaßt, wenn nicht gezielte Hinweise der behandelnden Ärzte auf das Vorhandensein spezieller Altersaffektionen vorliegen, etwa
- Hirnleistungsstörung wie z.B. Depression oder Demenz
- viele degenerative Leiden wie z.B. Osteoarthropathien der Hüftgelenke und Osteochondrose der Wirbelsäule
- mögliche Therapieschäden zur Klärung iatrogener Zwischenfälle im Rahmen der „Alterspolypharmazie"; eine in autoptischer Hinsicht schwierig zu lösende Aufgabe ist die
- exakte Aufklärung des multiplen Organversagens, der Organpolypathie speziell in den letzten Lebensphasen von Hoch- und Höchstbetagten.

Deshalb hat Linzbach (1975) aufgrund seiner jahrzehntelangen Erfahrung auf dem Gebiet der Gerontopathologie empfohlen, die Obduktion höchstbetagter Verstorbener, falls irgend möglich, nur von solchen Fachleuten vornehmen zu lassen, die über ein ausreichendes Wissen um die Probleme der Alterspolypathie bzw. Altersmorbidität verfügen. Auf diese Weise ist es möglich, die so oft diskutierte Frage nach der Existenz einer reinen Altersschwäche als alleinige Todesursache bei gewissen Betagten zu lösen.

Tabelle 6.1 Einteilung der Vielfachaffektion im Alter.

I	unabhängige Multiplizität (häufige) = kausalunabhängige *Begleitkrankheiten*
II	abhängige Multiplizität (seltener) = kausalabhängige *Kombinationskrankheiten*

Wegen der Bedeutsamkeit der bei Betagten festzustellenden korrelationspathologischen Wechselbeziehungen und Wechselwirkungen von Leiden und Krankheiten auf den Gesamtorganismus haben sich vorwiegend deutsche Geriater bemüht, die multiplen Altersaffektionen genauer zu differenzieren. Die exakte qualitative Analyse der Vielfachaffektionen im Alter läßt nach Franke (1983) 2 verschiedene Gruppen erkennen (Tab. 6.1):
- Eine unabhängige Multiplizität im Sinne von Begleiterkrankungen. Dabei treffen Affektionen zusammen, die zunächst keinen unmittelbaren Kausalzusammenhang aufweisen. Als Beispiel dieser kombinierenden Alterationen seien genannt: Prostata- und Harnblasenleiden, Altersosteoporose, Herdpneumonie, Gallensteinleiden und KHK.
- Eine abhängige oder gebündelte Multiplizität kausal abhängiger Kombinationskrankheiten. Als Beispiel sei die im Alter allzusehr bagatellisierte Bronchitis angegeben, die von der akuten Form in die chronische übergehen und zu Altersbronchiektasien führen kann, die wiederum rezidivierende Herdpneumonien auslösen. Bei schlechtem Verlauf kann es letztlich zum Lungenabszeß kommen. Auch die bei älteren Rauchern gleichzeitig auftretenden Mehrfachaffektionen wie Raucherbronchitis, Lungenkarzinom, periphere Arteriosclerosis obliterans und ein etwaiges Ulcus duodeni gehören in diese Gruppe der mitunter kettenreaktiv sich beeinflussenden Kombinationskrankheiten.

3 Polypathie

Steinmann (1974) hat auf die prinzipiellen Unterschiede zwischen den Krankheiten in der Jugend und denen im Alter hingewiesen. Ätiologisch sind Krankheiten im Alter eher endogen bedingt, versteckt, kumulativ und haben mehrere Ursachen sowie eine lange Latenzzeit. Ihr Beginn ist schleichend und symptomarm. Sie verlaufen eher chronisch, progressiv mit langer Invalidität und haben eine erhöhte Empfindlichkeit gegenüber anderen Krankheiten. Die individuellen Unterschiede sind hierbei sehr groß. Durchgesetzt hat sich inzwischen die durch

Untersuchungen belegte Auffassung, daß Organstörungen im Alter nicht ausnahmslos irreversible Defekte und altersspezifische Abbauerscheinungen sind.

Der überwiegende Teil der Organfunktionsstörungen im Alter wird nicht durch morphologische Alternsvorgänge, alterstypische Regelmechanismen oder verminderte Adaptationsfähigkeit des alternden Organismus verursacht, sondern vor allem durch krankhafte Prozesse.

In der Geriatrie unterscheidet man (Schubert 1974):
- „alternde" Krankheiten (Krankheiten, die in früheren Lebensphasen erworben wurden und bis in das hohe Alter bestehen, wie z.B. chronische Atemwegserkrankung, Arthrosen, eben Begleiterkrankungen);
- primär im Alter auftretende Erkrankungen (Krankheiten, die im höheren Lebensalter zum ersten Mal auftreten und deren Häufigkeit im Alter besonders hoch ist, wie z.B. Katarakt, Prostatahyperplasie);
- Krankheiten, die im Alter ohne wesentliche Altersspezifität neu auftreten (Krankheiten, die in jedem Lebensabschnitt auftreten können, wie z.B. Infektionen; dabei gilt, die Besonderheiten des alternden Organismus zu berücksichtigen, da sie im Alter oft einen atypischen Verlauf nehmen können).

Alle 3 Krankheitsformen können unabhängig voneinander, aber zeitlich synchron auftreten. Es ist daher nicht erstaunlich, daß Erkrankungen im Alter insgesamt überproportional zunehmen. Hinzu kommt, daß bei jedem Menschen während des Alterns die Anzahl der Erkrankungen, auch an einem Organ allein, sich vermehren kann. Diese Phänomene sind mit Multimorbidität (d.h. Vielfacherkrankungen) gemeint. Schubert (1974) definiert sie „als das gleichzeitige Auftreten mehrerer Krankheiten, die behandlungsbedürftig sind, aber nicht synchron". Abzugrenzen von diesen aktuellen Erkrankungen sind die „ruhenden Leiden", die ebenfalls in vielfältiger und zahlreicher Form beim älteren Menschen anzutreffen sind. Für sie hat sich der Begriff „Polypathie", d.h. „Mehrfachleiden", eingebürgert.

Leidet ein älterer Mensch unter mehreren akuten Krankheiten (Multimorbidität) gleichzeitig, so kann er zusätzlich auch mehrere ruhende Leiden (Polypathie) haben. Typische Krankheitsketten entstehen vor allem im Wechselspiel zwischen akuter Erkrankung und ruhendem Leiden. Multimorbidität und Polypathie beziehen sich nicht nur auf somatische Erkrankungen, sondern auch auf gerontopsychiatrische und psychosoziale (Schramm 1988).

Diese Vielfältigkeit unterschiedlichster akuter und ruhender pathologischer Erscheinungsbilder macht es häufig schwer, nicht einer Polypragmasie zu verfallen, sondern eine hierarchisch geordnete und mehrdimensionale Diagnostik und Behandlung adäquat durchzuführen. Nicht von vornherein bedeutet Multimorbidität, daß alle Krankheiten gleichzeitig behandelt werden müssen. Es ist notwendig, Schwerpunkte zu setzen. Oft zeigt sich, daß begleitende Erkrankungen, die konsekutiv klinisch manifest wurden, in die Latenz verschwinden und nicht mehr behandlungsbedürftig sind.

Es hat in der Praxis immer noch eine verheerende Auswirkung, „organische" oder vermeintlich „organische" Krankheiten vom Somatiker behandeln zu lassen, der „Rest" vom Psychiater oder Psychotherapeut. In vielen Institutionen ist diese Trennung noch Realität.

Altern ist jedoch kein rein somatisch-biologischer Prozeß, sondern umfaßt auch die Veränderungen des menschlichen Erlebens und Verhaltens im seelisch-geistigen Bereich und Veränderungen in den Umweltbedingungen. Die Erfassung des Alternsvorganges – so postuliert Lehr (1974) – „verlangt zweifelsohne eine Zusammenarbeit über die Grenzen der einzelnen wissenschaftlichen Disziplinen hinweg, verlangt einen mehrdimensionalen Einsatz der Forschung, in dem somatische, psychische und soziale Aspekte des Geschehens zu berücksichtigen sind".

Die „Gesamtsituation" des älteren Menschen mitzuerfassen und sich nicht nur auf Teile von ihm, d.h. auf einzelne Krankheiten, zu beziehen, wird vom Geriater seit Jahren gefordert. Die Notwendigkeit ist zwar allen einsichtig, weniger aber ihre Verwirklichung durchsetzbar (v. Weizäcker 1940).

4 Chronische Krankheit

Bei den chronischen Krankheiten im Alter wird zunächst oft eine asymptomatische Phase durchlaufen. Je langsamer die Erkrankung fortschreitet, um so später wird der Schwellenwert der klinisch manifesten Krankheit erreicht. Risikofaktoren bestimmen den Beginn der zunächst latenten Erkrankung und deren Progression. Der Ausschaltung von Risikofaktoren kommt deshalb größte Bedeutung – auch im Alter – zu. Sie führt im optimalen Fall zur vollständigen Prävention, suboptimal zu einer längeren Latenz der Krankheit und zu einer Verkürzung der Morbiditätsphase (Füsgen 1988).

Bis vor wenigen Jahren waren die chronischen Krankheiten im manifesten Stadium einer wirksamen Therapie nicht oder kaum zugänglich. Auftreten und Ablauf dieser Krankheiten konnten nur durch Prophylaxe beeinflußt werden. In jüngster Zeit gibt es jedoch Ansätze für eine medikamentöse Therapie chronischer Krankheiten, wie z.B. Rückbildung arteriosklerotischer Gefäßveränderungen oder Hemmung der Bindegewebsbildung (Fibrosierung) in alternden Organen und Beeinflussung chronisch-entzündlicher Veränderungen der Gelenke (Bruder et al. 1991).

Die chronischen Erkrankungen, die oftmals Ursache einer frühen Invalidität waren, sind in der Regel nicht durch eine einzige Ursache ausgelöst worden, meist haben mehrere äußere und innere Bedingungen das Krankheitsbild hervorgerufen.

Der alte Mensch ist also das Produkt eines ganzen Lebenslaufes, und so besteht in den meisten Erkrankungsfällen eine multifaktorielle Genese.

Chronisch krank ist aber nicht nur eine medizinische, psychologische und soziologische, sondern auch eine zeitliche Definition. Chronisch krank ist mit dem Stigma des langen Leidens verbunden, wobei darunter meist eine progressive Verschlimmerung der Krankheit bis zum Tod verstanden wird. Dies trifft aber in vielen Fällen nicht zu. Solcher pessimistischen Auffassung muß heute entgegengehalten werden, daß viele chronisch Kranke doch teilweise kompensierbar oder stabilisierbar sind, also wieder am normalen täglichen Leben teilhaben können.

Der „chronisch kranke Ältere" ist nicht nur im stationären Bereich anzutreffen, sondern auch in der Gesamtbevölkerung präsent.
- Die Anzahl von Personen mit chronischen Zuständen wächst mit dem Alter.
- Betagte Menschen werden nicht nur häufiger von chronischen Leiden betroffen, sondern diese Krankheiten treten beim Älteren häufiger gleichzeitig auf, so daß über die Hälfte der Älteren gleichzeitig an 2 oder mehr chronischen Krankheiten leiden (Füsgen 1975). Es bleibt also festzuhalten, daß die überwiegende Zahl der Krankheiten im Alter – sei es im stationären oder im ambulanten Bereich – chronischen Verlauf zeigen und somit für den alten Menschen besondere Anpassungsprobleme ergeben. Chronizität von Krankheiten „bestimmt damit den Bewegungs- und Interaktionsrahmen der Individuen in stärkerem Ausmaß" (Tews 1979).

Für die Frage der geriatrischen Betreuung ist es sinnvoll, die chronisch kranken geriatrischen Patienten in 2 Gruppen einzuteilen:
- Zur ersten Gruppe zählen Kranke, deren chronisches Leiden aktiv und fortschreitend ist. Für sie sind eine gezielte Therapie und die stationäre Unterbringung erforderlich.
- Zur zweiten Gruppe gehören Patienten, deren Leiden stagniert, also nicht gravierend pathologisch fortschreitet, aber ebenfalls behandelt werden muß, um den bestehenden gesundheitlichen Zustand zu erhalten.

Es versteht sich von selbst, daß sich entsprechende rehabilitative Maßnahmen in der Geriatrie den verschiedenen Phasen der chronischen Erkrankung anpassen müssen. Das bedeutet für den stationären Bereich: Es muß ein abgestuftes geriatrisches Rehabilitationsangebot bestehen.

Mancher chronisch Kranke kann in einen oft über lange Zeit unveränderten Zustand gebracht werden, dem er sich entsprechend noch vorhandener Leistungsreserven anpassen kann, wodurch sein Dasein wieder befriedigend verläuft.

Der überwiegende Teil der Organfunktionsstörungen im Alter wird nicht durch morphologische Alternsvorgänge, alterstypische Regelmechanismen oder verminderte Adaptationsfähigkeit des alternden Organismus verursacht, sondern vor allem durch krankhafte Prozesse.

5 Klinische Charakteristika bei Multimorbidität

Die Klinik der Mehrfacherkrankungen im Alter ist gekennzeichnet durch:
- häufig vorhandene Gewöhnung und Akzeptanz durch die Betagten
- Kompensationsfähigkeit der vielfach erkrankten Organe
- zusätzliche psychische und soziale Faktoren.

Die Kompensationsfähigkeit von vielseitig erkrankten Organen bei Senioren ist weit größer, als den meisten Klinikern bewußt ist (Selberg 1993).

So gibt es im Rahmen der Polypathie bei Betagten krankhafte Organveränderungen wie z.B. eine Choledocholithiasis, die mitunter durchaus vertragen wird, während der Steinbefall des Choledochus bei jüngeren Personen im allgemeinen als stets lebensgefährlich angesehen wird. Die vielseitigsten latenten Gebrechen (Polypathie), aber auch subklinisch verlaufende entzündliche Prozesse können längere Zeit gut toleriert werden und beeinflussen die Vitalität der Betagten zunächst wenig. Treten jedoch plötzlich zusätzliche aktive Krankheiten hinzu, wie z.B. ein minimales koronar-ischämisches Geschehen oder eine passagere zerebrovaskuläre Insuffizienz, so kommt es häufig zu einem biologischen Knick in dem vorher relativ gesunden Allgemeinzustand mit Absinken des Vitalitätsgrades.

Deshalb ist eine genaue Berücksichtigung der sich gegenseitig beeinflussenden pathologischen Vorgänge der verschiedenen vorliegenden Altersgebrechen und Krankheiten von seiten des Arztes notwendig (Korrelationspathologie).

Das vielfältige klinische Bild der Multimorbidität wird jedoch nicht nur von somatischen, sondern auch von psychischen und sozialen Faktoren geprägt. Stirbt z.B. der Ehepartner eines in seiner Rüstigkeit bisher durch seine Polypathie kaum beeinträchtigten betagten Patienten, so tritt wegen der nunmehr fehlenden Hilfe, nur aus psychologischen Gründen, nicht selten ein merklicher Vitalitätsverlust mit fallweisem Manifestwerden eines psycho-organischen Syndroms mit nächtlichen Verwirrtheitszuständen auf.

6 Zusammenfassung

Die Geriatrie fordert eine Behandlungshierarchie für eine sinnvolle altersgemäße Therapie. Notwendig ist dies für die Gesamtheit aller Behandlungsbemühungen. Ein Kranker leidet unter seinem Befinden, nicht unter seinen Befunden, die über ihn gemacht wurden. Dieses Befinden wird geprägt durch Lebensbiographie, Möglichkeiten der Bewältigungsformen von Belastungen und Adaptationsverhalten auf der somatischen, psychischen und sozialen Ebene sowie deren enge inter- und transaktionale prozeßhafte Verknüpfungen. Dem älteren Patienten dürften weniger „seine Multimorbidität" und „seine Polypathie" wichtig sein. Sie sind Abstrakte der Professionellen. Für ihn sind „sein Husten", seine „Hüfte" u.a. schmerzhaft und damit aktuell empfindbar.

Das Alter ist eine noch unvollendete Phase der menschlichen Zivilisation mit vielen Schwachstellen, aber auch Chancen – es gilt, das positive Spektrum des im Alter Möglichen zu erweitern. Für den klinischen Bereich scheinen folgende Interessenschwerpunkte auch in Zukunft von Bedeutung zu sein:

- Identifizierung von Risikofaktoren für Krankheitsmanifestation und -verlauf
- Einfluß der Risikofaktoren auf den Krankheitsverlauf (Frage der Kompensation der Morbidität)
- Ausschaltung oder Abschwächung von Risikofaktoren durch Umstellung der Lebensweise (Ernährung, körperliche Belastung etc.) und durch Medikamente
- Entwicklung und Prüfung neuer Pharmaka zur Beeinflussung chronischer Krankheiten des Alters
- Erforschung der Bedeutung des sozialen Umfeldes auf Diagnose, Verlauf und Therapie der Alterskrankheiten
- Einfluß von übergeordneten Regulationssystemen (neuroendokrines System, Immunsystem) auf den Verlauf von Alterskrankheiten.

Die Einstellung der Ärzte trägt wesentlich zur Bewältigung der Multimorbidität bei. Der Arzt ist aufgrund seiner Erfahrung bei der Behandlung akuter Krankheiten geneigt, das Ziel aller medizinischen Maßnahmen in der Senkung der krankheitsbedingten Mortalität zu sehen. Ziel aber muß vor allem die Senkung der Morbidität sein, mit der Folge, daß die altersabhängigen chronischen Krankheiten erst in späteren Lebensabschnitten manifest werden und möglicherweise die Krankheitsphase verkürzt wird.

Literatur

Becker, V., G. Brandt, P. Brunner et al.: Todesursache als Summationsphänomen. Therapiewoche 27 (1977) 8811–8822.
Bruder, J., C. Lucke, A. Schramm et al.: Was ist Geriatrie? Expertenkommission der Deutschen Gesellschaft für Geriatrie und Deutschen Gesellschaft für Gerontologie zur Definition des Faches Geriatrie, S. 13. Rügheim 1991.
Fazekas, I., M. Dudas, J. Ivany: Klinische Bewertung der Autopsie im Senium. Z. Geront. 20 (1987) 146–148.
Franke, H.: Wesen und Bedeutung der Polypathie und Multimorbidität in der Altersheilkunde. S. 449–454 im Handbuch der Gerontologie, Band 1. Innere Medizin, Hrsg.: Platt, D., Gustav Fischer, Stuttgart–New York 1983.
Franke, H.: Hoch- und Höchstbetagte. Springer, Berlin–Heidelberg–New York–London–Paris–Tokyo 1988.
Füsgen, I.: Der alte Mensch in der stationären Behandlung. Akt. Geront. 5 (1975) 338.
Füsgen, I.: Alterskrankheiten und stationäre Rehabilitation. S. 44–48, Kohlhammer, Stuttgart–Berlin–Köln–Mainz 1988.
Howell, F.H.: Multiple pathology in monagenarians. Geriatrics 18 (1963) 899.
Kruse, W., Th. Nikolaus: Geriatrie, S. 14–15, Springer, Berlin–Heidelberg–New York 1992.
Lehr, U.: Alter und Rehabilitation – psychologische Aspekte. In: Böhlau, V. (Hrsg.): Altern und Rehabilitation, Schattauer, Stuttgart–New York 1974.
Linzbach, A.J.: Altern und Krankheit. Ableitung einer neuen Alterstheorie auf der Grundlage der Polypathie. Verh. Dtsch. Ges. Pathol. 59 (1975) 242.
Modelmog, D.: Das neunte Dezennium aus der Sicht des Pathologen. Münch. med. Wschr. 133 (1991) 89.
Neumayr, A.: Polypragmasie bringt Probleme. Therapiewoche 7 (1992) 660–673.
Schramm, A.: Polypathie und Multimorbidität. In: Lang, E. (Hrsg.). Praktische Geriatrie, S. 81–84, 1988 Stuttgart, Enke.
Schubert, E., A. Störmer (Hrsg.): Schwerpunkte in der Geriatrie, Teil 2 Multimorbidität. Banaschewski, München–Gräfelfing 1972.
Schubert, E.: Standort und Probleme der Geriatrie. Akt. Geront. 4 (1974) 69–76.
Selberg, W.: Morphologische Grundlagen der Multimorbidität im hohen Alter, In: R. Schubert, A. Störmer (Hrsg.): Schwerpunkte in der Geriatrie. 2, S. 22–26 Banaschewski, München–Gräfeling 1973.
Steinhagen-Thiessen, E., W. Gerok, M. Borchelt: Innere Medizin und Geriatrie. In: Zukunft des Alterns und gesellschaftliche Entwicklung, Hrsg.: Baltes, R., J. Mittelstraß, S. 124, de Gruyter, Berlin–New York 1992.
Steinmann, B.: Allgemeine Beziehungen zwischen Altern und Krankheit, Akt. Geront. 4 (1974) 207–214.
Vasicek P., F. Böhmer, F. Lindner [1996] Pathol. Bakteriol. Institut (Baumgartner Höhe, Wien).
Weizsäcker, U. V.: Der Gestaltkreis. Leipzig, Thieme 1940.
Zilli, A.: Vorbeugung, langdauernde Behandlung und Multimorbidität: In: R. Schubert, A. Störmer (Hrsg.): Schwerpunkte in der Geriatrie (1973).

Diagnostikleitlinien bei häufigen geriatrischen Symptomen

Rupert Püllen und Ingo Füsgen

INHALT

1. Vorbemerkungen 70
2. Gewichtsverlust, Schwäche 71
3. Stürze, Schwindel, Synkope 73
4. Anämie 74
5. Schlafstörungen 75
6. Impotenz 76
7. Luftnot (Dyspnoe) 76
8. Obstipation (chronische Verstopfung) . . 78
9. Stuhlinkontinenz 78
10. Harninkontinenz 79
11. Demenz 80
12. Dekubitus 80
13. Schmerzen in den Beinen 81

1 Vorbemerkungen

Zu den wichtigsten Fragestellungen in der Diagnostik und Therapie älterer Patienten gehört ohne Zweifel die Behandlung von Funktionseinschränkungen. Symptome wie Inkontinenz, Stürze, Verwirrtheit oder Schwindel führen schnell zur Abhängigkeit, d.h. zum Verlust der Selbständigkeit mit Einweisung ins Pflegeheim. Dabei ist die Deutung von Symptomen beim älteren Patienten oft sehr schwierig. Dies kommt daher, daß der ältere Patient unter den unterschiedlichsten Krankheiten leiden kann, die sich durch ein ähnliches oder sogar gleiches Symptom auszeichnen.

Einfache Beispiele solcher vollkommen unspezifischen Symptome, die beim älteren Menschen allerdings erhebliche Auswirkungen auf die Funktionalität im täglichen Leben haben, sind die Gehunfähigkeit, geistige Verwirrtheitszustände und die Harninkontinenz. Jede dieser funktionsbeeinträchtigenden Symptome kann auf so verschiedene Krankheiten zurückzuführen sein wie Pneumonie, Herzinfarkt, Apoplex, Harnwegsinfektion oder einfach nur eine Überdosierung von Arzneimitteln. Nicht vergessen werden darf der psychosoziale Einfluß auf viele körperliche Erscheinungen bei älteren Patienten, so daß oft eher der Sozialarbeiter bei einem Symptom gefragt ist als der medizinische Spezialist.

Symptome wie z.B. Inkontinenz stellen keine „Diagnose" dar, sondern sind vielmehr Funktionseinschränkungen, die dringlich aufgrund ihrer Bedeutung für die Lebensqualität eine wissenschaftliche differentialdiagnostische Bewertung erfordern.

> Oft sind Symptome nicht auf eine Krankheit allein zurückzuführen, sondern es spielen eine Reihe von Faktoren eine Rolle, die zum Entstehen einer Funktionseinschränkung führen.

So können physiologische und pathologische Veränderungen, aber auch soziale und psychologische Faktoren sich in der Beeinflussung überlappen oder im Einzelfall sogar potenzieren. Es kommt schnell zu einer Fehldiagnose, wenn man sich in der differentialdiagnostischen Abklärung mit nur einer möglichen Funktionsstörung zufriedengibt, wie z.B. bei einer Synkope mit der Diagnostik der kardiologischen Fragestellungen. Dies ändert nichts daran, daß trotz des oft notwendigen Aufwandes funktionseinschränkende Symptome so schnell wie möglich abgeklärt werden müssen, denn nur die Diagnose und nicht allein die Symptomatik des Patienten kann Basis einer korrekten Behandlung sein.

Bei nahezu allen Symptomen muß geklärt werden, ob sie nicht Folge einer unerwünschten Wirkung eines Medikamentes sind. Die oft anzutreffende

Multimedikation in Verbindung mit vielfach nicht vorhersehbaren Wechselwirkungen der einzelnen Substanzen führt bei älteren Patienten häufiger als bei jüngeren zu iatrogenen Symptomen – akute Verwirrtheit, Stürze, Urininkontinenz und Schwindel sind nur einige der häufigen Symptome, die sich in einigen Fällen auf Medikamente zurückführen lassen.

Bei älteren Patienten sind viele Symptome recht unspezifisch, und bei diesen Patienten können Krankheit und die Rekonvaleszenz länger dauern.

- Es ist daher wichtig festzustellen, wie lange ein Symptom besteht.

Weiterhin ist von Bedeutung, die Reihenfolge zu ermitteln, in welcher sich unter Umständen mehrere Symptome entwickelt haben. Nicht vergessen darf man, daß manche Symptome von anderen, gleichzeitig existierenden Symptomen überschattet werden, so daß sie nicht mehr direkt festzustellen sind. Von Bedeutung ist ferner die Geschwindigkeit, mit der sich ein Symptom entwickelt hat. So muß geklärt werden, ob es schlagartig aufgetreten ist oder ob es sich über Tage und Wochen entwickelt hat.

- Darüber hinaus gibt es bei Älteren Symptome, die anders – eben in typischer Weise anders – empfunden und angegeben werden.

So kann bei Myokardinfarkt eine Verwirrtheit bestehen, welche die zu erwartenden Thoraxschmerzen und die Atemnot überdeckt – dies ist wahrscheinlich auf die Verringerung der Hirndurchblutung bei einer Verkleinerung des Herzzeitvolumens zurückzuführen. Ein Verwirrtheitszustand aufgrund unzureichender Sauerstoffversorgung des Gehirns kann auch den Thoraxschmerz einer Pleuritis mit Pneumonie überdecken. Angaben älterer Patienten sind oft nur mit Vorsicht zu interpretieren, insbesondere wenn Hirnleistungsstörungen vorliegen. Eine ergänzende Fremdanamnese ist bei der Behandlung älterer Patienten meist sehr hilfreich.

Die häufigste und deshalb wahrscheinlich auch wichtigste Modifikation üblicher Symptome bei älteren Menschen ist das Nachlassen des Organschmerzes. Selbst bei Patienten, die nicht verwirrt sind und bei denen die Atemnot nicht deutlich ist, kann der Schmerz beim Herzinfarkt gering sein, so daß er leicht übersehen wird. Dasselbe gilt für den pleuritischen Schmerz und den abdominellen Schmerz, z.B. beim Ulkus, oder den Schmerz der akuten Appendizitis. Die Modifizierung, die Überlagerung innerhalb von Symptomen, die Veränderung von Symptomen bei Schmerzen von Älteren müssen beachtet und in die Differentialdiagnostik schon bei der Anamnese- und Befunderhebung mit einbezogen werden (s. dazu Kap. 4).

- Manche Symptome werden tabuisiert und dem Arzt überhaupt nicht mitgeteilt.

Beispielhaft sei hier die Inkontinenz erwähnt. Ein Drittel der von Inkontinenz Betroffenen hat noch nie mit dem Hausarzt darüber gesprochen. Vermutlich hat aber eine Reihe von ihnen bei der körperlichen Untersuchung einen gelben Fleck in der Hose, den wir als indirekten Hinweis auf das Symptom Inkontinenz dann aufnehmen müssen.

In den folgenden Abschnitten über wichtige Symptome mit funktionellen Konsequenzen wie Schwäche, Schwindel, Synkope, Anämie, Stürze, Harninkontinenz, Dekubitus, Verwirrtheit usw. haben wir versucht, Übersichten als diagnostische Leitlinien zu erstellen. Naturgemäß kann keine erschöpfende Behandlung der oft vorliegenden interdisziplinären Problematik erfolgen. Teilweise wurden sogar bewußt einzelne Fragestellungen, die ohne Bedeutung für den älteren Patienten sind, weggelassen.

In den weiter nachfolgenden Kapiteln wird auf einzelne Symptome speziell und ausführlich in ihrer differentialdiagnostischen und therapeutischen Problemstellung eingegangen. Die hier dargestellten Leitlinien haben mehr das Ziel, die Integration aller zu beachtenden interdisziplinären Faktoren zu unterstützen, die in dem gemeinsamen Problem eines Symptoms mit funktionellen Konsequenzen enden können und dann oft recht schwierige Probleme in der täglichen Praxis aufwerfen.

2 Gewichtsverlust, Schwäche

Auch bei älteren Personen wird das Körpergewicht meist mit Hilfe des Bodymass-Index angegeben, der Normbereich liegt bei 20–25 kg/m^2.

Gewichtsverlust, wenn er nicht vom Patienten selbst, z.B. im Rahmen einer „Abmagerungskur", herbeigeführt wird, ist immer ein ernst zu nehmendes Symptom. Klagt ein älterer Patient über einen Gewichtsverlust, so besteht der erste Schritt in der Objektivierung dieser Angabe – z.B. durch fremdanamnestische Angaben oder anhand nicht mehr passender Kleidung – sowie in einer Quantifizierung des Gewichtsverlustes. Der zweite Schritt besteht in einer Klärung der Bilanz. So muß herausgefunden werden, ob die Einfuhr reduziert war oder ob es eine erhöhte Ausfuhr gab. Der nächste Schritt beinhaltet die Ermittlung des zeitlichen Rahmens. Eine akute Änderung des Gewichtes, beispielsweise innerhalb weniger Tage, ist meist Folge einer Änderung des Wasserhaushaltes. Hat sich der Gewichtsverlust über Wochen oder Monate entwickelt, bietet sich eine sehr viel weitere Palette möglicher Ursachen (Tab. 7.1). Ein vierter Schritt in der Klärung eines Ge-

Tabelle 7.1 Ursachen von Gewichtsverlust.

Malignome	**gastrointestinale Erkrankungen** • Diarrhö • entzündliche Darmerkrankungen • chronische Obstipation • Lebererkrankungen
endokrine Erkrankungen • Hyperthyreose • unzureichend behandelter Diabetes mellitus (bei fortgesetzter Glukosurie)	
neurologisch-psychiatrische Erkrankungen • Depression • Demenz • zerebrovaskuläre Erkrankungen	**Medikamente** • Diuretika • Antibiotika • Digitalis • nichtsteroidale Antirheumatika • Theophyllin • Zytostatika
Erkrankungen der Mundhöhle und des Rachens • schlecht sitzende Zahnprothesen • Störungen des Geschmackssinns (und Geruchssinns) • Gingivitis • Glossitis • Schluckstörungen • schlechter Zahnstatus	**sonstige Erkrankungen** • renale Erkrankungen • chronische Infekte • Störungen des Sättigungsgefühls
	psychosoziale Faktoren • Armut • Alleinsein • Alkoholabusus

Tabelle 7.2 Ursachen von Schwäche.

Störungen der körperlichen Leistungsfähigkeit	**Urogenitaltrakt** • Zystitis • Prostatakarzinom
Nervensystem • Neuropathie • Apoplex • Parkinson-Syndrom	**Gastrointestinaltrakt** • Maldigestion/Malabsorption • Anorexie • Candidose
Herz/Gefäße • chronische Herzinsuffizienz • „stummer" Myokardinfarkt • pAVK	**generalisierte Entzündungen** • Polymyalgie/Arteriitis • Aids
Lunge/Bronchialsystem • Pneumonie • chronische Bronchitis • Emphysem	**Störungen des psychomotorischen Antriebs** • Depression • Demenz
endokrine Organe • Diabetes mellitus Typ II • Dehydratation • Hyper-/Hypothyreose • Hyperparathyreoidismus	**gestörtes Ernährungsverhalten** • verminderte Flüssigkeitsaufnahme • Unterernährung (Kalorien, Proteine) • Überernährung (Kalorien, Fett) • Ballaststoffmangel • Vitaminmangel (B, D) • Spurenelementemangel (Zink, Eisen, Selen, Magnesium)
Knochenmark/Immunsystem • Anämie • Myelodysplasie	

wichtsverlustes besteht in der Suche nach Begleitsymptomen wie beispielsweise Nachtschweiß, Fieber oder Durchfall.

Schwäche ist ein sehr diffuser Begriff, der oft von Älteren bzw. ihren Angehörigen mit Hinfälligkeit, nicht mehr so vital sein oder einfach „keine Lust mehr zum Fortgehen haben" umschrieben wird. Alle diese Hinweise auf nicht mehr ausreichende Teilhabe am gesellschaftlichen Leben bzw. Rückzug aus den täglichen Aktivitäten müssen den Arzt hellhörig werden lassen und Anlaß zu einer entsprechenden Diagnostik sein (Tab. 7.2). Besonders wird darauf in Kapitel 26 eingegangen.

Tabelle 7.3 Sturzursachen.

A. Intrinsische Sturzursachen

neurologische Erkrankungen
- Demenz
- TIA
- Parkinson-Syndrom
- zerebrale Krampfanfälle
- Verwirrtheitszustände
- Polyneuropathie

kardiovaskuläre Erkrankungen
- Herzrhythmusstörungen, insbes. bradykard
- arterielle Hypotonie
- Karotissinussyndrom

Schwindel (s. Tab. 7.4)

sonstige Ursachen
- Visusminderung
- Dehydratation (Durchfälle)
- Anämie
- Gangunsicherheit
- Störungen der Balance
- akute Infekte
- Alkoholabusus
- Muskel- und Gelenkprobleme
- Nykturie
- Urininkontinenz

medikamentös
- Antiarrhythmika, Antidepressiva, Antihypertensiva, Antiparkinsonmittel, Sedativa, Hypnotika (insbesondere mit langer Halbwertszeit), Diuretika, Digitalis-Glykoside, durchblutungsfördernde Mittel, nichtsteroidale Antiphlogistika, Laxanzien, Analgetika u.a.

B. extrinsische Sturzursachen
- schlechte Beleuchtung
- Stufen
- Teppiche
- unpassende Gehhilfen
- Türschwellen
- schlecht sitzende Schuhe
- Telefonkabel
- glatter oder nasser Fußboden
- Fremdwirkung (Gewalt gegen Ältere)

Tabelle 7.4 Die verschiedenen Schwindelarten.

vestibulärer Schwindel
- gutartiger Lageänderungsschwindel
- akuter Vestibularisausfall
- Neuronitis vestibularis
- Morbus Menière
- Labyrinthitis
- posttraumatische Schädigung
- ototoxische Medikamente (z.B. Gentamycin, Streptomycin, Furosemid etc.)
- endogene Toxine
- Schädigung des Vestibularisnervs oder der Vestibulariskerne durch Tumoren, Ischämien
- Zoster oticus

Schwankschwindel
- zerebrovaskuläre Ursachen
- zervikaler Schwindel
- zerebelläre Störungen
- Vertigo epileptica
- zentral wirksame Pharmaka (z.B. Sedativa, Neuroleptika, Antihypertensiva etc.)
- psychogene Ursachen

präsynkopaler Schwindel
- orthostatische Hypotension
- Hypotonie
- Hypertonie
- antihypertensive Medikamente
- hämatologische Ursachen
- Aortenstenose
- Subclavian-steal-Syndrom
- Herzrhythmusstörungen
- metabolische Störungen

okulärer Schwindel

Altersschwindel

Tabelle 7.5 Ursachen von Synkopen.

arterielle Hypotonie
- Hypovolämie

reflektorisch bedingt
- Karotissinussyndrom
- bei Hustenattacken
- bei Defäkation
- orthostatische Dysregulation
- psychogen (Schreck, Schmerz)
- postprandial

Medikamente
- Antidepressiva, Antihypertensiva, Diuretika, Insulin, Nitrate, Sedativa, Sulfonylharnstoffe
- Alpha-Antagonisten

kardiovaskulär
- Vitien (Aortenstenose, Mitralstenose)
- Kardiomyopathien
- Herzrhythmusstörungen (bradykard, tachykard)
- Myokardinfarkt
- Vorhoftumoren

neurologische Erkrankungen
- zerebrale Krampfanfälle
- zerebrovaskuläre Erkrankungen

pathologische Blutwerte
- verminderter Sauerstoffgehalt (Hypoxämie)
- verminderter Glucosegehalt (Hypoglykämie)
- akut verminderter Hb-Gehalt (Anämie)

Lungenarterienembolien

Alkohol

3 Stürze, Schwindel, Synkope

Stürze werden mit zunehmendem Alter häufiger und haben gravierendere Folgen. Etwa ein Drittel aller zu Hause lebenden Personen, die älter als 65 Jahre sind, stürzt mindestens einmal pro Jahr. Stürze älterer Personen sind meist multifaktoriell bedingt. Im Alter überwiegen intrinsische, also patientenbezogene Faktoren; umgebungsbedingte Ursachen – extrinsische Faktoren – sind insbesondere bei hochbetagten Personen sehr viel seltener. Auch wenn die meisten Stürze ohne Folgen bleiben, so können in nicht wenigen Fällen doch auch Frakturen, intrakranielle Blutungen oder Weichteilverletzungen auftreten, die eine erhebliche Morbidität und Mortalität bedingen (Tab. 7.3).

Zur Ursache des Sturzes befragt, berichten viele Patienten von Schwindel. *Schwindel* zählt zu den

Beschwerden, über die Betagte besonders häufig klagen. Das Problem dieses Begriffes liegt in der fehlenden Definition beim umgangssprachlichen Gebrauch. Schwindel im eigentlichen Sinne, also beispielsweise ein Drehschwindel oder ein Schwankschwindel, liegt nur in Ausnahmefällen vor. Oft meinen Patienten eine Gangunsicherheit oder einen schwer definierbaren Kopfschmerz, wenn sie Schwindel sagen. Somit muß vorab geklärt werden, was ein Patient überhaupt mit Schwindel meint, bevor die weitere Befragung die Umstände des Auftretens, Dauer und Häufigkeit klären muß (Tab. 7.4).

Über einen Bewußtseinsverlust berichten dagegen von sich aus Patienten seltener, selbst wenn er Ursache eines Sturzes war. Deshalb müssen nach einem Sturz oder bei Verletzungen Patient und Angehörige gezielt nach einer Synkope befragt werden. Eine *Synkope,* definiert als eine kurzdauernde (einige Sekunden bis Minuten anhaltende) Bewußtlosigkeit, erfordert eine ätiologische Zuordnung. Eine Synkope ist ein ernst zu nehmendes Symptom, da Rezidivgefahr besteht und zudem potentiell ernsthafte Folgen wie beispielsweise Frakturen auftreten können.

Das ergiebigste diagnostische Instrument ist die detaillierte Anamnese, die nach Möglichkeit von einer Fremdanamnese ergänzt werden soll (Tab. 7.5). Dabei soll der Patient in allen Details schildern, was der Bewußtlosigkeit vorangegangen ist. Gibt der Patient beispielsweise an, nach raschem Aufstehen aus einem Sessel bewußtlos geworden zu sein, ist an eine orthostatische Dysregulation zu denken.

Besonderes Augenmerk ist auf Medikamente zu legen: Herzkranke Patienten applizieren bei Beschwerden in ihrer Angst oft inadäquat hohe Nitrodosen und verlieren dann aufgrund des Blutdruckabfalles vorübergehend das Bewußtsein. Insulin und Sulfonylharnstoffe führen über eine Hypoglykämie ebenfalls häufig zu Bewußtlosigkeit.

Im einzelnen wird auf diesen Themenbereich in Kapitel 30 eingegangen.

4 Anämie

Anämie selbst stellt keine Diagnose dar, sondern ist nur als Laborwert Zeichen einer Erkrankung.

Anämie kann durch eine verminderte Erythrozytenbildung, durch einen exzessiven Verlust (Blutung) oder eine verstärkte Zerstörung der Erythrozyten (Hämolyse), manchmal auch aus einer

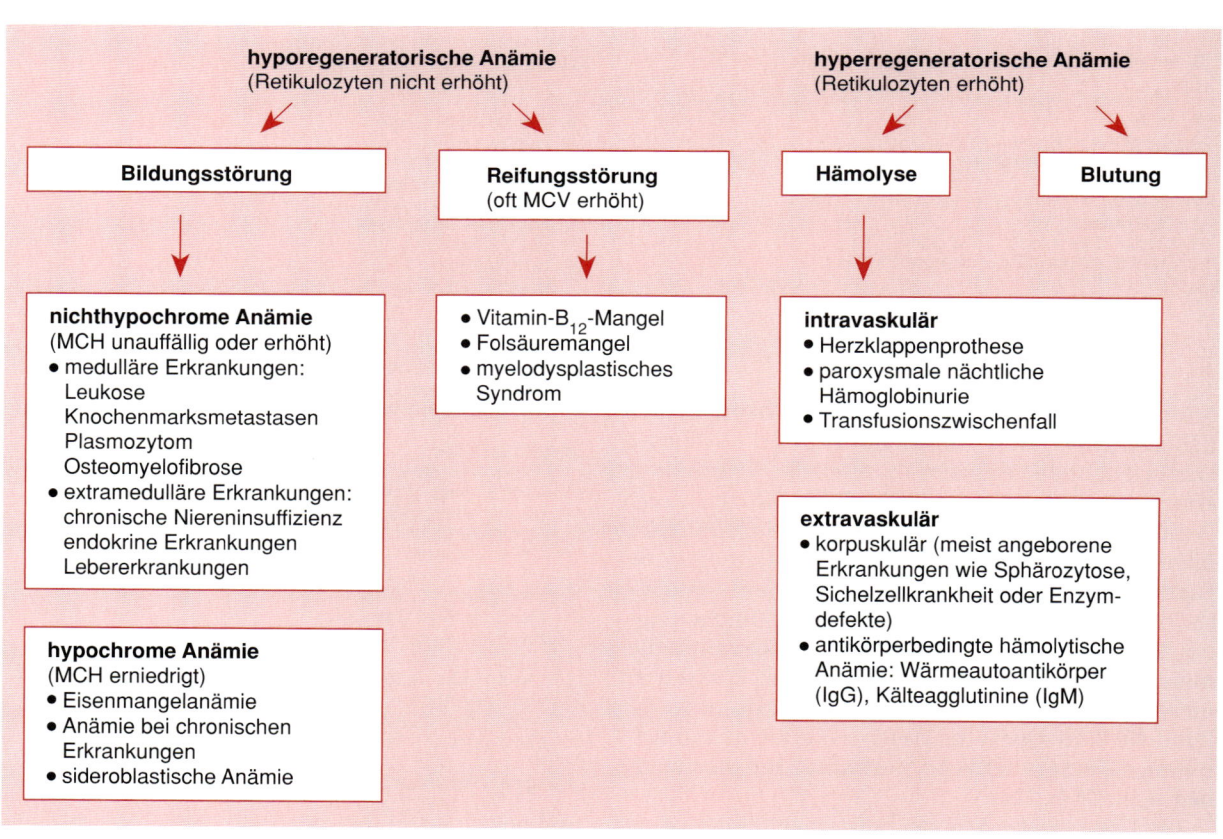

Abbildung 7.1 Einteilung der Anämien

Kombination der aufgeführten Vorgänge verursacht werden. Anämie kann dabei maskiert werden. Eine Dehydratation kann das Plasmavolumen herabsetzen und dadurch einen Anstieg der Hämoglobin- und Hämatokritwerte verursachen. Es kann aber auch durch eine Herzinsuffizienz der gegenteilige Effekt verursacht sein (Abb. 7.1).

Nach der Bestätigung der Anämie durch die Hämoglobinbestimmung kann durch eine Reihe von Basisuntersuchungen eine grobe Charakterisierung der Anämie erreicht werden. Zu diesen Basisuntersuchungen gehören:

Erythrozytenzahl, Hämatokrit, Erythrozytenindizes (insbesondere das MCH [mittlerer korpuskulärer Hämoglobingehalt] und das MCV [mittleres korpuskuläres Volumen]), Anzahl der Leukozyten und Thrombozyten (letztere evtl. nur im Blutausstrich abschätzen), Blutausstrich, Anzahl der Retikulozyten (nach Anämiegrad korrigieren), Plasmaeisen mit Eisenbindungskapazität und Ferritin.

Im einzelnen wird auf dieses Symptom in Kapitel 34 eingegangen.

5 Schlafstörungen

Etwa 30% aller über 60jährigen geben Schlafstörungen an; etwa 20% aller älteren Patienten nehmen regelmäßig Schlafmittel ein. Klagt ein Patient über Schwierigkeiten beim Schlaf, so muß vorab geklärt werden, ob überhaupt eine Schlafstörung vorliegt. Manche Patienten gehen von der falschen Vorstellung aus, die Schlafdauer müsse mindestens 7 oder 9 Stunden betragen. Sie bedenken nicht, daß das persönliche Schlafbedürfnis geringer sein kann. Stellt sich bei der Befragung heraus, daß die Patienten den Tag über ausgeruht und leistungsfähig sind, ist eine tatsächliche Schlafstörung wenig wahrscheinlich.

Liegt tatsächlich eine Einschlaf- oder Durchschlafstörung vor, so steht vor der Gabe eines schlaffördernden Medikamentes die gezielte Anamnese. Dies hat gerade bei Schlafstörungen oft entscheidende therapeutische Konsequenzen. Stellt sich beispielsweise heraus, daß Schmerzen oder Luftnot den Schlaf stören, so ist die Behandlung der Luftnot bzw. eine ausreichende Analgesie die erste therapeutische Maßnahme.

Die Anamnese muß weiterhin klären, ob der Patient tagsüber schläft und gegebenenfalls wie lange und wie oft. Zudem sollte erfragt werden, ob der Patient abends schlaffördernde Maßnahmen ergreift und ob er bereits das Bett aufsucht, ohne müde zu sein. Angaben des Ehepartners oder betreuender Angehöriger zum tatsächlichen Schlafverhalten helfen oft entscheidend bei der realistischen Ein-

Tabelle 7.6 Schlafstörungen.

begünstigende Faktoren

von Seiten der Umgebung
- zu laut
- zu hell
- ungünstige Raumtemperatur
- unbequemes Bett
- ungewohnte Umgebung (Aufnahme ins Krankenhaus)

von Seiten des Patienten
- Schmerzen
- Luftnot
- Ängste
- Husten
- Muskelkrämpfe
- Juckreiz
- mangelnde Bewegung
- Schlaf tagsüber

Krankheiten

neuropsychiatrisch
- Depression
- Parkinson-Syndrom
- Demenz
- zerebrovaskuläre Erkrankungen

weitere Krankheiten
- chronisch-obstruktive Atemwegserkrankung
- Schlafapnoesyndrom
- Inkontinenz, besonders Nykturie
- Malignome
- Restless-legs-Syndrom
- chronische Niereninsuffizienz
- Herzinsuffizienz
- Refluxösophagitis
- Hyperthyreose
- Hypothyreose
- Alkoholismus

Medikamente
- Coffein
- Diuretika
- Entzug von Schlafmitteln
- Sedativa
- Sympathikomimetika
- Theophyllin
- Alpha-1-Blocker

schätzung der vom Patienten geklagten Schlafstörungen.

Oft läßt sich durch Änderungen der Lebensgewohnheiten oder durch eine Überprüfung der Medikation eine langfristige Besserung des Schlafes erzielen. Verhindern Ängste oder Sorgen den Schlaf, so kann ein diagnostisches Gespräch schon therapeutische Wirkung haben (Tab. 7.6).

Auf dieses Symptom wird ausführlicher in Kapitel 25 eingegangen.

Tabelle 7.7 Ursachen von Impotenz.

zugrundeliegende Krankheiten

Gefäßkrankheiten
- arterielle Verschlußkrankheit

neurologische Erkrankungen
- Parkinson-Syndrom
- zerebrovaskuläre Erkrankungen
- Rückenmarkserkrankungen
- autonome Neuropathie

urologische Erkrankungen
- Komplikationen nach Prostatektomie
- Zustand nach Operationen oder Verletzungen des Penis
- Thrombose der Schwellkörper

endokrine Erkrankungen
- Diabetes mellitus

hämato-onkologische Erkrankungen
- Lymphome
- Leukosen
- Anämie

weitere Erkrankungen
- Mangelernährung
- chronische Niereninsuffizienz
- Leberzirrhose

psychogene Ursachen
- Partnerkonflikte
- Angstzustände
- umgebungsbedingte Faktoren
- negative Einstellung gegenüber dem Altern
- depressive Verstimmungen

Medikamente
- Antiandrogene, anticholinerg wirkende Medikamente, Antidepressiva, Antihypertensiva, Clofibrat, Digitalis, Diuretika, Neuroleptika, Sedativa

Alkohol

6 Impotenz

Sowohl Männer als auch Frauen können trotz bestimmter Altersveränderungen das Geschlechtsleben bis ins hohe Alter fortführen, vorausgesetzt, daß die Partner die veränderten Bedingungen berücksichtigen. Der Geschlechtsakt erfordert mehr Zeit und intensivere Stimulation, und die Intervalle werden größer.

Menschen, die in ihren jüngeren Jahren ein aktives Geschlechtsleben hatten, bleiben meist auch im Alter sexuell aktiver als solche, die schon in jüngeren Jahren weniger Gewicht auf das Sexuelle gelegt haben.

In einer Reihe von Untersuchungen wurde bestätigt, daß bei Paaren in den Sechzigern etwa die Hälfte weiterhin Verkehr hatte, bei Paaren, bei denen einer der Partner über 80 Jahre alt war, waren meist noch immer ca. 20% sexuell aktiv.

Das ändert nichts daran, daß das weitere Geschlechtsleben, vom Alter und von der Situation des noch Verheiratetseins abgesehen, abhängig von einer guten Gesundheit und Bereitschaft zu physischer und psychischer Aktivität ist. Die oft vorhandene Multimorbidität schränkt das Sexualleben ein. Da auch für viele Ältere zur Lebensqualität ein erfülltes Sexualleben gehört, muß man sich Fragen in diesem Bereich auch ganz bewußt stellen (Tab. 7.7).

Für die Anamneseerhebung gilt eine besondere Behutsamkeit. Fragen nach intimen Dingen erfordern einen passenden äußeren Rahmen. Das Gespräch sollte unter vier Augen stattfinden und nach Möglichkeit durch eine gezielte Befragung des Partners ergänzt werden. Dabei sollte geklärt werden, ob lediglich die Sexualfunktion oder auch die Libido beeinträchtigt ist. Insbesondere sollte nicht vergessen werden, auch nach der Blasen- und Mastdarmfunktion zu fragen.

Im besonderen wird auf dieses Symptom im Kapitel über Sexualstörungen (Kap. 29) eingegangen.

7 Luftnot (Dyspnoe)

Atemnot oder Luftnot sind Begriffe, die gern von älteren Patienten benutzt werden. Aber auch gesunde Ältere verspüren Dyspnoe, wenn sie maximaler körperlicher Belastung ausgesetzt sind.

Die auf den Patienten konzentrierte Definition des klinisch so wichtigen Symptoms „Luftnot" macht eine objektive Erfassung unmöglich, denn Dyspnoe kann vom Arzt nur erfragt, nicht apparativ gemessen werden. Im Unterschied zur Luftnot sind Tachypnoe, Hyperpnoe oder Apnoe objektive Befunde, die einen bestimmten Atemtyp beschreiben.

Für das Symptom Atemnot bzw. Luftnot können unterschiedlichste pathogenetische Krankheitsprozesse der Lunge, des Herzens, des Kreislaufs und sogar extrathorakale Prozesse in Frage kommen (Tab. 7.8). Oft liegen mehrere Erkrankungen gleichzeitig vor, die zu Luftnot führen können. Da gerade beim Älteren kardiale und pulmonale Veränderungen vielfach auftreten, ist natürlich auch Luftnot ein häufiges Symptom. Es bedarf einer sorgfältigen Beachtung und Analyse, da es oft vital akut bedrohliche Ereignisse signalisiert, aber auch bei nicht vital bedrohlichen Zuständen auf einen behandlungsbedürftigen Vorgang hinweist. Wichtig sind weiterhin Art und Zeitpunkt der Dyspnoe und Ausmaß der Beeinträchtigung:

- Entwickelt sich Dyspnoe anfallsartig oder langsam, tagsüber oder nachts?

Tabelle 7.8 Ursachen von Luftnot (Dyspnoe).

pulmonal
- Pneumonie
- Bronchialkarzinom
- chronisch-obstruktive Atemwegserkrankung
- Lungenembolie
- Aspiration
- Pneumothorax
- Lungenemphysem
- Intoxikation mit inhalativen Noxen
- TBC
- Pleuraerkrankungen
- Lungenfibrosen
- Thoraxtrauma

kardial
- meist Linksherzinsuffizienz, z.B. bei KHK, Vitien
- Kardiomyopathien
- Perikarderkrankungen
- Herzrhythmusstörungen
- Endokarditis

extrathorakal
- ZNS-Erkrankungen mit Schädigungen des Atemzentrums
- HNO-Erkrankungen: Glottisödem, Larynxtumoren, Laryngospasmus
- psychogen
- schwere Anämie
- schwere metabolische Azidose (z.B. Ketoazidose)
- Niereninsuffizienz
- Kyphoskoliose
- neuromuskuläre Erkrankungen

- Besteht eine Abhängigkeit von körperlicher Belastung?

So besteht bei *Asthma cardiale* und Lungenödem eine Orthopnoe mit oft nächtlichem Einsetzen. Dagegen tritt das *Asthma bronchiale* typischerweise anfallsartig auf. Die Luftnot bei einer *Pneumonie* hängt von dem Grad der Lungeninfiltration, der Pleurabeteiligung und der Belastung ab. Bei einer *Aspiration* ist die Anamnese wichtig. Bei einem *Bronchialkarzinom* oder anderen Lungentumoren ist ein akuter Verschluß eher selten, sondern es entwickelt sich eine langsame Luftnot, oft begleitet von pulmonalen Infekten. Eine *Lungenembolie* findet sich häufig bei Thrombosen oder postoperativ, nicht zu vergessen bei der Mobilisierung von Schlaganfallpatienten.

Herz- oder Lungenkrankheiten führen fast immer zu Luftnot, da sie in jedem Fall in den Gastransport eingreifen. Bei älteren Patienten korrelieren kardiopulmonale Befunde nicht immer mit dem Ausmaß der Dyspnoe. Ausgeprägte Befunde gehen oft mit nur geringer Luftnot einher. Oft übersehen wird, daß auch eine Reihe extrathorakaler Erkrankungen Atemnot auslösen können. Natürlich sind von ihrer Häufigkeit her gesehen diese extrathorakalen Ursachen im Vergleich zu den kardialen und pulmonalen sehr selten. Dies mag auch der Grund dafür sein, daß gerade bei bettlägerigen Patienten die Differentialdiagnose in diese Richtung oft unterlassen wird. Die

Tabelle 7.9 Ursachen von Obstipation (chronische Verstopfung).

zugrundeliegende Erkrankungen	begünstigende Faktoren

extraintestinale Erkrankungen
- Demenz
- akute Verwirrtheit
- Depression
- Parkinson-Syndrom
- zerebrovaskuläre Erkrankungen
- Neuropathien (z.B. Diabetes mellitus)
- Schilddrüsenerkrankungen:
  Hypothyreose, selten Hyperthyreose
- Elektrolytstörungen:
  Hypokaliämie
  Hyperkalzämie
 	
intestinale Erkrankungen
- Tumoren
- Divertikulose
- entzündliche Darmerkrankungen
- Analerkrankungen:
  Analfissuren
  Hämorrhoiden
  Analstrikturen
- Z. n. abdominaler Bestrahlung
	altersbedingte Veränderungen des Magen-Darm-Traktes
	- Morphologie
	- Motilität
	- Sekretion
	- Darmflora
	
	Medikamente
	- Antazida (insbes. aluminiumhaltige Präparate)
	- anticholinerg wirkende Medikamente wie Antidepressiva, Spasmolytika
	- Barium-Kontrasteinlauf
	- chronische Laxanzieneinnahme
	- Eisen
	- Opiate
	- Diuretika
	- Kalziumantagonisten
	- Sedativa
	- Antikonvulsiva
	
	sonstige begünstigende Faktoren
	- ballaststoffarme Kost
	- Fehlernährung
	- verminderte Flüssigkeitszufuhr (Exsikkose)
	- Immobilität
	- Schwäche

Berücksichtigung der extrathorakalen Ursachen kann in diagnostisch nicht eindeutigen oder schwierigen Fällen aber außerordentlich wertvoll sein (s. Kap. 22).

8 Obstipation (chronische Verstopfung)

Unter Obstipation versteht man das zu seltene und erschwerte Absetzen von Stuhl. Zudem ist die Stuhlmenge reduziert. Dabei ist eine exakte Definition schwierig, da die Häufigkeit der Stuhlentleerung individuellen Schwankungen unterliegt. Kommt es nicht täglich zu einer Stuhlentleerung, so ist dies nicht unbedingt ein Hinweis auf eine Erkrankung. Manchen Patienten ist bereits gedient mit dem Hinweis, daß gesunde Personen mitunter auch nur zwei oder drei Stuhlentleerungen pro Woche haben. Wichtiger ist die Frage nach einer Änderung der Stuhlgewohnheiten während der letzten Wochen und Monate.

Die chronische Obstipation zählt zu den Beschwerden, die im Praxisalltag am häufigsten geäußert werden. Etwa 20% der über 60jährigen Patienten klagen spontan, nahezu 40% bei gezielter Befragung über Obstipation. Frauen sind doppelt so häufig betroffen wie Männer.

Neben den altersbedingten Veränderungen des Verdauungstraktes sind es besonders die Ernährungs- und Eßgewohnheiten, Immobilisierung, Einnahme bestimmter Medikamente, das Vorkommen bestimmter neurologischer und psychiatrischer Erkrankungen, endokriner Störungen sowie Erkrankungen des Verdauungstraktes, die zur Obstipation beim Älteren führen. Nicht vergessen werden darf, daß eine wichtige Ursache der chronischen Obstipation auch eine Unterdrückung des Defäkationsreflexes sein kann. Auch wird die Neigung zur Obstipation durch die Persönlichkeit beeinflußt: Introvertierte Menschen mit geringem Selbstwertgefühl neigen eher zur Obstipation als extravertierte, optimistische Menschen mit gutem Selbstwertgefühl (Tab. 7.9). Auf die chronische Obstipation wird in Kapitel 32 näher eingegangen.

9 Stuhlinkontinenz

Das Unvermögen, Stuhl zu halten, ist nicht so häufig wie die Harninkontinenz.

Das klinische Bild der Stuhlinkontinenz ist recht unterschiedlich. Zum einen kann ein häufiger, halbflüssiger Durchfall bestehen, zum anderen ist es möglich, daß ein- bis zweimal am Tag geformter Stuhl abgeht und Bett oder Kleidung beschmutzt. Geradezu bedauernswert sind aber die Patienten mit „totaler Stuhlinkontinenz", die zwar wenig, aber durchgängig Stuhl verlieren, meist nach Operationen aufgrund neurologischer Störungen.

Diese Arten der Stuhlinkontinenz haben unterschiedliche Ursachen und müssen im Interesse der Diagnosestellung und der sich daraus ergebenden Therapie auseinandergehalten werden (s. Tab. 7.10). Grob läßt sich die Ursache der Stuhlinkontinenz bei Betagten wie folgt unterteilen:

Tabelle 7.10 Ursachen der Stuhlinkontinenz.

zugrundeliegende Erkrankungen

extraintestinale Erkrankungen
- neuropsychiatrische Erkrankungen:
  Demenz
  Parkinson-Syndrom
  zerebrovaskuläre Erkrankungen
  Hirntumoren
  Hydrozephalus
  Rückenmarkserkrankungen
  autonome Neuropathie
- sonstige Erkrankungen:
  Hyperthyreose
  Karzinoid
  Pankreasinsuffizienz
  Amyloidose
  Diabetes mellitus

intestinale Erkrankungen
- kolorektale Tumoren
- Rektumprolaps
- Divertikulose
- entzündliche Darmerkrankungen
- Z. n. Operationen des Darms oder des Rektums
- Kurzdarm-Syndrom
- Z. n. Radiatio
- Hämorrhoiden
- anorektale Infektionen

begünstigende Faktoren

Umgebungsfaktoren
- erschwerter Zugang zur Toilette
- ungewohnte Umgebung
- schwierig zu öffnende Kleidung
- Bettgitter

Medikamente
- Antazida
- Antibiotika
- Kontrastmitteleinlauf
- Laxanzien
- Psychopharmaka
- Sedativa

Ernährung
- Obst, Kaffee, Milch, Alkohol

weitere Faktoren
- Diarrhö
- Immobilität
- Koprostase
- Verwirrtheit
- emotionaler Streß

- ausgelöst durch Verstopfung
- Symptom einer den unteren Darm betreffenden Krankheit
- Zeichen einer neurologischen Funktionsstörung des Defäkationstraktes.

Die häufigsten Ursachen einer Stuhlinkontinenz bei älteren Personen sind chronischer Laxanzienabusus, schlechte Ernährungs- und Stuhlgangsgewohnheiten sowie Immobilität. Alle diese genannten Ursachen lassen sich durch eine gezielte Befragung von Patienten und Angehörigen erfassen und therapeutisch beeinflussen.

Von besonderer Bedeutung sind die Behandlung und Prophylaxe einer Verstopfung. Harte Kotmassen können die Schleimhaut des Rektums irritieren und zu einer Absonderung von Schleim führen. Diese Schleimabgänge können klinisch als Inkontinenz auffallen.

In Tabelle 7.10 werden nicht nur die zugrundeliegenden Erkrankungen aufgeführt, sondern auch die begünstigenden Faktoren der Stuhlinkontinenz herausgestellt. Im einzelnen wird auf dieses wichtige Problem in Kapitel 19 eingegangen.

10 Harninkontinenz

Die Harninkontinenz ist definiert als ein Zustand, bei dem objektiv nachgewiesener unfreiwilliger Harnverlust ein soziales und hygienisches Problem darstellt (Definition der Internationalen Kontinenzgesellschaft). Konkret bedeutet dies, daß der Patient keine Kontrolle über die Miktionszeit hat, das heißt Ort und Zeit des Harnablassens willentlich nicht bestimmen kann, was nicht als Krankheit, sondern als Symptom für eine Bandbreite möglicher ursächlicher Krankheiten gesehen werden muß. Aus diesem Grund gehört zur Diagnose der Harninkontinenz neben der Bestimmung der Form und des Grades immer auch die der Ursache, welche im funktionellen, neurogenen oder anatomischen Bereich liegen kann. Innerhalb der Harninkontinenz unterscheidet man nach den auslösenden Ursachen entsprechend der Definition der International Continence Society (1976) im groben 5 verschiedene Formen:

- Streßinkontinenz
- Drang-(Urge-)Inkontinenz
- Reflexinkontinenz
- Überlaufinkontinenz
- extraurethrale Inkontinenz.

Inkontinenz darf als typisches funktionelles Symptom des zunehmenden Alters gelten. Je älter der Mensch wird, desto häufiger leidet er unter diesem Symptom. Bei 60jährigen Männern schätzt man das Vorliegen einer Inkontinenz auf etwa 10%, bei den Frauen auf 20%. Bei den 80jährigen Männern und

Tabelle 7.11 Ursachen der Harninkontinenz.

- **psychische Störungen**

medikamentöse Nebenwirkungen
- Cholinergika, Muskelrelaxanzien, Anticholinergika
- Antidepressiva
- Antihistaminika
- Sedativa
- Diuretika
- Kalziumantagonisten

nervale Miktionskontrollstörung
- Störung der zentralen Hemmung bei vaskulärer Demenz
- Demenz vom Alzheimer-Typ, Parkinson
- Unterbrechung spinaler Bahnen bei Querschnittslähmung
- MS, Tumor
- Unterbrechung des sakralen Reflexbogens S1–S4 bei Metastasen
- Hinterhorn-/Hinterwurzelschädigung bei Diabetes

lokale Inkontinenzursachen
- Beckenboden- und Schließmuskelschwäche bei Deszensus, Zystozele
- Abflußstörung: Prostataadenom, Prostatakarzinom, Blasen-, Kotsteine, Blasenkarzinom
- Entzündungen: infektöse Zystis, Urethritis, nach Bestrahlung
- nach OP oder Verletzungen
- Atrophie nach der Menopause

Umgebungsfaktoren
- schwer erreichbare Toilette
- schlecht zu öffnende Kleidung
- unzureichende Beleuchtung

sonstige Ursachen
- Diabetes infolge Glukosurie
- Alkohol

Frauen dürften wahrscheinlich schon ca. 40% von Inkontinenz betroffen sein.

Nach Inkontinenz muß gezielt gefragt werden; viele Patienten scheuen sich, von sich aus auf Probleme beim Wasserlassen zu sprechen zu kommen.

Als Einflußfaktor auf das Auftreten von Inkontinenz ist neben dem Alter, der Pflegebedürftigkeit und der Multimorbidität insbesondere die Hirnleistungsfunktion zu nennen.

Die Einteilung der International Continence Society in die genannten 5 Formen erscheint für die tägliche Praxis nicht gerade günstig. Obenstehend ist deshalb ein Einteilungsschema gewählt, das sich an den Ursachen und der Häufigkeit des Auftretens bei älteren Patienten orientiert (Tab. 7.11).

Nicht vergessen werden darf allerdings, daß beim älteren Patienten oft Mischformen verschiedener Inkontinenzarten vorliegen. Beispielhaft seien hier nur der ältere Mann mit einer Prostatahypertrophie

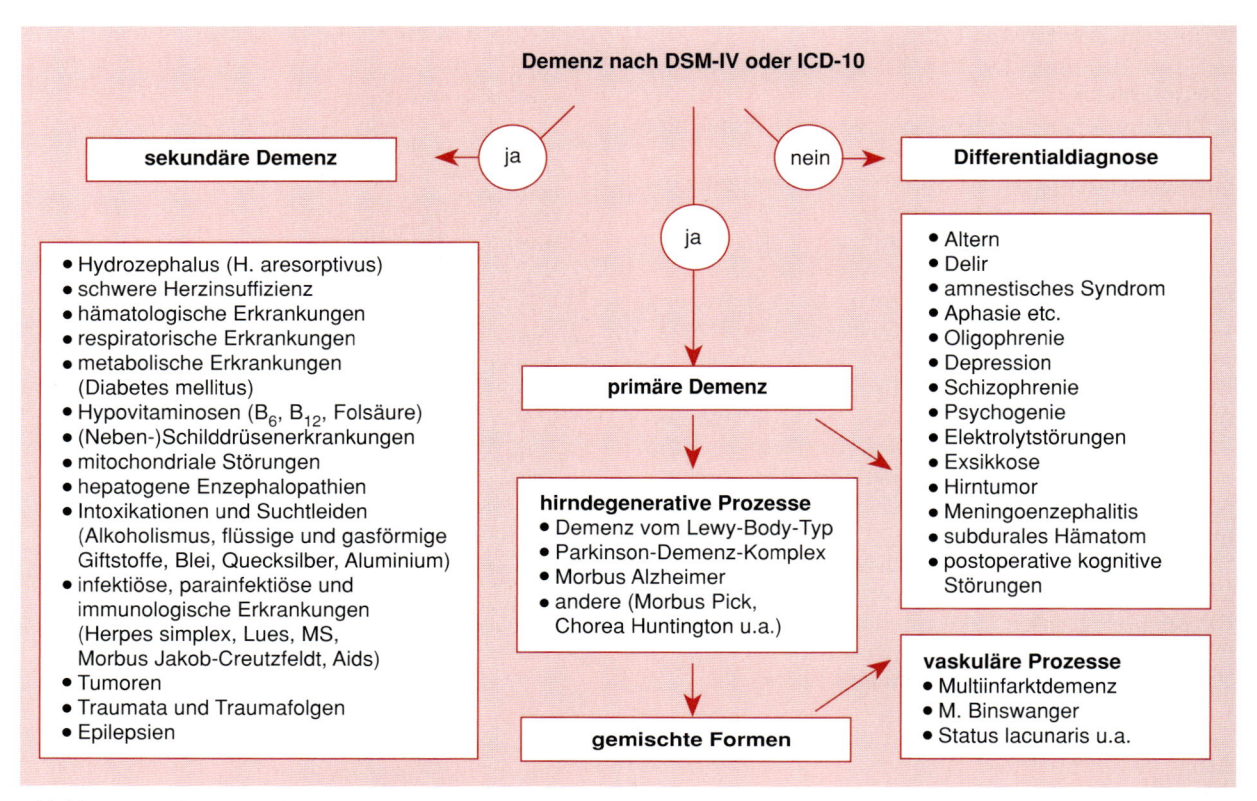

```
                    Demenz nach DSM-IV oder ICD-10
                                    │
          ┌─────────── ja ──────────┴────────── nein ───────────┐
          ▼                                                      ▼
  sekundäre Demenz                                      Differentialdiagnose
          │                         ja
          ▼                         ▼
```

sekundäre Demenz
- Hydrozephalus (H. aresorptivus)
- schwere Herzinsuffizienz
- hämatologische Erkrankungen
- respiratorische Erkrankungen
- metabolische Erkrankungen (Diabetes mellitus)
- Hypovitaminosen (B_6, B_{12}, Folsäure)
- (Neben-)Schilddrüsenerkrankungen
- mitochondriale Störungen
- hepatogene Enzephalopathien
- Intoxikationen und Suchtleiden (Alkoholismus, flüssige und gasförmige Giftstoffe, Blei, Quecksilber, Aluminium)
- infektiöse, parainfektiöse und immunologische Erkrankungen (Herpes simplex, Lues, MS, Morbus Jakob-Creutzfeldt, Aids)
- Tumoren
- Traumata und Traumafolgen
- Epilepsien

primäre Demenz

hirndegenerative Prozesse
- Demenz vom Lewy-Body-Typ
- Parkinson-Demenz-Komplex
- Morbus Alzheimer
- andere (Morbus Pick, Chorea Huntington u.a.)

gemischte Formen

Differentialdiagnose
- Altern
- Delir
- amnestisches Syndrom
- Aphasie etc.
- Oligophrenie
- Depression
- Schizophrenie
- Psychogenie
- Elektrolytstörungen
- Exsikkose
- Hirntumor
- Meningoenzephalitis
- subdurales Hämatom
- postoperative kognitive Störungen

vaskuläre Prozesse
- Multiinfarktdemenz
- M. Binswanger
- Status lacunaris u.a.

Abbildung 7.2 Klagen über kognitive Störungen

und einer gleichzeitigen diabetogenen Neuropathie oder die Frau mit einer Beckenbodenschwäche und zerebralem Abbau erwähnt. Die Inkontinenz wird ausführlich in Kapitel 19 besprochen.

11 Demenz

In der Bundesrepublik leiden rund 1,2–1,4 Millionen Menschen an Demenz. Pro Jahr muß mit etwa 100 000 Neuerkrankungen gerechnet werden. Mit der Verwendung der Bezeichnung Demenz für eine bestehende Hirnleistungsstörung ist zunächst nichts über die Pathogenese ausgesagt: Eine Demenz beinhaltet lediglich eine Abwärtsentwicklung der kognitiven Leistungsfähigkeit von einem früheren höheren Ausgangsniveau, unabhängig von den Entstehungsbedingungen. Es ist deshalb wichtig, bei bestehenden Klagen über kognitive Störungen zuerst einmal altersbedingte Veränderungen bzw. akute Verwirrtheitszustände (Delir) diagnostisch auszuschließen. Im weiteren steht dann die Differentialdiagnose des dementiellen Syndroms im Vordergrund. Dies ist wichtig, weil wir bei einem Großteil sekundärer Demenzformen hohe therapeutische Einflußmöglichkeiten haben und bei der vaskulären Demenz zumindest Risikofaktoren nach unserem heutigen Kenntnisstand recht gut beeinflussen können. Unabhängig davon stehen uns für die primären Demenzen medikamentöse Einflußmaßnahmen neben nichtmedikamentösen Therapiemöglichkeiten (Gedächtnistraining, psychosoziale Programme, körperliches Training, Ernährungsberatung, Angehörigenanleitung) zur Verfügung (Abb. 7.2). Detailliert wird auf dieses für die Geriatrie so bedeutungsvolle Krankheitsbild in Kapitel 33 eingegangen.

12 Dekubitus

Obwohl sich ein Dekubitus bei Menschen jeden Alters entwickeln kann, ist er vorwiegend ein Problem des Älteren. Etwa 95% aller Dekubitalulzera kommen im Bereich der unteren Extremitäten vor; zwei Drittel sind im Bereich des Beckens lokalisiert. Besonders gefährdet sind Knochenvorsprünge mit nur schmalem Weichteilmantel.

Das Dekubitalulkus ist keine eigenständige Erkrankung und entwickelt sich dann, wenn schwere Vorerkrankungen zur Immobilität führen. Differentialdiagnostische Probleme treten bei dem typischen klinischen Bild kaum auf. Nur selten werden lokale Abszesse, Hautinfektionen anderer Art oder nekroti-

Tabelle 7.12 Dekubitus.

äußere (physikalische) Faktoren

Wärme und Feuchtigkeit
- Urininkontinenz
- Stuhlinkontinenz
- vermehrte Schweißbildung
- Reibung (Prothesen, Gipsverbände)

Druck
- an Knochenvorsprüngen
- Rollstuhl
- Sitzen von mehr als 2 h Dauer

Scherkräfte
- Patienten im Bett hochziehen
- bei aufgerichtetem Bettoberteil Hinuntergleiten des Patienten

patientenbezogene Faktoren

gestörte Wundheilung
- Ödem
- Mangelernährung
- Therapie mit Glukokortikoiden
- Anämie
- Lymphopenie
- Hypalbuminämie
- Diabetes mellitus

Immobilität
- Apoplex
- Parkinson-Syndrom
- Spastik und Gelenkkontrakturen
- Pneumonie
- Fieber
- Sedativa

neuropsychiatrische Erkrankungen
- Demenz
- Depression
- Sensibilitätsverlust

weitere Faktoren
- Adipositas
- Infektionen
- arterielle Verschlußkrankheit
- Fieber
- Herzinsuffizienz
- Niereninsuffizienz

sierende Hauttumoren mit einem Dekubitalulkus verwechselt.

Immobilität ist der wichtigste Risikofaktor für die Entstehung eines Dekubitalulkus. Dazu kommen noch eine Reihe weiterer Faktoren, die sowohl bei der Prophylaxe als auch bei der Therapie beachtet werden müssen (Tab. 7.12). Grundsätzlich lassen sich patientenbezogene Faktoren von äußeren (physikalischen) Faktoren trennen. Die äußeren Faktoren können in den meisten Fällen erfolgreicher beeinflußt werden und verdienen deshalb besondere Beachtung.

Der Dekubitus als ernste und oft tödliche Bedrohung des älteren Patienten ist nicht nur eine schwerwiegende medizinische Komplikation, sondern stellt auch einen erheblichen Kostenfaktor dar. Denn Dekubitalulzera sind bei älteren Patienten Ursache einer beträchtlichen Morbidität.

Obwohl umfassende Therapiekenntnisse wichtig sind, ist es bei den gegenwärtigen Kostendämpfungsmaßnahmen im Pflegeheim-, Krankenhaus- und häuslichen Bereich entscheidend, die Möglichkeiten der Prophylaxe zu kennen und anzuwenden. Dazu müssen die Risikofaktoren und damit die Einflußmöglichkeiten bewußter angegangen werden. Denn jede gelungene Dekubitusprophylaxe ist nicht nur mitmenschlicher, sondern medizinisch und wirtschaftlich erfolgreicher als jede noch so erfolgreiche Dekubitustherapie.

Auf das Problem wird ausführlich in Kapitel 12 eingegangen.

13 Schmerzen in den Beinen

Schmerzen in den Beinen sind ein häufiger Anlaß für ältere Menschen, ihren Hausarzt zu konsultieren. Schmerzen in den Beinen können Funktionsstörungen und Erkrankungen verschiedener Organsysteme anzeigen:
- Erkrankungen des arteriellen und venösen Gefäßsystems
- Erkrankungen des peripheren und des zentralen Nervensystems
- Erkrankungen des knöchernen, knorpeligen, bindegewebigen und muskulären Bewegungsapparates
- Erkrankungen des Lymphsystems.

Der behandelnde Arzt ist hier in seinem differentialdiagnostischen Wissen und in seiner Fähigkeit zu raschen therapeutischen Entschlüssen sowohl zur Schmerzbekämpfung als auch zur kausalen Therapie gefordert. Anamnese und klinisch-physikalische Krankenuntersuchung unter Berücksichtigung aller Organsysteme im Bereich der Beine ergeben in den meisten Fällen eine zuverlässige Arbeitshypothese, die als Grundlage für Therapieentscheidungen durchaus trägt.

Von großem differentialdiagnostischem Wert ist die Art, wie sich die Schmerzen entwickelt haben:
- Sind die Schmerzen schlagartig aufgetreten, oder haben sie sich über Tage bis Wochen hin entwickelt?
- Betreffen sie nur ein Bein oder von Anfang an bereits beide Beine?

Tabelle 7.13 Ursachen von Schmerzen in den Beinen.

traumatisch
(z.B. bei Sturz)

nicht-traumatische Knochenschmerzen
- Schmerzen im Fußbereich: Hohlfuß, Senk-Spreizfuß, Hallux valgus, Fersensporn
- systemisch: Osteoporose, Knochenmetastasen, Chondropathie

rheumatisch
- Arthrose
- Arthritiden
- chronische Polyarthritis
- Gicht

Elektrolytstörungen
- Magnesium
- Kalium

neurogen
- zentral (Schlaganfall)
- vertebragen (Lumboischialgie)
- peripher (Herpes zoster, diabetische Polyneuropathie)

gefäßbedingt
- arteriell: pAVK
- venös: Varikose, Thrombophlebitis

Unterschenkel-/Fußödeme
- kardial
- Lymphangitis
- Medikamentennebenwirkungen, z.B. Kalziumantagonisten
- Thrombose/Thrombophlebitis
- Hypoproteinämie

Die klinisch-physikalische Krankenuntersuchung sollte dabei die Inspektion der Beine auf posttraumatische, entzündliche, postthrombotische, variköse oder ulzeröse Veränderungen ebenso wie die Prüfung der Hauttemperatur umfassen.

Die Stabilitätsprüfung beinhaltet neben der Palpation posttraumatischer Veränderungen, des Muskeltonus im LWS-Bereich und der Beinmuskulatur sowie der Fußpulse (A. femoralis, A. poplitea, A. tibialis posterior und A. dorsalis pedis) ebenfalls die Prüfung der Kniegelenke und der einschlägigen Druckschmerzpunkte.

Die Absicherung der Diagnose durch technische Verfahren erscheint in relativ wenigen Fällen von Schmerzen in den Beinen, vor allem nach Traumata und nach fraglicher Operationsindikation, auch aus forensischen Gründen ratsam (Tab. 7.13).

8 Angst

GISELA DIMROTH

INHALT

1 Einleitung 83
2 Angst im Rahmen paranoider Krankheitsbilder 84
3 Angst im Rahmen depressiver Erkrankungen 84
4 Angst im Rahmen hirnorganischer Psychosyndrome 85
5 Neurotisch determinierte Ängste 85
6 Gemeinsame Grundlagen verschiedener Angstsyndrome 86
7 Therapie 86
8 Prophylaxe? 87

1 Einleitung

Angst stellt eine der menschlichsten und häufigsten Erscheinungen des normalen und abnormen psychischen Lebens dar (Peters 1984). Das gänzliche Fehlen von Angst ist Merkmal soziopathischer Persönlichkeiten (Lehmann et al. 1988). Hingegen entspricht die angstfreie heitere Gelassenheit dem Haltungsideal der Stoa, welches Überwindung von Angst vor dem Tod, aber auch Überwindung jeglichen Begehrens voraussetzt. Die Überwindung der Angst durch die innere Akzeptanz des Todes ist deren Entsprechung bei Heidegger (1979). Statt der gesamtmenschlichen Haltung der „Sorge" stellen sich auf höherer Ebene Entschlossenheit und Öffnung auch auf die Existenzmöglichkeiten der anderen ein.

Untersuchungen von Munnichs (1977) lassen sich als empirische Nachbefundungen philosophischer Postulate lesen: Demnach haben sich Betagte mit Lebensmut schon frühzeitig mit der Endlichkeit des Daseins auseinandergesetzt und das individuelle Sterben akzeptiert. Sie haben gleichzeitig vielfältige Beziehungen und Kontakte zur Umgebung und sind durch Engagement zu einem neuen Gefühl für die Bedeutung der Existenz befähigt. Dies könnte in die Kategorie „geistig gesund" eingeordnet werden, wobei ein Prozeß der Auseinandersetzung (Munnichs 1977) mit zeitweisem Schwanken und Angst unerläßlich zu sein scheint.

Gesunde alte Menschen scheinen eher geringere Angstwerte in Persönlichkeitstests zu besitzen als junge Menschen (Jarvik et al. 1979; McDonald et al. 1980; beide zitiert nach Janke et al. 1991). Jedenfalls scheinen Alterseffekte nicht bedeutsam zu sein. Schließlich kann sich ein gesunder alter Mensch auf lebenslange Erfahrungen stützen, verfügt in der Regel über eine stabile Abwehrstruktur und hat schwierige Lebensprobleme bereits gemeistert. Werden gesunde alte Menschen nach ihren Ängsten gefragt, so werden nach Stuhlmann (1992) folgende genannt:
- Angst vor Krankheit, Hilflosigkeit und Abhängigkeit
- Angst, Opfer eines Verbrechens zu werden
- Angst vor Armut
- Angst, daß nahen Angehörigen etwas zustoßen könnte
- Angst vor geistigen Leistungseinbußen.

In einer Untersuchung von Kruse (1989) wurde u.a. nicht das Sterben schlechthin, sondern das lange schmerzvolle und einsame Sterben genannt (zitiert nach Stuhlmann 1992).

Sosehr die genannten Ängste auch real begründet sein können, so ist doch davor zu warnen, Ängste im Alter vorschnell als „normal" anzusehen (Rassek et al. 1986): Angst vor Krankheit könnte beispielsweise einer hypochondrischen Einengung entsprechen, die Angst vor einem Verbrechen könnte eine Rationalisierung einer Agoraphobie oder einer depressiven Antriebsstörung sein, und schließlich findet sich hinter der Angst vor Armut nicht selten eine depressive Verarmungsidee oder die Rationalisierung zwanghaften Sparens und geiziger Einengung.

Die sinnstiftende Verknüpfung von Armutsängsten mit Inflationserlebnissen in der Biographie zum Beispiel mag zwar gelegentlich stichhaltig sein, doch treten Verarmungsängste auch in Schweden und der Schweiz sehr häufig auf, so daß es sich eher um existentielle, denn um historisch begründete Ängste handeln dürfte. Ähnlich steht es um die Angst, Opfer eines Verbrechens zu werden. Alte Menschen sind in der Opferstatistik unterrepräsentiert, was Gewaltverbrechen anbetrifft. Ihnen wird aber häufiger die Handtasche geraubt, und sie fallen auch häufiger als junge Menschen auf Trickbetrüger an der Wohnungstür herein. Über das individuelle Ausmaß des Schreckens und seiner Verarbeitung ist damit noch nichts ausgesagt. Wir können hieran aber zeigen, daß das Phänomen Angst ohne zusätzliche Erhellung des Kontextes weder in den Bereich des Normalen noch ins pathologische Feld eingeordnet werden kann.

Es trifft zwar zu, daß Angst bei gesunden Alten nicht häufiger oder intensiver als bei Jüngeren vorkommt, doch gilt dies nicht für kranke alte Menschen. Nachlassende physische Eigenschaften und Fähigkeiten bei zunehmenden, oft chronischen Erkrankungen mit entsprechenden Einschränkungen und Abnutzungserscheinungen lösen Ängste vor Hilflosigkeit, Schmerzen und Versagen aus. Manche körperliche Erkrankungen sind genuin an heftige Angstsignale gebunden, wie beim klassischen Herzinfarkt.

Psychische Erkrankungen nehmen in der Altenbevölkerung ebenfalls zu, was im wesentlichen den psychoorganischen Störungen zuzurechnen ist. Cooper und Sosna (1983) ermittelten für Mannheim eine Prävalenz psychischer Störungen von 24,4%. Davon fielen auf schwere und leichte organische Psychosyndrome 11,4%, auf Neurosen und Persönlichkeitsstörungen 10,8% und die restlichen 2,2% auf funktionelle Psychosen. Da Angst bei allen psychischen Erkrankungen vorkommt, mit Ausnahme der euphorischen Manien, ist das angstbedingte Leiden kaum zu überschätzen. Im allgemeinen werden gerichtete Ängste (phobischer Typus) als weniger belastend erlebt als generalisierte Ängste, die in Form einer Panikattacke oder auch eines generalisierten Angstsyndroms auftreten können.

2   Angst im Rahmen paranoider Krankheitsbilder

Im Rahmen paranoider Krankheitsbilder gerinnen Ängste zum wahnhaften Tatbestand der Belästigung, Verfolgung, Bedrohung oder sexuellen Attacke. Flucht aus der Wohnung, Verbarrikadieren, Aufstellen von Fallen, Beschwerden bei der Polizei und Protestbriefe an Politiker sind Abwehrmaßnahmen, die mit erstaunlicher Energie betrieben werden. Eine fast blinde und schwer gehbehinderte Patientin verließ ihre Wohnung beispielsweise nur noch über eine Hühnerleiter durch ein Fenster, um ihrem Verfolger auf dem Treppenflur nicht begegnen zu müssen.

Reichen die Abwehraktionen nicht aus, dann können sich paranoide Ängste zur Panik steigern und gelegentlich gefährliche Fehlhandlungen auslösen oder zu Suizidversuchen führen. Häfner und Veiel (1986) weisen auf die Ähnlichkeit paranoider Syndrome im höheren Lebensalter mit phobischen Zuständen in früheren Lebensabschnitten hin. Die angstauslösende Situation wird bei diesen Störungen soweit wie möglich gemieden; in anderer Umgebung sind die paranoiden Ängste und die mit ihnen verbundenen Befürchtungen oft nicht mehr vorhanden. Die Verschiebung zum Paranoiden wird von Häfner als Grund dafür angesehen, daß phobische Angstsyndrome bei älteren Probanden selten berichtet werden (Häfner et al. 1986).

Alterstypisch ist der Wahninhalt: Durch Belästigung und Verfolgung werde der Kranke aus seiner Wohnung vertrieben, d.h. seiner Bleibe beraubt. Die psychodynamische Deutung, es handle sich um projektiv abgewehrte Todesängste, liegt hier nahe. Auch körperliche Veränderungen (Haarausfall, Gelenkverformungen) werden nicht selten projektiv als von Verfolgern „gemacht" erlebt, statt als altersabhängige Beeinträchtigung erkannt und verarbeitet zu werden. In der dazugehörigen Verleugnung von Alter und Tod und der Abwehrdynamik liegt der Grund dafür, daß paranoide Patienten trotz ihrer Erkrankung oft erstaunlich „jung" wirken.

3   Angst im Rahmen depressiver Erkrankungen

Depressive Erkrankungen sind bei älteren Menschen relativ häufig mit einer Prävalenz, abhängig von der Definition, zwischen 5 und 11%. Gemeinsames Auftreten von Angstsyndromen und depressiven Syndromen ist häufig (Brown et al. 1985), wobei Häfner von einer prinzipiellen Verschiedenheit von Angst und Depressivität ausgeht, jedoch einen Übergang von schweren Ängsten zur Depression annimmt (Häfner et al. 1986). Unabhängig davon gibt es genuin zur Depression gehörende Ängste. Diese äußern sich im Alter vermehrt somatisch im Sinne einer larvierten Depression oder gewinnen zunehmend hypochondrischen Charakter (Müller 1981).

> Als Fixpunkt hypochondrischer Ängste sehen wir bei alten Patienten am häufigsten den Magen-Darm-Trakt mit der Befürchtung, nicht essen, nicht verdauen oder nicht ausscheiden zu können.

Auch *Verarmungsängste* sind relativ häufig, während *Schuld-* und *Versündigungsängste* weniger häufig aufzutreten scheinen als im jüngeren Erwachsenenalter. Charakteristisch ist, daß diese Ängste selbst bei wahnhafter Fixierung untrennbar an eine schwere allgemeine Beeinträchtigung gebunden bleiben und situativ kaum beeinflußbar sind. Sie ähneln also eher einem generalisierten Angstsyndrom mit entsprechendem vegetativem Erscheinungsbild, namentlich schweren Schlafstörungen. Auch die typischen depressiven Antriebsstörungen wie Antriebslähmung oder diffuse unruhevolle Antriebssteigerung ohne sinnvolle Zielrichtung haben nicht nur Verbindung zur niedergeschlagenen Stimmungslage, sondern enge Verbindung zur generalisierten Angst.

4 Angst im Rahmen hirnorganischer Psychosyndrome

Hirnorganische Psychosyndrome werden durch die Leitsymptome Bewußtseins-, Orientierungs- und Gedächtnisstörungen gekennzeichnet. Entzieht man jüngeren gesunden Probanden die Orientierungsmöglichkeiten durch sensorische Deprivation (verdunkelte Kammer, akustische Isolation), geraten auch sie in Angst und Verwirrung. Aus dem Vertrauten herausgefallen zu sein ohne hinreichende Möglichkeit des Erkennens und Verarbeitens, löst Angst aus. Bei leichteren Formen der Demenz kommen paranoide Fehlverarbeitungen vor, in denen z.B. ein vergessener Gegenstand als gestohlen gewähnt wird. Für eine systematische Wahnverarbeitung fehlen jedoch die mnestischen Voraussetzungen.

> Angstvolle Verkennung von Situationen und Personen haben eine enge Verbindung zu aggressiven Fehlhandlungen, die die dritthäufigste Begründung für Zwangsunterbringung alter Menschen in der Gerontopsychiatrie darstellen (Donner et al. 1991). Dabei gehen wir von einer panikartigen Steigerung der Angst aus.

Ob demente Patienten, die generell Unbekanntes als Positiv-Vertrautes verkennen, beispielsweise das Krankenpflegepersonal als lauter Enkelkinder, primär keine Angst haben oder die Angst positiv abwehren, bleibt spekulativ. Solche Kranke sind meist gut gelaunt und kontaktfreudig.

Bei mittelschweren und schweren Stadien von Demenzen scheinen paranoid getönte Ängste seltener, dafür generalisierte Angstzustände aber häufiger zu werden. Angstvolle Anklammerung über lange Zeitabschnitte ohne Beruhigung durch Kontakt, Perioden angstvollen Schreiens und angstgetriebener psychomotorischer Unruhe sind qualvoll für Patienten, Mitpatienten und die betreuenden Personen.

> Sprechunfähige Schwerstdemente scheinen immer noch angstfähig zu sein und zeigen ihre Angst mimisch, gestisch und durch Schreien.

Über die Erlebensweise dieser Menschen wüßten wir gerne mehr. Insbesondere interessiert die Frage der Beziehung zwischen Angst und Aggressivität:
- Ist beispielsweise die aggressive Abwehr gegenüber pflegenden Personen die Folge angstvoller Verkennung?
- Werden angstbesetzte frühkindliche Erinnerungen verhaltensbestimmend?
- Handelt es sich um rudimentäres Revierverteidigungsverhalten, da es doch bei Männern weitaus häufiger vorkommt und Sozialisationseffekte kaum noch angenommen werden können?

Jedenfalls geht es nicht nur um die Auslösung von Impulsen, sondern vor allem auch um die mangelnde Steuerbarkeit und Kontrolle mit buchstäblich durchschlagenden Effekten nach dem Alles-oder-Nichts-Gesetz.

5 Neurotisch determinierte Ängste

Neurotisch determinierte Ängste sind der Definition nach Relikte frühkindlicher Fehlentwicklungen. Dennoch gibt es neben chronischen neurotischen Fehlentwicklungen mit lebenslänglicher Symptomatik wechselhafter Ausprägung deutliche Verschlimmerungen im Alter oder auch scheinbar neue Symptombildungen. Ferner kann es im Rahmen beginnender hirnorganischer Psychosyndrome zu vorübergehenden pseudo-neurotischen Bildern kommen. Im wesentlichen handelt es sich um drei Angstreaktionen:
- Triebangst bedeutet Angst vor Strafe für unerlaubte Triebwünsche.
- Trennungsangst bedeutet Angst vor dem Verlust eines wichtigen Objekts, zu dem häufig eine infantile Abhängigkeit besteht.
- Narzißtische Ängste sind Ängste vor Wert- und Kontrollverlust, sowohl was die eigene Person als auch was sog. erweiterte Ich-Objekte anbetrifft.

Diese Angstformen sind nicht immer unabhängig voneinander und können auch gemeinsam vorkommen. So können z.B. Triebängste bei unerlaubten sexuellen Wünschen mit Angst vor dem Verlust des gültigen Partners und Angst vor Kontrollverlust und drohender Abhängigkeit gemischt sein.

Die vorhandene neurotische Reifestörung tritt symptomatisch zutage, wenn bisher vermiedene Versuchssituationen auftreten, wenn Lebensarrangements, Rollen und Partner verlorengehen, die der neurotischen Konfliktbewältigung dienten, wie König (1981) in seinem Konzept vom steuernden

Objekt darlegt. Zusätzlich können Ich-Funktionen eingeschränkt sein, die bisher die Steuerung, Integration, Realitätsprüfung und Anpassung sowie Abwehrleistungen aufrechterhalten haben.

Auch neurotische Ängste können phobisch gebunden, generalisiert oder auch somatisiert auftreten mit der Tendenz, daß Triebängste eher zu phobischer Symptomatik führen:
- Eine 68 Jahre alte Frau erkrankt, nachdem sie von einem Boxerrüden umgeschubst worden war, an einer Hundephobie. Gleichzeitig besteht das auch sexuell gemeinte Angebot eines älteren Herren, in dessen Haushalt den Posten einer Wirtschafterin zu übernehmen.
- Eine 72 Jahre alte Rentnerin erleidet ihre erste herzphobische Attacke beim Durchblättern eines Versandhauskataloges. Vorausgegangen war eine Rentenerhöhung, die die bisherige vermeidende Sparsamkeitshaltung überflüssig gemacht hatte. Bei unauffälliger kardialer Diagnostik wiederholten sich die Attacken bei Kaufhausbesuchen.
- Ein 64 Jahre alter Mann erleidet plötzlich Panikattacken. Seine jüngere Ehefrau ist nach dem Erwachsenwerden der Kinder berufstätig geworden und nun nicht mehr mehrfach täglich für „Sicherheitstelefonate" erreichbar.

Wenn die bisher geübten Abwehrmechanismen versagen, wird häufig Bedrohliches verleugnet und schließlich eine Regression in Gang gesetzt, die im Sinne eines Teufelskreises Anpassungs- und Verarbeitungsmöglichkeiten ausschließt. Diffuse generalisierte Angstreaktionen sind dann nicht nur für den Patienten qualvoll, sondern auch für die Angehörigen, da Kontakt nur kurzfristig Entlastung bringt.

6   Gemeinsame Grundlagen verschiedener Angstsyndrome

Angstsyndrome sind häufig und noxenunspezifisch auffällig ähnlich. Ihnen müssen also ähnliche psychobiologische Vorgänge zugrunde liegen. Der entdifferenzierende, diffuse, chaotische Charakter generalisierter Angstattacken oder -zustände hat in der Angst einen „Ur-Affekt" erblicken lassen, von dem sich andere Affekte erst ableiten. Tatsächlich ist der ungestillte Säugling in einer existentiell bedrohlichen Situation (Little 1960). Lust hingegen ist mit Gestilltsein und Wohlbefinden identisch. Möglicherweise ist das angemessene Gestilltwerden als Antwort auf Unlust oder Angstgeschrei die psychosoziale Voraussetzung für das Lernen neurobiologischer Prozesse, die mit Angsthaben und deren Beruhigung zu tun haben und während der Hirnreifung endgültig fixiert werden.

Hier könnte es sich um eine entscheidende psychobiologische Schaltstelle handeln, in der die Psychosomatik untrennbar ineinander verwirkt ist. Frühgestörte Menschen lernen nicht, sich selber zu beruhigen, bleiben abhängig und in der eigenen Identität unsicher. Biologisch kann dies vorgestellt werden als Übersensibilität von Noradrenalinrezeptoren, als zu rascher Abbau von Monaminen, die für Stimmungsstabilität und Impulskontrolle notwendig sind, oder auch als Defizit von Endorphinen oder endogenen Benzodiazepinen. Demnach sind Angstsyndrome sowohl von der pharmakologischen als auch von der psychotherapeutischen Seite her angehbar.

7   Therapie

Eines der am häufigsten geklagten Symptome in der ärztlichen Praxis scheint Angst zu sein (Dilling 1984). Nicht überraschend nehmen in der Rangliste der verordneten Arzneimittel für Patienten über 61 Jahre Tranquilizer die Platzziffern 5, 8, 14 und 23 ein (Glaeske 1989). Dieser Tatbestand wird von manchen Autoren als Basis für die Hochrechnung enormer zu erwartender Zahlen iatrogener Fälle von Benzodiazepinsucht alter Menschen gewertet (Meyer et al. 1981). Jedoch sind Dosissteigerungen nicht generell zu beobachten, obwohl sich bei den meisten Empfängern in einem unterschiedlich langen Zeitraum Toleranz entwickelt (Swift 1986).

> Dem möglicherweise vorschnellen Griff zum Rezeptblock in der Praxis steht eine gewisse Verteufelung von Benzodiazepinen in der Klinik gegenüber. Beides kann darauf hinweisen, daß Angst sozial wenig akzeptiert ist und entweder mit Tranquilizern „abgespeist" oder in ihrer subjektiven Leidensdimension zuwenig zur Kenntnis genommen wird (Dilling 1986). Analog gilt dies auch für Schmerzphänomene, die ambulant mit einem erheblichen Schmerzmittelgebrauch bekämpft, klinisch jedoch häufig unzureichend behandelt werden, was insbesondere für finale Schmerzbehandlung bei Krebskranken gilt.

Hole (1986) sieht nach Selbstexperimenten mit angstauslösenden Substanzen die Frage nach einer besseren Angstlinderung als grob vernachlässigt an.

Vor die Entscheidung, welche Ängste vermeidbar oder zumutbar und welche behandlungspflichtig seien, ist das differenzierte Bemühen um die diagnostische Einordnung, Klärung der sozialen Einbettung und Ressourcen sowie körperlicher und psychischer Fähigkeiten des alten Angstpatienten gesetzt. Diese oft sehr zeitaufwendige Klärung ist bereits entlastend. Danach wird zur Angstlösung bei paranoiden Syndromen ein Neuroleptikum, zur Behandlung von Angst bei Depressionen ein Antidepressivum das Mittel der Wahl sein. In Tabelle 8.1 sind eine Reihe von Medikamenten und ihre Dosierung sowie ihre möglichen Nebenwirkungen aufgeführt. In jedem Fall ist der psychotherapeutische Kontakt, in dem Angst akzeptiert wird, unabdingbar. Angstzuständen bei Dementen sollte zunächst dadurch begegnet werden, daß das häusliche oder behandelnde Milieu bestmöglich orientierend, stützend und eindeutig gestaltet wird. Ruhe, Gewährenlassen und Vermeidung von Zwang sind wichtig. Dennoch muß häufig medikamentös behandelt werden, was wegen der hohen Nebenwirkungsraten bei alten, hirnorganisch veränderten Patienten oft schwierig ist und eine Maßarbeit unter ständiger Beobachtung verlangen kann. Neuroleptika in Tranquilizerdosierung, aber auch niedrig dosierte Tranquilizer kommen hier in Betracht.

> Angst erleiden zu müssen ohne die Möglichkeit der erkennenden Verarbeitung betrachten wir als inhumane Zumutung.

Die für generalisierte Angsterkrankungen am besten untersuchten Nicht-Benzodiazepine sind Buspiron und Imipramin (Vols et al. 1994). Beide Substanzen haben langfristig einen Wirkvorteil gegenüber Benzodiazepinen, allerdings eine Wirklatenz von 1–2 Wochen, was eine sofortige Hilfe nicht ermöglicht. In jedem Fall müssen Kontraindikationen und Nebenwirkungsrisiken im Alter besonders gründlich bedacht und beobachtet werden. Spezielle gerontopsychiatrische Pharmastudien über Angstpatienten stehen noch aus.

Für Ängste im Rahmen neurotischer Fehlentwicklungen kommt eine Pharmakotherapie nur kurzfristig zur Enthängstigung in Betracht. Langfristig sollten sie eine Domäne der *Psychotherapie* sein, deren Möglichkeiten auch für alte Menschen noch zuwenig zur Kenntnis genommen und genutzt werden (Dimroth 1989; Radebold 1979). Dies gilt sowohl für tiefenpsychologische als auch für verhaltenstherapeutische Verfahren. Schließlich gibt es genügend Hinweise darauf, daß die Psychotherapie auch neurobiologische Prozesse ändern kann (Gabbard 1992). Günstig sind therapeutische Gruppen, die mit einer Aktivität (z.B. Gymnastik) beginnen und dann zum Gesprächsteil überleiten. Allerdings muß die Gruppentoleranz bei alten Menschen oft erst einzeltherapeutisch gefördert werden.

8 Prophylaxe?

Zur Frage nach einer möglichen Prophylaxe von Ängsten im Alter kann man allgemein mit Goethe antworten, daß das höchste Glück der Menschenkinder

Tabelle 8.1 Pharmakotherapie bei Angst im Alter.

Arzneistoff	Arzneimittel	Initialdosis	Nebenwirkungen
Benzodiazepine (mit kurzer Halbwertszeit)			
Alprazolam	Tafil®	0,25–0,5 mg	Gewöhnung, Rebound-Effekte, Muskelrelaxierung beachten
Lorazepam	Tavor®	0,5–1 mg	
Oxazepam	Adumbran®	5–10 mg	
Antidepressiva			
Nortriptylin	Nortrilen®	25–75 mg	anticholinerge Nebenwirkungen
Imipramin	Tofranil®	10 mg	
Clomipramin	Anafranil®	25 mg	
Fluoxetin	Fluctin®	20 mg	gastrointestinale NW möglich
Paroxetin	Seroxat®, Tagonis®	20 mg	
MAO-Hemmer			
Moclobemid	Aurorix®	150 mg	geringe Nebenwirkungen
Neuroleptika			
Haloperidol	Haldol®	0,5–1 mg	wenig sedierend, EPMS möglich anticholinerge Nebenwirkungen
Melperon	Eunerpan®	25 mg	
Thioridazin	Melleretten®	10 mg	

in der Persönlichkeit liege. Alles, was zur Persönlichkeitsbildung und Reife beiträgt, führt demnach zur Lebenszufriedenheit im Alter, die nur ohne das Diktat von Ängsten denkbar ist. Nach Costa et al. (1984) sind Persönlichkeitsvariablen entscheidend für das subjektive Wohlbefinden. Vor allem die Persönlichkeitsfaktoren soziale Fähigkeiten, emotionale Stabilität und Objektivität sagen Lebenszufriedenheit im Alter Jahrzehnte voraus. Große Furcht vor dem eigenen Alter ist der solideste Vorhersagewert für fehlende Lebenszufriedenheit (Klammack et al. 1984).

> Die Antizipation des Alterns und des Todes ist hilfreich und bewirkt eine verstärkte Hinwendung zu allen Lebensmöglichkeiten. Dazu bedarf es des Vorbildes alter Menschen, mit denen man lebt und die man auch sterben sieht.

Abschottung der Generationen untereinander und Isolierung sind schädlich. Gleichzeitig sollten aber auch gewisse Generationsschranken gewahrt werden. Eine forcierte Jugendlichkeit und kumpelhafte Anbiederung Älterer an die jüngere Generation verleugnet die unabänderliche Einbindung in eine Generationenkette. Das Wahrnehmen dieser Einbindung ist die Voraussetzung der Verantwortung der Generationen füreinander. Wenn Alter und Tod zum Leben gehören, werden Ängste vor dem Alter und Ängste im Alter kleiner. Allerdings ist der Verzicht auf alle Omnipotenzphantasien unabdingbar.

Literatur

Brown, G. W., T. K. Craig, T. O. Harris: Depression: distress or disease? Brit. J. Psychiat. 134 (1985).
Cooper, B., U. Sosna: Psychische Erkrankung in der Altenbevölkerung. Eine epidemiologische Feldstudie in Mannheim. Nervenarzt 54 (1983) 239–249.
Costa Jr. P. T., R. R. McCrae: Personality as a lifelong determinant of wellbeing. In: Malatesta, G. Z., C. E. Izard (eds.): Emotion in Adult Development. Sage, Beverly Hills 1984.
Dilling, H.: Zum klinischen Gebrauch der Begriffe Depression, Angst, Phobie, Hypochondrie, Neurasthenie. In: Helmchen, H., M. Linden (Hrsg.): Die Differenzierung von Angst und Depression. Springer, Berlin 1986.
Dilling, H.: Körperliche Ausdrucksformen der Angst. Münch. med. Wschr. 126 (1984) 1004–1007.
Dimroth, G.: Tiefenpsychologisch fundierte Psychotherapie mit alten Menschen. In: Kleiber, D., D. Filsinger: Altern – bewältigen und helfen. Asanger, Heidelberg 1989.
Donner, O., G. Dimroth: Anlässe für zwangsweise Unterbringung alter Menschen in der Gerontopsychiatrie (1991).
Gabbard, G. O.: Psychodynamic psychiatry in the „Decade of the brain". Amer. J. Psychiat. 149 (1992) 991–998.
Glaeske, G.: Pharmakotherapie: chemische Gewalt gegen alte Menschen? In: Kleiber, D., D. Filsinger: Altern – bewältigen und helfen. Asanger, Heidelberg 1989.
Häfner, H., H. Veiel: Epidemiologische Untersuchungen zu Angst und Depression. In: Helmchen, H., M. Linden (Hrsg.): Die Differenzierung von Angst und Depression. Springer, Berlin 1986.
Heidegger, M.: Sein und Zeit. Niemeyer, Tübingen 1979.
Hole, G.: Angst aus theologischer und psychiatrischer Sicht. In: Faust, V.: Angst, Furcht, Panik. Hippokrates, Stuttgart 1986.
Janke, W., M. Hüppe: Emotionalität. In: Oswald, W. D., W. M: Herrmann, S. Kanowski, U. M. Lehr, U. Thomae (Hrsg.): Gerontologie, 2. Aufl. Kohlhammer, Stuttgart 1991.
Klammack, D. L., L. L. Rolff: Fear of personal aging and subjective wellbeing in later life. J. Geront. 39 (1984) 756–758.
König, K.: Angst und Persönlichkeit. Das Konzept vom steuernden Objekt und seine Anwendungen. Vandenhoeck & Rupprecht, Göttingen 1981.
Lehmann, E., W. Krömer: Abnorme Angstfreiheit bei schizopathischer Persönlichkeit. In: Heinrich, K., B. Bogarts (Hrsg.): Angstsyndrome. Ursache, Erscheinungsformen, Therapie. Schattauer, Stuttgart–New York 1988.
Little, M.: On Basic Unity. Int. J. Psychoanal. 41 (1960).
Meyer, Glantz: Predictions of elderly drug abuse. J. psychoactive Drugs 12 (1981) 117–126.
Müller, Ch.: Psychische Erkrankungen und ihr Verlauf sowie ihre Beeinflussung durch das Alter. Huber, Bern 1981.
Munnichs, J. M. A.: Die Einstellung zur Endlichkeit und zum Tod. In: Thomae, H., M. Lehr (Hrsg.): Altern – Probleme und Tatsachen. Akademische Verlagsgesellschaft, Wiesbaden 1977.
Peters, U. H. (Hrsg.): Wörterbuch der Psychiatrie und medizinischen Psychologie. 3. Aufl., S. 34. Urban & Schwarzenberg, München 1984.
Radebold, H.: Der psychoanalytische Zugang zu dem älteren und alten Menschen. In: Petzold, H., E. Bubolz (Hrsg.): Psychotherapie mit alten Menschen. Jungfermann, Paderborn 1979.
Rassek, M., H. Radebold: Ängste alternder Menschen. In: Faust, V. (Hrsg.): Angst, Furcht, Panik. Hippokrates, Stuttgart 1986.
Stuhlmann, W.: Angst im Alter. In: Müller, U. (Hrsg.): Angst und Angsterkrankungen. Roederer, Regensburg 1992.
Swift, C. G.: Spezielle Probleme bei Schlafmittelbehandlung von älteren Menschen. In: Evans, J. G., M. M. Glatt, S. Kanowski, D. B. Scott (Hrsg.): Clomethiazol. Neuere Forschungsergebnisse und 25jährige klinische Erfahrung. Verlag für angewandte Wissenschaften, München 1986.
Vols, H. P., H. J. Möller, Y. Sturm: Generalisierte Angsterkrankung. Psychopharmakother. 4 (1994).

9 Bauchschmerzen

Katja Wagner-Trögner, Annette Tiefenböck und Robert Heinrich

INHALT

1	Problematik	89
2	Klinische Symptomatik	89
3	Pathomechanismus und Ursachenspektrum	90
3.1	Akute Bauchschmerzen	90
3.1.1	Organdehnung	90
3.1.2	Intraabdominelle Ursachen	91
3.1.3	Gefäßerkrankungen	93
3.1.4	Extraabdominelle Ursachen	93
3.2	Chronische Bauchschmerzen	94
3.2.1	Oberer Gastrointestinaltrakt	94
3.2.2	Chronische intraabdominelle Entzündungen	95
3.2.3	Unterer Gastrointestinaltrakt	95
3.2.4	Verschiedene Ursachen	96
3.2.5	Reizdarmsyndrom	97
4	Diagnostik und Therapie	97

1 Problematik

Bauchschmerzen bei älteren Patienten sind ein häufiges, aber auch sehr vielschichtiges Problem. In einer Umfrage zur Prävalenz gastrointestinaler Symptome gaben 25% der Teilnehmer im Alter von 65–93 Jahren an, oft abdominelle Beschwerden zu haben (Talley et al. 1992). Allerdings waren diese Symptome für nur 23% der Betroffenen Anlaß für einen Arztbesuch.

> Das Symptom Bauchschmerzen wird von Älteren zwar oft angegeben, vielfach ist es allerdings als Zeichen beeinträchtigter Lebensqualität zu werten, und eher selten kommt ihm ein Krankheitswert zu.

Amerikanische Autoren haben untersucht, wie häufig sich die Entlassungsdiagnose von der primären Aufnahmediagnose unterscheidet. Sie fanden deutliche Altersunterschiede: Sensitivität und Spezifität der Aufnahmediagnose von jüngeren Patienten mit Bauchschmerzen waren 82% bzw. 86%. Bei den über 65jährigen lag die Sensitivität bei nur noch 68%, die Spezifität bei 76% (Kizer et al. 1998). Vom Leitsymptom Bauchschmerzen zu einer exakten Diagnose zu gelangen ist bei Älteren aus vielen Gründen schwierig: Im Rahmen der meist gleichzeitig bestehenden Multimorbidität werden Symptome fehlgedeutet, z.B. als Ausdruck der Grunderkrankung. Das Ursachenspektrum verschiebt sich mit zunehmendem Alter, z.B. typische Alterserkrankung Divertikulose. Durch den Symptomenwandel im Alter können die klassischen Symptome gastrointestinaler Erkrankungen fehlen. Die von den Älteren geklagten Beschwerden sind häufig unspezifisch und hinsichtlich der zugrundeliegenden Erkrankung differentialdiagnostisch wenig richtungweisend. Patienten mit Demenz oder Kommunikationsstörungen, z.B. Aphasie, sind nicht in der Lage, ihre Beschwerden adäquat mitzuteilen. Hier sind Gestik, Mimik und körperlicher Befund genau zu beurteilen.

Angesichts der Vielzahl gastrointestinaler Erkrankungen mit dem Symptom „Bauchschmerzen" kann im Folgenden nur auf einzelne, in der geriatrischen Praxis aber relevante Krankheitsbilder eingegangen werden.

2 Klinische Symptomatik

Die Wahrnehmung von „Bauchschmerzen" kann pathophysiologisch auf 2 Wegen als „viszeraler" oder „somatischer (parietaler)" Schmerz erfolgen.
- *Viszeraler Schmerz* resultiert aus der Stimulation von nicht myelinisierten Fasern des sympathischen Nervensystems, deren Endigungen im Peritoneum viscerale und in den Eingeweiden liegen. Sie werden über das Rückenmark (Höhe Th6 – L2) und den Tractus spinothalamicus lateralis zur Großhirnrinde geleitet.

▌ Hauptursache für viszeralen Schmerz sind akute, massive Druckerhöhungen in Hohlräumen, Kapselspannungen sowie Muskelkontraktionen (z.B. Koliken).

Die Lokalisation des Schmerzes ist häufig unbestimmt, symmetrisch und nahe der Mittellinie. Die Schmerzen lassen sich durch Bewegung (Umhergehen) leichter ertragen. Sie sind von Übelkeit, Erbrechen, Blässe, Schwitzen und Unruhe begleitet. Die Schmerzausstrahlung erfolgt häufig in Gebiete, die dem gleichen Neurosegment angehören wie das erkrankte Organ.

- Der *somatische Schmerz* wird durch die Stimulation von Nervenendigungen im Peritoneum parietale, Retroperitoneum und Mesenterialansatz hervorgerufen. Er wird unilateral über segmentale, sensible Fasern zum zentralen Nervensystem geleitet. Dieser Schmerz ist typischerweise als Dauerschmerz an der Stelle der maximalen Entzündung/Reizung lokalisiert. Charakteristisch ist die Schonhaltung, die Schmerzerleichterung bringt, wohingegen Bewegungen oder auch schon Husten und Niesen eine Schmerzzunahme bewirken können.

Im klinischen Alltag unterteilt man in Bauchschmerzen mit akutem Beginn („akutes Abdomen") und chronische bzw. chronisch rezidivierende Bauchschmerzen. Zur Differenzierung trägt eine ausführliche Anamnese hinsichtlich Schmerzlokalisation, Schmerzcharakter, zeitlichem Verlauf und begleitenden Allgemeinsymptomen entscheidend bei.

- Definitionsgemäß wird unter einem *akuten Abdomen* ein schweres Krankheitsbild mit heftigen Abdominalschmerzen unklarer Ätiologie verstanden, das sich im Verlauf weniger Stunden entwickelt. Zu den Hauptsymptomen des akuten Abdomens zählen starke Schmerzen, Erbrechen, lokaler Druckschmerz, Loßlaßschmerz, muskuläre Abwehrspannung, Schock und Kollaps. Neben diesen Grundsymptomen treten Allgemeinreaktionen auf, die in Tabelle 9.1 aufgeführt sind.

▌ Das Fehlen von Haupt- oder Allgemeinsymptomen bedeutet bei geriatrischen Patienten nicht, daß keine schwere, interventionsbedürftige Erkrankung vorliegt.

Die klinischen Symptome bei *chronischen* und *chronisch rezidivierenden* Bauchschmerzen sind häufig uncharakteristisch. Viele Patienten haben eine jahrelange Anamnese von verschiedenen Bauchbeschwerden ohne organisches Korrelat, aber mit starker subjektiver Beeinträchtigung. Bevor diese Symptome als funktionell im Rahmen eines Reizdarmsyndroms eingestuft werden, sind organische Leiden

Tabelle 9.1 Häufige Allgemeinsymptome beim akuten Abdomen.

- Fieber, Leukozytose
- flacher Puls, Tachykardie, Blutdruckabfall
- Unruhe, Verwirrtheit
- Exsikkose, trockene Zunge
- Kaltschweißigkeit
- Wind- und Stuhlverhalt
- Übelkeit, Erbrechen
- Facies hippocratica

stets auszuschließen. Für die Diagnose der zugrundeliegenden Erkrankung ist eine exakte Anamneseerhebung mit Berücksichtigung von Stuhlgewohnheiten, Miktionsveränderungen, Medikamenteneinnahme, Nahrungsabhängigkeit, Gewichtsverlauf und Schmerzperiodik unerläßlich.

3 Pathomechanismus und Ursachenspektrum

Dem unspezifischen Symptom Bauchschmerzen können eine Vielzahl intra-, aber auch extraabdomineller Prozesse zugrunde liegen. Die Lokalisation der Hauptsymptome läßt differentialdiagnostische Rückschlüsse auf die Ursache eines akuten Abdomens zu (Tab. 9.2). Prinzipiell können bei geriatrischen Patienten mit Bauchschmerzen dieselben Erkrankungen wie bei jüngeren Patienten vorliegen. Tabelle 9.3 gibt eine Übersicht über häufige Ursachen akuter Bauchschmerzen im Alter.

3.1 Akute Bauchschmerzen

3.1.1 Organdehnung

Harnverhalt
Harnverhalt ist bei geriatrischen Patienten eine sehr häufige Ursache für akute Bauchschmerzen. Die Diagnosestellung bereitet in der Regel keine Probleme. Die häufigste Ursache ist die Prostatahypertrophie des älteren Mannes.

Intestinale Obstruktion
Zu unterscheiden sind mechanischer und paralytischer Ileus. Die häufigste Ursache (40–50%) des mechanischen Ileus sind inkarzerierte Hernien. Bei der körperlichen Untersuchung sollte den Prädilektionsstellen von Hernien besondere Aufmerksamkeit geschenkt werden. Insbesondere inkarzerierte Femoralhernien bei älteren Frauen werden oft übersehen. Nach früheren Operationen ist gezielt zu fragen, da Adhäsionen die zweithäufigste Ursache (10–30%) des mechanischen Ileus sind (Abb. 9.1). Das Auftreten kolorektaler Tumoren nimmt mit dem Alter zu. Entsprechend oft (ca. 10%) finden sich Karzinome als Ursache von Obstruktionen.

Tabelle 9.2 Mögliche Ursachen des akuten Abdomens nach Schmerzlokalisation.

Epigastrium

- Ulkusperforation
- akute Pankreatitis
- Beginn einer akuten Appendizitis
- Angina pectoris
- Pleuropneumonie
- Aneurysma/-ruptur
- Ketoazidose

paraumbilikal

- akute Enterokolitis
- epigastrische Nabelhernie
- Reizkolon
- Ileus

rechter Oberbauch

- akute Cholezystitis
- Ulcus duodeni
- Appendizitis
- akute Leberstauung
- Herpes zoster
- Nierenkolik

linker Oberbauch

- Ulkus(-perforation)
- Milzaffektionen (Infarkt, Ruptur)
- Myokardinfarkt
- Hiatushernie
- Perikarditis, Pleuritis

Unterbauch

- Appendizitis
- Adnexitis
- gynäkologische Tumoren
- Divertikulitis
- Nephrolithiasis
- Beckenvenenthrombose
- akute Koxitis
- Harnverhalt, Harnwegsinfektionen

Tabelle 9.3 Häufige Ursachen akuter Abdominalschmerzen im Alter.

Organdehnung

- Harnverhalt
- intestinale Obstruktionen (inkarzerierte Hernie, Ileus, Kolonkarzinom, Koprostase)
- biliäre Obstruktion

intraabdominelle Infektionen

- akute Cholezystitis und/oder Cholangitis
- akute Pankreatitis
- akute Appendizitis

Gefäßerkrankungen

- Gefäßverschlüsse
- Aortenaneurysma/-ruptur

extraabdominelle Ursachen

- Wirbelsäulenerkrankungen: z.B. Wirbelkörperfraktur
- andere Skeletterkrankungen, z.B. Beckenringfraktur, Koxarthrose
- neuromuskuläre Erkrankungen: z.B. Herpes zoster, Spinalkanalstenose
- kardiopulmonale Erkrankungen: z.B. Myokardinfarkt, Pneumonie
- Stoffwechselstörungen: z.B. Coma diabeticum

3.1.2 Intraabdominelle Ursachen

Cholezystitis und Cholangitis

Gallenblasensteine finden sich bei 10–30% der Männer und bei 20–40% der Frauen im Alter von 70 Jahren. Als Ursachen für das gehäufte Auftreten von Konkrementen im Alter werden die abnehmende Gallenblasenmotilität und eine Zunahme der Cholesterinsekretion diskutiert (Reiman et al. 1997). Entsprechend steigt auch die Komplikationsrate, z.B. Cholezystitis, Cholangitis, Perforation. Das Fehlen typischer Symptome wie des Murphy-Zeichens oder der Charcot-Trias (Fieber, Ikterus, Schmerz) kann bei Älteren über die Schwere der Erkrankung hinwegtäuschen.

> Mit ca. 25% sind Erkrankungen der Gallenblase und -wege die häufigste Ursache für Notfalloperationen beim akuten Abdomen älterer Patienten (Kettunen et al. 1995; Miettinen et al. 1996).

Akute Appendizitis

Die akute Appendizitis ist mit 18–20% der zweithäufigste Grund bei geriatrischen Patienten, eine Notfalloperation durchzuführen (Kettunen et al. 1995; Miettinen et al. 1996). Die perioperative Mortalität von ca. 20% bei hochbetagten, multimorbiden Pa-

> Frühsymptome maligner Erkrankungen wie rektale Blutung und veränderte Stuhlgewohnheiten (z.B. paradoxe Diarrhö) werden von älteren Patienten vielfach übersehen oder ihre Bedeutung ignoriert. Bei geriatrischen Patienten sollte man auch an die Möglichkeit der Pseudoobstruktion durch Koprostase denken.

Biliäre Obstruktion

Neben Gallenblasen- und Gallengangssteinen sind Karzinome als Ursache biliärer Obstruktion bei älteren Patienten zu beachten. Patienten mit Gallenblasenkarzinom sind durchschnittlich 75 Jahre alt, bei ca. 70–80% liegt gleichzeitig eine Cholezystolithiasis vor.

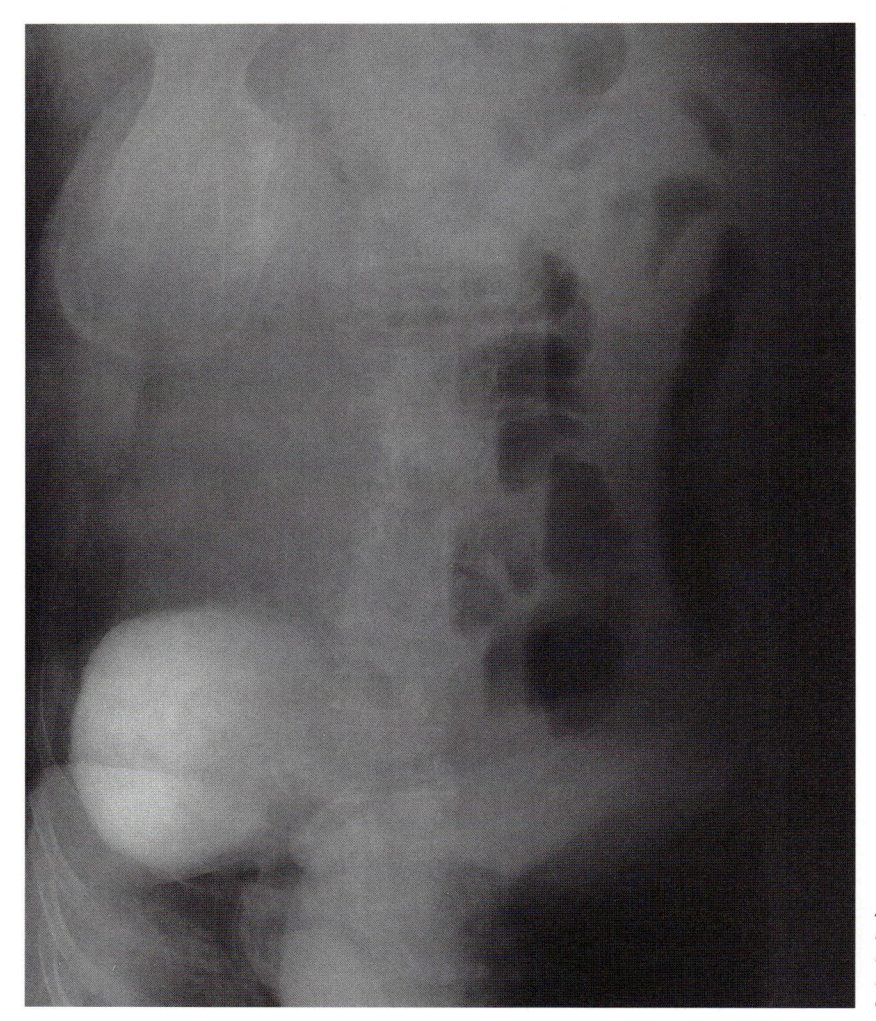

Abb. 9.1 *Mechanischer Dünndarmileus infolge Briden. Deutliche Dilatation der Dünndarmschlingen und Spiegelbildung. Röntgen-Abdomen in Linksseitenlage einer 88jährigen Patientin.*

tienten ist teilweise auch durch eine verspätete Diagnosestellung erklärt. Vielfach fehlen typische klinische Zeichen wie lokalisierter Druckschmerz im rechten Unterbauch (McBurney- oder Lanz-Punkt), Wandern des Schmerzes von initial epigastrisch oder paraumbilikal nach rechts unten, axillär-rektale Temperaturdifferenz etc.

Akute Pankreatitis

Altersbedingte Pankreasveränderungen (Tab. 9.4) sind meist ohne klinische Relevanz, ihre Kenntnis ist allerdings zur Abgrenzung gegenüber pathologischen Veränderungen essentiell. Die akute Pankreatitis ist keine typische Erkrankung des höheren Lebensalters. Altersabhängige Unterschiede finden sich jedoch in der Ätiologie. Während bei Jüngeren die alkoholinduzierte Pankreatitis an erster Stelle steht, spielen bei Älteren andere, v.a. biliäre Ursachen eine Rolle (Tab. 9.5). Mit zunehmendem Alter

Tabelle 9.4 *Altersbedingte Veränderungen des Pankreas.*

- Atrophie, Lipomatose und Fibrose
- Pankreasgangdilatation und Gangunregelmäßigkeiten
- leichte Abnahme der exokrinen Funktion ohne pathologische Wertigkeit

Tabelle 9.5 *Häufige Ursachen der akuten Pankreatitis bei geriatrischen Patienten.*

- Cholezysto-/Choledocholithiasis
- Medikamente (Thiazide, Sulfonamide, Tetrazykline, Valproinsäure, Kortikosteroide, Chlortalidon, Metronidazol)
- metabolische und endokrine Ursachen (Urämie, Hyperkalzämie)
- post ERCP
- Tumoren
- Ischämie

nimmt der Schweregrad der Erkrankung zu, die Prognose wird bei über 50jährigen als ungünstig bezeichnet. Die Mortalitätsrate liegt bei 20%, 17% der Erkrankten entwickeln im Verlauf schwere Komplikationen.

3.1.3 Gefäßerkrankungen

Intestinale Ischämie
Durchblutungsstörungen der Mesenterialgefäße und des Darms treten vermehrt im Alter auf. Die häufigste Ursache, die *arterielle Embolie* (Tab. 9.6), findet sich meist auf dem Boden einer Arteriosklerose, eventuell kombiniert mit aufgelagerten arteriellen Thromben. Anamnestisch sind vielfach Gefäßerkrankungen anderer Körperregionen, z.B. koronare Herzerkrankung, zu eruieren. Bei Patienten mit vergrößerten Vorhöfen und absoluter Arrhythmie ist eine kardioembolische Genese anzunehmen. Vaskulitiden oder Koagulopathien sind seltene Ursachen. Initial treten nahrungsabhängige Bauchschmerzen (Angina abdominalis) auf, fakultativ begleitet von Gewichtsverlust, Malabsorptionssyndrom, Obstipation oder Diarrhö. Typisch für die akute Ischämie ist ein heftiger abdomineller Schmerz, zunächst ohne weitere gastrointestinale Beschwerden. Nicht selten sind Erkrankungen wie akute kardiale Ereignisse (Myokardinfarkt, Rhythmusstörungen), Hypovolämie, Hypotonie oder Sepsis vorangegangen. Klinische Spätsymptome, die auf die Entwicklung von Dünndarmnekrosen hinweisen, sind Übelkeit, Erbrechen, Fieber, Hämatemesis, rektale Blutung, abdominelle Abwehrspannung und Schock. Tabelle 9.7 zeigt die Stadieneinteilung der Mesenterialischämie anhand des klinischen Befundes. Bei rechtzeitiger Diagnosestellung, z.B. mittels farbkodierter Duplexsonographie oder Angiographie, liegt die perioperative Letalität im Stadium II bei ca. 5%, im Stadium IV allerdings bei ca. 60%.

Die relativ seltene *Mesenterialvenenthrombose* kann Folge diverser Ursachen sein (Tab. 9.8). Die klinischen Befunde sind relativ unspezifisch: Bauchschmerzen, Übelkeit, Erbrechen und Meteorismus. Blutige Durchfälle, Ileussymptomatik oder Hämatemesis weisen auf eine Darminfarzierung hin. Auch hier sind Duplexsonographie, Angiographie oder Kontrastmittel-Computertomographie diagnostische Verfahren der Wahl. Ist noch kein Darm-

Tabelle 9.6 Ätiologie mesenterialer Ischämien.

- arterielle Embolie   ca. 50%
- arterielle Thrombose   ca. 15%
- venöse Thrombose   ca. 5–10%
- unklare Genese   ca. 10%

Tabelle 9.7 Stadieneinteilung der Mesenterialischämie (Reimann et al. 1997).

Stadium I:	Zufallsbefund (Duplex oder Angiographie), kein klinisches Korrelat
Stadium II:	Angina abdominalis postprandial mit freien Intervallen ohne Malabsorption
Stadium III:	wechselnder abdomineller Dauerschmerz und/oder begleitende Malabsorption
Stadium IV:	akuter Verschluß mit Darminfarkt

Tabelle 9.8 Ätiologische Faktoren von Mesenterialvenenthrombosen.

primär (idiopathisch), ca. 20–35%
sekundär, ca. 65–80%
- Koagulopathien (z.B. AT-III-, Protein-C- oder Protein-S-Mangel)
- hämatologische Erkrankungen, z.B. Polycythaemia vera
- portale Hypertension, z.B. Leberzirrhose
- intraabdominelle Infektionen, z.B. Pankreatitis, Cholangitis
- Hormonbehandlung, Nikotinabusus
- selten: Parasiten, Trauma

infarkt eingetreten, kann eine Vollheparinisierung und Streptokinaselyse versucht werden, sonst ist ein operativer Eingriff mit Thrombektomie oder Darmresektion erforderlich. Die Mortalität ist etwas geringer als bei den arteriellen Verschlüssen (bis zu 50%).

Aortendissektion
Geriatrische Patienten mit Aortendissektion oder Ruptur eines Aortenaneurysmas haben oft eine längere Anamnese mit arterieller Hypertonie, peripherer arterieller Verschlußkrankheit und Angina abdominalis. Die erforderliche Notoperation ist mit einer sehr hohen perioperativen Mortalität verbunden.

3.1.4 Extraabdominelle Ursachen

An extraabdominellen Ursachen akuter Bauchschmerzen sind bei älteren Patienten insbesondere der *akute Myokardinfarkt* und die *Pneumonie* durch klinische Untersuchung, EKG, Röntgen-Thorax und Laboruntersuchung auszuschließen. Die *diabetische Ketoazidose* mit peritonealer Reizung kann auch bei geriatrischen Patienten zur Ausbildung eines paralytischen Ileus führen. *Skeletterkrankungen* sind nicht selten Ursache für Bauchschmerzen bei Älteren. Wirbelkörperfrakturen, degenerative Wirbelsäulenveränderungen, Beckenringfrakturen oder aktivierte Koxarthrosen können primär abdominelle

Erkrankungen vortäuschen. Die Röntgenaufnahme bringt hier rasch Klarheit. Auch neurologische Erkrankungen mit radikulärer Symptomatik oder Herpes zoster müssen differentialdiagnostisch in Betracht gezogen werden.

3.2 Chronische Bauchschmerzen

Häufige Ursachen chronischer Bauchschmerzen im Alter sind in Tabelle 9.9 aufgeführt. Um Überschneidungen zu vermeiden, sind Erkrankungen, die auch bei akuten Bauchschmerzen eine Rolle spielen, nicht nochmals dargestellt.

3.2.1 Oberer Gastrointestinaltrakt

Ösophaguserkrankungen
Erkrankungen der Speiseröhre weisen keine prinzipiellen altersspezifischen Unterschiede auf. Allerdings kann man mit zunehmendem Alter eine Häufung von Hiatushernien, Zenker-Divertikeln oder benignen Ösophagusstrikturen beobachten.

Studien zur Refluxkrankheit zeigen, daß selbst beschwerdefreie, ältere Menschen längere Episoden von gastroösophagealem Reflux bei gleichzeitig reduzierter ösophagealer Motilität und ungenügender Selbstreinigung der tubulären Speiseröhre aufweisen als Jüngere (Ferriolli et al. 1998). Dies mag erklären, warum bei über 60jährigen die Schwere der Schleimhautschädigung zunimmt und die Häufigkeit des Barrett-Ösophagus steigt. Regelmäßige endoskopisch-bioptische Kontrollen sind erforderlich, um frühzeitig dysplastische Veränderungen (Adenokarzinom) zu entdecken. Weitere relevante Speiseröhrenerkrankungen im Alter sind die Achalasie, die einen zweiten Häufigkeitsgipfel im Senium hat, und Ösophaguskarzinome. *Therapie der Wahl* bei der chronischen Refluxkrankheit ist die Langzeiteinnahme von Protonenpumpeninhibitoren (Meining et al. 1998). Sollten Strikturen vorliegen, sind Dehnungsbehandlungen mittels Bougies oder Ballondilatation angezeigt.

Ulkuskrankheit
Diagnostik und Therapie chronischer Gastritiden (Autoimmun- oder Typ-A-Gastritis und Helicobacter-pylori-assoziierte Typ-B-Gastritis) unterscheiden sich im Alter nicht vom Vorgehen bei jüngeren Patienten. Auch hinsichtlich der Genese der Ulkuskrankheit gibt es keine altersbedingten Unterschiede. 95% der Ulcera duodeni und 70–75% der Ulcera ventriculi entstehen auf dem Boden einer Helicobacter-Gastritis. Weitere Faktoren, die die protektive Mukosabarriere mindern, sind NSAR-Einnahme, Nikotinabusus, Zytokinfreisetzung durch Entzündung und Streß. Alterstypisch sind allerdings folgende Veränderungen in Klinik und Verlauf: Nur 9% älterer Patienten äußern ulkustypische Beschwerden (periodisch mit der Nahrungsaufnahme wiederkehrende Oberbauchschmerzen, Nüchternschmerz). Statt dessen finden sich unspezifische Angaben, z.B. Übelkeit, Inappetenz oder Erbrechen. Bei 21% ist die gastrointestinale Blutung Ersatzsymptom (Publig 1997). Im Verlauf treten mehr Komplikationen auf als bei Jüngeren; davon sind ca. 80% Blutungen, ca. 20% Perforationen (Abb. 9.2) und ca. 10% Obstruktionen. Bei einigen älteren Männern finden sich duodenale Riesenulzera (> 2 cm Durchmesser), deren Komplikationsrate mit 60% besonders hoch ist (Just 1995).

> In jedem Lebensalter ist die Endoskopie Goldstandard der Ulkusdiagnostik.

Neben den endoskopischen Therapiemöglichkeiten erlaubt die histologische Aufarbeitung der Biopsien die Differenzierung zwischen benignen und malignen Veränderungen. *Therapie der Wahl* bei Ulzera sind Protonenpumpeninhibitoren (PPI). Zur Rezidivprophylaxe ist auch bei älteren Menschen eine Eradikationstherapie sinnvoll, beispielsweise der in Tabelle 9.10 aufgeführte „French-Tripel-Modus".

Tabelle 9.9 Häufige Ursachen chronischer Abdominalschmerzen im Alter.

oberer Gastrointestinaltrakt
- Ösophaguserkrankungen
- Ulkuskrankheit

chronische intraabdominelle Entzündungen
- chronische Cholezystitis
- chronische Pankreatitis

Gefäßerkrankungen
- Aortensklerose (Angina abdominalis)

unterer Gastrointestinaltrakt
- Divertikulose, Divertikulitis

verschiedene Ursachen
- Obstipation/Diarrhö
- chronisch-entzündliche Darmerkrankungen
- kolorektale Malignome
- neuromuskuläre Ursachen

Reizdarmsyndrom

Tabelle 9.10 French-Tripel-Modus.

Protonenpumpenhemmer	1 - 0 - 1
Clarithromycin 250 mg	2 - 0 - 2
Amoxicillin 1 g	1 - 0 - 1

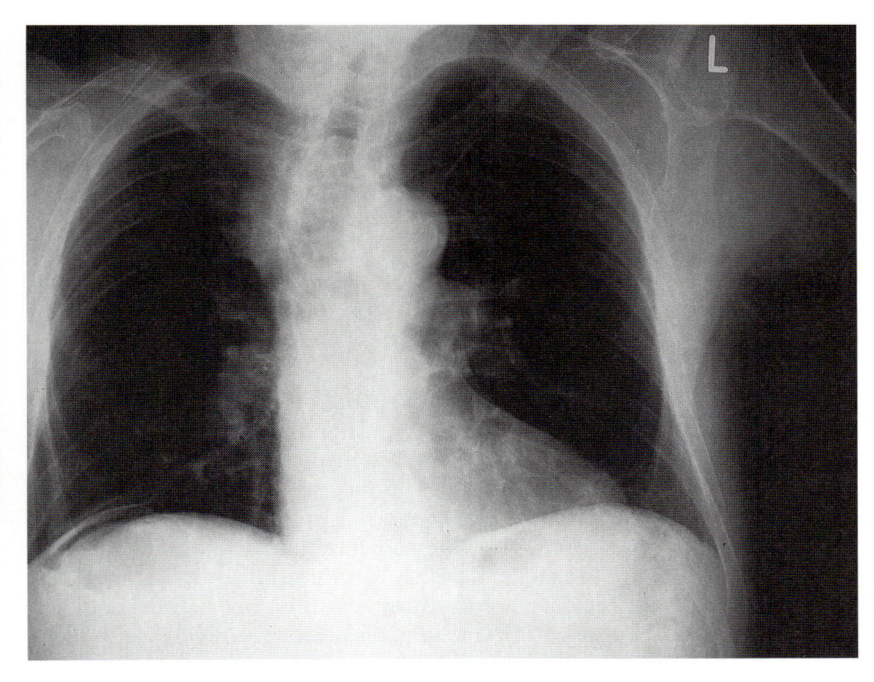

Abb. 9.2 *Luftsichel unter dem rechten Zwerchfell bei perforiertem Ulcus ventriculi. Röntgen-Thorax eines 94jährigen Patienten.*

Nur beim unkomplizierten Ulcus duodeni ist die Therapie nach 7 Tagen Eradikation beendet. Bei blutenden Ulzera und beim Ulcus ventriculi sollte mit PPI bis zur endgültigen Ulkusabheilung weiterbehandelt werden. Bei einer Dauertherapie mit NSAR ist eine prophylaktische Begleittherapie mit Prostaglandinanaloga, z.B. Misoprostol, zu empfehlen.

3.2.2 Chronische intraabdominelle Entzündungen

Chronische Cholezystitis

Wie in Abschnitt 3.1.2 beschrieben, steigt die Inzidenz der Cholelithiasis mit zunehmendem Alter. In Korrelation nimmt die Häufigkeit der chronischen Cholezystitis zu. Sonographisch läßt sich eine verkleinerte, konkrementgefüllte und wandverdickte Gallenblase nachweisen. Typische Symptome sind unspezifische Schmerzen im rechten Oberbauch, z.T. mit Ausstrahlung in die rechte Schulter, und Fettintoleranz. Die chronische Cholezystitis kann durch akute Entzündungsschübe kompliziert werden. Die *Therapie* richtet sich nach der Akuität der Erkrankung und dem Allgemeinzustand des zumeist multimorbiden Patienten. Bei Versagen der antibiotischen Therapie ist rechtzeitig eine Operation in Betracht zu ziehen.

Chronische Pankreatitis

Die chronische Pankreatitis tritt statistisch im jüngeren Lebensalter häufiger als bei geriatrischen Patienten auf. Ätiologisch besteht ein enger Zusammenhang zu einem langjährigen Alkoholabusus. Weitere Ursachen im Alter sind Gefäßerkrankungen, Traumata, Strahlenschäden nach Radiatio und Pankreaskarzinom. Die typische Klinik mit rezidivierenden Schmerzattacken kann bei älteren Patienten fehlen, statt dessen geben sie uncharakteristische abdominelle Beschwerden an. Altersunabhängig beobachtet man mit zunehmender exokriner Pankreasinsuffizienz auch eine Abnahme der Schmerzen. Bei Älteren ist das Ausmaß der exokrinen Pankreasinsuffizienz weniger stark ausgeprägt als der endokrinen. Komplikationen wie Pseudozysten oder Obstruktionen sind seltener. In jedem Lebensalter ist die chronische Pankreatitis ein Risikofaktor für das Pankreaskarzinom. Sonderformen, die typischerweise in höherem Lebensalter auftreten, sind die idiopathische senile chronische Pankreatitis und die primär schmerzlose chronische Pankreatitis.

3.2.3 Unterer Gastrointestinaltrakt

Divertikulose und Divertikulitis

Die Prävalenz der Divertikulose ist altersabhängig:

- Etwa 50% der über 70jährigen haben Divertikel des Kolons.

Die *Divertikulose* ist eine typische Erkrankung der industrialisierten Länder, wobei ursächlich eine ballaststoffarme Kost verantwortlich zu machen ist. Multiple Divertikel werden häufiger als solitäre festgestellt. Sie befinden sich zu ca. zwei Dritteln im Sigma.

- 80–90% der Divertikel bleiben asymptomatisch. Komplikationen sind die „schmerzhafte Divertikulose", Divertikulitis und Blutung.

Divertikelblutungen sistieren zu fast 80% spontan und sind oft einmalige Ereignisse. Bei der schmerzhaften Divertikulose projizieren sich die Schmerzen in der Regel in den linken Unterbauch und treten insbesondere nach Mahlzeiten auf. Sehr häufig berichten die Patienten über eine gleichzeitig bestehende Obstipation. Bei der klinischen Untersuchung können weder Fieber noch Leukozytose oder Zeichen einer Peritonitis nachgewiesen werden.

Die *Divertikulitis* ist die häufigste Komplikation der Divertikulose im Alter. Besteht eine Divertikulose länger als 10 Jahre, entwickeln ca. 15–25% der Betroffenen eine Divertikulitis. Folge der Entzündung können sein:
- Perforation mit oder ohne Abszeßbildung
- Peritonitis
- Fistelbildung in umgebende Organe
- Stenosen
- Verwachsungen.

Begleitende Symptome sind Übelkeit, Erbrechen, Obstipation oder Diarrhö. Vielfach ist eine Walze im linken Unterbauch tastbar. Zu beachten ist, daß im Alter die Symptome deutlich schwächer ausgeprägt sein können.

- Die Diagnose wird in der Regel klinisch sowie mittels Sonographie und Computertomographie des Abdomens gestellt. Während einer akuten Episode sollte weder eine Koloskopie noch ein Kolonkontrasteinlauf durchgeführt werden, da die Gefahr der Perforation besteht.
- Bei der unkomplizierten Divertikulose sind ballaststoffreiche Kost und andere stuhlregulierende Maßnahmen zu empfehlen. Die Behandlung der schmerzhaften Divertikulose zielt in der Akutphase auf Schmerzreduktion durch Spasmolytika und ggf. Analgetika. Bei alten Menschen mit akuter Divertikulitis wird zunächst konservativ therapiert: Nahrungskarenz, parenterale Gabe von Flüssigkeit und Antibiotika gegen grampositive und gramnegative Keime. Sollte die konservative Therapie nicht innerhalb von maximal 5 Tagen anschlagen, ist eine operative Intervention erforderlich.

> Nach dem ersten Schub einer Divertikulitis tritt bei ca. 25% der Patienten ein Rezidiv auf.
> Nach 2 oder mehr Schüben ist im symptomfreien Intervall eine Sigmaresektion empfehlenswert.

Untere gastrointestinale Blutung

Altersunabhängig sind untere gastrointestinale Blutungen relativ selten, ca. 90% der Blutungen haben ihre Blutungsquelle oberhalb des Treitz-Bandes. Der Verlauf ist meist subakut, typische Zeichen sind Meläna, Hämatochezie oder ein positiver Hämokkult-Test. Hinsichtlich der Ursachen gibt es allerdings deutliche Altersunterschiede (Tab. 9.11).

Angiodysplasieblutungen finden sich oft bei Patienten mit chronischem Nierenversagen. Die Blutungsquelle kann nicht immer endoskopisch gesichert werden. Vielfach ist eine Angiographie erforderlich. Bei intermittierend auftretenden leichten Blutungen ist eine Szintigraphie mit Technetium-markierten Erythrozyten hilfreich. Therapeutisch steht an erster Stelle die interventionelle Endoskopie mittels Koagulation oder Sklerotherapie. Therapierefraktäre Blutungen oder Rezidivblutungen, die relativ häufig sind, sind eine Indikation zur Operation. Bei inoperablen Patienten ist die Hormontherapie mit Östrogenen eine Therapieoption.

3.2.4 Verschiedene Ursachen

Das Management folgender Erkrankungen des unteren Gastrointestinaltraktes ist altersunabhängig, sie sollen jedoch der Vollständigkeit halber kurze Erwähnung finden.

Die Häufigkeit von *kolorektalen Malignomen* nimmt mit dem Lebensalter zu; es ist bei Männern und Frauen das zweithäufigste Karzinom. Bei allen Abdominalbeschwerden muß eine Tumorerkrankung ausgeschlossen werden.

Chronisch-entzündliche Darmerkrankungen manifestieren sich typischerweise in jüngeren Lebensjahren, werden aber auch im Alter zunehmend öfter gesehen. Bei der Colitis ulcerosa werden immerhin 7–8%, beim Morbus Crohn 3–5% aller Fälle bei über 60jährigen diagnostiziert. Beide Krankheiten haben eine doppelgipfelige Altersverteilung mit einem

Tabelle 9.11 Ursachen der unteren gastrointestinalen Blutung bei über 65jährigen (Reiman et al. 1997).

• Divertikelblutungen:	ca. 37%	fast vierfach so häufig wie bei Jüngeren
• Angiodysplasie-Blutungen:	ca. 9%	fast doppelt so häufig
• Polypenblutungen:	ca. 8%	etwa gleich häufig
• Tumorblutungen:	ca. 8%	etwa gleich häufig
• Hämorrhoidalblutungen		deutlich seltener

zweiten Maximum zwischen 50 und 80 Jahren. Zudem werden mehr Patienten mit chronisch-entzündlichen Darmerkrankungen älter und bedürfen der geriatrischen Versorgung.

Obstipation und *Diarrhö* können ebenfalls mit Bauchschmerzen einhergehen. In geriatrischen Kliniken sind die antibiotikaassoziierte Diarrhö und Kolitis von besonderer Bedeutung (Hager et al. 1998). Diese Erkrankungen sind in Kapitel 32, „Verdauungsstörungen", ausführlich dargestellt.

3.2.5 Reizdarmsyndrom

Unter dem Begriff Reizdarmsyndrom wird eine Kombination verschiedener abdomineller Beschwerden subsumiert, ohne daß ein organisches Korrelat nachweisbar ist. Führende *Symptome* sind Bauchschmerzen und häufiger Wechsel von Stuhlgewohnheiten. Die Prävalenz liegt zwischen 10 und 18%. In einer dänischen Studie zum Reizdarmsyndrom findet sich bei 1119 Teilnehmern im Alter von 70 Jahren eine Prävalenz von 6–18%. In der Follow-up-Untersuchung 5 Jahre später gaben nur noch 50–79% der ursprünglich Erkrankten an, diese gastrointestinalen Beschwerden zu haben (Kay 1994). Das Geschlechtsverhältnis Frauen zu Männer beträgt 2:1. Bei 50% der Betroffenen beginnen die Beschwerden bereits vor dem 35. Lebensjahr, bei 40% im Alter von 35–50 Jahren. Geriatrische Patienten haben meist schon eine jahrelange Krankengeschichte. Die typischen Symptome des Reizdarmsyndroms sind in Tabelle 9.12 aufgeführt. Hinzu kommen uncharakteristische Beschwerden wie Aufstoßen, das Gefühl der unvollständigen Stuhlentleerung, Kopfschmerzen oder Müdigkeit. Trotz jahrelanger Leidensgeschichte ist der körperliche Allgemeinzustand gut.

Die *Ätiologie* der Erkrankung ist noch weitgehend ungeklärt. Intestinale Motilitätsstörungen werden diskutiert, bisher ließ sich in Studien aber kein eindeutiges pathologisches Motilitätsmuster identifizieren. Bei 70–80% der Betroffenen werden psychiatrische Diagnosen gestellt; am häufigsten zeigte sich ein Zusammenhang mit Depression, Angst- und Panikstörungen. Allerdings findet sich kein Anhalt, daß die gastrointestinalen Beschwerden ausschließlich Symptom einer psychiatrischen Grunderkrankung sind. Schließlich ist in Betracht zu ziehen, daß

Tabelle 9.12 Wichtige Symptome des Reizdarmsyndroms.

- Bauchschmerzen
- häufiger Wechsel von Stuhlkonsistenz und -frequenz
- Schleimbeimengung im Stuhl
- Meteorismus

viele Medikamente gastrointestinale Beschwerden als Nebenwirkungen haben.

▎ Das Reizdarmsyndrom ist eine Ausschlußdiagnose.

Insbesondere bei neu aufgetretenen Symptomen oder „Alarmsymptomen" wie Gewichtsabnahme, Blutbeimengungen im Stuhl oder Anämie ist eine ausführliche Diagnostik zum Ausschluß einer malignen Erkrankungen erforderlich. Neben der Organdiagnostik darf der psychosoziale Kontext des Patienten nicht vernachlässigt werden. Symptome von affektiven Störungen (depressive Stimmung, Ängste, Verlust des Selbstwertgefühls, Schlafstörungen etc.) müssen in einer ausführlichen Anamnese gezielt angesprochen werden.

Wesentlicher Teil der *Therapie* ist es, dem Patienten durch Ausschluß organischer Ursachen Sicherheit zu geben. Bei der medikamentösen Therapie wird die Hauptsymptomatik behandelt. Bei Diarrhöen kommen Opioidagonisten, z.B. Loperamid, zum Einsatz, bei Obstipation ballast- und quellstoffreiche Kost. Generelle Ernährungsempfehlungen gibt es nicht, Ernährungstagebücher können Aufschluß über individuelle Unverträglichkeiten geben. Stehen die Bauchschmerzen im Vordergrund, sind Anticholinergika oder Muskelrelaxanzien indiziert. Kann zusätzlich eine psychiatrische Erkrankung diagnostiziert werden, sind Antidepressiva oder psychotherapeutische Interventionen zu empfehlen. Auch bei Älteren haben sich Kombinationen von kognitiver Verhaltenstherapie, Streßbewältigungstraining und Patientenschulung bewährt.

4 Diagnostik und Therapie

Die korrekte Diagnose beruht in jeder Altersgruppe auf einer sorgfältigen Untersuchung und Anamnese. Wie bereits erwähnt, können die Angaben geriatrischer Patienten oft unspezifisch und die klinischen Symptome uncharakteristisch sein. Zu beachten ist, daß bei manchen alten Menschen trotz relativ blander klinischer Symptomatik schwerwiegende abdominelle Erkrankungen vorliegen können. In Anbetracht der Multimorbidität im Alter darf das diagnostische Vorgehen (Tab. 9.13) nicht nur den Bauchraum umfassen, sondern auch extraabdominelle Ursachen sollten routinemäßig einbezogen werden.

▎ Endoskopische Verfahren sind gerade bei älteren Patienten sehr aussagekräftig, da Anamnese und Klinik oft diagnostisch wenig richtungweisend sind.

Man sollte berücksichtigen, daß folgende Probleme im Alter häufiger auftreten:

Tabelle 9.13 Diagnostisches Vorgehen bei Bauchschmerzen im Alter.

Routineuntersuchungen

- Anamnese
- klinische Untersuchung des Patienten
- Laboruntersuchung (BB, Elektrolyte, Kreatinin, Harnstoff, Leber- u. Pankreasenzyme, CK, LDH, BZ, BSG, CRP, Bilirubin, Laktat, Urinstatus, Säure-Basen-Status, TSH, Hämokkult)
- Abdomen-Sonographie
- Röntgen-Abdomen (stehend bzw. Linksseitenlage), Röntgen-Thorax
- EKG

weiterführende Diagnostik

- Endoskopie
- CT-Abdomen
- Angiographie
- ERCP
- Doppler-/Duplexsonographie
- Röntgenkontrastdarstellung
- Röntgen BWS/LWS/Beckenübersicht
- i.v. Pyelographie/Cholangiographie

- Die im allgemeinen eingesetzten Sedativa wie Midazolam verursachen kardiorespiratorische Komplikationen (z.B. Atemdepression) oder paradoxe Reaktionen. Durch Dosisreduktion und sorgfältige Überwachung des Patienten während der Untersuchung, z.B. mittels Pulsoxymeter, können Komplikationen vermieden oder frühzeitig erkannt werden.
- Während der Endoskopie kommt es oft zur Bakteriämie. Risikopatienten (z.B. mit Herzklappenerkrankungen oder Neutropenie) sollten eine Antibiotikaprophylaxe entsprechend den aktuellen Richtlinien erhalten. Absolute Kontraindikationen für endoskopische Untersuchungen sind:
  – kürzlicher Myokardinfarkt
  – Perforation
  – akute Kolitis oder Divertikulitis

Die meisten Komplikationen werden von den verabreichten Sedativa verursacht: Arrhythmien, Herzstillstand, respiratorische Insuffizienz, Aspiration. Bei der Ösophagogastroduodenoskopie kommt es in 0,03% aller Fälle zur Perforation. Komplikationen mit Todesfolge treten in 0,006% auf (Waye 1995). Das Perforationsrisiko bei Koloskopien beträgt ca. 0,1%. Nach Polypektomien beobachtet man bei 0,3% aller Patienten eine Perforation, bei 1,5% Blutungen. Die Hauptkomplikationen einer ERCP sind Pankreatitis (< 1%) und Infektion. Perforationen sind sehr selten. Nach Papillotomie ist die Mortalität 1,5% und die Komplikationsrate einschließlich Blutung < 10%. Damit ist diese Therapieform risikoärmer als chirurgische Verfahren.

Das therapeutische Vorgehen wird bei akuten und chronischen Bauchschmerzen durch die Diagnose bzw. Verdachtsdiagnose bestimmt. Für die Prognose entscheidend ist eine gute interdisziplinäre Zusammenarbeit zwischen Geriater, Operateur und Anästhesist bzw. Kollegen anderer Fachrichtungen.

Literatur

Cuntz, U.: Nicht leicht zu diagnostizieren: Das Reizdarmsyndrom. Geriatrie Praxis 11 (1998) 36–40.
Ferriolli, E., R.B. Oliveira, N.M. Matsuda et al.: Aging, esophageal motility and gastroesophageal reflux. J. Amer. Geriat. Soc. 46 (1998) 1534–1537.
Fox, R.A., J.A.H. Puxty: Abdominal pain and diarrhea. In: Fox, R.A., J.A.H. Puxty (eds.) Medicine in the frail elderly: a problem-orientated approach. S. 119–26. Edward Arnold, London–Boston–Melbourne 1993.
Hager, K., A. Ruwe: Clostridium-difficile-Toxin-assoziierte Diarrhöen in der Geriatrie. Z. Gerontol. Geriat. 31 (1998) 16–21.
Heinrich, R.: Besonderheiten gastrointestinaler Erkrankungen im Alter. Prakt. Geriat. 10 (1990).
Just, R. J.: Upper gastrointestinal tract disorders. In: W.B. Abrams, M. H. Beers, R. Berkow (eds.) The Merck manual of geriatrics. 642–654. Merck Research Laboratories, Whitehouse Station, N.J. 1995.
Kay, L.: Prevalence, incidence and prognosis of gastrointestinal symptoms in a random sample of an elderly population. Age Aging 23 (2) (1994) 146–149.
Kettunen, J., H. Paajanen, S. Kostiainen: Emergency abdominal surgery in the elderly. Hepatogastroenterology. 42 (2) (1995) 106–108.
Kizer, K. W., M. J.: Vassar: Emergency department diagnosis of abdominal disorders in the elderly. Amer. J. Emerg. Med. 16 (4) (1998) 357–362.
Meining, A., M. Classen: Gastroösophageale Refluxkrankheit. Internist. 39 (1998) 1215–1222.
Miettinen, P., P. Pasanen, A. Salonen et al.: The outcome of elderly patients after operation for acute abdomen. Ann. Chir. Gynaec. 85 (1) (1996) 11–15.
Publig, W.: Therapie des peptischen Ulkus: Wie lassen sich Rezidive verhindern? Geriatrie Praxis 7–8 (1997) 32–36.
Reiman, F.M., M. Schreiber, L. Lerche et al.: Gastroenterologische Probleme des alten Patienten. Z. Gerontol. Geriat. 30 (1997) 208–219.
Richter, J.E.: Functional disorders of the gastrointestinal tract. In: W.B. Abrams, M.H. Beers, R. Berkow (eds.) The Merck manual of geriatrics. 630–642. Merck Research Laboratories, Whitehouse Station, N. J. 1995.
Talley, N.J., E.A. O'Keefe, A.R. Zinsmeister et al.: Prevalence of gastrointestinal symptoms in the elderly: a population-based study. Gastroenterology 102 (3) (1992) 895–901.
Ure, T., K. Dehghan, A.M. Vernava et al.: Colonoscopy in the elderly: low risk, high yield. Surg. Endosc. 9(5) (1995) 505–508.
Wald, A.: Lower gastrointestinal tract disorders. In: W.B. Abrams, M.H. Beers, R. Berkow (eds.) The Merck manual of geriatrics. 654–674. Merck Research Laboratories, Whitehouse Station, N.J. 1995.
Waye, J.D.: Gastrointestinal endoscopy. In: W.B. Abrams, M.H. Beers, R. Berkow (eds.) The Merck manual of geriatrics. 719–727. Merck Research Laboratories, Whitehouse Station, N. J. 1995.

10

Beinödeme und andere periphere Ödeme

HANS JÖRG WERNER

INHALT

1   Einleitung 99
2   Pathophysiologie 99
3   Klinik 100
4   Ursachen generalisierter (symmetrischer) Ödeme 101
4.1 Kardiovaskuläre Ursachen 101
4.2 Nierenerkrankungen 102
4.3 Lebererkrankungen 102
4.4 Kapillarschädigung 102
4.5 Hypoproteinämie 102
4.6 Hyper- und Hypothyreose 103
4.7 Obstruktion der Vena cava 103
4.8 Medikamenteninduzierte Ödeme . . 103
5   Ursachen lokaler (asymmetrischer) Ödeme 104
5.1 Lageabhängige (hypostatische) Ödeme . . 104
5.2 Lymphödeme 104
5.3 Gefäßerkrankungen 105
5.4 Lokale Entzündungen 105
5.5 Lokale, traumatisch bedingte Ödeme . . 106
6   Sympathische Reflexdystrophie (algodystrophe Syndrome) 106
7   Zusammenfassung 107

Der alte Mensch empfindet Ödeme als ein bedrohliches Krankheitszeichen und sucht deswegen meist den Arzt von sich aus auf. Er klagt über Schweregefühl in den Beinen, darüber, daß es ihm unmöglich ist, Schuhe anzuziehen, daß er in seiner Beweglichkeit eingeschränkt ist, und über Schmerzen und Hautschäden an der betroffenen Extremität.

In einigen Fällen werden Ödeme jedoch als altersbedingt hingenommen und dem Arzt oder den Pflegenden nicht berichtet. Deswegen ist die gezielte Suche nach peripheren Ödemen beim geriatrischen Assessment eine wichtige Maßnahme zur Risikoerkennung.

> Ödeme bei alten Patienten bedürfen in jedem Fall einer sorgfältigen klinischen Abklärung.

Das weite Spektrum der Erkrankungen, die sich dahinter verbergen können, reicht von der schweren Herzinsuffizienz, der Tumorerkrankung bis zum störenden, aber harmlosen Ödem bei Immobilisation, z.B. nach längerem Sitzen. Aus den unterschiedlichen Grunderkrankungen ergeben sich auch unterschiedliche therapeutische Konsequenzen.

1   Einleitung

Das periphere Ödem ist ein im Alter häufig auftretendes Symptom, dem eine Vielzahl von Erkrankungen und Pathomechanismen zugrunde liegen kann. Je nach Ursache, Verteilung und Ausprägung stellt das Ödem mehr ein kosmetisches Problem dar, das den alten Menschen nur wenig beeinträchtigt. Andererseits kann es so ausgeprägt sein, daß es die Mobilität des alten Patienten gefährdet, ihm Schmerzen verursacht und zu langwierigen Hautschädigungen führt. Im Rehabilitationsprozeß stellen Ödeme oft eine erhebliche Behinderung dar.

2   Pathophysiologie

Das Ödem stellt eine Flüssigkeitsansammlung im interstitiellen Raum dar. Ein Drittel des Gesamtkörperwassers befindet sich im Extrazellularraum, davon 25% intravaskulär und 75% im Interstitium. Zwischen diesen beiden Kompartimenten findet normalerweise ein freier Austausch von Flüssigkeit und löslichen Substanzen statt. Diese verlassen im Bereich des arteriellen Abschnitts der Kapillaren den intravasalen Raum durch Einwirken des intravaskulären hydrostatischen und des gewebskolloidosmotischen Drucks. Im venösen Abschnitt der Kapillaren erfolgt der Rückfluß aus dem Interstitium nach intravaskulär unter Einwirkung des plasmakolloidosmotischen Drucks und des Gewebedrucks. In diesem Prozeß spielen auch die Kapillarpermeabilität sowie das Lymphsystem eine Rolle.

Die an diesen Vorgängen beteiligten Kräfte befinden sich unter physiologischen Bedingungen trotz Verschiebung großer Flüssigkeitsmengen in einem dynamischen Gleichgewicht. Unter pathologischen Bedingungen kann es jedoch zu einer Verschiebung der einwirkenden Kräfte kommen, so daß Flüssigkeit im interstitiellen Raum akkumuliert.

Das Gleichgewicht von Flüssigkeitsfiltration in das Interstitium und Flüssigkeitsrückresorption in den venösen Schenkel des Kapillarsystems kann durch verschiedene Mechanismen gestört werden:

- Erhöhung des hydrostatischen Drucks im venösen Kapillarschenkel: z.B. venöse Stauung bei Herzinsuffizienz; Behinderung des venösen Rückflusses durch Thrombosen. Sobald der venöse intravaskuläre hydrostatische Druck den onkotischen Druck im Plasma übersteigt, akkumuliert Flüssigkeit im Interstitium. Dieser Mechanismus wird auch wirksam, wenn infolge überhöhter Flüssigkeitszufuhr die Ausscheidungskapazität der Nieren überfordert wird.
- Verminderter plasmaonkotischer Druck: Der plasmaonkotische Druck wird weitgehend bestimmt durch die Albuminkonzentration im Plasma. Mangelnde Proteinproduktion (Lebererkrankungen), Proteinverlust (Enteropathien, nephrotisches Syndrom) oder unzureichende Proteinaufnahme (häufig im höheren Lebensalter) und schwere katabole Zustände (Tumorerkrankungen) können zu Hypalbuminämie mit Ödembildung führen.
- Schädigung des Kapillarendothels: Bei Schädigung des Kapillarendothels tritt vermehrt proteinreiche Flüssigkeit aus dem Gefäß aus und sammelt sich im Interstitium. Der onkotische Druck im Gewebe nimmt zu und führt zu einer weiteren Mobilisierung von Flüssigkeit aus dem Intravasalraum. Schädigungen des Kapillarendothels treten bei Immunreaktionen, entzündlichen Prozessen, thermischen, chemischen oder mechanischen Verletzungen auf.
- Obstruktionen im Lymphgefäßsystem: Dabei tritt ebenfalls proteinreiche Flüssigkeit in das Interstitium aus und erhöht den gewebsonkotischen Druck, was wiederum die Ödembildung weiter fördert. Dieser Mechanismus wird wirksam bei tumorbedingter Lymphstauung oder bei Erysipel.
- Präkapilläre Gefäßdilatation mit gesteigerter Flüssigkeitsfiltration unter der Gabe von Kalziumantagonisten (z.B. Diltiazem).

3 Klinik

Ödeme treten den Gesetzen der Schwerkraft folgend vor allem an den abhängigen Partien des Körpers auf. Bei ambulanten Patienten finden sich Ödeme daher vor allem an den unteren Extremitäten. Bei bettlägerigen Patienten müssen die Ödeme auch im Sakralbereich, an den Rückenpartien und dorsalen Partien der Oberschenkel gesucht werden.

Ein asymmetrisches Ödem läßt eher an eine lokale Ursache denken, während symmetrische Ödeme im allgemeinen auf eine systemische Ursache zurückgehen.

> Diskrete Ödeme an den unteren Extremitäten bei gesunden älteren Menschen sind physiologisch und können als Zeichen eines normalen interstitiellen Flüssigkeitsvolumens gewertet werden.
> Alle stärker ausgeprägten Ödeme reflektieren eine Verschiebung der oben erwähnten Kräfte und sind pathologisch.

Generalisierte Ödeme erscheinen meist als bilaterale Ödeme der unteren Extremitäten. In schweren Fällen können aber auch der Rumpf, die oberen Extremitäten und das Gesicht betroffen sein *(Anasarka)*. Erkrankungen, die zu generalisierten Ödemen bei alten Menschen führen, sind häufig und können im allgemeinen durch sorgfältige Anamnese, klinische Untersuchung sowie geeignete Labortests und apparative Untersuchungen leicht diagnostiziert werden.

Die generalisierte Ödembildung hat meist einen verminderten venösen Rückfluß und damit ein vermindertes zirkulierendes Volumen zur Folge. Bei alten Menschen führt dies häufig zur Hypotension, die schlecht kompensiert werden kann. Die hochdosierte Gabe von Diuretika kann diesen Effekt noch verstärken. Die negativen Folgen sind Stürze und/oder Verwirrtheitszustände mit allen negativen Konsequenzen für die Kompetenz des alten Menschen.

Zur Aufrechterhaltung eines effektiven Volumens wird das Renin-Angiotensin-Aldosteron(RAA)-System aktiviert, und es werden vermehrt Wasser und Natrium reabsorbiert. Dies verstärkt die Ödembildung. Auf diese Weise wird ein Circulus vitiosus in Gang gesetzt.

Lokale Ödeme können in allen Körperregionen auftreten. Abhängig von der verursachenden Erkrankung sind sie mit Schmerzen in der betroffenen Region und Verfärbung der Haut verbunden. Die Beeinträchtigung des Allgemeinbefindens wird ebenfalls mehr bestimmt durch die Grunderkrankung als durch das lokale Ödem selbst. Doch dieses kann

Tabelle 10.1 Einteilung und Ursachen peripherer Ödeme, die bei alten Patienten häufig auftreten.

---

generalisierte (symmetrische) Ödeme

kardiovaskuläre Ursachen
- Herzinsuffizienz unterschiedlicher Genese
- Rechtsherzinsuffizienz
- pulmonale Hypertonie

Nierenerkrankungen
- akutes Nierenversagen
- chronische Niereninsuffizienz
- nephrotisches Syndrom

Lebererkrankungen
- Leberzirrhose
- akute/chronische Hepatitis

Kapillarschädigung
- Diabetes mellitus
- gramnegative Sepsis (capillary leak syndrome)

Hypoproteinämie
- proteinarme Ernährung/Unterernährung
- nephrotisches Syndrom
- Leberzirrhose

Hyperthyreose/Hypothyreose

Obstruktion der Vena cava durch intraabdominale Prozesse

medikamenteninduzierte Ödeme

---

lokale (asymmetrische) Ödeme

lageabhängige (hypostatische) Ödeme

Lymphödeme
- Lymphoedema tarda
- sekundäre Lymphödeme (Tumor, Bestrahlung, entzündliche Prozesse, rupturierte Baker-Zyste)

Gefäßerkrankungen
- Venenerkrankungen (chronisch-venöse Insuffizienz, tiefe Beinvenenthrombose)
- periphere AVK, Mikroangiopathie
- arteriovenöse Fisteln

lokale Entzündungen
- bakterielle Entzündungen
- infiziertes Ulcus cruris
- Vaskulitis
- rheumatische Erkrankungen

lokal traumatisch bedingte Ödeme
(mechanisch, chemisch, thermisch)

sympathische Reflexdystrophien
(algodystrophe Syndrome)

---

gelegentlich zu schwerwiegenden Störungen im Krankheitsverlauf eines alten Patienten führen. Ein Beispiel dafür ist das Ödem bei *Schulter-Hand-Syndrom* nach einem Schlaganfall, das den Rehabilitationsprozeß erheblich behindern kann.

Die *Quantifizierung von Ödemen* mit klinischen Mitteln ist unpräzise und wenig brauchbar. Für den klinischen Gebrauch ist die Angabe „kein Ödem – diskretes Ödem – ausgeprägtes Ödem – Anasarka" ausreichend.

> Generalisierte Ödeme werden im allgemeinen erst klinisch apparent, wenn mehr als 5 l Flüssigkeit retiniert werden. Bei kachektischen alten Menschen führt schon eine geringere Flüssigkeitsretention zum Ödem.

Für die *Therapiekontrolle* bei generalisierten Ödemen hat sich die tägliche Gewichtskontrolle des Patienten bewährt. Der Patient sollte über sein Gewicht sorgfältig Buch führen und die Gewichtstabelle bei jeder ärztlichen Untersuchung vorlegen. Diese Methode ist auch geeignet, im Rahmen geriatrischer Risikoerkennung die Gefahr von Ödembildung vorbeugend zu erkennen und gegebenenfalls rechtzeitig Therapiemaßnahmen zu treffen. Eine plötzliche, schnelle Gewichtszunahme bietet oft Hinweise auf eine zunehmende Flüssigkeitseinlagerung ins Interstitium, noch bevor Ödeme klinisch manifest werden. In Institutionen der Altenpflege und -betreuung sowie in geriatrischen Kliniken ist darüber hinaus die Flüssigkeitsbilanzierung durch Kontrolle der Ein- und Ausfuhr eine geeignete und genaue Methode zur Überwachung des Flüssigkeitshaushalts während der Therapie von Ödemen.

Die Therapiekontrolle lokaler Ödeme bei alten Menschen erfolgt am besten durch regelmäßige klinische Beobachtung des Lokalbefundes. Tabelle 10.1 zeigt die vielfältigen Erkrankungen mit Ödembildung, die bei alten Patienten häufig auftreten.

4 Ursachen generalisierter (symmetrischer) Ödeme

4.1 Kardiovaskuläre Ursachen

Die kongestive Herzinsuffizienz zeigt eine hohe Prävalenz bei alten Menschen. Hauptursachen sind koronare Herzkrankheit, hypertensive Herzkrankheit und erworbene Herzfehler. Im Zustand der Dekompensation kommt es zu erhöhter Natriumretention, der renale Blutfluß ist vermindert, und der venöse hydrostatische Druck nimmt zu. Alle diese Faktoren tragen zur Entstehung von peripheren Ödemen bei. Die Therapie zielt vor allem auf die Behandlung der Grundkrankheit ab, weniger auf die peripheren Ödeme.

Die Rechtsherzinsuffizienz tritt als Komplikation des inferioren oder posterioren Herzinfarkts, der Trikuspidalinsuffizienz oder als Folge einer pulmonalen Hypertonie bei chronischen Lungenerkrankungen, rezidivierenden Lungenembolien oder Mitralklappenfehlern auf. Anamnese, typische klinische Zeichen und Druckmessungen im rechten Herzen und in der Pulmonalarterie führen zur Diagnose. Bei der Behandlung muß gerade bei alten Menschen darauf geachtet werden, daß ein ausreichendes Auswurfvolumen erreicht wird. Eine rigorose diuretische Therapie bewirkt das Gegenteil und führt zur Verschlechterung des Krankheitsbildes. Die diuretische Therapie muß vorsichtig unter Kontrolle hämodynamischer Parameter erfolgen, ein Restödem muß meist in Kauf genommen werden.

4.2 Nierenerkrankungen

Renale Ödeme sind immer generalisierte Ödeme. 2 Mechanismen führen zu Ödembildung bei Nierenerkrankungen:
- Sowohl bei akutem Nierenversagen als auch bei chronischer Niereninsuffizienz ist die Natriumausscheidung vermindert, und es kommt zu einer positiven Natriumbilanz mit Ödembildung.
- Beim nephrotischen Syndrom führen Veränderungen der glomerulären Kapillarpermeabilität zu Albuminverlusten über die Niere mit Verminderung des plasmaonkotischen Drucks, die eine Flüssigkeitsverschiebung ins Interstitium begünstigt. Ödeme treten auf, wenn die Albuminausscheidung mehr als 3 g/24 h beträgt und der Plasmaalbuminspiegel unter 3 g/100 ml sinkt.

Die Therapie bei akuter und chronischer Niereninsuffizienz besteht in einer sorgfältigen Natriumbilanzierung durch Reduktion der Natriumaufnahme und Erhöhung der Natriumausscheidung durch Gabe von Schleifendiuretika, deren Dosis sich nach dem Ausmaß der Niereninsuffizienz richtet. Auch bei alten Menschen wird in schweren, diuretikaresistenten Fällen eine vorübergehende Hämofiltration notwendig, um den Natrium- und Wasserüberschuß effektiv behandeln zu können.

> Periphere Ödeme stehen an erster Stelle der klinischen Beschwerden alter Menschen mit nephrotischem Syndrom. Sie können solche Ausmaße annehmen, daß der alte Mensch bewegungsunfähig wird.

Abhängig vom Biopsiebefund können Kortikosteroide gegeben werden. Natriumrestriktion, Schleifendiuretika und vermehrte Bettruhe führen in der Regel zu einem deutlichen Rückgang der Ödeme.

4.3 Lebererkrankungen

Chronische Hepatitis und Leberzirrhose sind die häufigsten Lebererkrankungen des höheren Lebensalters, die mit peripheren Ödemen und Aszites assoziiert sind. Es kommt bei diesen Erkrankungen zu einer vermehrten renalen Natriumretention, bedingt durch einen erhöhten Plasmaaldosteronspiegel und ein vermindertes effektives Volumen. Hinzu kommt eine verminderte hepatische Albuminsynthese mit der Folge der Hypalbuminämie, die die Ödembildung fördert. Die Therapie hepatischer Ödeme besteht in der Erhöhung der Serumalbuminkonzentration und in der Gabe von Aldosteron-Antagonisten.

4.4 Kapillarschädigung

Eine vermehrte Kapillarpermeabilität führt bei *Diabetes mellitus* zum Auftreten peripherer Ödeme, meist in Verbindung mit einer diffusen Mikroangiopathie. Eine gleichzeitig bestehende diabetische Nephropathie mit vermehrter Natriumretention verstärkt diese Entwicklung. Das Ödem beim neuropathischen Fuß des Diabetikers ist ein lokales Ödem, das möglicherweise auf eine hyperzirkulatorische Komponente zurückzuführen ist.

Beim *septischen Schock* führt eine diffuse Kapillarschädigung mit erhöhter Permeabilität zum Auftreten generalisierter Ödeme. Dieses Krankheitsbild kommt vor allem bei gramnegativer Sepsis vor. Die Prognose dieser Erkrankung ist im höheren Lebensalter sehr schlecht. Ziel der Therapie ist natürlich die septische Erkrankung und nicht das generalisierte Ödem.

4.5 Hypoproteinämie

Bei einem Gesamteiweiß von weniger als 6 g/dl und einem Serumalbuminspiegel unter 3 g/dl muß mit dem Auftreten von Ödemen gerechnet werden.

Jede Erkrankung, die mit einer Verminderung des plasmaonkotischen Drucks einhergeht, kann zur Entwicklung peripherer Ödeme führen. Neben Leber- und Nierenerkrankungen (s.o.) können auch exsudative Enteropathien zu signifikanten Proteinverlusten mit Ödemen führen. Im Unterschied zu renalen Verlusten sind bei diesen Krankheitsbildern alle Eiweißfraktionen betroffen.

Bei alten Menschen ist besonders an einen Proteinmangel infolge Fehl- oder Unterernährung zu denken, wenn die o.g. Erkrankungen ausgeschlossen wurden.

> Fehl- und Unterernährung im Alter sind häufig assoziiert mit Demenz, Depression, Schwäche, Einsamkeit, Immobilität, unerwünschten Arzneimittelwirkungen, Alkoholismus, Tumorerkrankungen, chronischen Erkrankungen des Herzens, der Leber und der Nieren.

Außer Anamnese und klinischem Erscheinungsbild (Kachexie) ist der Serumalbuminspiegel ein brauchbarer Indikator für Fehl- oder Unterernährung alter Menschen. Genauer ist noch die Bestimmung des thyroxinbindenden Proteins. Meist finden sich weitere Zeichen einer mangelhaften Ernährung wie Anämie, Vitamin-B$_{12}$-Mangel, Muskelatrophie usw.

Auch hier gilt: Die das Ödem auslösende Grunderkrankung muß erkannt und behandelt werden, nicht das Ödem.

4.6 Hyper- und Hypothyreose

Etwa 50% aller alten Menschen mit einer Hyperthyreose leiden an symmetrischen Beinödemen.

Der Entstehungsmechanismus dieser Ödeme ist unklar. Nur in der Hälfte der Fälle sind sie auf eine Stauungsinsuffizienz des Herzens zurückzuführen.

Bei der Hypothyreose werden Glykosamine zusammen mit Flüssigkeit in das subkutane Gewebe eingelagert und führen zu dem charakteristischen Bild des Myxödems. Das Ödem findet sich meist an der Tibiavorderkante und hinterläßt typischerweise keine Delle beim Eindrücken. Allerdings findet man bei 40% aller Patienten mit Hypothyreose auch Ödeme mit typischer interstitieller Wassereinlagerung, wohl als Folge von Begleiterkrankungen wie Herzinsuffizienz.

4.7 Obstruktion der Vena cava

Eine Reihe pathologischer Prozesse kann eine mehr oder weniger ausgeprägte Obstruktion der Vena cava bewirken und durch Erhöhung des hydrostatischen Drucks zu symmetrischer Ödembildung an den unteren Extremitäten führen.

Bei alten Menschen ist besonders an Tumorerkrankungen zu denken: Lymphome, hypernephroide Karzinome, Prostatakarzinome bei Männern und Genitalkarzinome bei Frauen sowie Metastasen anderer bösartiger Tumoren.

In der Literatur wurde über 2 alte Patienten berichtet, bei denen eine *Kompression der Iliakalvenen durch eine vergrößerte Harnblase* zu symmetrischen Ödemen an den unteren Extremitäten geführt hat. In beiden Fällen verschwand das Ödem nach Prostataresektion.

4.8 Medikamenteninduzierte Ödeme

Das medikamenteninduzierte Ödem ist eine unerwünschte Wirkung einer Reihe von Substanzen, die in der Geriatrie häufig eingesetzt werden. Aufgrund des Pathomechanismus ist eine Grobeinteilung in 4 Gruppen möglich.

- *Medikamente mit mineralokortikoider Wirkung:* Dazu gehören Östrogene, Gestagene und vor allem Kortikosteroide. Diese Arzneimittel fördern die Natriumretention und begünstigen damit das Auftreten peripherer Ödeme.
- *Antihypertensiva mit sympatholytischer Wirkung:* Hier sind besonders α-Methyldopa, Clonidin, Rauwolfiaalkaloide und das kaum noch benutzte Guanethidin zu nennen.
- *Medikamente mit vasodilatorischer Wirkung:* Hydralazin, Diazoxid und Nitrate führen ebenfalls über eine Natriumretention zur Ödembildung. Der Pathomechanismus der Ödementstehung bei Kalziumantagonisten ist nicht klar. Bei alten Menschen, besonders wenn sie immobil sind und lange im Stuhl sitzen, tritt ein Ödem an den unteren Extremitäten unter der Gabe von Kalziumantagonisten vom Nifedipintyp in sehr vielen Fällen auf. Bei einigen Patienten muß die Medikation deswegen abgesetzt werden. Das Hochlagern der Beine im Sitzen oder die Betätigung der Muskelpumpe durch Gehen ist als therapeutische Maßnahme in der Regel ausreichend. Die Gabe von Diuretika ist nicht indiziert.
- *Nichtsteroidale Antirheumatika:* Diese bei alten Patienten sehr häufig verordneten Medikamente reduzieren die Natriumausscheidung und fördern so die Entstehung von peripheren Ödemen.

Amantadin kann ebenfalls Ödeme an den unteren Extremitäten bei Parkinson-Patienten hervorrufen, allein oder in Kombination mit Anticholinergika. Dieses Ödem ist resistent gegen diuretische Substanzen. Diese Tatsache legt nahe, daß es sich eher um eine Flüssigkeitsverschiebung als um eine Vermehrung des Gesamtkörperwassers handelt. Der Pathomechanismus der amantadininduzierten Ödeme ist unklar.

Diuretische Substanzen selbst können zur Ödembildung führen. Wenn ein Diuretikum langfristig verordnet und zu hoch dosiert wird, kommt es zu einer kompensatorischen Aktivierung des RAA-Systems mit dem Ziel, Natrium zu retinieren. Wird das Diuretikum abgesetzt, bleiben diese Kompensationsmechanismen noch länger wirksam und führen über eine Natriumretention zur Ödembildung.

Schließlich muß beachtet werden, daß alle negativ inotrop wirksamen Medikamente, z.B. Betablocker und Antiarrhythmika, bei alten Menschen dadurch zur Ödembildung führen können, daß eine bis dahin kompensierte Herzinsuffizienz manifest oder verschlechtert wird.

In die Gruppe der medikamenteninduzierten Ödeme bei alten Menschen gehört auch das Ödem durch *unkontrollierte und zu hoch dosierte Gabe von Infusionslösungen* sowie durch die *Gabe natriumreicher Infusionslösungen* oder *Kontrastmittel*. Der alte Mensch kann aufgrund physiologischer Veränderungen der Nierenfunktion größere Flüssigkeits- und Natriummengen nicht schnell genug ausscheiden und lagert die überschüssige Flüssigkeit im Interstitium ein. Auch in der Vorbereitungsphase für Koloskopien mit großen Flüssigkeitsmengen kommt es immer wieder zum Auftreten von Ödemen bei alten Menschen. In der Geriatrie ist die sorgfältige Kontrolle der Flüssigkeits- und Natriumbilanz daher eine besonders wichtige Aufgabe.

5 Ursachen lokaler (asymmetrischer) Ödeme

5.1 Lageabhängige (hypostatische) Ödeme

Alte Menschen neigen zu einem niedrigen gewebsonkotischen Druck. Längeres Stehen und vor allem Sitzen ohne Betätigung der Muskelpumpe erhöht den intravasalen Druck im venösen Kapillargebiet und begünstigt die Einlagerung von Flüssigkeit ins Interstitium, selbst wenn keine der oben erwähnten systemischen Erkrankungen vorliegt. Diese Ödemform ist sicher eine der häufigsten im höheren Lebensalter. Alte Menschen mit Immobilitätssyndrom, die viel im Stuhl oder Rollstuhl sitzen, sind besonders dafür prädisponiert. Während jüngere Menschen bei längerem Sitzen häufig die Position wechseln, um bequemer zu sitzen, neigen alte Menschen dazu, längere Zeit in derselben Position zu verharren, besonders wenn sie durch Arthrosen, Schlaganfall, Parkinson-Syndrom behindert sind. Postthrombotisches Syndrom, Varikose und systemische Erkrankungen sowie Medikamente tragen noch zur Ödementwicklung bei. Das Ödem ist in der Regel bilateral und wird zuerst als Knöchelödem manifest.

Ermutigung zu aktiver Bewegung, Mobilisation, isometrische Muskelübungen, Stützstrümpfe, Analgesie bei Arthrose oder Arthritis, Behandlung des Parkinson-Syndroms oder anderer systemischer Erkrankungen, Absetzen von Kalziumantagonisten vom Nifedipintyp sind mögliche Therapieformen, die einzeln oder in Kombination beim lageabhängigen Ödem zur Anwendung kommen können.

Das Hochlagern der Extremität in Ruhephasen ist eine einfache und wirkungsvolle Therapie. Sie vermindert den venösen Kapillardruck, verhindert die Neubildung von Ödemen und fördert die Reabsorption bereits vorhandener. Diese Maßnahme sollte ergänzt werden durch möglichst häufige Betätigung der Muskelpumpe im Unter- und Oberschenkel. Der alte Mensch muß ermutigt werden, möglichst viel zu gehen, sofern sein Zustand dies erlaubt. Gut passendes Schuhwerk ist eine wichtige Voraussetzung, denn lose Schlappen oder Pantoffeln verführen zu schlurfendem Gang, bei dem die Muskelpumpe kaum betätigt wird. Alternativ können auch isometrische Kontraktionsübungen und gymnastische Übungen im Sitzen durchgeführt werden.

> Das lageabhängige Ödem spricht im allgemeinen nicht oder nur schlecht auf Diuretika an.

Die Verordnung von Diuretika über einen längeren Zeitraum führt in diesem Fall zu Dehydratation und Verminderung des zirkulierenden Volumens. Falls bei sehr ausgeprägter Ödembildung die Gabe diuretischer Substanzen indiziert ist, sollte sie kurzfristig sein und sorgfältig kontrolliert werden.

5.2 Lymphödeme

Lymphödeme können an allen Extremitäten auftreten, am häufigsten findet man sie an den unteren Extremitäten.

Das *primäre Lymphödem* ist im Alter eine eher seltene Erkrankung (Lymphoedema tarda). *Sekundäre Lymphödeme*, bedingt durch Obstruktion der Lymphwege als Folge von Entzündungen, Bestrahlungen, operativen Eingriffen oder Tumorerkrankungen, sind dagegen häufig zu finden. Die Obstruktion bewirkt, daß eiweißreiche Ödemflüssigkeit ins Interstitium austritt, der gewebsonkotische Druck steigt und weitere Flüssigkeit im Interstitium retiniert wird. In der Regel ist das sekundäre Lymphödem einseitig lokalisiert und schmerzlos. Hautpigmentierungen wie beim postthrombotischen Syndrom sind nicht vorhanden. Die Haut wirkt derb und induriert. Die ödematöse Schwellung läßt die Extremität fast säulenartig deformiert erscheinen. Der alte Mensch klagt über das Gefühl, bleischwere Beine zu haben, und fühlt sich in seiner Mobilität eingeschränkt. Er kann keine normalen festen Schuhe mehr tragen, was seine Gehfähigkeit zusätzlich einschränkt. Andere Komplikationen sind Ulzera, lokale Infektionen und Lymphfisteln.

> Lymphödeme bei alten Menschen sind daher weit mehr als ein kosmetisches Problem. Alte Patienten mit dieser Erkrankung sind in Gefahr, ihre Eigenständigkeit zu verlieren, und müssen regelmäßig überwacht werden.

Die *Behandlung* besteht in komplexen physiotherapeutischen Maßnahmen zur Entstauung der Extremität. Besonders bewährt hat sich die manuelle Lymphdrainage, bei der der Lymphabfluß durch spezielle Massage gefördert wird. Um die durch Lymphdrainage erreichte Besserung zu sichern und die erneute Lymphödembildung zu verhindern, werden anschließend Kompressionsstrümpfe verordnet. Alternativ oder ergänzend kann auch die intermittierende pneumatische Kompressionsbehandlung (s.u.) eingesetzt werden. Diuretika sind nicht indiziert. In Ruhephasen sollte die betroffene Extremität hochgelagert werden. Sorgfältige Beobachtung und Pflege der Haut beugt Infektionen durch Pilze und Bakterien vor.

5.3 Gefäßerkrankungen

Die tiefe Beinvenenthrombose (TBVT) ist bei alten Menschen eine der häufigsten Ursachen für ein akut auftretendes asymmetrisches Beinödem.

Durch thrombotischen Verschluß der tiefen Beinvenen steigt der venöse Druck im Kapillargebiet so stark an, daß es binnen 24–48 h zur Ödembildung kommt.

Anamnese und klinische Zeichen geben wichtige diagnostische Hinweise, die durch Farbdopplersonographie und Phlebographie gesichert werden. Falls keine Kontraindikationen bestehen, ist die Lysetherapie auch im höheren Lebensalter eine mögliche Therapieform. Gleiches gilt für die nachfolgende Antikoagulation.

Die Notwendigkeit der Immobilisation bei TBVT ist nach wie vor umstritten. Bei alten Patienten müssen die negativen Folgen einer längerfristigen Bettruhe in die Überlegungen einbezogen werden.

Die chronisch-venöse Insuffizienz ist die Folge einer Beinvenenthrombose mit Zerstörung der Venenklappen. Der Druck im venösen System steigt besonders im Stehen und Sitzen, so daß die bereits erwähnten Mechanismen zur Ödembildung führen. Ist das Ödem sehr ausgeprägt und chronisch, entsteht sekundär durch Fibrosierung ein Lymphödem. Die betroffene Extremität ist deutlich umfangsvermehrt, die Haut induriert und derb. Stauungsdermatitis und Ulcera cruris sind weitere Kennzeichen der fortgeschrittenen chronisch-venösen Insuffizienz bei alten Menschen.

Die Therapie besteht in der Verordnung von Kompressionsstrümpfen bis zum Knie, die eine Kompression von ca. 30 mmHg ausüben. Kompressionsstrümpfe bis zum Oberschenkel sind bei alten Patienten weniger empfehlenswert, weil sie schwer anzuziehen sind, den venösen Rückfluß aus dem Unterschenkel im Sitzen behindern und Ödeme und Ulzera fast ausschließlich am Unterschenkel zu finden sind.

Der alte Patient sollte angeregt werden, viel zu laufen und die Muskelpumpe zu betätigen. Zur Nacht kann das Fußende des Bettes leicht über Herzhöhe angehoben werden, um den Ödemabfluß zu fördern. Im Sitzen soll die betroffene Extremität hochgelagert werden. In schweren Fällen hat sich die intermittierende pneumatische Kompression bewährt, die in Deutschland wenig bekannt ist. Bei dieser Technik wird eine pneumatische Schiene um die Extremität gelegt, deren verschiedene Kammern rhythmisch von distal nach proximal aufgeblasen und wieder abgelassen werden. Auf diese Weise wird das Ödem aus der Extremität entfernt.

Bei *ischämischen Erkrankungen* ist die Kapillarpermeabilität durch Schädigung der kapillären Basalmembran erhöht. Flüssigkeit tritt ins Interstitium aus, und es entsteht ein lokales Ödem in der betroffenen Region. Häufigste Ursachen im Alter sind die chronische arterielle Verschlußkrankheit, diabetische Mikro-/Makroangiopathie, systemische embolische Erkrankungen, Vaskulitiden. Anamnese und Untersuchung geben die wesentlichen diagnostischen Hinweise auf die zugrundeliegende Erkrankung, ergänzt durch apparative Diagnostik. Die Behandlung zielt auf die Grunderkrankung ab.

Nach revaskularisierenden Operationen kommt es in der frühen postoperativen Phase gelegentlich zu Ödemen durch vermehrten Blutfluß in die vorher schlecht durchbluteten Gefäßregionen. Diese Ödeme bilden sich meist spontan zurück.

Arteriovenöse Fisteln bei alten Menschen haben meist iatrogene Ursachen (Angiographien, Koronarangiographien, chirurgische Eingriffe). Auch hier kann es zu distaler Ödembildung kommen.

5.4 Lokale Entzündungen

Lokale bakterielle Infektionen führen im Stadium der Exsudation zum Austritt proteinreicher Flüssigkeit ins Interstitium und damit zum Ödem im entzündeten Gewebsareal. Weitere Entzündungszeichen sind vorhanden.

Phlegmonöse Entzündungen werden meist durch Streptokokken oder Staphylokokken verursacht. Bei alten Diabetikern findet man vermehrt gemischt aerobe und anaerobe lokale Infektionen. Eintrittspforte kann eine kleine Verletzung, ein Ulkus unterschiedlicher Ätiologie oder auch ein Dekubitus sein.

Das *Erysipel* kann bei alten Menschen neben der lokalen Entzündung auch schwere toxische Allgemeinerscheinungen und lokale Nekrosen hervorrufen. Das chronisch rezidivierende Erysipel kann durch Verlegung der Lymphwege zu einem sekundären Lymphödem mit schweren Stauungserscheinungen führen.

Die Therapie besteht in der Gabe systemischer Antibiotika entsprechend dem Antibiogramm, lokaler Wundpflege sowie Ruhigstellung der Extremität für einen begrenzten Zeitraum.

Ulcera cruris sind oft sekundär mit einer Mischflora infiziert. Eine ödematöse Schwellung begünstigt das Auftreten dieser Infektionen. Ödembehandlung durch Kompressionsverbände, topische Gabe antimikrobieller Substanzen (Polyvidon, Jod), Wundpflege und in schweren Fällen Débridement sind wichtige therapeutische Maßnahmen. In schweren Fällen muß Bettruhe für möglichst kurze Zeit verordnet werden.

In der großen Gruppe der *Kollagenosen* können entzündliche lokale Ödeme vor allem im Bereich von Gelenken, aber auch in der Haut auftreten. Bei Schwellung eines Gelenks ist es manchmal schwierig zu differenzieren, ob ein Gelenkerguß oder ein paraartikuläres entzündliches Ödem vorliegt. Die Sonographie des betroffenen Gelenks trägt zur Klärung bei.

Rupturierte Baker-Zysten führen ebenfalls zu entzündlichen Ödemen.

> Jedes entzündliche Ödem im Bereich der Haut oder Gelenke bei alten Menschen bedarf der sorgfältigen diagnostischen Abklärung, weil Schmerzen und eingeschränkte Beweglichkeit sehr schnell zur Immobilisierung des alten Patienten führen können.

Die Therapie muß zunächst auf die schnelle Besserung der klinischen Beschwerden ausgerichtet werden und nach Diagnosesicherung die Grunderkrankung gezielt angehen.

Eine von McCarty beschriebene Variante der rheumatoiden Arthritis (RA) im Alter, die *subakute benigne ödematöse Alterspolyarthritis* (remitting seronegative symmetrical synovitis with pitting edema, RS3PE), soll wegen der charakteristischen lokalen Ödeme gesondert erwähnt werden. Diese Form der RA tritt bei alten Menschen (Durchschnittsalter > 70 Jahre) und in 80% bei Männern auf. Der Krankheitsbeginn ist akut, die klinische Symptomatik tritt innerhalb von 24–48 h auf. Sie ist gekennzeichnet durch ein symmetrisches Ödem auf Hand- und Fußrücken, das nur selten auf Handgelenk, Knöchelregion und Unterschenkel ausgedehnt ist. Es geht der Entwicklung der Polyarthritis zeitlich voraus. Allgemeinsymptome und typische polyarthritische Erscheinungen vervollständigen das klinische Bild. Das Syndrom ist mit dem HL-Antigen B27 assoziiert, die Rheumaserologie ist stets negativ. Die wichtigste Differentialdiagnose ist die RA.

Die Therapie besteht in der symptomatischen Gabe von NSAR-Präparaten oder Steroiden. Die Ödeme bilden sich sehr schnell nach Gabe von Kortikosteroiden zurück. Der Krankheitsverlauf ist ausgesprochen gutartig. Die klinische Symptomatik verschwindet vollständig in weniger als 2 Jahren, ohne bleibende Schäden zu hinterlassen. Rezidive sind bisher nicht bekannt geworden.

5.5 Lokale, traumatisch bedingte Ödeme

Mechanische, chemische und thermische Verletzungen führen zu lokalen Ödemen, die je nach Ausmaß und Ursache zu erheblicher Beeinträchtigung des alten Menschen führen können. Sie treten meist akut auf, werden selten chronisch und können mit einem auslösenden Ereignis in Zusammenhang gebracht werden. Unter adäquater Behandlung verschwindet das Ödem in mehr oder weniger kurzer Zeit.

6 Sympathische Reflexdystrophie (algodystrophe Syndrome)

Erkrankungen, die unter diesen Sammelbegriff fallen, sind gekennzeichnet durch die Trias:
- Schmerzen
- vasomotorische Störungen mit Ödembildung, Rötung der Haut
- trophische Veränderungen.

Diese Beschwerden können in der Folge unterschiedlicher Krankheiten auftreten. Bei alten Menschen sind es vor allem Radiusfrakturen (Sudeck-Syndrom) und das Schulter-Hand-Syndrom nach Schlaganfall. Die letztgenannte Erkrankung ist wegen ihrer Folgen für die Rehabilitation des alten Menschen von besonderer Bedeutung.

Das *Schulter-Hand-Syndrom* tritt bei etwa 12,5% der Hemiplegie-Patienten 1–3 Monate nach dem Schlaganfall auf. Die Hand der betroffenen Extremität schwillt an, es entwickelt sich auf dem Handrücken ein ausgeprägtes Ödem, verbunden mit heftigen Schmerzen. Die Haut ist warm, gerötet und feucht als Ausdruck der sympathischen Dysfunktion. Innerhalb kurzer Zeit ist die Beweglichkeit eingeschränkt. Bei fehlender Behandlung nehmen die Schmerzen zu, es kommt in der Folge zu osteoporotischen Veränderungen. In Spätstadien verschwinden das Ödem und die Schmerzen. Es kommt zu bleibenden Deformierungen der Hand mit Verlust der Beweglichkeit. Selten kann das Syndrom auch als *Hüfte-Fuß-Syndrom* auftreten mit entsprechender Symptomatik und Ödemen auf dem Fußrücken.

Sorgfältige Lagerung der Extremität, Vermeidung von Schulter- und/oder Handverletzungen, Vermeidung von Infusionen in die hemiplegische Hand sind die wichtigsten vorbeugenden Maßnahmen. Die Therapie des bestehenden Syndroms umfaßt ebenfalls Lagerung der Hand in Dorsalflexion, Auswickeln des Ödems, aktive und passive Bewegungstherapie. In schweren Fällen kann eine kurzfristige hochdosierte Gabe von Kortikosteroiden die klinische Symptomatik erheblich bessern, allerdings sind nach Absetzen der Medikation heftige Rezidive beschrieben worden.

Von großer Bedeutung sind bei diesem Krankheitsbild die Prophylaxe, frühzeitige Erkennung und Therapie sowie sorgfältige klinische Beobachtung.

Durch intensive Behandlung der schmerzhaften Schulter und der geschwollenen Hand können die schwerwiegenden Spätschäden vermieden werden.

7 Zusammenfassung

Das periphere Ödem ist ein im Alter häufig auftretendes klinisches Symptom, dessen vielfältige Ätiologie breitgefächerte differentialdiagnostische Überlegungen notwendig macht. Die Kenntnis der Pathophysiologie, die Unterscheidung in generalisierte und lokale Ödeme sowie die gründliche Anamnese und klinische Untersuchung sind wesentliche Voraussetzungen auf dem Weg zur richtigen Diagnose. Apparative Untersuchungen sind in der Regel nur in geringem Maß erforderlich. Die therapeutischen Strategien sind auf die Grundkrankheit ausgerichtet. Wichtigstes Therapieziel ist die Erhaltung der Kompetenz, der Unabhängigkeit und Beweglichkeit des alten Patienten. Diuretika sind nur dort indiziert, wo eine echte Vermehrung des Gesamtkörperwassers zur Ödembildung geführt hat. Aber auch dann müssen diese Arzneimittel bei alten Menschen vorsichtig verordnet, niedrig dosiert und unter regelmäßiger Kontrolle eingesetzt werden. Ist das Ödem auf eine Verschiebung von Flüssigkeit in den beteiligten Kompartimenten zurückzuführen, sind physiotherapeutische Maßnahmen wesentlich besser zur Ödembehandlung geeignet.

> Das Wohlbefinden, die Eigenständigkeit und die Sicherheit des alten Menschen stehen in der Geriatrie an erster Stelle aller therapeutischen Überlegungen. Das erfordert in einigen Fällen auch, auf eine Ödemtherapie ganz zu verzichten oder ein Restödem zu akzeptieren.

Literatur

Abrams, W., R. Berkow (eds.): The Merck Manual of Geriatrics. MSD Research Laboratories, Rahway, New York 1990.

Andrews, K.: Rehabilitation of the Older Adult. Arnold, London 1987.

Brocklehurst, J. C.: Textbook of Geriatric Medicine and Gerontology. Livingstone, Edinburgh–London–New York 1978.

Coni, N., W. Davison, S. Webster: Lecture Notes on Geriatrics, 2nd ed. Blackwell Scientific Publications, Oxford–London–Edinburgh 1982.

Conn, R. B. (ed.): Current Diagnosis 8. Saunders, Philadelphia–London–Toronto 1991.

Evans, J. G., T. F. Williams: Oxford Textbook of Geriatric Medicine. Oxford University Press, Oxford–New York–Tokyo 1992.

Ghozlan, R.: L'oedème dans les algodystrophies du membre inférieur. Cah. Kinesither. 140 (1989) 66–71.

Koepsky, K., R. Schwarz, D. Silver: Lower extremity edema from bladder compression of the iliac veins. J. vasc. Surg. 7 (1988) 778–780.

McCarty, D. J., J. D. O'Duffi, L. Pearson, J. B. Hunter: Remitting seronegative symmetrical synovitis with pitting edema. RS3PE-Syndrome. J. Amer. med. Ass. 254 (1985) 2763–2767.

Rudra, T.: Lower limb oedema. In: Pathy, M. S. J., P. Finucane: Geriatric Medicine: Problems and Practice. Springer, London–Berlin–Heidelberg 1989.

Wei, J. Y.: Einsatz von Kalziumantagonisten bei älteren Patienten. Circulation 80 (Suppl. IV) (1989) 171–177.

Beweglichkeitsstörungen

Bettina Borck-Knabe, Daniela Krause, Ingeborg Weyer, Christoph Lucke

INHALT

1	Einleitung ... 108
2	Orthopädische Erkrankungen ... 109
2.1	Arthrosen ... 109
2.2	Frakturen ... 111
2.3	Entzündliche Erkrankungen ... 111
2.3.1	Osteomyelitis und eitrige Arthritiden ... 111
2.3.2	Chronische Polyarthritis ... 112
2.4	Osteopathien ... 112
2.4.1	Osteoporose ... 112
2.4.2	Osteomalazie ... 113
2.4.3	Metabolische Osteopathien ... 113
2.5	Erkrankungen der Wirbelsäule ... 113
3	Neurologische Erkrankungen ... 114
3.1	Leitsymptome bei neurologischen Erkrankungen ... 114
3.2	Vaskuläre zerebrale Insulte ... 115
3.3	Polyneuropathien ... 118
3.4	Morbus Parkinson ... 119
3.5	Zervikale Myelopathie ... 122
3.6	Multiple Sklerose ... 123
4	Bewegungsstörungen bei Erkrankungen der peripheren Gefäße ... 123
4.1	Chronische arterielle Verschlußkrankheit der Extremitäten ... 123
4.2	Akuter Arterienverschluß ... 124
4.3	Der amputierte Patient – Rehabilitation ... 125
5	Weitere Krankheiten, die zu einer Störung der Beweglichkeit führen ... 126
6	Rehabilitation ... 128
7	Hilfsmittelversorgung ... 129

1 Einleitung

Der Bewegungsablauf verändert sich im Laufe der Jahre; schon aus der Entfernung sieht man – und nicht nur an der Körpergröße –, ob man ein Kind, einen Jugendlichen oder einen alten Menschen vor sich hat. Zu einer Störung wird die veränderte Beweglichkeit erst, wenn sie Schmerzen verursacht oder wesentliche Einschränkungen der Funktionalität mit sich bringt. Dabei sind die Grenzen durchaus fließend und sicherlich auch vom subjektiven Erleben des Beobachters, aber auch des Patienten geprägt. Der Bewegungsapparat unterliegt wie alle Organe des Körpers einem Alterungsprozeß, der durch folgende Faktoren gekennzeichnet ist:
- Minderung der groben Kraft
- Minderung der Feinmotorik
- Einschränkung der Gelenkbeweglichkeit
- Nachlassen der Reaktionsgeschwindigkeit
- herabgesetzte Stell- und Gleichgewichtsreaktionen
- Nachlassen der Sinnesmodalitäten.

Der alte Mensch bewegt sich langsamer und nicht mehr so „risikoreich" wie ein jüngerer; er ist sich seiner im Laufe der Zeit erworbenen Einschränkungen bewußt. Doch sollte sein Bewegungsapparat so funktionieren, daß er ohne Schmerzen und ohne Sturzgefahr den Alltagsaktivitäten nachzukommen vermag.

Zusätzlich zu den physiologischen Altersveränderungen treten im Alter häufig weitere, über das physiologische Maß hinausgehende Einschränkungen auf, die einem Krankheitsbild zugeordnet werden müssen. Sie können so typisch sein, daß der Erfahrene sie „auf einen Blick" erkennt; beispielhaft seien hier die Parkinson-Erkrankung mit ihrer vornübergeneigten Haltung, dem trippelnden Gang, dem fehlenden Armschwung und den am Boden klebenden Füßen erwähnt, der Steppergang bei der Peroneusparese und das typische Wernicke-Mann-Gangbild beim Schlaganfall.

Die Abklärung einer solchen Bewegungsstörung bedarf der ausführlichen Anamnese und der genauen und gezielten Untersuchung und erst in zweiter Linie der apparativen Diagnostik. Dabei zeigen sich auch solche Erkrankungen, die seit vielen Jahren bestehen und mit denen der Patient alt geworden ist. Als Beispiel sei die rheumatoide Arthritis genannt; trotz der Schwere der Erkrankung hat sich der Patient im Lauf der Jahre an seine Behinderung gewöhnt und setzt seine Hände geschickter ein, als man es bei der Schwere der Erkrankung erwarten würde.

Es bedarf eines geschulten Auges, um Bewegungsstörungen zu erkennen. Mit der Messung der Muskelkraft allein oder dem korrekten Erfassen des Bewegungsausmaßes ist die Bewegungsstörung in ihrer Komplexität noch nicht erfaßt. Zur Analyse einer Bewegungsstörung muß man den Patienten in seiner Bewegung betrachten. Nur so bekommt man Hinweise auf die Einschränkung der Beweglichkeit, auf Tonusverhältnisse, Kraftminderung, Gelenkstellungen, Längendifferenzen, pathologische Bewegungsmuster usw. Wenn man einen bereits ausgezogenen Patienten auf der Liege untersucht, kann manche Bewegungsstörung übersehen werden. Eine vollständige körperliche Untersuchung beinhaltet neben dem internistischen und neurologischen Status das Messen der Kräfteverhältnisse und des Bewegungsausmaßes der einzelnen Gelenke sowie der Beinlänge. Die Abklärung der Sinnesmodalitäten komplettiert die Untersuchung. Schließlich darf man nicht versäumen, den Patienten nach dem Zustand vor und nach einer bereits erfolgten Hilfsmittelversorgung zu befragen.

2 Orthopädische Erkrankungen

Bei Erkrankungen des Bewegungsapparates fallen klinisch in erster Linie der – meist bewegungsabhängige – Schmerz sowie eine Einschränkung der physiologischen Beweglichkeit auf. Um das Symptom „Bewegungseinschränkung" adäquat bewerten zu können, muß der normale Alterungsprozeß berücksichtigt werden. Beim älteren Menschen sieht man häufig arthrosetypische Symptome mit deutlichem Einlaufschmerz, dem nach kurzer Belastung eine vorübergehende Besserung folgt, bis es nach längerer Beanspruchung erneut zu Schmerzen kommt (Ermüdungsschmerz). Je nach Ursache der Erkrankung können die üblichen Entzündungszeichen (Rubor, Calor, Dolor, Tumor und Functio laesa) auftreten.

Im Alter kommen bestimmte Frakturen gehäuft vor, insbesondere die Schenkelhalsfraktur (s. Kap. 42), die distale Radiusfraktur und die subkapitale Humerusfraktur. Bei der frischen Schenkelhalsfraktur findet sich ein außenrotiertes, bewegungseingeschränktes, oft verkürztes Bein, während für die distale Radiusfraktur zusätzlich zur schmerzhaften Bewegungseinschränkung ein deutlicher Ulnarvorschub sowie eine Bajonettstellung des Handgelenkes typisch sind. Bei allen Frakturformen kommt der genauen Anamnese große Bedeutung zur Klärung der Sturzursache zu, um ein synkopales Geschehen ausschließen oder gegebenenfalls näher diagnostizieren zu können.

Bei verschiedenen Erkrankungen des Bewegungsapparates treten augenfällig *Muskelatrophien* auf, die Folge orthopädischer, neurologischer oder internistischer Grunderkrankungen sein können.

Rückenschmerzen sind im Alter häufig und Ausdruck verschiedener Erkrankungen. Deshalb sollten ausgeprägte, insbesondere therapieresistente Beschwerden immer einer genauen klinischen und radiologischen Diagnostik zum Ausschluß einer malignen oder entzündlichen Erkrankung zugeführt werden.

Die Erkrankungen des Bewegungsapparates werden in den nachfolgenden Abschnitten 2.1–2.5 besprochen.

2.1 Arthrosen

Ursachen und klinisches Bild
Den Arthrosen liegt ursächlich eine Degeneration des Knorpelgewebes zugrunde, der sekundär eine Knorpelläsion sowie eine entzündliche Schrumpfung der Gelenkkapsel folgen.

Degenerationserscheinungen an Wirbelsäule und großen Gelenken sind im Alter in einem gewissen Maße als physiologisch anzusehen, und Zeichen der Arthrose sind röntgenologisch bei jedem älteren Menschen nachweisbar. Diese Befunde sind jedoch immer im Zusammenhang mit der klinischen Symptomatik zu bewerten.

> Klinischer und radiologischer Befund zeigen bei Arthrosen gelegentlich eine große Diskrepanz!

Ursächlich liegt den primären Arthrosen eine angeborene, oft familiär gehäuft auftretende Minderwertigkeit des Knorpels unbekannter Ursache vor; sekundäre Arthrosen werden durch prädisponierende Faktoren hervorgerufen (z.B. Gelenkfehlstellungen nach Frakturen oder Entzündungen, Gelenkdysplasien, Achsenfehler etc.).

> Ausschlaggebend für die Therapie sollten immer die klinischen Beschwerden sein.

Regelmäßig kommt es nach den ersten Schmerzen, die zunächst häufig nicht mit Bewegungseinschränkungen einhergehen, zu einem langsam progredienten Verlauf. Dann stehen Schmerz und Bewegungseinschränkung im Vordergrund, gefolgt von Muskelverspannungen.

Zu Beginn des klinischen Verlaufes treten belastungsabhängige Schmerzen auf, denen reflektorische Muskelverspannungen zur „Schonung" des geschädigten Gewebes folgen. Später erscheint bereits bei Bewegung ein typischer Schmerz, der – im Bereich der unteren Extremitäten – nach kürzerer Belastungszeit wieder zurückgeht *(Einlaufschmerz)*. Im späteren Stadium wird auch über *Ruheschmerzen* geklagt; oft sind zu diesem Zeitpunkt bereits ausgeprägte Kontrakturen nachweisbar.

Mit zunehmender Inkongruenz der Gelenkflächen können Achsenfehlstellungen auftreten; auch *Muskelverkürzungen* mit nachfolgender *Muskelatrophie* sind typisch. Auch eine Schwellung des erkrankten Gelenkes kann auffallen, z.B. des Kniegelenkes, das im Spätstadium meist ausgeprägte Deformierungen zeigt.

Insbesondere am Kniegelenk finden sich im Gefolge des Knorpelabriebs Bandinstabilitäten, die bis zum „Schlottergelenk" reichen und die Gebrauchsfähigkeit der Extremität stark herabsetzen.

Die *Hüftgelenksarthrose* (Koxarthrose) ist durch bewegungsabhängige Schmerzen und Kontrakturen gekennzeichnet.

▎ Kontrakturen bei der Koxarthrose äußern sich durch ein charakteristisches Gangbild (s.u.).

Bei beidseitiger Hüftbeugestellung kommt es kompensatorisch zur Hyperlordosierung der Wirbelsäule und zur leichten Beugung in den Kniegelenken, um die Rumpfaufrichtung zu gewährleisten. Der Gang wirkt im Gefolge der Bewegungseinschränkung unbeholfen: Das Gesäß erscheint „herausgestreckt", die Schritte werden mit abnehmendem Bewegungsausmaß kürzer und leicht „stampfend". Der so behinderte Mensch versucht, Schmerzen zu vermeiden, er reduziert unwillkürliche Bewegungen, was die Anpassungsfähigkeit an unerwartete Situationen mindert. Daraus ergibt sich eine vermehrte Gefährdung im Straßenverkehr, da er plötzlich erscheinenden Hindernissen erst mit Zeitverzögerung ausweichen kann. Nicht selten stehen die Rückenbeschwerden, die durch die Hyperlordosierung der Wirbelsäule mit nachfolgender Gefügestörung hervorgerufen sind, im Vordergrund der Schmerzsymptomatik.

Diagnose und Therapie

Die Diagnose kann in aller Regel anhand der klinischen Symptomatik gestellt werden; eine röntgenologische Diagnostik sichert den klinischen Befund. Auch beim älteren Menschen sollten therapeutisch die Möglichkeiten der konservativen vor einer gelenkersetzenden Therapie genutzt werden; auch der über 60jährige erlebt aufgrund zunehmender Lebenserwartung oft genug eine Implantatlockerung!

▎ Die Behandlung der Arthrose ist symptomatisch und dient der Linderung von Schmerz und Bewegungseinschränkung.

Die *konservative Behandlung* basiert auf physikalischer, krankengymnastischer und medikamentöser Therapie. Seitens der physikalischen Therapie sind insbesondere Interferenz- und diadynamische Ströme, die eine Wärmewirkung in der Tiefe hervorrufen, oder Massagen zur Linderung der Muskelverspannungen hilfreich.

▎ Chronische Schmerzen werden durch Wärmeapplikation, Schmerzen bei aktivierter Arthrose mit Ergußbildungen hingegen durch Kälteanwendung gebessert.

Eine krankengymnastische Behandlung dient insbesondere der Kontrakturenprophylaxe und Muskelkräftigung; weiterhin sollte bereits präoperativ das Gehen mit Unterarmgehstützen geübt werden. Bei ausgeprägter, anders nicht beherrschbarer Schmerzsymptomatik ist die Verordnung nichtsteroidaler Antiphlogistika sinnvoll, deren Gabe jedoch bezüglich Dauer und Dosierung durch häufige Nebenwirkungen eingeschränkt bleibt. Bei bestimmten Arthroseformen, z.B. bei paravertebralen Muskelverspannungen infolge degenerativer Wirbelsäulenveränderungen, kommt auch die Gabe von Muskelrelaxanzien in Frage. Hier ist jedoch gerade beim älteren Menschen wegen des sedierenden Effektes Vorsicht geboten.

Trotz Nutzung sämtlicher konservativer therapeutischer Möglichkeiten wird beim alten Menschen mit symptomatischer Arthrose schließlich die Indikation zum künstlichen *Gelenkersatz* zu stellen sein. Der Zeitpunkt einer geplanten Operation sollte genau abgewogen werden; bei zu frühem Eingriff wird oft eine Lockerung des Implantates erlebt, bei zu spätem Eingriff wird eine physiologische Beweglichkeit infolge weitgehender Muskelveränderungen nicht mehr erreicht, und das Operationsrisiko steigt.

Beim *Hüftgelenk* ist die Indikation zum operativen Eingriff spätestens dann gegeben, wenn sich eine fortschreitende Protrusion des Pfannendachs ins kleine Becken zeigt. Auch zunehmende Kontrakturen können zu dieser Entscheidung führen, da sich ein optimales postoperatives Ergebnis in der Regel nur dann erreichen läßt, wenn sich Muskelatrophie und -verkürzung als sekundäre Folgen der Arthrose noch in vertretbarem Rahmen halten. Bei der Gonarthrose ist die Ausbildung von Seitenbandinstabilitäten für die Entscheidung zur Gelenkprothese vorrangig.

Während für die Endoprothetik des Hüft- und Kniegelenkes umfangreiche Erfahrungen mit guten Ergebnissen vorliegen, kann eine operative Behandlung der Omarthrose zur Zeit noch nicht empfohlen werden.

> Die häufigste Form des Gelenkersatzes stellt die Hüfttotalendoprothese dar.

Beim alten Menschen wird man meist einer zementierten Endoprothesenform aufgrund früherer Belastbarkeit den Vorzug geben. Oft ist der alte Mensch nicht in der Lage, eine Teilbelastung von 20 oder 30 kg einzuhalten; hier gilt der Grundsatz „alles oder nichts", so daß gelegentlich Patienten, die sich unter Teilbelastung fortbewegen dürften, im Rollstuhl immobilisiert werden müssen, um eine versehentliche Vollbelastung des operierten Beines zu vermeiden. Diese Gesichtspunkte muß der Operateur in seiner Entscheidung für die geeignete Versorgungsart unbedingt berücksichtigen.

Nach einem prothetischen Gelenkersatz ist umgehend eine konsequente krankengymnastische und physikalische Therapie einzuleiten, um postoperative Schmerzen zu lindern, die größtmögliche physiologische Beweglichkeit und Muskelkraft wiederherzustellen und um Hilfsmöglichkeiten im Falle eventueller Bewegungseinschränkungen zu vermitteln (s.u.).

Gerade nach Operationen arthrotisch veränderter Gelenke kommt einer systematischen Aufschulung der verkürzten und atrophen Muskulatur große Bedeutung zu; oft sind nach jahrelanger Vorerkrankung tägliche Behandlungseinheiten für viele Wochen notwendig, um die Muskulatur soweit zu kräftigen, daß der alte Mensch wieder mit einem Handstock gehen kann.

2.2 Frakturen

Knochenbrüche treten im Alter in aller Regel bei Frauen auf und werden durch die im Alter vermehrte Sturzgefährdung begünstigt. Sie schränken die Mobilität erheblich ein, insbesondere dann, wenn Teilbelastungen einzuhalten sind oder Mehrfachfrakturen vorliegen.

> Bei der Wahl der geeigneten Operationsmethode ist beim sehr alten Menschen im Zweifelsfall der Belastungsfähigkeit Vorrang vor optimaler anatomischer Korrektur zu geben.

Häufigste Frakturformen im Alter sind die proximale Femurfraktur, die distale Radiusfraktur und die subkapitale Humerusfraktur. *Schenkelhals- oder Femurfrakturen* siehe Kapitel 43.

Bei distalen Radiusfrakturen und subkapitalen Humerusfrakturen wird in aller Regel ein konservatives Vorgehen gewählt. Im Gegensatz zu jungen Patienten kann im Alter der zu tragende Gips aufgrund seiner Eigenschwere eine ernsthafte Behinderung des muskelatrophen Patienten darstellen. Besonders bei Mehrfachfrakturen sind daher Hilfsmittel notwendig, die die Eigenschwere des Gipses abnehmen. Durch das Hilfsmittel darf keine zusätzliche Bewegungseinschränkung entstehen, beispielsweise durch eine Armschlinge, die die Schwere eines Gipses nach Radiusfraktur aufhebt, jedoch zur Bewegungseinschränkung des gleichseitigen Schultergelenkes führt.

Besonders ungünstig wirken sich *Mehrfachfrakturen* auf die Mobilisierbarkeit alter Menschen aus. Abgesehen von Unfallverletzungen, die in allen Altersgruppen auftreten, finden sich im Alter häufiger Kombinationen von Radius- oder Humerusfrakturen mit proximalen Femurfrakturen, wobei die Brüche meist auf der gleichen Körperseite lokalisiert sind. Begünstigend wirken Vorerkrankungen (z.B. Apoplex) oder synkopale Stürze. In einem solchen Fall wird die Rehabilitationsbehandlung einen deutlich längeren Zeitraum beanspruchen, da die obere Extremität zur Entlastung des operierten Beines ausfällt.

> Bei allen Frakturen im Alter muß die Sturzursache dringend abgeklärt werden, um synkopale Stürze auszuschließen oder einer genauen Diagnostik zuzuführen.

2.3 Entzündliche Erkrankungen

Als kausale Faktoren kommen je nach Erkrankung Infektionen, Inokulationen, abakterielle Lockerung oder autoimmunologische Faktoren in Frage.

2.3.1 Osteomyelitis und eitrige Arthritiden

Als bakterielle Infektion kann die zumeist extrem chronisch verlaufende *Osteomyelitis* über einen Belastungsschmerz zur Bewegungsstörung im Sinne einer Hypomobilität führen; abgesehen von seltenen alten Kriegsverletzungen tritt diese Erkrankung im Alter jedoch nicht überproportional häufig auf.

Nicht selten finden sich beim alten Menschen *eitrige Arthritiden*, dies meist nach intraartikulären Injektionen zur Behandlung einer anderen Grunderkrankung (oft liegt ein Krankheitsbild aus dem Formenkreis der Arthrosen zugrunde).

Gerade bei vorgeschädigten Gelenken und bei der gleichzeitigen Minderung der Immunkompetenz des gealterten Organismus nach einem eitrigen Gelenkinfekt ist im Bereich der unteren Extremität in aller Regel eine Endoprothesenimplantation mit sämtlichen üblichen Risiken durch Operationsrisiko und Immobilisierung erforderlich. Die nötigen Kompensationsmechanismen, um ein völlig ungewohntes Gangbild nach Arthrodese zu erlernen, sind in fortgeschrittenem Alter nur beschränkt vorhanden.

> Jede intraartikuläre Injektion bedarf einer engen Indikationsstellung und strengster aseptischer Bedingungen.

Vor der antibiotischen Therapie muß bei eitrigen Arthritiden eine Gelenkpunktion mit Abnahme von Material zum Erregernachweis erfolgen. Trotz testgerechter antibiotischer Behandlung ist die Langzeitprognose bezüglich einer vollständigen Ausheilung des Infektes schlecht, weshalb den Möglichkeiten eines späteren Gelenkersatzes Grenzen gesetzt sind.

Mit zunehmender Häufigkeit des prothetischen Gelenkersatzes kommt es auch zu Früh- und Spätmanifestationen *infizierter Endoprothesen*. Als Frühkomplikation finden sich vorwiegend bakterielle Infekte durch intraoperative Kontamination mit nachfolgender Implantatlockerung (somit kurz postoperativ auftretend), als Spätkomplikation treten nach Jahren abakterielle Infekte mit Ergußbildung nach Implantatlockerung und Knochenumbauprozessen auf; auch in diesen Fällen kann es hämatogen zu einer sekundären Keimbesiedlung kommen.

> Die Prognose bakterieller Infekte ist bezüglich einer Wiederherstellung der Gelenkfunktion schlecht.

Auf die Implantatlockerung folgen Bewegungsschmerz und zunehmende Immobilität. Therapeutisch wird eine testgerechte Antibiotikagabe versucht, gegebenenfalls sollten bei weiterbestehenden Aktivitätszeichen die Anlage einer Saug-Spül-Drainage und schließlich die Entfernung des Implantates erwogen werden. Man beabsichtigt, nach Ausheilung des Infektes und einem Intervall von 6 Wochen bis 6 Monaten eine erneute Endoprothesenimplantation zu erreichen. Diese Verfahrensweise wird jedoch beim alten Menschen nur in Ausnahmefällen und als Ultima ratio gewählt, da ein implantatfreies Intervall für die meisten Patienten eine gravierende Minderung der Mobilität bedeutet. Daher wird man, sollte ein solches Verfahren unumgänglich werden, den Zustand der „leeren Hüfte" auf eine möglichst kurze Zeit begrenzen. Allerdings besteht im Bereich der Hüfte (Girdlestone-Hüfte) gelegentlich eine ausreichende Belastungsstabilität auch ohne erneute Endoprothesenimplantation.

Vor der Entscheidung, kein neues Implantat zu versuchen, muß eine ausreichende Belastungsfähigkeit gesichert sein; später gibt es nämlich infolge von Muskelverkürzungen und -atrophien im Hüftbereich keine Möglichkeit mehr, den Entschluß zu korrigieren.

2.3.2 Chronische Polyarthritis

Auch die chronische Polyarthritis wird im Alter häufiger gesehen. Es handelt sich jedoch meist um Patienten, die seit vielen Jahren, wenn nicht Jahrzehnten gelernt haben, sich mit Hilfe vielfältiger Kompensationsmechanismen mit ihrer Erkrankung zu arrangieren. Oft ist die Gebrauchsfähigkeit der Extremitäten trotz schwerer Deformitäten in einem erstaunlich hohen Maße erhalten. Nach dem Ruheschmerz in früheren Stadien der Erkrankung empfinden viele Patienten die im Alter folgende Schmerzlosigkeit betroffener Gelenke trotz hochgradiger Bewegungseinschränkung als erleichternd und geben eine subjektiv verbesserte Einsetzbarkeit besonders der Hände im täglichen Gebrauch an.

> Objektive Befunde einer schweren Bewegungseinschränkung müssen für den cP-Patienten nach langjähriger Erkrankung nicht unbedingt zu gravierenden Folgen für die Selbständigkeit in den alltäglichen Verrichtungen führen.

2.4 Osteopathien

2.4.1 Osteoporose *(s. auch Kap. 44)*

Ursachen und Klinik

Die Osteoporose ist die häufigste Knochenerkrankung beim alten Menschen. Dabei handelt es sich um einen pathologischen Knochenschwund, der sowohl den organischen als auch den Mineralanteil des Knochens betrifft. Eine Osteoporose findet sich bei ca. 15% aller über 65jährigen Frauen. Dabei ist die physiologische Altersatrophie von der Osteoporose zu unterscheiden.

> Alte Menschen weisen physiologischerweise nur noch etwa 50% der Knochendichte eines 30jährigen auf (Altersatrophie).

Somit kann man aus dem röntgenologischen Befund einer Minderung der Knochendichte nicht ohne weiteres auf eine manifeste Osteoporose schließen. Auch können bereits gravierende klinische Zeichen der Osteoporose vorliegen, ohne daß der röntgenologische Befund bereits eindeutig erscheint. Diese Aussage gilt besonders für die unmittelbar postklimakterische Zeit, wenn in einer Phase des „high turnover" Beschwerden auftreten, ohne daß der Knochenabbau bereits die Grenze des röntgenologisch Sichtbaren erreicht hätte (diese liegt bei etwa 30% Dichteminderung). Als entscheidenden Hinweis für die Osteoporose findet man im Unterschied

zur Altersatrophie Wirbelkörperdeformierungen ohne adäquates Trauma. Einige Risikofaktoren für die Entwicklung einer Osteoporose sind
- weibliches Geschlecht
- Postklimakterium
- niedriges Körpergewicht
- weiße Hautfarbe
- geringe Sonnenexposition
- Stillen mehrerer Kinder
- sitzende Tätigkeit.

Klinisch eindrucksvoll zeigt sich in weit fortgeschrittenem Stadium der Erkrankung der sogenannte Witwenbuckel mit ausgeprägter Kyphose mit Scheitel im Thorakalbereich, Hyperlordose der Lendenwirbelsäule zur Erhaltung der Rumpfaufrichtung und sekundär vorgewölbten Bauchdecken. Seine Häufigkeit nimmt mit verbesserten Vorbeuge- und Therapiemöglichkeiten ab.

Gleichzeitig sind diffus über das Skelettsystem verteilte Schmerzen charakteristisch, die in die Tiefe lokalisiert werden und schwerpunktmäßig im Bereich der Wirbelsäule auftreten.

> Radiologische Zeichen der Osteoporose treten erst auf, wenn über 30% der Knochenmasse verlorengegangen sind.

Therapie
Wichtig ist die krankengymnastische und physikalische Therapie, wobei die konsequente Kräftigung der Rückenmuskulatur mit ihrer stabilisierenden Wirkung auf die Wirbelsäule sowie die Linderung von Schmerzen im Vordergrund stehen. Zur medikamentösen Schmerzbekämpfung ist die Gabe von Analgetika bzw. nichtsteroidalen Antiphlogistika sinnvoll. Medikamentös hat sich die Gabe von Kalzium, Vitamin D und Natriumfluorid bewährt, in letzter Zeit besonders die Gabe von Alendronat, wonach eine Zunahme der Knochendichte und eine Abnahme der Frakturhäufigkeit beobachtet wurden; bei Patientinnen vor der Menopause oder unmittelbar postklimakterisch zeigt eine niedrig dosierte Östrogengabe einen prophylaktischen Effekt. Bei der bereits manifesten Erkrankung kann eine solche Östrogensubstitution das Fortschreiten der Erkrankung mindern; eine Rekalzifizierung gibt es nicht. Schmerzen können oft auch durch Kalzitoningabe gelindert werden, wobei jedoch bisher nur die parenterale Darreichungsform zur Verfügung steht.

In schweren Fällen ist zur abstützenden Entlastung der Wirbelsäule die Versorgung durch ein Mieder oder Stützkorsett indiziert. Es bleibt aber zu bedenken, daß ein solches Mieder für den bewegungseingeschränkten Menschen oft schwer beherrschbar ist und zu einer Einschränkung der Selbständigkeit führen kann (z.B., wenn ein Korsett geschnürt werden muß), so daß fremde Hilfe notwendig wird.

> Auch bei ausgeprägten Schmerzen darf bei Patienten mit Osteoporose keinesfalls eine längere Immobilisierung erfolgen, da sie zu einer zusätzlichen Inaktivitätsatrophie führt; diese wäre oft nicht mehr ausreichend zu beheben, so daß eine dauernde Bettlägerigkeit resultierte.

2.4.2 Osteomalazie

Die Osteomalazie als „Rachitis der Erwachsenen" kann ebenfalls als Erkrankung des höheren Lebensalters bezeichnet werden.

Ursächlich findet sich ein Vitamin-D-Mangel, der aus einer Mangelernährung resultieren kann, wie man sie bei alten Menschen nicht selten findet; meist handelt es sich dabei um Vegetarier oder um Menschen, die eine sehr einseitige Nahrung bevorzugen. Auch fehlende Sonnenbestrahlung kommt in Frage, besonders bei wenig mobilen Heimbewohnern.

Die Erkrankung verursacht uncharakteristische Beschwerden wie Muskelschwäche, Schmerzen und diffuse Gelenkbeschwerden. Spontanfrakturen und Pseudofrakturen können hinzutreten. Im Unterschied zur Osteoporose findet sich bei der Osteomalazie laborchemisch eine massiv erhöhte alkalische Phosphatase. Die Therapie besteht in Vitamin-D-Gabe und gegebenenfalls Bestrahlung. Bei rechtzeitiger Behandlung kommt es zur vollständigen Rückbildung der Symptomatik.

2.4.3 Metabolische Osteopathien

Weiterhin sind die metabolischen Osteopathien zu erwähnen, so besonders die Osteopathie bei Nierenerkrankung, die zur Osteomalazie führt und der eine renale Synthese- oder Resorptionsstörung mit nachfolgendem sekundärem Hyperparathyreoidismus zugrunde liegt.

Unter den *endokrinen Osteopathien* kommen im Alter besonders die Hypophysen- sowie die Nebennierenrindendysfunktion in Betracht; letztere tritt vorwiegend nach Kortikoidmedikation anläßlich anderer Erkrankungen auf und kann zur aseptischen Knochennekrose meist im Bereich des Hüftkopfes führen.

2.5 Erkrankungen der Wirbelsäule

Degenerative Veränderungen sind im Alter physiologisch; vorbestehende Symptome lassen im Alter häufig wegen zunehmender Bewegungseinschränkungen der betroffenen Wirbelsäulenabschnitte durch ausgeprägte Randzackenbildungen mit abstützendem Effekt nach. Dennoch stellen Rückenbeschwerden, ggf. aufgrund sekundärer Überlastungen bei Beweglichkeitseinschränkungen anderer Körperteile (z.B. bei Koxarthrose), ein häufiges Symptom dar und sollten konservativ behandelt werden.

Bei schweren, therapieresistenten Schmerzen muß eine genaue Abklärung möglicher Ursachen erfolgen, um schwerwiegende entzündliche Erkrankungen wie *Spondylitis* oder *Spondylodiszitis* auszuschließen. Gerade auf dem Boden chronischer degenerativer Veränderungen und verminderter Immunkompetenz kann es zur hämatogenen Keimansiedlung kommen (s. Abschn. 2.3).

> Auch im Alter darf eine Spondylodiszitis oder Spondylitis auf keinen Fall übersehen werden!

Kurz anzusprechen bleibt die *Kyphose,* die insbesondere im Spätstadium der Osteoporose (s.o.) und des Morbus Bechterew auftritt. Beim Morbus Bechterew findet sich durch die Bewegungseinschränkung der Wirbelsäule ein charakteristisches Gangbild mit kompensatorischer Beugung in Hüft- und Kniegelenken und Abstützen der Hände an den Oberschenkeln. Bei schweren Kyphosen ergibt sich eine starke Einschränkung des Patienten; er verliert die Fähigkeit, tägliche Verrichtungen selbständig zu bewältigen. Während bei Versteifungen der Wirbelsäule bei der Bechterew-Erkrankung in Ausnahmefällen eine operative Korrektur möglich ist, gelingt dies weder bei der Osteoporose noch bei der heute seltenen tuberkulösen Gibbusbildung.

Daher kommt der Vorbeugung dauerhafter Kyphosen großes Gewicht zu. Beim Morbus Bechterew sollte eine mobilisierende krankengymnastische Therapie konsequent und langjährig erfolgen; ebenso sind vorbeugende Maßnahmen zur Minderung des Osteoporoserisikos bereits bei jüngeren Frauen zu erwägen.

3 Neurologische Erkrankungen

Bei den oben besprochenen Erkrankungen der Gelenke und des Knochens stand – vereinfacht gesagt – der Schmerz als Leitsymptom im Vordergrund; die im Folgenden zu besprechenden neurologischen Erkrankungen bieten in der Regel so typische Bewegungsstörungen, daß man sie als Leitsymptome ansehen kann. Diese Störungen können sich langsam und für längere Zeit unbemerkt entwickeln wie bei der Parkinson-Krankheit und bei einem engen Spinalkanal, sie können sich schubweise entwickeln wie bei der Multiplen Sklerose, oder sie können perakut einsetzen wie beim Schlaganfall. Aus dem Bild der Bewegungsstörungen und der Art ihres Auftretens sowie ihrer Rückbildung läßt sich häufig bereits die Diagnose stellen.

Den Bewegungsstörungen liegen charakteristische Veränderungen an der Muskulatur zugrunde, die wir mit Begriffen wie Muskeltonus, Hypertonie, Spastizität, Rigor u.a. bezeichnen; charakteristisch sind auch Synergien verschiedener Muskelgruppen, die zu einem typischen Bewegungsmuster, einer charakteristischen Bewegungsstörung führen. Es scheint deshalb ratsam, auf einige dieser Begriffe einzugehen, ehe wir auf einzelne neurologische Krankheiten zu sprechen kommen, die im Alter häufig sind und mit Bewegungsstörungen einhergehen.

3.1 Leitsymptome bei neurologischen Erkrankungen

Tonus

Der Tonus eines Muskels entspricht dem Widerstand, den man beim passiven Dehnen oder Strecken eines Muskels entgegen seiner Bewegungsrichtung verspürt. Er ist dann normal, wenn die Bewegung fließend und kontinuierlich abläuft. Die antagonistischen Muskeln passen sich umgehend der jeweiligen Dehnung an.

Beim *Hypotonus* wird zuwenig oder kein Widerstand gegen die Bewegung verspürt, die Extremität fühlt sich schlaff an und fällt der Schwerkraft folgend beim Loslassen herunter.

Beim *Hypertonus* ist der Widerstand gegen die passive Bewegung hingegen stärker als im Normalfall; sie ist nur mit einer Verzögerung möglich.

Der Widerstand kann so stark sein, daß die Bewegung nur mit erheblicher Anstrengung seitens des Untersuchers möglich ist. Dann sprechen wir auch von *Spastik*. Die Extremität fühlt sich schwer an und wird, sobald sie losgelassen wird, in Richtung der spastischen Muskelgruppen gezogen. Bei der Spastizität werden tonische Reflexaktivitäten freigesetzt, sie manifestieren sich in stereotypen Mustern, die sich als Flexion oder Extension darstellen. *Spastizität* ist immer ein Teil einer umfassenden Synergie der Flexoren oder Extensoren.

Bei der Hemiplegie findet man neben der typischen Beugespastik in der oberen und der Streckspastik in der unteren Extremität auch entsprechende Veränderungen am Rumpf.

Assoziierte Bewegungen

Assoziierte Bewegungen sind normale und automatische Handlungsanpassungen, die willkürliche Bewegungen begleiten. Sie treten bei gesunden Menschen auf, um präzise Bewegungen anderer Körperteile zu verstärken. Sie unterstützen Tätigkeiten, die einen besonderen Kraftaufwand erforderlich machen.

Bei Hemiplegiepatienten werden assoziierte Bewegungen in nicht betroffenen Extremitäten beobachtet, wenn die betroffene Extremität aktiv bewegt wird. Andererseits beobachtet man häufig ein Beugemuster im Arm und ein Streckmuster im Bein der betroffenen Seite, wenn die gesunde Seite vermehrt belastet wird, beispielsweise durch Nutzung einer Stütze. Dieses pathologische Muster ist nicht mit einem spastischen Muster zu verwechseln, da es willentlich gelöst werden kann.

Pusher-Symptomatik
Wegen ihrer erheblichen klinischen Bedeutung wird hier auch auf die sogenannte Pusher-Symptomatik verwiesen. Der Patient stößt sich in jeder Position zur hemiplegischen Seite hin und setzt jedem Versuch, diese Haltung passiv zu korrigieren und das Körpergewicht wieder zur Mittellinie zu verlagern, Widerstand entgegen. In der Frühphase eines Schlaganfalles weisen relativ viele Patienten vorübergehend diese Symptomatik auf.

Wenn die Pusher-Symptomatik stärker ausgeprägt ist und längerfristig Schwierigkeiten bereitet, werden die Patienten häufig als für die Rehabilitation ungeeignet eingestuft und in ein Pflegeheim eingewiesen.

> Ärzte und Therapeuten müssen die Pusher-Symptomatik kennen, weil sie sich in der Regel durch eine gezielte Rehabilitationsbehandlung beherrschen läßt.

Das Ausmaß der Behinderung ist sehr unterschiedlich und hängt nicht unbedingt mit dem Verlust der aktiven Bewegungsfähigkeit zusammen. Sie ist besonders eindrucksvoll, wenn der Patient aufsteht, weil er sein Gewicht auf das gelähmte Bein verlagert und unweigerlich stürzt.

Die Pusher-Symptomatik wird fast ausschließlich bei einer Läsion der nicht dominanten Hirnhälfte beobachtet. Häufig findet sich zusätzlich ein Neglect, eine Vernachlässigung der betroffenen Seite.

Rigor
Unter Rigor versteht man einen erhöhten Muskeltonus von wächserner Beschaffenheit. In Ruhe ist der Rigor an der „Fixation" des Kopfes und der Gliedmaßen bei passiver Bewegung zu erkennen (Nacken- bzw. Extremitätenrigor). Man spricht von einem „Zahnradphänomen", wenn der Dehnungswiderstand ruckartig zu- oder abnimmt.

Der Rigor ist Ausdruck einer extrapyramidalen Erkrankung und kann durch das Nebeneinander einer gesteigerten Bahnung und Hemmung des Aktivitätsniveaus der spinalen Motoneurone erklärt werden; im Gegensatz dazu liegt bei der Spastik nur eine abnorme Bahnung vor.

3.2 Vaskuläre zerebrale Insulte (s. auch Kap. 35)

Zerebrale Insulte sind durch plötzlich oder innerhalb weniger Stunden auftretende zentrale neurologische Symptome gekennzeichnet. Häufig liegt eine Halbseitensymptomatik vor.

Vaskuläre zerebrale Insulte treten in den meisten Industriestaaten mit einer Häufigkeit von etwa 200 pro 100 000 Einwohner und Jahr auf; davon versterben etwa 20% während der Akutphase.

> Schlaganfallpatienten machen etwa 25% aller Schwerbehinderten aus.

Männer und Frauen sind etwa gleich häufig von ischämischen Insulten betroffen, von Hirnblutungen jedoch überwiegend Männer.

Symptome
Aus den Symptomen eines Schlaganfalles kann man nicht auf die *Ursache* schließen; das klinische Bild richtet sich nach der Lokalisation und dem Ausmaß der betroffenen Hirnschädigung, aber nicht nach dem Faktor, der zum Untergang des Hirngewebes geführt hat. Trotz unterschiedlicher Ursache resultiert das gleiche klinische Bild. Formen zerebraler Insulte sind:
- ischämische Insulte (lokale Thrombosen, arterio-arterielle Embolien, kardiale Embolien); Häufigkeit: 75%
- vaskuläre Blutungen im Gehirn einschließlich Subarachnoidalblutungen; Häufigkeit: 20%
- venöse Durchblutungsstörungen; Häufigkeit: 5%.

Das *klinische Bild* ist bezüglich des Ausmaßes der Schädigung und der Dauer der Rückbildung außerordentlich variabel. Der bayrische Volksmund unterschied schon immer den „Schlag" von dem „Schlägelchen", das sich nach kurzer Zeit zurückbildete. Ausprägungsformen eines Insultes entsprechend der Rückbildung der Symptome sind:
- *TIA (transitorische ischämische Attacke):* Symptome, die sich rasch oder spätestens innerhalb von 24 h zurückbilden. Die Ursache sind zumeist Thromboembolien aus einer Plaque der Arteria carotis interna. Etwa 20% der Patienten mit einer TIA machen innerhalb von 2 Jahren einen apoplektischen Insult durch. Beträgt die Karotisstenose 70% oder mehr, so ist eine operative Revision ernsthaft zu erwägen.
- *PRIND (protrahiertes reversibles ischämisches neurologisches Defizit):* Symptome, die sich protrahiert zurückbilden, jedoch nach 4 Wochen vollständig verschwunden sind.
- *Manifester Apoplex:* ein Geschehen, bei dem sich die klinischen Symptome nicht vollständig zurückbilden und eine mehr oder minder schwere Behinderung zumeist lebenslang zurückbleibt.

Tabelle 11.1 Lokalisationsabhängige Symptome bei Schlaganfall.

- A. cerebri anterior: beinbetonte Hemiparese, zerebrale Blasenstörung, Stuhlinkontinenz
- A. cerebri media: brachiofazialbetonte Hemiparese (Typ „Wernicke-Mann"), ggf. Aphasie
- A. cerebri posterior: Hemihypästhesie, „Rindenblindheit"
- A. cerebelli: Ataxien
- Hirnstamm: Paresen, Ausfälle der Hirnnerven, Sensibilitätsstörungen, je nach Lokalisation!

Tabelle 11.2 Symptome bei Schlaganfall.

Symptome eines apoplektischen Insultes im Großhirnbereich

- Kraftminderung oder -verlust
- Sensibilitätsstörungen
- neuropsychologische Störungen
  - Aphasie (Sprachstörung), Alexie (Lesestörung), Agraphie (Schreibstörung), Akalkulie (Rechenstörung)
  - Apraxie (Unfähigkeit, geläufige Handlungen auszuführen)
  - Anosognosien (Nichtrealisieren des eigenen krankhaften Zustandes)
  - räumliche Orientierungsstörungen
  - Hemianopsie (Ausfall eines Gesichtsfeldes)
  - Vernachlässigung der betroffenen Körperhälfte (Neglect)
  - übermäßige Belastung der betroffenen Körperhälfte (sogenannte Pusher-Symptomatik, s.o.)

Symptome bei Kleinhirninfarkt

- okzipitale Kopfschmerzen
- Ataxie
- Koordinationsstörungen (Finger-Nase-Versuch, Knie-Hacke-Versuch)
- breitbasiges Gangbild

Symptome bei Hirnstamminsulten

- intensiver Drehschwindel
- Schlucklähmung und Heiserkeit
- Sehstörungen (Doppelbilder, Nystagmus, Gesichtsfeldeinschränkungen)
- zerebelläre Ataxie
- gekreuzte Hirnnervenausfälle und Sensibilitätsstörungen

Nach dem Auftreten einer TIA oder eines PRIND muß eine sorgfältige Ursachenforschung eingeleitet werden, um der Wiederholung eines solchen Geschehens vorzubeugen.

Je nach der Lokalisation eines Insultes kommt es in Abhängigkeit der Gefäßversorgung des Gehirns zu spezifischen Symptomen (Tab. 11.1).

Formen

Schlaganfälle im Großhirnbereich: Am häufigsten sind die Schlaganfälle im Großhirnbereich, wobei die Schädigung entweder im Bereich der Hirnrinde, der Stammganglien oder auch beider Areale zu finden ist. Im Vordergrund der klinischen Symptome stehen anfangs die schlaffe Halbseitenlähmung und eine Eintrübung des Sensoriums. Daneben bestehen – und persistieren häufig – andere komplexe Störungen, deren Ausmaß bei der anfänglichen Untersuchung kaum abzuschätzen ist (Tab. 11.2).

Die anfänglich schlaffe Lähmung kann sich vollständig zurückbilden; häufig geht sie in eine spastische Lähmung über, mit einer Beugespastik in der oberen und einer Streckspastik in der unteren Extremität. Die nach einem Schlaganfall verbleibende Bewegungsstörung ist wesentlich vom Ausmaß der sich entwickelnden Spastik abhängig; deshalb stellt das Bemühen um die Minderung der Spastik einen wesentlichen Aspekt der krankengymnastischen Therapie dar.

Kleinhirninfarkte: Bei 50% der Kleinhirninfarkte liegt ein arterieller Hypertonus vor; Männer sind häufiger betroffen als Frauen. Die Patienten klagen über Kopfschmerzen, die oft okzipital lokalisiert werden; weiterhin zeigen sich Ataxien, Koordinationsstörungen (Finger-Nase-Versuch, Knie-Hacke-Versuch) und ein breitbasiges Gangbild. Häufig liegt eine Bewußtseinseintrübung mit Hirndrucksteigerung vor, wobei eine operative Entlastung lebensrettend sein kann. Differentialdiagnostisch muß an eine Kleinhirnblutung sowie an eine Systematrophie im Kleinhirnbereich gedacht werden; letztere entwickelt sich aber stets schleichend.

Hirnstamminsulte: Sie sind durch Störungen im vertebrobasilären Stromgebiet bedingt und machen ca. 15% aller Insulte aus. Die Symptome treten schlagartig bei erhaltenem Bewußtsein auf. Die Patienten klagen über intensiven Drehschwindel, außerdem imponieren häufig eine Schlucklähmung und Heiserkeit. Auffallend sind Sehstörungen und eine zerebelläre Ataxie. Häufig treten gekreuzte Symptome mit Hirnnervenausfällen und Sensibilitätsstörungen auf: So ist das Wallenberg-Syndrom durch einen Infarkt der A. cerebelli inferior posterior in der Medulla oblongata verursacht, mit den folgenden Symptomen:

- *homolaterale Symptome:* Horner-Syndrom (Hemianhidrose des Gesichtes), Trigeminusausfall, Gaumensegelparese, Hemiataxie
- *kontralaterale Symptome:* dissoziierte Sensibilitätsstörungen.

Ursachen ischämischer Insulte

Als Ursache eines ischämischen Insultes kommt der Arteriosklerose der zervikalen und zerebralen Gefäße eine zentrale Bedeutung zu. Als Risikofaktoren der zerebralen Arteriosklerose gelten die arterielle Hypertonie, der Nikotinabusus, die Polyglobulie und Polycythaemia vera, während dem Diabetes mellitus, der Hyperlipidämie und den Kollagenosen eine geringere Bedeutung zukommt. Lokale Plaques an den großen zervikalen Gefäßen sind als Emboliequellen anzusehen, von denen sich Plättchenthromben lösen und zu dem ischämischen Insult führen. Die Plaques sind häufig im Bereich der Karotisbifurkation lokalisiert.

Weiterhin sind Erkrankungen des Herzens als Quelle größerer Embolien anzusehen. Nach einem Herzinfarkt bilden sich gelegentlich an der Herzwand Thromben; das Vorhofflimmern mit oder ohne rheumatische Herzklappenfehler führt häufig zu embolisch bedingten Schlaganfällen. Auch eine Endokarditis kann zu embolischen Gefäßverschlüssen führen. Nach unserer Erfahrung wird sie häufig verkannt.

> Stets sollte bei ungeklärtem Fieber, bei neu aufgetretenen Herzgeräuschen sowie rezidivierendem apoplektischem Geschehen, aber auch bei stummen Herden im kranialen Computertomogramm der Ausschluß einer Endokarditis erfolgen.

Hierzu sind mindestens 10–12 Blutkulturen abzunehmen; außerdem empfiehlt sich eine echokardiographische Untersuchung mit transösophagealem Herzecho. Bei positiven Blutkulturen muß eine konsequente intravenöse Antibiose über 6 Wochen erfolgen. Therapien über einen kürzeren Zeitraum oder eine orale Therapie sind in der Regel nicht ausreichend!

Als weitere Ischämieursachen werden eine plötzliche vaskuläre Insuffizienz mit Blutdruckabfall – der Insult tritt im Schlaf oder nach einer reichhaltigen Mahlzeit auf – sowie ein akuter Blutverlust diskutiert.

Diagnose
An die ausführliche Anamnese und die körperliche Untersuchung schließen sich folgende apparative diagnostische Maßnahmen an:
- kraniales Computertomogramm (CCT)
- Doppler-Sonographie der hirnversorgenden Gefäße als Screening-Untersuchung. Sie stellt die wichtigste apparative Entscheidungshilfe für eine Karotis-Thrombendarteriektomie (TEA) dar.
- transthorakales und ggf. transösophageales Echokardiogramm zum Ausschluß einer kardialen Emboliequelle.

Fakultativ stehen zur weiteren Diagnostik das Kernspintomogramm, die Angiographie und die Liquorpunktion zur Verfügung. Differentialdiagnostisch müssen eine Tumorapoplexie (eine Blutung in einen bisher nicht bekannten Hirntumor), ein Hirnabszeß und eine Enzephalitis ausgeschlossen werden.

Therapie
Da die Ergebnisse der medikamentösen Therapie oft enttäuschend sind, kommt der Prophylaxe eine besondere Bedeutung zu. Prinzipiell sollten alle Risikofaktoren, die das Entstehen eines apoplektischen Insultes begünstigen, vermieden bzw. optimal therapiert werden.

Die Wirkung der üblichen rheologischen Maßnahmen wird in den letzten Jahren zunehmend in Zweifel gezogen. Nach unserer Erfahrung bestehen ohnehin bei vielen geriatrischen Patienten mit einem frischen Schlaganfall Kontraindikationen gegen diese Maßnahmen. Unumstritten scheint hingegen die medikamentöse Therapie mit Acetylsalicylsäure, wobei die Höhe der Dosierung noch kontrovers diskutiert wird, oder, wenn diese Substanz schlecht vertragen wird, mit Ticlopidin.

Eine frühe Behandlung des Schlaganfalls auf einer Stroke Unit verbessert die Überlebenschancen und führt zu einer Verringerung des neurologischen Defizits. Wichtig sind die Erhaltung der Sauerstoffsättigung, Vermeidung einer frühen und abrupten Blutdrucksenkung, konsequente Behandlung einer Hyperglykämie und Senken erhöhter Temperatur.

> Die Behandlung des Apoplexes beginnt sofort. Sie ist eine 24-Stunden-Therapie!

Es sollte eine enge Zusammenarbeit zwischen Ärzten, Pflegepersonal und Therapeuten bestehen. Im deutschsprachigen Raum hat sich die Behandlung nach dem Bobath-Prinzip weitgehend durchgesetzt. Das Ziel dieser Therapie ist die Tonusnormalisierung; nach dem anfänglich schlaffen Stadium entwickelt sich besonders in den Extremitäten eine Spastik (eine Beugespastik im Arm und eine Streckspastik im Bein). Man spricht vom „spastischen Muster".

Die Bahnung normaler Bewegungsabläufe, die Hemmung des pathologischen Musters sowie die Stimulierung von Wahrnehmung und Sensibilität, die Schulung von Stell- und Gleichgewichtsreaktionen sind das Anliegen der Therapie. Bezüglich weiterer Einzelheiten der Therapie, die für das Schicksal des Patienten, für seine Gehfähigkeit und seine Selbständigkeit von zentraler Bedeutung sind, sei auf die Fachliteratur verwiesen.

Komplikationen
Es ist hier nicht der Ort, auf die allgemeinen Komplikationen eines bettlägerigen Patienten einzugehen (Dekubitus, Thrombosen, Embolien, Spitzfußstellung u.a.). Nach schweren Schlaganfällen kommt es häufig zu einer *Reflexdystrophie*, in der Traumatologie als *Sudeck-Syndrom* bekannt. Häufig wird diese Komplikation erst spät erkannt, wenn typische röntgenologische Veränderungen nachweisbar sind.

Viel früher und bevor ein röntgenologisches Substrat vorliegt, klagen die Patienten über starke Schmerzen in Schulter und Hand. Die Hand ist erheblich geschwollen, häufig überwärmt und bläulich-livide verfärbt, während die Beweglichkeit im Schultergelenk schmerzhaft eingeschränkt ist. Die Ursache dieser Erkrankung ist letztlich nicht hinreichend bekannt, doch scheint dem sympathischen Nervensystem eine besondere Bedeutung zuzukommen. Wichtig ist die frühzeitige Behandlung, die schon bei leichten Schwellungen und Schmerzen beginnen sollte, um eine Funktionseinbuße zu vermeiden. Der korrekten Lagerung des Armes auf einem Rollstuhltisch, der Kühlung von Hand und Schulter und der Lymphdrainage kommt dabei eine wichtige Rolle zu. Während früher das Schicksal vieler Apoplexpatienten mit einer Verlegung als Schwerpflegefall ins Pflegeheim besiegelt war, können inzwischen durch intensive rehabilitative Maßnahmen eine deutliche Verringerung der Behinderung und Besserung der Lebensqualität erreicht werden.

> Ein Großteil der Patienten mit schwerem apoplektischem Insult kann nach einer intensiven Rehabilitationsbehandlung nach Hause entlassen werden.

3.3 Polyneuropathien

Polyneuropathien sind Affektionen mehrerer peripherer Nerven; sie weisen zumeist symmetrisch und distal betont sensible, vegetative und motorische Symptome auf. Die Genese der Erkrankung ist vielfältig.

Die Polyneuropathie tritt gewöhnlich im höheren Alter auf und bedarf stets einer ätiologischen Abklärung. Ihre Prävalenz beträgt etwa 40 pro 100 000 Einwohner und Jahr. Die diabetischen Polyneuropathien kommen mit einem Anteil von 30% zehnmal häufiger vor als die Polyneuropathien anderer Genese. Der Altersgipfel der diabetischen Polyneuropathien liegt um das 70., der der alkoholinduzierten Polyneuropathie um das 50. Lebensjahr.

> Diabetes mellitus und Alkohol sind in Europa die häufigsten Ursachen für Polyneuropathien; in tropischen und subtropischen Regionen sind es Mangelernährung und Lepra.

Polyneuropathien verlaufen unterschiedlich rasch progredient und entwickeln sich im Laufe von Wochen, Monaten und Jahren; dadurch ist eine Abgrenzung gegenüber der rascher verlaufenden Polyradikulitis Guillain-Barré durchaus möglich.

Klinische Symptome und Komplikationen

Je nach Ursache der Polyneuropathie sind die Symptome unterschiedlich stark ausgeprägt und lokalisiert. Motorische Störungen, die den Patienten in seiner Beweglichkeit behindern, sind eher selten und treten erst im späteren Verlauf auf. Hingegen sind Sensibilitätsstörungen und Schmerzen sehr häufig, sie stellen das Leitsymptom dar (Tab. 11.3).

Greift die Erkrankung auf die Nervenwurzel oder das Rückenmark über (Polymyeloradikulitis), so treten radikuläre bzw. spinale Symptome auf. Bei einer deutlichen Eiweißvermehrung im Liquor und normaler Zellzahl muß differentialdiagnostisch das Guillain-Barré-Syndrom ausgeschlossen werden (s.u.). Im Folgenden soll auf zwei der häufigsten Formen der Polyneuropathie eingegangen werden:

- *Diabetische Polyneuropathie:* Man unterscheidet zwei Formen, die sensomotorische Form und den proximal asymmetrischen Typ (Tab. 11.4). Die Diagnose einer diabetischen Polyneuropathie ist einfach, besonders wenn ein langjähriger Diabetes besteht; die Überprüfung des Vibrationsempfindens sollte stets erfolgen.
- *Alkoholische Polyneuropathie:* Auch diese Form der Neuropathie läßt sich anhand der Anamnese leicht diagnostizieren. Sie ist durch neuralgische Schmerzen an den unteren Extremitäten mit nächtlichen Wadenkrämpfen gekennzeichnet, durch eine motorische Schwäche in den Beinen, die sich besonders in einer Fußheberparese

Tabelle 11.3 Symptome der Polyneuropathie.

- Schmerzen und Parästhesien, distal betont
- Sensibilitätsstörungen (Hypästhesie, Hypalgesie, abgeschwächtes Vibrationsempfinden); meist an der unteren Extremität strumpf- bzw. handschuhförmige Dysästhesien („Burning feet")
- vegetativ-trophische Störungen (fast immer vorhanden)
- symmetrische schlaffe Paresen (selten, im späteren Verlauf)
- Hypo- bzw. Areflexie (obligat)

Tabelle 11.4 Formen der diabetischen Polyneuropathie.

sensomotorische Form
- symmetrische Parästhesien
- brennende Schmerzen an den unteren Extremitäten
- ASR-Verlust bds.
- Pallästhesie distal

proximal asymmetrischer Typ
- plötzliche starke Schmerzen proximal im Bereich der unteren Extremität (Fehldiagnose Ischias!) und motorische Schwäche mit Muskelatrophie, die besonders das Treppensteigen und Aufstehen erschwert oder unmöglich macht
- PSR-Verlust

Tabelle 11.5 Klassifikation der Polyneuropathien nach ihren Ursachen.

- entzündlich-hyperergisch
- Borreliose, Diphtherie, Botulismus, Lepra
- serogenetisch, viral
- exogen- bzw. nutritiv-toxisch
- Umweltgifte, Medikamente, Alkohol, Malnutrition, Malabsorption
- endogen-toxisch
- endokrin metabolisch
- Diabetes mellitus, Urämie, Hepatosen
- hereditär bedingt
- Porphyrie, primäre Amyloidose
- vaskulär bedingt
- ischämische Neuropathien, Kollagenosen
- paraneoplastisch, paraproteinämisch
- Karzinome, Sarkome, maligne Lymphome, Leukosen, multiples Myelom, M. Waldenström

äußert, durch eine Hypo- bzw. Areflexie und durch eine sockenförmige Hypästhesie.

In Tabelle 11.5 sind die Polyneuropathien nach ihrer Ursache klassifiziert.

Das diagnostische Vorgehen erfaßt nach einer ausführlichen Anamnese (internistische Vorerkrankungen, Alkohol, Medikamente, Drogen etc.) und einer körperlichen Untersuchung noch weitere laborchemische und apparative diagnostische Möglichkeiten. Dazu gehören das EMG, die Lumbalpunktion und die Suralisbiopsie.

> Bei handschuh- bzw. strumpfförmigen Sensibilitätsstörungen, verbunden mit abgeschwächtem oder fehlendem Vibrationsempfinden an der unteren Extremität bei Areflexie, liegt fast immer eine Polyneuropathie vor, nach deren Ursache geforscht werden sollte.

Differentialdiagnostisch müssen arterielle Durchblutungsstörungen (Schmerzen und Parästhesien), radikuläre Symptome und eine funikuläre Myelose sowie das Guillain-Barré-Syndrom ausgeschlossen werden.

Therapie

Einen großen therapeutischen Stellenwert nehmen die Prävention bei bekannten Noxen, die Alkoholkarenz bzw. eine optimale Stoffwechseleinstellung bei Diabetes mellitus ein. Häufig wird die Thioctsäure eingesetzt, besonders bei Schmerzen und nächtlichen Wadenkrämpfen sowie bei Parästhesien. Der Erfolg einer solchen Behandlung läßt sich kaum vorhersagen.

Guillain-Barré-Syndrom

Davon können Personen jeder Altersgruppe betroffen sein, Männer häufiger als Frauen. Die Ursache dieser Erkrankung ist weitgehend unklar; toxisch-neuroallergische Komponenten und immunologische Vorgänge werden diskutiert. Häufig gehen Infekte der Luftwege oder des Magen-Darm-Traktes voraus, an die sich dann ein Krankheitsbild mit folgenden Symptomen anschließt:
- Parästhesien an Händen und Füßen
- motorische Schwäche, von den Beinen aufsteigend oft bis zur Tetraparese
- falls auch die Höhe von C4 betroffen wird, kommt es zur Atemlähmung.

Die Ausprägung des klinischen Bildes ist sehr unterschiedlich, die Bewegungsstörungen können so erheblich sein, daß der Patient für Monate an den Rollstuhl gefesselt ist oder sogar beatmet werden muß.

Die *Diagnostik* umfaßt neben der ausführlichen Anamnese die eingehende körperliche Untersuchung, wobei schlaffe Paresen, fehlende Reflexe und eine Muskelatrophie gefunden werden. Bei 50% der Patienten kommen Symptome kaudaler Hirnnervenbeteiligung hinzu (Schlucklähmung, Fazialisparese). Ein besonderer diagnostischer Stellenwert kommt der Liquorpunktion zu; im typischen Falle tritt 2–3 Wochen nach Manifestation der Symptome eine Dissociation albumino-cytologique auf. Im Liquor findet sich eine deutliche Eiweißerhöhung bei völlig normaler Zellzahl. Dieses Ergebnis erlaubt, gemeinsam mit der klinischen Symptomatik, zumeist die Diagnose.

Verlauf: Die Symptome bilden sich typischerweise in umgekehrter Reihenfolge ihres Auftretens wieder zurück, dies kann Wochen, Monate oder Jahre dauern. 50% der Patienten haben auch später noch Ausfälle, die jedoch das tägliche Leben meist kaum beeinflussen. Schwerste Verläufe mit hochgradiger Gehbehinderung, sogar bis zur Rollstuhlpflichtigkeit, werden vereinzelt beobachtet.

Therapie: Therapeutisch kommt neben einer intensiven ergotherapeutischen und krankengymnastischen Behandlung, die frühzeitig beginnen muß, bei schweren Verläufen eine Plasmapherese in Frage. Bei Atemmuskulaturbeteiligung muß ggf. eine Beatmung erfolgen. Eine erfolgversprechende medikamentöse Therapie ist nicht bekannt.

3.4 Morbus Parkinson (s. auch Kap. 42)

Die Parkinson-Krankheit ist eine der häufigsten neurologischen Erkrankungen im Alter. Sie wurde im Jahre 1817 von James Parkinson beschrieben und läßt sich oft anhand der Symptomentrias von Tremor, Rigor und Akinese auf einen Blick erkennen.

> Die Parkinson-Krankheit wird durch eine Degeneration dopaminerger Neurone in der Substantia nigra verursacht; klinisch liegt das typische Bild einer extrapyramidalen Störung vor.

Die Krankheit tritt meist im höheren Lebensalter auf; ca. 1–2% der Gesamtbevölkerung sind betroffen, in der Bundesrepublik sind es etwa 250 000 Personen. Männer erkranken häufiger als Frauen; unbehandelt ist die Mortalität etwa 3mal so hoch wie in der Durchschnittsbevölkerung.

Klinik

Das klinische Vollbild mit dem Tremor, dem kleinschrittig schlurfenden Gang, der Amimie, den fehlenden Mitbewegungen und anderen Symptomen ist eigentlich unverkennbar. Aber trotzdem wird die Erkrankung im hohen Alter häufig verkannt, besonders wenn der Tremor fehlt. Hier kann eine gezielte Behandlung Wunder bewirken und eine ungeahnte Verbesserung der Lebensqualität ermöglichen. In den früheren Stadien der Erkrankung kann die Diagnose jedoch außerordentlich schwierig sein; gelegentlich sichert erst ein erfolgreicher Therapieversuch die Diagnose.

Akinese: Die Akinese ist das Leitsymptom der Erkrankung im Alter, während der Tremor häufig vermißt wird. Die Akinese äußert sich durch folgende Symptome:
- Verlust motorischer Spontanaktivität
- kleinschrittiger schlurfender Gang, starres Stehenbleiben, fehlendes Mitschwingen der Arme, verzögertes Umdrehen, Schwierigkeiten beim Richtungswechsel
- das Schriftbild zeigt eine Mikrographie
- die Sprache ist leise und monoton
- die Haltung ist gebunden und nach vornübergebeugt
- die Geschicklichkeit ist im Vergleich zu früheren Zeiten stark herabgesetzt; beispielsweise gelingt das Zuknöpfen der Kleidung nicht
- Versiegen der Ausdrucksmotorik: geringe Gestik und Mimik (Maskengesicht).

Alternierende Bewegungsfolgen können nicht oder nur mangelhaft ausgeführt werden; die Patienten können ihre Bewegungen nicht abbremsen, beim Gehen nicht stehenbleiben; deshalb kommt es häufig zu Stürzen und Verletzungen. Alltagsbewegungen dauern aufgrund der Hypokinese deutlich länger.

Rigor: Nicht immer sind alle Muskelgruppen gleichzeitig betroffen, der Rigor zeigt sich häufig in den rumpfnahen Muskeln des Schulter- und Nackenbereiches sowie des Beckengürtels am deutlichsten. Bisweilen geht dieser Rigor mit Schmerzen im HWS- und BWS-Bereich einher. An den Handgelenken läßt sich der Rigor häufig ebenfalls gut nachweisen. Der Patient fühlt sich wie gefesselt, beim Durchbewegen der Muskeln fällt ein zäher, wächserner Widerstand auf, häufig zeigt sich auch ein „Zahnradphänomen". Eine aufrechte Haltung ist kaum möglich, der Patient sitzt und steht vornübergebeugt. Die Schultergelenke stehen in einer Adduktions-/Innenrotationsstellung, die Ellenbeugen in Flexionsstellung, die Hüftgelenke in Flexion und Adduktion und die Kniegelenke in leichter Flexion.

> Der deutlich erhöhte Nackenrigor kann mit Hilfe des Head-dropping-Tests nachgewiesen werden: Wenn man einem Patienten, der ruhig und entspannt auf seiner Unterlage liegt, plötzlich das Kopfkissen wegzieht, verweilt der Kopf in dieser Stellung und fällt nicht herunter.

Tremor: Der Tremor ist an den distalen Gliedmaßenabschnitten lokalisiert; hier zeigt sich die typische „Pillendreherbewegung"; häufig tritt ein Kiefertremor auf (Rabbit-Phänomen), gelegentlich kann auch ein Zungentremor nachgewiesen werden. Der Tremor tritt vor allem in Ruhe auf, verstärkt sich unter affektiver Belastung und sistiert im Schlaf; er hat eine konstante Frequenz von etwa 3–8 Hz. Gelegentlich kann ein tageszeitabhängiger Rhythmus mit Verstärkung des Tremors am Morgen und Nachlassen am Abend beobachtet werden.

Zusätzlich zu den Symptomen der Parkinson-Trias werden häufig vegetative Symptome wie Seborrhö *(Salbengesicht)*, Speichelfluß und Schweißausbrüche beobachtet. Letztere sind oft von krisenhafter Intensität und dauern etwa 30–60 Minuten, sie treten meist nachts auf. Die Patienten klagen über Obstipation, Blasen- und Potenzstörungen.

Psychische Veränderungen mit Bradyphrenie, psychotischen Episoden, Depressionen und Demenz treten im fortgeschrittenen Stadium der Erkrankung häufig auf. Als *Parkinson-Plus* bezeichnet man ein Parkinson-Syndrom, das zusätzlich zu den typischen obengenannten Symptomen noch weitere klinische Auffälligkeiten bietet. Hierbei kann es sich um zusätzliche neurologische (z.B. Pyramidenbahnzeichen, Blickparesen), psychopathologische (z.B. Demenz) oder vegetative Symptome (zentrale orthostatische Hypotonie) handeln. Häufig findet man in der apparativen Diagnostik eine Hirnatrophie bzw. Allgemeinveränderungen im EEG.

Ursachen

Pathophysiologisch liegt der Erkrankung ein Untergang dopaminerger Neurone in der Substantia nigra und im Corpus striatum zugrunde. Dadurch ist das Gleichgewicht zwischen Dopamin und Acetylcholin nicht gewahrt; die medikamentöse Behandlung bemüht sich, dieses Gleichgewicht wiederherzustellen.

Etwa 80% der Patienten leiden an einem idiopathischen Parkinson-Syndrom, während etwa 20% einer anderen Form zuzuordnen sind (sekundäre oder symptomatische Parkinson-Syndrome bekannter Ätiologie bzw. Parkinson-Syndrome im Rahmen neurodegenerativer Systemerkrankungen).

> Besonderes Augenmerk sollte der pharmakogen induzierten Erkrankung gewidmet werden, weshalb stets eine detaillierte Medikamentenanamnese erforderlich ist (Neuroleptika, Antidepressiva, Metoclopramid!).

Diagnose
Die Diagnose wird anhand der Anamnese, von Beobachtungen (deutliche Verlangsamung, Schwierigkeiten beim Anziehen und Zuknöpfen der Kleidung, Amimie) sowie der eingehenden körperlichen Untersuchung gestellt. Häufig helfen Tests weiter: Faßt man den stehenden Patienten an den Schultern und schüttelt ihn, so wirkt er auffallend steif, es fehlen die Mitbewegungen als typische Zeichen des Rigors und der Akinese.

Im CT findet man bei etwa 50% aller Patienten eine allgemeine Hirnatrophie und eine Ventrikelerweiterung. Läßt sich die Diagnose anhand der klinischen Untersuchung nicht sichern, so ist der Apomorphin-Test oder ein therapeutischer Versuch mit L-Dopa indiziert.

Differentialdiagnostisch müssen bei ausgeprägter Akinese ein depressives Syndrom, eine diskrete pyramidalmotorische Hemiparese und ein medikamentös bedingter Parkinsonismus ausgeschlossen werden. Es ist nicht immer ganz einfach, Rigor von Spastizität zu differenzieren (Tab. 11.6).

Haltungsanomalien im Rahmen einer Bechterew-Krankheit und degenerative Wirbelsäulenveränderungen müssen vom Rigor differenziert werden. Ein physiologischer Tremor mit einer Frequenz bis 15 Hz, der sich unter Anstrengung verstärkt, sollte nicht als Hinweis auf eine Parkinson-Krankheit angesehen werden. Ähnliches ist vom psychogenen, vom essentiellen und senilen wie vom Intentionstremor zu sagen.

Therapie
Seit der Einführung der medikamentösen Therapie mit dopaminergen Substanzen hat sich das Schicksal der Parkinson-Patienten wesentlich verbessert. Zur medikamentösen Therapie steht ein breites Spektrum verschiedener Substanzen mit recht unterschiedlichem Angriffspunkt und verschiedenen Nebenwirkungen zur Verfügung (Tab. 11.7).

Trotz aller Fortschritte in der medikamentösen Therapie sollte die frühzeitige krankengymnastische und ergotherapeutische Behandlung nicht vernachlässigt werden. Aufgrund der Zerstörung extrapyramidaler Bahnen kommt es zu einem Verlust automatisierter Bewegungsabläufe; so werden beispielsweise die Füße nicht angehoben, wenn eine Bordsteinschwelle überschritten werden soll.

> Die therapeutischen Bemühungen zielen deshalb darauf ab, alltägliche Bewegungsabläufe einzuüben und zu automatisieren.

Man bemüht sich, die Rumpfrotation beim Gehen sowie das automatische Mitschwingen der Arme zu verbessern; dadurch wird das Gleichgewicht verbessert. Rhythmische Übungen, ggf. mit Musik, haben sich bewährt. Schwerpunktmäßig sollten einfache Bewegungen des täglichen Lebens in ständiger Wiederholung trainiert werden, bis sie erneut unbewußt ablaufen. Wird die Sprache leise und monoton und kann man den Patienten kaum noch verstehen, ist eine logopädische Behandlung indiziert. Die Teilnahme an einer Selbsthilfegruppe ist anzuraten.

Tabelle 11.6 Differentialdiagnostische Unterscheidung zwischen Rigor und Spastizität.

		Rigor	Spastizität
Dehnungswiderstand		plastisch-wächsern („Gummiband")	elastisch-federnd („Stahlfeder")
Tonusveränderung bei passiver Bewegung		eher gleichbleibend (pos. Zahnradphänomen)	ansteigend (pos. Taschenmesserphänomen)
Modulation durch	affektive Reize	ausgeprägt	gering
	sensible und vegetative Reize	gering	ausgeprägt
Muskeleigenreflexe		o.B.	verstärkt
Pyramidenbahnzeichen		negativ	positiv

Tabelle 11.7 Therapeutische Möglichkeiten bei der Parkinson-Krankheit.

Therapie	Indikation	Nebenwirkungen	Kontraindikation
Krankengymnastik	Rigor, Akinese	erhöhter Dopaminverbrauch	–
Medikamente			
β-Rezeptorenblocker	Tremor	Parästhesien, Bradykardie	Asthma bronchiale, AV-Block
Anticholinergika	Rigor, Tremor	Akkommodationsstörungen, Psychose, Mundtrockenheit, Miktionsstörung	Glaukom, schweres organisches Psychosyndrom, Prostatahypertrophie mit Restharnbildung
Amantadin	Rigor und vor allem bei akinetischer Krise	Schlaflosigkeit, Hypotension, Ödeme, psychotische Symptome	Leber- und Nierenfunktionsstörungen, Epilepsie, schweres organisches Psychosyndrom
Levodopa mit Decarboxylasehemmer	Akinese, Rigor, Tremor	Nausea, Vomitus, Vertigo, Extrasystolen, Hypotension, Pollakisurie, On-Off-Phänomene, Psychosen, Hyperkinesen	Glaukom, schwere kardiale endokrine renale Insuffizienz, Hepatopathie, schweres organisches Psychosyndrom
Dopaminagonisten und MAO-Hemmer	Akinese, Rigor, Tremor	Nausea, Vomitus, Vertigo, Psychose, Hypotension	arterielle Durchblutungsstörungen, kardiale und renale Insuffizienz
stereotaktische Operationen	Tremor, Rigor	Verstärkung der Akinese, Paresen	akinetische Krise

3.5 Zervikale Myelopathie

Der zervikalen Myelopathie liegt eine Schädigung des Zervikalmarks durch einen engen Spinalkanal zugrunde mit oder ohne zervikale Spondylose, wobei es sich um spondylotische Randzackenwülste handelt.

Männer sind häufiger betroffen als Frauen; bei Patienten mit chronischer Polyarthritis wird ein gehäuftes Auftreten der zervikalen Myelopathie beschrieben. Die Symptome entstehen entweder durch hintere spondylotische Randzackenwülste, die das Rückenmark direkt komprimieren und die Zirkulation der Arteria spinalis anterior vermindern, oder durch einen Diskusprolaps.

Symptome

Die zervikale Myelopathie ist durch radikuläre motorische Ausfälle, ggf. über mehrere Segmente, gekennzeichnet. Oft finden sich uncharakteristische Sensibilitätsstörungen und handschuhförmige Dysästhesien. Das Schmerz- und Temperaturempfinden ist abgeschwächt. In den Armen findet sich eine spastische Tonuserhöhung mit Hyperreflexie und Pyramidenbahnzeichen. Nicht selten beobachtet man eine Ataxie durch die Beteiligung spinozerebellärer Bahnen. Die motorischen Ausfälle und die Ataxie führen zu stark gestörten Bewegungsabläufen und einem unsicheren ataktischen Gangbild.

Diagnostik

Die radiologische Diagnostik nimmt neben der üblichen körperlichen Untersuchung einen besonderen Stellenwert ein. Bei Röntgenuntersuchungen der Wirbelsäule finden sich Wirbelkörperengen und Diskusdegenerationen bei 75% aller über 65jährigen Patienten; sie sind jedoch unspezifisch und für die Diagnose der zervikalen Myelopathie von geringer Bedeutung. Die Myelographie zeigt eine zervikale Enge, doch wird diese Methode heute durch bildgebende Verfahren wie CT und Kernspin weitgehend ersetzt. Bei der Liquoruntersuchung findet man meist keine Passagestörung, das Liquoreiweiß ist in der Regel normal.

Therapie

Die Therapie kann sowohl konservativ als auch chirurgisch sein. Bei älteren Patienten werden meist die konservativen Möglichkeiten bevorzugt, zumal Langzeitstudien bisher keine Vorzüge der chirurgischen Intervention gegenüber konservativen Maßnahmen belegen konnten.

Bei den konservativen Maßnahmen empfiehlt sich die Gabe von Analgetika und spastikreduzierenden Medikamenten. Gegebenenfalls wird die Wirbelsäule mit einer Halskrause ruhiggestellt. Die schmerzhafte Verspannung der Hals- und Nackenmuskulatur ist eine Domäne der physikalischen Therapie. Unter den chirurgischen Maßnahmen sind die Laminektomie und die Dekompression des Rückenmarks durch Abtragen von Knochenwülsten zu erwähnen.

> Bei akut aufgetretenen Symptomen zeigt sich bei etwa zwei Drittel der Fälle ein erfolgreicher Verlauf, während bei chronisch progredienten Symptomen nur ein Drittel der Patienten langfristig eine wesentliche Linderung durch die chirurgische Behandlung erfährt.

3.6 Multiple Sklerose

Die Multiple Sklerose kommt mit einer Häufigkeit von etwa 50–100/100 000 Einwohnern und Jahr in der Bundesrepublik vor. Es handelt sich um eine der häufigsten organischen Nervenerkrankungen; die Patienten erkranken zumeist zwischen dem 20. und 45. Lebensjahr, Frauen erkranken häufiger als Männer.

Nur selten erkranken Patienten erst im höheren Alter; dann zeigt sich zumeist ein langsam progredienter Verlauf mit spastischer Paraparese. Die Bewegungsstörungen umfassen anfangs nur eine leichte Gehbehinderung, die letztlich über verschiedene Gehhilfen bis zum Rollstuhl führt.

Im übrigen sei auf die Lehrbücher der Neurologie verwiesen, zumal es sich bei dieser Erkrankung nicht um eine für das Alter typische Erkrankung handelt.

4 Bewegungsstörungen bei Erkrankungen der peripheren Gefäße

4.1 Chronische arterielle Verschlußkrankheit der Extremitäten

Durchblutungsstörungen der Extremitäten sind beim alten Menschen außerordentlich häufig, bleiben aber zumeist weitgehend asymptomatisch oder äußern sich in uncharakteristischen Mißempfindungen im Bereich der Beine. Die Erkrankung kann die Arterien sowohl der oberen als auch der unteren Extremitäten betreffen, doch ist sie an den unteren Extremitäten wesentlich häufiger.

Die klinische Stadieneinteilung der arteriellen Verschlußkrankheit (AVK) erfolgt nach Fontaine:

Im *Stadium I* lassen sich zumeist keine charakteristischen Symptome nachweisen; fehlende Pulse in der Kniekehle oder an den Füßen belegen aber die Erkrankung, während die Arteriosklerose andernorts bereits zu schweren Erkrankungen geführt haben kann (Angina pectoris, Herzinfarkt, Schlaganfall etc.).

Im *Stadium II* klagt der Patient über belastungsabhängige Schmerzen in der Wade, er muß beim Gehen Pausen einlegen, und die Wegstrecke bis zur nächsten Pause wird zunehmend kürzer. Der Arzt spricht von *Claudicatio intermittens* (sog. Schaufensterkrankheit). Die Durchblutung des Beines ist bereits so weit eingeschränkt, daß die Mehrdurchblutung für die erforderliche Muskelarbeit beim Gehen nicht ausreicht. Die Schmerzen zwingen zum zeitweiligen Stehenbleiben, bilden sich aber in Ruhe zurück. Beim alten Menschen wird dieses Stadium häufig verkannt, oder der Patient und sein Arzt weisen ihm nur geringe Bedeutung zu. Der Aktionskreis des alten Patienten ist ohnehin geringer geworden, er hat sich angewöhnt, langsamer zu gehen, so daß es seltener zu claudicatiobedingten Symptomen kommt. Möglicherweise lebt er ohnehin seit Jahren mit Schmerzen, die von der Wirbelsäule oder den großen Gelenken ausgehen. Diese Schmerzen sistieren nicht, wenn er stehenbleibt, und deshalb mißt er ihnen eine größere Bedeutung bei!

Der alte Mensch ist im Stadium II besonders dann gefährdet, wenn er aufgrund einer anderen Erkrankung bettlägerig wird, beispielsweise beim Schenkelhalsbruch. Dann kann es zu Druckgeschwüren an der Ferse kommen, am Kleinzehenballen oder über dem Trochanter major. Derartige Druckgeschwüre sind natürlich nicht obligat für das Stadium II, sie treten auch bei Patienten auf, die nie über einen Ruheschmerz geklagt haben, das Kardinalsymptom des Stadiums III. Andererseits können sie auch bei normaler Durchblutung auftreten, dann handelt es sich mit Sicherheit um einen groben Pflegefehler!

> Ist bei einem alten Menschen Bettruhe erforderlich, so ist richtige Lagerung der Beine wichtig, damit Druckgeschwüre, besonders an der Ferse, vermieden werden.

Das *Stadium III* ist durch den Ruheschmerz gekennzeichnet. Er tritt besonders nachts in Horizontallage auf; der Patient setzt sich immer wieder auf die Bettkante und läßt die Beine aus dem Bett hängen, oder er stellt sich vor das Bett, weil die Schmerzen im Stehen nachlassen. Häufig beobachtet man eine bläulich-violette Verfärbung der Haut und ein hypoxisches Ödem.

Kommt es zu trophischen Störungen an druckexponierten Stellen, beispielsweise am Groß- oder am Kleinzehenballen, oder aber zu schwarzen Nekrosen an den Zehen, so sprechen wir vom *Stadium IV*. Im Rahmen einer bakteriellen Superinfektion kann es schnell zu einer weiteren Verschlechterung kommen, die trotz hochdosierter Antibiotikagabe nicht in den Griff zu bekommen ist. Dann ist die Amputation eines Zehs, des Vorfußes oder sogar des Unterschenkels nicht zu vermeiden.

> Die AVK des alten Menschen macht sich häufig weniger durch eine Claudicatio intermittens als durch lagerungsbedingte Druckschäden oder nicht heilende Wunden am Fuß bemerkbar, beispielsweise nach Verletzungen bei der Pediküre.

Diagnose

Die Diagnose einer AVK läßt sich fast immer durch eine exakt erhobene Anamnese und eine genaue klinische Untersuchung sichern. Allerdings ist die Anamnese beim alten Menschen häufig schwierig zu erheben: Die Frage nach der beschwerdefreien Gehstrecke hilft kaum weiter, da der Radius des selbstgewählten Aktionskreises ohnehin klein geworden ist und der alte Mensch kein forsches Gehtempo wählt, das ihn nach geraumer Strecke zum Stehenbleiben zwingt.

Wenn die Anamnese trotz genauen Befragens wenig ergiebig ist, kommt der klinischen Untersuchung mit sorgfältigem Abtasten der Pulse und mit der Auskultation der Gefäße über der Aorta, unterhalb des Leistenbandes, am Adduktorenschlitz sowie über der Arteria carotis große Bedeutung zu. Die Interdigitalräume und die Zehen müssen auf trophische Störungen hin untersucht werden.

Hilfreich ist auch die *Lagerungsprobe nach Ratschow*, mit der der Kompensationsgrad abgeschätzt wird. Der Patient liegt auf dem Rücken, hat beide Beine nach oben gestreckt und führt kreisende Bewegungen mit den Füßen aus. Eine deutliche, zumeist seitenbetonte Abblassung dient als Hinweis für eine Minderdurchblutung im Fuß. Daran schließt sich die Hängephase an; man prüft die reaktive Hyperämie und die Venenfüllung. Die hyperämische Phase im durchblutungsgestörten Bein erfolgt verspätet mit einer düsterroten Verfärbung der Haut und einer eindrucksvollen Venenzeichnung.

Wesentliche Informationen über das Ausmaß der Durchblutungsstörung sind über die Druckverhältnisse in den Arterien des Beines zu gewinnen. Dabei erfolgt die *Blutdruckmessung nach Riva-Rocci*, wobei man den systolischen Druck jenseits der Manschette mit dem Stethoskop oder mit der Dopplersonde ermittelt. Entscheidend ist nicht nur der gemessene Blutdruck, sondern auch die Relation zum Blutdruck am Arm. Blutdruckwerte von 60–75 mmHg über der Arteria tibialis posterior entsprechen einer mittelschweren Ischämie; sinkt der Blutdruck auf weniger als 60 mmHg ab, besteht eine dekompensierte AVK mit Amputationsgefahr. Spätestens dann sollte eine Gefäßdarstellung durchgeführt werden, weil nur anhand dieser Untersuchung die Indikation zu einer transluminalen Angioplastie bzw. zum gefäßchirurgischen Eingriff gestellt werden kann. Eine Untersuchung auf dem Laufbandergometer ist beim alten Menschen weniger indiziert, weil er aufgrund seines Trainingsmangels, wegen kardialer und muskulärer Faktoren dieser Untersuchung kaum gewachsen ist.

Therapie

Sekundärprävention: Hier gilt es, Risikofaktoren aufzudecken und zu behandeln und – wenn irgend möglich – der Progression der Erkrankung zu begegnen. Striktes Nikotinverbot, Reduktion des Körpergewichtes, Behandlung der Fettstoffwechselstörung und insbesondere Senkung des erhöhten Cholesterins, die Behandlung der Hypertonie und optimale Einstellung des Diabetes mellitus sind Grundlagen der Therapie.

Pharmakotherapie: Der Gabe von Acetylsalicylsäure zur Senkung der Thrombozytenaggregation kommt eine zentrale Bedeutung zu. Bezüglich der intraarteriellen Gabe von Prostaglandinen, der Hämodilution und der Hypofibrinogenierung sei auf die Fachliteratur verwiesen.

Lumeneröffnende Maßnahmen: Hier haben die perkutane transluminale Angioplastie und die lokale sowie die systemische Fibrinolyse einen festen Platz neben der gefäßchirurgischen Behandlung. Die perkutane transluminale Angioplastie wird auch vom multimorbiden alten Patienten erstaunlich gut toleriert und ist besonders dann indiziert, wenn der Erhalt einer Extremität gefährdet ist.

4.2 Akuter Arterienverschluß

Der akute Arterienverschluß ist durch eine plötzliche Unterbrechung der Zirkulation einer Extremität bedingt, sei es durch eine Embolie oder durch einen lokalen thrombotischen Verschluß im Bereich einer vorbestehenden hochgradigen Stenose.

Die *Symptome* der Erkrankung sind meist dramatisch; die Patienten klagen über plötzlich aufgetretene intensive Schmerzen; sie können nicht mehr auftreten und nehmen spontan eine Ruhestellung ein. Bei der Untersuchung findet sich ein blasses Bein, an dem sich keine Pulse tasten lassen. Der Patient klagt über Gefühllosigkeit im Bein, er macht einen schwerkranken Eindruck. Häufig läßt sich eine Schocksymptomatik nachweisen.

In etwa 80% der Fälle handelt es sich um ein embolisches Geschehen, wobei das Herz zumeist als Emboliequelle anzusehen ist. Häufig läßt sich ein Vorhofflimmern oder ein durchgemachter Myokardinfarkt mit hypokinetischem Muskelareal nachweisen, auf dem sich Thromben angesiedelt haben. Aber auch in der Aorta können sich Thromben auf einer arteriosklerotischen Plaque bilden, die sich lösen und eine Embolie verursachen können.

Das charakteristische Bild erlaubt die Diagnose zumeist auch ohne apparative Untersuchungen. Die Doppler-Ultraschalluntersuchung der Arterien zeigt einen erheblichen intraarteriellen Druckabfall und gibt einen Hinweis auf die Lokalisation des Verschlusses.

Besteht der Verdacht auf einen akuten Verschluß, so ist die Einweisung in ein Krankenhaus, in dem man über besondere angiologische und gefäßchirurgische Erfahrungen verfügt, unumgänglich. Während des Transportes muß das Bein tiefgelagert und in einem Watteverband gepolstert werden.

> Eine Schmerzbekämpfung sollte frühzeitig erfolgen, nicht jedoch eine intramuskuläre Injektion, die eine spätere Fibrinolyse erschweren würde.

Die *Embolektomie* erfolgt häufig mit einem Fogarty-Katheter; als Alternative kommt eine fibrinolytische Therapie in Frage. Bei rechtzeitiger Diagnose und unverzüglicher Einweisung in ein angiologisch versiertes Krankenhaus sollte sich die Amputation in der Regel vermeiden lassen.

4.3 Der amputierte Patient – Rehabilitation

Trotz der enormen Fortschritte in der Diagnostik der AVK, trotz des Rückganges des Zigarettenkonsums, trotz verbesserter Möglichkeiten bei der Behandlung von Stoffwechselerkrankungen und Hypertonie sowie der beeindruckenden Erfolge der transluminalen Angioplastie, der Fibrinolyse und der Gefäßchirurgie ist die Häufigkeit der Amputation nicht zurückgegangen. In unserem Krankengut hatten mehr als die Hälfte der Patienten bereits einen gefäßchirurgischen Eingriff hinter sich, als die *Amputation* unumgänglich wurde! Möglicherweise verspricht der Chirurg dem Patienten eine Prothese, mit der er „wie ein Wiesel laufen" könne. Vielleicht gibt er sogar wenige Tage nach der Operation eine Prothese in Auftrag; hätte er sich doch lieber bemüht, das Kniegelenk zu erhalten und statt der Oberschenkel- eine Unterschenkelamputation durchgeführt!

Der multimorbide alte Patient hat in der Nachkriegszeit gesehen, wie verwundete Kriegsteilnehmer prothetisch versorgt wurden und mit ihrer *Prothese* hervorragend liefen. Er realisiert nicht, daß er jetzt 50 Jahre älter als der Veteran ist und ein mögliches Prothesentraining mit unüberwindlichen Schwierigkeiten einhergehen kann.

> Ziel rehabilitativer Bemühungen nach Amputation ist die Selbständigkeit bei den Verrichtungen des täglichen Lebens und die Rückkehr in die häusliche Umgebung, aber nicht unbedingt die prothetische Versorgung.

Folgende Faktoren müssen bei der Entscheidung über eine Prothese berücksichtigt werden:
- Form und Länge des Stumpfes
- Phantomschmerzen
- Wundheilung
- Kontrakturen in Hüft- oder Kniegelenk
- Gleichgewichtsstörungen
- Schwindel
- Sehstörungen
- Demenz
- Kooperationsbereitschaft des Patienten
- Durchblutung im verbliebenen Bein
- allgemeine Kraft
- Funktion beider Arme beim Stützen
- Koordinationsstörungen bei neurologischen Erkrankungen.

Zumeist sind es mehrere Gründe, derentwegen man sich gegen eine prothetische Versorgung entscheidet. Werden diese Faktoren nicht berücksichtigt und entscheidet man sich allzu großzügig für eine Prothese, so steht diese in der Regel bereits wenige Tage nach der Entlassung aus der Klinik im Kleiderschrank.

Im Zweifelsfall hat sich eine sogenannte *Interimsprothese* bewährt, die nicht extra paßgenau für den Stumpf konstruiert ist, mit der der Patient aber stehen und gehen kann. Wenn er diese Prothese einige Tage getragen hat, läßt sich die Entscheidung für oder gegen eine Prothesenversorgung wesentlich einfacher fällen. Sehr hilfreich für die Abschätzung, ob ein Patient vermutlich mit einer Prothese zurechtkommen wird, ist der Versuch mit einer Saarbrücker Prothese, bei der ein aufblasbarer Schaft das Gewicht vom Stumpf auf die Prothese überträgt.

Wichtiger als eine prothetische Versorgung ist die *Verordnung eines Rollstuhles* und die Einweisung in dessen Gebrauch. Der Patient muß alle Wege in der Wohnung mit dem Rollstuhl bewältigen können; deshalb müssen Schwellen in der Wohnung entfernt und Möglichkeiten geschaffen werden, wie der Patient seine Wohnung im Rollstuhl verlassen kann. Umbauten in der Wohnung sind häufig unumgänglich, besonders im Badezimmer, dessen Tür häufig für den Rollstuhl zu schmal ist.

Bei der Entscheidung für oder gegen eine Prothese sollte man sich nicht durch die Gegebenheiten der häuslichen Wohnung beeinflussen lassen, etwa daß der Patient die Treppe zu seiner Wohnung nur mit einer Prothese bewältigen kann. Allzu häufig wird er die Treppen auch mit der Prothese nicht bewältigen, und dann ist er in seiner Wohnung gefangen. Statt der prothetischen Bemühungen hätte man sich um eine rollstuhlgerechte Wohnung bemühen sollen, die der Patient auch mit dem Rollstuhl verlassen kann.

5 Weitere Krankheiten, die zu einer Störung der Beweglichkeit führen

Während die bisher besprochenen Erkrankungen zumeist durch eine charakteristische Bewegungsstörung gekennzeichnet sind, die der Erfahrene auf einen Blick zu erkennen vermag oder zumindest einen Verdacht bezüglich der Genese hegt, ist das bei den im Folgenden zu besprechenden Erkrankungen nicht möglich, zeichnen sie sich doch weniger durch eine charakteristische Bewegungsstörung als durch ihre Bewegungsarmut aus. Das Spektrum der Bewegungseinschränkung reicht von einem verringerten Aktionskreis und Bewegungen, die langsam und vorsichtig ausgeführt werden, bis zu hochgradigen Bewegungseinschränkungen, wobei der Patient sein Zimmer und schließlich sogar sein Bett kaum noch verläßt. Dann sprechen wir von einem *Immobilisationssyndrom*.

Uncharakteristische Bewegungseinschränkungen, die nicht durch ein typisches Bewegungsmuster, sondern durch Bewegungsarmut und einen immer geringer werdenden Bewegungsradius gekennzeichnet sind, sind vielfältiger Genese. Häufig liegen bei einem Patienten mehrere Ursachen zugrunde. Diese Störungen beginnen schleichend, werden bezüglich ihrer Genese häufig verkannt und fälschlich als „Altersschwäche" tituliert.

Sie beginnen in der Regel uncharakteristisch und unbemerkt; der alte Mensch schränkt seinen Bewegungsradius ein, er zieht sich zurück; seine Inaktivität führt zu einer Muskelatrophie, die ihrerseits die Bewegungsarmut unterstützt. Er nimmt weniger am Geschehen teil, wird depressiv und desinteressiert, bis er sein Zimmer und schließlich sein Bett kaum noch verläßt. Gelingt es nicht, diese Geschehensspirale zu durchbrechen, so führt die Immobilisierung schließlich über eine hypostatische Pneumonie, ein Druckgeschwür oder eine Lungenembolie zum Tode. Die wahre Ursache dieses Immobilisationssyndroms ist häufig nie erkannt worden.

Metabolische Störungen

Die *Schilddrüsenunterfunktion* und ihr Vollbild, das Myxödem, entwickeln sich über viele Jahre, weshalb diese Erkrankung häufig verkannt bleibt. Dabei läßt sie sich vom Erfahrenen mühelos anhand klinischer Kriterien erkennen. Die hochgradige Verlangsamung, die tiefe, rauhe Sprache, die kalte und schuppige, teigig geschwollene Haut, die krausen, trockenen Haare, das Lidödem und die große Zunge, die für den Mund viel zu groß ist, die Bradykardie und die hochgradig verlangsamte Relaxation der Muskeleigenreflexe müssen den Verdacht auf eine Schilddrüsenunterfunktion aufkommen lassen. Die Bestimmung der Schilddrüsenhormone und des hypophysären TSH sichern die Diagnose; mit der Substitution von Schilddrüsenhormonen – in kleinsten Dosen begonnen – schenkt man dem Patienten ein neues Leben. Die Behandlung eines Myxödems gehört zu den erfreulichsten Tätigkeiten des Geriaters.

Auch eine *Schilddrüsenüberfunktion* verläuft im Alter uncharakteristisch und wird deshalb sehr häufig verkannt. Die Erkrankung ist zumeist durch ein toxisches Adenom bedingt, häufig läßt sich eine iatrogene Jodgabe nachweisen. Die typischen Symptome der Basedow-Krankheit mit Exophthalmus, Lidödem und schwirrender, großer Struma fehlen immer, und die Übererregbarkeit, das profuse Schwitzen, die Durchfälle und der hochgradige Gewichtsverlust sind eher selten. Vielmehr handelt es sich um ein apathisches Krankheitsbild, wobei die Schilddrüse kaum vergrößert ist. Eine Tachykardie wird allerdings selten vermißt und stellt das Leitsymptom dieser im Alter oligosymptomatischen Erkrankung dar.

> Jede unklare Tachykardie des alten Menschen gilt so lange als Ausdruck einer Hyperthyreose, bis das Gegenteil bewiesen ist! Alle anderen „klassischen" Symptome der Hyperthyreose können fehlen.

Die Behandlung erfolgt medikamentös, bis ein euthyreoter Zustand eingetreten ist, dann folgt ggf. die Radiojodtherapie. Nach der Ursache der Jodverseuchung muß gefahndet werden (Desinfizienzien, jodhaltige Augentropfen, Hustenmedikation usw.).

Die hochgradige *Fettsucht* ist im Alter zwar wesentlich seltener als im mittleren Lebensalter; sie führt aber mit der im Alter nachlassenden Muskelkraft zur Bewegungsarmut und Immobilisierung. Die mangelnde Beweglichkeit erschwert die Bemühungen um eine Gewichtsreduktion. Die Therapie kann nur diätetisch sein, wobei Fette und Kohlenhydrate eingeschränkt werden müssen, nicht aber das Eiweiß und insbesondere die kalziumhaltigen Milchprodukte (Gefahr der Osteoporose!).

Das *hochgradige Untergewicht (Marasmus)* ist im hohen Alter keineswegs ungewöhnlich. Die Ursachen sind vielfältig, und häufig lassen sich mehrere Ursachen bei dem gleichen Patienten nachweisen. Hier sei an ein mangelhaftes oder fehlendes Gebiß erinnert, den Verlust des Geschmacks- und Geruchssinnes, die Abneigung gegen Fleisch, die Unlust, allein zu essen, und die Depression, die mit der Vereinsamung einhergeht. Die Aufforderung, mehr zu essen, wird wenig fruchten, solange nicht ein Milieuwechsel eingetreten und die Ursache des Marasmus gefunden ist. Daß ein solcher Zustand mit einer hochgradigen Bewegungseinschränkung einhergeht, braucht wohl nicht betont zu werden.

Psychiatrische Erkrankungen
Depressionen sind im Alter ausgesprochen häufig; bei manchen Patienten steht eine triebhafte Unruhe im Vordergrund, bei anderen ein unerträgliches Jammern (sogenannte Jammerdepression); am häufigsten ist der Patient jedoch in sich gekehrt, ohne Initiative, und seine Antriebsarmut hindert ihn, das Bett, den Stuhl oder das Zimmer zu verlassen, besonders in den Morgenstunden. Die Bewegungsarmut führt zur Muskelschwäche, und bald ist schwer zu entscheiden, ob die Muskelschwäche zur Depression oder die Depression zur Muskelschwäche geführt hat. Einzelheiten der Depression sind in Kapitel 37 nachzulesen. Betont sei nur die Häufigkeit der Depression und insbesondere die Häufigkeit, mit der sie verkannt wird. Eine geschickte Gesprächstherapie und eine medikamentös-antidepressive Behandlung, insbesondere aber das Eingehen auf die Sorgen des alten Patienten und eine einfühlsame körperliche Unterstützung können dieses Bild und seine Bewegungsarmut dramatisch verbessern.

Patienten mit einer *Demenz* sind in früheren oder mäßig fortgeschrittenen Stadien der Erkrankung zumeist nicht bewegungseingeschränkt. Erst in den Spätstadien entwickelt sich ein Bild, das von dem Endstadium einer Parkinson-Krankheit kaum zu unterscheiden ist. Einzelheiten sind dem Kapitel 36 zu entnehmen. Obwohl in diesem Spätstadium häufig Störungen der extrapyramidalen Motorik vorliegen, raten wir von einer L-Dopa-Therapie für diese Patienten wegen erheblicher Nebenwirkungen ab. Die Möglichkeiten der medikamentösen Beeinflussung dieses Zustandsbildes sind begrenzt.

Eindrucksvoll ist häufig das Bild der *Polytoxikomanie*. Immer wieder erlebt man Patienten, die sich sedierende Medikamente von verschiedenen Ärzten verschreiben lassen, ohne daß der eine Arzt von der Verordnung seines Kollegen weiß. Man muß sich die Medikamente zeigen lassen, welche die Patienten einnehmen, ggf. von den Angehörigen. Manche Patienten verstecken auch ihre Medikamente und nehmen sie heimlich ein. Sie sind die Medikamentendiskussion mit ihren Angehörigen leid, und häufig besteht längst eine Abhängigkeit.

Hier ist das anamnestisch-diagnostische Geschick des Arztes gefragt. Nur durch eine genaue Anamnese, die durch Befragung der Angehörigen ergänzt wird, läßt sich der Medikamentenkonsum nachweisen. Gegebenenfalls hilft auch der Computer der Krankenkasse weiter! Schrittweise werden die Medikamente reduziert, und der Patient blüht in der Regel auf, wenn die Entgiftungsphase überstanden ist.

In diesem Zusammenhang seien auch die *Dyskinesien* erwähnt, die nach längerer Einnahme von Neuroleptika beobachtet werden. Sie führen zu echten Bewegungsstörungen und ähneln den Dyskinesien im Spätstadium der Parkinson-Krankheit bei langjähriger L-Dopa-Medikation. Es handelt sich um eine typische Bewegungsstörung, die den Patienten verunsichert und erheblich behindert. Fast immer lassen sich zahlreiche Stürze erfragen, und die Angst vor weiteren Stürzen verringert jegliche Eigenaktivität des Patienten. Besonders im Spätstadium der Parkinson-Erkrankung können die Dyskinesien dazu führen, daß der Patient aus seinem Stuhl fällt.

Störungen der Sinne und weitere Ursachen einer eingeschränkten Beweglichkeit
Sehstörungen, *Schwindelattacken* und *Sensibilitätsstörungen* führen ebenfalls zu eingeschränkter Beweglichkeit. Auch hier sei auf die entsprechenden Kapitel verwiesen. Nur wenn es gelingt, die Grundkrankheit zu bessern, lassen sich eine Verbesserung der Beweglichkeit und eine Ausweitung des Aktionsradius erreichen.

Weitere Ursachen der eingeschränkten Beweglichkeit im Alter sind
- Muskelschwäche, Kontrakturen
- Fußprobleme
- Immobilisierung durch Schmerzen
- Herzinsuffizienz
- Immobilisierung durch Angehörige
- Immobilisierung durch Ärzte.

Zusammenfassung
Das klinische Bild der oben beschriebenen Krankheiten ist häufig uncharakteristisch und zumeist durch eine Bewegungsarmut, eine Verlangsamung der Bewegungen und einen engen Aktionskreis gekennzeichnet. Häufig ist dem Patienten, seinen Angehörigen und seinem Arzt nicht einmal klar, daß dieser Zustand Ausdruck einer oder mehrerer Erkrankungen ist. Von dem Patienten und seinen Angehörigen erhält man kaum Hinweise, aus denen sich eine Verdachtsdiagnose ergäbe. Bei genauer

körperlicher Untersuchung und einer subtilen Anamnese sollten sich jedoch Hinweise für die Genese des Krankheitsbildes finden.

> Die Bequemlichkeitsdiagnose einer „Altersschwäche" spricht zumeist dafür, daß sich der Arzt nicht die Mühe der gründlichen Untersuchung gemacht hat.

6 Rehabilitation

Die geriatrische Rehabilitation ist ein relativ neues Fachgebiet, das seine Effektivität jedoch längst bewiesen hat. Sie ermöglicht vielen Patienten eine weitgehende Selbständigkeit, obwohl sich eine vollständige Gesundung häufig nicht erreichen läßt.

> Die geriatrische Rehabilitation strebt die Restitutio ad optimum an, nicht die Restitutio ad integrum. Ziel der Behandlung ist die größtmögliche Selbständigkeit und die Unabhängigkeit von fremder Hilfe.

Die geriatrische Rehabilitation dient – schon aus Altersgründen – nicht der Rückkehr in das Berufsleben; ihre Finanzierung erfolgt deshalb über die Krankenkassen. Die Indikation für die Rehabilitationsbehandlung ergibt sich weniger aus der Art der Erkrankung als durch das Ausmaß der Behinderung. Fast ausnahmslos handelt es sich um bewegungsgestörte alte Menschen, weshalb ein kurzer Abriß über die Arbeit und die Bemühungen in der geriatrischen Klinik angezeigt erscheint.

In geriatrischen Rehabilitationskliniken werden Patienten behandelt, deren Krankheitsbilder zuvor beschrieben wurden.

> Es ist nicht das Krankheitsbild, dessentwegen ein Patient in der geriatrischen Klinik aufgenommen wird, sondern es ist das Ausmaß seiner Behinderung, die sich auch in einer Bewegungsstörung äußert.

Die meisten Patienten werden aus der Akut- in die Rehabilitationsklinik verlegt; sie haben in den letzten Wochen die Akutphase einer schweren Erkrankung durchgemacht, nun stehen die Mobilisierung und das Bemühen um die wiederzuerlangende Selbständigkeit im Vordergrund; Aufgaben, die in der Rehabilitationsklinik gezielter und kostengünstiger angegangen werden können als in der Akutklinik (Tab. 11.8).

Fast ausnahmslos handelt es sich um multimorbide Patienten mit einer Vielzahl von Erkrankungen. So hat beispielsweise die Arteriosklerose, die zum Verschluß einer hirnversorgenden Arterie und zu einem Schlaganfall führte, bereits zuvor zwei Herzinfarkte verursacht und zur Amputation mehrerer Zehen geführt. Ursache der Arteriosklerose dürfte der langjährige Diabetes sein, der auch für die Retinopathie und die kompensierte Niereninsuffizienz verantwortlich ist. Die Claudicatio im Bein hatte bereits zu einem Bewegungsmangel, begrenzter Gehstrecke, zunehmender Isolierung und depressiver Verstimmung geführt. Derartige Krankheitsketten lassen sich bei fast allen Patienten nachweisen und sind für das geriatrische Krankengut charakteristisch.

> Im Vordergrund der rehabilitativen Bemühungen steht die Pflege.

Die *Krankenschwester* betreut den Patienten rund um die Uhr, sie sorgt dafür, daß der Patient angezogen ist, sie hilft ihm beim Umsetzen, beim Toilettengang und beim Essen, sie versorgt ggf. das Druckgeschwür, verabreicht die Augentropfen und ist neben dem Arzt die ständige Ansprechpartnerin für den Patienten. Krankengymnasten und Ergotherapeuten bemühen sich um die Mobilisierung, führen das Anzieh- und Selbsthilfetraining durch, sie erproben die Hilfsmittel und suchen mit dem Patienten seine Wohnung auf, um festzustellen, ob er nach der Entlassung in seiner Wohnung zurechtkommen wird. Die *Sozialarbeiter* vermitteln Hilfe für die Zeit nach der Entlassung, sie beantragen ein Pflegegeld und die Finanzierung baulicher Änderungen in der Wohnung, damit der Patient wenn irgend möglich in die eigenen vier Wände zurückkehren kann.

> Die geriatrische Rehabilitation erfolgt im Team; dazu gehören die Mitarbeiter der Pflege, Krankengymnasten, Ergotherapeuten, Mitarbeiter

Tabelle 11.8 *Behandlungsmöglichkeiten in der geriatrischen Rehabilitationsklinik.*

Patienten nach einer Akuterkrankung
- Schlaganfallpatienten
- Patienten mit Knochenbrüchen
- Patienten mit Gelenkersatz
- Patienten nach Amputationen
- Patienten mit anderen Erkrankungen

Patienten mit Verschlechterung eines chronischen Leidens
- Polyarthrose
- langjährige neurologische Erkrankungen mit Verschlechterung (z.B. Parkinson-Krankheit, Multiple Sklerose)
- Immobilisationssyndrom
- Dekubitus
- Patienten, deren Selbständigkeit bedroht ist

der physikalischen Therapie, Logopäden, Psychologen und Sozialarbeiter. Die Koordination der einzelnen Therapiezweige obliegt dem Arzt.

Neben der geschilderten Koordination der einzelnen Therapiezweige ist eine ständige ärztliche Betreuung des multimorbiden Patienten notwendig. Häufig werden schwerwiegende Erkrankungen erst während der Rehabilitation erkannt und einer gezielten Behandlung zugeführt. Hier seien besonders die senile Demenz, die Parkinson-Krankheit und die Depression genannt. Erst wenn diese Erkrankungen behandelt wurden, ergibt sich ein Durchbruch bei den rehabilitativen Bemühungen.

Eine zentrale Aufgabe geriatrischer Rehabilitation ist die Auswahl der Hilfsmittel und die Einweisung in deren Gebrauch (s.u.). Dazu gehört auch der richtige Rollstuhl. Seine Ausmaße müssen den Gegebenheiten der Wohnung angepaßt werden; was hilft es, wenn der Patient die Tür zur Toilette nicht mit dem Rollstuhl passieren kann? Noch während des Aufenthaltes in der Rehabilitationsklinik sollte die Wohnung ggf. behindertengerecht ausgestattet werden. Dazu gehören beispielsweise eine Toilettensitzerhöhung, Handgriffe im Badezimmer, Erhöhung des Bettes und die Entfernung von Schwellen oder Stufen. Wenn ein Patient nach der Entlassung in seiner Wohnung nicht zurechtkommt, muß die Rehabilitation als erfolglos angesehen werden.

Leider gibt es derzeit nicht überall ausreichend geriatrische Rehabilitationskliniken. Es besteht diesbezüglich in einigen Bundesländern ein erheblicher Nachholbedarf. Einige Kliniken nehmen nur gehfähige Patienten auf; damit ist vielen behinderten alten Menschen wenig geholfen. Nur solche Kliniken, die auch schwerstbehinderte bettlägerige Patienten rehabilitieren, vermögen das Risiko einer Heimunterbringung zu verringern.

7 Hilfsmittelversorgung

Die Hilfsmittelversorgung eines bewegungseingeschränkten Patienten setzt eine genaue Diagnostik voraus und erfordert ein subtiles Abwägen der Möglichkeiten.

Das Angebot verschiedener Hilfsmittel ist unübersehbar, und man ist wohl beraten, sich mit den Vorteilen einer begrenzten Anzahl von Hilfsmitteln vertraut zu machen. Die vorschnelle Verordnung einer ungeeigneten Gehhilfe oder die Nutzung eines noch vom verstorbenen Großvater im Hause befindlichen Hilfsmittels entspricht nur selten einer adäquaten Versorgung. Überläßt man die Auswahl dem Sanitätshaus, so fällt die Entscheidung nicht selten nach kommerziellen, weniger nach fachlichen Gesichtspunkten. Im Folgenden werden die gängigen Hilfsmittel, ihre Vor- und Nachteile besprochen. In den meisten Krankenhäusern der Akutversorgung gibt es den *Gehwagen* mit Achselstützen. Er wird für jeden Patienten und für jedes Krankheitsbild eingesetzt und ist nur selten wirklich indiziert. Dieser Gehwagen gibt durch seine Achselstützen eine vermeintliche Sicherheit, die jedoch nur durch die aktive Körperaufrichtung gegeben wäre. Der Patient wird im Gehwagen quasi „aufgehängt" und – marionettenähnlich – über die Flure gezogen. Der funktionelle Wert dieser Mobilisation ist gering. Wir benutzen den Gehwagen nur bei Patienten, die gleichzeitig eine Schädigung an der oberen und an der unteren Extremität erlitten haben, z.B. eine Radius- und eine Schenkelhalsfraktur, und die ihr volles Gewicht nicht auf das Bein bringen dürfen und den Arm nicht zum Stützen einsetzen können.

Mit einem *Gehbock* ist ein flüssiges Gangbild nicht zu erreichen. Er wird deshalb in der Rehabilitationsklinik nur selten verwandt. Sein Vorteil liegt in dem niedrigen Gewicht, er läßt sich fast immer durch einen Rollator ersetzen, der ein wesentlich flüssigeres Gangbild ermöglicht. Der *herkömmliche Rollator* hat vorn zwei Räder und hinten zwei Gummistopfen. Er wird besonders dann verwandt, wenn kurzfristig das gesamte Körpergewicht von den Armen aufgefangen werden muß, beispielsweise beim amputierten Patienten, der seine Prothese noch nicht trägt. Ein solcher Rollator kann auch das geeignete Hilfsmittel für einen Parkinson-Patienten sein, der aufgrund seiner Propulsion mit einem anderen Hilfsmittel ins Laufen geraten würde.

In den letzten Jahren kamen zahllose *vierrädrige Rollatoren* auf den Markt, deren Räder sich durch beidseitige Handbremsen abstoppen lassen. Derartige Rollatoren erlauben ein flüssiges Gangbild, setzen aber die sichere Handhabung der Bremsen voraus, was nicht bei jedem alten Menschen gegeben ist. Manche Modelle verfügen über eine Sitzfläche, auf der der Patient sich ausruhen kann.

Inzwischen gibt es auch Modelle, die gewissermaßen eine Stellung zwischen dem klassischen und dem vierrädrigen Rollator einnehmen: Sie verfügen zwar über vier Räder, haben aber außerdem wenig oberhalb des Bodens Gummistopfen, die den Rollator zum Stehen bringen können, sobald Gewicht auf das Hilfsmittel kommt. Derartige Kombinationsgeräte müssen sehr genau auf die Bodenverhältnisse eingestellt werden, sie sind nicht für den Gebrauch außerhalb des Hauses geeignet.

Ein *Delta-Gehrad* hat vorne ein und hinten zwei Räder. Es wird ebenfalls durch zwei Handbremsen zum Stehen gebracht. Es ist wendiger als ein Rollator, und die Patienten können sich damit in der eigenen Wohnung besser fortbewegen. Es vermittelt dem Patienten aber weniger Halt als der vierrädrige Rollator. An alle diese Hilfsmittel läßt sich ein Korb zum Transport von Gegenständen installieren.

> Das Hilfsmittel soll dem behinderten Patienten eine größtmögliche Sicherheit bieten; es muß aber auch seine Akzeptanz finden.

Achselstützen werden nur dann eingesetzt, wenn der Patient seinen Arm nicht zum Stützen einsetzen kann, beispielsweise nach einer Fraktur. Die Gefahr einer Plexusschädigung und die häufig druckbedingten Parästhesien dürfen nicht unterschätzt werden.

Arthritisstützen – Stützen, bei denen der gesamte Unterarm in einer Ellenbeugung von 90° auf einer Schale liegt und mit Gurten fixiert ist – haben bei Patienten mit Bewegungseinschränkungen am Ellenbogen- und Handgelenk ihre Bedeutung oder wenn die Hände das Gewicht nicht übernehmen können.

Unterarmstützen werden dann eingesetzt, wenn ein Rollator nicht mehr notwendig ist. Anfangs geht der Patient zumeist mit zwei Unterarmstützen, wodurch ein symmetrisches Gangbild erzielt wird. Besonders bei Patienten mit einem neuen Hüftgelenk wegen langjähriger Koxarthrose findet sich eine Abduktorenschwäche und ein sogenanntes Trendelenburg-Phänomen, wobei das Becken zur nicht belasteten Seite absinkt. Solange die Muskulatur nicht aufgeschult ist, sollte der Patient deshalb mit zwei Unterarmstützen gehen. Ein anatomischer Handgriff kann die Belastung der Hand reduzieren, trotzdem werden das Hand- und des Schultergelenk besonders durch die Unterarmstütze überlastet.

Die *Vierfußstütze* sieht mit ihren vier Beinen und dem Handgriff gewichtig und klobig aus; man glaubt kaum, daß das Gehen damit erleichtert wird. Sie wird gelegentlich von Patienten nach einem schweren Schlaganfall benutzt, wenn sie ohne Hilfsmittel nicht gehen können. Bei den meisten Schlaganfallpatienten läßt sich durch eine gezielte Therapie die Nutzung einer Stütze vermeiden; nur wenn das Gehen ohne Stütze nicht erreichbar ist, ist die Verordnung einer Vierfußstütze gerechtfertigt. Sie führt stets zu einer erheblichen Überlastung der gesunden und einer unangebrachten Entlastung der betroffenen Seite. Die Unterstützung durch einen Handstock oder eine Unterarmstütze ist in dieser Situation zumeist nicht ausreichend.

12

Dekubitus

INGO FÜSGEN

INHALT

1	Einleitung	131
2	Ursachen	131
3	Erkennen von Risikopatienten	134
4	Prophylaxe	134
5	Wundanalyse	134
6	Behandlung	135
6.1	Vollständige Druckentlastung	135
6.2	Débridement	136

1 Einleitung

Als Dekubitus (Dekubitalulkus oder -geschwür, Druckgeschwür, Druck- und Wundliegen, Wundliegegeschwür, Durchliegegeschwür und Durchliegen) wird jede Läsion bezeichnet, die durch länger anhaltenden Druck, evtl. unterstützt durch Scherkräfte und Reibung, das Gewebe und/oder die oberflächliche Haut verletzt (Initiative 1997).

Die Prävention und Behandlung von Dekubitalgeschwüren stellt in der Betreuung älterer Kranker eines der frustrierendsten Probleme dar, zumal es enorme Ressourcen bindet. Alle völlig oder teilweise immobilen Patienten sind in hohem Maße dekubitusgefährdet.

> Wie häufig Dekubitus auftritt, ist schwer zu schätzen. Entsprechende Untersuchungen haben eine Häufigkeit von 10–25% für ältere Patientinnen und Patienten in Akutkrankenhäusern (Allman 1986; Meehan 1993; Tauche 1993) und bis zu 30% in geriatrischen Kliniken und Pflegeheimen ermitteln können (Reuler 1984; Neumann 1993).

Gern wird von ärztlichen Kollegen die Dekubitusprophylaxe und -therapie in den pflegerischen Bereich abgeschoben. Dies mag bei hervorragenden und motivierten Pflegekräften im Rahmen der ärztlichen Delegationsmöglichkeit auch durchaus sinnvoll sein. Der Arzt darf dabei aber nicht vergessen, daß er Träger der Verantwortung ist. Grundsätzlich besteht im Rahmen der Heilbehandlung eine ärztliche Allzuständigkeit. Im Falle stationärer Behandlung in Krankenhäusern und Pflegeheimen erfährt der Grundsatz ärztlicher Allzuständigkeit nur scheinbar dadurch eine Einschränkung, daß die Notwendigkeit der (vertikalen) Arbeitsteilung besteht und Pflegekräfte selbständige Aufgaben übernehmen, die sie in eigener – auch strafrechtlicher – Verantwortung zu erfüllen haben (Neumann 1993). Die Delegation der sogenannten Behandlungspflege – und darunter fällt auch die Prophylaxe – verpflichtet nämlich den leitenden Arzt, assistierendes Personal sorgfältig auszuwählen, einzuweisen und zu kontrollieren. Nur bei Einhaltung dieser Kriterien darf er sich auf den Vertrauensgrundsatz berufen und im Falle des Versagens nicht-ärztlicher Mitarbeiter trotz seiner Gesamtverantwortung freizeichnen. Im Falle konkreter Gefahr ist der Vertrauensgrundsatz jedoch außer Kraft gesetzt.

> Bei Risikopatienten (z.B. nach Apoplex), deren Pflegebedürfnis das normale Maß der Prophylaxe weit übersteigt und nach intensiven spezifischen Maßnahmen verlangt, hat der Arzt die Dekubitusprävention bzw. -behandlung selbst zu organisieren sowie die Durchführung durch besondere Instruktionen an das Pflegepersonal sicherzustellen und zu überwachen.

2 Ursachen

Primärer Faktor bei der Entstehung von Dekubitalulzera ist ein prolongierter externer Druck, der über dem Kapillardruck liegt. Der mittlere Blutdruck in den Arteriolen beträgt nur 30–35 mmHg. Ein von außen kommender Druck von 40 mmHg oder mehr komprimiert damit bereits die Arteriolen und Ve-

Tabelle 12.2 Modifizierte Norton-Skala (nach Dreßler).

Name des Patienten:

Datum der Erhebung	Bereitschaft zur Kooperation/ Motivation		Alter		Haut- zustand		Zusatz- erkrankung		körper- licher Zustand		geistiger Zustand	
	voll	4	< 10	4	intakt	4	keine	4	gut	4	klar	4
	wenig	3	< 30	3	schuppig trocken	3	Abwehr- schwäche Fieber Diabetes Anämie	3	leidlich	3	apathisch teil- nahms- los	3
	teilweise	2	< 60	2	feucht	2	MS, Ca, erhöhter Hämatokrit Adipositas	2	schlecht	2	verwirrt	2
	keine	1	> 60	1	Wunden Allergie Risse	1	arterielle Verschluß- krankheit	1	sehr schlecht	1	stupurös (stumpf- sinnig)	1

(je nach Ausprägungsgrad bei Hautzustand und Zusatzerkrankung)

1. Wählen Sie die zutreffende Patienten-Beschreibung (4., 3., 2. oder 1. Punkt) unter jeder der neun Überschriften, und notieren Sie das Ergebnis mit einem wasserlöslichen Stift in das freie Feld unterhalb der Skala.
2. Addieren Sie das Ergebnis.
3. Übertragen Sie das Ergebnis von der Karte in den Pflegebericht oder die Kurve. Benutzen Sie diese Tabelle wöchentlich oder immer dann, wenn sich der Zustand des Patienten und/oder die Pflegebedingungen ändern.
4. Dekubitusgefahr besteht bei 25 Punkten und weniger, prophylaktische Maßnahmen müssen geplant und durchgeführt werden.

Richtlinien zum Gebrauch der Tabelle

Bereitschaft zur Kooperation/Motivation
4 = Eine hohe Bereitschaft ist durch die kontinuierliche Mitarbeit gekennzeichnet.
3 = Der Patient zeigt unter Aufforderung Bereitschaft zur Mitarbeit.
2 = Der Patient zeigt selbst bei Aufforderung eine wechselnde Bereitschaft zur Mitarbeit.
1 = Der Patient zeigt keine Bereitschaft.

Alter
4 = jünger als 10 Jahre
3 = zwischen 10–30 Jahre
2 = zwischen 30–60 Jahre
1 = älter als 60 Jahre

Hautzustand
4 = intakte/gesunde Haut
3 = leichte Veränderungen
2 = mittlere Veränderungen
1 = schwere Veränderungen
Je nach Ausprägungsgrad: z.B. schuppig, trocken, rissig, wund, feucht, mazeriert, dehydriert etc.

Zusatzerkrankungen
4 = keine
3 = leichte Form
2 = mittelschwere Form
1 = schwere Form
Je nach Ausprägungsgrad: z.B. Diabetes ohne bis zu schweren Folgeschäden; lokales therapierbares Karzinom bis generalisiertes Karzinom

körperlicher Zustand
4 = gut
3 = leidlich (geschwächt)
2 = schlecht (z.B. Kachexie, Adipositas)
1 = sehr schlecht (Patient ist durch seinen allgem. körperl. Zustand sehr gefährdet, z.B. extreme Kachexie)

geistiger Zustand
4 = klar
3 = apathisch/teilnahmslos
2 = verwirrt/desorientiert zu Zeit, Ort, Person
1 = stupurös/bewußtlos

Aktivität
4 = geht ohne Hilfe = völlige Unabhängigkeit
3 = geht mit Hilfe = benötigt leichte Unterstützung
2 = rollstuhlbedürftig = benötigt umfassende Unterstützung
1 = bettlägerig = kann keine Aktivität von sich aus entfalten

12 Dekubitus

Tabelle 12.1 Sekundäre Dekubitusrisikofaktoren.

- Sensibilitätsverlust (fehlendes Empfinden von Druck und Schmerz)
- motorische Paralyse (fehlende Reaktion auf Druck)
- Mangelernährung (höhere Anfälligkeit der Haut für ischämische Ulzeration)
- negative Stickstoff- und Kalziumbilanz (metabolische Mangelzustände infolge von Trauma oder prolongierter Immobilisierung)
- Spastik und Gelenkkontrakturen (Ausübung von Druck auf Knochenvorsprünge)
- Anämie (zelluläre Hypoxie)
- Ödem (größere Entfernung zwischen Kapillaren und Haut)
- Fieber (Verminderung der spontanen Beweglichkeit)
- Medikamente (Bewegungsminderung z.B. bei Neuroleptika, Tranquilizer)
- Übergewicht
- psychischer Zustand (Bewegungsminderung z.B. bei Depression oder Demenz)
- Infektion (Hautwunden)
- Durchblutungs- und Stoffwechselstörungen (insbesondere Diabetes mellitus)
- hohes Lebensalter (Hautveränderungen, Abnahme der Spontanbeweglichkeit, insbesondere nachts)

Aktivität		Beweglichkeit		Inkontinenz		Gesamtzahl	Handzeichen
geht ohne Hilfe	4	voll	4	keine	4		
geht mit Hilfe	3	kaum eingeschränkt	3	manchmal	3		
rollstuhlbedürftig	2	sehr eingeschränkt	2	meistens Urin	2		
bettlägerig	1	voll eingeschränkt	1	Urin und Stuhl	1		

Beweglichkeit
4 = voll = völlig erhalten
3 = kaum eingeschränkt = leichte Veränderungen (z.B. im Schulter-, Hüft- oder Kniegelenk)
2 = sehr eingeschränkt = stark reduzierte Beweglichkeit (z.B. Hüftoperation, Streck, umfassender Gips etc.)
1 = voll eingeschränkt = kann Bewegungen, selbst passiv, nur unter großen Schwierigkeiten ausführen.

Inkontinenz
4 = keine
3 = manchmal
2 = meistens Urin
1 = Urin und Stuhl ständig

Wichtig:
Mit Hilfe der erweiterten Norton-Skala werden gezielter die Gründe zu einer Dekubitusgefährdung erfaßt. Somit ist es möglich, auf die Ursache der Gefährdung zu reagieren: z.B. bei mangelnder Motivations-/Kooperationsbereitschaft die Ursache herausfinden und eine lebensmotivierende Unterstützung geben; oder bei Inkontinenzproblemen die Inkontinenzform bestimmen und klären, ob ein Kontinenztraining möglich ist etc.
Sogenannte *sympathische Pflegehandlungen* werden reduziert, da das Problem von der Ursache her angegangen wird.

nolen. Die dadurch verminderte Mikrozirkulation führt zu einer Einschränkung des Zellstoffwechsels bis hin zur Gewebsanoxie. Dies bedeutet: Durchblutung und Ernährung sind unterbrochen, und es entwickelt sich eine lokale Ischämie mit nachfolgendem Dekubitus.

> Die entscheidenden dekubitogenen Faktoren sind also der Auflagedruck und die Druckverweilzeit.

Der Auflagedruck ist definiert als Kraft pro Auflagefläche. Von Bedeutung ist dabei, ob der Auflagedruck auf empfindliche Körperstellen (z.B. Os sacrum oder Trochanter major) oder auf weiche, weniger sensible Areale (z.B. große Muskeln über Knochen) trifft. Reib- und Scherkräfte dehnen und knicken die Blutgefäße und verstärken die durch den externen Druck hervorgerufenen ischämischen Veränderungen. Die Druckverweilzeit ist definiert als jene Zeitdauer, während deren ein bestimmter Auflagedruck auf ein definiertes Hautareal einwirkt.

> Aus den Einflußfaktoren Auflagedruck und Druckverweildauer ergibt sich der entscheidende Wegweiser für die Prophylaxe und Therapie: Auflagedruck vermindern und Druckverweildauer verkürzen.

Daneben gibt es zahlreiche sekundäre Faktoren, die an der Entstehung von Dekubitalulzera mitwirken (Tab. 12.1).

Ältere dekubitusgefährdete Menschen liegen meist in Rückenlage, weshalb der Kreuz- und Steißbeindekubitus sowie der Fersendekubitus am häufigsten auftreten. Durch den dünnen Weichteilmantel über den Knochen sind bei seitlicher Lagerung die Trochanteren der Oberschenkel sowie die Knöchel besonders gefährdet. Insgesamt machen diese Lokalisationen über 75% aller Dekubitusfälle aus. Nicht vergessen darf man, daß auch in sitzender Haltung Dekubitalulzera entstehen können.

> Gerade wenn im Stuhl sitzende Patienten mit den Oberschenkeln nicht völlig aufsitzen, ist die Haut im Bereich der Sitzbeinhöcker hochgradig gefährdet. Eine zu niedrige Sitzgelegenheit oder eine zu hohe Fußbank sind ungeeignet.

Weiter auf den Patienten einwirkende Faktoren, die mechanische Hautschädigungen gefährlich begünstigen sind: im Bett liegengebliebene Thermometer, EKG-Kabel, Drainageschläuche, Blasenkatheter sowie Instrumente, Spritzen, Schutzkappen und Verbandsklammern. Auch Krümel und Falten im Bettlaken sind oft Ursachen einer Hautbeschädigung. In der Literatur umstritten ist, inwieweit Feuchtigkeit bei einer bestehenden Inkontinenz für Sakral- und Trochanterdekubitus mitverantwortlich ist.

3 Erkennen von Risikopatienten

Für eine erfolgreiche Prophylaxe sind ein rechtzeitiges Erkennen der Risikopatienten und ein konsequenter Beginn der Behandlung von entscheidender Bedeutung. Da die subjektive Einschätzung von Risikofaktoren einen großen Spielraum zuläßt, hat sich für die tägliche Praxis die Verwendung von Risikoeinschätzskalen durchgesetzt.

Die erste Skala zur Einschätzung eines Dekubitusrisikos wurde von Doreen Norton in den 50er Jahren in England entwickelt, für die Geriatrie machte sie dann Brocklehurst (1979) populär. Inzwischen sind weitere Skalen entwickelt worden (Medley-Skala, Waterlow-Skala, Braden-Skala). In Deutschland wurde die Norton-Skala weiter differenziert (Dreßler 1990). Nach dieser Skala besteht eine Dekubitusgefahr bei 25 Punkten und weniger (Tab. 12.2).

Es gibt bisher nicht die „beste" Skala, weil die Skalen zum Teil für unterschiedliche Arbeitsgebiete entwickelt wurden. Für dieses Kapitel wurde bewußt die weiterentwickelte Norton-Skala ausgewählt, da diese ursprünglich für die Pflege alter Menschen im Heimbereich entwickelt wurde, und deshalb am besten den Bedürfnissen des alten multimorbiden Patienten angepaßt ist.

4 Prophylaxe

Das Sprichwort „Vorbeugen ist besser als Heilen" gilt beim Dekubitus ganz besonders. Es wird oft vergessen, daß zur Dekubitusprophylaxe an erster Stelle die Unterrichtung von Personal, Patient und im häuslichen Bereich dessen Familie gehört. Dieser Personenkreis muß über die ursächlichen Faktoren einer Dekubitusentstehung, seine ernste Folgen sowie über die geeigneten Verfahren der Druckentlastung und Hautreinigung bzw. Hautpflege aufgeklärt und zur Prophylaxe motiviert werden.

Dann ist es natürlich wichtig, Gegenmaßnahmen im Hinblick auf die sekundären Dekubitusfaktoren zu ergreifen. Das wichtigste ist sicherlich die vollständige Druckentlastung. Ob eine Druckentlastung durch zweistündliche Umlagerung oder Lagerung auf entsprechenden Hilfsmitteln erfolgt, wird sich jeweils nach dem Zustand des Patienten richten. Weiterhin sind der entsprechende Einsatz von Lagerungshilfsmitteln, Hautpflege, Behandlung sekundärer Risikofaktoren und eine aktivierende Betreuung zu beachten (Tab. 12.3).

Tabelle 12.3 Dekubitusprophylaxe.

- Erkennen von Risikopatienten
- Druckentlastung gefährdeter Hautstellen durch Lagerung (30°-Schräglagerung, 135°-Lagerung, schiefe Ebene) und Einsatz entsprechender Lagerungshilfsmittel
- Mobilisation (Aktivierung)
- Hautpflege
- Behandlung sekundärer Risikofaktoren
- Motivation und Kooperation aller an der Prophylaxe Beteiligten

5 Wundanalyse

Voraussetzung sowohl für eine adäquate lokale Wundbehandlung als auch für die Dokumentation des weiteren Heilungsverlaufes ist die ausreichende Beurteilung und Diagnostik des Dekubitalulkus. Dabei werden Lokalisation, Stadium, Größe und Tiefe, Wundbeschaffenheit und die Wundumgebung beurteilt (Tab. 12.4). Die Wunddokumentation muß jeweils neu durchgeführt werden bei Wundveränderungen bzw Krankheitsauffälligkeiten, mindestens 1 mal pro Woche (Füsgen 1998).

Die Lokalisation des Dekubitus wird entweder beschrieben oder, wie in manchen stationären Einrichtungen üblich, sogar in ein eigenes Körperschema eingezeichnet (Initiative 1997).

Bei der Stadieneinteilung des Dekubitus herrscht bisher keine einheitliche Sprachregelung vor. Von verschiedenen Autoren wird nach unterschiedlichen

Tabelle 12.4 Dokumentation.

- Dokumentation des Dekubitusortes
- Dokumentation der Größe, Tiefe und Form (Foto einschl. Zentimeterstab)
- Einteilung (analog Shea Scale/evtl. nach National Pressure Ulcera Advisory Panel):
  - Stadium I: Hautrötung ohne Defekt, die bei Druckentlastung wieder verschwindet
  - Stadium II: Hautdefekt mit Abschürfung oder Blasenbildung (Teilverlust der Haut. Epidermis bis hin zu Anteilen der Dermis/Korium sind geschädigt)
  - Stadium III: Schädigung aller Hautschichten und Schädigung oder Nekrose des subkutanen Gewebes, die bis auf die darunterliegende Faszie reichen kann
  - Stadium IV: Verlust aller Hautschichten mit ausgedehnter Zerstörung, Gewebsnekrose oder Schädigung von Muskeln, Knochen oder unterstützenden Strukturen (Sehnen, Gelenkkapsel)
  - A: sauberer Wundgrund
  - B: belegt, unsauberer Wundgrund, Wundränder unterminiert
  - C: B + Sepsis, Fieber

Tabelle 12.5 Allgemeine Grundprinzipien der Dekubitustherapie.

- Druckentlastung
- Débridement
- Infektionsmanagement
- dem Wundstadium angepaßter Wundverband
- Verminderung der Risikofaktoren
- chirurgische Intervention

Kriterien klassifiziert und einmal die Pathophysiologie der Entzündung, dann wieder der Schichtaufbau der Haut oder der didaktische Bezug zu Pflegemaßnahmen berücksichtigt. Im anglo-amerikanischen Raum ist das am weitesten verbreitete Instrument zur Einstufung von Druckgeschwüren die Shea-Scale (Shea 1975), an die sich die meisten in Deutschland üblichen Einteilungen anschließen (Tab. 12.4).

Die Einschätzung des I. Stadiums ist bei Hautveränderungen oder stark pigmentierter Haut schwierig. Eine genaue Beurteilung eines Dekubitus kann bei Schorf- oder Nekroseauflagen nicht erfolgen. Größere Druckgeschwüre können oft mehrere Stadien in einer Wunde zeigen.

Zur Beurteilung des Wundzustandes gehören ebenso die Beschreibung von Menge und Aussehen des Wundsekretes sowie die Kontrolle der Wunde auf Infektionszeichen hin. Eine Kurzbeschreibung für die Krankenakte ist in Tabelle 12.4 angegeben.

Auch der Zustand der Wundumgebung kann Veränderungen aufgrund der lokalen Stoffwechselstörung oder eines ungeeigneten Wundverbandes (Mazeration oder Allergie) aufweisen. Die Wundbeurteilung sollte unbedingt durch eine Fotodokumentation ergänzt werden. Sie dient der Kontrolle des Heilungsverlaufes und zusätzlich der rechtlichen Absicherung.

6 Behandlung

Unzählige Theorien und Empfehlungen befassen sich mit der Dekubitusbehandlung, doch dienen diese widersprüchlichen Berichte oft mehr der Verwirrung als Erklärung. In der Dekubitustherapie gilt es daher, die enorme Polypragmasie zu eliminieren. Die geriatrischen Kliniken in Nordrhein-Westfalen haben Richtlinien zur Therapie des Dekubitus aufgestellt (Füsgen 1998). Sie wurden zu diesem Schritt durch die Feststellungen von Zederfeldt (1980) und die danach erstellten Therapieprinzipien von Seiler (1993) ermutigt.

Danach sind die hauptsächlichen Störfaktoren der Wundheilung die Gewebehypoxie, das Vorliegen von Nekrosen und einer Infektion sowie ein ungeeigneter Wundverband. Ziel einer adäquaten Dekubitustherapie muß es also sein, diese Störfaktoren zu erkennen und ihre hemmenden Einflüsse zu beseitigen. Die sich aus den wichtigsten Störfaktoren ergebenden Behandlungsprinzipien bilden dementsprechend die Grundsäulen der Dekubitustherapie (Tab. 12.5).

6.1 Vollständige Druckentlastung

Die Wiederherstellung der Blutversorgung durch konsequente Druckentlastung der betroffenen Hautareale ist als kausaltherapeutische Maßnahme von größter Bedeutung. Erst eine vollständige Druckentlastung verbessert die Sauerstoffversorgung und schafft Voraussetzungen, um mittels weiterführender Wundbehandlungsstrategien eine Heilung des Dekubitalulkus erzielen zu können (Initiative 1997).

Therapeutische Lagerung

Genügt bei der Prophylaxe meistens das Umlagern der dekubitusgefährdeten Patienten, so gilt dies nicht für die Dekubitustherapie. Hier ist die therapeutische Lagerung angezeigt. Therapeutische Lagerung bedeutet konsequent durchgeführte Lagerungstechniken in Abhängigkeit von der Dekubituslokalisation in Kombination mit dem Einsatz druckentlastender Auflageflächen.

Bei der Lagerung muß grundsätzlich vermieden werden, daß der Patient auf dem geschädigten Bereich zu liegen kommt. Zum Beispiel muß bei einem Patienten mit einem sakralen Dekubitus die Rückenlage ausgespart bleiben, oder es ist ein dafür geeignetes Lagerungssystem einzusetzen. Geeignet sind die 30°-Schräglage links und rechts und vor allem die 135°-Lagerung, bei der der betroffene Bereich voll-

Tabelle 12.6 *Systemgruppen (nach Bryant 1992).*

- Bettauflagen
- Schaumstoff
- statische Luftauflagen
- Wechseldruckmatratzen
- Gel- bzw. Trockenpolymere
- Wasserbettauflagen
- Luftkissenauflagen (Low-Air-Loss-Auflagen)
- Ersatzmatratzen verschiedenster Bauart
- Spezialbetten

ständig druckentlastet wird. Unter Verwendung von Lagerungskissen können einzelne, nur an einer definierten Stelle wie z.B. an Ferse oder Hinterkopf auftretende Dekubitalulzera vollständig freigelagert werden.

Hilfsmittel

Bei der Frage „Welches Hilfsmittel ist das beste für den zu lagernden Patienten?" ist keine schematisierte Antwort möglich. Es gibt nicht das Hilfsmittel für die Dekubitusprophylaxe oder die Dekubitustherapie. Vielmehr sind die einzelnen Hilfsmittel sehr differenziert mit ihren Vor- und Nachteilen zu sehen sowie zusammen mit der Situation des Patienten zu betrachten. Die auf dem Pflegehilfsmarkt angebotenen Lagerungshilfsmittel (Initiative 1997) sind in ihrer Vielzahl kaum zu überschauen, sie bedienen sich allerdings vielfach ähnlicher Überlegungen, so daß die Klassifizierung der Systeme denkbar ist (Tab. 12.6). Sie verwirklichen mehr oder weniger die Prinzipien der Druckentlastung (Weichlagerung, Hohllagerung, Wechseldruck, mechanische Seitenlagerung).

Werden zur Therapie eines Dekubitus Therapiesysteme eingesetzt, die zu einer extremen Weichlagerung des Patienten führen, müssen die Nebenwirkungen der Weichlagerung bedacht werden: Verstärkung der Immobilität des Patienten, Veränderung seiner Körperwahrnehmung und Körperhaltung (Knobel 1996; Neander 1996). Hier werden gezielte pflegerische Interventionen wie z.B. regelmäßige Umlagerung, Hautpflege oder Wechselwaschungen notwendig, um dem Patienten durch Kontaktaufnahme (Berührung) über die Haut seine Körperwahrnehmung zu vermitteln.

6.2 Débridement

Im Vordergrund jeder Behandlung chronischer Wunden steht die gründliche chirurgische Entfernung abgestorbenen Gewebes (chirurgisches Débridement). Wenn nur dünne nekrotische Beläge anzutreffen sind, werden häufig ein enzymatisches und/oder physikalisches Débridement sowie unter Umständen eine autolytische Wundreinigung eingesetzt. Über den positiven Einsatz der enzymatischen Therapie gibt es eine Reihe von Erfahrungsberichten, aber wissenschaftlich dokumentierte Doppelblinduntersuchungen liegen bisher nicht vor. Gleiches gilt im übrigen auch für das physikalische Débridement. Ebenfalls fehlen vergleichende Studien über chirurgisches und medikamentöses Débridement.

Die Behandlung einer Nekrose sollte bei Behandlungsbeginn aggressiv sein, und als erster Schritt sollte immer ein chirurgisches Débridement vorgenommen werden. Bei kleinen Nekroseabtragungen genügen zur Anästhesie die Gabe eines Schmerzmittels 1 h vor dem Débridement sowie mit Lokalanästhetikum getränkte Gazetupfer im Ulkusareal.

Ist die Nekrose mehrere Millimeter dick und ausgedehnt, so wird chirurgisch vom Rande her inzidiert. Es empfiehlt sich dabei ein Umspritzen des Ulkusrandes mit Lokalanästhetika weit im gesunden Bereich, wodurch eine ausreichende Schmerzbetäubung des Ulkus zu erreichen ist. Um die prä- und postchirurgischen Schmerzen gering zu halten, kann man in Lokalanästhetika getränkte Kompressen auf das Ulkusareal legen.

Die großen Nekrosen erfordern mehrere chirurgische Sitzungen (z.B. alle 2 Tage). Zwischen den jeweiligen Schritten des chirurgischen Débridements werden proteolytische Enzyme eingesetzt. Deren Applizierung hilft bei der Auflösung übriggebliebener oberflächlicher, dünner nekrotischer Schichten, die sich gewöhnlich durch mechanische Exzisionen nicht entfernen lassen.

Enzymatisches Débridement

Das enzymatische Débridement dient der abbauenden und reinigenden Phase im Wundheilungsgeschehen. Dafür stehen mehrere Enzyme und Enzymsysteme zur Verfügung, die an verschiedenen Substraten angreifen (Niedner 1997). Es sind dies zum einen die indirekt wirkenden Enzyme (z.B. Varidase® N/Streptokinase), die nicht selbst aktiv sind, sondern ihrerseits das eigentlich abbauende Enzym aktivieren, zum anderen direkt hydrolysierende Enzyme (z.B. Fibrolan®/Plasmin, Iruxol®/Kollagenase, Wobe-Mugos® E/ Trypsin). So wirkt z. B. Streptokinase indirekt, indem es das Plasminogen des Wundsekretes zu Plasmin umbaut, das dann Fibrin, Fibrinogen, Faktor V und Faktor VII spaltet. Ein Beispiel für ein direkt wirkendes Enzym ist Clostridiopeptidase A, eine Kollagenase, die ausschließlich Kollagen spaltet, wodurch das zwischen den Kollagenfasern befindliche nekrotische Material abgeräumt werden kann. Bei der Anwendung sind die Herstelleranweisungen sorgfältig einzuhalten, um eine indikationsgerechte Applikation sicherzustellen. Voraussetzung für die Wirksamkeit der Enzyme ist ein feuchtes Wundmilieu. Zu beachten ist weiterhin, daß Badezusätze, Seifen, Schwermetalle und Antiseptika, wie z.B. Jod, die Wirkung der Enzympräparate hemmen, auch Wasserstoffperoxid oder Kaliumpermanganat bedingen eine Wirkungsminderung.

Physikalisches Débridement
Neben dem enzymatischen und chirurgischen Débridement (das letztlich auch ein physikalisches ist) wirken Bäder bzw. feuchte Umschläge wundsäubernd bzw. wundkonditionierend (Hatz 1993).

Nach wie vor außerordentlich bewährt haben sich feuchte Umschläge. Diese sollen nicht lediglich mit 0,9%iger NaCl-Lösung, sondern mit Ringer-Lösung vorgenommen werden. Das ist um so wichtiger, als bei ausgiebiger Anwendung von physiologischer Kochsalzlösung eine Elektrolytverschiebung im Wundgebiet mit entsprechender Störung der Wundheilung auftreten kann (Seiler 1993; Niedner 1997). Aus diesem Grund sollte ein kompletter Elektrolytersatz angeboten werden, wie dies mit Ringer-Lösung der Fall ist.

Von Niedner (1993) werden auch Umschläge mit H_2O_2, Chloramin T und auch Silbernitratlösungen empfohlen. Allerdings sollte darauf geachtet werden, daß keine wundheilungshemmenden Substanzen (s. u.) genommen werden. In die gleiche Richtung zielt der Einsatz von H_2O_2, dessen antibakterielle Wirksamkeit zwar zurückhaltend beurteilt werden muß, nicht aber dessen mechanische Reinigung aufgrund seiner Gasentwicklung. Höhere Konzentrationen von Wasserstoffperoxid wirken allerdings schädigend (Estler 1991). Zur Säuberung der Wunde von Gewebsresten, Keimen und abgestorbenen Zellen sind Wundspülungen mit physiologischer Kochsalz- oder Ringer-Lösung geeignet (Dire 1990; Glide 1992).

Das Einstreuen von Zucker oder das Auflegen von mit hypertoner Kochsalzlösung (20%) getränkten Kompressen ist osmotisch wirksam. Eine solche Therapiephase sollte jedoch nicht zu lange ausgedehnt werden, da sie zu einer Austrocknung der Wunde führt.

Bei der physikalischen Wundreinigung durch spezielle Wundauflagen werden überschüssiges Wundsekret und damit Keime und Gewebsreste in die Wundauflage aufgenommen und vom Wundgrund entfernt. Geeignete Verbände zur Wundreinigung reichen von Vliesverbänden, die mit kristallinem Kochsalz imprägniert sind, über Aktivkohle-Silber-Auflagen und Polyurethanschaum-Auflagen bis zur Gruppe der hydroaktiven Verbände wie Hydrogelen, Hydrokolloiden und Alginaten. Voraussetzung für eine ausreichende Wirkung der gewählten Wundauflage ist dabei der enge Kontakt des Verbandes mit der eigentlichen Wundfläche. Vor allem hydroaktive Verbände gewähren das dafür notwendige feuchte Wundmilieu. Hydrogele sind aufgrund ihres hohen Wasseranteils besonders geeignet, die autolytischen Vorgänge zu fördern und trockene, nekrotische Beläge aufzuweichen und zu entfernen (Initiative 1997).

Kontrovers diskutiert wird die Anwendung von Fußbädern bei Fuß- und Beinulzerationen. Wenngleich der Reinigungseffekt und die Eliminierung oberflächlicher Keime eher gering eingeschätzt werden, hat das sachgerecht durchgeführte Fußbad nach Röthel und Vanscheidt (1997) durchaus noch seine Berechtigung: Wundränder und Hyperkeratosen werden aufgeweicht, so daß leichter débridiert werden kann. Allerdings darf das Fußbad nicht länger als 10 min dauern, um die Keimausbreitung nicht zu begünstigen. Die Wassertemperatur beträgt 36 bis 37 °C, wegen der Gefahr von Kontaktallergien sind vor allem Kamillenzusätze zu vermeiden.

Aus England kommend werden auch in Deutschland vereinzelt Fliegenmaden zur Wundreinigung eingesetzt (ÄrzteZeitung 1999). 4 Eigenschaften machen anscheinend die Fliegenmaden für die Therapie chronischer Wunden interessant:
- Sie bauen Nekrosen ab, ohne gesundes Gewebe anzugreifen.
- Sie wirken auch bei multiresistenten Bakterien entzündungsbeseitigend.
- Sie deodorieren.
- Sie fördern die Wundheilung.

Infektionsbekämpfung
Chronische Wunden sind niemals steril, sondern immer keimbesiedelt, ohne infiziert sein zu müssen (Gilchrist 1995). Die Ausbildung einer manifesten Wundinfektion ist neben der Menge, Art und Virulenz der Erreger abhängig von der Abwehrkraft des Patienten und vom Zustand der Wunde selbst (Ausdehnung, Vorhandensein von Fremdkörpern, Nekrosen, Hämatomen und Durchblutungsverhältnisse).

Da alle chronischen Ulzera von Bakterien befallen sind, können Routineabstriche aus der Wundoberfläche nicht zur Diagnose einer Wundinfektion herangezogen werden. Bei schweren Infektionen, die eine systemische Antibiotikagabe erfordern, ist zur Keim- und Resistenzbestimmung ein Wundabstrich aus der Tiefe der Wunde und von den Wundrändern oder eine Gewebebiopsie zu entnehmen. Der oberflächliche Abstrich gibt keine hinreichende Auskunft über das Erregerspektrum einer Wundinfektion (Gilchrist 1995). Der Einsatz von lokalen Antiseptika zur Desinfektion der Wunde sowie lokale Antibiotika sollten auf keinen Fall routinemäßig erfolgen (Seiler 1993).

Antiseptika

Lokale Antiseptika wirken nur bakterizid auf Keime an der Wundoberfläche und nicht auf jene in der Tiefe, welche die Infektion der chronischen Wunde verursachen. Dazu kommt, daß die meisten Antiseptika toxisch auf die für die Wundheilung maßgeblichen Zellen (Granulozyten, Makrophagen, Fibroblasten, Epithelzellen) wirken und damit wundheilungshemmend sind (Niedner 1995; Schopf 1995) (Tab.12.7).

Wird zur Therapie einer manifesten Infektion trotzdem auf ein Antiseptikum zurückgegriffen, so sollte der Wirkstoff:
- möglichst wenig gewebeschädigend sein
- auch in Gegenwart organischer Materialien (Blut, Eiter) wirksam sein
- ein breites Wirkspektrum aufweisen
- nicht systemisch resorbiert werden können
- möglichst schmerzlos sein.

In Tabelle 12.8 sind die Wirkungen der Antiseptika zusammengefaßt. Spätestens wenn die Wunde sauber ist und sich Granulationsgewebe bildet, ist auf die Anwendung von Antiseptika ganz zu verzichten.

Leider gibt es in der Literatur nur relativ wenige Daten zu den meisten Antiseptika. Eine Ausnahme macht das PVP-Jod, das von allen Antiseptika noch am besten beurteilt wird (Niedner 1996; Kramer 1996). Seine Wirkung beruht auf Denaturierung von Proteinen. Jodhaltige Desinfektionsmittel können, sofern sie in genügender Menge resorbiert werden, Störungen der Schilddrüsenfunktion verursachen (Estler 1991).

> An latente Hyperthyreosen muß besonders bei alten Patienten mit knotigen Strumen gedacht werden (Görtz 1996).

Die früher häufig verwendeten quecksilberhaltigen Antiseptika wie Mercuchrom®, Merfen® und andere sind heute wegen ungenügender antibakterieller und antimykotischer Wirkung und teilweise schwerer systemischer Toxizität, vor allem bei Dauerbehandlung und großflächiger, auch kurzzeitiger Anwendung, obsolet (Transparenz-Telegramm 1992).

Farbstofflösungen wie Gentianaviolett und Brillantgrün hemmen die Wundheilung. Für die Verwendung von Ethacridin (Rivanol®-Lösungen) wird heute keine Indikation mehr gesehen (Daschner 1991).

Lokale Antibiose

Die Nachteile einer lokalen Antibiotikatherapie sind Sensibilisierung, Resistenzbildung, geringe Penetration durch alle Gewebsschichten und Wundheilungsstörungen. So ist es nicht verwunderlich, daß mehrheitlich heute die örtliche Anwendung von Antibiotika abgelehnt wird (Lineaweaver 1985; Transparenz-Telegramm 1992; Seiler 1993). Hinzu kommt, daß die häufigsten Erreger von Wundinfektionen, Staphylokokken und Streptokokken, gegenüber den meisten Lokalantibiotika (Aminoglykoside, Sulfonamide, Tetrazykline) teilweise oder völlig resistent sind.

Systemische Antibiose

Geht die Wundinfektion mit den klinischen Symptomen einer Allgemeininfektion (Fieber, Leukozytose u.a.) bzw. mit der Tendenz zur Generalisierung (Lymphangitis, Lymphadenitis) einher, ist unverzüglich eine systemische Antibiotikatherapie entsprechend einer Keim- und Resistenzbestimmung durchzuführen.

Lokale Förderung der Wundheilung

Eine fast nicht mehr zu überschauende Anzahl verschiedenster pharmakodynamisch wirksamer Substanzen wird in diesem Bereich eingesetzt. Ein objektiv meßbar wirklich fördernder Effekt der meisten Substanzen steht bisher aus. Allerdings tritt umgekehrt auch nur in Ausnahmefällen eine Inhibition auf, so daß das Gros der Substanzen keine Hemmung der Wundheilung bewirkt, ihrem Einsatz in der Praxis so zumindest nichts entgegensteht (Niedner

Tabelle 12.7 Hemmung der Wundheilung durch Antiseptika im Vergleich zur Kontrolle (100%) nach Niedner (1997).

Substanz	angewandte Konzentration (g/dl)	Hemmung der Wundheilung (% der Kontrolle)
Gentianaviolett B	0,5	5,5
Brillantgrün	0,5	5,6
Eosin	0,5	83,0
PVP-Jod	5	81,4
Chloramin T	1	81,8
Silbernitrat	1	75,0
Chlorhexidin	0,5	33,8

Tabelle 12.8 Wirkung der Antiseptika, 1 = bakterizid, 2 = fungizid, 3 = viruzid, 4 = eingeschränkt viruzid, 5 = bakteriostatisch, 6 = fungistatisch.

Wirkstoff	Wirkung
Ethanol, Propanole	1, 2, 4
Jod	1, 2, 3
PVP-Jod	1, 2, 4
Phenolderivate	1, 2, 6
kationische Verbindungen	1, 2, 6
Schwermetalle	5, 6
Leichtmetalle	5
Chinolinderivate	5, 6,
Gentianaviolett	5, 6

1997). Eingesetzt werden verschiedene Elektrolytlösungen, Dexpanthenol, Tetrachlordecaoxid, Kalzium, Phenytoin, Zink, Silbernitrat, Aluminium, Actihaemyl®.

Auch einzelne Wachstumsfaktoren wie PDGF V (platelet derived growth factor), EGF 3 (epidermal growth factor) und TGF-Beta (transformin growth factor) unterstützen die Wundheilung, haben aber aufgrund der hohen Kosten nur eine begrenzte Bedeutung für den täglichen Einsatz (Transparenz-Telegramm 1992). Ungeklärt sind die zellbiologischen Mechanismen der verschiedenen Wachstumsfaktoren und ihr Zusammenspiel bei der Wundheilung. Weitere Kenntnisse und Forschungen werden notwendig sein, bevor eine Lokaltherapie mit Wachstumsfaktoren im größeren Umfang möglich scheint (Coerper 1994).

Eine weitere interessante Therapiealternative ist das VAC-System (vacuum-assisted closure), das durch negativen Druck die Bildung von Granulationsgewebe induziert. Bis jetzt vorliegende Untersuchungen zeigen, daß der negative Druck eine nicht kompressive mechanische Wirkung mit Steigerung der Durchblutung und der transkutanen Sauerstoffversorgung des Gewebes bewirkt. Die Vakuumversiegelung schützt die Wunde vor Kontamination, verhindert einen Sekretstau in der Wunde und führt zu rascher Bildung von Granulationsgewebe (Fleischmann 1996; Collier 1997). Das System muß in der Regel nur alle 48 h gewechselt werden und erspart so Pflegezeit.

Die gepulste elektrische Stimulation wäre noch eine weitere Therapiemethode, die allerdings noch selten eingesetzt wird. Aufgrund amerikanischer Studien (Gentzkow 1991, 1993), aber auch in Untersuchungen in Deutschland wird inzwischen auf die Vorteile der elektrischen Stimulation bei Dekubitalulzera in den Stadien III und IV hingewiesen, die auf eine konventionelle Therapie nicht angesprochen haben (Bäuerle 1996). Bei diesem Verfahren wird die Wunde – abhängig vom Wundzustand – mit Impulsen negativer und positiver Polarität behandelt. Die Anwendung erfolgt dabei 2mal täglich für jeweils 30 min im Abstand von 6–12 h (Sima 1996).

Abdeckmaterialien

Ein ganz wesentliches allgemeines Wundheilungsprinzip besteht in der Auswahl der richtigen Wundauflage. Diese hat in unterschiedlichem Maß Einfluß auf Granulation und Epithelisation, wobei gelegentlich der Nutzen gegen ein entsprechendes Risiko (z.B. Vermehrung von Keimen) abgegrenzt werden muß.

Ein idealer Wundverband:
- schützt die Verletzung
- hält sie feucht und warm bei ausreichender Sauerstoff- und Wasserdampfdurchlässigkeit
- besitzt eine geringe Neigung zum Verkleben mit der Wundoberfläche
- senkt die Wahrscheinlichkeit einer Infektion
- darf keine toxischen oder allergenen Bestandteile wie Farb- und Duftstoffe oder Antibiotika enthalten.

Im allgemeinen werden Abdeckmaterialien in traditionelle Verbände (Viskose, Baumwolle, Zellulose), semipermeable Filme und Membranen, Schäume, Xerogele (partikuläre Polymere) und bioaktive Dressings eingeteilt.

Filme sind dünne, transparente, semipermeable und nicht absorbierende Membranen. Sie sind für oberflächliche Wunden mit geringer Sekretion geeignet.

Polyurethanschäume werden seit vielen Jahren mit großem Gewinn zur Konditionierung von Wunden eingesetzt. Sie eignen sich für chronische offene Wunden, die eine erhebliche Exsudation aufweisen.

Die *Xerogele* Dextranomer und Cadexomer sind keine die Wunde abschließende Verbände, sie bedürfen vielmehr eines sekundären Dressings. Sie können ein Vielfaches ihres Gewichts an Exsudat aufnehmen, aufgrund einer hohen Osmolarität kommt ein wundgrundsäuberndes Element hinzu. Der Jodanteil im Cadexomer sorgt für eine bakterienhemmende Wirkung, weshalb dieser Stoff besonders bei infizierten exsudativen Verhältnissen eingesetzt werden kann.

In den letzten Jahren sind die *bioaktiven Dressings* (Hydrogele, Hydrokolloide, Alginate) vermehrt in den Vordergrund der Behandlung chronischer Wunden gerückt. Die aus Polyacrylamidagar oder aus Stärkekopolymeren bestehenden Hydrogele enthalten außerordentlich viel Wasser, etwa 75–95%. Wegen ihrer Transparenz kann die Wundoberfläche gut beobachtet werden. Sie sind allerdings nicht geeignet für stark exsudierende Wunden, da sie aufgrund ihres hohen Wassergehalts nicht in der Lage sind, weitere größere Mengen an Exsudat aufzunehmen.

Die auf dem Markt expandierenden Wundauflagen sind die *Hydrokolloide*. Sie enthalten wasseraufnehmende Substanzen wie Methylzellulose, Carboxymethylzellulose, Pektine, Gelatine und andere. Sie kommen einem idealen Wundverband schon sehr nahe. Sie benötigen keine sekundäre Abdeckung. Da die Abdeckung selbst wasserfest ist, kann ein Patient sowohl baden als auch duschen.

Alginate sind biologisch abbaubare Verbände, die zur Versorgung von Hohlräumen und Taschen günstig sind. Sie haben eine hohe Kapazität, Flüssigkeit zu absorbieren, und drainieren dadurch gut. Sie werden aus Algen gewonnen und sind als trockene, faserige Gebilde im Handel. Als willkommener Nebeneffekt sind die hämostyptischen Eigenschaften zu nennen. Sie müssen allerdings meist in Kombination mit anderen sekundären Verbänden verwendet werden. Nicht indiziert sind Faserpolymere bei trockenen Wunden, da sie eine gewisse Menge an Exsudat benötigen, um aufzuquellen.

Chirurgische Behandlung

Eine gut granulierende, saubere und ständig feucht gehaltene Wundfläche bietet beste Voraussetzungen für eine operative Deckung. Die Indikation für eine solche Maßnahme hängt von der Lokalisation und der Ausdehnung des Dekubitus ab. Der Operationszeitpunkt ist gegeben, wenn sich der Patient in einem operationsfähigen, guten Allgemeinzustand befindet. Das Ziel des operativen Vorgehens besteht bei den nie völlig keimfreien Wunden in einer konsequenten Entfernung der Wundfläche weit im gesunden Bereich, der Abtragung und Glättung knöcherner Vorsprünge, vor allem, wenn diese Gefahr für erneute Druckschädigungen bilden (Sitzbein-, Trochanterteilresektion). Ziele sind eine genügend belastbare Weichteildeckung und ein spannungsfreier Verschluß der Wunde ohne Höhlen- und Taschenbildung in der Tiefe. Für den Abfluß von Wundsekret und Hämatomen wird durch intraoperativ eingelegte Drainagen gesorgt.

Generell stehen zur Deckung eines Druckgeschwürs folgende operative Techniken zur Verfügung:

- *Wunddeckung durch primären Verschluß:* Hierbei erfolgt eine sparsame Ausschneidung des Defektes, so daß nach Exzision die Haut noch spannungsfrei zusammenzuziehen ist. Diese Technik kommt nur bei kleineren Defekten zur Anwendung.
- *Deckung durch Spalthaut, Meshgraft oder Reverdin-Hautinseln:* Diese Versorgung eignet sich vor allem für flache Wundflächen ohne Höhlen- und Taschenbildung. In der Regel kommt diese Technik bei ausgedehnten Dekubitalgeschwüren im Gesäßbereich nicht in Frage, sie eignet sich aber unter Umständen für Geschwüre im Bereich der Ferse oder Außenknöchel.
- *Verschiebe- oder Rotationslappenplastik:* Mit Hilfe breitbasiger Vollhautverschiebe- bzw. Rotationslappen aus der Umgebung des Dekubitus lassen sich auch größere Defekte spannungsfrei schließen. Bei größeren Wundtaschen und Höhlen in der Tiefe ist ein Verschluß durch angrenzende Muskelteile anzustreben. Dies gilt auch für die Deckung von Knochenflächen.

Beeinflussung der Risikofaktoren

Die Behandlung eines bestehenden Dekubitalulkus wird nur Erfolg zeigen, wenn nicht nur die isolierte Wunde, sondern der ganze betroffene Mensch im Mittelpunkt der ärztlichen, pflegerischen und therapeutischen Bemühungen steht (Initiative 1997). In diesem Zusammenhang müssen Grund- und Begleiterkrankungen, der Ernährungszustand, bestehende Schmerzen, die psychosoziale Situation des Betroffenen sowie alle Faktoren, die für die Entstehung eines Dekubitus verantwortlich sind, festgestellt und wenn nötig behandelt werden (s. Tab. 12.1).

Komplikationen und Heilungsdauer

Dekubitalulzera verursachen einen beträchtlichen Verlust an körpereigenen Proteinen (50 g Eiweiß und mehr pro Tag). Somit droht eine progrediente Schwäche und Entkräftigung. Der Eiweißverlust muß durch Zufuhr ausgeglichen werden, sonst stört er jeden Rehabilitationsprozeß. Neben den zu fürchtenden, vom Dekubitus ausgehenden Infektionen ist noch auf die Gefahr der Einschmelzung einer Nekrose in die Spongiosa mit einer anschließenden Osteomyelitis zu erwähnen. Die Mortalität durch Sepsis im Zusammenhang mit Dekubitalulzera wird trotz adäquater antibiotischer Behandlung mit 48% angegeben (Füsgen 1996).

Die Hautschädigung im Stadium der starken Rötung bildet sich nach unmittelbarer und vollständiger Druckentlastung etwa innerhalb von 2 Tagen allmählich zurück. Eine Blasenbildung heilt nach Druckentlastung, Abtragung des Schorfs und Infektionsprophylaxe innerhalb von 1–2 Wochen. Abhängig vom Ausmaß der Läsion benötigen Ulzera mit oberflächlichen Ulzerationen von Haut und subkutanem Gewebe, die bis an die Muskulatur reichen, 1–3 Monate zur Heilung. Bei Ulzera, die bis in die Muskulatur dringen oder schon bis an die Knochen oder Gelenkstrukturen heranreichen, können Monate oder Jahre erforderlich sein, bis sie unter konservativer Behandlung abheilen, wobei große, wenig dehnbare und instabile Narben zurückbleiben. Deshalb ist bei der Mehrzahl solcher ausgedehnter Ulzera die Deckung durch chirurgische Maßnahmen erforderlich. Die Einschätzung der Heilungszeit von Druckgeschwüren ist insgesamt sehr schwierig.

Qualitätsmanagement

Gerade bei einem für den Patienten so belastenden und für die Gesellschaft kostenaufwendigem Krankheitsbild ist Qualitätsmanagement nicht nur in unserer prozeßfreudigen Zeit zur Rechtssicherheit notwendig, sondern sollte eine Selbstverständlich-

keit sein. Auch für den Bereich Dekubitus gelten die 3 klassischen Bereiche:
- Strukturqualität
- Ablaufqualität
- Ergebnisqualität.

Die Qualität im Bereich „Dekubitus" macht sich daran bemerkbar, daß die Zahl der Dekubituspatienten rückläufig ist und/oder der Dekubitus in kürzerer Zeit heilt. Um diese Aspekte feststellen zu können, muß zunächst eine sorgfältige Erfassung der Dekubitushäufigkeit erfolgen. Hierzu haben sich Stichtagserhebungen bewährt, die ca. halbjährlich wiederholt werden sollten.

Zur Strukturqualität gehört die Dokumentation der Prophylaxe bzw. der Therapie. Grundsätzlich sollte die Dokumentation zeitnah erfolgen, konkret für alle an der Dekubitusprophylaxe bzw. -therapie Beteiligten nachvollziehbar sein sowie durch ein Handzeichen, z.B. in einem Wendeplan, eindeutig zuzuordnen sein.

Der Heilungsverlauf sollte am besten zweifach dokumentiert werden: schriftliche Dokumentation und fotografische Dokumentation. Dabei erfolgt die schriftliche Dokumentation grundsätzlich immer und ist rechtlich notwendig. Sie darf nicht durch ein Foto ersetzt werden. Das Foto, z.B. mittels einer Polaroid-Sofortbildkamera, versteht sich immer als Ergänzung des schriftlichen Befundes.

Für die Ablaufqualität beim Dekubitus sind ohne Zweifel von Bedeutung:
- Personalbetreuung und -qualifikation
- vorhandene Hilfsmittel
- Kooperation mit bzw. Informationsweitergabe zwischen den Mitgliedern des therapeutischen Teams (Bienstein 1997).

In diesem Bereich werden erfahrungsgemäß auch die meisten Defizite beobachtet.

Häufige Fehler in der Dekubitusbehandlung sind:
- Vernachlässigung der notwendigen Druckentlastung
- Übersehen einer Infektion
- Austrocknen des Granulationsgewebes durch Anwendung von Puder
- Einsatz von lokalen Wundbehandlungsmitteln, die mehr oder weniger zu einer Schädigung des Granulationsgewebes führen.

Auch der Versuch der Granulationsförderung vor Abschluß der Wundreinigung ist als häufiger Fehler zu beobachten. Oft vergessen wird auch die Behandlung der sekundären Dekubitusrisikofaktoren, denen natürlich eine hohe Bedeutung in der ganzheitlichen Behandlung des älteren Patienten zukommt.

Literatur:

Ärzte Zeitung: Maden reinigen schonend chronische Wunden und fördern den Heilprozeß.15./16.01.1999, 13.

Allmann R.M., C.A. Laprade, L.B. Noel et al: Pressures sores among hospitalized patients. An: intern. Med. 105 (1986) 337–342.

Bienstein, Ch.: Qualitätssicherung und -kontrolle. In: Bienstein, Chr.; Schröder, G., Braun, M., Neander, Kl.-D.: Dekubitus. S. 239–249. Thieme, Stuttgart 1997.

Bäuerle, J., K. D. Neander: Über die Anwendung gepulster elektrischer Stimulation bei der Therapie von Dekubitalulcera. Krankenpflege Journal 34 (1996) 270–275.

Bryant, R.A.: Acute and Chronic Wound-Nursing Management. Mosby, 1992.

Brocklehurst, J. C., T. Hanley, M. Martin: Geriatrie für Studenten. S. 107. Steinkopff, Darmstadt 1979.

Coerper, S., G. Köveker, H. D. Becker: Wachstumsfaktoren und Wundheilung. In: Sedlarik, K. M., Lippert, H. (Hrsg.). Wundheilung und Wundauflagen. 164–169. Wiss. Verl.-Ges., Stuttgart 1994.

Collier, M.: Know how: vacuum assisted closure (VAC). Nursing Times 32 (1997) 93.

Daschner, F., T. Fenner: Antiseptika. intern.praxis 31 (1991) 574.

Dire, D. J.: A comparison of wound irrigation solutions used in the emergency department. Annals of Emergency Medicine 19, 6. (1990), 704–708.

Dreßler, A.: Risikopatienten erkennen mit der erweiterten Norton-Skala. In: Bienstein C. (Hrsg.) Schröder G. : Dekubitus; Heinrich, Frankfurt (1990) 66–74.

Estler, C.-J.: Stoffe zur Desinfektion. In: Ammon H.P.T. (Hrsg.): Arzneimittelneben- und -wechselwirkungen. WVG Stuttgart 1991, 1206–1212.

Fleischmann, W.: Die Vakuumversiegelungstechnik zur Behandlung chronischer Wunden. Klinikarzt 25 (1996) 188–190.

Füsgen, I., I. Füsgen: Chronische Wunden. Quintessenz. MMV München 1996.

Füsgen, I.: Richtlinien zur Prophylaxe und Therapie des Dekubitus. Geriat. Forsch. 8 (1998) 109–111.

Gentzkow, G. D. et al.: Improved healing of pressure ulcers using dermapulse, A new electrical stimulation device. Wounds 3 (1991) 158–170.

Gentzkow, G.D. et al.: Healing of refractory stage III and IV pressure ulcers by a new electrical stimulation device. Wounds 5 (1993) 160–172.

Gilchrist, B.: The microbiology of wounds. In: Altmeyer, P., et al. (eds.): Wound Healing and Skin Physiology, Springer Berlin (1995), 387–391.

Glide, S.: Cleaning choices. Nursing Times 88 (1992) 74–78.

Görtz, G., K. Reimer, H. Neef: Entwicklung, Eigenschaften und Bedeutung von PVP-Jod. In: G. Hierholzer, K. Reimer, E. R. Weissenbacher (Hrsg.): Topische Infektionstherapie und Prophylaxe. Thieme, Stuttgart–New York (1996), 3–7.

Hatz, R.A., R. Niedner, W. Vanscheidt et al.: Wundheilung und Wundmanagement. Springer, Berlin–Heidelberg–New York, 1993.

Initiative „Chronische Wunden": Leitlinie Dekubitus. Egger Satz u. Druck GmbH, Landsberg 1997.

Knobel, S.: Wie man sich bettet, so bewegt man. Pflege 9/2 (1996) 134–138.

Kramer, A., V. Adrian: Lokale Antiinfektiva als Alternative zu systemischen Antiinfektiva mit Ergebnissen zur Gewebeverträglichkeit. In: G. Hierholzer, K. Reimer, E. R. Weissenbacher (Hrsg.): Topische Infektionstherapie und Prophylaxe. Thieme, Stuttgart–New York (1996) 19–23.

Lineaweaver, W., R. Howard, D. Soucy et al.: Topical antimicrobial toxicity. Arch. Surg. 120 (1985) 267–275.

Meehan, M.: Studie über die Prävalenz von Druckgeschwüren, in akutmedizinischen Kliniken in den USA in den Jahren 1989–1991. Dekubitus Symposium 26.03.1993 Duisburg des Rheinisch-westfälischen Arbeitskreises für Klinische Geriatrie.

National Pressure Ulcer Advisory Panel: Pressure ulcers: incidence, economics, risk assessment. Consensus development conference statement. Decubitus 2 (1989) 24–28.

Neander, K.D., S. Michels, F. Bering et al.: Der Einfluß von Weichlagerung auf die Körperwahrnehmung und -haltung. Pflege 9 (1996) 293–300.

Neumann, E.: Strafrechtliche Gesichtspunkte bei der Dekubitusentstehung in Krankenhaus und Pflegeheim. Dekubitus Symposium 26.03.1993 Duisburg des Rheinisch-westfälischen Arbeitskreises für Klinische Geriatrie.

Niedner, R.: Medikamentöse Therapie der Wunde. In: Bienstein C., G. Schröder (Hrsg.): Dekubitus. Thieme, Stuttgart 1997, 213–227.

Niedner, R.: Zytotoxizität und Allergisierungsproblematik häufig eingesetzter antiinfektiver Lokaltherapeutika. In: G. Hierholzer, K. Reimer, E. R. Weissenbacher (Hrsg): Topische Infektionstherapie und Prophylaxe. Thieme, Stuttgart– New York 1996, 25–27.

Niedner, R.: Inhibition of wound healing by topical antimicrobial agents. In: Altmeyer, P. (ed.): Wound Healing and Skin Physiology. Springer Berlin (1995) 435–448.

Niedner, R., W. Vanscheidt: Ulcus cruris. In: K. M. Sedlarik (Hrsg.): Wundheilung. Gustav Fischer, Jena–Stuttgart 1993, 213–238.

Reuler, I. B., T. C.Cooney: Pressure sores. In: Cassel, C., I. R. Walsh (eds.): Geriatric medicine (Bd. 19) Springer, New York, (1984), 508–516.

Röthel, H., W. Vanscheidt: Basisinformation zum Wundmanagement. Wund-Forum 1 (1997) 24–28.

Schopf, R.E., G. Klinke, M. Rehder et al.: Influence of agents used for topical wound treatment on phagocyte stimulation and fibroblast growth. In: Altmeyer P. et al. (eds.): Wound Healing and Skin Physiology. Springer Berlin (1995) 635–642.

Shea, I. D.: Pressure scores: classification and management. Clinical Orthopedics and Related Research 112 (1975) 89 to 100.

Seiler, W.O., H. B. Stähelin: Dekubitus. In: Sedlarik, K. M. (Hrsg.): Wundheilung. Gustav Fischer, Jena–Stuttgart 1993, 192 bis 212.

Sima, W.O., J. Babendererde, J. Bäuerle et al.: Gepulste elektrische Stimulation. Dermatologie, 26 (1996) 275–277.

Tauche, M.: Ergebnisse einer Prävalenz-Studie zur Häufigkeit von Druckgeschwüren in deutschen Kliniken. Dekubitus Symposium 26.03.1993 Duisburg des Rheinisch-westfälischen Arbeitskreises für Klinische Geriatrie.

Transparenz-Telegramm 92/93: Lokale Wundbehandlung. A.V.I. Arzneimittelverlag Berlin 1992, 70–72.

Zederfeldt, B.: Factors influencing wound healing. In: Sundel, B.W. (eds.): Symposium on wound healing. Espoo, Sweden, (1980) 11–22.

13

Erbrechen

ROBERT HEINRICH UND MICHAEL GEYER

INHALT

1 Definition 143
2 Pathophysiologie 143
3 Ursachen 143
4 Komplikationen 144
5 Therapie 145

1 Definition

Unter Erbrechen versteht man das retrograde Herausbefördern des Inhalts von Magen und/oder Dünndarm nach außen. Physiologisch ist Erbrechen ein Schutzmechanismus, um Substanzen, die physikalisch oder chemisch ungeeignet sind, am Eintreten in das Verdauungssystem zu hindern.

Üblicherweise gehen dem Erbrechen Übelkeit, Hypersalivation und Würgen voraus. Diese Verbindung ist aber nicht zwingend notwendig, Übelkeit oder Erbrechen können auch unabhängig voneinander auftreten.

2 Pathophysiologie

Erbrechen wird durch Stimulation des Brechzentrums in der Medulla oblongata ausgelöst. Das Brechzentrum kann hierbei durch zentrale, kortikale, hypothalamische oder viszerale Faktoren beeinflußt werden. Afferenzen laufen sowohl durch sympathische als auch parasympathische Fasern aus dem Gastrointestinaltrakt, dem Peritoneum, den Mesenterialgefäßen, den Gallenwegen, dem Pharynx und Thorax sowie aus dem Urogenitaltrakt zum Brechzentrum und verursachen Übelkeit und Erbrechen.

Eine Aktivierung des Brechzentrums ist via kortikobulbärer Afferenzen bei starken Reizen des Geschmacks- und Geruchssinns oder durch visuelle Reize möglich. Auch starke oder ungewöhnliche emotionale Reize können Erbrechen auslösen.

Bei metabolischen Störungen (Urämie, Hyperglykämie), chemischen Stimuli (Medikamente) oder vestibulären Reizen (Kinetosen) via Labyrinth erfolgen die Übertragung ans Brechzentrum und das Auslösen des Erbrechens über die Chemorezeptortriggerzone (ebenfalls im Hirnstamm, etwas kaudal lokalisiert) und von dort aus über Afferenzen und Neurotransmitter (Dopamin, Serotonin, GABA, Noradrenalin und Opiate) zum Brechzentrum.

Die beschriebenen Auslöser und Reize führen – gesteuert durch das Brechzentrum – zu Kontraktionen sowohl der Atemmuskulatur mit konsekutivem Tiefertreten des Zwerchfells als auch zu einer Kontraktion der Abdominalmuskulatur. Gleichzeitig erfolgt der Verschluß des Pylorus; Kardia und Magenfundus erschlaffen. Abdominelle Muskelkontraktionen befördern den Mageninhalt retrograd über Ösophagus und Mund ins Freie. Reflektorischer Glottisverschluß und Atemlähmung verhindern während des Brechvorgangs eine Aspiration, ein Höhersteigen des weichen Gaumens schützt vor Eintreten von Erbrochenem in den Nasopharynx.

3 Ursachen

Erbrechen ist ein im Grunde unspezifisches Symptom, das durch eine Reihe verschiedener Ursachen ausgelöst werden kann. Diagnostische Grundlage müssen daher neben dem Vorhandensein des Symptoms Erbrechen die gezielte Anamnese und die Klinik des Patienten sein, um Hinweise auf die Ursache zu erhalten. Anamnestische Kriterien zur Einordnung der Ursache des Erbrechens sind in Tabelle 13.1 aufgeführt.

Prinzipiell ist vom Erbrechen die Regurgitation als Differentialdiagnose abzugrenzen. Hier kommt es zum Aufstoßen von Nahrung ohne Übelkeit und ohne Kontraktionen von Atem- und Abdominalmuskulatur. Brechzentrum und Chemorezeptortriggerzone sind nicht involviert. Übelkeit oder andere vegetative Begleitsymptome wie Schwitzen fehlen. Ursachen der Regurgitation sind beispielsweise Ösophagusdivertikel, Ösophagusstrikturen oder Insuffizienz des unteren oder oberen Ösophagussphinkters.

> Abdominelle Erkrankungen geriatrischer Patienten treten typischerweise mit Erbrechen als Symptom auf, wobei das Erbrechen einziges Symptom einer akuten, unter Umständen lebensbedrohlichen Erkrankung sein kann.

Gastrointestinale Erkrankungen, die mit Erbrechen einhergehen können, sind:
- Ösophagitis, Refluxösophagitis, Ösophagusmalignom
- akute Gastroenteritis, Lebensmittel- (Staphylokokken, Salmonellen) und Pilzintoxikation, Alkohol(-intoxikation), Ulcus ventriculi et duodeni, Magenkarzinom, Symptom der zu-/abführenden Schlinge bei Z.n. Billroth-II-Operation, Roux-Y-Anastomose
- Cholezystitis oder Gallenkolik, Cholangitis, Pankreatitis, Hepatitis, ischämische Enterokolitis, Appendizitis, Peritonitis.

Nebenwirkungen oder unerwünschte Wirkungen von Arzneimitteln, oft als Folge einer Polymedikation (bzw. zum Teil umfangreicher Selbstmedikation) bei multimorbiden älteren Patienten und Veränderungen der Pharmakokinetik beim geriatrischen Patienten können ebenfalls Erbrechen verursachen.

Folgende Medikamente bzw. Medikamentengruppen sind hierbei häufig anzutreffen: Digitalisglykoside, Östrogene, Levodopa, Eisensulfat, Antibiotika, Zytostatika, Kaliumchlorid, Antirheumatika.

Auch eine Erhöhung des intrazerebralen Druckes nach Traumata, bei Hirntumoren, Hirnblutungen oder entzündlichen Erkrankungen des ZNS verursacht bei geriatrischen Patienten Erbrechen. Ebenso kann dieses nach medizinischen Bestrahlungen des Zentralnervensystems auftreten.

Anfallsweiser Schwindel, z.B. bei M. Menière, vestibulärer Insuffizienz, Neuronitis vestibularis bzw. Schwindel bei Z.n. Kleinhirninfarkten oder -blutungen, kann ebenfalls zu Erbrechen führen.

Schwere Allgemeinerkrankungen wie akuter Myokardinfarkt, schwere Herzinsuffizienz mit Leberstauung, Lungenembolie, Nierenkolik, Gallenkolik und hypertensive Entgleisungen können mit Übelkeit und Erbrechen symptomatisch werden, möglicherweise sogar als Erstsymptom oder monosym-

Tabelle 13.1 Anamnestische Kriterien zur Einordnung der Ursache des Erbrechens.

Häufigkeit und Dauer des Erbrechens
- periodisch: Migräne, M. Menière
- zyklisch: Pylorusstenose, Syndrom der zuführenden Schlinge

Zeitpunkt des Erbrechens
- morgens: Alkoholkonsum, Urämie
- postprandial: akute Gastroenteritis, Hepatitis, psychogen
- nachts: Ulkusleiden, Gallenwegserkrankungen
- Stunden postprandial: Pylorusstenose, Z.n. Vagotomie, Magenkarzinom

Kombination mit Schmerzen
- abdominell: Erkrankungen von Magen, Gallenblase, Pankreas, Darm etc.
- Kopfschmerzen: Migräne, Hirnblutung, Meningitis, Tumor

Vorerkrankungen
- Magen, Leber, Gallenblase, Pankreas
- Diabetes mellitus
- Herzinsuffizienz
- Voroperationen

Medikamente

Zusammensetzung des Erbrochenen
- unverdaut: Ösophagusprozeß
- Blut: Ulkus, Varizen, Tumor, Erosionen, Mallory-Weiss-Syndrom, schwere Entzündungen
- angedaut postprandial: Pylorusstenose

Geruch
- säuerlich: primär kein Prozeß des Ösophagus
- fäkulent: Ileus, gastrokolische Fistel

ptomatisch. Glaukomanfälle sollten in die differentialdiagnostischen Überlegungen mit einbezogen werden.

Erbrechen als Folge einer metabolischen Störung kann bei geriatrischen Patienten auf eine Blutzuckerentgleisung (in der Regel Hyperglykämie/Ketoazidose), eine Hyperurikämie, aber auch auf seltene Erkrankungen wie M. Addison, Hyperparathyreoidismus oder Coma hepaticum hinweisen.

4 Komplikationen

Besonders lang andauerndes Erbrechen kann zu einer Reihe von Komplikationen führen:
- Dehydratation und Elektrolytentgleisung mit Verwirrtheit und anderen Folgen wie z.B. Thrombosen, Herzrhythmusstörungen, Motilitätsveränderungen des Darms, Muskelkrämpfen und Krampfanfällen
- Veränderungen im Säure-Basen-Haushalt durch den Verlust von sauren Valenzen im Sinne einer metabolischen Alkalose
- Mallory-Weiss-Läsionen als Folge schwallartigen, häufigen Erbrechens mit unter Umständen erheb-

lichem gastrointestinalem Blutverlust und der Notwendigkeit einer interventionellen gastroenterologischen Therapie mit erhöhtem Risiko. Länger andauerndes Erbrechen mit deutlich verminderter Nahrungsaufnahme kann zu Mangelernährung mit allen daraus resultierenden Komplikationen führen.

5 Therapie

Grundsätzlich gilt, bei der Therapie des Erbrechens die zugrundeliegende Erkrankung zu erkennen und zu behandeln. Erkrankungen, die gerade beim älteren Patienten häufig symptomarm oder uncharakteristisch verlaufen, nichtsdestoweniger aber schwerwiegend sein können, müssen ausgeschlossen werden.

Hier sind erneut die exakte Erhebung der Anamnese (inkl. Medikamentenanamnese) und die Beurteilung des klinischen Bildes von großer Wichtigkeit.

Zur symptomatischen Behandlung des Erbrechens stehen verschiedene Substanzen zur Verfügung, die in Tabelle 13.2 zusammengefaßt sind.

Während 5-HT_3-Antagonisten und Kortikosteroide v.a. bei zytostatika- oder strahlentherapieinduziertem Erbrechen eingesetzt werden, werden die anderen Antiemetika durchaus auch häufig bei geriatrischen Patienten verwendet.

Dabei ist besonders bei Anticholinergika und Antihistaminika das Nebenwirkungsprofil zu beachten:
- Müdigkeit oder Schläfrigkeit
- Herabsetzung des Reaktionsvermögens
- Antriebsarmut mit z.B. erheblicher Erhöhung des Sturzrisikos und damit der Gefahr von Frakturen.

Metoclopramid führt in bis zu 1% der Fälle zu extrapyramidalmotorischen Symptomen wie: Schluckstörungen, Zungenkrämpfe, passagerer Agitation.

Über die rein medikamentöse Therapie hinaus ist die Substitution von Flüssigkeit sowie Elektrolyten und – in schwereren Fällen – die Wiederherstellung des Gleichgewichts im Säure-Basen-Haushalt gerade beim geriatrischen Patienten von großer Bedeutung.

Literatur

Du Bois, A.: Management der chemotherapieinduzierten Emesis: Was ist Standard nach 20 Jahren klinischer Forschung? Med. Klein. 93 (1998), 3–17(Suppl.I).
Friedman, L. S. (guest editor): Gastroenterology Clinics of North America: Gastrointestinal Disorders in the Elderly. Volume 19/Nr. 2 1990.
Gross, R., P. Schölmerich, W. Gerok: Die Innere Medizin. Schattauer, Stuttgart 1996.
Hazzard, W.R.: Principles of Geriatric Medicine and Gerontology. McGraw-Hill Inc., New York 1994.
Huchzermeyer, H.: Medikamentöse Therapie des Erbrechens. Tumordiagnostik und -therapie 18 (1997) A10–20.
Kelley, W. N. (editor-in chief): Textbook of Internal Medicine. Lippincott, Philadelphia 1989.
Mörk, H., M. Scheurlen: Leitsymptom Erbrechen. Internist 39 (1998) 1055–1061.
Siegenthaler, W.: Differentialdiagnose innerer Krankheiten. Thieme, Stuttgart 1993.

Tabelle 13.2 Substanzen zur symptomatischen Behandlung und ihr Wirkmechanismus.

Substanzgruppe	Wirkmechanismus	Substanzbeispiele
Anticholinergika	Besetzung von Muskarinrezeptoren in der Chemorezeptortriggerzone, Besetzung vestibulärer Afferenzen zum Brechzentrum	Atropin Scopolamin (Scopoderm® TTS)
Antihistaminika	Blockade der H_1-Rezeptoren in der Chemorezeptortriggerzone und im Brechzentrum	Dimenhydrinat (Vomex® A) Meclozin (Bonamine®)
Dopaminantagonisten	zentrale Blockade von D_2-Rezeptoren	Triflupromazin (Psyquil®) Prometazin (Atosil®) Metoclopramid (Paspertin®) Domperidon (Motilium®)
5-HT_3-Antagonisten	Antagonisierung der Serotoninwirkung an den Serotoninrezeptoren in der Chemorezeptortriggerzone und im Brechzentrum	Ondansetron (Zofran®) Tropisetron (Navoban®)
Kortikosteroide	Verbesserung der Wirksamkeit von 5-HT_3-Antagonisten und Dopaminantagonisten	Dexamethason (Fortecortin®) Prednisolon (Solu-Decortin®)

14

Exsikkose und Elektrolytstörungen

JÖRG SCHULZ

INHALT

1 Bedeutung für die Geriatrie 146
2 Physiologie 147
3 Klinische Symptomatik 147
4 Kaliumbilanzstörungen 149
4.1 Hypokaliämie 149
4.2 Hyperkaliämie 149
5 Therapiegrundsätze 150
6 Rehabilitation 150

1 Bedeutung für die Geriatrie

Der Alternsprozeß scheint auch in einer Störung der Homöostase und damit einer tendenziösen Dysharmonie der Lebensprozesse als Ganzes im Zusammenhang zu stehen.

Durch die zunehmende Adaptationsverminderung im Alter entwickelt sich eine Leistungsinsuffizienz, die ihrerseits auch das Versagen der Homöostase beim älteren Menschen erklärt. Durch die Erkenntnisse über die Zusammenhänge des Wasser- und Elektrolythaushaltes ist es erklärbar, warum der alte Mensch stärker gefährdet ist als jüngere, da infolge involutiver Einschränkungen der kompensatorischen renalen, pulmonalen und endokrinen Puffermechanismen frühzeitig Versagenszustände zu beobachten sind. Bereits geringe Störungen des Wasser- und Elektrolythaushaltes können zu katastrophalen Entgleisungen und zu ernsten Bedrohungen des Lebens führen und bedürfen demzufolge einer besonderen Beachtung (Baur 1965). In der Regel wird auch der ältere Organismus in der Lage sein, die Aufrechterhaltung der Osmolarität, des Flüssigkeitsvorkommens sowie der Elektrolytzusammensetzung und Elektrolytkonzentration der Körperflüssigkeiten durch die Regulationssysteme zu realisieren. Man muß aber einige Besonderheiten im Alter berücksichtigen, die veränderte Reaktionen auslösen können (Tab. 14.1).

Die schon bei geringen Anforderungen auftretenden Störungen der Isovolämie und Isoionie haben ihre Hauptursachen in der verminderten Anpassungsbreite der Nieren und in der verminderten regulatorischen Funktion des Durstes (Dietze et al. 1979).

Mit dem Harn gehen beim alten Menschen größere Mengen Wasser und Natriumsalze verloren, die auch bei eingeschränkter Flüssigkeits- und Natriumzufuhr fortbestehen.

Die im Alter auftretende pathologische Abnahme der Konzentrierungsfähigkeit der Niere führt auch zu einer Verminderung des Natriumspareffektes. Daraus resultiert eine renale Natriumausscheidung auch bei bereits bestehendem Natriummangel. Beim alten Patienten sind beide Regulationsmechanismen, nämlich die Konzentrationsfähigkeit der Niere und das Durstgefühl, eingeschränkt, so daß sich frühzeitig Flüssigkeitsverluste einstellen kön-

Tabelle 14.1 Besonderheiten des Wasser- und Elektrolythaushaltes im Alter.

- Das Gesamtkörpergewicht unterliegt individuellen und altersabhängigen Variationen.
- Der Wasser- und der Fettanteil des alternden Organismus verhalten sich umgekehrt proportional, d.h., der Fettanteil erhöht sich zuungunsten der Wassermenge.
- Die sexualdifferenten Fett- und Wasseranteile sind auch im Alter zu beobachten, d.h., der Anteil des Fettgewebes am Gesamtgewicht ist in allen Altersstufen bei den Frauen höher als bei den Männern.
- Beim alternden Menschen sind eine Abnahme von Kalium, Magnesium und Phosphat sowie eine Zunahme von Natrium, Chlorid und Kalzium zu beobachten.
- Die intra- und extrazellulären Flüssigkeitsräume stehen untereinander im Austausch und können unterschiedliche Ionenzusammensetzungen und -konzentrationen durch osmotische und aktive Zellfunktion aufrechterhalten.

nen. Ohne wesentliche subjektive Beschwerden kommt es zum Zusammenbruch der Stoffwechselfunktionen im Wasser- und Mineralhaushalt. Änderungen des Natriumbestandes werden deshalb immer mit einer Änderung des Wasserbestandes einhergehen und sich klinisch an Störungen der Kreislaufregulation infolge Verkleinerung oder Vergrößerung des Blutvolumens zeigen.

Änderungen des Serumnatriumspiegels sind immer Ausdruck einer schweren Störung der Osmoregulation und zeigen an, daß im Verhältnis zu den gelösten Teilchen zuviel oder zuwenig Wasser vorhanden ist. Da das Wasser der extrazellulären Flüssigkeit im engen Austausch mit der intrazellulären Flüssigkeit steht und immer nach dem Kompartiment mit der höheren Osmolarität wandert, kann aus der Höhe des Natriumspiegels auf den Zustand des Intrazellularraums (IZR) geschlossen werden (Kruse et al. 1992).

2 Physiologie

Das Gesamtkörperwasser eines gesunden erwachsenen Menschen beträgt zwischen 50 und 60% des Körpergewichts und reduziert sich jenseits des 60. Lebensjahres um mehr als 5%. Der Wassergehalt des Organismus ergibt sich aus den intrazellulären und extrazellulären Volumenanteilen und wird auch im höheren Lebensalter relativ konstant gehalten. Die Regulation des Wasserhaushaltes erfolgt durch das Durstgefühl und das antidiuretische Hormon (ADH). Obwohl die Osmolarität der intrazellulären und extrazellulären Flüssigkeit gleich groß ist, sind die Elektrolytzusammensetzungen unterschiedlich.

Die Kaliumionen sind für die intrazellulären und die Natriumionen für die extrazellulären Gleichgewichte von besonderer Bedeutung. Veränderungen des Wasserhaushaltes betreffen in der Regel den extrazellulären Raum und führen zu den klinischen Zeichen einer Überwässerung oder Exsikkose.

3 Klinische Symptomatik

Klinisch relevante Störungen mit den Folgeerscheinungen einer Exsikkose sind bei Natrium- und Wasserverlusten zu beobachten. Das Defizit entwickelt sich z.B. über verstärkte extrarenale Verluste (Erbrechen, verstärkte Schweißbildung). Bei fehlender oder ungenügender Nahrungs- und Flüssigkeitszufuhr kann die Niere wegen einer eingeschränkten Leistungsbreite den Harnfluß nur unwesentlich reduzieren, d.h., zu den auftretenden extrarenalen Verlusten treten weitere Verluste von Wasser und Natrium über die Nieren hinzu. Der involutiv gestörte Durstmechanismus verhindert gleichzeitig die Kompensation durch verstärkte Zufuhr. Diese *mangelhafte Ausprägung des Durstgefühls* wird bei alten hinfälligen Patienten fast regelmäßig beobachtet (Medizinisch wissenschaftliche Abteilung der Fresenius AG 1990). Eine ausbleibende Flüssigkeitszufuhr kann dann sehr schnell zu Halluzinationen und getrübtem Bewußtsein führen.

> Beim alten Menschen verlaufen die sogenannten dehydratationsbedingten Störungen schleichend, meist ohne wesentliche Vorboten, so daß die bedrohliche Situation eines plötzlichen Kreislauf- oder Stoffwechselzusammenbruchs den Arzt überraschen kann.

Auch die typischen klinischen Zeichen des kombinierten Natrium- und Wasserverlustes wie Orthostase, verzögerte Venenauffüllung und Hypotonie werden oft verkannt.

Der Gastrointestinaltrakt als elementarer Aufnahmeort von Vitalstoffen ist gleichzeitig eine der großen Transformationsstellen des Körpers für Wasser und Elektrolyte. Etwa 9 l Flüssigkeit mit variablem Elektrolytgehalt – entspricht annähernd der dreifachen Menge des Blutplasmas – passieren täglich den Verdauungstrakt, jedoch gehen unter Normalbedingungen nur 1–2% als Stuhlwasser „verloren".

Dieser sogenannte *gastrointestinale Kreislauf für Wasser und Elektrolyte* ist durch die vielfältigen Quellen der intestinalen Flüssigkeit sowie der unterschiedlichen Mechanismen und Orte ihrer Resorption störanfällig, so daß der Magen-Darm-Trakt unter pathologischen Bedingungen zur Achillesferse des Wasser- und Elektrolytstoffwechsels werden kann. Der Magen-Darm-Trakt spielt für den Wasserhaushalt insofern eine wichtige Rolle, als jede Form von mangelnder Zufuhr bzw. Verlust durch pathologische Prozesse (Erbrechen, Durchfälle) den alten Menschen in Richtung eines ungedeckten Wasserverbrauchs, d.h. einer lebensgefährlichen Wasserentnahme aus dem bereits minimalen Bestand, gefährdet und gleichzeitig Isoionie und Isohydrie stört (Kruse et al. 1992; Therapie-Handbuch 1998).

Unabhängig von letzterer morbiditärer Beeinflussung ist in der Regel ein geriatrischer Patient in seinem Wasser- und Mineralhaushalt durch folgende Besonderheiten gekennzeichnet:
- das Gesamtkörperwasser ist auf Kosten intrazellulärer Dehydratation vermindert
- das Durstgefühl ist abgeschwächt
- die renale und respiratorische Funktion ist involutiv limitiert
- der Kaliumbestand ist reduziert
- Dehydratationszustände sind durch „Altersexsikkose" schwerer erkennbar.

Dehydratationszustände sind die häufigsten Gefährdungsmomente beim alten Menschen. Vereinfacht handelt es sich hierbei im wesentlichen um Störungen des Natrium- und Wasserbestandes zunächst im extrazellulären Flüssigkeitsvolumen mit typischen klinischen Symptomen (Tab. 14.2).

Tabelle 14.2 Allgemeine klinische Symptome bei Dehydratation.

trockene Mundschleimhaut	→ Schluckstörungen
trockene Zunge	→ Sprachstörungen → Schleimhautläsionen
verminderter Hautturgor	→ trockene, faltige Haut → stehende Hautfalten
Tachykardie	→ Schwindel → Synkopen → Orthostase
Elektrolytstörungen	→ Muskelkrämpfe → EKG-Veränderungen
schwere Dehydratation	→ Müdigkeit → Somnolenz → Herz-Kreislauf-Versagen

Tabelle 14.3 Typische Zeichen und Therapie bei isotoner Dehydration.

häufige Ursachen	Erbrechen, Diarrhö, Peritonitis, Ileus, Blut- bzw. Plasmaverlust, Aszitespunktion
typische klinische Zeichen	Gewichtsverlust, Oligurie, Hypotonie, Orthostase, Tachykardie, Erbrechen, Verwirrtheitszustände, Koma
typische Laborbefunde	Erhöhung des Hämatokriten, Erhöhung des Hämoglobins, konzentrierter Urin, Azotämie, Natrium- und Chloridmangel im Urin
Therapie	orale Flüssigkeitszufuhr (ca. 2–2,5 l/Tag), parenteraler Flüssigkeitsersatz (z.B. isotone Elektrolytlösungen, Kochsalzlösungen, evtl. Volumenersatzmittel)

Tabelle 14.4 Typische Zeichen und Therapie der hypertonen Dehydratation.

häufige Ursachen	vermindertes Durstgefühl, Schwitzen, Fieber, Polyurie, Hyperventilation, Diarrhö, Diabetes mellitus, Diabetes insipidus
typische klinische Zeichen	Trockenheit der Schleimhäute, Fieber, Oligurie, allgemeine Schwäche, verstärktes Durstgefühl (nicht obligat), Verwirrtheitszustände, Apathie
typische Laborbefunde	konzentrierter Urin (spez. Gewicht > 1026, Erhöhung des Hämatokriten, Erhöhung des Hämoglobins, Erhöhung des Serumnatriums > 147 mmol/l), Kreatininerhöhung, Erhöhung des Gesamteiweißes
Therapie	orale Flüssigkeitszufuhr ca. 2–2,5 l/Tag, parenteraler, elektrolytarmer Flüssigkeitsersatz (max. 50% der Defizitmenge/Tag, z.B. 5%ige Glukose, Lävulose),

$$\text{Flüssigkeitsdefizit [l]} = \frac{(Na^+\text{-Ist} - Na^+\text{-Soll})}{Na^+\text{-Soll}} * \frac{kg\ KG}{5}$$

Tabelle 14.5 Typische Zeichen und Therapie der hypotonen Dehydratation.

häufige Ursachen	verstärktes Schwitzen, Erbrechen, Diarrhö, Salzverlustniere
typische klinische Zeichen	Orthostase, Hypotonie, tachykarde Herzrhythmusstörungen, ungenügende Venenfüllung, periphere Durchblutungsstörung, Zyanose, herabgesetzter Hautturgor, Fieber, Benommenheit, Krämpfe, kein Durstgefühl
typische Laborbefunde	erhöhter Hämatokrit, niedriges Serumnatrium (< 137 mmol/l), Anstieg des Reststickstoffs, Urinausscheidung von Natrium erniedrigt
Therapie	iso- oder hypertone Kochsalzlösungen,

$$Na^+\text{-Defizit [mmol]} = (Na^+\text{-Soll} - Na^+\text{-Ist}) * \frac{kg\ KG}{5}$$

isotone Natriumhydrogenkarbonatlösung (bei Azidose)

Aus pathophysiologischen Erwägungen unterscheidet man verschiedene Formen der Dehydratation:
- isotone Dehydratation
- hypertone Dehydratation
- hypotone Dehydratation.

Bei der isotonen Dehydratation fehlen Wasser und Natrium in gleichem Ausmaß, bei hypertonem Zustand wurde mehr Wasser als Natrium verloren (Durstexsikkose), und bei hypotoner Dehydratation fehlt mehr Natrium als Wasser. Die typischen Kriterien und Therapieprinzipien der einzelnen Dehydratationsarten sind den Tabellen 14.3–14.5 zu entnehmen (Dietze 1985).

4 Kaliumbilanzstörungen

4.1 Hypokaliämie

Die involutive Verminderung des Wassergehaltes bewirkt eine vorwiegend zelluläre Dehydratation, diese entstehende „Exsikkose" geht mit einer Abnahme des Kaliumbestandes einher. Kalium als wichtigstes intrazelluläres Kation ist für verschiedene Zellfunktionen von großer Bedeutung, ist mitbestimmend für die Osmolarität der intrazellulären Flüssigkeit und stellt einen wichtigen Kofaktor bei einer Reihe von Stoffwechselvorgängen dar. Es beeinflußt in hohem Maß neuromuskuläre Funktionen. Infolge regressiver Veränderungen der Nierenfunktion können ebenfalls Kaliummangelsyndrome auftreten. Sind weitere Bilanzstörungen infolge ungenügender Nahrungsaufnahme, gastrointestinaler Verluste bei Erbrechen oder Diarrhö, bei diabetischer Azidose oder durch Diuretikaverabreichung vorhanden, so resultieren schwerwiegende zerebrale, gastrointestinale und kardiovaskuläre Zeichen, die lebensbedrohlichen Charakter annehmen können.

Obwohl Allgemeinsymptome einer Hypokaliämie bekannt sind, werden Müdigkeit, Inappetenz, EKG-Veränderungen, verzögerte Magenentleerung mit Völlegefühl, aber auch zentralnervöse Störungen wie Konzentrationsschwäche, Unruhe und Verwirrtheitszustände bei Älteren oft übersehen oder falsch gedeutet. Deshalb ist die Beurteilung der Kaliumbilanz bei Störungen des Wasser- und Elektrolythaushaltes mit und ohne Exsikkose bedeutsam (Tab. 14.6).

4.2 Hyperkaliämie

Hyperkaliämische Zustände sind Ausdruck eines schweren Katabolismus mit Insuffizienz der Nierenausscheidung. Meist findet man diese Zustände bei schwerem Organversagen, und sie müssen auch im höheren Lebensalter intensivmedizinisch behandelt werden. In den letzten Jahren beobachtet man jedoch zunehmend iatrogen bedingte Hyperkaliämien infolge längerer Therapie mit kaliumsparenden Diuretika und ACE-Hemmern (Tab. 14.7).

Tabelle 14.6 Typische Zeichen und Therapie der Hypokaliämie.

häufige Ursachen	mangelnde Zufuhr, Inappetenz, Erbrechen, Diarrhö, renale Verluste, diabetische Azidose, Diuretikagabe, Laxanzienabusus, Alkoholismus, Leberzirrhose
typische klinische Zeichen	Schwäche, Müdigkeit, Adynamie, Apathie, Verwirrtheit, Übelkeit, Erbrechen, Meteorismus, paralytischer Ileus, tachykarde Herzrhythmusstörungen, Hypotonie, EKG-Veränderungen (z.B. T-Wellen-Abflachung, T-Verbreiterung, AV-Blockierung, ST-Senkungen, Vorhofflimmern, Tachykardien), Nierenfunktionseinschränkung
typische Laborbefunde	niedriger Serumkaliumspiegel, pathologischer Kaliumbelastungsversuch
Therapie	orale Zufuhr kaliumreicher Nahrungsmittel (z.B. Pflaumen, Bananen, Datteln, Feigen), orale Gabe kaliumreicher Flüssigkeiten (z.B. Fruchtsäfte), orale Substitution von Kaliumsalzen (40–80 mmol/Tag) bei normaler Nierenfunktion, intravenöse Kaliumsubstitution (–120 mval/Tag, z.B. Kaliumchlorid in Glukoselösung), Gabe von Aldosteronantagonisten

Tabelle 14.7 Typische Zeichen und Therapie der Hyperkaliämie.

häufige Ursachen	oligurische Niereninsuffizienz, Katabolismus, Azidose, Verbrennungen, Hypoxie, Gabe von kaliumsparenden Diuretika und ACE-Hemmern, Nebennierenrindeninsuffizienz, Hämolyse
typische klinische Zeichen	Müdigkeit, Schwäche, Parästhesien, Bradykardie, Hypotonie, Kammerflimmern, Sensibilitätsstörungen, schlaffe Lähmungen, Verwirrtheitszustände
typische Laborbefunde	erhöhter Serumkaliumspiegel, oft Hyponatriämie und Azidose, EKG-Veränderungen (z.B. T-Wellen-Erhöhung, atriale, atrioventrikuläre und ventrikuläre Leitungsstörungen)
Therapie	Beschränkung der Kaliumzufuhr, Azidosebehandlung (1–3 mval Zitrat/kg/24 h, Natriumkarbonatgabe, extrarenale Elimination von Kalium (z.B. Austauscherharze), Dialyse, Kaliumantagonisten im Notfall (z.B. 20 ml 10%ige NaCl-Lösung i.v. oder 100 ml 10%iges Kalziumglukonat i.v.)

5 Therapiegrundsätze

Bei den therapeutischen Überlegungen einer Exsikkose sind die symptomatischen und kausalen Therapieprinzipien zu berücksichtigen. Das bedeutet, daß zunächst ein sofortiger Ausgleich der gestörten Bilanz erfolgen muß, um Komplikationen zu vermeiden. Parallel dazu muß die eigentliche Ursache der Erkrankung behandelt werden.

Der aktuelle Befund muß beim vorliegenden Einzelfall als Ausgangspunkt und die involutiven Gegebenheiten müssen als Richtschnur der Behandlung dienen. Starre Behandlungsschemata bieten infolge der Kompliziertheit und Variabilität der möglichen Bilanz- und Verteilungsstörungen im Wasser- und Mineralhaushalt unzuverlässige Anwendungsmöglichkeiten (vgl. Tab. 14.2–14.7).

Eine „Substitution nach Maß" wird nach länger bestehenden Mangelerscheinungen zur Illusion, da nach dem Prinzip der Homöostase vom Organismus eine vorübergehende Adaptation an veränderte Gleichgewichte versucht wird.

Grundsätzlich gelten auch für den älteren Patienten therapeutische Richtlinien (Tab. 14.8).

Abschließend sei darauf verwiesen, daß bei Störungen im Wasser- und Mineralhaushalt die hochsensiblen Regulationsmechanismen (Durstgefühl, Atmung, Nierenfunktion, enterale Resorption) nicht durch unüberlegte, oft übertriebene invasive Intervention geschädigt werden. Polypragmasie und hektische therapeutische Manipulationen schaden oft mehr, als sie nutzen.

Tabelle 14.8 Allgemeine Therapieprinzipien bei Exsikkose im Alter.

- Die Flüssigkeitsbilanz muß aufrechterhalten werden durch Trinken, wenn der Patient schlucken kann; oder durch intravenöse oder subkutane Infusionen.
- Die orale Zufuhr von Wasser und Elektrolyten ist bei älteren Patienten stets einer Infusionsbehandlung vorzuziehen.
- Eine gut abgestimmte Diät muß die Substitutionstherapie sinnvoll unterstützen. Die kontinuierliche Überwachung der Ausscheidungsfunktionen muß selbstverständlich sein.
- Ein ausreichendes Kalorienangebot soll gewährleistet sein, um einem möglichen Katabolismus entgegenzuwirken.

6 Rehabilitation

Nach Beseitigung akuter Entgleisungen des Wasser- und/oder Elektrolythaushaltes sind weitere rehabilitative Maßnahmen unverzichtbar. Das betrifft sowohl die Versorgung im häuslichen Bereich durch Pflegekräfte und Angehörige als auch die weitere Betreuung in Heimen.

Ältere Patienten werden oft mit Flüssigkeit unterversorgt, da das Trinken „vergessen" wird. Dadurch entsteht schnell eine Exsikkose mit allen negativen Folgen. Hat jedoch der Patient ein Durstgefühl, so sind kalte Getränke mehrfach am Tag in „kleinen Schlucken" anzubieten. Geeignet sind Fruchtsäfte, kalter Tee oder Kaffee. Milchprodukte neigen zur Verschleimung, und kohlensäurehaltige Getränke führen zu Völlegefühl des Magens. Die Dokumentation der Ein- und Ausfuhr ist unverzichtbar, um eine entsprechende Bilanzierung zu erreichen.

> Es hat sich als erfolgversprechend gezeigt, daß die Durchsetzung eines zeitlich streng fixierten Tagesablaufprogramms zu bestimmten Eß- und Trinkgewohnheiten führt. Dadurch kann gewährleistet werden, daß eine Kontinuität der Kalorien-, Flüssigkeits- und Elektrolytaufnahme entsteht.

Literatur

Baur, H.: Wasser- und Elektrolythaushalt. In: Doberauer, W. et al. (Hrsg.): Handbuch der praktischen Geriatrie. Enke, Stuttgart 1965.

Dietze, F., D. Strangfeld: Involutive Besonderheiten des Wasser- und Elektrolythaushaltes. In: Chebotarev, D.F. (Hrsg.): Handbuch der Gerontologie, S. 640–655. Fischer, Jena 1979.

Dietze, F.: Notfallsituationen im Alter. Störungen des Wasserhaushaltes. Fortschr. Med. 103 (1985) 981–984.

Kruse, W., T. Nikolaus: Geriatrie. Springer, Berlin–Heidelberg–New York 1992.

Medizinisch wissenschaftliche Abteilung der Fresenius AG (Hrsg.): Infusionstherapie und klinische Ernährung. Fresenius, Bad Homburg 1990.

Therapie-Handbuch, Urban und Schwarzenberg, München–Wien–Baltimore, Stand Juni 1998.

15 Fieber

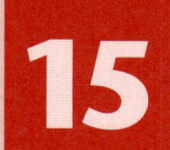

Hans Jörg Werner

INHALT

1. Einleitung 151
2. Die normale Körpertemperatur 151
3. Temperaturmessung in der Geriatrie . . . 152
4. Thermoregulation 152
5. Pathophysiologie des Fiebers 152
6. Fieberhafte Erkrankungen im Alter . . . 153
6.1 Fieber und Infektionen 154
6.2 Fieber und Tumorerkrankungen 155
6.3 Fieber und Kollagenosen 155
6.4 Fieber und Schlaganfall 156
6.5 Fieber und Medikamente 156
6.6 Fieber unbekannter Ursache (FUO) . . . 157
7. Fiebersenkende Therapie 158
8. Zusammenfassung 159

1 Einleitung

Fieber als Zeichen von Krankheit ist schon seit der Antike bekannt. Der römische Schriftsteller Aulus Cornelius Celsus beschrieb in seinen Büchern zur Medizin das Fieber als ein Symptom, das im Zusammenhang mit den klassischen Zeichen der Entzündung, Rötung, Schwellung, Überwärmung und Schmerz, auftritt.

Systematische Messungen der Körpertemperatur wurden erst im 19. Jahrhundert möglich. 1868 entwickelte Wunderlich aufgrund von über 25 000 Temperaturmessungen das Konzept der Temperaturerhöhung als Krankheitssymptom und der Normaltemperatur als Zeichen der Gesundheit.

Auch in der modernen Medizin hat die Erhöhung der Körpertemperatur als Krankheitszeichen bei Infektionen oder anderen systemischen Erkrankungen keineswegs an Bedeutung verloren. Sie ist ein einfach zu messender, genauer und objektiver Parameter, der weniger von äußeren Faktoren beeinflußt wird als z.B. Herzfrequenz, Atemfrequenz oder Blutdruck. Die Körpertemperatur dient häufig als Kriterium für Schweregrad, Dauer und Verlauf einer Erkrankung und bildet in vielen klinischen Situationen die Grundlage, auf der einschneidende diagnostische und therapeutische Entscheidungen getroffen werden. Weiter wird die Körpertemperatur als wichtiger Parameter zur Kontrolle eines Therapieeffektes herangezogen.

Bei vielen Erkrankungen ist Fieber das erste Krankheitszeichen, bei anderen ist es das führende Symptom. Die diagnostischen Probleme, die bei der Suche nach der Ursache einer Fieberreaktion gelegentlich auftreten, entstehen dadurch, daß Fieber eine unspezifische Reaktion auf vielfältige Noxen darstellt und keinesfalls für ein Krankheitsbild pathognomonisch ist.

> Fieber im Alter ist in jedem Fall eine ernstzunehmende Situation mit akuter Gefährdung des alten Patienten.

Über 90% der über 65jährigen mit Fieber sind nach einer Untersuchung von Keating (1983) so schwer erkrankt, daß eine stationäre Behandlung erforderlich wird.

2 Die normale Körpertemperatur

Die normale Körpertemperatur des Menschen zeigt zirkadiane Schwankungen mit niedrigeren Temperaturen morgens, die im Laufe des Nachmittags ansteigen.

> Bei alten Menschen beträgt die normale durchschnittliche Körperkerntemperatur morgens 36,2 °C und nachmittags 36,6 °C und liegt damit *niedriger* als bei jüngeren Menschen.

Bei alten Pflegeheimbewohnern wurde festgestellt, daß die Körperkerntemperatur um 0,5 °C niedriger liegt als der Normalwert.

Die niedrigere Körperkerntemperatur hat möglicherweise Auswirkungen auf die veränderte Fieberreaktion bei Infektionen im Alter. Bei 53 Altenheimbewohnern mit gesicherter Infektion wurde eine mittlere Temperatur von 38,5 °C gemessen. 47% der Patienten wiesen eine Temperatur von weniger als 38 °C auf. In der letztgenannten Gruppe war jedoch eine Anzahl von Patienten, die einen fiebertypischen adäquaten Temperaturanstieg von mehr als 1,5 °C zeigten. Sie erreichten die Temperatur von 38 °C deshalb nicht, weil sie eine niedrige Ausgangstemperatur (weniger als 36,5 °C) hatten.

> Daraus ergibt sich, daß man bei Pflegeheimbewohnern schon bei Temperaturen ab 37,5 °C an das Vorliegen einer mit Fieber einhergehenden Erkrankung denken muß.

3 Temperaturmessung in der Geriatrie

Die Körperkerntemperatur ist unabhängig von der Außen- oder Raumtemperatur und repräsentiert deshalb am zuverlässigsten die Körpertemperatur. Sie kann rektal oder direkt im frisch gelassenen Urin (Uritemp-Technik) gemessen werden. Die sublinguale und die axilläre Messung werden dagegen erheblich von der Außentemperatur beeinflußt. Der Unterschied der simultan gemessenen oralen und rektalen Temperatur bei alten Patienten beträgt bei 50% mehr als 0,5 °C und bei 19% mehr als 1 °C. Liegt eine Tachypnoe z.B. bei Pneumonie vor, kann diese Differenz noch größer sein.

> Orale und axilläre Messungen sind in der Geriatrie für exakte Temperaturbestimmungen nicht geeignet. Sie spiegeln wohl eher die Bedeutung äußerer Einflüsse und peripherer Regulationsmechanismen für die Temperaturregulation wider. In der Geriatrie sollte die Temperatur daher stets rektal gemessen werden.

4 Thermoregulation

Die Körpertemperatur des Menschen wird durch 2 Mechanismen geregelt:
- Durch Änderung seines Verhaltens stellt der Mensch die Körpertemperatur auf die Umgebungstemperatur ein, indem er Kleidung, Wohnung, Aufenthalt, Betätigung den jeweiligen äußeren Temperaturbedingungen anpaßt.
- Durch physiologische, körpereigene Mechanismen wird die *Wärmeproduktion* je nach Bedarf erhöht oder auf gleichem Niveau gehalten (vermehrte Muskelaktivität, periphere Vasokonstriktion), oder die *Wärmeabgabe* wird gesteigert (Schwitzen, periphere Vasodilatation).

Die übergeordnete Schaltstation für die Thermoregulation liegt im vorderen Hypothalamus. Hier laufen die Informationen von Rezeptoren des Hypothalamus und der Peripherie zusammen, von hier werden die peripheren Mechanismen zur Aufrechterhaltung der normalen Körpertemperatur gesteuert. Vereinfacht kann die hypothalamische Thermoregulation mit der Funktion eines Thermostaten verglichen werden.

Mit zunehmendem Lebensalter nimmt die Fähigkeit zur Thermoregulation ab. Veränderungen in den zentralen und peripheren Rezeptoren machen den alten Menschen weniger empfindlich für Temperaturunterschiede. Das hat zur Folge, daß auch die Verhaltensreaktionen auf Temperaturänderungen vermindert sind und die Fähigkeit zur Adaptation an Temperaturschwankungen in der Umgebung im Alter abnimmt.

Auch die körpereigenen thermoregulatorischen Mechanismen reagieren vermindert oder verzögert auf Schwankungen der Umgebungstemperatur. Erschwerend kommt hinzu, daß Immobilität aufgrund von Erkrankungen des Bewegungsapparates, Verwirrtheitszuständen, Medikamenten, z.B. Sedativa, oder schlechten sozialen Bedingungen die Fähigkeit zur Thermoregulation zusätzlich beeinträchtigen können.

> Daraus ergibt sich für den alten Menschen eine erhöhte Gefährdung durch extreme Änderungen der Umgebungstemperatur in die eine oder andere Richtung.

5 Pathophysiologie des Fiebers

Fieber bedeutet, daß der sonst weitgehend konstante Sollwert der Körpertemperatur bei intakten Temperaturregulationsfunktionen durch das Einwirken von Pyrogenen an Rezeptoren im Hypothalamus auf ein höheres Niveau eingestellt wird. Die oben angeführten thermoregulatorischen Mechanismen (Schüttelfrost, Muskelzittern, periphere Vasokonstriktion) erhöhen die Wärmeproduktion des Organismus, bis der neue Sollwert erreicht ist. *Fieber* ist definiert als Temperatur von über 38,3 °C (101 °F in der anglo-amerikanischen Literatur; 1 °C ≙ 1,8 °F). Vom Fieber abzugrenzen ist die *Hyperthermie*, die auf ein Versagen der Temperaturkontrollfunktion zurückzuführen ist. Die Wärmeproduktion bzw. die Wärmezufuhr übersteigt die Wärmeabgabe bei erhaltenem Temperatursollwert (Beispiel: Hitzschlag oder postoperative Hyperthermie).

Die Fieberentstehung bei alten Menschen unterscheidet sich zumindest qualitativ nicht von der im jüngeren Lebensalter. Endotoxine, Mikroorganismen, Toxine, Antigen-Antikörper-Komplexe oder Zellzerfallsprodukte stimulieren die Produktion von endogenen Pyrogenen (Zytokine) in den Zellen der unspezifischen und spezifischen Abwehr wie Monozyten/Makrophagen, Lymphozyten und neutrophilen Granulozyten. Zu den Zytokinen gehören vor allem das Interleukin-1, aber auch Interleukin-6, Tumornekrosefaktor (TNF) und Interferone.

Diese Substanzen entstehen am Entzündungsort und gelangen über den Kreislauf zum vorderen Hypothalamus, wo sie an besondere Rezeptoren gebunden werden. Über die Freisetzung von Arachidonsäure wird lokal die Produktion von Prostaglandinen angeregt, die ihrerseits den hypothalamischen Temperatursollwert heraufsetzen. Mit Hilfe des autonomen Nervensystems kontrolliert der Hypothalamus die Körpertemperatur und induziert je nach Sollwert die Wärmeproduktion oder Wärmeabgabe durch die oben genannten Mechanismen.

6 Fieberhafte Erkrankungen im Alter

Fieber bei alten Menschen läßt sich in der überwiegenden Zahl der Fälle auf Infektionen, neoplastische Erkrankungen oder Kollagenosen zurückführen. Seltenere Ursachen sind Arzneimittelfieber, Lungenembolien, granulomatöse Erkrankungen, AIDS.

> 30% der alten Menschen mit Fieber leiden an bakteriellen Infektionen.

Mit Fieber einhergehende Krankheiten manifestieren sich im höheren Lebensalter in vielen Fällen mit Allgemeinerscheinungen wie Abgeschlagenheit, Gliederschmerzen und den charakteristischen Zeichen der jeweiligen Erkrankung. Unter diesen Umständen bereitet die Diagnosestellung im allgemeinen keine Probleme.

> Sehr oft präsentieren sich Infektionen bei alten Menschen jedoch mit einer atypischen und unspezifischen Symptomatik ohne Organhinweis. Dadurch wird die Diagnose erschwert und oft erst mit erheblicher Verzögerung gestellt (Tab. 15.1).

Tabelle 15.1 Unspezifische/atypische Symptome bei alten Patienten, die Zeichen einer Erkrankung mit Fieber sein können.

- jede ungeklärte Funktions- und/oder Verhaltensänderung, besonders akute Verwirrtheitszustände
- Wahrnehmungsstörungen
- psychomotorische Unruhe oder Lethargie
- Appetitlosigkeit, Gewichtsabnahme, Dehydratation
- Schwindel, Stürze
- neu aufgetretene Inkontinenz
- Tachypnoe, Tachykardie
- plötzliche Herzinsuffizienz
- fokale neurologische Ausfälle (Endokarditis, Meningitis)
- Abweichung der Körpertemperatur nach unten (bei septischen Prozessen)

Ebenso wie andere typische klinische Zeichen kann auch die Fieberreaktion bei alten Menschen verspätet einsetzen, abgeschwächt sein oder vollständig fehlen. Dieses Phänomen ist lange bekannt. Hippokrates schreibt in seinen Aphorismen, daß alte Männer weniger inneres Feuer haben und daß das Fieber alter Männer anders verläuft als bei anderen, weil der Körper kalt ist. Auch der Begründer der Geriatrie in Deutschland, Max Bürger, bestätigt:

„Die Diagnose der Greisenpneumonie ist aus vielen Gründen schwieriger als diejenige im mittleren Lebensalter. ... Auch kann während der ganzen Dauer der Erkrankung die Temperaturerhöhung so gering bleiben, daß man gar nicht auf das Vorliegen einer schweren infektiösen Erkrankung hingewiesen wird."

Die Angaben in der Literatur zur Häufigkeit von Fieberreaktionen bzw. abgeschwächtem oder fehlendem Fieber im Alter sind unterschiedlich. Tabelle 15.2 zeigt einige Studien, die diese Frage im Hinblick auf Fieber bei Infektionen alter Menschen

Tabelle 15.2 Fieberreaktion bei Infektionen im Alter.

Autor	n	Alter	Krankheit	Ergebnis
Madden et al., 1981	39	81	Sepsis	3 afebril, 1 hypotherm, 6 < 38 °C
Hontschik, 1990	13	≥ 70	perforierende Appendizitis	alle Patienten hatten Temperatur < 38 °C
Bryant et al., 1971	218		Bakteriämie	über 60jährige zeigten geringere Fieberreaktion
Castle et al., 1991	26		bakterielle Infektion	47% kein oder geringes Fieber
Gleckman et al., 1982	25	81	Bakteriämie	kein oder geringes Fieber
Wasserman et al., 1989	33	≥ 70	bakterielle Infektion	48% kein Fieber

Tabelle 15.3 Mögliche Ursachen abgeschwächter oder fehlender Fieberreaktion bei Infektionen im Alter.

- verminderte Produktion von Zytokinen
- verminderte Empfindlichkeit hypothalamischer Rezeptoren für Zytokine
- Funktionsminderung peripherer Thermoregulationsmechanismen
- antipyretisch wirksame Begleitmedikation (NSAR)

untersucht haben. Mögliche Ursachen fehlender oder abgeschwächter Fieberreaktion sind in Tabelle 15.3 aufgeführt.

6.1 Fieber und Infektionen

Pneumonie
Bakterielle Infektionen des Respirationstraktes sind die häufigste Ursache febriler Zustände im Alter. Die Mortalität bakterieller Pneumonien bei alten Menschen ist hoch, sie beträgt 30% im Vergleich zu 10% bei jüngeren Erwachsenen.

> 40–50% der Pneumonien im Alter verlaufen afebril, selbst wenn eine Bakteriämie vorliegt.

Das Fehlen klassischer Pneumoniesymptome ist assoziiert mit hohem Lebensalter, Hirnleistungsstörungen, Verwirrtheitszuständen und unspezifischen Funktionsverlusten. *Viruspneumonien* durch Influenza A/B stellen für alte Menschen ein erhebliches Risiko dar. Sie führen 4mal häufiger zu Hospitalisation als bei jüngeren Patienten. In 67% der Todesfälle durch Influenzainfektionen sind die Patienten älter als 60 Jahre. Im Gegensatz zu bakteriellen Pneumonien verläuft die Erkrankung bei alten Menschen recht typisch. Neben Husten, Kopfschmerzen und Myalgien zeigen 94% alter Patienten mit Influenza-Pneumonie hochfieberhafte Reaktionen mit Schüttelfrost. Auch RSV-Infektionen im Alter zeigen das typische Bild mit Husten und Fieber.

Viele Viruserkrankungen, die mit Fieber einhergehen, bleiben auch bei alten Menschen ätiologisch undiagnostiziert, weil die Virusdiagnostik zu aufwendig oder zu schwierig ist. Angaben über die Häufigkeit von Fieber bei Tuberkulose im Alter liegen nicht vor.

> Bei Vorliegen einer unspezifischen Symptomatik mit mäßiger Temperaturerhöhung, Schwächegefühl, Gewichtsverlust und Funktionsminderungen sollte man bei Älteren an die Tuberkulose denken.

Harnwegsinfekte
Alte Patienten mit *akuter Pyelonephritis* zeigen oft ein septisches Syndrom mit Fieber, Tachykardie und Verwirrtheitszuständen.

In einigen Fällen verläuft die Erkrankung jedoch auch ohne Fieber, manche alte Menschen entwickeln sogar eine Hypothermie. Fieber ist also auch bei dieser Erkrankung kein zuverlässiges Symptom. Alte Patienten mit *Zystitis* und/oder *asymptomatischer Bakteriurie* haben in der Regel kein Fieber.

Bei *Kurzzeit-Katheterisierung* und Bakteriurie muß in 10–30% der Fälle mit Fieber und weiteren Symptomen eines Harnwegsinfektes gerechnet werden. Weniger als 5% dieser Patienten entwickeln eine klinisch manifeste Bakteriämie.

Bei *Dauerkatheterträgern* ist der symptomatische Harnwegsinfekt mit Fieber, pyelonephritischen Beschwerden und Bakteriämie ein häufiges Ereignis. Zwei Drittel aller Fieberepisoden bei Dauerkatheterträgern sind auf Harnwegsinfekte zurückzuführen. Fieber von mehr als 39 °C und Bakteriämie sind bei diesen Patienten mit einer deutlich erhöhten Mortalität verbunden.

> Autoptische Untersuchungen haben ergeben, daß bei mehr als 33% der Patienten, die mit Dauerkatheter sterben, eine Pyelonephritis besteht.

Intraabdominale Infektionen
Bei geriatrischen Patienten sind vor allem die akute Cholezystitis, Appendizitis, Divertikulitis und intraabdominale Abszesse von Bedeutung.

Akute Cholezystitis: Die typische klinische Symptomatik der akuten Cholezystitis kann bei geriatrischen Patienten fehlen oder abgeschwächt sein. Bei 26–50% fehlen peritonitische Zeichen, 20% haben Fieber, Ikterus und sind verwirrt. Ein Drittel der alten Patienten hat Temperaturen unter 38 °C und Leukozyten unter 10000. Die dadurch oft verzögerte Diagnosestellung erhöht die Zahl lebensgefährlicher Komplikationen wie Empyem, Gangrän und Perforation.

Appendizitis: Die typische klinische Symptomatik der akuten Appendizitis fehlt in der Regel bei alten Menschen. Zwar bestehen meist abdominale Schmerzen, aber Fieberreaktion und Leukozytose fehlen oder sind nur in abgeschwächter Form vorhanden. Die Perforationsrate bei über 50jährigen beträgt 65%, in der Untersuchung von Hontschik 100% (vgl. Tab. 15.2). Entsprechend hoch liegt die Mortalität zwischen 4 und 15%.

> Die Appendizitis sollte in die Differentialdiagnose einbezogen werden, wenn bei alten Menschen ungeklärte abdominale Schmerzen, Linksverschiebung im Differentialausstrich bei normalen Leukozyten und ungeklärte akute Verwirrtheitszustände auftreten.

Divertikulitis: Bei 10–25% der Patienten mit Divertikulose tritt eine Divertikulitis auf. Die Mortalität dieser Erkrankung beträgt bis zu 12%. Das klinische

Bild ist uneinheitlich und wird von der Schwere der Erkrankung und auftretenden Komplikationen bestimmt. Fieber tritt im allgemeinen nur bei Makroperforation und Abszeßbildung mit septischen Erscheinungen auf. Sorgfältige Beobachtung und Kontrolle im Hinblick auf die Komplikationen sind von entscheidender Bedeutung.

Intraabdominale Abszesse: Intraabdominale Abszesse treten bei alten Menschen meist als Folge der vorgenannten Erkrankungen oder einer Tumorperforation auf. Die Mortalität liegt bei 60%. Fieber, Schüttelfrost, Bauchschmerzen und septische Erscheinungen sind die klinischen Leitsymptome. Sie können jedoch auch abgeschwächt sein oder ganz fehlen. Bei über 80jährigen besteht sogar häufiger eine Hypothermie als eine Fieberreaktion. Die Hypothermie bei septischen Prozessen ist mit einer schlechteren Prognose verbunden.

Wir konnten kürzlich 2 Patienten beobachten, die sich mit Gangstörungen infolge von Hüftschmerzen, Erhöhung der Entzündungsparameter und geringer Temperaturerhöhung präsentierten. Ursache war in beiden Fällen ein retroperitonealer Psoasabszeß, in einem Fall ausgehend von einer Spondylodiszitis nach septischer Cholezystitis. Im zweiten Fall war die Infektion einer Y-Prothese in Aortenposition die Ursache des Psoasabszesses. Die richtige Diagnose wurde erst durch eine Computertomographie des Abdomens gestellt.

> Bei dem geringsten klinischen Verdacht auf intraabdominalen Abszeß sollte daher ohne Verzögerung ein CT des Abdomens durchgeführt werden, das in vielen Fällen die Diagnose klären kann.

Bakterielle Endokarditis

Invasive diagnostische und therapeutische Maßnahmen sowie die Chemotherapie von Tumoren und Immunopathien haben zu einer Zunahme der bakteriellen Endokarditis bei alten Patienten geführt. Meist liegt eine Schädigung des Klappenapparates vor, oder der Patient hat eine künstliche Herzklappe.

Das Krankheitsbild manifestiert sich meist unter den Zeichen der peripheren Embolie, Hämaturie, der kardialen Dekompensation oder des Schlaganfalls. Die Fieberreaktion ist in der Mehrzahl der Fälle bei geriatrischen Patienten abgeschwächt oder fehlt ganz. Diese Tatsache trägt dazu bei, daß die Diagnose bei 68% der alten Patienten bei stationärer Aufnahme nicht gestellt wird.

Bakterielle Meningitis

Während die typischen meningitischen Zeichen bei bakterieller Meningitis im Alter oft fehlen oder abgeschwächt sind, tritt Fieber bei 60–100% der erkrankten Patienten auf. Verwirrtheitszustände sind häufig. Die Kombination Verwirrtheit und Fieber bei fehlenden meningitischen Zeichen läßt im höheren Lebensalter eher an andere Infektionen denken, z.B. Pneumonie oder Harnwegsinfekte. Die Diagnose der bakteriellen Meningitis wird daher bei geriatrischen Patienten oft verspätet gestellt.

> Es ist wichtig, bei der Symptomenkonstellation Fieber und Verwirrtheit trotz fehlenden Meningismus auch an die bakterielle Meningitis zu denken.

6.2 Fieber und Tumorerkrankungen

Fieber ist kein Leitsymptom für Tumorerkrankungen. Es kann aber ein sehr frühes Krankheitszeichen sein, das den Patienten veranlaßt, den Arzt aufzusuchen.

Hodgkin- und Non-Hodgkin-Lymphome sowie akute Leukämien sind die häufigste Ursache tumorbedingter Fieberreaktionen im Alter. Tritt Fieber bei Lymphomen auf, so ist die Erkrankung meist im Bauchraum oder retroperitoneal zu suchen.

Auch Leberzellkarzinome und Nierenkarzinome ebenso wie Lebermetastasen und einige Knochentumoren gehen oft mit Fieber einher.

Fieber tritt seltener auf bei chronischen Leukämien, Plasmozytom und bei der Mehrzahl der soliden Tumoren. Bei den genannten Krankheitsgruppen kann es jedoch im Rahmen von Komplikationen wie Infektionen, Tumorzerfall oder Therapiefolgen ebenfalls zu Fieberreaktionen kommen.

> An eine Tumorerkrankung sollte man denken, wenn eine dokumentierte Fieberreaktion über 38,3 °C eine Woche oder länger besteht, wenn mindestens 3 Blutkulturen und die Harnkultur negativ sind, wenn eine Pneumonie, eine neurologische Erkrankung und eine allergische Reaktion sicher ausgeschlossen werden konnten.

6.3 Fieber und Kollagenosen

Die *Polymyalgia rheumatica* und die Arteriitis temporalis sind typische Krankheiten des höheren Lebensalters mit einem Häufigkeitsgipfel zwischen dem 70. und 79. Lebensjahr. Die Erkrankungen sind neben den charakteristischen klinischen Zeichen besonders in der Frühphase gekennzeichnet durch Allgemeinsymptome wie Gewichtsverlust (20%), Anorexie (20%), Schwäche und Krankheitsgefühl (25%). Fieber, gelegentlich mit Schüttelfrost und Nachtschweiß, tritt in 15% der Fälle auf.

Der *systemische Lupus erythematodes* zeigt bei alten Patienten häufig nicht die klassischen Zeichen dieses Krankheitsbildes, sondern präsentiert sich eher in unspezifischen Allgemeinsymptomen wie Gewichtsverlust, Anorexie, Schwäche und Fieber. Das erschwert und verzögert in vielen Fällen die Diagnose dieser Erkrankung bei alten Menschen.

Bei einem Viertel der Patienten mit *rheumatoider Arthritis,* die im höheren Lebensalter beginnt, entwickelt sich fulminant innerhalb weniger Tage oder Wochen ein schweres Krankheitsbild mit ausgeprägter Allgemeinsymptomatik, zu der auch Fieber und gelegentlich Nachtschweiß gehören. Bei langjährig bestehender oder ausgebrannter rheumatoider Arthritis ist Fieber selten.

6.4 Fieber und Schlaganfall

Fieber tritt bei 44% der Schlaganfälle in der Akutphase auf und korreliert mit der Schwere des Krankheitsbildes.

> Selbst ein Temperaturanstieg von 1 °C bedeutet in der Akutphase des Schlaganfalls eine Verschlechterung der Prognose. Je länger das Fieber andauert, um so schlechter ist die Prognose.

Die Hauptursachen sind sekundäre pulmonale Infektionen (Aspiration!), Harnwegsinfekte (Blasenkatheter!) und tiefe Beinvenenthrombosen.

Bei ausgedehnter zerebraler Ischämie oder bei intrazerebraler Blutung mit Ventrikeleinbruch kann das Fieber auch eine direkte Folge des Schlaganfalls mit Schädigung der zentralen Temperaturregulation sein.

Tierversuche haben gezeigt, daß eine Temperaturerhöhung mit Permeabilitätsveränderungen der Blut-Hirn-Schranke einhergeht. Das führt zu intrazerebraler Azidose, Verschlechterung des Phosphatstoffwechsels und vermehrter Bildung exzitatorisch wirkender Aminosäuren. Diese Veränderungen sind durch Kühlung reversibel. Eine Reduktion der Temperatur um 2–3 °C führt darüber hinaus zu einer erheblichen Minderung der zerebralen ischämischen Schädigung.

6.5 Fieber und Medikamente

Eine Fieberreaktion als direkte oder indirekte Folge der Gabe eines Arzneimittels wird als Arzneimittelfieber bezeichnet und macht etwa 3–5% aller unerwünschten Arzneimittelwirkungen aus.

Über die Häufigkeit des Arzneimittelfiebers bei über 65jährigen liegen keine Zahlen vor. In Anbetracht des hohen Arzneimittelverbrauchs im Alter liegt es allerdings nahe, daß das Arzneimittelfieber eher häufiger bei alten Menschen auftritt. Polymorbidität und Polypharmakotherapie, oft kennzeichnend für Krankheiten im Alter, erhöhen die Wahrscheinlichkeit unerwünschter Arzneimittelwirkungen und damit auch des Arzneimittelfiebers.

Die Ursache fieberhafter Reaktionen auf Arzneimittel kann die *Applikation* selbst sein. Beispiele dafür sind der Spritzenabszeß und die Phlebitis als Folge einer Injektion. Auch nach *Impfungen* kann Fieber als Folge einer lokalen Entzündung auftreten. Andere Medikamente wirken direkt auf körpereigene zentrale oder periphere Temperaturregulationsmechanismen ein. Beispiele sind die Interferone, die den Temperatursollwert heraufsetzen können, oder periphere Vasokonstriktoren und Parasympatholytika, die den peripheren Wärmeaustausch verändern.

Am häufigsten ist das *immunologisch-allergisch bedingte Arzneimittelfieber,* das oft weitere Begleitsymptome wie Urtikaria, Exantheme und Eosinophilie zeigt. Es tritt meist 7–10 Tage nach Behandlungsbeginn auf, bei vorheriger Exposition auch früher.

Fast alle pharmakologisch wirksamen Substanzen können Arzneimittelfieber auslösen. Tabelle 15.4 zeigt eine Zusammenstellung der Medikamente, die bei alten Menschen eingesetzt werden und von denen diese unerwünschte Wirkung bekannt ist.

Der *Fiebertyp* kann remittierend oder intermittierend sein, manchmal mit großen Temperaturschwankungen. Das klinische Bild ist individuell sehr unterschiedlich. Manche Patienten wirken trotz des Fiebers gesund und fühlen sich subjektiv wohl, andere klagen über Kopfschmerzen, Gliederschmerzen und ausgeprägtes Krankheitsgefühl. Bei alten Menschen muß auch mit Verwirrtheitszuständen gerechnet werden.

Für die *Diagnose des Arzneimittelfiebers* ist ausschlaggebend, diese Möglichkeit in die Differentialdiagnose einzubeziehen, wenn sich andere Erklärungen für die Fieberreaktion des Patienten nicht finden lassen.

> Die subtile Medikamentenanamnese ist die wichtigste diagnostische Maßnahme bei Verdacht auf Arzneimittelfieber.

Wird dieses Krankheitsbild nicht oder zu spät diagnostiziert, kommt es oft zu nicht indizierten, belastenden und teuren Untersuchungen und Therapie-

Tabelle 15.4 *In der Geriatrie eingesetzte Medikamente, die zu Arzneimittelfieber führen können (nach Lipsky et al. 1982).*

- Allopurinol
- Antihistaminika
- Chinidin
- Methyldopa
- Penicilline
- Phenytoin
- Salizylate
- Sulfonamide
- Rifampicin
- Cephalosporine
- Prostaglandine
- Cimetidin
- Nitrofurantoin
- Streptokinase, Urokinase
- Vancomycin
- Zytostatika

maßnahmen. So erhielten in einer Studie von 25 Patienten mit Arzneimittelfieber, hervorgerufen durch Antibiotika, insgesamt 11 ein zweites Antibiotikum, das in diesen Fällen nicht indiziert war.

Charakteristisch für das Arzneimittelfieber ist das schnelle Verschwinden nach Absetzen der auslösenden Substanz, und diese Maßnahme ist auch die beste Therapie. In der Regel normalisiert sich die Temperatur innerhalb von 48 h. Bei im Alter verzögerter Ausscheidung eines Arzneimittels kann sich dieser Zeitraum ebenfalls entsprechend verlängern. Verschwindet das Fieber nach Absetzen des Arzneimittels, kann die Diagnose durch Reexposition gesichert werden. Diese Maßnahme ist jedoch nicht ungefährlich, weil sie zu verstärkten und bedrohlichen Reaktionen führen kann. Bei alten Menschen ist der Reexpositionsversuch deshalb in jedem Fall abzulehnen.

6.6 Fieber unbekannter Ursache (FUO)

FUO ist definiert als Temperaturerhöhung über 38,3 °C (101 °F), das mindestens 3 Wochen besteht und nach einwöchiger intensiver Diagnostik im Krankenhaus noch ungeklärt ist. Diese sehr stringente Definition von Peterson und Beeson muß für die Geriatrie auf den Temperaturbereich ab 37,5 °C und höher erweitert werden, weil sonst eine Reihe alter Patienten mit ungeklärter Temperaturerhöhung nicht erfaßt und von der notwendigen Diagnostik ausgeschlossen werden. Ebenfalls erscheint es nicht unbedingt notwendig, den alten Patienten für die gründliche Diagnostik stationär einzuweisen. Die geriatrische Tagesklinik, die Assessment Unit oder der geriatrisch versierte niedergelassene Arzt können diese Leistung ebenfalls erbringen.

Die Differentialdiagnose bei FUO erstreckt sich auf eine große Zahl möglicher Faktoren, die als Auslöser der Fieberreaktion in Frage kommen. Der Arzt ist daher stets versucht, gleichzeitig eine Vielzahl laborchemischer und apparativer diagnostischer Maßnahmen anzusetzen, um das Problem möglichst schnell zu lösen. Dieses Vorgehen ist unproduktiv, teuer und für den Patienten risikoreich. Dies gilt in besonderem Maße für den geriatrischen Patienten, für den FUO ohne Zweifel eine potentielle vitale Gefährdung darstellt, der aber durch diagnostische Maßnahmen nicht noch zusätzlich gefährdet werden darf. Invasive Methoden sollten daher erst dann eingesetzt werden, wenn das Potential nichtinvasiver Methoden ausgeschöpft ist.

Die Diagnostik bei FUO in der Geriatrie wird zusätzlich erschwert durch die oft atypische Präsentation einer Erkrankung und durch das Problem der Multimorbidität. Die systematische Aufarbeitung von FUO erfordert eine besonders sorgfältige Erhebung der Anamnese, die auch lokale epidemiologische Zusammenhänge berücksichtigen muß, sowie ein gründliches geriatrisches Assessment. Darüber hinaus ist für das weitere Vorgehen wichtig zu wissen, welche Ursachen für ein FUO bei alten Menschen am häufigsten sind (Tab. 15.5). Diese Kenntnis ermöglicht eine rationale Diagnostik, die häufige Ursachen zuerst berücksichtigt, bevor seltene Erkrankungen in die Überlegungen einbezogen werden.

> Im Unterschied zu Patienten in jüngerem Lebensalter mit Fieber muß man bei der Abklärung von FUO bei alten Menschen in erster Linie an eine bösartige Erkrankung denken.

Einige bekannte Ursachen für FUO bei jüngeren Patienten kommen dagegen im Alter selten oder nie vor. Dazu gehören Colitis ulcerosa, Morbus Crohn, Sarkoidose, granulomatöse Hepatitis, Morbus Still, artefizielles Fieber.

In zunehmendem Maße muß auch bei alten Menschen bei FUO an *AIDS* gedacht werden. Der erste Patient mit AIDS in unserer Abteilung war ein 72jähriger Patient der geriatrischen Tagesklinik, der sich mit FUO und einer Lymphadenopathie präsentierte. Der Patient hatte 3 Jahre zuvor anläßlich einer

Tabelle 15.5 Häufige Ursachen für Fieber unbekannter Ursache bei alten Menschen.

bösartige Erkrankungen
- akute Leukämie
- Morbus Hodgkin
- Leberzellkarzinome
- Nierenkarzinome
- Lebermetastasen
- bestimmte Knochentumoren
- Non-Hodgkin-Lymphome

Infektionen
- intraabdominale Infektionen
    - Gallenblasen-/Gallenwegserkrankungen
    - Divertikulitis
    - intraabdominale Abszesse
    - Appendizitis
- Tuberkulose
- Endokarditis
- Virus- oder Pilzinfektionen

Kollagenosen
- Polymyalgia rheumatica
- Arteriitis temporalis

weitere Ursachen
- Arzneimittelfieber
- Lungenembolien

Endoprothesenoperation eine Bluttransfusion von einem infizierten Spender erhalten.

In einigen Fällen gelingt es trotz aller Bemühungen nicht, die Ursache für das FUO zu finden. Bei solchen Patienten ist es dann erforderlich, die Anamnese immer wieder neu aufzurollen und wiederholt gründlich klinisch zu untersuchen, ob sich nicht doch ein neuer Hinweis auf die Ätiologie ergibt. Falls der klinische Zustand es erlaubt, kann der Patient auch vorübergehend entlassen und nach einer gewissen Zeit erneut stationär aufgenommen und untersucht werden. In der Zwischenzeit muß der Patient engmaschig und sorgfältig durch den Hausarzt beobachtet werden.

Die *Prognose* bei FUO hängt ab von der auslösenden Erkrankung und dem Alter des Patienten. Von Patienten mit Fieber bei bösartigen Erkrankungen leben nach einem Jahr noch 9,1%. Wenn das Fieber durch Infektionen oder andere Ursachen bedingt ist, beträgt die Überlebensrate nach einem Jahr noch 75,8 bzw. 87,5%. Bezogen auf Altersgruppen leben von den über 65jährigen Patienten nach einem Jahr noch 67%, von den 35- bis 64jährigen 82% und von den unter 35jährigen 91%.

7   Fiebersenkende Therapie

Zunächst sei vorausgeschickt, daß bei Erkrankungen, die mit Fieber einhergehen, die Behandlung der auslösenden Ursache absoluten Vorrang hat. Umstritten ist dagegen die Frage, ob die symptomatische Senkung des Fiebers eine unschädliche Maßnahme ist oder ob damit die Immunabwehr beeinträchtigt wird, da Fieber ein wesentlicher Teil der Akute-Phase-Reaktion ist.

Aus der Sicht der Geriatrie ist zu beachten, daß alte Menschen mit Fieber sich oft unwohl fühlen. Sie klagen über Gliederschmerzen, Krankheits- und Schwächegefühl. Darüber hinaus bewirkt Fieber eine Steigerung kataboler Stoffwechselvorgänge, erhöht den Sauerstoffverbrauch und die CO_2-Produktion. Herzzeitvolumen, Herzfrequenz und Atemfrequenz nehmen zu, der Flüssigkeitsverlust steigt. Alle diese Faktoren können bei alten Menschen, die an Erkrankungen des Herz-Kreislauf-Systems, der Lungen oder des Stoffwechsels leiden, zur Dekompensation führen. Desorientiertheit und Verwirrtheit sind häufig die Folge. Diese negativen Effekte des Fiebers sind wichtige Argumente für eine großzügige Indikation fiebersenkender Maßnahmen bei geriatrischen Patienten.

Fieber bedeutet eine Erhöhung des Sollwertes der Körpertemperatur bei intakten körpereigenen Temperaturregulationsmechanismen. Fiebersenkung durch Medikamente zielt darauf ab, den erhöhten Sollwert wieder auf sein normales Niveau zu senken. Diese Wirkung wird durch Medikamente erreicht, die die Produktion von Prostaglandin E_2 hemmen (s.a. Abschn. 5).

Nichtsteroidale Antirheumatika (NSAR) sind Prostaglandin-Synthesehemmer und wirken daher fiebersenkend. *Acetylsalicylsäure* ist das klassische Antipyretikum. Neben der zentralen Prostaglandinsynthese wird allerdings auch die in der Peripherie gesenkt. Acetylsalicylsäure besitzt daher auch antiphlogistische Eigenschaften. Thrombozytenaggregationshemmung, gastrointestinale Blutungen und Beeinträchtigung der Nierenfunktion bei alten Menschen, besonders wenn gleichzeitig ACE-Hemmer und Thiaziddiuretika gegeben werden, sind unerwünschte Wirkungen der Acetylsalicylsäure, die bei antipyretischer Dosierung auftreten können. Wegen verstärkter Blutungsneigung soll Acetylsalicylsäure vor Operationen nicht gegeben werden.

Als Antipyretikum ist Acetylsalicylsäure daher nur indiziert, wenn neben der antipyretischen auch die antiphlogistische Wirkung erwünscht ist. Die antipyretisch wirksame Dosis beträgt 650 mg alle 4 h. Die Low-dose-Therapie, wie sie zur Plättchenaggregation genutzt wird, reicht für die antipyretische Wirkung nicht aus.

Ein Vorteil ist, daß die Substanz auch intravenös (Aspisol®) und als Suppositorium gegeben werden kann.

Im Gegensatz zu Acetylsalicylsäure hemmt *Paracetamol* nur die zentrale Prostaglandinsynthese. Es wirkt fiebersenkend, hat jedoch keine signifikante entzündungshemmende Wirkung. Aufgrund dieser Eigenschaften ist Paracetamol eine Substanz, die außer seltenen allergischen Reaktionen kaum unerwünschte Wirkungen besitzt und daher ein sehr sicheres Arzneimittel ist. Plättchenaggregationshemmung und gastrointestinale Blutungen treten unter Paracetamol nicht auf. Bei massiver Überdosierung kann es zu schweren Leberzellnekrosen kommen. Paracetamol ist das Mittel der Wahl, wenn nur die fiebersenkende Wirkung erwünscht ist. Es wird in einer Dosierung von 650 mg alle 4 h gegeben und kann als Suppositorium, jedoch nicht parenteral appliziert werden. Alle nichtsteroidalen Antirheumatika (NSAR-Präparate) haben fiebersenkende Eigenschaften. Die Substanzen haben ein ähnliches Wirkprofil wie Acetylsalicylsäure und besitzen auch sehr ähnliche unerwünschte Wirkungen.

Die antipyretische Dosierung z.B. für *Ibuprofen* beträgt 400 mg alle 6 h.

NSAR-Präparate, die wegen einer Begleiterkrankung, z.B. Osteoarthritis, verordnet werden, können aufgrund ihrer antipyretischen Wirkung eine Fieberreaktion verschleiern. Dies muß beachtet werden, wenn bei einem alten Patienten der klinische Verdacht auf eine Infektion oder eine andere mit Fieber einhergehende Erkrankung besteht.

Metamizol ist ebenfalls ein sehr wirksames Antipyretikum, wird aufgrund der möglichen Knochenmarkschädigung jedoch kaum noch bei dieser Indikation eingesetzt.

> Die Auswahl eines Antipyretikums für alte Patienten wird bestimmt durch die erwünschten Wirkungen und das Nebenwirkungsprofil. Wird ausschließlich die antipyretische Wirkung angestrebt, ist Paracetamol das Mittel der Wahl. Wenn zusätzlich ein antiphlogistischer Effekt erwünscht ist, ist die Indikation für Acetylsalicylsäure oder ein anderes NSAR-Präparat gegeben.

Wenn man sich zur medikamentösen antipyretischen Therapie bei alten Menschen entschließt, sollte die Behandlung regelmäßig in den o.g. Therapieintervallen durchgeführt werden und nicht als bedarfsorientierte Therapie, wenn die Temperatur wieder angestiegen ist. Das Absinken der Temperatur ist mit Schwitzen und Kreislaufbelastung verbunden. Der ständige Wechsel Fieber – Temperatursenkung – Fieber würde besonders den alten Menschen unnötig belasten.

Physikalische Methoden der Kühlung wie Eisbeutel oder Wadenwickel führen keine Senkung des Temperatursollwertes herbei. Sie werden außerdem von alten Menschen in der Regel als unangenehm empfunden und haben deswegen keine Bedeutung in der Fiebertherapie alter Patienten.

Bei schwerer neurologischer Schädigung mit Versagen der Temperaturkontrollmechanismen können periphere Kühlungsmaßnahmen sinnvoll sein.

8 Zusammenfassung

Fieber bei alten Menschen mit den Besonderheiten der vielfältigen Ätiologie, der atypischen und unspezifischen Präsentation der verursachenden Erkrankungen, der oft schwierigen Diagnostik sowie der meist ungünstigen Prognose stellt immer wieder eine Herausforderung für den geriatrisch tätigen Arzt dar.

Die medizintechnischen Fortschritte in der nichtinvasiven und invasiven Diagnostik sind ohne Zweifel hilfreich und können und müssen in der Geriatrie sinnvoll und gewinnbringend für den alten Patienten eingesetzt werden. Die wichtigsten Informationsquellen bleiben aber weiterhin und gerade im Hinblick auf die atypische Symptomatik die sorgfältige und gegebenenfalls wiederholte Anamneseerhebung, die gründliche klinische Untersuchung und die aufmerksame, nicht nachlassende Beobachtung des alten Patienten, um die richtige Diagnose rechtzeitig zu stellen und den alten Patienten sachgerecht behandeln zu können.

Literatur

Berman, P., R. A. Fox: Fever in the elderly. Age and Ageing 14 (1985) 327–332.
Castle, S. C., D. C. Norman, M. Yeh, D. Miller, T. T. Yoshikawa: Fever response in the elderly nursing home resident: Are the older truly colder? J. Amer. Geriat. Soc. 39 (1991) 853–857.
Collins, K. J.: Temperature regulation in the elderly. Curr. med. Lit. Geriat. 6 (1993) 151–154.
Collins, K. J., A. N. Exton-Smith: Thermal homeostasis in old age. J. Amer. Geriat. Soc. 31 (1983) 519–524.
Downton, J. H., K. Andrews, J. A. H. Puxty: Silent pyrexia in the elderly. Age and Ageing 16 (1987) 41–44.
Fox, R. A. (ed.): Immunology and Infection in the Elderly. Livingstone, Edingburgh–London–Melbourne 1984.
Fox, R. A., P. M. Woodword, A. N. Exton-Smith et al.: Body temperature in the elderly: A national study of physiological, social and environmental conditions. Brit. med. J. 27 (1973) 200–206.
Gleckman, R. A., A. L. Esposito: FUO in the elderly: Diagnosis and treatment. Geriatrics 41 (1986) 45–49.
Hontschik, B.: Theorie und Praxis der Appendektomie – eine klinische, historische und psychosoziale Studie. 2. Aufl. Mabuse-Verlag, Frankfurt 1994.
Kramer, M. S.: Fever. In: Rakel, R. E. (ed.): Conn's Current Therapy 1992. Saunders, Philadelphia– London–Toronto 1992.
Larson, E. B.: Fever of unknown origin. In: Conn, R. D. (ed.): Current Diagnosis 8. Saunders, Philadelphia–London–Toronto 1991.
Lipsky, B. A., J. V. Hirschmann: Arzneimittelfieber. J. Amer. med. Ass. 2 (1982) 65–69.
Lorin, M. J.: Fever. In: Current Therapy 1993. Saunders, Philadelphia–London–Toronto 1993.
Madden, J. W., J. R. Crooker, J. P. Beynon: Septicaemia in the elderly. Postgrad. med. J. 57 (1981) 502–506.
Norman, D. C., D. Graham, T. T. Yoshikawa: Fever and ageing. J. Amer. Geriat. Soc. 33 (1985) 859–863.
Norman, D. C., Yoshikawa, T. T.: Intraabdominal infections in the elderly. J. Amer. Geriat. Soc. 31 (1983) 677–684.
Oppenheimer, S., V. Hachinski: Complications of acute stroke. Lancet 339 (1992) 721–724.
Smith, J. M.: Infections in the elderly. In: Isaacs, B. (ed.): Recent Advances in Geriatric Medicine. Livingstone, Edingburgh–London–Melbourne 1982.
Wakefield, K. M., S. T. Henderson, J. G. Streit: FUO in the elderly. Primary Care 16 (1989) 501–512.
Wassermann, M., M. Levistein, E. Keller, S. Lee, T. T. Yoshikawa: Utility of fever, white blood cells, and differential count in predicting infections in the elderly. J. Amer. Geriat. Soc. 37 (1989) 537–543.
Wehmeier, A., K. O. Klische: Fieber: Ausdruck der zytokinvermittelten Abwehrreaktion. Dtsch. med. Wschr. 117 (1992) 1105–1109.
Wehmeier, A., K. O. Klische: Wann und wie soll man Fieber senken? Dtsch. med. Wschr. 117 (1992) 1110–1115.
Weissmann, S., R. M. Mandel: Fever of unknown origin. In: Greene, H. L., W. P. Johnson, M. J. Maricic (eds.): Decision Making in Medicine. Mosby Year Book, St. Louis 1993.
Yoshikawa, T. T.: Infectious diseases. Clin. geriat. Med. 4 (1992).

16

Fußprobleme bei älteren Menschen

Jens Trögner und Volker Lichti

INHALT

1	Einleitung und Untersuchung 160		4	Erkrankungen des Vorfußes (Metatarsalgie) . 165
2	Veränderungen an Haut und Nägeln 161		4.1	Morton-Interdigitalneuralgie 165
2.1	Klavus, Kallus und Plantarwarzen 161		4.2	Metatarsalgie der 2. Zehe 165
2.2	Pilzinfektionen 162		4.3	Marschfraktur 166
2.2.1	Tinea pedis 162		4.4	Sesamoiditis 166
2.2.2	Onychomykosis 163		4.5	Schwellung des Fußrückens 166
2.3	Nageldeformitäten 163		5	Erkrankungen des Rückfußes 166
2.3.1	Eingewachsener Nagel 163		5.1	Achillodynie 167
2.3.2	Rollennagel 163		5.2	Achillessehnenruptur 167
2.3.3	Onychogryposis 164		5.3	Fersensporn 167
3	Strukturelle Deformationen der Zehen 164		5.3.1	Plantarer Fersensporn 167
			5.3.2	Dorsaler Fersensporn (Haglund-Ferse) . . . 168
3.1	Hallux valgus 164		5.4	Tarsaltunnel-Syndrom 168
3.2	Hallux rigidus 164		6	Fußbeteiligung bei Systemerkrankungen . . 168
3.3	Hammer- und Krallenzehen 165		6.1	Diabetes mellitus 168
3.4	Digitus quintus superductus 165		6.2	Gicht 171
			7	Fußpflegetips für den älteren Patienten . . 171

1 Einleitung und Untersuchung

Erkrankungen der Füße sind gekennzeichnet durch Schmerzen, eingeschränkte Beweglichkeit und Infektionen. Die Folgen sind nicht selten Amputationen. Der krankheitsbedingte Mobilitätsverlust führt besonders bei alten Patienten zum Verlust von Selbständigkeit und sozialer Kompetenz, stehen ihnen doch die Kompensationsmöglichkeiten jüngerer Patienten, vor allem beim Gebrauch von Hilfsmitteln wie Gehhilfen oder Prothesen, nur bedingt zur Verfügung. Daher kommt der frühzeitigen Diagnose und Therapie von pathologischen Veränderungen bei geriatrischen Patienten eine große Bedeutung zu. Leider ist die regelmäßige Inspektion der Füße, z.B. bei Diabetikern, noch nicht so etabliert, wie von den Fachgesellschaften gefordert. Bei der Inspektion sollten Gangbild und Schuhwerk mit einbezogen werden. Anamnese, Untersuchung und Komorbidität können wichtige Hinweise geben (Tab. 16.1).

Die Diagnostik wird durch technische Methoden ergänzt. In den meisten Fällen stehen radiologische, szintigraphische und (doppler)sonographische Verfahren zur Verfügung, im Bedarfsfalle kann auf aufwendigere Untersuchungsmethoden wie Pedographie, Arthroskopie, Computer- oder Kernspintomographie sowie elektroneuro- bzw. elektromyographische Ableitungen zurückgegriffen werden. Bei allen Verfahren müssen alterstypische Veränderungen von pathologischen Befunden unterschieden werden (Christman et al. 1993).

Tabelle 16.1 Inspektion und Untersuchung.

Beobachtung	mögliche Erkrankung
einseitig abgelaufene Schuhe	Knickfuß
ausgebeulte, deformierte Schuhe	Hallux valgus, Spreizfuß
hochhackige, zu enge Schuhe	Klavi, Hyperkeratosen
Aufliegen einer kleinen Wolke von Hautschüppchen beim Ausziehen der Strümpfe	Polyneuropathie
von Sekret durchtränkte Strümpfe	eiternde Wunden
trockene, rissige Haut	Polyneuropathie
Hyperkeratosen, Klavi	lokale Druckstellen
Farbe und Form von Fußnägeln	Pilzinfektion, eingewachsener Nagel
feuchte Zehenzwischenräume	Pilzinfektion, Eintrittspforte
Haarverlust, Hautatrophie	Durchblutungsstörung
Fußpulse, Hauttemperatur	Durchblutungsstörung
Reflexstatus, Tiefensensibilität, Kraft	Polyneuropathie
veränderte statische Belastung	Fußdeformitäten, Hallux valgus, Längs- und Quergewölbe
Beweglichkeit der Gelenke	bei Arthrosen eingeschränkt, bei Störungen des Bandapparats hypermobil
Schwellung, Entzündung	lokaler Infekt oder Systemerkrankung

2 Veränderungen an Haut und Nägeln

2.1 Klavus, Kallus und Plantarwarzen

Hyperkeratosen gehören zu den häufigsten Veränderungen am Fuß. Sie entstehen durch chronische Druck- und Reibebelastung vor allem an Knochenvorsprüngen.

Die einfache Schwiele ist eine physiologische Reaktion des Körpers zum Schutz des druckbelasteten Gewebes. Ihre Lokalisation entspricht der Druckverteilung und kann mithin Hinweise auf Fehlbelastungen geben. Umschriebene Verhornungen (Kallus) enthalten im Gegensatz zum Klavus keinen zentralen Hornpfropf (s.u.).

Kommt es zu Einrissen (Fissuren) kann sich u.U. eine tiefgehende Entzündung bis hin zum Schwielenabszeß ausbilden. Die Behandlung von Schwielenentzündungen besteht in Entlastung (Hochlagerung) und lokal antiphlogistischen Maßnahmen (Kühlung, Externa). Abszesse müssen, sofern sie sich nicht selbst eröffnen, chirurgisch drainiert werden.

Hühneraugen (syn. Klavus, Heloma) entstehen aus Hyperkeratosen, bei denen die Keratose ihrerseits zu einer lokalen Druckerhöhung führt, was wiederum die Verhornung fördert. Der entstehende Circulus vitiosus endet in einer stark schmerzhaften und druckempfindlichen Läsion. Als Ursache finden sich meist unpassende (zu enge) Schuhe oder Deformitäten. Die bevorzugten Lokalisationen sind aufgrund der anatomischen Gegebenheiten die Außenseite der 5. Zehe, die Dorsalseite der Interphalangealgelenke der 2.–4. Zehe (Heloma durum) oder die Zehenzwischenräume der 1. und 2. sowie der 4. und 5. Zehe. Durch die lokale Feuchte sind die Läsionen in den beiden zuletzt genannten Orten von weicher Konsistenz (Heloma molle). Charakteristisch für den Klavus ist der zentrale, fast durchsichtige Hornpfropf, welcher bis tief in die Dermis hineinreicht und bei Berührung sehr schmerzhaft ist.

Sonderformen sind das Heloma vasculare, das Heloma neurofibrosum und das Heloma miliare. Das Heloma vasculare findet sich bevorzugt am plantaren Vorfuß. Es unterscheidet sich vom einfachen Heloma durum durch kleine Kapillaren, die sich durch die Hornschichten nach oben schlängeln. Das Heloma neurofibrosum ist gekennzeichnet durch das Vorhandensein sensibler Nervenendigungen in den Keratinschichten und kommt meist unter dem Metatarsalköpfchen der 1. und 5. Zehen oder am Rand von Hallux und Fußsohle vor. Heloma miliare finden sich üblicherweise in Gruppen unter der Ferse und sind durch Unebenheiten in Schuhen verursacht (George 1993).

Ebenfalls stark verhornend sind Dornwarzen (syn. Plantarwarzen, Verrucae plantares). Sie werden durch Infektion mit Papillomaviren hervorgerufen und durch Barfußgehen beispielsweise in Schwimmbädern verbreitet. Auf den ersten Blick sind sie nicht immer vom Klavus oder einfachen Kallus zu unterscheiden. Beim vorsichtigen Abtragen der obersten Hornschicht stößt man bei der Dornwarze auf die papilläre Struktur und das weißliche bis bräunliche Warzengewebe. Im Gegensatz dazu enthalten Klavi einen zentralen Hornpfropf, einfache Schwielen sind auch in der Tiefe homogen. Zur genaueren Differenzierung siehe Tabelle 16.2.

Bei der Behandlung von Kallus und Klavus sollte immer beachtet werden, daß sie ihren Ursprung in einer lokal abnormen Druckbelastung haben, z.B.

Tabelle 16.2 Differenzierung plantarer Verhornungen (Sigh et al. 1996).

	Plantarwarze	Klavus
Wachstum	relativ rasch	Monate bis Jahre
Lokalisation unter Knochenvorsprüngen	kann sein, muß aber nicht	immer, da mechanische Genese
Verlauf der Hautlinien	um die Läsion herum	verlaufen hindurch
maximale Schmerzprovokation	bei seitlicher Kompression	bei direktem Druck
sichtbare Endarterien beim Abpräparieren	ja	nein
rasches Wiederauftreten nach Abtragen	ja	nein

durch unpassendes Schuhwerk. Die Untersuchung der Füße umfaßt daher auch die Inspektion der Schuhe! Die Heilung wird unterstützt, wenn folgende Empfehlungen für die Schuhe beachtet werden:
- flacher Absatz
- weiches, biegsames Obermaterial
- feste Sohle, ggf. mit leichtem Spitzenhub zum besseren Abrollen
- keine Unregelmäßigkeiten im Inneren der Schuhe
- ausreichende Weite der Vorderkappe
- genügender Halt durch eingearbeitetes Fußbett
- bei anatomischen Deformationen schuhorthopädische Versorgung.

Die Hyperkeratose kann vorsichtig abgetragen werden, denn das Entfernen des zentralen Hornpropfs führt oftmals zu Beschwerdefreiheit. Beim Heloma neurofibrosum ist aufgrund der sensiblen Nervenendigungen u.U. eine Lokalanästhesie vor mechanischen Manipulationen notwendig (George 1993). Aufweichende Substanzen (Salicylsäure o.ä.) sollten nur mit großer Vorsicht angewandt werden. Sie bergen die Gefahr der Schädigung noch intakter Haut und können zu schlecht heilenden Wunden führen. Insbesondere bei allen Formen der (lokalen) Abwehrschwäche wie Diabetes mellitus oder Durchblutungsstörungen sind sie kontraindiziert! Ungefährlicher ist ein Aufweichen durch Baden des ganzen Fußes in einfacher Seifenlauge.

Abpolsterungen in den Schuhen durch sog. Hühneraugenkissen oder der Zehenzwischenräume durch Zehenmuffs können hilfreich sein. Bei plantaren Läsionen empfiehlt sich je nach Lokalisation und Ursache eine Versorgung mit entsprechenden Einlagen. Generell sollte eine Hautpflege mit feuchtigkeitsspendenden Salben (z.B. auf Harnstoffbasis) durchgeführt werden, wobei die Zehenzwischenräume ausgespart werden müssen. Eine regelmäßige und schonende Entfernung von Verhornungen ist sinnvoll. Wegen der Gefahr von Verletzungen soll die Hornhaut nicht abgehobelt, sondern abgeschliffen werden (Bimsstein, Schleifgeräte o.ä.). Können die Füße nicht sicher erreicht werden oder liegen Einschränkungen bei Visus oder Feinmotorik vor, ist eine regelmäßige professionelle Fußpflege angezeigt.

Wenn durch konservative Maßnahmen keine Heilung möglich ist oder es immer wieder zu Rezidiven kommt, sind chirurgische Maßnahmen indiziert. Durch Resektion störender Knochenvorsprünge kann eine dauerhafte Druckentlastung erzielt werden.

Plantarwarzen haben eine hohe spontane Heilungstendenz (50% innerhalb eines Jahres und 75% nach 2 Jahren) (Holman et al. 1994). Daraus erklären sich die „Erfolge" von z.T. absurden Maßnahmen. Ein abwartendes Vorgehen mit Entlastung der betroffenen Stelle ist sinnvoll. Ggf. kommen lokal ätzende Substanzen (Silbernitrat) oder eine Vereisung in Frage. Die Rezidivgefahr nach Vereisung ist klein, da die virushaltigen Zellen abgetötet werden. Auch Laserverfahren werden erfolgreich eingesetzt (Kauvar et al. 1995). Chirurgische Eingriffe sollten vermieden werden, da die Gefahr tiefreichender und schlecht heilender Ulzerationen besteht (Collet 1990).

2.2 Pilzinfektionen

2.2.1 Tinea pedis

Fußpilz (Tinea pedis oder bds. Tinea pedum) wird üblicherweise durch Trichophyton rubrum, Trichophyton mentagrophytes oder Epidermophyton floccosum hervorgerufen. Am häufigsten sind der 3. und 4. Interdigitalraum befallen. Die Haut ist gerötet, es finden sich Rhagaden, Schuppung und Erosionen. Der Patient bemerkt – falls überhaupt Symptome bestehen – Juckreiz oder Brennen. Die Infektion erfolgt meist beim Barfußgehen in feuchten Gemeinschaftsräumen wie Schwimmbädern oder Duschen, aber auch im häuslichen Bereich, z.B. über kontaminierte Badematten. Feuchtigkeit in den Zehenzwischenräumen etwa durch zu enges oder nicht atmungsaktives Schuhwerk begünstigt die Infektion.

Die Gefahr für den älteren Menschen besteht v.a. in der sekundären Superinfektion, da die geschädigte Haut als Eintrittspforte für andere, potentiell aggressive Keime dienen kann. Dies gilt um so mehr bei allen Formen der (lokalen) Abwehrschwäche wie beispielsweise beim Diabetes mellitus. Die Diagnose ist meist prima vista möglich und kann durch Nativpräparate oder kulturelle Anzüchtung bestätigt werden.

Die Behandlung besteht zunächst in desinfizierenden Fußbädern (z.B. Chloraminlösung) und Austrocknen der Interdigitalräume (z.B. Einlage dünner Kompressen). Der antientzündliche und austrocknende Effekt kann unterstützt werden durch Triphenylmethanfarbstoffe wie Pyoktanin und Gentianaviolett. Nach Abklingen der akuten entzündlichen Erscheinungen können lokale Antimykotikazubereitungen eingesetzt werden, z.B. Terbinafin und Clotrimazol (Evans et al. 1993; Evans et al. 1994). Teebaumöl reduziert als Antiphlogistikum die Entzündung, führt aber nicht zu einer Eradikation der Pilze (Tong et al. 1992). Bei ausgedehntem Befall, dringendem Sanierungsbedarf (z.B. Lymphödem, diabetischem Fußsyndrom) und Versagen der Lokaltherapie kann eine systemische Behandlung notwendig sein, beispielsweise mit Terbinafin, Intraconazol, Fluconazol oder Griseofulvin (Hay et al. 1995; Lachapelle 1992). Nach erfolgreicher Behandlung sollten Schuhe und Strümpfe desinfiziert werden, um eine Reinfektion zu verhindern. Die Zehenzwischenräume müssen nach dem Waschen gut getrocknet werden, ein Einbringen von Cremes und Salben ist zu vermeiden.

2.2.2 Onychomykosis

Die Nagelpilzinfektion (Tinea unguim, Onychomykosis) wird durch die gleichen Erreger hervorgerufen wie die Tinea pedis. In der Regel sind mehrere oder alle Nägel befallen. Eintrittspforte sind mechanische Schäden des Nagels. Es kommt im Laufe der Zeit zu teilweise erheblichen Verdickungen der Nägel mit der Gefahr von Druckstellen und mechanischen Verletzungen. Die Behandlung von Nagelmykosen ist langwierig und nicht immer von Erfolg gekrönt. Da es sich primär um eine völlig harmlose Störung handelt, sollte man sich bei sehr alten oder gebrechlichen Patienten auf symptomatische Maßnahmen wie regelmäßiges Abschleifen der verdickten Nägel beschränken. Wird eine kurative Behandlung angestrebt, ist zunächst die Sicherung der Diagnose durch die kulturelle Untersuchung einer Nagelbiopsie notwendig. Die Lokalbehandlung wird dadurch kompliziert, daß die Medikamente durch die verdickten Nägel schlecht penetrieren. Dieses Problem kann durch möglichst weitgehendes Abschleifen der Nägel verringert werden. Für die Lokaltherapie stehen entsprechende Nagellackzubereitungen (z.B. Ciclopirox, Amorolfin) zur Verfügung. Bei nicht ausreichendem Effekt ist eine systemische Dauertherapie über 6–10 Monate nötig. Aufgrund der langen Dauer sind Nebenwirkungen wie etwa Leberschäden möglich. Wegen der häufig schlechteren pedalen Durchblutung ist bei älteren Patienten die systemische Behandlung weniger erfolgversprechend (Collet 1990). Bei hartnäckigem Pilzbefall kann der Nagel in Kurznarkose extrahiert und das Nagelbett mechanisch gereinigt werden. Durch die Nagelextraktion verkürzt sich die orale Therapie auf 8–12 Wochen. Behandelt wird u.a. mit Griseofulvin, Terbinafin, Intraconazol, Fluconazol.

2.3 Nageldeformitäten

2.3.1 Eingewachsener Nagel

Wird ein Nagel zu kurz abgeschnitten, kann es passieren, daß lateral eine kleine Spitze stehenbleibt. Durch seitlichen Druck schiebt sich diese Spitze in das umgebende Gewebe und führt zu einer schmerzhaften entzündlichen Reaktion. Auf diese Weise entsteht ein eingewachsener Nagel (Unguis incarnatus). Hebt man den Nagel an, erkennt man darunter teils granulierendes und teils eitrig entzündetes Gewebe. Am häufigsten ist der Großzehennagel betroffen. Nicht richtig behandelte oder unbehandelte Fälle können jahrzehntelang eitern, bis sich der Nagel schließlich ganz abhebt. Bei leichten Formen kann eine lokale Behandlung versucht werden mit Einweichen des Fußes, desinfizierenden Maßnahmen und Anheben des Sporns mittels dünner, mit Desinfektionsmittel getränkter Kompressenstreifen (Holman et al. 1994). Meist wird die operative Sanierung notwendig sein. Sie besteht in der operativen Teilentfernung des Nagels in Lokalanästhesie (Emmert-Plastik) (Rabl et al. 1994).

2.3.2 Rollennagel

Durch fortgesetzten seitlichen Druck können sich die Nägel nach innen einrollen. Dabei wölbt sich der Mittelteil nach oben, und das Nagelbett drückt sich immer tiefer nach unten in den Falz. Behandelt wird durch Druckentlastung und ggf. Einlage von Spangen oder Schienen. Es ist auch möglich, den Nagel in der Mitte zu verdünnen oder keilförmig auszuschneiden, um den seitlichen Druck zu reduzieren (Rabl et al. 1994).

2.3.3 Onychogryposis

Die sog. Vogelkrallenzehe ist eine harmlose, aber oftmals schmerzhafte Deformität der Nägel, bei der diese vermehrt wuchern und krallenförmig nach unten (manchmal auch nach oben) wachsen. Die Erkrankung beginnt meist nach dem 30. oder 40. Lebensjahr und ist genetisch bedingt (kein Pilzbefall). Der veränderte Nagel wird extrahiert. Der nachwachsende Nagel muß anschließend durch regelmäßiges Schneiden so kurz wie möglich gehalten werden.

3 Strukturelle Deformationen der Zehen

3.1 Hallux valgus

Der Hallux valgus (syn. Ballenwinkel) ist die wohl häufigste Fußdeformität des älteren Menschen, sie ist oft beidseitig ausgeprägt und betrifft mehr das weibliche Geschlecht.

Das Ursachenspektrum ist vielfältig und umfaßt neben systemischen Erkrankungen (Gicht, chronische Polyarthritis) vor allem auch lokale biomechanische Faktoren. Häufig handelt es sich um eine Bindegewebsschwäche, die in Kombination mit hochhackigen und zu engen Schuhen zu der charakteristischen Deformität führt. Neben der Varus- und Pronationsfehlstellung der 1. Zehe finden sich oft auch andere Deformitäten wie etwa ein Knick- oder Spreizfuß.

Je nach Ausprägungsgrad wird die 2. Zehe ebenfalls zur Seite gedrängt, bei schweren Formen wird sie unter, häufiger jedoch über die Großzehe verlagert. Das Ausmaß an klinischen Beschwerden korreliert nicht immer mit dem Ausmaß der anatomischen Veränderungen. Durch den ständigen Druck des Schuhwerks können sich einfache Hyperkeratosen oder Klavi ausbilden, insbesondere am seitlichen Rand des Großzehengrundgelenkes und über den Interphalangealgelenken der 2. Zehe. Zwischen Hallux und 2. Zehe können sehr schmerzhafte weiche Klavi entstehen. Durch die veränderte Knochenstellung kommt es zu unphysiologischen Belastungen, das Abrollen ist behindert, Bursitiden und Arthrosen sind begünstigt. Im Laufe der Zeit kann sich eine zusätzliche Exostose am Köpfchen des 1. Mittelfußstrahls ausbilden (Rabl et al. 1994).

Während man jüngeren Patienten eher zu einer operativen Korrektur raten wird, ist bei älteren häufig ein konservatives Vorgehen notwendig. Behandlungsziele sind Reduktion der Schmerzen, Erhalten der Gelenkbeweglichkeit und Verbesserung der Lebensqualität (Marcus et al. 1993). Es kann versucht werden, durch Massagen, Hallux-valgus-Nachtschienen (nach Schede und Thomsen) und redressierende Verbände die fehlgestellte Großzehe in eine physiologischere Position zu bringen. Unterstützend können nichtsteroidale Antiphlogistika unter Beachtung der üblichen Kontraindikationen vorübergehend eingesetzt werden. Injektionen mit einem Gemisch aus Lokalanästhetikum und Kortison werden besonders bei aktivierten Arthrosen und Bursitiden angewandt. Es sollte aber beachtet werden, daß die Komplikationsrate (septische Arthritis!) bei älteren Menschen generell erhöht ist (Marcus et al. 1993). Dies gilt um so mehr, wenn Systemerkrankungen mit Schwächung der Immunität vorliegen.

Es existieren über 100 verschiedene Operationstechniken für den Hallux valgus, die sich grob in gelenkerhaltende und gelenkresezierende Verfahren einteilen lassen. Die Resektionsarthroplastik wird hauptsächlich bei Vorliegen einer Arthrose im Großzehengrundgelenk eingesetzt. Sie sollte wegen möglicher Spätprobleme streng indiziert werden (Marcus et al. 1993). Häufig wird die Operation nach Brandes ausgeführt.

3.2 Hallux rigidus

Hallux rigidus (syn. Hallux limitus) ist wahrscheinlich die dritthäufigste Fußdeformität bei Älteren (Marcus et al. 1993). Es handelt sich um eine Arthrose des Großzehengrundgelenkes mit zunehmender Einsteifung, vorzugsweise in Dorsalflexion (Holman et al. 1994). Das Abrollen des Fußes ist schmerzhaft behindert, es entsteht ein staksiges Gangbild. Die Ursache der Erkrankung ist unbekannt, eine erbliche Disposition wird angenommen. Differentialdiagnostisch muß an entzündliche Erkrankungen, insbesondere an die Gicht, gedacht werden.

Im Frühstadium und bei Patienten, für die eine Operation nicht sinnvoll erscheint, wird die konservative Behandlung bevorzugt. Sie besteht aus lokaler Wärmeanwendung und Einreibung mit hyperämisierenden und schmerzlindernden Salben. Zusätzlich können Antiphlogistika (NSAR) hilfreich sein. Unter leichter Traktion (Piccolotraktion) kann das Gelenk vorsichtig mobilisiert werden (Rabl et al. 1994). Diese Übung kann vom Patienten selbst durchgeführt werden. Um das Bewegungsausmaß für die Übungsbehandlung zu vergrößern, können Injektionen mit einem Lokalanästhetikum (evtl. zusätzlich Kortison) vorgenommen werden. Auf diese Weise ist es möglich, die bindegewebige Verhärtung aufzubrechen, die sich oft beim Hallux rigidus entwickelt (Marcus et al. 1993). Alternativ kann das Bewegungsausmaß durch Hydrotherapie vergrößert werden. In fortgeschritteneren Fällen empfehlen sich ruhigstellende Einlagen mit starrer Großzehenlasche, wobei der Abrollvorgang durch eine Ballenrolle an der Schuhsohle unterstützt werden sollte.

Die operativen Maßnahmen reichen von der Teilresektion des Großzehengrundgelenkes über die Einlage von Interpositionsarthroplastiken aus Silikon bis zur Arthrodese (Versteifung des Gelenkes). Außerdem werden Versuche mit Totalendoprothesen unternommen.

3.3 Hammer- und Krallenzehen

Die Hammerzehe besteht aus einer fixierten Beugung des Zehenendglieds bei gestrecktem Grundgelenk. Bei der Krallenzehe ist das Grundgelenk überstreckt, die Mittel- und Endglieder sind gebeugt. Die Ursachen sind vielfältig. Neben dem angeborenen Hohlfuß (Hammerzehe), zu engem und zu kurzem Schuhwerk und traumatischen Sehnenverletzungen kommen auch internistische und neurologische Erkrankungen in Betracht. Krallenzehenbildung ist beispielsweise sehr häufig bei der diabetischen Polyneuropathie (Reike 1995). Spastische oder schlaffe Paresen können infolge muskulärer Imbalance zu Fehlstellungen der Zehen führen. Krallenzehen können Ausdruck von Defektzuständen im Rahmen einer chronischen Polyarthritis oder nach Morbus Sudeck sein.

Durch die anatomische Veränderung stehen die Zehen im Schuh höher als normal und sind erhöhtem Druck und vermehrter Reibung ausgesetzt. Häufig entwickeln sich sehr schmerzhafte Hyperkeratosen in Form von Kallus oder Klavi. Die Behandlung besteht zum einen in der Therapie der schmerzhaften Läsionen (s.o.) und zum anderen in der Versorgung mit geeigneten Schuhen oder Abpolsterungen. In schweren Fällen oder bei langwierigem Verlauf sind operative Korrekturen angezeigt, wobei Amputationen von Zehen vermieden werden sollten. Es besteht sonst die Gefahr, daß sich Fehlstellungen der verbleibenden Zehen ausbilden.

3.4 Digitus quintus superductus

Digitus quintus superductus besteht in der Auflage der 5. Zehe auf der 4. durch varische Subluxation im Grundgelenk. Diese Deformität kann angeboren sein, kommt häufiger aber sekundär beim Spreizfuß und in Kombination mit dem Hallux valgus vor (Niethardt et al. 1989). Da die kleine Zehe weiter nach oben ragt als üblich, ist sie im Schuh vermehrtem Druck ausgesetzt. Oft entsteht ein Kallus an der lateralen Seite. Das konservative Vorgehen ist ähnlich dem beim Hallux valgus. Auch hier sind operative Interventionen möglich.

4 Erkrankungen des Vorfußes (Metatarsalgie)

Es gibt eine Reihe von Erkrankungen, die sich dem Arzt als Schmerzen im Vorfuß darstellen. Unter dem Sammelbegriff Metatarsalgie verbergen sich ätiologisch unterschiedliche Störungen. Im Folgenden soll eine Auswahl der häufigsten Erkrankungen diskutiert werden.

4.1 Morton-Interdigitalneuralgie

Rezidivierende Mikrotraumata des Interdigitalnervs können zu einer chronischen Entzündung und zur Neurombildung führen. Insbesondere seitlicher Druck mit resultierender Kompression durch die Metatarsalköpfchen scheint eine Hauptursache zu sein. Frauen sind 4mal häufiger betroffen (durch zu enge und hochhackige Schuhe) (Holman et al. 1994). Der Spreizfuß stellt eine Prädisposition dar (Niethard et al. 1989).

Beim Abrollvorgang kommt es zu einer Traumatisierung des Nervs durch Belastung gegen das Ligamentum metatarseum transversum. Es entsteht ein plötzlich einschießender, unerträglicher Schmerz meist im 3. Interdigitalraum, gelegentlich auch zwischen der 4. und 5. Zehe. Der Schmerz ist so intensiv, daß die Patienten die Schuhe ausziehen und die Füße massieren, wodurch die Beschwerden rasch abklingen. Bei der Untersuchung kann der Schmerz ausgelöst werden, indem die Mittelfußknochen seitlich zusammengedrückt und gegeneinander bewegt werden. Manchmal genügt schon der Fingerdruck zwischen die Metatarsalköpfchen (Klingelknopfzeichen) (Rabl et al. 1994). Die Therapie besteht im Tragen von Schuhen, die vorne weiter sind, und in Entlastung des Vorfußes, z.B. durch die Detorsionseinlage nach Hohmann. Bei hartnäckigen Schmerzen oder zur Diagnosesicherung kann Lokalanästhetikum zwischen die Metatarsalköpfchen infiltriert werden. Bei Beschwerdepersistenz ist die Exzision des Neuroms möglich. Gelegentlich kommt es postoperativ zum Rezidiv in Form eines Amputationsneuroms.

4.2 Metatarsalgie der 2. Zehe

Es handelt sich um eine Kallusbildung über dem Köpfchen des 2. Metatarsale. Prädisponierend ist ein relativ zu langes Os metatarsale II, häufig liegt begleitend ein Hallux valgus vor. Die Behandlung besteht in Druckentlastung, z.B. mittels Einlage oder Polsterung. In schweren Fällen können chirurgische Maßnahmen erforderlich sein (Holman et al. 1994).

4.3 Marschfraktur

Bei der sog. Marschfraktur handelt es sich um einen Ermüdungsbruch des 2. bis 4. Os metatarsale. Die Ursache ist in einer andauernden unphysiologischen Belastung des Fußes zu suchen. Klinisch findet man eine schmerzhafte Schwellung des Mittelfußes. Das Röntgenbild kann im Initialstadium noch unauffällig sein. In dieser Situation können Mehranreicherungen in der Szintigraphie erste Hinweise geben. Die Behandlung ist konservativ mit einem Unterschenkelgehgips für 4–6 Wochen. Anschließend sollte der Frakturbereich mit einer Stützeinlage entlastet werden, die das Chopart-Gelenk etwas anhebt. Zur Unterstützung des Abrollvorgangs kann an der Schuhsohle eine Mittelrolle angebracht werden.

4.4 Sesamoiditis

In der Sehne des M. flexor hallucis brevis befinden sich 2 Sesambeine. Sie artikulieren mit der Unterfläche des Großzehengrundgelenkes. Schädigungen können durch fortgesetzte Mikrotraumata oder auch durch aseptische Nekrosen entstehen. Es kommt zu Schmerzen an der Unterseite des Großzehengrundgelenkes, die unter Belastung zunehmen und in die Großzehe ausstrahlen können. Bei der Untersuchung imponiert ein lokaler Druckschmerz, der bei Dorsalextension der Zehe zunimmt. Um die Sesambeine radiologisch beurteilen zu können, sind spezielle Tangentialaufnahmen nötig. Die Behandlung kann langwierig sein und besteht in der Verordnung von Einlagen, die den druckempfindlichen Bereich aussparen. Die operative Resektion der Sesambeine ist mit der Gefahr einer Fehlstellung der Großzehe infolge veränderten Muskelzugs verbunden und sollte nur in Ausnahmefällen vorgenommen werden (Holman et al. 1994).

4.5 Schwellung des Fußrückens

Schmerzhafte Schwellungszustände am Fußrücken können verschiedene Ursachen haben. Bei der meist überlastungsbedingten Entzündung der Gleitscheiden der Strecksehnen findet sich eine Schmerzzunahme bei passiver Bewegung der Zehen. Auf dem Boden einer Pilzmischinfektion (z.B. von einer Tinea pedis ausgehend) kann eine schmerzhafte Lymphangitis des Fußrückens entstehen. Differentialdiagnostisch muß an Erkrankungen aus dem rheumatischen Formenkreis gedacht werden. Eine flüchtige, meist nicht schmerzhafte Schwellung kann auf ein Quincke-Ödem hinweisen. Neben der kausalen Therapie können lokal abschwellende Maßnahmen (kühlende Umschläge, antiphlogistische Salben etc.) angewandt werden. Bei der Sehnenscheidenentzündung ist Kurz- oder Mikrowellenbestrahlung hilfreich.

5 Erkrankungen des Rückfußes

Schmerzen oder Störungen des hinteren Fußanteils können durch ätiologisch sehr verschiedene Veränderungen hervorgerufen werden, z.B. durch Verletzung von knöchernen oder bindegewebigen Strukturen sowie durch Sprunggelenkarthrosen. Die vom Unterschenkel ausgehenden Kompartmentsyndrome haben durch die Schädigung von Muskeln und Nerven Auswirkungen auf den ganzen Fuß. Gemeinsame Ursache ist eine Drucksteigerung in den durch kräftige Faszien umhüllten Unterschenkel-

Tabelle 16.3 Kompartmentsyndrome.

Name	Anatomie	Ursache	Folge
Tibialis-anterior-Syndrom	Loge zwischen Tibia, Fibula und Membrana interossea an der Unterschenkelvorderseite. Schädigung der A. tibialis anterior und des N. tibialis profundus	Überlastung, Abszeß, Thrombose, Embolie, traumatisch; **akuter Verlauf!**	Fußheberschwäche, Sensibilitätsstörung im 1. Interdigitalraum
Tibialis-posterior-Syndrom	Loge zwischen Wadenmuskel, Tibia, Fibula und Membrana interossea. Schädigung des M. tibialis posterior	Unterschenkelfraktur mit nachfolgender Vernarbung des Hämatoms; subakuter Verlauf	ziehende Schmerzen um den Innen- und Außenknöchel, Krallenzehenbildung durch Dauerkontraktion der Zehenbeuger
Peronealsyndrom	laterales Kompartment, an die Fibula grenzend, mit den Mm. peroneus brevis und longus	chronische Überlastung; subakuter Verlauf; selten	Supinationsfehlstellung des Fußes

logen. Insbesondere beim akut verlaufenden Tibialis-anterior-Syndrom ist eine rasche Intervention (Faszienspaltung) erforderlich. Details sind in Tabelle 16.3 zusammengefaßt.

5.1 Achillodynie

Unter Achillodynie versteht man schmerzhafte Reizzustände der Achillessehne, die meist im distalen Anteil lokalisiert sind. Neben akuten und chronischen Überlastungen spielen auch Stoffwechselkrankheiten ätiologisch eine Rolle. Durch Hypercholesterinämie, Hypertriglyzeridämie und Hyperurikämie kann es zu kristallinen Ablagerungen im paratendinösen Bindegewebe kommen. Die Sehne ist entzündlich verdickt und druckschmerzhaft, evtl. ist ein Krepitieren tastbar. Die Patienten verspüren Schmerzen beim Gehen, die so ausgeprägt sein können, daß eine komplette Gehunfähigkeit resultiert. Radiologisch sollten primär knöcherne Ursachen (z.B. Haglund-Exostose) ausgeschlossen werden. Zur Feindiagnostik oberflächlicher Sehnenstrukturen hat sich die Sonographie bewährt. In der Hand des Geübten besitzt sie eine gute Sensitivität und Spezifität und erlaubt nebenwirkungsfrei die Verlaufsbeurteilung (Kainberger et al. 1992).

Die Therapie ist konservativ und besteht im akuten Stadium in Entlastung (z.B. Tapeverband in Spitzfußstellung), lokaler und systemischer Entzündungshemmung. Injektionen mit Lokalanästhetika können die Beschwerden rasch lindern, Kortison ist wegen der Gefahr der Sehnennekrose und -ruptur kontraindiziert. Anschließend sollte die Sehne durch eine beidseitige Absatzerhöhung entlastet werden. Im chronischen Stadium kann das Sehnengleitgewebe mittels Stäbchenmassage gezielt aufgelockert werden (Rabl et al. 1994). Zusätzlich empfehlen sich Iontophorese und antiphlogistische Salbenverbände sowie Ultraschallbehandlung. Bei therapieresistenten Beschwerden können Verklebungen zwischen Sehne und Paratendium operativ gelöst werden, auch rekonstruktive Verfahren werden angewandt.

5.2 Achillessehnenruptur

Achillessehnenrupturen entstehen traumatisch durch Extrembelastungen oder häufiger infolge degenerativer Veränderungen beispielsweise beim Diabetes mellitus oder bei rheumatischen Erkrankungen. Für die oft verwandten Chinolone wird die Schädigung von Sehnen und Knorpel als unerwünschte Wirkung beschrieben, insbesondere bei älteren Patienten werden unter dieser Therapie Achillessehnenrupturen gelegentlich beobachtet (Ribard et al. 1992). Kortisoninjektionen (z.B. bei Achillodynie) führen ebenfalls zur Degeneration der Sehne.

Betroffen sind meist ältere Männer. Neben der vollständigen Ruptur kommen auch Teilrisse vor. Charakteristisch ist ein peitschendes Geräusch mit anschließender Fußsenkerschwäche. Bei schleichenden Einrissen kann diese typische Klinik fehlen. Bei der Untersuchung fällt eine Delle an der Ferse auf, der Zehenstand ist meist nicht möglich, allerdings wird eine Restfunktion durch die tiefe Beugemuskulatur aufrechterhalten. Als bildgebendes Verfahren eignet sich die Sonographie.

Bei inkompletten, schleichenden Rupturen ist eine konservative, ruhigstellende Behandlung möglich (Rabl et al. 1994), ansonsten muß die Sehne operativ rekonstruiert werden.

5.3 Fersensporn

5.3.1 Plantarer Fersensporn

Beim unteren Fersensporn handelt es sich um eine knöcherne Ausziehung an der Medialseite des Kalkaneus am Ansatz der Plantarfaszie (Niethard et al. 1989). Die zum Vorfuß meist spitz zulaufende Verkalkung ist nicht die eigentliche Ursache der Beschwerden, sondern entsteht sekundär aus einem chronischen Reizzustand der lokalen Strukturen. Begünstigend ist eine Pronationsfehlstellung des Fußes, wie sie beim Senk- und Knickfuß vorkommt (Holman et al. 1994). Radiologisch findet man einen plantaren Fersensporn als asymptomatischen Zufallsbefund bei rund 10% der Bevölkerung (Niethardt et al. 1989), so daß die Korrelation von Beschwerden und Röntgenbefund als nur lose angesehen werden muß. Bei geriatrischen Patienten besteht häufig gleichzeitig eine Atrophie des Polsterfettgewebes der Ferse, woraus eine erhöhte mechanische Beanspruchung der Knochen- und Bindegewebsstrukturen resultiert. Der typische Patient ist eine mittelalte bis alte Frau mit kurz zurückliegender Gewichtsabnahme (Holman et al. 1994; Collet 1990). Die Patienten berichten über im Verlauf des Tages zunehmende Fersenschmerzen, die sich durch Palpation der Insertionsstelle der Plantaraponeurose oder durch forcierte Dorsalextension der Zehen provozieren lassen.

Die Therapie ist in erster Linie konservativ und besteht aus Druckentlastung (spezielle Einlagen, Abpolsterungen, Pufferabsätze u.ä.), physikalischen Maßnahmen (Fußbäder, Iontophorese) und evtl. einer systemischen antiphlogistischen Behandlung mit NSAR. Bei hartnäckigen Beschwerden kann der Fuß vorübergehend ruhiggestellt werden, zusätzlich kommen Injektionen mit einem Lokalanästhetikum in Betracht. Kortisoneinspritzungen sind möglich, bergen aber bei häufigerer Anwendung die Gefahr der (weiteren) Fettgewebsatrophie und der Schädigung von Sehnen und Bändern. Operative Eingriffe können infolge Vernarbungen zu einer Verschlimmerung der Schmerzsymptomatik führen. Die Entfernung des pathogenetisch sekundären Knochensporns bringt langfristig keine Erleichterung. Es kann in konservativ nicht beherrschbaren Fällen versucht werden, nur die Sehnen- und Faszienfasern zu durchtrennen, die direkt über dem Fersensporn verlaufen (Rabl et al. 1994).

5.3.2 Dorsaler Fersensporn (Haglund-Ferse)

Es handelt sich um einen oft doppelseitigen knöchernen Höcker (Exostose) am dorsalen Kalkaneus. Klinisch findet sich eine Weichteilentzündung am unteren Ende der Achillessehne, die Gruben neben der Sehne können verstrichen sein. Ursache ist lokaler Druck durch den hinteren Schuhrand. Behandelt wird durch Erhöhung der Ferse oder Erniedrigung des hinteren Schuhrands. Die operative Abtragung der Exostose sollte nur in Ausnahmefällen vorgenommen werden.

5.4 Tarsaltunnel-Syndrom

Das Tarsaltunnel-Syndrom bezeichnet die Kompression des N. tibialis am Innenknöchel. Der Nerv verläuft zusammen mit Sehnen und Gefäßen hinter dem Malleolus internus und wird durch das Ligamentum lacinatum bedeckt. Meist kommt es zu Verengungen im Gefolge von Verletzungen (Sprunggelenkdistorsion, Frakturen), aber auch Arthrosen, Sehnenscheidenentzündungen oder die ständige Pronationsfehlstellung beim Senkfuß können die typischen Symptome auslösen. Die Patienten beklagen belastungsabhängige brennende Schmerzen im sensiblen Versorgungsgebiet des N. tibialis am inneren Fußrand mit Ausstrahlung sowohl zur Fußsohle als auch zur Wade und zur Ferse. Außerdem kann es zu nächtlichen Dysästhesien kommen (Niethardt et al. 1989). Bei fortschreitender Nervenschädigung treten sensible Ausfälle und Lähmungen der kleinen Fußmuskeln hinzu. Klinisch wegweisend ist die lokale Druckempfindlichkeit und – analog zum Karpaltunnel-Syndrom – das sog. Tinel-Zeichen mit elektrisierenden Schmerzen bei Perkussion des Nervs. Die Diagnose kann durch elektrophysiologische Untersuchungen von Nerven und Muskeln (EMG, NLG) gestützt werden. Durch den Ninhydrintest kann u.U. eine Schweißsekretionsstörung der Fußsohle nachgewiesen werden.

Behandelt wird mit lokal abschwellenden Maßnahmen (Kühlung, Ruhigstellen), kurzfristig kann auch eine systemische antiphlogistische Therapie (NSAR) sinnvoll sein. Injektionen von Lokalanästhetika und Kortikoiden sind möglich, ihr langfristiger Effekt aber sehr variabel (Holman et al. 1994). Insbesondere bei Fußfehlstellungen sind Einlagen mit Erhöhung des medialen Fußrands hilfreich. Bei therapierefraktären Beschwerden sollte das Ligamentum lacinatum operativ gespalten werden, bevor sich irreversible Nervenschäden entwickeln.

6 Fußbeteiligung bei Systemerkrankungen

Eine Reihe von Systemerkrankungen können auch die Füße in Mitleidenschaft ziehen. Ein Teil dieser Störungen ist in anderen Kapiteln ausführlich dargestellt (Gicht, chronische Polyarthritis, Arthrosen, Polyneuropathie jeweils im Kapitel 23, periphere arterielle Verschlußkrankheit im Kapitel 10).

6.1 Diabetes mellitus

Das diabetische Fußsyndrom (DFS) ist eine der am meisten gefürchteten aber auch vernachlässigten Spätkomplikationen beim Diabetiker.

Dieser ist durch krankheitsbedingte Faktoren für ein Ulkus, eine Gangrän oder weitere Läsionen der Füße geradezu prädestiniert. Für ca. 240000 betroffene Diabetiker in Deutschland (Stand 1995) bedeutet das nicht nur Verletzung und Mobilitätsverlust, sondern auch eine erhebliche psychosoziale Belastung, vor allem für ältere Diabetiker. Drei Viertel aller Patienten mit Gangrän sind über 65 Jahre alt (Mehnert 1999).

Als Folge des DFS werden 15% aller Diabetiker im Laufe ihres Lebens amputiert. Allein in Deutschland werden jährlich über 25 000 Amputationen durchgeführt, wobei zwei Drittel der Betroffenen Diabetiker sind. Die Häufigkeit der Amputationen hat trotz der St.-Vincent-Deklaration von 1989 (Diabetes Care 1990) nicht abgenommen. Dabei steigt das „Pflegefall"-Risiko mit der Höhe der Amputation, besonders

Tabelle 16.4 Diagnostik des diabetischen Fußsyndroms.

- Anamnese (Diabetesdauer,-therapie,-einstellung; Schmerzen, Traumen, Infektionen, Fußpflege, Schuhversorgung)
- geriatrisches Assessment (Sehen, Beweglichkeit, Gang, Koordination, Compliance)
- klinische Untersuchung (Hautfarbe,-beschaffenheit, -temperatur; Fußdeformitäten, Arthropathien)
- neurologische Untersuchung (Reflexe, Vibration, Filament, Thermästhesie, NLG, Pedographie)
- angiologische Untersuchung (Fußpulse, Doppler-Druckmessung, Duplexsonographie, Angiographie)
- mikrobiologische Testung (Bakterienkulturen)
- Röntgen beider Füße in 2 Ebenen
- ggf. Knochenszintigraphie
- ggf. Computer- oder Magnetresonanztomographie

nach sog. Majoramputationen (oberhalb des Knöchels): knapp 5% nach Zehen-/Vorfußamputation gegenüber gut 35% nach Unter- bzw. Oberschenkelamputation. Zu beachten ist auch das Amputationsrisiko für das kontralaterale Bein: 11,9% (12 Monate) bis 52,6% (48 Monate).

Der frühzeitigen Diagnostik des DFS kommt somit eine wesentliche Bedeutung zu. Neben der diabetesspezifischen Anamnese ist besonders nach Schmerzen, Verletzungen und Infektionen zu fragen, ebenso danach, ob und wie die Fußpflege durchgeführt wird. Das Schuhwerk sollte im Hinblick auf Druckstellen und Sturzgefahr überprüft werden.

Bei der körperlichen Untersuchung sind stets beide Füße zu inspizieren, auch wenn der Patient keine Beschwerden angibt. Zum klinischen Befund gehören immer eine Beschreibung der Haut und möglicher Läsionen sowie eine Beurteilung von Durchblutung und Sensibilität.

Das geriatrische Assessment zeigt Funktionsdefizite auf, die sich limitierend auf die selbständige Fuß- und Nagelpflege auswirken können. Die ergänzenden technischen Untersuchungen sind in Tabelle 16.4 aufgeführt.

Der ätiologisch wichtigste Faktor beim DFS ist nach einer Veröffentlichung von 1997 in 34,5% der Fälle die Neuropathie, in 20,6% die periphere AVK, 40,1% sind Mischformen (4,8% chronisch-venöse Insuffizienz) (Reike 1997). Zur Differentialdiagnose des neuropathischen und ischämischen Fußes siehe Tabelle 16.5.

Abbildung 16.1 (Farbtafel) zeigt einen neuropathischen Fuß mit typischen Läsionen und Hyperkeratosen.

Eine Sonderform des neuropathischen Fußes ist die Neuroarthropathie (Charcot-Deformierung). Durch fehlende Schmerzempfindung und gestörte Trophik des Knochens kann es auch schon bei einem

Tabelle 16.5 Differentialdiagnose des neuropathischen und ischämischen Fußes.

	neuropathischer Fuß	ischämischer Fuß
Anamnese	Diabetes mellitus	Diabetes mellitus
		Nikotinabusus
		arterielle Hypertonie
	ohne Claudicatio intermittens	mit Claudicatio intermittens
Klinik		
Farbe	rosig	blaß-livide
Temperatur	warm	kühl
Schweißsekretion	gestört (trocken)	normal
Schmerz	häufig fehlend	Ruheschmerz (Stadium III)
	schmerzlose Läsion	schmerzhafte Läsion
Fußpulse	tastbar	nicht tastbar
Achillessehnenreflex	schwach bis erloschen	normal
Hyperkeratose	häufig	wenig ausgeprägt
	Hornhautschwielen, Risse, Einblutungen (besonders an druckexponierten Stellen)	
Läsion an	druckbelasteten Stellen	Akren
Knochendeformität	häufiger	selten
weitere Untersuchungen		
Doppler-Index	> 0,9	< 0,9 (Ausnahme Mediasklerose)
Temperaturempfinden	reduziert	normal
Vibrationsempfinden	reduziert (< 4/8)	normal
Berührungsempfinden	reduziert	normal

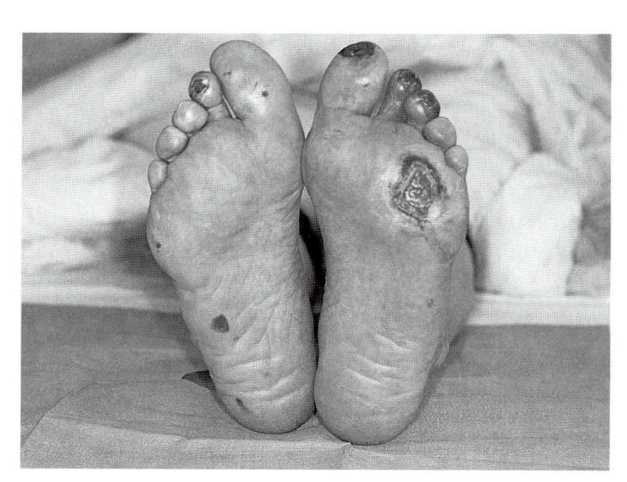

Abb. 16.1 Neuropathischer Fuß mit typischen Läsionen und Hyperkeratosen (Dr. Stiegler, München).

geringfügigen Trauma zu einer zunächst unbemerkten, vor allem medialen und plantaren Deformierung kommen („Schaukelstuhlfuß"). Dadurch steigt das Ulkusrisiko. Differentialdiagnostisch ist an die Osteomyelitis zu denken, die aber bei fehlendem Ulkus unwahrscheinlich ist. Die frühzeitige Operation wegen Verdacht auf Osteomyelitis ist beim Charcot-Fuß ein Kunstfehler.

Zur Risikoabschätzung bei Patienten ohne aktuelle Fußläsion hilft Tabelle 16.6 (Stiegler 1996; Mehnert et al. 1999).

Wichtigste primärprophylaktische Maßnahmen des DFS sind neben optimaler Blutzucker- und Blutdruckeinstellung, Elimination der makrovaskulären Risikofaktoren und regelmäßiger Bein- und Fußgymnastik die sachgemäße Fußpflege und -hygiene sowie die Schulung des Patienten bzw. seiner Angehörigen (s.u.). Dadurch läßt sich die Amputationsrate um über 50% senken (Mehnert et al. 1999).

Bei der Sekundärprophylaxe des ischämischen Fußes kommen neben Thrombozytenaggregationshemmern (100–300 mg ASS/Tag, alternativ Ticlopidin oder Clopidogrel) lumenrekonstruierende Maßnahmen (z.B. Angioplastie, Bypass, lokale Thrombolyse) in Frage. Cumarin-Derivate werden nach Bypass-Operationen eingesetzt. Die Therapie des diabetischen Fußsyndroms besteht in
- konsequenter Druckentlastung,
- adäquater Wundbehandlung,
- gezielter systemischer Antibiotikagabe,
- Optimierung des Stoffwechsels (Glukose, Lipide),
- Nikotinkarenz,
- ggf. rheologischen und revaskularisierenden Maßnahmen,
- orthopädieschuhtechnischer Versorgung.

Die erforderliche Fußpflege und regelmäßige Inspektion beider Füße ist dem geriatrischen Patienten häufig wegen eingeschränkter funktioneller Fähigkeiten nicht möglich. Hier müssen pflegende Angehörige geschult oder professionelle Hilfskräfte zugezogen werden. Jeder Amputation muß eine angiologische Abklärung vorausgehen (FDKB e.V. 1998).

Das nichtinfizierte Ulkus wird mit konsequenter Druckentlastung und wiederholter ausreichender Abtragung der Hyperkeratosen behandelt.

Beim infizierten Ulkus wird unverzüglich mit der lokalen Wundsanierung begonnen:
- Débridement bis ins Gesunde
- ggf. Spülen mit Jodlösung (Kontrolle des TSH-basal) oder Chloraminlösung
- Einlegen von Jodoform-Gaze
- vollständiges Abtragen der Hyperkeratosen
- ggf. enzymatische Wundreinigung
- 2 mal täglich Wundverband bis zum Stadium der gereinigten Wunde.

Beim ischämischen Ulkus empfiehlt sich vor der Wundreinigung eine ausreichende Analgesie (Analgetikum, lokalanästhesierende Salbe, Leitungsanästhesie). Bei hochakuter Entzündung muß eine sofortige stationäre Aufnahme erfolgen.

Die antibiotische Therapie sollte immer systemisch und nicht lokal erfolgen. Nach Probengewinnung für Bakterienkulturen durch Spülaspiration oder Gewebeexzision, Abstrich oder Abtupfen er-

Tabelle 16.6 Risikoklassifikation des diabetischen Fußes (Mehnert et al. 1999).

	Sensibilität	Durchblutung	Fußdeformierung	Sonstiges
0	normal	ungestört	nein	–
1	normal	ungestört	ja	–
2	gestört	ungestört	nein	–
3	gestört	ungestört	ja	–
4	gestört	ungestört	–	Ulkusanamnese
5	gestört	eingeschränkt	nein	–
6	gestört	eingeschränkt	ja	reduzierte Beweglichkeit Ulkusanamnese

folgt bis zum Erregernachweis die „blinde" Antibiotikagabe, wobei auch immer an eine lokale Pilzinfektion gedacht werden muß. Da sich in den Wunden am häufigsten Staphylokokken, Enterokokken, B-Streptokokken, gramnegative Keime und Anaerobier finden, kann zunächst mit Ampicillin/Sulbactam oder Amoxicillin/Clavulansäure, Gyrasehemmern (Chinolonen) oder Clindamycin begonnen werden. Bei Anaerobierverdacht wird Metronidazol kombiniert (Mehnert et al. 1999; Stiegler 1996; FDKB e.V. – Arbeitskreis Diabetischer Fuß 1998).

Die Schuhversorgung des älteren Diabetikers muß zum Erhalt der Mobilität möglichst frühzeitig optimiert werden. Auf passendes Fußbett, komplettes Innenfutter, breiten Zehenraum und wenig Innennähte ist auch bei fehlender Neuropathie oder pAVK zu achten. Bei Patienten mit Neuropathie bietet die plantare elektronische Druckmessung die Grundlage für eine diabetesadaptierte Fußbettung. Bei der Vielzahl der Schuhformen und Entlastungsmöglichkeiten sollte ein Orthopädieschuhtechniker hinzugezogen werden. Der Patient sollte nie die Schuhe ohne Socken tragen und nicht barfuß laufen.

Spezielle Schulungsprogramme, die auch älteren Diabetikern nicht vorenthalten werden dürfen, zeigen, daß sich durch konsequentes Tragen von passendem Schuhwerk die Ulkusrate von 83 auf 26% senken läßt (Stiegler 1996).

6.2 Gicht

Bei der Gicht kommt es zur Ablagerung von Uratkristallen im Binde- und Stützgewebe. Sie führt in der akuten Form als Gichtanfall zu einer plötzlich („über Nacht") auftretenden äußerst schmerzhaften Arthritis. Meist werden bereits leichte Berührungen als äußerst unangenehm empfunden. Am häufigsten betroffen ist das Großzehengrundgelenk (Podagra). Mit zunehmendem Alter kommt es jedoch zu einer Änderung von Lokalisation und zeitlichem Verlauf. Näheres siehe Kapitel 23 (Muskel- und Gelenkbeschwerden).

7 Fußpflegetips für den älteren Patienten

Bei Erkrankungen, die eine erhöhte Infektanfälligkeit bedingen oder bei denen bereits kleinere Schäden zu schwerwiegenden Folgen führen, sollten die Patienten zu einer regelmäßigen Pflege der Füße angeleitet werden (Ruscin et al. 1993):

- Tägliche genaue Inspektion der Füße einschließlich der Fußsohle, ggf. durch Angehörige. Dies gilt v.a. für Patienten mit Polyneuropathie.
- Austasten der Schuhe vor jedem Anziehen, um schädigende Partikel (Steinchen, Sand, Nägel) zu entfernen.
- Tägliche Reinigung der Füße in lauwarmem Wasser (bei Polyneuropathie Kontrolle mit einem Thermometer). Wird Seife benutzt, sollte die Haut anschließend gut abgespült werden. Alternativ eignet sich auch Essig (3:1 Wasser/Essig).
- Bei jeder Fußwäsche Hornhaut mit Bimsstein entfernen.
- Füße gut abtrocknen, v.a. zwischen den Zehen. Dabei nicht rubbeln, um Hauteinrisse (Eintrittspforte für Infekte) zu vermeiden.
- Eincremen der Haut mit nicht alkoholhaltigen Zubereitungen, dabei die Zehenzwischenräume aussparen (Gefahr der Pilzinfektion).
- Schneiden der Nägel nur vorsichtig bis zur Zehenkuppe. Besser ist feilen. Bei Problemen (Visusminderung, Feinmotorikstörung etc.) lieber professionelle Fußpflege.
- Leichte Fußmassage zur Anregung der Durchblutung.
- Socken sollten wegen der besseren Flüssigkeitsaufnahme aus natürlichem Material (Wolle, Baumwolle) sein und nicht einschnüren.
- Geeignetes Schuhwerk tragen (flacher Absatz; weiches, biegsames Obermaterial; feste Sohle, ggf. mit leichtem Spitzenhub zum besseren Abrollen; keine Unregelmäßigkeiten im Inneren der Schuhe; ausreichende Weite der Vorderkappe; genügender Halt durch eingearbeitetes Fußbett; bei anatomischen Deformationen u.U. Anfertigen orthopädischer Schuhe nach Maß).
- Neue Schuhe nur kurze Zeit tragen, Kontrolle der Füße nach ca. 20 min auf Druckstellen.
- Rechtzeitiges Aufsuchen von medizinischen Einrichtungen (Arzt, Fußpflege) bei Problemen.

Literatur

Christman, R. A., L. P. Zulli: Radiologic Aspects of Aging in the Foot. Clin. Pod. Med. Surg. 10 (1), (1993), 97–112.

Collet, B. S.: Foot problems: In: W. B. Abrams, R. Berkow (eds): The Merck Manual of Geriatrics. pp760–772. Merck, Rahway, N.I. (1990).

Diabetes Care and Research in Europe: The St. Vincent Declaration. Diabet. Med. 7 (1990) 360–362.

Evans, E. G., B. Dadman, D. M. Williamson et al.: Comparison of terbifanine and clotrimazole in treating tinea pedis. Brit. med. J. 1993, 11: 645–647.

Evans, E. G., R. A. Seaman, I. G. James: Short-duration therapy with terbinafine 1% cream in dermatophyte skin infections. Brit. J. Dermatol. 130 (1): 1994, 83–87.

FDKB e.V. – Arbeitskreis Diabetischer Fuß: „Diabetisches Fußsyndrom. Prävention – Diagnostik – Therapie", Brandstätter Druck, München 1998.

George, D. H.: Management of Hyperkeratotic Lesions in the Elderly Patient. Clin. Pod. Med. Surg , 10 (1) 1993: 69–77.

Hay, R. J., J. M. McGregor, J. Wuite et al.: A comparison of 2 weeks of terbinafine 250 mg/day with 4 weeks of intraconazole 100 mg/day in plantar-typ tinea pedis. Brit. J. Derm. 132 (4) 1995, 604–608.

Holman, J. A., G. G. Poehling, D. F. Martin: Common foot problems. In: Hazzard, W. R. et al. (eds.): Principles of Geriatric Medicine and Gerontology: 3rd ed. McGraw-Hill, Inc., New York 1994.

Kainberger, F., A. Engel, S. Trattning et al.: Sonographische Strukturanalyse der Achillessehne und biomechanische Implikationen. Ultraschall. Med. 13 (1) 1992, 28–30.

Kauvar, A. N., D. H. Mc Daniel, R. G. Geromenus: Pulsed dry laser treatment of warts. Arch. Fem. Med. 4 (12) 1995: 1035–104.

Lachapelle; J. M., P. De-Doncker, D. Tennstedt et al.: Intraconazole compared with griseofulvin in the treatment of tinea corporis/cruris and tinea pedis/manus: an interpretation of the clinical results of all completed double-blind studies with respect to the pharmacokinetic profile. Dermatology 184 (1) 1992, 45–50.

Marcus, R. S., J. J. Rainerii, M. Mussman: Nonsurgical management of disorders of the forefoot. Clin. Pod. Med. Surg. 10 (1) 1993, 121–128.

Mehnert, H., E. Standl, K.-H. Usadel: Diabetologie in Klinik und Praxis: 481–505, Thieme, 1999 .

Niethardt, F. U., J. Pfeil: Orthopädie. Hippokrates, Stuttgart 1989.

Rabl, C. R. H., W. Nyga: Orthopädie des Fußes. 7. Auflage. Enke, Stuttgart 1994.

Reike, H.: Die diabetische Polyneuropathie – Diagnostik und Therapie. In: H. Reike (Hrsg): Das diabetische Fußsyndrom. Eine praxisorientierte Einführung. 59–66. J. C. Huber KG, Dießen/Ammersee, 1995.

Stiegler, H.: Altern, Diabetes und Durchblutungsstörungen, Gefahr für den Fuß! Med. Trib. Suppl. 19 (1996) 4–10.

Reike, H.: Schwerpunkt Fußklinik – Qualitätsstandards verhindern Amputationen. Schulungsprofi Diabetes 3 (1997) 14–20.

Ribard, P., F. Audisio, M. F. Kahn et al.: Seven Achilles tendinitis including 3 complicated by rupture during fluoroquinolone therapy. J. Rheum. 19 (9) 1992, 1479–1481.

Ruscin, C., G. Cunningham, A. Blaylock: Foot care protocol for the older client. A guide for working with clients to improve care of the feet. Geriatr. Nurs 14, 1993, 210–212.

Sigh, D., G. Bentley, S. G. Trevino: Fortnightly review: Callosities, corns, and calluses. Brit. med. J. 312, 1996: 1403–1406.

Tong, M. M., P. M. Altman, R. S. Bernetson: Tea tree oil in the treatment of tinea pedis. Australas. J. Dermatol. Vol. 33 (3): 1992. 145–149.

17 Harnwegsinfekt

Ingo Füsgen

INHALT

1 Einleitung 173
2 Symptomatik 173
3 Asymptomatische Bakteriurie 173
4 Pathogenese 174
5 Physiologische Veränderungen 174
6 Alterstypische Erkrankungen 174
7 Harnwegsinfekt und Harninkontinenz . . . 175
8 Dauerkatheter und Harnwegsinfekt . . . 175
9 Therapie 176

1 Einleitung

Die Bakteriurie stellt bei älteren Personen die am häufigsten dokumentierte bakterielle und die häufigste nosokomiale Infektionsart dar. Die Häufigkeit von Harnwegsinfekten steigt nach dem 60. Lebensjahr bei beiden Geschlechtern deutlich an: Bei den über 65jährigen entwickeln etwa 25% der Frauen und etwa 10% der Männer mindestens einmal eine symptomatische Bakteriurie und Bakteriämie (Kiss 1997). 25% der Frauen mit unkomplizierten Harnwegsinfekten erleiden Rezidive.

Die Mortalität durch Bakteriämien, die von Harnwegsinfekten ausgehen, beträgt fast 5%.

Im Gegensatz zu den meist unkomplizierten Harnwegsinfekten junger Patienten sind die Harnwegsinfekte im Alter schwieriger zu diagnostizieren und zu behandeln.

2 Symptomatik

Aufgrund verschiedener begleitender Krankheiten (z.B. degenerative Hirnerkrankungen, Morbus Parkinson) werden die klassischen Symptome der Harnwegsinfekte im Alter gelegentlich subjektiv nicht oder nur ungenügend wahrgenommen und können somit leicht übersehen werden. Dazu kommt noch, daß die Symptome bei Harnwegsinfekten im Alter oft mild oder atypisch ausgeprägt sind. Sie können von uncharakteristischer Verschlechterung des Allgemeinzustandes, Urininkontinenz, milden Dysuriesymptomen bis zur Apathie, Depression und Hypotonie reichen (Kiss 1997; Seiler 1995). Oft kann eine Bakteriämie oder eine gramnegative Sepsis, ausgehend von einem Harnwegsinfekt, ohne Fieber diagnostiziert werden.

In klinisch schweren und unklaren Situationen ist neben der Beurteilung des Urinstatus, des Blutbildes, einer Urinkultur, der Nierenfunktion und der Entzündungsparameter die Durchführung von Blutkulturen angezeigt.

3 Asymptomatische Bakteriurie

Als asymptomatisch wird eine signifikante Bakteriurie bei klinisch fehlenden lokalen und systemischen Harnwegsinfektsymptomen bezeichnet. Ein besonderes Merkmal ist der wechselnde Bakteriennachweis (Boscia et al. 1986). Die Prävalenz der asymptomatischen Bakteriurie steigt mit zunehmendem Lebensalter an und stellt einen besonderen Problemkreis dar.

Während sie in einer jungen Population 30mal häufiger bei Frauen als bei Männern vorkommt, verschiebt sich das Verhältnis Frauen zu Männer im Alter auf 3:1 (Baldassarre et al. 1991). Bei ungefähr 35% der hospitalisierten geriatrischen Männer findet sich eine Bakteriurie (Boscia et al. 1987). In der Langzeitbetreuung sind mehr als 50% der meist funktionell eingeschränkten Männer oder Frauen von ihr betroffen (Nicolle 1993).

Ältere Frauen haben eine oder mehrere Episoden einer asymptomatischen Bakteriurie (Warren 1996). Die meisten werden durch gramnegative Stäbchen hervorgerufen, unter welchen E. coli am häufigsten vorkommt. Die Bakteriurie erscheint und verschwindet spontan und nur wenige Ältere haben eine permanente Bakteriurie (Warren 1996; Boscia et al. 1986). Die rezidivierenden asymptomatischen Bakteriurien erfolgen in der Regel durch neue Bakterienstämme. Asymptomatische Bakteriurien kommen sehr häufig bei Analinkontinenz, vaginalem Deszensus, Uterusprolaps und Zystozele oder Urethrozele vor. Auf den Diabetes mellitus wird nachfolgend besonders eingegangen.

Frauen mit asymptomatischer Bakteriurie haben eine signifikant höhere Wahrscheinlichkeit, im Folgejahr nach der Untersuchung an einem symptomatischen Harnwegsinfekt zu erkranken, als Frauen ohne asymptomatische Bakteriurie (Gaymans et al. 1976).

Eine Behandlung der asymptomatischen Bakteriurie allerdings scheint weder Inkontinenzsymptome, Krankheitszustände oder die Sterblichkeit bei älteren Heimbewohnern zu beeinflussen (Nicolle et al. 1987; Abrutyn et al. 1994; Ouslander et al. 1995). Neuere Untersuchungen von Nicolle et al. (1998) zeigen aber auf, daß zumindest Urinantikörperspiegel bei einer bestehenden asymptomatischen Bakteriurie die weitere Überlebenszeit negativ beeinträchtigen. Bei diesen älteren Heimbewohnern kommt es auch vermehrt zu rezidivierenden symptomatischen Harnwegsinfekten.

Unbestritten ist die Behandlung der asymptomatischen Bakteriurie vor urologischen Manipulationen und vor einer Dranginkontinenztherapie. Über 60 % der Patienten mit asymptomatischer Bakteriurie leiden im Heimbereich gleichzeitig unter einer Harninkontinenz. Dabei steht die Dranginkontinenz im Vordergrund (s. Seite 196).

4 Pathogenese

Verschiedene prädisponierende Faktoren begünstigen die Entstehung von Harnwegsinfekten. Beim älteren Patienten sind es insbesondere physiologische Veränderungen, alterstypische Erkrankungen und Hilfsmittel wie z.B. der Dauerkatheter. Sie sind Ursache für eine gestörte Selbstreinigung bzw. Abwehrschwäche. Als Infektursache nicht zu vergessen sind oft beim Älteren bestehende nachlassende Körperpflege und Sexualhygiene. Bei alten Menschen sind Harnwegsinfekte auch häufig Folge eines vorausgegangenen Krankenhausaufenthaltes mit Eingriffen am Harntrakt, z.B. Katheterismus (Sanderson 1995).

5 Physiologische Veränderungen

Die Blase unterliegt physiologischen Alterungsprozessen, wodurch die natürliche Abwehr gegen eindringende Keime geschwächt wird (bei Frauen: Änderung des Scheidenmilieus, Abnahme des Harnröhrenverschlußdrucks und Verkürzung der funktionellen Harnröhrenlänge; bei Männern: verminderte prostatische Sekretion bakterizider Substanzen, Prostatahypertrophie; bei beiden Geschlechtern: verminderte allgemeine Immunkompetenz, abgeschwächte lokale Abwehrmechanismen).

Daneben ist vor allem die Restharnbildung bei Älteren zu nennen: Der durch die unvollständige Miktion in der Blase verbleibende Harn ist häufig bakteriell kontaminiert und ein hervorragendes Keimreservoir. Restharn bildet die wichtigste Ursache rezidivierender Infektionen. Bei betagten Patienten ist ein Restharn zwischen 30 und 50 ml als normal anzusehen (Bonde et al. 1996).

6 Alterstypische Erkrankungen

Beispielhaft sei hier der Diabetes mellitus Typ II zu nennen, dessen Prävalenz bei den über 65jährigen bei ca. 30 % liegt. Neben der Prädisposition für eine Neuropathie der Blase, arteriosklerotischer Mikro- und Makroangiopathie treten bei diabetischen Patienten gehäuft systemische Störungen der Immunantwort auf (Schubert et al. 1995). So ist es gerade beim älteren Patienten mit einer ohnehin schon höheren Infektanfälligkeit nicht verwunderlich, daß die Prävalenz asymptomatischer Bakteriurien unter Diabetikerinnen 3fach höher ist als unter Frauen ohne Diabetes (Schmitt et al. 1986; Shah et al. 1983).

Im Gegensatz zur asymptomatischen Bakteriurie beim Nicht-Diabetiker sind die Meinungen in der Fachwelt geteilt, ob Diabetiker mit asymptomatischer Bakteriurie von einer antibiotischen Therapie profitieren und wie diese am günstigsten erfolgen sollte (Deresinski 1995). Eine diabetische Zystopathie mit vesikoureteralem Reflux und Restharnbildung durch mangelnde Entleerung fördert die Keimaszension mit Infektion der oberen Harnwege, die bei ca. 40 % der Diabetiker mit asymptomatischer Bakteriurie nachgewiesen werden kann (Forland et al. 1997).

Da beim älteren Patienten mit Diabetes mellitus nur urodynamisch zu entscheiden ist, ob ein bestehender Restharn physiologischer Art ist oder bereits Hinweis auf eine beginnende Neuropathie, therapieren wir grundsätzlich jede asymptomatische Bakteriurie bei einem bestehenden Restharn, um gerade betagten Patienten eine belastende urodynamische Untersuchung zu ersparen.

Ist ein symptomatischer Harnwegsinfekt bei einem diabetischen Patienten klinisch manifest, so ist aufgrund der bekannten hohen Komplikationsrate (Schubert et al. 1995) eine sofortige antibiotische Therapie unabdingbar.

Patienten mit Diabetes, insbesondere solche mit Blasenkatheter, scheinen ein erhöhtes Risiko für eine Candidurie zu haben. Wenngleich diese auch in den meisten Fällen asymptomatisch verläuft, können sich in einigen Fällen größere Pilzagglomerate bilden und akute Abflußbehinderungen verursachen. Die systematische antimykotische Therapie erfolgt mit Nystatin. Auch Blasenspülungen mit Amphotericin B oder Miconazol sind üblich (Gubbins et al. 1993).

Die Wechselwirkungen zwischen Diabetes mellitus und Harnwegsinfekt sind vielgestalt. Einerseits prädisponiert eine diabetische Stoffwechsellage, besonders wenn sie entgleist ist, zu Infekten. Andererseits führen Infekte selbst zu Entgleisungen des diabetischen Stoffwechsels. Der bestehende Harnwegsinfekt führt schnell zu einer Harninkontinenz – einer Dranginkontinenz, die wiederum zu rezidivierenden Infekten gerade beim älteren Patienten prädisponiert. Aus dieser Konstellation kann sich im klinischen Alltag schnell ein Circulus vitiosus ergeben, besonders dann, wenn nicht frühzeitig und entschieden genug auf die konsequente Regulierung der Stoffwechsellage geachtet, der Infekt nicht frühzeitig ausreichend behandelt und die Harninkontinenz nicht erfolgreich therapiert wird.

Besteht dann eine Neuropathie der Blase, entwickelt sich eine Überlaufinkontinenz mit rezidivierenden Harnwegsinfekten. Eine dann durchzuführende Dauerableitung löst zwar das Problem der Überlaufblase, aber in keiner Weise das Krankheitsbild des rezidivierenden Harnwegsinfektes.

7 Harnwegsinfekt und Harninkontinenz

Zu jenen Faktoren, die entweder für sich alleine eine Dranginkontinenz verursachen oder eine bestehende verstärken können, gehört zweifelsohne der Harnwegsinfekt (Ouslander et al. 1987; Madersbacher 1998). Epidemiologische Studien (Teasdale et al. 1988) zeigen eine positive Korrelation zwischen Harninkontinenz und Harnwegsinfektionen in der Vorgeschichte.

Man muß annehmen, daß der Harnwegsinfekt zu einer pathologischen Erhöhung der afferenten Impulse aus dem Harntrakt in das zentrale Nervensystem und letztlich zu einer Überforderung der zentralen Kontrollmechanismen führt. Das normalerweise vorhandene Gleichgewicht zwischen der Stärke der ankommenden afferenten Impulse und der Fähigkeit des Kortex, diese zu kontrollieren und zu modulieren, wird dadurch gestört. Die Störung dieses Gleichgewichtes kommt beim älteren Menschen rascher zustande, da die zentrale Schaltstelle Gehirn im Alter nicht mehr so leistungsfähig ist wie in jüngeren Jahren. Die vermehrte Afferenzierung auf der einen und eine vorbestehende zerebrale Leistungsschwäche auf der anderen Seite führen zur erwähnten Überforderung, die über eine Enthemmung des Detrusorreflexes zur Drangsymptomatik und zur Dranginkontinenz führt (Madersbacher 1998).

Der Zusammenhang zwischen Harnwegsinfekt und auftretender Harninkontinenz ist für den symptomatischen Harnwegsinfekt sicher. Ein asymptomatischer Harnwegsinfekt ist offensichtlich wesentlich seltener die Ursache für eine Harninkontinenz (Boscia et al. 1986).

Harninkontinenz, insbesondere bei Frauen über 60 Jahre, bedeutet oft die Entstehung von rezidivierenden Harnwegsinfekten. Rezidive bedürfen in dieser Altersklasse einer urogynäkologischen Abklärung. Eine erfolgreich beseitigte Streßinkontinenz führt zu einer verringerten Infektionsquote, da streßinkontinente Frauen wesentlich mehr Infektionen aufweisen als kontinente (Vahlensieck et al. 1991).

Gehen Harnwegsinfekte mit Harninkontinenz oder erschwerter Miktion einher, so kann die operative Beseitigung einer Blasenhalsinsuffizienz (Trichterbildung) oder eines Quetschharnphänomens (Urethraabknickung z.B. durch große Zystozele) heilsam wirken. Besteht zusätzlich eine Beckenbodeninsuffizienz, so ist eine Beckenbodenkonditionierung mit Gymnastik, Biofeedback-Training oder evtl. Vaginalgewichten angebracht. Auch ein Toilettentraining erscheint hier oft sinnvoll.

8 Dauerkatheter und Harnwegsinfekt

10–30% der pflegebedürftigen Heimbewohner bedürfen aus unterschiedlichen Gründen einer Dauerableitung. Bei liegendem Dauerkatheter entwickelt sich innerhalb von 4 Tagen in nahezu 100% eine Bakteriurie, wenn – wie früher üblich – ein offener Katheter zur Harnableitung verwendet wurde. Bei konsequenter Anwendung des Prinzips der geschlossenen Harnableitung steigt die Bakteriurierate innerhalb von 25–30 Tagen kontinuierlich an, bis schließlich ebenfalls 100% der Patienten eine signifikante Bakteriurie aufweisen (Liedel 1999). Deshalb sollte die Indikationsstellung für einen Dauerkatheter nur erfolgen, wenn sie absolut notwendig ist. Ein

Dauerkatheter sollte nicht nur aus pflegerischer oder ärztlicher Zweckmäßigkeit angelegt werden. Wenn er notwendig ist, sollte er so früh wie möglich wieder entfernt werden.

Jain et al. (1995) konnten nachweisen, daß in einer medizinischen Klinik bei 21% der Patienten die Indikation zur Einlage eines Dauerkatheters nicht gerechtfertigt und bei 47% der Patienten mit liegendem Katheter kein Katheter mehr erforderlich war. Hauptursache einer nicht gerechtfertigten Katheterisierung war die Harninkontinenz.

Als Alternativen zum transurethralen Dauerkatheter sollten die Verwendung von suprapubischen oder von Kondomkathetern bzw. der intermittierende Katheterismus in Erwägung gezogen werden. Der suprapubische Katheter ermöglicht zumindest in den ersten Liegetagen eine reduzierte Bakteriurierate. Er vermeidet toxische und infektiöse Einflüsse der Katheterlage auf die Harnröhre. Bei längerer Liegedauer ist jedoch ebenfalls in fast allen Fällen mit einer Bakteriurie zu rechnen.

Obwohl Dauerkatheterpatienten aufgrund der ständigen Bakteriurie ein erhöhtes Risiko für ernste Infektionen haben, sollte nicht standardmäßig eine antibiotische Keimeradikation durchgeführt werden. Fieberepisoden bei Dauerkatheterpatienten sind selten, und viele dieser Fieberepisoden verschwinden spontan (Warren et al. 1987). Ouslander et al. (1987) und Warren et al. (1987) stellten bei Männern und Frauen in Pflegeheimen fest, daß febrile Episoden mit Ursprung im Harntrakt ca. 1mal in 100 Katheterliegetagen auftritt. Bemerkenswert ist, daß ein Katheterwechsel zu 10% mit einer Bakteriämie assoziiert ist, die allerdings gewöhnlich asymptomatisch verläuft (Jewes et al. 1988).

Man muß bei chronisch kranken Älteren deshalb sehr zurückhaltend mit einer sofortigen antibiotischen Therapie sein und unbedingt vorher andere Infektionsursachen ausschließen. Dies ändert nichts daran, daß bereits Platt et al. (1992) auf eine 3fach erhöhte Mortalität nach Erwerb von Harnwegsinfekten während Dauerkatheterismus hinwiesen. Ouslander et al. (1987) stellten bei prospektiven Beobachtungen von Heimbewohnern über 1 Jahr auch bei suprapubischer Drainage fieberhafte Harnwegsinfekte fest.

Nosokomiale Infektionen sind häufig beim Dauerkatheter vorhanden und oft verursacht durch resistente Bakterienstämme (Stamm et al. 1993). Deshalb sollten vor jeder antibiotischen Therapie eine Keimidentifizierung und ein Resistogramm durchgeführt werden.

Ein zielloser und ungerechtfertigter Einsatz von Antibiotika bei Trägern bzw. Trägerinnen von Dauerkathetern führt höchstens zu einer vermehrten Resistenzentwicklung. Es muß bedacht werden, daß trotz hochwirksamer Antibiose keine Eradikation der Bakteriurie bei liegendem Dauerkatheter möglich ist und neue Bakteriurieepisoden zwangsläufig wieder auftreten (Warren 1991).

9 Therapie

Über die Notwendigkeit der Behandlung eines symptomatischen Harnwegsinfektes auch bei hochbetagten Menschen besteht weitgehend Einigkeit. Nach Boscia et al. (1987) war der Harn sowohl nach einer „Single-Shoot", als auch nach einer 3tägigen Therapie mit einem entsprechenden Antibiotikum nach 6 Monaten bei 64% der Patienten bakterienfrei. Die Auswahl der Antibiotika und der Therapieregime richtet sich wesentlich nach der Art des Harnwegsinfekts und dem nachgewiesenen Erreger bzw. dem zu erwartenden Erregerspektrum.

Der häufigste Erreger bei Harnwegsinfekten in allen Altersgruppen, mit Ausnahme der Neugeborenen, ist E. coli. Bei älteren Menschen ist E. coli allerdings nur mehr mit 40–60% für die Infekte verantwortlich. Andere gramnegative Keime wie Pseudomonas, Proteus, Klebsiellen, Providencia und Seratia, aber auch Staphylokokken und Enterokokken werden zunehmend bedeutsamer. Bei inkontinenten Patienten reduziert sich nach eigenen Untersuchungen und der vorliegenden Literatur die E.-coli-Infektion weiter (Nicolle et al. 1998).

Die für die Prognose und damit Gefährdung des Patienten wichtigsten Kriterien ergeben sich aus der Feststellung, ob eine Infektion auf die Schleimhaut begrenzt ist oder bereits tiefere Schichten erfaßt hat, wie z.B. bei Pyelonephritis und Prostatitis. Weiterhin prognostisch wichtig ist die diagnostische Abgrenzung einer komplizierten von einer unkomplizierten Harnwegsinfektion.

Bezüglich der Therapie von Harnwegsinfekten bei Älteren ergeben sich die in Tabelle 17.1 angeführten Vorstellungen (Kiss 1997).

Die bewährtesten und billigsten Chemotherapeutika bei Harnwegsinfekten sind nach wie vor das Trimethoprim und das Cotrimoxazol, die trotz gewisser Resistenzentwicklungen bei über 80% der Harnwegsinfekte ausreichend sind. Wegen der guten Bioverfügbarkeit, Verträglichkeit und Wirksamkeit bei Harnwegsinfekten haben in den letzten Jahren die Fluorchinolone (z.B. Norfloxacin, Ciprofloxazin und Ofloxazin) weltweit Anerkennung gefunden.

Für die Re-Infektionsprophylaxe rezidivierender unkomplizierter Zystitiden (häufiger als 2mal in 6 Monaten bzw. 3mal im Jahr) bei jüngeren Patienten wird die tägliche Einnahme einer reduzierten Antibiotikumdosis über mehrere Wochen empfoh-

Tabelle 17.1 Therapie von Harnwegsinfekten bei Älteren.

asymptomatische Bakteriurie	Therapie nur in Ausnahmefällen
asymptomatischer, unkomplizierter Harnwegsinfekt	Frauen und Katheterträger: Therapie nur in Ausnahmefällen Männer: Therapie 3–7 Tage
symptomatischer, unkomplizierter Harnwegsinfekt	Frauen: Stoßtherapie bei Erstinfekt Männer: Therapie 7 Tage
symptomatischer, komplizierter Harnwegsinfekt	alle: Therapie 7–10 Tage evtl. resistenzgerechte i.v. Therapie
rezidivierender Harnwegsinfekt	Frauen und Katheterträger: Therapie nur bei symptomatischem Harnwegsinfekt (2–6 Wochen) Männer: Therapie 2–6 Wochen
chronischer und chronisch rezidivierender Harnwegsinfekt	Frauen und Katheterträger: Therapie nur bei symptomatischem Harnwegsinfekt (individuelle Therapiedauer, evtl. Dauertherapie)
atypischer Harnwegsinfekt	Therapie gemäß Erreger und Lokalisation

len (Naber 1999). Für ältere Patienten dagegen gilt, daß die Rezidivprophylaxe asymptomatischer Harnwegsinfektionen, asymptomatischer signifikanter Bakteriurien und rezidivierender symptomatischer Harnwegsinfektionen keinen Vorteil bezüglich Morbidität oder Mortalität gegenüber einer Nicht-Behandlung ergeben (Übersicht bei Blumberg et al. 1997).

Liegen Harnwegsinfekt und Harninkontinenz vor, so muß zunächst der Harnwegsinfekt therapiert, müssen entzündliche Veränderungen im Bereich des äußeren Genitales (Vulva, Damm; Glans, Meatus) behandelt und muß dann die Situation bezüglich der Harninkontinenz evaluiert werden. Der Harnwegsinfekt muß auch deshalb behandelt werden, weil die relaxierende Wirkung der Medikamente auf den Detrusor durch die Irritation eines bestehenden Infektes neutralisiert und dadurch die Pharmakotherapie wirkungslos wird.

Erst nach Abklingen des Harnwegsinfektes und Evaluierung des Blasenprotokolls sollte die Diagnose der Inkontinenz gestellt und sollten die entsprechenden therapeutischen Maßnahmen durchgeführt werden: Bei der Dranginkontinenz sollten Kontinenztraining und Medikamente, die den Detrusor relaxieren, zum Einsatz kommen.

Nach kurzfristigem Harnröhrenkatheterismus bei Frauen konnten Harding et al. (1991) bei Frauen mit asymptomatischen Harnwegsinfekten beobachten, daß die Bakteriurie lediglich bei 36% der Frauen innerhalb von 14 Tagen spontan verschwand. Von zunächst asymptomatischen Patienten mit persistierender Bakteriurie entwickelten 28% innerhalb von 14 Tagen eine symptomatische Infektion. Die Autoren belegten die gute Wirksamkeit einer „Single-Dose-Therapie" der Bakteriurie, die 48 h nach Katheterentfernung noch nachweisbar ist, sowohl bei asymptomatischen Patienten als auch bei Frauen mit einer symptomatischen Infektion.

Bei der Behandlung sollten allgemein begleitende Maßnahmen durchgeführt werden. Günstig scheinen sich eine vermehrte Flüssigkeitszufuhr (entsprechend der Multimorbidität) sowie regelmäßige, in kürzeren Zeitabständen vorgenommene Blasenentleerungen auf das Abklingen einer Bakteriurie auszuwirken. 2 l Flüssigkeit/Tag sollten es schon sein, wobei etwa 0,7 l in der festen Nahrung enthalten sind. Durch die regelmäßige Gabe von 300 ml verdünntem Preiselbeersirup/Tag kann ebenfalls eine Keimeindämmung erfolgen (Avorn et al. 1994).

Folgende Begleitmaßnahmen können beim akuten Harnwegsinfekt durchgeführt werden:
- Alle 30 min ein Glas Wasser/Tee trinken (soweit möglich im Rahmen der Multimorbidität). Die Harnblase muß ständig gespült werden, um die Bakterien auszuschwemmen.
- Ruhe unterstützt die Heilung.
- Auf warme Kleidung und warme Füße achten.
- Die äußeren Geschlechtsorgane – ohne Seife zu benutzen – 3 min lang warm duschen.
- Wärme beschleunigt die Besserung, z.B. eine Wärmflasche auf den Bauch legen; Sitzbäder mit Kamille lindern die Entzündung.
- Einige pflanzliche Harnwegsdesinfektionsmittel wie Bärentraubenblätter (Arbutin), Brunnenkressekraut, Meerrettichwurzel und weißes Sandelholz sind zur unterstützenden Behandlung der Harnwegsinfektion zugelassen (Vahlensieck 1999).

- Durch Ansäuern des Harns mit der Aminosäure L-Methionin treten bei Patienten mit Blasenfunktionsstörungen oder Dauerkatheter ca. 50% weniger symptomatische Harnwegsinfekte und Infektharnsteine auf. Methionin ist durch seine ansäuernde Wirkung auf den Harn auch geeignet zur Vorbeugung bei bestimmten Nierensteinleiden (Phosphatsteine, Infektsteine); auf ausreichende Trinkmenge ist zu achten, die Behandlung oder Mitbehandlung von Harnwegsinfekten ist umstritten. Es vermindert die Wirksamkeit von Levodopa bei der Behandlung der Parkinson-Erkrankung. Als Gegenanzeigen gelten bestehende Nierensteine anderer Zusammensetzung (Harnsäure-, Oxalat-, Zystinsteine).
- Die orale Gabe von Laktulose über 6 Monate bei Patienten im Pflegeheim reduzierte die Harnwegsinfektquote von 44 auf 12%. Der dabei beobachtete Anstieg der fäkalen Laktobazillen weist auf eine Änderung der fäkalen Flora als mögliche Wirkmechanismen hin (Mack et al. 1993).
- Meroni et al. (1983) konnten nach 5 bzw. 6 Monaten Gabe von 2 Ampullen Bazillus-Subtilis-Sporen/Tag bei 40 betagten Patienten mit rezidivierenden Harnwegsinfekten gegenüber der Placebogruppe eine statistisch signifikante Abnahme der Infektionsinzidenz verzeichnen.

Literatur

Abrutyn, E., Mossey, J., Berlin, J. A.: Does asymptomatic treatment reduce mortality and does antimicrobial treatment reduce mortality in elderly ambulatory women? Ann. Intern. Med. 120 (1994) 827–833.

Avorn, J., Monane, M., Gurwitz, J. H., Glynn, R. J., Choodnovsky, I., Lipsitz, L. A.: Reduction in bacteriuria and pyuria after ingestion of cranberry juice. J. Amer. med. Ass. 271 (1994) 751–754.

Baldassarre, J. S., Kaye, D.: Special problems of urinary tract infections in the elderly. Med. clin N. Amer. 75 (1991) 375–390.

Blumberg, E. A., Abrutyn, E.: Methods for the reduction of urinary tract infection. Curr. Opin Urol 7 (1997) 47–51.

Bonde, M. V., Segr, T., Erdmann, L.: Residual urine in 75-year-old men and women. A normative population study. Scand. J. Urol. Nephrol. 30 (1996) 889–891.

Boscia, J. A., Kobassa, W. D., Knight, R. A., et al.: Epidemiology of bacteriuria in an elderly ambulatory population. Amer J Med 80 (1986) 208–214.

Boscia, J. A., Kaye, D.: Asymptomatic bacteriuria in the elderly. Infect. Dis. clin. N. Amer. 1 (1987) 893–905

Deresinski, S.: Infections in the diabetic patient: strategies for the clinician. Infect. Dis. Rep. 1. (1995) 1–12.

Forland, M., Thomas, V., Schelokov, A.: Urinary tract infections in patients with diabetes mellitus. Studies on antibody coating of bacteria. J. Amer. med. Ass. 238 (1997) 192–196.

Gaymans, R., Valkenburg, H. A., Haverkorn, M. J., Goslings, W. R. O.: A prospective study of urinary-tract infections in a Dutch generale practice. Lancet II (1976) 674–677.

Gubbins, P. O., Piscitelli, S. C., Danziger, L. H.: Candidal urinary tract infections: a comprehensive review of their diagnosis and management. Pharmacotherapy 13 (1993) 110–127.

Harding, G. K. M., Nicolle, L. E., Ronald, A. R., Preiksaitis, J. K.: How long should catheter-acquired urinary tract infection in women be treated? Ann. intern. Med. 114 (1991) 713–719.

Jain, P., Parada, J. P., David, A., Smith, L. G.: Overuse of the indwelling urinary tract catheter. Arch Inter Med 155 (1995) 1425–1429.

Jewes, L. A., Gillespie, W. A., Leadbetter, Myers, B.: Bacteriuria and bateriemia in patients with long-term indwelling catheters. J. med. Microbiol. 26 (1988) 61–65.

Kiss, D.: Harnwegsinfektionen im Alter. Geriatrie Praxis 7–8 (1997) 45–49.

Liedel, B.: Katheterassoziierte Harnwegsinfektionen. In: A. Hofstetter: Urogenitale Infektionen. (Hrsg.) Springer, Berlin–Heidelberg–New York 1999, 241–263.

Mack, D. J., Smart, L., Girdwood, A., Scott, P. J. W., Fulton, J. D. Erwin, L.: Infection prophylaxis with lactulose. Age Ageing 22 (Suppl 2) (1993) 8.

Madersbacher, H.: Differentialdiagnostik: Harninkontinenz und Harnwegsinfekt. In: GIH (Hrsg). Harnwegsinfekt und Inkontinenz Bamberg/Kassel (1998) 44–50

Meroni, P. L., Palmieri, R., Barcellini, W., de Bartolo, G., Zanussi, C.: Effect of long-term treatment with Bacillus subtilis on the frequency of urinary tract infections in older patients. Chemioterapia 2 (1983) 142–144.

Naber, K. G.: Therapie von Harnwegsinfektionen. In: A. Hofstetter (Hrsg.) Urogenitale Infektionen. Springer, Berlin–Heidelberg–New York 1999, 207–214.

Nicolle, L. E., Duckworth, H., Brunka, J.: Urinary antibody level and survival in bacteriuric institutionalized older subjects. J. Amer. Geriat. Soc. 46 (1998) 947–953.

Nicolle, L. E.: Topics in long-term care: Urinary tract infections in long-term care facilities. Infect. Control. Hosp. Epidemiol. 14 (1993) 220–225.

Nicolle, L. E., Mayhew, W. J., Bryan, L.: Prospective randomized comparison of therapy and not therapy for asymptomatic bacteriuria in institutionalized elderly women. Amer. J. Med. 83 (1987) 27–33.

Ouslander, J. G., Schapira, M., Schnelle, J. F. et al.: Does eradicating bacteriuria affect the severity of chronic urinary incontinence in nursing home residents? Ann. intern. Med. 122 (1995) 749–754.

Ouslander, J. G., Greengold, B., Chen, S.: Complications of chronic indwelling urinary catheters among male nursing home patients. A prospective study. J. Urol. (Baltimore) 138 (1987) 1191–1195.

Platt, R., Polk, B. F., Murdock, B., Rosner, B.: Mortality associated with nosocomial urinary tract infection. New Engl. J. Med. 307 (1992) 637–641.

Sanderson, P. J.: Preventing hospital acquired urinary and respiratory infection. Brit Med J 310 (1995) 1452.

Schmitt, J. K., Fawcett, C. J., Gullickson, G.: Asymptomatic bacteriuria and hemoglobin A1. Diabetes Care 9 (1986) 518–520.

Schubert, S., Heesemann, J.: Infektionen bei Diabetes mellitus. Immun. Infekt. 23 (1995) 200–204.

Seiler, W. O.: Besondere Aspekte der Harnwegsinfektionen bei älteren Menschen. Acuta 2 (1995) 7–9.

Shah, S. V., Wallin, J. D., Eilen, S. D.: Chemiluminescence and superoxide anion production by leukocystes from diabetic patients. J. clin. Endocr. 57 (1983) 402–409.

Stamm, W. E.: Protocol for diagnosis of urinary tract infection: reconsidering the criterion for significant bacteriuria. Urology (Suppl, 1988) XXXII: 6–10.

Stamm, W. E., Hooton, T. M.: Management of urinary tract infections in adults. New Engl. J. Med. 329 (1993) 1328–1334.

Teasdale, T. A., Taffet, G. E., Luchi, R. J., Adam, E.: Urinary incontinence in a community-residing elderly population. J. Amer. Geriat. Soc. 36 (1988) 600.

Vahlensieck, W.: Prophylaxe bei rezidivierenden Harnwegsinfektionen. In: A. Hofstetter (Hrsg.) Urogenitale Infektionen. Springer, Berlin–Heidelberg–New York 1999, 215–239.

Vahlensieck, W., Hofstetter, A.: Harnwegsinfektion und Streßinkontinenz. Münch. med. Wschr. 133 (1991) 532–534.

Warren, J. W.: Clinical presentations and epidemiology of urinary tract infection. Clin. Infect. Dis. 18 (1996) 579–584

Warren, J. W.: The catheter and urinary tract infection. Med. Clin. N. Amer. 75 (1991) 481–483.

Warren, J. W., Darmon, D., Tenney, J. H., Hoopes, J. M., Deforge, B., Muncie, H. L.: Fever, bacteremia and death as complication of bacteriuria in women with long-term urethral catheters. J. Infect. Dis. 155 (1987) 1151–1158.

18

Hörprobleme und Umgang mit Hörbehinderten

Ursula Bircher-Müller

INHALT

1 Das Problem 180
2 Häufigkeit 181
3 Erkennung 181
4 Diagnose 182
5 Behandlung 183
5.1 Versorgung mit Hörgeräten 183
5.2 Umgang mit dem Hörgerät 185
5.3 Hörtraining 185
5.4 Cochleaimplantat 186
6 Hörtaktik 187
6.1 Verhaltensregeln im Umgang
    mit Schwerhörigen 187
6.2 Schwierigkeiten beim Umgang
    mit Schwerhörigen 187
6.3 Umgang mit der Restbehinderung
    schwerhöriger Patienten in der Ambulanz . 188
6.4 Spezielle Probleme im Umgang
    mit schwerhörigen Patienten in der Klinik . 189
6.5 Weitere Aspekte im Umgang
    mit Schwerhörigen 190
7 Zusammenfassung 191

1   Das Problem

„Schlimm war es, als ich mit tagelangem, sehr hohem Fieber im Krankenhaus lag, da konnte ich mein Gerät nicht tragen und lag volle 9 Tage ohne jeden Laut in meinem Bett. Das war schlimm, und die Angst vor einem neuen Krankenhausaufenthalt habe ich noch nicht überwunden, ich gehe bewußt dagegen an, denn es braucht nicht, aber es kann ja mal wieder sein!" Schon die Wiederholung des Wortes „schlimm" innerhalb zweier Sätze demonstriert die belastenden Emotionen, die mir eine 82jährige Patientin in einem Brief mitteilte. Nicht die Angst vor Krankheit oder gar Sterben spielte die vordergründige Rolle, sondern das Grauen vor dem Zustand ohne jeden Laut. Darin eingeschlossen war ihre Erfahrung, daß sie für ihre sieben Mitpatientinnen im Zimmer ein Ärgernis dargestellt hatte und entsprechend von ihnen behandelt worden war. Die Frau, früher in einem sozialen Beruf tätig und in ihrem Freundeskreis als warmer und rücksichtsvoller Mensch bekannt, verstand nicht, was da passierte, und litt unter ihrer Isolation. Wie sie dann später, als sie die Hörgeräte wieder tragen konnte, vernahm, hatten die anderen Patientinnen im Zimmer sehr Anstoß genommen, daß nachts immer wieder Geräusche entstanden, wenn die schwer Fiebernde mit Flasche und Glas hantierte, um nach Vorschrift viel zu trinken. Ihr selber war die Störung nicht bewußt geworden, hörte sie doch nichts davon. Mit etwas mehr Verständnis von seiten des Pflegepersonals und liebevoller Aufklärung der anderen Patientinnen hätte die gegenseitige Verstimmung vermieden werden können.

Die Ursache des Fiebers wurde offenbar erkannt, ein elementares Problem der Patientin jedoch nicht. Deshalb blieb ihre Erinnerung an das Erlebnis als katastrophal zurück. Solche Ereignisse sind vermeidbar. Es ist wichtig, sich über die Häufigkeit der Schwerhörigkeit als zusätzlicher Alterskrankheit im klaren zu sein, die Behinderung der Patienten zu erkennen, sie einer entsprechenden Diagnostik und Therapie zuzuführen und den richtigen Umgang mit der Restbehinderung zu finden.

2 Häufigkeit

Bei alten Menschen, die nicht in einem Heim leben, steht die Schwerhörigkeit hinter der Hypertonie und den Krankheiten des Bewegungsapparates an dritter Stelle der chronischen Leiden.

Trotzdem wird diese Behinderung wenig zur Kenntnis genommen. Der Gruppe von Betroffenen ist es im Gegensatz etwa zu den Rollstuhlfahrern nicht gelungen, eine wirksame Lobby aufzubauen, die dafür sorgt, daß die Gesellschaft mit Ursachen und Wirkungen der Schwerhörigkeit vertraut gemacht wird. Entsprechend sind viel zuwenig Menschen in der Lage, mit den Folgen dieser Behinderung richtig umzugehen. Sie werden jedoch mit der Zunahme der Anzahl alter Menschen stetig spürbarer, und es ist für alle, die täglich mit ihnen zu tun haben, überfällig geworden, sich damit auseinanderzusetzen, denn ein großer Teil der geriatrischen Patienten ist leicht bis hochgradig schwerhörig. Das geht aus einer Untersuchung des Deutschen Grünen Kreuzes unter der medizinischen Leitung von Prof. Dr. med. Günter Stange, Karlsruhe, hervor. Als 1985 ein repräsentativer Querschnitt der Bevölkerung ärztlich untersucht, audiometriert und befragt wurde, zeigte das Ergebnis, daß von den 70- bis 75jährigen Befragten nur 9% Hörgeräteträger waren. Von den anderen antworteten 46% auf die Frage „Haben Sie Probleme mit dem Hören, hören Sie jetzt schlechter als früher?" mit Ja. 38% dieser Menschen mit Hörproblemen hatten aber deswegen noch nie einen Arzt aufgesucht, obwohl ungefähr die Hälfte von ihnen bereits länger als 5 Jahre eine Höreinbuße wahrgenommen hatte. Daß eine schlechte Übereinstimmung zwischen subjektivem Befinden, medizinischer Abklärung und Betreuung sowie Hörgeräteversorgung besteht, deutet auf die Komplexität des Problems und hat mannigfache Gründe. Sie liegen bei den Betroffenen selber, bei der Gesellschaft, der ärztlichen Betreuung, der technischen Versorgung sowie den finanziellen Möglichkeiten.

3 Erkennung

Speziell bei der Schwerhörigkeit im Alter (Presbyakusis) ist häufig der Anfang des Leidens gar nicht genau auszumachen. Da die Empfindlichkeit des Gehörs ohnehin ungefähr ab dem zwanzigsten Lebensjahr kontinuierlich langsam abnimmt, ist der Übergang zur Schwerhörigkeit verwischt. Sie wird zuerst nicht als solche wahrgenommen und auch später vom Betroffenen oft nicht akzeptiert. Das zeigt sich in einer Diskrepanz zwischen der Selbsteinschätzung und dem Urteil Außenstehender. Für viele Menschen bedeutet es noch heutzutage eine Überwindung, sich und anderen einzugestehen, daß sie schwerhörig sind. Es werden manchmal große Anstrengungen unternommen, um den Hörverlust zu verstecken.

Wo die wirklichen Ursachen zu diesem Verhalten liegen, läßt sich nicht einfach nachweisen, doch gibt es Vermutungen, welche Gründe zu diesem Phänomen führen (Tab. 18.1).

Erfahrungsgemäß gibt es viele Patienten, die ihre Schwerhörigkeit larvieren, und da sie eine unsichtbare Behinderung ist, muß sie von den Mitmenschen an ihren Folgeerscheinungen erkannt werden. Um diese zu begreifen, ist es nötig, etwas über die psychosozialen Hintergründe des Hörens zu wissen. Hörwahrnehmungen werden mit aufsteigendem Bewußtheitsgrad auf 3 Ebenen gemacht:
- *Hörkulisse:* Sie hat Anteil an der Stimmung und bindet den Menschen in seine Umgebung ein (z.B. Naturgeräusche, Stille oder Orgelmusik in einer Kirche, Marktplatzgeschrei usw.).

Tabelle 18.1 Gründe für Tarnung von Schwerhörigkeit durch die Patienten.

Hintergründe in der Gesellschaft	Hintergründe im Individuum
Taktlosigkeit, Mitleid	Empfindlichkeit, Eitelkeit
Jugendlichkeit als Idealbild	Selbstoffenbarungsangst
Verknüpfung von taub mit dumm*	Angst vor Vorurteilen
Ungeduld und Intoleranz gegenüber Behinderten	Tarnungsmöglichkeit durch Selbstbedienung, Automaten, Bestellung aus Katalog usw.
Bevormundung von Behinderten	Selbständigkeitsdrang
fehlende natürliche Parallele wie Dunkelheit für Blindheit	Zweifel am Einfühlungsvermögen der Mitmenschen

* althochdeutsch: toub = döf, doof, dumm, dumb = stumm, dumm

- *Warngeräusche:* Sie vermitteln Wahrnehmung von Gefahr, die nicht im optischen Feld ist (z.B. eine Tür geht, der Donner rollt, ein Feuer knistert, Wassertropfen fallen, ein Auto fährt heran, eine Sirene heult usw.); diese Warnfunktion bleibt auch bei Dunkelheit erhalten.
- *Kommunikation:* Sie trägt zur menschlichen Verständigung bei (z.B. gesprochene Sprache, Rufe, Stöhnen, Singen bis hin zur nonverbalen Musik).

Damit wird deutlich, daß durch den Verlust der Hörwahrnehmungen auf allen 3 Ebenen ein wesentlicher Teil der Kommunikation des Menschen mit seiner Umwelt beeinträchtigt wird. Dies kann das Leben tiefgreifend verändern und sogar als Tragik empfunden werden und hängt mit dem Ausmaß der Hörminderung und der seelischen Konstitution des Schwerhörigen zusammen. Elisabeth Kübler-Ross, die Pionierin und Forscherin auf dem Gebiet von Sterben und Tod, gewann bei ihrer Arbeit wesentliche Einsichten in bezug auf die seelischen Prozesse der Betroffenen. Sie konnte immer wieder beobachten, daß im allgemeinen 4 Stadien von Abwehr durchlaufen werden müssen, bevor ein Mensch bereit ist, das Endgültige seines Schicksals anzunehmen. Es sind dies:
- Nichtwahrhabenwollen und Isolierung
- Zorn
- Verhandeln (mit Gott oder dem Schicksal)
- Depression.

Etwas Ähnliches läuft bei einem starken Hörverlust ab, bevor ein Mensch seine Behinderung innerlich akzeptiert. Wenn ein Patient kommt, der souverän über seinem Hörverlust steht, hat er bereits große seelische Arbeit geleistet. In der Praxis der Geriatrie stecken die meisten Betroffenen noch in einer der Phasen, wo ihre Schwerhörigkeit zunächst abwehrend ausgelebt wird, auch wenn sie äußerlich zum Hörverlust stehen. Die verschiedenen Ausdrucksweisen der Abwehr, die von den Patienten einzeln, abwechslungsweise oder kombiniert benutzt werden können, entsprechen den Mechanismen, die Elisabeth Kübler-Ross beschrieben hat. Menschen mit Hörverlust verleugnen ihre Behinderung, indem sie Briefe schreiben und lange Wege auf sich nehmen, um Telefongespräche zu vermeiden. Sie drücken sich auch sonst vor Gesprächen, weil sie fürchten, dabei werde die Schwerhörigkeit offenbar. Wenn sie nicht wie erwartet informiert sind oder unbeteiligt wirken, begründen sie ihr Verhalten lieber mit Müdigkeit, Zerstreutheit oder Desinteresse als mit ihrer Behinderung. Den Ärger leben sie aus, indem sie den anderen bei Verständigungsschwierigkeiten die Schuld dafür zuschieben und behaupten, alle Leute nuschelten oder redeten zu leise. Das Feilschen mit Gott oder dem Schicksal schimmert bei vertraulichen Gesprächen durch. Aus Trauer über den Hörverlust und wegen Minderwertigkeitsgefühlen ziehen sie sich in ihr „Schneckenhaus" zurück und vermeiden gesellschaftliches Zusammensein. Manche fühlen sich dann aber doch isoliert oder vernachlässigt und versuchen, mit Hypochondrie und besonders häufigen Arztbesuchen die gewünschte Zuwendung zu bekommen (Tab. 18.2).

Tabelle 18.2 Mechanismen zur Tarnung der Schwerhörigkeit.

- Vermeidung von Telefonanrufen: viele Briefe schreiben, weite Wege zurücklegen
- Vermeidung von Konversation: Vortäuschung von Müdigkeit, Zerstreutheit, Desinteresse
- Vorwürfe an Umgebung: Leute nuscheln, reden zu leise
- Verstimmungen: Reizbarkeit, Ärger, Depression

Folge: Rückzug aus der Gesellschaft wegen Minderwertigkeitsgefühlen und Depression

4 Diagnose

Jeder, der mit älteren Menschen zu tun hat, sollte eine Schwerhörigkeit erkennen können und feststellen, ob eine Abklärung beim HNO-Arzt bereits stattgefunden hat oder noch erfolgen muß. Wenn es sich um eine Krankheitsform handelt, die mit Medikamenten oder einem operativen Eingriff behandelt werden kann, wird der Arzt die nötigen Maßnahmen veranlassen. Im besten Falle muß nur Ohrenschmalz aus den äußeren Gehörgängen entfernt werden. Besonders ältere Menschen sondern vermehrt Zerumen ab. Bei der Schwerhörigkeit geriatrischer Patienten handelt es sich zum größten Teil um Schwerhörigkeit im Alter (Presbyakusis). Diese Form der Schwerhörigkeit tritt nach dem 6. Lebensjahrzehnt allmählich fortschreitend und ziemlich symmetrisch auf. Die Schwerhörigkeit im Alter ist vorwiegend eine Innenohrschwerhörigkeit. Obwohl bei dieser „Schallempfindungsschwerhörigkeit" die zugrundeliegenden Veränderungen an verschiedenen Geweben liegen können und auch die Entstehung davon unterschiedliche Ursachen hat, zeigen sich die Symptome einheitlich:

- Die Betroffenen hören vor allem hohe Töne schlecht oder nicht mehr. Zuerst wird etwa Vogelgezwitscher, später die Haus- oder Telefonklingel nicht mehr gehört.
- Weil die Verständlichkeit der Sprache stark mit Konsonanten hoher Frequenzen zusammenhängt, diese aber nicht mehr gehört werden, gibt es Schwierigkeiten beim Verstehen. Hohe Stimmen, besonders Kinderstimmen, erschweren den Prozeß zusätzlich.

- Am schwierigsten für Altersschwerhörige ist es, aus einem lärmigen Hintergrund die Sprache herauszudiskriminieren. Dieses Phänomen wird als „Party-Effekt" bezeichnet und verhindert meist die Teilnahme bei Gruppengesprächen.
- Manchmal erschwert ein begleitendes Ohrensausen (Tinnitus) das Verstehen.

Eine Innenohrschwerhörigkeit kann im eigentlichen Sinn nicht geheilt werden, denn bis jetzt kann weder mit einer Operation noch mit Medikamenten eine Hörverbesserung erzielt werden. Hingegen kann die Befindlichkeit des Patienten mit verschiedenen Maßnahmen positiv beeinflußt werden. Das Bemühen, Sprache zu verstehen und vielleicht zusätzlich vom Munde absehen zu müssen, ist mit einer nicht zu unterschätzenden Anstrengung des Schwerhörigen verbunden und fordert Konzentration, wobei sich Müdigkeit und besonders Streß negativ auswirken. Somit ist dem Betroffenen am besten geholfen, wenn er in gutem Allgemeinzustand ist. Eine nach heutigen Erkenntnissen gesunde Lebensweise trägt dazu bei und kann vielleicht den Prozeß der Hörminderung verlangsamen.

Bei einem Hörverlust, welcher Ursache auch immer, handelt es sich um weit mehr als um verlorene Dezibel und nach unten abfallende Hörkurven. Je nach seelischer Konstitution, individuellen Lebensbedingungen und kulturellen Gegebenheiten werden Betroffene und ihre Umgebung mit der Schwerhörigkeit mehr oder weniger gut fertig. Deshalb läßt sich nur sehr beschränkt aus den audiologischen Daten herauslesen, wie groß die Behinderung des Patienten ist.

> Die Kluft zwischen audiometrischem Befund und individueller Befindlichkeit kann erheblich sein.

Es ist bedauerlich, daß in der Beurteilung einer Hörschädigung kaum soziale Kriterien mit berücksichtigt werden:
- Ein Naturfreund, der am liebsten stundenlang dem Vogelgezwitscher oder dem Murmeln eines Bächleins lauscht, wird eben mehr leiden als ein audiologisch gleich geschädigter Mensch, der leidenschaftlich liest oder Schach spielt.
- Der Optimist wird im Erdgeschoß bei offenem Fenster schlafen, der Pessimist bei jedem Windhauch zusammenzucken.
- Für einen Gärtner mag ein Hörverlust beruflich belanglos sein, für einen Lehrer bedeutet er Berufswechsel oder Stellenlosigkeit.
- Die eine schwerhörige Frau hat einen Mann, der mit Takt dafür sorgt, daß sie weitgehend ihre Selbständigkeit behalten kann, die andere einen Mann, der fortan auf alle Fragen an ihrer Stelle antwortet.

Die durch Hörverlust entstandenen und entstehenden Schwierigkeiten können also nicht nur auf den Transport von Sinnesreizen zum Gehirn reduziert werden. Die Folgeerscheinungen reichen weit darüber hinaus und werden individuell höchst verschieden verarbeitet. Trotz dieser Verschiedenheiten gibt es jedoch rehabilitative Möglichkeiten, die praktisch und psychohygienisch so wirken, daß die Interaktionen zwischen den Schwerhörigen und ihrer Umgebung viel besser und oft zufriedenstellend verlaufen.

5 Behandlung

5.1 Versorgung mit Hörgeräten

Als erste Maßnahme wird gewöhnlich vom HNO-Arzt eine Hörgeräteversorgung vorgeschlagen. Unversorgte Schwerhörigkeit kann zu vermehrter Desorientierung, Unaufmerksamkeit, Isolation, Passivität, Schwierigkeiten beim Lernen von neuen Aufgaben und zu ungenügenden menschlichen Kontakten führen. Dabei fängt die erste Schwierigkeit schon bei der Erhebung der audiologischen Daten beim Akustiker an.

Das *Audiogramm* wird in einem stillen Raum mit reinen Tönen erstellt. Nicht nur kommen diese reinen Töne im Leben nicht vor, sondern auch die Umwelt des Patienten entspricht nicht den Bedingungen im Geschäft des Akustikers. Der Arzt ist von der Krankenkasse angewiesen, Geräte nur zu verschreiben, wenn sie ausreichende Verbesserung der Hörfähigkeit und zweckmäßige Hörhilfe gewähren. Aber wieder vollzieht sich der Hörtest unter Umständen, die nicht denen des Alltags entsprechen.

> Zwar kann eine spürbare Verbesserung durch Geräte erreicht werden, aber das garantiert noch nicht ein subjektiv besseres Befinden des Patienten in seinen Hörsituationen zu Hause.

Deshalb sollten die Patienten darauf bestehen, die Hörgeräte eine oder zwei Wochen zu Hause auszuprobieren zu können, was von guten Hörgeräteakustikern auch zugestanden wird. Die *Sprachdiskrimination* kann allein durch den Innenohrhörverlust bedingt sein, zusätzlich aber noch durch Sprachzentrumsstörungen, Müdigkeit, Ablenkungen aller Art und durch Medikamente ungünstig beeinflußt werden. Leider wird auch von allen Seiten zuwenig berücksichtigt, daß es sich bei Hörgeräten nicht um eine vollwertige Kompensation für den Verlust, sondern um Prothesen handelt, deren sinnvoller Gebrauch viel Motivation, Anleitung und Training verlangt. Die Voraussetzungen dafür sind aber selten gegeben.

Der Erfolg des Tragens von Hörgeräten kann aufgrund folgender Faktoren abgeschätzt werden:
- Wie sind die Motivation und Art der Überweisung des Patienten (Eigeninitiative oder Familie)?
- Wie ist die Selbstbeurteilung in bezug auf Hörfähigkeit?
- Wie ist die Einstellung des Hörbehinderten in kommunikativen Situationen (Fehler bei sich oder anderen, wenn es schiefgeht)?
- Lassen audiologische Daten von Hör- und Diskriminationsverlust eine Hörgeräteversorgung als sinnvoll erscheinen?
- Welche innere Einstellung gegenüber Hörgeräten läßt sich aus Gesprächen bei der Hörgeräteanpassung heraushören?
- Wie steht es mit der allgemeinen Beweglichkeit und Anpassungsfähigkeit des Patienten (Senilität, andere zusätzliche Behinderungen)?
- Genügt die manuelle Geschicklichkeit zur Bedienung des Hörgerätes?
- Genügt die Sehfähigkeit zur Bedienung des Hörgerätes?
- Wie steht es mit den finanziellen Möglichkeiten des Patienten?
- Hat der Patient eine Bezugsperson, die ihm helfen kann, sich an das Hörgerät zu gewöhnen?
- Gibt es gewichtige Faktoren, die gegen ein Hörgerät sprechen (Nervosität, psychische Probleme)?

Zu einem ausführlichen Gespräch über die Aktivitäten des Patienten, seine Erwartungen und sozialen Bezüge und zu einer gründlichen Information über seine Hörstörung reicht die Zeit meist weder in der Arztpraxis noch beim Akustiker. Somit ist beim Patienten die Vorstellung darüber, was Hörgeräte leisten können und was er sich dazu erarbeiten muß, meist nur nebelhaft. Die Motivation bleibt ungenügend, und die Gefahr, daß bei Inkongruenz von Erwartung und Resultat die Geräte zu weiteren der Tausende „Schubladengeräten" werden, ist groß. Zusätzlich wird in den meisten Fällen eine Hörgeräteanpassung Jahre zu spät vorgenommen. Unterdessen ist der Patient durch den Alterungsprozeß allgemein unbeweglicher geworden, und durch die fehlende Aktivierung der Hörbahnen und der zentralen Verarbeitungssysteme ist es unter Umständen zu einem teilweise irreversiblen Ausfall der zentralen Hör- und Sprachverarbeitung gekommen. Es dürfte für den Arzt sehr schwierig sein abzuschätzen, welche Fähigkeiten des Patienten sich durch Training regenerieren lassen.

Physiologisch richtig ist eine *binaurale Hörgeräteversorgung*, da mit beidohrigem Hören das Richtungshören und die Diskrimination der Sprache aus einer Umgebung mit Hintergrundlärm besser sind. Schwerhörigen sollte früh und bei beidseitiger Hörschädigung eine binaurale Hörgeräteversorgung verordnet werden (Tab. 18.3).

Tabelle 18.3 Vorteile binauraler Hörgeräteversorgung.

Situation	monaural	binaural
ruhige Umgebung	relativ gut	sehr gut
Gespräche im Hintergrund	mangelhaft	besser
starker Lärm (z.B. Bahnhofhalle)	mangelhaft	problematisch
Tonnuancen	eingeschränkt	gut
stereophones Hören	unmöglich	möglich
Orten von Warngeräuschen	unmöglich/ schlecht	möglich

Speziell bei Patienten, die im fortgeschrittenen Alter eine Erstversorgung erhielten, blieb es bisher fast immer bei einem Hörgerät. Eine binaurale Versorgung stellte für die zentrale Verarbeitung eine Überforderung dar, und der Hörgeräteträger fühlte sich verwirrt. Bei der Bedienung der Hörgeräte entstanden Schwierigkeiten durch neurologische Ausfälle, Veränderungen des Bewegungsapparates, besonders der Finger, sowie durch eine allgemeine Verlangsamung. Deshalb scheuten die alten Patienten den Umgang mit zwei Hörgeräten. Die neue Hörgerätegeneration bietet große technische Fortschritte, und viele Modelle sind mit Fernbedienung ausgestattet. Heutzutage sind auch digital programmierbare Hörgeräte auf dem Markt, die nur noch ein- und ausgeschaltet werden müssen und auf Telefon (T) gestellt werden können. Damit ist es einfacher geworden, mit zwei Hörgeräten zurechtzukommen. Neuere Forschung deutet auch darauf hin, daß die Hörfähigkeit des unversorgten geschädigten Ohres wegen fehlenden Gebrauchs zunehmend abnimmt, das heißt, daß ein *deprivationsspezifischer Diskriminierungsabbau* eintritt. Es liegt deshalb im Interesse der Betroffenen, nach Möglichkeit auf eine binaurale Erstversorgung zu drängen. Leider sind alle Hörgeräte, die nicht mehr zur Gruppe der konventionellen, linear verstärkten gehören, in eine für viele Schwerhörige kaum mehr erschwingliche Preisklasse geraten. Der in Deutschland weiter zurückgenommene Festbetrag kann nur noch als Zuschuß betrachtet werden. Wenn mit der privaten Zuzahlung die letzten Ersparnisse geplündert werden müssen, ist eine sorgfältige Güterabwägung angezeigt. Jedenfalls lohnt es sich, zuerst ein paar Wochen auszuprobieren, ob schon konventionelle Hörgeräte die Bedürfnisse der Betroffenen decken. Wie sinnvoll es ist, bei einer Neuverordnung von einer monauralen zu einer binauralen zu wechseln, muß individuell abgeklärt werden.

5.2 Umgang mit dem Hörgerät

Neben der richtigen Wahl der Hörgeräte ist bei der Versorgung die *sorgfältige Anpassung an die Ohren* außerordentlich wichtig. Sie braucht viel Zeit und erfordert Geduld von seiten des Patienten wie des Akustikers. Die Krankenkassen in Deutschland haben mit den Akustikern folgende Dienstleistungen vereinbart:

„Der Hörgeräte-Akustiker übernimmt die Nachbetreuung des Hörgeräteträgers. Die Nachbetreuung umfaßt die Einweisung im Gebrauch der Hörhilfe einschließlich Zubehör bis zur sicheren Bedienung und die damit ggf. verbundene Feinanpassung, die anschließende Beratung des Schwerhörigen bis zu 5 Jahren sowie die Einweisung des Versicherten nach einer durchgeführten Reparatur. Die vorstehend genannte Nachbetreuung ist nicht gesondert zu vergüten."

Oft wissen die Patienten nicht, daß ihnen eine derart umfassende Leistung zusteht. Für alte Patienten bedeutet das aber mehrere Gänge zum Arzt und Akustiker und wird als beschwerlich betrachtet, weil vielleicht die Kräfte dafür kaum ausreichen, oft keine bequemen Transportmittel zur Verfügung stehen und weil die Angelegenheit unter Umständen noch zu einem gefürchteten finanziellen Aufwand wird. Manchmal haben einfach existentiell dringende Notwendigkeiten den Vorrang, so daß die Anpassung schon im Vorfeld auf der Strecke bleibt. Meistens nehmen die Patienten aber die Mühsal auf sich, immer in der Hoffnung auf eine spürbare Verbesserung

ihrer kommunikativen Situation. Die größeren Hürden kommen bei der Nachbetreuung, beinhaltend die Handhabung der Hörgeräte, beim Hörtraining und bei der Hörtaktik, dem Umgang mit verschiedenen Hörsituationen. Wie vielschichtig die Arbeit mit technischen, physiologischen und psychologischen Aspekten ist, wird klar durch die Erkenntnis, daß sie einerseits von Fähigkeiten und Wissen abhängt, andererseits von der Motivation und dem Zeitaufwand sowie der Zusammenarbeit aller Beteiligten gefördert oder behindert wird.

Wenn sich der Akustiker wenig Zeit nimmt und keine Geduld aufbringt, mehrmals einem alten Klienten die Funktion und die Handhabung eines Hörgerätes zu erklären und zu zeigen, kann der Grad des Verständnisses durch den Hörgeräteträger etwa erahnt werden, indem der Patient sagt, er trage eine Hörbatterie hinter dem Ohr oder er müsse noch sein Ohr anziehen. Schon das Einführen des Ohrpaßstückes bereitet vielen alten Menschen Schwierigkeiten, und den lästigen Pfeifton als Folge der Rückkopplung, der bei mangelhaftem Sitz oft entsteht, können sie wegen der hohen Frequenzen nicht wahrnehmen. Auch die Handhabung des Schalters und des Lautstärkereglers am Gerät oder das Einlegen der Batterie sind nicht für alle leicht erlernbar. Als sehr hilfreich in diesem Prozeß hat sich erwiesen, wenn eine Bezugsperson bei der Hörgeräteanpassung dabei ist und auch instruiert wird. Immer wieder gibt es Hörgeräteträger, die noch nach jahrelangem Gebrauch keine Ahnung haben, was die Stellung „T" bedeutet, und die somit auch die Vorteile der Induktion beim Telefonieren oder in einem entsprechend ausgerüsteten Saal nicht ausnutzen können. Selbst die einfache Pflege des Hörgerätes bereitet Mühe. Wegen der vermehrten Zerumenaussonderung im Alter wird der Ausgang am Ohrpaßstück leicht verstopft. Wenn der Schwerhörige das nicht sieht und reinigen kann, sind Tonverzerrungen oder Funktionslosigkeit des Gerätes die Folge. Zwar wird der Akustiker schnell und meist auch kostenlos eine Reinigung vornehmen, aber das bedeutet für den alten Patienten wieder einen Weg zum Geschäft, was wegen der damit verbundenen Probleme oft um Tage oder Wochen verschoben wird.

5.3 Hörtraining

Der Patient muß sich neben der Meisterung der technischen Anforderungen auch mit dem Hörtraining befassen. Das wird einfacher sein, wenn er darauf vorbereitet ist, nicht so zu hören wie früher. Da nicht nur der Nutzschall, sondern auch der Störschall verstärkt wird, ist der Patient zuerst irritiert, wenn plötzlich wieder so viele Geräusche auf ihn eindringen. Mit Vorteil werden die Geräte anfänglich an stillen

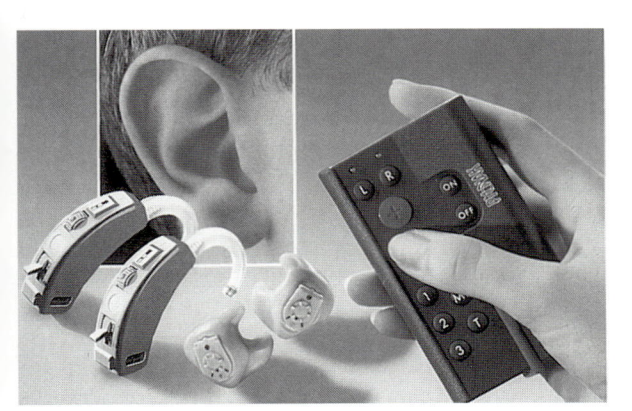

Abbildung 18.1 Hörgeräte und Fernbedienung im realen Größenverhältnis zu Ohr und Fingern. Von links nach rechts: Hinter-dem-Ohr (HdO)-Geräte, Im-Ohr (IO)-Geräte, Fernbedienung. Hörgeräte dürfen nicht nur nach Technik und Ästhetik ausgesucht werden. Um die manuelle und ferngesteuerte Bedienung zu gewährleisten, ist es wichtig, auch auf die Beweglichkeit der Finger und des Geistes Rücksicht zu nehmen.

Orten ausprobiert, und der Übergang zu lärmigeren Hörsituationen wird erst allmählich vorgenommen. Weil die zentrale Verarbeitungsleistung oft lange nicht mehr erbracht werden mußte, entsteht das Gefühl der akustischen Überforderung, und der Patient erklärt, er höre lieber nichts als einen solchen Lärm. Bei dieser Schwierigkeit kommen eine gute vorherige Information und die Motivierung, wieder besser an Gesprächen teilhaben zu können, zu Hilfe.

> Ist einmal die erste Hürde genommen, sollten die Hörgeräte möglichst viel getragen werden, damit sich das Gehirn an das neue Klangbild und die ungewohnte Hörsituation insgesamt gewöhnt und die zentrale Verarbeitungsfähigkeit trainiert wird.

Erst dann kann der volle Nutzen aus den Geräten gezogen werden. Auch in dieser Lernphase ist es vorteilhaft, wenn jemand den neuen Hörgeräteträger in seinem Lernprozeß unterstützt. Leider schalten Menschen mit kärglichen Renten die Geräte immer wieder stunden- oder tagelang aus, um die Batterie zu schonen. Das Hörtraining wird dadurch verzögert oder findet gar nie richtig statt. Werden dann bei wichtigen Situationen die Geräte gebraucht, fehlen sowohl die Routine, mit den Geräten umzugehen, wie auch das Hörtraining.

5.4 Cochleaimplantat

Für beidseitig ertaubte oder fast ertaubte Patienten steht grundsätzlich die Operation des Cochleaimplantats, auch CI (Cochlear Implant), zur Verfügung (Abb. 18.2). Diese Operation setzt voraus, daß die Betroffenen geistig fit und lernfähig sowie genügend motiviert sind, sich einem intensiven Hörtraining zu unterziehen. Gerade bei älteren Patienten soll deshalb nur bedingt ein CI empfohlen werden. Nachdem jedoch an verschiedenen Universitätskliniken die Operation erfolgreich durchgeführt wird und dadurch Tausende von ertaubten Menschen wieder Hörvermögen erlangen, wird die Wahrscheinlichkeit immer größer, auf einen solchen Patienten zu stoßen. Das Hörtraining von CI-Trägern wird bereits in den Kliniken eingeleitet. Durch technische Nachsorge sowie die Habituation der Patienten an die neuen Höreindrücke verbessert sich das Sprachverständnis über Monate. Einigen gelingt es, mit dem „künstlichen Ohr" fast problemlos Gespräche zu führen, andere bleiben auf zusätzliches Absehen vom Munde angewiesen. Aber auch wenn offenes Sprachverständnis, also ein rein akustisches, ohne Blickkontakt, erreicht worden ist, bleiben CI-Träger wegen der unilateralen Versorgung und

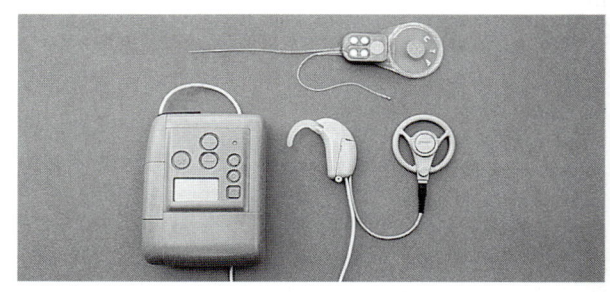

Abbildung 18.3 Zu einem CI gehören drei äußere Teile: v. l. n. r.: unten sind der Sprachprozessor, das Mikrophon und der Sender. Oben im Bild befindet sich der implantierte Teil, der Empfänger/ Stimulator und die Elektroden. System des CI: Die vom Mikrophon aufgenommenen Schallwellen werden im Sprachprozessor verarbeitet und als digitales Signal vom Sender drahtlos durch die Haut an den Empfänger/Stimulator weitergeleitet. Nach digitaler/ analoger Signalumwandlung in einen entsprechenden Stromreiz wird dieser durch die Elektroden zu den Fasern des Hörnervs übertragen.

Abbildung 18.2 Schematische Darstellung eines Cochleaimplantats, mit dem der Hörnerv direkt elektrisch stimuliert wird und so selbst bei vollständiger Ertaubung einen Höreindruck hervorrufen kann (Martin Kompis, Bern).

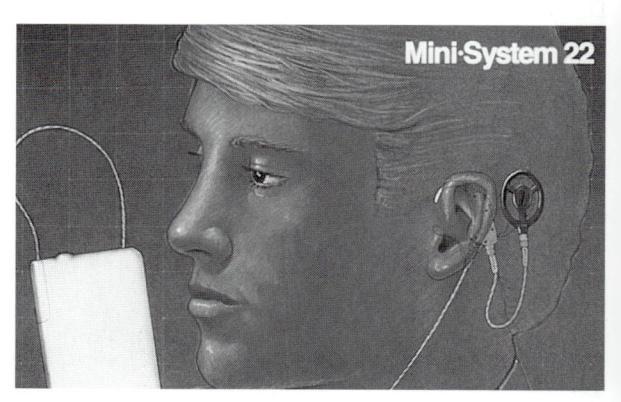

Abbildung 18.4 Mikrophon und Sender werden hinter dem implantierten Ohr angebracht, der Sprachprozessor am Kabel in einer Kleidertasche oder am Gürtel getragen. Es gibt auch die Möglichkeit, Mikrophon und Sprachprozessor gemeinsam in einem Gerät hinter dem Ohr zu tragen (wie in der schematischen Darstellung von Abbildung 18.2 gezeigt).

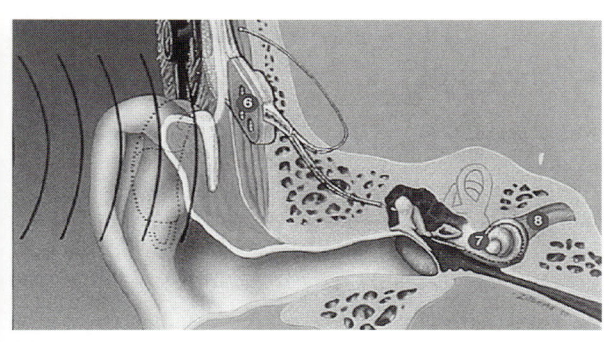

Abbildung 18.5 Anatomisch dargestellter Querschnitt durch das Ohr. Die Elektroden sind in die Cochlea eingelegt.

der mangelhaften Unterdrückung von Störsignalen in einer geräuschvollen Umgebung grundsätzlich immer hörbehindert. Zudem:

> CI-Träger sind taub, sobald das System außer Funktion ist!

Im allgemeinen sind CI-Träger gut mit dem komplizierten System vertraut. Sollten sie aus Krankheitsgründen nicht mehr fähig sein, die Pflege und den Betrieb davon zu übernehmen, sind im Handbuch alle wichtigen Angaben und Vorsichtsmaßregeln zu finden. Besonders wichtig sind die Warnhinweise:
- Headset und Sprachprozessor müssen vor Schlägen, Hitze und Wasser geschützt werden.
- In der Nähe des Implantats sind verboten: Verwendung ionisierter Strahlung [MRI (NMR)-Spektroskopie], Elektrochirurgie, Diathermie, Neurostimulation und Elektrokonvulsion.

6 Hörtaktik

Daß es viele Möglichkeiten gibt, mit und ohne Hörgeräte kommunikative Situationen besser oder schlechter zu gestalten, versteht sich von selber. Lichtverhältnisse, Abstand zum Gesprächspartner, Wahl der Örtlichkeit und vieles mehr spielen eine Rolle. Einige Patienten erfassen intuitiv einiges und richten sich danach, andere lernen die Möglichkeiten nur kennen, wenn sie jemand darüber aufklärt oder sie sich belesen. Am besten sind diejenigen orientiert, die Kontakte zu anderen Hörbehinderten in Selbsthilfegruppen pflegen und dabei formell und informell in der Hörtaktik unterrichtet werden.

6.1 Verhaltensregeln im Umgang mit Schwerhörigen

Folgende *Verhaltensregeln* sind bei Schwerhörigen Voraussetzung für erfolgreiche Kommunikation:
- Es muß auch für alte Augen hell genug sein, daß der Schwerhörige das Gesicht seines Gesprächspartners deutlich sehen kann. Dabei soll das Licht auf das Gesicht des letzteren fallen, damit der Hörbehinderte gut beobachten und vom Mund ablesen kann und seinerseits nicht geblendet wird.
- Hintergrundgeräusche wirken bei einem Gespräch störend, Hintergrundlärm kann Kommunikation verunmöglichen. Je stiller der Gesprächsort, um so besser.
- Visuelle Unruhe durch Bewegung im Hintergrund oder auffällige Ausstattung des Raumes lenkt den Schwerhörigen ab, der alle Aufmerksamkeit braucht, um dem Gespräch zu folgen.
- Am besten versteht der Hörbehinderte, wenn der Gesprächspartner etwa im Abstand eines ausgestreckten Armes vor ihm ist und in normaler Lautstärke, aber deutlich und eher langsam spricht.
- Der Schwerhörige, der zum Hören ergänzend abliest, wird dabei behindert, wenn der Sprechende die Hand vor den Mund hält oder mit den Händen vor seinem Gesicht herumfuchtelt. Männer mit Schnurrbärten, die die Lippen verdecken, sind gefürchtete Gesprächspartner.
- Die Sätze sollen einfach und kurz sein. Wenn etwas nicht verstanden wird, ist es erfolgversprechender, den Inhalt mit anderen Worten nochmals zu sagen, als dasselbe mehrmals zu wiederholen.

> Trotzdem soll normal, nicht mit Stichworten und nicht im Kleinkinderstil mit Schwerhörigen gesprochen werden. Alles andere ist entwürdigend.

- Angaben wie Namen, Ort und Zeit werden zur Sicherheit schriftlich vermittelt.

Verstehen und Ablesen fordern von Hörbehinderten Konzentration und Kraft. Längere Gespräche ermüden, was durch Alter und Krankheit noch verstärkt wird. Müdigkeit und Verkrampfung erschweren das Verstehen.

6.2 Schwierigkeiten beim Umgang mit Schwerhörigen

Mitmenschen von Schwerhörigen müssen sich auch auf folgende Schwierigkeiten einstellen: Bei Empfindungsschwerhörigkeit ist ein gestörter Lautheitsausgleich oft eine Begleiterscheinung. Dieses Phänomen, auch *Recruitment* genannt, führt dazu, daß kleine Lautstärken noch nicht, größere aber unverhältnismäßig laut empfunden werden. Das schränkt für den Akustiker die Möglichkeiten der Hörgeräteeinstellung ein.

> Für die Umgebung des Schwerhörigen erscheint es, als sei er launisch, wenn er um lauteres Sprechen bittet, sich aber im nächsten Augenblick beklagt, weil es ihm zu laut ist.

Unwillige Reaktionen darauf verstärken den Hang der Schwerhörigen, vorzugeben, sie hätten verstanden, und nicht mehr nachzufragen.

Zu Mißverständnissen kann es kommen, wenn der Schwerhörige einmal gar nichts mitbekommt, was in seiner Umgebung gesprochen wird, ein ander mal gut versteht, was die anderen verhandeln. Das wird von den Mitmenschen nicht selten als ungebührliche Manipulation empfunden und mit Empfindlichkeit quittiert. Obwohl es vorkommt, daß ein Hörbehinderter ein solches Verhalten an den Tag legt, ist das Verstehen oder Nichtverstehen weit häufiger bedingt durch verschiedene Faktoren wie Müdigkeit, Durchblutungsstörungen, Tinnitus, Interesse und geistige Präsenz des Betroffenen wie auch durch technische oder akustische Aspekte.

6.3 Umgang mit der Restbehinderung schwerhöriger Patienten in der Ambulanz
(Tab. 18.4)

Anmeldung
Erscheint ein Patient, der einen langen Weg zur Praxis hat, nur um sich anzumelden, gilt es aufmerksam zu werden. Wahrscheinlich hat er wegen Schwerhörigkeit einen Telefonanruf vermieden.

> Oft ist es eine Erlösung für den Schwerhörigen, wenn er direkt gefragt wird, ob er telefonieren kann und ob er Mühe hat mit dem Verstehen.

Stellt sich dann heraus, daß er an einer Hörminderung leidet, soll er auch gleich gefragt werden, ob er hört, wenn er im Wartezimmer aufgerufen wird, oder ob man ihm ein Handzeichen geben soll. Dadurch wird ihm erspart, daß er wie auf Nadeln sitzen und hoffen muß, seinen Namen zu verstehen, wenn er aufgerufen wird, oder daß er verkrampft versucht, vom Mund der Praxishilfe abzulesen.

> Die Schwerhörigkeit des Patienten wird am besten sofort und auf den ersten Blick sichtbar in den Akten festgehalten.

Das erleichtert von Anfang an den Umgang mit ihm und verhindert, daß sich der Patient bei jeder neuen Person wieder erklären muß oder es eben nicht tut. Wenn er zu weiteren Untersuchungen oder Therapien geschickt wird, wird dem Überweisungsschreiben ein Vermerk über die Schwerhörigkeit angefügt.

Im Sprechzimmer
Für medizinische Probleme ist der Hausarzt oft der einzige vertraute Ansprechpartner der älteren Menschen. Ihm obliegt deshalb die Verantwortung, dafür zu sorgen, daß das Zerum jährlich 1- bis 2mal, ggf. öfter entfernt wird. Tritt eine akute Gehörgangsentzündung auf, wird der HNO-Arzt abklären, ob es sich um eine entzündliche Ursache handelt oder um eine Kontaktallergie, hervorgerufen z.B. durch das Ohrpaßstück. In diesem Fall haben die Akustiker andere Materialien zur Verfügung, oder das Ohrpaßstück wird mit Gold überzogen. Wo immer die Probleme liegen, in der Sprechstunde gelten die Regeln der Hörtaktik. Oft steht der Arzt unter Zeitdruck und redet bzw. erklärt etwas, während sein Gesicht hinter einem Papier mit Befunden verdeckt ist oder während er untersucht. Damit macht er eine echte Kommunikation mit dem schwerhörigen Patienten unmöglich.

> Beim Umgang mit Schwerhörigen muß Blickkontakt unbedingt gewahrt werden!

Während der Arzt den Patienten über die Diagnose und die ärztlichen Maßnahmen aufklärt, soll er der Vermittlung von Information besondere Aufmerksamkeit widmen, da sie vom Schwerhörigen langsamer und mühseliger aufgenommen wird. Dieser

Tabelle 18.4 Hörbehinderung in der ambulanten Patientenbetreuung.

Anmeldung	→ Bei merkwürdigem Verhalten nach Hörfähigkeit fragen
Akte	→ Hörbehinderung auf Deckblatt vermerken
Wartezimmer	→ Kommunikation nur mit Blickkontakt
Erklärungen	→ mit Blickkontakt, deutlich, evtl. schriftlich, intellektuelle Fähigkeit nicht unterschätzen
Untersuchung	→ Kommunikation mit Blickkontakt, wenn unmöglich, Handzeichen verabreden
Untersuchung im Dunkeln	→ Hand- oder Lichtzeichen vereinbaren (z.B. Augenarzt)
Untersuchung ohne Hörgerät	→ Hand- oder Lichtzeichen vereinbaren (z.B. Röntgen, Hydrotherapie)
Überweisung	→ Hörbehinderung vermerken
Krankengymnastik	→ Wechsel zwischen Kommunikation und Vorzeigen/Übungen

bekommt sonst leicht den Eindruck, daß er nicht für voll genommen und über ihn verfügt wird.

> Leider wird das Unvermögen, Information wegen Hörverlust zu verarbeiten, immer wieder als Desorientierung oder Verwirrtheit interpretiert.

Wenn die intellektuellen Fähigkeiten des Patienten unterschätzt werden, führt das unter Umständen zu einem unangemessenen Ton und einer ungenügenden Information, die entwürdigend auf den Patienten wirken. Am besten werden dem Patienten die Erklärungen über seine Krankheiten in einfachen Sätzen angeboten, die weder mündlich noch schriftlich mit medizinischen Fachausdrücken versehen sind. Schwierige Sachverhalte oder die Aufklärung über Risiken müssen schriftlich festgehalten werden. Durch die Antworten auf gut verpackte Rückfragen zeigt sich, ob der Patient die wichtigen Informationen begriffen hat. Auf die direkte Frage „Haben Sie das verstanden?" ist nicht unbedingt eine ehrliche Antwort zu erwarten, denn es ist den Schwerhörigen nicht nur peinlich, nicht verstanden zu haben, sondern sie möchten den Arzt auch nicht länger beanspruchen, besonders wenn sie spüren, daß er auf ihre Schwerhörigkeit Rücksicht genommen hat.

> Der Schwerhörige, der ohne Ablesen nicht versteht, fürchtet sich vor diagnostischen und therapeutischen Maßnahmen, bei denen er das Gesicht der sprechenden Person nicht sehen kann.

Dieses Problem kann nicht aus der Welt geschafft, aber verringert werden. Bei Untersuchungen, wo direkter Blickkontakt zum Patienten unmöglich ist, z.B. beim Auskultieren am Rücken, kann eine Kontaktperson eingeschaltet werden. Sie kann die Aufgabe übernehmen, Fragen und Anweisungen weiterzuleiten oder zumindest dem Patienten das Gefühl zu vermitteln, nicht isoliert zu sein.

Bei der Untersuchung und Behandlung
Bei Untersuchungen und Therapien, wo zusätzliche Verständigungsschwierigkeiten entstehen, weil keine Hörgeräte getragen werden dürfen, die Anweisungen aus der Ferne oder im Dunkeln erfolgen, wie beim Röntgen, in der Hydrotherapie und in der Ophthalmologie, müssen im voraus Handzeichen oder Signale mit der Taschenlampe verabredet werden.
   Besondere Anforderungen werden an schwerhörige Patienten in der Physiotherapie gestellt. Sie können nicht gleichzeitig vom Mund ablesen und Bewegungsabläufe beobachten. Deshalb sollen Erklärungen und Demonstrationen abwechselnd abgehalten werden.

Die ärztliche Praxis ist ein guter Ort, um Hilfsangebote für die Patienten bekannt zu machen. Dort können sie die Adresse des nächstgelegenen Schwerhörigenvereins oder einer Selbsthilfegruppe bekommen, wo sie nicht nur Aufnahme bei Leidensgenossen finden, sondern sich auch über technische Hilfsmittel und über Rehabilitationskurse informieren können.

6.4 Spezielle Probleme im Umgang mit schwerhörigen Patienten in der Klinik

Im Krankenhaus kommt der schwerhörige Patient mit besonders vielen Menschen in Kontakt.

> Um dem Schwerhörigen und allen anderen das Problem der Verständigung zu erleichtern, könnte außer dem Vermerk in den Akten auch mit dem Symbol für Schwerhörigkeit am Bett auf die Behinderung hingewiesen werden.

Tragen eines Hörgerätes
Bei der Hospitalisation lassen schwerhörige Patienten manchmal das Hörgerät zu Hause. Sie begründen das damit, sie könnten es doch nicht allein handhaben oder im Bett tragen. Leider stimmt oft beides, zuweilen ist es eine Ausrede. Wenn aber ein Hörgerät die Kommunikation erleichtert, ist es sinnvoll, wenn es auch während einer stationären Behandlung möglichst viel getragen wird. Ein Angehöriger wird auf Bitte das Gerät bringen. Zudem ist es unabdingbar, daß das Pflegepersonal genügend geschult sein muß, um einem hörbehinderten Patienten ein Hörgerät einsetzen zu können und die Bedienung eines einfachen Gerätes zu beherrschen. Eine kurze und präzise Anleitung über den Umgang mit schwerhörigen und ertaubten Patienten sollte Pflichtlektüre für alle sein, die in einem Krankenhaus oder einem Heim mit älteren Menschen und Patienten in Kontakt kommen.

> Merkblätter mit Hinweisen zum Umgang mit Schwerhörigen sind beim Deutschen Schwerhörigenbund und beim Bund Schweizerischer Schwerhörigen-Vereine erhältlich (Adressen im Anhang).

Wenn ein alter Patient sich weigert, das *Hörgerät im Bett* zu tragen, lohnt es sich, den Grund dafür zu erfahren, da manchmal die Ursache des Unbehagens einfach zu beheben ist. Vielleicht drückt das Ohrpaßstück den Patienten beim Liegen, oder das Gerät geht gar nicht, Rückkopplung oder knisternde Geräusche wirken enervierend. Das Problem kann unter Umständen durch eine günstige Lagerung des Kopfes gelöst werden.
   Bei einer Kontrolle des Hörgerätes wird die Pflegekraft feststellen, ob eine neue Batterie eingelegt, der Schalter auf „M" gestellt werden muß oder ob die

Störung durch ein mit Zerumen verstopftes Ohrpaßstück bedingt ist. Ist ein Pfeifton zu hören, fehlt es vielleicht am richtigen Sitz des Ohrpaßstückes. Mit einer leichten Drehbewegung nach hinten wird es in den Gang gestoßen und die Verankerungsspitze so in die Ohrmuschel gelegt, daß sie nicht über die Ohrfalte hinausragt. Damit das Einsetzen erleichtert wird, kann die Ohrmuschel leicht nach hinten gezogen werden.

> Die Form des Gehörganges alter Menschen ändert sich wegen des schlaffen Gewebes öfter. Falls das Ohrpaßstück nicht mehr dem Gehörgang angepaßt ist, muß es vom Akustiker erneuert werden.

Akustische Verhältnisse

In Krankenhäusern und Heimen gibt es aus hygienischen Gründen oft gefliese Räume. Die Akustik wird dadurch hallend und erschwert für die Patienten mit Hörverlust das Diskriminieren der Sprache. In Röntgen- und Badezimmern, wo keine Hörgeräte getragen werden sollen, wird das Verstehen ganz schwierig. Aber auch in Labors hat es der schwerhörige Patient nicht leicht, wenn mit metallenen Gegenständen hantiert wird. Durch das Hörgerät verstärkt, wirken die Geräusche laut oder sogar schmerzhaft. Sind die Gemeinschaftsräume mit harten Materialien ausgestattet, bedeutet es für die schwerhörigen Patienten viel Mühe, sich mit anderen zu unterhalten, besonders weil manche alten Menschen eine undeutliche Sprache oder eine leise Stimme haben. Das Klirren und Klappern von Geschirr und Besteck in einem Speisesaal mit Steinboden macht ein Gespräch praktisch unmöglich.

Persönliche Kommunikation

Hörbehinderte, die auch im Krankenhaus oder Heim Anteil haben möchten, sind vermehrt auf das Ablesen angewiesen. Wer schon am Fernsehen versucht hat, ohne Ton zu verstehen, was gesprochen wird, kann ermessen, wie schwierig das ist. Selbst für einen Patienten, der im *Ablesen* schon einige Übung hat, kommt erschwerend hinzu, daß er während seines Aufenthaltes mit vielen Menschen kommunizieren muß und sich dabei jeder Mund etwas anders bewegt. Damit auch im Krankenhaus die Kommunikation mit den hörbehinderten Patienten möglichst gut verläuft, sind den Regeln der Hörtaktik bei Gesprächen und Untersuchungen wie in der Ambulanz große Aufmerksamkeit zu schenken. Zusätzlich ergeben sich noch ein paar besondere Situationen, die beachtet werden müssen. Manchmal muß in kurzer Zeit eine dringende Information oder ein schwieriger Sachverhalt übermittelt werden. Deshalb sollen auf dem Nachttisch des hörbehinderten Patienten Papier und Stift liegen. Es gibt jedoch Patienten, die es als sehr unangenehm empfinden, wenn sie nicht persönlich angesprochen werden und ihnen statt dessen ein Papier vor das Gesicht gehalten wird. Eine Absprache am Anfang des Aufenthaltes oder eine jeweilige höfliche Anfrage nehmen bei der schriftlichen Kommunikation dem Patienten die emotionale Belastung ab.

> Nicht bedacht wird oft, daß ein hörbehinderter Patient ohne Hörgerät nachts nicht kommunizieren kann. Eine Taschenlampe, mit der sich die Pflegekraft den Mund beleuchtet, ist eine große Hilfe.

Wenn es für hörbehinderte Patienten nicht mehr möglich ist, leise Geräusche wahrzunehmen, gehen sie auch einer Warnfunktion verlustig. Dadurch können sie sehr erschrecken, wenn plötzlich jemand vor ihnen steht oder sie unerwartet angefaßt werden. Um das zu verhindern, müssen die Menschen in der Umgebung möglichst schnell in den Gesichtskreis des Schwerhörigen treten oder sich durch Betätigen des Lichtschalters beim Betreten des Raumes bemerkbar machen.

Für schwerhörige Patienten stellen Augenoperationen eine besondere Belastung dar. Genaue Absprachen im voraus, wie lange die Augen bedeckt sein sollen und wie lange der Kopf stillgehalten werden muß, senken die Ängste beim Ausfall von zwei Sinnesorganen. Eine Funk-Mikroport-Anlage für Hörgeräteträger oder eine Sennheiser-Conferette für Schwerhörige ohne Hörgerät sind unter Umständen hilfreich. Auch die Anwesenheit einer Person, die durch Handhalten den Bezug zur Umwelt herstellt, vermindert das Gefühl des Verlorenseins.

6.5 Weitere Aspekte im Umgang mit Schwerhörigen

Um die hörbehinderten Patienten bei der Kommunikation zu unterstützen und die Umgebung zu entlasten, gibt es einige *technische Möglichkeiten*. Mit Hilfsgeräten lassen sich direkte Gespräche und Vorträge, Rundfunk- und Fernsehsendungen für Schwerhörige mit und ohne Hörgerät verstärken. Viele telefonieren gerne, wenn sie verstehen können, und spezielle Telefonapparate werden dafür angeboten. Für die Patienten, die wegen der hohen Frequenz die Telefonklingel nicht mehr hören, jedoch noch Telefongespräche führen können, sind Geräte, die akustische in optische Signale umwandeln, im Handel (Tab. 18.5). Gehörlose Patienten, die sich über *Gebärden* verständigen, haben oft einen eingeschränkten Wortschatz und auch eine schwer verstehbare Aussprache. In heiklen Situationen sollten Gebärdendolmetscher die Vermittlung übernehmen.

Tabelle 18.5 Technische Ausrüstung zur Betreuung von Hörbehinderten in einer stationären Einrichtung.

minimale Ausrüstung

- Batterientester
- Sennheiser-Conferette C2[1]
- speziell ausgerüstete Telefonapparate für Hörgeräteträger (mit Telefonspule)
- Telefonverstärker für Schwerhörige ohne Hörgerät (aufsetzbar)
- Telefonlichtglocke oder optische Lichtsignale für Telefon[2]
- öffentliche Telefonzelle für Hörgeschädigte

optimale Ausrüstung

- optische Feueralarmanlage[2] (besonders in isolierten Räumen, z.B. Duschräumen)
- Induktionsanlage an der Rezeption
- Induktions-, FM- oder Infrarotanlage in Gemeinschaftsräumen
- drahtlose Hörhilfen für Rundfunk und Fernsehen
- Fernsehgerät für untertitelte Programme

[1] Infrarot-Kinnbügelhörer mit eingebautem Stereo-Mikrofon-Übertragungsweg zur Verstärkung von Gesprächen
[2] ersetzt ein akustisches durch ein optisches Signal

Vielleicht erscheint all die *Fürsorge* für die schwerhörigen Patienten übertrieben. Dem muß entgegengehalten werden, daß Schwerhörigkeit die Isolation, in die der alte Patient ohnehin leicht abgleitet, intensiv verstärkt. Wenn die menschliche Kommunikation versagt, bleibt für den alten Menschen kaum etwas an Lebensqualität übrig. Das ständige Bemühen um Verstehen verschleißt die Kräfte der von Hörverlust Betroffenen, und die wenigsten sind noch in der Lage, um gute Kommunikationsbedingungen zu kämpfen. Sie haben es auch nicht gelernt oder haben bereits resigniert. Zurück bleiben Wut, Ängste und Traurigkeit.

> Wenn die Patienten mit ihrer Schwerhörigkeit ernst genommen werden, wiegt der Gewinn der Betroffenen den vermehrten Aufwand um ein Vielfaches auf.

7 Zusammenfassung

Die Wichtigkeit von Hörbehinderungen in der Geriatrie ergibt sich aus dem Umstand, daß 9% der Patienten Hörgeräteträger sind und weitere 46% angeben, Hörprobleme zu haben. Die Behinderung ist aber nicht sichtbar und wird von vielen Patienten versteckt, so daß die Diagnose zuerst aufgrund eines auffallenden Verhaltens der Betroffenen gestellt werden muß. Hörgeräte können bei vielen Patienten die Hörfähigkeit verbessern. Ihre Handhabung ist jedoch für geriatrische Patienten häufig schwierig.

Der Umgang mit der Restbehinderung verlangt von der Umgebung besondere Aufmerksamkeit. Blickkontakt bei gutem Licht, einfache Sätze und deutliche Sprache sind die zentralen Forderungen der Hörtaktik. In besonderen Situationen müssen Hand- und Lichtzeichen sowie technische Hilfsgeräte eingesetzt werden. Kenntnisse der spezifischen Problematik von Hörbehinderten helfen, die Schwierigkeiten im Umgang mit solchen Patienten zu bewältigen.

Ihre Dankbarkeit ist groß, wenn sie mit Verständnis betreut werden.

Literatur

Alpiner, J. G.: Handbook of Adult Rehabilitative Audiology. Williams & Wilkens, Baltimore–London 1982.
Bircher-Müller, U.: Der schwerhörige Patient. MMV Medizin Verlag GmbH, München 1997.
Blankenhahn, R.: Hörgeräte-Ratgeber. Gustav Fischer, Stuttgart–Jena–New York 1993.
Fengler, J.: Hörgeschädigte Menschen: Beratung, Therapie und Selbsthilfe. Kohlhammer, Stuttgart–Berlin–Köln 1990.
Hull, R. H.: Problembewältigung: Forschung auf dem Wege der Rehabilitation des Gehörs in der Geriatrie. Kongreßbericht, 3. Internat. Kongreß der Schwerhörigen, 3.–8. Juli 1998 Montreux, Schweiz. 248–250.
Information: Hörtest 1985. Deutsches Grünes Kreuz, Marburg 1985.
Jerger, J., R. Chmiel, N. Wilson et al.: Hearing impairment in older adults: new concepts. J. Amer. Geriat. Soc. 43 (8) (1995) 928–935.
Jupiter, T., V. Spivey.: Perception of hearing loss and hearing handicap on hearing aid use by nursing home residents. Geriatr. Nurs. 18 (5) (1997) 201–207; quiz 207–208.
Kübler-Ross, E.: Interview mit Sterbenden. Kreuz-Verlag, Stuttgart 1980.
Küppers, P.: Schwerhörigkeit im Alter. Geriat. Prax. 1 (1991) 38–40.
Laubert, A., E. Lenhardt: Hörstörungen im Alter. In: Platt, D., Haid, T. C. Haid (Hrsg.). Handbuch der Gerontologie Gustav Fischer Verlag, 130–166. Stuttgart–Jena–New York (1993).
Nekahm, D., R. Türk: Schwerhörigkeit im Alter: Gibt es eine sinnvolle Therapie? Z. Geriat. 4 (1991) 4188–4195.
Reuben, D. B., K. Walsh, A. A. Moore, M. Damesyn, G. A. Greendale: Hearing Loss in Community-Dwelling Older Persons: National Prevalence Data and Identification Using Simple Questions. J. Amer. Geriat. Soc. 46 (8) (1998) 1008–1011.
Richtberg, W.: Was Schwerhörigkeit bedeutet. Kind Hörgeräte, Großburgwedel (1990).
Self Help for Hard of Hearing People, Inc.: Hospital Program. Bethesda MD (1991).
Tesch-Römer, C.: Psychological effects of hearing aid use in older adults. J. Gerontol. B Psychol. Sci. Soc. Sci. 52 (1997) 127–138.
Warshaw, G., S. Moqueeth: Hearing Impairment. In: Practical Ambulatory Geriatrics (Hrsg.): Yoshikawa T. T., Cobbs, E. L.) Mosby (1998) St. Louis–Boston 118–125.
Weinstein, B. E.: Treatment efficacy: hearing aids in the management of hearing loss in adults. J. Speech. Hear. Res. 5 (1996) 37–45.

19 Inkontinenz

ANNETTE WELZ-BARTH UND INGO FÜSGEN

INHALT

1	Harninkontinenz (A. WELZ-BARTH UND I. FÜSGEN)	192
1.1	Problematik	192
1.2	Definition	193
1.3	Komplikationen	193
1.4	Ursachenspektrum	194
1.4.1	Nervale Steuerungsdefekte	194
1.4.2	Lokale Veränderungen	194
1.4.3	Koordinationsstörungen des Miktionsablaufs	194
1.4.4	Medikamentennebenwirkungen	195
1.5	Klassifikation und Pathogenese	195
1.5.1	Detrusordysfunktion	196
1.5.2	Periphere Überstimulation (sensorische Dranginkontinenz)	196
1.5.3	Mangelhafte zentralnervöse Hemmung (motorische Dranginkontinenz)	197
1.5.4	Überlaufinkontinenz	197
1.5.5	Sphinkterschwäche (Streß- oder Belastungsinkontinenz)	198
1.5.6	Funktionelle Inkontinenz (idiopathische Detrusorinstabilität, idiopathisches Reizblasensyndrom)	198
1.6	Diagnostisches Vorgehen	199
1.6.1	Gezielte Befragung	199
1.6.2	Klinische Untersuchung	201
1.6.3	Harnanalyse	201
1.6.4	Restharnbestimmung	201
1.6.5	Weiterführende Diagnostik	203
1.7	Therapie	203
1.7.1	Operative Behandlung	204
1.7.2	Toiletten-(Kontinenz-)Training	204
1.7.3	Beckenbodentraining	206
1.7.4	Inkontinenzhilfsmittel	207
1.7.5	Medikamentöse Therapie bei Inkontinenz	209
2	Stuhlinkontinenz (I. FÜSGEN)	211
2.1	Problematik	211
2.2	Definition	211
2.3	Symptome	211
2.4	Ursachenspektrum	211
2.4.1	Primäre Inkontinenzursachen	212
2.4.2	Sekundäre Inkontinenzursachen	213
2.5	Diagnose	213
2.6	Therapeutische Möglichkeiten	214
2.6.1	Therapie der Grunderkrankung	214
2.6.2	Begleitende Maßnahmen	214
2.6.3	Therapie der gestörten Funktion	215
2.7	Zusammenfassung	215

1 Harninkontinenz

A. WELZ-BARTH UND I. FÜSGEN

1.1 Problematik

Die Harninkontinenz nimmt in der geriatrischen Krankenbetreuung eine zentrale Stelle ein. Sie findet sich als Begleiterscheinung bei fast jeder akuten Erkrankung. Inkontinenz zählt zu den 4 geriatrischen „Is" (intellektueller Abbau, Immobilität, Instabilität, Inkontinenz). Wobei gerade im Hinblick auf die Inkontinenz die vier geriatrischen „Is" in der Regel als eine Einheit gesehen werden müssen. Inkontinenz kommt nicht nur oft gemeinsam mit intellektuellem Abbau, Immobilität und akuter Krankheitsverschlechterung vor, sondern bei alleinigem Auftreten werden auch oft die anderen „Is" nachgezogen. Wer inkontinent ist, wird auch oft immobil, bzw. die zerebrale Situation verschlechtert sich.

Zu den entscheidenden Einflußfaktoren für das Auftreten von Inkontinenz zählen das Alter, die Multimorbidität sowie die Hirnleistungsstörung. Während bei den über 60jährigen Männern und Frauen in der Allgemeinbevölkerung eine Inzidenz von 10–30% anzunehmen ist, dürfte sie bei den 80jährigen bereits 40% betragen (Campbell et al. 1989; Resnick 1988). In geriatrischen Institutionen dürfte der Anteil von Inkontinenz Betroffener sogar bis auf 80% ansteigen.

Problematisch ist in diesem Zusammenhang jedoch die exakte Erfassung bezüglich des gesamten Umfangs der epidemiologischen Daten von Harninkontinenz im Alter. Zum einen liegt es an der doch noch ausgeprägten Tabuisierung bei Betroffenen und Untersuchungen. Zum anderen liegt es aber auch am Datenmaterial, da die Untersuchungen nicht selten widersprüchlich und im allgemeinen auch nicht repräsentativ für die Gesamtbevölkerung in der Bundesrepublik sind. Diesbezüglich ist der Bedarf an genauen epidemiologischen Daten nach wie vor groß.

Dabei bringt das normale Altern keineswegs immer eine Harninkontinenz mit sich. Vielmehr gibt es altersabhängige Änderungen in der Funktion des unteren Harntraktes, die beim älter werdenden Menschen eine Prädisposition für eine Harninkontinenz darstellen (Elbadawi 1993). Kommen bestimmte Krankheiten dazu bzw. besteht eine Multimorbidität von mehr als sechs Diagnosen, ist mit ca. 90%iger Wahrscheinlichkeit mit einer Inkontinenz zu rechnen (Welz et al. 1989). Insbesondere die Hirnleistungsstörungen scheinen hier eine zentrale Bedeutung einzunehmen. Bei schwer dementen Patienten steigt die Inkontinenzinzidenz auf 97% an.

Mit dem Alter nimmt der *Tonus der Harnblase* zu, ihr Fassungsvermögen ab. Die Blasenkapazität, die bei jüngeren Personen etwa um 500–600 ml beträgt, geht auf Werte zwischen 250 und 400 ml zurück. Beim Füllen der Blase empfinden dazu Ältere oft erst relativ spät Harndrang, der dann jedoch schwer zu unterdrücken ist. Die *Drangzeit* nimmt ab. Wenn die kortikale Steuerung noch dazu durch eine zerebrale Krankheit beeinträchtigt ist, treten diese Veränderungen in gesteigertem Maße auf, und die willkürliche Steuerung wird vermindert.

Auch die *Miktionsfrequenz* verändert sich. So ist eine Nykturie ein- bis zweimal nachts bei Älteren als völlig normal anzusehen. Reflexe, wie z.B. auf kalte Füße oder Aufdrehen des Wasserhahnes, lösen schnell einen Harndrang aus. Die morgendliche Miktion kann auch schon einmal „in Raten und stotternd" erfolgen. Die Sensibilität der Harnröhre und auch der Blase scheint abzunehmen. Die abnehmende Kontraktionskraft des Blasensphinkters und des Detrusors hat gerade im Zusammenhang mit bestimmten Krankheitsbildern eine große Bedeutung.

Neben den psychischen Auswirkungen für die Betroffenen mit der Entwicklung von Schamgefühl, Minderung des Selbstwertgefühls, Kompetenzverlust und der daraus resultierenden Isolation mit ihren Konsequenzen hat die Inkontinenz weitreichende medizinische, pflegerische, sozialpolitische und finanzielle Auswirkungen. Beispielhaft sei dafür die Pflegeproblematik angeführt:

> Nach Immobilität stellt die Inkontinenz den zweitwichtigsten Faktor in der häuslichen Krankenpflege dar (Bericht Ministerium 1992), fast 25–50% der Altenheimaufnahmen sind direkt oder indirekt durch die Inkontinenz verursacht, und ca. 25% der täglichen Dienstzeit in einem Altenheim nimmt die Inkontinenzversorgung in Anspruch (Diokno et al. 1986; Svanborg 1981; Thomas 1988).

Dabei ist die Harninkontinenz eine nach wie vor tabuisierte Erkrankung, obwohl sie mit der Zunahme der Lebenserwartung ein immer dringlicher zu lösendes medizinisches und soziales Problem darstellt.

1.2 Definition

Die Harninkontinenz (Definition der Internationalen Kontinenz-Gesellschaft) ist definiert als ein Zustand, bei dem objektiv nachgewiesener, unfreiwilliger Harnverlust ein soziales und hygienisches Problem darstellt. Bei der Aussage „Harninkontinenz" handelt es sich also um die Beschreibung eines funktionellen Problems und nicht um eine klinische Diagnose. Dabei ist mit der Funktionsbeschreibung „Harninkontinenz" noch keineswegs etwas über die Häufigkeit und die Form des Auftretens ausgesagt.

1.3 Komplikationen

Bei der Überlaufinkontinenz sind *Harnstauungen* mit rezidivierenden Harnwegsinfekten bis hin zu Hydronephrosen mit Urosepsis zu nennen. Weiterhin findet sich bei einer Überlaufinkontinenz mit hohen Restharnmengen gerade bei Älteren oft eine dadurch ausgelöste *Verwirrtheit*.

Bei ständigem Einnässen und unzureichender Hilfsmittelversorgung treten schnell *Hautveränderungen* (Windeldermatitis, Ekzeme, Ulzera) im Urogenitalbereich auf, die wiederum über nässende Hauteffekte generalisierte Infektionen induzieren können.

Weitere Komplikationen, die jedoch eher auf ein Fehlverhalten beim Auftreten des Symptoms Inkontinenz zurückzuführen sind, haben gerade beim älteren, multimorbiden Patienten einen hohen Stellenwert:

> Ältere Patienten verändern beim Auftreten von Inkontinenz oft ihr Trinkverhalten, wodurch der Urin höher konzentriert wird, der Harndrang und die Infektneigung zunehmen, und auch Veränderungen in der Blutzusammensetzung zu verzeichnen sind. Oft werden auch notwendige Medikamente nicht mehr eingenommen, da sie vom Älteren angeschuldigt werden, den Harndrang bzw. die Urinmenge zu erhöhen.

1.4 Ursachenspektrum

Bei harninkontinenten Patienten sind es im allgemeinen 4 Mechanismen (nervale Steuerungsdefekte, lokale Veränderungen, Koordinationsstörungen des Miktionsablaufs, iatrogene Einflüsse auf den Miktionsablauf), die allein oder in Kombination zur Harninkontinenz führen können (Tab. 19.1). Prädisponierend bzw. verstärkend wirken dazu ohne Zweifel die altersphysiologischen Veränderungen.

Tabelle 19.1 Pathomechanismen und Ursachenspektren der Inkontinenz und ihre Auswirkungen.

Ursachen	Folgen
nervale Steuerungsdefekte zerebrale Störung bei Apoplex, Alzheimer, Multiinfarktsyndrom	Detrusordysfunktion
Rückenmarksschäden	
Neuropathie der Blase	Überlaufinkontinenz
lokale Veränderungen Prostatahypertrophie mit Auslaßobstruktion	
Beckenbodenschwäche mit Sphinkterschwäche	Streßinkontinenz
Koordinationsstörungen des Miktionsablaufs Diskrepanz zwischen Harndrang/Miktion und Umfeldbedingungen (Weg zur Toilette etc.) Psyche	funktionelle Inkontinenz
iatrogene Einflüsse auf den Miktionsablauf Nebenwirkungsprofile einzelner Medikamentengruppen	iatrogene Inkontinenz

1.4.1 Nervale Steuerungsdefekte

Hauptursachen für Störungen der nervalen Miktionskontrolle sind die im Alter besonders häufig vorkommenden Erkrankungen wie Apoplex, Multiinfarktdemenz, Morbus Alzheimer sowie das Parkinson-Syndrom, welche die zerebrale Steuerung im Sinn der nicht inhibierten neurogenen Blasenfunktionsstörung beeinflussen. Aber auch Stoffwechselerkrankungen, wie der Diabetes mellitus, der in 5–10% die über 60jährigen betrifft, führen zu nervalen Steuerungsdefekten am Detrusor.

1.4.2 Lokale Veränderungen

Bei den lokalen Veränderungen spielt beim Mann die Prostatahypertrophie mit Auslaufobstruktion eine entscheidende Rolle. Bei der Frau ist es in der Regel die Beckenbodenschwäche, welche eine Reduktion des Blasenauslaßwiderstandes sowie einen insuffizienten Harnröhrenverschluß induziert, die die wichtigste lokale Veränderung bildet und dann bei intraabdomineller Druckerhöhung im Sinne einer Streßinkontinenz den Urinabgang verursacht. Für beide Geschlechter hat der Harnwegsinfekt im höheren Alter eine große Bedeutung (Boege 1993). Nicht vergessen werden dürfen bei den lokalen Ursachen Erkrankungen der Genitalorgane (Entzündungen, Tumoren, Bestrahlungsfolgen), Lageanomalien von Uterus und Vagina (Zystourethrozele), Nervenwurzelerkrankungen sowie Blasenreizungen durch Erkrankungen von Nachbarorganen.

1.4.3 Koordinationsstörungen des Miktionsablaufs

Einen weiteren wichtigen Ursachenkomplex stellen psychische wie physische Veränderungen Älterer (Multimorbidität, Immobilität, Versagensängste) sowie Umfeldgegebenheiten dar, die oft auch bei urologisch unauffälliger Diagnostik zum unfreiwilligen Urinabgang führen. Kommt es z.B. bei einem Patienten, der in einer urodynamischen Untersuchung lediglich altersphysiologische Veränderungen aufweist, zu einer stärkeren Immobilisierung (z.B. aufgrund eines akuten Rheumaschubs oder durch eine ausgeprägte Gelenksarthrose), wird die Frist zwischen dem Auftreten erster, als Miktionsdrang empfundener Blasenkontraktionen und dem Erreichen der Toilette zur Blasenentleerung zu kurz. Solch zeitliche Abläufe können noch durch psychische Anspannungen wie Versagensängste zusätzlich negativ beeinflußt werden.

> Psychosoziale Probleme allein können schon Koordinationsstörungen des Miktionsablaufs und somit eine Inkontinenz verursachen (Lehr 1989).

Der Zusammenhang von Inkontinenz mit „Unterstimulation, Apathie, Einsamkeit und Inaktivität" kann als gesichert angenommen werden. Die psychogen bedingte Urininkontinenz muß als somatische – oft regressive – Antwort auf den Zustand von Hoffnungslosigkeit, Resignation und Ohnmacht oder als körperliche Reaktion auf eine eingetretene Verlustsituation beim Älteren angesehen werden. Inkontinenz kann aber auch „Daseinstechnik" in der Interaktion mit der Umwelt sein, kann sich als infantiles Verhalten, als unbewußte Zuwendung und Beachtung oder auch als Rache, Rebellion und Provokation darstellen.

1.4.4 Medikamentennebenwirkungen

Ein weiterer, nicht zu unterschätzender Faktor für das Auftreten von Inkontinenz bei Älteren sind iatrogene Einflüsse auf den Miktionsablauf. Ältere Menschen nehmen aufgrund der fast immer vorhandenen Multimorbidität meist mehrere Medikamente gleichzeitig ein, die entweder einzeln oder in ihrer Summation direkte Nebenwirkungen auf die Blasenfunktion haben können (Tab. 19.2).

1.5 Klassifikation und Pathogenese

Auf Vorschlag der International Continence Society unterscheidet man die 4 Hauptformen: Streßinkontinenz, Urge-(Drang-)Inkontinenz, Reflexinkontinenz, Überlaufinkontinenz sowie als seltene Form den Urinabgang durch andere Kanäle als die Harnröhre (extraurethrale Inkontinenz). Darüber hinaus finden sich Kombinationen und Sonderformen. Im Folgenden wird aber diese übliche Klassifikation nicht weiterverfolgt, sondern zum besseren Verständnis der Inkontinenz auf die Formen der Inkontinenzmechanismen (Tab. 19.3) eingegangen. Dies

Tabelle 19.2 Medikamenteneinflüsse auf den Miktionsablauf.

Medikamententypus	Einflüsse auf den Miktionsablauf
Diuretika	Polyurie, Pollakisurie
Anticholinergika	Urinretention, Überlaufinkontinenz
Antidepressiva	anticholinerge Nebenwirkungen mit Blasenkapazitätserhöhung, ggf. Überlaufproblematik
Antipsychotika	anticholinerge Nebenwirkungen mit Blasenkapazitätserhöhung, ggf. Überlaufproblematik, Sedation, Rigidität, Immobilität
Sedativa/Hypnotika	Sedation, Immobilität, Muskelrelaxation
α-Antagonisten	Urethralrelaxation
α-Agonisten	Urinretention
β-Agonisten	Urinretention
Kalziumantagonisten	Urinretention
Alkohol	Polyurie, Pollakisurie, Sedierung, Immobilisierung

Tabelle 19.3 Klassifikation der Inkontinenzmechanismen.

Ursachen	Mechanismus	Auswirkungen
Detrusordysfunktion Detrusorhyperaktivität mit Dranginkontinenz	Blasenkontraktionen übersteigen den normalen Urethralwiderstand	imperativer Harndrang, Blasenkapazität, unfreiwilliger Harnabgang
Detrusorhypersensitivität mit Dranginkontinenz		
Überlaufinkontinenz	Urinfluß erst bei hohen Blasenvolumina Auslaßobstruktion Neuropathie der Blase (z.B. bei Diabetes)	erst bei Detrusorhyperaktivität, bei Tonusverlust Restharn
Sphinkterschwäche, Streßinkontinenz	Reduktion des Blasenauslaßwiderstandes bei insuffizientem Harnröhrenverschluß	Urinabgang bei intraabdomineller Drucksteigerung
funktionelle Inkontinenz	urologisch unauffällige Patienten mit lediglich altersphysiologischen Veränderungen kommen aufgrund von Umfeldveränderungen (Immobilität) nicht rechtzeitig zur Toilette	unfreiwilliger Harnabgang beim Nichterreichen der Toilette
iatrogene Inkontinenz	verschiedene Medikamente bzw. deren Nebenwirkungen	unfreiwilliger Harnabgang durch medikamentöse Interaktionen in den Miktionsablauf

ist für das praktische Umgehen mit der Inkontinenz von Bedeutung, da so die diagnostischen Schritte und die daraus folgenden Therapiekonzepte besser abzuleiten sind. Aufgenommen werden dabei hauptsächliche Inkontinenzprobleme des Älteren. Andere, für den Älteren weniger entscheidende Inkontinenzformen sollten ggf. in der entsprechenden gynäkologischen oder urologischen Fachliteratur vertieft werden (z.B. extraurethrale Inkontinenz).

1.5.1 Detrusordysfunktion

Die Steuerung der Speicherung und Entleerung des Urins wird als ein komplexes Reflexgeschehen begriffen. Die derzeitig gültigen Vorstellungen der Innervation des Harntraktes gehen von einer gemischten parasympathischen, sympathischen und somatischen Versorgung aus (Abb. 19.1). Diesen örtlichen Funktionsschleifen ist eine zerebrale Kontrolle übergeordnet, so daß nach Abschluß der Reifung auftretender Harndrang unterdrückt und eine Miktion bewußt eingeleitet werden kann. Eine Reihe von Strukturen im Gehirn sind daran beteiligt (Frontalhirn, limbisches System, Thalamus, Stammganglien, Kleinhirn); sie haben teils fördernde, teils hemmende Effekte, wobei insbesondere der Hemmeffekt auf das Miktionszentrum in der Formatio reticularis Bedeutung hat.

Die Miktion erfolgt durch das Zusammenspiel von Detrusorkontraktion, Erschlaffung des Sphincter externus und Öffnung des Blasenhalses. Im Normalfall unterliegt dieser Prozeß der willkürlichen Steuerung. Voraussetzung für den normalen Ablauf des Miktionszyklus sind neben intakten Nervenstrukturen zentral und peripher intakte muskuläre Strukturen von Blase und Schließmuskel sowie ein Gleichgewicht zwischen dem sensorischen Impuls und den Möglichkeiten der kortikalen Kontrolle. Störungen dieser Mechanismen führen zu einer *Detrusorhyperaktivität*. Die Detrusorhyperaktivität ist dabei gekennzeichnet durch die objektiv feststellbare Unfähigkeit, spontane oder provozierte Detrusorkontraktionen zu unterdrücken. Die Ursachen für eine solche Dranginkontinenz können in 3 Gruppen unterteilt werden, auf die im Anschluß unter der Bezeichnung „funktionelle Inkontinenz" eingegangen wird:

- periphere Überstimulation
- mangelhafte zentralnervöse Hemmung
- idiopathische Hyperaktivität des Blasenmuskels.

1.5.2 Periphere Überstimulation (sensorische Dranginkontinenz)

Die periphere Überstimulation als Ursache einer Dranginkontinenz bedeutet, daß durch pathologische Veränderungen an der Harnblase oder an der

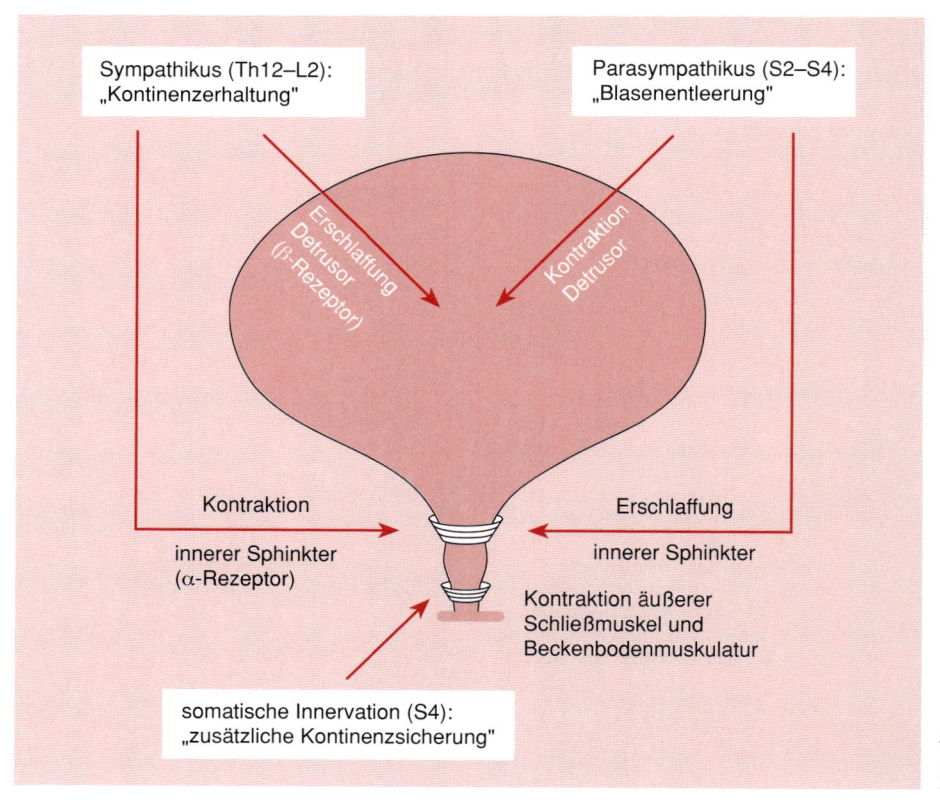

Abbildung 19.1 Physiologische Mechanismen der Blasenfunktion (nach Salathe 1994).

Harnröhre vermehrte afferente Reizimpulse in das zentrale Nervensystem einströmen. Das im zentralen Nervensystem bestehende Hemmsystem reicht nun nicht mehr aus, die stark vermehrten Afferenzen zu hemmen, und es kommt dadurch zur Auslösung eines Miktionsreflexes mit unwillkürlichen, nicht unterdrückbaren Detrusorkontraktionen. Das einfachste Beispiel einer derartigen peripheren Überstimulation stellt beim alten Patienten die Blasenentzündung dar, weiter führen Blasensteine, chronische Blasenentzündungen, Prostatavergrößerungen, Harnröhrenstriktur, Harnröhrenentzündungen verständlicherweise zu einem analogen Erscheinungsbild. Aus der Aufzählung dieser möglichen Ursachen läßt sich ableiten, daß die periphere Überstimulation eine relativ häufige Ursache der Dranginkontinenz darstellt (Tab. 19.4).

Tabelle 19.4 Sensorische Dranginkontinenz.

Ursachen

- entzündliche Erkrankungen (Infektionen, nach Strahlentherapie, bei Blasenentzündungen)
- mechanische Reize (Blasenstein, Tumoren, Verengung der Harnröhre bzw. Prostatavergrößerung)
- Nervenwurzelerkrankungen
- Blasenreizung durch Erkrankung der Nachbarorgane

Inkontinenzsymptomatik

- häufiges Wasserlassen mit geringen Urinmengen
- Brennen beim Wasserlassen, das sehr heftig sein kann
- bisweilen starke Schmerzen im Unterleib
- bei einer ausgedehnten Blasenentzündung kann der Urin auch blutig sein

1.5.3 Mangelhafte zentralnervöse Hemmung (motorische Dranginkontinenz)

Die mangelhafte zentralnervöse Hemmung spielt naturgemäß beim älteren Patienten eine große Rolle, da Hirnleistungsstörungen im fortgeschrittenen Alter weit verbreitet sind. Bei dieser Ursache der Dranginkontinenz treten die afferenten Reizimpulse von der Blase in adäquater Anzahl in das zentrale Nervensystem ein, hier liegt jedoch nun ein Defizit an Hemmfunktion vor, so daß bereits ein geringes Einströmen von Harndrangimpulsen zur Auslösung des Miktionsreflexes mit nicht verhinderbaren Detrusorkontraktionen führt. Diese mangelhafte Hemmfunktion des zentralen Nervensystems stellt die Folge einer Hirnleistungsstörung dar, wie wir sie insbesondere bei vaskulären oder degenerativen Demenzen, bei Zustand nach Apoplex oder anderen neurologischen Erkrankungen (z.B. Morbus Parkinson) finden. Diese Patienten verspüren plötzlich

Tabelle 19.5 Motorische Dranginkontinenz.

Ursachen

- Demenz (Morbus Alzheimer, Multiinfarktdemenz)
- Schlaganfall
- Morbus Parkinson
- Hirntumoren
- psychische Störungen

Inkontinenzsymptomatik

- Harndrang
- das Gefühl für die Blase ist erhalten, aber unkontrolliert
- die abgehenden Harnmengen sind größer als bei der Streßinkontinenz

imperativen Harndrang, der sie dazu bewegt, die Toilette aufzusuchen. Doch sind diese Patienten dann meistens nicht mehr in der Lage, diesen Harndrang zu unterdrücken, und es kommt bereits vor Erreichen der Toilette zur nicht verhinderbaren Blasenentleerung (Tab. 19.5).

1.5.4 Überlaufinkontinenz

Die Überlaufinkontinenz ist durch eine verminderte Blasenmuskelaktivität bedingt, was zu großen Restharnmengen und letztlich zum Überlaufen der Blase führt. Der intravesikale Druck durch die passive Überdehnung der Blasenwand übersteigt das Druckmaximum in der Harnröhre. Ursachen der Überlaufinkontinenz sind mechanische Obstruktionen des Blasenauslasses durch Prostata, Tumor, Impaktbildung bei chronischer Obstipation oder Harnröhrenstriktur sowie funktionelle Austreibungsschwäche der Blase durch myogene Detrusoratonie oder neurogene Hyporeflexie. Beim Mann steht die *Prostatahypertrophie* im Vordergrund. Die Initialsymptome sind Startschwierigkeiten bei der Miktion, Strahlabschwächung, Harnträufeln, Pollakisurie und vermehrter Harndrang.

Bei Frauen liegen oft eine *Harnröhrenstriktur* oder andere *mechanische Obstruktionen des Blasenauslasses*, z.B. durch Lageveränderung der Unterleibsorgane, vor. Für beide Geschlechter hat der Diabetes mellitus mit seiner neurogenen Schädigung eine hohe Bedeutung. Typisch für den zunehmenden Sensibilitätsverlust der Blase ist die Vergrößerung der Miktionsintervalle und der Miktionsvolumina als Ausdruck einer Kapazitätszunahme durch Überdehnung. Verzögerter Miktionsbeginn, geschwächter Harnstrahl und Nachträufeln sind Zeichen der beginnenden Detrusorinsuffizienz, unwillkürlicher Urinabgang in Form der Überlaufinkontinenz ein Kriterium der manifesten Detrusordekompensation (Tab. 19.6).

Tabelle 19.6 Überlaufinkontinenz.

Ursachen

- mechanische Abflußstörung (z.B. Prostatavergrößerung, Tumor oder Harnröhrenverengung)
- funktionelle Austreibungsschwäche durch Überdehnung des Blasenmuskels oder Nervenschädigungen (z.B. bei Diabetes mellitus)

Inkontinenzsymptomatik

- Startschwierigkeiten
- abgeschwächter Harnstrahl
- Harnträufeln, häufiges Wasserlassen
- bei Prostatavergrößerung Harndrang

1.5.5 Sphinkterschwäche (Streß- oder Belastungsinkontinenz)

Die Streßinkontinenz spielt für die Gruppe der hochbetagten Patienten nicht die dominierende Rolle wie für die Frau im mittleren Lebensalter und stellt eine Inkontinenzform dar, bei der im Gegensatz zur Draginkontinenz eine normale Funktion des Blasenmuskels, jedoch ein unzureichender Harnröhrenverschlußmechanismus vorliegt. Es kommt zu einem Blasendruck über dem Harnröhrendruck bei passiver Druckerhöhung. Diese passive intravesikale Druckerhöhung erfolgt durch physikalische Reize wie beispielsweise Husten, Niesen und Bauchpresse.

Tabelle 19.7 Sphinkterschwäche (Streß- oder Belastungsinkontinenz).

begünstigende Faktoren

- Übergewicht
- Bindegewebsschwäche
- chronische Bronchitis
- Zustand nach mehreren Geburten
- schwere körperliche Belastung
- Postmenopause

Ursachen

- Insuffizienz des Verschlußmechanismus an Blasenhals und Harnröhre durch Operationen, Geburten, Unfälle oder Nervenschädigungen
- Verlagerung von Blase und Harnröhre (Blasensenkung, Beckenbodenschwäche, Verziehung, Verdrängung)
- Schleimhautschwund (z.B. Östrogenmangel)

Inkontinenzsymptomatik

- tropfen- bis spritzförmiger Harnabgang gleichzeitig mit Belastung ohne der geringsten Harndrang und ohne häufigeres Wasserlassen
- ohne Schmerzen beim Wasserlassen

Pathogenetisch liegt die Ursache im intravesikalen System. Es lassen sich Tonusverluste der Beckenbodenmuskulatur, Insuffizienz der quergestreiften Harnröhrenmuskulatur und hormonell bedingte Elastizitätsverluste der Harnröhre feststellen. Prädisponierende Faktoren sind allgemeine Bindegewebsschwäche, Adipositas, chronische Bronchitis, schwere körperliche Belastung und Zustand nach mehreren Geburten. Eine *Tonusverminderung der Harnröhre* kann durch Sympathikushypertonie und operative Läsionen des Plexus hypogastricus oder mechanisch durch urethrale und periurethrale, meist jedoch durch postinfektiöse fibrotische Umbauprozesse bedingt sein. Für die Streßinkontinenz typisch ist der unwillkürliche Urinabgang ohne Harndrang bei plötzlichen oder andauernden intraabdominellen Druckerhöhungen. Die abgehende Harnmenge hängt vom Füllungszustand der Blase ab.

Eine weitere Ursache für eine Sphinkterschwäche bildet die *senile Vaginitis* durch Östrogenmangel. Es findet sich eine Reduktion des Blasenauslaßwiderstandes durch Reduktion des endourethralen Polsters. Dies führt zu Harndrang und vermehrtem Wasserlassen. Unter intraabdomineller Drucksteigerung wie bei Husten, Niesen und Bauchpresse kann es dann zur Inkontinenz kommen.

Auch bei Männern findet sich eine Streßinkontinenz, insbesondere nach iatrogenen Schädigungen des Verschlußmechanismus (Prostataoperationen, insbesondere bei Karzinom) sowie neurogenen Läsionen im Sinne einer peripheren sympathischen und somatomotorischen Läsion (z.B. bei Rektumamputationen) (Tab. 19.7).

1.5.6 Funktionelle Inkontinenz (idiopathische Detrusorinstabilität, idiopathisches Reizblasensyndrom)

Bei dieser Form der Inkontinenz kann bei der Diagnostik kein pathologischer Befund erhoben werden. Typisch ist ein gehäufter und meist auch gebieterischer Harndrang, der vorwiegend tagsüber auftritt. Nach erfolgter Miktion tritt kaum Erleichterung auf. Oft strahlen Schmerzen in Richtung Harnröhre und/oder Harnleiter aus. Die Beschwerden sind seltener während der Nacht und bessern sich tagsüber auch nach längerem Liegen.

Ursächlich dafür verantwortlich kann lediglich eine altersphysiologische Veränderung der Harnblasenfunktion mit einer ansonsten tolerablen Pollakisurie unter bestimmten Bedingungen (zunehmende Immobilisierung, veränderte Umgebung mit weiterem Weg zur Toilette usw.) sein. Wobei jedoch nicht vergessen werden darf, daß diese Faktoren nicht nur Einfluß auf das Auftreten einer funktio-

Tabelle 19.8 Funktionelle Inkontinenz.

Ursachen

- psychogene Reizblase (z.B. anfallsweise bei emotionaler Erregung)
- neurohormonelle Faktoren (vegetative Dysregulation, hormonelle Störung)
- vorwiegend hormonelle Faktoren (sinkende Östrogenproduktion, Urethritis atrophicans)
- psychosoziale Faktoren gemeinsam mit altersphysiologischen Veränderungen

Inkontinenzsymptomatik

- gehäufter, meist gebieterischer Harndrang
- kaum Erleichterung nach der Miktion
- Beschwerden überwiegend am Tage
- Schmerzausstrahlung zur Harnröhre möglich
- Harndrang im Abstand von weniger als 2 Stunden

nellen Inkontinenz haben, sondern ebenfalls eine große Rolle bei der manifesten motorischen Dranginkontinenz (s.o.) spielen.

Hauptsächlich dürfen aber bei der funktionellen Inkontinenz psychische Einflußfaktoren eine zentrale Rolle spielen (s.o.). Dabei ist schwer festzustellen, ob die Veränderungen der Psyche bzw. die entsprechenden psychosozialen Einflußfaktoren zur Detrusorhyperaktivität führen oder ob die veränderte Psyche eine Folge der bestehenden Hyperaktivität mit ihren mitunter quälenden Beschwerden darstellt (Tab. 19.8).

1.6 Diagnostisches Vorgehen

Therapeutische Mißerfolge bei der Behandlung der Harninkontinenz beruhen hauptsächlich auf einer unzureichenden Diagnostik. Kenntnisse der pathogenetischen Zusammenhänge in Verbindung mit einem standardisierten Diagnoseprogramm sind die wesentlichen Voraussetzungen für eine erfolgversprechende Therapie. Bevor man allerdings einem älteren, vielleicht multimorbiden Patienten das volle Spektrum diagnostischer Möglichkeiten zumutet, sollte der Arzt die für den Kranken entstehenden Belastungen bei diesen Untersuchungen vor Augen haben und sie dem möglichen Erfolg gegenüberstellen.

Bei der Planung diagnostischer Schritte muß berücksichtigt werden, daß gerade beim älteren Patienten oft eine Kombination verschiedener Erkrankungen vorliegen kann, die zur Harninkontinenz führt. Als Beispiele seien hier nur eine Neuropathie der Blase bei Diabetes mellitus und eine gleichzeitig bestehende Überlaufblase bei Prostatahypertrophie erwähnt. Die große Zahl älterer inkontinenter Menschen macht verständlich, daß spezielle diagnostische Maßnahmen, wie z.B. eine urodynamische Untersuchung beim Urologen, nicht bei allen Betroffenen durchführbar und vielleicht auch nicht notwendig sind. Deshalb sollte die Abklärung der Harninkontinenz beim Älteren stufenweise erfolgen. Sie umfaßt eine Basisdiagnostik durch den Hausarzt und eine vertiefte Diagnostik im spezialisierten Bereich (Abb. 19.2).

Das Ziel jeder Abklärung muß es sein, die Harninkontinenz wenn möglich zu objektivieren und zumindest grob zu quantifizieren sowie Faktoren zu erfassen, die sie verursachen bzw. dazu beitragen. Weiter sollte aufgrund der Abklärung eine Unterscheidung zwischen Drang-, Streß-, Überlauf- und der Ausschluß einer Reflexinkontinenz (bei Verdacht Weiterleitung an Facharztkollegen) möglich werden. Zudem sollten jene Betroffenen identifiziert werden können, bei denen aufgrund der Ergebnisse der Basisdiagnostik eine im allgemeinen konservative Behandlung erfolgen kann, und solche, bei denen vor Einsetzen jeglicher Therapiemaßnahmen die spezialisierte Diagnostik des Fachkollegen, also eine Überweisung, notwendig ist. Die Basisdiagnostik umfaßt:

- eine gezielte Befragung inkl. Miktionsprotokoll
- eine gezielte klinische Untersuchung
- eine Harnanalyse
- eine Restharnmessung.

1.6.1 Gezielte Befragung

Vor allem bei älteren Menschen sollte gezielt nach unfreiwilligem Harnabgang gefragt werden.

> Viele Ältere meinen, daß es sich bei ihrer Harninkontinenz um eine „natürliche" Alterserscheinung handele, gegen die man sowieso nichts unternehmen könne. Deshalb sehen sie auch keinen Grund, auf den Arzt bezüglich ihrer Problematik zuzugehen.

Zuerst wird man eine allgemeine *Krankheitsanamnese* erheben, insbesondere auch im Hinblick auf die Krankheiten, die direkt oder indirekt die Inkontinenz mit verursachen bzw. mit beeinflussen können. Dabei sind von besonderem Interesse bei Frauen Geburten und gynäkologische Beschwerden, bei beiden Geschlechtern die urologische, chirurgische, traumatologische Vorgeschichte im Bereich des Unterleibs. Im zweiten Abschnitt der Anamnese wird man versuchen, eine Symptomanalyse durchzuführen (Miktionsfrequenz, Nykturie, Harndrangsymptomatik, Blasenschmerz, Zeitpunkt des Harnverlustes, Miktionsverzögerung, Nachträufeln, Harnstrahl, andere Symptome – Hämaturie, Flankenschmerz, Dysurie).

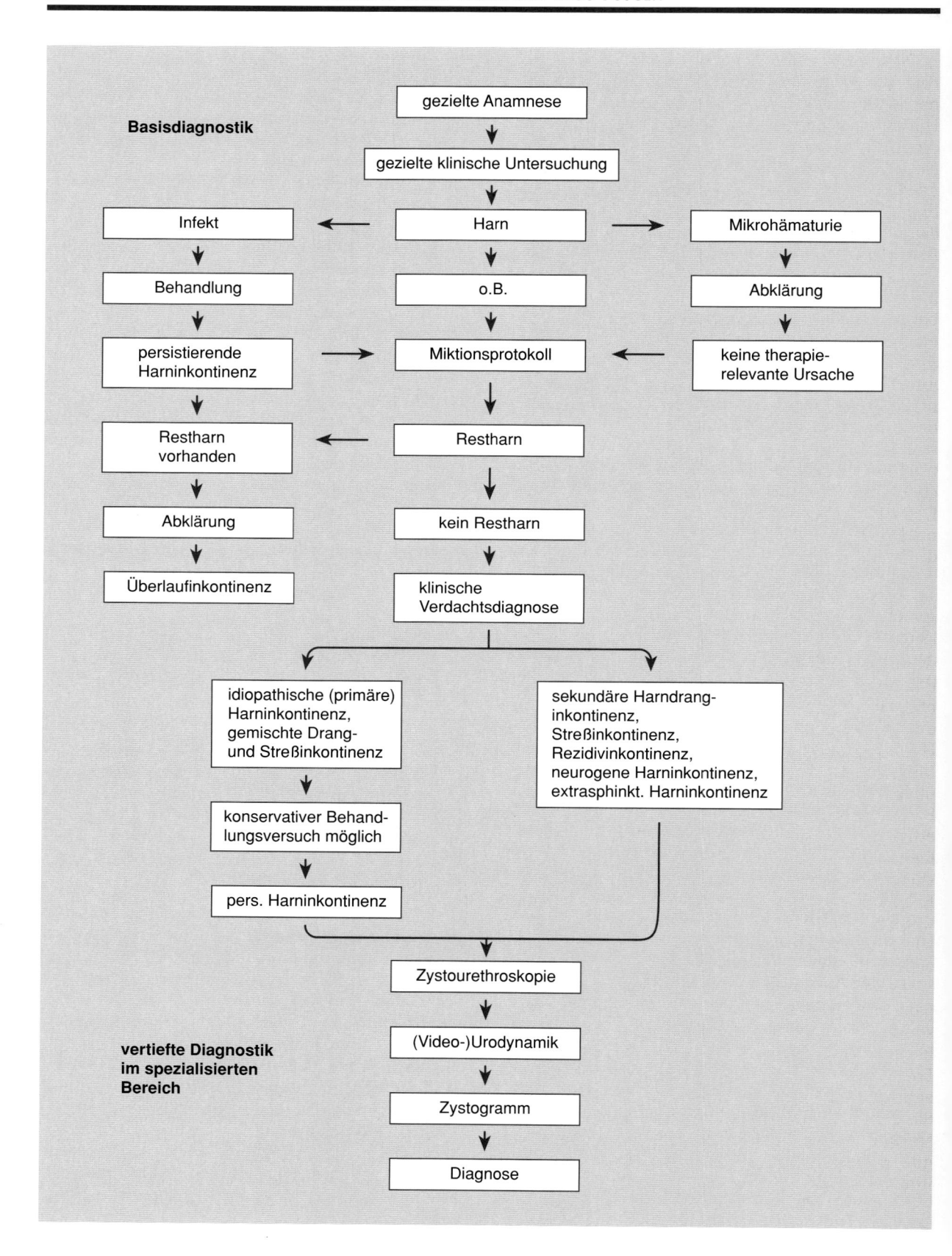

Basisdiagnostik

```
                        gezielte Anamnese
                                │
                                ▼
                  gezielte klinische Untersuchung
                                │
                                ▼
     Infekt  ◄──────────────   Harn   ──────────────►  Mikrohämaturie
       │                         │                           │
       ▼                         ▼                           ▼
   Behandlung                   o.B.                      Abklärung
       │                         │                           │
       ▼                         ▼                           ▼
  persistierende   ─────►  Miktionsprotokoll  ◄─────   keine therapie-
  Harninkontinenz                │                     relevante Ursache
       │                         ▼
       ▼                      Restharn
    Restharn   ◄──────────────   │
    vorhanden                    ▼
       │                     kein Restharn
       ▼                         │
   Abklärung                     ▼
       │                     klinische
       ▼                     Verdachtsdiagnose
 Überlaufinkontinenz             │
                    ┌────────────┴────────────┐
                    ▼                         ▼
          idiopathische (primäre)     sekundäre Harndrang-
          Harninkontinenz,            inkontinenz,
          gemischte Drang-            Streßinkontinenz,
          und Streßinkontinenz        Rezidivinkontinenz,
                    │                 neurogene Harninkontinenz,
                    ▼                 extrasphinkt. Harninkontinenz
          konservativer Behand-
          lungsversuch möglich
                    │
                    ▼
          pers. Harninkontinenz
                    │
                    ▼
                Zystourethroskopie
                    │
                    ▼
              (Video-)Urodynamik
                    │
                    ▼
                Zystogramm
                    │
                    ▼
                 Diagnose
```

vertiefte Diagnostik im spezialisierten Bereich

Die *Interpretation der Symptome* kann durch viele Faktoren beeinflußt werden. Am Anfang werden meist die Fragen stehen, seit wann unfreiwilliger Harnabgang besteht und bei welcher Gelegenheit die Harninkontinenz auftritt – bei zwanghaftem Harndrang, ohne Harndrang, bei Streßsituationen für den Beckenboden wie Husten, Niesen, Lachen usw. Wichtig ist auch die Frage nach dem Leidensdruck durch die Harninkontinenz. Für manche Betroffene bedeuten einige Tropfen Harn eine Katastrophe, für manche andere ist auch der unfreiwillige Abgang größerer Harnmengen kein besonders bedrückendes Faktum. Wurden Selbstmaßnahmen eingeleitet, wenn ja, welche? Wichtig ist auch die *Frage nach den eingenommenen Medikamenten*. Auch Fragen nach den *Stuhlgewohnheiten* sollten nicht fehlen. So muß eine chronische Obstipation behandelt werden, will man bei bestehender Harnstreßinkontinenz ein zielführendes Beckenbodentraining durchführen. Eine kurze *Sexualanamnese* gehört ebenfalls dazu, so kann eine bestehende Dyspareunie Hinweis auf eine sogenannte chronische Urethritis als Ursache eines Reizblasensyndroms sein.

Eine besondere Bedeutung kommt dem *Miktionsprotokoll* zu. Der Betroffene, die Angehörigen oder die Pflegepersonen sollten mehrere Tage lang registrieren, wann und welche Harnmengen entleert werden, ob der Betroffene zum Zeitpunkt der Miktion bereits naß oder noch trocken war und, wenn ja, ob besondere Anlässe (nicht beherrschbarer Harndrang, Husten, Niesen usw.) für den unfreiwilligen Harnabgang verantwortlich waren. Ein solches Miktionsprotokoll gibt eine Fülle von Informationen über die Blasenentleerungsverhältnisse, die im Rahmen einer kurzen Anamnese in der Praxis nicht erfaßt werden können. In der Regel reicht ein einfaches Miktionsprotokoll aus (Abb. 19.3). Unter Umständen kann es notwendig sein, daß zur einfachen Erfassung der Frequenz und des Volumens noch weitere Faktoren wie Nahrungseinnahme, Medikamenteneinnahme, Stuhlgang usw. dazu erfaßt werden.

Das Miktionsprotokoll definiert nicht nur die Ausgangslage bei der motorischen Dranginkontinenz, sondern individualisiert auch das Toilettentraining bezüglich der Entleerungsintervalle, dient in der Folge dem Arzt zur Therapiekontrolle und ist gleichzeitig für den Patienten ein wertvolles Feedback. So kann er bzw. die Pflegekraft durchaus aus dem Miktionsprotokoll den Fortschritt seiner Bemühungen im Rahmen einer oft länger dauernden Behandlung erkennen.

◀ *Abbildung 19.2 Stufendiagnostik der Harninkontinenz.*

1.6.2 Klinische Untersuchung

Sie beginnt mit der Beurteilung der Mobilität (eine eingeschränkte Mobilität ist mitunter Mitursache der Harninkontinenz), des geistigen Zustandes (nicht nur als Ursache, sondern er limitiert auch bestimmte Therapiemaßnahmen), umfaßt die Inspektion des äußeren Genitales (senile Atrophie, Prolaps, Meatus, Vorhaut) und die rektal-digitale Untersuchung, bei der nicht nur die Prostata beurteilt, sondern auch der Tonus und die Fähigkeit zum Willkürkneifen des Sphincter ani geprüft werden müssen. Denn aus dem Analsphinktertonus kann auf den Tonus des Uralsphinkters rückgeschlossen werden. Weiter sollte auf große Stuhlmassen als Zeichen einer chronischen Obstipation geachtet, die Schmerz- und Berührungsempfindung im Reithosenbereich geprüft werden und im Rahmen des sogenannten Streßtestes im Liegen und Stehen, ob es beim Husten oder Pressen synchron zum unfreiwilligen Harnabgang kommt.

> Fehlendes Willkürkneifen oder herabgesetzter Tonus des Sphincter ani sowie gestörte Sensibilität im Reithosenbereich sind Hinweise für eine mögliche neurogene Ursache der Harninkontinenz (Tab. 19.9).

1.6.3 Harnanalyse

Die Harnanalyse sollte in erster Linie einen Infekt erfassen und Hinweise auf einen Diabetes mellitus als Ursache einer diabetischen Zystopathie geben. Eine bestehende isolierte Mikrohämaturie sollte Anlaß zu einer Zystourethroskopie beim Fachmann sein und direkt eine Überweisung zu diesem nach sich ziehen.

1.6.4 Restharnbestimmung

Die Bestimmung des Restharns ist nicht nur zum Ausschluß einer Überlaufinkontinenz wichtig, sondern vor allem auch im Hinblick auf den medikamentösen Therapieversuch bei einer Dranginkontinenz. Die entsprechenden Medikamente können die Blasenentleerungssituation bei einer bereits beste-

Tabelle 19.9 Klinische Untersuchung.

- Mobilität
- geistiger Zustand
- äußeres Genitale (z.B. senile Atrophie, Prolaps, Meatus)
- Prüfung des Sphinktertonus des Sphincter ani
- digitale Untersuchung der Prostata und Ausschluß von Stuhlmassen im Rektum
- Schmerz- und Berührungsempfindung im Reithosenbereich
- Harnabgang bei Husten oder Pressen (vielleicht sogar Vorlagentest)

Zeitplan für urin- und stuhlinkontinente Patienten

Name des Patienten:

Datum	Zeit h 07.00	08.00	09.00	10.00	11.00	12.00	13.00	14.00	15.00	16.00	17.00	18.00	19.00	20.00	21.00	22.00	23.00	24.00	01.00	02.00	03.00	04.00	05.00	06.00

henden Obstruktion verschlechtern, und deshalb müssen solche Patienten engmaschig bei entsprechender medikamentöser Therapie kontrolliert werden. Harnuntersuchung und Restharnbestimmung können sinnvoll kombiniert werden: Bei der Frau wird bei pathologischem Spontanharn der Befund durch den Katheterharn kontrolliert, dazu wenige Minuten nach einer Spontanmiktion katheterisiert und gleichzeitig der Restharn bestimmt. Beim Mann genügt der Mittelstrahlurin, die Restharnbestimmung sollte, um eine Instrumentation zu vermeiden, wenn irgend möglich, sonographisch durchgeführt werden.

1.6.5 Weiterführende Diagnostik

Weiterführende diagnostische Maßnahmen sind dann notwendig, wenn die Diagnose nach der Basisdiagnostik unsicher bleibt, neurologische Erkrankungen oder Stoffwechselleiden mit bekannter Auswirkung auf die Blasenentleerung bestehen, zur Behebung der Harninkontinenz ein operativer Eingriff geplant ist und eine begonnene konservative Therapie (z.B. Toilettentraining mit begleitender Medikation), die aufgrund der Ergebnisse der Basisdiagnostik indiziert wurde, zu keiner Besserung führt (Madersbacher 1993).

Es sollten dann von Spezialisten weitere, invasivere Methoden wie die Zystourethroskopie, die Urodynamik sowie das Zystogramm zur Diagnosesicherung hinzugezogen werden.

Neben der endoskopischen Beurteilung von Urethra und Harnblase mittels Urethrozystoskopie, die gerade bei Hämaturien, chronischen oder rezidivierenden Harnwegsinfekten, Steinverdacht oder radiologisch diagnostiziertem Füllungsdefekt der Harnblase indiziert ist, bilden urodynamische Untersuchungen die speziellste Funktionsdiagnostik bei Inkontinenz. Das bedeutet, Druckflußkurven aufzuzeichnen, um die Funktion der Blase und der Urethra zu prüfen, wobei hier von praktischer Bedeutung die Harnflußmessungen (Uroflowmetrie), die Zystomanometrie sowie das Urethradruckprofil sind. Bei der Uroflowmetrie handelt es sich um eine einfache, nicht invasive, jederzeit reproduzierbare Untersuchung zur Diagnostik von Blasenentleerungsstörungen. Dabei ermittelt ein elektronisches Meßgerät den Miktionsfluß und die Zeiteinheiten. Dafür gibt es verschiedene Verfahrensweisen. Bei der Zystomanometrie handelt es sich um eine physiologisch-klinische Untersuchungsmethode zur qualitativen und quantitativen Analyse der Detrusorfunktion. An einem großen urodynamischen Meßplatz könnten simultane Druckflußmessungen unter Röntgenbildverstärker/TV-Kontrolle, ggf. mit Ableitung der EMG der Beckenboden-(Sphinkter-) Muskulatur vorgenommen werden (simultane Videozystomanoflowmetrie mit EMG). Während der Blasenfüllung wird der intravesikale Druck in Abhängigkeit vom Füllungsvolumen gemessen, während der Miktion werden Miktionsdruck und Miktionszeit erfaßt. Auch hier gibt es verschiedene technische Verfahrensweisen. Die Zystometrie liefert die entscheidenden Basisinformationen über die viskoelastischen Eigenschaften der Blasenwand, die Kontraktionskraft des Detrusors, den Miktionswiderstand des Blasenauslasses und über die Pathophysiologie der Blaseninnervation. Sie ist die differenzierteste Untersuchung zur Klärung der einzelnen Inkontinenzformen. Im Einzelfall ist immer abzuwägen, bei wem mit welcher Zielsetzung diese Untersuchung durchgeführt werden sollte. Sie hat in den letzten Jahren vermehrt Relevanz auch gerade in der präoperativen Diagnostik bekommen.

Zusammenfassend kann man sagen, daß die Basisdiagnostik bei allen Patienten zur Abklärung einer vorhandenen Inkontinenzproblematik durchgeführt werden sollte, bei Mischformen oder mangelndem Therapieerfolg bieten sich dann weitere Differenzierungen und Funktionsanalysen an.

1.7 Therapie

Unabhängig von speziellen Therapiemaßnahmen sind körperliche und geistig aktivierende Maßnahmen bei gleichzeitiger Behandlung bestehender Grundkrankheiten eine wichtige Voraussetzung jeder erfolgreichen Inkontinenzbetreuung. Dazu kommen noch Hinweise auf die Ernährung (z.B. Vermeiden von Obstipation), regelmäßige Überprüfung der eingenommenen Medikamente und spezielle Anweisungen im Bereich des täglichen Lebens für bestimmte Inkontinenzformen (z.B. Erlernen spezieller Atemtechniken zur Vermeidung eines intraabdominellen Druckanstiegs bei einer Streßinkontinenz).

Weit über 50% der von Inkontinenz betroffenen Älteren leiden unter einer Detrusordysfunktion und hier insbesondere unter einer motorischen Dranginkontinenz, dies gilt sowohl für Männer wie für Frauen (Mans et al. 1990; Resnick 1988; Welz et al. 1989). Deshalb haben in der ärztlichen Praxis, im Gegensatz zu den operativen, die konservativen Therapiemöglichkeiten bzw. Maßnahmen eine erheblich größere Bedeutung. Dies wird auch noch dadurch verstärkt, daß bei den Frauen die zweitgrößte Inkontinenzgruppe durch die Überlaufblase bei Diabetes mellitus gebildet wird. Bezüglich der einzelnen Therapiemöglichkeiten sei auf Tabelle 19.10 verwiesen.

◄ *Abbildung 19.3* Miktionsschema.

Tabelle 19.10 Therapiemöglichkeiten.

Inkontinenz	Therapie
Detrusordysfunktion • sensorische Dranginkontinenz • motorische Dranginkontinenz	• kausale Therapie, z.B. Infektsanierung • Operation bei anatomischer Ursache • Toiletten-(Kontinenz-)Training • allgemeine Maßnahmen im Sinne eines körperlichen und geistigen Trainings • Medikamente
Überlaufinkontinenz	• Entfernung des Abflußhindernisses • Stuhlregulierung, ggf. instrumentelle Harnableitung • u.U. Medikamente
Streßinkontinenz	• Beckenbodentraining • lokale Maßnahmen (Östrogene) • Pessareinlage • wenn möglich, operative Korrektur
funktionelle Inkontinenz	• Beratung, psychische Betreuung • Umfeldveränderungen (Frühmobilisation, Wegverkürzung usw.) • Toilettentraining, Medikamente
iatrogene Inkontinenz	• Abstimmung bei Multimedikation, ggf. Weglassen von Medikamenten

1.7.1 Operative Behandlung

Erst wenn die entsprechenden angegebenen Verfahren bei der Streßinkontinenz der Frau ausgeschöpft sind, über einen adäquaten Zeitrahmen zum Einsatz kamen und insgesamt ohne Erfolg blieben, sollte ein operatives Vorgehen unter Berücksichtigung der individuellen Situation in Betracht gezogen werden. Wobei hier auch in den letzten Jahren ein Umdenken stattfand und eine Operation nicht mehr die zentrale Therapiekonzeption sein sollte. Dies basiert letztlich auf Publikationen über Spätergebnisse von Deszensus- und Inkontinenzoperationen, die gerade ein Nachlassen des Therapieeffektes im Laufe der Zeit erkennen ließen und somit natürlich gerade für ältere Patientinnen auch eine entsprechende Tragweite haben. Unter einer Inkontinenzbehandlung einschließlich Rehabilitation verstehen wir heute zunehmend eine kontinuierliche Betreuung, bei der die Operation einen Baustein der Behandlungskonzeption ausmacht und es durch die Enttabuisierung und Aufklärung zum Thema Inkontinenz für die Patienten leichter wird, früher und bereits mit leichteren Inkontinenzformen den Arzt aufzusuchen.

Welche Therapie man nun wählt hängt vom Allgemeinzustand der Patientin, von der Funktion des Verschlußorgans und dem Ausmaß der Beckenbodeninstabilität insgesamt ab.

Die Behandlung beim Prostataadenom mit Restharnbildung kann grundsätzlich nur die chirurgische Therapie sein. Nur in seltenen Fällen ist ein Patient für diese Operation zu schwach. Die Operation kann durch eine Ausschälung der Prostata durch die Harnröhre erfolgen (transurethrale Resektion der Prostata = TURP), oder die Adenomgeschwülste der Prostata können offen, d.h. von einem Unterbauchschnitt aus, entfernt werden. Die Ergebnisse sind unabhängig von der gewählten Methode gut.

Trotzdem sind bis zu 6% der operierten Patienten nach dem Eingriff inkontinent. Dafür kann eine Reihe von Faktoren verantwortlich sein: Eine unvollständig entfernte Prostata kann durch chronische Entzündung zur Starre der hinteren Harnröhre und damit zur Harninkontinenz führen. Hier ist eine Nachoperation notwendig. Eine weitere Ursache können Schädigungen des unteren Verschlußsystems sein, wobei eine lokale Narbenbildung und Beckenbodenübungen im Laufe von einem halben bis einem Jahr zur wesentlichen Besserung führen können, so daß zunächst eine konservative Behandlung gerechtfertigt ist. Eine bereits vor der Operation bestehende Überaktivität des Blasenmuskels (motorische Dranginkontinenz) besteht natürlich weiterhin und kann jetzt, nachdem das Abflußhindernis entfernt ist, überwiegen und zur Inkontinenz führen. Weitere Ursachen, vor allem für eine gemischte Drang-/Streßinkontinenz, sind dauerhafte Infektionen.

1.7.2 Toiletten-(Kontinenz-)Training

Jeffcoat et al., später Frewen haben den „Bladder-Trill" als Behandlungsmethode erstmals empfohlen (Frewen 1970; Jeffcate et al. 1966). Diese wurde dann für den geistig klaren Älteren auf der einen Seite und den verwirrten Patienten mit einer motorischen Dranginkontinenz auf den anderen differenziert (Füsgen et al. 1987).

Bei der *funktionellen Inkontinenz* (idiopathisches Reizblasensyndrom) soll durch ein Bewußtmachen des Miktionsablaufs eine Rekonditionierung der krankhaft veränderten Entleerungsgewohnheiten erreicht werden. Die Patientin bzw. der Patient wird dazu angehalten, ein Miktionsprotokoll zu führen, in das sie/er Trinkmenge, unfreiwilligen Urinabgang und Toilettenbesuche sorgfältig einträgt (s.o.). Schon das Bewußtwerden des krankhaft veränderten Miktionsmusters beeinflußt bei vielen Patienten die Blasenentleerung positiv. Zusätzlich wird der Patient angewiesen, beim Auftreten von Harndrang die Miktion unter äußerster Konzentration und Anspannung für zunächst 5–10 Minuten zu unterdrücken und erst dann eine Toilette aufzusuchen. Bei sehr schweren Formen kann es erforderlich sein, den Patienten in die Klinik aufzunehmen, da viele unter stationären Bedingungen eher bereit sind, die Miktion auch auf die Gefahr unfreiwilligen Urinabgangs hin zu unterdrücken. Die Intervalle zwischen Auftreten von Harndrang und Blasenentleerung werden zunehmend gesteigert, bis mühelos 15–20 Minuten überbrückt werden können. Oft ist es notwendig, ein solches Kontinenztraining von vornherein durch Medikamente zu ergänzen. Unter Umständen ist eine begleitende psychologische Betreuung zur Aufarbeitung eventueller psychosozialer Probleme entscheidend für den Therapieerfolg.

Beim geistig klaren Älteren mit einer bestehenden motorischen Dranginkontinenz ist ein Kontinenztraining nach einem medikamentösen Therapieversuch das Therapiemittel der Wahl. Das Toilettentraining wird individuell nach einem erhobenen Miktionsschema durchgeführt. Ist z.B. der Betroffene nach 2 Stunden noch trocken und nach 4 Stunden naß, sollte man ihm helfen, seine Blase jede 3. Stunde zu leeren. Näßt er in kürzeren Abständen ein, werden als Anfangsintervall 2 Stunden gewählt. Der Kranke geht dann entweder selbst oder wird tagsüber alle 2 Stunden zur Toilette geführt. Während der Nacht kann ein Nachtstuhl verwendet werden. Der Erfolg des Toilettenbesuchs wird im Miktionsschema notiert. Ein alle 2 Stunden rasselnder Wecker kann den Betroffenen daran gewöhnen, wieder selbst die Verantwortung für die Blasenentleerung zu übernehmen. Nachts sollte man versuchen, die Zeiträume zu strecken, und zunächst 4-Stunden-Intervalle anstreben, also die Nachtzeit auf 2mal 4 Stunden zu verteilen. In der Regel wird es sinnvoll sein, das Kontinenztraining medikamentös zu unterstützen. War der Ältere 10 Tage absolut trocken, werden die Intervalle bis zum nächsten Toilettengang alle 4 Tage um jeweils 15 Minuten verlängert, so daß sich die Blase an eine größere Füllmenge gewöhnt.

Der *hirnleistungsgestörte Ältere mit einer Dranginkontinenz* ist im allgemeinen nicht mehr in der Lage, ein auf seine persönlichen Bedürfnisse abgestimmtes Kontinenztraining mit Verlängerung der Intervalle durchzuführen. Trotzdem können auch diese Patienten wieder kontinent werden. Die Grundlage bildet das Miktionsschema. Anhand der notierten Blasenentleerung werden individuell die Toilettenzeiten festgesetzt. Ist der Betroffene in der Regel eine Stunde nach dem Frühstück naß, wird er bereits eine halbe Stunde nach dem Frühstück zur Toilette geführt. Voraussetzung für ein solches Kontinenztraining ist allerdings, daß der Tagesablauf des Hirnleistungsgestörten fest strukturiert ist und auch immer gleich eingehalten wird. Durch Vorziehen der Toilettenzeit entsprechend den Einnäßzeiten des Miktionsschemas wird es möglich, daß der Patient während des Tages trocken bleibt. Nachts allerdings gelingt dies meist nicht; hier wird man den Patien-

Tabelle 19.11 Beratungsgespräch mit dem Inkontinenzpatienten, seinen Angehörigen und Betreuern.

- richtige Diagnosestellung der Inkontinenzform (wichtigste Voraussetzung für die Einleitung konservativer Behandlungsstrategien, dann allerdings mit hoher Erfolgsrate bis zu 85%)
- Aufklärung und Motivation des Patienten (notwendige Motivation ist wichtig, um initiale Frustration und Mißerfolge zu verarbeiten)
- allgemeine Aktivierung (Frühmobilisierung bei Erkrankung, um Kompetenzverlust und Immobilität entgegenzusteuern)
- ausreichende Flüssigkeitszufuhr (Vermeidung eines erhöhten Harndrangs durch konzentrierten Urin)
- Hilfen zur Blasenentleerung (Berücksichtigung der räumlichen Umgebung, evtl. mit Verordnung von Hilfsmitteln im Sinne eines Toilettenstuhls, Urinflaschen usw.)
- Einsatz des richtigen Hilfsmittels (in Abhängigkeit vom Schweregrad der einzelnen Inkontinenzformen, individuelle Anpassung und Versorgung mit Inkontinenzhilfsmitteln in Form von Vorlagen oder Windelhosen, Kondomurinalen oder ableitenden Versorgungseinheiten)
- richtige Hautpflege (Verhinderung von entzündlichen Veränderungen im Perianal- und Urethralbereich, Vermeidung von Hautunverträglichkeiten)
- der Inkontinenz angepaßte Kleidung (Vermeidung von komplizierten Knopfleisten, Miedern oder Verschlußsystemen, Möglichkeiten vor Wickelröcken, Klettverschlüssen, Gummizügen)
- Anpassung der Umgebung (häusliche Umgebung mit berücksichtigen, Wege zur Toilette so kurz wie möglich halten, Stolperstellen und Hindernisse beseitigen)
- abgestufte Analyse des Miktionsschemas (zwischenzeitlich immer wieder über die Analyse des Miktionsschemas Anpassen der Therapiestrategie)

ten dann mit aufsaugenden Inkontinenzhilfsmitteln versorgen.

Für ein erfolgreiches Toilettentraining bei motorischer Dranginkontinenz sind allerdings einige Voraussetzungen notwendig. So banal manche von diesen geforderten Voraussetzungen klingen, sind sie dann beim Patienten oft die Ursache für ein Scheitern bzw. beim Pflegepersonal und den Angehörigen Grund für Frustration. Die nachfolgend angeführten Punkte müssen deshalb im Beratungsgespräch mit dem von Inkontinenz Betroffenen unter Hinzuziehung der pflegenden oder betreuenden Angehörigen oder des Pflegepersonals angesprochen und beachtet werden (Tab. 19.11).

1.7.3 Beckenbodentraining

Die Bedeutung der Beckenbodengymnastik liegt in ihren prophylaktischen und therapeutischen Einsatzmöglichkeiten sowohl bei der Streßinkontinenz als auch bei der Dranginkontinenz. Kegel hat schon 1952 die Wirksamkeit eines konsequenten Beckenbodentrainings bei der Streßinkontinenz nachgewiesen (Keyel 1952). Unter dem speziellen Aspekt des Toilettentrainings können aber auch leichte Formen der Dranginkontinenz mit einer Beckenbodengymnastik behandelt werden. Das funktionelle Konzept der Beckenbodengymnastik besteht darin, daß nur der Einsatz von Muskeln deren Inaktivitätsatrophie verhindern bzw. beheben kann und die Muskeln des Beckenbodens häufig unter Mangel an bewußter Betätigung leiden. Das Ziel liegt also im Erlernen eines Kontraktionstrainings mit zu erwartenden verstärkten reflektorischen Beckenbodenkontraktionen unter Hustenstößen, deren Kraft sich in Form einer Drucktransmission auf die Harnröhre überträgt und damit einen ausreichenden Harnröhrenverschlußdruck unter Streß (= körperlicher Belastung) gewährleistet.

Die Indikation für eine Beckenbodengymnastik im Sinne des Beckenbodenkontraktionstrainings liegt somit in erster Linie dann vor, wenn die Verschlußschwäche der Harnröhre vorrangig durch eine verminderte Beckenbodenkontraktionsleistung unter Husten, Niesen u.ä. vorliegt. Besteht jedoch als vorrangige Ursache der Streßinkontinenz eine Beckenbodenschwäche mit ausgeprägtem Tiefertreten der Organe des kleinen Beckens im Sinne der häufigen Deszensusstörung oder liegt überhaupt ein verminderter Harnröhrenverschlußdruck in Ruhe vor, so ist die Sinnhaftigkeit des Einsatzes der Beckenbodengymnastik sehr fraglich. Verständlicherweise kann man mit einem Muskeltraining dann das entsprechende Ergebnis erzielen, wenn eine Insuffizienz der Muskelkontraktionsleistung gegeben ist.

> Liegt beim älteren Patienten ein gehäufter Harndrang mit imperativem Charakter bis zur nicht verhinderbaren Miktion vor und können urologische Ursachen wie Harnwegsinfekt, Blasensteine, Prostatavergrößerung, Harnröhrenverengung und andere als Ursachen ausgeschlossen werden, dann ist eine Beckenbodengymnastik ebenfalls in Kombination mit einem Toilettentraining sinnvoll.

Die Beckenbodengymnastik besteht bei diesen Patienten darin, daß bei dem vorzeitigen Auftreten von Harndrang durch die sogenannten Kneifübungen eine Hemmung des Blasenentleerungsreflexes auf nervaler Ebene erreicht werden kann. Bei erfolgreicher Durchführung dieser Kneifübungen mit Aufzeichnung eines Miktionsprotokolls können die Blasenkapazität erweitert, die Miktionsintervalle verlängert und die Fähigkeit des Patienten, hemmend auf die Blasenentleerung einzuwirken, erzielt werden.

Bei der Durchführung der Beckenbodengymnastik zeigt sich häufig die Situation, daß die Patienten primär nicht in der Lage sind, isolierte Beckenbodenkontraktionen ohne gleichzeitige Anspannung, z.B. der Bauchdecken- oder Gefäßmuskulatur, durchzuführen. Aus diesem Grunde erscheint es erforderlich, anfangs die richtige Durchführung der Beckenbodengymnastik durch eine Physiotherapeutin zu überprüfen und dadurch die richtige Durchführung zu gewährleisten. Eine weitere Problematik dieser Therapieform liegt noch darin, daß das Beckenbodentraining nur als Langzeittherapie Sinn hat und daher eine entsprechende Motivation von besonderer Wichtigkeit ist.

Es empfehlen sich die Gruppentherapie unter Anleitung speziell geschulter Physiotherapeuten sowie der Einsatz von Biofeedback-Methoden, um der Patientin die Aktivierung der richtigen Muskelgruppen möglich zu machen.

Hier steht eine breite Palette an Möglichkeiten, von der willkürlichen Unterbrechung der Miktion über die Palpation der Levatoren bis zur Elektro- und Konustherapie (die allerdings nur mehr beschränkt beim Betagten möglich ist) zur Auswahl, die individualisiert eingesetzt werden muß. Oft dient das Beckenbodentraining bei älteren Patienten eher als unterstützende Maßnahme zur Straffung der Beckenbodenmuskulatur. Neben der ohnehin meist notwendigen Kräftigung hat diese Gymnastik noch einen großen psychologischen Wert insofern, daß die Patientin hier die Möglichkeit hat, sich aktiv an der Kontinenztherapie zu beteiligen, was gerade bei den oft auftretenden Gefühlen von Hilflosigkeit und Regression ausgesprochen wichtig ist.

1.7.4 Inkontinenzhilfsmittel

Als Inkontinenzhilfsmittel werden die verschiedenen Produkte zur Lösung der hygienischen und sozialen Problematik der Inkontinenz bezeichnet. Inkontinenzhilfsmittel können zum einen die therapeutischen Maßnahmen unterstützen, z.B. bei einem Toilettenkontinenztraining; zum anderen helfen sie, Folgeschäden der Inkontinenz zu vermeiden: Sie steigern z.B. die Mobilität und wirken damit einem Abbau des Allgemeinzustandes entgegen. Um das individuell richtige Hilfsmittel auszuwählen, ist allerdings eine genaue Analyse des Umfeldes des Betroffenen, der Therapiemöglichkeiten, der Inkontinenzform und der Menge des abgehenden Harns erforderlich. Auch Gesamtgesundheitszustand, Geschlecht und Hautzustand des Inkontinenten sind dabei zu berücksichtigen. Hilfsmittelversorgung und Therapie müssen immer als eine Einheit im Sinne der Rehabilitation des Älteren angesehen werden.

Zur Verfügung stehen folgende Inkontinenzhilfsmittel:

Aufsaugende Hilfsmittel

Nach Art ihres Einsatzes unterscheidet man bei den aufsaugenden Hilfsmitteln körpernahe und körperferne Systeme. Beide Systeme werden als Einwegartikel auf Zellstoffbasis und als textile Mehrweghilfsmittel angeboten. Zur Verordnung siehe dazu bitte Kapitel Hilfsmittelverordnung.

Ableitende Hilfsmittel

Der Einsatz ableitender Hilfsmittel, als instrumentelle Harndrainagen (Dauerkatheter) bezeichnet, unterliegt immer der ärztlichen Anweisung und gehört nicht in den Kompetenzbereich der Pflege. Eine instrumentelle Harnableitung kommt nur dann zum Einsatz, wenn technisch keine andere Möglichkeit der Inkontinenzversorgung besteht. Im Hinblick auf die Problematik, mit der eine solche Versorgung behaftet ist, sollte man sie nur nach sehr gründlicher Abwägung der Vor- und Nachteile benützen. Eine instrumentelle Harnableitung ist nur in folgenden Situationen gerechtfertigt:

- postoperativ
- zur Flüssigkeitsbilanzierung (z.B. bei Intensivpatienten)
- bei akutem Harnverhalt
- kurzzeitig, wenn der Patient sich wundgelegen hat (Dekubitus)
- bei therapeutischen Maßnahmen (Medikamenteneinbringung in die Blase); bei bestimmten diagnostischen Maßnahmen
- bei Restharnbildung infolge einer neurologischen Störung (z.B. Diabetes)
- im Einzelfall bei einer Obstruktion, z.B. Prostatahypertrophie mit Überlaufblase, die nicht mehr operativ angegangen wird.

> Der eingefahrene Reflex „alter Patient – Harninkontinenz – Blasendauerkatheter" ist in den meisten Fällen nicht berechtigt.

Wenn eine instrumentelle Harnableitung, also der Dauerkatheter, gewählt werden muß, sollte man den suprapubischen dem transurethralen Katheter vorziehen, denn der Fremdkörper in der Harnröhre und – besonders bei Frauen – die Nähe zu Anus und Scheidenöffnung bedeuten geradezu eine Einladung an alle Bakterien. Beachtet werden muß jedoch, daß die Fistel nicht am tiefsten Punkt der Blase liegt. Daher ist es vor allem bei liegenden Patienten mit schlaffer Blase unerläßlich, regelmäßig den Restharn auszudrücken.

Ist eine Blasenrehabilitation mit Entfernen des Katheters und Trockenwerden nicht mehr möglich und ein Dauerkatheter indiziert, spielt es keine Rolle, ob ein Silikon- oder Latexkatheter eingelegt wird, nur die Katheterwechselzeiten sind unterschiedlich. Patienten dagegen, die nur vorübergehend einen Blasenkatheter benötigen, sollten unbedingt mit einem Silikonkatheter versorgt werden. Im Gegensatz zum Latexkatheter fördert der Silikonkatheter nicht die entzündlichen Strukturen.

Die suprapubische Harnableitung ist auch dann der transurethralen vorzuziehen, wenn ein Toilettentraining durchgeführt werden soll.

> Wird der harninkontinente Patient zu Hause oder im Heim betreut, ist in den meisten Fällen jedoch der transurethrale Dauerkatheter die „bequemere" Lösung. Diesen Katheter kann der Hausarzt wechseln, den suprapubischen Katheter jedoch nur der Urologe.

Hilfsmittel zum Aufsammeln

Bei diesen Hilfsmitteln wird der Urin direkt am Ausscheidungsorgan aufgefangen und gesammelt oder über einen Schlauch oder ein Kondomurinal in einen Bein- oder Beckenbeutel abgeleitet. Zu den aufsammelnden Hilfsmitteln gehören auch Urinflaschen und Steckbecken. Von Bedeutung sind in erster Linie Kondomurinale. Gerade beim Toiletten- bzw. Kontinenztraining ist ein Kondomurinal beim Mann oft einfacher einzusetzen als Vorlagen und Windelhosen.

Mechanische Hilfsmittel

Einlagen in die Scheide (Pessare):

> Grundsätzlich sollte eine ausgeprägte Senkung des weiblichen Genitales auch bei Hochbetagten operativ behandelt werden.

Es gibt aber Situationen – z.B. bei Patientinnen mit einer ausgeprägten Multimorbidität und schlechtem Allgemeinzustand –, in denen eine Operation nicht mehr durchgeführt werden kann oder diese von der Patientin abgelehnt wird. Hier ist die Pessarmethode aktuell. Durch das Einlegen des Pessars werden zum einen die gesenkten Scheiden- bzw. Gebärmutteranteile zurückgeschoben, zum anderen wird Druck auf die obere Harnröhrenhälfte ausgeübt. Dadurch verbessert sich der Harnröhrenverschlußdruck vor allem unter Streßbedingungen wie Husten oder Niesen. Wichtig ist, daß das Pessar regelmäßig gewechselt wird. Nur so lassen sich Ausfluß, Blutungen und Druckgeschwüre vermeiden. Im Einzelfall kann die Patientin diesen Wechsel sogar selbst durchführen. Übrigens kann man durch Tampons ähnliche Effekte erzielen wie durch Pessare. Manchmal kann es genügen, einen großen Tampon (z.B. „o.B. spezial") oder einen Kugeltupfer in die Scheide einzuführen.

Künstlicher Schließmuskel (Sphinkterprothese): Die hydraulische Sphinkterprothese hat sich in den vergangenen Jahren zu einem wichtigen mechanischem Hilfsmittel bei der Behandlung der Belastungsinkontinenz des Mannes sowie der erfolglos behandelten Belastungsinkontinenz der Frau entwickelt. Der künstliche Blasenschließmuskel versucht die fehlende Verschlußfunktion der Harnröhre zu ersetzen, in dem er sie mit kontrolliertem Druck verschließt und willkürliche, widerstandsarme Blasenentleerung durch Öffnen des Sphinkters zuläßt. Der technisch aufwendige künstliche Schließmuskel mit Pumpsystem und Druckreservoir muß von einem erfahrenen Operateur eingesetzt werden. Die Versorgung inkontinenter Patienten mit einer solchen hydraulischen Prothese ist jedoch nur dann sinnvoll, wenn der Ältere geistig und körperlich in der Lage ist, das Pumpsystem zu bedienen.

Harnröhrenstents

Harnröhrenstents sind Hilfsmittel, um bei Männern Blasenentleerungsstörungen aufgrund einer Prostatavergrößerung zu beheben. Sie können bei Patienten eingesetzt werden, die wegen medizinischer Probleme, z.B. kurz nach einem Herzinfarkt, nicht oder noch nicht operiert werden können, aber geistig in der Lage sind, ihre Blasenfunktion zu kontrollieren. Kunststoff- oder Metallmodelle sollen dabei den prostatischen Anteil der Harnröhre offenhalten. Sie stellen keine Alternative zur operativen Prostataentfernung dar, allenfalls zum Dauerkatheter. Bei der Anwendung ist mit Blasenreizung und Krustenbildung zu rechnen. Insbesondere bei den Langzeitstents aus Metallgeflecht (Wall-Stent) kann ein notwendiger Wechsel nach Verrutschen problematisch sein.

Urethralplugs

Der Urethralplug, eine Art „Harnröhrenstöpsel", ist ein mechanisches Hilfsmittel, das insbesondere bei der leichteren Streßinkontinenz der Frau sehr erfolgreich eingesetzt werden kann. Voraussetzung ist allerdings, daß der Betroffene geistig und körperlich in der Lage ist, den Plug selbst in die Harnröhre einzuführen. Bei jedem Toilettengang muß der Plug herausgenommen und anschließend wieder eingeführt werden.

Weitere Hilfsmittel

Neben den schon beschriebenen mechanischen Hilfsmitteln werden für Männer Penisklemmen und für Frauen Federn, die in die Scheide eingeführt werden, benutzt. Allerdings sollte man solche Hilfsmittel wie Penisklemme, die zur Abklärung der Harnröhre bei Harninkontinenz des Mannes benutzt wird, heute möglichst nicht mehr verwenden. Hier bietet sich z.B. beim Mann der Penurin (eine Manschette mit Klettverschluß und pneumatischem Ballon) als harmlosere Variante an. Zum Baden und Schwimmen gibt es noch Schutzhosen aus Gummimaterial.

Welches Hilfsmittel ist das richtige?

Der Schlüssel für eine erfolgreiche Hilfsmittelversorgung liegt in einer auf die Bedürfnisse des Patienten bezogenen Ausrichtung. Bei Inkontinenz gibt es kein Hilfsmittel, das allen Bedürfnissen in gleicher Weise entspricht. Hier sollte sich der Arzt mit dem Patienten, vielleicht mit der mitbetreuenden Pflegekraft, dem Apotheker oder dem Sanitätshaus beraten. Bei der Auswahl von Inkontinenzhilfsmitteln sind folgende Punkte von Bedeutung, und sie sollten vor einer Dauerbenutzung geklärt werden:

- Erfassung der Inkontinenz (mittels eines Miktionsschemas)
- Beweglichkeit und körperliche Behinderung (bettlägerig, Rollstuhlfahrer, gehfähig, Sport, körperliche Tätigkeit)
- anatomische Verhältnisse (Leistenbrüche, Hautschädigungen, Dickleibigkeit mit Fettschürze usw.)
- Hirnleistungsstörungen (komplizierte Hilfsmittel fallen aus)
- Hygiene (große individuelle Unterschiede)
- persönliche Einstellung (bestimmte Hilfsmittel werden aus persönlicher Erfahrung abgelehnt)
- Handhabung (die Handhabung muß auch vom Patienten bzw. von der Pflegekraft einfach bewältigt werden können)
- Wirtschaftlichkeit (Festbetragsregelung; s. Kap. 60)
- Diagnosestellung (eine Hilfsmittelversorgung darf erst dann durchgeführt werden, wenn eine ausreichende Diagnostik erfolgt ist).

1.7.5 Medikamentöse Therapie bei Inkontinenz

Wo immer eine kausale Therapie möglich ist, sollte diese natürlich auch beim Älteren in Erwägung gezogen werden. Dies sind insbesondere als funktionelle therapeutische Maßnahmen das Toilettentraining und die Beckenbodengymnastik. Trotzdem ist die pharmakologische Therapie im Vorfeld von Operationen oder als Begleittherapie gerade des Toilettentrainings oder als alleinige therapeutische Möglichkeit oftmals unverzichtbar (s. Tab. 19.10). Sie bleibt in jedem Fall auf die Beeinflussung der Erkrankungssymptome beschränkt.

Für den Einsatz der verschiedenen Medikamente ist es wichtig, die Pharmakodynamik einer Substanz zu kennen, da es Substanzen gibt, bei denen bei oraler Zufuhr lediglich etwa 10% der Substanz resorbiert werden. Bei der Wahl des Medikamentes sollte nicht nur die Inkontinenz als Problem berücksichtigt werden, sondern auch die meistens vorhandenen Begleiterkrankungen im Rahmen der Multimorbidität im Alter. Ganz abgesehen von den Nebenwirkungen der meisten Urologika muß auch an die Interaktion mit anderen Medikamenten im Rahmen einer oft vorhandenen Multimedikation gedacht werden.

Die pharmakotherapeutische Strategie zielt auf die Verbesserung der gezielten Sammel- und Speicherungsfunktion oder der gestörten Blasenentleerung. In diesem Sinne wird nachfolgend zuerst auf die gestörte Sammlungs- und Speicherfunktion und dann auf die Blasenentleerungsstörung eingegangen.

Motorische Dranginkontinenz

Bei der Therapie der Detrusorhyperaktivität (Dranginkontinenz) kann eine Reihe verschiedener Substanzgruppen mit unterschiedlichem Wirkungsmechanismus angewendet werden.

Da die Patienten sehr individuell auf die verschiedenen Medikamente ansprechen, ist ein probatorischer Wechsel innerhalb einer Stoffgruppe bei Nichtansprechen der ersten Medikation durchaus sinnvoll. Ebenso können Kombinationen von Medikamenten unterschiedlicher Substanzgruppen den therapeutischen Effekt erhöhen (z.B. myotrope Spasmolytika mit Anticholinergika). Eine gute (über 50%) bis exzellente Unterdrückung (über 75%) der Symptome wird im allgemeinen bei 60–70% der Patienten erreicht.

Anticholinergika

Die eingesetzten Anticholinergika werden in sekundäre, tertiäre und quarternäre Amine unterteilt, die sich im wesentlichen durch ihre enterale Resorption unterscheiden.

Oxybutynin hat die am besten dokumentierte Wirkung bei der Blasenhyperaktivität, seine Nebenwirkungen sind jedoch relativ stark (z.B. bis zu 80% der Patientinnen gaben in den Untersuchungen Mundtrockenheit an) (Thüroff et al. 1991).

Tolterodin ist ein Muscarinrezeptorantagonist, wobei die Stärke der Hemmung von Detrusorkontraktion mit der von Oxybutynin vergleichbar ist. Dagegen weist Tolterodin im Vergleich zu Oxybutynin eine 8fach schwächere Affinität für die Muscarinrezeptoren der Speicheldrüse auf. Auch in vivo zeigt Tolterodin eine höhere Selektivität für die Harnblase im Vergleich zur Speicheldrüse.

Propiverin, ein Benzylsäureester mit muskelrelaxierender Komponente, verhältnismäßig moderaten anticholinergen Effekten und peripher analgetischer Wirkung, wird seit mehr als 10 Jahren als Urospasmolytikum eingesetzt.

Trospiumchlorid stellt eine der gebräuchlichsten Substanzen bei der spasmolytischen Therapie dar.

Weiterhin sind hier *Propanthelinbromid* und *Emeproniumcarrageenat* zu nennen. Beide haben eine Bioverfügbarkeit von 5–10%, mit großer individueller Varianz. Um eine optimale therapeutische Wirkung zu erzielen, wird eine individuelle Dosistitration nötig.

Quarternäre Ammoniumverbindungen wie Trospiumchlorid haben eine geringere Inzidenz unerwünschter Effekte auf das zentrale Nervensystem, jedoch die bekannten peripheren anticholinergen Nebenwirkungen wie Akkommodationsstörungen, Tachykardie und Mundtrockenheit.

N-Butyl-Scopolamin wird enteral besonders schlecht resorbiert, hat aber bei der i.m. oder i.v. Applikation durchaus gute Wirksamkeit.

Muskulotrop wirkende Substanzen

Wirkstoffe mit direkten muskulotropen Effekten sind Flavoxat und Kalziumantagonisten. Bei insgesamt guter Verträglichkeit wird allerdings die klinische Effektivität von Flavoxat bei Patienten mit Detrusorinstabilität und Dranginkontinenz sehr unterschiedlich beurteilt (Mazur 1993).

Trizyklische Antidepressiva

Die Gruppe der trizyklischen Antidepressiva gilt als wirksame Therapie bei der Blaseninstabilität, bisher wurde meist Imipramin zur Behandlung der Inkontinenz eingesetzt. Gute Effekte werden insbesondere bei älteren Patienten berichtet. Wir setzen Imipramin sehr gerne bei Apoplektikern mit begleitenden depressiven Verstimmungen ein, da hier oft ein Doppeleffekt zu verzeichnen ist. Die bekannten kardiovaskulären Nebenwirkungen wie Orthostase und ventrikuläre Arrhythmie limitieren jedoch den Einsatz dieser Substanzgruppe bei Älteren.

Andere Arzneimittel

Über β-Adrenozeptor-Agonisten, α-Adrenozeptor-Antagonisten, Prostaglandinsynthesehemmer sowie Dopaminrezeptoragonisten gibt es eine Reihe Literaturstellen, die von günstigen Erfolgen berichten, diese Medikamente haben aber bisher in die routinemäßige Behandlung keinen allgemeinen Eingang gefunden.

Streßinkontinenz

Zahlreiche Studien seit den 40er Jahren berichten über den klinischen Nutzen einer *Östrogentherapie* bei der Streßinkontinenz (Mazur 1993). Der Abflußwiderstand wird über eine Proliferation der urethralen Mukosa erhöht, und die Wirkung der α-Adrenozeptor-Stimulation an der urethralen glatten Muskulatur über eine Zunahme postsynaptischer α_2-Rezeptoren verstärkt. Die Östrogentherapie scheint insbesondere bei Frauen in und nach der Menopause mit bestehendem Östrogenmangel erfolgreich zu sein.

Andere, in diesem Zusammenhang genannte Medikamente, wie z.B. α-Adrenozeptor-Agonisten, β-Adrenozeptor-Antagonisten und Imipramin, haben bisher keine praktische Bedeutung bekommen.

Blasenentleerungsstörungen

Die medikamentöse Therapie zielt auf eine Verbesserung der kontraktilen Detrusoraktivität oder auf eine Reduktion des urethralen Abflußwiderstandes (Tab. 19.12).

α-Adrenozeptor-Antagonisten: Der Einsatz zur Verbesserung der Blasenentleerung von Phenoxybenzamin und Prazosin ist gut dokumentiert, wobei

Tabelle 19.12 Pharmakotherapeutika bei Inkontinenz.

Substanz	Medikamentenname	Dosierung
Anticholinergika		
tertiäre Amine (Absorption ca. 100%)		
Oxybutynin	Dridase®	2–3 × 5 mg
Propiverin	Mictonorm®	2–3 × 15 mg
Tolterodin	Detrusitol®	2 × 2 mg
quarternäre Amine		
N-Butyl-Scopolamin	Buscopan®	3–5 × 10–20 mg
Methanthelin	Vagantin®	3–4 × 50–100 mg
Propanthelin	Corrigast®	3–4 × 15–30 mg
Emepronium	Uro-Ripirin®	3 × 200 mg
Trospiumchlorid	Spasmo-lyt®	2 × 20 mg
	Spasmex®	3 × 5–15 mg
myotrope Spasmolytika		
Flavoxat	Spasuret®	3–4 × 200 mg
trizyklische Antidepressiva		
Imipramin	Tofranil®	10–15 mg
Östrogene		
Östriol	Ovestin®	1–3 × 1 mg
α-Rezeptoren-Blocker		
Phenoxybenzamin	Dibenzyran®	2–3 × 5–10 mg
Prazosin	Minipress®	2–3 × 1–4 mg
Kombinationspräparate		
	Spasmo-Urgenin®	3 × 2 Drag./3 × 1 Supp.
	Dysurgal®	3 × 1 Drag./3 × 10–15 Tropfen
	Spasmo-Rhoival®	3 × 1–2 Drag.
	Noxenur®	3 × 2–15 Tropfen
	Normon®	3 × 1–2 Kaps./3 × 30 Tropfen
Lokalanästhetika und sensibilitätsvermindernde Blaseninstillation		
Lidocain		400 mg als 40 ml einer 1%igen Lösung
Silbereiweiß-acetyltannat 2%		(2tägige Instillation/später 1 × wöchentlich)

oft Prazosin wegen seiner besseren Verträglichkeit gegenüber Phenoxybenzamin vorgezogen wird. Seit Jahrzehnten wird Phenoxybenzamin allerdings bei Kindern in der Therapie des sekundären vesikorenalen Refluxes und von Blasenentleerungsstörungen bei Meningomyelozelen erfolgreich verwendet. Karzinogene Eigenschaften, wie sie in Rattenversuchen gefunden wurden, traten bislang beim Menschen auch bei Langzeitanwendung nicht auf. Eine Verordnung bei alten Menschen ist sicher nur selten erforderlich, da funktionelle subvesikale Obstruktionen im Erwachsenenalter eher sehr selten sind. Kardiovaskuläre Nebenwirkungen wie Hypotonie und reflektorische Tachykardie können bei einschleichender Dosierung (2–3 × 5 mg bis 3 × 10 mg/Tag) minimiert werden. Mit dem Einsatz des selektiven α_1-Blockers Prazosin (Minipress®, 2–3 × 1–4 mg/Tag) gelingt es, die Nebenwirkungen im Herz-Kreislauf-System weiterhin zu reduzieren.

Parasympathomimetika, Prostaglandine und andere Wirkstoffe, wie z.B. Clonidin und Ketanserin, haben bisher keine Bedeutung in der Praxis gefunden.

2 Stuhlinkontinenz

I. FÜSGEN

2.1 Problematik

Das Unvermögen, Stuhl zu halten, ist nicht so häufig wie die Harninkontinenz. Häufig weisen stuhlinkontinente ältere Patienten auch eine Harninkontinenz auf.

> Die Stuhlinkontinenz ist für den betroffenen Älteren und sein Umfeld eine Belastung, die oft zu unüberwindbaren Problemen führt. Dabei wird Stuhlinkontinenz vielfach als schweres, unausweichliches Schicksal alter Menschen betrachtet. In nur einem sehr geringen Prozentsatz aller Fälle ist die Stuhlinkontinenz den behandelnden Ärzten bekannt. Die Betroffenen nehmen aus Scham und Unsicherheit nicht mehr am sozialen Leben teil, Isolation und Depression sind die Folge. Es ist nicht verwunderlich, daß nach der Demenz die Urin- und Stuhlinkontinenz die zweithäufigste Ursache für die Altenheimaufnahme darstellt.

Die Bedeutung der Stuhlinkontinenz besteht aber nicht nur in der unangenehmen und entwürdigenden Situation, in der sich der betroffene Ältere befindet, sondern ebenso in der Tatsache, daß es sich hierbei um ein Symptom einer ernsten und möglicherweise heilbaren Krankheit des unteren Darmabschnittes handelt.

Stuhlinkontinenz ist kein seltenes Problem, das aber aufgrund seiner immer noch bestehenden Tabuisierung in seiner absoluten Häufigkeit nur geschätzt werden kann. Die Prävalenz wird mit 0,5–1,5% der Allgemeinbevölkerung, bei über 65jährigen bis zu 5% angenommen. Bei hochbetagten und insbesondere geronto-psychiatrisch erkrankten Älteren ist mit bis zu 30% Stuhlinkontinenz zu rechnen. Ursache für die steigende Stuhlinkontinenzprävalenz mit zunehmendem Alter ist sicherlich die zunehmende Zahl von Erkrankungen, die eine Stuhlinkontinenz nach sich ziehen, aber auch physiologische Altersveränderungen. Die muskuläre Verschlußkraft des Analsphinkters, die Sensibilität und die Austreibungskraft sind rückläufig und begünstigen damit bei Auftreten entsprechender Krankheitsfaktoren das Entstehen einer Inkontinenz.

2.2 Definition

Definiert ist die Stuhlinkontinenz (Incontinentia alvi) als Unfähigkeit, den Stuhl willentlich bis zur gewünschten Defäkation zurückzuhalten. Dabei kann der Schweregrad einer Stuhlinkontinenz von dem unwillkürlichen Abgang von Winden, über ein leichtes Stuhlschmieren oder der Unfähigkeit, dünneren Stuhl zu halten, bis hin zur kompletten Schließmuskelschwäche reichen, die keinerlei Kontrolle mehr über den Muskel erlaubt.

2.3 Symptome

Gelegentlich besteht nur eine geringe Beschmutzung der Wäsche bei gelegentlich unkontrolliertem Abgang von Darmgasen. Diese leichte Form kommt auch bei etwa 10% gesunder Älterer vor. Diese leichte Form der Inkontinenz kann aber auch ein Symptom beginnender zerebraler Störungen sein. Das klinische Bild einer bestehenden Stuhlinkontinenz kann recht unterschiedlich sein. Einerseits kann ein häufiger, halbflüssiger Durchfall bestehen. Zum anderen ist es möglich, daß ein- oder zweimal am Tag geformter Stuhl abgeht und Bett oder Kleidung beschmutzt. Am bedauernswertesten sind die Patienten mit „totaler Stuhlinkontinenz", die wenig, aber ständig Stuhl verlieren.

2.4 Ursachenspektrum

Für die Entwicklung einer Schließmuskelstörung gibt es nach unseren heutigen Kenntnissen nicht nur eine, sondern eine ganze Reihe unterschiedlicher Ursachen. Im allgemeinen wird heute zwischen sensorischen, muskulären und neurogenen Ursachen unterschieden. Für die differentialdiagnostische Abklärung beim älteren Patienten ist aber eine Einteilung der Stuhlinkontinenz nach der Ätiologie sinnvoller (Tab. 19.13).

Tabelle 19.13 Häufige Ursachen einer Stuhlinkontinenz bei Älteren.

primäre Stuhlinkontinenz

- operativ (z.B. Zustand nach Fisteloperation, Krebsoperation)
- erworben, z.B. Rektumprolaps, Hämorrhoiden, anorektale Infektionen
- neurologisch (zerebral: Schlaganfall, Hirnmetastasen, Hirntumor, Demenz;
  spinal: Metastasen, Tumor, Multiple Sklerose)
- psychisch

sekundäre Stuhlinkontinenz

- Diarrhö
- Laxanzienabusus
- Medikamente
- chronische Obstipation mit Kotballen im Rektum
- maligne, entzündliche Erkrankungen, villöse Adenome

2.4.1 Primäre Inkontinenzursachen

Stuhlinkontinenz nach Operationen

Fisteln und Fisteloperationen, speziell bei hochreichenden ischiorektalen Fisteln, können eine Zerstörung des Sphinkters zur Folge haben oder einen narbigen Ausheilungszustand, der die Kontraktionsfähigkeit im Bereich der Narbe aufhebt. Da 70% der Ruhekontinenz auf der Fähigkeit des M. sphincter internus beruht, kann bereits eine zu ausgedehnte Sphinkterotomie eine Insuffizienz verursachen. Nach analen Eingriffen, insbesondere nach einem zu forcierten Gebrauch eines Analretraktors, kann es zur Schwächung der Internusfunktion entweder mit oder ohne gleichzeitiger Kombination mit einer gestörten Externusfunktion kommen. Es besteht ein Stuhlschmieren. Solche Patienten verlieren fortwährend kleinere Mengen von Schleim, was zur Befeuchtung und Beschmutzung der Bekleidung und zur Irritation der perinealen Haut mit nachfolgendem Juckreiz, Entzündung und Ulzeration führt. Dieser Zustand ist durch eine geschwächte Funktion des M. sphincter ani internus bedingt und kann nicht durch operative Maßnahmen korrigiert werden.

Auch bei postoperativen Störungen der Reservoirfunktion der Rektumampulle ist mit einer Inkontinenz zu rechnen. Gerade die Entwicklung der Rektumkarzinomchirurgie hin zur sphinktererhaltenden Resektion mit dem technischen Fortschritt einer immer tieferen Anastomosierung bis zum Sphinkteroberrand hat die resultierende Inkontinenz als Folge des Verlustes der Reservoirfunktion der Rektumampulle verdeutlicht.

Erworbene Inkontinenz

Chronische Fisteln, auch Analfissuren, eine rektale Kapazitätsverkleinerung unterschiedlicher Ursache, innere Hämorrhoiden und Rektumprolaps können symptomatisch von einer Inkontinenz begleitet werden. Ein Rektumprolaps ist üblicherweise begleitet von einer Schädigung des N. pudendus. Eine Schädigung des N. pudendus, der für die willkürliche Innervation des M. sphincter ani externus verantwortlich ist, bedingt eine Erschlaffung der Beckenbodenmuskulatur. Eine solche traumatische oder iatrogen bedingte Schädigung des N. pudendus bedingt weiterhin einen Verlust des Analreflexes und Sphinktertonus sowie ein Tiefertreten des Perineums. Eine Stuhlentleerung erfolgt bei dieser Form der Inkontinenz mehrmals täglich.

Muskuläre Schäden, die auf der Basis langjähriger chronischer Entzündungen im Analkanal zu einer Sphinkterschwäche führen. Nicht ganz selten werden solche Patienten, die sich über Jahre mit schmerzhafter Defäkation, dem Gefühl ungenügender Entleerung und Tenesmen quälten, aufgrund mangelhafter Untersuchung als „Analneurotiker" eingeordnet.

Auch können jahrelang kleinere Reiz- und Entzündungsvorgänge im Analbereich zu einem stenosierenden submukösen Narbenring führen mit nicht mehr voll kontraktionsfähigem M. sphincter ani externus und sklerosiertem M. sphincter ani internus.

Neurologisch bedingte Inkontinenz

Besondere Bedeutung kommt der Inkontinenz aufgrund neurologischer Schäden oder pathologischer Veränderungen der frontalen Hirnrinde, des limbischen Systems, des spinalen Mastdarmzentrums im Sakralmark und seiner Nervenleitungen, besonders des Conus medullaris und der Cauda equina, des intramuralen Gangliensystems sowie der subkortikalen Kontrollfunktionen zu. Hier sind Metastasen oder Tumoren des Gehirns bzw. im Spinalkanal zu nennen. Aber auch der Schlaganfall hat für das Entstehen einer Stuhlinkontinenz eine hohe Bedeutung.

Besondere Bedeutung kommt aber den demenzbetroffenen älteren Patienten zu. Demente Patienten verlieren die Fähigkeit, den Stuhlgangreflex zu bremsen. Solche zerebral verursachten Inkontinenzformen sind meist dadurch gekennzeichnet, daß der Kranke täglich ein- bis zweimal geformten Stuhl im Bett oder in der Kleidung absetzt, meist unmittelbar nach Mahlzeiten oder bei Einnahme heißer Getränke.

Psychisch bedingte Inkontinenz

Emotionale Zustände (Angst, Spannung) können schon bei sonst gesunden Menschen zu einem imperativen Stuhldrang führen. Bedingt durch eine Hyperperistaltik des Darms kann es hierbei trotz sonst suffizienten Kontinenzorgans zu einem unfreiwilligen Abgehen von Stuhl kommen. Oft findet sich auch eine Diarrhö. Hier ist es oft nicht einfach herauszufinden, welche Bedeutung bestimmte seelische Faktoren im Zusammenhang mit chronischen Durchfallerkrankungen haben. Da Durchfall andererseits psychisch belastend ist, läßt sich schwer zwischen Ursache und Wirkung unterscheiden. Bei verschiedenen Angstzuständen ist Durchfall nicht ungewöhnlich, während bei depressiven Verstimmungen häufig eine Verstopfung vorliegt.

> Bei Verdacht auf eine psychische Ursache der Inkontinenz gilt im besonderen Maße der Grundsatz, daß erst dann psychische Komponenten als Ursache angenommen werden dürfen, wenn durch eine gründliche Untersuchung kein krankhafter Organbefund erhoben werden konnte.

2.4.2 Sekundäre Inkontinenzursachen

Stuhlinkontinenz kann beim älteren Menschen durch alle Ursachen, die eine Diarrhö hervorrufen, bedingt sein. Dann ist die feinere Kontrolle des Analsphinkters beeinträchtigt, und die Unterscheidung zwischen flüssigem Stuhl und Blähungen unmöglich. An und für sich ist eine Diarrhö nicht das gleiche wie Stuhlinkontinenz; aber in Fällen von Durchfall hat der Betroffene oft die gleiche Schwierigkeit, nämlich rechtzeitig zur Toilette zu kommen. Häufigste Ursache einer Diarrhö bei älteren Menschen sind Einnahme von Abführmitteln und anderen Medikamenten, Folgen eines Rektum- oder Kolonkarzinoms, eine Divertikulose, eine ischämische Kolitis sowie eine Gastroenteritis. Seltenere Ursache sind eine Hyperthyreose sowie ein Diabetes mellitus.

Ein besonderes Problem bildet beim Älteren die chronische Verstopfung (s. Kap. 32). Scheinbar widersprüchlich kann sie sogar zum Durchfall („paradoxe Diarrhö") führen. Je länger Stuhl im Darm verweilt, desto mehr Flüssigkeit wird ihm entzogen und um so härter wird er. Um solchen harten Kot „loszuwerden", sondert der Darm größere Schleimmengen ab. Dieser Schleim kann nur schwer zurückgehalten werden, so daß er häufig bei Tag und Nacht aus dem Darm herausläuft. Der Patient ist fast ständig beschmutzt. Schließlich ist bei jeder Form der Inkontinenz an einen malignen Prozeß zu denken. Im Anorektalbereich ist eine Frühdiagnose in hohem Maße möglich und damit auch eine Dauerheilung.

2.5 Diagnose

> Stuhlinkontinenz ist ein klinisches Symptom und keine Diagnose.

Die zur Aufklärung des Pathomechanismus einer Inkontinenz notwendigen Untersuchungen müssen nicht nur tumoröse oder entzündliche Ursachen ausschließen, sondern auch die Vielzahl der an der Kontinenzerhaltung beteiligten Faktoren auf ihre Beteiligung hin untersuchen. Dies ist Voraussetzung für eine adäquate Therapie. Bezüglich der Anamnese und klinischen Untersuchung sei auf das Kapitel 4 verwiesen. Bei der Diagnostik der Stuhlinkontinenz empfiehlt sich – ähnlich wie bei der Abklärung einer Obstipation – ein schrittweises Vorgehen (Tab. 19.14).

Nachfolgend wird kurz auf die ergänzenden Aspekte einer Anamnese bei Stuhlinkontinenz und auf die Möglichkeiten der rektoanalen Druckmessung und der Defäkographie in der Diagnostik der Stuhlinkontinenz eingegangen.

Angaben der Patienten über Stuhlfrequenz, Stuhlkonsistenz sowie Art und Häufigkeit von Inkontinenzereignissen sind wichtige Merkmale zur Einschätzung der Art und Schwere der Stuhlinkontinenz. Sie erlauben die Differenzierung nach klinischen Schweregraden und geben gleichzeitig Hinweise auf die der Inkontinenz zugrundeliegenden Störungen.

> Häufig verbirgt sich hinter der Inkontinenz eine unbehandelte Diarrhö oder Obstipation. Unbemerkte nächtliche Darmentleerungen weisen auf eine mögliche autonome Neuropathie hin, z.B. im Rahmen eines Diabetes mellitus. Häufige Entleerung von z.B. kleinen Stuhlmengen bei imperativem Stuhldrang weist auf mögliche Veränderungen der rektalen Speicherfähigkeit hin, z.B. bei chronisch entzündlichen Darmerkrankungen.

Tabelle 19.14 Stufendiagnostik der Stuhlinkontinenz bei geriatrischen Patienten.

- Anamnese (Stuhltagebuch)
- allgemeine klinische Untersuchung (insbesondere auch im Hinblick auf Hirnleistungsstörungen bzw. neurologische Ausfälle)
- rektale Inspektion und Sensibilitätsprüfungen in den Dermatomen S2–S5, Analreflexprüfung
- rektale digitale Untersuchung einschließlich Prüfung des Sphinktertonus
- Proktoskopie/Rektoskopie
- Funktionsuntersuchungen, die in der Regel schon spezielleren Zentren vorbehalten bleiben (anorektale Druckmessung, Elektromyographie)
- EMG mit Nadelelektroden, (Defäkographie)

Da oft die Angaben der Patienten über einen Zeitraum von mehr als einer Woche sehr unzuverlässig sind, ist es oft sinnvoll, ähnlich dem Miktionsprotokoll bei der Harnkontinenz, hier ein Stuhlgangsprotokoll führen zu lassen. Es sollte dieselben Fakten wie bei der Harninkontinenz (s. Abschn. 1) erfassen:
- Art und Zeit der Stuhlgänge und Inkontinenzereignisse
- eingenommene Medikamente, besondere Ereignisse, die im Zusammenhang mit der Inkontinenz stehen können, z.B. körperliche und psychische Belastungen
- Ernährung usw.

Das Stuhlgangsprotokoll kann neben solchen für die Diagnose wichtigen Hinweisen eine zentrale Rolle bei der Planung und Überprüfung von Therapiemaßnahmen spielen.

Neben der Proktoskopie/Rektoskopie ist die anorektale Druckmessung *(Manometrie)* die wichtigste diagnostische Funktionsuntersuchung, um Aufschluß für die der Inkontinenz zugrundeliegenden Störungen zu erhalten. Demgegenüber sind die Aussagemöglichkeiten der konventionellen Elektromyographie begrenzt; sie dient vor allem zur Differentialdiagnose bei neurogenen Ursachen der Inkontinenz und der präoperativen Bestimmung des Ausmaßes eines neurogenen Schadens.

Wie die Manometrie untersucht die *Defäkographie* die Funktion des Anorektums, speziell während der Entleerung. Durch den Einsatz der Defäkographie können etwa ein Drittel weiterführende ursächliche diagnostische Hinweise gefunden werden, die sich nur durch die Manometrie allein nicht ergeben. Diese Funktionsuntersuchungen sind auch ambulant durchführbar, sollten aber nur durch erfahrene Kollegen durchgeführt werden. Meist wird dies speziellen Praxen bzw. Zentren vorbehalten bleiben.

2.6 Therapeutische Möglichkeiten

Die Therapie der Inkontinenz richtet sich zuerst nach der Grunderkrankung. Die operativen Möglichkeiten zur Rekonstruktion komplexer Schäden des Kontinenzorganes sind sehr aufwendig und fast immer an die Mitarbeit der betroffenen Patienten gebunden, was nicht immer beim alten Patienten gegeben ist. Eine Ausnahme spielt hier der Prolaps, der sich operativ heute recht gut auch beim betagten Patienten behandeln läßt. Bei vielen älteren Patienten bleibt aber leider als operative Einsatzmöglichkeit in vielen Fällen die Anlage eines Anus praeter aus Gründen der besseren Versorgung am Ende der therapeutischen Bemühungen.

Im Vordergrund der therapeutischen Maßnahme wird beim älteren Menschen in erster Linie die konservative Therapie zu stehen haben. Die konservative Therapie umfaßt die
- Therapie der Grunderkrankung
- begleitende Maßnahmen und die
- Therapie der gestörten Funktion des Kontinenzorgans.

2.6.1 Therapie der Grunderkrankung

Zunächst muß eine adäquate Therapie der Grunderkrankung durchgeführt werden. Beispielhaft seien hier eine korrekte Einstellung des Diabetes mellitus, eine lokale antientzündliche Medikation bei Proktokolitis, eine sklerotherapeutische Therapie bei Hämorrhoidalleiden, eine Fisteltherapie usw. erwähnt.

2.6.2 Begleitende Maßnahmen

Es stehen diätetische, medikamentöse, pflegerische und verhaltensmodifizierende Maßnahmen zur Verfügung.

Die Empfehlung zur *Änderung der Ernährungsgewohnheiten* richtet sich nach der zugrundeliegenden Störung. Bei verminderter anorektaler Sensibilität kann es sinnvoll sein, durch vermehrte Zufuhr von Ballaststoffen das Stuhlvolumen zu erhöhen und damit die Perzeption der Fäzes im Rektum zu verbessern. Diese Maßnahme ist auch dann sinnvoll, wenn die Inkontinenz im Zusammenhang mit einer Obstipation steht. Bei flüssigen Stühlen vermögen diätetische Maßnahmen (z.B. Quellstoffe) die Konsistenz zu erhöhen und darüber die Kontinenz zu erleichtern. Im wesentlichen bezieht sich eine *medikamentöse Therapie* auf eine Änderung der Dünndarm- oder Kolonmotilität bzw. der Konsistenz der Fäzes:
- Opiate reduzieren Stuhlfrequenz und -flüssigkeitsgehalt, vermutlich eine Wirkung auf die Kolonmotilität.
- Loperamid erhöht zusätzlich den Ruhedruck des inneren Analsphinkters sowie die Dehnungskapazität des Rektums.
- Spasmolytika senken den Ruhedruck des Analsphinkters und sind in der Regel nicht hilfreich. Anionenaustauscher (z.B. Colestyramin) vermögen cholagene Diarrhöen bei fehlender Rückresorption von Gallensäuren zu beseitigen.
- Prokinetika (z.B. Cisaprid) sollen die rektale Sensibilität verbessern.

Maßnahmen zur *Verhaltensänderung* dienen dem Bewußtmachen von Stuhlgangsgewohnheiten und dem (Wieder-)Erlernen regelrechter Defäkationen Untersuchungen, die Stuhlgangsprotokolle von Patienten auswerteten, zeigen, daß inkontinente Patienten oft die Kontrolle über die Darmfunktion vernachlässigen oder aufgeben. Daher sollten Ältere zu regelmäßiger Defäkation angehalten und motiviert werden, bereits auf geringen Reiz mit dem Defäkationsversuch zu reagieren. Dies kann durch das Führen eines Stuhlgangprotokolls unterstützt und kontrolliert werden.

Besondere Bedeutung kommt den *pflegerisch aktivierenden Maßnahmen bei zerebralen Störungen* zu. Hier gelten als Basis dieselben Richtlinien wie bei der Harninkontinenz (aktivierende Pflege, Teamarbeit, Motivation und entsprechende Hilfsmittelversorgung). Hier muß die Behandlung berücksichtigen, den Reflex, der den Dickdarm nach rektaler Dehnung leert, zu hemmen und somit die Darmbewegungen zu kontrollieren. Wird der Stuhl gleich nach dem morgendlichen Frühstück abgesetzt, so ist das Vorgehen verhältnismäßig einfach. In diesem Fall ist lediglich dafür zu sorgen, daß der Patient vom Kaffeetisch zum Toilettenstuhl wechselt, hier bequem sitzt und nicht eher wieder aufsteht, bis der Stuhlgang verrichtet wurde.

Wenn die neurogene Inkontinenz bei einem dementen Patienten zeitlich weniger sicher voraussagbar ist, sollte im Einzelfall eine kontrollierte Darmentleerung angestrebt werden. Der Patient erhält in diesem Fall zwei- oder dreimal täglich *Opiumtropfen*. Für die Darmentleerung sorgen ein- bis zweimal die Woche Suppositorien oder Klismen. Dieses Therapieschema muß allerdings mit dem Patienten bzw. seinen Angehörigen vereinbart werden und ist individuell auf ihn abzustimmen. Als pflegerische Maßnahme ist die Darmentleerung allerdings nur die „letzte Möglichkeit".

Während aktivierender pflegerischer Maßnahmen, aber auch oft zur Dauerbetreuung spielt die *Hilfsmittelversorgung* eine entscheidende Rolle. Hier bieten sich Schaumstofftampons bei geringen Problemen an, Vorlagen mit Netzhosen bei leichter Stuhlinkontinenz und Windelhosen bei schwereren Formen. Bei immobilen schwerkranken Patienten bietet sich noch der Einsatz von Fäkalkollektoren an. Bei einem solchen Fäkalkollektor handelt es sich um einen auslaufsicheren und geruchsdichten Auffangbehälter, der vor allem bei dünnflüssigen Stuhlabgängen gut geeignet ist. Der Fäkalkollektor kann mittels einer ausschneidbaren Hautschutzfläche individuell und anatomisch exakt angepaßt und leicht entleert werden (bezüglich der Verordnungsfähigkeit von Hilfsmitteln s. Kap. 61).

2.6.3 Therapie der gestörten Funktion

Die anorektale Kontinenz wird durch ein komplexes Zusammenspiel von muskulären, neuronalen, vaskulären und epithelialen Strukturen gewährleistet. Wichtige Strukturen der Kontinenz sind dabei eine intakte Anatomie des Beckenbodens, eine erhaltene rektale und anale Sensorik, eine ausreichende rektale Reservoirfunktion, ein ausreichender Ruhedruck des inneren Analsphinkters und eine ausreichende Kontraktionskraft des äußeren Analsphinkters.

An konservativen Therapiemöglichkeiten stehen hier zur Verfügung: Beckenbodentraining, Elektrostimulation und Biofeedbacktraining. Diese therapeutischen Maßnahmen können auch bei Hochbetagten sehr erfolgreich sein. Voraussetzung für diese Therapiemaßnahmen ist allerdings, daß der Patient kooperationsfähig und geistig klar ist.

Beckenbodentraining

Das Beckenbodentraining hat eine Kräftigung der Muskulatur des Levator ani und der puborektalen Schlinge zum Ziel. Dies geschieht durch mehrfach täglich durchzuführende Anspannungsübungen (s. dazu auch Abschn. 1.7.3). Unterstützend werden oft spezielle gymnastische Übungen, insbesondere Venenpumpübungen, angewandt. Erfolgversprechend sind diese Maßnahmen bei Muskelschwäche des Levator ani, als begleitende Maßnahmen können sie die Verhaltensmodifikation unterstützen.

Biofeedbacktraining und elektrische Reizungen

Geschwächte Beckenboden- und Schließmuskulatur kann nicht nur durch Beckenbodengymnastik gestärkt werden. Eine Anspannung und Übung dieser Muskelabschnitte erreicht man auch durch eine elektrische Reizung. Hierfür gibt es inzwischen im Handel eine Reihe von Apparaturen. Schließlich kann man die Kontinenzleistung aber auch durch ein sogenanntes Biofeedbacktraining steigern. Hierbei kann der Patient auf einem Monitor seine Schließmuskelübungen in ihren einzelnen Phasen kontrollieren und sie gleichzeitig mit dem Kurvenverlauf eines Gesunden vergleichen. Diese „sichtbare" Rückkopplung soll dazu beitragen, diese Form der Behandlung noch effizienter zu gestalten. Voraussetzung für diese Therapiemaßnahmen ist aber, wie bereits erwähnt, daß der ältere Patient für eine solche Therapiemaßnahme motiviert ist und eine ausreichende Compliance vorliegt.

2.7 Zusammenfassung

Abschließend muß man allerdings feststellen, daß trotz aller Bemühungen und Versuche es oft keine ausreichende anorektale operative und konservative Therapiemaßnahme gibt, die eine Kontinenz und damit die soziale Integration möglich macht. Der Gebrauch von Vorlagen oder Einlagen in die Unterwäsche hilft nur bei milden Formen der Stuhlinkontinenz. Für viele Ältere bleibt nur die Windelhose als

Versorgungsmittel. Damit sind besonders ältere Menschen mit ihrer verminderten Beweglichkeit abhängig von fremder Hilfe, dies ist eine zusätzliche Beeinträchtigung ihres Selbstwertgefühls. Die Versorgung mit Fäkalkollektorsystemen eignet sich wenig für mobile Patienten und überfordert auch meist den alten Menschen, so stellt sich die Frage der Versorgung bei einer angestrebten weiteren sozialen Integration mit einem *Anus praeter naturalis*. Es gilt dabei, daß ein Anus praeter mit den heutigen Versorgungsmöglichkeiten immer besser zu beherrschen ist als ein nicht funktionstüchtiger Schließmuskel. Die Angst vor der Operation und vor der Dauerversorgung mittels „eines Beutels" erfordert, bei gegebener medizinischer Indikation, viel Überzeugungsarbeit mit der Einsicht der Patienten, davon zu profitieren. Ein Anus praeter kann aber für den Älteren den Schritt vorwärts in die soziale Integration und damit ein lebenswertes Dasein bedeuten.

Literatur

Abschnitt 1: Harninkontinenz

Boege, F.: Harnwegsdiagnostik in der ärztlichen Praxis. Dtsch. Ärzteblatt 22 (1993) B 1185.
Campbell, A. J., J. Reinken, L. McChosh: Incontinence in the elderly: Prevalence and prognosis. Age and Ageing 14 (1989) 65–70.
Diokno, A. C., M. B. Brock, B. M. Brown et al.: Prevalence of urinary incontinence and other urological symptoms in the noninstitutionalized elderly. J. Urol. 136 (1986) 1022–1025.
Elbadawi, A., S. V. Yalla, N. M. Resnick: Structural basis of geriatric voiding dysfunction. J. Urol. 150 (1993) 1640 bis 1695.
Frewen, U. K.: Urge and stress incontinence: fact und fiction. J. obstet. Gynec. 77 (1970) 932–934.
Füsgen, I., W. Barth: Inkontinenzmanual. Springer, Berlin–Heidelberg 1987.
Jeffcate, T. N. A., W. J. A. Francis: Urgency incontinence in the female. Amer. J. Obstet. Gynec. 94 (1966) 604–618.
Kegel, A. H.: Physiologic therapy for winary stress incontinence. J. Amer. med. Ass. 146 (1952) 915.
Lehr, U.: Inkontinenz im Alter – Psychologische Aspekte. Z. Geriat. 2 (1989) 280–286.
Madersbacher, H.: Wieviel Diagnostik ist notwendig? Therapiewoche 43 (1993) 1798–1802.
Mans, U., I. Füsgen: Diagnose der Inkontinenz einfach und sicher. Geriat. Prax. 7 (1990) 54.
Mazur, D.: Pharmakotherapie der Harninkontinenz. Arzneimitteltherapie 12 (1993) 392–400.
Resnick, N. M.: Voiding dysfunction in the elderly. In: Yalla, V. et al. (eds.): Neurology and Urodynamics, Principles and Practice, pp. 303–330. Macmillian Publishing Co, New York 1988.
Salathe, B.: Abklärung und Management in der Praxis. Geriat. Prax. 1 (1994) 33–36.
Svanborg, A.: National Population Based Studies, paper submitted to WHO for Cologne Conference. Care of the elderly 1981.
Thomas, S.: Toilettentraining und aktivierende Pflege. Altenpflege 4 (1988) 228.
Thüroff, J. W., B. Bunke, A. Ebner et al.: Randomized, double blind multicenter trial on treatment of frequency, urgency and incontinence relation to detrusor hyperactivity. J. Urol. 145 (1991) 813–817.
Welz, A., I. Füsgen: Inkontinenzversorgung und Pflegekapazität. Altenpflege 11 (1989) 730.

Abschnitt 2: Stuhlinkontinenz

Bielefeldt, K., P. Enck, M. Wienbeck: Diagnosis and treatment of fecal incontinence. Dig. Dis. Sci. 8 (1990) 179–188.
Enck, P.: Stuhlinkontinenz Erwachsener: Häufigkeit, Dunkelziffer, Lebensqualität. In: 2. Referateband der GIH, S. 66. Essen 22./23. 6. 1990.
Enck, P., H. J. Lübke, M. Wienbeck: Die proktologische Sprechstunde: Diagnostik der analen Inkontinenz. Der informierte Arzt 10 (1989) 959–966.
Füsgen, I., W. Barth: Inkontinenzmanual. Springer, Berlin–Heidelberg–New York 1987.
Kuijpers, H. C.: Störungen der Stuhlkontinenz. Kontinenz 1 (1992) 126–130.
Pollmann, H.: Konservative Therapie der Stuhlinkontinenz. In: 3. Referateband der GIH, S. 46–49, Wiesbaden 21./22. 6. 1991.
Read, M., N. W. Read, D. C. Barber et al.: Effects of loperamide on anal sphincter function in patients complaining of chronic diarrhea with fecal incontinence and urgency. Dig. Dis. Sci. 27 (1982) 807.
Whitehead, W. E., K. L. Ur, B. T. Engel: Biofeedback treatment of fecal incontinence in geriatric patients. J. Amer. Geriat. Soc. 33 (1985) 320.

20

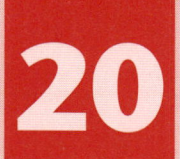

Kachexie

Jörg Schulz

INHALT

1 Bedeutung für die Geriatrie 217
2 Physiologie 217
3 Klinische Symptomatik 217
4 Ursachen der Kachexie im Alter 218
5 Diagnostik 219
6 Therapeutische Grundsätze 219
7 Rehabilitation 220

1 Bedeutung für die Geriatrie

Unter einer Kachexie versteht man eine pathologische, oft durch Krankheiten induzierte Verminderung des Körpergewichts, wobei alle Bestandteile des Organismus wie Fett-, Muskel-, Binde- und Organgewebe betroffen sind. Beim älteren Menschen können aber auch Appetitmangel, Störungen der Kaufunktion und falsche Eßgewohnheiten zur hochgradigen Gewichtsabnahme führen. Im allgemeinen spricht man von Untergewicht bei einer Unterschreitung des optimalen Körpergewichts von mehr als 20%.

Durch die nachfolgenden Gleichungen läßt sich in etwa das optimale Körpergewicht berechnen:

optimales Körpergewicht in kg
= 0,8 × (Körpergröße − 100) + 10

oder

optimales Körpergewicht in kg
= 0,6 × (Körpergröße − 100) + 20

Die Kachexie im Alter ist ein sehr ernstes Syndrom und erfordert eine sofortige Diagnostik und Therapie. Nicht selten treten Multiorganversagenszustände auf, die irreversibel sind und zum Tode führen.

2 Physiologie

Die Ernährung ist im Alter zur Erhaltung der Stoffwechselvorgänge, der Gesundheit und Lebensqualität von wesentlicher Bedeutung. Die Ernährung muß dem Nahrungsbedarf angepaßt sein und ist im Alter im Vergleich zum Erwachsenenalter insbesondere durch Reduktion der stoffwechselaktiven Muskelmasse erniedrigt. Je nach individueller Ausgangssituation sind 1800–2100 kcal/Tag als ausreichend anzusehen. Die Zusammensetzung der Nahrung sollte den Grundsätzen einer gesunden Kost entsprechen (z.B. Eiweiß ca. 60–70 g/Tag, ausreichend Vitamine und Spurenelemente, ballaststoffreiche Kost).

In der Regel sind Nahrungsaufbereitung (Zerkleinerung, Durchmischung mit Speichel, Schluckfunktion), Motilitätsverhalten, Magen-pH, Resorption und Verstoffwechselung auch im höheren Lebensalter erhalten, so daß man nicht von einer physiologisch bedingten Alterskachexie sprechen kann.

3 Klinische Symptomatik

Bei einer Gewichtsabnahme des älteren Menschen werden zunächst die Extremitäten und das Gesicht betroffen. Erst später werden die Bauchdecken fettärmer und faltenreicher. Die Haut wird dünn, trocken und unelastisch und verfärbt sich gelbbraun. Durch die Atonie der Muskulatur kommt es zu einer zunehmenden Immobilisation infolge Gehschwäche und Kraftlosigkeit. Auch die Störungen der Organfunktionen beeinträchtigen die Lebensqualität des älteren Menschen erheblich. So wird die Kontraktilität und Pumpfunktion des Herzens schlechter, und meist werden eine Bradykardie und Hypotonie beobachtet. Infolge der eingeschränkten Lungenfunktion wird die Sauerstoffversorgung schlechter, und damit werden insbesondere die zerebralen

Funktionen wie geistige Leistungsfähigkeit, Schlaf- und kommunikatives Verhalten ungünstiger. Nicht zu unterschätzen ist auch die mit einem Untergewicht oft verbundene Abwehrschwäche infolge eines verschlechterten Immunstatus, was zu Infektanfälligkeit, verzögerter Rekonvaleszenz nach Erkrankung und einer allgemein erhöhten Morbidität führt. Des weiteren können Blutgerinnungsstörung infolge Eiweißmangel und Leberversagen, Verdauungsstörung, Niereninsuffizienz und massive Wassereinlagerungen als Folgezustände einer Kachexie auftreten (Tab. 20.1).

4 Ursachen der Kachexie im Alter

Prinzipiell kann man zwischen den ernährungs- und krankheitsbedingten Ursachen unterscheiden. Bei den ernährungsbedingten Kachexien kommen beispielsweise die in Tabelle 20.2 genannten Ursachen in Betracht.

Um eine diagnostische Zuordnung dieser ernährungsbedingten Ursachen treffen zu können, ist eine Differentialdiagnostik zum Ausschluß der krankheitsbedingten Ursachen notwendig. Infolge der häufig im Alter auftretenden Multimorbidität kann

Tabelle 20.1 Klinische Symptome bei Kachexie.

allgemein
- Gewichtsverlust
- Muskelatrophien
- Fettverlust
- Eiweißmangel
- Vitaminmangel
- Infektanfälligkeit
- Gerinnungsstörungen
- schlechtere Wundheilung

kardial
- Bradykardie
- Hypotonie
- verminderte Pumpfunktion
- eingeschränkte Kontraktilität
- Neigung zur manifesten Herzinsuffizienz

pulmonal
- eingeschränkte Vitalkapazität
- mangehafte Diffusionskapazität
- Sauerstoffmangel

gastrointestinal
- Einschränkung der Magen-Darm-Motilität
- Verminderung der Verdauungssaftproduktion
- Einschränkung der Resorption
- Neigung zur Obstipation

zerebral
- Einschränkung der geistigen Leistungsfähigkeit
- Schlafstörungen
- Schwindelgefühl
- Kopfschmerzen
- Vergeßlichkeit, schnelle Ermüdbarkeit

endokrin
- Verlangsamung der Stoffwechselfunktion
- Neigung zur Hypoglykämie
- Potenz- und Libidoverlust

nephrogen
- Neigung zu Nierenversagen
- Urämie

Tabelle 20.2 Ernährungsbedingte Ursachen einer Kachexie.

fehlerhafte Nahrungsaufnahme
- ungenügende Nahrungsaufnahme infolge Abnahme des Hungergefühls
- einseitige Ernährungsgewohnheiten
- ungenügende Flüssigkeitszufuhr
- Vitaminmangelzustände
- Alkoholismus

ungenügende orale Funktion
- ungenügende Gebiß- und Kaufunktion
- mangelnde orale Nahrungsaufbereitung
- eingeschränkte Speichelproduktion
- Schluckstörungen

mangelhafte Aufbereitung
- Resorptionsstörungen infolge mangelhafter gastrointestinaler Nahrungsaufbereitung
- Diarrhö

Tabelle 20.3 Häufige Krankheiten mit Kachexie.

- maligne Tumoren (insbesondere Bronchial-, Magen-, Pankreas-, Kolon-, Leber-, Unterleibs- und Prostatakarzinom)
- akute und chronische Infektionskrankheiten (z.B. Tuberkulose, Sepsis, Pneumonie, Typhus, Meningoenzephalitis)
- endokrine Störungen (z.B. Hyperthyreose, Hypophyseninsuffizienz, Nebenniereninsuffizienz, Diabetes mellitus)
- abdominelle Erkrankungen (insbesondere Gastroenteritis, Ulzera, parasitäre Erkrankungen, Leberzirrhose, Pankreaserkrankungen, chronische Diarrhö)
- chronische Herzinsuffizienz
- hämatologische Erkrankungen (z.B. Hodgkin-Lymphom, Leukämie, Perniziosa)
- Zerebrale Erkrankungen (z.B. M. Parkinson, schwere dementielle Syndrome)
- Intoxikationen (z.B. Arzneimittel, Nikotin, Strahlenschäden)
- chronische Schmerzen (z.B. rheumatische Erkrankungen, Osteoporose)

das aufwendig und schwierig werden. Dennoch ist unter den heutigen Kenntnissen der modernen Geriatrie dieses differentialdiagnostische Vorgehen erforderlich. Die krankheitsbedingten Ursachen einer pathologischen Gewichtsabnahme sind sehr differenziert und können bei einer Vielzahl von Erkrankungen auftreten. Besonders häufig ist eine Kachexie im Alter bei den in Tabelle 20.3 genannten Krankheiten zu finden.

5 Diagnostik

Das diagnostische Vorgehen macht zunächst eine gründliche Anamnese erforderlich. Hierbei sind insbesondere die Lebensgewohnheiten, daß Eßverhalten, der Arzneimittelkonsum, das soziale Umfeld und die Beurteilung der Kompetenz zu eruieren. Bei der klinischen Untersuchung sollten die Beurteilung der Gebißverhältnisse, der Haut- und Schleimhautbeschaffenheit und ein gründlicher Ganzkörperstatus die Regel sein. Bei klinischem Verdacht einer krankheitsbedingten Kachexie muß die allgemein übliche Diagnostik erfolgen, wobei den nichtinvasiven Untersuchungsverfahren (z.B. Sonographie, Röntgen, CT) der Vorrang einzuräumen ist (Tab. 20.4).

Im allgemeinen lassen sich einige Meßgrößen zur Bewertung des Ernährungszustandes definieren. Hierbei werden funktionelle und laborchemische Parameter herangezogen. Zu den klinischen Parametern zählen:
- Beurteilung der Leistungsbereitschaft und -fähigkeit im physischen und psychischen Bereich
- Körpergewicht
- Hautfaltendicke.

Die biochemischen Daten betreffen:
- Beurteilung der Blutzusammensetzung
- Eiweißverhalten
- Fettstatus
- Stickstoffbilanz
- immunologische Tests (z.B. Lymphozytentransformationstest, intrakutane Hauttests).

Bei aufwendigen, den älteren Patienten belastenden diagnostischen Methoden sollte stets überlegt werden, ob sich für den Patienten therapeutische Konsequenzen ergeben. Eine umfassende Diagnostik nur wegen der Diagnosefindung ist bei älteren Patienten abzulehnen.

6 Therapeutische Grundsätze

Generell hat das therapeutische Konzept 2 Prinzipien zu berücksichtigen. Das bedeutet, daß eine kausale und eine symptomatische Behandlung erfolgen müssen. Unter der Kausaltherapie versteht man die Behandlung der auslösenden Ursache einer Kachexie. Da die Ursachen sehr vielfältig sein können, kann an dieser Stelle nicht näher darauf eingegangen werden. Unter der symptomatischen Therapie wird der Versuch einer Gewichtszunahme durch diätetische Maßnahmen unterschiedlicher Applikationsformen, durch pharmakotherapeutische und allgemeine Behandlungsverfahren verstanden.

Diätetische Behandlung

Die Ernährung des älteren kachektischen Patienten sollte bei oraler Zufuhr abwechslungsreich und leicht resorbierbar sein. Ebenfalls muß der Anteil an sogenannter Schlackenstoffen reich sein, um die Peristaltik des Magen-Darm-Traktes anzuregen. Mehrere kleine Mahlzeiten (bis zu 5–6/Tag) sind günstiger als die übliche Verabreichung von 3 Mahlzeiten. Bei hochgradiger Kachexie ist ein Kostaufbau mit 2000 kcal/Tag empfehlenswert, sonst kann durchaus mit 2700–2800 kcal/Tag begonnen werden. Die Zusammensetzung der Nahrung sollte eiweißreich, fettarm und normal kohlenhydratanteilig sein, viel Frischgemüse und Obst beinhalten und mit

Tabelle 20.4 Diagnostik bei Kachexie.

Anamnese
- Lebensgewohnheiten
- Eß- und Trinkverhalten
- soziales Umfeld
- Betreuungssituation
- Arzneimittelkonsum

geriatrischer Status
- Feststellung der körperlichen, geistigen und intellektuellen Zustände, Beeinträchtigungen und Behinderungen
- Einschätzung der Alltagsaktivitäten, Selbständigkeit bzw. Hilfsbedürftigkeit
- Erfassung bestehender Erkrankungen bzw. Syndrome (z.B. Demenz, Immobilisation, Obstipation, Schmerz, Depression)

Labor
- Entzündungsparameter
- Fettstatus, Blutzucker
- Schilddrüsenwerte
- Elektrolyte
- spezifische Befunderhebungen

Besonderheiten bei Kachexie
- Körpergewicht
- Gebißfunktion
- Mundstatus
- Schluckverhalten
- Haut- und Schleimhautbeurteilung
- Hautfaltendicke
- Stuhlgangsbeurteilung

Tabelle 20.5 *Tagesbeispiel – Regenerationskost.*

Frühstück	
• Sanddornsaft oder Orangensaft oder Zitronensaft	1 Glas
• Ei	1
• Braten oder Wurst	100 g
• Quark oder Honig	30 g
• geröstetes Weißbrot	90 g
• Knäckebrot	3 Stück
• Butter	20 g
• Kaffee	

Kalorien	775
Fett	27 g
Eiweiß	32 g
KH	100 g

Mittagessen	
• Obstsalat	200 g
• mageres Fleisch (Kalb, Rind oder Geflügel)	200 g
• Gemüse oder Salat nach Belieben	
• Kartoffeln oder	250 g
• Nährmittel	070 g
• Milchpudding oder Quark mit Obst	125 g

Kalorien	800
Fett	20 g
Eiweiß	70 g
KH	85 g

Vesper	
• Milch	150 g
• Biskuit	100 g
• Butter	10 g

Kalorien	600
Fett	19 g
Eiweiß	14 g
KH	82 g

Abendessen	
• Fleisch (z.B. Gehacktes)	100 g
• Schwarzbrot	100 g
• Butter	20 g
• Obst	100 g

Kalorien	530
Fett	23 g
Eiweiß	23 g
KH	60 g

Gesamt-Tagesmenge	
Kalorien	2705
Fett	93 g
Eiweiß	139 g
KH	327 g

mindestens 1,5 l Flüssigkeitszufuhr kombiniert sein. Tabelle 20.5 zeigt ein Tagesbeispiel für Regenerationskost.

Wesentlich erscheint der Hinweis auf die Berücksichtigung der Bedürfnisse des kachektischen Patienten. Strenge Verbote (z.B. kleine Mengen Alkohol) sind eher schädlich und nicht therapienützlich.

Sind aber aufgrund von Erkrankungen keine Ernährungsmöglichkeiten via naturalis möglich (z.B. Schluckstörungen, Ösophagusstenosen oder -Karzinome), so ist die Frage nach einer künstlichen Ernährung zu klären. Die Auswahl der Ernährungsform ist (modifiziert nach Rombeau 1984) in Abbildung 20.1 dargestellt.

Bei diesen unterschiedlichen Formen der künstlichen Ernährung stehen vielfältige bilanzierte Sonderkosten zur Verfügung, die eine ausgewogene Behandlung zulassen.

Pharmakotherapie

Die Pharmakotherapie hat ihren Stellenwert als symptomatische Behandlung weitgehend verloren. Während in den früheren Jahren die Vitamin-, Hormon- und Glukokortikoidtherapie verbreitet Anwendung gefunden hatte, ist nach heutigen modernen Gesichtspunkten diese Behandlungsform bei kachektischen älteren Patienten weitgehend verlassen.

Allgemeine Behandlungsformen

Mehr Bedeutung gewinnen die allgemeinen Behandlungsmaßnahmen, die primär das Milieu um den Patienten verbessern helfen sollen. Dazu zählt man die besondere Fürsorge in pflegerischer Hinsicht, die Möglichkeit einer ganztägig Einbeziehung in das Behandlungsregime, die Vermeidung einer Vereinsamungstendenz, die freundliche Ausgestaltung des Krankenzimmers, die Verbesserung der Kommunikationsmöglichkeiten, die Mitbehandlung durch Psychologen, Krankengymnasten und Beschäftigungstherapeuten sowie die Schaffung von Möglichkeiten, an kulturellen Veranstaltungen teilzunehmen.

7 Rehabilitation

Die Behandlung der Kachexie im Alter macht neben der reinen Verbesserung des kalorischen Angebotes zusätzliche rehabilitative Maßnahmen erforderlich. Dazu gehören krankenpflegerische Aspekte (z.B. Zubereitung und Verabreichung von Kostformen nach individueller Zweckmäßigkeit), psychologische Mitbetreuung bei depressiven Verstimmungen, physiotherapeutische und ergotherapeutische Behandlungen (z.B. Verbesserung von ADL, Muskeltraining, orofaziale Therapie) sowie die Angehörigenberatung. So können gelegentlich kleine Hinweise (z.B.

20 Kachexie

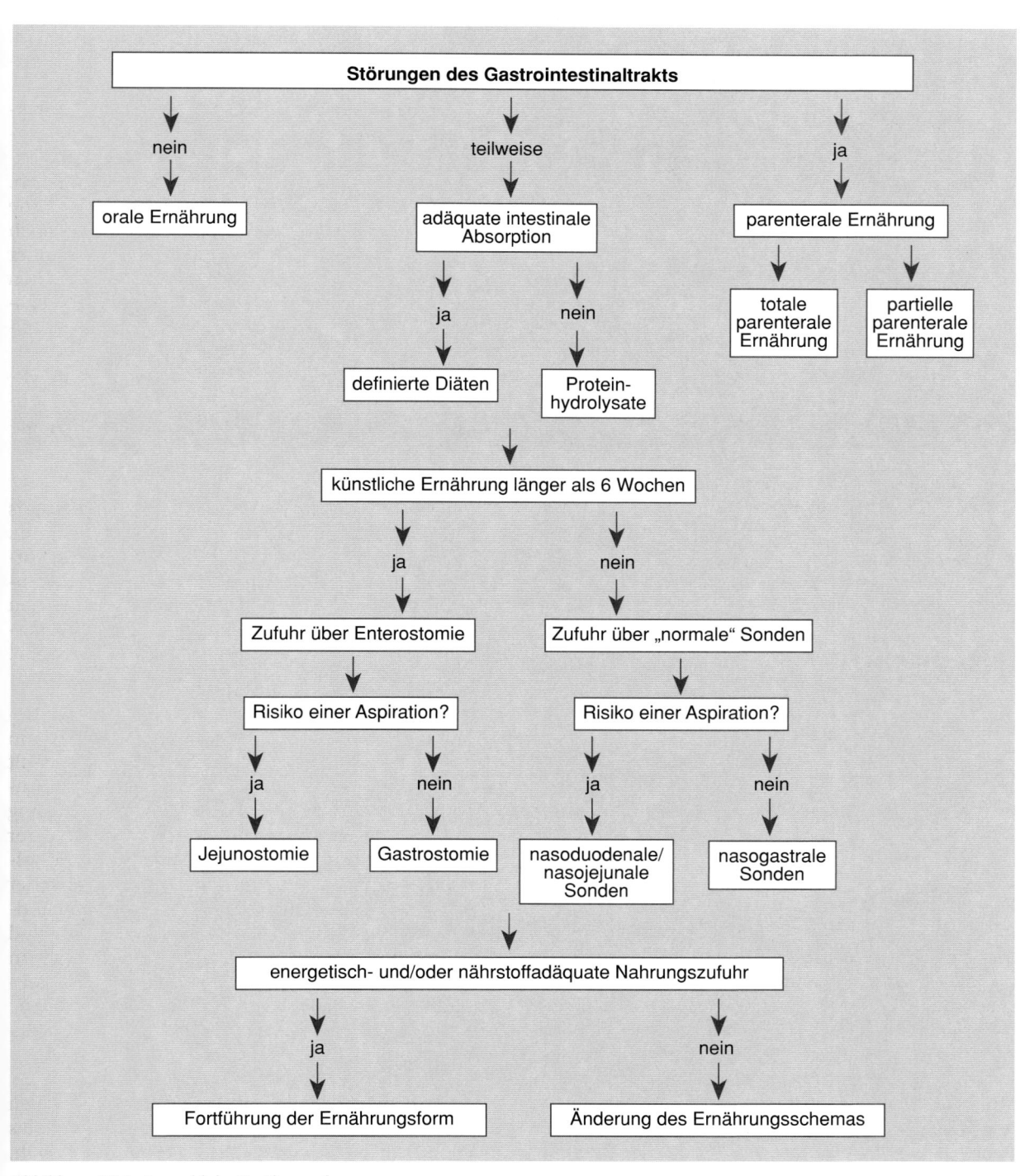

```
                    Störungen des Gastrointestinaltrakts
              ↓                    ↓                    ↓
            nein                teilweise              ja
              ↓                    ↓                    ↓
      orale Ernährung      adäquate intestinale    parenterale Ernährung
                              Absorption              ↓            ↓
                            ↓          ↓           totale      partielle
                           ja         nein       parenterale  parenterale
                            ↓          ↓          Ernährung   Ernährung
                      definierte    Protein-
                       Diäten      hydrolysate
                            ↓          ↓
                    künstliche Ernährung länger als 6 Wochen
                            ↓                    ↓
                           ja                   nein
                            ↓                    ↓
                   Zufuhr über Enterostomie   Zufuhr über „normale" Sonden
                            ↓                    ↓
                   Risiko einer Aspiration?   Risiko einer Aspiration?
                      ↓         ↓               ↓           ↓
                     ja        nein            ja          nein
                      ↓         ↓               ↓           ↓
                Jejunostomie  Gastrostomie  nasoduodenale/  nasogastrale
                                            nasojejunale    Sonden
                                              Sonden
                            ↓
          energetisch- und/oder nährstoffadäquate Nahrungszufuhr
                      ↓                              ↓
                     ja                             nein
                      ↓                              ↓
         Fortführung der Ernährungsform    Änderung des Ernährungsschemas
```

Abbildung 20.1 Auswahl der Ernährungsform.

passierte Kost, breiige Verabreichung besser als rein flüssige Nahrung, Mundanfeuchtung vor dem Essen) wesentliche Erfolge erbringen und die Lebensqualität der Patienten verbessern.

Weiterführende Literatur

Martin, E., J.-P. Junod: Lehrbuch der Geriatrie. Hans Huber, Bern–Stuttgart–Toronto 1990.

Rombeau, J. L., M. D. Caldwell: Clinical Nutrition. Vol. 1, pp 261–274, WB Saunders, Philadelphia–London–Toronto–Mexico City–Rio de Janeiro–Tokyo 1984

21

Kopf- und Gesichtsschmerzen

GERHARD S. BAROLIN

INHALT

1 Einleitung 222
2 Allgemeine Klarstellungen zum Thema Kopfschmerz 223
3 Manifestationsarten speziell im höheren Lebensalter 227
4 Schwerpunkte monokausal verursachter Kopfschmerzen im höheren Lebensalter 227
5 Epidemiologie der Kopfschmerzen im höheren Lebensalter 228
5.1 Migräne und Cephalaea im höheren Lebensalter 228
5.2 Der sogenannte Spannungskopfschmerz 229
5.3 Depressives Kopfschmerzsyndrom der zweiten Lebenshälfte 229
6 Therapie von Migräne und Cephalaea im höheren Lebensalter 230
7 Gesichtsneuralgien 231
8 Differentialdiagnosen und Grenzgebiete der Neuralgien 231
9 Spezielles zur Therapie der Neuralgien 232
10 Neuralgoide Migräne (Cluster-Kopfschmerz) 232
11 Riesenzellarteriitis 232
12 Kopfschmerz, Depression, Medikamentenabusus 233
13 Hinweise zur Therapie des (chronifizierten) depressiven Kopfschmerzes und des Abusus im höheren Lebensalter 234
14 Gutachtlich-rechtliche Aspekte 235
15 Zusammenfassende Schlußbetrachtung 236

1 Einleitung

Gibt es einen eigenständigen Alterskopfschmerz? – Ja/Nein. Einerseits bestehen beim Kopfschmerz im höheren Lebensalter die Gesetzmäßigkeiten weiter, die für den Kopfschmerz im allgemeinen gelten. Es handelt sich also keineswegs um eine eigenständige Alterserkrankung. Andererseits gibt es aber bestimmte phänomenologische und ätiologische Gruppierungen, die eine deutliche Betonung im höheren Lebensalter aufweisen und dort auch eines anderen diagnostischen und therapeutischen Zugangs bedürfen als in anderen Altersgruppen. Man kann somit nicht von einem eigenständigen Alterskopfschmerz per se sprechen. Es scheint aber sicherlich sinnvoll, den Alterskopfschmerz gesondert für den damit befaßten Arzt darzustellen.

Die erste uns aus der Literatur bekannte Abhandlung zu diesem Thema ist 1988 aus unserem Arbeitskreis erschienen. Weitere Bearbeitungen sind nur sehr vereinzelt erfolgt, zuletzt in dem Buch „Kopfschmerzen – multifaktoriell" (Barolin 1994), nach dem in diesem Beitrag vorgegangen wird. Dort finden sich auch ausführliche Literatur, Diskussion der verschiedenen Meinungen, Grenzgebiete und Übergangsformen etc.

Zunächst sollen allgemeine Begriffe und Klassifikationen zum Kopfschmerz klargestellt werden. Dies ist notwendig, da:

- der Alterskopfschmerz, wie bereits erwähnt, den allgemeinen Kopfschmerzgesetzmäßigkeiten folgt
- gerade bei der Klassifikation unterschiedliche Meinungen und Schemata bestehen und es notwendig ist, klarzustellen, was im Folgenden wie benannt wird.

Bereits darin werden die Schwerpunkte des Kopfschmerzes im Alter hervorgehoben und anschließend noch speziell besprochen.

Es wird jeweils darauf hingewiesen, was bei der Therapie für den Alterskopfschmerz von besonderer Bedeutung ist.

Nur ein multifaktorielles Therapiekonzept kann der überwiegend multifaktoriellen Ätiologie der Kopfschmerzen gerecht werden. Oder anders ausgedrückt: Wir sprechen einer an Zielsymptomen orientierten Polypragmasie das Wort, und der Kopfschmerztherapeut darf nicht eingleisig pharmakologisch arbeiten, eingleisig physiotherapeutisch, eingleisig psychotherapeutisch etc. Ein echter Erfolg ist nur bei sinnvollem Zusammenspiel der in Tabelle 21.1 angegebenen Hauptwege der Kopfschmerztherapie zu erwarten. Diesem therapeutischen Hauptziel will auch unsere mehrfach determinierte Kopfschmerz-Klassifikation als sinnvoller Wegweiser dienen.

Tabelle 21.1 Hauptwege der Kopfschmerztherapie (möglichst vielseitig nach Zielsymptomen zu kombinieren).

- ätiologische Therapie
- medikamentöse Therapie
  - vasoaktiv/erregungshemmend
  - Behandlung begünstigender Basisstörungen
  - antiphlogistisch, analgetisch
  - Behandlung des Status migraenosus und des Abusus
- manualtherapeutische und/oder physiotherapeutische Therapie
- Biofeedback/Akupunktur/vegetative Umstimmungstherapie
- Psychotherapie/Umwelt- und Lebenshygiene
- chirurgische Therapie

2 Allgemeine Klarstellungen zum Thema Kopfschmerz

Tabelle 21.2 zeigt die verschiedenen Arten und Funktionen des Kopfschmerzes auf. Davon sind für den Alterskopfschmerz folgende Punkte von besonderer Bedeutung:

- Leit- und Warnfunktion bei neu aufgetretenen Alterskopfschmerzen; Neubildungen oder vaskuläre Problemfelder sind möglichst frühzeitig zu erfassen.
- Im Alter bildet die Chronifizierung mitgeführter Kopfschmerzen mit der Möglichkeit der Abususausbildung besondere Schwerpunkte.

Das Gehirn selbst ist schmerzunempfindlich, die Schmerzrezeptoren an Hirnhäuten, Schleimhäuten, Beinhäuten/Gelenkflächen/Muskeln/Sehnen, Nerven und Gefäßen hingegen sind potentiell in der Lage, Kopfschmerzen zu erzeugen. Die ersten drei Strukturen sind eher für monokausal bedingte Schmerzen (Definition s.u.) verantwortlich, während die zuletzt genannten häufig psychosomatische Brücken bilden können (Abb 21.1).

Damit ist gleichzeitig ausgesprochen, daß wir einen eigenständigen „psychogenen Kopfschmerz" ablehnen. Denn psychische Belastungsfaktoren sind ja kein giftiger Nebel, der irgendwie in den Körper einströmt. Vielmehr bedingen psychische Alterationen Fehlabläufe in gewissen Organsystemen, welche dann zum Kopfschmerz führen können.

„Idiopathische Kopfschmerzen" sind Kopfschmerzen, für die keine Ursachen zu finden sind und die einer eigenständigen Ablaufgesetzmäßigkeit folgen. Das bezieht sich vor allem auf die Migräne. In der neueren Literatur wird hier auch von „primären Kopfschmerzen" gesprochen.

Auf die *biochemischen, bioelektrischen, biomechanischen Überlegungen* zum Kopfschmerz in der Literatur wird hier nicht näher eingegangen (ausführlich abgehandelt in [Barolin 1994]). Summarisch kann gesagt werden, daß es darüber sehr viele Theorien, aber wenig Bindendes gibt. – Gesichert ist jedenfalls, daß in der (Mit-)Verursachung der Kopfschmerzen folgendes eine Rolle spielt:

- mechanische Irritationen
- biochemische Veränderungen
- bioelektrische Phänomene.

Tabelle 21.2 Der Schmerz hat verschiedene Funktionen im menschlichen Organismus (und auch in der menschlichen Gesellschaft). Dies muß in unsere Überlegungen für Diagnostik und Therapie einbezogen werden. Eine isolierte Betrachtung und Behandlung des Schmerzes ohne Überlegung zu den hier dargestellten Kontexten ist nicht zielführend und kann für den Patienten (durch Vernachlässigung wichtiger Zusatzaspekte) schädlich sein.

Schmerz (Kopfschmerz: 1–5) als	klinische Relevanz
1. (Leit-)Symptom, „Freund und Warner"	große
2. (Haupt-)Teil eines Syndroms (Migräne)	
3. chronifiziertes Leiden	
4. Weg zu einer (definitiven) Krankheit, Abusus und Folgen	
5. Appellinstrument	geringe
6. Therapeutikum	
7. Lustgewinn (Sado-Masochismus)	menschliche Negativvarianten
8. Hauptinstrument einer pervertierten „Foltermedizin" (als tragische Negativausblühung)	

Tabelle 21.3 Phänomenologische, vereinfacht dargestellte Primärdiagnostik bei Kopfschmerz, die primäre differentialdiagnostische Wegweisungen bietet, aber weiterer Eingrenzung nach Phänomenologie und (meist multifaktorieller) Ätiologie bedarf.

Schmerzcharakter	Bezeichnung
a) (wellenförmiger) „Dauer"-Kopfschmerz	Cephalaea
b) Stunden bis Tage anhaltender, autonom rezidivierender Anfallskopfschmerz mit vegetativer Begleitsymptomatik und freiem Intervall	Migräne
c) a und b nebeneinander oder ineinander übergehend	migränoide Cephalaea
d) heftigst und plötzlich einschießende Schmerzen, Dauer: Sekunden bis Viertelstunden, mehrmals täglich	Neuralgie sowie neuralgoide Migräne

HAUPTSTRUKTUREN   HAUPTÄTIOLOGIEN

- Hirnhäute
- Schleimhäute
- Beinhäute, Muskel, Sehne
- Nerv
- Gefäß

„organisch"

„psychosomatische Brücken"

„idiopathisch"

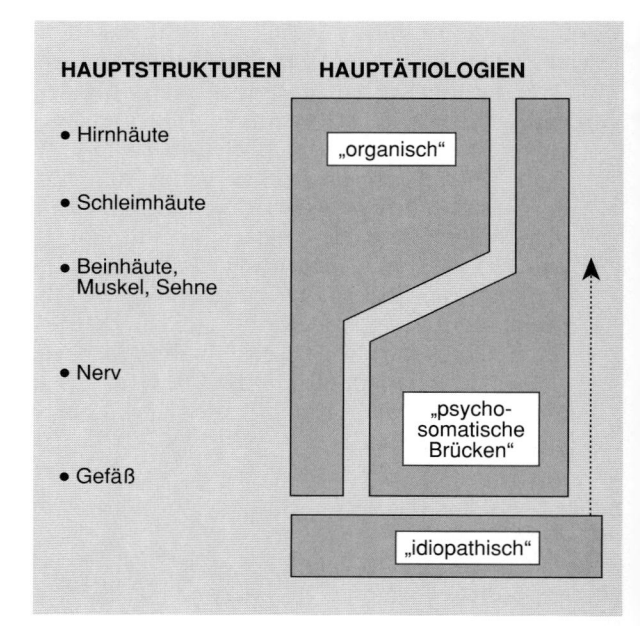

Abb. 21.1 Kopfschmerzverursachung. Bei Schmerzunempfindlichkeit des Gehirns neigen bestimmte Strukturen speziell als Schmerzdonatoren zu einem organischen („symptomatischen") Kopfschmerz, während andere geeignet sind, „psychosomatische Brücken" zum Kopfschmerz herzustellen.

Aus der Vielfalt dieser angeführten Schmerzmechanismen ergibt sich auch die Frage: Gibt es ein einziges pathophysiologisches Grundprinzip für „den Kopfschmerz", oder gibt es unterschiedliche pathogenetische Mechanismen, die in dem Epiphänomen des Kopfschmerzes münden? Letzteres erscheint das Wahrscheinlichere. Andererseits gibt es aber so viele Gemeinsamkeiten in Diagnostik und Therapie, daß es sinnvoll erscheint, hier alles unter einem abzuhandeln. Immerhin sollte auf die *Differenziertheit der Pathomechanismen* hier hingewiesen werden.

Wichtig ist weiterhin der Begriff der *Schmerzschwelle*. Diese spielt insbesondere bei der Depressivität eine Rolle. Schmerzschwellensenkung kann unter Umständen bestehende Schmerzdonatoren erst in die Kopfschmerzwertigkeit bringen, und das hat insbesondere im höheren Lebensalter eine wesentliche Relevanz.

Tabelle 21.4 Phänomenologische Differentialdiagnose des chronischen Kopfschmerzes.

Kriterien	Neuralgie Bezeichnungen	neuralgoide Migräne[1]	Migräne migränoide Cephalaea[3]	Cephalaea[2]
Schmerz				
Chronologie				
• Kopfschmerz an sich	sec–min „blitzartig einschießend"	$1/4$–1 h	h–Tage	nicht scharf abgrenzbar
• dessen Auftreten	jahreszeitlich gebündelt		fallweise Periodik, entsprechend lebenskritischen Phasen	
Intensität und Charakter	heftigst „agitierter" Schmerz		„gehemmter" Schmerz einseitig (59%), klopfend	dumpf
Lokalisation	im Nervenverlauf	Quadrant: Stirn–Auge	Kopfhälfte, „Scheitel", „Stirn", „vom Nacken her", „ganzer Kopf" etc.	

Fortsetzung nächste Seite

Tabelle 21.4 (Fortsetzung)

Kriterien	Neuralgie Bezeichnungen	neuralgoide Migräne[1]	Migräne migränoide Cephalaea[3]	Cephalaea[2]
sonstige Symptome				
Begleitdepression (generell 25% bei Kopfschmerz)	selten	selten	fallweise	häufig
vegetative Symptome				
• allgemeine	sehr selten		typisch: Erbrechen (52%) und Blässe; fallweise andere (Harnflut, Ödeme)	keine
• lokale	sehr selten	Tränen- und Nasenfluß, einseitige Gesichtsröte	selten	keine
neurologische Symptome	fallweise Übersprung auf Hirnnerven, sonst fallweise bei „Atypischen"	keine	häufig Sehstörung (33%) andere = „accompagnée" (12%) fallweise: provozierbarer Schwindel	fallweise
Genetik und Epidemiologie				
Erblichkeit	keine	keine	generell häufig (25%) kindliche Migräne (50%) abnehmend zur Spätmigräne (5%)	fallweise
Lebensalter	zweite Lebenshälfte	zweite Lebenshälfte	ab Kindheit, Tendenz abnehmend	ab Kindheit, Tendenz zunehmend
Geschlechtsbetonung	etwas mehr Frauen	fast nur Männer	2- bis 3mal mehr Frauen	etwas mehr Frauen
Häufigkeit in der Gesamtpopulation	unter 1%	bei 1‰ plus dreimal soviel Misch- und Übergangsformen zur Migräne	zusammen um 5%; Migräne : Cephalaea 1 : 2	
Abnorme Befunde				
	pathologisches Röntgenbild fallweise bei „Atypischen"	–	häufiger bei Cephalaea als bei Migräne: Stoffwechsel, Blutbild, Zahnpanorama, Nebenhöhlen etc.	
	fallweise Stoffwechselanomalien, Multiple Sklerose	–	bei jüngeren häufiger: labile Hypotonie, Augen bei älteren häufiger: HWS	
relevante psychodynamisch wirksame Faktoren	fallweise bei „Atypischen"	kaum	fallweise: häufiger bei Cephalaea als bei Migräne	

[1] Synonyme: Erythroprosopalgie, Bing-Horton-Syndrom, Cluster-Kopfschmerz
[2] Dauerkopfschmerz, wellenförmig
[3] Mischsymptomatik

In der *Nomenklatur* und *Klassifikation* des Kopfschmerzes gehen wir mehrdimensional vor:
- phänomenologische Primärklassifizierung (Tab. 21.3 und 21.4)
- ätiologische Zu- und Einordnung (Tab. 21.5 und 21.6).

Man kommt damit am besten zu einer klinisch-relevanten Differentialdiagnose, welche leicht nachvollziehbar ist und insbesondere klare Wegweisungen in eine optimierte Differentialtherapie ergibt (s. Tab. 21.1).

Diese Art der Benennung stammt aus dem ersten internationalen Arbeitskreis für Kopfschmerzforschung im deutschen Sprachraum unter langjähriger Leitung des Autors dieser Zeilen. Es wurde aber keineswegs dort erfunden, sondern nur abgerundet. Sie geht vielmehr unter anderem auf einen Altmeister der Kopfschmerzliteratur im deutschen Sprachraum zurück und hat hier nach wie vor große Akzeptanz (Heyck 1982).

Derzeit hat sich jedoch – aus dem anglo-amerikanischen Wissenschaftsraum kommend – eine „IHS-Nomenklatur" auch im deutschen Sprachraum verbreitet (IHS für International Headache Society). Sie versucht alle möglichen Kombinationen zwischen Ätiologie und Phänomenologie jeweils in einem Ausdruck zusammenzufassen. Daraus sind in mehrfachen Adaptierungen nun weit über 100 (monokausal benannte) Kopfschmerz-Typen entstanden. In Barolin 1994 sind wir im einzelnen auf die einerseits Unpraktikabilität und andererseits auch teilweise Unrichtigkeit dieser Nomenklatur eingegangen. – Aber sie ist nun einmal im Schwange! Hier für den interessierten Leser – zwecks Vergleichbarkeit mit anderer Literatur – nur kurz festgestellt.
- Das, was wir als Cephalae bezeichnen (also der nicht anfallsartige Kopfschmerz) wird dort generell als Spannungskopfschmerz bezeichnet (siehe dazu noch später).
- Das, was wir als einzelne Faktoren im zumeist multifaktoriellen Kopfschmerzgeschehen dargestellt haben, wird dort in monokausaler Vereinfachung (aber gleichzeitig auch Ungenauigkeit) jeweils als eine eigenständige Kopfschmerzform bezeichnet. Es betrifft das die Zervikogenie der Kopfschmerzen, den Kopfschmerz nach Unfall, die psychogenen Komponenten des Kopfschmerzes, etc.

Bei der *„mehrfach determinierten Diagnose"* werden nicht obligat alle Determinanten genannt, sondern die positiven und wesentlichen Kriterien. Es wird aber vorausgesetzt, daß alle Determinanten in die Untersuchungen und Überlegungen eingeschlossen wurden.

Dazu einige Beispiele:
- Cephalaea mit migränoiden Exazerbationen bei höhergradigen vorzeitigen Degenerationserscheinungen der HWS und Vasolabilitätszeichen
- seit Jugend bestehende idiopathische Migräne in Chronifizierung und nunmehr Kombination mit Dauerkopfschmerz; Medikamentenübergebrauch
- depressives Kopfschmerzsyndrom der zweiten Lebenshälfte mit einerseits höhergradigen Degenerationserscheinungen der HWS und andererseits massivem exogenem Belastungsfeld

Phänomenologische Klassifikation

In den Tabellen 21.3 und 21.4 ist die Primärklassifikation nach dem Hauptkriterium Anfallsartigkeit gegenüber der Nichtanfallsartigkeit von Kopfschmerzen dargestellt.
- Anfallsartige Kopfschmerzen sind die Neuralgien, die neuralgoide Migräne (vielfach als Cluster-Kopfschmerz bezeichnet, engl. cluster = gebündelt) und die Migräne
- nicht-anfallsartig ist die Cephalaea
- Misch- und Übergangsformen zwischen anfallsartigem und nicht-anfallsartigem Kopfschmerz nennen wir migränoide Cephalaea. Sie werden auch als „Kombinationskopfschmerzen" bezeichnet.

Die in Tabelle 21.4 unter der ersten Zeile stehenden vielfachen Kriterien ergänzen die vereinfachte Tabelle 21.3.

Sie entstammen jahrzehntelanger Eigenerfahrung mit einer Reihe systematischer Untersuchungen an großen Kopfschmerzkollektiven. Einiges davon wird im Folgenden noch erwähnt werden. – Jedenfalls sollte aber der Leser durch die Vielfältigkeit der Aussagen nicht verschreckt werden. Es handelt sich um eine Übersichtstabelle aus Barolin 1994. Dort sind auch die einzelnen Kriterien ausführlich besprochen.

Auf die primäre phänomenologische Diagnostizierung folgt der Schritt von der Phänomenologie zur Ätiologie, der ja überhaupt einen wesentlichen Schritt bei allen ärztlichen Maßnahmen darstellt.

Monokausal versus multifaktoriell

Diese Zweiteilung der Kopfschmerzen ist von großer praktischer Relevanz: Von *monokausal* verursachten Kopfschmerzen (synonym: *symptomatische Kopfschmerzen*) spricht man, wenn ein klar erkennbares Substrat vorhanden ist, nach dessen Bereinigung die Kopfschmerzen verschwinden. Dabei handelt es sich auch um das, was Soyka (1989) die „gefährlichen" Kopfschmerzen genannt hat, insbesondere dann, wenn sie relativ „kurz" (man denkt dabei an eine Dimension von Monaten bis maximal einem halben Jahr) bestehen. – Hier geht es also weitgehend um die Leit- und Warnfunktion von Kopfschmerzen (vgl. Tab. 21.2).

> In einem allgemeinen Kopfschmerz-Krankengut machen „monokausal bedingte Kopfschmerzen" nur etwa 10% der Patienten aus. – Im höheren Lebensalter glauben wir, einen etwa doppelt so hohen Prozentsatz schätzen zu dürfen.

Zwar steigt beim Alterskopfschmerz der Anteil monokausaler Kopfschmerzen etwas an, es gilt aber auch für das höhere Lebensalter, daß die multifaktorielle Ätiologie der Kopfschmerzen überwiegt. Diese sind meistens länger dauernd chronisch und im Sinne der Zweiteilung nach Soyka (1989) meist „un-

Tabelle 21.5 Die von uns so genannte „Faktoren-Tabelle", das Kernstück der Auffassung vom multifaktoriellen Kopfschmerz. Durch **Fettdruck hervorgehoben** sind die Faktoren, die beim Alterskopfschmerz besonders im Vordergrund stehen.

1. **pathophysiologische Grundstörung**
   (auch Prädisposition)
   - Heredität
   - Vasomotorik
   - **lokale Irritation** insbes. der HWS; weiterhin HNO-Bereich, Augen, Zahn/Kiefer, Narben etc.
   - Stoffwechsel, (Endo-)Toxine

2. **in Kombination mit**
   - Ursachen
     - „idiopathisch"
     - **degenerativ**
     - Trauma
     - Entzündung
     - **Raumforderung**
     - Überbeanspruchung
   - Auslöser
     - Nahrung
     - Wetter
     - Menses
     - Wachstum
   - Modifikatoren, Folgen
     - Gutachtensituation
     - **Medikamentenabusus** etc.

3. **psychische Komponenten**
   (innerhalb der Wirkungsfelder 1 und 2), insbesondere **Depressivität**

gefährlich". Man hüte sich jedoch, die Kategorien von „gefährlich" und „ungefährlich" als absolut anzusehen. Es handelt sich nur um statistische Mittelwerte. Eine ordentliche Diagnostik ist überall durchzuführen.

In den Tabellen 21.5 und 21.6 ist das multifaktorielle Kopfschmerz-Klassifizierungsschema wiedergegeben; in Tabelle 21.5 sind die für den Alterskopfschmerz besonders relevanten Faktoren durch Fettdruck hervorgehoben.

Wir möchten auf dieses *Faktorenschema* für den Kopfschmerz besonders hinweisen, denn es sind darin, entsprechend langjähriger klinischer Erfahrung, alle existenten Kopfschmerzen einordenbar.

3 Manifestationsarten speziell im höheren Lebensalter

Im höheren Lebensalter sind von der Chronologie und von der Ätiologie her folgende Möglichkeiten anzuführen:
- Kopfschmerzsyndrome, die aus früheren Lebensabschnitten *ins Alter mitgeführt* werden, können in der Folge spezielle Sekundärphänomene entwickeln. Es handelt sich hier vor allem um den aus der Chronifizierung entstehenden Medikamentenabusus.
- Kopfschmerzen, *die im höheren Lebensalter erstmalig* auftreten oder im höheren Lebensalter Art und Intensität ändern, bedürfen besonderer Aufmerksamkeit, insbesondere hinsichtlich Tumor und Arteriitis temporalis.
- *Spezielle Faktorenfelder* aus dem multifaktoriellen Spektrum erhalten im *höheren Lebensalter* mehr Gewicht. Das betrifft insbesondere die Halswirbelsäule und die Depressivität (Tab. 21.5).

Demgegenüber bestehen im multifaktoriellen Ursachengefüge des Kopfschmerzes im jüngeren Lebensalter andere Schwerpunkte (s. Tab. 21.5). Das schließt natürlich nicht aus, daß diese im höheren Lebensalter fallweise auch eine Rolle spielen können. Mengenmäßig zählt jedoch die oben angeführte Schwerpunktbildung.

- Bestimmte Kopf- und Gesichtsschmerzformen weisen deutliche *Schwerpunkte im höheren* Lebensalter auf. Hier sind zu nennen:
  - die Riesenzellarteriitis, die praktisch nur im höheren Lebensalter vorkommt
  - die Gesichts- und Kopfneuralgien haben einen beträchtlichen Schwerpunkt im höheren Lebensalter, sind jedoch nicht exklusiv dort zu finden
  - dasselbe gilt für die neuralgoide Migräne.

4 Schwerpunkte monokausal verursachter Kopfschmerzen im höheren Lebensalter

Tabelle 21.6 gibt eine allgemeine Auflistung der monokausalen Kopfschmerzen in der von uns festgestellten Häufigkeitsverteilung. Diese Aufstellung gilt für alle Lebensalter gemeinsam. Wir konnten schon ausführen, daß wir den monokausalen Kopfschmerz im höheren Lebensalter etwa doppelt so häufig (also nicht 10% wie in der Allgemeinklientel, sondern 20%) einschätzen. Eine genauere Statistik ist darüber nicht bekannt, ist wohl auch nicht so wesentlich, denn extensive Diagnostik ist jedenfalls angezeigt, da diese ja auch für den multifaktoriellen Kopfschmerz und dessen sinnvolle Differentialtherapie wesentlich ist.

Hirntumoren

Die Computertomographie ist heute allgemein im Rahmen der Primärdiagnostik bei jedem Kopfschmerz zu fordern (erspart übrigens bei entsprechender Durchführung und Befundung auch das Nebenhöhlenröntgen), ist aber natürlich besonders zum Ausschluß des Hirntumors geeignet, der einen klaren Schwerpunkt im höheren Lebensalter hat.

Tabelle 21.6 Monokausale Kopfschmerzen. 2 Jahre erstes österreichisches Kopfschmerzzentrum (unter 10% – von n = 544). Wird die betreffende Ursache beseitigt, verschwinden auch die Kopfschmerzen. In den meisten Fällen überwiegt die multifaktorielle Ätiologie (vgl. Tab. 21.5).

Erkrankungen	n
HNO-Erkrankungen • Sinusitis • Weisheitszähne • artikuläre Dysfunktion	12
meningoenzephale Pathologie (-itis/SAB), auch „gehend" ohne Dramatik!	10
akute HWS-Dekompensation	9
ophthalmologische Erkrankungen • Störungen im Muskelgleichgewicht • Refraktion • Uveitis • Glaukom	8
internistische Erkrankungen • Anämie • Bluthochdruck • Toxoplasmose • Stoffwechselstörungen	7
Tumoren	4
Schizophrenien	4

Tumoren, die außerhalb der Zentralregion lokalisiert sind, melden sich nicht selten mit Kopfschmerz als alleinigem Erstsymptom; bei den Tumoren der Zentralregion gehen eher der epileptische Anfall und die Lähmung voran:
- Der frontale Tumor produziert nicht selten ein depressiv anmutendes Kopfschmerzsyndrom.
- Der Tumor der hinteren Schädelgrube kommt durch Hirndruckanfälle fallweise in die Differentialdiagnose zur Migräne.
- Die Tumoren der Mittellinie, insbesondere Hypophysentumoren, können sich ebenfalls über längere Zeit (Monate bis Jahre) ausschließlich durch Kopfschmerzen zeigen.

Augenerkrankungen

Im höheren Lebensalter kann sich in manchen Fällen das Glaukom über einen längeren Zeitraum ausschließlich mit Kopfschmerzsymptomatik (Dauerkopfschmerz oder anfallsartig, fallweise mit Erbrechen) präsentieren – daher wichtige Differentialdiagnose zur Spätmigräne.

Die unentdeckten Refraktionsanomalien, das gestörte Muskelgleichgewicht und Uveitis sind hingegen typischerweise Ursachen von Kopfschmerzen im jüngeren Lebensalter.

Kieferbedingter Alterskopfschmerz

Es ist besonders zu erwähnen, daß auch dort an kieferbedingte Alterskopfschmerzen zu denken ist, wo der Kiefer zahnlos ist.

Das Zahnpanorama-Röntgen kann fallweise Wurzelsplitter, Zysten und ähnliches aufzeigen. Nicht zu vergessen ist, daß durch den Zahnersatz neue Kiefergelenkseinstellungen zu „artikulären Dysfunktionen" führen können, die das Bild der sogenannten Costen-Neuralgie bedingen können (s. Abschn. 8).

Weitere Krankheiten

Weitere Erkrankungen, die überwiegend im Alter vorkommen und mit Kopfschmerzen als Leitsymptom einhergehen, sind: Leber- und Nierenerkrankungen, hypertensive Enzephalopathie, chronisches Subduralhämatom, Anämien und Arteriitis temporalis (s. Abschn. 11).

5 Epidemiologie der Kopfschmerzen im höheren Lebensalter

Tabelle 21.7 zeigt eine Aufschlüsselung der Häufigkeit von Kopfschmerzen im höheren Lebensalter aus unserem Krankengut mit folgendem Ergebnis:
- Die allgemeine Kopfschmerzinzidenz nimmt mit zunehmendem Lebensalter ab. Der neu aufgetretene Kopfschmerz ist mit über 45 Jahren nur etwa ein Drittel so häufig wie bei der Kopfschmerzklientel unter 45 Jahren.
- Gleichbleibend ist hingegen die Verhältniszahl zwischen den Geschlechtern, auch beim fortschreitenden Lebensalter: Die Frauen sind in allen Altersstufen mehr betroffen.

Eine gewisse Rolle scheinen die mit dem Alter einhergehenden Veränderungen am Gefäßsystem zu spielen. Man kann an eine altersbedingte „Erstarrung" mit gleichzeitiger Abnahmetendenz zu überschießenden Reaktionen denken. Zumindest könnten die folgenden Ergebnisse so gedeutet werden. Im höheren Lebensalter nehmen nämlich speziell Migräne und vasomotorische Cephalaea ab, und zwar in höherem Anteilssatz als die Zunahme von HWS-bedingten Kopfschmerzen plus Sonderformen, welche besondere Alterskopfschmerzschwerpunkte ausmachen. Daraus ergibt sich die oben angeführte „allgemeine Kopfschmerzabnahme" im höheren Lebensalter.

5.1 Migräne und Cephalaea im höheren Lebensalter

Aus der Epidemiologie der Migräne wissen wir, daß es bei einem Drittel der Migränepatienten vor oder während der Pubertät zur Erstmanifestation kommt.

Tabelle 21.7 Epidemiologie der Kopfschmerzen im höheren Lebensalter.

Die Erstmanifestation des Kopfschmerzes nimmt mit zunehmendem Alter degressiv ab.	
4 Jahre stationäre Patienten Valduna (n = 3224), davon:	
etwa die Hälfte ist unter 45 Jahre, davon mit Kopfschmerz	17%
die andere Hälfte ist über 45 Jahre, davon mit Kopfschmerz	10%
davon die Hälfte ist über 60 Jahre alt, davon mit Kopfschmerz	5%
Die Hälfte der Kopfschmerzen im höheren Lebensalter ist mitgeführt, die Hälfte neu aufgetreten.	
Patienten über 45 Jahre, davon 10% Kopfschmerzen, davon[1]:	
neu aufgetreten	58%
aus früheren Lebensperioden mitgeführt	42%
Das Überwiegen der Frauen in einer Kopfschmerzklientel besteht im höheren Alter wie im jüngeren Lebensalter.	
Kopfschmerzen bei stationären Patienten	
weibliche Patienten unter 45 Jahren	20%
männliche Patienten unter 45 Jahren	14%
weibliche Patienten über 45 Jahre	13%
männliche Patienten über 45 Jahre	8%

[1] Keine Unterscheidung nach Geschlecht oder ob jünger oder älter als 60 Jahre.

▪ Nur 9% der Migräneerstmanifestationen erfolgen nach dem 45. Lebensjahr.

Diese können somit als Spätmigräne besonders hervorgehoben und bezeichnet werden. Ein interessantes Faktum aus der Epidemiologie weist überdies die Spätmigräne als relativ eigenständig aus, nämlich die *geringe Erblichkeit* (s. Tab. 21.4):

- Die Migräne weist allgemein eine Erbbetonung von 25% auf.
- Die Kindermigräne zeigt 50%.
- Bei den Migränikern mit Erstmanifestation nach dem 45. Lebensjahr konnten wir hingegen in einer großen epidemiologisch-genetischen Studie nur bei 5% eine familiäre Betonung ausweisen.

Bei der Erstmanifestation der Migräne im höheren Lebensalter handelt es sich demnach selten um eine „idiopathische" Migräne, sondern eher um eine „symptomatische". Es spielen dabei meist degenerative Veränderungen der HWS eine (mit)ursächliche Rolle. Gleiches gilt für die Cephalaea (also den Dauerkopfschmerz) im höheren Lebensalter: Er ist weniger vasomotorisch, mehr HWS-(mit)bedingt. Dabei wird in der neueren Literatur auch der Ausdruck *Spannungskopfschmerz* verwendet.

5.2 Der sogenannte Spannungskopfschmerz

So plakativ dieser Ausdruck klinisch sein mag, ist er doch im Sinne der ätiologischen Eingrenzung unklar und verschwommen, wie auch von einer Reihe anderer Autoren immer wieder betont (vgl. Barolin [1994] zur ausführlichen Diskussion sowie Soyka [1989]). Man denkt dabei einerseits an psychische (Ver-)Spannungen, anderseits an muskuläre (Ver-)Spannungen bei Reizzuständen der HWS. Beides kann sich wechselseitig unterhalten, ist insbesondere häufig mit Depressivität und übermäßigem Medikamentengebrauch verbunden. Es besteht weitgehende Überschneidung mit dem im Folgenden beschriebenen Krankheitsbild sowie mit dem bei Depressivität und Abusus Gesagten.

Nichtsdestoweniger wird (leider) in der schon besprochenen IHS-Nomenklatur der Ausdruck „Spannungskopfschmerz" in einem wesentlich verbreiterten Sinn angewendet, nämlich praktisch für jeden Kopfschmerz, der nicht anfallsartig ist. In früheren Zeiten hat man dafür allgemein den (ebenfalls zu sehr einengenden) Ausdruck „Cephalaea vasomotoria" angewendet. De facto spielen meistens sowohl (Ver-)Spannungszustände, vasomotorische Phänomene als auch eine Reihe anderer Möglichkeiten aus unserer Faktorentabelle (Tab. 21.5) mit. – Es muß aber darauf hingewiesen werden, daß in der heute vielfach angewendeten, schon erwähnten monokausal orientierten IHS-Nomenklatur ein erweiterter Begriff des „Spannungskopfschmerzes" figuriert.

5.3 Depressives Kopfschmerzsyndrom der zweiten Lebenshälfte

Wegen seiner relativen Häufigkeit und Eigenartigkeit haben wir vorgeschlagen, jenes Syndrom eigens herauszustellen und zu benennen (Tab. 21.8). Es setzt sich phänomenologisch aus einer Kombination von Anfalls- und Dauerkopfschmerz zusammen mit Symptomen, die der peripheren Nervenwurzel und dem Hirnstamm zuzuordnen sind. Ätiologisch scheint dabei wiederum die Degeneration der HWS eine Hauptursache darzustellen. Pfaffenrath et al. (1992) sprechen in solchen Fällen von „Kombi-

Tabelle 21.8 Phänomenologie des depressiven Kopfschmerzsyndroms der zweiten Lebenshälfte.

- Kombination von Anfalls- und Dauerkopfschmerz als Erstmanifestation oder „Fortsetzung" etwa über 35 Jahre
- Verspannungen, Druck- und Schmerzpunkte, HWS-Degeneration, radiologische Degenerationszeichen
- blandes depressives Psychosyndrom

häufig zusätzlich

- Ohrgeräusche und/oder Hörverminderung*
- Schwindelsensationen, insbesondere bei extremen Kopfhaltungen und/oder Übelkeit*
- synkopale Ohnmachten (auch sogenannte Blitzsynkopen)
- radikuläre Beschwerden in der oberen Extremität

* auch Menière-artig

nationskopfschmerzen", wir lieber von „Migräne plus Cephalaea" (dort, wo ein klares Nebeneinander besteht) oder von „migränoider Cephalaea" (lt. Tab. 21.3 und 21.4 dort, wo ein Dauerkopfschmerz mit anfallsartigen Exazerbationen besteht).

> Das Röntgenbild darf keineswegs überbewertet werden, da etwa die Hälfte aller Menschen in der zweiten Lebenshälfte „abnorme radiologische Verhältnisse im HWS-Bereich" zeigen und trotzdem beschwerdefrei sein können. Anderseits ist auch zu beachten, daß es eine Reihe von kopfschmerzverursachenden Gegebenheiten im HWS-Bereich gibt, welche nur auf einer Fehlfunktion beruhen, aber radiologisch (noch) nicht faßbar sind.

Anderseits weist jedoch eine im eigenen Arbeitskreis durchgeführte radiologisch-klinische Studie auf die Wesentlichkeit der HWS-Degenerationen hin. Es zeigte sich nämlich, daß die Degenerationszeichen der Halswirbelsäule bei Kopfschmerzträgern und/oder Trägern von Basilarissymptomatik viermal so stark und häufig ausgeprägt waren wie bei kopfschmerzfreien Testzwillingen.

Die Diagnostik hat somit keineswegs ausschließlich radiologisch zu erfolgen, sondern:
- über die typischen klinischen Angaben mit Untersuchungsbefund, mit schmerzhaften Druckpunkten im Bereich der Ansatztendinosen des Okziputs. Das kann weitergehen bis zu den komplexen manualtherapeutischen Untersuchungen
- des weiteren ist insbesondere die Diagnostik der Depressivität nach klaren Gesichtspunkten durchzuführen. (Dabei sprechen wir von *„Begleitdepression"* – s.u.) Diese betrifft generell etwa ein Viertel aller unserer Kopfschmerzpatienten, zeigt aber beim Kopfschmerz des höheren Lebensalters einen deutlichen zusätzlichen Schwerpunkt.

> Sowohl im Rahmen des „depressiven Kopfschmerzsyndroms der zweiten Lebenshälfte" als auch im Rahmen des „Kopfschmerzes im höheren Lebensalter allgemein" sehen wir gehäuft die von uns so genannte Dreierkombination: Kopfschmerz plus Depressivität plus Medikamentenabusus.

Hierzu ist anzufügen, daß sich insbesondere auch im Rahmen der von uns so genannten „Chronifizierung der Kopfschmerzsyndrome" nicht selten depressive Faktoren im höheren Lebensalter dazugesellen.

6 Therapie von Migräne und Cephalaea im höheren Lebensalter

Hier sei das Wort von der „an Zielsymptomen orientierten Polypragmasie" aus der Einleitung wiederholt. Gemeint ist damit folgendes:

1. Ätiologische Diagnostik
   - Neurologischer Status unter besonderer Beachtung von Druckpunkten im Nacken und im Gesicht sowie bei enoraler Palpation; abnorme Wirbelsäulenverhältnisse; Beinlängendifferenzen. Polyneuropathiezeichen können auf Abusus hinweisen, Differenzen der Pupillen und/oder der Bindehautsensibilität auf zerebrale Prozesse etc.
   - Radiologie: Computertomographie Gehirn und Nebenhöhlen; HWS mit Funktions- und Schrägaufnahmen; Zahnpanorama
   - augenärztliche Untersuchung unter besonderer Berücksichtigung der (unter Umständen mehrmaligen) Druckmessung
   - internistische Untersuchung hinsichtlich Serologie, Stoffwechsel, Blutbild, Bluteisen. Bei der Blutdruckmessung zeigt sich häufiger ein schwankender, niedriger Blutdruck für Kopfschmerz mitverantwortlich als ein Bluthochdruck.

   Das wäre sozusagen ein gängiges „Standardprogramm", was nicht heißt, daß man in speziellen Fällen nicht weitere Befunde erhebt, wie Lumbalpunktion, Einbeziehung des Orthopäden oder des Gynäkologen. Dort, wo Störfaktoren bestehen, muß entsprechend gezielt vorgegangen werden.

   Es konnte aber schon eingangs gesagt werden, daß eine derart ätiologisch „bereinigende" Therapie nur in einem relativ geringen Prozentsatz in Frage kommt. (Wir haben für den Alterskopfschmerz 20% geschätzt.) Es geht also das therapeutische Schema dann weiter wie folgt.

2. Gezieltes Ansprechen aller mitursächlichen Faktoren aus Anamnese und Klinik (Tab. 21.5 und 21.6).

3. Die medikamentöse Therapie hat im Sinne eines systematischen Stufenplans zu erfolgen (vgl. Tab. 21.1).

   > Es ist zu bedenken, daß der Schmerz im menschlichen Organismus (und auch in der menschlichen Gesellschaft) verschiedene Funktionen hat (s. a. Tab. 21.1). Dies muß in die Überlegungen zur Diagnostik und Therapie mit einbezogen werden. Eine isolierte Betrachtung und Behandlung des Schmerzes ohne Überlegung zu den hier dargestellten Kontexten ist nicht zielführend und kann für den Patienten (durch Vernachlässigung wichtiger Zusatzaspekte) schädlich sein (zur antidepressiven Therapie s. Abschn. 13)

4. Besonderes Gewicht liegt jedoch im höheren Lebensalter auf der konservativen Behandlung von HWS-Beschwerden. *Hier wird ausdrücklich*

Tabelle 21.9 Wirkkomponenten der Psychotherapie mittels Hypnoid.

- muskuläre Entspannung
  - Direktwirkung
  - Schiene zum Hypnoid
- vegetative Umschaltung zum Hypnoid
  - Direktwirkung
  - Förderung der Introspektion („emotional insight")
  - erhöhte Suggestibilität
- dynamisierendes Zurücknehmen
- gezielte Organbeeinflussung
- Einbau verbal-psychotherapeutischer Inhalte, insbesondere „formelhafte Vorsatzbildung"

klargestellt, daß operative Behandlung dabei kaum jemals in Frage kommt und ebensowenig man (leider) über die HWS-Behandlung die Kopfschmerzen etwa häufig völlig „wegbehandeln" kann. Konsequente und längerfristig wiederholte Physiotherapie hat hier einen Hauptansatzpunkt. „Heroische Maßnahmen" kommen kaum in Frage. Gekonnte Manualtherapie kann manchmal helfen, sollte sich aber immer mit ordentlicher ärztlicher Diagnostik und mit konsequenter sonstiger Physiotherapie wie Traktionsmassage, Selbstmassage, Gymnastik etc. verbinden. Es geht hierbei also um eine klare ärztliche Begleitfunktion bei den im höheren Lebensalter nicht seltenen chronifizierten Kopfschmerzen.

5. Hand in Hand damit muß die psychotherapeutische und lebenshygienische Behandlung gehen. Auch hierbei geht es um das längerfristige Begleiten. Neben der Gesprächstherapie kommen dabei *Hypnoidmaßnahmen* in Frage.

Wir sprechen bei dem, was üblicherweise als „Entspannungstherapie" bezeichnet wird, lieber von Hypnoidmaßnahmen, da wir glauben, daß das Hypnoid und die damit verbundene *Dynamisierungskomponente* die wesentlichen Faktoren darstellen, die „Entspannung" überwiegend als Schiene zum Hypnoid aufzufassen ist. Diese ebenfalls im Rahmen der gängigen Literatur relativ neuen Auffassungen können hier nicht ausführlich diskutiert werden (Tab. 21.9, s. Barolin [1994]).

7 Gesichtsneuralgien

Das schwerpunktmäßige Auftreten von Gesichtsneuralgien im Alter wird als Argument dafür verwendet, daß möglicherweise vaskuläre Faktoren mitverantwortlich sind. Das betrifft vor allem die sogenannten idiopathischen, welche meist auch „typische" sind, im Gegensatz zu den bei den Differentialdiagnosen besprochenen „atypischen".

Es handelt sich um blitzartig einschießende heftigste Schmerzen im Nervenverlauf (s. Tab. 21.3 und 21.4). Mengenmäßig weit im Vordergrund steht die Trigeminusneuralgie. Zu erwähnen sind als nächstes die Glossopharyngeusneuralgien und einige weitere, speziell nach den betreffenden Nervengebieten benannte Formen.

Ätiopathogenetisch gibt es:
- *Mechanische Irritation* eines Nervs durch ein darüberlaufendes Gefäß führt zur Neuralgie. Die Schmerzen können durch die Janetta-Operation (Bereich der Neurochirurgie) behoben werden. Allerdings gibt es dabei auch Rezidive, die darauf hinweisen, daß die mechanische Irritation nicht der einzige ursächliche Faktor der Neuralgie ist.
- Gewisse *Stoffwechselstörungen und auch einzelne Krankheiten* können fallweise zu Neuralgien führen, so insbesondere die Multiple Sklerose.
- Fallweise auftretende *Neuralgien nach Zahnsanierungen* werden als atypische Nervensprossungen gedeutet. Es ist besonders wichtig, diese zu kennen, damit nicht Regreßforderungen an den Zahnarzt erfolgen, da derlei tatsächlich mit einer Fehlbehandlung nichts zu tun hat.
- Immer betreibt man bei Neuralgien auch eine *Fokussuche* oder Suche nach mechanischen Irritationszonen, insbesondere im odontogenen Bereich.

Im Rahmen einer groß angelegten Untersuchungsserie anhand eines eigenen 6-Jahres-Krankengutes von 785 stationären Kopfschmerzpatienten konnten wir nachweisen, daß die Lokalirritation dabei deutlich wesentlicher ist als die fokale. Überdies hat sich gezeigt, daß auch die odontogenen Faktoren wesentlich häufiger im multifaktoriellen Mitursachenkomplex der Kopfschmerzen zum Tragen kommen, als sie monokausal wirksam werden (Pfaffenrath et al. 1992).

- Erwähnenswert ist überdies die *Zoster-Neuralgie* (als gefürchteter Endzustand einer Zoster-Meningoenzephalitis mit Schwerpunktbefall). Sie bezieht sich häufiger (im Rahmen der statistischen Vorzugslokalisation) auf den Interkostalbereich, kann sich aber auch im Gesichtsbereich etablieren.
- Hinweise für zusätzliche *übergeordnete Störfaktoren* sind
  - Rezidivneigung auch postoperativ (wie oben angeführt)
  - häufig zu findende Übererregbarkeitszeichen im EEG. Dabei zu denken ist einerseits an die schon eingangs genannte vaskuläre Komponente, andererseits an hirnelektrische Übererregbarkeitsphänomene, welche auch die (praktisch probate) Therapie mit Antiepileptika theoretisch untermauern (s.u.).

8 Differentialdiagnosen und Grenzgebiete der Neuralgien

1. Als atypische Neuralgien bezeichnet man vor allem Neuralgien, bei denen der typische einschießende Charakter des Schmerzes fehlt und die

eher dumpfe Dauerschmerzen aufweisen. Hier bestehen Übergangsformen zu anderen Kopfschmerzsyndromen, wenn sich die Beschwerden dabei auch fallweise in einem typischen Nervenverlauf oder Nervenpunkt lokalisieren.

2. Artikuläre Dysfunktionen des Kiefergelenks (Synonym: Neuralgie-„Costen") können neuralgiforme Schmerzen machen. Man wird folglich von „pseudoradikulären Schmerzen" zu sprechen haben, da sie zwar einerseits scheinbar dem Nervenverlauf folgen, andererseits jedoch vom Gelenk ausgehen. Wir konnten schon erwähnen, daß sich derartige Bilder im höheren Lebensalter fallweise beim teilweisen Zahnersatz als unliebsame Nebenerscheinung einstellen können.

3. Die nachfolgend besprochene neuralgoide Migräne („Cluster-Kopfschmerz") kommt durch ihre Anfallsartigkeit differentialdiagnostisch in Frage. Es sind jedoch die Schmerzattacken typischerweise länger (Sekunden bei der Neuralgie, Viertelstunden bei der neuralgoiden Migräne), und auch andere Phänomene unterscheiden sie üblicherweise deutlich (s. Tab. 21.2).

9 Spezielles zur Therapie der Neuralgien

Nach der ätiologischen Ausschlußdiagnostik ist die Behandlung mit *Carbamazepin* (Tegretal®) in steigender Dosierung die Therapie der Wahl. Limitierender Faktor ist die auftretende Müdigkeit. Durch die guten Erfolge des Carbamazepins sind die teilweise recht guten Erfolge mit *Hydantoinen* heute, zu Unrecht, teilweise ins medizinische Vergessen abgerutscht. Wir verwenden Hydantoine nach wie vor alternativ oder kombiniert mit Carbamazepin.

Dadurch ist die konservative Behandlungsmöglichkeit deutlich bereichert, und das ist deshalb wesentlich, da die – häufig sehr gute und schlagartig wirksame – neurochirurgische Therapie schließlich doch ein Operationsrisiko hat und vor allem auch keineswegs rezidivfrei ist. Es sollen daher (auch nach Meinung kompetenter Neurochirurgen) immer vor der Operation die konservativen Möglichkeiten ausgeschöpft werden.

Wichtig ist, daß man den Patienten bei Verordnung eines Antiepileptikums (etwa Maliasin®) darauf hinweist, daß man ihn nicht fälschlich für einen Epileptiker hält. Sonst liest er das nämlich auf dem Beipackzettel und wechselt empört den Arzt!

> Es ist jedoch wichtig, daß man bei den typischen Gesichtsneuralgien nicht länger als etwa 1–2 Wochen unter Aufdosierung der genannten Medikamente zuwartet. – Fehlt dann der Erfolg, ist eine klare neurochirurgische Indikation gegeben.

Die atypischen Neuralgien müssen nach dem Cephalaea-Schema behandelt werden. Operation kommt dabei kaum in Frage.

10 Neuralgoide Migräne (Cluster-Kopfschmerz)

Es handelt sich um einen anfallsartigen vorderen oberen Quadrantenkopfschmerz unter Einbeziehung des Auges, häufig mit Augenrötung, Tränen-Nasenfluß von üblicherweise einer Viertelstunde Dauer, monateweiser „Bündelung" mit monate- bis jahrelangem freiem Intervall.

Dieses Kopfschmerzsyndrom nimmt eine Mittelstellung zwischen Migräne und Neuralgie ein und wird von etlichen Autoren als ein eigenständiges Krankheitsbild angenommen. Wir glauben vor allem deshalb, daß es sich um eine *Unterform der Migräne handelt*, da es dreimal soviel Brücken – respektive Übergangsformen gibt als „reine" Formen. Abweichend von der Migräne ist aber, abgesehen von der Symptomatik, die Schwerpunktbildung im höheren Lebensalter, besonders beim männlichen Geschlecht, weshalb das Krankheitsbild hier abgehandelt wird.

Meist ist die Krankheit idiopathisch (was ja ebenfalls eine Parallele zur Migräne darstellt). *Seltene symptomatische* Fälle sind bekannt, so kennen wir posttraumatische Fälle, auch Fälle nach Schlaganfällen (ausführlich in [Barolin 1994]).

In der *Differentialdiagnose* ist es wichtig, daran zu denken, daß das *Glaukom* sich fallweise ähnlich präsentieren kann. Wir haben die bedauerliche Erfahrung eines in unserem Arbeitskreis selbst längere Jahre aufgrund einer Verkettung von Umständen fehldiagnostizierten Falles [Barolin 1994].

Zur Therapie der neuralgoiden Migräne: Mit den üblichen Migräne-Kupierungsmitteln kommt man meist zu spät. Carbamazepin hat kaum Erfolg. Hingegen können die schon vorgenannten *Hydantoine* fallweise sich recht günstig zeigen.

Sauerstoffinhalation kann häufig die Attacke unterbrechen. Zusätzliche Möglichkeiten einer Basistherapie sind einerseits im Lithium gegeben sowie auch in der *Cortisonmedikation*.

11 Riesenzellarteriitis

Es handelt sich um eine umschriebene entzündliche Gefäßerkrankung mit lokaler Prädilektion in den Schläfenarterien des äußeren Kopfbereiches mit Schwerpunkt im höheren Lebensalter. Leitsymptome sind:

- schwer beeinflußbarer heftiger Dauerkopfschmerz, stark beeinträchtigend, häufig mit Gewichtsverlust und an Depressivität erinnernde Symptomatik einhergehend

- tastbare verhärtete Schläfenarterien im äußeren Kopfbereich ohne Pulsation
- stark beschleunigte Blutsenkungsreaktion.

Biopsie aus den oberflächlichen Kopfarterien bringt in etwa der Hälfte der Fälle den im positiven Sinn beweisenden diagnostischen Befund.

Besonders zu betonen ist jedoch, daß die Schläfenarterien dabei zwar eine Prädilektionsstelle, keineswegs aber die einzige Lokalisation sind. Am gravierendsten ist der Befall der Ziliargefäße, weshalb die *Gefahr der Erblindung* besteht.

Differentialdiagnostisch kommt im Sinne des Dauerkopfschmerzes kaum eine Verwechslung mit der Migräne oder Neuralgie (Anfallskopfschmerz) in Frage. Hingegen werden die Fälle oft wegen ihrer relativen Seltenheit fehldiagnostiziert und lang frustran behandelt als HWS-bedingter Alterskopfschmerz, als Altersdepression, als atypische Gesichtsneuralgie.

Therapeutisch kann mittels Cortison innerhalb weniger Tage Beschwerdefreiheit erreicht werden. Hier ist (ausnahmsweise) wegen des üblicherweise dramatischen Erfolges auch der Ex-juvantibus-Diagnoseschluß zulässig. Dies ist insbesondere zu betonen, da man *keinesfalls auf einen positiven Befund der Biopsie warten* respektive auch bei negativer Biopsie, jedoch sonst typischer Symptomatik mit Cortison behandeln soll. Wir kennen zwei bedauerliche Fälle, wo wegen eines derartigen Zuwartens zwischenzeitig Erblindung eintrat. In der Cortisontherapie gilt es dann, ein monateweises Durchbalancieren zwischen notwendiger günstiger Wirkung und Ausbildung eines Cushing-Syndroms durchzuhalten. Wichtige Indikatoren dafür, wie man liegt, sind einerseits die subjektive Schmerzempfindung und anderseits die Höhe der Blutsenkungsgeschwindigkeit.

12 Kopfschmerz, Depression, Medikamentenabusus

Es wurde bereits auf die nicht seltene *Dreierkombination: Kopfschmerz + Depressivität + Medikamentenabusus* hingewiesen. Deshalb soll an dieser Stelle darauf eingegangen werden, jedoch mit der Betonung, daß jeder der genannten Faktoren auch für sich vorliegen kann. Depressivität mit Kopfschmerz kommt im höheren Lebensalter gehäuft vor. Betroffen sind:

- Cephalaea-Patienten mehr als Migräne-Patienten,
- Frauen mehr als Männer,
- besonders betroffen sind die HWS-mitbedingten Basilarisdurchblutungsstörungen.

Depressivität ist häufig auch beim *posttraumatischen Kopfschmerz* zu finden (hier geht es sinngemäß nicht um den Alterskopfschmerz). Die Ähnlichkeit des posttraumatischen Kopfschmerzes mit dem depressiven Kopfschmerzsyndrom des höheren Lebensalters soll aber hier betont werden; sie gibt Hinweise auf die (mit)ursächliche Bedeutung der HWS.

Mit dem provokanten Ausdruck *Begleitdepression* haben wir darauf hingewiesen, daß man keineswegs entweder depressiv oder körperlich krank sein kann, daß vielmehr beides relativ häufig zusammentrifft. Tabellen 21.10 und 21.11 geben die Phänomenologie und Epidemiologie der „Begleitdepression" wieder und zeigen auch, daß sie in der Kopfschmerzklientel an und für sich mit einem Viertel allgemein sehr stark vertreten ist. Der zusätzliche Schwerpunkt im höheren Lebensalter wurde bereits angesprochen.

Die Diagnose einer derartigen Begleitdepression kann hier nicht ausführlich besprochen werden (Näheres zur Diagnostik in Barolin [1994]). Es geht jedenfalls darum:

Tabelle 21.10 Kennzeichen der „Begleitdepression" (nach Barolin).

- vordergründig körperliche Erkrankung plus „begleitende" depressive Faktoren
- kommt daher typischerweise zum nichtpsychiatrischen (Fach-)Arzt
- „leichte" Ausprägung (sogenannte „minor depression")
- Ansprechen auf Antidepressiva rascher (3–6 Tage) und bei niedrigerer Dosierung als bei der „psychiatrischen Depression"
- Häufigkeit (nach Kielholz-Nosologie) überwiegend 1. somatogen, 2. psychoreaktiv, 3. endogen, jedoch immer mehrfach überlappend

Tabelle 21.11 „Begleitdepression": Depressivität bei körperlicher Erkrankung (insbesondere wichtig: „Rehabilitationshospitalismus").

Allgemeinverteilung	
neurologische Abteilung 65 Betten + ambulante Patienten 1200/Jahr stationär > ambulant	20%
innere Abteilung 62 Betten (+ HNO, Augen, Chir., Gyn. etc.) „Schwere der Erkrankung" irrelevant chronisch > akut	14%
in der Neurologie	
Apoplexie (n = 200)	30%
Kopfschmerz (n = 544)	24%
radikuläre (n = 197)	16%
Multiple Sklerose (n = 70)	30%

- überhaupt daran zu denken,
- gezielt danach zu fragen (dort, wo eigene Kompetenz in der Depressivitätserkennung und -behandlung besteht) oder das psychiatrische Konsilium dazu anzufordern.

> Nicht jeder, der weint und klagt, ist depressiv, und nicht nur wer weint und klagt, ist depressiv.

Nach der bekannten Dreiteilung nach Kielholz (1973) spielen dabei drei Faktoren die Hauptrolle: somatogene, psychoreaktive und endogene Faktoren (in der genannten Häufigkeitsreihenfolge). Im englischen Sprachgebrauch spricht man heute von der Minor- und Major-Depression. Es handelt sich demgemäß überwiegend um Minor-Depressionen.

Bei einer Depression muß *differentialdiagnostisch* daran gedacht werden, daß auch morgendliche Hypotonie, morgendliche Hypoglykämie sowie kardiale Dekompensation rein phänomenologisch das Bild einer Depression machen können.

Medikamentenabusus entwickelt sich typischerweise im Rahmen der Chronifizierung von Kopfschmerzen im höheren Lebensalter aus folgenden Konstellationen heraus:
- Nicht selten bleibt nämlich die Depressivität undiagnostiziert und der Patient behandelt sich dann mit chronischer Analgetikaeinnahme.
- Daraus entwickelt sich ein *sekundärer Medikamentenkopfschmerz*, der darin besteht, daß die Analgetika ab einer gewissen Dosis in ihrer Metabolisierungsphase sekundäre stoffwechselbedingte Kopfschmerzen verursachen (vergleichbar dem Alkoholkater).
- Diese Kopfschmerzen werden von Patienten wiederum durch Analgetika behandelt, was zum Abusus mit laufender Medikamentensteigerung führt (allerdings nur dann, wenn eine bestimmte Persönlichkeitskonstellation dazukommt).

> Von Medikamentenabusus sprechen wir, wenn mehr als 2–3 Tabletten täglich regelmäßig eingenommen werden. Wir sprechen deshalb vom „stillen Abusus", da dieser im Gegensatz zu etwa Alkohol- oder den Drogensüchten nach außen hin nicht auffällt.

Der Abuser ist typischerweise „der brave Bürger von nebenan", der, „um seinen beruflichen und/oder familiären Erfordernissen nachzukommen, seine Kopfschmerzen dementsprechend behandeln muß".

Wir kennen etliche Patienten, die bis zu 30 Tabletten pro Tag einnehmen, teilweise zusätzlich mit einem kleinen Schnaps hinuntergespült. Hier muß man immer sehr genau nachfragen, da die Patienten spontan darüber kaum berichten. Sie wissen sehr wohl im Hintergrund ihrer pseudosozialen (psychodynamisch „verdrängenden") Argumentation, daß es sich um ein Krankheitssymptom handelt, lassen sich überdies nicht selten von mehreren Ärzten mehrere Rezepte verschreiben, kaufen zusätzlich die rezeptfreien Präparate etc.

Verwendete Medikamente sind:
- Analgetika
- auch in den Ergotaminkombinationen
- häufig dazu Tranquilizer und/oder Hypnotika
- sowie Alkohol in kleinen Dosen (wohlgemerkt, es handelt sich hier nicht um den typischen Trinker, sondern um den stillen Abuser, bei dem auch der Alkohol im Hintergrund bleibt).

Dabei kann es zu folgenden *Komplikationen* kommen:
- Nierenschädigungen mit sekundärem Hochdruck
- Polyneuropathien
- Leberschädigungen
- bei ergotaminhaltigen Präparaten periphere Durchblutungsstörungen
- Delirium (meist in der Entwöhnung).

Aus dieser Aufzählung wird klar, warum der „stille Abusus" so still ist. Denn in den späteren Krankenhausdiagnosen und letztlich Totenscheinen wird nicht vom Abusus gesprochen. Wir finden dann nur Hirninfarkt, Herzinfarkt, eventuell unter Angabe des Hochdrucks und ähnliches.

13 Hinweise zur Therapie des (chronifizierten) depressiven Kopfschmerzes und des Abusus im höheren Lebensalter

Speziell der chronifizierte Kopfschmerz darf nicht nur medikamentös behandelt werden. Vielmehr sollen auch Maßnahmen der Physiotherapie, Psychotherapie, Lebenshygiene etc. Anwendung finden (vgl. Tab. 21.1).

Medikamentös sind die *Antidepressiva* gezielt einzusetzen, nach den polaren Dimensionen: Antriebssteigerung und ermüdende Wirkung. Dabei wird man in der Regel unter der psychiatrisch üblichen Dosis bleiben können und einen rascheren Wirkungseintritt erwarten dürfen. Antidepressive Infusionsbehandlung kommt laut unserer Erfahrung nur in besonders schweren Ausnahmefällen in Frage (welche praktisch nicht mehr als Begleitdepression, sondern als vordergründige Depression zu werten sind). Gleichzeitig empfiehlt sich jedoch eine *vasoaktive Medikation*, da häufig eine vaskuläre Komponente mitbeteiligt ist.

Häufig kombinieren wir eine *primär vasoaktiv-antiphlogistische Infusionsstoßbehandlung* mit peroraler Antidepressivamedikation, gehen dabei also wiederum das depressive Kopfschmerzsyndrom des höheren Lebensalters von mehreren Seiten gleichzeitig an. Dazu kommen begleitende *Psychotherapie und Physiotherapie*.

Hat sich einmal ein *Medikamentenabusus* ausgebildet, so bedarf dieses sehr komplexe Problem einer gezielten und spezialistischen Zuweisung. Langsames Absetzen unter gutem Zureden hat in unserem Erfahrungsgut keine Erfolgschance. Hingegen haben wir weit über 100 Fälle in unserem Erfahrungsbereich mit der *stationären neuroleptischen Dämmerschlafkur* behandelt. Dabei wird der Patient für 10 Tage neuroleptisch in einen Dämmerschlaf versetzt, „quantum satis". Anschließend erfolgt ein systematisch physikalisch-medikamentös kombiniertes „Aufbautraining".

Derartige Schlafkuren können nur mit einem geschulten Personal in einer dafür spezialisierten Abteilung durchgeführt werden, da auch eine Reihe von Risiken damit verbunden sind. Die Dauer ist nicht unter einem Monat anzusetzen.

Wir konnten damit bei *etwa einem Drittel* der Abususpatienten Monate bis Jahre überdauernde Erfolge erzielen. Das mag einerseits keineswegs überragend erscheinen. Wenn man aber anderseits von Patienten Rückmeldung bekommt, wie sie damit „ein neues Leben begonnen hätten", und weiß, das ist die Ultima ratio bei einer derartigen Abususklientel, so scheint die Bilanzüberlegung trotz Risiken und Rückfallquoten zugunsten der Schlafkur auszufallen.

Wir verwenden diese neuroleptische Schlafkur nicht nur beim Abusus, sondern auch beim chronifizierten Kopfschmerz, der (noch) keinen Abusus ausgebildet hat, im Sinne der massiven vegetativen Umstimmung, und haben damit nicht selten recht gute Erfolge. Manche Leute bleiben dann tatsächlich ihr Leben lang kopfschmerzfrei. Häufiger ist es jedoch, daß längere, monate- bis jahrelange, kopfschmerzfreie respektive kopfschmerzärmere Perioden auftreten. Auch damit hat man immerhin schon eine ganze Menge erreicht.

> Man muß im Sinne einer „Rehabilitationsmentalität" beim chronifizierten (Kopf-)Schmerzleiden von dem den Ärzten vielfach anerzogenen absoluten Heilungsanspruch abgehen und das helfende und bessernde Begleiten als wichtige ärztliche Aufgabe sehen.

Dazu gehört die neuroleptische Schlafkur (als Ultima ratio), jedoch nicht ohne ein komplexes weiterführendes physiotherapeutisches und psychotherapeutisches Programm, übergehend in eine begleitende Langzeittherapie.

Eine verzettelte Gabe von Neuroleptika (außerhalb dieser systematischen neuroleptischen Schlafkur) hat sich hingegen nicht bewährt.

14 Gutachtlich-rechtliche Aspekte

Im Rahmen der Verrechtlichung unserer Medizin (einschließlich gewisser, wie ich es – keineswegs unbestritten und ungerügt – genannt habe) „Übersozialtendenzen" kommen heute vermehrt Anfragen auf eine *Frühpensionierung* aufgrund von Kopfschmerzen. Dazu ist prinzipiell folgendes zu sagen.

- Gerade in einer *systematischen Schmerztherapie* ist bekannt, daß die Ablenkung, insbesondere im Rahmen einer gezielten und ordentlichen Arbeitstätigkeit, sehr positiv auf das Schmerzgeschehen wirkt. Wegen der reinen Schmerzen an sich ist daher erfahrungsgemäß keine Minderung der Erwerbsfähigkeit respektive Arbeitsfähigkeit gegeben.
- Dort, wo massive *Degenerationserscheinungen der HWS* bestehen, welche mitursächlich für die Kopfschmerzen sind, wird man natürlich die Vermeidung einer mechanischen Überbelastung der HWS empfehlen. Allerdings gibt es kaum spezielle berufliche Tätigkeiten, die eine derartige überstarke Belastung der HWS bedingen (das ist im Gegensatz etwa zu degenerativen Veränderungen im LWS-Bereich, wo sicherlich Berufe mit schwerem Heben, gebücktem Arbeiten unter Umständen berechtigte Ansprüche auf Arbeitsveränderung oder Frühpensionierung stellen können).
- *Depressivität* kann vorübergehend so hochgradig sein, daß sie zur Arbeitsunfähigkeit führt, dies jedoch nur im Sinne klarer psychiatrischer Diagnostizierung. Darüber hinaus ist klarzustellen, daß Depressivität unter Behandlung typischerweise vorübergeht. Es handelt sich also um möglicherweise mehrwöchige oder mehrmonatige Krankenstände, keineswegs aber um eine Dauerinvalidisierung.
- *Neuralgien* im Zustand der Exazerbation sind durch die Vordergründigkeit der Schmerzattacken und die damit verbundene Belastung Gründe für Krankenstand, sind aber typischerweise behandelbar und führen nicht zu einer Dauerinvalidisierung. Gleiches gilt für die neuralgoide Migräne.
- Die *Riesenzellarteriitis* folgt hinsichtlich Krankenstand den Regeln anderer internistischer Krankheiten, die behandelbar sind.
- Der *Migräniker im Anfall* sollte sich nicht zur Arbeitsleistung zwingen. Es soll die Möglichkeit gegeben sein, daß er für die Stunden (maximal Tage) seiner Migräneattacke das Bett hütet. Das gilt auch für die Migräneattacke des höheren Lebensalters, die laut Tabelle 21.5 sich nicht selten mit Schwindelsensationen kombiniert und Übergänge zur Menière-Krankheit zeigt. Eine Dauerinvalidität ergibt sich daraus jedoch nicht.

Somit ergeben sich, aus Sicht einer jahrzehntelangen intensiven Befassung mit der Kopfschmerzproblematik, bei durchaus bestehender Offenheit für berechtigte soziale Anforderungen, einerseits eine Reihe von Gründen für befristete Arbeitsunfähigkeit resp. Leistungsminderung. Andererseits sehen wir jedoch keine Ursachenkonstellationen, welche zur Dauerinvalidität aufgrund des Kopfschmerzes führen sollten. Das betrifft natürlich den Kopfschmerz an sich, keineswegs etwaige im Hintergrund stehende Erkrankungen, welche zusätzlich andere Behinderungen neben den Kopfschmerzen machen (Prototyp: der Hirntumor).

Trotzdem kennen wir aber heute schon einige Patienten, welche Teil- oder Ganzarbeitsunfähigkeit, einschl. Entschädigungen, Renten etc. zugesprochen bekommen haben. Es trifft das vor allem beim posttraumatischen Kopfschmerz des Schleudertraumas zu (den Mislivetz und Mortimer dementsprechend auch „das Eldorado der Simulation" genannt haben), weniger (noch) beim Alterskopfschmerz. Näheres dazu bei Barolin (1994).

15 Zusammenfassende Schlußbetrachtung

Bei den Kopf- und Gesichtsschmerzen im höheren Lebensalter liegen folgende Schwerpunkte vor:
- Mitbedingtheit durch HWS, Depressivität, Medikamentenabusus
- Cephalaea mehr als Migräne
- im Monokausalbereich (auch bei verändertem Erscheinungsbild von über Jahren mitgeführten Kopfschmerzen) besonders an Neubildungen und vaskuläre Risikofaktoren denken
- Häufigkeitsschwerpunkte bei Neuralgien, neuralgoider Migräne
- eine spezielle Alterserkrankung im Sinne der Riesenzellarteriitis.

Die therapeutischen Richtlinien sollen immer nach gründlicher ätiologischer Abklärung den Regeln einer „an Zielsymptomen orientierten Pragmasie" folgen. Besondere Schwerpunkte liegen dabei:
- in der physiotherapeutischen Behandlung der HWS
- in begleitender Psychotherapie und lebenshygienischer Umstellung
- in zusätzlicher vaskulärer Medikation und Behandlung altersbedingter Stoffwechsel- und kardialer Zusatzerkrankungen
- in gezielter Depressionsbehandlung
- als Ultima ratio in der neuroleptischen Schlafkur.

Es können somit sehr wohl die Kopf- und Gesichtsschmerzen des höheren Lebensalters als ein „interdisziplinärer Treffpunkt" bezeichnet werden. Hierin liegt eine wesentliche organisatorische Herausforderung an unsere immer überspezialisierter werdende Medizin im Sinne:
- einerseits nötiger fachübergreifender Kenntnisse in den Randgebieten
- andererseits gut funktionierender interdisziplinärer Zusammenarbeit.

Nur so kann erreicht werden, daß der Alterspatient (aber es gilt natürlich für alle Patienten gleichermaßen) nicht zwischen den vielfachen Spezialisierungen diagnostisch und therapeutisch, wie zwischen den sprichwörtlichen zwei Sesseln, abstürzt.

Ist somit die Geriatrie an und für sich ein Integrativfach, so kann der (Alters-)Kopfschmerz als ein besonderes Paradigma für integrative Medizinauffassung angeführt werden, „ganzheitlich", jedoch gleichzeitig „spezialistisch"!

Literatur

1. Barolin, G. S.: Kopfschmerzen – multifaktoriell. Enke, Stuttgart 1994.
2. Heyck, H.: Der Kopfschmerz, 5. Aufl. Thieme, Stuttgart 1982.
3. Kielholz, P.: Die larvierte Depression. Huber, Bern–Stuttgart–Wien 1973.
4. Lunardon, M., G. S. Barolin: Das odontogene (Mit-)Ursachenfeld beim Kopfschmerz. Deutscher Kopfschmerz-Kongreß, Oktober 1995. Heidelberg 1995. (Schriftliche Version vor Publikation).
5. Pfaffenrath, V., W. Gerber: Chronische Kopfschmerzen. Kohlhammer, Stuttgart 1992.
6. Soyka, D.: Kopfschmerz, 2. Aufl. Edition Medizin, Weinheim 1989.

22 Atemnot

Bernhard J. Höltmann und Helmut Frohnhofen

INHALT

1 Einleitung ... 237
2 Atemnot als Krankheitssymptom ... 237
3 Diagnostik ... 239
4 Typische pathophysiologische Kaskaden bei multimorbiden älteren Patienten mit Atemnot ... 240
5 Therapie ... 241
5.1 Sofortmaßnahmen im Notfall ... 241
5.2 Verringerung der Atemwiderstände ... 242
5.3 Verringerung des Ventilationsbedarfs ... 243
5.4 Verbesserung der Atemmuskulatur ... 243
5.5 Beatmungsverfahren ... 244
5.6 Therapie der Oxygenierungsstörung ... 244
5.7 Verringerung der Atemnotwahrnehmung ... 245
5.8 Antikoagulanzien ... 245
5.9 Antibiotika ... 245
5.10 Therapie des Hustens ... 246
5.11 Therapie der linksventrikulären Funktionsstörung ... 246
5.12 Aspirationsbehandlung und Prophylaxe ... 246
6 Zusammenfassung ... 247

1 Einleitung

Atemnot bezeichnet eine unangenehme Wahrnehmung im Zusammenhang mit der Atmung. An der Entstehung dieses komplexen Symptoms sind zahlreiche physiologische, psychische und Umweltfaktoren beteiligt. Atemnot selbst wiederum kann psychische Phänomene und Verhaltensänderungen auslösen. Alle Aspekte der Atemnot in einer einfachen Definition zu erfassen, erscheint kaum möglich. Die wesentliche pathophysiologische Grundlage von Atemnot ist ein Ungleichgewicht zwischen zentraler motorischer Aktivierung der Atempumpe und (inadäquater) Rückantwort sensorischer Systeme der Lunge und Brustwände. Entscheidend für das Gefühl der Atemnot ist die individuelle Wahrnehmung, die wiederum in weiten Grenzen schwankt und psychischen Faktoren sowie Verhaltensmustern und emotionalem Befinden unterliegt. So erklärt sich, daß nicht in jedem Fall objektiv vorhandene Zeichen einer Dyspnoe als Atemnot empfunden werden und umgekehrt Atemnot auch ohne offen erkennbare Dyspnoezeichen beklagt werden kann.

Bei jeder körperlichen Belastung tritt Atemnot auf, die als physiologisches Phänomen vom Individuum akzeptiert wird. Bei welcher Belastungsstufe das Gefühl unangenehmer Atemnot auftritt, hängt u.a. vom Trainingszustand und von subjektiven Einflüssen ab. Bei alten Patienten ist Atemnot häufige Ursache von Immobilität. Die Erkennung und differentialdiagnostische Bewertung von Atemnot erfordert profunde Kenntnisse und sorgfältige Analyse klinischer Zusammenhänge und typischer Krankheitszeichen.

2 Atemnot als Krankheitssymptom

Zur differentialdiagnostischen Einschätzung von Atemnot müssen zentrale, thorakale, bronchopulmonale, pleurale und kardiovaskuläre Ursachen voneinander abgegrenzt werden. Nicht selten finden sich mehrere Erkrankungen gleichzeitig. Anamneseangaben enthalten wichtige Hinweise auf Vorkrankheiten der Lunge und des Herzens und charakterisieren chronische oder chronisch-rezidivierende Verläufe von Atemnot. Tabletteneinnahme kurz vor einem Luftnotanfall kann auf eine allergische Atemwegsobstruktion hinweisen.

Häufigstes, jedoch nicht obligates Zeichen von Atemnot ist die *Tachypnoe*. Sie geht immer mit einer Verkürzung des Inspiriums einher und ist zumeist Frühzeichen einer Belastung der Atempumpe. Eine Tachypnoe mit oder ohne Atemnot kann sowohl über zentrale oder periphere Reizung von Chemorezeptoren (Hypoxämie, Azidose, Reizgasinhalation) als auch durch mechanische Ursachen (Atemwegsobstruktion, Dehnbarkeitsstörung der Lunge bei Lungenstauung, Lungenfibrose oder Thoraxwanddeformitäten) entstehen. Flache tachypnoische Atmung ist kennzeichnend für restriktive Lungenprozesse oder Lungenstauung.

Gelegentlich beobachtet man bei älteren Patienten mit Emphysem oder Thoraxwanddeformitäten eine mäßige Tachypnoe mit verlängertem Exspirium in Ruhe, an die sie adaptiert sind. Auch auf Befragen klagen diese Patienten in Ruhe nicht über Atemnot.

Aus der Körperhaltung des Patienten lassen sich weitere wichtige Anhaltspunkte für die Art und Schwere der Ventilationsstörung ablesen.

Akute Exazerbationen einer chronisch-obstruktiven Bronchitis und die akute Lungenstauung gehen meist mit einer *Orthopnoe* einher. Die Patienten können nicht flach liegen. Sie versuchen den Einsatz der Atemhilfsmuskulatur zu optimieren, indem sie eine „Kutscherstellung" einnehmen. Bei Emphysempatienten findet sich häufig eine Atmung mit Lippenbremse. Im Extremfall können diese Patienten nicht mehr im Bett schlafen, da sie in die Hypoxie und Hyperkapnie abzurutschen drohen. Tagelanger Schlafentzug führt zu erheblicher Vigilanzstörung mit Übergang in eine völlige Erschöpfung.

Pulsfrequenz, Pulsqualität und Rhythmus geben weitere wichtige Hinweise. Jede schwere Atemnot führt zu einer erheblichen neuroendokrinen Aktivierung mit Tachykardie und Hypertonie. Der Pulsus paradoxus weist auf eine intermittierende Druckumkehr im Pleuraraum hin.

Extreme *Steigerung des Blutdrucks kann ein* Hinweis auf eine kardiale Dyspnoeursache sein. Die Unterscheidung zwischen Lungenstauung und obstruktiver Bronchitis gelingt auch dem erfahrenen Kliniker nicht immer zuverlässig, da die pulmonalkapilläre Drucksteigerung reflektorisch eine schwere Atemwegsobstruktion auslösen kann.

Feuchte Rasselgeräusche einerseits und das Phänomen der *„stillen Lunge"* andererseits sind keine absolut zuverlässigen Diskriminanten zwischen kardial oder bronchopulmonal ausgelöster Dyspnoe. Weiterführende diagnostische Maßnahmen wie Röntgenuntersuchung des Thorax, EKG und Echokardiographie tragen zur Unterscheidung bei.

Zahlreiche Geräuschphänomene können die Atemnot begleiten. *Pfeifende Geräusche* bei der Ausatmung oder beim Husten weisen auf eine extreme Instabilität des Tracheobronchialsystems, evtl. mit Invagination der Trachea, hin. *Distanzrasseln* gilt als typisches Zeichen für ein Lungenödem, kann jedoch bei älteren soporösen Patienten leicht durch Flüssigkeitsansammlung im Hypopharynx oder durch eine Aspiration vorgetäuscht werden. Hierdurch wird gelegentlich auch der erfahrene Arzt zur Fehldiagnose Lungenödem verleitet.

Der *akute inspiratorische Stridor* ist im Alter häufig Zeichen einer Bolusverlegung des Hypopharynx. Differentialdiagnostisch muß an das Glottisödem, eine Rekurrensparese oder eine (meist tumorbedingte) Trachealstenose gedacht werden. *Interkostale Einziehungen* und inspiratorische Einziehungen in der Fossa jugularis sind höchste Alarmzeichen. Je nach Befund sollte eine rasche Tracheotomie angestrebt werden, da Patienten mit inspiratorischer Stenose rasch und unvorhergesehen dekompensieren können.

Beinödeme, Leberdruckschmerz und Halsvenenstauung weisen auf eine akute Funktionsstörung des rechten Ventrikels hin, die sowohl als Folge eines akuten Cor pulmonale als auch bei akuter und chronischer Herzinsuffizienz auftreten können.

> Plötzlich auftretende Tachypnoe, Hypotonie, Tachykardie und Zyanose lenken den Verdacht auf eine schwere akute intrapulmonale Shuntbildung, wie sie bei Pneumonie oder Lungenembolie vorkommen können.

Uhrglasnägel weisen auf eine chronische Hypoxämie meist bei Lungenfibrose hin. Auch eine *Polyglobulie* muß den Verdacht auf eine langjährig bestehende nächtliche Hypoventilation oder auf ein schweres Schlafapnoesyndrom mit zyklischen Entsättigungen lenken. *Sputummenge und -qualität* geben zusätzliche Hinweise:
- *hämorrhagisch* bei Tracheitis, Pneumonien, Lungentumoren, Lungentuberkulose oder nach Lungenembolien
- *grünlich-eitrig* bei Bronchitiden und Bronchiektasen
- *weißlich-schaumig* bei Lungenödem.

Ein *Hustenstoßversuch* des Patienten gibt wichtige qualitative Hinweise auf:
- die Fähigkeit zu husten
- die Effizienz des Hustenstoßes
- die Länge des Exspiriums
- den Grad der Bronchitis
- den Grad der bronchialen Überempfindlichkeit (Hustensalven).

Immer muß eine *Atemnot im zirkadianen Verlauf* interpretiert werden. Die Atemwegsobstruktion des Asthmatikers verstärkt sich meist in der zweiten Nachthälfte und in den frühen Morgenstunden. Auch Bronchitiker, die bereits tagsüber schwere Luftnot haben, dekompensieren häufig in der darauffolgenden Nacht. Entsteht eine Atemnot plötzlich aus dem Schlaf heraus, muß an ein nächtliches Lungenödem gedacht werden. Kurze, sich rasch limitierende Atemnotattacken in der Nacht sind charakteristische Begleitphänomene der schweren obstruktiven Schlafapnoe. Schlafanamnese und Fremdanamnese über Schnarchen und Atempausen geben wertvolle Hinweise.

Plathypnoe und Orthodeoxie gehören zu den seltenen Sonderformen der Atemnotsyndrome, bei denen die Atemnot oder eine schwere Hypoxämie im Sitzen oder Stehen auftritt, so daß eine ausreichende Ventilation nur im Liegen möglich ist. Sie kann bei Pleuraergüssen und bei Leberzirrhose beobachtet werden.

> Nicht jede vom Patienten beklagte krankhafte Atemnot geht mit einer sichtbaren Atemanstrengung einher.

Eine Koronarischämie kann durchaus als Gefühl der Luftnot auftreten. Man sollte sich nicht vorschnell zur Fehldiagnose psychogene Luftnot hinreißen lassen. Dies gilt besonders auch für Patienten mit Pleuraschwielen, Thoraxdeformitäten oder neuromuskulären Erkrankungen (amyotrophe Lateralsklerose). Diese Patienten sind nicht in der Lage, ihre Ventilation stark zu steigern. Sie neigen eher zu einer extremen Einschränkung körperlicher Aktivitäten und nehmen im akuten Krankheitsfall oft eine liegende Kauerstellung ein.

Während akute Ventilationsstörungen durch die Thoraxbewegung meist sehr augenfällig sind, zeigen chronische Ventilationsstörungen und Erschöpfungszustände der Atemmuskulatur meist ein subtileres Bild. Patienten mit Kyphoskoliose haben ein stark erhöhtes Risiko, bereits bei leichter Tachypnoe zu erschöpfen. Atrophische Muskulatur im Schultergürtelbereich läßt an eine neuromuskuläre Systemerkrankung denken. Die Patienten klagen oft über Luftnot, ohne daß auffällige Zeichen erkennbar werden. Bei alten Patienten werden neurodegenerative Systemerkrankungen manchmal erst sehr spät diagnostiziert, wenn Schluckstörungen oder respiratorische Probleme auftreten.

> Charakteristisch für Patienten mit demyelinisierenden Erkrankungen ist, daß sie nicht mehr in der Lage sind, willkürlich zu husten, obwohl der Hustenreflex am Kehlkopf provoziert werden kann.

Zahlreiche *Schmerzbefunde* können die Luftnot begleiten, sind jedoch oft nicht ohne weitere Diagnostik zuzuordnen. Oberbauchschmerzen können Folge einer Rechtsherzdekompensation oder eines Hinterwandinfarktes sein. Pleuritische Schmerzen führen zur Schonatmung einer Thoraxhälfte. Retrosternale Schmerzen lenken den Verdacht auf eine Myokardischämie. Druckschmerzen der Rippen können auf Hustenfrakturen hinweisen. Emphysempatienten klagen oft über Schmerzen im Bereich der Zwerchfellinsertionen, deren Abklärung differentialdiagnostisch schwierig sein kann.

Besondere Formen der Atemnot finden sich bei Vigilanzstörungen. Sie führen oft zum Kollaps des Hypopharynx. Die hieraus resultierende Widerstandserhöhung der oberen Atemwege wird durch eine Tachypnoe mit laut schnarchender Atmung kompensiert, die bei alten Patienten zusätzlich von Atempausen mit erheblicher Dauer und ausgeprägten (zyklischen) Sauerstoffentsättigungen begleitet wird.

3 Diagnostik

Erste richtungweisende Hinweise ergeben sich aus der *Auskultation* der Lunge (Giemen, Rasselgeräusche, abgeschwächte Atemgeräusche) und des Herzens. Die dekompensierte Aortenstenose ist ein im Alter nicht ganz seltener Befund.

Die *Röntgenaufnahme* der Thoraxorgane läßt relativ rasch eine Pneumonie oder eine Lungenstauung erkennen. Auch die überblähte Lunge des schweren Emphysems wird klar abgegrenzt. Bei zunächst unverdächtiger Röntgenaufnahme kann eine Pneumonie nicht sicher ausgeschlossen werden. Auch Aspirationen sind nicht immer zu erkennen. Ein Pneumothorax, Pleuraergüsse und eine Lungenfibrose lassen sich leicht erkennen.

Das *EKG* gibt Hinweise auf die chronische und akute Rechtsherzbelastung (Rechtshypertrophie, P pulmonale, sIqIII-Typ). Infarktnarben, Ischämiezeichen, Linksschenkelblock können Hinweise für eine linksventrikuläre Funktionsstörung sein. Sinustachykardie bei Luftnot ist Ausdruck einer erheblichen neuroendokrinen Aktivierung. Sie sollte den Arzt jedoch nicht davon abhalten, Bronchodilatatoren einzusetzen. Tachykardes Vorhofflattern oder flimmern sind häufige Begleitbefunde und können auf eine chronotrope Dekompensation des linken Ventrikels hinweisen. Ektope Vorhoftachykardien, besonders die multifokale Vorhoftachykardie, im Zusammenhang mit schwerer Luftnot sind Zeichen schwerster Krankheitszustände und können auf eine Schädigung des Myokards im beginnenden Multiorganversagen hinweisen oder sind Folge einer Theophyllin- oder Digitalisintoxikation.

Die *Blutgasanalyse* gibt Hinweise auf die Ventilationssituation. Leichte Hyperkapnien ohne metabolischen Ausgleich können Zeichen der drohenden Erschöpfung der Atempumpe sein. Schwere Hyperkapnien mit positivem base-excess zeigen eine Adaptation der Chemorezeptoren durch vorbestehende längere respiratorische Globalinsuffizienz an. Unter Belastung durchgeführt, ist die Blutgasanalyse ein einfacher Parameter zur Bestimmung der Oxygenierungskapazität der Lunge. Mit Hilfe der Fingerpulsoxymetrie kann die arterielle Sauerstoffsättigung gemessen und überwacht werden. Geräte mit Speichermöglichkeit eignen sich auch zur orientierenden Diagnostik schlafbezogener Atemstörungen und tragen zur Abklärung von Polyglobulien als Folge eines nächtlichen Sauerstoffmangels bei.

Leukozytose, Leukopenie und CRP-Erhöhung sind zur Diagnose und Verlaufskontrolle der Pneumonie von Bedeutung und zur Abgrenzung interstitieller Prozesse (Eosinophilie). Unspezifische Enzymmuster finden sich bei Stauungsleber und Stauungsniere. Gerinnungsstörungen, vor allem des inhibitorischen Systems (niedriger Quick, Fibrinogenmangel, Thrombopenie, verlängerte Thrombinzeit, erniedrigtes AT III), lassen schwere septische Zustandsbilder vermuten, die bei alten Patienten auch afebril verlaufen können. Kreatininanstieg und extremer Anstieg der Leberwerte weisen auf eine Organbeteiligung im Schock hin. Auch eine schwere Anämie kann Ursache von Atemnot sein (anämische Hypoxämie mit gesteigertem HZV). Erhöhte Laktatwerte zeigen ein erhebliches metabolisches Problem bei chronischem Sauerstoffmangel oder Schock an. Zu beachten ist, daß bei alten Patienten auch schwerste Krankheiten oft ein wenig eindrucksvolles klinisches Symptomenmuster zeigen können.

Sonographische Verfahren wie die *transthorakale* und *transösophageale Echokardiographie* und die *Farbdopplertechniken* sind eine wichtige Hilfe in der Akutdiagnostik von Herzerkrankungen und Lungenembolien. Linksventrikuläre Funktionsstörungen und Vitien sind rasch erkennbar. Thromben im rechten Ventrikel oder in der Pulmonalarterie sichern die Diagnose der Lungenembolie auch im akuten Notfall. Auch eine Druckschätzung im pulmonalen Stromgebiet gelingt häufig mit Hilfe der Dopplertechnik.

Zur differentialdiagnostischen Bewertung und Objektivierung der Atemnot dient die Lungenfunktionsprüfung. Die statischen und dynamischen Lungenvolumina sind allerdings stark von der Mitarbeit abhängig und bei älteren multimorbiden Patienten oft nicht sicher zu bestimmen. Mitarbeitsunabhängige Verfahren (oszillometrische Messung des Atemwiderstandes) sollten bevorzugt werden.

Die *Bronchoskopie* ist auch im Alter eine wertvolle und in der Hand des Geübten ungefährliche Untersuchungsmethode. Sie dient dem Nachweis und der Behandlung von Tumoren oder Aspiration. Interventionelle Verfahren zur Stabilisierung einer Tumorstenose sind in spezialisierten Zentren möglich.

Endoskopische Untersuchungen der Speiseröhre und des Magens dienen der Abklärung von Refluxproblemen, Anomalien und Motilitätsstörungen bei Aspiration. Bei jeder Form von Stridor muß an eine Bolusverlegung der oberen Speiseröhre mit Trachealkompression gedacht werden.

Die *Beurteilung des Sputums* gibt weitere Hinweise. Sputumkulturen sind von fraglichem Wert. Eine mikroskopische Untersuchung des Sputums auf Bakterien kann gelegentlich die bakteriologische Diagnose einer Pneumonie sichern helfen. Mikroskopische und kulturelle Untersuchungen des steril gewonnenen Trachealsekrets spielen eine wichtige Rolle bei der Abklärung von chronischen Pneumonien.

4 Typische pathophysiologische Kaskaden bei multimorbiden älteren Patienten mit Atemnot

Obwohl Altersveränderungen der Lunge allein nur selten zu einer krankhaften Leistungseinbuße führen, läßt die eingeschränkte Adaptationsfähigkeit des respiratorischen Systems die Lunge zum typischen Komplikationsorgan des multimorbiden Patienten werden (Janssens et al. 1999). Hierbei ergibt sich eine breite Palette von Problemkreisen.

> Ein typisches Altersproblem bei leichter bis mittelschwerer Atemflußobstruktion ist die überproportionale Rücknahme körperlicher Aktivität durch den Betroffenen.

Dieser „Trainingsmangel" ist meist der Hauptgrund einer reduzierten maximalen Sauerstoffaufnahmekapazität bei alten Patienten mit leichten bis mittelschweren Erkrankungen des Atmungs- und Kreislaufsystems. Regelmäßiges systematisches Training ist in der Lage, diese Dekonditionierung aufzuhalten (Ries 1991). Dies gilt auch für Patienten mit Atemwegs- und Lungenkrankheiten im kompensierten Stadium.

Aus Inaktivität infolge Belastungs- oder Ruhedyspnoe entstehen mehrere pathophysiologische Kaskaden. Sie hat deletäre Folgen für die Körper- und Atemmuskulatur, das Herz-Kreislauf-System und das Skelettsystem (Inaktivitäts- und Steroidosteoporose). Inadäquate Kortikoidtherapie verstärkt die Muskelprobleme und führt zu Stoffwechselentgleisung bei Diabetikern. Eine Anorexie bei oft monatelanger Theophyllin- und Digitalisüberdosierung kann zum allgemeinen Kräfteverfall beitragen. Der Verlust an Muskelmasse geht auch mit einem Verlust an der Atemhilfsmuskulatur einher, so daß die Atemnot bei Belastung verstärkt wird. Auch die chronische Hypoxämie verstärkt die Probleme des Katabolismus. Osteoporotische Sinterungen des Thoraxskeletts setzen die Thoraxdehnbarkeit herab, vermindern die Lungenvordehnung und führen zu noch stärker erhöhten Atemwiderständen mit Belastung der Atempumpe.

Durch verminderte Muskelkraft (verminderte „resistive load compensation") und reduzierte Empfindlichkeit der Chemorezeptoren im Atemzentrum reduziert sich die Atemantwort auf eine Hypoxämie oder eine Atemwegsobstruktion, so daß die für einige Krankheitsbilder als typisch angesehene Tachypnoe und Dyspnoe abgeschwächt sein können oder fehlen. Die verminderte hypoxische Atemantwort läßt profunde Hypoxämien bei Pneumonien oder nach Lungenembolien entstehen mit Verwirrtheitszuständen, Störungen der Vigilanz oder der Hirnleistung, so daß andere Krankheitsbilder simuliert werden (Ancoli-Israel et al. 1991; Berry et al. 1990).

Lungenkrankheiten entstehen oft als Komplikation zahlreicher geriatrischer Krankheiten. Sie werden nicht selten zum Hauptproblem für die Rekonvaleszenz, Rehabilitationsfähigkeit und sogar für das Überleben älterer Patienten z.B. mit Hirninfarkten. Aufgrund abgeschwächter Immunreaktionen und gestörter Reinigungsmechanismen zeigen Pneumonien im Alter oft chronisch-rezidivierende Verläufe mit persistierenden Infiltraten, manchmal begleitet von therapierefraktären Pleuraergüssen. Grundlage dieser Kaskade sind oft Mikro- oder Makroaspirationen, die in Verbindung mit abgeschwächtem Hustenreiz und Motilitätsstörungen der Speiseröhre zu chronischen Aspirationsproblemen mit chronischer Bronchitis und rezidivierenden Pneumonien führen.

Chronisches Schnarchen mit nächtlichen Atempausen, Hypoxämie und Schlaffragmentation führt zu Vigilanzstörungen und kognitiven Einbußen.

Alte Patienten klagen seltener über Tagesmüdigkeit. Statt dessen wurden zahlreiche neuropsychologische Phänomene in Verbindung mit einer Schlafapnoe im Alter beschrieben, wie zum Beispiel akute Verwirrtheitsstörungen, Depression, kognitive Funktionseinbußen (Berry et al. 1990). Schlafbezogene Atemstörungen werden durch Sedierung verstärkt, mit der Folge prolongierter Vigilanzprobleme nach einmaliger Gabe von Sedativa. In der Klinik beobachtet man dann das typische Bild des oft tagelang soporösen Patienten mit vertiefter schnarchender Atmung und langen Atempausen. Derartige Vigilanzstörungen unterbrechen die Nahrungs- und Flüssigkeitsaufnahme, fördern Aspirationen und werden durch die begleitende schwere Hypoxie im Sinne eines Circulus vitiosus aufrechterhalten.

5 Therapie

Jede Therapie der Atemnot orientiert sich an der zugrundeliegenden Krankheit und ihren pathophysiologischen Besonderheiten. Den Therapiemöglichkeiten lassen sich 4 grundsätzliche Strategien zuordnen, die für den jeweiligen Patienten modifiziert zur Anwendung gelangen:
- Verringerung des Ventilationsbedarfs
- Verringerung der Ventilationswiderstände (Impedanzen)
- Verbesserung der inspiratorischen Muskelfunktion
- Veränderung der Wahrnehmung von Atemnot.

Hinzu treten supportive Therapien zur Behandlung oder Vermeidung spezifischer typischer Probleme der jeweiligen Grundkrankheit, wie zum Beispiel Antibiotikatherapie, Osteoporoseprophylaxe, Schmerzbehandlung, Mukolytikatherapie, Antitussivagabe, Antikoagulanzientherapie und Therapiestrategien zur Behandlung der Herzinsuffizienz.

5.1 Sofortmaßnahmen im Notfall

Jede akute Atemnot erfordert rasches ärztliches Handeln. Der Arzt muß entscheiden, ob eine Verlegung der oberen Atemwege, eine Bronchialobstruktion, Pleuraergüsse, ein Pneumothorax, ein Lungenödem, eine Lungenembolie oder eine neuromuskuläre Erkrankung vorliegt, und seine Therapie danach ausrichten. Wenn die Möglichkeit besteht, sollte unverzüglich *Sauerstoff* appliziert werden, der mit Ausnahme bei Patienten mit alveolärer Hypoventilation meist gefahrlos hoch dosiert werden kann.

Bei Aspirationsverdacht sind lokale Maßnahmen wie *Absaugen, oropharyngeale* oder *nasopharyngeale Tuben* oder bei komatösen Patienten die *tracheale Intubation,* evtl. auch Trachealkanülierung, durchzuführen.

Zur Behandlung eines Glottisödems werden rasch hohe Dosen eines *Glukokortikosteroids* verabreicht. Die lokale Inhalation oder die Applikation von Adrenalin oder Alupent dient der lokalen Ödembegrenzung. β_2-Sympathomimetika sind hier nicht geeignet.

Eine massive Bronchialobstruktion wird durch hochdosierte Gabe von *Glukokortikoiden, Betamimetika* und *Theophyllin* therapiert. Betamimetika sollten bevorzugt inhalativ angewandt werden. Sowohl Dosieraerosole als auch Pulverinhalatoren sind effektiv anwendbar. Inhalierhilfen mit Einatemventil verbessern die Applikationssicherheit bei Dosieraerosolen. Auch die Atemwegsobstruktion bei Lungenstauung wird so behandelt. Da in der Notsituation eine Stauung oft nicht sicher auszuschließen ist, sollten immer prophylaktisch

Schleifendiuretika verabreicht werden. Sie wirken als „Kaliumantagonisten" leicht bronchodilatierend.

Die Behandlung einer Begleithypertonie sollte vorsichtig durchgeführt werden. Die hypertensive Krise mit Lungenstauung erfordert eine Blutdrucksenkung, die auf keinen Fall rasch durchgeführt werden sollte. *Nitrate* und hohe Dosen eines *Schleifendiuretikums* sind Mittel der 1. Wahl. Nitroprussid-Infusionen sind am besten steuerbar, jedoch schwieriger zu handhaben. Antihypertensiva wie rasch anflutende Kalziumantagonisten, Ebrantil® und Nepresol® können ebenfalls parenteral verabreicht werden, sind jedoch weniger gut steuerbar. Bei älteren Patienten sollten sie eher zurückhaltend, auf keinen Fall in Kombination angewandt werden, da ihre Wirkung meist verzögert einsetzt und vor allem in der Kombination schlecht abzuschätzen ist. Nach Rückbildung der Lungenstauung mit nachlassendem Streß entstehen so nicht selten anhaltende Hypotonien mit erheblicher zerebraler Perfusionsminderung.

Der Einsatz von Sedativa zur Milderung der Atemnot sollte bei älteren Patienten, wenn überhaupt, sehr vorsichtig in niedrigsten Dosen erfolgen. Muskelrelaxierende Substanzen vermindern die Kraft der Atempumpe und können zur raschen Erschöpfung führen mit der Folge einer Beatmungspflicht. Ihr Einsatz steigert meist das Luftnotgefühl und kann paradoxe Reaktionen mit starker Verwirrtheit und Delir erzeugen. In einer solchen Situation sind ältere Patienten oft nur noch durch Fixierung und aufwendige persönliche Überwachung (Sitzwachen) zu führen.

Der Einsatz von niedrig dosierten *Opiaten* kann durch Reduktion des Atemantriebs zu einer Beruhigung der Situation und Erholung der akut überlasteten Atemmuskulatur beitragen. Die so erzeugte „permissive Hyperkapnie" erfordert eine intensive Überwachung der Patienten und Bereitstellung einer mechanischen Ventilationsmöglichkeit. Im Finalstadium der chronisch-obstruktiven Bronchitis stellt die Opiatgabe eine wesentliche Palliativmaßnahme zur Verringerung subjektiven Leids dar.

Patienten mit akuter Luftnot sind häufig extrem tachykard. Bei Patienten mit Atemwegsobstruktion bessert sich die Tachykardie oft rasch mit Besserung der Atemwiderstände. Die EKG-Interpretation sollte Vorhoftachykardien von Vorhofflattern oder -flimmern abgrenzen. Vor allem die multifokale Vorhoftachykardie ist ein ernstes Erkrankungszeichen und muß differentialdiagnostische Überlegungen in Richtung einer Theophyllin- oder Digitalisintoxikation anstoßen. Vor der Applikation bradykardisierender Medikamente – meist Verapamil oder kurzwirksame Betablocker – muß die mögliche Auswirkung auf das Kreislaufsystem oder die Atmung berücksichtigt werden. Nicht jede Tachykardie sollte sofort gebremst werden, allerdings trägt eine Frequenzsenkung bei Patienten mit Lungenstauung meist zur Besserung der Herzleistung bei.

Um eine Intubation mit endotrachealer Beatmung zu vermeiden, sollten *nichtinvasive Beatmungsverfahren* über eine Nasen- oder Nasenmundmaske versucht werden. Bei einem Teil der Patienten gelingt es, die Intubation abzuwenden und die Hyperkapnie zu stabilisieren. Es muß jedoch sichergestellt werden, daß die nichtinvasive Beatmung effektiv ist. Läßt sich mit ihrer Hilfe eine Stabilisierung der Ventilation nicht innerhalb von 10–15 min erreichen, sollte intubiert werden. Agitierte und inkooperative Patienten eignen sich nicht zur nichtinvasiven Beatmung.

Zur Akutbehandlung der Atemnot gehört auch eine ausreichende *parenterale Kalorienzufuhr*, da der Energieverbrauch der Atemarbeit erheblich sein kann und Patienten mit Atemnot oft schon eine längere katabole Phase durchlaufen haben.

5.2 Verringerung der Atemwiderstände

Bronchodilatatoren

Zur symptomatischen Therapie der Atemwegsobstruktion eignen sich am besten Bronchodilatatoren (Decramer et al. 1998). β_2-Sympathomimetika und Anticholinergika finden isoliert oder in Kombination Anwendung. Die inhalative Therapie besitzt einen erheblichen Vorteil in der Dosis-Nebenwirkungs-Relation und ist in jedem Fall zu bevorzugen, wenn der Patient in der Lage ist, die Dosieraerosole oder Trockenpulverinhalatoren zu bedienen. Der Nachteil der kurzen Wirkdauer konnte in letzter Zeit durch die neueren Substanzen Salmeterol und Formoterol beseitigt werden. Salmeterol hat jedoch aufgrund seiner hohen Lipophilie einen verzögerten Wirkeintritt, so daß es zur Notfalltherapie ungeeignet erscheint. Die bronchodilatorische Wirkung beider Substanzen reicht gut über die Nacht. Aufgrund theoretischer Überlegungen zur Physiologie der Betarezeptoren sollten diese Substanzen nicht ohne gleichzeitige inhalative Steroidtherapie verabreicht werden.

Leider sind ältere Patienten oft nicht mehr in der Lage, Dosieraerosole oder Inhalatoren zu bedienen. Hier kann der Einsatz eines *Pari-Inhalators* sinnvoll sein, der eine gute Lungendeposition erzielt bei nur minimalem Koordinationsaufwand des Patienten. In der praktischen Anwendung kann man eine Kortikoidsuspension (Pulmicort®) vorteilhaft mit Betamimetikalösungen mischen.

Theophylline

Theophylline nehmen eine Sonderstellung in der Behandlung der Atemwegsobstruktion ein. Ihr Wirkmechanismus ist multifaktoriell. Neben einer vergleichsweise geringen Bronchodilatation finden sich positiv inotrope Effekte auf die erschöpfte Atemmuskulatur, Vigilanzsteigerung und Verbesserung der Oxygenierung in der Nacht. Sie sind kausale Therapeutika bei zentralen nächtlichen Apnoen und verbessern eine Cheyne-Stokes-Atmung, allerdings auf Kosten der Schlafqualität.

Bei akuter Atemnot können sie intravenös verabreicht werden. Theophylllin-Lösungen sind oral oder als Klysmen ebenfalls rasch wirksam. Bei nächtlicher Gabe sollten gut retardierte Theophylline mit verzögerter und möglichst langer Gipfelzeit nicht vor 22 Uhr verabreicht werden, um ein Einschlafen zu ermöglichen.

Die therapeutische Breite der Theophylline ist gering und ihre Metabolisierung kann durch zahlreiche Medikamente gestört werden. Theophyllinintoxikationen sind keine seltene Ursache zur Krankenhausaufnahme. Herzrhythmusstörungen wie ektope und multifokale Vorhoftachykardien sind beschrieben. Theophyllininduzierter gastroösophagealer Reflux ist eine häufige Ursache von Übelkeit. Bei älteren Patienten kann es zu einer Anorexie mit Gewichtsabnahme kommen.

Glukokortikosteroide

Bei akuter Atemwegsobstruktion ist auf jeden Fall die Gabe von Glukokortikosteroiden notwendig. Sie verkürzen den Ablauf einer Exazerbation erheblich und wirken oft lebensrettend. Auch bei Patienten mit chronischem Asthma besteht kein Zweifel am Nutzen der Kortikoide in oraler und inhalativer Form (Dompeling et al. 1992). Wird eine chronische Kortikoidgabe erforderlich, so sollte immer der inhalative Weg bevorzugt werden. Die Grundregeln der inhalativen Kortikoidtherapie sind auch im Alter sehr wichtig:
- Anwendung immer vor den Mahlzeiten
- nach der Inhalation eines Bronchodilatators
- ausreichende Mundhygiene nach der Mahlzeit.

Wenn der regelmäßige Gebrauch von Dosieraerosolen oder Pulverinhalatoren nicht erlernt werden kann, hat sich die Gabe von Budesonid-Suspension über einen Druckluftvernebler bewährt. Mit Hilfe des Verneblers gelingt es meist, die orale Kortikoiddosis stark zu reduzieren. Gerade alte Patienten mit Diabetes mellitus profitieren vom Abbau der oralen Glukokortikoidmedikation.

Sollte eine enterale Gabe auf Dauer notwendig sein, muß die kleinstmögliche Dosis angestrebt werden. Die Dosis muß immer wieder überprüft werden. Ein Drittel der Tagesdosis wird abends verabreicht, wodurch ein günstiges Dosis-Wirkungs-Verhältnis erzielt werden kann.

Bei Patienten mit obstruktiver Emphysembronchitis wird im chronischen Stadium der Nutzen einer Kortisongabe kontrovers diskutiert (Dompeling et al. 1992; Postma et al. 1985; Thompson et al. 1996). Fehlende Reversibilität einer Atemwegsobstruktion auf Betamimetika gilt als ein Hinweis dafür, daß Steroide in der Dauertherapie nicht sinnvoll sein können. Auf jeden Fall sollte ein Therapieversuch in Form einer kurzen Stoßtherapie, begleitet von Lungenfunktionsprüfungen und klinischem Assessment, durchgeführt werden, um die individuelle Wirksamkeit einer Steroidtherapie zu beweisen. Auch der Einsatz von inhalativen Kortikoiden ist aus theoretischen Erwägungen heraus bei chronisch-obstruktiver Emphysembronchitis sinnvoll, obwohl die wissenschaftliche Evidenz aufgrund nur weniger Studien gering ist.

Operative Verfahren

Eine Indikation zur operativen Intervention bei Lungenemphysem dürfte sich im Alter nur selten stellen. Zu überlegen ist jedoch die Resektion zum Beispiel bei Vorhandensein einer einzelnen Riesenbulla, die mehr als ein Drittel einer Thoraxhälfte einnimmt.

5.3 Verringerung des Ventilationsbedarfs

Häufiges Problem kardiopulmonaler Erkrankungen ist neben einer übermäßigen Steigerung der Ventilation bei Belastung auch eine erhöhte Ruheventilation. Gleichzeitig verändert sich der Energiestoffwechsel der meist dekonditionierten Muskulatur, so daß zur Verrichtung von Muskelarbeit wesentlich mehr Sauerstoff benötigt wird. Bei ohnehin verringerter Ventilationsleistung vermindert sich hierdurch die Belastbarkeit zusätzlich. *Regelmäßiges Muskeltraining* verbessert den Wirkungsgrad des Sauerstoff-Energie-Stoffwechsels der Muskulatur und führt zur Abnahme des Ventilationsbedarfs und gesteigerter Belastungsreserve (Decramer 1998). Zur Anwendung kommen möglichst gelenkschonende Trainingsverfahren (Gehtraining, isometrisches Training). Auch eine nasale *Sauerstofftherapie* kann den Ventilationsbedarf senken. Sie kann jedoch nur bei nachgewiesener Hypoxämie verordnet werden.

5.4 Verbesserung der Atemmuskulatur

Alle Verfahren, die eine statische oder dynamische Lungenüberblähung vermindern, verbessern bereits den mechanischen Wirkungsgrad der inspiratorischen Atemmuskulatur. Zusätzliche spezifische Therapiemaßnahmen, die sich auf eine Verbesserung der Atemmuskelstärke und Ausdauer richten, können zur Minderung von Atemnot beitragen (Ries 1991).

Besonders schwierig wird die Situation, wenn der Muskelabbau im Kontext eines allgemeinen Katabolismus wegen Anorexie oder Malassimilation mit Protein und Energiestoffmangelernährung auftritt. Der Katabolismus wird oft verstärkt durch die hohe Ventilationsarbeit. Alle Bemühungen sollten sich auf eine *Beseitigung der katabolen Stoffwechsellage* richten. Hyperkapnische Patienten sollten häufige kleine proteinreiche Mahlzeiten mit konzentriertem Kohlenhydrat (Maltodextrin) und Fettgehalt (Sahne) zu sich nehmen. Ein hoher Fettanteil in der Nahrung verringert die CO_2-Produktion bei gleichbleibender Energiebilanz. Der Einsatz von Anabolika kann sinnvoll sein, ihr Nutzen ist letztlich nicht eindeutig belegt (Donahoe et al. 1992).

Unkritischer Einsatz zu hoher Dosen von Glukokortikoiden gefährdet die gesamte Körpermuskulatur und damit auch die Atemmuskeln. Die Myopathie erholt sich meist erst nach Monaten, wenn nicht zusätzlich eine chronische Hypoxie und eine Neuropathie vorliegen. Depotkortikoide sind mit einem besonders hohen Myopathierisiko behaftet. Die typische proximal betonte Muskelatrophie der Extremitäten geht mit Verlust der Fähigkeit, von der Toilette oder vom Stuhl aufzustehen, einher.

Jede enterale Kortikoiddauertherapie sollte Anlaß zur *Osteoporoseprophylaxe* geben, die mit Vitamin D, Kalzium und Thiaziddiuretika durchgeführt werden kann. Osteoporotische Sinterungen der Thoraxwirbel verkleinern das thorakale Volumen, erhöhen den Atemwiderstand und wirken sich ungünstig auf die Atemmuskulatur aus.

Verfahren zur Steigerung des zentralen Atemantriebs bergen die Gefahr der Erschöpfung einer am Rande der Ausdauerkapazität arbeitenden Muskulatur. Als additive Therapie bei erheblicher Alkalämie kommt die Gabe von Karboanhydrasehemmern (Diamox®) in Betracht. Modulatoren der peripheren Chemorezeptoren (Almitrin) sind nur selten effektiv.

Theophylline zeigen einen positiv inotropen Einfluß auf die sich erschöpfende Atemmuskulatur.

5.5 Beatmungsverfahren

Beatmungsverfahren gelangen zur Anwendung bei obstruktiven Apnoeformen (Guilleminault et al. 1976; McGinty et al. 1987) und chronischen Hypoventilationszuständen (Höltmann et al. 1997). Goldstandard zur Behandlung der nächtlichen obstruktiven Apnoen ist die *nasale Überdruckatmung* (nCPAP). Diese wird allerdings nur von wenigen Patienten toleriert. Grundsätzlich sollte diese Therapie auch bei geriatrischen Patienten versucht werden. Gewichtsreduktion und medikamentöse Therapien bringen oft nicht den gewünschten Erfolg. In besonders schweren Fällen muß die Anlage eines *Tracheostomas* überlegt werden. Als Ultima ratio kann bei schwerer Entsättigung durch Apnoen eine *inhalative Sauerstofftherapie* in der Nacht gerechtfertigt sein.

Wir beobachten einige wenige Fälle von über 80jährigen Patienten mit Hirninfarkten, die sich mit Hilfe nächtlicher CPAP-Therapie von länger bestehenden schwersten kognitiven Funktionsstörungen erholten und mehrere Jahre lang rezidivfrei ihre häusliche Selbständigkeit aufrechterhalten konnten (Frohnhofen et al. 1998).

Die chronische alveoläre Hypoventilation kann durch eine *nichtinvasive Überdruckbeatmung* in der Nacht behandelt werden. Hierbei kommt es meist zu einer Erholung der Atemmuskulatur, so daß sich die Ventilationsparameter am Tage deutlich bessern lassen. Leider wird auch diese Therapie im Alter nur selten akzeptiert.

5.6 Therapie der Oxygenierungsstörung

Wesentliche Bedeutung kommt der Therapie einer akuten und chronischen Oxygenierungsstörung zu. Jeder Patient mit akuter Luftnot profitiert von einer *nasalen Sauerstoffgabe*. Liegt keine hyperkapnische Vigilanzstörung vor, können große O_2-Konzentrationen (6–9 l/min) bedenkenlos angewandt werden.

Sauerstoff entfaltet spezifische vasodilatorische Wirkungen auf den Lungenkreislauf und ist daher auch ein Therapeutikum bei chronischer pulmonaler Hypertonie und akuter Lungenembolie (Hyers 1999). Er vermindert den zentralen hypoxischen Atemantrieb und damit die Belastung der Atemmuskulatur. Durch Verbesserung der metabolischen Situation verringert er den Ventilationsbedarf.

Der Einsatz einer *Sauerstofflangzeittherapie* wird durch eine chronische Oxygenierungsstörung begründet, die auch nach Abklingen akuter Erkrankungen persistiert (PaO_2 in Ruhe < 60 mmHg und Abfall unter Belastung). Hierbei muß die Wirksamkeit auf die arterielle Oxygenierung konkret nachgewiesen werden. Außerdem sollte die an sich seltene Komplikation einer progressiven Hyperkapnie ausgeschlossen werden (NOTT 1980).

Die Anwendung sollte mit einem Sauerstoffkonzentrator kontinuierlich mindestens 12–16 h, überwiegend in der Nacht, erfolgen. Eine kontinuierliche Therapie verbessert den Erfolg, läßt sich jedoch praktisch nur durch den Einsatz von portablen Sauerstoffgeräten mit Dosierventilen erreichen (kleine Flaschen, Flüssigsysteme). Indikationen zur nächtlichen Sauerstofftherapie stellen auch zentrale Hypoventilationssyndrome und eine Cheyne-Stokes-Atmung mit Sauerstoffentsättigungen in der Nacht dar.

Als Alternative zur nasalen Überdruckatmung kann die Sauerstoffgabe bei Patienten mit sonst nicht therapierbarem obstruktivem Schlafapnoesyndrom eingesetzt werden. Sie bessert in diesen Fällen die kognitive Leistungsfähigkeit und das Rehabilitationsergebnis, ändert jedoch nichts an der Tagesmüdigkeit der Patienten (Frohnhofen et al. 1998; Yesavage et al. 1985).

5.7 Verringerung der Atemnotwahrnehmung

Psychische Faktoren – insbesondere Angst vor der Belastungsdyspnoe – tragen zur verstärkten Immobilisierung und Dekonditionierung bei. Aufklärung, Verhaltenstraining oder Ablenkungsmanöver können Angst beseitigen. Auch eine Übungsbehandlung in einer sicheren Umgebung trägt zur Desensibilisierung der Atemnot bei.

Eine Pharmakotherapie mit Sedativa ist meist wenig hilfreich. Sie verbessert nicht das Luftnotgefühl, kann jedoch durch Schwächung der bereits erschöpften Atemmuskulatur eine bereits kritische ventilatorische Situation verschlechtern, ohne das Luftnotgefühl zu verringern.

Die bessere Alternative in der Hand des Erfahrenen sind *Morphinderivate*, die über eine Dämpfung des Atemantriebs das Luftnotgefühl verringern. Die subjektive Besserung übersteigt hierbei oft das Problem der verschlechterten Ventilation. Unter Inkaufnahme einer „permissiven Hyperkapnie" kann sich die Atemmuskulatur gelegentlich erholen.

5.8 Antikoagulanzien

Patienten mit gesicherter Thrombose und akuter Lungenembolie sollten auch im hohen Alter unverzüglich antikoaguliert werden. Rasche intravenöse Heparinisierung kann lebensrettend sein. Für die gewichtsadaptierte Therapie mit niedermolekularen Heparinen liegen noch keine ausreichenden Erkenntnisse bei älteren Patienten vor. Ob eine orale Antikoagulanzientherapie eingeleitet wird, hängt von den individuellen Gegebenheiten des Patienten und seiner Umgebung ab. Alternativ kann die gewichtsadaptierte Therapie mit niedermolekularen Heparinen eingesetzt werden, allerdings empfiehlt sich eine Dosisanpassung mit Hilfe der Anti-Xa-Aktivitätsmessung. Größere Studien liegen allerdings zu diesen Fragen nicht vor.

5.9 Antibiotika

Pneumonien und andere bakterielle Infekte der Atemwege können zu einer deutlichen Belastung der Atempumpe sowie zu einer Oxygenierungsstörung beitragen. Sie erfordern häufig eine Antibiotikatherapie, wobei die frühzeitige Gabe des richtigen Antibiotikums wichtig erscheint (Huchon et al. 1998). Pneumonische Infiltrate in der Lunge älterer Patienten sollten auch ohne Fieber und Leukozytose behandelt werden. Eine Unterscheidung zwischen viraler und bakterieller Lungenentzündung ist im allgemeinen nicht möglich. Die Entscheidung zur Antibiotikatherapie erfolgt meist empirisch und richtet sich nach der Grundkrankheit, der epidemiologischen Situation und der Art der Pneumonie (Saint et al. 1995). Tabelle 22.1 kann zur Auswahl der Medikamente als Leitlinie dienen.

Orale Bioverfügbarkeit moderner Antibiotika läßt eine Sequenztherapie zu: 2- bis 3tägige intravenöse Antibiotikagabe, gefolgt von einer oralen Anschlußtherapie. Hierdurch lassen sich Hospitalverweildauern zum Teil erheblich abkürzen. Reagiert eine

Tabelle 22.1 Leitlinien für die Antibiotikaauswahl.

Patient nicht krankenhausbedürftig und nicht institutionalisiert
1. Wahl: Aminopenicillin
alternative: Tetrazykline, Cephalosporine, Chinolone der 3. Generation, Makrolide
Besonderheiten:
• hohe Wahrscheinlichkeit resistenter Pneumokokken: keine Makrolide oder Aminopenicilline
• bei Begleitkrankheiten im Alter: primär Chinolone der 3. Generation
• bekannte Chlamydien/Mykoplasmenepidemie: Makrolide
• bei COPD: Aminopenicillin + Betalactamase-Inhibitor
Patient krankenhausbedürftig ohne Intensivüberwachung
Cephalosporine der 2. oder 3. Generation *oder*
Aminopenicillin + Betalactamase-Inhibitor *oder*
Penicillin G (1–4 Mio E 2- bis 4stdl.) *oder* Aminopenicillin (nicht bei hoher Wahrscheinlichkeit resistenter Pneumokokken)
je nach epidemiologischer Situation jeweils kombiniert mit neueren Makroliden
alternativ: Monotherapie mit Chinolonen der 2. oder 3. Generation (möglicherweise 1. Wahl bei älteren Patienten wegen der größeren Wahrscheinlichkeit gramnegativer Erreger)
Patient hospitalisiert mit der Notwendigkeit zur Intensivtherapie
Cephalosporine der 2. oder 3. Generation, kombiniert mit Chinolonen oder Makroliden, evtl. zusätzlich Rifampicin
Patient mit exazerbierter COPD
im Alter immer zusätzliche antibiotische Therapie mit Aminopenicillin + Betalactamase-Inhibitor *oder*
Chinolone der 2. Generation *oder*
Makrolide (bevorzugt der neueren Generation; *cave:* Arzneimittelinteraktion!) *oder*
Tetrazykline

Pneumonie nicht auf die Therapie innerhalb von 2–3 Tagen, muß nach Komplikationen (Pleuraempyem, Abszeß) mit Hilfe der Röntgenaufnahme des Thorax oder der Computertomographie gesucht werden. Das Versagen der Therapie bei einer Pneumonie nach 3–4 Tagen ist unabhängig vom Erreger meist mit einer schlechten Prognose korreliert.

5.10 Therapie des Hustens

Husten hat bei älteren multimorbiden Patienten immer den Stellenwert eines schweren Alarmsignals. Daher ist vor jeder Hustentherapie ein funktionelles Assessment zur Abklärung von Dysphagie durchzuführen. Erst wenn sich kein Hinweis auf Aspiration finden läßt, kann eine spezielle Pharmakotherapie begonnen werden.

Der Stellenwert von *Mukolytika* ist umstritten. Ein differenzierter Einsatz bei Patienten mit Reizhusten oder Expektorationsproblemen ist gerechtfertigt. Bei Problemfällen ist die Wirkung meist enttäuschend und muß, wenn überhaupt, einer Therapie der Grundkrankheit zugeschrieben werden. Auch die optimale Therapie des akuten oder chronischen Hustens basiert immer auf der Behandlung der Ursache und der jeweiligen Grundkrankheit. Die hustenerzeugende Wirkung von ACE-Hemmern muß ebenfalls bedacht werden. Quälender Hustenreiz bedarf jedoch meist einer spezifischen Therapie. Grundsätzlich kann der Husten durch periphere Blockade der Mechanorezeptoren (Lokalanästhetika und Betamimetika) als auch (effektiver) durch zentral wirksame *Hustenblocker* bekämpft werden. Bei alten Patienten ist mit zum Teil erheblichen Nebenwirkungen der Hustenblocker in den Fällen zu rechnen, bei denen Aspirationsgefahr besteht oder der Hustenmechanismus durch Ausfall der wesentlichen Hustenmuskeln nach Hirninfarkten oder durch neuromuskuläre Krankheiten ohnehin geschwächt ist. Diese Patienten benötigen sorgfältige Überwachung bei Einsatz von Antitussiva.

Die wirksamsten Antitussiva verursachen außerdem eine Obstipation, die nicht nur den Patienten belästigt, sondern auch die Bioverfügbarkeit verschiedener Medikamente im Alter verstärkt (z.B. Isoptin, Digitalis). Nächtlicher Husten sollte immer an eine Refluxösophagitis denken lassen, die im Extremfall zur Aspirationspneumonie führen kann (Mendelson-Syndrom).

5.11 Therapie der linksventrikulären Funktionsstörung

Wird eine kardiale Erkrankung als Ursache gefunden, so steht deren Behandlung im Vordergrund. Bei der Belastungsdyspnoe geht es vor allem um die Reduktion der diastolischen Funktionsstörung des linken Ventrikels mit Hilfe einer vorlastsenkenden Therapie und Behandlung des Hypertonus sowie der koronaren Herzkrankheit als häufigste Ursache einer kardialen Belastungsdyspnoe. An dieser Stelle sei auf die Kapitel zu den kardialen Erkrankungen verwiesen. Zu berücksichtigen ist, daß nicht nur die Dehnbarkeitsstörung der Lunge bei Lungenstauung, sondern auch eine reflektorische Bronchokonstriktion die Ventilation behindert. Hier kann der Einsatz von Bronchodilatatoren, evtl. in Verbindung mit Glukokortikoiden, sinnvoll sein. Die Übergänge zur verselbständigten Atemwegsobstruktion (sog. Asthma cardiale) sind fließend.

Ein bei älteren Patienten mit chronischer Herzinsuffizienz bislang wenig beachtetes Phänomen ist die Cheyne-Stokes-Atmung. Sie führt vor allem nachts zu erheblichem Sauerstoffmangel und ist an der Entstehung von Tagesmüdigkeit der Patienten beteiligt. Ihre Therapie mit Sauerstoffgabe oder nasaler Überdruckbeatmung trägt zur Verbesserung der Herzfunktion und der Vigilanzstörung bei.

5.12 Aspirationsbehandlung und Prophylaxe

Geriatrisch tätige Ärzte werden fast täglich mit dem Problem der Aspiration konfrontiert. Rasche Entscheidungen sind zu treffen, da die Patienten durch Aspiration in höchstem Maße gefährdet sind. Ein Patient mit neu aufgetretener Aspirationsneigung muß hospitalisiert werden. Erste Maßnahmen sind pflegerischer Natur: häufiges Absaugen des Hypopharynx und sachgerechte Lagerung. Je nach Ursache kann eine Kopftieflage oder eine Fußtieflage des Bettes erforderlich sein. Nasopharyngeale oder oropharyngeale Tuben erleichtern das Absaugen und verringern den Flußwiderstand der oberen Atemwege.

Absolute Zurückhaltung bei oraler Nahrungszufuhr ist geboten. Nach einem Alarmplan sind alle Teampartner zu informieren und ein Dysphagie-Assessment und Managementplan aufzustellen. Angehörige müssen aufgeklärt und vor Fütterungsversuchen gewarnt werden. Parenterale oder extraorale Ernährungswege sind schnellstmöglich zu etablieren. Die Indikation zur Intubation oder Tracheostomie ist zu stellen und bei vigilanzgestörten Patienten zwingend erforderlich. Schwere persistierende Schluckstörungen machen ein permanentes Tracheostoma erforderlich. Sinnvoll ist eine breite antibiotische Therapie nach akutem Aspirationsereignis.

Medikamentöse Maßnahmen zur Beseitigung eines Refluxes (Prokinetika), zur Verbesserung der Vigilanz (Amantadine) und der Zungenmotorik (Parkinsontherapie), unterstützen den Prozeß. Refluxbegünstigende Medikamente wie Kalziumantagonisten und Theophylline sollten vermieden werden.

Die Anlage einer *perkutanen Gastroenterostomie* ist die Methode der Wahl bei länger anhaltenden Schluckstörungen mit Aspiration und unzureichender Nahrungszufuhr. Nasogastrische Sonden können die Aspirationsgefahr erhöhen, indem sie den Reflux fördern. Auch nach PEG-Anlage ist die Aspirationsgefahr durch Reflux nicht gebannt. Konsequente Tieflagerung des Fußendes, langsame Nahrungsinfusionen (Pumpe) und Gabe von Prokinetika sind obligate Begleitmaßnahmen der PEG-Ernährung.

Bei bewußtseinsklaren Patienten wird ein umfassendes Dysphagie-Assessment durchgeführt. Auch die Gastroskopie und Bronchoskopie gehören zum Untersuchungsprogramm. Im Vordergrund steht die *logopädische Übungsbehandlung*. Die speziell qualifizierte Logopädin prüft und leitet den Wiederaufbau der oralen Ernährung.

6 Zusammenfassung

Atemnot und Husten sind Kardinalsymptome schwerer Erkrankungen und Funktionsbeeinträchtigungen der Thoraxorgane beim alten Menschen. Eine differenzierte Analyse, Differentialdiagnostik und Therapie setzt umfassende Kenntnis der Pathophysiologie und der therapeutischen Möglichkeiten voraus. Nicht nur unter dem Aspekt der Mobilität und des subjektiven Wohlbefindens, sondern auch im Hinblick auf typische psychopathologische Phänomene bei älteren multimorbiden Patienten ist eine optimale Therapie dieser Funktionsstörungen wesentlich.

Literatur

Ancoli-Israel, S., D. F. Kripke, M. R. Klauber, W. J. Mason, R. Fell, O. Kaplan: Sleep-disordered breathing in community-dwelling elderly. Sleep 14 (1991); 486–495.

Berry, D. T., B. A. Phillips, Y. R. Cook, F. A. Schmitt, N. A. Honeycutt, A. A. Arita, R. S. Allen: Geriatric sleep apnoe syndrom: a preliminary desription. J. Gerontol 45 (1990); 169–174.

Decramer, M., C. F. Donner, AMWJ Schols: Rehabilitation. In: D. S. Postma, N. M. Siafakas (eds): Management of chronic obstructive pulmonary disease. European Respiratory Monograph, Vol 3. Monograph 7 Eur. Resp. Soc. Journals Ltd 1998.

Dompeling E., van C. P. Schayck, H. Folgering, van P. M. Grunsven, van C. Weel: Inhaled beclomethasone improves the course of asthma and COPD. Europ. Respir. J. 1992; 5: 945–952.

Donahoe M., R. Rogers: Nutrition in the elderly patient with pulmonary disease. In: Mahler, D. A.: Pulmonary Disease in the Elderly Patient. 1993; New York Marcel Dekker.

Frohnhofen, H., B. Höltmann, G. Orth, O. Hagen, P. Rang, U. Meier: Nächtliche Sauerstofftherapie und kognitive Funktion bei bewußtseinsklaren, älteren Patienten mit Hirninfarkt und obstruktiver Schlafapnoe – Eine kontrollierte Studie. Somnologie 2: 1998; 172–183.

Guilleminault, C., A. Tilkian, W. C. Dement: The sleep apnea syndromes. Amer. Rev Med 27: 1976; 465–484.

Höltmann, B., H. Frohnhofen: Nächtliche Hypoxie und Sterblichkeit bei geriatrischen Patienten: Vergleich verschiedener Hypoxie-Indizes. Pneumologie 5: 1997; 181.

Huchon, G., M. Woodhead: Management of adult community acquired lower respiratory tract infections. Europ. Resp. Rev. 8: (1998) 392–418.

Hyers, T. M.: Venous thromboembolism. Amer. J. Respir. Crit. Care Med. 159: 1999; 1–14.

Janssens, J. P., J. C. Pache, L. P. Nicod: Physiological changes in respiratory function associated with ageing. Europ. Respir. J. 13: 1999; 197–195.

McGinty, D., M. Littner, N. Stern: Sleep-related breathing disorders in aging. Interdiscl. Topics Geront. 22: 1987; 13–36.

NOTT Nocturnal Oxygen Therapy Trial Group. Continuous or nocturnal oxygen therapy in hypoxemic chronic obstructive lung disease: a clinical trial. Ann. intern. Med. 93; 1980 (3): 391–398.

Postma, D. S., E. J. Stenhuis, H. J. Sluiter: Severe chronic airflow obstruction: can corticoids slow down progression? Eur. J. Resp. Dis 1: 1985; 22–26.

Ries, A. L.: Pulmonary rehabilitation: rationale, components, and results. J. Cardiopulmonary Rehabilitation 11: (1991) 23–28.

Thompson, W. H., C. P. Nielson., P. Carvalho., Charan, N. B. Crowley J. J.: Controlled trial of oral prednisone in outpatients with acute COPD exacerbation. Am. J. Respir. Crit. Care Med. 154; 1996: 407–412.

Saint, S., S. Bent, E. Vittinghoff et al: Antibiotics in chronic obstructive pulmonary disease exacerbations: a meta-analysis. J. Amer. med. Ass. 273: 1995; 957.

Yesavage, J., D. Bliwise, C. Guilleminault, M. Carscadon, W. C. Dement: Preliminary communication: Intellectual deficit and sleep-related respiratory disturbance in the elderly. 8 Sleep (1985), 30–33.

23

Muskel- und Gelenkbeschwerden

HANS GEORG NEHEN

INHALT

1	Problematik	248	3.3	Kristallarthropathien	254
2	Klinische Symptomatik	249	3.3.1	Gicht	255
2.1	Schmerz	249	3.3.2	Chondrokalzinosearthropathie	255
2.2	Funktionsstörungen	249	3.3.3	Hydroxylapatitkrankheit	256
3	Zugrundeliegende Erkrankungen	250	3.4	Chronische Polyarthritis (cP)	
3.1	Osteoporose	250		im Alter	256
3.2	Degenerative Gelenkerkrankungen	252	3.4.1	Formen	256
3.2.1	Pathophysiologie	252	3.4.2	Diagnostik	257
3.2.2	Generalisierte primäre Arthrose	252	3.4.3	Therapie	258
3.2.3	Gonarthrose	253	3.5	Polymyalgia rheumatica	258
3.2.4	Arthrose im Großzehengrundgelenk	253	3.6	Dermatomyositis, Polymyositis	259
3.2.5	Spondylarthrose	253	3.7	Parkinson-Syndrom	260
3.2.6	Spondylosis hyperostotica (diffuse idiopathische Skeletthyperostose, DISH)	254	3.8	Polyneuropathie	260
3.2.7	Koxarthrose	254	4	Besonderheiten der physikalischen Therapie bei Bewegungsstörungen im Alter	261
3.2.8	Arthrose im Akromioklavikulargelenk	254			

1 Problematik

„Was geht am Morgen auf 4 Beinen, am Mittag auf 2 Beinen und am Abend auf 3 Beinen?" Das Rätsel der Sphinx drückt die Vorstellung aus, die die Menschen über Jahrtausende vom Alter hatten. Augenfällig waren die deutlichen Veränderungen des Bewegungsapparates. Ein runder Rücken, ein kleinschrittiger Gang, eine Gehhilfe, eine leichte Beugestellung der Kniegelenke, eine Griffschwäche und Störung der Feinmotorik, morgendliche Steifheit, Anlaufschmerz nach längerer Ruhephase und Schmerzen bei Bewegung sind typische Symptome des Alterspatienten, bezogen auf den Bewegungsapparat. Die Berliner Altersstudie zeigte, daß bei den über 70jährigen in 60,6% eine Osteoarthrose vorliegt und in 49,5% eine Dorsopathie, wobei nur mittlere und schwere Erkrankungsgrade aufgeführt werden.

Etwa 50% aller Erwachsenen klagen über rheumatische Beschwerden. Bei fast 20% aller Personen, die einen Arzt aufsuchen, wird eine rheumatische Störung diagnostiziert. Antirheumatika bzw. Analgetika stehen seit Jahren an der Spitze der meistverordneten Medikamente.

Rheumatische Erkrankungen stehen neben kardiovaskulären und pulmonalen Krankheiten an der Spitze der Morbidität, während sie für die Mortalität kaum eine Rolle spielen. Erkrankungen der Muskeln und Gelenke schränken jedoch die Lebensqualität des älteren Menschen stark ein. Schmerzen, Behinderungen und Veränderungen der eigenen Gestalt prägen das Selbstbild des Kranken, zunehmende Bewegungsvermeidung führt letztendlich zu sozialer Vereinsamung. Der in seinen Bewegungsabläufen gestörte ältere Mensch kann zunehmend weniger "begreifen". Haltung und Bewegung sind Teil menschlicher Selbstdarstellung. Sie haben einen individuellen Ausdruckscharakter. Bei allen Schmerzen, die im Bewegungssystem auftreten, kommt es zu einem Circulus vitiosus. Der Schmerz führt zu einer Vermeidung von Bewegung, die Immobilität führt zur Reduktion von sozialen Kontakten sowie gleichzeitig zur Atrophie der Muskulatur und weiterer Einschränkung der Beweglichkeit. Der soziale Rückzug führt zur Depression, wodurch wiederum das Schmerzerleben verstärkt wird, und der Kreislauf beginnt von neuem.

Fehlhaltungen und behinderte Bewegungsabläufe weisen einerseits auf organische Ursachen hin, andererseits aber auch auf psychische Veränderungen. Beide Bereiche sollte der Arzt bei seinen Untersuchungen im Blickfeld haben.

2 Klinische Symptomatik

Hauptsymptome aller Muskel- und Gelenkbeschwerden im Alter sind der *Schmerz* und die *Funktionsstörungen*.

2.1 Schmerz

Nach Art des Schmerzes können differentialdiagnostische Überlegungen angestellt werden. Schmerz ist ein biologisches Alarmsignal mit Schutzfunktion. Die schnell leitenden A-Delta-Fasern erklären den hellen, scharfen Schmerz, der zu Fluchtverhalten führt; die langsam leitenden C-Fasern bewirken einen dumpfen, bohrenden Schmerz, der zu Schonhaltung führt. Der chronische Schmerz des Bewegungsapparates, wie wir ihn bei älteren Menschen sehen, hat jedoch keine biologische Warnfunktion. Als chronisch wird ein Schmerz definiert, der länger als 3 Monate dauert.

Jede Schmerzempfindung besitzt primär eine emotional unangenehme Komponente, die zu Unlustgefühlen führt. Schmerzrezeptoren finden sich im gelenknahen Periost, in der Gelenkkapsel, in gelenknahen Sehnen und Bändern sowie vermutlich auch in den tiefen Schichten der Membrana synovialis. Außerdem finden sie sich in paraartikulären Geweben wie Haut, Unterhaut, Muskeln etc. Entzündliche und/oder degenerative Veränderungen in den genannten Geweben können Schmerzen auslösen. Da alle genannten Strukturen in enger anatomischer Beziehung zueinander stehen, ist eine genaue Lokalisation der Schmerzentstehung oft sehr schwer. Die Intensität des Schmerzes ist abhängig vom Grad der Veränderung des Gewebes, z.B. der Intensität der Entzündung. Bei *aktiver Arthritis* ist bereits ein leichter Druck auf ein Gelenk schmerz-

Tabelle 23.1 Diagnosehilfe.

Formulierungen von Patienten	dahinterstehende häufige Erkrankungen
Anlauf- und Belastungsschmerz	Arthrosen
Morgensteifigkeit und Bewegungsschmerz	rheumatoide Arthritis
schlafdurchbrechender Rückenschmerz	Kompressionsfrakturen bei Osteoporose Spondylodiszitis Iliosakralarthritis
wetterabhängige fließende Schmerzen	Weichteilrheumatismus
gelenknahe Druckschmerzen	Insertionstendopathien
nächtliche parästhetische Schmerzen	Karpaltunnelsyndrom

haft. Bei *mäßig aktiver Arthritis* läßt sich ein Schmerz mechanisch auslösen, wenn eine ganze Gelenkreihe, wie z.B. die Fingergrundgelenke, komprimiert wird. Bei geringer Entzündungsaktivität tritt erst dann ein Schmerz auf, wenn ein Gelenk passiv bis an den Endpunkt seiner Möglichkeit bewegt wird (Endphasenschmerz). Unterschiedliche Lokalisation, Qualität, Beginn und Verlauf von Schmerzen geben wichtige Hinweise zur Differentialdiagnostik.

Schmerzqualität, Lokalisation und zeitliches Auftreten können auch bei ein und derselben Erkrankung wechseln. Die Dauer der Morgensteifigkeit, die Gehstrecke, in Minuten oder Metern angegeben, das Auftreten von Ruhe-, Anlauf- und Bewegungsschmerzen sowie nächtliche, schlafdurchbrechende Schmerzen sind ein Maß für die Schwere der Erkrankung. Sie sollten exakt dokumentiert werden, da sie sich unter der Therapie verändern können und somit auch einen Erfolgsparameter darstellen.

Tabelle 23.1 gibt häufige Formulierungen von Patienten wieder und die dahinterstehende häufige Erkrankung.

2.2 Funktionsstörungen

Durch die Erkrankungen des Bewegungsapparates kommt es zu vielfältigen Funktionsstörungen. Zur Beurteilung von Funktionsstörungen gibt es in der Geriatrie eine Reihe verschiedener Skalen. Die ADL-Skalen (Activities of Daily Living) eignen sich durchaus zur Einschätzung des Schweregrades von Funktionsstörungen infolge Erkrankungen im Bewegungssystem. Eine genaue Beurteilung der Beweglichkeit erlaubt der Mobilitätstest nach E. Tinetti.

Differentialdiagnostisch sehr hilfreich ist die Unterscheidung zwischen Funktionsstörungen im Bereich der Feinmotorik und der Grobmotorik:
- Patienten mit chronischer Polyarthritis zeigen vorwiegend Störungen der Feinmotorik (Knöpfen der Kleidung, Briefschreiben, Bedienen von kleineren elektrischen Schaltern wie z.B. an der Kaffeemaschine, Brotstreichen etc.).
- Patienten mit einer Arthrose zeigen vorwiegend Störungen im Bereich der größeren Gelenke (Benutzen öffentlicher Verkehrsmittel, Aufheben von Gegenständen am Boden, Anziehen eines Mantels, Gehen über längere Strecken etc.).

Bei der Untersuchung des (ausgezogenen!) Patienten zeigen sich eventuell vorhandene Deformitäten. Die Beurteilung einer Deformität ist nur auf dem Hintergrund einer exakten Anamnese möglich. Ein Rundrücken kann einerseits Folge einer Rachitis in der Kindheit sein, andererseits aber auch durch eine rasch progrediente Osteoporose entstehen. Wir treffen heute häufig auf Alterspatienten, deren angeborene Fehlstellungen in verschiedenen Gelenken in der Kindheit nicht korrigiert wurden und zu ausgleichenden Haltungsveränderungen geführt haben (z.B. angeborene Beinlängenverkürzung mit Beckenschiefstand und ausgleichender Skoliose). Hiervon abzugrenzen sind Deformierungen, die durch Erkrankungen im Alter entstehen, wie z.B. Ulnardeviation der Langfinger bei chronischer Polyarthritis.

3 Zugrundeliegende Erkrankungen

3.1 Osteoporose

Die Knochenmasse des Menschen hängt ab von seinem Alter, seinen Erbanlagen, dem Hormonstatus, der Ernährung und der körperlichen Belastung.

> Alter und Erbanlagen sind nicht zu beeinflussen. Hormone, Ernährung und körperliche Belastung können hingegen bis ins hohe Alter beeinflußt werden.

In den Jahren der Kindheit nimmt die Knochenmasse rasch und unabhängig von den Sexualhormonen zu. Der kindliche Knochen ist ohne Geschlechtshormone optimal ausgebildet. Inwieweit die Pubertät einen Einfluß auf das Skelettsystem nimmt, ist unklar. Es ist jedoch bekannt, daß ein Ausbleiben der Sexualhormone zu einer ungenügenden Ausbildung der maximalen Knochenmasse führt. Denn das Optimum der Knochenmasse hält nach der Pubertät für ca. 2 Jahrzehnte an. Anschließend beginnt der Abbau.

> Pro Jahr verliert der gesunde Mensch ca. 0,5–1% seiner Knochenmasse.

Das bedeutet, daß auch der gesunde sehr alte Mensch eine Knochenmasse aufweist, die eine Frakturgefährdung bedeutet. Infolge der verminderten körperlichen Aktivität ist das Frakturrisiko der sehr alten Menschen jedoch entsprechend gering. Eine Risikogruppe stellen die Menschen dar, die primär eine ungenügende Knochenmasse aufgebaut haben bzw. die, die durch osteoporoseauslösende Faktoren vorzeitig und beschleunigt Knochenmasse verlieren. Frauen sind im Vergleich mit Männern auf natürliche Weise benachteiligt, da mit der Menopause Östrogene als Schutzfaktoren des Skelettsystems ausfallen. Prämenopausal mit einer noch ausreichenden Östrogenproduktion befindet sich der Knochenstoffwechsel in einer normalen Umbaugeschwindigkeit, wobei es altersbedingt zu einem langsamen Verlust kommt.

Pathophysiologie

Der Ausfall der Östrogene wird vom Organismus beantwortet mit einem beschleunigten Verlust an Knochenmasse über einige Jahre (high turnover). Diese Phase dauert ca. 6–8 Jahre. An diese Phase des schnellen Knochenmasseverlustes schließt sich eine Phase mit langsamem Verlust an, die Frauen verlieren in dieser Lebensphase nur noch in gleichem Tempo Knochensubstanz wie die Männer (low turnover). Der Knochen ist nunmehr sexualhormonunabhängig und nur noch altersabhängig. Für die Überlegungen einer Östrogenprophylaxe bedeutet dies, daß die Substitution von Östrogen dann am aussichtsreichsten ist, wenn der Knochen noch entsprechend sensibel ist für das Hormon, also bald nach Beginn des Östrogenabfalls. Es ist jedoch bislang ungeklärt, welche Faktoren zur Osteoporose prädisponieren. Denn nicht alle Frauen, die die Menopause erreichen, erleiden auch eine Osteoporose. Das Problem liegt in der Risikoabschätzung.

Diagnostik

Eine Knochendichtebestimmung ist als einzelne diagnostische Maßnahme zur Bestimmung des Osteoporoserisikos unzureichend. Lediglich wiederholte Messungen zusammen mit dem Abschätzen der Risikofaktoren (Tab. 23.2) erlauben eine sinnvolle Einordnung aller Daten. Die Osteoporose ist weitgehend asymptomatisch bis zum Auftreten von Frakturen. Dabei handelt es sich häufig um Bagatelltraumen, die zu einer Fraktur führen. Zuweilen lassen sich auch überhaupt keine akuten Ereignisse für das Auftreten einer Fraktur herausfinden. Im Gegensatz dazu kommt es bei der Osteomalazie häufig zu diffusen Knochenschmerzen, auch dann, wenn

Tabelle 23.2 Risikofaktoren der primären Osteoporose.

- Alter
- weibliches Geschlecht
- Amenorrhö (vorzeitige Menopause, Zustand nach Ovarektomie)
- sekundäre Amenorrhö
- positive Familienanamnese
- Rasse
- mangelhafte Kalziumaufnahme
- Untergewicht
- körperliche Immobilität
- Rauchen, Alkohol, Mangelernährung, Gastrektomie

Tabelle 23.3 Primäre Osteoporose.

	Typ I	Typ II
Alter	51–75 Jahre	> 70 Jahre
weibl.: männl.	6:1	2:1
Knochenverlust	trabekulärer Knochen	kortikaler Knochen
Knochenverlustrate	schnell	langsam
Frakturen	Wirbelkörper, Radius	Wirbelkörper, Hüfte
Serumkalzium	normal	normal
Serumphosphat	normal	normal
alk. Phosphatase	normal	normal
Urinkalzium	erhöht	normal
PTH	erniedrigt	erhöht

Tabelle 23.4 Ursachen häufiger sekundärer Osteoporose.

Endokrinopathien	Hyperkortisolismus, Hyperthyreose, Hyperparathyreoidismus
Medikamente	Kortison, Heparin, Methotrexat, Phenytoin, Isoniazid, aluminiumhaltige Antazida
internistische Erkrankungen	Diabetes mellitus, chronische Niereninsuffizienz, chronische Lebererkrankung, chronisch obstruktive Lungenerkrankungen, Malabsorptionssyndrome, rheumatoide Arthritis, Sarkoidose
andere Ursachen	Alkohol, Tabak, Bewegungsmangel

röntgenologisch keine Frakturen nachgewiesen werden können.

Neben der im wesentlichen östrogenbedingten primären Osteoporose vom Typ I läßt sich eine primäre Osteoporose vom Typ II unterscheiden. Letztere zeigt sich in der Phase des Low turn-over und geht einher mit Änderungen im Vitamin-D-Stoffwechsel.

Typisch für die primäre Osteoporose vom Typ I sind gehäufte Wirbelkörperfrakturen und Radiusfrakturen loco typico, bei Typ-II-Osteoporose finden sich gehäuft Frakturen der Wirbelkörper und Oberschenkelhalsfrakturen (Tab. 23.2 und 23.3).

Neben der primären Osteoporose ist immer auch auf die möglichen sekundären Formen zu achten. Tabelle 23.4 gibt eine nicht vollständige Liste möglicher Ursachen.

Therapie

Bislang gibt es keine Standardtherapie für die manifeste Osteoporose. Basis bleiben aber die Optimierung der *Kalziumzufuhr* und die *Gabe von Vitamin D*. Hier sind 1000 mg Kalzium/Tag als Minimum anzusehen. Frauen in der Frühmenopause sollten bei nachgewiesenem Osteoporoserisiko eine *Östrogen-/Gestagensubstitution* erhalten. Mit zunehmendem Alter sinkt jedoch die Compliance der Hormontherapie drastisch ab und erreicht bei den Frauen in der Gruppe zwischen 66 und 70 Jahren eine Akzeptanzrate von lediglich 16%. Hier ist eine Aufklärung dringend erforderlich, zumal es sich immer um eine Langzeittherapie handeln muß.

Für das *Calcitonin* besteht eine Indikation zur Schmerzlinderung nach frischen Wirbelkörpereinbrüchen als kurzzeitige Therapie. Eine Langzeittherapie über 1 Jahr führt vermutlich zu einer Abnahme des Frakturrisikos, jedoch liegen eindeutige Studien auch hier nicht vor. *Biphosphonate* hemmen die Osteoklastentätigkeit und erzielen die größte Zunahme an Knochenmasse; sie reduzieren die Häufigkeit von Wirbelkörperfrakturen.

Auch *Fluoride* fördern den Aufbau neuer Knochensubstanz; bei zu hoher Dosierung verringern sie jedoch die mechanische Belastbarkeit des Knochens.

> Bei Überdosierung von Fluoriden kommt es leicht zu Schmerzerscheinungen im Bereich der Sprunggelenke.

Die Therapie sollte nach ca. 2–3 Jahren beendet werden, um das Auftreten einer Fluorose zu vermeiden. Vermutlich ist die gleichzeitige Gabe von Vitamin D und Kalzium sinnvoll. Jedoch gibt es auch hier bislang keine eindeutigen Aussagen.

Die wesentliche Voraussetzung für das Wirksamwerden aller medikamentösen Therapieempfehlungen ist die *Remobilisierung des Patienten*. Physikalische Maßnahmen zur ausreichenden Belastung des Skelettsystems sind unabdingbar, um den einmal neugebildeten Knochen auch zu erhalten. Hier haben sich auch Kältepackungen bewährt, die zu einer Schmerzlinderung im Bereich der Wirbelsäule führen. Direkt nach Anwendung der Kältepackungen soll eine gezielte krankengymnastische Mobilisation durchgeführt werden. Ein kleiner Teil der Patienten empfindet die Kälteanwendungen als so unangenehm, daß sie nicht durchgeführt werden können. Hier empfiehlt sich vor der Krankengymnastik die Gabe von Analgetika.

3.2 Degenerative Gelenkerkrankungen

3.2.1 Pathophysiologie

Degenerative Veränderungen im Bereich der Gelenke beginnen bereits im 3. Lebensjahrzehnt.

> Im Alter von 40 Jahren zeigen fast 90% aller Untersuchten degenerative Veränderungen im Bereich der gewichttragenden Gelenke. Ab dem 30. Lebensjahr lassen sich zunehmend auch röntgenologische Veränderungen erkennen. Sie nehmen kontinuierlich mit dem Alter zu. Krankheitssymptome treten jedoch nur bei 25% der Untersuchten auf.

Bei der *Arthrose* besteht ein Ungleichgewicht zwischen Kräften, die auf den Knorpel einwirken, und Mechanismen, die diese Kräfte auffangen. Damit ist die Arthrose für sich allein keine Krankheit. Das arthrotische Gewebe versucht, die Veränderungen des Knorpels zu kompensieren. Bei dem geringen Zellgehalt des Knorpels werden die wesentlichen biomechanischen Eigenschaften von der extrazellulären Grundsubstanz bestimmt. Sie besteht aus Kollagen und Proteoglykanen:

- Die arkadenartig angeordneten Kollagenfasern bilden das Gerüst des Knorpels und garantieren eine Druckaufnahme ohne bleibende Verformung.
- Die Proteoglykane garantieren die Elastizität des Knorpels, sie bestimmen auch seinen Wassergehalt. Je höher der Wassergehalt des Knorpels ist, um so besser ist auch das Diffusionsvermögen und damit die Ernährung der Chondrozyten.

Der Gelenkknorpel besteht zu 50% aus Kollagen, vorwiegend vom Typ II, und zu ca. 30% aus Proteoglykanen und Glykoproteinen. Diese Substanzen werden von den Chondrozyten produziert. Bei Alterserscheinungen besteht eine Störung sowohl der Biosynthese als auch des Abbaus von Proteoglykanen und Kollagenen. Im Alter nehmen die verschiedenen Proteoglykane ungleichmäßig ab; ihre Vernetzbarkeit und Wasserbindungsfähigkeit verringert sich. Bei der Arthrose ist dies besonders ausgeprägt. Es kommt zu einer ungeordneten Ersatzproduktion der Grundsubstanzen, und die mechanisch geschädigten Chondrozyten geben Proteasen und andere Enzyme in die Umgebung ab, wodurch ein Selbstverdauungsprozeß des Knorpels in Gang gesetzt wird. Das Typ-II-Kollagen des gesunden Knorpels wird durch das Typ-I-Kollagen im arthrotischen Knorpel ersetzt. Letzteres wird 5mal schneller durch Kollagenasen abgebaut.

In der Membrana synovialis wird die Synovia produziert, die für Ernährung und Lubrifikation des Gelenkes wichtig ist. Eine Abnahme dieser Flüssigkeit bedeutet eine verminderte viskoelastische Stoßdämpfung. Dies wiederum führt zu gesteigertem Muskeltonus und zu größeren muskulären Anstrengungen mit entsprechenden Myalgien.

Die auf das Gelenk treffenden Kräfte werden jetzt ungedämpft an den subchondralen Knochen weitergegeben. Das radiologische Frühzeichen ist die subchondrale Osteosklerose. Sie besteht wahrscheinlich aus Kallus der Frakturen subchondraler Knochenbälkchen. Die subchondrale Knochenlamelle wird härter. Darüber liegt der brüchig gewordene Knorpel. Bei jeder Bewegung wird jetzt der weiche Knorpel auf die harte subchondrale Knochenschicht gepreßt. Durch Vergrößerung der Belastungsfläche soll der Druck vermindert werden. Es entstehen Osteophyten. Alle freigelegten Strukturelemente von Knorpel und Knochen können eine Entzündung auslösen. Es entsteht jetzt das Bild der *aktivierten Arthrose*. Bei eröffneter Markhöhle des Knochens können jedoch auch Blutgefäße und Fibroblasten an die Gelenkoberfläche vordringen und ein Granulationsgewebe bilden, das Bindegewebszellen enthält. Diese können eine Narbe bilden. Bei verminderter mechanischer Belastung, aber regelmäßiger Bewegung kann die Narbe in die Kontur der Gelenkoberfläche eingebaut werden. Bewegung ohne Belastung kann also zur Linderung der Arthrose beitragen, z.B Bewegungsbad.

Da der Knorpel nicht mit Nerven versorgt ist, kann es auch nicht zu Schmerzempfindungen kommen. Die Schmerzen der Arthrose können entstehen durch Mikrofrakturen im Bereich des subchondralen Knochens, Periostanhebung bei Knochenneubildung, Synovialitis bei aktivierter Arthrose, Schädigung von intraartikulären und periartikulären Bändern, periartikuläre Muskelverspannungen. Die Morgensteifigkeit ist bei der Arthrose in der Regel kurz, typisch ist der Anlaufschmerz nach Ruhephasen sowie der Belastungsschmerz bei länger andauernder Belastung.

3.2.2 Generalisierte primäre Arthrose

Die generalisierte primäre Arthrose wird gehäuft bei Frauen zu Beginn der Menopause gefunden. Sie ist bei Frauen dominant vererblich, bei Männern rezessiv. Betroffen sind die Fingergrund- und -mittelgelenke (Heberden- und Bouchard-Arthrose), die Daumensattelgelenke (Rhizarthrose) sowie das Gelenk zwischen Kahnbein und Trapezoideum, die Kniegelenke, die Großzehengrundgelenke sowie Hals- und Lendenwirbelsäule.

> Die Heberden-Knoten sind die häufigste Erscheinungsform der Arthrose.

In der Regel entwickeln sie sich langsam mit nur geringen Schmerzen. Die Knotenbildung ist bei Rechtshändern in der rechten Hand ausgeprägter. Selten kommt es durch intermittierend auftretende Entzündung zu starken Schmerzen. Hierbei kann es zu Knorpel- und Knochenzerstörung kommen mit einer Ankylosierung.

Die Rhizarthrose tritt meist zusammen mit der Heberden- und Bouchard-Arthrose auf. Nur bei entzündlichen Schüben kommt es zu Schmerzen, besonders bei Opposition und Abduktion des Daumens. Verstärkt wird eine Funktionsbehinderung bei gleichzeitig bestehender Arthrose zwischen Kahnbein und Trapezium.

> Bei Heberden- und Bouchard-Arthrosen besteht selten eine Funktionseinschränkung, jedoch häufig eine Überempfindlichkeit gegen Kälte.

3.2.3 Gonarthrose

Im Rahmen der primären generalisierten Arthrose sind die Kniegelenke häufig befallen. Die Arthrose der Kniegelenke ist bei Frauen häufiger als bei Männern (Frauen : Männer = 3 : 1).

Anfangs bestehen Bewegungsschmerzen, die in Ruhe nachlassen. Erstes objektivierbares Zeichen ist häufig ein Streckdefizit. Bei einer Femoropatellararthrose klagen die Patienten über Schmerzen beim Treppabgehen.

Das Röntgenbild zeigt zu Beginn eine Gelenkspaltverschmälerung, Ausziehungen an den Eminentiae intercondylares sowie an den Patellaenden. Im weiteren Verlauf kommt es dann häufig zu einer einseitigen, deutlichen Gelenkspaltverschmälerung, zu marginalen Osteophyten und subchondraler Knochenverdichtung. Das fortgeschrittene Stadium zeigt deutliche Achsenabweichungen, völlige Aufhebung des Gelenkspaltes und Knochendestruktionen mit Zystenbildungen.

3.2.4 Arthrose im Großzehengrundgelenk

Die Arthrose im Großzehengrundgelenk findet sich ebenfalls oft bei der primären generalisierten Arthrose. Unzweckmäßiges Schuhwerk verstärkt häufig die langsam beginnende Symptomatik. Beim Tragen zu enger Schuhe kommt es schneller zu einer Subluxationsstellung im Sinne des Hallux valgus.

3.2.5 Spondylarthrose

Bei älteren Patienten ist die Osteoporose die Hauptursache für Schmerzen im Bereich der Wirbelsäule. Daneben spielen aber auch degenerative Veränderungen der Bandscheiben und der Wirbelgelenke eine große Rolle. Die Bandscheibendegeneration hat an sich noch keinen Krankheitswert, ebensowenig wie die Veränderungen der Wirbelkörperendflächen.

Die Spondylose als Folge der Bandscheibendegeneration ist der Versuch einer Kompensation, die verstärkte Belastung durch Vergrößerung der Belastungsfläche auszugleichen. Durch die Höhenverminderung im Zwischenwirbelraum kommt es zu einer erhöhten Druckbelastung in den Wirbelgelenken. Auch hier kommt es zu einer kompensatorischen Vergrößerung der Belastungsfläche.

Wenn die Bandscheibenkontur sich bei intaktem äußerem Bandscheibenring noch dorsal vorwölbt, sprechen wir von einer *Protrusion.* Ist der Anulus fibrosus eingerissen und tritt Bandscheibengewebe dorsal oder dorsolateral in den Epiduralraum ein, sprechen wir von einem *Prolaps.* Von Bandscheibenveränderungen am häufigsten betroffen sind die Lendenwirbelsäule und die Halswirbelsäule.

Symptome und Diagnostik

Durch die genannten Mechanismen entstehen *Wurzelreizsymptome* mit segmentalen Schmerzen und Ausfallssymptome mit segmentalen Sensibilitätsverlusten und Lähmungen. Typische Kennzeichen einer Wurzelläsion sind Paresen und Atrophien der entsprechenden Muskeln, segmenttypische sensible Reiz- und Ausfallserscheinungen sowie Ausfall der segmenttypischen Muskeldehnungsreflexe. Mit zunehmendem Alter kommt es jedoch zu Krankheitsbildern, die differentialdiagnostisch von den klassischen Wurzelläsionssyndromen zu unterscheiden sind. Hierzu gehören die Spondylolisthesis, Wirbelfrakturen, Wirbelmetastasen, das Syndrom des engen Lumbalkanals und Infektionen, z.B. mit Herpes-zoster-Viren. Viszerale Schmerzen können über die viszerosensiblen Nervenfasern in bestimmte Dermatome projiziert werden und so ebenfalls die Diagnostik erschweren. Durch die Arthrose der Wirbelgelenke entstehen pseudoradikuläre Syndrome mit Mischbildern aus weichteilrheumatischen, vaskulären und neurogenen Symptomen.

Radiologisch sichtbare Verschleißerscheinungen an der Wirbelsäule bedeuten noch nicht, daß es sich hierbei um eine Krankheit im Sinne der Behandlungsbedürftigkeit handelt. Die radiologischen Erscheinungen korrelieren nicht mit den Schmerzangaben des Patienten. Einerseits können bei sehr geringfügigen radiologischen Veränderungen starke

Schmerzen auftreten, die durchaus behandlungsbedürftig sind, andererseits können groteske Veränderungen der Wirbelsäule auch völlig ohne subjektive Beschwerden verlaufen.

Therapie
Bei entsprechend starken Beschwerden sollten immer zunächst physikalische Maßnahmen angewendet werden wie Krankengymnastik, Wärmetherapie und Massagen. Eine Stufenlagerung bei starken lumbalen Kreuzschmerzen führt zur Entlordosierung der Lendenwirbelsäule und entlastet Bandscheibe und Wirbelgelenke. Unterstützend können nichtsteroidale Antirheumatika eingesetzt werden. Bei Myogelosen im Wirbelsäulenbereich sind Injektionen mit Lokalanästhetika indiziert. Sie führen häufig bei 2- bis 3maliger Anwendung zu einer längeren Entlastung für den Patienten. Wenn durch eine entsprechende radiologische Untersuchung nachgewiesen wurde, daß der Lumbalkanal durch Osteophytenbildung stark eingeengt ist, ist auch auch bei älteren Patienten an eine neurochirurgische Intervention zu denken, hierdurch kommt es in vielen Fällen zu einer deutlichen Schmerzlinderung.

Die immer wieder erwähnten Orthesen werden unserer Erfahrung nach von Alterspatienten nur selten konsequent getragen. Viele Alterspatienten sind allein nicht in der Lage, die Orthesen sachgerecht anzulegen. Sie fühlen sich eingeengt und eher behindert als entlastet. Eine entsprechende Aufklärung und eine gezielte Krankengymnastik werden von den Patienten eher akzeptiert als „umständliche Geräte".

3.2.6 Spondylosis hyperostotica (diffuse idiophathische Skeletthyperostose, DISH)

Hierbei handelt es sich um eine nichtentzündliche, ankylosierende Wirbelsäulenerkrankung als Sonderform der Spondylosis mit Verknöcherungen. Es besteht eine Assoziation mit verschiedenen Stoffwechselstörungen. Als Ursache wird eine Störung des Vitamin-A-Stoffwechsels diskutiert. Die Erkrankung betrifft bis 6% aller Menschen über 40 Jahre. Bei den Patienten über 80 Jahre sind 10% betroffen. Männer sind etwas häufiger betroffen als Frauen. Typisch sind perivertebrale Knochenbrücken im BWS-Bereich. Es kommt zu zunehmender Versteifung der Brustwirbelsäule in Hyperkyphosierung. Bei Befall der LWS finden sich Symptome des engen Spinalkanals. Bei 25% der Patienten besteht ein manifester, bei weiteren 25% ein latenter Diabetes mellitus.

Bei Überwiegen der Symptome des „engen Lumbalkanals" ist eine Dekompressionsoperation indiziert.

3.2.7 Koxarthrose

Die Arthrose im Hüftgelenk ist überwiegend sekundärer Genese. Häufiger tritt sie einseitig als beidseitig auf. Nur ca. 20% sind primär, öfter ist sie die Folge von angeborenen oder erworbenen Fehlstellungen und statischen Fehlbelastungen bzw. entzündlichen und anderen Hüftgelenksprozessen.

In der Anfangsphase kommt es zu uncharakteristischen Ermüdungsschmerzen sowie zu Schweregefühl der Beine nach längerem Gehen oder zu Schmerzen in der Leistenregion.

> Etwa ein Drittel der Patienten mit Koxarthrose klagt über Schmerzen im Kniegelenk.

In der Regel handelt es sich hier um Fehlinterpretationen der Patienten, da Hüftgelenk und Kniegelenk meist gleichzeitig bewegt werden. Andererseits besteht eine gemeinsame nervale Versorgung durch den Nervus obturatorius. In der Frühphase besteht oft eine Einschränkung der Innenrotation und der Abduktion; es kommt zu einem Schonhinken. Später zeigt der Patient das Duchenne-Hinken, d.h., er verlagert bei jedem Schritt den Schwerpunkt des Oberkörpers über das betroffene Standbein. Fehlstellungen entwickeln sich als Flexionsadduktionskontraktur mit Außenrotation und führen zu einer scheinbaren Beinverkürzung. In dieser Phase besteht meist auch eine Muskelatrophie des Quadrizeps. Gleichzeitig findet sich ein Überlastungssyndrom im gesamten Beckengürtel im Sinne von Tendomyosen und Periostosen.

Als radiologisches Frühzeichen erkennt man häufig eine Osteophytenbildung am Rande der Fovea capitis femoris.

3.2.8 Arthrose im Akromioklavikulargelenk

Bei Alterspatienten, die über Schmerzen im Bereich des Schultergürtels klagen, findet sich selten eine Arthrose des Schultergelenkes. Häufiger ist die Arthrose des Akromioklavikulargelenks. Die Bewegungsfähigkeit in der Schulterregion ist selten eingeschränkt.

3.3 Kristallarthropathien

Mit zunehmendem Alter finden sich bei vielen Menschen Kalziumpyrophosphatablagerungen im Gelenkknorpel oder Hydroxylapatitdepots in Sehnenansätzen; die Ablagerungen müssen nicht zu einer Symptomatik führen. Sie können vollständig asymptomatisch bleiben. Die durch verschiedene Kristalle induzierten Erkrankungen haben unterschiedliche Prädilektionsstellen:
- Gicht: periphere Gelenke (Hände und Füße)
- Chondrokalzinose: intermediäre Gelenke (Kniegelenke, Handgelenke)

- Hydroxylapatitkrankheit: zentrale Gelenke (Schultern, Hüften, Wirbelsäule).

Die Verdachtsdiagnose einer kristallinduzierten Arthropathie ergibt sich aus der klinischen Symptomatik und dem Röntgenbild. Beweisend ist nur der direkte Kristallnachweis in Synovia oder Gewebsbiopsie.

3.3.1 Gicht

> Die Gicht befällt vorwiegend Männer (Geschlechtsverhältnis Männer zu Frauen ca. 9 : 1). Bei Männern hat sie den Häufigkeitsgipfel im 5. Lebensjahrzehnt, bei Frauen im 6. Lebensjahrzehnt.
> Eine asymptomatische Hyperurikämie kommt bei fast jedem 5. Patienten in einer Allgemeinpraxis vor. Nur etwa 5% der Patienten mit Hyperurikämie entwickeln eine manifeste Gicht.

Bei der primären Gicht besteht ein Defekt im Purinstoffwechsel, bei der sekundären Gicht kommt es zu erhöhtem Harnsäurespiegel infolge anderer Krankheitsbilder oder nach Einnahme von Medikamenten. Die idiopathische Gicht kann bisher auf keine definierte Ursache zurückgeführt werden.

Der akute Gichtanfall ist ein hochakutes, schmerzhaftes Krankheitsbild, das sich typischerweise nachts aus scheinbar guter Gesundheit entwickelt. Auslösend sind häufig Alkoholkonsum, opulente Mahlzeiten, Einnahme von bestimmten Medikamenten (z.B. Thiazide, Laxanzien u.a.), aber auch Zustand nach Traumata, Operationen, Blutungen und Infekten. In über 70% kommt es zu einer renalen Beteiligung. 2 Formen werden unterschieden:

- Bei der chronischen Gichtnephropathie finden sich Ablagerungen von Uratkristallen im Niereninterstitium; diese Form korreliert eng mit der Hyperurikämie.
- Bei der Harnsäurenephro- und Urolithiasis besteht eine Hyperurikurie.

> Die Gichttophi sind korreliert mit der Höhe des Harnsäurespiegels und der Dauer der Erhöhung.

Zahlreiche andere Krankheiten, die häufig im Alter gefunden werden, zeigen eine Assoziation zur Gicht (Hypertonie, Diabetes mellitus, Fettstoffwechselstörungen, Übergewicht u.a.). Ein ursächlicher Zusammenhang zwischen der Gicht und diesen Erkrankungen konnte bisher allerdings nicht bewiesen werden. Trotzdem gilt die Gicht heute nicht mehr als reine Arthropathie, sondern als Allgemeinerkrankung.

Bei Frauen über 65 Jahre kommt es häufiger zu einem Befall der Fingermittel- und -endgelenke. Der akute Gichtanfall im Bereich der unteren Extremitäten wird seltener. Es kommt öfter zu einem chronisch-tophösen Verlauf. Die Tophi bilden sich bevorzugt in Heberden-Knoten und an Bouchard-Deformitäten. Auch die diuretikabedingte Gichtform bei über 70jährigen Patienten zeigt eine Bevorzugung des weiblichen Geschlechts. Hier kommt es zu einer Bevorzugung von Händen, Kniegelenken und Füßen, selten jedoch der Großzehengrundgelenke.

Auch beim älteren Patienten ist der akute Gichtanfall mit Colchicin zu behandeln. Im subakuten Stadium können nichtsteroidale Antirheumatika eingesetzt werden. Bei erhöhtem Risiko gastrointestinaler Nebenwirkungen können kurzfristig auch intraartikuläre oder systemische Kortikoide eingesetzt werden. Immer sollte eine eventuell bestehende Diuretikatherapie überdacht werden. Als Dauerbehandlung ist neben der Diät bzw. Gewichtsreduktion Allopurinol einzusetzen.

3.3.2 Chondrokalzinosearthropathie

> Die Ablagerung von Kalziumpyrophosphatkristallen in artikulären und periartikulären Strukturen nimmt mit dem Alter zu. Im Alter von 65–75 Jahren findet man sie bei bis zu 15% der Patienten; im Alter über 85 Jahre bei bis zu 60% der Patienten.

Meist bleiben die Kristallablagerungen asymptomatisch. Die Chondrokalzinosearthropathie kann jedoch eine Reihe von entzündlichen und degenerativen Gelenkerkrankungen imitieren. Am häufigsten ist die akute Pseudogicht.

Die *Pseudogicht* betrifft vor allem Patienten zwischen dem 65. und 75. Lebensjahr. Frauen sind etwas häufiger betroffen als Männer. Es kommt zu einer plötzlichen, sich selbst limitierenden arthritischen Attacke, die zwischen 1 Tag und 4 Wochen dauert. Betroffen sind häufig große und mittelgroße Gelenke, am häufigsten findet sich eine Beteiligung des Kniegelenks mit Ergußbildung. Meist bestehen ein reduzierter Allgemeinzustand und Fieber.

> Die häufigste Fehldiagnose der Pseudogicht ist eine eitrige Arthritis.

Die Diagnose wird durch den Nachweis von Kalziumpyrophosphatkristallen in der Synovia gesichert; einen Hinweis auf eine Pseudogicht gibt das Röntgenbild mit einer Kalzinose des Faserknorpels, vor allem der Menisken der Kniegelenke, des Discus articularis zwischen Ulna und Handwurzelknochen, sowie der Symphysis pubis und der intervertebralen Bandscheiben.

Während die akute Pseudogicht Männer und Frauen über 65 Jahre gleich häufig betrifft, kommt die chronische Form überwiegend bei Frauen vor. Neben den akuten Attacken kommt es bei den Patientinnen zu chronischen, starken Schmerzen sowie Bewegungseinschränkung der Knie-, aber auch der Schulter-, Ellenbogen-, Hüft- und Sprunggelenke. Radiologisch finden sich hier häufig zusätzliche Verkalkungen an Gelenkkapseln und Sehnen (Achilles-, Trizeps-, Quadrizepssehne). Klinisches Bild, Gelenkpunktat und Röntgenbild sichern die Diagnose.

Die genaue Ursache der Chondrokalzinose ist bislang unbekannt. Eine Reihe von Stoffwechselerkrankungen kann zur Kristallablagerung führen (z.B. Hyperparathyreoidismus, Hämochromatose, Gicht, chronische Polyarthritis, Hypothyreoidismus u.a.).

Die Therapie der Kalziumpyrophosphatarthropathie ist nicht immer von Erfolg gekrönt. Im Prinzip ist sie ähnlich wie bei der Gicht. Akute Attacken sprechen auf nichtsteroidale Antirheumatika an, aber auch auf Colchicin. Sehr gute Wirksamkeit zeigen intraartikuläre Kortisongaben.

3.3.3 Hydroxylapatitkrankheit

Die meisten ektopischen Verkalkungen bestehen aus Hydroxylapatit, der Hauptkomponente des mineralischen Knorpels. Die Ablagerungen finden sich im periartikulären Weichteilmantel, in Sehnen, in Bursen, aber auch intraartikulär.

Die kalzifizierende Periarthritis tritt erst im mittleren und fortgeschrittenen Lebensalter auf. Sie betrifft Männer und Frauen gleich häufig. In der Regel ist nur ein Gelenk betroffen, am häufigsten das Schultergelenk mit einer Verkalkung im Bereich der Supraspinatussehne. Es bestehen Bewegungs- und Druckschmerzen, lokale Schwellungen und Bewegungseinschränkungen. Gelegentlich kommt es zu Fieber.

Das *Milwaukee-Schulter-Syndrom* betrifft fast ausnahmslos Frauen über 70 Jahre. Hier kommt es zu einer sehr ausgeprägt destruktiv verlaufenden Arthrose mit großen Mengen Hydroxylapatit in Synovia und Gelenkkapsel. Der Gelenkerguß ist häufig blutig. Meist besteht eine beidseitige Rotatorenmanschettenruptur; es kommt zu Gelenkversteifung und zur Gelenkinstabilität.

Die Diagnose der Hydroxylapatitkrankheit stützt sich auf die akute Periarthritis und den radiologischen Nachweis von periartikulären Verkalkungen; der Nachweis von Hydroxylapatitkristallen ist schwierig und nur in Speziallaboratorien möglich.

Die Behandlung ist unspezifisch. Lokalanästhetika, Steroide und insbesondere physikalische Maßnahmen wie Wärme- und Kälteanwendungen führen zu einer Linderung.

3.4 Chronische Polyarthritis (cP) im Alter

Die chronische Polyarthritis (cP) ist eine entzündliche systemische Bindegewebserkrankung unklarer Genese. Klinisch bestehen ein chronischer Gelenkbefall sowie ein Befall von Sehnenscheiden, Schleimbeuteln, serösen Häuten, inneren Organen, Gefäßen und Augen. Außerdem finden sich allgemeine Krankheitszeichen. Alle Altersgruppen können betroffen sein, der Häufigkeitsgipfel liegt zwischen dem 4. und 5. Lebensjahrzehnt. Bei ca. 15% kommt es zu einer Erstmanifestation nach dem 60. Lebensjahr. Dann sind Männer und Frauen gleich häufig betroffen. Bei der Alters-cP können 3 Subgruppen mit unterschiedlicher klinischer Symptomatik und Prognose beschrieben werden.

3.4.1 Formen

Klassische Alters-cP

Diese Form findet sich bei ca. 65% der Patienten mit Beginn der Polyarthritis nach dem 60. Lebensjahr. Das Verhältnis Männer zu Frauen beträgt 1,2 : 1. Die Krankheit beginnt meist mit einem akuten Schub. Betroffen sind neben kleinen Gelenken auch große Gelenke, insbesondere das Schultergelenk. Oft finden sich Allgemeinsymptome mit starkem Krankheitsgefühl, Appetitlosigkeit, Gewichtsverlust etc. Außerdem kommt es schnell zu einer Muskelatrophie, wodurch die Mobilisation des Patienten erschwert wird. Rasch kommt es zur Deformierung und Zerstörung der Gelenke. Serologisch finden sich ausgeprägte Entzündungszeichen.

> Bei der klassischen Alters-cP ist der Rheumafaktor in der Regel nachweisbar.

Alters-cP mit myalgischem Syndrom

Diese Form findet sich bei ca. 25% der Alterspatienten. Sie tritt in der Regel erst nach dem 70. Lebensjahr auf. Das Verhältnis Männer zu Frauen beträgt 3 : 4. Auch bei dieser Form kommt es meist zu einem akuten Beginn mit starken muskulären Schmerzen im Bereich des Schultergürtels. Es besteht meist eine ausgeprägte morgendliche Steifheit. Gleichzeitig sind kleine und große Gelenke befallen. Der Allgemeinzustand ist deutlich verschlechtert, oft bestehen subfebrile Temperaturen. Serologisch finden sich ausgeprägte Entzündungszeichen.

> Bei der Alters-cP mit myalgischem Syndrom ist der Rheumafaktor so gut wie immer negativ.

In vieler Hinsicht erinnert diese Form an die Polymyalgia rheumatica. In Anfangsstadien ist die Differentialdiagnose auch oft nicht möglich. Im weiteren Verlauf führt dann aber der periphere Gelenkbefall auf die richtige Spur. Bei fast der Hälfte der Patienten läßt sich nach ca. 6 Jahren der Rheumafaktor nachweisen. Trotz des oft dramatischen Beginns hat diese Form eine relativ gute Prognose. Bei einem Viertel der Patienten kommt es zur Heilung, bei fast der Hälfte zu einer deutlichen Besserung der Beschwerden. Bei einem weiteren Viertel persistieren die Beschwerden.

Alters-cP mit Sjögren-Syndrom
Diese Form betrifft ca. 10% der Patienten mit Alters-cP. Es kommt zu einer persistierenden Entzündung im Bereich der Handwurzelgelenke sowie der Fingergrundgelenke, während andere Gelenke nur passager befallen werden. Die Patienten sind relativ wenig behindert. Der Allgemeinzustand ist nur wenig beeinträchtigt. In der Regel kommt es nicht zu Gelenkzerstörungen.

> Bei der Alters-cP mit Sjögren-Syndrom ist der Rheumafaktor fast immer nachweisbar.

Regelmäßig läßt sich ein Sicca-Syndrom nachweisen. Hierbei kommt es zu Trockenheit und Keratose der Schleimhäute, Parotisvergrößerung, Salzsäuremangel des Magensaftes, Schweiß- und Tränendrüsenatrophien sowie zu Pigmentverschiebungen.

Akute gutartige ödematöse Polyarthritis
Neben den 3 genannten Formen ist 1985 erstmals ein neues Krankheitsbild beschrieben worden: die akute gutartige ödematöse Polyarthritis im Alter (remitted seronegative symmetrical synovitis with pitting edema [RSSSP], McCarty).

> Von der RSSSP-Erkrankung sind ausschließlich Patienten über 60 Jahre betroffen. Die meisten sind über 70 Jahre alt.

Überwiegend werden Männer betroffen. Akut kommt es zu einer symmetrischen Polyarthritis der Hand-, Finger- und Schulter- sowie der Zehen- und Fußgelenke. Da häufig auch die Beugesehnen i. S. einer Tendosynovitis befallen sind, besteht eine starke Funktionsbehinderung. Immer findet sich ein blasses Ödem der Finger und des Handrückens, serologisch ausgeprägte Entzündungszeichen.

Radiologisch finden sich nie Erosionen. Die Prognose ist gut; nach ca. 1,5 Jahren bilden sich alle Erscheinungen zurück.

3.4.2 Diagnostik
Die Diagnose der chronischen Polyarthritis im Alter gründet sich vorwiegend auf die klinischen Erscheinungen. Die 1987 revidierten Kriterien der American Rheumatism Association (ARA) sind eine gute Hilfe:

Tabelle 23.5 Differentialdiagnostische Abgrenzung der Arthrose von der Arthritis.

	Arthrose	Arthritis
Symptome		
Steife	einige Minuten nach langer Ruhe (Anlaufsteife)	Minuten bis Stunden, abhängig vom Grad der Entzündungsaktivität
Schmerz	bevorzugt bei Belastung, verschwindet gewöhnlich in Ruhe, gewöhnlich lokalisiert	Ruhe- und Nachtschmerz, Bewegungsschmerz, Schwäche deutlich, nicht nur auf die Gelenke beschränkt
Ermüdbarkeit	nicht ausgeprägt, altersentsprechend	oft ausgeprägt in den Mittags- und frühen Abendstunden
Klinische Befunde		
Druckschmerz befallener Gelenke	leicht bis mittelgradig bei aktivierter Arthrose	deutlich bis schwer
Schwellung (Weichteile)	möglich, bei aktivierter Arthrose	Erguß und Synovialproliferation mit Pannusbildung nahezu immer vorhanden
tastbare knöcherne Arthrose	häufig	selten, nur bei postarthritischen Appositionen
Rötung und Erwärmung	selten	häufiger vorhanden
Knarren und Knirschen	mittelgradig bis stark und grob	nicht üblich, zart und fein
Bewegungsschmerzen und -einschränkung	gewöhnlich nur in den Endphasen der Bewegung	in allen Phasen der Bewegung möglich, in den Endgraden verstärkt

- gelenkbezogene Morgensteifigkeit mit einer Dauer von wenigstens 1 h bis zur maximalen Besserung
- entzündliche Gelenkschwellung in wenigstens 3 Gelenkregionen
- wenigstens eine entzündliche Gelenkschwellung im Bereich der Handgelenke, Fingergrund- oder Fingermittelgelenke
- symmetrische Arthritis
- ärztlich beobachtete Rheumaknoten
- Rheumafaktor im Serum
- typische radiologische Veränderungen im Bereich der Hände auf p.a. Aufnahmen (wenigstens eindeutige gelenknahe Osteoporose).

> Die Diagnose einer chronischen Polyarthritis gilt als gesichert, wenn 4 der 7 genannten Kriterien erfüllt sind.

Eine besondere Bedeutung kommt hier dem Nachweis des Rheumafaktors nicht zu.

Bei 30% der über 70jährigen gesunden Probanden läßt sich der Rheumafaktor nachweisen!

> Ein über 70jähriger Patient mit einer Heberden- und Bouchard-Arthrose sowie einem nachgewiesenen Rheumafaktor hat keine chronische Polyarthritis!

Zur Beurteilung der Entzündungsaktivität eignet sich als einfachste Meßgröße die BSG. Akute Schübe bzw. therapeutische Wirkung von Pharmaka lassen sich schnell durch das C-reaktive Protein nachweisen. Daneben finden sich die klassischen Entzündungszeichen mit Veränderungen in der Elektrophorese, dem Eisenstoffwechsel, dem Blutbild etc.

Die differentialdiagnostische Abgrenzung der Arthrose von der Arthritis zeigt Tabelle 23.5.

3.4.3 Therapie

Bei der medikamentösen Therapie der chronischen Polyarthritis im Alter bestehen einige Besonderheiten. Grundsätzlich ist jedoch zu sagen, daß nicht das Alter, sondern die Krankheitsaktivität die Indikation für bestimmte Pharmaka darstellt.

> Auch beim Alterspatienten sind nichtsteroidale Antirheumatika, Kortikosteroide sowie Basistherapeutika einzusetzen.

Bei den *nichtsteroidalen Antirheumatika* kommt es im Vergleich mit jüngeren Patienten nur unwesentlich häufiger zu gastrointestinalen Nebenwirkungen. Bei antikoagulierten Patienten können jedoch symptomlose Mikroläsionen im Magen schnell zu großen Blutungen führen. Häufiger ist jedoch die Addition von Nebenwirkungen bei gleichzeitiger Gabe von NSAR und Diuretika bzw. ACE-Hemmern.

Ein entscheidender Wirkungsmechanismus der NSAR ist die Prostaglandinsynthesehemmung. Es kommt zu Störungen des Renin-Angiotensin-Aldosteron-Systems sowie zur Natriumretention. Bei älteren Patienten kommt es unter NSAR zu peripheren Ödemen und zu einer Verschlechterung der renalen Situation. Eine vorbestehende Niereninsuffizienz zwingt in jedem Fall zu verstärkter Wachsamkeit bei der Therapie. Derzeit werden nichtsteroidale Antirheumatika, die selektiv die Cyclooxygenase 2 hemmen, entwickelt. Von diesen neueren Präparaten wird eine deutlich geringere Nebenwirkungsrate erwartet, insbesondere in bezug auf Magen- und Darmkomplikationen.

Kortikosteroide können auch bei Alterspatienten als kurzzeitige Stoßtherapie mit rascher Dosisreduktion bei akuten Schüben eingesetzt werden. Die Niedrigdosis-Dauerbehandlung mit Kortikosteroiden zeigt bei älteren Patienten gute Erfolge. Etwa 5 mg Prednisolon-Äquivalent pro Tag können über mehrere Jahre gegeben werden. Das Risiko einer verstärkten Osteoporose ist zu vernachlässigen; die dauerhafte Hemmung der entzündlichen Aktivität sowie die bessere Mobilität des Patienten stellen einen deutlichen Gewinn dar.

> Bei bestehender Niereninsuffizienz oder bei entsprechender „Magenanamnese" ist die Niedrigdosis-Behandlung mit Kortison einer Therapie mit NSAR vorzuziehen.

Die bekannten *Basistherapeutika* (Chloroquin, Gold, Sulfasalazin, D-Penicillamin, Azathioprin, Methotrexat, Leflunomid u.a.) können prinzipiell alle bei Alters-cP-Patienten eingesetzt werden. Die Indikation zum Einsatz von Immunsuppressiva kann sogar im höheren Lebensalter eher etwas großzügiger gestellt werden als bei jüngeren Patienten. Erforderlich sind jedoch engmaschige Blutbildkontrollen. Zunehmende Bedeutung hat in letzter Zeit die Gabe von Methotrexat in der wöchentlich einmaligen Gabe von 7,5–20 mg gewonnen. Es kommt bereits nach ca. 4–6 Wochen zu einem meßbaren Erfolg. Die Hauptsäulen der Therapie sind immer die Krankengymnastik und die Ergotherapie. Ohne die aktive Mitarbeit des Patienten in diesen Therapieformen kann eine medizinische Therapie nicht erfolgreich sein. Gelenkschutzübungen und Versorgung mit Hilfsmitteln (z.B. Ankleidehilfen, Hilfe zur Bedienung von Geräten und Schaltern etc.) sichern die Selbständigkeit im täglichen Leben.

3.5 Polymyalgia rheumatica

Die Polymyalgia rheumatica ist gekennzeichnet durch plötzlich auftretende starke Schmerzen im Bereich von Schulter- und/oder Beckengürtel. Gleichzeitig bestehen eine ausgeprägte Steifigkeit und ein schweres allgemeines Krankheitsgefühl. Es kommt zu Gewichtsverlust, subfebrilen Temperaturen, Nachtschweiß und deutlicher depressiver Verstimmung. Oft können die Patienten das genaue Datum des Krankheitsbeginns angeben. Selten tritt die Krankheit vor dem 60. Lebensjahr auf. Eine enge Verwandtschaft besteht mit der Riesenzellarteriitis, die sich vorwiegend als Arteriitis cranialis manifestiert.

■ Bei einer Temporalisbiopsie findet sich in 40% eine Riesenzellarteriitis.

Sie kann ohne Lokalzeichen bleiben, es kann jedoch auch zu Ausfallserscheinungen im zugehörigen Stromgebiet kommen. Besonders gefürchtet ist dabei die akute Arteriitis der Arteria centralis retinae mit plötzlicher Erblindung. Bei Befall der Temporalarterien besteht häufig ein deutlicher Kopfschmerz, bei Befall der Arterien im Mund- und Rachenbereich kann es zu einer Claudicatio der Zungen-, Kiefer- und Schlundmuskulatur sowie zu schmerzfreier Dysphagie oder zu Mißempfindungen an der Zunge kommen. Selten kann es bei Befall der Koronararterien zu Angina pectoris und Herzinfarkt kommen oder bei intrazerebralem Gefäßbefall zu einem Schlaganfall.

■ Die bunte Symptomatik der Arteriitis führt den Patienten oft zu einer Odyssee durch verschiedene medizinische Fachgebiete.

Die Diagnose der Polymyalgia rheumatica wird durch die typische Anamnese gestellt. Die klinische Untersuchung bietet keinen objektiven Krankheitsbefund. Selbst bei subjektiv ausgeprägter Steifheit sind die Gelenke passiv frei beweglich. Die Palpation der Muskulatur wird jedoch vom Patienten oft als schmerzhaft empfunden.

Serologisch finden sich akute Entzündungszeichen mit sehr stark beschleunigter BSG und hohen CRP-Werten. Die CK ist normwertig. Bei etwa der Hälfte der Patienten findet sich eine Erhöhung der alkalischen Phosphatase. Die Ätiologie ist unklar. Für die Arteriitis wurde eine Autoimmunreaktion gegen im Alter verändertes Elastin diskutiert. Auch der Nachweis zirkulierender Immunkomplexe bei der Polymyalgie weist auf eine immunologisch vermittelte Entzündungsreaktion hin.

Differentialdiagnostisch ist die chronische Polyarthritis im Alter oft initial und selbst bei längeren Verlaufskontrollen nicht immer sicher von der Polymyalgie abzugrenzen. Bisher wurde die potentielle Chronizität der arthritischen Symptomatik bei Polymyalgia rheumatica unterschätzt. Bei der Schwere des Krankheitsbildes wird die differentialdiagnostische Überlegung immer wieder auch das metastasierende Karzinom bzw. paraneoplastische Myopathien mit einbeziehen sowie die Polymyositis und andere Kollagenosen, ferner die Arthrose und die Osteoporose.

Als Therapie der Wahl wird Kortison eingesetzt. Begonnen wird mit Prednisolon wenigstens 40 mg/Tag, bei bedrohlichen Manifestationen einer Arteriitis muß die Dosis auf ca. 100 mg/Tag gesteigert werden. Die erforderliche Erhaltungsdosis richtet sich nach dem Befinden des Patienten und nach der BSG. In den meisten Fällen ist eine Dosis von ca. 10 mg/Tag ausreichend. Nur selten kann die Therapie vor Ablauf von 2 Jahren beendet werden. Ein Rezidiv kann sofort mit schweren Arteriitiserscheinungen (z.B. Erblindung) einhergehen. Deshalb sollte auch in Phasen der klinischen Remission regelmäßig die BSG bzw. das CRP bestimmt werden.

3.6 Dermatomyositis, Polymyositis

Von der Polymyalgia rheumatica differentialdiagnostisch abzugrenzen ist die Polymyositis. Hier ist charakteristisch der meist langsam progrediente Verlauf mit Schwäche der proximalen Extremitätenmuskulatur. Häufig bestehen auch Schmerzen.

Die Erkrankung tritt vorwiegend im mittleren Lebensalter auf. Insgesamt wurde die Verbindung mit Malignomen früher sicher überbewertet. Die Prävalenz von Malignomen beträgt bei über 40jährigen Patienten 10–20%.

Die Diagnose der Polymyositis stützt sich auf die symmetrische Muskelschwäche (besonders Schulter- und Beckenmuskulatur wie bei der Polymyalgie), die Skelettmuskelenzyme (Aldolase und CK) sind erhöht, histologisch finden sich Nekrosen sowie Entzündungen der Muskulatur, und elektromyographisch ergibt sich ein charakteristisches Muster. Bei der Dermatomyositis kommen zu den genannten Befunden noch die lila Hautverfärbung der Augenlider, das periorbitale Ödem sowie ein schuppendes Hauterythem im Bereich des Handrückens und der Streckseite der Gelenke.

■ Bei 30% der Patienten läßt sich der Jo1-Autoantikörper nachweisen.

Zur Therapie werden Kortikosteroide eingesetzt (40–100 mg Prednisolon/Tag). Anders als bei der Polymyalgia rheumatica kommt es zu einem therapeutischen Erfolg oft erst nach 1–2 Monaten. Die Behandlung erfordert viel Geduld. In therapieresistenten Fällen können Azathioprin oder Methotrexat eingesetzt werden. Frühestens nach 1–2 Jahren kann ein Auslaßversuch der Kortisontherapie erfolgen.

3.7 Parkinson-Syndrom

Bei Schmerzen in den Gelenken und der Muskulatur sowie Steifheit ist differentialdiagnostisch bei älteren Patienten auch immer an das Parkinson-Syndrom zu denken. Das Vollbild der Krankheit kann sicher nicht mehr verwechselt werden; die Anfangsphasen sind jedoch nicht immer klar erkennbar.

Häufig beginnt das Parkinson-Syndrom asymmetrisch. Hier kann es zu Verwechslungen mit einer TIA oder auch einer leichten Apoplexie kommen. Erst im Verlauf bildet sich dann die generalisierte Bewegungsarmut aus mit dem starren Gesichtsausdruck, der monotonen Stimme und den langsamen Willkürbewegungen bei Fehlen der Spontanbewegung. Ein leichter Tremor kann von den Patienten anfangs noch unterdrückt werden, indem sie die Hände aufstützen. Zusammen mit der nach vorn gebeugten Haltung wird der Gang typisch durch rasche und immer schneller werdende kleine Schritte, wodurch der Patient die fehlende Reflexanpassung bei normalem Gang zu kompensieren sucht. Bei der Untersuchung findet sich im weiteren Verlauf der Rigor mit dem bekannten Zahnradphänomen.

Eine konstante Beziehung zu anderen Krankheitsprozessen wie Arteriosklerose oder Intoxikation findet sich nicht, obwohl sie immer wieder für die Ätiologie herangezogen werden. Regelmäßig besteht jedoch eine Veränderung in den melaninhaltigen Kernen des Hirnstamms. Der Zelluntergang betrifft vor allem dopaminerge Nervenzellen. Die motorischen Funktionsstörungen hängen primär mit der Degeneration des dopaminergen Systems zusammen, während Depressionen, die bei ca. 50% der Parkinson-Patienten auftreten, auf Degenerationen im noradrenergen und serotoninergen Neurosystem zurückzuführen sind. Bradyphrenie und Demenz korrelieren mit einer Abnahme der Somatostatinkonzentration und einer Degeneration cholinerger Neurone. Hieraus ergeben sich auch die Indikationen für die verschiedenen Antiparkinson-Medikamente.

> Neben den bekannten medikamentösen Möglichkeiten der Parkinson-Therapie ist mit zunehmendem Alter des Patienten insbesondere auf Infekte zu achten; eine Bronchitis, ein Harnwegsinfekt etc. können zu einer deutlichen Verschlechterung der Beweglichkeit des Parkinson-Patienten führen.

Das Levodopa, das die Dopaminspiegel im Striatum anhebt und das Gleichgewicht zwischen Dopamin und Acetylcholin wiederherstellt, vermag die Akinesie und die Haltungsstörungen bei 75% der Patienten zu verbessern. Begonnen werden sollte immer mit einer sehr niedrigen Dosierung, z.B. 62,5 mg/Tag.

> Neben gastrointestinalen Nebenwirkungen kommt es bei Alterspatienten unter Levodopa gehäuft zu psychotischen Reaktionen. Dies erfordert immer ein Absetzen des Präparates.

Anticholinergika wirken eher günstig auf den Ruhetremor; auch sie können bei älteren Patienten zu Verwirrtheit und Halluzinationen führen. Daneben treten relativ häufig Blasenentleerungsstörungen auf sowie auch das Engwinkelglaukom.

Das Amantadin führt zur Ausschüttung des gespeicherten Dopamins aus den präsynaptischen Nervenendigungen; es wirkt additiv auf Levodopa. Auch dieses Präparat kann zu Verwirrtheit führen.

3.8 Polyneuropathie

Die Bezeichnung Polyneuropathie ist der Überbegriff für die Gesamtheit der entzündlichen und degenerativen Erkrankungen der peripheren Nerven. Es gibt eine Vielzahl von Polyneuropathien, die nach klinischem Erscheinungsbild, nach Art der sensiblen und motorischen Ausfallserscheinungen und nach der Pathogenese bzw. Ätiologie eingeteilt werden können.

Die *symmetrischen Polyneuropathien* bilden die Kerngruppe unter den Affektionen des peripheren Nervensystems. In der Mehrzahl der Fälle sind motorische und sensible Ausfälle vorwiegend der unteren Extremitäten vorhanden. Sie betreffen überwiegend die distalen Gliedmaßenabschnitte.

> Ca. 30% aller Polyneuropathiefälle sind auf einen Diabetes mellitus zurückzuführen.

Die zweitgrößte Gruppe stellen die *idiopathischen Formen* dar, direkt gefolgt von den *alkoholischen Polyneuropathien*. Zunehmend an Bedeutung gewinnen die *Polyneuropathiefälle durch Fehlernährung*.

Die Patienten klagen über ziehende, neuralgische oder lanzinierende Schmerzen, Kribbelparästhesien, Kälte- oder Hitzegefühl in den Fußsohlen sowie das Gefühl des „Eingeschnürtseins". Viele Patienten schildern Probleme beim Gehen; der Gang wird unsicher. Sie klagen über Schweregefühl in den Beinen, „Muskelkater" sowie Faszikulationen. Oft kommt es zu einer Hyperhydrosis der Hände und der Füße, raynaudartigen Störungen an den Fingern und dem Erscheinungsbild der „restless legs". Diese Beschwerden sind meist bewegungsunabhängig und nehmen durch aktive und passive Bewegung ab. In Ruhe, im Bett und bei fehlender Ablenkung empfindet sie der Patient stärker.

Die Fuß- und Zehenstrecker und die kleinen Handmuskeln sind von den motorischen Ausfällen initial betroffen. Bei langsam progredienten Polyneuropathien führt oft der sichtbare Muskelschwund den Patienten zum Arzt. Andererseits kann aber auch die Parese vor der Atrophie stehen.

Die *ischämischen Polyneuropathien* sind in der Regel sensitiver Art und betreffen vorwiegend die distalen Bereiche der unteren Extremitäten. Oft finden sich gleichzeitig periphere vaskuläre Affektionen.

Die *paraneoplastischen Neuropathien* sind meist sensitiv-motorisch. Bei jeder Polyneuropathie, die den Patienten nicht selten unter dem Bild einer Gangstörung zum Arzt führt, sollte immer systematisch nach einem Diabetes mellitus, einer peripheren Gefäßerkrankung und nach Neoplasmen gesucht werden. Therapeutisch ist jeweils der ätiologische Faktor auszuschalten. Vorwiegend bei den diabetischen Polyneuropathien sollte zusätzlich α-Liponsäure eingesetzt werden, wobei die orale Applikation weniger gute Erfolge zeigt als die intravenöse.

4 Besonderheiten der physikalischen Therapie bei Bewegungsstörungen im Alter

Die Basis aller therapeutischen Maßnahmen bei Bewegungsstörungen, die auf chronischen Erkrankungen beruhen, ist die aktive Krankengymnastik. Die Kontrolle von Haltungen und Bewegungen ändert sich im Alter durch Veränderungen im Bereich des Striatums, der extrapyramidalen Kerne, aber auch des Stirnhirns. Der flüssige, leichte Gang des Jugendlichen geht im Alter verloren. Auch bei gesunden alten Menschen findet sich bei einem Drittel ein gebeugter, hyperkinetisch rigider Gang. Es besteht eine Tendenz zur Flexion der Wirbelsäule, der Ellenbogengelenke, der Hüftgelenke und der Kniegelenke. 30% der Menschen über 75 Jahre zeigen in Ruhe Spontanbewegungen von Händen und Füßen sowie des Mundes; 17% leiden an einem Ruhetremor.

Infolge der Altersinvolution nimmt die Skelettmuskulatur bis zu einem Drittel ihres Volumens ab. Dabei nimmt die Muskelkraft mehr ab, als dies aufgrund der Volumenabnahme zu erwarten wäre. Der Volumenschwund ist teilweise durch einen Muskelfaseruntergang bedingt, der vorwiegend die anaerob arbeitenden und für die Intensität der groben Kraft verantwortlichen Fasern vom Typ II erfaßt. Damit reduziert sich im Alter die grobe Kraft mehr als die Möglichkeit einer Ausdauerleistung.

Therapeutisches *Muskeltraining* ist somit auf Ausdauer auszurichten und weniger auf Förderung der Muskelkraft. Das Mißverhältnis zwischen dem weit bleibenden Muskelfaszienschlauch und dem schwindenden Muskelvolumen erweckt bei der Palpation den Eindruck einer muskulären Hypotonie. Dieses Mißverhältnis verhindert bei der Kontraktion die Entstehung eines Muskelinnendruckes. Der kontraktionsbedingte Innendruck ist jedoch für die Kraftentfaltung bzw. Kraftverstärkung wichtig. Dies kann teilweise durch *Orthesen* ersetzt werden. Eng anliegende Orthesen können die gelenkführende Muskelkraft verbessern. Eine suffiziente muskuläre Gelenkführung ist für eine physiologische Gelenkbelastung sehr wichtig und damit auch als Arthroseprophylaxe anzusehen.

Die Gelenkkapsel unterliegt Altersveränderungen. Mit zunehmendem Alter findet sich eine zunehmende Tendenz zur Sklerosierung des Kapselgewebes. Die damit einhergehende Verminderung der Elastizität und Dehnbarkeit begünstigt die Schrumpfungstendenz der Gelenkkapsel, die an der Entstehung von Kontrakturen mitbeteiligt ist.

> Bei der Krankengymnastik ist es im Alter entscheidend, daß der volle Bewegungsspielraum eines Gelenkes ausgenutzt wird.

Die physikalische Therapie muß mit zunehmendem Alter mehr Gewicht legen auf die Periarthropathien: Sehnen, Bänder, Bursen, Gleitlager und Muskeln müssen mit in die Therapie einbezogen werden. Hier sind passive physikalische Maßnahmen wie Wärme, Kälte, Massagetechniken sowie elektrotherapeutische Maßnahmen indiziert.

> Die schmerzbedingte Schonung betroffener Gelenke führt häufig zur Überlastung der gesunden Gelenke.

Dann erstrecken sich die Beschwerden schnell auf den gesamten Bewegungsapparat. Es geht therapeutisch im Alter oft eher um die Erhaltung wichtiger Bewegungsaktivitäten im Alltag als um die Therapie einzelner Gelenke.

Ziel einer *physikalischen Therapie* im Alter ist immer die möglichst weitgehende Erhaltung der funktionellen Selbständigkeit im Alltag, insbesondere der Gehfähigkeit. Darin eingeschlossen ist die Bekämpfung von Ruhe- und Belastungsschmerz sowie der häufig auftretenden Morgensteifigkeit. Ergotherapeutische Maßnahmen sollen das funktionelle Training in der Krankengymnastik ergänzen. Hierbei sind inbesondere zu nennen die Information über Gelenkschutz, Hilfsmittel und Orthesen.

Physikalische Maßnahmen dienen vorwiegend der Schmerzlinderung, wobei Kälteanwendungen bei akuten Entzündungen im Vordergrund stehen und Wärmeanwendungen bei Steifheit. Rhythmische Bewegungen unter allmählich steigender Belastung dienen der Harmonisierung des Bewegungsablaufes sowohl bei Arthrose-Patienten wie auch bei Parkinson-Patienten. Eine ergonomisch korrekte Gelenkführung soll der Patient erlernen und regelmäßig täglich selbst durchführen.

Weiterführende Literatur

Schattenkirchner, M.: Colloquia rheumatologica – Rheumatische Krankheiten im Alter. Banaschewski, München 1989.

Tagung der Deutschen Gesellschaft für Rheumatologie vom 1.–5. Dezember 1992 in Nürnberg: Themenschwerpunkt Rheumatische Erkrankungen des höheren Lebensalters. Z. Reum. 51 (1992).

Zeidler, H. (Hrsg.): Rheumatologie, Teil A und B. Urban und Schwarzenberg, München–Wien–Baltimore 1990.

24

Pruritus senilis

HERMANN-JOSEPH VOGT UND MICHAEL DROSNER

INHALT

1	Problematik	263
2	Pathogenese	263
3	Ursachenspektrum	264
3.1	Generalisierter Juckreiz	264
3.2	Lokalisierter Juckreiz	265
3.3	Pruritus sine materia	265
4	Diagnostisches Vorgehen	266
4.1	Anamnese	266
4.2	Klinische Untersuchung	267
4.3	Laboruntersuchungen	267
5	Therapeutische Möglichkeiten	268
5.1	Lokaltherapie	268
5.2	Systemische Behandlung	268
6	Prophylaxe	269

1 Problematik

Pruritus ist eine unangenehme Sinneswahrnehmung, die auf das Hautorgan beschränkt und qualitativ wie quantitativ unterschiedlich abgestuft ist und in der Regel einen Kratzeffekt auslöst.

Mehr als 50% der über 60jährigen fühlen sich durch ständiges Hautjucken gestört.

Der Pruritus senilis kann so ausgeprägt sein, daß die Lebensqualität deutlich gemindert ist. Juckreiz kann generell lokalisiert oder generalisiert auftreten, begleitet oder frei von sichtbaren Hautveränderungen.

Die Begriffe altersbedingter Juckreiz (Pruritus senilis) und Juckreiz bei unauffälligem Hautbefund (Pruritus sine materia) überschneiden sich in ihren Definitionen und werden daher häufig verwechselt oder synonym verwandt.

Ein Pruritus sine materia, das heißt der Juckreiz ohne sichtbare Hautveränderungen, geht häufig mit Stoffwechselstörungen, hormonellen Dysregulationen oder mit malignen Tumoren einher. Auch die Exsikkation der Haut, die häufigste Ursache des Pruritus senilis, zeigt sich zunächst nur durch den oft quälenden Juckreiz bei sonst (mit Ausnahme von Kratzspuren) unauffälligem Integument.

2 Pathogenese

Die Entstehung des Juckreizes ist immer noch weitgehend ungeklärt. Nur sehr oberflächlich betrachtet ist der Pruritus ein Problem der Körperoberfläche; er wird zwar nur an der Haut verspürt, das Symptom Juckreiz ist jedoch nicht selten ein ernst zu nehmender Hinweis auf innere Erkrankungen.

Nach neuer Auffassung wird Juckreiz nicht einfach durch eine Stimulation von kutanen Schmerzrezeptoren hervorgerufen, sondern vor allem durch Erregung besonders histaminempfindlicher freier markloser C-Faser-Endigungen (Bernhard 1991; Handwerker et al. 1991; Lorette et al. 1990). Es handelt sich um spezielle C-Fasern aus der Gruppe von relativ langsam leitenden sogenannten C-Neuronen, welche auch die Schmerzempfindungen zum Rückenmark leiten. Morphologisch lassen die sich so unterschiedlich agierenden Neuronen nicht trennen. Einen Hinweis auf die unterschiedlichen neurophysiologischen Fähigkeiten lieferte die Histamin-Iontophorese. Wäre der Juckreiz nur die abgeschwächte Form des Schmerzes, müßte das Jucken mit zunehmender Stärke der Iontophorese in eine Schmerzempfindung übergehen; dies ist jedoch bei einer 5000fachen Verstärkung des Reizes nicht der Fall. Empirisch weiß man jedoch von der Kooperation zwischen Schmerz und Juckreiz, daß zum Beispiel nach einem Mückenstich der Juckreiz durch

Kratzen zumindest vorübergehend erträglicher wird, der Kratzschmerz somit den Juckreiz quantitativ überdeckt. Hypothetisch ist auch an eine hemmende Verbindung zwischen nozizeptiven C-Fasern und Pruritus-leitenden C-Fasern zu denken. Dabei käme es zu einer aktiven Blockierung der Juckreizleitung, wenn gleichzeitig eine Schmerzmeldung an das Gehirn erfolgt (Handwerker et al. 1991).

Getrennt von der Schmerzempfindung wird der Juckreiz durch chemische Mediatoren ausgelöst, deren Wirkmechanismus wahrscheinlich über eine Freisetzung pruritogener (Neuro-)Peptide (u.a. Substanz P, Bradykinin) und/oder Proteasen (u.a. Trypsin, Papain) durch Histaminliberalisierung zu verstehen ist. Histamin ist der wichtigste chemische Mediator für die Auslösung von Juckreiz. Auch Prostaglandine und Leukotriene (Arachidonsäuremetaboliten) sind potente Juckreizmediatoren. Zentrale Mediatoren (Endorphine) können den histamininduzierten Juckreiz potenzieren. Hier setzt experimentell die Unterdrückung des Pruritus durch Opiatantagonisten an, die in verzweifelten Fällen therapeutisch genutzt werden können, jedoch bislang für diese Indikation nicht zugelassen sind. Im Alter ist die Turnover-Zeit der Epidermis deutlich verlangsamt. Dadurch sind die oberen Hautschichten deutlich länger schädigenden Umwelteinflüssen ausgesetzt, wodurch es zur entsprechenden Mediatorenfreisetzung mit nachfolgendem Juckreiz kommen könnte. Andererseits ist die verlängerte Verweildauer der Keratinozyten vermutlich auch ein Grund für die Trockenheit der Altershaut. Der transepidermale Wasserverlust der Altershaut ist zwar nicht erhöht, im Verhältnis zur im Alter verlängerten Turnover-Zeit würde die Altershaut aber doch mehr Wasser abgeben.

Der Wassergehalt der Epidermis scheint auch etwas niedriger zu sein als bei jugendlicher Haut. Dies begünstigt die Austrocknung der Haut (Xerosis). Als Folge kann es zu quälendem Juckreiz kommen.

3 Ursachenspektrum

3.1 Generalisierter Juckreiz

Die häufigste Ursache des generalisierten Juckreizes im Alter stellt die Austrocknung der Haut dar.

Die Trockenheit der Haut ist oft in den Wintermonaten ausgeprägter. Zentralheizung und häufiges Waschen begünstigen die Austrocknung und somit den Juckreiz. Dies trifft vor allem für ältere Heimbewohner bzw. stationäre geriatrische Patienten zu. Allein durch Wasserkontakt ausgelöster Juckreiz ist eine häufige Variante des Pruritus senilis bei älteren Menschen, die einer überwärmten, trockenen Umgebung ausgesetzt sind. Neben dem Austrocknungsschaden (Abb. 24.1) gehen auch viele andere dermatologische Krankheitsbilder mit Juckreiz einher.

Es ist berechtigt und notwendig, das gesamte Hautorgan eines älteren Patienten mit Juckreiz eingehend zu untersuchen.

Tabelle 24.1 Juckreiz bei Hautveränderungen (Auswahl).

- bullöses Pemphigoid
- Dermatitis herpetiformis Duhring
- Eczéma craquelée
- Exsikkationsekzematid
- Kontaktekzem
- Neurodermitis
- polymorphe Lichtdermatose
- Prurigo nodularis Hyde
- seborrhoisches Ekzem
- Sézary-Syndrom
- Skabies
- Urtikaria

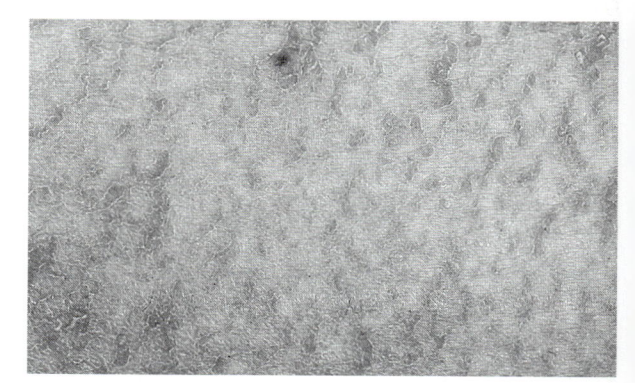

Abbildung 24.1 Exsikkationsekzematid durch individuell zu häufiges Baden/Duschen, ggf. mit aggressiven Seifen sowie unzureichende Hautpflege.

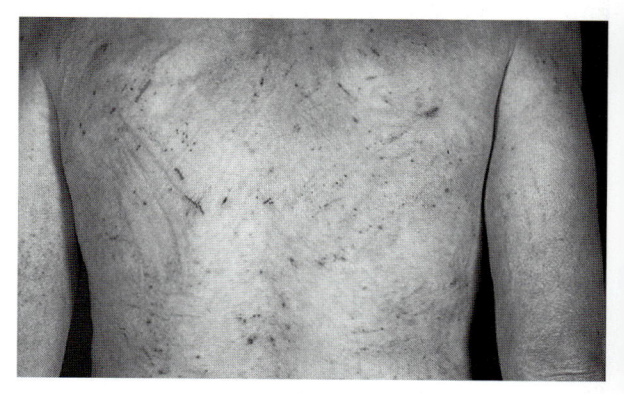

Abbildung 24.2 „Gepflegte" Skabies, die wegen langdauernder Vorbehandlung u.a. mit externen Kortikoiden schwer zu diagnostizieren ist.

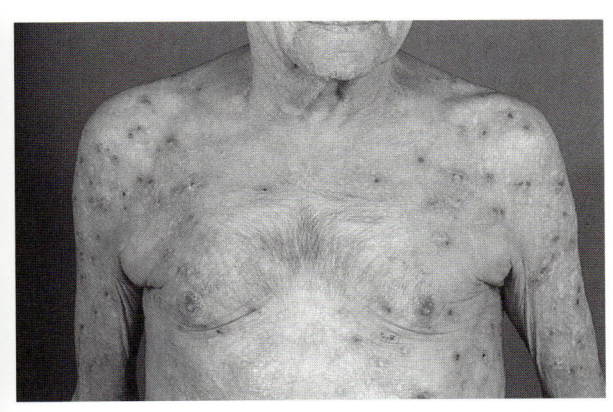

Abbildung 24.3 Prurigoform der Neurodermitis (atopisches Ekzem) bei alten Menschen (außerordentlich juckintensiv).

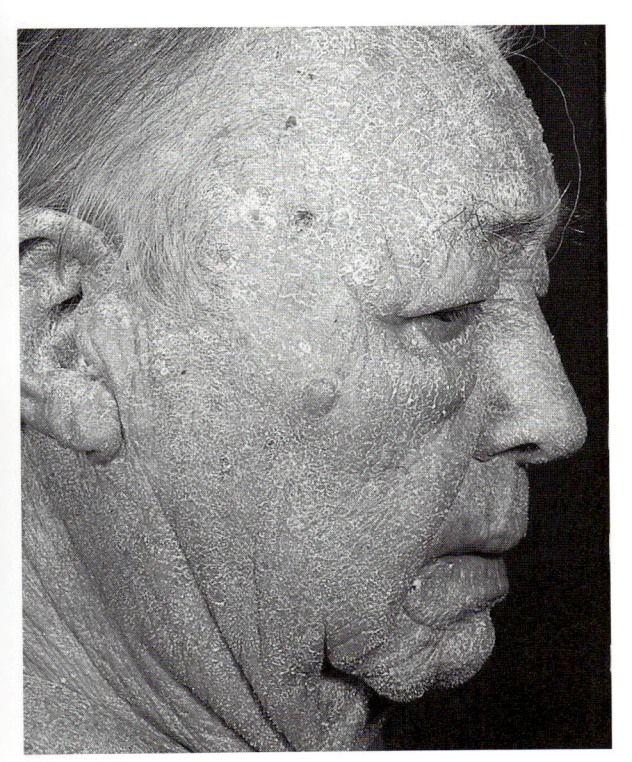

Abbildung 24.4. Sézary-Syndrom (kutanes T-Zell-Lymphom), beginnende Erythrodermie.

Leicht übersehbare Ursachen eines Juckreizes beim älteren Menschen sind Skabies (Abb. 24.2) und das bullöse Pemphigoid. Letztere Erkrankung beginnt häufig unspezifisch mit generalisiertem Juckreiz, der den Hautveränderungen vorausgehen kann. Intensiver Juckreiz besteht weiterhin bei Neurodermitis (Abb. 24.3) und anderen Ekzemformen sowie beim Sézary-Syndrom (Abb. 24.4). Die gleichzeitig bestehenden Hautveränderungen führen in diesen und anderen Fällen (Tab. 24.1) zur richtigen Diagnose und Therapie. Entgegen häufiger Feststellungen manifestiert sich der Diabetes mellitus nicht mit generalisiertem, sondern mit vorwiegend lokalisiertem Juckreiz.

3.2 Lokalisierter Juckreiz

> Ist der Juckreiz auf die Anogenitalregion begrenzt, sollte auch bei unspezifischen Hautveränderungen an eine Candidose bei Diabetes mellitus gedacht werden.

Ebenso kommt in dieser Region differentialdiagnostisch ein Lichen sclerosus et atrophicus, dessen klassische klinische Zeichen durch sekundäre Exkoriationen und Entzündung verborgen bleiben können, in Betracht. Auch Parasiten können äußerst quälenden Juckreiz hervorrufen. So ist beim Pruritus ani in jedem Fall nach Oxyuren zu fahnden.

Beim hämorrhoidalen Symptomenkomplex kommt in gleicher Weise wie bei inkontinenten Patienten das gesamte Spektrum der perianalen Dermatosen differentialdiagnostisch in Frage. Hier ist besonders auf Sekundärinfektionen und auf ein Kontaktekzem zu achten, welches gegebenenfalls auf Substanzen in der hygienischen oder lokalen Behandlung zurückzuführen ist.

3.3 Pruritus sine materia

Sind dermatologische Krankheitsbilder als Grund für den Juckreiz ausgeschlossen worden, sollte bei älteren Menschen stets noch eine Abklärung möglicher interner Erkrankungen erfolgen, die mit heftigem Pruritus sine materia einhergehen können (Tab. 24.2). In erster Linie sind hier Nieren- und Schilddrüsenerkrankungen sowie Cholestase (besonders bei chronischen Lebererkrankungen), Anämien und maligne Erkrankungen zu nennen (Kirby et al. 1974).

Tabelle 24.2 Juckreiz ohne Hautveränderungen.

- aquagener Pruritus
- Cholestase, Zirrhose
- Darmparasiten
- Diabetes mellitus
- Eisenmangel
- Hypereosinophilie-Syndrom
- Hyperthyreose
- Leukämien
- Lymphome (M. Hodgkin)
- Medikamente (Opiate, Phenothiazin)
- Menopause
- myelodysplastisches Syndrom
- Myxödem
- Niereninsuffizienz
- psychogener Pruritus (Parasitophobie)
- Polycythaemia vera
- Xerosis

> Ein persistierender oder intermittierender ausgedehnter Juckreiz bei Frauen kann auf ein Postmenopausensyndrom hindeuten. Dieser Pruritus veranlaßt charakteristischerweise eher zum Reiben als zum Kratzen und geht häufig mit Flush-Phänomenen einher.

Der *Östrogenmangel* in der Postmenopause kann auch lokalisierten Juckreiz in der Genitalregion (Pruritus vulvae) oder der Analregion bewirken, oft infiziert mit einer sekundären Candidose. Juckreiz als *paraneoplastisches Symptom* wird kontrovers diskutiert, ist jedoch häufig bei Lymphomen, Leukämien und anderen myeloproliferativen Erkrankungen. Bei vorherrschender Multimorbidität im Alter und entsprechender komplexer Medikamenteneinnahme muß generalisierter Juckreiz auch als Symptom einer *Arzneimittelunverträglichkeit* gesehen werden, nicht selten begleitet von einem entsprechenden Exanthem.

Neurogen ausgelöster Juckreiz ist beschrieben bei zentralnervösen Prozessen wie Apoplex, Hirnabszeß oder -tumor, auch bei Multipler Sklerose oder nach Spinalanalgesie mit opiatartigen Anästhetika. Die Lokalisation dieses Juckreizes richtet sich nach der ursächlichen Läsion, kann jedoch auch durch Konversion in einem anderen Innervationsbereich gefunden werden (Struppler et al. 1977). Dies gilt auch für die Notalgia paraesthetica. Hierbei handelt es sich um eine sensorische Neuropathie der dorsalen Spinalnervenäste Th2–Th6, welche im entsprechenden Innervationsgebiet am Rücken etwa handtellergroße Areale betreffen. Möglicherweise ist der brachioradiale Pruritus, der bei einem HWS-Syndrom nicht selten ist, identisch mit der Notalgia paraesthetica.

> Sind dermatologische und systemische Ursachen eines Pruritus ausgeschlossen, sollten nicht zuletzt auch psychogene Faktoren in Betracht gezogen werden. Psychogener Juckreiz, generalisiert oder lokalisiert, stellt eine Hautmanifestation psychiatrischer Erkrankungen dar, die sich unter anderem bei Parasitophobie oder Selbstverstümmelung als dermatologische Krankheitsbilder manifestieren können.

Leider wird eine kleine Anzahl Patienten mit ungeklärtem Pruritus verbleiben, der zugleich äußerst therapieresistent ist. Durch wiederholte Anamneseerhebung und klinische Untersuchung kann möglicherweise doch die Ursache abgeklärt werden. Natürlich dürfen psychische/psychosomatische Einflüsse nicht vergessen werden (Borelli 1967). Es ist Allgemeinwissen, daß bei intensiver Konzentration auf die Vorstellung, zum Beispiel Krätze zu haben, oder beim Beobachten eines Menschen, der sich intensiv kratzt, auch beim Beobachter Juckreiz auftritt. Aus der Neurodermitis-Forschung weiß man, daß der psychogene Faktor der Juckreizempfindung durch Akupunktur (Lundeberg et al. 1987) oder Verhaltenstherapie (Melin et al. 1986) beeinflußt werden kann.

4 Diagnostisches Vorgehen

Das diagnostische Vorgehen folgt der üblichen Trias: Anamnese – körperliche Inspektion – angepaßtes Labor/apparative Untersuchungen.

4.1 Anamnese

In dem Wissen darum, daß der Juckreiz ganz unterschiedliche Qualität hat und höchst unterschiedlich empfunden wird (Tab. 24.3), kommt der Anamnese besondere Bedeutung zu. Zeitpunkt und Lokalisation des ersten Auftretens können wertvolle Hinweise auf eine auslösende Ursache des Juckreizes geben. Auch der weitere Ablauf des Geschehens muß sorgfältig erfragt werden. Berichtet der Patient über juckende Hautveränderungen nur bei Kälte oder Wärme, nach Druck, Besonnung oder Schwitzen, kann durch gezieltes diagnostisches Vorgehen eine physikalische Ursache ausgeschlossen oder nachgewiesen werden.

Der Bericht über den Beginn oder eine Verschlechterung der Hautveränderungen nach hygienischen oder pflegerischen Maßnahmen kann der Hinweis auf eine allergische Genese sein. Nahrungsmittelunverträglichkeiten sind sicherlich wesentlich seltener als Arzneimittelintoleranzen (Tab. 24.4). Bei

Tabelle 24.3 Art des Juckreizes.

- belästigend – störend – quälend
- gering – heftig – krisenhaft
- lokalisiert – generalisiert
- kurz – anhaltend – zeitweilig – ständig
- selten – täglich – stündlich
- tags – nachts – temperaturabhängig
- mit/ohne Kratzeffekte

Tabelle 24.4 Juckreiz auslösende Arzneimittel.

- Bleomycin
- Captopril
- Clonidin
- Gold
- HAES
- Histamin
- Hydroxycarbamid
- Interleukin-2
- Miconazol
- Opioide
- Peptide
- Prostaglandin
- Proteasen
- Pyritinol

direkter zeitlicher Abhängigkeit von der Medikamentengabe wie von Opiaten, Proteasen, Peptiden oder Prostaglandinen und anderen ist der Zusammenhang deutlich (Bernstein 1991; Gatti et al. 1991; Lorette et al. 1990). In Doppelblindstudien relativieren sich manche Angaben im Vergleich mit Placebo (Bork 1985).

Wesentlich schwieriger zu erkennen ist ein Zusammenhang zwischen Juckreiz und einer Medikamentengabe zum Beispiel bei einer bis zu einem Jahr vorausgegangenen Infusionsbehandlung mit Hydroxyäthylstärke (HES). Der Juckreiz kann sowohl unter der Therapie als auch zeitlich noch deutlich danach beginnen und bis zu mehreren Monaten andauern (Bresser et al. 1992).

> In einer Studie von Classen et al. (1991) wird darauf hingewiesen, daß nicht das Exanthem die häufigste Arzneimittelnebenwirkung auf der Haut ist, sondern der Pruritus.

An dieser Stelle sei darauf verwiesen, daß auch in der Karzinomtherapie über Juckreiz nach der Gabe von Interleukin-2 und Hydroxycarbamid berichtet wurde. Selbstverständlich erfordern die in Tabelle 24.2 aufgeführten Erkrankungen jeweils eine gezielte Anamnese.

4.2 Klinische Untersuchung

Bei der klinischen Untersuchung ist es notwendig, das gesamte Integument exakt zu inspizieren. Bei der Erkennung von juckenden Dermatosen, die in gleicher Weise beim alten wie beim jüngeren Menschen vorkommen, stellen sich dann selten Probleme, wenn die Erkrankung typisch ausgeprägt ist. Problematisch wird es eher bei juckenden Minimal-Dermatosen.

> Wenn nur Kratzeffekte auf der Haut zu erkennen sind, die möglicherweise noch sekundär infiziert sind, können diese sehr wohl gering ausgeprägte Hauterkrankungen verdecken.

So können z.B. einzelne Follikuliden im Rahmen eines Diabetes mellitus, welche zudem oft im Terminalhaarbereich versteckt liegen, zu einem flächenhaften Juckreiz führen.

Zum Teil kann auch die ursprüngliche Hauterkrankung verdeckt sein durch eine ungezielte Vorbehandlung. Eine „gepflegte" Skabies nach oft monatelanger Kortikosteroidtherapie verursacht einen heftigen Juckreiz, der im krassen Gegensatz zu den mühsam zu entdeckenden wenigen Milbengängen steht (Marghescu 1993).

4.3 Laboruntersuchungen

Die Haut eines alten Menschen ist in aller Regel trocken. Diese trockene Haut kann bereits Juckreiz hervorrufen, bevor Hautveränderungen deutlich werden. Werden *internistische Grunderkrankungen* erkannt, richtet sich die laboratoriumstechnische Diagnostik auf die Abklärung des Grundleidens. So klagen z.B. Diabetiker nicht selten über einen generalisierten oder einen mehr auf die Genitalregion beschränkten Juckreiz. In den meisten Fällen lassen sich hierfür gering ausgeprägte Dermatosen verantwortlich machen (Brehm et al. 1968).

Beim *hepatogenen Pruritus* werden Gallensäuren und Gallensalze in der Haut für den Juckreiz verantwortlich gemacht (Kirby et al. 1974). Durch entsprechende Leberdiagnostik kann eine intrahepatische Cholestase erkannt werden. Bei der Leberzirrhose kann ein generalisierter Pruritus schon 1–2 Jahre vor Erkennen der Erkrankung bestehen (Schirren 1969).

Für den *nephrogenen Pruritus* werden verschiedene Ursachen diskutiert. Die Harnstoffkristallbildung in der Haut des Patienten mit Urämie steht in direkter Abhängigkeit von der Höhe der Stickstoffretention. Seitdem ausreichend Hämodialyseplätze zur Verfügung stehen, ist diese Juckreizursache seltener geworden. Andererseits trocknet die Haut des Patienten mit Urämie bei der Hämodialyse jedoch weiter aus. 28,2% von 230 Langzeit-Dialysepatienten klagten zeitweilig oder ständig über Juckreiz (Marghescu; Mong 1993). Weiterhin kann es bei Hämodialyse-Patienten als Folge des sekundären Hyperparathyreoidismus zu metastatischen Kalziumniederschlägen in der Haut kommen (Grosshans et al. 1972).

Beim *Pruritus sine materia* ist grundsätzlich ein Malignom auszuschließen (Lober 1988). Auch an paraneoplastische Prozesse muß gedacht werden (Gilchrest 1984, 1989). Signifikant häufig tritt Pruritus auf bei Lymphomen. Beim *Morbus Hodgkin* klagen die Patienten über generalisierten Juckreiz, der auch jahrelang dem klinischen Nachweis der Erkrankung vorausgehen kann. Feiner et al. (1978) werten den Juckreiz als Gradmesser der Prognose.

Tabelle 24.5 Empfohlene Untersuchungen bei Juckreiz unklarer Genese.

- Anamnese
- körperliche Untersuchung
- kleines Blutbild, BKS
- Harnstoff und Kreatinin
- Glukose
- Leberfunktion (Bilirubin, Gamma-GT, GPT, AP)
- Schilddrüsenhormone (T_3, TSH basal)
- Harnanalyse
- Stuhl auf okkultes Blut
- Röntgen-Thorax

Die Vielzahl der Erkrankungen, welche mit einem Pruritus einhergehen können, insbesondere auch mit einem Pruritus sine materia, zwingen gelegentlich zu ausgedehnten labortechnischen Untersuchungen, welche über ein Minimalprogramm (Tab. 24.5) hinausgehen können.

5 Therapeutische Möglichkeiten

Ist durch die gegebenenfalls wiederholte Anamnese, die klinische Untersuchung und ergänzende technische Maßnahmen eine exakte Diagnose gestellt, wird in aller Regel eine gezielte Therapie möglich sein. Gegebenenfalls wird man unterschiedliche therapeutische Maßnahmen kombinieren. Ein dermatologisches oder internistisches Grundleiden muß nach den Regeln der ärztlichen Kunst behandelt werden. Problematisch kann die Therapie dann sein, wenn keine Grundkrankheit diagnostiziert und an der Haut kein richtunggebender Hinweis gefunden werden kann. Bei der Vielzahl von Juckreiz auslösenden Mediatoren ist es verständlich, daß es keine Standardtherapie des Pruritus sine materia geben kann.

5.1 Lokaltherapie

Da die Xerosis der Altershaut die häufigste Ursache des senilen Pruritus darstellt (Kligman 1979), gilt es, diese – neben der weiteren Abklärung der Differentialdiagnosen – zunächst zu behandeln. Zur Normalisierung des Austrocknungsschadens der Altershaut (s. Abb. 24.1) empfiehlt sich als rückfettende Maßnahme eine mindestens viermalige *Salbenbehandlung* des gesamten Integuments pro Tag mit Basissalben, die zusätzlich 10% Harnstoff enthalten sollten. In letzter Zeit stehen auch neuartige Salbengrundlagen – sogenannte Lipogele – zur Verfügung, die den Mangel an „natural moisturizing factor" (Potts et al. 1984) substituieren und somit der Instabilität des Lipidfilms der Altershaut entgegenwirken. Eine reduzierte Raumtemperatur und eine mittels Wasserverdampfern angehobene Luftfeuchtigkeit unterstützen diese Basistherapie.

Kortikosteroide bleiben meist ohne Erfolg und sind insbesondere für eine Langzeittherapie nicht geeignet. *Antihistaminika* und *Anästhetika* sind selten wirksam und bergen die Gefahr einer Sensibilisierung in sich. Kühlende Lotionen sind bei Juckreiz aufgrund eines Austrocknungsschadens in der Regel nicht indiziert, können jedoch bei gezielter Indikation mit einem Zusatz von Teeren, Polidocanol oder Harnstoff, gegebenenfalls auch mit Campher, Phenol oder Thymol, erfolgreich eingesetzt werden. Beim lokalisierten Pruritus hat sich auch die Anwendung von Liquor carbonis detergens 10% in Pasta zinci mollis bewährt.

Völlig ungeeignet zur Stillung des Juckreizes sind oft angewendete Hausmittel wie z.B. alkoholische Tinkturen (Franzbranntwein, Arnika u.a.), da Alkohol die Haut noch mehr austrocknet und die Inhaltsstoffe sensibilisieren können. Auch kosmetische Zubereitungen und Salben oder Gele für andere Indikationen – z.B. durchblutungsfördernde Präparate – erreichen eher das Gegenteil als die gewünschte Wirkung.

Die Austrocknung und das weitere Austrocknen der Haut kann durch Rückfettung der Haut verhindert werden. Die oben genannte externe Therapie kann unterstützt werden durch medizinische *Ölbäder*. Die Öle bewirken eine Rehydratation des Stratum corneum, indem sie den transepidermalen Wasserverlust mindern. Die Badewassertemperatur sollte nicht mehr als 34 °C betragen. Die Badezeit muß auf 10 min beschränkt bleiben, da sonst trotz rückfettender Zusätze die Haut vermehrt austrocknet.

Bei richtiger Durchführung der medizinischen Ölbäder hält die hydratisierende Wirkung bis zu 48 h an. Die Linderung des Juckreizes kann durch den Zusatz von z.B. Polidocanol zum Bad verbessert werden. Gebadet werden sollte nicht häufiger als 2- bis maximal 3mal in der Woche. Die in der Balneotherapie heute bevorzugten medizinischen Creme-Ölbäder sind so konzipiert, daß die schützenden und hydratisierenden Fette schnell in die Haut einziehen und kein schwer entfernbarer Fettfilm in der Dusch- oder Badewanne zurückbleibt.

Als Gegenanzeigen gegen medizinische Ölbäder (wie sonst auch) gelten fieberhafte Erkrankungen, Tuberkulose, schwere Herz- und Kreislaufstörungen und Hypertonie.

5.2 Systemische Behandlung

Ist eine Grunderkrankung erkannt, muß diese spezifisch behandelt werden. Zusätzlich sollte eine konsequente Hautpflege durchgeführt werden. Beim nephrogenen Juckreiz, der bei vielen dialysepflichtigen Patienten nach Einführung von Erythropoetin nicht mehr so quälend ist (de Marchi et al. 1992), hilft in der Mehrzahl der Fälle eine UV-B-Bestrahlung (Gilchrest 1984, 1989). Für die systemische symptomatische Juckreizbekämpfung werden in erster Linie Antihistaminika benutzt. In vielen Fällen wird hier jedoch leider keine ausreichende Juckreizstillung erzielt. Dies ist nicht verwunderlich bei der Vielzahl der auslösenden Ursachen und der damit verbundenen unterschiedlichen Mediatoren, über welche bislang insgesamt wenig Kenntnisse vorliegen. Für den Einsatz von Psychopharmaka gilt die generelle Zurückhaltung beim alten Menschen. Nur in besonders therapierefraktären Fällen eines Pruritus sine materia und ohne systemische Ursachen ist eine sedierende systemische Therapie auf der Basis von Phenothiazin-Antihistaminika zu erwägen. In verzweifelten Fällen ist auch eine transkutane elektrische Nervenstimulation (TENS) wirksam eingesetzt worden (Mong 1993).

6 Prophylaxe

Pruritus senilis ist lediglich ein Symptom, welches die unterschiedlichsten Ursachen haben kann. Nach Ausschluß von Dermatosen und inneren Erkrankungen steht die trockene Haut im Vordergrund. Diese entsteht nicht als Einzelreaktion auf Einflüsse des Alterns und des Alters, der Veranlagung und der Umwelt, sondern ist in aller Regel eine Summation dieser Faktoren. Da das biologische Alter und die genetische Fixierung nicht zu beeinflussen sind, steht im Vordergrund der Prophylaxe eine Rehydratation der Haut.

> Trockene Haut beruht weniger auf fehlendem Oberflächenfett, sondern vielmehr auf einer Schädigung der Strukturlipide und der Zellmembranen der Epidermis.

Die Interzellularlipide haben in der Hornschicht eine Reihe von Funktionen. Sie regulieren die Penetration von Stoffen aus der Umwelt in die Haut und in der anderen Richtung die Permeabilitätsbarriere und damit den transepidermalen Wasserverlust. Weiterhin sind die Lipide entscheidend für die Wasserbindungsfähigkeit und die Regulierung des Wassergehaltes der Hornschicht. Davon wiederum abhängig sind die Kohäsion und die Abschuppung der Hornschicht (Brod 1991; Proksch 1992).

Der Lipidgehalt der Epidermis ist in den einzelnen Körperregionen unterschiedlich. Er beträgt z.B. im Gesicht 7–20% und im Vergleich hierzu an den Unterschenkeln 2–4% (Elias 1983). Dies erklärt, weshalb ein Eczéma craquelé besonders an den Unterschenkeln ausgeprägt ist.

Mit zunehmendem Alter wird die Haut dünner, die Korneozyten haften weniger aneinander, die dermoepidermale Grenzfläche flacht ab. Dadurch verringert sich die Kontaktfläche zwischen ernährendem Bindegewebe und Oberhaut. In der Dermis kommt es zu einer relativen Zellarmut und Verringerung der Vaskularisation. Dies bedingt eine verminderte Zufuhr von Aufbau- und Nährstoffen. Kollagen, Elastin und Glucosamine zeigen strukturelle Veränderungen. Die Sekretionsleistung von Schweiß- und Talgdrüsen nimmt ab. Die Fähigkeit zur Feuchtigkeitsbindung läßt nach.

Gerade auf dem Verlust der Wasserbindungskapazität in der Haut beruhen zahlreiche von Patienten als unangenehm empfundene Sensationen wie Spannungsgefühl, Hauttrockenheit und vor allem der Juckreiz. Häufig entsteht so ein präekzematöser Zustand mit kleieförmiger Schuppung und entzündlicher Rötung der Haut, das Exsikkationsekzematid (s. Abb. 24.1).

> Häufiges Waschen und Baden fördert zusätzlich die Exsikkose im Sinne einer Minimalvariante des kumulativ-toxischen Ekzems. Wasser allein trocknet schon aus, heißes Wasser entfettet zusätzlich (Tab. 24.6).

Seifen reinigen zwar die Haut von Schmutz, Mikroorganismen, Fettsubstanzen und Hornmaterial, doch führen sie darüber hinaus auch zu einer Quellung der Hornschicht durch die Fällung von Kalzium und Magnesium.

> Die Seifenwirkung ist abhängig von Konzentration, Temperatur, Zeitdauer und Anwendungsart. Durch ätherische Öle in den parfümierten Seifen wird die austrocknende Wirkung erhöht. Im Gegensatz zu herkömmlichen Seifen zeichnen sich Syndets durch Protektion des Säuremantels aus. Hieraus resultiert eine geringere Hautquellung.

Von entscheidender Bedeutung für die Prophylaxe ist somit eine exakte Wasch- und Pflegeanleitung (Tab. 24.7). Hierzu gehört auch der Hinweis, daß nach einem Reinigungs-(Dusch-)Bad die Haut gründlich abgetrocknet werden muß. Nach einem Ölbad sollte jedoch die Haut nicht frottierend, sondern tupfend getrocknet werden.

Tabelle 24.6 Wassereinwirkung auf die Haut.

- Reinigung von oberflächlichem Schmutz
- Quellen der Hornlamellen
- Eluierung wasserlöslicher Inhaltsstoffe wie Aminosäuren und Lipide
- Verdünnung neutralisationsfähiger Stoffe führt – abhängig von Hautfeuchtigkeit, Dauer und Temperatur – zu Austrocknung, Exsikkationsekzematid

Tabelle 24.7 Waschanleitung bei trockener Haut.

- so selten wie möglich
- so häufig wie nötig
- nicht zu heiß
- nicht zu lange
- Seife (Syndet) nur in den intertriginösen Räumen
- keine entfettenden Badezusätze
- anschließende Hautpflege

Die Hautpflege hat zum Ziel, die Wasserbindungskapazität zu erhalten durch Ersatz/Ergänzung des im Alter meist instabilen Hydrolipidfilms. Ist es durch ungeeigneten Wasserkontakt zu Quellvorgängen in der darunterliegenden Hornschicht und zum Herauslösen von Feuchthaltern gekommen, resultiert hieraus eine verminderte Konzentration von „natural moisturizing factors" in der Haut. Zu diesen Feuchthaltesubstanzen gehören Mineralsalze, mehrwertige Alkohole, Zucker, Mukopolysaccharide, organische Säuren, wasserlösliches Kollagen und Harnstoff.

Zur Prophylaxe eignet sich daher eine konsequente Pflege mit Salben, Wasser-in-Öl-Emulsion oder Lipogelen, wie sie bei der Lokaltherapie beschrieben wurden. Im Vordergrund der Zusätze steht Harnstoff. Derartige Zubereitungen wirken der vorliegenden Instabilität des Hydrolipidfilms entgegen und substituieren zugleich den Mangel an „natural moisturizing factors".

Literatur

Bernhard, J. D.: Itching in the nineties. J. Amer. Acad. Derm. 24 (1991) 309–310.

Bernstein, J. E.: Neuropeptides and the skin. In: Goldsmith, L. A. (ed.): Physiology, Biochemistry and Molecular Biology of the Skin. 2nd ed., pp. 816–835. Oxford University Press, New York– Oxford 1991.

Bork, K.: Kutane Arzneimittelnebenwirkungen, S. 313–316. Schattauer, Stuttgart 1985.

Borelli, S.: Psyche und Haut. In: Gottron, H. A. (Hrsg.): Handbuch der Haut- und Geschlechtskrankheiten. Erg.-Bd. 8, S. 265–568. Springer, Berlin–Heidelberg–New York 1967.

Brehm, G., H. Sanei: Dermatologische Erkrankungen bei Diabetes mellitus. Med. Klin. 64 (1968) 201–208.

Bresser, H., K. Strömer: Juckreiz nach Hydroxyäthylstärke (HES) – Neue Differentialdiagnose des Pruritus sine materia. Dtsch. Derm. 40 (1992) 834–838.

Brod, J.: Characterization and physiological role of epidermal lipids. Int. J. Derm. 30 (1991) 84–90.

Classen, D. C., S. L. Pestotnik, R. S. Evans, J. P. Burke: Computerized surveillance of adverse drug events in hospital patients. J. Amer. med. Ass. 266 (1991) 2847–2851.

De Marchi, S., E. Cecchin, D. Villalta, G. Sepiacci, G. Santini, E. Bartoli: Relief of pruritis and decreases in plasma histamine concentration during erythropoietin therapy in patients with uremia. New Engl. J. Med. 326 (1992) 969–974.

Elias, P. M.: Epidermal lipids, barrier function and desquamation. J. invest. Derm. 80 (1983) 44–49.

Feiner, A. S., T. Mahmood, F. Wallner: Prognostic importance of pruritus in Hodgkin's disease. J. Amer. med. Ass. 240 (1978) 2738–2740.

Gatti, S., F. Serri: Pruritus in Clinical Medicine. Dunitz Ltd., London 1991.

Gilchrest, B. A.: Pathologic progresses associated with aging. In: Skin and Aging Processes, pp. 37–56. CRC Press, Boca Raton 1984.

Gilchrest, B. A.: Pruritus: Phototherapy as a cause and remedy. Skin Pharmacol. 2 (1989) 226–227.

Grosshans, E., J. Maleville, H. Jahn: Histopathologie und Pathogenese der Kalkablagerungen in der Haut bei Hämodialysis. Z. Haut-Geschl.-Kr. 47 (1972) 467–474.

Handwerker, H. O., C. Forster, C. Kirchhoff: Discharge patterns of human C-fibers induced by itching and burning stimuli. J. Neurophysiol. 66 (1991) 307–315.

Kirby, J., K. W. Heaton, J. L. Burton: Pruritic effect of bile salts. Brit. med. J. 4 (1974) 693–695.

Kligman, A. M.: Perspectives and problems in cutaneous gerontology. J. invest. Derm. 74 (1979) 39–45.

Lober, C. W.: Should the patient with generalized pruritus be evaluated for malignancy. J. Amer. Acad. Derm. 19 (1988) 350–352.

Lorette, G., L. Vaillant: Pruritus; Current concepts in pathogenesis and treatment. Drugs 39 (1990) 218–233.

Lundeberg, T., L. Bondesson, M. Thomas: Effect of acupuncture on experimentally induced itch. Brit. J. Derm. 117 (1987) 771–777.

Marghescu, S.: Pruritus sine materia. Z. Hautk. 68 (1993) 335–337.

Melin, L., T. Frederiksen, P. Noren, B. G. Swebilius: Behavioural treatment of scratching in patients with atopic dermatitis. Brit. J. Derm. 115 (1986) 467–474.

Mong, B. E.: Transcutaneous electronic nerve stimulation in the treatment of generalized pruritus. Clin. Exp. Dermatol. 18 (1993) 67–68.

Morvay, M., S. Marghescu: Hautveränderungen bei Hämodialysepatienten. Med. Klin. 83 (1988) 507–510.

Potts, R. O., E. M. Buras, D. A. Chrisman: Changes with age in the moisture content of human skin. J. invest. Derm. 82 (1984) 97–100.

Proksch, E.: Regulation der epidermalen Permeabilitätsbarriere durch Lipide und durch Hyperproliferation. Hautarzt 43 (1992) 331–338.

Schirren, C.: Die Beteiligung der Haut bei Lebererkrankungen. Fortschr. Med. 87 (1969) 687–690.

Struppler, A., P. Hiell: Schmerz und Schmerzbehandlung heute. Fischer, Stuttgart 1977.

Sullivan, J. R., A. Watson: Naltrexone: a case report of pruritus from an antipruritic. Australas. J. Dermatol. 38 (4) (1997) 169–198.

Terra, S. G., S. M Tsunoda.: Opoid antagonists in the treatment of pruritus from cholestatic liver disease. Ann. Pharmacother. 32 (11) (1998) 1228–1230.

25

Schlafverhalten und Schlafstörungen

MANFRED BERGENER

INHALT

1 Einleitung 271
2 Epidemiologische Aspekte 272
3 Veränderungen im Schlafverhalten und Schlafstörungen – Hauptformen und deren Beziehung zu psychischen Erkrankungen . 272
4 Pathophysiologische Grundlagen der Schlaf-Wach-Regulation und des Schlafverhaltens 273
5 Diagnostik und Differentialdiagnostik unter Berücksichtigung pathophysiologischer und psychosomatischer Gesichtspunkte 274
6 Einflußmöglichkeiten – Behandlung . . . 276
7 Zusammenfassung 276

1 Einleitung

Schlafstörungen sind, ebenso wie tagsüber auftretende Schläfrigkeit, häufig beklagte Symptome alter Menschen. Sie sind darüber hinaus bedeutsame Symptome psychischer Erkrankungen des höheren Lebensalters – speziell der Depression und Demenz.

Generell nimmt die Verordnung von Schlafmitteln bzw. der Gebrauch von schlafanstoßenden und schlaffördernden Arzneimitteln mit dem Alter ständig zu. Parallel dazu wird eine bemerkenswerte Häufigkeit von Verhaltensstörungen und anderen psychischen Symptomen beobachtet, die mit einem veränderten Schlafverhalten ursächlich in Verbindung gebracht werden.

Dazu gehören nächtliches Wandern und Verwirrtheit ebenso wie Agitiertheit und Unruhe: Verhaltensauffälligkeiten, die bei psychisch gestörten alten Menschen von Betreuern und pflegenden Angehörigen besonders schlecht toleriert werden. Sie beeinflussen daher nicht selten Entscheidungsprozesse, die schließlich zur Institutionalisierung in Pflegeeinrichtungen führen; mit allen nachteiligen Folgen, die für die Betroffenen mit einer solchen Entscheidung verbunden sein können. Gleichzeitig stellt die noch immer viel zu häufige Ausgabe von Sedativa und Hypnotika in Einrichtungen der Altenpflege und -betreuung ein weitgehend ungelöstes Problem dar.

Im Gegensatz zu ihrer weitverbreiteten Verordnung im Alter liegen bisher nur wenige kontrollierte Studien über Schlafmittel bei verschiedenen psychiatrischen Diagnosen des höheren Lebensalters vor. In einem Überblick hatten Reynolds et al. (1989) darauf hingewiesen, daß innerhalb der letzten 15 Jahre lediglich 6 kontrollierte Studien über die Anwendung von Schlafmitteln bei älteren Patienten mit Demenz oder anderen organischen Psychosyndromen publiziert worden sind. Diese Untersuchungen waren an insgesamt 134 Patienten mit unterschiedlich ausgeprägten Demenzen und anderen organischen Syndromen durchgeführt worden. In keiner dieser Untersuchungen konnten die Möglichkeiten eines Schlaflaboratoriums oder andere objektive Methoden genutzt werden, um mögliche Arzneieffekte im einzelnen besser beurteilen zu können. Allerdings waren alle doppelblind und placebokontrolliert.

Unter diesen Voraussetzungen wurde versucht, Beobachtungen des Pflegepersonals in bezug auf Schlafeintritt, Schlafdauer sowie das Auftreten von Schlafunterbrechungen unter den genannten Bedingungen auszuwerten. Der Tagesperformance dagegen wurde bisher wenig Aufmerksamkeit gewidmet.

In den letzten Jahren haben sich Bergener et al. (1989) dieser Problematik im besonderen angenommen und mehrere kontrollierte Studien mit Zopiclone durchgeführt, einer neuartigen Substanzklasse der Zyklopyrrolone, welche weder eine den Barbituraten noch eine den Benzodiazepinen ähnliche Molekularstruktur aufweist. Zielsetzung dieser Untersuchungen ist es, die Frage der Dosierung, der Effekte von Interaktionen zwischen den im Einzelfall verabreichten Arzneimitteln, der Wechselwirkung zwischen körperlicher und psychischer Gebrechlichkeit, des Zusammentreffens unterschiedlicher Diagnosen sowie der Auswirkungen von Begleitmedikationen auf die Tagesperformance abzuklären.

2 Epidemiologische Aspekte

Wie häufig tatsächlich Veränderungen des Schlafverhaltens und Schlafstörungen unter alten Menschen, die in ihrem eigenen Haushalt leben, anzutreffen sind – speziell bei Alleinlebenden, die nicht durch Dritte versorgt werden und bei denen depressive bzw. dementielle Symptome nachweisbar sind –, ist nicht bekannt. Epidemiologische Untersuchungen darüber beanspruchen daher besondere Priorität.

> Bisher konnte lediglich gezeigt werden, daß etwa 30% der Alterspopulation (60 Jahre und darüber) unter Beeinträchtigungen ihrer Schlafqualität und unter chronischen Schlafstörungen leiden.

Besonders bemerkenswert sind in diesem Zusammenhang die Beobachtungen von Ford et al. (1989), die zeigen konnten, daß durch rechtzeitige Erkennung und Behandlung von Schlafstörungen die Manifestation von psychischen Erkrankungen zu einem späteren Zeitpunkt erschwert, ja sogar verhindert werden kann. Ältere Patienten mit Schlafstörungen waren viel häufiger an geriatrische und auch psychogeriatrische Dienste angeschlossen als andere, nicht unter Schlafstörungen leidende Patienten.

> Nach Untersuchungen anderer Autoren geht man heute davon aus, daß 20–25% der nicht in Institutionen der Pflege oder Altenbetreuung lebenden alten Menschen regelmäßig schlaffördernde Arzneimittel gebrauchen, um tatsächlich vorhandene – oder befürchtete – Störungen des Nachtschlafs zu kompensieren.

Während jüngere Patienten – sofern überhaupt – vorwiegend über Einschlafstörungen klagen, werden von älteren Menschen einerseits die Verkürzung der Schlafdauer und andererseits das Ausbleiben schlafbedingter körperlicher und psychischer Restaurierung besonders negativ registriert. Die Folgen davon sind ein Gefühl der Abgespanntheit sowie eine störende Schläfrigkeit tagsüber, Beobachtungen, die sich anhand von Untersuchungsreihen älterer, schlafgestörter Patienten auch in Schlaflaboratorien objektivieren ließen.

> Schlafbedingte Verhaltensstörungen (einschließlich nächtlicher Unruhe, Bettflüchtigkeit und Inkontinenz) sind häufig anzutreffende und bedeutsame Symptome institutionalisierter Patienten mit einer Demenz.

Häufig setzen diese Symptome nach Sonnenuntergang ein und verstärken sich im Laufe der Nacht zunehmend, was die immer noch viel zu häufige regelmäßige Verordnung von Schlafmitteln in Pflegeheimen erklärt.

3 Veränderungen im Schlafverhalten und Schlafstörungen – Hauptformen und deren Beziehung zu psychischen Erkrankungen

Nicht nur körperliche, psychische oder hirnorganische Erkrankungen gehen im Alter meist mit Schlafstörungen einher. Veränderungen des Schlafverhaltens werden häufig auch im Rahmen psychischer oder auch sozialer Belastung und Überforderung angetroffen, die für ältere Menschen zu unlösbar erscheinenden Konflikten führen können. Fast regelhaft manifestieren sich Schlafstörungen bei älteren Menschen nach dem Verlust eines Angehörigen, insbesondere des Ehepartners, ein Phänomen, das mit psychotherapeutischen Interventionen zu beeinflussen ist. Nicht zu vernachlässigen ist die Häufigkeit zwischen Depressionen und Schlafstörungen einerseits in Verbindung mit Selbstmedikation und Alkoholgebrauch andererseits. Werden in derartigen Fällen zusätzlich Sedativa bzw. Hypnotika verordnet, kann sich daraus rasch ein nur schwer zu durchbrechender Circulus vitiosus entwickeln. Nach Rodin et al. (1988) sind im Verlauf depressiver Erkrankungen älterer Menschen, insbesondere dann, wenn gleichzeitig körperliche Erkrankungen bestehen, Schlafstörungen fast ausnahmslos in erster Linie in Form von *Frühwachen* anzutreffen. Untersuchungen in Schlaflaboratorien haben die Beziehung zwischen der Schwere einer Depression und dem morgendlichen Frühwachen ebenso bestätigen können wie die Bedeutung des morgendlichen Frühwachens zur Unterscheidung zwischen Depressionen und Demenzen (Reynolds 1986, 1989). Schlafstörungen werden in 2 Hauptformen unterteilt:
- Einschlaf- und Durchschlafstörungen
- Zustände ausgeprägter Tagesschläfrigkeit.

Ihre Bedeutung wird in bezug auf ihr Zusammentreffen mit psychischen Erkrankungen nach wie vor unterschätzt. Andererseits berichteten Ford et al.

1989), daß 40% aller Patienten, die über Einschlaf- und/oder Durchschlafstörungen, und 46,5% derjenigen, die über Zustände ausgesprochener Tagesschläfrigkeit klagten, gleichzeitig unter psychischen Erkrankungen litten. Daß darüber hinaus die Art der jeweiligen Schlafstörung unter differentialdiagnostischen Aspekten bedeutsame Hinweise zu geben vermag, wurde bereits erwähnt.

Pathophysiologische Grundlagen der Schlaf-Wach-Regulation und des Schlafverhaltens

Unter pathophysiologischen Gesichtspunkten wird zwischen NREM- und REM-Schlaf unterschieden. Beide korrelieren mit unterschiedlichen physiologischen Bedingungen des ZNS während des Schlafs: Während der REM-Schlaf einen Aktivierungszustand repräsentiert, entspricht der NREM-Schlaf einer Ruhephase des Gehirns. Gleichzeitig wird eine Zunahme des Herzschlags, der Atemfrequenz und des Blutdrucks im REM-Schlaf im Vergleich zu NREM-Schlafphasen beobachtet. Ferner läßt sich in REM-Schlafphasen im Pontinum eine Aktivierung cholinerger Zellen registrieren, während der NREM-Schlaf zu Regionen des Mittelhirns in Beziehung stehen soll. Der REM-Schlaf repräsentiert die zirkadiane Komponente der Schlaf-wach-Regulation, während der NREM-Schlaf für deren homöostatische Komponente verantwortlich ist (speziell die sog. Slow-wave-sleep-Komponente). Der NREM/REM-Zyklus ist im Alter nicht wesentlich verändert, allerdings durch Vorverlegung der ersten REM-Phase verkürzt.

Im Tages-EEG verlangsamt sich die Alpha-Frequenz im Alter, begleitet von diffusen langsamen Aktivitäten. Darüber hinaus ist eine Verringerung der Amplitude zu beobachten, was auf eine Abnahme des Energiehaushalts der Nervenzellen schließen läßt. Im Stadium des synchronisierten Schlafs kommt es zu einer Abnahme der Amplitude der Delta-Wellen. Dagegen bleibt das Schlafstadium 2 erhalten, doch es treten gehäuft Schlafspindeln auf.

> Vorübergehende Schlafstörungen von etwa 2–3 Wochen Dauer sind im allgemeinen auf situationsbedingte Einflüsse zurückzuführen; längerdauernde Störungen (über einen Monat und länger) sind dagegen ein Hinweis auf schwere körperliche oder psychische Probleme und erfordern deshalb eine speziellere medizinische, pathophysiologische und psychiatrische Abklärung.

Im Zusammenhang damit ist der *Schlafanamnese* eine besondere Bedeutung beizumessen, die sowohl von dem Betroffenen selbst als auch vom Bettpartner, ggf. auch vom Pflegepersonal, erhoben werden sollte. Besondere Aufmerksamkeit sollte dabei der Ernährung, den Mahlzeiten, der Art und dem Umfang körperlichen und psychischen Trainings sowie anderen psychischen und psychosozialen Einflüssen geschenkt werden. Auf die genaue Erfassung aller verordneten Medikamente wie auf die Erfassung der Selbstmedikation sollte dabei besonderer Wert gelegt werden.

> Grundsätzlich geht man heute von einer altersabhängigen Abnahme der Schlaffähigkeit aus.

Dieses Phänomen ist auf den physiologischen Alternsprozeß ebenso zu beziehen wie auf die Einflüsse körperlicher und psychischer Erkrankungen. Besonders hervorzuheben sind:
- Reduzierung der Schlafdauer, verbunden mit einem Anstieg der Zahl von Mikroarousals von 3–15 sec Dauer
- Abnahme des Slow-wave-Schlafs (dem tiefsten Niveau des NREM-Schlafs)
- Tendenz zu früher in der Nacht auftretenden ausgeprägten Tiefschlafperioden
- Tendenz zu früher in der Nacht auftretenden REM-Schlafphasen
- Anstieg der sog. Tages-„Nickerchen"
- generelle Tendenz, mehr Zeit im Bett zu verbringen, was keineswegs mit einer Verbesserung der Schlafqualität und einem Gefühl des Ausgeruhtseins nach dem Schlaf einhergeht.

Weitere altersabhängige Veränderungen des Schlafs schließen ein:
- Rückgang der Ausscheidung von Wachstumshormonen (welche ihr Maximum während der ersten 2 h Schlaf erreichen und mit NREM-Schlafstadien 3 und 4 korrespondieren)
- Abnahme der schlafabhängigen Prolaktin- und Testosteronausschüttung
- Anstieg des Plasmanorepinephrin-Niveaus
- Anstieg der Cortisolausscheidung (speziell bei depressiven älteren Patienten).

Ontogenetisch gesehen unterliegt das Schlafverhalten von der Geburt bis zum Tode teilweise erheblichen Veränderungen, was erkennen läßt, daß der Schlaf den Bedingungen eines chronobiologischen und chronopsychophysiologischen Prozesses unterliegt. Im Laufe des Kindesalters verringert sich die Anzahl der Schlafphasen. Erst allmählich entwickelt sich das für das Erwachsenenalter typische Schlafwach-Muster. Abhängig von der Lebensweise und dem Kulturkreis erhält sich auch dann bei vielen Menschen ein biphasisches Schlafverhalten. Erst im Alter wird der Schlaf wieder polyphasisch. Der Nachtschlaf wird kürzer und ist fragmentierter als in der Jugendzeit oder in der Lebensmitte. Über Tag kommt es zu kurzen Einschlafphasen, die wegen der damit verbundenen großen Müdigkeit unerwünscht sind und häufig auch als unangenehm erlebt werden.

Die biologischen Rhythmen der verschiedenen Schlaffunktionen durchlaufen in der Ontogenese einen Reifungsprozeß, der sich am Beispiel der 24-Stunden-Periodik der Körpertemperatur aufzeigen läßt. Von Roth et al. wurde 1989 eine Übersicht über die Beziehung zwischen Biorhythmen und dem Schlafverhalten einerseits und der schlafabhängigen neuroendokrinen Aktivität andererseits veröffentlicht.

> Von der Schlafforschung wird heute die Auffassung vertreten, daß mit dem Alter die Fähigkeit zu schlafen stärker als die Notwendigkeit zu schlafen abnimmt.

Die Klagen unzulänglicher Schlafqualität und -dauer bei älteren Menschen hängen häufig mit der gleichzeitig zu beobachtenden Zunahme einer sogenannten Tagesschläfrigkeit zusammen. Gleichwohl sprechen zahlreiche Befunde dafür, daß die Abnahme der Schlafqualität im späteren Leben, insbesondere durch Schlafunterbrechungen und einen Verlust an Schlaftiefe, mit einer Abnahme des Gefühls des Ausgeruhtseins zusammenhängt, wobei die Verknüpfungen von zahlreichen kurzdauernden Arousals mit einer Abnahme bzw. einem vollständigen Verlust der tiefsten NREM(slow-wave)-Schlafperioden korrespondieren.

Geschlechtsspezifische Unterschiede bestehen im Alter darin, daß sich bei Männern die Tiefschlafphasen stärker und vom Lebensalter her betrachtet auch früher zurückbilden, gleichzeitig Schlafunterbrechungen zunehmen. Nach Spiegel haben Männer im höheren Lebensalter ein um 10 Jahre „älteres" Schlafmuster als Frauen. Während ältere Männer häufiger über eine Beeinträchtigung der Schlafdauer klagen und bei ihnen entsprechend auch ein Verlust von Slow-wave-Phasen häufiger anzutreffen ist als bei Frauen, klagen Frauen paradoxerweise viel häufiger über Schlafstörungen, nehmen entsprechend regelmäßiger Hypnotika und Sedativa ebenso wie schlaffördernde Medikamente ein als Männer. Möglicherweise besitzen Frauen eine stärker ausgeprägte Sensibilität gegenüber der Schlafqualität als gegenüber einer Abnahme der Schlafdauer selbst (Reynolds et al. 1986). Nach einer Studie der amerikanischen Krebsgesellschaft klagten in der Altersgruppe von 40–85 Jahren 13% der Männer und 26% der Frauen über Schlafstörungen.

Unter den zu beobachtenden Verhaltensweisen während des Schlafs hat bei älteren Menschen das Schnarchen immer stärkere Beachtung gefunden. Schnarchen ist ein häufiges Phänomen bei Männern und Frauen mit einer Hypertonie und insbesondere bei Männern mit koronaren Herzerkrankungen oder Schlaganfällen.

> Zahlreiche Studien weisen auf deutliche Zusammenhänge zwischen schlafabhängigen Faktoren mit zunehmendem Alter (Männer > Frauen) und der Atmung hin (Ancoli-Israel 1985, 1989).

5 Diagnostik und Differentialdiagnostik unter Berücksichtigung pathophysiologischer und psychosomatischer Gesichtspunkte

Unter pathophysiologischen Aspekten lassen sich bei der phasischen Depression im Alter der Alzheimer-Krankheit charakteristische Veränderungen des Schlafverhaltens feststellen, die sich sowohl auf die Schlaforganisation als auch auf seine Intensität beziehen. Diese betreffen bei *Altersdepressionen*

- eine kurze REM-Schlaflatenz, worunter die Zeit zwischen Schlafbeginn und Beginn des REM-Schlafs verstanden wird
- eine Verlängerung der ersten REM-Schlafperiode verbunden mit raschen Augenbewegungen
- eine Verschiebung der Slow-wave-Aktivität von der ersten zur zweiten REM-Schlafperiode und NREM-Perioden
- morgendliches Früherwachen.

Im Gegensatz dazu ist der Schlaf bei *Alzheimer-Kranken* ebenso wie bei anderen Demenzprozessen durch arrhythmische, polyphasische Schlaf-wach-Muster, einen teilweisen Verlust der phasischen Aktivitäten (d.h. eine Abnahme der Spindeln und des K-Komplexes im Stadium 2 und eine Abnahme der raschen Augenbewegungen im REM-Stadium) sowie durch eine normale bzw. eine verlängerte REM-Schlaflatenz bei gleichzeitiger Abnahme von Schlafapnoen charakterisiert. In Fällen depressiver Pseudodemenz sind pathophysiologische Veränderungen ähnlicher Art wie bei endogenen Depressionen zu beobachten. Patienten mit primärer Demenz und sekundärer Depression zeigen nach Besserung einer Schlafstörung einen REM-Schlaf-Reboundeffekt (Buysse et al. 1988). Angstsyndrome gehen ebenso wie Paniksyndrome im Alter im allgemeinen mit Veränderungen des Schlafverhaltens einher, die sowohl Einschlafstörungen im engeren Sinne als auch die Schlafdauer an sich betreffen.

Die eigentlichen Schlüsselsymptome in der Diagnose von Schlafstörungen im Alter sind die Einschlaf- und Durchschlafstörungen sowie, wie ebenfalls bereits erwähnt, Zustände exzessiver Schläfrigkeit über Tag. Hinzu kommen Klagen über den äu-

äußerst geringen Erholungswert des Schlafs, vor allem auch Veränderungen des Eintritts der sog. großen Schlafperioden.

Das Ziel jeder klinischen Untersuchung eines schlafgestörten Patienten muß es sein, nicht nur die Schlafdauer festzustellen, sondern darüber hinaus alle Beschwerden zu analysieren, die mit einer Schlafstörung im Einzelfall verbunden sein können. In der untenstehenden Übersicht werden von Lund et al. (1985) Faktoren beschrieben, die den Schlaf im Alter beeinträchtigen können (Tab. 25.1).

Unter psychosomatischen Gesichtspunkten ist die Annahme, daß im Alter Konflikte grundsätzlich zurücktreten oder zugedeckt würden, nicht aufrechtzuerhalten. Konflikte, die zu Einschlafstörungen führen, sind in der Regel aus aktuellen Tagessituationen abgeleitet, während die Aufwachstörung von Preuß (1976) als mangelnde aktive Zuwendung zur Außenwelt definiert wird, die einer bewußten oder unbewußten Abkehr von der Realität gleichzusetzen ist. Aktuelle Belastungen des Alters führen dagegen häufig ebenso wie durch die Alterssituation selbst reaktivierte Konflikte, Bedrohungen und Ängste zu erheblichen Einschlafstörungen. Evans (1987) hat in Übereinstimmung mit anderen Autoren zeigen können, daß das nächtliche Wandern dementer Patienten als Ausdruck gleichzeitig bestehender Elektrolytverschiebungen zu erklären ist. Ein Phänomen, das immer wieder bei Dementen, besonders in den ersten Tagen nach ihrer Aufnahme in ein Pflegeheim, zu beobachten ist – wie überhaupt in solchen Fällen, in denen Veränderungen der Umgebung vorgenommen werden: Umstellen von Möbeln, Veränderung der Raumhelligkeit, Verlegung in ein anderes Bett, ein anderes Zimmer etc.

Unter pflegerischen Gesichtspunkten ist von Bedeutung, daß daraus resultierende negative Effekte noch dadurch verstärkt werden, daß häufig gleichzeitig die Tagesaktivitäten erheblich eingeschränkt werden. Aber auch die häufigen nächtlichen Visiten durch das Pflegepersonal, das nächtliche An- und Ausknipsen des Lichts (noch immer nicht abgestellte Pflegepraktiken) können in diesem Sinne paradoxerweise als zusätzliche Verstärker wirken.

> Generell ist festzuhalten, daß das nächtliche Wandern als ein häufig zu beobachtendes Phänomen auf sehr unterschiedliche Mechanismen zurückzuführen ist, wobei Veränderungen des Schlaf-wach-Rhythmus und körperliche wie auch psychosoziale Einwirkungen auf die „innere Uhr" eine besondere Rolle spielen, die ihrerseits wiederum zirkadianen Temperaturwechseln unterliegen.

Tabelle 25.1 *Faktoren, die den Schlaf im Alter beeinträchtigen können (nach Lund et al. 1985).*

allgemeine Faktoren	zusätzliche altersbedingte Faktoren
exogene situative Faktoren	
Klima, Lärm, Raumtemperatur, Zeitverschiebung	Bettpartner (Schnarchen), Berentung, zu kalte Wohnung (um Geld zu sparen), Überheizung der Wohnung, Verlegung in ein Krankenhaus, Pflegeheim
psychogene Faktoren	
Spannungen (Ehe/Arbeitsplatz), Ängste, Konflikte, Sorgen, Streß, psychische Krankheit, sexuelle Probleme	Geldsorgen, Vereinsamung durch Verlust von Ehe- und Lebenspartner, Berentung mit Verlust von Arbeitskollegen, Machtverlust, Grübeln, Verbitterung, Einengung, Unterforderung (körperlich und seelisch), Nachlassen der geistigen und körperlichen Kräfte, Unfähigkeit, mit der Freizeit umzugehen, vermehrte Spannung zwischen Ehepaaren
somatische Faktoren	
Hyper- und Hypotonie, Schmerz, metabolische Störungen (Niereninsuffizienz, Diabetes), Myoklonien, respiratorische Insuffizienz (Schlafapnoe), chronischer Medikamentenabusus, kardiologische Probleme, Schilddrüsenüber-/-unterfunktion	Arteriosklerose, Parkinson, Demenz, Schmerz (Gicht, Arthrosen sowie alle links genannten Fakoren, die im Alter verstärkt auftreten). Kardiorespiratorische Probleme bei unvorsichtiger Dosierung von Medikamenten, insbesondere Hypnotika; Gefahr einer verstärkten Schlafstörung mit Verwirrtheitszuständen auch am Tage und Gefahr des Hinfallens
endogene Psychosen	
endogene (bipolare) Depression, Schizophrenie	gehäuftes Auftreten besonders der Depression im Alter

Dies erklärt u.a. die engen Beziehungen, die sich zwischen der Körpertemperatur und dem Schlafverhalten beobachten lassen. Inzwischen gibt es neuere Untersuchungen über die rhythmischen Prozesse der Körpertemperatur bei Älteren, die nachweisen, daß die Amplitude sich zum Alter hin wieder verringert (Zepelin 1983). Untersuchungen von Wever (1979) in unterirdischen Räumen, in denen äußere Faktoren, wie Kenntnis der Uhrzeit oder der 24stündige Licht-Dunkel-Wechsel, ausgeschlossen wurden, haben gezeigt, daß bei Älteren vermehrt sogenannte interne Desynchronisationen auftreten, d.h., daß der Schlaf-Wach-Rhythmus einen anderen Rhythmus annimmt als die Körpertemperatur.

Das Schlafverhalten unterliegt aber nicht nur biologisch beeinflußten Rhythmen, sondern darüber hinaus zahlreichen anderen Faktoren, die von psychosozialen und materiellen, insbesondere ökologischen Bedingungen beeinflußt werden.

Zwischen dem Lebensstil alter Menschen und ihrem Schlafverhalten, wie beispielsweise frühes Zubettgehen und Früherwachen, bestehen Korrelationen, die, ebenso wie die daraus resultierenden Veränderungen des Schlafverhaltens und der Körpertemperatur, unbedingt weiter untersucht und erforscht werden sollten. Die Ergebnisse dieser Forschungen könnten erhebliche Auswirkungen auf Betreuungs- und Pflegepraktiken haben und in einem nicht geringen Maße dazu beitragen, den Umgang mit depressiven, vor allem auch dementen alten Menschen zu erleichtern. Ganz abgesehen davon, daß wahrscheinlich ein großer Teil der bisher verordneten Schlafmedikationen einzusparen wäre, wenn sich der richtige Zeitpunkt ihrer Verordnung feststellen ließe und damit entsprechend beachtet werden könnte.

6 Einflußmöglichkeiten – Behandlung

Wenngleich immer noch viele Ältere und ihre Angehörigen annehmen, daß Veränderungen des Schlafverhaltens, insbesondere der Schlafdauer und der Schlafqualität, nicht nur mit altersphysiologischen Prozessen zusammenhängen, ist doch noch wenig darüber bekannt, wie das Schlafverhalten durch Veränderung der Eßgewohnheiten, wie des Lebensstils überhaupt, insbesondere auch durch Gymnastik und Training, zu verbessern wäre. Von Spielman et al. (1987) wurden Anweisungen ausgearbeitet, die in die richtige Richtung weisen könnten. Eine konsequente „Stimuluskontrolle" (Aufenthalt im Schlafzimmer und Aufsuchen des Bettes nur zum Schlafen, regelmäßiges kurzes Öffnen der Fenster vor dem Zubettgehen, regelmäßig einzuhaltender Toilettengang, das Ausschalten des Lichts unmittelbar nach dem Zubettgehen etc.) ist ein wichtiger Bestandteil eines effektiven Trainingsprogramms.

Hinsichtlich der Indikation zur Verordnung von Hypnotika bzw. Sedativa ist vor allem eine differentialdiagnostische Abklärung der Schlafstörung, anders ausgedrückt ihre richtige diagnostische Zuordnung, von größter Bedeutung.

> Übereinstimmung besteht darin, daß Sedativa/Hypnotika indiziert sind in Fällen vorübergehender oder situationsabhängiger Schlafstörungen sowie bei persistierenden Schlafstörungen, die sich anders nicht beeinflussen lassen bzw. bei Schlafstörungen, die als Ausdruck nichtpsychotischer Erkrankungen aufzufassen sind.

Besondere Beachtung verdienen darüber hinaus vor allem klinische Feststellungen, die sich beziehen auf
- Indikation und Kontraindikation des Einsatzes niedrig dosierter schlaffördernder Antidepressiva, von Benzodiazepinen oder antipsychotischen Substanzen
- altersabhängige Veränderungen ihrer Metabolisierungsrate
- Effekte der Tagesschläfrigkeit
- Einflüsse gleichzeitig verordneter anderer Arzneien.

7 Zusammenfassung

Aufgrund polygraphischer Messungen läßt sich sagen, daß im Alter der Schlaf im Sinne eines flacheren und gestörteren Schlafes verändert ist, was nicht notwendigerweise bedeutet, daß der Schlaf auch subjektiv als schlecht empfunden wird. Welche Kriterien über diese subjektive Einstufung entscheiden ist bisher weitgehend unbekannt. Häufige Aufwachphasen während des Schlafes werden nicht unbedingt als Schlafstörung wahrgenommen. So wird beispielsweise ein kurzes Aufwachen, das nicht länger als 2–3 min dauert, am nächsten Morgen meist überhaupt nicht erinnert.

Schlafstörungen im engeren Sinne sind eines der wichtigsten Leitsymptome psychiatrischer Erkrankungen des höheren Lebensalters, vor allem bei Depressionen und Demenz. Entsprechend steigt der Verbrauch an Schlafmitteln mit zunehmendem Alter erheblich. Klinisch sind dabei nicht selten nachteilige Effekte zu beobachten, wie zum Beispiel nächtliches Wandern, Verwirrtheit, Agitiertheit, Unruhe in Verbindung mit Paradoxeffekten wie Tagesschläfrigkeit, vor allem morgens nach dem Aufwachen. Diese nachteiligen Effekte im Zusammenhang mit Schlafstörungen und deren Behandlung werden von Angehörigen im allgemeinen schlecht toleriert, daher stellt sich in diesen Situationen oft die Frage der Einweisung in ein Pflegeheim mit oft weiteren nachteiligen Folgen im Sinne eines Circulus vitiosus – ein Vorgang, der nicht nur sozialmedizinisch gesehen von großer Bedeutung ist.

> Die häufige Verordnung von Schlafmitteln in Pflegeheimen (über 90% der Patienten in Pflegeheimen erhalten eine Schlafmedikation, davon 35% Tranquilizer) hängt sicherlich damit zusammen.

Wenngleich hinsichtlich der Kinetik von Schlafmitteln unmittelbar altersbezogene Effekte bisher nicht objektiviert werden konnten: Mögliche Auswirkungen der Alterszugehörigkeit auf die Tages-Performance wurden bisher nicht untersucht. Dagegen sind Zusammenhänge zwischen der Schwere einer Depression und dem Zeitpunkt des morgendlichen Erwachens ebenso wie die Tatsache, daß der Zeitpunkt des morgendlichen Erwachens als differentialdiagnostisches Kriterium zwischen einer Depression und einer Demenz hilfreich sein kann, wiederholt und gut belegte Ergebnisse der klinischen Schlafforschung. Unmittelbar diagnosebezogene Effekte sind dagegen weitgehend ungeklärt geblieben.

Bekannt ist lediglich, daß Schlafstörungen mit zunehmendem Alter zunehmen, daß sie häufig bei Alleinlebenden anzutreffen sind sowie häufiger bei Depressiven und Dementen, wobei sich ein schlechter körperlicher Allgemeinzustand (Multimorbidität) bei Höchstaltrigen besonders negativ auswirkt.

Für die medikamentöse Therapie von Schlafstörungen sind nach wie vor die Benzodiazepine, obwohl mit nicht zu vernachlässigenden Risiken behaftet, die Mittel der Wahl. Diese Risiken auf jeden Fall zu verringern ist daher ein wichtiger Grundsatz der Therapie von Schlafstörungen im Alter. Mehr als bisher sollte der positive Zusammenhang zwischen antidepressiver Medikation und Schlafmedikation dahingehend genutzt werden, daß durch die gleichzeitige Verordnung von Antidepressiva auch eine Reduzierung der Schlafmedikation immer noch zu guten Effekten hinsichtlich der damit zu erzielenden Schlaftiefe und -dauer führen kann; ein Zusammenhang, der allerdings durch weitere kontrollierte klinische Studien besser als bisher unterbaut und belegt werden sollte. Noch weniger bekannt ist über den klinischen Verlauf unbehandelt bleibender Schlafstörungen im Alter, wenngleich enge Wechselwirkungen zu körperlichen und psychischen Erkrankungen bestehen, die als wesentliche verlaufsbestimmende Variablen angesehen werden.

Die Therapie einer Schlafstörung im Alter setzt in jedem Fall eine genaue Schlafanalyse voraus (Bergener et al. 1989). Nicht selten wird sich dabei zeigen, wie sehr gerade alte Menschen einerseits den Schlaf mit zu hohen Erwartungen verknüpfen und andererseits allein die Änderung exogener und somatischer Faktoren ohne weitere pharmakologische Intervention zur Besserung bzw. Behebung einer Schlafstörung beitragen kann, was gleichwohl noch immer zuwenig beachtet oder aber allzurasch vernachlässigt wird.

> Nur eine kritische Würdigung aller Umstände, die eine Schlafstörung ausgelöst haben oder aufrechterhalten können, ebenso wie eine fortlaufende Abwägung zwischen Indikation und Kontraindikation pharmakologischer Maßnahmen können gewährleisten, daß die „Wasserschäden" im Einzelfall nicht größer werden als die ursprünglichen „Brandherde" waren.

Literatur

Ancoli-Israel, S.: Epidemiology of sleep disorders. Clin. Geriat. Med. 5 (1989) 347–362.

Ancoli-Israel, S., D. F. Kripke, W. Mason, et al.: Sleep apnea and periodic movements in an aging sample. J. Geront. 40 (1985) 419–425.

Bergener, M., E. Lang, B. R. Vollhardt: Leitsymptome beim älteren Patienten; Deutscher Ärzte-Verlag, Köln 1996.

Bergener, M., R. Gola, C. Hesse: The influence of age-dependent pharmacokinetics on the pharmacodynamics of hypnotic drugs. Int. Psychogeriat. 1 (1989) 17–29.

Buysse, D. J., C. F. Reynolds, D. J. Kupfer, et al.: EEG sleep in depressive pseudodementia. Arch. gen. Psychiat. 45 (1988) 568–576.

Evans, L. M.: Sundown syndrome in institutionalized elderly. J. Amer. Geriat. Soc. 35 (1987) 101–108.

Ford, D. E., D. B. Kamerow: Epidemiological studies of sleep disturbances and psychiatric disorders: an opportunity for prevention? J. Amer. med. Ass. 262 (1989) 1479–1484.

Lund, R., E. Rüther: Schlafstörungen und ihre psychosomatische Problematik bei alten Menschen. In: Bergener, M., B. Kark (Hrsg.): Psychosomatik in der Geriatrie, S. 41–49. Steinkopff, Darmstadt 1985.

Preuß, H. G.: Die Psychosomatik der Kranken mit Schlafstörungen. In: Jores, A. (Hrsg.): Praktische Psychosomatik. Huber, Bern 1976.

Reynolds, C. F., C. C. Hoch, T. H. Monk: Sleep and chronobiologic disturbances in late life. In: Busse, E. W., D. G. Blazer (eds.): Geriatric Psychiatry, 475–488. American Psychiatric Press, Washington D. C. 1989.

Reynolds, C. F., D. J. Kupfer, C. C. Hoch, et al.: Sleep deprivation in healthy elderly men and women: effects on mood and on sleep during recovery. Sleep 9 (1986) 492–501.

Reynolds, C. F., D. J. Kupfer, L. S. Taska, et al.: EEG sleep in healthy elderly, depressed, and demented subjects. Biol. Psychiat. 20 (1988) 431–442.

Robins, L. N., J. E. Helzer, J. Croughan, et al.: National Institute of Mental Health Diagnostic Interview Schedule: its history, characteristics and validity. Arch. gen. Psychiat. 38 (1981) 381–389.

Rodin, J., G. McAvay, C. Timko: Depressed mood and sleep disturbances in the elderly: a longitudinal study. J. Geront. 43 (1988) 45–52.

Roth, T., T. A. Roehrs: Drug, sleep disorders and aging. Clin. Geriat. Med. 5 (1989) 395–404.

Spielman, A., P. Saskin, M. J. Thorpy: Treatment of chronic insomnia by restriction of time in bed. Sleep 10 (1987) 45–56.

Webb, W. B.: Age-related changes in sleep. Clin. Geriatr. Med. 5 (1989) 275–287.

Weitzmann, E. D., M. L. Moline, C. A. Czeisler, et al.: Chronobiology of aging: temperature, sleep/wake rhythms, and entertainment. Neurobiol. Aging 3 (1982) 299–309.

Wever, R. A.: The circadian system of man. Results of experiments under temporal isolation. New York, Springer Verlag, 1979).

Zepelin, H.: Normal age-related change in sleep. In: Chase, M. H., E. D. Weitzmann (eds.): Sleep Disorders: Basic and Clinical Research, pp. 431–444. Spectrum publ., New York 1983.

26

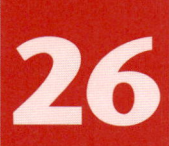

Schwäche

Hans Joachim Naurath

INHALT

1	Problematik	279
2	Symptomatologie und Komplikationen	279
3	Ursachenspektrum	281
3.1	Ernährung und Wasserhaushalt	281
3.2	Verlust an Muskel- und Knochenmasse	283
3.3	Assoziierte Krankheiten und Symptome	283
3.3.1	Schwäche und Dyspnoe	284
3.3.2	Schwäche und Angst	284
3.3.3	Schwäche und Schmerzen	284
3.3.4	Schwindel und Fallneigung	285
3.3.5	Obstipation und Diarrhö	285
3.3.6	Herz-Kreislauf-Erkrankungen	286
4	Diagnostik	286
5	Prävention und Therapie	288

1 Problematik

Die vorwiegend naturwissenschaftlich geprägte moderne Medizin hat erhebliche Schwierigkeiten, den Krankheitswert uncharakteristischer Symptome einzuordnen und zu akzeptieren. Neben definierten, umschriebenen Krankheitsbildern sind es aber gerade unspezifische Beschwerden, die Selbständigkeit und Kompetenz älterer Menschen einschränken sowie klassische medizinische Behandlungsmaßnahmen unterlaufen können.

Das Symptom Schwäche ist hierfür ein Paradebeispiel, wobei die Vielzahl der möglichen Ursachen sowie deren vermeintlich refraktäres Verhalten gegenüber therapeutischen Maßnahmen verbunden ist mit Attributen wie Aussichtslosigkeit oder Resignation. Gleichzeitig wird Schwäche als selbstverständlicher Teilaspekt des Alterungsprozesses angesehen, weshalb oft noch nicht einmal der Versuch einer systematischen Auseinandersetzung und Abklärung unternommen wird.

Außerdem ist Schwäche fast regelhaft mit anderen unspezifischen Symptomen verbunden, wie etwa Kachexie oder Immobilität. Die erforderliche Auseinandersetzung mit den „ungeliebten Kindern" schulmedizinischer Betrachtungsweise wird hierdurch nicht gerade gefördert.

Zur Frage nach der Häufigkeit wird jeder an der Behandlung älterer Menschen Beteiligte gerne bestätigen, daß Schwäche zu den häufig genannten Symptomen gehört. Konkretere Informationen liegen jedoch kaum vor, da epidemiologische Daten zur Prävalenz und Inzidenz der Schwäche bisher fehlen. Ein solcher Sachverhalt ist als weiterer Ausdruck einer fehlenden Wertschätzung dieses offensichtlich häufigen Beschwerdebildes anzusehen.

Immerhin darf das Lebensalter als ein akzeptierter „Risikofaktor" betrachtet werden. Dabei sollen vor allem Hochbetagte (über 80jährige) häufig betroffen sein: In Zusammenhang mit der Kachexie wird die Prävalenz von Schwäche zwischen 10 und 60% angegeben. Die große Schwankungsbreite läßt sich hinreichend mit der Vielzahl einflußnehmender medizinischer und psychosozialer Faktoren erklären, auf die im weiteren noch näher eingegangen wird. Dessen ungeachtet ist Schwäche gerade bei älteren Menschen stets als ein individuelles Problem zu werten. Eine Beurteilung von Stellenwert und Schweregrad dieses häufig unterschätzten Symptoms ist deshalb nur möglich, wenn ein umfassendes geriatrisches Assessment durchgeführt wird.

2 Symptomatologie und Komplikationen

Je nach Betrachtungsweise läßt sich Schwäche definieren als subjektiv empfundene oder objektiv nachweisbare Einschränkung der psychophysischen Leistungsfähigkeit. Fremd- wie Eigenbeurteilung sollten sich dabei an einem individuell festzulegenden „Normalzustand" orientieren, der nicht ad hoc, sondern nur aus der Kenntnis eines längeren Beobachtungszeitraums ermittelt werden kann.

Insbesondere bei Fremdbeurteilung ist außerdem zu berücksichtigen, daß Schwäche, ebenso wie etwa der Schmerz, in erheblichem Maße dem subjektiven Empfinden unterliegt. Selbst bei vergleichbaren Ursachen können sich die jeweiligen klinischen Beschwerdebilder der Schwäche erheblich unterscheiden. Tatsächlich wird jedoch gerade bei älteren Menschen eine solche interindividuelle Vergleichbarkeit aufgrund unterschiedlicher medizinischer und psychosozialer Umstände kaum gegeben sein. Von daher wäre es schon im Grundansatz falsch, Schwäche isoliert von anderen individuell geprägten Besonderheiten betrachten zu wollen.

So würde der depressiv verstimmte Patient, der viel über Schwäche klagt, ohne nennenswert hiervon betroffen zu sein, ebenso fehlbeurteilt werden wie der chronisch anämische Patient, der sich durch Adaptationsprozesse an seine objektiv bestehende Minderung der Belastbarkeit gewöhnt hat und diesen Zustand klaglos als „normal" hinnimmt. Schwäche kann demnach mit einer facettenreichen Variationsbreite in Erscheinung treten, hinter der sich möglicherweise ein mindestens ebenso umfangreiches Ursachenbündel verbirgt. Das häufige Vorkommen von Schwäche im fortgeschrittenen Lebensalter ist nicht verwunderlich, da Altern an sich verbunden ist mit einem zunehmenden Verlust an psychophysischer Adaptationsfähigkeit.

Bei der Ursachenabklärung von Schwäche muß deshalb zwischen dem physiologischen Alternsprozeß einerseits und einer Vielzahl möglicher pathologischer Veränderungen andererseits unterschieden werden. Losgelöst von dem noch zu betrachtenden Ursachenspektrum ist außerdem zu berücksichtigen, daß Schwäche sowohl den psychomotorischen Antrieb als auch die körperliche Leistungsfähigkeit beeinträchtigen kann. Lustlosigkeit, Apathie, depressive Verstimmung und der Verlust des Lebensmuts gehören ebenso zu den möglichen Erscheinungsformen wie reduzierte Belastbarkeit, Müdigkeit oder die plötzliche Änderung liebgewonnener Lebensgewohnheiten.

Andererseits werden keineswegs alle, die von Schwäche betroffen sind, auch tatsächlich darüber klagen. Neben einer allmählichen Adaptation kann hierfür auch ein Verdrängungsprozeß in Betracht kommen. So wird Schwäche von den Betroffenen nicht selten als Bedrohung empfunden, da hierdurch das weitere Schicksal wesentlich beeinflußt und zugleich Fähigkeitsverlust oder Todesnähe aufgezeigt werden kann. Den Zusammenhang zwischen Schwäche und Todesnähe hat schon Christoph Wilhelm Hufeland 1798 in seinem Werk „Die Kunst, das menschliche Leben zu verlängern" wie folgt umschrieben: „Es gehört immer erst Schwächung oder Vernichtung der Lebenskraft dazu, um Fäulnis möglich zu machen." Demnach wurde der Schwäche schon in früheren Zeiten die Qualität eines potentiellen Todesvorboten zugeordnet.

In der Gegenwart konnten Untersuchungen an Hochbetagten diese Vorstellung deutlich konkretisieren. So ist das Auftreten von Schwäche, Immobilität oder Kachexie vor allem dann mit einer ungünstigen Prognose verbunden, wenn zugleich eine Anämie, Leukopenie, Hypoalbuminämie oder Hypocholesterinämie besteht. In der Mehrzahl der Fälle sind diese Veränderungen nämlich trotz adäquater diagnostisch-therapeutischer Maßnahmen irreversibel. Hieraus darf auf eigenständige, den Sterbensprozeß einleitende oder begleitende (Patho-) Mechanismen geschlossen werden, deren Existenz und Funktionsabläufe gegenwärtig weitgehend unbekannt sind. Die bisherigen Ausführungen dürften verdeutlicht haben, daß sich Schwäche nicht regelhaft mit einem klassischen Erscheinungsbild präsentiert. Vielmehr muß im Bedarfsfall gezielt nach möglichen Anzeichen von Schwäche gefahndet werden. Gerade unter dem Aspekt der vielfältigen Beeinflussungsmöglichkeiten des weiteren Lebensablaufes älterer Menschen muß dabei zusätzlich der Präventivgedanke berücksichtigt werden. Denn nur so wird sich das einschleichende Beschreiten der Einbahnstraße mit Richtung Abhängigkeit und Tod rechtzeitig beeinflussen lassen.

Typisch für eine solche Todesnähe ist das sowohl durch Schwäche bedingte als seinerseits auch wiederum Schwäche unterhaltende Auftreten von beispielsweise Bewegungsmangel oder Fehlernährung. Die hierdurch ausgelöste Kaskade negativer Konsequenzen kann zum Auftreten von Bettlägerigkeit, Dekubitalulzera oder Kontrakturen führen. Die möglichst frühzeitige Erkennung solcher Risikokonstellationen und insbesondere ihres Primärauslösers ist somit eine wesentliche Aufgabe bei der Aufstellung von Behandlungskonzepten für ältere Patienten. Ein ausreichender Erfahrungsschatz des Untersuchers ist hierbei ebenso unabdingbare Voraussetzung wie die adäquate Miteinbeziehung von Betroffenen und Angehörigen. Hierzu gehört, daß den Klagen des Betroffenen über mögliche Schwächezustände nachzugehen ist. Dies beinhaltet auch die Berücksichtigung von Hinweisen der Angehörigen, die auf einen Leistungsknick hindeuten können. Dabei sprechen zwei Gründe dafür, auch im Zweifelsfall wenigstens eine orientierende Abklärung eines in Richtung Schwäche weisenden Beschwerdebildes vorzunehmen:

Bei Verdachtsbestätigung findet sich oft eine kausale Ursache oder sogar ein Ursachenbündel. Entgegen weitverbreiteter Erwartungen lassen sich hieraus erfolgversprechende Behandlungsansätze ableiten.

Nur die ursachenorientierte Behandlung der Schwäche und die damit verbundene rechtzeitige Wiederherstellung der ursprünglichen Leistungsfähigkeit kann das Auftreten von kompetenzeinschränkenden Begleitsymptomen verhindern.

Begleitsymptome sind deshalb als Komplikationen von Schwäche zu verstehen. Sie umfassen Malnutrition und Kachexie ebenso wie Bewegungsmangel, Immobilität, Kontrakturen und Dekubitalulzera, aber auch Randständigkeit bis hin zur psychischen und sozialen Isolation. Lebenswille, oder besser das, was von ihm übrig ist, wird angesichts solcher Veränderungen ein Opfer von Interessen- und Perspektivlosigkeit. Schicksalsergebenheit und Todeserwartung sind schließlich die logische Konsequenz der aufgezeigten Entwicklung.

An dieser Stelle ist es wichtig, darauf hinzuweisen, daß es nicht etwa darum geht, in jeder Situation und um jeden Preis den Sterbeprozeß beeinflussen oder den Tod hinauszögern zu wollen. Dort, wo Schwäche Ausdruck einer unmittelbaren Todesnähe ist, müssen Akzeptanz für die Situation und Bereitschaft zur Begleitung während dieses letzten Lebensabschnittes zu den Selbstverständlichkeiten geriatrischen Handelns gehören. Als gleichrangig ist jedoch das Ziel der Aufrechterhaltung von Kompetenz und Selbständigkeit sowie die Reduzierung von Ausmaß und Dauer der Abhängigkeit vor dem Tod zu betrachten.

Bei Berücksichtigung dieser Gesichtspunkte wird deutlich, daß Schwäche deutlich mehr ist als ein banales oder lästiges Symptom in einer oft von Multimorbidität geprägten Lebenssituation geriatrischer Patienten. Vielmehr ist Schwäche in diesem Zusammenhang der erste Ausdruck einer drohenden Dekompensation des bestehenden instabilen Gleichgewichtes.

3 Ursachenspektrum

Der Alterungsprozeß ist gekennzeichnet durch eine Minderung der psychophysischen Anpassungsfähigkeit. Ursächlich ist hierfür vor allem ein Abbau der im Überfluß vorhandenen Reservekapazitäten der einzelnen Gewebe und Organe. Mit diesen Veränderungen ist eine Reduktion an funktioneller Körpermasse wie Muskel- oder Knochengewebe verbunden. Mit steigendem Lebensalter kommt es deshalb typischerweise zu einem Gewichtsverlust. Hieraus läßt sich jedoch keineswegs das zwangsläufige Auftreten von Schwäche oder Kachexie ableiten. Denn zum einen unterliegt dieser Prozeß erheblichen individuellen Schwankungen und zum anderen ist sein Verlauf durch körperliches und geistiges Training beeinflußbar. In diesem Zusammenhang ist der Nachweis eines belastungsabhängigen Schwächezustandes meist Ausdruck einer unzureichenden Beanspruchung und nicht eines pathologischen Geschehens.

Erkrankungen können allerdings den Alterungsprozeß auf mindestens zweierlei Art und Weise dahingehend negativ beeinflussen, daß ein Auftreten von Schwächezuständen begünstigt wird:
- Chronische Erkrankungen beschleunigen den Reservekapazitätsverlust einzelner Organe, so daß unter Belastung keine ausreichende Leistungsfähigkeit mehr besteht.
- Erkrankungen sind der Belastungsumstand für den alternden Organismus schlechthin. Ihr Auftreten kann bei den betroffenen Organen zum Erreichen der Belastungsgrenze und somit zur Dekompensation des jeweiligen spezifischen Leistungsspektrums führen.

Schwäche ist somit ein typischer Begleitprozeß sowohl von akuten als auch von chronischen Erkrankungen. Das Auftreten von Schwäche kann außerdem Ausdruck eines „Grenzganges" des Organismus zwischen noch physiologischen und bereits pathologischen Veränderungen sein. Dabei ist eine Grenzziehung nicht immer ohne weiteres möglich. Vielmehr nähern sich Altern und Krankheit einander an und können sich gegenseitig beeinflussen.

Nachfolgend werden einige physiologische Veränderungen beschrieben, die für sich oder in Kombination mit anderen Faktoren (Krankheit, ökonomische und psychosoziale Situation) ursächlich für Schwächezustände im Alter sein können.

3.1 Ernährung und Wasserhaushalt

In jedem Lebensabschnitt ist eine geregelte Zufuhr von Nahrung und Flüssigkeit für die Aufrechterhaltung einer Homöostase des Organismus unabdingbar. Neben Geruchs- und Geschmackssinn sind vor allem Durst und Appetit an den erforderlichen Regelungsprozessen wesentlich beteiligt. Allerdings erhöht sich mit steigendem Lebensalter die Reizschwelle für den Geruchs- und Geschmackssinn. Des weiteren unterliegt das Geschmacksempfinden oft einer qualitativen Änderung. Von daher ist die Vermutung naheliegend, daß allein diese physiologischen Funktionsänderungen zu einer negativen Beeinflussung des Ernährungsverhaltens führen und somit zu einer Schwächung des Organismus beitragen.

Zwar entsprechen derartige Überlegungen durchaus der täglichen Praxis im Umgang mit älteren Menschen. Fundierte wissenschaftliche Untersuchungen bei ernährungsgestörten und schwachen Patienten wurden diesbezüglich jedoch bisher nicht durchgeführt.

Sicher ist hingegen, daß die Belastungsfähigkeit des Zusammenspiels zwischen Nieren sowie Neuro- und Adenohypophyse zur Aufrechterhaltung der Wasserhomöostase abnimmt. Bei physiologischem Streß, vor allem aber bei Erkrankungen kommt es zu einer raschen Dekompensation dieses Systems (vgl. Kap. 14).

Darüber hinaus zeigen Ältere, im Vergleich zu Jüngeren, nach Wasserentzug ein geringeres Durstempfinden und eine verminderte Flüssigkeitsaufnahme. Der Appetit ist weniger stark ausgeprägt, und Sättigung wird schneller erreicht, so daß sich mit steigendem Lebensalter auch die aufgenommene Nahrungsmenge meist reduziert (vgl. Kap. 49). Hierbei spielen Endorphine (Appetit) und gastrointestinale Hormone (Sättigung) eine bedeutende, allerdings noch nicht vollständig erforschte Rolle. Die aufgezeigten physiologischen Veränderungen können auf unterschiedliche Weise das bisherige Ernährungsverhalten ändern, wodurch der mit engen Kapazitätsreserven agierende alternde Organismus rasch seine physiologischen Grenzen erreicht. Schwäche wird dabei vor allem dann eines der ersten Symptome sein, wenn derartige Verläufe zur Manifestation von Erkrankungen beitragen. Ohne den Anspruch auf Vollständigkeit zu erheben, zeigt Tabelle 26.1 eine Zusammenstellung der im Alter häufiger vorkommenden pathologischen Veränderungen nebst den zugrundeliegenden nutritiven Störungen.

Bisher unberücksichtigt blieb, daß eine Änderung des Ernährungsverhaltens nicht nur physiologische Gründe haben kann. Unzureichende zahnprothetische Versorgung, Schluckstörungen, Multimorbidität oder Multimedikation sind, um nur einige typische Beispiele zu nennen, ebenfalls in Betracht zu ziehen. Als weitere häufige Ursachen von Mangel- und Fehlernährung kommen psychosoziale Einflüsse in Betracht. Hierzu gehören Einsamkeit und gesellschaftliche Isolation, existentielle Not wegen geringer Renten, fehlende Unterstützung durch die Familie sowie die oft hieraus resultierende reaktive Depression. Vor allem ein zunehmender Verlust an Selbständigkeit und Kompetenz erhöht das Risiko für Fehlernährung deutlich. Schwäche kann demnach sowohl Auslöser als auch Folge einer sich weitgehend selbst unterhaltenden Kettenreaktion sein, die ihren Abschluß meist erst mit dem Tod des betroffenen Individuums findet.

Wird Schwäche ausgelöst durch Störungen des Wasser- und Elektrolythaushaltes oder des Stoffwechsels der Hauptnahrungsbestandteile (Fette, Kohlenhydrate, Eiweiße), so dürfen sich diese Gründe noch einer allgemeinen Akzeptanz erfreuen. Demgegenüber haftet Vitaminen und Spurenelementen der Ruch von Paramedizin und Homöopathie an. Entsprechend geringschätzig geht die „richtige Medizin" mit den resultierenden Veränderungen um. Dabei besteht gerade für diese Substanzklassen noch in vielen Bereichen ein nicht unerhebliches Erkenntnisdefizit, welches sowohl den physiologischen wie pathologischen Einfluß betrifft.

So sind beispielsweise subklinische Vitamin-B-Mangelzustände in hohem Maß mit dem Auftreten unspezifischer Symptome wie Schwäche, Inappetenz und Unwohlsein verbunden, während „harte" klinische Kriterien wie etwa hämatologische Veränderungen nicht nachgewiesen werden können. Bemerkenswert ist in diesem Zusammenhang auch, daß unter entsprechender Substitutionstherapie sich in der Mehrzahl der Fälle die angegebenen Beschwerden wieder vollständig zurückbilden. Ähnliche Erkenntnisdefizite bestehen bezüglich des Stellenwertes wichtiger Spurenelemente wie etwa Zink, Selen oder Magnesium. Ein Zusammenhang mit dem Auftreten von Schwäche kann gegenwärtig allenfalls erahnt, nicht jedoch sachgerecht begründet und beurteilt werden. Gerade unter dem Aspekt

Tabelle 26.1 Krankheitsbegünstigender Einfluß von Fehlernährung im Alter.

gestörtes Ernährungsverhalten	schwächeauslösende Erkrankung
verminderte Flüssigkeitsaufnahme	Dehydratation Hypotonie Hypernatriämie
Unterernährung (Kalorien, Proteine)	Immunschwäche/ Infektanfälligkeit Anämie Demenz Immobilität Dekubitalulzera
Überernährung (Kalorien, Fett)	Adipositas Hypertonie Diabetes mellitus Typ II
Ballaststoffmangel	Obstipation Divertikulitis
Vitaminmangel (B, D)	Osteoporose Anämie Demenz
Mangel an Spurenelementen (Zink, Eisen, Selen, Magnesium)	Immunschwäche/ erhöhte Infektanfälligkeit Wundheilungsstörungen Anämie Myopathie

der Versorgungsnotwendigkeit einer kontinuierlich wachsenden Altenbevölkerung wird ein diesbezüglich bestehender erheblicher Nachholbedarf erkennbar.

3.2 Verlust an Muskel- und Knochenmasse

Weitere, für das Auslösen von Schwäche wichtige und teilweise bereits angesprochene physiologische Veränderungen betreffen den Verlust an Muskel- und Knochenmasse, eine Verringerung der maximalen kardiopulmonalen Belastbarkeit sowie eine Änderung der Glukose- und Lipidhomöostase. Die Muskulatur ist in ihrer Gesamtheit als eines der größten Organe des menschlichen Organismus zu betrachten. Im Laufe des Alterungsprozesses und in Abhängigkeit unterschiedlicher Einflußfaktoren kann insgesamt bis zu einem Drittel der ursprünglichen Muskelmasse verlorengehen. Das allgemeine Verständnis von Schwäche findet hier seinen nachvollziehbarsten Niederschlag, denn der Verlust an Muskelmasse zeigt sich in einem nachvollziehbaren Verlust an Kraft und motorisch-funktionellen Kapazitäten. Da es sich hierbei jedoch um einen zwar kontinuierlich progredienten, jedoch nicht abrupten Prozeß handelt, findet eine psychophysische Adaptation im Sinne einer Akzeptanz der sich allmählich entwickelnden Schwäche statt. Deshalb wird dieser im Laufe der Jahre durchaus augenscheinliche Prozeß seitens der hiervon Betroffenen nur in den seltensten Fällen zum Anlaß genommen, um über die resultierende Schwäche zu klagen oder ihrer Ursache nachzugehen.

Sowohl Veränderungen der Muskelmasse als auch der Knochendichte sind neben dem Alterungsprozeß an sich erheblich vom individuellen Ausmaß der körperlichen Aktivität abhängig. Neuere Studien sprechen sogar dafür, daß die Mehrzahl dieser Veränderungen des Bewegungsapparates weniger altersassoziiert als vielmehr Folge körperlicher Inaktivität sind. Dies bestätigt einmal mehr die präventive Bedeutung von Trainingsmaßnahmen, die einerseits das Auftreten sogenannter Zivilisationskrankheiten (z.B. Adipositas, Diabetes mellitus) mit ihren Folgeerscheinungen verzögern oder verhindern und andererseits der Entwicklung von Schwächezuständen entgegentreten sollen.

3.3 Assoziierte Krankheiten und Symptome

Erkrankungen sind als Hauptgrund für das Auftreten von Schwächezuständen anzusehen. Zwar trifft diese Aussage für alle Lebensabschnitte zu – allerdings weisen Erkrankungen im Alter in bezug auf Dauer, Häufigkeit und Art im Vergleich zu anderen Altersgruppen einige wesentliche Unterschiede auf.

Ein typisches Beispiel hierfür ist der Wandel weg von akuten hin zu chronischen Krankheiten. Gerade im Zusammenhang mit dem Auftreten chronischer Krankheiten ist die vermehrte Berücksichtigung und Wertschätzung des Symptoms Schwäche von großer Bedeutung, denn ihr Auftreten stellt oft eines der ersten Anzeichen für Exazerbation oder Veränderung dar. Da Chronizität sehr oft einhergeht mit Multimorbidität, kann Schwäche in diesem Zusammenhang ein wichtiger Hinweis auf die geänderte Verhaltensweise eines der „Krankheitsteilnehmer" sein. Somit wandelt sich im Alter die Bedeutung der Schwäche weg von einer lästigen Krankheitsbeigabe hin zum klinischen Fingerzeig einer Störung des bisher innegehabten, meist wenig stabilen Gleichgewichtes zwischen verschiedenen chronischen Erkrankungen.

Im weiteren Verlauf werden bevorzugt solche Veränderungen und Syndrome besprochen, die unter den vorgenannten Aspekten häufig und typisch sind.

Tabelle 26.2 Nach Organen geordnete Verteilung typischer Krankheiten im Alter, deren erstes klinisches Symptom häufig Schwäche ist.

betroffene Organe/Organsysteme	typische Erkrankungen
Herz/Gefäße	chronische Herzinsuffizienz, „stummer" Myokardinfarkt, periphere arterielle Verschlußkrankheit
Lunge/Bronchialsystem	Pneumonie chronische Bronchitis Emphysem
endokrine Organe	Diabetes mellitus Typ II Dehydratation Hyper-/Hypothyreose Hyperparathyreoidismus
Nervensystem	Demenz Depression Neuropathie/ALS transitorisch ischämische Attacken (TIA), Apoplex Parkinson-Syndrom
Knochenmark/Immunsystem	Anämie Myelodysplasie
Urogenitaltrakt	Zystitis Prostatakarzinom
Gastrointestinaltrakt	Maldigestion/Malabsorption Anorexie Kandidose
generalisierte Entzündungen	Polymyalgie/Arteriitis

Tabelle 26.3 *Symptome, die häufig mit Schwäche assoziiert sind.*

- Dyspnoe
- Angst
- Schmerzen
- Schwindel und Fallneigung
- Obstipation und Diarrhö
- Bewegungsstörungen

Mit berücksichtigt werden außerdem Akuterkrankungen, wenn sie einen atypischen (für das Alter aber wiederum charakteristischen) Verlauf nehmen. Über die wichtigsten in Frage kommenden Erkrankungen gibt die Tabelle 26.2 einen Überblick. Hierbei ist anzumerken, daß natürlich auch im Alter diejenigen Erkrankungen auftreten können, die für alle Lebensabschnitte charakteristisch sind. Diese werden jedoch nicht separat in der Tabelle aufgeführt, da ihr schwächeinduzierendes Potential als allgemein bekannt und akzeptiert vorausgesetzt wird.

Neben einer rein organ- und krankheitsbezogenen Sichtweise, die für Individuen mit komplexen medizinischen und psychosozialen Wechselwirkungen immer unvollständig sein muß, ist es im weiteren von entscheidender Bedeutung, Schwäche auch in Relation zu anderen, keineswegs immer krankheitstypischen Symptomen zu sehen (Tabelle 26.3). Schwäche kann einerseits mit diesen Symptomen eine Symbiose der gegenseitigen Beeinflussung eingehen. Sie kann andererseits diese Symptome aber auch verdrängen oder ganz an ihre Stelle treten. Der atypische Krankheitsverlauf, das Unerwartete, ist eben das Typische am geriatrischen Behandlungsalltag – darauf kann nicht oft genug hingewiesen werden.

3.3.1 Schwäche und Dyspnoe

Insbesondere bei langjährig bestehenden Ursachen für eine Dyspnoe, wie etwa einem Emphysem, einer chronisch-obstruktiven Atemwegserkrankung oder einer chronischen Herzinsuffizienz, steht in der Regel nicht allein das Symptom Luftnot im Vordergrund. Sowohl im Steady state als auch bei Krankheitsverschlechterung ist es vielmehr die Schwäche, die mit der Dyspnoe Hand in Hand geht oder diese im klinischen Erscheinungsbild sogar verdrängt. Ebenso können akute Krankheitsverläufe von Pneumonien oder Lungenembolien, die hauptsächlich mit Luftnot einhergehen müßten, primär durch Schwäche imponieren. Die eigentliche Krankheitsursache ist dann eher ein „Zufallsbefund" im Rahmen der zur Abklärung erforderlichen diagnostischen Maßnahmen.

3.3.2 Schwäche und Angst

Das Symptom Angst kommt im Alter häufiger vor als gemeinhin angenommen wird. Dabei ist es weniger die Angst vor dem möglicherweise bevorstehenden Tod als vielmehr die Sorge davor, unselbständig und unabhängig zu werden. Von daher stehen Schwäche und Angst eigentlich konträr zueinander, da Schwäche den Kompetenzverlust bekanntlich steigert. Angst lähmt aber auch, sie macht mutlos und schwach, so daß der Betroffene in einen Circulus vitiosus geraten kann, aus dem er aus eigener Kraft oft nicht mehr herauskommt. Wenn das individuelle Schicksal seinen Lauf in diese Richtung nimmt, wird Schwäche als Ausdruck der Schicksalsergebenheit zunehmend die Angst verdrängen. Die Aussicht auf einen wie auch immer gearteten therapeutischen Erfolg ist in einer solchen Situation als schlecht einzustufen.

Natürlich gibt es auch die vitale Angst, die bei akuter Krankheit oder Exazerbation eines chronischen Leidens über den Patienten hereinbricht und zusätzlich zur krankheitsbedingten Schwäche auftritt. Hierfür sind asthmoide Verläufe chronischer Bronchitiden, der Pneumothorax oder Myokardinfarkte treffende Beispiele. Angst ist in diesen Fällen häufig, aber keineswegs immer mit bekannten vegetativen Begleiterscheinungen wie Herzjagen, Hyperventilation oder Schweißausbrüchen verbunden, die ihrerseits zu einer Förderung des Schwächezustandes beitragen. Angst kann, losgelöst von ihrem Ursprung, als psychische Behinderung den gleichen Stellenwert einnehmen wie eine körperliche Beeinträchtigung. Ihr Auftreten führt dabei vor allem zu einer Verminderung des psychomotorischen Antriebs. Schwäche vermeiden zu wollen bedeutet demnach, Angst erfolgreich behandeln zu müssen.

3.3.3 Schwäche und Schmerzen

Chronische Schmerzzustände zählen zu den Symptomen, die fast regelhaft Schwäche auslösen oder fördern. Ihr Auftreten zieht Schwäche geradezu zwangsläufig nach sich, denn es ist die Vermeidungshaltung, die Schmerzen unterdrücken oder zumindest lindern hilft. Dieser Umstand trifft für alle Altersklassen zu, doch für den älteren Menschen ergeben sich besonders fatale Konsequenzen. Schmerzbedingte Schwächung betrifft dabei sowohl den psychomotorischen Antrieb als auch die Mobilität des Patienten.

Der durch Schmerz und Schwäche erzwungene Ruhezustand geht fast regelhaft mit Bettlägerigkeit einher. Wenn bereits das Aufstehen zur Qual wird, sind die Konsequenzen anhaltender Immobilität wie beispielsweise Kontrakturen oder Dekubitalulzera nicht mehr weit. Eine weitere Zunahme der Schwäche ist unter diesen Voraussetzungen die logische Konsequenz eines sich entwickelnden selbst unterhaltenden Kreislaufs.

Zu den häufigsten Auslösern chronischer Schmerzzustände gehören entzündliche und degenerative Gelenkerkrankungen, entzündliche Erkrankungen von Muskulatur und Bindegewebe (z.B. Arteriitis temporalis, Polymyalgia rheumatica) und maligne Erkrankungen. Eine Zwischenstellung zu akuten Schmerzzuständen nimmt der myokardbedingte, vorwiegend auf dem Boden einer KHK beruhende Brustschmerz ein. Dieser tritt nicht chronisch, sondern in der Regel akut phasenweise auf, geht meist mit einer erheblichen psychischen Überlagerung einher und führt letztendlich auch zu einer Strategie der Vermeidung. Schwäche kann hierbei nicht nur schmerzbedingt sein, sondern auch auf einer kardialen Insuffizienz beruhen, die häufig mit einer KHK assoziiert ist.

Auch akute Schmerzzustände, etwa ausgelöst durch eine Ulkuskrankheit oder eine Oberschenkelfraktur, verursachen Verhaltensänderungen und damit Schwäche. Doch sind solche Verläufe dank adäquater, schmerzbeseitigender Behandlungsmöglichkeiten in der überwiegenden Mehrzahl nur von vorübergehender und eben nicht chronischer Natur. Dementsprechend sind eventuell aufgetretene schwächebedingte Verlustsyndrome unter adäquater Behandlung als reversibel zu betrachten.

Abschließend sei noch darauf hingewiesen, daß Schmerzzustände seitens des Patienten als Schwäche fehlinterpretiert werden können. Dies ist vor allem dann der Fall, wenn für den Betroffenen eine Einschränkung der Belastbarkeit klinisch im Vordergrund steht. Wenn etwa die Beine beim Einkaufen ihre Last nicht mehr tragen wollen, weil sie müde und schwer sind, dann kann sich durchaus eine Claudicatio intermittens dahinter verbergen. Ähnliches gilt für verlorene Interessen an bisher liebgewonnenen Tätigkeiten, die wegen zu großer körperlicher Belastung sich bei näherem Befragen als Druckgefühl in der Brust und schließlich als belastungsabhängige Angina pectoris erweisen. Ein noch weiteres Feld an Interpretationsmöglichkeiten bietet jedoch das Auftreten von sogenannten Schwächeanfällen, wie den nachfolgenden Ausführungen entnommen werden kann.

3.3.4 Schwindel und Fallneigung

Werden anfallsweise auftretende Episoden von Schwächezuständen beschrieben, sollte dies auch den Verdacht auf eine möglicherweise zentralnervösbedingte Ausfallsymptomatik lenken. Meist verbergen sich dahinter Schwindel, Fallneigung oder sogar Stürze, die mit oder ohne Bewußtseinsstörungen einhergehen können. Zur Darstellung der gesamten Breite der in Frage kommenden differentialdiagnostischen Erwägungen wird auf die Kapitel 26 und 30 verwiesen.

Das Auftreten solcher Schwächeformen ist jedenfalls gekoppelt an eine Einschränkung des zerebralen Leistungsspektrums. Dafür läßt sich mehrheitlich auch eine organische Ursache finden. Allenfalls noch vergleichbar mit einigen Schwächezuständen bei akuten und perakuten Krankheitsverläufen besteht somit ein deutlicher Unterschied zu den überwiegend vorkommenden chronischen Schwächeformen. Die kompetenzeinschränkende Wirkung solcher akuter Schwächezustände ist breit gefächert. So steht beispielsweise das Auftreten passagerer Verwirrtheitszustände dem Wunsch nach einem Leben in Selbständigkeit und Unabhängigkeit diametral gegenüber.

Stürze sind als häufigste Unfallursache im Leben älterer Menschen anzusehen. Dabei ist zu berücksichtigen, daß auch Stürze durch Gebrechlichkeit und Schwäche bedingt sein können. Das Auftreten von Stürzen ist seinerseits mit einer schlechten Prognose verbunden. Ein Viertel der hiervon betroffenen Patienten verstirbt innerhalb eines Jahres. Noch deutlich schlechter ist die Prognose dann, wenn sich die Sturzereignisse in kurzer Zeit häufen. Die Verbindung zwischen Schwindel und Fallneigung auf der einen und Schwäche auf der anderen Seite ist demnach komplexer, als dies auf den ersten Blick erscheinen mag. Auch in diesem Zusammenhang bleibt zu vermerken, daß dem Symptom Schwäche bisher zuwenig Aufmerksamkeit gewidmet wurde.

3.3.5 Obstipation und Diarrhö

Das Auftreten von Obstipation oder Diarrhö ist nicht selten die Folge von Schwäche und Immobilität. Wenn bereits der Weg zur Toilette dem Betroffenen als ein unüberwindliches Hindernis erscheint, ist sein Versuch, den gastrokolischen Reflex zu unterdrücken, gut zu verstehen. Die resultierende Konsequenz besteht in der Regel in einer Abschwächung des Stuhldrangs und einer zunehmenden Tolerierung einer stuhlvollen Rektumampulle. Bei gleichzeitig durchgeführter Flüssigkeitsrestriktion – auch hierdurch soll die Notwendigkeit des Toilettenganges reduziert werden – ist eine weitere Verhärtung und Eindickung des Stuhles die Folge. Bei Chronifizierung führt dieser Zustand schließlich zur Impaktbildung, so daß die Passage dann nur noch für flüssigen Stuhl möglich ist. Die paradoxe Diarrhö ist als schützende Reaktion vor einem drohenden mechanischen Ileus zu verstehen und stellt gleichzeitig eine der häufigsten Ursachen für Stuhlschmieren und Stuhlinkontinenz dar.

Das Auftreten von Obstipation oder Diarrhö hat seinerseits wiederum einen schwächenden Einfluß auf den Gesamtorganismus. Hier ist die vermehrte Anstrengung beim Toilettengang ebenso zu nennen wie die antriebsmindernde Angst vor Erfolglosigkeit. Gleichzeitig zieht unzureichende Flüssigkeitsaufnahme oder paradoxe Diarrhö Dehydratation und damit eine weitere Verstärkung des Schwächezustandes nach sich (s. Abschnitt 3.1).

3.3.6 Herz-Kreislauf-Erkrankungen

Eine Minderung der kardialen Leistungsfähigkeit geht typischerweise mit Schwäche einher. Das eigentlich sekundäre Symptom Schwäche ist dabei nicht selten das erste Anzeichen einer hydropischen Herzinsuffizienz. In diesem Zusammenhang ist auch an den atypisch verlaufenden stummen Myokardinfarkt zu denken, der keineswegs nur Patienten mit Diabetes mellitus Typ II betrifft.

Überhaupt wird die Bedeutung des Myokardinfarktes für die Altenbevölkerung unterschätzt, da in der Regel die unter 60jährigen als Hauptbetroffene angesehen werden. Tatsächlich finden sich jedoch die größte Häufung und die höchste Sterblichkeit bei den 60- bis 80jährigen. Und in dieser Altersklasse verläuft wiederum ein nicht unerheblicher Teil der Erkrankungen ohne die bekannte klassische Beschwerdesymptomatik. Der im nachhinein oft zeitlich recht genau festlegbare Beginn einer Schwächeperiode, manchmal begleitet von „Bauch"- oder „Halsschmerzen", entpuppt sich dann im EKG zur Überraschung aller als Herzinfarkt. Bei chronischer Minderung der kardialen Auswurfleistung findet sich Schwäche als Ausdruck eines reduzierten körperlichen Leistungsvermögens. Als zusätzliche wegweisende Symptome können Dyspnoe bei überwiegender Linksherzinsuffizienz sowie Beinödeme oder ein durch Leberstauung verursachtes Druckgefühl im Oberbauch bei überwiegender Rechtsherzinsuffizienz bestehen.

In Abhängigkeit vom Grad der kardialen Rekompensationsfähigkeit besteht durchaus die Möglichkeit, daß sich alle diese Beschwerden unter einer entsprechenden medikamentösen Behandlung nahezu vollständig zurückbilden. Dann erweisen sich vor allem unter Belastung (Krankheit, körperliche Anstrengung) die Qualität und Stabilität solcher Maßnahmen. Ein Wiederauftreten von Schwäche ist dabei als Frühsymptom einer erneuten Verschlechterung oder einer unzureichenden Therapie zu werten.

Hypertonie als besonders häufige Kreislauferkrankung des fortgeschrittenen Lebensalters übt selber, mit Ausnahme der hypertensiven Krise, keinen deutlich erkennbaren schwächenden Einfluß auf den Organismus aus. Dies ändert sich jedoch schlagartig beim Auftreten solcher Begleit- und Folgekrankheiten wie etwa Herzinsuffizienz, Apoplex oder der peripheren arteriellen Verschlußkrankheit (pAVK). Gerade die beiden zuletzt genannten Erkrankungen stehen beispielhaft für solche pathologischen Veränderungen, die in erheblichem Maße zu Bewegungsstörungen führen können (vgl. Kap. 11). Der meist langsame, aber kontinuierliche Verlust der Mobilität bei pAVK hat ebenso wie der abrupte Verlauf bei Apoplex erhebliche negative Auswirkungen auf Antrieb und körperliche Leistungsfähigkeit. Darüber hinaus ist beim Schlaganfall grundsätzlich mit zu bedenken, daß nicht nur die motorische Komponente des zerebralen Leistungsspektrums beeinträchtigt sein kann, sondern ebenso Psyche, Antrieb oder Sensorik.

Sowohl eine Änderung bisheriger Lebensabläufe als auch eine unzureichende Beanspruchung des Bewegungsapparates geht mit einer zunehmenden Schwächung einher. Am Ende eines solchen Verlaufs steht neben Immobilität meist auch der verlorene Lebensmut. Von daher sind die zur Verfügung stehenden diagnostischen und therapeutischen Möglichkeiten frühzeitig und konsequent zu nutzen, um einem schicksalsbestimmenden Fortschreiten der pAVK oder einem (Wieder-) Auftreten von Schlaganfällen und somit einer meist irreversiblen Schwächung des Organismus rechtzeitig beggenen zu können.

4 Diagnostik

Die subjektive Angabe oder objektive Feststellung eines Schwächezustandes stellt nur den Einstieg in die eigentliche Problematik im Umgang mit diesem Symptom dar. Denn nun beginnt die Suche nach ursächlichen Faktoren. Dabei sind im wesentlichen drei unterschiedliche Bereiche in Erwägung zu ziehen und auf ihre mögliche Einflußnahme hin zu überprüfen:
- mangelhafter Trainingszustand
- organische Erkrankungen
- psychosoziale Faktoren.

Da Symptomüberlagerungen in beliebiger Form sowohl innerhalb als auch zwischen diesen drei Bereichen jederzeit möglich sind, müssen die erforderlichen diagnostischen Maßnahmen von Anbeginn auf eine möglichst breite und umfassende Basis gestellt werden. Hierunter ist jedoch keineswegs ein ausufernder Rundumschlag unter bevorzugter Zuhilfenahme laborchemischer und apparativer Un-

tersuchungen zu verstehen. Vielmehr sollte zur Diagnostik schwächeauslösender Faktoren nach folgenden Gesichtspunkten vorgegangen werden:
- medizinische und psychosoziale Anamnese
- körperliche Untersuchung
- laborchemische und apparative Basisuntersuchungen
- weiterführende Untersuchungen.

Die Beschaffung anamnestischer Grundinformationen ist als wichtigste Voraussetzung für eine auf den geriatrischen Patienten zugeschnittene diagnostische Abklärung von Schwäche anzusehen. Dabei darf keineswegs nur der medizinische Bereich Berücksichtigung finden. Vielmehr muß auch der psychosoziale Hintergrund des zu Untersuchenden durchleuchtet werden, um den genannten 3 Einflußfaktoren hinreichend Rechnung tragen zu können.

Als nächstes erfolgt eine körperliche Untersuchung, zu der neben der somatischen Komponente auch die Erhebung des neurologisch-psychiatrischen Befundes gehört. Die Besonderheiten, die mit der Durchführung dieser Untersuchungsmaßnahmen bei betagten Patienten verbunden sind, können den Kapiteln 4 und 5 entnommen werden.

Gerne praktizierte Unterlassungssünden führen bei diesen zeitaufwendigen Maßnahmen zum Verlust wesentlicher Erkenntnisse und ziehen für den Patienten nicht selten unnötige weiterführende Untersuchungen nach sich. Keine noch so aufwendige Spezialuntersuchung ist aber in der Lage, derartige Unterlassungssünden zu kompensieren oder die genannten Basismaßnahmen gar überflüssig zu machen. Weder eine oberflächliche Vorgehensweise noch eine überwiegend apparativ orientierte Abklärungspraxis ist in der Lage, den komplexen Anforderungen einer möglichst vollständigen Erfassung des Ursachenspektrums von Schwäche gerecht werden zu können. Selbst bei seit langer Zeit bekannten Patienten können sich diesbezüglich erhebliche Veränderungen ergeben haben. Bewußt seien hier einmal Beispiele aus dem nicht-medizinischen Formenkreis wie etwa Erkrankungen des Ehepartners, Änderungen der Wohnverhältnisse oder das Auftreten finanzieller Engpässe genannt.

Die im Anschluß durchzuführenden laborchemischen und apparativen Basisuntersuchungen sollen wichtige Zusatzinformationen zur Beurteilung des aktuellen Gesamtzustandes des Patienten beisteuern. Die in Tabelle 26.4 getroffene Auflistung dürfte diesem Ziel für den Alltagsgebrauch bereits recht nahe kommen. Sie erhebt jedoch keinen Anspruch auf Vollständigkeit oder Ausschließlichkeit. Auf jeden Fall sollte nach Abschluß der bisher genannten Maßnahmen der Untersucher ein relativ fest umrissenes Bild von denjenigen Diagnosen oder Verdachtsdiagnosen vor Augen haben, die für die Auslösung von Schwächezuständen bei dem betreffenden Patienten hauptsächlich in Frage kommen. Sollten noch Unklarheiten bestehen, ist die gezielte Durchführung von Spezialuntersuchungen zur Bestätigung oder zum Ausschluß von Verdachtsmomenten erforderlich.

Tabelle 26.4 Zusammenstellung laborchemischer und apparativer Basisuntersuchungen zur Abklärung von Schwäche im Alter.

- Blutsenkung
- Blutbild
- Blutzucker
- Elektrolyte (Na, K, Ca)
- Kreatinin, Harnstoff
- Gesamteiweiß, Albumin
- Urinstatus

- Abdomensonographie einschließlich Restharnbestimmung
- Röntgen-Thorax

Aufwendige oder auch invasive Maßnahmen sollten jedoch nur dann zum Einsatz kommen, wenn sie für den Patienten zumutbar sind und die Relevanz der zu erwartenden Ergebnisse den damit verbundenen Einsatz rechtfertigt. Andererseits ist das numerische Alter allein kein Ausschlußkriterium für die Durchführung einer adäquaten Diagnostik. Der sorgfältige Umgang mit den zur Verfügung stehenden technischen und personellen Ressourcen ist nicht nur aus wirtschaftlichen Erwägungen erforderlich, sondern soll dem betroffenen Patienten durch eine allzu kritiklose Anwendung der „diagnostischen Mühle" eine vermeidbare Belastung und damit eine weitere Schwächung ersparen.

Neben Fingerspitzengefühl sind vertrauensbildende Maßnahmen und Erfahrung unerläßliche Voraussetzungen für den diesbezüglich erforderlichen diagnostischen Prozeß bei älteren Menschen. Als Resultat der aufgezeigten Bemühungen ist in der Regel mit mehr als nur einer Diagnose zu rechnen. Dieser Umstand überrascht nicht, da Multimorbidität ein häufiges, wenn auch nicht obligates Phänomen in der Geriatrie darstellt. Da keineswegs alle gefundenen Veränderungen in gleichem Maße zur Entwicklung von Schwäche beitragen, ergibt sich als weitere Aufgabenstellung die Notwendigkeit einer Bewertung und Gewichtung. Die Festlegung einer Rangfolge dient gleichzeitig als Bewertungsmaßstab für Art und Umfang der jeweils erforderlichen therapeutischen Interventionsmaßnahmen. Bei retrospektiver Betrachtung stellt Behandlungserfolg darüber hinaus eine Bestätigung der vorgenommenen Einteilung in puncto Behandlungsnotwendigkeit dar.

5 Prävention und Therapie

Schwäche ist keine eigenständige Erkrankung, sondern ein Symptom, das eine Vielzahl unterschiedlicher Ursachen haben kann. Als Begleiterscheinung von Krankheiten ist Schwäche am besten durch konsequente Therapie des zugrundeliegenden pathologischen Prozesses zu beeinflussen. Dabei ist der deutlich verzögerten Rekonvaleszenz bei älteren Menschen ausreichend Rechnung zu tragen. Schwäche ist außerdem eine wichtige Ursache für Kompetenz- und Selbständigkeitsverlust. Von daher ist es sinnvoll und notwendig, dem Auftreten von Schwäche vor allem durch Präventionsmaßnahmen begegnen zu wollen.

Eine wichtige Basis sind dabei körperliche und geistige Trainingsmaßnahmen, die dem alternstypischen Verlust von psychophysischen Kapazitätsreserven entgegentreten sollen. Sowohl bei den Betroffenen selber als auch in ihrem Umfeld bedarf es dazu einer Verhaltensänderung, die die Einstellung sowohl zum alten Menschen als auch zum Alterungsprozeß betreffen. So gilt es beispielsweise, zukünftig zu verhindern, daß zwischen dem 3. und 8. Lebensjahrzehnt ein kontinuierlicher Abfall derjenigen Kalorienmenge auftritt, die jeweils für körperliche Aktivitäten aufgewendet wird. Ältere nehmen außerdem in deutlich geringerem Umfang an körperlichen Trainings- und Ertüchtigungsprogrammen teil, als dies bei Jüngeren der Fall ist. Ein nicht unerheblicher Anteil der mit steigendem Lebensalter zu beobachtenden Leistungseinbuße ist somit weniger einem physiologischen Prozeß als vielmehr einer alternsbegleitenden Aktivitätseinschränkung zuzuschreiben.

Tatsächlich zeigen auf Ausdauer trainierte Ältere im Vergleich zu gleichaltrigen Untrainierten eine stellenweise beträchtliche Erhöhung von kardiovaskulärer Leistungsfähigkeit, muskulärer Sauerstoffausnutzung und Muskelkraft, eine Verbesserung des Fett- und Glukosemetabolismus sowie eine Verringerung des Gesamtkörperfettes. Selbst bis dato untrainierte Ältere profitieren von entsprechenden Aktivierungsmaßnahmen, wie sich an 50- bis 70jährigen zeigen ließ.

Nachweislich ist eine Verbesserung von Belastbarkeit und Leistungsfähigkeit nicht nur auf körperlicher, sondern auch auf intellektueller Ebene durch entsprechende Übung erreichbar. In jedem Falle schaffen erhöhte Kapazitätsreserven ein größeres Polster in Streßsituationen und helfen, Schwächezustände und letztlich den Weg in Gebrechlichkeit und Abhängigkeit zu vermeiden. Von großer präventiver Bedeutung zur Verhinderung von Schwäche ist es außerdem, den Verlauf von Erkrankungen im Alter durch eine speziell auf die Bedürfnisse dieser Patientengruppe abgestimmte Therapie günstig zu beeinflussen. Dies gilt im besonderen Maß für die Krankenhausbehandlung, da sich gerade in diesem Zeitraum für den älteren Patienten oft sein weiteres Schicksal entscheidet. Letztendlich sind es weniger umschriebene Krankheitsprobleme, sondern Symptome wie Schwäche, Immobilität oder Inkontinenz, die eine Weichenstellung in Richtung Pflegeheim begünstigen oder erst ermöglichen.

In diesem Zusammenhang ist die auf Abteilungsebene heruntergebrochene Einweisungsrate in ein Alten- oder Pflegeheim als zuverlässiges Maß für eine adäquate Erfüllung der zuvor beschriebenen Präventivaufgabe anzusehen. Insbesondere an dieser Stelle zeigen sich wesentliche Unterschiede zwischen dem konventionellen und dem geriatrisch ausgerichteten Krankenhausbetrieb. Durch mangelhafte Berücksichtigung solcher Begleitsymptome und eine überwiegende Fixierung auf umschriebene Erkrankungen verlängert sich die Liegedauer geriatrischer Patienten unnötig und führt gleichzeitig zu einer deutlichen Erhöhung des Abhängigkeitspotentials. Angesichts der bestehenden und sich auch weiter abzeichnenden Bevölkerungsentwicklung ist es deshalb eine wichtige Zukunftsaufgabe, das medizinische Diagnose- und Behandlungsangebot zielgerichteter und gleichzeitig umfassender als bisher an den tatsächlich bestehenden Bedürfnissen älterer Patienten zu orientieren.

Sowohl ambulant wie stationär werden die hierzu erforderlichen Maßnahmen letztlich nur durch ein unter ärztlicher Anleitung stehendes, speziell geschultes, interdisziplinär agierendes Mitarbeiterteam umsetzbar sein. Eine weitere Zergliederung oder Spezialisierung des medizinischen Hochleistungsapparates wird hingegen nicht dazu beitragen können, die mit Krankheit im Alter assoziierten Probleme adäquat zu lösen. Insbesondere darf der betagte Patient nicht mit einer antrainierten „Betriebsblindheit" konfrontiert werden, die für Berücksichtigung unspezifischer Symptome wie der Schwäche keinen Raum mehr läßt. Behandelnde und Behandelte müssen lernen zu akzeptieren, daß eine der besten Zukunftsinvestitionen in der Entwicklung und Umsetzung konsequenter Vermeidungsstrategien gegen das Auftreten ebensolcher unspezifischer Symptome zu sehen ist.

Literatur

Leveille, S. G., E. H. Wagner, C. Davis, L. Grothaus, J. Wallace, M. LoGerfo, D. Kent: Preventing disability and managing chronic illness in frail older adults: A randomized trial of a community-based partnership with primary care, J. Amer. Geriatr. Soc. 46 (1998) 1191–1198.

Rockwood, K., K. Stadnyk, C. MacKnight, I. McDowell, R. Hébert, D. B. Hogan: A brief clinical instrument to classify frailty in elderly people, Lancet 353 (1999) 205–206.

Vita, A. J., R. B. Terry, H. B. Hubert, J. F. Fries: Aging, health risks, and cumulative disability, New Engl. J. Med. 338 (1998) 1035–1041.

Wannamethee, S. G., A. G. Shaper, M. Walker: Changes in physical activity, mortality, and incidence of coronary heart disease in older men, Lancet 351 (1998) 1603–1608.

27

Schwindel und Synkope

WILFRIED WÜST UND MICHAELA MINX

INHALT

1 Einleitung	290	
2 Schwindel	291	
2.1 Epidemiologie	291	
2.2 Definition	291	
2.3 Symptomatik	291	
2.4 Physiologische Veränderungen im Alter	292	
2.5 Ursachen des Schwindels	292	
2.5.1 Benigner paroxysmaler Lagerungsschwindel	293	
2.5.2 Akuter einseitiger Vestibularisausfall	293	
2.5.3 Morbus Menière	293	
2.5.4 Vertebrobasiläre Insuffizienz	293	
2.5.5 Zerebrale Ischämie	294	
2.5.6 Kardial bedingter Schwindel	294	
2.5.7 Schwindel bei Gangstörung	294	
2.5.8 Iatrogen bedingter Schwindel	294	
2.5.9 Altersschwindel – Presbyvertigo	294	
2.6 Diagnostik	295	
2.7 Therapie	295	
3 Synkope	296	
3.1 Definition	296	
3.2 Epidemiologie	296	
3.3 Differentialdiagnose	296	
3.4 Besonderheiten bei geriatrischen Patienten	296	
3.5 Klassifikation von Synkopen	297	
3.5.1 Autonom-nerval vermittelte („Reflex"-)Synkopen	297	
3.5.2 Synkopen bei orthostatischer Hypotonie	298	
3.5.3 Kardiogene Synkopen	298	
3.5.4 Zerebrovaskuläre Synkopen	298	
3.6 Wertigkeit diagnostischer Methoden	298	
3.7 Therapieansätze	300	
3.8 Risikobeurteilung und prognostische Kriterien	300	
4 Zusammenfassung	300	

1 Einleitung

Das Symptom Schwindel tritt bei älteren Menschen häufig auf. Die Befindlichkeit des Patienten kann dabei von einem leicht beeinträchtigten Allgemeinzustand bis hin zur Verschlechterung der Mobilität mit zunehmenden Einbußen in den Aktivitäten des täglichen Lebens ein sehr weites Spektrum umfassen. Schwindel kann sowohl Ursache als auch Folge von Mobilitätsverlust sein. Einerseits schränken ältere Menschen aus Angst vor Stürzen im Rahmen des Schwindels ihre Aktivitäten ein, andererseits werden durch den Bewegungsmangel die verschiedenen Sinne nicht mehr entsprechend trainiert und können daher auftretende Schwindelattacken nur unzureichend kompensiert werden. In seiner leichten Form wird Schwindel von vielen älteren Menschen als ein Bestandteil normalen Alterns gesehen und akzeptiert.

Der Rückzug des Patienten aus seinen bisherigen Alltagsaktivitäten kann ein Warnhinweis für die Verunsicherung des Patienten sein. Erst nach eingetretenen Komplikationen, z.B. nach einem Sturz, ergibt sich in vielen Fällen für den Arzt die Möglichkeit, eine gezielte Abklärung einzuleiten. Schwindel ist ein differentialdiagnostisches Chamäleon und hängt in seiner Wahrnehmung sehr von der persönlichen Empfindung und den Erfahrungen des Patienten ab. Neben einfachen, gut in der hausärztlichen Praxis durchführbaren Untersuchungen ist je nach Symptomenkomplex auch aufwendigere, fachübergreifende Diagnostik notwendig, um die möglichen Ursachen abzuklären. Dies kann für den Patienten beschwerlich sein und aufgrund des leider häufig bestehenden „defizitären Altersbildes" auf Widerstand stoßen. Ein nicht unbeträchtlicher Anteil von Patienten, die sich beim Hausarzt mit Schwindel vorstellen, wird nicht behandelt, da die Beschwerden entweder bagatellisiert werden oder sich keine Ursache zuordnen läßt. Von allen befragten Patienten mit Schwindel gaben nur 80% die Beschwerden beim Hausarzt an, therapiert wurden aus oben genannten Gründen 44% (Lawson et al. 1999)

Bei bis zu 30% der Patienten treten im Zusammenhang mit Schwindelattacken Synkopen auf. Die diagnostische Unterscheidung von Schwindel und Synkopen bei älteren Patienten stellt oft eine Herausforderung dar: Das sehr inhomogene Bild des Schwindels einerseits, retrograde Amnesie, fehlende Fremdanamnese und die episodische und unvorhersehbare Natur von Synkopen andererseits erschweren die Diagnosestellung. Manchmal beruhen beide Symptome auf gemeinsamen Ursachen (z.B. Herzrhythmusstörungen); auch kann Schwindel Vorbote einer Synkope sein (sog. präsynkopaler Schwindel) (Füsgen 1998).

Da Synkopen bei älteren Menschen ein erhöhtes Risiko für Stürze, Frakturen und plötzlichen Herztod darstellen, ist besonders für diese Patientengruppe eine ausführliche diagnostische Abklärung notwendig. Die Diagnostik muß dabei um so intensiver sein, je höher die Wahrscheinlichkeit für eine rhythmogene Ursache und damit ungünstige Prognose der Synkope ist (v. Scheidt 1997).

2 Schwindel

2.1 Epidemiologie

Schwindel ist in der hausärztlichen Praxis ein sehr häufiges Symptom. In einer aktuellen Untersuchung litten mehr als 60% der über 60jährigen im Verlauf von 2 Jahren ein- oder mehrfach unter Schwindelattacken (Lawson et al. 1999), an anderer Stelle gaben bis zu 30% der zu Hause lebenden über 65jährigen an, unter aktueller Schwindelsymptomatik zu leiden (Colledge et al. 1994).

> Schwindel als Symptom ist damit von großer gesellschaftlicher Bedeutung, da die betroffenen Patienten im Verlauf von 2 Jahren eine deutlich höhere Wahrscheinlichkeit haben, von fremder Hilfe abhängig zu werden, als asymptomatische Patienten.

20% leiden unter wiederholten Stürzen ungeklärter Genese, häufig tritt Schwindel mit weiteren Symptomen auf, die mit einer hohen Morbidität verbunden sind.

Gleichzeitig scheint Schwindel bei Patienten über 60 Jahren signifikant häufiger durch eine potentiell therapierbare Erkrankung verursacht zu sein. Psychische Ursachen sind bei Älteren dagegen selten (Lawson et al. 1999; Mahony et al. 1998).

2.2 Definition

Schwindel ist ein häufiges, unspezifisches und mehrdeutiges Symptom, mit dem neben dem klassischen zentral und peripher-vestibulär bedingten Schwindel auch verschiedene andere Befindlichkeitsstörungen umschrieben werden. Es gibt dementsprechend eine Vielzahl von Definitionen.

> Eine mögliche Definition von Schwindel ist „der Verlust der Körpersicherheit im Raum, der dadurch entsteht, daß sich Meldungen aus verschiedenen Sinnesorganen widersprechen" (Füsgen 1998).

Schwindelzustände können insbesondere bei Älteren Angstgefühle auslösen, da das Gefühl entsteht, daß der Körper nicht mehr adäquat reagiert und beherrscht werden kann.

2.3 Symptomatik

> Der Begriff Schwindel wird vom Patienten für eine große Vielfalt von Befindlichkeitsstörungen gebraucht.

Im anglistischen Sprachgebrauch gibt es für den deutschen Begriff „Schwindel", die beiden Worte „vertigo" und „dizziness", die eine erste Unterteilung dieser Vielfalt verdeutlichen (Drachman 1998).

Der Begriff *vertigo* beschreibt einen gerichteten systemischen Dreh- oder Schwankschwindel, das Gefühl, als ob der Patient selbst oder die Umgebung sich bewege. Er beginnt in der Regel spontan und ist häufig mit weiteren Symptomen wie Übelkeit, Erbrechen und unsicherem Gangbild verbunden. Er hat meist eine peripher-vestibuläre oder zentrale Ursache, die durch die Begleitsymptome klarer abgegrenzt werden kann (Tab. 27.1).

„Dizziness" steht für ein ungerichtetes Gefühl der Benommenheit, der Unsicherheit, des Taumelns ohne gezielte Bewegung von Patient oder Umgebung im Raum.

Eine weitere Form des Schwindels ist der *präsynkopale Zustand,* das Gefühl des bevorstehenden Verlustes des Bewußtseins mit verschwommenem Sehen und Schwarzwerden vor den Augen. Ursache ist in der Regel eine verminderte Versorgung des Gehirns mit lebensnotwendigen Nährstoffen.

Gleichgewichtsstörungen können als Schwindel erlebt werden, wobei die Probleme dabei in Gang und Balance, in der Koordination der Extremitäten und im Rumpf liegen und der Kopf primär nicht beeinträchtigt ist.

Schwindel kann ein langanhaltender chronischer Zustand sein oder in Form von akuten Attacken, je nach Ursache einmalig oder wiederholt, auftreten.

Tabelle 27.1 Unterscheidung des Dreh- und Schwankschwindels in peripher-vestibuläre und zentrale Ursachen anhand von Begleitsymptomen (Baloh 1994, 1998).

Symptome	peripher-vestibuläre Ursachen	zentrale Ursachen
Übelkeit, Erbrechen	++	+
gestörte Balance, eingeschränkte Gehfähigkeit	unter der Attacke gehfähig	ausgeprägte Ataxie, meist nicht gehfähig, massiv sturzgefährdet
neurologische Symptome	–	Doppelbilder, Taubheitsgefühl und Schwäche vorhanden
Ohrgeräusch, Hörverlust	+	–
Spontannystagmus	kann durch Fixation unterdrückt werden persistiert über 12–24 h bei Blickrichtungswechsel ändert der Spontannystagmus nicht die Richtung	läßt sich nicht unterdrücken persistiert über Wochen bis Monate bei Blickrichtungswechsel ändert der Spontannystagmus die Richtung

Auslöser für Schwindelattacken können Lagewechsel oder Kopfbewegungen sein, sie können aber auch ohne äußeren Auslöser beginnen.

Grundsätzlich ist eine ausführliche Anamnese nötig, um Hinweise auf eine potentielle Ursache des Schwindels zu bekommen.

2.4 Physiologische Veränderungen im Alter

Der Prozeß des Alterns ist verbunden mit einer Vielzahl von Veränderungen, die auch die 3 Organsysteme betreffen, die für das Gleichgewicht des Körpers zuständig sind:
- das propriozeptive System
- das vestibuläre System
- das visuelle System

Das *propriozeptive System* gibt über die Tiefensensibilität Informationen über die Stellung der Glieder und Muskeln im Raum. Mit zunehmendem Alter kommt es zu einer Reduktion der peripheren sensorischen Rezeptoren sowie der lokomotorischen Sensoren in den Gelenken und damit zur weniger präzisen Informationsübermittlung über Körperhaltung und Muskelspannung.

Das *Vestibularorgan* ist in seinem dreidimensionalen Gangsystem mit sehr sensiblen Haarzellrezeptoren ausgestattet, so daß auch geringe Lageveränderungen des Kopfes erfaßt werden und durch zentrale Verarbeitung das Gleichgewicht beibehalten werden kann. Die Anzahl der Haarzellrezeptoren sowie die Fasern des Nervus vestibularis nehmen mit dem Alter ab, was die Sensibilität der Informationserfassung herabsetzen kann (Mhoon 1997). Bei einem Großteil der älteren Menschen tritt außerdem aufgrund von Veränderungen der Linse, der Kammerwasserbildung sowie der Netzhaut eine *Visusverschlechterung* ein. Altersbedingte Veränderungen dieser 3 Organsysteme haben für sich betrachtet keinen Krankheitswert. Sie bewirken jedoch eine reduzierte Möglichkeit der Informationsaufnahme und -verarbeitung sowie der Kompensation von zusätzlichen Defiziten. Dies führt zu einer Abnahme der Leistung im Gleichgewichtstest. Jedes zusätzliche Problem kann dann das System dekompensieren lassen.

> Pathophysiologisch ist das Symptom Schwindel durch eine gestörte Verarbeitung von mindestens einem der folgenden Einflüsse definiert (Haid 1998):
>
> – somatosensorische Wahrnehmung der Umwelt (Propriozeption)
> – vestibuläre Information.
> – visuelle Information

2.5 Ursachen des Schwindels

Beim älteren Patienten können die Ursachen einer Schwindelsymptomatik uni- oder multifaktoriell sein. Sie umfassen fächerübergreifend den internistischen, orthopädischen, neurologischen, HNO-ärztlichen, psychiatrischen und angiologischen Bereich. Auch an die Möglichkeit iatrogener Ursachen muß gedacht werden. Eine Auswahl der möglichen Differentialdiagnosen ist in Tabelle 27.2 zusammengefaßt.

Im Folgenden wird auf die häufigsten Schwindelursachen bei Älteren näher eingegangen.

Tabelle 27.2 Differentialdiagnostische Überlegungen beim Symptom Schwindel.

- benigner paroxysmaler Lagerungsschwindel
- zerebrovaskuläre Ursachen (vertebrobasiläre Insuffizienz, Carotis-interna-Stenose, Steal-Symptomatik, Hirnstammischämien)
- Hirnabszeß, Hirntumoren, Meningitis, Enzephalitis
- vestibuläre Schädigung (M. Menière, akute Neuritis vestibularis)
- zervikal bedingter Schwindel
- kardiale Grunderkrankungen (orthostatische Hypotonien, Herzrhythmusstörungen, hypersensitives Karotissinus-Syndrom, Herzinsuffizienz)
- Gangstörungen unterschiedlicher Genese (allgemeine Schwäche, Beinlängendifferenz etc.)
- neurologische Ursachen (Apoplex, Parkinson-Syndrom, PNP)
- metabolische Ursachen (Hypo-, Hyperglykämie, Hypothyreose, Hyperventilation, M. Addison)
- hämatopoetische Ursachen (Anämie, Polyglobulie)
- Temporallappenepilepsie
- psychiatrische Erkrankungen (somatisierte Depression, Angstneurosen, Post-Fall-Syndrom)
- weitere Überlegungen: Exsikkose, Elektrolytentgleisungen, Störungen im Säure-Basen-Haushalt

2.5.1 Benigner paroxysmaler Lagerungsschwindel

> Eine sehr häufige Ursache von Schwindel ist der benigne paroxysmale Lagerungsschwindel. Er findet sich bei bis zu 30% der älteren Patienten (Brandt 1995).

Die Ursache liegt im peripher-vestibulären Bereich. Nach Traumen oder entzündlichen Prozessen, meist aber ohne eruierbare Ursache, kommt es zur Loslösung von Kristallen – Otolithen –, die sich in den Bogengängen frei bewegen und bei Kopfbewegungen eine inadäquate Reizung der Sinneszellen auslösen können.

> Kennzeichen des benignen paroxysmalen Lagerungsschwindels ist die reproduzierbare Auslösung von Schwindel bei bestimmten Kopfbewegungen, der nach einer kurzen Latenzphase einsetzt und in der Regel nach Beenden der Bewegung langsam wieder abklingt. Die Abnahme der Intensität nach wiederholter Auslösung läßt sich sowohl diagnostisch als auch therapeutisch nutzen.

Ist das Erscheinungsbild typisch, so ist keine weitere Abklärung bezüglich anderer Schwindelursachen nötig.

In der Regel kommt es durch mehrfach täglich vom Patienten eigenständig durchgeführtes intensives Lagerungstraining zu einem Verschwinden der Beschwerden. Wird der Schwindel unter dem therapeutisch eingesetzten Lagerungstraining schlechter, so müssen andere organische Ursachen, z.B. im HWS-Bereich, ausgeschlossen werden.

2.5.2 Akuter einseitiger Vestibularisausfall

Der akute einseitige Labyrinthausfall kann Folge eines entzündlichen Geschehens sein, es muß aber auch eine durchblutungsbedingte sowie eine autoimmunologische Ursache in Betracht gezogen werden. Der ursächliche Schaden kann dabei zentral oder peripher sein.

> Aus völligem Wohlbefinden tritt akuter Drehschwindel mit Vernichtungsgefühl auf, gefolgt von Dauerschwindel, Erbrechen und Ataxie. Es wird ein sehr intensiver Spontannystagmus beobachtet. Bei der kalorischen Untersuchung ist die betroffene Seite unerregbar.

Im Vergleich zum M. Menière ist kein Ohrgeräusch vorhanden, ebenso kommt es in der Regel nicht zu einer Verschlechterung des Gehörs.

Je nach Alter und Lokalisation der Läsion dauert es Wochen bis Monate, bis der Ausfall kompensiert werden kann. Insbesondere bei älteren Patienten persistieren die Beschwerden länger.

2.5.3 Morbus Menière

Der M. Menière tritt überwiegend im mittleren Lebensalter auf, wird aber auch bei sehr alten Menschen diagnostiziert.

> Typisches Erscheinungsbild ist die akut auftretende Trias: Tinnitus, Drehschwindel, Schwerhörigkeit, gefolgt von Übelkeit und Erbrechen.

Einziger bekannter Auslöser ist psychischer Streß. Die Beschwerden treten meist anfallsweise und wiederholt auf. Die Anfälle können ohne bleibenden Schaden sistieren, häufiger kommt es im Verlauf zu einer Verschlechterung des Gehörs. Die Ursache des M. Menière liegt in einem Hydrops der Endolymphe aufgrund einer gestörten Elektrolytzusammensetzung der unterschiedlichen Lymphflüssigkeiten im Labyrinth, was zu gestörten Druckverhältnissen im Innenohr führt.

2.5.4 Vertebrobasiläre Insuffizienz

> TIAs im Bereich des vertebrobasilären Systems sind eine häufige Ursache für akute, minutenlang anhaltende Schwindelattacken bei alten Menschen. Diese sind meist verbunden mit anderen neurologischen Symptomen wie Ataxie, Dysarthrie, Schwäche und Taubheit der Extremitäten, Drop-Anfälle sowie Sehstörungen mit Doppelbildern und Hemianopsie.

In der Regel gibt es Hinweise auf eine generalisierte Gefäßsklerose sowie entsprechende Risikofaktoren, die eine vertebrobasiläre Insuffizienz und auch eine zerebrale Ischämie wahrscheinlich werden lassen.

2.5.5 Zerebrale Ischämie

Bei den zerebralen Ischämien mit anhaltender Schwindelsymptomatik stehen die Kleinhirnischämie sowie die Ischämie im Hirnstamm im Vordergrund. Circa 25% der älteren Patienten mit Risikofaktoren für einen Apoplex, die mit akutem Schwindel in die Notaufnahme kommen, haben einen Kleinhirninfarkt.

> Der Schwindel ist in seiner Symptomatik in der Regel milder ausgeprägt als bei peripheren Ursachen. Meist kommen andere typische neurologische Symptome hinzu.

So findet man beim zerebellären Insult eine Ataxie mit Unvermögen zum Gehen, bei Ischämie im Hirnstamm ipsilateral eine Fazialisparese sowie Oberflächensensibilitätsstörungen im Gesicht, kontralateral eine gestörte Oberflächensensibilität der Extremitäten, außerdem Doppelbilder und Koordinationsstörungen.

Typisch für den Schwindel zentraler Ursache ist ein Nystagmus, der ohne Latenz bei Kopfbewegungen eintritt und nicht ermüdbar ist.

2.5.6 Kardial bedingter Schwindel

Der kardial bedingte Schwindel scheint einen höheren Anteil zu haben als bisher angenommen.

> Die Prognose des kardial bedingten Schwindels ist deutlich schlechter als bei den anderen Schwindelformen. Die Abklärung ist daher wichtig, die Begleitsymptome geben auch hier entscheidende Hinweise.

Deutliche Blässe im Anfall, das Bedürfnis, zu sitzen oder zu liegen, ein synkopales Ereignis im Rahmen der Schwindelsymptomatik, aber auch eine kardiale Grundkrankheit sind Gründe für eine weiterführende Diagnostik.

Als häufigste kardiale Ursache findet sich alleine oder in Verbindung mit weiteren pathologischen Befunden ein hypersensitiver Karotissinus. Dieser hat allerdings nur zusammen mit der Klinik eine pathologische Wertigkeit. Deutlich seltener sind dagegen vasovagale Synkopen, Arrhythmien sowie orthostatische Hypotonie die Ursache des Schwindels.

2.5.7 Schwindel bei Gangstörung

> Der Schwindel bei Gangstörung wird durch die vorhandene Unsicherheit sowie Gleichgewichtsstörung erklärt.

Die Ursachen hierfür können neurologische Erkrankungen wie Parkinson-Syndrom, periphere Polyneuropathie, Z. n. Apoplex mit Halbseitenschwäche etc. sein, außerdem degenerative Veränderungen im Skelettsystem – vorwiegend der HWS – sowie Kox- und Gonarthrose. Auch eine angeborene oder erworbene Beinlängendifferenz kann entsprechende Beschwerden verursachen.

2.5.8 Iatrogen bedingter Schwindel

> Beim medikamentös bedingten Schwindel muß man zwischen toxischen Nebenwirkungen und physiologischen Wirkungen differenzieren.

Beispiele für toxische Nebenwirkungen sind Schäden durch Streptomycin, Gentamycin und auch Furosemid, die die Haarzellen im Vestibularorgan schädigen. Insbesondere beim älteren, akut erkrankten Patienten mit Nierenfunktionseinschränkung kommt es zu einer Akkumulation der Substanzen im Blut, Folge sind Hör- und Gleichgewichtsstörungen. Diese können aufgrund vorbestehender sensorischer Defizite nicht ausgeglichen werden. Symptomatisch werden die Patienten meist erst, wenn sie nach längerer Bettlägerigkeit wieder mobilisiert werden; der kausale Zusammenhang kann dadurch verwischt werden.

Benommenheit und Gangunsicherheit können bei der Einnahme von Tranquilizern auftreten, außerdem im Rahmen einer überdosierten antihypertensiven Therapie. Alle Medikamente, die mit orthostatischen Regulationsstörungen einhergehen, z.B. Antidepressiva oder Diuretika, können ebenfalls zu Schwindel führen.

Die gebräuchlichen Antikonvulsiva Carbamazepin und Phenytoin verursachen Gleichgewichtsstörungen und Ataxie als Folge einer akuten und chronischen Kleinhirndysfunktion (Baloh 1998).

> Grundsätzlich ist bei Schwindel eine genaue Medikamentenanamnese notwendig.

2.5.9 Altersschwindel – Presbyvertigo

> Findet sich trotz gründlicher Abklärung keine klare Ursache für die Schwindelsymptomatik, so kann Altersschwindel vorliegen, auch Presbyvertigo genannt.

Man versteht darunter beim älteren Menschen einen multifaktoriellen Schwindel ohne eindeutig zuordenbare Ursache, der vor allem beim Gehen auftritt. Die allgemeine Unsicherheit ist bedingt durch Verschlechterung des Visus, verminderte Tiefensensibilität und altersbedingte oder über die Altersnorm hinausgehende Veränderungen im Vestibularorgan.

2.6 Diagnostik

Die Anzahl der möglichen Untersuchungen zur Abklärung des Schwindels ist groß (Tab. 27.3). Da bei älteren Patienten häufig pathologische Befunde gefunden werden, die ohne entsprechende klinische Symptomatik keinen Krankheitswert haben, bringt eine breite ungezielte Schwindelabklärung jedoch keine zusätzliche Information.

Insbesondere für routinemäßig durchgeführte Blutuntersuchungen, Tests nach Rinne und Weber, Romberg und Hallpike (bei benignem paroxysmalem Lagerungsschwindel), EKG, ENG und MRI fanden sich bei Patienten mit und ohne Schwindel keine signifikanten Unterschiede (Colledge et al. 1996). Das klinische Assessment einschließlich Schwindelprovokation, körperlicher Untersuchung und psychologischer Testung zeigte signifikante Unterschiede bei den genannten Gruppen. Daraus läßt sich schließen, daß die Schwindeldiagnostik auf einer ausführlichen Anamnese mit Berücksichtigung der schwindelauslösenden Faktoren, Dauer des Schwindels, der Begleitsymptomatik sowie der ausführlichen Krankengeschichte basiert. Diese muß unbedingt auch die Medikamentenanamnese umfassen. Die dabei erhobene Verdachtsdiagnose kann dann diagnostisch weiterverfolgt werden.

Besteht im Verlauf der Verdacht auf einen durch eine kardiologische Erkrankung bedingten Schwindel, ist eine ausführliche kardiologische Diagnostik zu empfehlen: Ergebnisse neuerer Studien haben gezeigt, daß bis zu 28% der älteren Menschen einen Schwindel kardialer Genese haben (Lawson et al. 1999). Die Sicherung der Diagnose hängt dabei von der Intensität der Suche ab, ggf. führen erst über mehrere Tage durchgeführte Rhythmusüberwachungen oder wiederholte Blutdruckmessungen zum pathologischen Ergebnis.

Ein bildgebendes Verfahren des Gehirns, bevorzugt ein MRI, ist indiziert bei:
- einer akuten Schwindelattacke bei neu aufgetretenen starken Kopfschmerzen
- je nach Blickrichtung wechselnder Richtung des Spontannystagmus
- Unfähigkeit des Patienten, zu stehen oder zu gehen
- zusätzlichen anderen neu aufgetretenen neurologischen Symptomen (Baloh 1998).

2.7 Therapie

> Die Therapie des Schwindels kann in eine rein symptomatische, eine spezifische und eine rehabilitative Therapie unterteilt werden.

Symptomatische Therapie

Die ausführliche Information des Patienten über die Ungefährlichkeit seiner Erkrankung, z.B. bei paroxysmalem Lagerungsschwindel oder degenerativen HWS-Veränderungen sowie Hinweise zur Vermeidung schwindelauslösender Situationen können eine erste wirkungsvolle – weil angstreduzierende – Maßnahme sein.

Medikamentös kann einerseits der Versuch unternommen werden, den Schwindel zu lindern, andererseits können auch die Begleitsymptome Übelkeit und Erbrechen beeinflußt werden.

Häufig verordnete Medikamente sind Tranquillanzien und Sedativa, z.B. Diazepam, als zentral sedierende Medikamente mit dämpfendem Effekt auf das Vestibularsystem. Auch Neuroleptika wie Promethazin und Triflupromazin wirken dämpfend auf das Vestibularsystem, außerdem haben sie eine antiemetische Wirkung. Zusätzlich eingesetzte Antiemetika wie z.B. Metoclopramid haben eine additive Wirkung auf die Begleitsymptome. Alle genannten Medikamente haben als Nebenwirkung eine zentrale Dämpfung und können zu Gangunsicherheit und Benommenheit führen, so daß die Auswahl des Medikaments unter sorgfältiger Kontrolle und nach entsprechender Aufklärung von Patient und Umfeld erfolgen muß.

Die genannten Medikamente sind nicht als Langzeitmedikation geeignet.

Spezifische Therapie

Spezifische Therapien sind je nach Genese des Schwindels sehr unterschiedlich. Beim akuten Vestibularisausfall wird der Einsatz von niedermolekularen Dextranlösungen über einige Tage zur Verbesserung der Mikrozirkulation diskutiert. Als Antiver-

Tabelle 27.3 Diagnostik bei Schwindel.

- ausführliche Anamnese, Frage nach Beeinträchtigung in den ADL (activities of daily living)
- allgemeine körperliche Untersuchung einschließlich Beurteilung des Gangbildes
- neurologische Untersuchung (Dix-Hallpike-Manöver, Nystagmus-Prüfung, EMG, NLG)
- HNO-ärztliche Untersuchung (kalorische Untersuchung bei V.a. vestibulären Schwindel, Weber- und Rinne-Test)
- Röntgen HWS
- augenärztliche Untersuchung
- bildgebende zerebrale Diagnostik (CCT, MRI)
- Doppler- und Duplexsonographie der supraaortalen Gefäße
- Begleiterkrankungen (M. Parkinson, Diabetes mellitus)
- psychiatrische Beurteilung (Depression, Angststörung, kognitive Einschränkung)
- kardiologische Diagnostik (Schellong-Test, Langzeit-EKG und Langzeit-RR, EKG, Karotisdruckversuch, UKG, Kipptischuntersuchung)
- Laborroutine inklusive Blutbild, Kreatinin, Elektrolyte, TSH, BZ
- Medikamentenanamnese

tiginosum bei chronischen vestibulären Schwindelursachen, aber auch symptomatisch bei akuten Schwindelattacken werden Dimenhydrinat und Meclozin eingesetzt. Eine direkte Wirkung am Vestibularisapparat wird vermutet. Die allgemeine Sedation als Nebenwirkung ist zu berücksichtigen (Haid 1998). Da es kein allgemein wirksames Medikament gegen den Altersschwindel gibt, müssen eventuell verschiedene Medikamente versucht werden, um zu einem zufriedenstellenden Therapieergebnis zu gelangen.

Das Absetzen schwindelverursachender Medikamente kann eine sehr wirkungsvolle Maßnahme sein. Daneben kann bei orthostatischer Hypotonie auch ein Beratungsgespräch zur gezielten Veränderung der Lebensgewohnheiten, z.B. Schlafen mit erhöhtem Oberkörper sowie Tragen von Kompressionsstrümpfen, zu einer Besserung der Beschwerden führen.

Bei den kardialen Ursachen gibt es unterschiedlich invasive therapeutische Möglichkeiten, die von der Verordnung von Thrombozytenaggregationshemmern über die Antikoagulation bis zur spezifischen antiarrhythmischen Therapie und zur Schrittmacherimplantation reichen.

Liegen andere internistische Grunderkrankungen vor, z.B. rezidivierende Hypoglykämien, Hypothyreose etc., so ergeben sich daraus die weiteren therapeutischen Maßnahmen.

Rehabilitative Maßnahmen
Rehabilitative Maßnahmen wie Bewegungs- und Lagerungstherapie nehmen einen sehr wichtigen Platz ein.

Die vestibuläre Rehabilitation kann dem Patienten helfen, einen Vestibularisausfall zu kompensieren. Der bei den Übungen auftretende Schwindel ist dabei ein wichtiger Stimulus für die Kompensation und sollte nicht medikamentös unterdrückt werden.

Daneben können entsprechende Hilfsmittelverordnungen, z.B. ein Rollator oder ein Gehstock, die Gangsicherheit verbessern und die Sturzgefahr im Anfall reduzieren.

3 Synkope

3.1 Definition

Als Synkope bezeichnet man einen plötzlichen, Sekunden bis Minuten dauernden und spontan reversiblen Bewußtseins- und Tonusverlust infolge einer zerebralen Minderperfusion, der nicht traumatisch oder durch Anfälle verursacht ist (v. Scheidt 1997; Farrehi et al. 1995; Kapoor 1997).

Pathogenetisch beruhen Synkopen entweder auf inadäquater Vasodilatation, u.U. begleitet von Bradykardie, oder auf unzureichender kardialer Auswurfleistung (v. Scheidt 1997; Brocklehurst et al. 1992). Diese Störungen können auch verschiedene Arten von Schwindel verursachen; allerdings bleibt dabei das Bewußtsein erhalten.

3.2 Epidemiologie

Im Vergleich zum Symptom Schwindel kommen Synkopen seltener vor: 1–6% aller stationären internistischen Krankenhauseinweisungen erfolgen zur Abklärung einer Synkope (v. Scheidt 1997). Bei über 65jährigen treten Synkopen mit einer jährlichen Häufigkeit von 6% auf (Farrehi 1995).

Während bei jüngeren Patienten ungefährlichere Formen überwiegen, sind erstmalig aufgetretene Synkopen bei Älteren stets ernst zu nehmende Ereignisse; dies gilt um so mehr, da häufiger kardiovaskuläre Grunderkrankungen vorliegen als bei jüngeren Patienten (Kane 1994).

3.3 Differentialdiagnose

Das ätiologische Spektrum von Synkopen reicht von harmlosen funktionellen Störungen bis zu lebensbedrohlichen Organerkrankungen. Daher ist eine frühzeitige Risikostratifikation Entscheidungsgrundlage für die stationäre Klinikaufnahme und weiterführende, evtl. invasive diagnostische Verfahren.

Initial wichtig ist der differentialdiagnostische Ausschluß von synkopenähnlichen Beschwerden wie z.B. Schwindel, Hyperventilation, Narkolepsie, Panikattacken, vertebrobasilärer Insuffizienz mit Drop-Anfällen, Hypoglykämie, Koma und Epilepsie.

Die Abgrenzung von Krampfanfällen ist oft schwierig; die besten Unterscheidungsmerkmale sind hierbei das Fehlen eines blassen Hautkolorits sowie ein prolongierter postiktaler Dämmerzustand (v. Scheidt 1997; Brocklehurst et al. 1992).

Die kurze Dauer einer Synkope und das Fehlen sicherer diagnostischer Kriterien zwischen den Ereignissen erschweren die Diagnostik. Die Suche nach einem einzelnen Krankheitsprozeß als Synkopenursache ist gerade bei älteren Patienten mit teilweise multiplen gesundheitlichen Störungen problematisch.

3.4 Besonderheiten bei geriatrischen Patienten

Physiologische altersabhängige Veränderungen sowie die häufig bestehende Multimorbidität führen bereits bei geringen zusätzlichen

Tabelle 27.4 Häufig verordnete Medikamente als Auslöser von Synkopen.

- ACE-Hemmer
- Alpha-/Betablocker
- Kalziumantagonisten
- Nitrate
- Diuretika
- zentral wirksame Antihypertensiva
- Levodopa
- Phenothiazine
- Barbiturate
- trizyklische Antidepressiva
- MAO-Hemmer
- Antiarrhythmika

Belastungen zu einer Reduktion der zerebralen Durchblutung und machen die exakte ätiologische Zuordnung des Symptoms „Synkope" zu einer einzelnen Ursache oft schwierig (Kapoor 1997):

- Mit zunehmendem Lebensalter – verstärkt durch arterielle Hypertonie – nimmt die Empfindlichkeit der Barorezeptoren ab. Zusammen mit einer verminderten Endorganreagibilität auf adrenerge Stimuli gefährdet dies die Hirndurchblutung bei hypotonen Ereignissen.
- Niedrige Plasmaspiegel von Renin und Aldosteron sowie die eingeschränkte Fähigkeit der Nieren zur Natriumkonzentration führen zur Reduktion des Extrazellulärvolumens und zu erhöhter Empfindlichkeit gegenüber hypotonen Reizen.

Tabelle 27.5 Ätiologische Klassifikation von Synkopen.

autonom-nerval vermittelte Synkopen:	vasovagale Synkopen Karotissinus-Synkope viszerale Reflexsynkopen (z.B. bei Husten, Miktion, Defäkation)
Synkopen bei orthostatischer Hypotonie:	Volumenmangel arterielle Hypertonie kreislaufwirksame Medikamente (z.B. Antihypertensiva, Antiarrhythmika, Neuroleptika, Antidepressiva) autonome Neuropathie
kardiogen verursachte Synkopen:	Rhythmusstörungen (z.B. Sinusknotensyndrom, AV-Block, supraventrikuläre und ventrikuläre Tachykardie) mechanische Obstruktion (z.B. HOCM, Aorten- und Mitralklappenstenose, Perikardtamponade)
zerebrovaskuläre Synkopen:	TIA bzw. ischämischer Insult Basilaris-Migräne Subclavian-steal-Syndrom

- Häufig verordnete Medikamente können bei älteren Patienten durch die Beeinflussung von Blutdruck und Herzfrequenz das Risiko für Synkopen erhöhen; besonders geachtet werden muß auf Diuretika, Antihypertensiva und Antiarrhythmika bzw. Kombinationen dieser Substanzen (Tab. 27.4) (Farrehi et al. 1995; Kapoor 1997).

3.5 Klassifikation von Synkopen

Nach ihrer Ätiologie lassen sich Synkopen im wesentlichen in 4 Hauptkategorien einteilen (Tab. 27.5) (v. Scheidt 1997; Farrehi et al. 1995; Brocklehurst et al. 1992; Kapoor 1997).

3.5.1 Autonom-nerval vermittelte („Reflex"-) Synkopen (Synonyme: neurokardiogene bzw. vasomotorische Synkopen)

Afferente Signale aus Mechano-, Schmerz- und Temperaturrezeptoren lösen als ZNS-Efferenz Vasodilatation und/oder Bradykardie aus. Vor allem die Stimulation von Barorezeptoren (z.B. in den Karotiden, Myokard, Atemwegen und Gastrointestinaltrakt) führt so zur Synkope.

Vasovagale Synkopen können z.B. durch langes Stehen, Hitze, Verschlucken, Venenpunktion, Endoskopie oder kleinere chirurgische Eingriffe ausgelöst werden.

Häufig werden Blässe, Übelkeit, Kaltschweißigkeit, Benommenheit, Gähnen oder Sehstörung als Prodromi beobachtet; diese Symptome können jedoch auch völlig fehlen. Vasovagale Synkopen sind bei älteren Menschen häufig; die Dauer der Bewußtlosigkeit beträgt in der Regel < 1 min.

Streß und psychiatrische Erkrankungen wie z.B. Depression und Angst können ebenfalls zu Synkopen prädisponieren. Vermutlich handelt es sich bei diesen Ereignissen auch um vasovagale Reaktionen.

Karotissinus-Synkopen treten bei ca. 5–20% aller Individuen mit hypersensiblem Karotissinus auf. Enge Kragen, Rasieren oder Kopfwendung können Asystolie > 3 sec (kardioinhibitorischer Typ, 80%) oder einen Blutdruckabfall von > 50 mmHg (vasodepressiver Typ, 10%) bzw. eine Mischform (10%) auslösen.

Die Mehrheit der Patienten leidet an kardiovaskulären Grunderkrankungen wie koronarer Herzkrankheit und Hypertonie. Gelegentlich liegen vergrößerte Lymphknoten oder Tumoren im Halsbereich als Ursache der Hypersensitivität vor. Der Rezeptor in der rechten Arteria carotis ist 7mal häufiger betroffen als linksseitig.

Viszerale Reflexsynkopen treten im Zusammenhang mit verschiedenen alltäglichen Situatio-

- nen auf („situational syncope"), wie z.B. Husten, Lachen, Miktion oder Defäkation.

Bei institutionalisierten älteren Menschen wurden diese Synkopen bei 20% der Patienten gefunden.

Bis zu 36% der älteren Patienten in Pflegeheimen zeigen einen postprandialen Blutdruckabfall von mehr als 20 mmHg. Allerdings beträgt der Anteil postprandialer Synkopen bei älteren institutionalisierten Patienten nur 8%. Postprandiale Synkopen beruhen auf vermehrter Durchblutung der Splanchnikusgefäße; trotz Hypotonie können bei diesen Patienten keine ausreichend hohen Noradrenalinspiegel aufrechterhalten werden.

3.5.2 Synkopen bei orthostatischer Hypotonie

Der verminderte venöse Rückfluß im Stehen führt normalerweise zur Stimulation kardiopulmonaler Barorezeptoren mit Steigerung der Sympathikusaktivität; diese physiologische Kreislaufreaktion mit reflektorischer Vasokonstriktion und Tachykardie bei Lagewechsel zur aufrechten Position kann bei verschiedenen Begleitumständen oder Erkrankungen gestört sein:

- *Verminderte Barorezeptorempfindlichkeit, Bluthochdruck, Volumenmangel* und kreislauf- bzw. ZNS-wirksame *Medikamente* (v.a. Betablocker, Nitrate, Diuretika, Psychopharmaka) können beim älteren Menschen die Blutdruckhomöostase stören und zu orthostatischen Synkopen führen.

Neben selteneren *primären Erkrankungen des autonomen Nervensystems* (z.B. Shy-Drager-Syndrom) können auch *autonome Neuropathien* bei Alkoholismus, Diabetes mellitus, Vitamin-B_{12}-Mangel oder Karzinomen orthostatische Hypotonie bzw. Synkopen verursachen.

3.5.3 Kardiogene Synkopen

Elektrische oder mechanische Dysfunktion kann die Ursache kardialer Synkopen sein:

- *Arrhythmien* bei älteren Patienten sind häufig Ausdruck einer organischen Herzerkrankung. Aufgrund der eingeschränkten Kompensationsmechanismen gegenüber einem plötzlichem HZV-Abfall treten häufiger klinische Symptome auf als bei jüngeren Patienten. Typisch für rhythmogene Synkopen ist das Fehlen von Prodromi.

Sick-Sinus-Syndrom und *ventrikuläre Tachykardie* sind mit 22% die häufigsten rhythmogenen Synkopenursachen bei Älteren. Eingeschränkte linksventrikuläre Funktion, Myokardischämie, QT-Zeitverlängerung, Elektrolytstörungen und Antiarrhythmika erhöhen das Risiko für ventrikuläre Tachykardien; ein Myokardinfarkt prädisponiert außerdem zu höhergradigen AV-Blockierungen.

Auch *supraventrikuläre Tachykardien* können bei älteren Patienten über ein Low-output-Syndrom zur rhythmogenen Synkope führen.

- Die *mechanische Ausflußobstruktion*, z.B. bei Aorten- oder Mitralklappenstenose, hypertropher obstruktiver Kardiomyopathie, Perikardtamponade oder Lungenarterienembolie führt zu Synkopen vor allem bei körperlicher Belastung.

Einerseits kann das fixierte HZV der Belastung nicht angepaßt werden, andererseits führt der belastungsabhängige Druckanstieg im linken Ventrikel zur Stimulation von Mechanorezeptoren und zu erhöhtem Vagotonus.

3.5.4 Zerebrovaskuläre Synkopen

- Während neurologische Erkrankungen häufiger Ursache von Schwindel sind, spielen sie bei Synkopen älterer Patienten nur eine untergeordnete Rolle.

Transitorisch-ischämische Attacken bei vertebrobasilärer Insuffizienz können zu Synkopen führen; üblicherweise sind diese mit fokalneurologischen Symptomen vergesellschaftet, wie z.B. Hirnnervenausfällen oder sensomotorischen Defiziten.

Die Untersuchung eines größeren Patientenkollektivs mit Synkopen in einer Notaufnahme ergab bei 7,7% eine TIA als Ursache (Davidson 1991). Etwa 6% aller Patienten mit *ischämischem Schlaganfall* oder TIA erleiden eine Synkope.

Krampfanfälle als Ursache einer Bewußtlosigkeit werden bei weniger als 2% diagnostiziert (Kapoor 1997). *Migräne* als Ursache vasovagal bedingter Synkopen ist bei älteren Patienten eher ungewöhnlich.

3.6 Wertigkeit diagnostischer Methoden

- In 50–60% der Fälle läßt sich die Ursache einer Synkope durch genaue *Anamneseerhebung*, inkl. fremdanamnestischer Angaben, und gründliche *körperliche Untersuchung (internistischer und neurologischer Status)* feststellen (v. Scheidt 1997; Farrehi 1995; Kapoor 1997).

Eine detaillierte Befragung nach Prodromi, Begleitumständen und Folgeerscheinungen kann auf bestimmte Typen von Synkopen hinweisen bzw. zur Differentialdiagnose beitragen (Tab. 27.6) (Kapoor 1997):

Vasovagalen Synkopen gehen häufig typische Prodromi (s. o.) voraus. Positionsabhängigkeit der Symptomatik kann auf orthostatische Synkopen, Aus-

Tabelle 27.6 Anamnestische Hinweise für verschiedene Typen von Synkopen.

anamnestische Hinweise	Synkopentyp
Hitze, Schmerz, ärztlicher Eingriff, Sehstörung	vasovagale Synkope
Husten, Lachen, Schlucken, Miktion, Defäkation	Reflexsynkope
Positionswechsel, langes Stehen	Synkope bei orthostatischer Hypotonie
vorangegangene körperliche Belastung	Synkope bei kardialer Obstruktion
enger Kragen, Kopfdrehung, Rasieren	Karotissinus-Synkope
Akutereignis ohne Prodromalsymptome	rhythmogene Synkope
prolongierter Dämmerzustand nach Ereignis	zerebraler Krampfanfall

lösung durch körperliche Belastung auf kardiale Obstruktionen hinweisen. Rhythmogene Synkopen treten typischerweise lageunabhängig und plötzlich auf. Situative Auslöser lassen z.B. Reflexsynkopen vermuten.

Obligater Bestandteil der *körperlichen Untersuchung* ist die Prüfung der Kreislaufreaktion im *Schellong-Test*. Da eine orthostatische Hypotonie bei älteren Personen bei bis zu 24% vorkommt, ist sie allerdings nur in Korrelation mit klinischen Symptomen als Synkopenursache wahrscheinlich (Kapoor 1997).

Der routinemäßige *Karotisdruckversuch* ist in der Synkopendiagnostik wegen seiner extrem niedrigen Spezifität umstritten. Wegen der Gefahr embolisch verursachter Schlaganfälle sollte er bei Karotisströmungsgeräuschen nicht durchgeführt werden.

Das *12-Kanal-Ruhe-EKG* ist bei 2–11% aller Patienten mit Synkopen pathologisch. In einem Viertel der Fälle gelingt der direkte Nachweis der Synkopenursache. Der prognostische Wert liegt vor allem in einem normalen EKG als Prädiktor eines geringen Risikos für rhythmogene Synkopen (v. Scheidt 1997). *Belastungs-EKG* und *Echokardiographie* können zur weiteren Abklärung kardialer Grunderkrankungen dienen.

Die diagnostische Ausbeute des *Holter-EKG* ist begrenzt: Bei ca. 80% der symptomlosen Patienten wurden Arrhythmien gefunden; ca. 17% der Patienten haben Symptome ohne Arrhythmienachweis; nur bei ca. 4–5% läßt sich eine sichere Korrelation zwischen klinischer Symptomatik und Rhythmusstörungen nachweisen.

Eine Verlängerung des Überwachungszeitraums von 24 auf 72 h erhöht die diagnostische Aussagekraft nicht wesentlich (v. Scheidt 1997; Farrehi et al. 1995; Kapoor 1997).

Eine Langzeitrhythmusüberwachung (Wochen bis Monate) mit patientenaktivierbarem „*memory-loop*"-Rekorder ist wegen der Möglichkeit, Rhythmusstörungen retrograd abzufragen, sinnvoll bei rezidivierenden Synkopen unklarer Genese (v. Scheidt 1997; Kapoor 1997).

Bei unauffälliger Basisdiagnostik kann die *Kipptischuntersuchung* bei 25–40% der Fälle weiterführen. Sie gilt als zentrale Methode bei Patienten mit Synkopen ohne erkennbare kardiale Grunderkrankung. Durch plötzlichen Positionswechsel vom Liegen zu ca. 60–80°-Aufrichtung werden Hypotonie und/oder Bradykardie mit Synkope ausgelöst. Die Sensitivität von bis zu 75% läßt sich durch Isoprenalin-Provokation auf bis zu 87% steigern (Simulation des für neurokardiogene Synkopen typischen präsynkopalen Katecholaminanstiegs) (v. Scheidt 1997; Farrehi et al. 1995; Kapoor 1997).

Neueren Untersuchungen zufolge (Kapoor et al. 1994) nimmt der Anteil falsch-positiver Ergebnisse unter Sympathomimetikagabe zu (ohne Medikamente bei 11–20%).

Die *elektrophysiologische Untersuchung* ist keine Routinediagnostik. Bei Patienten mit kardialen Grunderkrankungen und potentiellem Arrhythmierisiko führt die invasive Prüfung des Reizbildungs- und -leitungssystems in 15–40% bei bis dahin ungeklärten Synkopen weiter. Bei über 75jährigen zeigten sich bei 68% pathologische Ergebnisse (z.B. Sinusknotensyndrom bei 55%, ventrikuläre Tachykardie bei 14%). Als eindeutig pathologisch gelten z.B. anhaltende monomorphe ventrikuläre Tachykardie, supraventrikuläre Tachykardie mit präsynkopaler Symptomatik und Sinusknotenerholungszeit > 3 sec. Die Sensitivität bei bradykarden Rhythmusstörungen liegt < 50%. Die Aussagekraft der Methode ist limitiert durch nicht eindeutige Signifikanzkriterien für pathologische Befunde und die oft fehlende Korrelation zu klinischen Symptomen (v. Scheidt 1997; Farrehi et al. 1995; Kapoor 1997).

Bei Fehlen klinisch-neurologischer Symptome liegt der diagnostische Wert weiterführender *neurologischer Untersuchungen (EEG, CCT, Doppler-Sonographie)* bei nur 2–6% (Linzer et al. 1997).

Vor Einleitung einer Therapie sollten psychische Erkrankungen (v.a. Depressionen), die zu vagosalen Synkopen führen können, ausgeschlossen werden. Bei bis zu 25% der Fälle lassen sich durch psychiatrische Untersuchung entsprechende Erkrankungen im Zusammenhang mit Synkopen evaluieren (Linzer et al. 1997).

3.7 Therapieansätze

Therapie der Wahl bei *neurokardiogenen Synkopen* sind Betablocker (zur Blockade der präsynkopalen Sympathikusexitation mit folgender Reizung von Barorezeptoren).

Alternativ kommen Disopyramid, Verapamil, Theophyllin, Fludrocortison oder Alpharezeptoragonisten in Frage (v. Scheidt 1997; Kapoor 1997).

Die Implantation eines sequentiellen (DDD-) Herzschrittmachers ist beim kardioinhibitorischen Typ der *Karotissinus-Synkope* indiziert.

Bei *kardiogenen Synkopen* steht die Therapie der zugrundeliegenden kardialen Grunderkrankung im Vordergrund, ggf. Antiarrhythmika und/oder Schrittmacherimplantation. Ausreichende Volumenzufuhr, ggf. Absetzen orthostasefördernder Medikamente und Patientenberatung stehen bei *orthostatischen Synkopen* im Mittelpunkt.

Zur Verhinderung von *Reflexsynkopen* bleibt in Ermangelung einer spezifischen Therapie nur die Vermeidung auslösender Situationen.

3.8 Risikobeurteilung und prognostische Kriterien

Die Prognose von Synkopen ist altersabhängig: Die 2-Jahres-Mortalität bei älteren Patienten ist mit 26,9% signifikant höher als bei jüngeren (8,3%) (Mahony et al. 1998).

Die Prognose von Synkopen ist auch von ihrer Ursache abhängig: Die 1-Jahres-Mortalität von Synkopen bei kardialer Grunderkrankung beträgt ca. 20–30%, ohne kardiale Grunderkrankung zwischen 0% und 10%. Die mittlere Lebenserwartung bei Synkopen mit Aortenklappenstenose liegt bei nur 3 Jahren (v. Scheidt 1997).

Patienten mit pathologischen elektrophysiologischen Untersuchungsergebnissen haben ein deutlich erhöhtes Mortalitätsrisiko (61% innerhalb von 3 Jahren) im Vergleich zu Patienten ohne pathologische Resultate (15% in 3 Jahren) (Farrehi et al. 1995; Kapoor 1997).

Pathologische Befunde im Ruhe-EKG sowie anamnestisch bekannte Herzinsuffizienz oder ventrikuläre Tachykardie gelten als unabhängige Prädiktoren erhöhter Mortalität (Martin et al. 1997).

Bis zu 30% der Patienten mit hypertropher obstruktiver Kardiomyopathie erleiden eine oder mehrere Synkopen (v. Scheidt 1997). Koronare Herzkrankheit und dilatative Kardiomyopathie prädisponieren zu tachykarden Herzrhythmusstörungen. Bradykarde Arrhythmien im höheren Lebensalter sind meist ischämisch bedingt.

Karotissinus-Synkopen treten meist bei älteren Patienten mit Arteriosklerose und arterieller Hypertonie auf.

Die Nachsorge bei Patienten mit kardiogenen Synkopen richtet sich nach der Grunderkrankung; bei neurokardiogenen Synkopen muß über Notwendigkeit und Dauer einer medikamentösen Behandlung im Einzelfall entschieden werden.

Patienten mit autonom-nerval vermittelten Synkopen dagegen bedürfen wegen der günstigen Prognose keiner speziellen Nachsorge (v. Scheidt 1997).

4 Zusammenfassung

Sowohl Schwindel als auch Synkopen sind für den älteren Menschen bedrohliche Zustände mit einem erhöhten Risiko für Stürze und daraus resultierender Invalidität. Während Schwindel eine breite Variabilität der Symptomatik aufweist und damit den Patienten unterschiedlich stark beeinträchtigt, ist die Synkope wegen ihrer potentiell vital bedrohlichen Komplikationen ein Ereignis, das rasch und umfassend abgeklärt werden muß.

Basis der Diagnostik sind bei beiden die ausführliche Anamnese und die körperliche Untersuchung; weitere diagnostische Maßnahmen sind je nach Verdachtsdiagnose durchzuführen. Bei über 50% der Patienten mit Synkopen führen Anamnese, körperliche Untersuchung und Ruhe-EKG als Basisdiagnostik zur Klärung bzw. sind Grundlage frühzeitiger Risikostratifizierung.

Gemeinsame Ursachen sind die kardiologischen Differentialdiagnosen sowie die zerebralen Durchblutungsstörungen. Besteht der Verdacht auf eine prognostisch ungünstigere kardiale Genese, so sollte bei Schwindel wie auch Synkope eine intensive rationale Stufendiagnostik angestrebt werden.

Die Therapienotwendigkeit bzw. -möglichkeit richtet sich nach der zugrundeliegenden Ursache: Während beim Schwindel häufig eine symptomatische Therapie ausreicht, wird man bei der Synkope aufgrund der ernsteren Prognose auch ohne eindeutig identifizierbare Ursache eher frühzeitig einen empirischen Therapieversuch potentieller Risikofaktoren einleiten.

Literatur

Baloh, R.: Vertigo, Lancet 352 (1998) 1841–1846.
Baloh, R. W.: Approach to the dizzy patient. In: Baillière T.: Bailliere's Clinical Neurology (1994), Vol. 3, No. 3, 453–465.

Brandt, Th.: Schwindel, Internist 36 (1995) 1105–1113.
Brocklehurst, J. C., R. C. Tallis, H. M. Fillit: Textbook of Geriatric Medicine and Gerontology, 4. Auflage. 397–98 Churchill Livingstone (1992).
Colledge, N. R., J. A. Wilson, C. C. Macintyre, W. J. MacLennan: The prevalence and characteristics of dizziness in an elderly community. Age Ageing 23 (1994) 117–120.
Colledge, N. R., R. M. Barr-Hamilton, S. R. Lewis, R. J. Sellar, J. A. Wilson: Evaluation of investigations to diagnose the cause of dizziness in elderly people: a community-based controlled study. Brit. med. J. 313 (1996) 788–792.
Davidson, E., Z. Rotenbeg, J. Fuchs et al.: Transient ischemic attack-related syncope. Clin. Cardiol. 14, 1991; 141–144.
Drachman, D. A.: A 69-year old man with chronic dizziness. J. Amer. med. Ass. 280 (1998) 2111–2117.
Farrehi, P. M., J. T. Santinga, K. A. Eagle: Syncope: Diagnosis of cardiac and noncardiac causes, Geriatrics 11, 1995, 50; 24–30.
Füsgen, I.: Vertigo-Schwindel. Symptomatik, Diagnostik und Therapie beim älteren Patienten. MMV Verlag, München 1998.
Haid, C. T.: Schwindel im Alter- Diagnostik und Therapie. Med. Welt 49 (1998) 581–591.
Jonsson, P., L. Lipsitz: Dizziness and syncope. In: Hazzard, W. R., J. Biermann, J. Blass, W. Ettinger, J. Halter: Principles of Geriatric Medicine and Gerontology 3rd ed. (1994) McGraw Hill, New York.
Kane, R. L., J. G. Ouslander, I. B. Abrass: Essentials Of Clinical Geriatrics, 200–207, 3rd ed. 1994 McGraw-Hill, New York.
Kapoor, W. N.: Syncope. In: Cassel, C. K, H. J. Cohen, E. B. Larson, D. E. Meier, N. M. Resnick, L. Z. Rubenstein, L. B. Sorensen: Geriatric Medicine, 3. Auflage, Springer New York (1997).
Kapoor, W. N., M. A. Smith, N. L. Miller: Upright tilt testing in evaluating syncope: A comprehensive literature review. Amer. J. Med. 97, 1994; 78–88.
Lawson, J., J. Fitzgerald, J. Birchall, C. P. Aldren, R. A. Kenny: Diagnosis of geriatric patients with severe dizziness, J. Amer. Geriat. Soc. 47 (1999) 12–17.
Linzer, M., E. H. Yang, N. A. Estes 3rd, P. Wang, V. R. Vorperian, W. N. Kapoor: Diagnosing syncope, Part 1: Value of history, physical examination, and electrocardiography. Ann intern. Med. 126 (12) 1997, 989–996.
Mahony, D., C. Foote: Prospective evaluation of unexplained syncope, dizziness and falls among community-dwelling elderly adults. Geront. 53 (1998) 435–440.
Martin, T. P., B. H. Hanusa, W. N. Kapoor: Risk stratification of patients with syncope. Ann. Emerg. Med. 29 (4) 1997 459–66.
Mhoon, E. E.: The vestibular system. In: Cassel, C. K., H. J. Cohen, E. B. Larson, D. E. Meier, N. M. Resnick, L. Z. Rubenstein, L. B. Sorensen: Geriatric Medicine, 3rd ed. New York, Springer (1997).
Scheidt, W. v.: Synkope. In: Deutsche Gesellschaft für Innere Medizin in Zusammenarbeit mit dem Berufsverband Deutscher Internisten: Rationelle Diagnostik und Therapie in der Inneren Medizin. Kap. D 5, 1–4 Hrsg. M. Classen, R. Dierkesmann, H. Heimpel, J. R. Kalden, K.-M. Koch, J. Meyer, F. A. Spengel, R. Ziegler, Urban und Schwarzenberg, Stand April 1997.

28

Sehstörungen und Augenveränderungen im Alter

Hans-Werner Meyer-Rüsenberg

INHALT

1	Einleitung	302
2	Symptome, Befunde, Beschwerden	307
3	Häufige altersbedingte Erkrankungen	307
3.1	Katarakt („grauer Star")	307
3.2	Glaukom	308
3.2.1	Primäres Offenwinkelglaukom	308
3.2.2	Winkelblockglaukom („Glaukomanfall")	308
3.2.3	Sekundärglaukom	308
3.3	Gefäßerkrankungen	308
3.3.1	Arterielle Verschlüsse (Zentralarterienverschluß, Arterienastverschluß)	308
3.3.2	Venöse Verschlüsse (Zentralvenenverschluß, Venenastverschluß)	309
3.3.3	Vordere ischämische Optikusneuropathie (VION)	309
3.3.4	Diabetes mellitus	309
3.4	Altersbedingte Makuladegeneration (AMD)	310
3.4.1	Nicht-exsudative AMD	310
3.4.2	Geographische Atrophie	310
3.4.3	Exsudative AMD	310
4	Neuroophthalmologische Störungen	310
4.1	Amaurosis fugax	310
4.2	Akute Hemianopsie	310
4.3	Akute Doppelbilder	310
5	Sehbehinderung	310
6	Rechtliche Aspekte der Sehbehinderung	311

1 Einleitung

Der Erhalt des Sehvermögens ist entscheidend für die Kommunikationsfähigkeit des Menschen; 90% aller Umweltreize erfolgen über das visuelle System. Durch universell ablaufende Alterungsprozesse kommt es auch am Auge mit seinen Adnexen zu einer Reihe von Veränderungen an Strukturen und Funktionen.

Der Nicht-Augenarzt als primärer Betreuer des älteren Menschen wird häufig als erster mit den unterschiedlichen Augenerkrankungen und Sehstörungen konfrontiert. Er muß oft richtungweisende diagnostische und therapeutische Entscheidungen treffen. Im vorliegenden Kapitel sollen dem Nicht-Augenarzt Hilfen sowohl zur Untersuchung als auch zur Diagnose gegeben werden. Anschließend erfolgt eine kompakte Darstellung der häufigsten Erkrankungen und ihrer derzeitigen Therapien. Eine derart komprimierte Darstellung stellt immer einen Kompromiß zwischen Vollständigkeit und Übersichtlichkeit dar. Zur Untersuchung benötigt der Nicht-Facharzt eine Untersuchungslampe, möglicherweise einen Watteträger sowie ggf. einen Augenspiegel.

Tabelle 28.1 gibt einen Überblick über die zu untersuchenden anatomischen Strukturen, den Normalbefund und die möglicherweise eintretenden Veränderungen, hier ist in kurzen, stichwortartigen Aufzählungen ein kleines Kompendium für Untersuchungen gegeben.

Tabelle 28.1 Diagnostik von Sehstörungen und Augenveränderungen.

anatomische Struktur	Normalbefund	veränderter Befund
Lidkante	anliegend	Rötung, eingerollt, abstehend
medialer Lidwinkel/Tränensack		Rötung, Schwellung, Druckschmerz
Bindehaut	feucht, glatt, farbarm, ohne Sekret	Rötung, Ödem (= Chemose), Sekret/Eiter
Hornhaut	glatt, klar, glänzend, seitengleiche Sensibilität (Prüfung mit ausgezogenem Watteträger)	Transparenzverlust, einwachsende Gefäße, unregelmäßige Oberfläche
Vorderkammertiefe	Untersuchung mit schräg einfallendem Licht	abgeflacht oder aufgehoben
Pupille	rechts/links gleich groß (direkte und indirekte Lichtreaktion)	Größenunterschied, Seitendifferenz, verzögerte Reaktion, keine Reaktion
Augeninnendruck	Palpation alternierend rechts/links (mit beiden Fingerkuppen der Zeigefinger bei Abblick des Patienten)	zu hart/zu weich
Linse	Untersuchung mit dem fokussierten Licht: klar	getrübt, luxiert
Glaskörper	fokussierter Lichtstrahl: klar	Trübungen
Augenstellung beider Augen	Lichtreflex auf die Hornhaut: parallel Hornhautmitte	Lichtreflex auf einer Hornhaut dezentriert, d. h. Schielstellung
Gesichtsfeldprüfung	gleichzeitiges Erkennen von Arzt/Patient (Konfrontationstest = grobe Gesichtsfeldprüfung, Patient deckt Auge mit gleichseitiger Hand ab, Untersucher sitzt in gleicher Augenhöhe und bringt Objekt aus den 4 Quadranten von außen nach innen ins Zentrum, Einengvergleich)	verzögertes/fehlendes Erkennen
Farbsinnprüfung	normale Wahrnehmung (Prüfung von Alltagsgegenständen rot/grün oder blau/gelb)	Änderung des Farbeindruckes

Tabelle 28.2 gibt einen Überblick über die typischen Altersveränderungen der einzelnen Augenabschnitte, ihre pathophysiologischen Veränderungen, die typischen Symptome und die daraus resultierende Therapie.

Da der Augenarzt in aller Regel mit Symptomen konfrontiert wird, zeigt Abbildung 28.1, ausgehend vom weißen oder roten Auge, ein Flußdiagramm, welches rasch zur Diagnose führt und darüber hinaus einen Anhalt für die Dringlichkeit der zu treffenden Maßnahmen gibt. Die anschließende Tabelle 28.3 gibt einen Überblick über häufig vom Patienten geklagte Symptome, deren Ursache und die zu treffenden Maßnahmen.

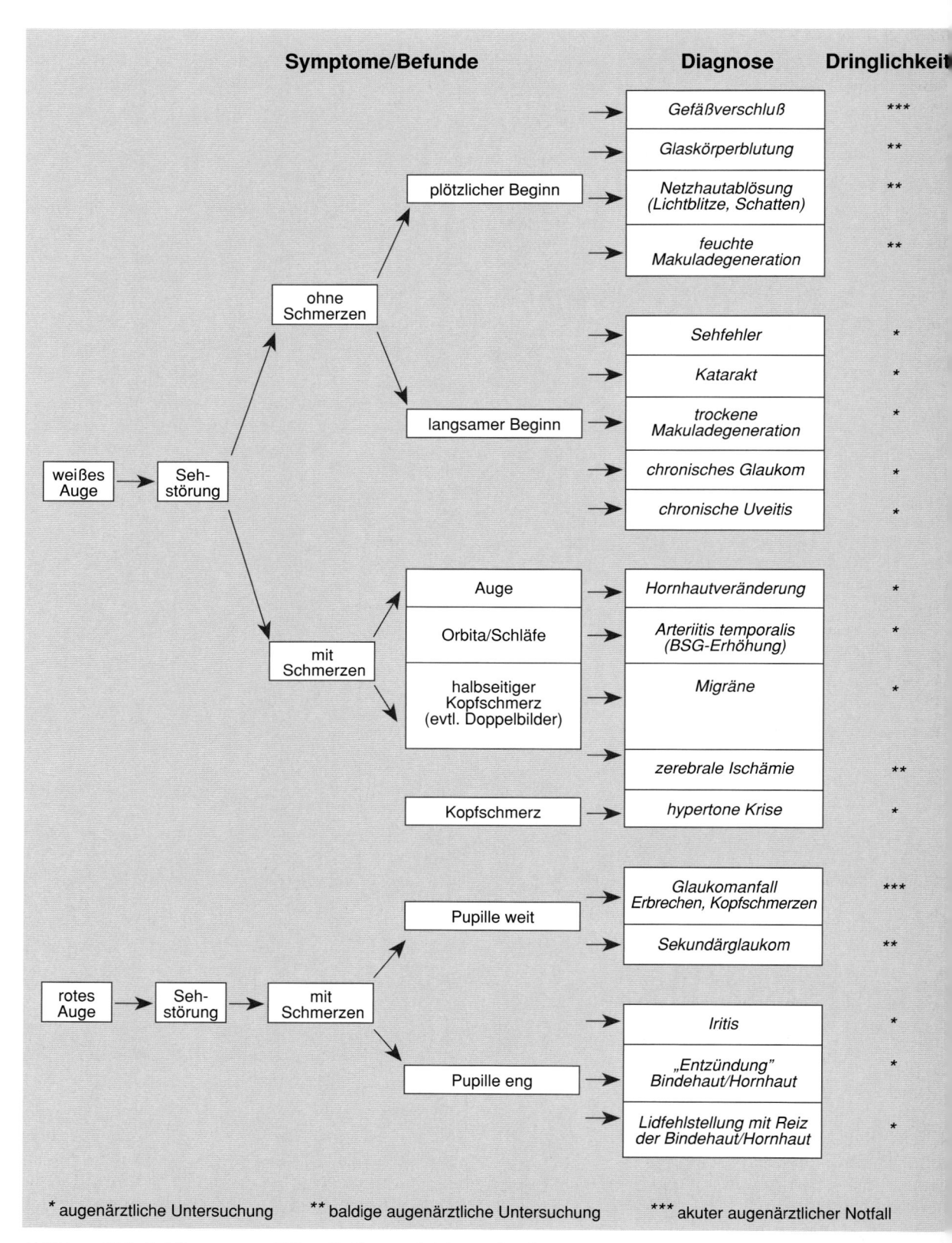

Symptome/Befunde			Diagnose	Dringlichkeit
		→	Gefäßverschluß	***
		→	Glaskörperblutung	**
	plötzlicher Beginn	→	Netzhautablösung (Lichtblitze, Schatten)	**
		→	feuchte Makuladegeneration	**
ohne Schmerzen		→	Sehfehler	*
		→	Katarakt	*
	langsamer Beginn	→	trockene Makuladegeneration	*
weißes Auge → Sehstörung		→	chronisches Glaukom	*
		→	chronische Uveitis	*
	Auge	→	Hornhautveränderung	*
mit Schmerzen	Orbita/Schläfe	→	Arteriitis temporalis (BSG-Erhöhung)	*
	halbseitiger Kopfschmerz (evtl. Doppelbilder)	→	Migräne	*
		→	zerebrale Ischämie	**
	Kopfschmerz	→	hypertone Krise	*
	Pupille weit	→	Glaukomanfall Erbrechen, Kopfschmerzen	***
rotes Auge → Sehstörung → mit Schmerzen		→	Sekundärglaukom	**
		→	Iritis	*
	Pupille eng	→	„Entzündung" Bindehaut/Hornhaut	*
		→	Lidfehlstellung mit Reiz der Bindehaut/Hornhaut	*

* augenärztliche Untersuchung   ** baldige augenärztliche Untersuchung   *** akuter augenärztlicher Notfall

Abbildung 28.1 Flußdiagramm zur Differentialdiagnose bei Augenerkrankungen.

Tabelle 28.2 Altersveränderungen einzelner Augenabschnitte.

anatomische Struktur	pathophysiologische Veränderungen	Symptom	Therapie
Lidhaut	Erschlaffung: Schlupflider, Falten: Pseudoptosis	herabhängende Haut	evtl. OP
	Hauttumoren: Basaliom, Karzinom gutartige Tumoren	Schwellung, Rötung, Blutung, Nekrose	OP
	Entzündungen: Hordeolum, Chalazion	knotige Schwellung, Blutung	evtl. OP, konservativ
Lidskelett	Erschlaffung: Einwärtskantung (Entropium) Auswärtskantung (Ektropium)	Tränen, Bindehautreizung	OP
	Desinsertion der Sehne des Lidhebermuskels	herabhängendes Lid (Ptosis)	OP
tränenproduzierendes System	verminderte Produktion der Tränendrüse und der akzessorischen Drüsen, Becherzellen der Bindehaut	Fremdkörpergefühl	Tränenersatzmittel
Bindehaut (Konjunktiva)	Zellmeta- und -hyperplasie: Lidspaltenfleck (Pinguecula) Flügelfell (Pterygium)	gelber Fleck auf der Bindehaut dreieckförmiges Vorwachsen auf der Hornhaut	in der Regel keine Therapie OP
Limbus (Hornhaut/Sklera)	Ablagerung von Stoffwechselprodukten: weißer Ring (Arcus senilis)	meist symptomlos	in der Regel keine Therapie (selten Ausdruck von Fettstoffwechselstörungen)
Hornhaut (Kornea)	Zellveränderung (Endothel/Epithel): Fuchs-Dystrophie	Schmerzen, Sehverlust	konservativ oder Keratoplastik
Regenbogenhaut (Iris)	Gewebeveränderungen (Atrophie, Hypertrophie, Gefäßinjektion)	Farbveränderungen, enge, rigide Pupille, verlangsamte Pupillenreaktion	meist keine Therapie
Kammerwinkel	Gewebevermehrung	s. Glaukom	OP
Linse (Lens)	lebenslanges Wachstum, Umbauprozesse	Alterssichtigkeit, Änderung des Sehens in die Ferne und in die Nähe	Brille
	Transparenzverlust: grauer Star („Katarakt")	Blendung, Nebelsehen	evtl. OP
Glaskörper (Vitreus)	Verflüssigung: Glaskörperabhebung	„Flusen", Trübungen, evtl. Blitze	NH-Kontrollen, evtl. Therapie
Netzhautgefäße	Arteriosklerose, evtl. Gefäßverschlüsse Gefäßverschlüsse der Netzhaut	s. arterielle und venöse	nach Erkrankungstyp und Grunderkrankung
Makuladegeneration	enzymatische + strukturelle Veränderungen im Pigmentepithel, genetische Defekte (?) der Lysozymen des Pigmentepithels: trockene oder feuchte Makuladegeneration	Sehstörungen in der Ferne und Nähe, Verlust der zentralen Sehschärfe, evtl. bis zur Erblindung	s. Makuladegeneration
Sehnerv (N. opticus)	Gewebeveränderungen	evtl. Vergrößerung der Exkavation	keine Therapie
Augenmuskeln	Vermehrung des Bindegewebsanteils	Veränderung der Beweglichkeit, evtl. Doppelbilder	nur bei Auftreten von Doppelbildern (konservativ, z.B. Prismen, OP)

Tabelle 28.3 Symptome am Auge, deren Ursachen und Maßnahmen.

Symptome	Ursachen	Maßnahmen
• sich bewegende Punkte („tanzende Mücken") • störende Trübungen • dunkler Schatten (Vorhang/Mauer)	Glaskörpertrübung, -blutung Medientrübung (Hornhaut, Linse) akute Glaskörperabhebung, Netzhautablösung	augenärztliche Untersuchung
vermehrte Blendung	Medientrübung (Hornhaut, Linse, Glaskörper) gestörte Pupillenreaktion	augenärztliche Untersuchung
Nebelsehen	passagere Augeninnendruckerhöhung (chronisches Engwinkelglaukom)	augenärztliche Untersuchung
Verzerrtsehen (Prüfung mit einer Lichtquelle oder Blick auf ein geometrisches Muster)	Refraktionsfehler Medientrübung (Hornhaut, Linse, Glaskörper) passagere Augeninnendruckerhöhung (chronisches Engwinkelglaukom) Makuladegeneration	augenärztliche Untersuchung
bunte Ringe um Lichtquellen	passagere Durchblutungsstörung, Augeninnendruckerhöhung (chronisches Engwinkelglaukom)	augenärztliche Untersuchung
Lichtblitze	akute Glaskörperabhebung Netzhautriß/-foramen Kreislaufstörung neurologische Erkrankung	augenärztliche Untersuchung Blutdruckkontrolle Untersuchung durch den Neurologen
mangelnde Dunkeladaptation	Altersveränderung der Pupille oder des Pigmentepithels	augenärztliche Untersuchung
Schmerzen: • Lid • medialer Lidwinkel • Auge/Orbita	Entzündung der Lidranddrüsen (Hordeolum) Entzündung des Tränensacks (Dakryozystitis) (s. Tab. 28.2)	Rotlicht, Umschläge mit schwarzem Tee (bei Therapieresistenz, Augenarzt) systemische und lokale Antibiotikatherapie OP
Doppelbilder: • monokular • binokular	Katarakt oder altersbedingte Makuladegeneration Augenmuskelparese	augenärztliche Untersuchung augenärztliche oder neurologische Untersuchung

Tränen	funktionelle Stenose: Fazialisparese
	     Lidfehlstellung
	     Bindehaut/
	     Hornhauterkrankung
	     (s. Tab. 28.2)
	 absolute Stenose: durch Verwachsungen
	     entzündlich oder
	     durch Tumoren
		augenärztliche Untersuchung
		
		 augenärztliche Untersuchung

Fremdkörpergefühl, Jucken (mit oder ohne tränendes Auge)	Störung Tränenfilm (Keratitis sicca), Allergie „echter" Fremdkörper (oft unter dem Oberlid), Lidfehlstellung (Entropium, Ektropium)	Verordnung künstlicher Tränen Entfernung durch Ektropionieren des Oberlids eventuell OP

2 Symptome, Befunde, Beschwerden

Die Tabelle 28.2 und die Abbildung 28.1 stellen eine Hilfe zur Differentialdiagnose dar. Häufig geklagte, typische Beschwerden können mit der Anamnese (akuter Beginn, chronisch schleichender Beginn) sowie den Begleitsymptomen rasch zu einer Verdachtsdiagnose führen und in der Frage „Hinzuziehen eines Facharztes für Augenheilkunde" bzw. in der Frage „Notfall-/Akuttherapie" Hilfestellung geben.

Im Zweifelsfall sollte immer die schwerwiegendere Diagnose Kriterium für die Entscheidung sein und ein Augenarzt hinzugezogen werden.

3 Häufige altersbedingte Erkrankungen

Die wichtigsten Erkrankungen, die im Alter zu einer Sehminderung evtl. bis zur Erblindung führen, sind:
- Katarakt („grauer Star")
- Glaukom („grüner Star")
- Gefäßerkrankungen der Netzhaut und des Sehnervs
- altersbedingte Makuladegeneration (AMD)

3.1 Katarakt („grauer Star")

Aufbau, Physiologie und Histologie der Linse
Die menschliche, kristalline Linse besteht zu 65% aus Wasser und zu 35% aus Proteinen. Diese hohe Proteinkonzentration ist notwendig, um einen ausreichenden Brechungsindex zu erreichen. Die Linse hat unter anderem einen ausgeprägten Kohlenhydratstoffwechsel und reagiert empfindlich auf Stoffwechselstörungen jeder Art (Transparenzverlust, Katarakt).

Die menschliche Linse wächst lebenslang (ca. 0,02 mm/Jahr), d.h. der Durchmesser in der Sehachse steigt von 3,5 mm bei der Geburt auf ca. 5 mm im Alter (90 Jahre). Mit zunehmendem Alter verliert die Linse einen Teil ihrer Transparenz (Verlust an Wasser, Zunahme des Proteingehaltes, Erhöhung der Kalziumionen usw.)

Histologisch werden an der Linse folgende Bereiche unterschieden:
- Linsenkapsel
- Linsenepithel
- Linsenrinde
- Linsenkern.

Auswirkungen von Eintrübungen der Linse
Diese einzelnen Abschnitte wie Kern (Embryonal-, Alterskern) oder Rinde können unterschiedlich eintrüben. Daraus resultieren unterschiedliche Veränderungen der Brechkraft (Faustregel: Verdichtung des Kerns führt zur Kurzsichtigkeit, Verdichtung der Rinde führt zur Weitsichtigkeit). So entsteht z.B. plötzlich ein Wiedergewinn der Lesefähigkeit im Alter bei gleichzeitiger Herabsetzung des Sehens in der Ferne.

Risikofaktoren
Risikofaktoren, die neben dem Alter die Entwicklung einer Katarakt begünstigen, sind: Stoffwechselerkrankungen (z.B. Diabetes mellitus), Entzündungen, Traumen oder ionisierende Strahlen.

Therapie
Wenn die Sehschärfe so weit herabgesetzt ist, daß eine Beeinträchtigung der Lebensqualität resultiert (Fahrtauglichkeit, Lesefähigkeit usw.), ist eine Operation indiziert. Die Kataraktoperation mit gleichzeitiger Kunstlinsenimplantation ist die häufigste Operation am Menschen. In der Bundesrepublik Deutschland werden jährlich mehr als 400 000 Operationen durchgeführt. Die Operation hat einen hohen Sicherheitsstandard; die Komplikationsrate ist sehr niedrig, und die Erfolgsquote im Hinblick auf eine Verbesserung der zentralen Sehschärfe liegt bei über 90%. Die Kataraktoperation ist meist ein Wahleingriff (ambulant oder stationär) und wird in der Regel in Lokalanästhesie (evtl. Tropfanästhesie) oder – seltener – mit Intubationsnarkose durchgeführt. Die Operation wird extrakapsulär, d.h. mit Erhalt des Kapselsackes, mit Ultraschall-Saug-Spül-Verfahren (Phakoemulsifikation) mit gleichzeitiger Kunstlinsenimplantation über einen selbstschließenden Kleinschnitt (3–5 mm) ausgeführt. Die Kunstlinse wird präoperativ so genau berechnet, daß nach der Operation nur eine Restfehlsichtigkeit von ± 1 Dioptrie resultiert.

Nach der Operation können folgende Komplikationen auftreten:
- Hornhautdekompensation (passageres Aufquellen der Hornhaut durch Endothelzellverlust)
- Augeninnendruckerhöhung (entzündliche Ausschwitzung)
- Endophthalmitis (sehr selten, intraokulare Infektion durch Bakterien, in der Regel aus dem Bindehautsack)
- zystoides Makulaödem (entzündliche Reaktion der perifovealen Kapillaren der Netzhaut)
- Nachstar (Trübung der Linsenkapsel oder Regeneration des Linsenepithels, häufig)
- Netzhautablösung (selten).

Zur kompletten visuellen Rehabilitation für das Sehen in der Ferne und der Nähe erfolgt ca. 4–6 Wochen postoperativ eine Brillenverordnung.

Die Frage der Fahrtauglichkeit muß vom Augenarzt geklärt werden. Dabei spielen neben der zentralen Sehschärfe auch andere Parameter wie Kontrastempfindlichkeit, Blendung und Dunkeladaptation eine Rolle.

3.2 Glaukom

Glaukome sind eine heterogene Krankheitsgruppe. Allen Glaukomformen gemeinsam ist die Erhöhung des Augeninnendrucks. Sie ist bislang als einziger Faktor sicher zu behandeln.

Die Prävalenz beträgt 1–4% bei den über 40jährigen. Mit zunehmendem Alter (> 70 Jahre = 7%) steigt die Erkrankungshäufigkeit.

Ein Zusammenspiel verschiedener Faktoren (Augeninnendruck, Sehnervendurchblutung, individuelle Empfindlichkeit, Blutdruck usw.) bedingt eine Atrophie von Sehnervenfasern mit resultierendem Verlust von Gesichtsfeld bzw. Sehschärfe. Risikofaktoren sind bei den einzelnen Formen der Glaukome aufgeführt, ebenso die jeweilige Therapie.

3.2.1 Primäres Offenwinkelglaukom

Ursache, Risikofaktoren, Symptome

Das primäre chronische Offenwinkelglaukom (POWG) ist die häufigste Form (ca. 90%) der Glaukome. Ursache ist eine Erhöhung des transtrabekulären Durchflußwiderstandes. Risikofaktoren sind Alter, Rasse (z.B. Schwarze haben ein erhöhtes Glaukomrisiko), positive Familienanamnese, Kurzsichtigkeit (Myopie), vaskuläre Erkrankungen, z.B. Blutdruckerhöhungen oder Diabetes mellitus.

Anfänglich treten keine Beschwerden auf. Später bemerkt der Patient den Gesichtsfeldverlust. Die zentrale Sehschärfe bleibt lange unbeeinflußt. Ein eingetretener Sehverlust ist irreversibel.

Therapie

Die Therapie ist zunächst medikamentös durch lokale Applikation von Augentropfen als Mono- oder Kombinationstherapie (Betarezeptorenblocker, Carboanhydrasehemmer, α-2-Agonisten, Prostaglandinderivate, Adrenalinderivate, Clonidin, Miotika usw.). Diese Medikamente haben evtl. auch systemische Wirkungen bzw. Nebenwirkungen.

In fortgeschrittenen Stadien wird eine Lasertherapie des Kammerwinkels oder ein operativer Eingriff (in der Regel eine fistelbildende Operation als Umleitung des Kammerwassers) vorgenommen.

3.2.2 Winkelblockglaukom („Glaukomanfall")

Auslösefaktoren und Symptomatik

Das primäre akute Pupillarblockglaukom (ca. 5% der Glaukome) führt zum klassischen „Glaukomanfall".

Prädisponiert sind höhergradig weitsichtige Augen (Hyperopie), bzw. solche mit dicker Linse (s. Katarakt). Zwei Drittel der Erkrankten sind weiblich. Der Erkrankungsgipfel liegt zwischen dem 55. und 70. Lebensjahr. Auslösende Momente sind:

- psychische Erregung
- Alkohol- und Kaffeeabusus
- Aufenthalt im Dunkeln
- Wetterfronten im Frühling bzw. im Herbst.

Der Augeninnendruck kann innerhalb von 30–60 min von ca. 20 mmHg auf Werte von 40–50 mmHg mit zunehmender Tendenz steigen. Die Patienten klagen zunächst über Prodromi wie Nebelsehen oder bunte Ringe um Lichtquellen. Später treten heftige Augenschmerzen auf mit Ausstrahlung in Stirn, Schläfe, Oberkiefer und Zähne, evtl. sogar ins Epigastrium, begleitet von vegetativen Symptomen wie Übelkeit und Erbrechen. Die Symptome ähneln denen, die bei akutem Hirndruck oder akutem Abdomen auftreten können. Es besteht eine hochgradige Sehminderung bei trüber Hornhaut und einem düsterroten, harten Auge. Ohne Behandlung führt diese Erkrankung rasch zur Erblindung.

Therapie

Der erstbehandelnde Arzt sollte eine Kombination von Diamox® sowie Dolantin® und Atosil® langsam intravenös spritzen, bei gleichzeitiger lokaler Applikation von 1%igem Pilocarpin und α-2-Agonisten als Augentropfen. Dieser Ersttherapie muß sich rasch eine Klinikeinweisung mit nachfolgender Operation (in der Regel eine basale Iridektomie) anschließen.

3.2.3 Sekundärglaukom

Sekundärglaukome treten infolge anderer Erkrankungen (Zentralvenenverschluß, proliferative Retinopathie, Blutung, Iritis) auf. Je nach Ätiologie entstehen sie langsam oder rasch. Sie gehen oft mit gleichzeitiger Rötung (sowohl der Bindehaut als auch der Regenbogenhaut = Rubeosis) und mit Schmerzen einher.

Die *Therapie* richtet sich nach der Grunderkrankung. Eine erste Therapie sollte in der intravenösen Gabe von Diamox® und Dolantin® bestehen.

3.3 Gefäßerkrankungen

Die Gefäßerkrankungen der Netzhaut und des Sehnervs gehören zu den typischen Alterserkrankungen des Auges.

3.3.1 Arterielle Verschlüsse (Zentralarterienverschluß, Arterienastverschluß)

Ätiologie und Symptomatik

Ätiologisch liegen den arteriellen Verschlüssen eine Arteriosklerose oder Embolien (Karotiden, Herz) zugrunde.

Beim Verschluß einer Netzhautarterie entsteht ein ischämischer Infarkt. Das Ausbreitungsgebiet des Gefäßes (Endarterie ohne Kollateralen) bedingt die Symptomatik (schmerzlose Erblindung bzw. schmerzloser Gesichtsfelddefekt bei weißem Auge).

> Arterielle Verschlüsse stellen einen akuten Notfall dar und bedürfen einer umgehenden Krankenhausbehandlung.

Therapie
Die akute Ersttherapie sollte in der raschen Senkung des intraokularen Druckes (Diamox® langsam intravenös) bestehen. Die Therapie der Wahl ist anschließend nach Ausschluß einer Arteriitis (durch BSG-Kontrolle bzw. im Zweifelsfalle durch Biopsie) die isovolämische Hämodilution, möglicherweise auch eine Lysetherapie.

3.3.2 Venöse Verschlüsse (Zentralvenenverschluß, Venenastverschluß)

Der Zentralvenenverschluß ist eine der häufigsten Erblindungsursachen des älteren Menschen. Es gibt verschiedene Typen von venösen Verschlüssen (ödematös, ischämisch, gemischt) mit unterschiedlicher Prognose.

Ätiologisch findet sich in der Regel keine eindeutige Ursache, doch können alle Bluterkrankungen, die mit einer erhöhten Viskosität einhergehen, zu einem venösen Verschluß führen. Bekannte Risikofaktoren sind vor allem der Hypertonus und die Arteriosklerose.

Die Patienten wachen oft morgens mit einer schmerzlosen Sehstörung auf (Augenarztüberweisung).

Die *Therapie* der Wahl im Akutstadium ist derzeit die isovolämische Hämodilution. Später kann eine Laser- oder Kryotherapie notwendig werden (vorher fluoreszenzangiographische Kontrolle). Daher sind regelmäßige ophthalmologische Kontrollen unerläßlich. Die Prognose hängt vom Typ des venösen Verschlusses ab.

3.3.3 Vordere ischämische Optikusneuropathie (VION)

Die ischämische Optikusneuropathie ist im Alter eine häufige Ursache des Sehverlustes. Zugrunde liegt ein Verschluß der kurzen hinteren Ziliararterien.

Der Patient bemerkt einen schmerzlosen Sehverlust. Es resultiert später häufig eine Atrophie des infarzierten Gebietes.

VION arteriosklerotischer Genese
Diese Form der Sehnervdurchblutungsstörung entsteht auf dem Boden einer Arteriosklerose. Nach Auftreten ist es dringlich, eine Arteriitis durch Anamnese, BSG und im Zweifelsfalle Biopsie auszuschließen. Die Prognose ist ungewiß. In 40% der Fälle erkrankt später auch das zweite Auge.

Die *Therapie* besteht in der Behandlung der Grunderkrankung und evtl. einer isovolämischen Hämodilution.

VION entzündlicher Genese (Arteriitis temporalis, Morbus Horton)
Diese immunologisch bedingte Entzündung der mittleren und kleinen Arterien ist eine generalisierte Erkrankung, die vor allem die Altersgruppe der über 60jährigen befällt. Prädilektionsstellen sind die A. temporofacialis, die A. ophthalmica, die hinteren Ziliararterien und die proximale Vertebralarterie.

Die Patienten klagen über ein allgemeines Krankheitsgefühl, Kopfschmerzen, vor allem in der Schläfe, Kauschmerzen, Fieber und Gewichtsverlust.

Ein eingetretener Sehverlust ist fast immer irreversibel. Pathognomonisch ist eine stark erhöhte BSG bereits in der ersten Stunde.

Die Diagnose wird durch eine Biopsie gesichert. Anschließend ist eine langfristige (1–2 Jahre), zunächst hochdosierte Cortisongabe, evtl. in Kombination mit Imurek®, unter BSG-Kontrolle notwendig. Auch bei klinisch eindeutigen Zeichen einer Arteriitis und negativer Biopsie sollte zunächst eine Cortisontherapie begonnen werden.

3.3.4 Diabetes mellitus

Auswirkungen auf das Auge
Die diabetische Retinopathie ist je nach Alter eine der häufigsten Erblindungsursachen der westlichen Welt. Ausmaß und Schweregrad hängen vom Typ des Diabetes (insulinpflichtig oder nicht insulinpflichtig) und vor allem der Dauer der Erkrankung ab.

Infolge des Insulinmangels kommt es zu einer Mikroangiopathie mit Verlust von Endothel und Adventitiazellen vornehmlich der präkapillaren Arteriolen. Es resultieren eine erhöhte Permeabilität der Gefäße, eine Ausbildung von Mikroaneurysmen und umschriebene Ischämien.

Folgen vor allem des Typ-2-Diabetes am Auge sind:
- Entwicklung der diabetischen Makulopathie mit Exsudation in die Netzhautmitte
- Lipidablagerungen („harte Exsudate") in und um die Fovea.

Auch ein Übergang in die proliferative Form der diabetischen Retinopathie kommt vor.

> Jeder Diabetiker sollte daher mindestens einmal jährlich augenärztlich kontrolliert werden.

Therapie
Die Therapie besteht in der Behandlung der Grunderkrankung, vor allen Dingen auch bezüglich aller

vaskulären Zusatzkomplikationen wie Hypertonieeinstellung usw., Gabe von Lipidsenkern und Verbot von Nikotin. Ophthalmologisch kommen evtl. eine Lasertherapie oder operative Maßnahmen wie Glaskörperausräumung (= Vitrektomie), Kataraktoperation oder eine Kältebehandlung in Frage.

3.4 Altersbedingte Makuladegeneration (AMD)

Die senile, besser altersbedingte Makuladegeneration ist die Hauptursache für den schweren zentralen Sehverlust jenseits von 50 Jahren, vor allem mit Verlust der Lesefähigkeit.

Die Prävalenz der AMD steigt mit zunehmendem Alter an (Framingham-Studie). Die Ätiologie ist multifaktoriell (ein gesicherter Risikofaktor ist das Rauchen). Als Ursachen gelten enzymatische und strukturelle Veränderungen sowie genetische Defekte der Lysozymen des Pigmentepithels.

Es gibt verschiedene Formen und Stadien der AMD.

3.4.1 Nicht-exsudative AMD

Die nicht-exsudative AMD ist gekennzeichnet durch das Auftreten sogenannter Drusen, das sind Stoffwechselprodukte des Sehvorgangs, die im Pigmentepithel „nicht mehr entsorgt werden können" und daher in der Netzhaut abgelagert werden. Sie treten als gelblich-weißliche Herde ophthalmoskopisch sichtbar in der Netzhaut auf. Daraus können eine Störung der Lesefähigkeit wie auch ein Verzerrtsehen resultieren.

3.4.2 Geographische Atrophie

Die geographische Atrophie ist eine Variante der nicht-exsudativen AMD. In diesem Fall resultiert aus der Stoffwechselstörung eine ausgeprägte Atrophie des Pigmentepithels. Dies führt zu einem langsamen, progredienten, schweren und irreversiblen Sehverlust.

3.4.3 Exsudative AMD

Pathophysiologie
Etwa 10% der Formen der trockenen AMD gehen in die sogenannte exsudative Form über, bei bis zu einem Drittel der Patienten zeitverzögert bilateral.

Durch entzündungsähnliche Reaktionen wachsen chorioidale Kapillaren durch die Bruchmembran unter das retinale Pigmentepithel; diese neugebildeten Membranen differenzieren sich in unterschiedlichem Ausmaß in Venolen und Arteriolen und durchbrechen zum Teil auch das Pigmentepithel. Aus diesen Membranen kann es stark bluten. Endstadium dieser Erkrankung – und in gewissem Sinne eine Form der Selbstheilung – ist die sogenannte disziforme Narbe. Für die Patienten resultiert nach einer anfänglichen, oft akuten starken Sehherabsetzung Blindheit im Sinne des Gesetzes, wenn auch mit Erhalt des peripheren Sehens und damit einer gewissen Orientierung im Raum.

Therapie
Bislang bestehen nur vereinzelte therapeutische Ansätze wie Laserkoagulation, Bestrahlung mit schnellen Photonen oder die fotodynamische Therapie. Auch erste operative Maßnahmen (wie Entfernung von Membranen und Blut oder Netzhautrotation) werden vereinzelt durchgeführt.

4 Neuroophthalmologische Störungen

4.1 Amaurosis fugax

Eine einseitige Amaurosis fugax (d.h. kurzfristige hochgradige Sehherabsetzung bis zur Erblindung) ist in der Regel okulär durch eine unterbrochene Perfusion im Sehnerv oder in der Netzhaut bedingt. Bei Kombination mit einer Hemiplegie der Gegenseite besteht der Verdacht auf eine hämodynamisch wirksame Karotisstenose. Tritt eine Amaurosis fugax häufiger in Abhängigkeit von der Körperposition auf, so muß ein Aortenbogensyndrom ausgeschlossen werden.

Die *Therapie* richtet sich nach der Grunderkrankung.

4.2 Akute Hemianopsie

Ursache einer akuten Hemianopsie ist in der Regel ein Infarkt der hinteren Zerebralarterien oder der Basilararterie. Die Therapie obliegt als akuter Notfall den Neurologen (stroke unit).

4.3 Akute Doppelbilder

Zerebrale Ischämien, Schwellungen, Blutungen oder Neuropathien der Hirnnerven (vor allem beim Diabetes mellitus) sind Ursache für das Auftreten akuter Doppelbilder. Immer ist eine rasche ophthalmologische und neurologische Diagnostik notwendig.

5 Sehbehinderung

Ist eine Therapie zur Besserung einer hochgradigen Sehbehinderung nicht möglich, muß geprüft werden, ob technische Hilfsmittel wie Lupen, Lupenbrillen für Ferne und Nähe, elektronische Lupen oder Fernsehlesegeräte die Lebensqualität erhöhen können. Notwendig ist immer eine Erprobung durch den Patienten (manuelles Geschick, kognitive Fähigkeiten).

6 Rechtliche Aspekte der Sehbehinderung

In der Bundesrepublik Deutschland stehen dem Sehbehinderten bzw. gesetzlich Blinden Hilfen nach dem Schwerbehindertengesetz bzw. dem Bundessozialhilfegesetz §§ 24f. zu.

Anträge sind an das zuständige Versorgungsamt zu stellen. Im Rahmen dieser Hilfen können eine Reihe von Vergünstigungen, wie Befreiung von Rundfunk- und Fernsehgebühren, Bescheinigung notwendiger ständiger Begleitung, steuerliche Ermäßigung, Renten und Blindengeld, gewährt werden.

Literatur

Abrams, W. B. et al.: Ophthalmic Disorders in: The Merck Manual of Geriatries 1289 ff. Merck & Co. Inc., Whitehouse Station N. Y. 1995.

Holz, E. G., Pauleikhoff, D.: Altersabhängige Makuladegeneration, Springer 1997.

Mayer, K. V., Baltes, P. B.: Die Berliner Altersstudie, Akademie-Verlag Berlin 1996, 379 ff.

Runge, M., Rehfeld, G.: Geriatrische Rehabilitation im therapeutischen Team, Thieme, Stuttgart–New York 1995, 362–372.

Wenzel, M. et al.: Zum derzeitigen Stand der Katarakt- und refraktiven Hornhautchirurgie. 11. Kongreß der DG II 1997, Springer, Berlin–Heidelberg 1998.

Ebrahim, S., Kalache, A.: Epidemiology in old age, BMJ Publishing Group London 1996, 331–343.

29 Sexualstörungen

Ingo Füsgen

INHALT

1 Einleitung 312
2 Physiologische Veränderungen 312
3 Psychosoziale Probleme 313
4 Einfluß von Erkrankungen auf die Sexualität 313
5 Diagnostisches Vorgehen 316
6 Therapie 316

1 Einleitung

Obwohl die Sexualität im Alter längst kein Tabuthema mehr ist, gibt es dazu nach wie vor nur relativ wenig „harte Daten". Viele Untersuchungen sind für unsere Verhältnisse in Mitteleuropa nicht repräsentativ, da sie oft andere gesellschaftliche Hintergründe haben (z.B. USA) und häufig auf Personenkreise zurückgreifen, die kein typisches Bild des Sexuallebens der gesamten Bevölkerung in der Bundesrepublik liefern. Soviel scheint jedenfalls festzustehen: Viele Männer und Frauen sind bis in ein hohes Alter sexuell aktiv, wobei die Stärke des sexuellen Verlangens abnimmt und die Praktiken sich wandeln. So verdrängen Zärtlichkeit (Küssen, Streicheln, Hautkontakt) und Zufriedenheit die genitale Sexualität von ihrem Primat. So nimmt mit zunehmendem Alter die Häufigkeit der penetrativen sexuellen Aktivität ab. Diejenigen jedoch in der Gruppe der 65- bis 74jährigen, die noch Verkehr haben, sind gleich häufig koital aktiv (mindestens einmal im Monat) wie die jüngeren Probanden im Alter zwischen 55 und 64 Jahren. Dies wurde in der englischen Untersuchung von Barlow et al. (1977) deutlich. Das Erleben von Sexualität in einem weiter verstandenen Sinne ist daher auch für den älteren Menschen ein Quell der Lebensfreude, des Selbstwertgefühls und der partnerschaftlichen Verbundenheit. Mit zunehmendem Alter kommt es im Sexualbereich zu einer Reihe eingreifender physiologischer, teilweise aber auch iatrogen bedingter Veränderungen. Für beide Geschlechter gilt aber, daß es möglich ist, trotz bestimmter Altersveränderungen das Geschlechtsleben bis ins hohe Alter fortzuführen, vorausgesetzt, daß die Partner die veränderten Bedingungen berücksichtigen. Dabei macht die eheliche Sexualität insgesamt den Hauptteil aus. Über 50% der älteren Frauen und Männer sind noch sexuell aktiv, wenn sie dazu Möglichkeiten haben (Kockott 1992; Sydow 1992).

Sexuelle Probleme sind aber nicht selten. Dabei sind auftretende Sexualstörungen in der Regel multifaktoriell bedingt und überlagern sich oft. Physiologische Altersveränderungen, körperliche Erkrankungen, psychische und soziale Probleme sind meist eng miteinander verknüpft. Wenn nachfolgend die Problemfelder einzeln angesprochen werden, so geschieht dies aus didaktischen Gründen. Beim einzelnen Patienten handelt es sich meist um eine Sexualstörung mit verschiedenen Einflußfaktoren, und es darf nicht vergessen werden, daß erhebliche individuelle Unterschiede gerade in bezug auf das biologische Alter bestehen und im Folgenden nur ein allgemeines Bild über die Problemsituation abgegeben werden kann.

2 Physiologische Veränderungen

Anders als bei Männern vor dem 50. Lebensjahr braucht die Erektion des Penis längere Zeit und erfordert intensivere Stimulation. Versagt die Erektion vor der Auslösung, kann es manchmal 12–24 h dauern, bevor eine erneute Erektion möglich ist. Der biphasische Verlauf des Samenergusses wird verwischt; entweder erfolgt die Ejakulation unmittelbar auf die Emission, oder die Emissionsphase wird verlängert und die Ejakulation erfolgt sickernd. Das Orgasmuserleben ist allerdings davon nur wenig beeinflußt. Die Rückbildungsphase ist viel rascher und die Refraktärzeit wesentlich länger. Die deutlichste Veränderung in der Sexualphysiologie des Mannes im höheren Lebensalter ist das nachlassende Ejakulationsbedürfnis.

Auch bei Frauen über 50 Jahre treten ähnliche Veränderungen auf. Die Lubrikation (Feuchtwerden der Scheide) während der Erregungsphase setzt wesentlich später ein. Die Orgasmusphase ist in der Regel wesentlich kürzer, die Rückbildung der sexuellen Erregung erfolgt rasch. Die Fähigkeit zu multiplen Orgasmen besteht aber weiterhin. Für beide Geschlechter gilt, daß der Geschlechtsakt mehr Zeit und intensivere Stimulation erfordert und die Intervalle größer werden.

Menschen, die in ihren jüngeren Jahren ein aktives Geschlechtsleben hatten, bleiben meist auch im Alter länger sexuell aktiv als solche, die schon in jüngeren Jahren weniger Gewicht auf das Sexuelle gelegt hatten.

Es hat sich auch gezeigt, daß die weitere Koitusaktivität der Frauen sehr davon abhängt, ob der Ehemann sexuell aktiv ist (Martin 1981). Verliert er das Interesse, verzichten die meisten Frauen auf Geschlechtsverkehr, auch wenn sie weiterhin sexuelles Interesse haben.

3 Psychosoziale Probleme

Ältere Frauen, die ihren Partner verlieren, bemühen sich seltener um einen neuen Sexualpartner als ältere Männer, die ihre Partnerin verloren haben. Viele ältere Frauen – im Gegensatz zu älteren Männern – masturbieren, oft wohl als Kompensation für fehlende sexuelle Beziehungen. So ist das Vorkommen der Masturbation bei Frauen je nach Untersuchung mit 30–50% relativ hoch.

Nicht wenige ältere Frauen verzichten aber auch aufgrund überkommener Vorurteile von der Unschicklichkeit und Ungehörigkeit einer sexuellen Betätigung im Alter auf den geschlechtlichen Verkehr. Manche Frauen schließlich, die ihr Leben lang frigide waren oder an Dyspareunie litten, nutzen wohl auch das Alter oder seine Beschwerden als Argument, um sich dem unerwünschten Beischlaf zu entziehen (Lauritzen 1987). Sozialpsychologische Untersuchungen über die Sexualität im Alter haben dazu gezeigt, daß ältere Befragte eher eine negative Bewertung der eigenen Sexualität im Alter vornehmen. Schichtzugehörigkeit, Schulbildung und Religion scheinen dabei auf die Beurteilung keinen wesentlichen Einfluß zu haben (Tismer et al. 1975).

Psychische Störungen sind meist bei Männern mit Erektionsstörungen zu nennen, insbesondere dann, wenn sie unter Versagensängsten leiden. Das sexuelle Interesse ist in der Regel kaum verändert. Fehlendes Wissen über die physiologisch auftretenden Veränderungen bei sexueller Stimulierung im Alter kann bei einem sensiblen Mann zu dem Gefühl führen, irreversible Erektionsstörungen zu entwickeln. Hieraus entstehen dann die Versagensängste, die im Sinne eines Circulus vitiosus die Erektionsstörungen aufrechterhalten, weil die Versagensängste Erektionsstörungen verursachen, die wiederum die Versagensängste weiter steigern.

Verwitwete Personen entwickeln sexuelle Störungen, wenn sie eine neue Partnerschaft eingehen: Schuldgefühle gegenüber der verstorbenen Person können hierfür die Ursache sein. Erektionsstörungen können aber bei älteren Männern auftreten, wenn sie längere Zeit allein gelebt haben und nun eine Partnerschaft zu einer jüngeren, vermeintlich aktiveren Partnerin aufbauen wollen. Verlustängste und die Angst vor der „jüngeren Konkurrenz" führen oft zu der Meinung, die Partnerschaft nur halten zu können, wenn sie der Frau ein besonders aktives und befriedigendes Sexualleben bieten können. In jeder Begegnung mit der Partnerin stellt sich damit der Patient unter Erfüllungszwang, der rasch zu Leistungsängsten führen kann. Im höheren Lebensalter können sich psychisch bedingte Sexualstörungen auch nach einem zunächst körperlich bedingten Versagen, etwa in der Rekonvaleszenz einer schweren Krankheit, entwickeln (Kockott 1992).

4 Einfluß von Erkrankungen auf die Sexualität

Hier müssen wir sehr deutlich zwischen Erkrankungen Älterer unterscheiden, die aufgrund ihrer allgemeinen körperlichen Einschränkung ein Nachlassen der Sexualfunktion nach sich ziehen, und Erkrankungen, die direkt die Sexualität beeinflussen. Dabei sind Organogenese und Psychogenese, wie anfangs erwähnt, eng miteinander verknüpft. Im jüngeren Lebensalter überwiegen mit 70 : 30% die psychischen gegenüber den somatischen Faktoren, bei Älteren ist es mit 15 : 85% gerade umgekehrt.

Diabetes mellitus

Männer und Frauen mit einem Diabetes Typ II leiden häufiger unter sexuellen Störungen, nach Angaben verschiedener Autoren zwischen 30 und 60% der jeweils untersuchten Populationen (Schover et al. 1988). Dabei ist nicht recht erklärbar, warum anscheinend Diabetes bei Frauen weniger Sexualstörungen nach sich zieht als bei Männern. Bei der

Erkrankung des Diabetes mellitus wird auch sehr deutlich, welche Rolle psychische Faktoren spielen. Gerade Diabetiker können allein durch das Wissen, daß ihre Erkrankung zu sexuellen Störungen führen kann, sexuelle Probleme entwickeln. So ist im Einzelfall schwer zu entscheiden, wie stark der ursächliche Anteil der diabetischen Folgekrankheiten ist und welche Rolle psychische Faktoren spielen.

Hypertonie
Männer und Frauen mit „leichter Hypertonie" haben in der Regel keine Einschränkung ihrer sexuellen Aktivitäten zu befürchten, es sei denn durch eine medikamentöse Therapie derselben. Bei schwerer Hypertonie ist bei Männern mit 15–45% je nach Untersuchung mit Sexualstörungen zu rechnen.

Herzinsuffizienz
Parallel mit der Entwicklung von Herzinsuffizienz-Symptomen geht auch die sexuelle Aktivität zurück, läßt sie aber nicht notwendigerweise gänzlich erlahmen. Auch höhergradig herzinsuffiziente Patienten bleiben weiterhin sexuell aktiv, was im ärztlichen Gespräch ebenso Berücksichtigung finden sollte wie im medikamentösen Therapieplan.

Koronare Herzkrankheit
Herzkranke Männer leiden bis zu 50% unter sexuellen Störungen während des letzten Jahres vor ihrem Herzinfarkt. Als Gründe werden freiwillige Karenz aus Furcht vor Problemen bei dem bestehenden Krankheitsbild und Abraten des Arztes genannt. Der Wiederbeginn sexueller Aktivitäten nach einem akuten Herzinfarkt liegt im Mittel bei 7–8 Wochen. Nach den Untersuchungen von Krasemann et al. (1993) bleiben bei 92% die sexuellen Beziehungen gegenüber der Zeit vor der Erkrankung gleich. Das Sexualverhalten hängt dabei nur wenig mit dem medizinischen Befund zusammen.

Periphere arterielle Verschlußkrankheit
Arteriosklerotische Gefäßveränderungen spielen eine besondere Rolle in der Verursachung von Erektionsstörungen des älteren Mannes, insbesondere dann, wenn es zu schwereren stenotischen Veränderungen im Bereich der Beckenarterien gekommen ist. Eine Kombination von gefäßbedingten und psychischen Faktoren ist dabei sehr häufig.

Depressionen
Besonders bei Auftreten von Depressionen haben die Patienten jeden sexuellen Antrieb verloren oder stehen dem Geschlechtsverkehr sogar ablehnend gegenüber. Sobald freilich die depressive Stimmung abgeklungen ist, erwacht auch fast immer wieder die sexuelle Erlebnisfähigkeit, sofern sie dann nicht durch die antidepressive Therapie beeinflußt wird.

Demenz
Die sexuellen Bedürfnisse Dementer sind die gleichen wie die Nicht-Dementer. Aufgrund der hirnorganischen Enthemmung im Rahmen eines beginnenden oder fortgeschrittenen Demenz-Syndroms kann es zu sexuellen Aktivitäten kommen, die für die Angehörigen oder das betreuende Personal in Heimen Belästigungen darstellen. Dabei scheinen Persönlichkeitscharakteristika für das Auftreten eine zusätzliche Rolle zu spielen. Der Patient verliert das Gespür für das, was sich gehört. Aufregungen und Aggressionen sind dabei fehl am Platz. Ein offenes Gespräch mit den Angehörigen ist hier dringend von seiten des Arztes gefordert.

Nicht nur beim Ehepartner kann trotz Bestehens einer Demenz Sexualität noch eine wichtige Rolle spielen. Eine emotionale zwischenmenschliche Zuneigung können wir auch bei Heiminsassen mit einer beginnenden Demenz erleben; es sollte eine ganz normale Forderung sein, auf solche Bedürfnisse menschenwürdig einzugehen. Individuelle Lösungsmöglichkeiten müssen auch in Altenheimen möglich sein, allerdings muß Bereitschaft bestehen, darüber zu sprechen.

Inkontinenz
Vielen Frauen und Männern bereitet es schon Probleme, über ihre Inkontinenz zu sprechen. Noch schwieriger wird es aber, wenn sie dazu noch über ihre sexuellen Probleme sprechen sollen. Dabei hängen diese beiden Bereiche sehr eng zusammen: Fast jeder Mann, der an einer Inkontinenz leidet, hat auch Fragen in sexueller Richtung oder umgekehrt. Beispielsweise kann sich hinter der sexuellen Verweigerung der Frau auch eine Harninkontinenz verbergen.

Viele Frauen leiden im Stadium sexueller Erregung oder während des Geschlechtsverkehrs an einer Tröpfelinkontinenz. Ist sie die Folge einer erschlafften Beckenbodenmuskulatur, wird eine gezielte Beckenbodengymnastik helfen können. Tröpfelinkontinente Männer können ein Kondom verwenden, das die geringen Urinmengen auffängt.

Stärkere Harninkontinenz läßt bei den meisten Menschen ein starkes Gefühl des Unbehagens entstehen. Das Verständnis des Partners ist hier besonders wichtig. Weiterhin ist von Bedeutung, sich auf den Geschlechtsverkehr vorzubereiten: Vor dem Verkehr sollte die Blase entleert und etwa eine Stunde vorher nichts getrunken werden. Wenn dennoch eine Inkontinenz auftritt und sich der Partner vor einer Harninfektion sorgt, sollten beide sofort die Blase entleeren, den Genitalbereich waschen und anschließend mehrere Gläser Flüssigkeit trinken, um die Bakterien auszuschwemmen, die möglicherweise die Blase erreicht haben. Allerdings ist das Auftreten von Harninfektionen infolge des Beischlafs bei Inkontinenz fast unbekannt.

Auch bei Versorgung mit einem Inkontinenzhilfsmittel ist sexueller Verkehr möglich. Sehr wichtig ist dabei ein offenes Gespräch zwischen den Partnern über bestehende Ängste und den Umgang mit diesem Hilfsmittel während des Beischlafes. Dauerkatheter können sowohl an ihrem Platz belassen als auch entfernt werden. Ein Mann mit einem transurethralen Dauerkatheter kann das Katheterröhrchen um den Penis legen und das Ganze mit einem Kondom fixieren. Diese Technik ist allerdings nicht ganz gefahrlos, denn wird durch Bewegung Druck auf den Katheter ausgeübt, kann es zu Blutungen und Infektionen kommen. Dem Partner entsteht durch diese Technik kein Schmerz. Die Frau kann den Katheter in Richtung Unterbauch schieben, wobei sie allerdings Druck auf den Katheter vermeiden sollte. Betroffene Männer mit einem Katheter, der nicht in der Harnröhre liegt (suprapubischer Katheter), haben natürlich all diese Probleme nicht. Wird die Blase mittels intermittierender Katheterisierung entleert, sollte kurze Zeit vor Beginn des sexuellen Kontaktes katheterisiert werden.

Wenn eine körperliche Behinderung vorliegt (z.B. Halbseitenlähmung bei Zustand nach Apoplex) und/oder bestimmte Körperteile besonders schwach ausgeprägt sind, sollten die Partner verschiedene Stellungen ausprobieren. Nicht vergessen werden darf, daß durch Zärtlichkeit und das Entdecken neuer Möglichkeiten der sexuellen Befriedigung, die nicht unbedingt der Vereinigung von Penis und Vagina bedürfen, trotzdem ein erfülltes Sexualleben möglich sein kann. Für denjenigen, der sich vom Partner akzeptiert fühlt, hat die Behinderung untergeordnete Bedeutung. Offenheit in den Fragen der eigenen Möglichkeiten beugt unrealistischen Erwartungen und späteren Enttäuschungen vor.

Zustände nach operativen Eingriffen
Operative Unterleibseingriffe scheinen Einfluß auf die Sexualität zu nehmen. Dabei dürften die psychischen Probleme erheblichere Bedeutung haben als die tatsächlichen Folgeerscheinungen nach operativen Eingriffen. Viele Frauen fühlen sich nach manchen Operationen nicht mehr als vollwertige Frau. Manche Männer geben aus „Rücksichtnahme" den Geschlechtsverkehr auf.

Aber auch beim Mann kann es nach Darmoperationen, nach Kastration oder Eingriffen an der Prostata sowie bei gegengeschlechtlicher Hormonbehandlung (z.B. bei Prostatakarzinom) zu Libidomangel und Impotenz kommen. Dabei werden Häufigkeiten von Impotenz bei Männern nach Darmoperationen von 15–80% jeweils nach Operationsart genannt (Kolodny et al. 1979).

Geschlechtskrankheiten
Die Zahl der direkt sexuell übertragbaren Krankheiten ist bei Älteren mit nachfolgenden Sexualstörungen relativ gering. Die häufigste Form der Infektion mit einer „Geschlechtskrankheit" ist meist durch Bluttransfusionen gegeben. So ist eine AIDS-Infektion durch Transfusionen bei Älteren nicht seltener als bei Jüngeren. Allerdings ist dann der Krankheitsverlauf aufgrund der physiologischerweise reduzierten Immunkompetenz progredienter.

Impotenz durch Medikamente
Oft sind es nicht so sehr die Krankheiten selbst, die die Sexualität beeinträchtigen, sondern mehr die eingenommenen Medikamente. Es gibt zahlreiche Medikamente, bei denen mit Nebenwirkungen auf die Sexualität zu rechnen ist. Die objektive Erfassung der Nebenwirkungen bereitet häufig Schwierigkeiten, da nicht immer klar zu trennen ist, ob die geäußerten sexuellen Funktionsstörungen durch Medikamente oder durch die behandlungsbedürftige Grundkrankheit ausgelöst werden. Nicht zuletzt kann das Bewußtsein, an einer behandlungsbedürftigen Erkrankung zu leiden, zu sexuellem Versagen führen. Im übrigen berichten die Patienten infolge sexueller Tabuisierung meist nicht selbst spontan über ihre sexuelle Versagenssituation. So klagten von 30 mit dem Hochdruckmittel *Methyldopa* behandelten Patienten spontan nur 7%, bei gezieltem Befragen jedoch 54% über Sexualstörungen (Arzneimittelbrief 1987).

Die Zahl der Pharmaka, die Störungen des Sexualverhaltens nach sich ziehen können, ist dabei groß. Es handelt sich meist um Medikamente, die zentralnervöse Angriffspunkte besitzen, am vegetativen Nervensystem angreifen, mit der Regulation der Sexualhormone interferieren oder die periphere Durchblutung herabsetzen. So wird die Potentia coeundi insbesondere durch Sexualhormone und Pharmaka mit sexualhormonähnlichen Wirkungen, Psychopharmaka und Antihypertensiva beeinträchtigt. Das tatsächliche Auftreten von Potenzstörungen ist aber von der individuellen Reaktionsbereitschaft des Patienten und der Grunderkrankung abhängig.

Beim Auftreten medikamentöser Nebenwirkungen ist zu erwägen, ob der angestrebte Therapieerfolg so wichtig ist, daß man die Nebenwirkung auf die Sexualität in Kauf nehmen möchte. Es muß im Einzelfall erwogen werden, ob das Medikament abgesetzt, in der Dosis reduziert, durch ein anderes ersetzt oder ob eine geringere therapeutische Wirkung in Kauf genommen werden kann. Alkohol und Nikotin scheinen zumindest beim Mann die Nebenwirkungsproblematik von Medikamenten zu erhöhen.

Nicht bekannt ist, inwieweit die Kombination verschiedener Pharmaka mit gleichgerichteten Nebenwirkungsprofilen zu intensiveren und rascheren Beeinflussungen der Sexualfunktion des Patienten beiträgt. Auf jeden Fall muß mit einem nicht unerheblichen Additiveffekt gerechnet werden. So dürfte die Kombination eines Betablockers mit Spironolacton und einem Lipidsenker nach einer nicht allzu langen Behandlungszeit zu einem vollständigen „Darniederliegen" der Sexualfunktion führen (Fiegel 1994).

5 Diagnostisches Vorgehen

Anamnese
Neben der Erhebung der allgemeinen Anamnese fließt die Sexualanamnese ein. Die anamnestischen Fragen beziehen sich auf die bestehenden und die bisher durchgemachten Erkrankungen und deren Therapie, auf den Beginn der geklagten Sexualstörungen, ob diese partner- und/oder situationsabhängig sind und seit wann sie bestehen. Außerdem interessieren die Häufigkeit der früheren Sexualvollzüge und das Auftreten von nächtlichen Erektionen beim Mann. Wobei zu bedenken ist, daß viele ältere Patienten sich schämen, in der ärztlichen Sprechstunde die Rede auf sexuelle Probleme zu bringen. Sie sind in der Regel dankbar, wenn man diesen für sie nach wie vor wichtigen Lebensbereich anspricht. Allerdings sollten die Fragen nach dem Sexualverhalten keine besondere Betonung haben. Wenn der Patient weiß, daß der Arzt seines Vertrauens ihn akzeptiert, ihn ernst nimmt, wird er ohne wesentliche Scheu berichten, was aktuell von Wichtigkeit ist.

Klinische Untersuchung
Die psychische und körperliche Untersuchung sollte umfassend sein. Bei der körperlichen Untersuchung sollte besonderer Wert auf die Erkennung möglicher Gefäßerkrankungen, endokrinologischer und neurologischer Erkrankungen gelegt werden. Bei den meisten Patienten wird diese Untersuchung unter Einbezug der Anamnese schon einen direkten Hinweis auf die zugrundeliegende Ursache der Potenzstörung bringen.

Die durchzuführenden Laboruntersuchungen werden sich dann nach der Anamnese und dem Ergebnis der klinischen Untersuchung richten müssen. Im allgemeinen empfiehlt sich ein Screening (Blutbild, Blutzucker, BKS, Kreatinin, Lipide, Leberstatus, LH-Testosteron und Lues-/HIV-Suchtest), durch das zumindest bestimmte Organschäden ausgeschlossen werden können (Vogt 1992).

Angepaßte weiterführende Diagnostik
Alle weiteren spezifischen apparativen und invasiven diagnostischen Maßnahmen sind in der Regel mit einem erheblichen apparativen Aufwand verbunden und auch nicht risikofrei, so daß sie entsprechenden Zentren vorbehalten bleiben sollten. Beispielhaft seien nur die Bestimmung der Erektionsfähigkeit bei visueller sexueller Stimulation (VSS), Registrierung der nächtlichen penilen Tumeszenzen (NPT), Pharmakon-Test/Schwellkörper-Injektionstest (SKIT), Pharmakon-Doppler-Sonographie, röntgenologische Kavernosographie/-metrie oder neurophysiologische Bestimmung der Latenzzeit des Bulbuscavernosus-Reflexes (BCR) genannt.

6 Therapie

Beratung
Beratung und psychologische Führung sind nicht nur bei den meisten Patienten notwendig, sondern dürften auch häufig schon allein völlig ausreichend sein. Wenn immer möglich, sollte in diese Beratung der Partner mit einbezogen werden. Zuerst sollte eine Aufklärung über die normalen Veränderungen im höheren Lebensalter erfolgen. Fehlendes Wissen über physiologische Veränderungen – wie eingangs dargestellt – können die sexuelle Appetenz verringern, insbesondere dann, wenn der Patient der Meinung anhängt, im höheren Lebensalter käme es zum Erlöschen der sexuellen Aktivitäten. Er wird dann die auftretenden Altersveränderungen als Anzeichen dafür fehlinterpretieren, und seine sexuellen Aktivitäten werden sich im Sinne der „Selbstprophezeiung" bis zum völligen Versiegen reduzieren. Hier ist es wichtig, die enge Sicht von Sexualität, die nur auf den Geschlechtsverkehr bezogen ist, abzubauen und zu betonen, wie wichtig gerade im höheren Lebensalter die Zärtlichkeit und das gegenseitige gute Verstehen sind. Ein Abbau von Leistungsdruck und Versagensängste spielt weiter eine wichtige Rolle. Wenn z.B. ein Mann glaubt, seine neu gewonnene, unter Umständen wesentlich jüngere Partnerin nur über ein besonders aktives Sexualleben „halten" zu können, kommt es darauf an, ihm klarzumachen, daß er zunächst eine tragfähige Partnerschaft entwickeln sollte.

Der Aufklärung über die tatsächliche körperliche Belastung durch sexuelle Aktivitäten bei bestimmten Krankheiten kommt ebenfalls eine hohe Bedeutung zu. Als Beispiel dafür werden meist Patienten mit Herzerkrankungen genannt. Sie befürchten eine neue Herzattacke bei sexuellen Aktivitäten. Dabei wissen wir, daß die Herz-Kreislauf-Belastung bei sexuellen Kontakten in etwa der beim Treppensteigen über nur 1–2 Stockwerke entspricht.

Therapie bestehender Grundkrankheiten

Bei vorwiegend körperlich verursachten sexuellen Störungen muß die Grundkrankheit behandelt werden. Natürlich besteht im Alter häufig eine Multimorbidität und deshalb ist die Behandlung bestehender Krankheiten, die direkt oder indirekt sexuelle Störungen hervorrufen können, von großer Bedeutung. Allerdings sollte man sich mit der Feststellung somatischer Erkrankungen und ihrer Behandlung nicht vorschnell zufriedengeben, sondern immer wieder diese auch auf ihre Relevanz überprüfen. Dazu gehört auch immer wieder eine Überprüfung der eingesetzten Medikamente bezüglich der bestehenden Grundkrankheiten, inwieweit sie vielleicht Einfluß auf das Sexualverhalten haben.

Eine Psychotherapie wird beim älteren Menschen nötig, wenn Sexualstörungen Ausdruck einer erheblichen Partnerproblematik sind. Sie kann aber nur gelingen, wenn beide Partner hierzu ausreichend motiviert sind. Ist die sexuelle Störung durch starke Selbstunsicherheit oder Sexualängste bedingt, dann unterscheidet sich das prinzipielle therapeutische Vorgehen nicht von der Behandlung sexueller Störungen bei jüngeren Personen (Kockott 1992).

Aphrodisiaka

Viele Ältere schwören auf Aphrodisiaka, die auf dem freien Markt erhältlich sind. Lang ist die Liste der Extrakte, Pülverchen und Drogen, die in dem Ruf stehen, Libido und Potenz steigern zu können. Für keines der rezeptfrei verkäuflichen Mittelchen und Mixturen gibt es aber bis heute einen wissenschaftlich abgesicherten Wirkungsnachweis.

Die einzige Substanz mit nachgewiesener aphrodisierender Wirkung ist Yohimbin, und zwar in definierter Wirkstoffmenge als Hydrochlorid (Vogt 1997). Die Wirksamkeit besteht besonders bei Männern mit psychogener erektiler Dysfunktion. Als Dosierung werden 3 × 5 bis 3 × 10 mg/Tag empfohlen. Bei manchen Männern scheint auch die Einnahme einiger Tabletten vor dem gewünschten Geschlechtsverkehr wirksam zu sein.

Behandlung der erektilen Dysfunktion

Das Thema der Behandlung der erektilen Dysfunktion (ED) bei älteren Männern ist durch das seit einiger Zeit auch in Deutschland zugelassene Sildenafil (Viagra®) populär geworden, bleibt aber tatsächlich auch ein wichtiges klinisches und für die Betroffenen psychisch belastendes Problem.

Zunächst sollten bei einem Mann mit erektiler Dysfunktion ein Testosteronmangel und/oder eine Hyperprolaktinämie ausgeschlossen werden. Bei dieser endokrinologischen Störung sind fast immer Libido und Erektionsvermögen gleichzeitig gestört. Die Therapie besteht in der Hormonsubstitution (i.m. Injektionen von Testosteronestern oder perkutanen Testosteronapplikationen).

Eine relativ unangenehme, weil kaum diskret durchführbare Behandlung ist die Schwellkörper-Autoinjektionstherapie (SKAT). Hierbei wird ein Vasodilatator (meist Prostaglandin E_1 = Alprostadil) in den Schwellkörper des Penis injiziert. Die Dosis muß individuell ermittelt werden. Bei zu hoher Dosis kann es zu Schwindel und Blutdruckabfall und lang anhaltendem Priapismus kommen.

Eine nebenwirkungsarme Variante dieser Therapie, die auch einfacher zu handhaben ist, ist die transurethrale Instillation von Alprostadil (Medicated Urethral System for Erection = MUSE), wobei das Prostaglandinderivat in die Schwellkörper diffundiert und ähnliche Wirkung ausübt wie das direkt injizierte. Diese Therapie ist jedoch nur bei etwa 30–40% der Männer mit erektiler Dysfunktion wirksam, während die Injektionstherapie in etwa 90% wirksam sein soll. Die Kombination von Alprostadil mit dem Alpharezeptorantagonisten Prazosin soll die Wirksamkeit der transurethralen Therapie erhöhen.

Sildenafil ist ein nicht sehr spezifischer Phosphodiesterase-Typ-5-Inhibitor. Die Wirkung von Sildenafil ist in einem Bereich zwischen 25 und 100 mg dosisabhängig. Es wird eine Wirksamkeit bis zu 84% beschrieben (Lit. bei Arzneimittelbrief 1999). Der Erfolg der Anwendung von Sildenafil hängt auch von der die erektile Dysfunktion verursachten Störung ab. Sie ist relativ gering bei Patienten mit Diabetes mellitus und Zustand nach Prostataoperationen (57% bzw. 43%) und relativ hoch bei Patienten mit psychogenen bzw. organisch bedingten Erektionsstörungen und Rückenmarkverletzungen (84% bzw. 80% bzw. 83%). Stets sollte die kleinste wirksame Dosis von Sildenafil eingesetzt werden.

Die Anwendung von Sildenafil bei Patienten, die eine Nitrattherapie erhalten, ist absolut kontraindiziert. Auch darf bei Patienten, die während eines Geschlechtsverkehrs nach Sildenafil-Einnahme Angina pectoris bekommen, auf keinen Fall ein Nitratpräparat gegeben werden.

Weitere nichtinvasive Behandlungsverfahren sind Vakuumerektionshilfen (Vakuumpumpe), die sich vor allem bei Patienten mit tumorchirurgisch bedingten Erektionsstörungen bewährt haben. Allerdings sind diese mechanischen Hilfen relativ kompliziert anzuwenden. Männern, bei denen die genannten konservativen Methoden nicht anschlagen, können sich eine Penisprothese, heute meist als hydraulische Variante, implantieren lassen.

Literatur

Arzneimittelbrief: Behandlung der erektilen Dysfunktion. Arzneimittelbrief 10 (1999) 77–78.

Arzneimittelbrief: Impotenz durch Medikamente. Arzneimittelbrief 1 (1987) 1–5.

Barlow, D. H.: Urogenitalageing and its effect on sexual health in older British women. Brit. J. Obstet. Gynaec. 104 (1997) 87–91.

Fiegel, G.: Störungen der Sexualfunktion des älteren Mannes. Geriatrie-Praxis 10 (1991) 71–72.

Fiegel, G.: Durch Pharmaka-induzierte Störungen der Fertilität beim Mann. Kassenarzt 8 (1994) 40–45.

Hertoft, D.: Klinische Sexologie. Ärzte Verlag, Köln 1989.

Kockott, G.: Sexualität im Alter. In: Schütz, R. M. (Hrsg.): Praktische Geriatrie 11. Graphische Werkstätten, Lübeck 1991.

Kockott, G.: Sexualmedizinische Probleme im Alter. Z. allg. Med. 68 (1992) 750–755.

Kolodny, R. C., W. A. Masters, V. E. Johnson: Textbook of Sexual Medicine. Little, Brown and Co., Boston 1979.

Krasemann, E. W., E. O. Krasemann, B. Bockel: Verändern chronische Herzkrankheiten das Sexualverhalten? Herz/Kreislauf 25 (1993) 47–51.

Lauritzen, C.: Sexualität im Alter. In: Platt, D. (Hrsg.): Handbuch der Gerontologie. Bd. 2, Gynäkologie. Fischer, Stuttgart–New York 1987.

Martin, C. E.: Factors affecting sexual functioning in 60–79 year old married males. Arch. Sex. Behav. 10 (1981) 399–420.

Schover, L. R., S. B. Jensen: Sexuality and chronic illness. Guilford Press, New York–London 1988.

Sydow, K. von: Eine Untersuchung zur weiblichen Sexualität im mittleren und höheren Erwachsenenalter. Z. Geront. 25 (1992) 105–112.

Tismer, K. G., U. Lange, N. Erlemeier, I. Tismer-Puschner: Psychosoziale Aspekte der Situation älterer Menschen. Schriftenreihe des Bundesministeriums für Jugend, Familie und Gesundheit, Bd. 28. Kohlhammer, Stuttgart 1975.

Vogt, H.: Erektionsstörungen. Apotheke und Beratung 1 (1997) 18–19.

Vogt, H. J.: Erektionsstörungen. Münch. med. Wschr. 134 (1992) 816–820.

30 Stürze

KARL HEINZ TRAGL

INHALT

1	Epidemiologie	319	2.9	Dysregulationen des Blutdrucks	325
2	Stürze und ihre Ursachen	321	2.10	Synkopen als Ursache von Stürzen	325
2.1	Der Beitrag des Umfeldes	321	2.10.1	Kardiale Ursachen synkopaler Anfälle	326
2.2	Witterungseinflüsse und Beleuchtung	321	2.10.2	Zentralnervöse Ursachen einer Synkope	327
2.3	Sturz über die letzte Stufe	322	2.10.3	Hyperventilationssynkope	327
2.4	Stolpern über Teppiche	322	2.10.4	Vasovagale Synkopen	327
2.5	Endogene Ursachen der Stürze	322	2.10.5	Iatrogene Ursachen einer Synkope	327
2.6	Stabilitätsverlust durch Haltungsänderung und Gangstörung	322	2.10.6	Prognose der Synkope	328
2.7	Schwäche der Sehkraft und des Gleichgewichtssinnes	324	3	Beurteilung des Sturzrisikos beim älteren Menschen	328
2.8	Schwindel- und Drop-Anfälle	324	4	Frakturrisiko nach Stürzen	329
			5	Prävention von Stürzen	330

1 Epidemiologie

Die Epidemiologie der Stürze älterer Menschen ist durch deren Abhängigkeit vom Ort und von der Zeit des Geschehens unübersichtlich (Perry 1982; Sheldon 1960). Darüber hinaus weist die Altersgruppe der 65- bis 75jährigen ein anderes epidemiologisches Verhalten auf als die Gruppe der über 75jährigen (Gryfe et al. 1977). Außerdem unterscheiden sich auch noch Männer und Frauen hinsichtlich der Sturzepidemiologie.

Schließlich gibt es sowohl zur Zahl wie auch zur Ursache der Stürze deutliche Unterschiede zwischen den im eigenen Heim lebenden Menschen und jenen, welche sich in einem Krankenhaus oder in einem Pflegeheim aufhalten (Blake et al. 1986; Morgan et al. 1985; Püllen et al. 1999; Tinetti et al. 1988). Stürze älterer Menschen lassen sich darüber hinaus aus verschiedensten Gründen nicht vollständig erfassen:

- Zunächst messen ältere Personen einem Sturz dann, wenn er vereinzelt auftritt und wenn er ohne ernsthafte Folgen bleibt, vielfach nur geringe Bedeutung bei. Nicht selten werden diese Stürze auch rasch vergessen, so daß sie selbst bei einer Befragung negiert werden. Selbst in Pflegeheimen lassen sich aus diesen Gründen die Stürze älterer Menschen nicht vollständig erheben.
- Erst wenn Stürze häufig erfolgen und besonders wenn sie zu Verletzungen des Gestürzten führen, können sie erfaßt und in epidemiologische Untersuchungen eingebracht werden.
- Gelegentlich verheimlichen ältere Menschen ihre Stürze auch dann, wenn die erlittenen Verletzungen geringer Natur sind. Sie fürchten nämlich, daß die erlittenen Stürze zum Anlaß genommen werden, um sie einer von ihnen nicht gewollten stationären Pflege zuzuführen.

Aus allen diesen Gründen beziehen sich die spärlichen epidemiologischen Untersuchungen auf jene Stürze, welche wenigstens zu einer ärztlichen Untersuchung des Gestürzten oder aber zu einer Verletzung geführt hatten oder welche im schlimmsten Fall den Tod des Gestürzten herbeiführten.

Zwar nimmt die Häufigkeit der Stürze mit zunehmendem Lebensalter erst im letzten Lebensabschnitt zu – die meisten Stürze ereignen sich im Kindes- und Jugendalter – jedoch kommt es mit zunehmendem Alter zu einem dramatischen Anstieg der Folgen solcher Stürze. In einem ähnlichen Ausmaß nehmen im höheren Alter auch die unfallbedingten Krankenhausaufenthalte und Todesfälle zu (Hogue 1982).

In einer sehr umfassenden Untersuchung konnte Rodstein (1964) zeigen, daß sich von den 97 000 tödlich verlaufenen Unfällen, die sich 1962 in den USA ereigneten, 26 000 bei Personen im Alter über 65 Jahre zutrugen, welche zum damaligen Zeitpunkt 9,3% der amerikanischen Gesamtbevölkerung ausmachten.

Der Anteil dieser älteren Generation an der Gesamtzahl der tödlich verlaufenden Unfälle betrug von den Stürzen 72%, bei den Verkehrsunfällen von Fußgängern 34% und bei den Verbrennungen 30%.

In der Northeastern Ohio Trauma Study wurde die Verletzungsrate einer Bevölkerung von 2,2 Mio. Personen für das Jahr 1977 weitgehend erfaßt (Barancik et al. 1983; Fife et al. 1984). Bei dieser Untersuchung wurden für 1000 Personen 197 Verletzungen erhoben.

Bei den Ursachen dieser Verletzungen führen die Stürze mit 24,4% die Liste an, gefolgt von Schnitt- und Stichverletzungen mit 14,2%, Verletzungen durch herabfallende Objekte mit 13,8%, Verletzungen durch Autounfälle mit 11,6%, durch Überanstrengung oder Überbelastung bedingte Verletzungen mit 8,2%, bis zu Verletzungen durch tätliche Angriffe mit 4,3% (Tab. 30.1).

Da die Zahl und die Folgen von Stürzen auch von den Lebensumständen abhängen, gibt es auch sturz-epidemiologische Unterschiede zwischen Menschen in industrialisierten und industriell unterentwickelten Ländern. Zu den konstanten statistischen Daten gehört jedoch, daß die Inzidenz der Stürze und die Schwere der Sturzkomplikationen etwa ab der Lebenshälfte zunehmen, nachdem die Zahl der Stürze bei den 6- bis 16jährigen ein später nicht erreichtes Hoch erfahren hat.

Tabelle 30.1 Verletzungsursachen der Gesamtbevölkerung von 5 Bezirken in Ohio.

Stürze	24,4%
Stiche und Schnitte	14,2%
herabfallende Objekte	13,8%
Autounfälle	11,6%
Überanstrengung	8,2%
tätliche Angriffe	4,3%
sonstige, unbekannt	23,5%

> Etwa 75% aller Todesfälle durch Stürze erfolgen in der über 65jährigen Bevölkerung. Von jenen älteren Personen, welche nach einem Sturz in ein Krankenhaus aufgenommen werden müssen, sind nach einem weiteren Jahr nur mehr die Hälfte am Leben.

Die Epidemiologie von Stürzen älterer Personen, welche in Alten- oder Pflegeheimen leben (Blake et al. 1986), unterscheidet sich von solchen, welche den Lebensabend im eigenen Heim verbringen können. Von letzteren stürzen zwischen 25 und 40% jährlich, und viele von ihnen bleiben über Stunden unentdeckt (Tinetti et al. 1988). Diese Patientengruppe weist eine besonders hohe Mortalität auf, denn es versterben 50% von ihnen innerhalb der nächsten 6 Monate.

Wenn zusätzlich zwischen Männern und Frauen differenziert wird, stürzen etwa 15–25% der Männer und 30–50% der Frauen, wobei die jeweils niedrigen Werte bei den 65- und 75jährigen und die hohen Werte bei den 85- bis 90jährigen zu erheben sind. Darüber hinaus stürzen alleinstehende Personen unabhängig vom Geschlecht öfter als Personen mit Partnern. Die jährliche Inzidenz der Stürze steigt für die in ein Krankenhaus oder in ein Pflegeheim aufgenommenen über 65jährigen Menschen beträchtlich an (Blake et al. 1986; Morgan et al. 1985). Für Patienten dieser Altersgruppe muß im Krankenhaus pro 1000 Betten mit einer Inzidenz von etwa 1500 Stürzen/Jahr gerechnet werden. Besonders in den Akutkrankenhäusern für neurologische, psychiatrische und orthopädische Erkrankungen wird die Zahl der Stürze hoch gefunden. Eine weitere Zunahme erfährt die Inzidenz der Stürze, wenn sie auf Personen in Beziehung gebracht wird, die in einem Langzeitpflegeheim leben. Wenn die Zahl der Stürze nicht auf die Zahl der Pflegeheimbetten, sondern auf die Menschen, welche in Pflegeheimen leben, bezogen wird, dann muß davon ausgegangen werden, daß jährlich etwa 30–40% der Pfleglinge stürzen.

Für die Organisation einer Prävention von Stürzen ist wichtig, daß sich zumindest im institutionellen Bereich Stürze überwiegend am Tag ereignen mit dem Gipfel zwischen spätem Vormittag und frühem Nachmittag. Auch die große Zahl von Stürzen, die sich auf dem Weg zur oder in der Toilette ereignen, sollte als Hinweis dafür genommen werden, daß der leichten und sicheren Erreichbarkeit dieser Örtlichkeit besonderes Augenmerk geschenkt werden muß.

Die örtliche Desorientiertheit und die Verwirrtheit älterer Menschen in Spitälern und Pflegeheimen sind wesentliche Gründe für nächtliche Stürze. Allerdings spielen häufig die verordneten Schlaf- und

Tabelle 30.2 *Stürze im Alter und ihre Ursachen (Rubenstein et al. 1988).*

Unfälle	36,9%
Schwäche, Balance- und Haltungsstörung	12,3%
Drop-Anfälle	11,4%
Schwindel	6,1%
orthostatische Dysregulation	5,1%
ZNS-Läsion	1,2%
Synkopen	1,0%
unbekannt	7,9%
sonstige	18,1%

Tabelle 30.3 *Stürze im Alter – Manifestation von Organschwächen.*

Straucheln und Stolpern	34%
Ausrutschen	25%
Fehltritte	12%
Balanceschwäche	9%
Beinschwäche	4%
Sturz durch Umstoßen	4%
glatter oder instabiler Boden	3%
Sonstiges	9%

Beruhigungsmittel eine zusätzliche Rolle für die Reaktionsschwäche und Hypotonie, welche den Sturz in der Nacht begünstigen (v. Renteln-Kruse et al. 1998).

Ein alter Mensch, der unter dem Einfluß von Psychopharmaka steht, verliert in der dunklen und fremden Umgebung leicht die Orientierung, oft erleidet er auch Schwindelanfälle, taumelt und stürzt schließlich.

Die Rolle der Unvertrautheit mit einer neuen Umgebung beim Zustandekommen von Stürzen wird durch Untersuchungen bestätigt, die nachweisen, daß sich Stürze in einem Krankenhaus überwiegend in der ersten Woche des stationären Aufenthaltes ereignen (Sehested et al. 1977). Es gibt allerdings auch Risikofaktoren für stationär versorgte Menschen, welche leicht vermeidbar wären. Dazu gehören schlecht passendes Schuhwerk und schlecht passende, d.h. zu lange Bekleidung, über welche der gangunsichere Mensch stürzt. Zu hohe Betten provozieren Stürze, und niedrige Betten erschweren das Aufstehen und erhöhen ebenfalls das Fallrisiko. Steckgitter im Bett lassen sich gelegentlich zwar nicht vermeiden, sie erhöhen allerdings das Verletzungsrisiko beträchtlich, wenn ein verwirrter Patient über dieses Gitter zu klettern versucht und abstürzt (Tinetti et al. 1989).

2 Stürze und ihre Ursachen

Die Ursachen von Stürzen älterer Menschen sind äußerst vielfältig. Stürze im höheren Lebensalter sind vielfach Hinweis dafür, daß die Leistungsfähigkeit verschiedener Organe und Organsysteme zurückgeht oder aber daß Krankheiten für diese Stürze verantwortlich zu machen sind (Tab. 30.2) (Rubenstein et al. 1988). Die Folgen solcher Organschwächen manifestieren sich im Zusammenhang mit Stürzen am häufigsten an Straucheln, Stolpern, Ausrutschen oder in Fehltritten (Tab. 30.3) Berg et al. 1997).

Es kommt nicht selten vor, daß ein älterer Mensch trotz vielfacher Gebrechen beim Gehen gerade noch Balance halten kann, daß aber jeder zusätzliche und geringste Faktor diese Balance im wahrsten Sinne des Wortes zum Einsturz bringen kann. Ein solcher Faktor kann endogen auftreten, oder er kann sich exogen im Umfeld des Betagten etablieren (Tab. 30.4).

2.1 Der Beitrag des Umfeldes

Das Umfeld des Menschen kann sich im Verlauf des Alterns des Bewegungsapparates und der Sinnesorgane langsam zur schwer oder gar nicht überwindbaren Hürde, gelegentlich auch zur Falle entwickeln. Sollte es zum Sturz eines älteren Menschen kommen, dann sollten in jedem einzelnen Fall die häuslichen Gegebenheiten gründlich nach möglichen Hindernissen untersucht werden (Tab. 30.4).

Tabelle 30.4 *Das Umfeld als Ursache von Stürzen (Tideiksaar 1989).*

- Beleuchtung (zu schwach, Blendung)
- Fußboden (glatt)
- Teppiche (zu hoch, nicht rutschfest)
- Stühle (instabil, zu niedrig, ohne Armstützen)
- Badezimmer (glatt)
- Küche (Regale zu hoch, unkenntliche Armaturen)

2.2 Witterungseinflüsse und Beleuchtung

Das weitere Umfeld für sturzgefährdete ältere Menschen beginnt bereits bei der Wettervorhersage. Die Beachtung von risikoreichen Wetterlagen, wie z.B. von Schneefall oder möglichem Glatteis, ist vielfach der erste Schritt zur Vermeidung von Stürzen und Frakturen. Überhaupt stellt das Aufsuchen trockener Gehwege und die Verwendung eines griffigen Schuhwerkes die Voraussetzung für eine sturzfreie Fortbewegung dar. Im engeren Umfeld älterer Menschen spielt eine schlechte oder unzureichende Beleuchtung eine wesentliche Rolle beim Zustandekommen von Stürzen. Gemeinsam mit dem im Alter reduzierten Sehvermögen werden Hindernisse leicht übersehen, der Mensch stolpert und kommt schließlich bei gestörter Balancefähigkeit zu Sturz.

2.3 Sturz über die letzte Stufe

Stiegen, die von den älter werdenden Menschen in der Vergangenheit gut bewältigt wurden, können oft plötzlich unüberwindbar werden. Stiegen sind gelegentlich zu hoch oder zu glatt. Manchmal fehlt ein Geländer, und manchmal ist das Geländer instabil. Treppauf mag den älteren Menschen die Muskelkraft verlassen, oder er wird unsicher durch eine Atemnot, eventuell durch Herzrhythmusstörungen. Treppab kann sich der Verlust der propriozeptiven Empfindung fatal auswirken, und auch das schlechte Sehvermögen oder unzureichende Lichtverhältnisse können ihn die Stiegen verfehlen und stürzen lassen. Besonders das falsche Abschätzen des Treppenendes läßt ältere Menschen häufig über die letzten Stufen oder über die allerletzte Stufe stolpern.

2.4 Stolpern über Teppiche

Teppiche, die nicht rutschfest gemacht sind oder welche gar Falten werfen, bedeuten ein ebenso hohes Sturzrisiko wie Kabel, Schnüre oder andere Gegenstände, welche Stolpern und Sturz auslösen können. Glatte und eventuell nasse Fliesen in den Badezimmern sind ebenso häufig Ursache von Stürzen wie glatte Badewannen, in welchen der unsichere Betagte keinen Halt findet. In den Küchen schließlich sollten die Regale dergestalt angebracht werden, daß der alte Mensch weder auf den Zehenspitzen stehen noch Steighilfen benützen muß, um Zugang zu finden. Auch die Armaturen der verschiedenen Geräte müssen klar gekennzeichnet sein und ein risikoloses Hantieren ermöglichen. Für die verschiedenen Stühle und Lehnsessel älterer Menschen ist wichtig, daß sie nicht zu niedrig ausgeführt sind und daß Armstützen das Aufstehen erleichtern.

2.5 Endogene Ursachen der Stürze

Unter den endogenen Ursachen der Stürze betagter Menschen besitzen folgende die größte Bedeutung:
- der Muskelschwund mit nachfolgender Schwäche
- die degenerativen Gelenkerkrankungen mit Verlust der Stabilität
- der Rückgang der visuellen und auditiven Wahrnehmung und der dadurch bedingte Orientierungsverlust
- der Verlust an Nervengewebe mit Reflexverlangsamung der Nervenleitfähigkeit sowie mit dem Rückgang der propriozeptiven Empfindung und des Reflexablaufes
- die Störung der Balancefähigkeit (Lord et al. 1994).

Der Verlust an Muskelmasse und Muskelkraft mit zunehmendem Alter spielt eine nicht unwesentliche Rolle für den Sturz des Betagten. Besonders die Muskelschwäche der unteren Extremität wirkt sich beim Überwinden auch kleinerer Hindernisse und beim Treppensteigen negativ aus.

Der Kraftverlust erfolgt nicht einheitlich für die gesamte Muskulatur, sondern die Muskelkraft der Dorsalflektoren der Füße läßt unproportional stark nach und erleichtert damit das Stolpern über die Fußspitze (Zeiler et al. 1988).

Zusätzlich zum Verlust an Muskelmasse kommt es zu einem Verlust an motorischen Endplatten, der im höheren Lebensalter 3–4%/Jahr beträgt. Muskelschwäche kann allerdings auch die Folge von Unterernährung, Elektrolytverlust (Hypokaliämie, Hypophosphatämie), Inaktivität, endogenem und exogenem Hyperkortizismus sowie Ausdruck zahlloser Erkrankungen sein (Tragl 1986a, 1986b). Zu deutlicher Destabilisation von Gang und Haltung führen auch alle degenerativen und/oder entzündlichen Gelenkerkrankungen. Überwiegend sind es Bewegungseinschränkungen in den Hüft- und Kniegelenken, welche zur Verunsicherung und zur Sturzgefahr führen.

Kyphosen und Skoliosen beeinträchtigen ebenfalls die Haltsicherheit des älteren Menschen. Sie entstehen nicht selten durch senile und postmenopausale Osteoporose, welche nicht nur zum Haltungsschaden führt, sondern auch die Inzidenz von Frakturen nach Stürzen drastisch anhebt.

Eine weitere im Bewegungsapparat gelegene und für den Bewegungsablauf wichtige Komponente stellt die propriozeptive Empfindung dar. Sie erleidet ebenso wie die Vibrationsempfindung mit zunehmendem Alter eine Einbuße, welche gemeinsam mit der ebenfalls abnehmenden Sehkraft die Überwindung von kleinen Hindernissen in der Wohnung oder auf öffentlichen Verkehrswegen schwierig bis unmöglich machen kann.

Unter den vielen Ursachen, welche Stürze älterer Menschen auslösen können, spielt der Rückgang der Balancefähigkeit eine wesentliche Rolle.

2.6 Stabilitätsverlust durch Haltungsänderung und Gangstörung

Die normale Bewegung des Menschen ist eine äußerst komplexe erworbene Funktion, welche die Integration neuraler Aktivitäten in einer Vielzahl von Ebenen verlangt, wobei die Vielfalt der Bewegung und Bewegungsabläufe von rostralen Funktionen ermöglicht wird.

Schon der Prozeß des Gehens ist ein höchst aufwendiger neuromuskulärer Vorgang, welcher durch das Zusammenwirken efferenter Systeme mit propriozeptiver afferenter Information ermöglicht wird. Die Entwicklung bis hin zu den komplexen Bewegungsabläufen des Schreibens oder Musizierens erfordert neben der normalen Reifung des Nervengewebes auch viel Übung.

Bei der Alterung des Nervengewebes, besonders bei der senilen Demenz oder beim Morbus Alzheimer, kommt es zu einer Umkehr dieses Entwicklungsmusters mit einer Rückkehr bestimmter motorischer Abläufe zu jenen des Säuglings.

Eine normale, aufrechte Haltung ist Voraussetzung für sicheres Gehen. Diese aufrechte Haltung wird im Alter durch die verschiedensten neurologischen und orthopädischen Störungen im wahrsten Sinne des Wortes ins Wanken gebracht (Sudarsky 1990).

Das Hirngewicht nimmt jährlich um etwa 3–5 g ab, wobei die Hirnatrophie häufig frontal und zerebellär überwiegt. Der Rückgang der Dopaminsekretion im Striatum macht den Gang des alten Menschen zum Teil parkinsonoid mit einer Flexionshaltung und Schwerpunktverlagerung nach vorne sowie mit einem kleinschrittigen Gang.

Bei den Patienten mit Haltungs- und Gangstörungen, welche in eine neurologische Ambulanz eingewiesen werden, stehen als Ursachen frontale Störungen, sensorische Defizite und Myelopathien im Vordergrund (Tab. 30.5).

Die Gangstörung, welche durch einen Morbus Parkinson verursacht wird, ist u. a. dafür verantwortlich, daß bei dieser Erkrankung ein besonders hoher Prozentsatz an Schenkelhalsfrakturen zu beobachten ist (Johnell et al. 1992). Die Parkinson-Krankheit, die sehr schleichend beginnt und deshalb von der Umgebung des Patienten lange Zeit nicht wahrgenommen wird, ist nicht selten Ursache von Stürzen im Alter. Die Krankheit ist gekennzeichnet durch Bradykinesie der Stamm- und Extremitätenmuskulatur, durch Rigidität und Ruhetremor. Nicht selten ist diese Krankheit aber auch durch eine vestibuläre Läsion kompliziert (Reichert et al. 1982). Dabei handelt es sich um eine zentral vestibuläre Störung, welche durch eine Dysfunktion der nigrostriato-kollikulären Bahn bedingt scheint (Henzi et al. 1990).

Die betroffenen Patienten zeigen aufgrund des Schwindels nicht nur Schwierigkeiten beim Stillstehen, sondern haben auch eine Fallneigung, wenn sie sich in Gang setzen oder plötzlich stehenbleiben.

Verzögerungen von Reflexabläufen, welche durch eine Verlangsamung der peripheren Nervenleitgeschwindigkeit im Alter entstehen, besitzen für Gangunsicherheiten des älteren Menschen ebenso Bedeutung wie der Rückgang der spinalen Nervenleitgeschwindigkeit und der somatosensorisch evozierten Potentiale. Für die Gangsicherung sind sensible Funktionen unentbehrlich, welche im Alter ebenfalls eine Einbuße erleiden. Besonders der Rückgang der Vibrationsempfindung wirkt sich dabei nachteilig aus.

Unter den metabolischen Neuropathien spielen die diabetische Neuropathie, der Verlust der Tiefensensibilität durch einen Vitamin-B_{12}-Mangel und nicht zuletzt die alkoholische Neuropathie die größte Rolle.

Der Rückgang der Balancefähigkeit führt dazu, daß die unzähligen kleinen Balanceakte, die im täglichen Leben auftreten und zu bewältigen sind, entweder überhaupt vermieden oder durch Inanspruchnahme von Hilfsmitteln (Gehstöcke, Haltegriffe) gemeistert werden.

Einen nicht unwesentlichen Beitrag zu den Gangstörungen des Betagten leistet jene Myelopathie, welche durch degenerative Veränderungen der Halswirbelsäule hervorgerufen wird und nicht nur zu Kontinenzproblemen führen kann, sondern durch Spastizität und Hyperreflexie zu einer Versteifung der Haltung, aber auch zu einer Zirkumduktion des Fußes führt. Besonders die Ausbildung einer zervikalen Kyphose und der Druck großer posteriorer Osteophyten führen zu einer Verengung des Spinalkanals (Sheehan et al. 1960).

Die Balancefähigkeit eines Menschen kann durch die verschiedensten Methoden und Manöver untersucht werden. Zu diesen Manövern gehören:
- Aufstehen aus sitzender Position
- Drehen um die eigene Achse
- Stehen mit geschlossenen Augen
- Geradeausgehen u.v.a.m.

Eine der einfachsten Untersuchungen besteht in der Messung des spontanen Schwankens während des ruhigen Stehens. Zur Messung dieses Schwankens werden die Druckpunkte der Füße registriert und der Belastungswechsel an der Fußsohle gemessen. Das Schwanken kann auch durch Vorwärts- und Rückwärtsbewegungen der Standplattform provoziert werden (Maki et al. 1990).

Tabelle 30.5 Ursachen von Haltungsstörungen in einer neurologischen Ambulanz (Sudarsky 1990).

frontale Störungen, Apraxie	20%
sensorische Imbalance	18%
Myelopathie	16%
Morbus Parkinson	10%
zerebelläre Degeneration	8%
toxische und metabolische Enzephalopathie	6%
andere	8%
unklare Ursachen	14%

Schließlich darf auch jener Einfluß, den die Psyche nicht nur auf die innere, sondern auch auf die äußere Haltung und den aufrechten Gang des Menschen ausübt, nicht außer acht gelassen werden.

Besonders depressive Zustände, wie sie im Alter häufig angetroffen werden, nehmen Einfluß auf das Bewegungsmuster, auf die Effizienz und auf die Sicherheit des Schreitens.

Die senile Haltungsstörung ist demnach selten die Folge eines singulären Prozesses oder Leides, sondern in aller Regel der Ausdruck vieler organischer und mancher psychischer Vorgänge, welche letztlich der Haltung und dem Gang eines Menschen die individuelle und unverkennbare Charakteristik verleihen.

Unabhängig von der Ursache fühlen sich Patienten mit senilem Haltungsschaden schwach und unsicher, und sie haben Angst hinzufallen. Sie können besonders leicht nach rückwärts aus dem Gleichgewicht gebracht werden. Die grobe klinische Untersuchung ergibt häufig:
- degenerative Gelenkveränderungen
- Muskelschwäche
- Verlust der peripheren Vibrationsempfindung
- abgeschwächte oder fehlende Fußsehnenreflexe, eventuell sogar mit einer positiven Babinski-Reaktion.

In schweren Fällen benötigt die betroffene Person die Arme, um Balance halten zu können, oder aber sie hält sich ängstlich an der nächsten Person oder dem nächsten Gegenstand fest. Eine zunächst nur geringfügige Haltungsstörung kann oft nach nur wenigen Tagen der Bettruhe, auch wenn diese nur durch minimale Krankheiten bedingt ist, gravierend zunehmen.

2.7 Schwäche der Sehkraft und des Gleichgewichtssinnes

Im sensorischen Bereich machen sich altersbedingte Leistungsverluste bemerkbar, welche für die Verunsicherung des Ganges von Bedeutung sind. Besonders hervorzuheben sind dabei der Rückgang der Sehkraft und der Gleichgewichtsempfindung (Felson et al. 1989; Kerr 1990).

> Die mit dem Alter verbundene Sehschwäche erhöht die Sturzgefahr, auch wenn sie nur auf ein Auge beschränkt ist.

Unter den altersbedingten reduzierten Funktionen des Auges spielen eine verminderte Pupillenreaktion und eine Konvergenzschwäche eine besondere Rolle. Ursachen für eine eingeschränkte Sehleistung im Alter sind die Presbyopie oder Altersweitsichtigkeit, aber auch ein Rückgang der Tiefenschärfeempfindlichkeit, eine Einengung des Gesichtsfeldes und eine zunehmende Blendungsempfindlichkeit. Zusätzliche Erkrankungen des Auges wie eine Katarakt, ein Glaukom oder eine diabetische Retinopathie führen zu einer weiteren Verschlechterung des Sehvermögens.

Periphere Vestibularisstörungen sind im Alter nicht selten. Solche Störungen können bei jüngeren Menschen zentral kompensiert und durch visuelle Fixation ausgeglichen werden. Bei älteren Menschen ist jedoch die zentrale Kompensation der vestibulären Dysfunktion eingeschränkt und die visuelle Fixation durch die verschiedenen Sehstörungen des Alters behindert.

2.8 Schwindel- und Drop-Anfälle

Schwindelattacken sind im Alter eine weitere und wichtige Ursache von Stürzen. Unter dem Begriff „Schwindel" wird üblicherweise eine Vielzahl von subjektiven Eindrücken und körperlichen Beschwerden verstanden. Tatsächlich werden Schwächegefühl, Balanceschwierigkeit, Fallneigung, aber auch rotatorischer Vertigo und Bewußtseinstrübungen unter diesem Begriff subsumiert (Venna 1986). Umgekehrt sind eine Vielzahl von organischen Störungen des Gehirns oder des Herz-Kreislauf-Systems für diese Beschwerden verantwortlich zu machen (Kerr 1990). Für das Schwindelgefühl im engeren Sinn sind neben lokalen Innenohrerkrankungen überwiegend zerebrale und zerebelläre Durchblutungsstörungen in Betracht zu ziehen. Besonders Durchblutungsstörungen im Versorgungsgebiet der Aa. vertebrales und A. basilaris gehören zu den häufigsten Ursachen von Schwindelgefühlen. Sie werden nicht nur durch atherosklerotische Gefäßveränderungen, sondern auch durch zervikale Spondylopathien mit osteophytärer Gefäßkompression hervorgerufen (Sheehan et al. 1960). Auch das Absinken der kardialen Auswurfleistung durch Herzinsuffizienz oder durch Herzrhythmusstörungen kann einer zerebralen Durchblutungsstörung zugrunde liegen. Das durch vertebrobasiläre Durchblutungsstörung ausgelöste Schwindelgefühl weist in der Regel einen intermittierenden Charakter auf. Häufig ist dieses von Hörverlust, vom Auftreten von Doppelbildern, vom transitorischen Verlust motorischer und sensorischer Funktionen, von Dysarthrien, von Dysphagien, aber auch von Bewußtseinstrübungen begleitet (Sheehan et al. 1960; Thomas 1969).

Drop-Anfälle (engl.: drop attacks) sind eine besondere Form einer vertebrobasilären Insuffizienz. In manchen Statistiken werden 25% aller Stürze auf solche Drop-Anfälle zurückgeführt, immer sind Frauen häufiger betroffen als Männer (Stevens et al. 1973). Bei den erwachsenen Frauen kann die Inzidenz von Drop-Anfällen bis zu 3,5% betragen. Bei einer Attacke fällt der Patient ohne Bewußtseinsverlust zu Boden und gibt an, daß plötzlich die Beine nachgegeben hätten. Bei älteren Menschen, welche eine solche Attacke erleiden, sind überwiegend zervikale Spondylosen und Arthrosen verantwortlich, welche die Blutgefäße einengen und damit zur Hirnstammischämie führen. In allen jenen Fällen, in welchen degenerative Veränderungen der Halswirbelsäule verantwortlich sind, verhindern Halskrausen, welche die Retroflexion der Halswirbelsäule verhindern, das Auftreten solcher Attacken.

2.9 Dysregulationen des Blutdrucks

Die orthostatische Hypotonie stellt beim älteren Menschen in sehr vielen Fällen die Ursache eines Sturzes dar. Sie ist meist bedingt durch Hypovolämien, durch eine Herzschwäche oder durch den Elastizitätsverlust der Blutgefäße. Sie kann allerdings auch die Folge von Dysregulationen im autonomen Nervensystem sein, welche bei einem Diabetes mellitus oder bei chronischem Alkoholismus auftreten. Stürze durch orthostatische Hypotonien ereignen sich besonders häufig am Morgen unmittelbar nach dem Aufstehen, nach reichlichen Mahlzeiten und auch nach einem heißen Bad.

Der Blutdruckabfall bei den dafür disponierten Patienten kann beträchtlich sein, die orthostatische Hypotonie ist allerdings definiert als systolischer Blutdruckabfall von mindestens 20 mmHg und als diastolischer Blutdruckabfall von mindestens 10 mmHg mit einer Dauer dieses Blutdruckabfalls von mindestens 1 min.

Etwa 20% aller Menschen über 65 Jahre, leiden an einer orthostatischen Hypotonie, und über 50% dieser Menschen weisen auch eine Symptomatik auf. Bei der über 75jährigen Bevölkerung steigt der Prozentsatz der orthostatischen Hypotonie auf über 30% (Caird et al. 1973).

Gefährdeten Menschen ist zu empfehlen, jeden Lagewechsel in die Vertikale langsam vorzunehmen. Bei der im Alter verzögerten Anpassungsfähigkeit sollte besonders das Aufstehen in der Nacht oder am Morgen langsam und bedächtig erfolgen. Auch längeres Stehen sollte vermieden werden. Bei Vorliegen von hypovolämischen oder anämischen Zuständen sollten entsprechende Korrekturen vorgenommen werden. Die Verabreichung von gefäßdilatierenden und diuretischen Arzneimitteln an orthostatisch disponierte Patienten setzt ein sehr sorgfältiges Abwägen der Indikationen und Kontraindikationen, aber auch laufende Kontrollen voraus. Extreme Fälle einer orthostatischen Hypotonie müssen schließlich mit elastischer Unterwäsche versorgt werden (Tragl 1986a).

Es sind aber nicht nur der niedrige Blutdruck oder der abnorm rasche Blutdruckabfall, welche zu Bewußtseinsverlusten führen können. Auch die Hypertonie ist gelegentlich für einen Bewußtseinsverlust mit Sturz verantwortlich zu machen. So wird bei persistierender Hypertonie die Autoregulation der Hirndurchblutung auf ein höheres Niveau angehoben. Damit wird der höhere Blutdruck vom Gehirn und von den zerebralen Blutgefäßen tatsächlich besser toleriert. Gleichzeitig werden aber diese Blutgefäße für Blutdruckschwankungen unempfindlicher, so daß bei Blutdruckabfall die notwendige rasche zerebrale Gefäßdilatation verzögert erfolgt und Durchblutungsstörungen im Gehirn möglich werden (McDonald et al. 1977; Strandgaard et al. 1973). Die maligne Hypertonie und die hypertensive Krise sind häufig von zerebralen Gefäßkrämpfen und von einem Hirnödem begleitet. In solchen Fällen sind extrem hohe Blutdruckwerte nicht selten durch synkopale Anfälle kompliziert.

2.10 Synkopen als Ursache von Stürzen

Synkopen sind Sekunden andauernde Bewußtseinsverluste, welche mit einem kompletten Tonusverlust und mit einer Reaktionslosigkeit der betroffenen Person verbunden sind. Sie stellen die Manifestation verschiedener Leiden oder Erkrankungen dar und sind in der Regel durch eine globale zerebrale Minderdurchblutung bedingt (Senges et al. 1985). Für Synkopen als Ursache von Stürzen älterer Menschen ist weder die Inzidenz noch die Epidemiologie exakt bekannt. Grund dafür ist, daß solche Ereignisse vielfach vergessen, verdrängt oder bewußt verschwiegen werden. Aus bisher vorliegenden Untersuchungen geht hervor, daß ihr Anteil am Zustandekommen von Stürzen gering ist und kaum 1% übersteigt (Rubenstein et al. 1988). Im höheren Lebensalter disponieren viele Änderungen physiologischer Abläufe für die Stürze (Tab. 30.6) (Wayne 1961).

Bewegungsarmut und ein Rückgang der körperlichen Aktivität fördern sowohl den Muskelschwund wie auch den orthostatischen Blutdruckabfall. Die Rigidität der Blutgefäße bzw. ihr Elastizitätsverlust tragen ebenfalls zur orthostatischen Hypotonie bei. Letztere wird auch durch den langsamen extra- und intrazellulären Flüssigkeitsverlust begünstigt (Tragl 1986b, 1987), welchem wiederum ein Rückgang des

Tabelle 30.6 Änderung physiologischer Abläufe als disponierende Faktoren für synkopale Anfälle.

- Rückgang der körperlichen Aktivität
- Abnahme des Extrazellular- und des Plasmavolumens
- Änderungen von Reflexabläufen
- Verlust der Gefäßelastizität
- Neigung zur Bradykardie

Tabelle 30.7 Ursachen der Synkopen.

- kardiale Ursachen
- Dysregulation des Blutdruckes
- Pulmonalembolien
- zentralnervöse Ursachen
- Änderungen des Reflexverhaltens
- vasovagale Synkopen
- Hustensynkopen
- Miktionssynkopen
- Defäkationssynkopen
- metabolische Synkopen
- iatrogene Synkopen

Durstgefühls, eine Abnahme der Aldosteron- und Adiuretinsekretion sowie eine Steigerung der Sekretion des atrialen natriuretischen Peptids zugrunde liegen. Disponierend für Synkopen und Stürze sind noch der mit der Zunahme des Lebensalters verknüpfte Rückgang der Herzfrequenz, welcher zu einem klinisch relevanten Absinken des Herzzeitvolumens führen kann. Schließlich stellt auch die Verlangsamung der Reflexabläufe einen disponierenden Faktor für Synkopen und/oder Stürze dar. Die Ursachen für Synkopen im Alter sind zahllos (Tab. 30.7). Die weitaus größte Rolle für das Zustandekommen von Stürzen spielen:

- Herz-Kreislauf-Erkrankungen
- vasodepressorische Komponenten
- Erkrankungen des zentralen und des peripheren Nervensystems
- iatrogene Ursachen.

2.10.1 Kardiale Ursachen synkopaler Anfälle

Auch wenn die zerebrale Durchblutung im allgemeinen und die zerebrale Sauerstoffversorgung im speziellen die letzte gemeinsame Endstrecke aller Ursachen synkopaler Anfälle darstellen, besitzen doch etwa die Hälfte der überhaupt abklärbaren synkopalen Fälle eine kardiale Ursache (Eagle et al. 1983; Kapoor 1990). Gerade der ältere Mensch mit seiner Neigung zu Rhythmusstörungen (Glasser et al. 1979), zu Bradykardien und zu sklerotischen Herzklappenveränderungen weist eine zunehmende Disposition zur kardial verursachten Synkope auf.

Daher ist es auch nicht überraschend, daß bis zu 50% aller geklärten Ursachen synkopaler Anfälle auf pathologische anatomische Veränderungen oder auf funktionelle Störungen des Herzens zurückzuführen sind (Tab. 30.8) (Kapoor et al. 1986).

Unter den Rhythmusstörungen fallen Erkrankungen des Sinusknotens (Sick-Sinus-Syndrom) mit Sinusknotenausfällen, mit tachybradykarder Erregungsbildung, aber auch mit bradykardem Vorhofflimmern ebenso ins Gewicht wie Verzögerungen der Reizleitung, welche bis zum totalen AV-Block mit Adam-Stokes-Anfällen führen können (Dinghra et al. 1974). Keineswegs weniger Bedeutung besitzen die tachykarden Rhythmusstörungen mit Ursprung im Sinusknoten, aber auch als ventrikuläre Tachykardien (Glasser et al. 1979; Kapoor et al. 1983; Kapoor et al. 1986).

Dysfunktionen oder Ausfälle implantierter Schrittmacher werden nur selten registriert. Eine nicht unwesentliche Rolle für das Auftreten kardial bedingter Synkopen im Alter spielen die Aortenstenosen. Diese Synkopen treten mit Vorliebe bei körperlicher Belastung auf. In der klinischen Vorfelddiagnostik ist das systolische Geräusch der Aortenstenose oft nicht von einem Sklerosegeräusch zu trennen und bedarf zur endgültigen Abklärung der echokardiographischen Untersuchung.

Besonders im höheren Lebensalter ist bei Auftreten von Synkopen auch an die hypertrophe, obstruktive Myokardiopathie zu denken, die sich ähnlich wie die Aortenstenose auch hinter einer Atemnot verbergen kann. Ihre Diagnose besitzt für die Therapie entscheidende Bedeutung, weil die Verabreichung positiv inotroper Arzneimittel ihre Prognose wesentlich verschlechtern würde.

Ein Mitralklappenprolaps oder ein Vorhofmyxom sind ebenfalls imstande, Synkopen auszulösen. Sie besitzen jedoch bei äußerst geringer Inzidenz nur theoretische Bedeutung.

Die Herzinsuffizienz, die beim älteren Menschen in der Regel durch sklerotische Gefäßerkrankungen und weniger durch entzündliche oder durch degenerative Muskelerkrankungen bedingt ist, kommt als Ursache synkopaler Anfälle erst dann in Betracht, wenn durch Absinken des Herzzeitvolumens (HZV) die Hirndurchblutung sinkt oder wenn durch eine Lungenstauung die Oxygenierung des Blutes stark reduziert wird.

Koronare Durchblutungsstörungen bis hin zum Herzinfarkt besitzen als Ursache synkopaler Anfälle eine besondere Bedeutung. In der Sequenz der Ereignisse führt die myokardiale Ischämie zur Reduktion des HZV und/oder zu supraventrikulären oder ventrikulären Rhythmusstörungen. Entscheidend ist

Tabelle 30.8 Kardiale Ursachen von Synkopen.

- Herzklappenveränderungen (bes. Aortenstenosen)
- Rhythmusstörungen
- Bradykardien
- Sick-Sinus-Syndrom
- Reizleitungsstörungen (AV-Block)
- ventrikuläre Tachykardien
- Herzinsuffizienz
- hypertrophe, obstruktive Myokardiopathie

immer das Absinken des HZV mit einer Unterversorgung des Gehirns.

Nicht unerheblich für das Zustandekommen von Synkopen im Alter sind eine Aktivitätszunahme des Karotissinusreflexes und eine Abnahme des Baroreflexverhaltens (Franke 1963; Gribbin et al. 1971). Die erhöhte Reflexaktivität des Karotissinus kann schon durch einen engen Hemdkragen zu einem bedrohlichen Frequenzabfall führen, während der Rückgang der Reflexaktivität des Baroreflexes beim Blutdruckabfall den notwendigen kompensatorischen Frequenzanstieg nicht mehr sicherstellt.

2.10.2 Zentralnervöse Ursachen einer Synkope

Wenn auch der kurzdauernde Bewußtseinsverlust das entscheidende Merkmal einer Synkope darstellt, zeigen viele epidemiologische Untersuchungen, daß nach Ausschluß der durch zerebrale Insulte, durch zerebrale Tumoren und durch zerebrale Krampferkrankungen verursachten Synkopen kaum mehr als 5% aller Synkopen auf eine primär zerebrale Ursache zurückgeführt werden können (Eagle et al. 1985; Kapoor et al. 1986).

Neurologisch bedingte synkopale Zustände können in 4 Gruppen zusammengefaßt werden, zu welchen allerdings noch die psychogenen akuten Bewußtseinsstörungen zu rechnen sind (Tragl 1987):

- epileptische Anfälle
- Störungen der Schlaf-wach-Regulation
- vegetative Anfälle
- sonstige Erkrankungen
- psychogene akute Bewußtseinsstörungen.

Unter den verschiedenen Petit-mal-Anfällen treten Absencen, Nick- und Salaam-Krämpfe, aber auch Pyknolepsien überwiegend im Kindesalter auf. Myoklonisch-astatische Anfälle sind dagegen Erkrankungen des Erwachsenen und des Betagten.

Die Narkolepsie als Störung der Schlaf-wach-Regulation betrifft überwiegend Männer und führt durch plötzlichen Tonusverlust der Muskulatur zum Zusammensinken oder Sturz der betroffenen Person. Monotone Tätigkeiten oder ebensolche Situationen provozieren diese Anfälle, welche häufig durch das Mittagsschlaf-EEG diagnostiziert werden können und durch das Vorliegen eines HLA-DR2-Antigens gekennzeichnet sind. Das Pickwick-Syndrom ist Folge einer CO_2-Intoxikation bei Adipositas und Hypoventilation, während „Undines Fluch" bei zentral gestörtem Nachtschlaf zur Hypersomnie am Tage führt. Die wohl häufigste Ursache der primär zerebralen Synkope ist die transitorisch ischämische Attacke (TIA). Sie wird extrakraniell durch Stenosen und Verschlüsse der Aa. carotides und bei den Aa. vertebrales zusätzlich durch Osteophyten der Wirbelkörper verursacht. Intrakraniell sind Gefäßverschlüsse durch arterielles Kinking, durch die thrombotische und besonders im höheren Lebensalter auch durch die atherosklerotische Embolie für die Synkopen verantwortlich (Lipsitz 1983).

Die vertebrobasiläre Insuffizienz führt durch die Ischämie des retikulären Systems im Hirnstamm direkt zum Bewußtseinsverlust, während die Ischämie im Versorgungsgebiet der Aa. carotides entweder durch die globale Unterversorgung des Gehirns oder aber durch eine ischämiebedingte, reflektorische Engstellung der Hirnstammgefäße verursacht wird.

2.10.3 Hyperventilationssynkope

Eine besondere Variante der zerebral vermittelten Synkopen stellt die Hyperventilationssynkope dar. Die Abnahme des arteriellen CO_2-Partialdruckes führt reflektorisch zur Zunahme des zerebralen Gefäßwiderstandes mit nachfolgendem Rückgang der Blutversorgung, welcher schon bei einer nur 1–2 min dauernden Hyperventilation bis zu 40% betragen kann (McHenry et al. 1961).

2.10.4 Vasovagale Synkopen

Vasovagale Synkopen spielen beim älteren Menschen kaum eine Rolle (Lipsitz 1983). Häufiger treten Hustensynkopen (McIntosh et al. 1956), Miktionssynkopen (Proudfit et al. 1959) und Defäkationssynkopen auf, welche die Steigerung des intrathorakalen Druckes als eine ihrer Ursachen aufweisen. Vielfach steigt auch über den Valsalva-Mechanismus der Druck der Spinalflüssigkeit, so daß zur Reduktion der Vorhoffüllung des Herzens noch ein weiterer Grund für den Rückgang der Hirndurchblutung kommt. Für das Zustandekommen der Miktionssynkope spielt vielfach auch noch ein orthostatisch bedingter Blutdruckabfall eine Rolle, während bei der Defäkationssynkope die Dekompression des Rektums einen starken Vagusreiz nach sich zieht.

2.10.5 Iatrogene Ursachen einer Synkope

Unter den Risikofaktoren für Stürze spielen iatrogene Maßnahmen eine nicht unwesentliche Rolle. Es sind besonders Arzneimittel, welche entweder die im höheren Alter bereits labilen Kreislaufverhältnisse weiter kompromittieren oder welche die zerebrale Leistungsfähigkeit wesentlich reduzieren (Tab. 30.9). In aller Regel sind es sowohl die Qualität des Arzneimittels als auch seine (Über-)Dosierung, welche zum Risiko führen.

> Eine unkontrollierte diuretische Behandlung ebenso wie eine zu drastische Blutdrucksenkung begünstigen die (orthostatische) Hypotonie.

Tabelle 30.9 *Arzneimittel, welche zur Synkope und zum Sturz disponieren.*

- Diuretika (Furosemid)
- Antihypertensiva (besonders Ganglienblocker und gefäßdilatierende Mittel)
- psychotrope Mittel
- Antidepressiva
- Antikonvulsiva
- vestibulär toxische Arzneimittel (Aminoglykoside)

Unter den psychotrop wirksamen Arzneimitteln sind es vor allem Hypnotika, Narkotika, Antidepressiva, Tranquilizer, aber auch Antiparkinsonmittel, welche ein Müdigkeitsgefühl hervorrufen, das Reaktionsvermögen herabsetzen und auch zu Schwindelgefühl und Blutdruckabfall führen können (Cumming et al. 1991).

Die Bedeutung sedierender Arzneimittel für das Zustandekommen von Stürzen wird durch jene Untersuchungen bestätigt, welche nachweisen, daß schon die Verwendung von Benzodiazepinen mit kurzer Halbwertszeit anstelle solcher mit langer Halbwertszeit die Zahl der durch Stürze provozierten Frakturen signifikant zurückgehen läßt (Ray et al. 1989).

Zu den anderen Arzneimitteln, welche zur Sturzgefahr alter Menschen beitragen können, gehören Analgetika, Antihypertensiva, bradykardisierende Mittel (Betablocker), Vasodilatatoren und Diuretika. Alte Menschen neigen sehr stark zur orthostatischen Hypotonie und auch zu Hypovolämien, so daß alle Arzneimittel, welche diese Zustände verstärken, mit besonderer Vorsicht anzuwenden sind. Es versteht sich von selbst, daß auch alle Suchtdrogen und Alkohol das Sturzrisiko des alten Menschen beträchtlich heben können.

2.10.6 Prognose der Synkope

Die Prognose ist für die Gesamtzahl aller synkopalen Anfälle überwiegend günstig, ergibt sich jedoch aus ihrer Ursache. Wenn auch der vorübergehende Bewußtseinsverlust meistens Ausdruck eines benignen Geschehens ist, so kann er doch gelegentlich ein gravierendes Leiden ankündigen und dann sogar das Vorstadium eines „sudden death", das heißt eines plötzlichen Todes, darstellen (Kapoor et al. 1986). In einem Beobachtungszeitraum von 10 Monaten nach einer Synkope scheint für eine Hälfte der Todesfälle keine Beziehung zur Ursache dieser Synkope zu bestehen. Die andere Hälfte der Todesfälle besitzt dagegen ein klares Nahverhältnis zur Ursache der Synkope.

Die Prognose einer Synkope muß aber nicht nur nach ihrer Ursache, sondern auch nach der Häufigkeit ihres Auftretens und nach dem Alter der betroffenen Person beurteilt werden, auch wenn dem der Synkope zugrundeliegenden Leiden die prognostisch dominierende Rolle zukommt. Die kardiovaskulär bedingten Synkopen weisen unabhängig vom Lebensalter eine schlechtere Prognose auf, während Synkopen mit nicht abklärbarer Ursache eine günstige Prognose besitzen (Kapoor et al. 1983). Die nichtkardial bedingten Synkopen bei jüngeren Personen sind mit einer Mortalität von nur wenigen Prozenten belastet. Bei älteren Menschen mit einer kardial ausgelösten Synkope steigt die Mortalität jedoch bis auf > 30% (Eagle et al. 1985; Kapoor et al. 1983). Patienten mit isoliert auftretenden Synkopen sind in der Regel jünger und weisen eine exzellente Prognose auf (Kapoor et al. 1986).

Gelegentlich sind es aber weder die Sturzursachen noch die Sturzfolgen, welche das weitere Leben der Patienten beeinflussen. Die Angst vor einem weiteren Sturz führt nämlich oft zu einem Zurückziehen und zu einer Isolierung dieser Menschen. In solchen Fällen ist die Wiedergewinnung des Selbstvertrauens bzw. die Überwindung der Angst durch ein Rehabilitationsprogramm vordringliches Ziel (Vellas et al. 1997).

3 Beurteilung des Sturzrisikos beim älteren Menschen

Die zum Teil fatalen Folgen der Stürze älterer Menschen wecken das Bedürfnis, die Wahrscheinlichkeit solcher Ereignisse abzuschätzen und ihr Auftreten nach Möglichkeit zu verhindern. Tatsächlich zeigen sowohl retrospektive wie auch prospektive Untersuchungen, daß bei Kenntnis bestimmter anamnestischer Abfolgen, bei Erhebung relevanter klinischer Daten und bei Prüfung gewisser Leistungen des Probanden solche Voraussagen getroffen werden können (Tinetti et al. 1989).

Bei den anamnestischen Hinweisen interessiert vor allem, ob und in welcher Zahl im abgelaufenen Jahr bereits Stürze erfolgt sind und ob solche Stürze schwere Verletzungen nach sich gezogen haben. Es ist ferner von Bedeutung, ob der ältere Mensch die täglichen Verrichtungen allein und selbständig durchführen kann oder ob er auf Hilfe angewiesen ist. Es ist auch nicht unerheblich, ob der ältere Mensch ohne jede Hilfe geht oder ob er eine mechanische Hilfe (Stock) in Anspruch nehmen muß. Hohe Aussagekraft besitzt weiter der Arzneimittelkonsum, in allererster Linie der Konsum an Schlafmitteln. Großes Gewicht bei der Abschätzung einer Sturzwahrscheinlichkeit besitzen entzündliche oder degenerative Gelenkerkrankungen, das Vorliegen eines Morbus Parkinson, die Qualität der Blutdruckregulation (Orthostaseversuch) und des Seh- und Hörvermögens. Ebenso ist die Balancefähigkeit des älteren Menschen ein wichtiger Parameter unter den Risikofaktoren für einen Sturz. Die Fähigkeit, aus einem Sessel aufzustehen, und die Fähigkeit, im Tandemversuch (beim Hintereinander-Gehversuch mit einem Prüfer) keine Abweichung beim Geradeausgehen und keinen Halte- und Stützversuch bei der Begleitperson zu unternehmen, bestimmen ebenfalls das Risiko einer Sturzgefahr. Ein Risikoprofil sollte einfach und praktikabel sein, und es sollte dennoch hohe Aussagekraft besitzen. Die folgenden Punkte sind leicht zu erheben und in ihrer Aussage bezüglich eines Sturzrisikos auch verläßlich (Nevitt et al. 1989):

- 3 oder mehr Stürze im letzten Jahr
- 1 Sturz mit schwerer Verletzung im abgelaufenen Jahr
- Vorliegen eines Morbus Parkinson
- Unfähigkeit, allein aus einem Sessel aufzustehen
- Haltungsfehler beim Gehen (Vorwärtsneigung, Trippeln)
- Fehler oder Abstützen beim Tandemgehen
- Anamnese mit Krampfanfällen
- schlechte visuelle Tiefenwahrnehmung
- fehlender Patellarsehnenreflex.

Personen, welche im abgelaufenen Jahr 3 oder mehr Stürze durchgemacht haben, besitzen eine Wahrscheinlichkeit von 10% eines neuerlichen Sturzes, wenn sie keine weiteren der angeführten Risikofaktoren aufweisen. Wenn diese Personen allerdings 4 oder noch mehr dieser Risikofaktoren nachweisen lassen, dann steigt die Wahrscheinlichkeit auf etwa 70% an.

4 Frakturrisiko nach Stürzen

Die Bedeutung des Alters für das Auftreten von Schenkelhalsfrakturen ergibt sich aus der Tatsache, daß sich die Inzidenz der Fraktur nach der 5. Lebensdekade alle 5 Jahre verdoppelt (Tab. 30.10) (Lewis 1981).

Frauen sind in den industrialisierten Ländern etwa 2- bis 3mal häufiger von einer solchen Fraktur betroffen als Männer, allerdings wird die Mortalität des Oberschenkelhalsbruches bei Frauen durchwegs niedriger gefunden als bei Männern (Eriksson et al. 1989; Kreiger et al. 1982; Nickens 1985).

Darüber hinaus macht der zunehmende Anteil der über 65jährigen Personen in der Bevölkerung die Frakturen des proximalen Femurs zu einem wachsenden Problem.

Bei 499 Stürzen von 428 Patienten (147 Männer, 34%; 281 Frauen, 66%), die sich während eines Jahres in einem schwedischen Krankenhaus ereignet hatten, wurden insgesamt 299 Frakturen (84 Frakturen (28,1%) bei Männern und 215 Frakturen (71,9%) bei Frauen) festgestellt. Mit 42 Frakturen (50%) bei den Männern und 85 Frakturen (39,5%) bei den Frauen stellten die Oberschenkelbrüche die weitaus höchste Frakturlokalisation dar, gefolgt von den Frakturen des Schädels (Gesichtsschädel und Schädelkalotte) mit 7% bei den Männern und 10% bei den Frauen, von den Frakturen des Schlüsselbeins mit 7% bei den Männern und 4,5% bei den Frauen und von den Rippenfrakturen mit 6% bei den Männern und 4,5% bei den Frauen (Uden 1985).

Bei unverändertem Anwachsen der über 65jährigen Bevölkerung muß in Mitteleuropa mit einer Verdoppelung der Frakturrate innerhalb der nächsten 17 Jahre gerechnet werden.

Die Risikofaktoren für eine sturzbedingte Fraktur sind nicht immer mit jenen für den Sturz selbst identisch. Die Verletzungsgefahr ist bei einem Sturz dann besonders groß, wenn bei der stürzenden Person eine ungewöhnliche Schwäche einer unteren Extremität besteht. Auch in jenen Fällen, in welchen der Patient kurze Zeit vorher schon einmal gestürzt ist, besteht eine hohes Verletzungsrisiko (Kelsey et al. 1987).

Die Fraktur des proximalen Femurs weist nicht nur eine bedeutende Mortalität auf, sondern ist für den Überlebenden vielfach mit schwerwiegenden Komplikationen und für das Gesundheitswesen mit hohen Kosten verbunden.

Nach einer Hüftfraktur steigt die Mortalität um etwa 12–20% über jene einer vergleichbaren Bevölkerungsgruppe. Die Personengruppe mit der schlechtesten Prognose ist jene der über 75jährigen Männer. Bei diesen Männern beträgt die Überlebensrate nach Fraktur des proximalen Femurs im ersten Jahr nur 38% (Gordon 1971).

Für alle von einer Oberschenkelfraktur betroffenen Patienten ist die Prognose dann am schlechtesten, wenn entweder eine ernsthafte Begleiterkrankung vorliegt oder wenn sich bei dem Patienten eine Verwirrtheit einstellt.

Die Prognose von Oberschenkelfrakturen wird auch von psychosozialen Faktoren beeinflußt. Sie

Tabelle 30.10 Altersabhängige Zunahme der Schenkelhalsfrakturen (Lewis 1981).

Alter (Jahre)	Zahl der Frakturen/10^4 Personen
45–54	2
55–64	5
65–74	12
75–84	50
> 85	150

bessert sich, wenn die betroffene Person bis zum Auftreten des Unfalles nicht allein gelebt hat, wenn sie die täglichen Verrichtungen inklusive das Einkaufen selbst erledigt hat, wenn sie also von sozialen Diensten weitgehend unabhängig war und wenn schließlich kein organischer Hirnschaden vorgelegen hatte (Nickens 1983, 1985).

Etwa 12–20% aller Personen mit Hüftfraktur benötigen eine Langzeitrehabilitation von der Dauer eines Jahres, und über 25% benötigen in weiterer Folge für ihre Fortbewegung eine Gehhilfe, oder sie geraten in Abhängigkeit von anderen Personen.

Eine wesentliche Rolle für das Auftreten einer Fraktur spielen nicht nur äußere Umstände, wie z.B. glatter Fußboden und schlechtes Schuhwerk, und die endogene Disposition, wie z.B. schlechtes Sehvermögen, sondern auch die Festigkeit des Skelettes. Ohne hier auf die Ursachen oder auf die Formen der Osteoporose im Detail einzugehen, muß doch auf jene Osteopenie verwiesen werden, welche gerade beim alten Menschen gefunden wird und welche für die schweren Komplikationen des Sturzes mitverantwortlich ist.

5 Prävention von Stürzen

Eine Therapie des Sturzes gibt es nicht, lediglich sturzbedingte Verletzungen können einer Behandlung zugeführt werden. Auch das seelische Trauma, welches ein Sturz hinterlassen kann, ist vielfach therapiebedürftig (Vellas et al. 1997).

Das herausragende Ziel, das sich der Arzt nach einem Sturz des älteren Menschen setzt, muß jedoch die Prävention weiterer Stürze sein. Beim derzeitigen Stand der Vorsorgemedizin in Mitteleuropa, aber auch in den USA ist es unrealistisch, alle jene älteren Personen, welche ein Risiko für Stürze oder für Frakturen tragen, erfassen zu können. Zumindest eine Risikogruppe könnte und sollte allerdings besonders überwacht und einem Präventionsprogramm unterzogen werden. Es ist jene Gruppe älterer Personen, welche bereits einen Sturz durchgemacht hat. Selbst in dieser Gruppe gefährdeter Personen wird es allerdings viele geben, welche den Sturz absichtlich verschweigen oder auch nur unabsichtlich nicht berichten und sich damit einer Erfassung entziehen. Bei allen gestürzten Personen, die erfaßt werden, müssen systematisch alle möglichen exogenen und endogenen Risikofaktoren kontrolliert werden. Die beste Vorgehensweise ist die systematische Kontrolle aller in Frage kommenden Risikofaktoren (Tideiksaar 1989).

Tatsächlich sollten nach dem Sturz eines betagten Menschen sowohl Wohn- und Lebensverhältnisse wie auch sein Gesundheitsstatus gründlich untersucht werden (Ford 1989; Nickens 1985). Unter den anschließend zu ergreifenden Präventivmaßnahmen sind die Befestigung eines losen Teppichs oder die Bereitstellung eines griffigen Schuhwerkes ebenso zu verstehen wie die Korrektur einer Refraktionsstörung des Auges oder physikalische Maßnahmen zur Verbesserung gonarthrotisch bedingter Gehstörungen. In der Systematik dieses Vorgehens ist es hilfreich, sich der von Tideiksaar (1989) angegebenen Prüfliste zu bedienen.

Sturzgefährdete Personen sollten aber auch nach dem Vorliegen einer Osteoporose als eminentem Frakturrisiko untersucht werden. Das Risiko für eine sturzbedingte Fraktur ist negativ korreliert zur Knochendichte. Die generelle Untersuchung der Gesamtbevölkerung zur Aufdeckung einer möglicherweise vorliegenden Osteoporose ist trotz effizienter Screening-Methoden problematisch, auch wenn die Wahrscheinlichkeit eines Knochenbruchs um so größer ist, je stärker ausgeprägt die Osteoporose gefunden wird.

Literatur

Barancik, J. I., B. F. Chatterjee, Y. C. Greene, E. M. Michenzi, D. Fife: Northeastern Ohio Trauma Study: I. Magnitude of the problem. Amer. J. pupl. Hlth 73 (1983) 746–751.

Berg, W. P., H. M. Alessio, E. M. Mills, C. Tong: Circumstances and consequences of falls in independent community-dwelling older adults. Age Ageing 26 (1997) 261–267.

Blake, C., J. M. Morfitt: Falls and staffing in a residential home for elderly people. Publ. Hlth 100 (1986) 385.

Caird, F. I., G. B. Andrews, R. D. Kennedy: Effect of posture on blood pressure in the elderly. Brit. Heart J. 35 (1973) 527–530.

Cumming, R. G., J. P. Miller, J. L. Kelsey, P. Davis, C. L. Arfken, S. J. Birge, W. A. Peck: Medications and multiple falls in elderly people: the St. Louis OASIS Study. Age Ageing 20 (1991) 455–461.

Dinghra, R. C., P. Denes, D. Wu, R. Chuquimia, F. Amat-Y-Leon, C. Wyndham, K. M. Rosen: Syncope in patients with chronic bifasciculare block. Ann. intern. Med. 81 (1974) 302–306.

Eagle, K. A., H. R. Black, E. F. Cook, L. Goldman: Evaluation of prognostic classification for patient with syncope. Amer. J. Med. 79 (1985) 455–460.

Eagle, K. A., J. R. Black, D. L. Cooper, W. P. Batsford: A prospective study of syncope. Clin. Res. 31 (1983) 257.

Eriksson, S. A. V., J. U. Lindgren: Outcome of falls in women: endogenous factors associated with fracture. Age Ageing 18 (1989) 303–308.

Felson, D. T., J. J. Anderson, M. T. Hannan, R. C. Milton, P. W. F. Wilson, D. P. Kiel: Impaired vision and hip fracture. The Framingham study. J. Amer. Geriat. Soc. 37 (1989) 495–500.

Fife, D., J. I. Baranci, B. F. Chatterjee: Northeastern Ohio Trauma Study: II. Injury rates by age, sex and cause. Amer. J. publ. Hlth 74 (1984) 473–478.

Ford, A. B.: Reducing the threat of hip fracture. Amer. J. publ. Hlth 79 (1989) 269–270.

Franke, H.: Über das Karotissinus-Syndrom und den sogenannten hyperaktiven Karotissinus-Reflex, 149. Schattauer, Stuttgart 1963.

Glasser, S. P., P. I. Clark, H. J. Applebaum: Occurence of frequent complex arrhythmias detected by ambulatory monitoring.

Findings in an apparently healthy asymptomatic elderly population. Chest 75 (1979) 565–568.

Gordon, P. C.: The probability of death following a fracture of the hip. Canad. med. Ass. J. 105 (10) (1971) 47–62.

Gribbin, B., T. G. Pickering, P. Sleight, R. Peto: Effect of age and high blood pressure on baroreflex sensitivity in man. Circulat. Res. 29 (1971) 424–431.

Gryfe, C. I., A. Amies, M. J. Ashley: A longitudinal study of falls in an elderly population. I. Incidence and morbidity. Age Ageing 6 (1977) 201–210.

Henzi, S., Z. Stanga, H. P. Ludin: Vestibuläre Störungen bei Parkinsonpatienten. Schweiz. med. Wschr. 120 (1990) 1297–1303.

Hogue, C. C.: Injury in late life: epidemiology. J. Amer. Geriat. Soc. 30 (1982) 183–190.

Johnell, O., L. J. Melton, E. J. Atkinson, W. M. O'Fallon, L. T. Kurland: Fracture risk in patients with parkinsonism: a population-based study in Olmsted County, Minnesota. Age Ageing 21 (1992) 32–38.

Kapoor, W. N.: Evaluation and outcome of patients with syncope. Medicine 69 (1990) 160–175.

Kapoor, W. N., M. Karpf, S. Wieand, J. R. Peterson, G. S. Levey: A prospective evaluation and follow-up of patients with syncope. Amer. J. Med. 309 (1983) 197–204.

Kapoor, W. N., D. Snustad, J. Peterson, H. S. Wieand, R. Cha., M. Karpf: Syncope in the elderly. Amer. J. Med. 80 (1986) 419–428.

Kelsey, J. L., S. Hoffman: Risk factors for hip fracture. New Engl. J. Med. 316 (1987) 404–406.

Kerr, A. G.: Aspects of vertigo. J. roy. Soc. Med. 83 (1990) 348–351.

Kreiger, N., J. L. Kelsey, T. R. Holford, T. O'Connor: An epidemiologic study of hip fracture in postmenopausal women. Amer. J. Epidem. 116 (1982) 141–148.

Lewis, A. F.: Fracture of the neck of the femur: changing incidence. Brit. med. J. 283 (1981) 1217–1220.

Lipsitz, L. A.: Syncope in the elderly. Ann. intern. Med. 99 (1983) 92–105.

Lord, S. R., J. A. Ward, P. Williams, K. J. Anstey: Physiological factors associated with falls in older community-dwelling women. J. Amer. Geriat. Soc. 42 (1994) 1110–1117.

Maki, B. E., P. J. Holliday, G. R. Fernie: Ageing and postural control. A comparison of spontaneous- and induced-sway balance tests. J. Amer. Geriat. Soc. 38 (1990) 1–9.

McCubbir, J. W., J. H. Green, I. H. Page: Baroreceptor function in chronic renal hypertension. Circulat. Res. 4 (1956) 205–210.

McDonald, J. B., E. T. McDonald: Nocturnal femoral fracture and continuing widespread use of barbiturate hypnotics. Brit. med. J. 2 (1977) 483–485.

McHenry, L. C., J. F. Fazekas, J. F. Sullivan: Cerebral haemodynamics of syncope. Amer. J. med. Sci. 241 (1961) 173–178.

McIntosh, H. D., E. H. Estes, J. V. Warren: The mechanism of cough syncope. Amer. Heart J. 51 (1956) 70–82.

Morgan, V. R., J. H. Mathison, J. C. Rice, D. I. Glemmer: Hospital falls: a persistent problem. Amer. J. publ. Hlth 75 (1985) 775–777.

Nevitt, M. C., S. R. Cummings, S. Kidd, D. Black: Risk factors for recurrent nonsyncopal falls. J. Amer. med. Ass. 261 (1989) 2663–2668.

Nickens, H. W.: Intrinsic factors in falling among the elderly. Arch. intern. Med. 145 (1985) 1089–1093.

Nickens, H. W.: A review of factors affecting the occurrence and outcome of hip fractures with special reference to psychosocial issues. J. Amer. Geriat. Soc. 31 (1983) 166–170.

Perry, B. C.: Falls among the elderly: a review of the methods and conclusions of epidemiologic studies. J. Amer. Geriat. Soc. 30 (1982) 367–371.

Proudfit, W. L., M. E. Forteza: Micturition syncope. New Engl. J. Med. 260 (1959) 328–333.

Püllen, R., C. Heikaus, I. Füsgen: Stürze im Krankenhaus: Eine prospektive Studie zu Zeit und Ort und Umständen. Persönl. Kommunikation. Publikation in Vorbereitung.

Püllen, R., C. Heikaus, I. Füsgen: Falls in hospital: Prospective study of time, place and circumstances. Europ. J. Geriatrics. 1 (1999) 119–123.

Ray, W. A., M. R. Griffin, W. Downey: Benzodiazepines of long and short elimination half-life and the risk of hip fracture. J. Amer. med. Ass. 262 (1989) 3303–3307.

Reichert, W. H., J. Doolittle, F. H. McCowell: Vestibular dysfunction in Parkinson disease. Neurology 32 (1982) 1133–1138.

Renteln-Kruse, W. von, W. Micol, P. Oster, G. Schlierf: Arzneimittelverordnungen, Schwindel und Stürze bei über 75jährigen Krankenhauspatienten. Z. Gerontol. Geriat. 31 (1998) 286–289.

Rodstein, M.: Accidents among the aged: incidence, causes and prevention. J. chron. Dis. 17 (1964) 5125–526.

Rubenstein, L. Z., A. S. Robbins, B. L. Schulman, J. Rosado, D. Ostereil, K. R. Josephson: Falls and instability in the elderly. J. Amer. Geriat. Soc. 36 (1988) 266–278.

Sehested, P., T. Severin-Nielsen: Falls by hospitalized elderly patients: causes, prevention. Geriatrics 4 (1977) 101–108.

Senges, J., W. Lengfelder: Differentialdiagnose von Synkopen. Med. Klin. 80 (1985) 651–656.

Sheehan, S., R. B. Bauer, J. S. Meyer: Vertebral artery compression in cervical spondylosis. Neurology 10 (1960) 968–986.

Sheldon, J. H.: On the natural history of falls in old age. Brit. med. J. 2 (1960) 1685–1690.

Stevens, D. L., W. B. Metthews: Cryptogenic drop attacks: an affliction of women. Brit. med. J. 1 (1973) 439–442.

Strandgaard, S., J. Olesen, E. Skinhoj, N. A. Lassen: Autoregulation of brain circulation in severe arterial hypertension. Brit. med. J. 1 (1973) 507–510.

Sudarsky, L.: Geriatrics: gait disorders in the elderly. New Engl. J. Med. 322 (1990) 1441–1446.

Thomas, J. E.: Hyperactive carotid sinus reflex and carotid sinus syncope. Mayo Clin. Proc. 44 (1969) 127–139.

Tideiksaar, R.: Geriatric falls: assessing the cause, preventing recurrence. Geriatrics 7 (1989) 57–64.

Tinetti, M. E., M. Speechley: Prevention of falls among the elderly. New Engl. J. Med. 320 (1989) 1055–1059.

Tinetti, M. E., M. Speechley, S. F. Ginto: Risk factors for falls among elderly persons living in the community. New Engl. J. Med. 319 (1988) 1701–1707.

Tinetti, M. E., T. F. Williams, R. Mayewsky: Fall risk index for elderly patients based on number of chronic disabilities. Amer. J. Med. 80 (1986) 429–434.

Tragl, K. H.: Internistische Geriatrie. Springer, Wien–New York 1986a.

Tragl, K. H.: Synkopen im höheren Lebensalter. Therapiewoche 10 (1987) 1017–1028.

Tragl, K. H.: Störungen des Elektrolytstoffwechsels im Alter. Fortschr. Med. 104 (1986b) 223–227.

Uden, G.: Inpatient accidents in hospitals. J. Amer. Geriat. Soc. 33 (1985) 833–841.

Vellas, B. J., S. J. Wayne, L. R. Romero, R. N. Baumgartner, P. J. Garry: Fear of falling and restriction of mobility in elderly fallers. Age Ageing 26 (1997) 189–193.

Venna, N.: Dizziness, falling, and fainting: differential diagnosis in the aged. Geriatrics 4 (1986) 30–42 and 7 (1986) 31–45.

Wayne, H. H.: Syncope. Physiological considerations and an analysis of the clinical charateristics in 510 patients. Amer. J. Med. 30 (1961) 418–438.

Whipple, R. J., L. I. Wolfson, P. M. Amerman: The relationship of knee and ankle weakness to falls in nursing home residents: an isokinetic study. J. Amer. Geriat. Soc. 35 (1987) 13–20.

Zeiler, K., J. Zeitlhofer: Synkopale Bewußtseinsstörungen und Sturzanfälle aus neurologischer Sicht. Wien. klin. Wschr. 100 (1988) 93–9

31

Thoraxschmerz

Franz Böhmer

INHALT

1	Einleitung	332
2	Erkrankungen des Herzens	334
2.1	Koronare Herzkrankheit (KHK)	334
2.2	Myokardinfarkt	338
2.3	Perikarditis	342
2.4	Mitralklappenprolaps	343
2.5	Endokarditis, erworbene Herzklappenfehler	343
2.6	Aortenklappenstenose	344
2.7	Relative Myokardinsuffizienz	344
2.8	Hypertroph-obstruktive Kardiomyopathie	345
3	Erkrankungen der großen Gefäße im Thoraxbereich	345
3.1	Akute Aortendissektion	345
3.2	Aneurysma der Aorta thoracica	346
4	Pulmonal bedingter Thoraxschmerz	346
4.1	Pulmonalarterienembolie (PAE)	346
4.2	Pneumothorax	348
4.3	Pleuraerguß	348
5	Mediastinal bedingter Thoraxschmerz	348
5.1	Ösophagusschmerzen	348
5.2	Akute Mediastinitis	348
6	Abdominal bedingter Thoraxschmerz	348
7	Thoraxschmerz oberflächlicher Herkunft	349
7.1	Herpes zoster – Postzosterneuralgie	349
7.2	Degenerative Gelenkserkrankungen	349
7.3	Osteoporose	349
7.4	Osteomalazie	350
8	Funktionelle Herzbeschwerden	350
9	Stumpfes Thoraxtrauma	351

1 Einleitung

In der geriatrischen Praxis ist die Zuordnung klinischer Symptome und damit auch die Differentialdiagnose schwieriger als bei jüngeren Patienten. Grund dafür sind die im Alter stets vorhandene Multimorbidität, die zu erwartenden altersbedingten strukturellen und funktionellen Veränderungen in verschiedenen Organen, die verminderten Abwehrreaktionsmechanismen und die oft atypisch ablaufenden Krankheitsbilder.

> Eine besonders häufige Quelle von Fehldeutungen in der Geriatrie stellt der Umstand dar, daß man leicht geneigt ist, unspezifische, diagnostisch aber richtungweisende Symptome als sogenannte Alterserscheinungen abzutun.

Schließlich muß man sich bei differentialdiagnostischen Überlegungen in der Geriatrie stets daran erinnern, daß gegenüber einem jüngeren Patientenkollektiv die Häufigkeit bestimmter Krankheiten eine ganz andere Rangordnung einnimmt, weshalb viele organbezogene Symptome oder Syndrome in ihrer differentialdiagnostischen Wertung anders gereiht werden müssen, als dies bei jüngeren Menschen der Fall ist. Das gilt natürlich für die richtige Deutung und Zuordnung von Schmerzsyndromen im Alter.

Diese *diagnostischen Besonderheiten* beim alten Menschen zeichnen auch für die mitunter so auffallend niedrigen diagnostischen Trefferquoten in der geriatrischen Praxis verantwortlich:
- Anamnese sowie klinische Daten und Untersuchungsergebnisse fügen sich nur ausnahmsweise in eine einzelne Diagnose infolge Vorherrschens einer Multimorbidität.
- Altersbedingte strukturelle und funktionelle Veränderungen müssen in die diagnostischen Überlegungen einbezogen werden.
- Ein vorbestehendes Leiden kann eine Krankheit maskieren.

Tabelle 31.1 Schmerztyp und Schmerzcharakter beim lokalen Schmerz.

viszeraler Schmerz	
Qualität:	dumpf, beklemmend, bedrückend, brennend
Lokalisierbarkeit:	schlecht, ausstrahlend, „tief", median
Dauer:	wellenartig, „kommt und geht", aber auch: Dauerschmerz, Crescendo oder maximal einsetzend
Provozierbarkeit:	eher schlecht (Ausnahme: Angina pectoris, Ösophagusspasmen, Ösophagitis)

oberflächlicher Schmerz	
Qualität:	stechend, ziehend, scharf, brennend
Lokalisierbarkeit:	gut, zirkumskript, punktförmig
Dauer:	Beginn meist mit maximaler Intensität, Dauerschmerz
Provozierbarkeit:	stimulierbar, reproduzierbar, bewegungs-, berührungsabhängig

- Ein vorbestehendes Leiden kann eine andere Krankheit vortäuschen.
- Eine Erkrankung eines Organsystems kann zu Störungen in einem System mit bereits gestörter Homöostase und damit zu organferner Symptomatologie führen.
- Die Erkrankung kann sich atypisch manifestieren: z.B. Blutungsanämie durch Thoraxschmerz.
- Unspezifische, diagnostisch jedoch richtungweisende Symptome können als „Alterserscheinungen" fehlinterpretiert werden.
- Manche organbezogene Symptome oder Syndrome müssen bei ihrer differentialdiagnostischen Wertung und Beurteilung entsprechend ihrer Häufigkeit anders gereiht werden.
- Vorwiegend im Alter anzutreffende Erkrankungen müssen bei differentialdiagnostischen Überlegungen mit einbezogen werden.
- Die Differentialdiagnose von Schmerzsyndromen muß die vorwiegend im Alter auftretenden Erkrankungen besonders berücksichtigen.

> Der alte Mensch ist also grundsätzlich in dreifacher Hinsicht gefährdet: durch Interaktionen verschiedener Erkrankungen, durch Interaktionen von verschiedenen Krankheiten mit verschiedenen Therapien und schließlich durch Nichtbeachtung wichtiger Krankheiten.

Die richtige *Differentialdiagnose* akuter Thoraxschmerzen entscheidet oftmals über das Schicksal der betroffenen Patienten. Thoraxschmerzen gehören zu den häufigsten Ursachen, die den Patienten veranlassen, den Arzt aufzusuchen. Sowohl beim niedergelassenen Arzt als auch in der Klinik kann das Übersehen einer potentiell gefährlichen Erkrankung, wie zum Beispiel der koronaren Herzkrankheit, fatale Folgen für den Patienten haben.

Aber auch der umgekehrte Fall, nämlich die inkorrekte Diagnose einer Angina pectoris, muß nicht ohne Folgen bleiben: Es sei hier auf die Gefahr einer psychischen und sozialen Stigmatisierung des Patienten und auf die ökonomische Dimension einer ungerechtfertigten Therapie und weiterführenden Diagnostik verwiesen.

Im Rahmen der Differentialdiagnose des Thoraxschmerzes kommt der Differenzierung der myokardialen Ischämie eine übergeordnete Rolle zu. Diese Strategie ist bei Kenntnis der Morbiditäts- und Mortalitätsdaten sicherlich gerechtfertigt, doch sollte die diagnostische Sensibilität für seltenere, aber bezüglich ihrer Frühmortalität wesentlich bedeutsamere Ereignisse, wie etwa das dissezierende Aortenaneurysma, nicht verlorengehen.

Mit Hilfe einer gezielten Anamnese, der physikalischen Untersuchung und evtl. eines EKG muß die Entscheidung getroffen werden, ob der Patient hospitalisiert werden muß oder ob er weiterhin gefahrlos ambulant weiterbetreut werden kann. Bei der Differenzierung des thorakalen Schmerzes erhebt sich also die Frage nach Schmerztyp und Schmerzcharakter (Tab. 31.1).

Die differentialdiagnostischen Überlegungen beim akuten Thoraxschmerz viszeraler Charakteristik müssen kardiale, aortale, pulmonale, ösophageale, mediastinale und abdominale Ursachen in Betracht ziehen (Tab. 31.2). Die wichtigsten Differentialdiagnosen mit diagnostischen und therapeutischen Maßnahmen sind in Abb. 31.1 dargestellt.

Tabelle 31.2 Verteilung der Diagnosen bei Patienten mit akutem Thoraxschmerz (nach Ausschluß eines Herzinfarktes).

gastroösophageale Erkrankungen	42%
ischämische Herzerkrankungen	31%
Thoraxwandsyndrome	28%
Perikarditis	4%
Pleuritis	2%
Pulmonalembolie	2%
Bronchuskarzinom	1,5%
Aortenaneurysma	1%

Anamnese		akuter Myokardinfarkt	instabile Angina pectoris	Aortendissektion	Pulmonalembolie
S	Lokalisation	typ.	typ.	Rücken Sternum	PE: zentral Myokardinfar
C	Ausstrahlung	typ.	typ.	Rücken Beine?	–
H	Beginn	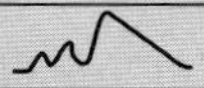 ◠	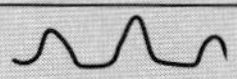 ◠◠	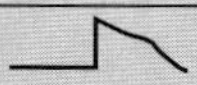 ⌐	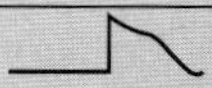 ⌐
M	Charakter	typ. (stumm)	typ.	„Messer"	„Schlag" „durchbohrt"
E	Dauer	> 30 min.	≤ 30 min.	anhaltend	bei Myokardi lang
R	Auslösung	Plaqueruptur (am Morgen)	Thrombus	RR ↑	Thrombose (Reisen ...)
Z	Linderung	–	Nitro?	–	–
	Begleitsymptome	vegetative Linksinsuffizienz	–	HSZ Extremitätenischämie	Atemnot Schwindel Arrhythmien
	Begleiterkrankungen		–	Hypertonieanamnese	TVT
	Status	HF ↑ od. ↓ RR ↑ od. ↓	–	RR ↓, RR-Diff. Aorteninsuffizienz?	Zyanose Halsvenen Beine
	EKG	meist typ.	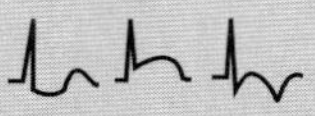 ⌐⌐⌐	?	oft typ: (V₁,₂)
	Labor	bei ty. Klinik → zunächst ⊖ Labor	Troponin!	? LDH	BGA
	Management – Therapie	ASS β-Blocker „time is muscle"! Lyse! primäre PTCA!	ASS Heparin (NMWH) β-Blocker Cor. Angio! Intervention?	Verdacht!!! ↓ KH : TEE CT MRI ↓ OP!!	Verdacht!!! ↓ Heparin! (Szintigr., Sp OAK!

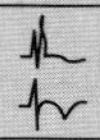

Abbildung 31.1 Die 6 wichtigsten Differentialdiagnosen des Thoraxschmerzes (Kühn 1998).

2 Erkrankungen des Herzens

2.1 Koronare Herzkrankheit (KHK)

Symptome

Der typische Angina-pectoris-Schmerz wird als dumpf, beengend, drückend, aber auch brennend empfunden, er wird meist substernal, häufig auch im gesamten Thorax lokalisiert. Die Ausstrahlung v. a. in die ulnare Seite des Arms, in Kiefer, Oberbauch und Rücken wird in etwa 50% der Fälle geschildert, ist jedoch keinesfalls pathognomonisch. Wesentliche Aspekte sind die mehr oder minder regelhafte Belastungsabhängigkeit der Schmerzen, deren kurze Dauer von etwa 5–15 min und die Nitrosensibilität. Eventuell werden die Schmerzen durch Kälte provoziert.

Neben der genauen Schmerz- und Anfallsanamnese kommt der Exploration des Risikoprofils eine größere Bedeutung zu als dem Ruhe-EKG! Ein unauffälliges Ruhe-EKG, sowohl im Anfall als auch im Intervall, schließt eine Koronarinsuffizienz nicht aus.

Ebensowenig darf von unspezifischen ST-Streckenveränderungen oder auch ST-Streckensenkungen zwingend auf eine koronare Herzkrankheit geschlossen werden. Hingegen machen im Anfallsgeschehen kurzfristig auftretende ST-Streckensenkungen eine KHK höchstwahrscheinlich. Ein im Anfall verabreichtes schnell wirksames Nitropräparat kann im Zweifelsfall bei prompt einsetzender Beschwerdefreiheit den Verdacht erhärten.

31 Thoraxschmerz

Perikarditis	Refluxerkrankung (GERD)
Sternum	Sternum Oberbauch
Hals?	Hals
◠	◠
brennend scharfer Schmerz	
tagelang	> 30 min
–	Speisen?
Lagewechsel	Nitro?
Fieber	
3phasisches Herzgeräusch	kardiale Genese muß ausgeschlossen werden!
⌐⌐→	kardiale Genese muß ausgeschlossen werden!
meist benigne (Virus?)	Nachweis: Endoskopie pH-Metrie Manometrie Th: PPH!

Tabelle 31.3 Symptome und Zeichen.

- stenokardische Beschwerden (Angina pectoris oder „AP-Äquivalent") bei körperlichen oder psychischen/ mentalen Belastungen (Streß, Zeitdruck, Ärger), bei Kälte
- Dyspnoe und Zeichen eines inadäquat niedrigen Herzzeitvolumens (Leistungsabfall, rasche Ermüdbarkeit) aufgrund einer verminderten Leistungsreserve des Herzens entweder chronisch durch einen „Myokardschaden" (Zustand nach Myokardinfarkt) oder akut durch eine Dysfunktion des linken Ventrikels bei Belastung aufgrund der Myokardischämie
- Herzrhythmusstörungen auf Basis einer „elektrischen Instabilität", Ischämie oder myokardialen Schädigung

Jede instabile Angina pectoris ist hospitalisierungspflichtig und als potentielle Präinfarktangina intensiver stationärer Betreuung zuzuführen.

Die Ergometrie als erster weiterer diagnostischer Schritt ist nur bei stabiler, jedoch nicht bei instabiler Angina pectoris zulässig. Im Zweifelsfall ist jede Angina pectoris als frischer Herzinfarkt anzusehen und der Patient einer entsprechend ausgestatteten kardiologischen Abteilung zuzuführen.

Die typischen pektanginösen Beschwerden mit linksthorakalen Schmerzen und Ausstrahlung in den linken Arm zeigen sich bei alten Menschen seltener, da diese sich geringer körperlich belasten.

Auch ein akuter Myokardinfarkt wird häufig als akuter Blutverlust, Hypotension oder schwerwiegende Infektion verkannt. Das Auftreten von Dyspnoe, Synkope, ungeklärten Oberbauchbeschwerden, Lungenödem oder plötzlicher Herzinsuffizienz sollte an einen Myokardinfarkt denken lassen. Manchmal imponiert das kardiale Ereignis auch als akute Verwirrtheit durch die zerebrale Minderversorgung. Die Symptome und Zeichen der Angina pectoris sind in Tabelle 31.3 zusammengefaßt.

Diagnostik und Differentialdiagnose

Zu erstreben ist die *frühzeitige Diagnose* – in einem reparablen oder sogar reversiblen Stadium –, jedenfalls vor dem Herzinfarkt oder plötzlichen Herztod. Die Diagnostik wird dadurch erschwert, daß etwa 50% der Betagten Veränderungen im Ruhe-EKG haben und ein hoch-normaler CK-Spiegel bei der reduzierten Muskelmasse im Alter bereits eine Myokardschädigung anzeigen kann.

Wenn man jene Fälle rückblickend genau analysiert, in denen der Herzinfarkt (angeblich) aus „heiterem Himmel" passiert ist, bleiben nur wenige

Wichtig ist die Abgrenzung von stabiler und instabiler Angina pectoris.

Jede Angina pectoris gilt innerhalb der ersten 6 Wochen nach ihrem Erstauftreten als instabil.

Bei schon bestehender Angina pectoris sind eine intensivere Schmerzcharakteristik, eine längere Anfallsdauer, geringer werdende Belastungstoleranz, das Auftreten von Ruhe-Angina-pectoris und abnehmende Nitrosensibilität als Zeichen der Instabilität zu werten.

Eine stabile Angina pectoris, deren Anfalls- und Schmerzcharakteristik dem Patienten unverändert und länger als 6 Wochen bekannt ist, rechtfertigt eine ambulante Therapieeinleitung.

Tabelle 31.4 Differentialdiagnose des Thoraxschmerzes.

Beschwerden von seiten des Bewegungsapparates oder des Magen-Darm-Trakts	„Zervikalsyndrome", Interkostalneuralgie, Da-Costa- oder Tietze-Syndrom, Ösophagospasmus, Ulcus pepticum, Cholelithiasis
Dyspnoe anderer Genese	Anämie, pulmonale Erkrankungen
Rhythmusstörungen extrakardialer Ursache	Hyperthyreose, Medikamente
andere kardiovaskuläre Krankheiten oder Störungen	Vitien, Mitralprolapssyndrom, entzündliche und degenerative Schäden, CMP, Aneurysma dissecans
psychische Erkrankungen	„Herzneurosen" und „funktionelle Herzbeschwerden"

Tabelle 31.5 Schweregradbeurteilung der NYHA.

I	Symptome nur bei starker Anstrengung
II	geringe Einschränkung der körperlichen Belastbarkeit; normale körperliche Belastungen verursachen Ermüdung, Palpitationen, Dyspnoe oder Angina pectoris
III	ausgeprägte Einschränkung der körperlichen Aktivität; geringere als normale tägliche Belastungen verursachen obige Symptome
IV	Unfähigkeit zu körperlicher Aktivität ohne Beschwerden; Symptomatik kann auch in Ruhe bestehen

übrig, in denen es tatsächlich keinerlei erkennbare Warnzeichen gegeben hätte. Die Diagnostik der KHK erfordert daher
- *Information* von Risikoträgern über das Wesen der Krankheit, ihre ersten Symptome und deren richtige Deutung und über die heute bestehenden Möglichkeiten der Behandlung, so daß eine „Vogel-Strauß-Politik" vermieden wird.
- Ernstnehmen von ersten subjektiven Symptomen und objektiven Zeichen, denen möglicherweise eine KHK zugrunde liegt (s. Tab. 31.3).
- *Differentialdiagnose* ohne Zeitverlust (Tab. 31.4).
- *Beurteilung des Schweregrades* (Koronarreserve). Die Beurteilung des klinischen Schweregrades (Tab. 31.5) ist bei der KHK nicht ausreichend, weil eine Infarktgefahr oft auch bei nur geringfügig in ihrer Leistung und Lebensqualität beeinträchtigten Patienten besteht.

Deshalb ist es unbedingt notwendig, auch ätiologische Faktoren bzw. die Risikokonstellation, den anatomischen Schweregrad, die Physiopathologie und die prognostische Bedeutung zu beurteilen.

Diagnostisches Vorgehen (Tab. 31.6)
Anamnese und klinisch-physikalischer Status sind von größter Wichtigkeit. Der Arzt darf sich, wenn er aufgrund der Anamnese und der differentialdiagnostischen Überlegungen weitgehend davon überzeugt ist, daß eine KHK vorliegt, durch negative Ergebnisse technischer Hilfsmittel wie Ergometrie oder Szintigraphie nicht beirren lassen.

> Im Falle des Belastungs-EKG und der Thalliumszintigraphie ist in 10–30% der Fälle, je nach Methodik und Erfahrung des Untersuchers, mit einem falsch negativen Befund zu rechnen.

Grundsätzlich wäre es bei der Beurteilung jeder diagnostischen Maßnahme wichtig, deren Sensitivität und Spezifität zu kennen, um divergierende Ergebnisse richtig werten zu können.

> Das *Ruhe-EKG* hat nur eine sehr bedingte Aussagekraft und ist für die Frühdiagnose der KHK wertlos, es ist aber eine Voraussetzung für die Ergometrie.

Für die *Ergometrie* ist in der Diagnostik einer signifikanten Koronarkrankheit die Sensitivität mit 80% die Spezifität mit 90–95% anzusetzen, wenn sie von einem erfahrenen Kardiologen durchgeführt wird. Sie ist nach der Anamnese das wichtigste diagnostische Hilfsmittel. Besonders dort, wo aufgrund der Anamnese eine große Unsicherheit besteht, hilft die Ergometrie bei der Ja/Nein-Entscheidung, ob eine signifikante KHK vorliegt. Dagegen sind bei einer eindeutigen Angina-pectoris-Symptomatik – nach dem Ausschluß von Differentialdiagnosen – sowohl die Ergometrie als auch jede andere Untersuchung für die Entscheidung, ob invasiv oder konservativ vorgegangen werden soll, oft entbehrlich.

Bei einer „De-novo-Angina" oder einer instabilen Angina pectoris kann die Ergometrie kontraindiziert und jede unnötige Verzögerung der stationären Aufnahme und eventuellen Koronarangiographie fatal sein. Bei einer stabilen KHK dient die Ergometrie zur quantitativen Beurteilung.

Für eine signifikante Koronarinsuffizienz sprechen:

Tabelle 31.6 Diagnostische Mittel zur Beurteilung einer stabilen KHK.

- Anamnese, physikalischer Status
- EKG, Labor
- eventuell Röntgen-Thorax, eventuell kleine Spirometrie
- Echokardiographie
- Ergometrie
- 24-Stunden-Langzeit-EKG
- Koronarangiographie
- ergänzende Untersuchungen bei speziellen Fragestellungen
  - Ergometrie und Messung der O_2-Aufnahme und der Blutgase
  - Radionuklidventrikulographie
  - Streß-Echokardiographie, TEE
  - Provokationstests mit „Handgrip", Kälte, Adenosin, Persantin
- EBT (Elektronen-Beam-Tomographie), NMR, PET

- „Ischämische" ST-Senkungen im EKG oder Angina pectoris bei
  - eingeschränkter Leistung (bezogen auf Geschlecht, Alter, Körperbau und körperlichen Aktivitätsgrad [Trainingszustand]);
  - niedriger Herzfrequenz (bezogen auf Alter und eventuell vorhandenen Vorbefund von einer früher bei diesem Patienten durchgeführten Ergometrie. Der Belastungsabbruch aufgrund von Symptomen der KHK oder von Ischämiezeichen bei einer Herzfrequenz von weniger als 130/m ist meist ein schwerwiegender Befund).
- Abfall des systolischen Blutdrucks während Belastung bei der Standardergometrie, Arrhythmien (insbesondere VES) sowie Symptome und Zeichen eines inadäquat niedrigen Herzzeitvolumens (Müdigkeit, Blässe, kalter Schweiß etc.) in Verbindung mit sonstigen Verdachtsmomenten für eine Belastungskoronarinsuffizienz.

Gegen eine signifikante Koronarinsuffizienz sprechen:

- normale Belastbarkeit und normale Arbeitsreaktion ohne Ischämiezeichen
- ST-Senkungen erst bei hoher Herzfrequenz (über 150/min).

Das symptomfreie Erreichen einer Herzfrequenz über 150 ist in der Regel als günstiges Zeichen zu werten, obwohl damit eine eindeutige anamnestische Angabe nicht außer Kraft gesetzt wird.

Die *ideale Vorgangsweise* zur Abklärung einer KHK ist im Routinefall:

- sorgfältigste Anamnese, Status, EKG, kleines Labor
- Echokardiographie (Beurteilung der Linksventrikelfunktion, Ausschluß eines Vitium cordis)
- Ergometrie (KHK ja/nein, Beurteilung des Schweregrades, Hilfe für die Indikationsstellung zur Koronarangiographie, Motivation des Patienten zu einer gesünderen Lebensweise, Ausgangsbasis für Therapiekontrolle und Beurteilung des Verlaufs)
- 24-Stunden-Langzeit-EKG (Aufdeckung von Herzrhythmusstörungen und Episoden einer „stummen Ischämie"). Abgesehen von der Bedeutung der Rhythmusstörung per se kann eine solche ebenso wie eine „stumme Ischämie" – die im übrigen genauso gefährlich ist wie eine symptomatische Ischämie – die Entscheidung zur Koronarangiographie vor allem im Hinblick auf die Möglichkeit der PTCA (perkutane transluminale Angioplastie) beeinflussen.

Konservative (symptomatische) Therapie

- ischämische Komponente: Nitropräparate, Betablocker, Kalziumantagonisten, Lipidzsenker, Kaliumkanalöffner (Nicorandil)
- myokardiale Komponente: ACE-Hemmer, Digitalis, Diuretika, AT-II-Rezeptor-Antagonist
- elektrische Instabilität: Antiarrhythmika, Betablocker.

Prognose

Für die Prognose ist die Reduktion von Risikofaktoren von Bedeutung:

- Raucher, die bei bereits bestehender KHK weiterrauchen, haben ein doppelt so hohes Mortalitätsrisiko wie solche, die aufhören zu rauchen.
- Ein Absenken eines erhöhten *Serumcholesterins* um ca. 20% reduziert im Rahmen der „Sekundärprävention" das Myokardinfarktrisiko um 20–25%.
- Eine *körperliche Konditionierung* senkt die Rate an tödlichen Myokardinfarkten – das heißt, die Chance, einen Infarkt zu überleben, steigt. Dazu ist kein intensives Training erforderlich – flottes Gehen eine Stunde täglich scheint nahezu gleich gut zu sein wie ein dosiertes Programm der „Bewegungstherapie". Die Effekte, die sich mit einer vernünftigen Ernährung und einer ausreichenden körperlichen Aktivität erzielen lassen, sind bekannt.
- Reduktion von „krank machendem Streß", Wiedergewinnen der „Zeithoheit", Bewußtseinsbildung für ein soziales Verhalten (Selye: „egoistischer Altruismus" = liebe deinen Nächsten wie dich selbst) und Verhaltensmodifikation ganz allgemein klingen wie moderne Schlagworte, dürfen aber nicht ganz von der Hand gewiesen werden.

Eine Prognoseverbesserung ist weiterhin durch die *Therapie mit Thrombozytenaggregationshemmern* (Acetylsalicylsäure – z.B. *Aspirin® 100 mg* tgl.) zu erreichen. Außerdem kann von einer Therapie mit *Betablockern* und evtl. auch mit *Lipidsenkern* zusätzlich zur *Diät* bei selektierten Patienten eine gewisse Reduktion des Morbiditäts- und Mortalitätsrisikos erwartet werden.

Invasive diagnostische und therapeutische Verfahren

Regelmäßig ärztliche Kontrollen zur Erfassung des richtigen Zeitpunktes für ein invasives Vorgehen (Koronarangiographie, PTCA oder Bypass-Operation).

Eine *Koronarangiographie* kann auch bei alten Patienten in sonst guter körperlicher und geistiger Verfassung durchgeführt werden, wenn sie trotz maximaler medikamentöser Therapie weiterhin pektanginöse Beschwerden in Ruhe oder bei geringer körperlicher Belastung aufweisen.

> Die Komplikationsrate der Koronarangiographie ist auch im höheren Alter relativ niedrig *und* läßt genaue Aussagen über Stenosegrad und Lokalisation zu.

Ein Teil dieser Stenosen kann mittels perkutaner transluminaler Angioplastie (PTCA, Stent, Rotablator) erfolgreich dilatiert werden. Es ist allerdings mit einer Rezidivrate an Restenosen von etwa 30% innerhalb eines Jahres zu rechnen.

Strittig ist, wieweit die *Koronarchirurgie* bei alten Menschen zu einer Verlängerung der Lebenserwartung führt. Die Operationsmortalität ist mehr als doppelt so hoch wie bei jüngeren Erwachsenen. Große Statistiken weisen nur für die sogenannten jungen Alten (bis 75 Jahre) einen Nutzen aus, sofern bei diesen eine Hauptstammstenose oder eine Dreigefäßerkrankung mit nur mäßig eingeschränkter linksventrikulärer Funktion vorliegt.

Die Prinzmetal-Angina

Die Prinzmetal- oder Variant-Angina stellt eine auf Koronarspasmen zurückzuführende Sonderform der Myokardischämie dar. Typischerweise treten die Angina-pectoris-Beschwerden in Ruhe und mit einer signifikanten Häufung in der zweiten Nachthälfte auf. In der Regel handelt es sich um jüngere Patienten, die Geschlechtsverteilung ist ausgeglichen. Ausgeprägte ST-Hebungen und komplexe Arrhythmien sind häufig. Da nur in 5–10% keine begleitende Koronarsklerose nachgewiesen wird, sind Mischformen mit typischen Belastungsstenokardien nicht ungewöhnlich. Die stationäre Aufnahme zur umfassenden Abklärung ist notwendig.

Differentialdiagnose der KHK

Die Differentialdiagnose der KHK stützt sich primär im wesentlichen auf die klinische Symptomatik. Man unterscheidet:

- echte Stenokardien
- funktionelle Stenokardien
- extrakardiale Stenokardien.

Krankheitsbilder, denen morphologische Veränderungen der Koronargefäße und des Herzmuskels zugrunde liegen, wie Herzinsuffizienz, stabile und instabile Angina pectoris und Myokardinfarkt, sind *Ursachen echter Stenokardien.*

Krankheitsbilder, bei denen es sich um funktionelle, also relative Koronarinsuffizienz handelt, wie paroxysmale Tachykardie und Bradykardie, schwere Anämie, pulmonale Hypertonie, Aortenklappenvitium, Pulmonalstenose, Tumoren des Herzens bzw. neoplastische Systemerkrankungen mit Herzbeteiligung, sind *Ursachen funktioneller Stenokardien.* Die Therapie richtet sich hier nach der zugrundeliegenden Erkrankung.

Krankheitsbilder, bei denen pathophysiologisch keine Koronarinsuffizienz vorliegt, wie Lungenembolie, Perforation von Geschwüren im Magen-Darm- und Gallenblasenbereich, akute Pankreatitis sind *Ursachen extrakardialer Stenokardien.* Gemeinsam ist diesen Erkrankungen der starke, plötzliche Schmerz im Bereich des Thorax und Oberbauches. Hierzu zählen auch Schmerzen, die nur Projektionen des Schmerzes in die Herzgegend sind. Diese „Stenokardien" sind charakterisiert durch Schmerzen wechselnder Intensität und Dauer, meist diffus, die sich unter körperlicher Belastung oft bessern. Weiter bestimmen vegetative und psychische Symptome das Krankheitsbild.

Diese extrakardial bedingten Thoraxschmerzen können auch durch Fehlhaltungen der Wirbelsäule, Knochenerkrankungen wie Osteoporose, seltene Tumoren, Interkostalneuralgien, Herpes zoster, Myalgien und muskuläre Dysbalance hervorgerufen werden.

2.2 Myokardinfarkt

Pathophysiologie

Der akute Myokardinfarkt entwickelt sich meist auf dem Boden einer atherosklerotischen Gefäßveränderung (ca. 90%). Auslöser für das akute Geschehen ist eine Endothelläsion, deren Entstehungsmechanismus bis heute allerdings nicht ausreichend geklärt werden konnte. Diese Oberflächenerosion (Primärläsion) kann manchmal sehr vehement verlaufen (Plaqueruptur), sie induziert Thrombozytenaktivierung, Freisetzung vasoaktiver Substanzen, Vasokonstriktion und Thrombozytenaggregation. Folge ist ein thrombotischer Koronarverschluß. Gelegentlich können Gegenregulationsmechanismen wie hypoxische Vasodilatation und Spontanlyse einem totalen Gefäßverschluß entgegenwirken, und es kommt dauernd oder passager zur Reperfusion.

Diagnose

Die Diagnose des akuten Myokardinfarktes ergibt sich aus der Trias: Klinik, EKG und Blutfermente (Tab. 31.7). Die Tatsache, daß ca. 50% der Ein-Jahres-Letalität nach Herzinfarkt noch immer auf Todesfälle vor der Primäraufnahme ins Krankenhaus zurückzuführen sind, unterstreicht die Wichtigkeit der sorgfältigen Differentialdiagnose des akuten Thoraxschmerzes.

> Ein unerkannter Myokardinfarkt ist bei sehr alten Patienten genauso häufig wie ein klinisch diagnostizierter Myokardinfarkt (Abb. 31.2).

Eine positive Infarktanamnese ist mit einem dreifach höheren Risiko für einen Zweitinfarkt in dieser Altersgruppe verbunden.

> Die Aufnahme in ein Krankenhaus erfolgt beim alten Infarktpatienten gegenüber dem jungen verzögert; im Durchschnitt vergeht etwa die dreifache Zeit zwischen ersten Krankheitssymptomen und Klinikaufnahme.

Für diese Verzögerung muß im wesentlichen eine ablehnende oder abwartende Haltung des Patienten selbst oder seiner Angehörigen verantwortlich gemacht werden. Auf Intensivstationen gibt es für

Tabelle 31.7 Kardiale Schmerz-Differentialdiagnose: Angina pectoris, Myokardinfarkt bzw. „funktionelle Herzschmerzen" (Da-Costa- bzw. Effort-Syndrom).

Parameter	Angina pectoris	Myokardinfarkt	„funktionelle Herzschmerzen"
Schmerzintensität	stark	sehr stark bis unerträglich Vernichtungsschmerz Todesangst	belastend erträglich
subjektive Schmerzdarstellung	stark betont bagatellisierend	wortkarg	breit ausschweifend aggravierend
Schmerzdauer	1–15 min	≥ 20 min	Sekunden Stunden Tage
Belastungsschmerz	Zunahme	Belastung nicht möglich	Besserung
Schmerzqualität	beklemmend krampend bohrend drückend	krampfartig zusammenschnürend Vernichtungsschmerz	unbestimmt dumpf „Herzstiche"
Schmerzlokalisation	links retrosternal (3. und 4. Rippe) Schultern verschieden	retro- und substernal ganzer Brustraum Arme Abdomen Schultern Hals	Herzspitze (punktförmiger Schmerzort)
Schmerzinduktion	Belastung Emotionen Streß Kälte opulente Mahlzeiten	ohne erkennbare äußere Ursache	Emotionen „Überforderungs-Syndrom"
Nitrat-Effekt	sofortige Besserung	keine Wirkung	keine Wirkung Placebo-Effekt Kopfschmerzen
EKG	im Anfall: ST-Senkung	typische Umformungen EKG-Zeichen erst nach Stunden	normal T-Veränderungen
Enzymreaktion	fehlt gering (schwere Anfälle)	deutlich	fehlt

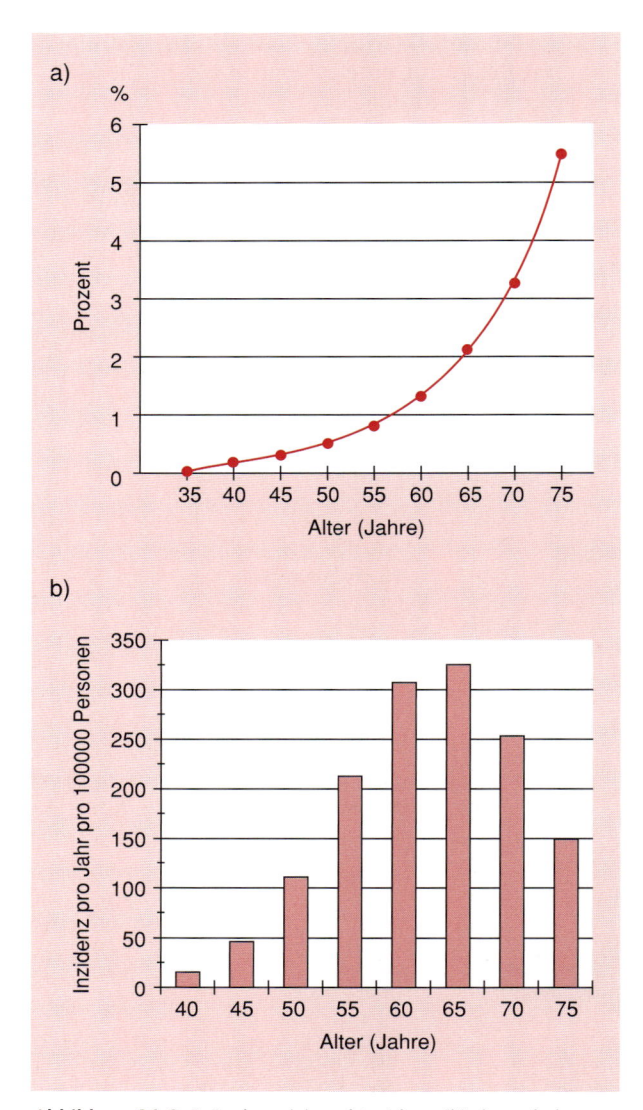

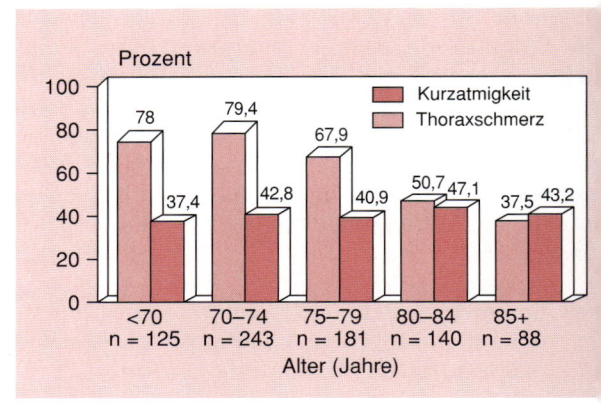

Abbildung 31.3 Leitsymptom beim Myokardinfarkt (Bayer 1986)

Abbildung 31.2 Prävalenz (a) und Inzidenz (b) der unbekannten Myokardinfarkte im Altersvergleich (Reykjavik-Studie 1995).

Infarktpatienten heute praktisch keine Altersbegrenzung mehr.

Ebenso werden altersabhängige Indikationen von Reanimationsmaßnahmen, deren Ergebnisse sich im Alter praktisch kaum von jenen bei jüngeren Patienten unterscheiden, heute übereinstimmend verneint.

> Leitsymptom des akuten Myokardinfarktes ist der *Brustschmerz*, der länger als 15–30 min andauert (Abb. 31.3).

Der Schmerzcharakter ähnelt dem der Angina pectoris, ist aber in der Regel intensiver und begleitet von einem heftigen Angst- oder Vernichtungsgefühl. Der Schmerz läßt sich weder durch Ruhe noch durch Nitropräparate lindern und bedarf in der Regel des Einsatzes hoher Dosen von Alkaloiden.

Die Schmerzlokalisation ist retrosternal bis links thorakal, gelegentlich rechtsthorakal oder im Hals gelegen. Beim Hinterwandinfarkt können Oberbauchbeschwerden bestehen, welche primär an eine abdominelle Erkrankung denken lassen. Weitere Symptome und ihre prozentuale Verteilung sind in Abb. 31.4 dargestellt.

Vegetative Begleitsymptome wie Schweißausbruch, Übelkeit, Erbrechen und Angstgefühl sind häufig. Symptome der Linksherzinsuffizienz können hinzu kommen. Der Blutdruck kann hoch, niedrig oder normal sein. Bei ausgedehnten Myokardinfarkten ist der Blutdruck kritisch niedrig, die Herzfrequenz hoch, der Patient ist blaß, unruhig und kaltschweißig (kardiogener Schock).

Rhythmusstörungen treten bei bis zu 90% der Patienten auf, am häufigsten sind polytope ventrikuläre Extrasystolen; weiter repetitive Arrhythmien in Form von Couplets, Triplets, ventrikulären Salven, Kammertachykardien, Kammerflimmern; bradykarde Rhythmusstörungen imponieren als Sinusbradykardie, SA- oder AV-Blockierung und Asystolie.

Der *Auskultationsbefund* ist in der Regel unergiebig. Man findet einen Galopprhythmus bei Herzinsuffizienz, ein Systolikum bei Papillarmuskeldysfunktion oder Ventrikelseptumruptur sowie ein perikardiales Reiben bei Pericarditis epistenocardica.

Das *EKG* gibt entscheidende Hinweise für einen akuten Myokardinfarkt, ein unauffälliges EKG schließt aber einen Myokardinfarkt nicht aus. Man unterscheidet:

- *Zeichen der Hypoxie:* Hohe spitze T-Wellen (Erstickungs-T), Dauer wenige Minuten, sind meist in der Hospitalisationsphase nicht mehr vorhanden.

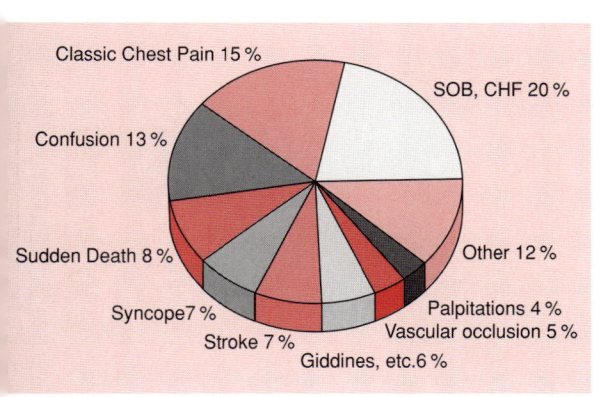

Abbildung 31.4 Symptomenverteilung beim akuten Myokardinfarkt älterer Patienten nach Pathy (1967).

- *Zeichen der Läsion:* ST-Hebung über dem Infarktgebiet; beim Innenschichtinfarkt findet sich lediglich eine ST-Streckensenkung.
- *Zeichen der Nekrose:* Auftreten von pathologischen Q-Zacken bzw. R-Verlust im Infarktgebiet.

Neben Schmerz und EKG ist der Fermentanstieg das dritte Kardinalzeichen des akuten Myokardinfarktes. 4–6 Stunden nach Schmerzbeginn kommt es zu einem Anstieg von Kreatininkinase (CK) und deren Isoenzym (CKMB). Das Isoenzym ist herzspezifisch und kann daher zur Differentialdiagnose von Erkrankungen, welche von einem unspezifischen CK-Anstieg begleitet sind, herangezogen werden (starke körperliche Belastung, intramuskuläre Injektionen, Intoxikationen, Epilepsie, Lungenembolie, langes Liegen am Boden, Insult, Unterkühlung). Die maximale Höhe der CK ist grob proportional der Infarktgröße und damit von prognostischer Bedeutung.

> Bei einem CK-Anstieg über das 3fache der Norm muß mit hämodynamisch wirksamer Einschränkung der Ventrikelfunktion gerechnet werden. Bei CK-Werten von über 700–800 U/l ist die Wahrscheinlichkeit ausgeprägter Myokardnekrosen sehr hoch. Bei Reinfarkten genügt schon ein kleinerer Fermentanstieg, um die Ventrikelfunktion deutlich zu schädigen.

Als weitere Enzyme zur Diagnostik des Myokardinfarktes dienen: Glutamyloxalattransferase (GOT) und Laktatdehydrogenase (LDH), Myoglobin (MG), CK-Massenbestimmung und Troponin T.

Die *echokardiographische Untersuchung* liefert wertvolle Hinweise in der Frühphase des akuten Myokardinfarktes, einerseits hinsichtlich Differentialdiagnose (vor allem bei Patienten mit atypischer Symptomatik oder unzureichendem EKG-Befund), andererseits hinsichtlich Lokalisation und Ausprägung des akuten Geschehens sowie der Diagnostik von Komplikationen.

Therapie

Die Prognose des Patienten hängt ganz wesentlich ab von der Infarktgröße. Das Ziel aller therapeutischen Überlegungen besteht darin, die Infarktgröße zu limitieren bzw. die Infarktausdehnung zu vermindern (Myokardprotektion). Entsprechende therapeutische Schritte sind in der Frühphase des akuten Myokardinfarktes stark zeitabhängig. Das Ziel sollte daher sein, jeden Infarktpatienten so rasch wie möglich in das Krankenhaus zu transferieren, die Behandlung muß aber schon vor der Einweisung ins Krankenhaus beginnen. Daher gliedert sich die Therapie in zwei Schritte:

- *Präklinische Behandlung des akuten Myokardinfarktes:* Die rasche Diagnosestellung beeinflußt die Prognose des Patienten entscheidend. Sie orientiert sich primär am klinischen Zustandsbild und an den Untersuchungsbefunden. Ein Notfall-EKG trägt wesentlich zur Diagnosefindung bei. Die wichtigsten therapeutischen Maßnahmen bestehen aus Sedierung, Analgesie, Nitroglycerin (sublingual oder intravenös), Sauerstoff mittels Sonde oder Maske und, wenn erforderlich, eine kardiopulmonale Reanimation. Betablocker können bei entsprechendem Monitoring (EKG bzw. Blutdruckmessung) und fehlender Kontraindikation intravenös verabreicht werden. Die Prähospitalthrombolyse ist derzeit Gegenstand der Forschung und kann daher noch nicht als Standard in der Prähospitalphase empfohlen werden.
- *Klinische Behandlung des akuten Myokardinfarktes* (Tab. 31.8): Wichtigstes Behandlungsziel ist die möglichst rasche Reperfusion des Myokards.

Die *thrombolytische Therapie* kann den okkludierenden Thrombus auflösen, den koronaren Fluß wiederherstellen (Reperfusion), den Infarktablauf unterbrechen, die myokardiale Nekrose reduzieren und die Überlebensrate verbessern, wenn die Lyse innerhalb von 6–12 Stunden durchgeführt wird (Tab. 31.9). Es stehen uns heute 4 verschiedene Thrombolytika zur Verfügung. Großangelegte Studien haben gezeigt, daß zwischen den einzelnen Thrombolytika im wesentlichen keine Unterschiede existieren, die Unterschiede sind lediglich von marginaler Bedeutung. Schwere Blutungen sind bei Beachtung der Kontraindikationen selten (ca. 1%); allergische Reaktionen kommen vor, ausgeprägte Formen (Schock) sind jedoch eine Rarität.

Die *adjuvante Therapie zur Thrombolyse* ist Gegenstand zahlreicher Studien, da noch nicht alle Fragen der Begleitbehandlung restlos geklärt werden

Tabelle 31.8 Klinische Behandlung des akuten Myokardinfarktes.

gesichert
- Überwachung
- Analgesie
- Sedierung
- Sauerstoff
- Nitroglycerin
- Betablocker
- Acetylsalizylsäure
- Heparin
- Thrombolyse

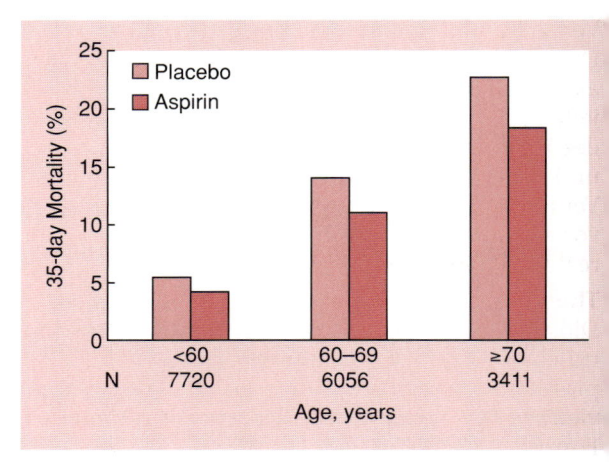

obsolet
- Kalziumantagonisten
- Digitalis (prophylaktisch)
- Antiarrhythmika (prophylaktisch)
- ungezielt Infusionen (Glukose, Insulin etc.)
- Glykoprotein-IIb/IIIa-Hemmer
- ACE-Hemmer?

Abbildung 31.5 Effekt von Acetylsalicylsäure (162,5 mg/Tag) auf Mortalität bei Myokardinfarkt (ISIS-2 1988).

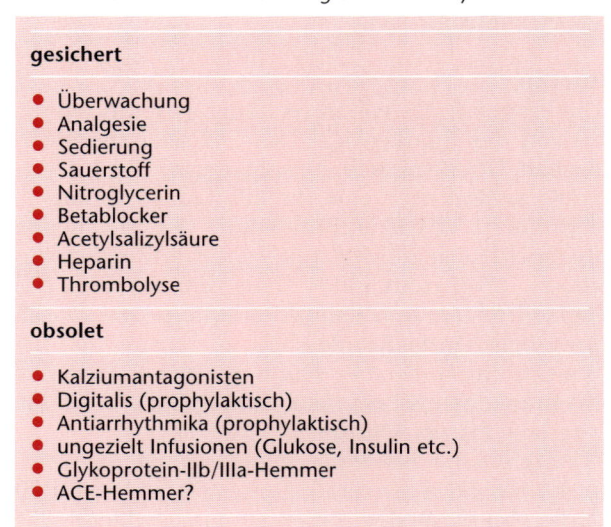

Tabelle 31.9 Frühmortalität bei 5 größeren placebokontrollierten Thrombolysestudien: gepoolte Ergebnisse nach Alter (n = 36 925) (Rich 1998).

	jüngere Patienten (n = 26 941)	ältere Patienten (n = 9984)
Mortalität		
Kontrollgruppe	8,4%	20,7%
Thrombolysegruppe	6,2%	17,2%
Mortalitätsreduzierung	25,7%	16,9%
gerettete Leben/100 Patienten	2,2	3,5
P-Wert	< 0.0001	< 0.0001

konnten. Gesichert ist gegenwärtig die Gabe von i.v. *Nitraten*. Bei fehlender Kontraindikation sind *Betablocker* Medikamente der Wahl bei allen Infarktpatienten, i.v. verabreicht. Bei guter Verträglichkeit Fortsetzung einer peroralen Therapie. *Acetylsalicylsäure* hemmt die Plättchenaggregation und somit einen initialen Schritt der Infarktgenese. Der Einsatz von Acetylsalicylsäure ist daher als Primärtherapeutikum unumstritten; gesichert ist die Dosierung von 160 mg täglich (Abb. 31.5). *Heparin* ist beim akuten Myokardinfarkt unabdingbar, als Bolus, wenn keine Lyse durchgeführt wird, bzw. frühestens 6 Stunden nach Streptokinasetherapie in Abhängigkeit von der PTT und TZ. Darüber hinaus ist auf eine ausreichende Sedierung und eine ausreichende Analgesie zu achten.

2.3 Perikarditis

2 unterschiedliche Schmerztypen kennzeichnen die akute Perikarditis:
- Der häufigere pleuritische Schmerz, der atem- und lageabhängig ist. Er wird intensiver in Linksseitenlage empfunden, schwächer in sitzender Position, er dauert länger als der Angina-pectoris-Schmerz. Er beruht auf der pleuritischen Komponente der Pleuroperikarditis und ist häufiger bei den infektiösen Formen.
- Der zweite Schmerztyp besteht in einem dauernden Substernalschmerz, ähnlich wie bei einem Myokardinfarkt.

Das typische Perikardreiben mit Punctum maximum links parasternal wird bei einem sitzenden, vornübergebeugten Patienten am deutlichsten gehört. Es verschwindet im Rahmen eines fast immer auftretenden Perikardergusses. Tamponadezeichen korrelieren vor allem mit der Geschwindigkeit der Ergußbildung, nicht mit der absoluten Ergußmenge. Eine periphere Niedervoltage ist auch bei beträchtlichen Ergußmengen seltener als angenommen.

In ca. 90% bestehen differentialdiagnostisch bedeutsame EKG-Veränderungen. Typisch sind horizontale oder nach unten konkave ST-Elevationen in allen Ableitungen. Katarrhalische Prodromi, Fieber oder das Auftreten der Perikarditis im Rahmen schwerer Allgemeinerkrankungen können wesentliche diagnostische Hinweise liefern.

Weiterführende Untersuchungen sind Thoraxröntgen bzw. Echokardiographie.

> Die klinische Diagnose „Perikarditis" läßt sich durch folgende drei Symptome meist ohne Schwierigkeiten stellen: retrosternaler Schmerz, Fieber und Perikardreiben.

Verlauf und Prognose

Der Verlauf wird von der Ätiologie bestimmt. Die akute Perikarditis kann folgenlos ausheilen, sie kann jedoch teilweise oder vollständig zur Obliteration der Perikardblätter mit nachfolgender Konstriktion und Verkalkung führen. Auch ein rezidivierender Verlauf und chronische Ergußbildung sind möglich, vor allem dann, wenn das Grundleiden chronisch rezidivierend verläuft.

Therapie

Die allgemeinen Behandlungsrichtlinien sind Bettruhe und Schmerzbehandlung. Die spezielle Therapie richtet sich nach der Ätiologie. Die Ursachen sind vielfältig, für den älteren Menschen sind folgende Formen erwähnenswert:
- idiopathische Perikarditis
- infektiöse Perikarditis
- Perikarditis als Überempfindlichkeit bzw. Autoimmunprozeß (z.B. Postmyokardinfarktsyndrom [Dressler], Postkardiotomiesyndrom)
- Perikarditis bei Kollagenkrankheiten
- Perikarditis als Miterkrankung benachbarter Organe
- Perikarditis bei Stoffwechselerkrankungen
- Perikarditis bei Tumoren
- Perikarditis bei Traumen.

2.4 Mitralklappenprolaps

Die Erkrankung des Mitralklappenprolapssyndroms sei deshalb kurz aufgeführt, weil sie im Alter häufig nicht jenen benignen Verlauf aufweist, der für jüngere Menschen weitgehend charakteristisch ist, und weil zum anderen eine stetige Zunahme dieses Krankheitsbildes in einem geriatrischen Klientel zu erwarten ist.

Während in jüngeren Jahren funktionelle Beschwerden überwiegen, muß in fortgeschrittenem Alter mit einer höheren Quote an ernsten Komplikationen dieser Klappenanomalie, sei sie Ausdruck einer myxomatösen Degeneration der Klappen selbst oder Folge einer meist ischämischen Papillarmuskeldysfunktion, gerechnet werden. Zu nennen sind vor allem hämodynamisch wirksame Mitralinsuffizienz, myokardiale Insuffizienzen und Rupturen von Chordae tendineae, die in der Regel mit akut oder protrahiert auftretenden Symptomen einer Linksinsuffizienz einhergehen.

Der Mitralklappenprolaps ist oft asymptomatisch, kann aber auch mit einem zentralen Brustschmerz verbunden sein. Dieser ist intermittierend und kann in der Qualität einer Angina pectoris ähnlich sein, aber er hat kaum oder gar keine zeitliche Verbindung mit körperlicher Belastung und hält von Minuten bis Stunden an. Eine exakte Diagnose kann mittels Echokardiographie gestellt werden.

2.5 Endokarditis, erworbene Herzklappenfehler

Ersterkrankungen bzw. Erstmanifestationen oder Rezidive einer rheumatischen Endokarditis gehören im höheren Lebensalter heute zu den extremen Raritäten. Bei bekanntem Herzklappenfehler kann die akute Verschlimmerung eines bis dahin stationären Krankheitsbildes auch im hohen Lebensalter auf einen endokarditischen Schub weisen. Bakterielle Endokarditiden stellen demgegenüber, wenn auch mit zeitabhängigen größeren Häufigkeitsschwankungen, keine ungewöhnliche Erkrankung im Alter dar.

> Bis zu einem Drittel der Patienten mit bakterieller Endokarditis können älter als 60 Jahre sein.

Eine Zunahme von Endokarditiden, hervorgerufen durch *Staphylococcus aureus* oder *albus*, Enterokokken und gramnegative Keime, war zumindest vorübergehend auffällig.

Präexistierende rheumatische Klappenläsionen scheinen im Alter, zumindest soweit es symptomatische oder hämodynamisch wirksame Formen betrifft, keine Voraussetzung für die Entwicklung einer bakteriellen Endokarditis zu sein. Manche degenerative und damit alternsphysiologische Klappenveränderungen können Schrittmacherdienste übernehmen.

Die *Symptomatik* der bakteriellen Endokarditis ist im Alter nicht selten abgeschwächt, „verschleiert" und über lange Krankheitsphasen wenig dramatisch, was zu verzögerter Diagnosestellung und verspätetem Behandlungsbeginn und damit zu ungünstigen therapeutischen Voraussetzungen führen kann. Dies ist um so bedenklicher, als die Prognose der bakteriellen Endokarditis im Alter nicht günstig zu sein scheint, nimmt man Endokarditiden aus, die durch *Streptococcus viridans* oder *Staphylococcus albus* hervorgerufen sind.

> Eine bakterielle Endokarditis ist bei alten Patienten in Erwägung zu ziehen, wenn eine akute fieberhafte Erkrankung gleichzeitig mit einem akuten Herzbefund auftritt.

Septische oder höhere Temperaturen müssen nicht vorliegen. Die Häufigkeit postendokarditischer Herzklappenfehler wird bei Patienten, die das 70. Lebensjahr überschritten haben, mit 4–5% angegeben. Es handelt sich ganz überwiegend um bereits länger bestehende und ins Alter „mitgebrachte" Vitien.

Die Ätiologie von Herzklappenfehlern ändert sich von Lebensdekade zu Lebensdekade. Mit fortschreitendem Alter werden degenerative Klappenveränderungen wahrscheinlich immer häufiger zur Ursache einer valvulären Stenose oder Insuffizienz. Besonders betroffen ist die Aortenklappe (s. Abschn. 2.6). Über die hämo- bzw. kardiodynamische Bedeutung derartiger klappensklerotischer Vitien herrschen unterschiedliche Meinungen. Zumindest für einzelne Fälle haben erhebliche Auswirkungen als gesichert zu gelten.

Für die einzuschlagende Therapie einschließlich operativer Klappenkorrekturen sind allein diese hämodynamischen Folgen ausschlaggebend, nicht die Ätiologie. Klappenfehler ohne nennenswerten Stenose- oder Insuffizienzeffekt rufen im Alter häufig kaum Beschwerden hervor. Sie bleiben im Rahmen der Multimorbidität nicht selten hinter anderen kardiovaskulären oder pulmonalen Erkrankungen weitgehend verborgen oder lassen sich wegen im Alter häufig vorkommender Geräusche schwer einordnen.

Die *Echokardiographie* als wichtiges Untersuchungsverfahren ermöglicht mit zunehmendem Alter aus methodischen Gründen nicht immer diagnostisch eindeutige Befunde. Das *EKG* kann Hinweise auf einen Klappenfehler enthalten, wenn eine sichere Linkshypertrophie oder Rechtsherzbelastungszeichen erkennbar sind.

> Röntgenologisch nachweisbare Klappenverkalkungen sind im Alter häufig und nicht als Symptom eines Klappenfehlers mit hämodynamischer Auswirkung zu verwerten.

Insgesamt muß eingeräumt werden, daß die Symptomatik einer nicht arteriosklerotischen Herzerkrankung im Alter nur wenig von der Ätiologie beeinflußt wird und daß das Erscheinungsbild relativ uniform und unspezifisch durch Herzvergrößerung, akustische Anomalien, Rhythmusstörungen, Elektrokardiogrammabweichungen, myokardiale Insuffizienz und thromboembolische Komplikationen geprägt zu werden pflegt. Auch wenn die diagnostischen Schwierigkeiten mit ansteigendem Alter zunehmen, so erlaubt doch bei entsprechender Erfahrung die Synopsis der nichtinvasiven Untersuchungsbefunde die akkurate Erkennung erworbener Herzklappenfehler bis in das höchste Lebensalter.

2.6 Aortenklappenstenose

Unter den Herzklappenfehlern kommt der *Aortenstenose* eine besondere Bedeutung zu, da sie auch im hohen Alter noch erfolgreich behandelt werden kann. Der Verlauf mit zunehmender Verkalkung der Klappensegel ist schleichend. 20% dieser Patienten zeigen als Erstmanifestation eine Herzinsuffizienz. Auch Schwindel, Synkopen und pektanginöse Beschwerden sind häufig.

Die Aortenstenose führt zu einer Druckbelastung der linken Herzabschnitte mit zunehmender Linksinsuffizienz und einer begleitenden koronaren Herzerkrankung, die auch für den thorakalen Schmerz, wie bei jeder KHK, verantwortlich ist.

Klinisch fallen zusätzlich ein Leistungsknick auf, sowie eine rasche Ermüdbarkeit auf. Bei der Untersuchung findet sich außerdem eine kleine RR-Amplitude, ein Pulsus parvus et tardus, hebender Spitzenstoß nach links unten verlagert, Schwirren über der Herzbasis.

> Die Aortenstenose ist typischerweise über einen langen Zeitraum asymptomatisch. Klinische Zeichen sind ein Alarmsymptom und erfordern umgehende Diagnostik.

Die Diagnostik zeigt bei der Auskultation ein rauhes, in die Karotiden fortgeleitetes Systolikum mit Punctum maximum im 2. ICR parasternal re. mit meist abgeschwächtem 2. Herzton. Im EKG findet sich Linkstyp, Linksherzbelastung bzw. Linksherzhypertrophie. Im Thorax-Röntgen ist erst relativ spät eine linksventrikuläre Vergrößerung (Holzschuhherz) erkennbar. Echokardiographisch finden sich typische Veränderungen, mit dem Doppler wird der Druckgradient bestimmt, und mit der Herzkatheteruntersuchung werden die quantitative Beurteilung der Stenose, Ventrikulographie und Koronarangiographie vor der Operation durchgeführt.

Therapie in den Stadien I und II konservativ und Schonung. Bei Herzinsuffizienz, Synkopen, Angina pectoris, hohem Druckgradient empfiehlt sich der Aortenklappenersatz.

> Während die Ergebnisse der Klappendilatation mittels eines Ballonkatheters enttäuschten, zeigt die Operation mit Implantation einer Klappenprothese auch bei den über 80jährigen exzellente Ergebnisse.

2.7 Relative Myokardinsuffizienz

Pektanginöse Beschwerden, die auf ein Mißverhältnis zwischen koronarem Perfusionsdruck und Sauerstoffbedarf des Myokards bzw. auf ein Überschreiten des sogenannten kritischen Herzgewichts zurückzuführen sind, finden sich zum Beispiel auch bei Aortenstenose, Aorteninsuffizienz, der hypertroph-obstruktiven Kardiomyopathie (HOCMP) und bei allen Krankheitsbildern, die eine anhaltende Erhöhung der rechtsventrikulären Drücke – wie pulmonale Hypertonie – bewirken.

In diesen Fällen wird die Grunderkrankung meist die Leitsymptome „beisteuern": zum Beispiel die sklerotische Aortenstenose im Alter mit ihrem Auskultationsbefund, den Episoden akuter Linksdekompensation, den synkopalen Zuständen und den Linkshypertrophiezeichen bei normalen Blutdruckwerten.

Bei der pulmonalen Hypertonie werden die hochgradig eingeschränkte Leistungsfähigkeit und die Dyspnoe des Patienten im Vordergrund stehen.

2.8 Hypertroph-obstruktive Kardiomyopathie

Primäre Kardiomyopathien scheinen, da ihre Diagnose definitionsgemäß den Ausschluß einer anderen Herzerkrankung verlangt, allein wegen dieser im höheren Lebensalter kaum jemals zu erfüllenden Voraussetzungen als geriatrisches Problem zu entfallen. Sosehr diese Feststellung für kongestiv-dilatative, latente und konstriktive Formen zutrifft, so wenig hat sie Gültigkeit für hypertroph-obstruktive Kardiomyopathien. Sie sind im Alter wesentlich häufiger, als bisher angenommen wurde.

> Bei Überwiegen des weiblichen Geschlechts wird ein erheblicher Prozentsatz, nach manchen Autoren mehr als 50%, der hypertroph-obstruktiven Kardiomyopathien erst nach dem 60. Lebensjahr erfaßt.

Sie laufen im allgemeinen unter unzutreffenden Vordiagnosen wie Herzinsuffizienz, Hypertonie oder koronare Herzkrankheit, die Patienten klagen über Mattigkeit, Atemnot, Stenokardien, synkopale Zustände oder allgemeine Leistungsschwäche. Wegen Symptomenüberlagerung ist die Diagnosestellung im Alter sicher erschwert.

Entscheidende Untersuchungsmethode ist die *Echokardiographie*, die bei einmaliger Anwendung allerdings nur in rund 30% der Fälle diagnostisch brauchbare Befunde liefert. Als wegweisendes Symptom ist das stets vorhandene, wenn in der Intensität auch wechselnde, durch Atemmanöver, Preßdruck und Lagewechsel variierbare hochfrequente systolische Geräusch mit mittel- bis spätsystolischem Maximum und Punctum maximum zwischen linkem Sternalrand und Herzspitze herauszustellen, meist kombiniert mit Vorhoftönen und doppeltem Spitzenstoß.

> An eine hypertroph-obstruktive Kardiomyopathie sollte bei alten Patienten gedacht werden, wenn neben einem auffälligen Geräusch, das die aufgezählten Kriterien aufweist, Linkshypertrophie, Brustschmerzen, Synkopen oder Therapierefraktärität bestehen bzw. anamnestisch angegeben werden.

Es wird angenommen, daß die überraschende Häufigkeit hypertroph-obstruktiver Kardiomyopathien im Alter einen lange Zeit weitgehend symptomlosen natürlichen Verlauf dieser Erkrankung dokumentiert, so daß sie erst im höheren Lebensalter symptomatisch werden.

Nachdem aber in manchen Untersuchungsreihen bis zu 80% klinisch eine bedeutsame Hypertonie gefunden worden ist, die der Erkennung der obstruktiven Kardiomyopathie jahrelang vorausging, wurde auch eine ätiologische Bedeutung eines arteriellen Hochdrucks für die hypertroph-obstruktive Kardiomyopathie des höheren Lebensalters diskutiert.

3 Erkrankungen der großen Gefäße im Thoraxbereich

Die großen Gefäße erleiden mit dem Alter eine oft bedeutsame Erweiterung und gleichzeitig eine Verhärtung ihrer Wände. Der Blutstrom wird entsprechend verlangsamt und diese Verlangsamung durch das verminderte Schlagvolumen noch intensiviert. Pulswelle und Pulsdruck (Differentialdruck) werden hingegen stärker. Durch eine Verminderung der Kapillarenzahl wird auch der Gesamtdurchmesser der kleinen Gefäße reduziert. Untersuchungen des vasomotorischen Systems zeigen beim alten Menschen eine deutliche Verlangsamung der vasomotorischen Wellen und der reflexmäßigen Anpassungen sowie eine allgemein herabgesetzte Empfindlichkeit der Systeme, welche den Kreislauf steuern (Barorezeptoren). Das Ausmaß der vasomotorischen Anpassung an die Veränderungen der Körperlage, der Temperatur oder des Tätigkeitsgrades ist deshalb eingeschränkt. Daraus entsteht eine größere Empfindlichkeit des Betagten gegenüber Medikamenten, die auf die Gefäße und das vasomotorische System einwirken.

Die Sklerosierung der Arterien und zum Teil auch der Venen beim alten Menschen ist dem schrittweisen Ersatz der elastischen und der Muskelfasern durch Bindegewebe und der Ablagerung von Kalziumsalzen zuzuschreiben. Bei harten und gewundenen peripheren Arterien handelt es sich oft um eine Verkalkung der Media, wie Moenkeberg sie 1903 beschrieben hat und die in keinem direkten Zusammenhang mit der Atheromatose steht.

> Im Gegensatz zur Atheromatose oder obstruktiven Arteriosklerose beeinträchtigt die Mediaverkalkung die Blutzirkulation kaum.

3.1 Akute Aortendissektion

Dieses Ereignis ist durch eine sehr hohe Frühletalität gekennzeichnet. Eine besonders schlechte Prognose hat die vorwiegend akut verlaufende supravalvuläre Dissektion. Typisch ist ein plötzlich einsetzender, anhaltender Schmerz zerreißenden Charakters im Brustkorb, nicht selten während einer Anstrengung.

> Die Symptomatik ähnelt oft der eines Myokardinfarkts, zumal bei Einbeziehung der Koronarabgänge im EKG Infarktzeichen auftreten können. Der Schmerz tendiert zur Ausstrahlung in Rücken, Oberbauch und Extremitäten.

Die Tatsache, daß die Betroffenen häufig Hypertoniker sind, ist als Abgrenzungskriterium wenig hilfreich, häufig auftretende neurologische Defizite, eventuell einseitig fehlender Radialispuls, auskultatorische Kriterien einer Aorteninsuffizienz, Apoplexie, Schock, Querschnittssymptomatik etc. können hinweisend sein.

Die Mehrzahl dieser Aneurysmen entsteht durch degenerative Veränderungen der Aortenwand und bedeutet Eindringen des Blutstroms in die Gefäßwandschicht der Media infolge eines Intimarisses bei einer vorbestehenden Mediaschwäche. Das *Aneurysma dissecans der Aorta* wird eingeteilt in
- Typ I: Aorta ascendens mit Fortleitung auf den Aortenbogen oder die gesamte Aorta
- Typ II: Prozeß auf die Aorta ascendens limitiert
- Typ III: Aorta descendens mit Beginn distal der linken Arteria subclavia.

Diagnose: Thorax-Röntgen in zwei Ebenen zeigt Mediastinalverbreiterung, Thorax-CT, Echokardiographie, Aortographie.

Therapie: Sofort absolute Bettruhe, Schmerz- und Schockbekämpfung, Blutdrucksenkung. Die Therapie der Wahl ist die Resektion des dissezierten Aortenabschnittes und Einsetzen einer Gefäßprothese.

3.2 Aneurysma der Aorta thoracica

Beim Aneurysma der Aorta thoracica treten arteriosklerotische, traumatische oder angeborene Aneurysmen der thorakalen Aorta insbesondere an der Verbindung des Aortenbogens mit dem aszendierenden Teil der Aorta, aber auch im Bereich des Ursprungs der linken Arteria subclavia auf.

Die *Diagnosefindung* ist identisch wie bei der Aortendissektion. Eine *Operationsindikation* ist gegeben
- bei einem Aortendurchmesser von mehr als 3 cm und fehlenden Risikofaktoren (KHK, Hypertonie, periphere arterielle Verschlußkrankheit, Ventilationsstörungen, Niereninsuffizienz)
- bei erhöhter Rupturgefahr, lokaler Wandschwäche, schnellem Wachstum
- bei allen symptomatischen Aneurysmen mit maximal zwei Risikofaktoren.

Bei kleinen Aneurysmen und schweren Begleiterkrankungen empfehlen sich ein abwartendes Verhalten und eine dreimonatige sonographische Kontrolle.

4 Pulmonal bedingter Thoraxschmerz

Bezüglich pleuropulmonal bedingter Thoraxschmerzen, die im Rahmen eines Spontanpneumothorax, einer Pleuritis, bei Pneumonien, Neoplasmen der Pleura und bei Tracheobronchitis auftreten können, sei die Pulmonalembolie besonders erwähnt, da sie, entgegen der mitunter noch vertretenen Meinung, den akuten Thoraxschmerz nicht immer als Leitsymptom aufweist. Zur Verteilung pulmonal bedingter akuter Thoraxschmerzen siehe Tab. 31.2, zur Charakterisierung des Schmerzes, Diagnostik und Therapie, s. Abb. 31.1.

4.1 Pulmonalarterienembolie (PAE)

Bei der Hälfte der Patienten mit großer PAE ist der Thoraxschmerz mit Vernichtungsgefühl und mas-

Tabelle 31.10 Schweregrade der Lungenembolie (nach Grosser).

	I	II	III	IV
Klinik	leichte Dyspnoe thorakaler Schmerz	akute Dyspnoe Tachypnoe Tachykardie thorakaler Schmerz	akute schwere Dyspnoe, Zyanose, Unruhe, Synkope, thorakaler Schmerz	zusätzlich Schocksymptomatik, evtl. Herzkreislaufstillstand
arterieller RR	normal	erniedrigt	erniedrigt	Schock
Pulmonalarteriendruck (PAP)	normal	16–25 mmHg	25–30 mmHg	> 30 mmHg
pO_2	ca. 80 mmHg	70 mmHg	60 mmHg	< 60 mmHg
Gefäßverschluß	periphere Äste	Segmentarterien	ein Pulmonalarterienast	Pulmonalarterie Hauptstamm oder mehrere

Tabelle 31.11 Diagnostische Hilfsmittel bei Pulmonalarterienembolie.

EKG	S_1-QIII-Typ, Rechtsdrehung des Lagetyps, inkompletter Rechtsschenkelblock, ST-Hebung oder T-Negativierung in V_1, V_2, P pulmonale, Sinustachykardie, Vorhofflimmern (Vergleich mit Vor-EKG)
Blutgasanalyse	pO_2 herabgesetzt, pCO_2 herabgesetzt
Röntgen	nur in etwa 40% pathologisch verändert
Perfusionsszintigraphie	bei unauffälligem Befund ist eine Embolie mit großer Wahrscheinlichkeit ausgeschlossen, bei positivem Befund auch an Infiltrat, Pleuraerguß, Atelektase, Tumor denken
Pulmonalisangiographie	Indikation bei Unklarheit und geplanter Lysetherapie

siver Dyspnoe führendes Symptom. Weiter können auftreten: Tachykardie, Tachypnoe, Halsvenenstauung als Zeichen der Rechtsherzbelastung, Zyanose, Husten, Zeichen der Phlebothrombose. Das EKG zeigt typischerweise eine Rotation der Herzachse nach rechts sowie ein P pulmonale. Im Herzultraschall findet sich bei hämodynamisch wirksamer PAE eine paradoxe Septumbeweglichkeit bzw. eine Rechtsherzdilatation.

Bei kleineren Embolien ist der Schmerz nicht das Leitsymptom; wenn er auftritt, kann er ähnlich dem Schmerz bei Pleuritis und an der lateralen Thoraxwand lokalisiert sein.

Symptome von rezidivierenden kleinen Embolien können unklar oder irreführend sein, und nur indirekte Hinweise wie Immobilität, rezente Operation oder Frakturen der unteren Extremität bzw. Rhythmusstörungen des Herzens lassen daran denken.

Aus diesen Gründen ist besonders bei geriatrischen Patienten die Möglichkeit einer Pulmonalembolie – auch bei negativem Thoraxröntgenbefund – auszuschließen oder zu bestätigen (Tab. 31.10).

Diagnose
Die diagnostischen Hilfsmittel sind in Tabelle 31.11 aufgeführt.

Therapie
- *Allgemeine Maßnahmen:* Bettruhe, Analgesie, Sedierung, Sauerstoff
- *Heparin:* 10000 IE als Bolus, dann ca. 1000 IE/h mit dem Ziel, Verlängerung der PTT auf das 1,5- bis 2fache des Ausgangswertes zur Verhinderung eines appositionellen Thrombosewachstums.
- *Nitrate* zur Senkung des Pulmonalarteriendrucks
- *Lysetherapie* ist der Klinik vorbehalten
- *Dobutamin, Intubation und Beatmung.*

Im höheren Lebensalter hat die Pulmonalembolie aufgrund der meist zusätzlich vorhandenen kardialen Erkrankung eine hohe Letalität. Rezidivierende Lungenembolien führen zum Cor pulmonale.

Tabelle 31.12 Leitsymptome – Thoraxverletzung.

Rippenserienfraktur	Dyspnoe, Schmerzen, instabiler Thorax (paradoxe Atmung: inspiratorische Einziehung der Thoraxwand); oft kombiniert mit Lungenkontusion, Pneumothorax
Pneumothorax	Dyspnoe, Schmerzen, hypersonorer Klopfschall, abgeschwächtes Atemgeräusch
Spannungspneumothorax	wie Pneumothorax + Schock, obere Einflußstauung, vital bedrohliches Krankheitsbild
Hämatothorax	Dyspnoe, Schock, Anämie; oft kombiniert mit Pneumothorax, Spannungspneumothorax
Trachea-, Bronchusverletzung	Ateminsuffizienz, Hautemphysem, evtl. Hämoptoe. Oft kombiniert mit Pneumothorax, Spannungspneumothorax, Mediastinalemphysem
Lungenkontusion	Prellmarken, Dyspnoe, Schmerzen, evtl. Hämoptoe
Herz-, Gefäßverletzung	Schock, evtl. Rhythmusstörungen; bei Perikardtamponade obere Einflußstauung, Pulsus paradoxus
Zwerchfellruptur	Dyspnoe, Schmerzen, abgeschwächtes Atemgeräusch, hypersonorer Klopfschall, Darmgeräusche im Thorax

4.2 Pneumothorax

Es findet sich ein einseitiger Thoraxschmerz mit Dyspnoe, Husten, Tachypnoe, Schock, abgeschwächten Atemgeräuschen bzw. dumpfem Klopfschall (Tab. 31.12).

Spontanpneumothorax: Meist ist die rechte Lunge betroffen, als Ursache findet sich eine Ruptur einer subpleuralen Emphysemblase oder ein idiopathischer Pneumothorax. Weiterhin kommt der Spontanpneu bei Asthma, Fibrose, Abszeß mit bronchopleuraler Fistel, Tumor, Tbc usw. vor. Therapeutische Maßnahmen bei kleinem Spontanpneu sind Bettruhe, flach liegen; die Luft wird innerhalb von Tagen resorbiert. Bei größerer Luftmenge stationäre Behandlung mit Buelau-Drainage, eventuell chirurgische Intervention.

Traumatischer Pneu: Vorwiegend iatrogen bedingt: Biopsie, Pleuradrainage, Subklaviakatheter, intrakardiale Injektion, Reanimation, Überdruckbeatmung usw., aber auch durch Rippenfrakturen und perforierende Thoraxwandverletzungen.

Spannungspneumothorax: Durch Ventilmechanismus dringt Luft während der Inspiration in den Pleuraspalt, die während der Exspiration nicht entweicht. Die Diagnose des Pneumothorax wird durch Thorax-Röntgen gesichert.

4.3 Pleuraerguß

Klinisch imponiert der Erguß manchmal als atemabhängiger Thoraxschmerz bei Exspiration mit Dyspnoe, Klopfschalldämpfung und abgeschwächtem Atemgeräusch basal (DD: Zwerchfellhochstand).

> Jeder Pleuraerguß erfordert diagnostische Abklärung durch Punktion, da er in ca. 50% durch maligne Tumoren verursacht wird.

Andere Ursachen sind Herzinsuffizienz Pneumonie, Tbc, Pankreatitis (Erguß links) und andere.

Diagnose: Thorax-Röntgen in Seitenlage, bzw. Sonographie zum Nachweis kleinerer Ergüsse zur gezielten Punktion.

5 Mediastinal bedingter Thoraxschmerz
(s.a. Tab. 31.2 und Abb. 31.1)

5.1 Ösophagusschmerzen

Ösophagusschmerzen (z.B. durch Ösophagitis, peptisches Ulkus, Tumoren oder Divertikel verursacht) manifestieren sich in der Regel als tiefliegende Thoraxschmerzen und sind belastungsunabhängig, jedoch häufig durch Nahrungsaufnahme provozierbar.

Ein besonderes Problem stellt die Diagnose des diffusen Ösophagusspasmus dar, der mit kurzzeitigen, oft von der Nahrungsaufnahme unabhängigen retrosternalen Schmerzen einhergeht, die zeitweise auch nachts auftreten.

Die Abgrenzung zu einer Angina pectoris kann schwierig sein.

> Fehldiagnosen sind möglich und halten sich dann lange, weil der Ösophagusspasmus, ebenso wie die Angina pectoris, ausgezeichnet auf Nitrate und Kalziumantagonisten reagiert.

Die Ösophagusmanometrie sichert die Diagnose, wenn – vor allem wegen der fehlenden Belastungsabhängigkeit – daran gedacht wird.

Der enge Raum zwischen den Pleurahöhlen, dem Sternum vorne und der Wirbelsäule hinten kann Tumoren der Lunge, des Ösophagus, des Thymus oder der Lymphknoten bergen.

Die zahlreichen Strukturen im mediastinalen Raum sind sehr vulnerabel auf Druck, und das kann eine Vielfalt von physischen Beschwerden hervorrufen.

Tastbare Lymphknoten im Halsbereich können auf eine Beteiligung der mediastinalen Lymphknoten hinweisen.

Ein Thorax-Röntgen bzw. eine Tomographie sowie eine CT-Untersuchung können eine nützliche Hilfe bei der Diagnosestellung sein. Viele Tumoren sind für Operation, Strahlentherapie bzw. Chemotherapie zugänglich.

5.2 Akute Mediastinitis

Die akute Mediastinitis entsteht vorwiegend durch Risse im Ösophagus, aber auch durch Hautverletzungen im Halsbereich ist eine mediastinale Ausbreitung möglich.

Ösophagusverletzungen können Komplikationen bei endoskopischen Untersuchungen sein, aber auch beim Mallory-Weiss-Syndrom auftreten, verbunden mit Mediastinal- und Hautemphysem.

6 Abdominal bedingter Thoraxschmerz
(s.a. Tab. 31.2 und Abb. 31.1).

Hier seien nur die häufigsten abdominellen Krankheitsbilder wie Hiatushernie, Ulcus ventriculi et duodeni, Pankreatitis mit basaler Pleuritis, Cholezystolithiasis und -zystitis genannt, die in den Thorax projizierte akute Schmerzzustände verursachen können.

Die oft vorhandene Abhängigkeit von der Nahrungsaufnahme und eine gleichzeitig bestehende Oberbauchsymptomatik erlauben meist die Zuordnung der Beschwerden zum Gastrointestinaltrakt (Roemheld-Syndrom).

7 Thoraxschmerz oberflächlicher Herkunft

Neben der Anamnese, die immer Aspekte der Bewegungs- und Lageabhängigkeit offenbart, imponiert typischerweise ein oberflächlicher, punktförmiger oder zirkumskripter Schmerz. Außerdem sollte der Versuch der Provokation (Druck auf Thorax oder Kostosternalgelenke) von Schmerzen desselben Charakters, wie die vom Patienten zuvor geschilderten, nicht unterbleiben. Thoraxschmerzen bedrohlicher Ursache werden nicht regelhaft durch bestimmte Bewegungen ausgelöst oder sistieren nicht, wenn der Patient sich kurz hinlegt.

> Vorsicht: Erstmanifestationen von Abnützungserscheinungen des Bewegungs- und Stützapparates und die KHK haben ihren Häufigkeitsgipfel im selben Lebensalter.

So mag der bedauernswerte Patient mit Hiatushernie und Refluxösophagitis, mit ausgeprägter Arthrose der Wirbelgelenke, einer Hypertonie und Hypercholesterinämie dennoch an einer KHK leiden.

Kommt dem *akuten Schmerz* eine eindeutige Warnfunktion zu, so hat der *chronische Schmerz* diese Aufgabe verloren. Mit der Schmerzempfindung sind Tonusverschiebungen im gesamten vegetativen Nervensystem verbunden. Es kommt zu einer Steigerung des Sympathikotonus mit Tachykardie, Tachypnoe und Erhöhung des Blutdrucks. Die Reaktion auf einen Schmerzreiz unterliegt jedoch einer erheblichen interindividuellen Streubreite und wird durch seelische Faktoren beeinflußt.

> Die meisten chronischen Schmerzzustände im Alter sind durch degenerative Gelenkserkrankungen verursacht.

Daneben kommen Neuralgien, z.B. nach Herpes-zoster-Infektionen, diabetische Polyneuropathien und Schmerzen bei Karzinomleiden gehäuft vor. Chronische Schmerzzustände im Thoraxbereich stellen einen der häufigsten Gründe alter Menschen dar, einen Arzt aufzusuchen. Von den vielen möglichen Ursachen, die einen Thoraxschmerz auslösen können, sollen beispielhaft folgende angeführt werden:

7.1 Herpes zoster – Postzosterneuralgie

> Herpes zoster kommt gehäuft im höheren Lebensalter vor. Während bei unter 50jährigen etwa 3,5 von 1000 Menschen erkranken, steigt die Erkrankungsrate auf über 10 pro 1000 über 80jährigen.

Der Erreger wird durch Abschwächung der Resistenz des Organismus wieder aktiv, so vor allem bei Infekten, als Nebenwirkung von Medikamenten oder bei Tumoren.

Persistierende Schmerzen nach einer ausgeheilten Herpes-zoster-Infektion bestehen nach einem Jahr bei etwa 50% der Patienten über 70 Jahre.

Da die Therapie sich oft sehr schwierig gestaltet, ist das Hauptaugenmerk auf eine Prävention durch rechtzeitige Behandlung der akuten Infektion zu richten.

> Bei jeder auch noch so typischen oder atypischen Schmerzsymptomatik sollte eine Inspektion der betroffenen Stelle sowie der Umgebung vorgenommen werden.

7.2 Degenerative Gelenkerkrankungen

Die degenerativen Gelenkerkrankungen sind die häufigste Ursache für Schmerzen beim alten Menschen. Typische Beschwerden sind Anlauf- und Ermüdungsschmerz, Bewegungseinschränkung, Krepitation bei Bewegung und Schmerzen bei Wetterumschlag.

> Eine häufig übersehene Ursache von Thoraxschmerz liegt in der Spondylarthrose der unteren Hals- und oberen Brustwirbelsäule.

Nach dem 65. Lebensjahr weist fast jeder degenerative Veränderungen der Wirbelsäule auf, ohne daß diese in jedem Fall klinische Bedeutung haben müssen (Chondrose, Osteochondrose, Unkovertebralarthrose, Spondylose, Spondylarthrose). Eine schmerzhafte Schwellung der sternalen Knorpelansätze, gewöhnlich der 1. und 2. Rippe, wird als *Tietze-Syndrom* bezeichnet.

Stärkste Schmerzen, insbesondere mit lokalisiertem Klopfschmerz, müssen unter anderem auch an eine Spondylitis und Spondylodiszitis denken lassen, die durch Tuberkulose, bakterielle oder mykotische Infektionen verursacht sein können.

In der Therapie der Arthrosen haben Bewegung und die physikalische Therapie eine herausragende Bedeutung, eine kausale Therapie ist kaum möglich.

Die Intensität der Beschwerden bestimmt den Einsatz nichtsteroidaler Antirheumatika und -phlogistika. Diese sollten ausreichend dosiert und kurzfristig gegeben werden. Bei der Verordnung sind besonders anamnestische Hinweise auf peptische Ulzera zu beachten und mögliche Interaktionen mit Antikoagulanzien, Sulfonylharnstoffen, ACE-Hemmern und Diuretika zu berücksichtigen.

7.3 Osteoporose

Die Osteoporose ist gekennzeichnet durch verminderte Knochenmasse und gestörte Mikroarchitektur des Knochens und geht mit einem wachsenden Frakturrisiko einher.

> Die Osteoporose ist die alltäglichste der Stoffwechselstörungen des Knochens.

Die Faktoren, die für eine Entstehung der Osteoporose verantwortlich gemacht werden, sind zahlreich; wahrscheinlich addieren sie sich und verursachen gemeinsam die Rarefizierung des Knochens, wobei sie wohl nicht nur für eine, sondern für mehrere verschiedene Arten von Osteoporose verantwortlich sind. Die Häufigkeit der Osteoporose ist schwer zu bestimmen, denn es ist kaum zu entscheiden, wo sie anfängt.

In den meisten Fällen stellt sie strenggenommen keine Krankheit dar, sondern eher den erhöhten Grad eines an sich normalen Alterungsprozesses. Ebenso sicher ist es auch, daß die Osteoporose als Ursache des Alterungsprozesses betrachtet werden muß, denn die Invalidität, die sie meistens nach sich zieht, und die daraus resultierende Immobilisation wirken sich ihrerseits auf die Osteoporose aus und begünstigen deren Verlauf.

Da die Knochenveränderungen sowohl in der Wirbelsäule als auch im Sternum auftreten können, kann ein Thoraxschmerz angegeben werden, der differentialdiagnostisch bedeutsam ist.

- Primäre Osteoporose
  - Typ I: postmenopausal
  - Typ II: Involutionsosteoporose bei Mann und Frau
- Sekundäre Osteoporose
  - endokrin: M. Cushing, Hyperthyreose, Hypogonadismus, Hyperparathyreoidismus
  - gastrointestinal: Mangelernährung, Malabsorption
  - maligne Ursachen: multiples Myelom, diffuse Skelettmetastasierung
  - medikamentös: Langzeittherapie mit Kortikosteroiden
  - Immobilisation

Als Bestandteil nutzbringender Prophylaxe werden angesehen: körperliche Bewegung (die Muskelmasse korreliert mit der Knochenmasse), ausreichende Kalziumzufuhr, Hormonsubstitution bei Frauen mit eingeschränkter Ovarialfunktion, Nikotinkarenz. Therapeutisch stehen zur Verfügung:
- antiresorptive Substanzen: Östrogene, Kalzitonin, Biphosphonate
- die Knochenneubildung stimulierende Substanzen: Fluor, Anabolika, Wachstumshormon, Kalzitriol.

7.4 Osteomalazie

Bei dieser Form der Osteopenie bleibt die Gesamtskelettmasse erhalten, aber der Mineralanteil ist gegenüber der Knochenmatrix verringert. Die Osteomalazie hat in geriatrischen Abteilungen eine große Dunkelziffer. Klinisch stehen die Zeichen der Tetanie, Myopathie und Knochenschmerz im Vordergrund.

Biochemisch sind Serumkalzium und Serumphosphor vermindert, die alkalische Serumphosphatase und reaktiv auch das Serumparathormon erhöht. Therapeutisch sollten diätetische Maßnahmen die Gaben von Vitamin D unterstützen. Die häufigsten Ursachen sind:
- Osteomalazie bei Vitamin-D-Mangel
- Osteomalazie durch Störung des Vitamin-D-Hormonstoffwechsels
- Osteomalazie bei renal-tubulären Funktionsstörungen.

8 Funktionelle Herzbeschwerden

Hinweise auf die psychische Genese von in der Regel atypischen Thoraxbeschwerden ergeben sich oft aus dem Fehlen eines ausreichenden Organbefundes, aus der Vielzahl und der Heterogenität der körperlichen Beschwerden, aus dem Fluktuieren der körperlichen Symptomatik und aus dem gleichzeitigen Vorhandensein einer psychischen Symptomatik. Herzklopfen, Schwitzen und Hyperventilation sind häufige Begleitmerkmale. Besondere Vorsicht ist bei Patienten geboten, die vor Jahren einen Myokardinfarkt durchgemacht haben, ohne eine begleitende psychologische Betreuung und Beratung erfahren zu haben. Diese Patienten denken häufig an ihr „Herz" und können bei Zeiten von Streß und Anspannung über retrosternale und präkordiale Schmerzen klagen. Es hat eine verheerende Wirkung, wenn diese Symptomatik irrtümlicherweise als ischämisch ausgelöster Herzschmerz diagnostiziert und behandelt wird, ebenso ist es fatal, einen vermeintlich funktionell ausgelösten Herzschmerz zu bagatellisieren. Für das „Syndrom der funktionellen kardiovaskulären Störungen" werden auch Bezeichnungen wie „Soldier's Heart", „Effort-Syndrom" und „Da-Costa-Syndrom" synonym gebraucht.

Gegenüber dem Angina-pectoris-Schmerz weist der Schmerz hierbei zwei Besonderheiten auf:
- Es handelt sich um einen dumpfen, über Stunden bis Tage anhaltenden Druck in der Herzgegend. Subjektiv imponiert er in erster Linie als unangenehme und lästige Mißempfindung, seltener als eigentlich schmerzhaft. Ausstrahlungen in herzfernere Bezirke, insbesondere in den linken Arm, sind häufig und erlauben keine Unterscheidung gegenüber der Angina pectoris.
- Ohne subjektiv erkennbaren Grund, d.h. ohne Beziehung zu bestimmten situativen Momenten der Umwelt, treten kurze, nur Bruchteile von Sekun-

den dauernde, aber höchst intensive Schmerzen von stechendem Charakter in der Herzgegend auf. Eine Beziehung zu äußeren Situationen läßt sich aber insofern nachweisen, als Beschwerden der eben genannten Art sich unter körperlicher Belastung zurückzubilden vermögen und bei körperlicher Arbeit auch weniger häufig auftreten. Von den Patienten wird über eigenartige Atembeschwerden geklagt, die sich subjektiv in dem Gefühl, nicht richtig durchatmen und den Thorax dehnen zu können, äußern. Ein Ringen nach Luft und zwangsweises Gähnen sind häufig zu beobachten. Anfallsweise kann es zu einer Verstärkung der Beschwerden mit Herzklopfen, Angstzuständen, Tachykardie und nachfolgender Polyurie, seltener Bradykardie, kommen. Nicht selten werden Zeichen vegetativer Überempfindlichkeit, wie Dermographismus, Schweißausbrüche, hohe T-Zacken im EKG und abnorm niedrige Blutsenkungsreaktionen, gefunden. Bei eingehender Befragung ergeben sich Hinweise für psychische Konfliktsituationen.

9 Stumpfes Thoraxtrauma

Mit der steigenden Anzahl von Arbeits-, Verkehrs- und Sportunfällen nimmt das stumpfe Thoraxtrauma, meist kombiniert mit anderen Verletzungen, an Häufigkeit zu, wobei wegen gleichzeitig bestehender degenerativer Herz- und Gefäßerkrankungen oft die Zusammenhangsfrage zwischen Unfallereignis und Entstehung bzw. richtunggebender Verschlimmerung einer vorbestehenden Herzerkrankung schwierig ist.

Die *Commotio cordis* bewirkt eine rein funktionelle kardiale Symptomatik mit Thoraxschmerz ohne autoptisch nachweisbarem pathologisch-anatomischem Substrat. Mechanisch ausgelöste Koronarspasmen sowie nervös reflektorisches Versagen der Kreislaufregulation werden als akute Todesursachen bei der traumatischen Herzschädigung angenommen.

Bei der *Contusio cordis* kommt es zu einem bleibenden, oft progredient verlaufenden Herzschaden, bedingt durch Kontusionsherde unterschiedlichster Ausdehnung. Es finden sich vor allem Infarzierungen, Klappen- und Gefäßein- oder -abrisse sowie Septum- oder Herzwandrupturen, oder es kommt zur Ausbildung eines Hämatoperikards.

Bei EKG-Veränderungen nach einem Trauma ist immer mit myokardialen Gewebsschäden zu rechnen.

> Auffallend ist besonders bei älteren Patienten – wahrscheinlich durch die vorbestehende kardiale Schädigung – das Mißverhältnis zwischen Intensität des Traumas und Ausmaß der klinischen und elektrokardiographischen Folgeerscheinungen.

Literatur

Aronow, W. S.: Therapy of older people for myocardialinfarction. Special Series, J. Amer. Geriat. Soc., 1988.
Bayer, A. J. et al.: J. Amer. Geriat. Soc. 23 (1986) 263–266.
Evans, J. G., T. F. Williams: Oxford Textbook of Geriatric Medicine. Oxford University Press, Oxford 1992.
Kühn, P.: Der Thoraxschmerz. Journal für Kardiologie 3 (1998).
Martin, E., J. P. Junod: Lehrbuch der Geriatrie. Huber, Bern–Stuttgart–Toronto 1986.
Pathy 1967.
Platt, D.: Handbuch der Gerontologie, Bd. 1. Fischer, Stuttgart–New York 1983.
Reindel, H., H. Roskamm: Herzkrankheiten. Springer, Berlin–Heidelberg–New York 1977.
Rich, M. W. 1998.
Reykjavik-Studie: Ann. intern. Med. 122 (1995) 96–102.
Steurer, W.: Kardiologie – aktuell. Wien. klin. Wschr. 20 (1998), 198.
Lancet II (1988) 349–360.

32

Verdauungsstörungen

Ingo Füsgen

INHALT

1	Diarrhö	352
1.1	Problematik	352
1.2	Definition und Symptomatik	352
1.3	Akute und subakute Diarrhö	353
1.3.1	Ursachenspektrum	353
1.3.2	Praktisches Vorgehen bei Diarrhö	356
1.4	Chronische Diarrhö	356
2	Chronische Obstipation	358
2.1	Problematik	358
2.2	Definition	359
2.3	Klinische Symptomatik	360
2.4	Diagnostik	360
2.5	Ursachen der chronischen Obstipation	361
2.5.1	Neurologische und psychiatrische Erkrankungen	361
2.5.2	Hypokaliämie, Laxanzienabusus	361
2.5.3	Medikamente	362
2.6	Therapie	362
2.6.1	Allgemeinmaßnahmen	363
2.6.2	Aktivierung und physikalische Therapie	363
2.6.3	Ernährung	363
2.6.4	Laxanzien	364
2.7	Komplikation der chronischen Obstipation: Koprostase	364

1 Diarrhö

1.1 Problematik

Durchfallerkrankungen bedeuten für den älteren Menschen ein häufiges und oft ernstes Problem.

> Durchfall bedeutet vielfach Inkontinenz, körperlichen und geistigen Abbau und im Einzelfall den Tod.

Obwohl man dem Symptom Durchfall fast täglich in der geriatrischen Medizin begegnet, existiert relativ wenig Literatur darüber, viele Geriatriebücher tabuisieren es sogar. In der Laienpresse taucht das Thema Durchfall bei Älteren immer dann auf, wenn eine Salmonellenepidemie in einem Altenheim auftritt, was leider in den letzten Jahren mehrfach zu beobachten war, und eine Reihe von Todesfällen zu beklagen sind. Gerade ältere, multimorbide und resistenzgeschwächte Menschen sind durch schwer verlaufende akute Diarrhöen vital gefährdet und bedürfen einer schnellen Diagnostik und Therapie.

1.2 Definition und Symptomatik

Das Symptom Durchfall umfaßt ein breites klinisches und pathogenetisches Spektrum, das von der harmlosen funktionellen Störung über akute bakterielle Gastroenteritiden bis hin zur chronisch-rezidivierenden Diarrhö mit schwerem Malassimilationssyndrom reicht.

> Unter einer Diarrhö versteht man die gehäufte Entleerung konsistenzverminderter Stühle, die mindestens dreimal am Tag erfolgen und ein Gesamtstuhlgewicht über 250 g/Tag haben.

Bei der Diarrhö ist die enterale Wasserausscheidung erhöht und dadurch die Stuhlkonsistenz vermindert. Der Stuhl wird breiig oder wäßrig und kann somit den Intestinaltrakt beschleunigt passieren.

Das Symptom Durchfall weist in erster Linie auf eine Darmerkrankung hin, kann jedoch mit einer Vielzahl extraintestinaler Erkrankungen verbunden sein. Jede der 4 wesentlichen Partialfunktionen des Darms – Sekretion, Absorption, Digestion und Motorik – kann isoliert oder in Kombination gestört sein, so daß ein Durchfallzustand resultiert. Für den Patienten liegt Durchfall bereits dann vor, wenn der Stuhl nicht die normale Konsistenz aufweist, sondern breiig-wäßrig ist, doch zeigen Patienten mit funktioneller Diarrhö eine breite Palette wechselnden Stuhlverhaltens.

Nicht nur aus pathophysiologischer, sondern insbesondere auch aus klinischer Sicht empfiehlt sich die Differenzierung von Durchfallerkrankungen in akute und chronische Diarrhö.

> Differentialdiagnostisch ist bei jeder Diarrhö eine „paradoxe Diarrhö", also eine rektale Impaktbildung mit „flüssiger Überlaufinkontinenz", auszuschließen, da eine Diarrhötherapie hier kontraindiziert wäre (s. Abschn. 2.7).

1.3 Akute und subakute Diarrhö

1.3.1 Ursachenspektrum

Infektiöse Diarrhö
Für akute Durchfallerkrankungen kommen verschiedene Ursachen in Frage. Die akute Diarrhö ist Symptom einer infektiös, toxisch, medikamentös, alimentär, vaskulär oder allergisch bedingten Irritation/Entzündung des gesamten Verdauungstraktes (Gastroenterokolitis) oder einzelner Regionen (Gastritis, Gastroenteritis, Enteritis).

> Die häufigsten Ursachen für eine akute Diarrhö sind gerade auch im Alter infektiöse Enterokolitiden.

An bakteriellen Erregern spielen in Deutschland praktisch nur die Salmonellen und bei Fernreisen E. coli eine Rolle. Die anderen in Tabelle 32.1 erwähnten Erreger sind nur der Vollständigkeit halber aufgeführt.

> Der akute infektiöse Durchfall ist meist großvolumig und verläuft febril oder afebril.

Über die Bedeutung von Lebensmittelvergiftungen liegt bisher keine entsprechende Literatur bzw. Erhebung vor. Dabei wäre aufgrund der hohen Rate von Einzelhaushalten Älterer mit körperlicher und geistiger Behinderung eine entsprechende Zahl von Intoxikationen zu erwarten.

Reisediarrhö (infektiös)
Durch die zunehmenden Reiseaktivitäten älterer multimorbider Mitbürger, oft mit Aufenthalten in gefährdeten Regionen, kommt der infektiösen Diarrhö auf Reisen eine zunehmende Bedeutung zu. Die altersbedingten Einflüsse am Magen-Darm-Trakt sollten modifizierte Verläufe mikrobieller gastrointestinaler Infektionen implizieren, was auf der einen Seite eine erhöhte Infektanfälligkeit, auf der anderen Seite kompliziertere Verläufe bedeuten würde. Diese mögliche Prämisse wird allerdings durch die bisher vorliegenden epidemiologischen Untersuchungen zur Reisediarrhö Älterer nicht gestützt. Bei betagten Reisenden nimmt die Inzidenz von Durchfallerkrankungen sogar ab. Zusätzlich scheint sich die Dauer zu verkürzen und die Symptomatologie abzuschwächen.

> Darminfekte verlaufen im Alter also nicht schwerer als bei jüngeren Patienten.

Die Reisediarrhö gefährdet jedoch ältere multimorbide Patienten. Durch geringe physiologische Kompensationsmöglichkeiten kann es eher zu kardiovaskulären Komplikationen kommen. Dabei liegt die Bedrohung einzig und allein im Verlust von Elektrolyten und Wasser mit den entsprechenden Konsequenzen für die bestehende Multimorbidität. Differentialdiagnostisch dürfen andere infektiöse Tropenkrankheiten, auch wenn sie nur selten mit Durchfall einhergehen, nicht übersehen werden. Dies gilt besonders für monosymptomatische, atypische Malariamanifestationen. Wird die Malaria zu spät behandelt, ist sie besonders bei älteren Patienten mit einer extrem hohen Letalität belastet. Die therapeutischen Maßnahmen sind gleich der Therapie anderer infektiöser Diarrhöen.

Der Stellenwert einer medikamentösen *Diarrhöprophylaxe* ist in ihrem Wert umstritten. Probiotika, wie sie häufig empfohlen werden, wären natürlich eine gut geeignete Substanzgruppe, da sie praktisch nebenwirkungsfrei sind. Leider sind sie bisher, abgesehen von geringfügigen Inzidenzreduktionen, nicht dazu geeignet, in einem wirklich relevanten Prozentsatz die Häufigkeit des Auftretens der Reisediarrhö zu beeinflussen.

> Die medikamentöse Prophylaxe mit Antibiotika, z.B. Gyrasehemmern in niedriger Dosierung, z.B. Ciprofloxacin 250 mg/Tag, sollte auf einen kleinen Kreis multimorbider Risikopatienten beschränkt bleiben und nur über einen überschaubaren, kurzen Zeitraum bei genauer Abwägung des zu erwartenden Nutzens gegenüber dem in Kauf zu nehmenden Risiko durchgeführt werden. Die Effektivität einer derartigen Antibiotikaprophylaxe wird mit über 95% angegeben (Kollaritsch 1999).

Eines ist sicher: daß sich mit medikamentöser Prophylaxe allein kein absoluter Schutz erzielen läßt. Die wirksamste Prophylaxe ist sicherlich die Expositionsprophylaxe. Erstaunlich dabei ist das Phänomen, das allzu rigider Umgang mit prophylaktischen Maßnahmen die Inzidenz der Reisediarrhö wieder ansteigen läßt, so daß eine Diarrhö um so häufiger auftreten kann, je mehr man versucht, sie zu vermeiden.

Arzneimittelinduzierte Diarrhö
Arzneimittel spielen sowohl bei der akuten als auch bei der chronischen Diarrhö insbesondere bei älte-

Tabelle 32.1 Wichtigste bakterielle Darminfektionen (nach Schneider 1999).

Erreger	Infektionsquelle	Pathomechanismus	Diagnostik	Therapie	Meldepflicht
enteritische Salmonellen	Eier, Milch, Fleisch, Geflügel	Enterotoxin	Anzucht aus Stuhl	Flüssigkeitssubstitution, keine Antibiotika	Verdacht, Erkrankung, Tod, Dauerausscheider
Salmonella typhi und paratyphi	Schmierinfektion über Dauerausscheider oder Infizierte	Invasion	Anzucht aus Blut und Stuhl	Ciprofloxacin, Chloramphenicol, Ampicillin	Verdacht, Erkrankung, Tod, Dauerausscheider
Shigellen	Schmierinfektion von Mensch zu Mensch, selten über Nahrungsmittel	Invasion + Zytotoxin	Anzucht aus Stuhl plus Zytotoxinnachweis (Plasmidnachweis über PCR)	Flüssigkeitssubstitution, Ciprofloxacin, Sulfonamide, Ampicillin	Verdacht, Erkrankung, Tod, Dauerausscheider
EPEC	Schmierinfektion von Mensch zu Mensch,	Zelladhärens	Anzucht aus Stuhl plus Nachweis des O-Antigenes	Flüssigkeitssubstitution	bei Enteritis: Verdacht, Erkrankung, Tod
ETEC	kontaminierte Nahrung und Wasser	Enterotoxin	Enterotoxin (LT, ST)-Nachweis	Flüssigkeitssubstitution	bei Enteritis: Verdacht, Erkrankung, Tod
EIEC	Schmierinfektion von Mensch zu Mensch, selten über Nahrungsmittel	Invasion + Zytotoxin	Anzucht aus Stuhl plus Zytotoxinnachweis (Plasmidnachweis über PCR)	Flüssigkeitssubstitution, Ciprofloxacin, Sulfonamide, Ampicillin	bei Enteritis: Verdacht, Erkrankung, Tod
EHEC	Rindfleisch, Milch	Zytotoxin	Verotoxinnachweis	Flüssigkeitssubstitution	bei Enteritis: Verdacht, Erkrankung, Tod
Yersinia enterocolitica	Schweinefleisch, Milch, Salat, Geflügel	Invasion, Enterotoxin, Zytotoxin	Anzucht aus Stuhl	Flüssigkeitssubstitution, Ciprofloxacin, Sulfonamide Tetrazyklin	bei Enteritis: Verdacht, Erkrankung, Tod

ren Menschen eine große Rolle. In Tabelle 32.2 sind die diesbezüglich bekanntesten Arzneimittel aufgelistet.

> Grundsätzlich sollte bei jedem Durchfall im Zusammenhang mit der Einnahme eines neuen Medikamentes ein möglicher ursächlicher Zusammenhang bedacht werden.

Zahlenmäßig sind Durchfälle nach Antibiotikaeinnahme häufig. Soweit es sich dabei – und das ist die überwiegende Zahl – um sogenannte antibiotikaassoziierte Durchfälle handelt, die lediglich lästig, aber ansonsten asymptomatisch sind und meist spontan abklingen, besteht weder diagnostische noch therapeutische Notwendigkeit, etwas zu unternehmen.

> Von antibiotikainduzierten Diarrhöen abzugrenzen sind aber in jedem Fall antibiotikainduzierte pseudomembranöse Kolitiden, die durch Toxine des Bakteriums Clostridium difficile verursacht werden.

Dieses gelegentlich mit blutigen Durchfällen und schweren Allgemeinerscheinungen einhergehende Krankheitsbild ist ernst und bei Patienten jenseits des 65. Lebensjahres und solchen, die Antibiotikakombinationen einnehmen, häufiger (Wanitschke 1991). Wichtigste Bedingung für den Ausbruch einer derartigen Diarrhö ist die Beeinträchtigung der normalen Bakterienflora des Kolons durch verabreichte Antibiotika wie Clindamycin und Linkomycin, Ampicillin, Amoxicillin und Cephalosporine sowie durch Zytostatika, die antimikrobielle Wirkung haben, und Methotrexat.

(Tabelle 32.1 Fortsetzung).

Erreger	Infektionsquelle	Pathomechanismus	Diagnostik	Therapie	Meldepflicht
Yersinia pseudotuberculosis	Milch, Salat, Geflügel, Wasser	Invasion	Anzucht aus Stuhl	Flüssigkeitssubstitution	bei Enteritis: Verdacht, Erkrankung, Tod
Vibrio cholerae	Fäkalien, verunreinigtes Wasser	Enterotoxin	Anzucht aus Stuhl	Flüssigkeitssubstitution	Verdacht, Erkrankung, Tod Dauerausscheider
Campylobacter	Milch, Fleisch, Geflügel, Wasser	Invasion	Anzucht aus Stuhl	Flüssigkeitssubstitution	bei Enteritis: Verdacht, Erkrankung, Tod
Clostridium difficile	endogen, Ausbreitung unter Antibiotika	Zytotoxin	Anzucht aus Stuhl plus Zytotoxinnachweis	Flüssigkeitssubstitution, oral Vancomycin	–
Clostridium botulinum	Konserven	Neurotoxin	Toxinnachweis im Blut	Gabe von toxinneutralisierenden Antikörpern	Verdacht, Erkrankung, Tod
Staphylokokken	kalte Speisen, oft aus Milch, Eiern, oder Fleisch	Enterotoxin	Toxinnachweis im Stuhl	Flüssigkeitssubstitution	Verdacht, Erkrankung, Tod
Tropheryma whippelii	?	Malabsorption	PAS-Färbung Dünndarmbiopsie, PCR	Tetrazyklin, Sulfonamide	–
Mykobakterien	orale Aufnahme (z.B. Milch), Reaktivierung	Invasion, nekrotisierende Enzyme, Exo- und Endotoxine	Ziehl-Neelsen-Färbung, Anzucht	INH, Rifampicin, Pyrazinamid	Erkrankung, Tod

EPEC = enteropathogene E. coli, ETEC = enterotoxische E. coli, EIEC = enteroinvasive E. coli, EHEC = enterohämorrhagische E. coli, LT = hitzelabiles Toxin, ST = hitzestabiles Toxi

Tabelle 32.2 Arzneimittelinduzierte Durchfälle.

- Antibiotika
- Antazida (mit Mg^{++})
- Chinidin
- Gallensäuren
- Zytostatika
- Colchicin
- kardiotone Glykoside (Meproscillarin)
- Lithium
- NSAR (Indometacin, Diclofenac)
- Goldsalze
- Guanethidin
- Laxanzien
- Digitalisüberdosierung

Bei leichten und mittelschweren Fällen kann das preisgünstigere Metronidazol versucht, bei schweren Krankheitsbildern sollte unbedingt Vancomycin eingesetzt werden (Hager 1998). Bei allen Durchfallepisoden im Zusammenhang mit einer zurückliegenden oder noch erfolgenden Antibiotikatherapie, die mit Allgemeinerscheinungen einhergehen, muß an diese Diagnose gedacht werden.

Diarrhö bei mesenterialer Thrombose

Wenn bei Risikopatienten (z.B. ausgeprägte Arteriosklerose, hämatologische Systemerkrankung mit korpuskulärer Blutvermehrung, Hämokonzentration durch Diuretika oder Flüssigkeitsmangel, myogene Herzinsuffizienz, Digitalisintoxikation, Vorhofflimmern, besonders mit bestehender Mitralstenose, Schock) plötzlich Leibschmerzen, einhergehend mit Obstipation, später oft gefolgt von (blutiger) Diarrhö, auftreten, muß frühzeitig auch an eine arterielle bzw. venöse Thrombosierung der Mesenterialgefäße gedacht werden.

Diarrhö bei Nahrungsmittelallergie
Eine Nahrungsmittelallergie ist bei älteren Patienten seltener als bei jüngeren, da sie in der Regel über ihre allergische Problematik informiert sind und dementsprechend sich vorsehen. In Frage kommen Eier, Milch, Fisch, Hefe, Zitrusfrüchte, Schokolade, Erdbeeren, Pilze und Schalentiere. Hautblutungen sind das führende Symptom beim Morbus Schoenlein-Henoch, der meist durch Infekt- oder Medikamentenallergien ausgelöst wird.

Funktionelle Durchfälle
Eine wichtige Gruppe bilden beim Älteren dagegen die funktionellen Durchfälle, die entweder chronisch im Wechsel mit einer spastischen Obstipation auftreten (Colon irritabile) oder akut-situationsbedingt als Fluchtreflexäquivalent (Reisen, Aufregung).

1.3.2 Praktisches Vorgehen bei Diarrhö

Eine ambulante Behandlung ohne weitergehende Diagnostik ist möglich, wenn kein Fieber über 38,5 °C besteht, keine Zeichen einer Dehydratation vorliegen und kein Blut im Stuhl nachweisbar ist. Eine Keimbestimmung ist nicht sofort angezeigt, da so und so bei 50% der akuten Enterokolitiden eine mikrobielle Identifizierung nicht gelingt.

Dagegen sind Flüssigkeitszufuhr und bei Bedarf die Gabe von synthetischen Opioiden angezeigt. Flüssigkeitszufuhr, wenn möglich verbunden mit Elektrolytzufuhr, sollte möglichst frühzeitig beim Älteren durchgeführt werden.

> Bei schweren Durchfällen, die mit Fieber über 38,5 °C, Exsikkose und blutigen Diarrhöen einhergehen, sollte umgehend eine stationäre Einweisung vorgenommen werden. Eine solche stationäre Abklärung und Behandlung sollte auch erfolgen beim Auftreten einer Durchfallerkrankung innerhalb von 48 h nach Rückkehr aus subtropischen, tropischen oder verseuchten Gebieten (Ausschluß einer Cholera).

Diagnostisches Vorgehen
In der Diagnostik der akuten Diarrhö sind Anamnese, insbesondere eine subtile Medikamentenanamnese, körperliche Untersuchung, Inspektion des frischen Stuhls, digital-rektale Untersuchung, evtl. mit Rektalabstrich, sowie bakteriologische Stuhlproben meist ausreichend. Das kleine Labor (Blutbild, BSG, Hämatokrit, Serumelektrolyte) orientiert über systemische Auswirkungen. Bei massiven oder sogar blutigen Stühlen sind die Bestimmung des Säure-Basen-Haushaltes und die Messung der Urinausscheidung (Dehydratation, Exsikkose) notwendig. Weiterhin sollte ein Zytotoxinnachweis angestrebt werden (s. Tab. 32.1).

Treten bei Patienten im Krankenhaus Durchfälle auf, ist in erster Linie an eine antibiotikaassoziierte, pseudomembranöse Enterokolitis zu denken. Rektoskopie/Sigmoidoskopie und Nachweis des Toxins von Clostridium difficile sichern dabei die Diagnose.

Therapie
Bei ausgeprägteren Diarrhöen sollten anfänglich motilitätshemmende Substanzen wie Opiate und deren synthetische Analoga, Absorbanzien sowie Medikamente, die die Darmflora beeinflussen, eingesetzt werden. Ergänzend können bei stärkeren abdominellen Beschwerden Spasmolytika gegeben werden.

> Bei massiven Diarrhöen ist es sinnvoll, frühzeitig Antibiotika einzusetzen.

Bis zum Eintreffen des bakteriologischen Befundes und Antibiogramms sollten bei gefährdeten älteren Patienten Antibiotika wie Ciprofloxazin, Norfloxacin oder Trimethoprim-Sulfametoxazol eingesetzt werden.

Besondere Bedeutung kommt beim Älteren der Rehydratation zu. Kohlenhydrate fördern die Resorption von Natrium und Wasser und verringern so den Elekrolyt- und Flüssigkeitsverlust und damit die Diarrhö. Gleichzeitig muß neben der Flüssigkeitszufuhr auch ein Elektrolytausgleich erfolgen: z.B. $1/2$ T. NaCl, $1/4$ TL KCl, $1/4$ TL $NaHCO_3$, 2 EL Glukose in 1 l Wasser (Ewe et al. 1994).

> Bei akutem Brechdurchfall und Dehydratation ist eine parenterale Ernährungstherapie notwendig.

Hier bietet sich als geeignetes Mittel eine Ringer-Laktatlösung, der 10–20 mmol/l Kalium zugesetzt werden, an. Diese Lösung ist entsprechend dem geschätzten Verlust unter Kontrolle des Hämatokriten und der Serumelektrolyte und des Säure-Basen-Haushaltes zu infundieren. Die Infusionsmenge richtet sich nach dem enteralen Verlust und der oral verabreichten Flüssigkeitsmenge. Eine spezifische Diät ist in der Regel nicht notwendig, auf jeden Fall sollte ausreichend Flüssigkeit zugeführt werden. Als unterstützende Maßnahme kann man Adsorbenzien (z.B. Kohlekompretten) zusätzlich verabreichen.

1.4 Chronische Diarrhö

Ein chronischer Durchfall liegt dann vor, wenn die Episoden mindestens 3 Wochen ununterbrochen anhalten. Die Diagnostik chronischer Durchfallszustände erfordert häufig einen erheblichen apparativen Aufwand, da ihr eine Vielzahl möglicher Ur-

Tabelle 32.3 Häufige Ursachen chronischer Durchfälle bei Älteren.

- funktionelle Störungen („Nervosität", irritables Kolon)
- organische Dickdarmerkrankungen (Karzinome, Divertikulitis, Colitis ulcerosa)
- Dünndarmstörungen (Malabsorptionssyndrome, bakterielle Fehlbesiedlung)
- Postgastrektomiesyndrome
- medikamentöse Ursachen (Laxanzien, Antibiotika, Zytostatika, Digitalis usw.)
- Maldigestionssyndrome (besonders bei Pankreaserkrankungen)
- hepatobiliäre Erkrankungen
- endokrin-metabolische Störungen (Hyperthyreose, Morbus Addison, Karzinoidsyndrom, Diabetes mellitus)
- Nahrungsmittelallergien (Milch, Obst)
- Infektionen (Amöben, Lamblien)

sachen zugrunde liegen kann (Tab. 32.3). In der Regel sollte man eine solche Abklärung dem spezialisierten Fachkollegen bzw. der Klinik überlassen.

Die Leitsymptome und -befunde sind abhängig von Art, Schwere und Verlauf der Grunderkrankung. Wichtige Hinweise für die Ursache und Lokalisation ergeben sich aus der Art und Beschaffenheit des Stuhls:

- Großvolumige Stühle sprechen für eine Krankheit des Dünndarms oder des proximalen Kolons.
- Kleinvolumige Stühle deuten auf eine Krankheit des linken Kolons oder Rektums hin.

„Dünndarmstühle" sind meist hell, wäßrig, fast immer unblutig, sie können aber auch dickflüssig, stinkend sein und unverdaute Nahrungsbestandteile enthalten. Kleinvolumige Dickdarmstühle enthalten oft Schleim und Blut und gehen mit Tenesmen einher. Chronische Durchfälle werden häufig auch durch allgemeine Symptome begleitet. Aus der klinischen Begleitsymptomatik ergeben sich oft diagnostische Hinweise auf die Grunderkrankung, die sowohl zur Diarrhö wie auch zu systemischen Symptomen führt (Tab. 32.4). Wichtig für eine gezielte Therapie ist die Erkennung des Grundleidens. Die Therapie muß sich dann gegen das Grundleiden der Diarrhö richten.

> Funktionelle Durchfälle gehen in der Regel weder mit kalorischen noch mit Elektrolyt- oder Wasserverlust einher und sind allein subjektiv lästig.

Eine *exokrine Pankreasinsuffizienz* als Ursache eines Maldigestionssyndroms bei Endzustand einer chronischen Pankreatitis läßt sich anamnestisch sowie durch bildgebende Verfahren (Sonographie, endoskopische retrograde Cholangiopankreatographie) vermuten und durch indirekte bzw. direkte Funktionstests (z.B. Chymotrypsinbestimmung im Stuhl) bestätigen. Wiederholt niedrige Chymotrypsinkonzentrationen in nativen Stuhlproben sind ein einfaches und probates Mittel, diese Diagnose klinisch zu sichern und geeignet zu substituieren.

Bei älteren Menschen bestehen *nach resezierenden Operationen am Magen* bzw. oberen Dünndarm gelegentlich „Synchronisationsstörungen" der Verdauung in der Form, daß sich Speisebrei und enzymhaltige Sekrete des Pankreas nicht im oberen Dünndarm ausreichend vermischen und damit ihre Wirkung in den absorbierenden oberen Dünndarmabschnitten reduziert wird. Die Diagnostik kann schwierig sein, wenn zusätzliche Blindschlingen mit bakteriellen Fehlbesiedlungen entstanden sind.

Eine seltenere, aber im Alter zunehmende Entität sind *malabsorptive Durchfälle bei einer intestinalen Manifestation eines malignen Lymphoms*. Auf mögliche Zusammenhänge mit einer länger bestehenden Glutenenteropathie ist dabei hinzuweisen. Eine bioptische Untersuchung der Dünndarmschleimhaut zunächst im Rahmen einer Ösophagogastroduodenoskopie kann hier diagnostisch weiterführen.

Treten Durchfälle nach abdominellen Bestrahlungen auf, so ist an die Möglichkeit *aktinischer Schäden am Dünn- und Dickdarm* zu denken. Diese haben eine typische Histologie und sprechen auf diverse konservative Therapie meist nur wenig an.

> Nicht zu Gewichtsverlust und relevanten Krankheitserscheinungen, dafür aber zu subjektiv unangenehmen Meteorismus und wäßrigen Stühlen führt der großzügige Gebrauch von sogenannten Zuckeraustauschstoffen.

Da für diese Substanzen im Dünndarm keine digestiven Enzyme verfügbar sind und diese Stoffe im Kolon zu kurzkettigen Fettsäuren unter Gasbildung fermentiert werden, verursachen sie breiige Stühle und Blähungen.

> Beim Auftreten von rezidivierenden Durchfällen muß stets an die Möglichkeit eines linksseitigen Kolon- bzw. Rektumtumors gedacht werden. Deshalb bedürfen alle über 3–4 Wochen fortbestehenden und bis dahin nicht geklärten Durchfälle einer endoskopischen bzw. röntgenologischen Untersuchung des Dickdarms.

Die *Divertikulitis* betrifft überwiegend ältere Menschen mit einer bekannten Divertikulose im Sigma- und/oder Zökum. In solchen Fällen ist die klinische Untersuchung inklusive Labor und Sonographie im Regelfall ausreichend – die Endoskopie bzw. Röntgenuntersuchung des Kolons kann, wenn noch notwendig, elektiv erfolgen. Auf die Problematik von *Arzneimitteln* ist bereits in Abschnitt 1.3.1 eingegangen worden.

Tabelle 32.4 Diagnostische Hinweise auf die Ursache einer chronischen Diarrhö durch klinische Symptome und Labortests (nach Caspary 1997)

Symptome/Befunde bei Diarrhö	mögliche Ursache
Arthritis	Colitis ulcerosa, M. Crohn M. Whipple, Yersiniose
Leberkrankheit	Colitis ulcerosa, M. Crohn, Malignom des Darms mit Lebermetastasen
Fieber	Colitis ulcerosa, M. Crohn, Amöbiasis, Lymphom, Tuberkulose, M. Whipple, andere enterale Infektionen
Gewichtsverlust	Malabsorption, chronisch-entzündliche Darmerkrankungen, Hyperthyreose, Malignom
Eosinophilie	eosinophile Gastroenteritis, parasitäre Erkrankung
Lymphadenopathie	Lymphom, M. Whipple, AIDS
Neuropathie	diabetische Enteropathie, Amyloidose
Flush	Karzinoidsyndrom
Proteinurie	Amyloidose
vaskuläre Kollagenose peptische Ulzera	mesenteriale Vaskulitis Zollinger-Ellison-Syndrom
häufige Infekte	Immunglobulinmangel-Syndrom
Hyperpigmentation	M. Whipple, M. Addison, Sprue/Zöliakie
Ansprechen auf Steroide	Colitis ulcerosa, M. Crohn, M. Addison, eosinophile Gastroenteritis, Sprue/Zöliakie
Ansprechen auf Antibiotika	bakterielle Überwucherung des Dünndarms, tropische Sprue, M. Whipple

▎ Bei den sogenannten *chronisch-entzündlichen Darmerkrankungen* spielt derzeit bei Patienten jenseits des 65. Lebensjahres allein die Colitis ulcerosa eine Rolle.

Da es sich dabei im Regelfall dann bereits um jahre- bzw. jahrzehntelange Verläufe handelt, ist neben der Aktivitätskontrolle der Kolitis selbst auch auf mögliche Komplikationen im Sinne von Karzinomen auf dem Boden dieser Präkanzerose zu achten.

Hormoninduzierte Durchfälle bei primären gastroenterologischen Erkrankungen sind selten, zumeist chronisch und führen stets zu schweren systemischen Elektrolytentgleisungen, insbesondere zu einer komplikationsträchtigen Hypokaliämie (Wanitschke 1991). Karzinoidsyndrom, Zollinger-Ellison-Syndrom, Verner-Morrison-Syndrom sind zwar gut belegt, aber im klinischen Alltag in der Behandlung älterer Patienten ohne Bedeutung. Klinisch bedeutsam für den älteren Patienten sind dagegen Durchfälle bei primär nichtgastroenterologischen Erkrankungen (Hyperthyreose, Morbus Addison, medulläres Schilddrüsenkarzinom, Hypoparathyreoidismus, paraneoplastisches Syndrom, Polyneuropathien und Amyloidose). Hier ist vor allem die Hyperthyreose zu nennen.

▎ Da „Altershyperthyreosen" (toxische Adenome) oft monosymptomatisch sind, können Durchfälle das einzige klinische Symptom einer solchen Störung sein.

Da toxische Adenome überdies in kompensierter bzw. dekompensierter Situation unterschiedlich symptomatisch sind, sollte in verdächtigen Fällen immer eine ausreichende Diagnostik in dieser Richtung durchgeführt werden.

Auf mögliche Folgezustände eines *Diabetes mellitus* bzw. eines chronischen Alkoholgebrauchs am Intestinaltrakt muß ebenfalls hingewiesen werden. Ein sicheres morphologisches Korrelat im Rahmen klinischer Untersuchungen ist derzeit nicht verfügbar, so daß Zusammenhangsfragen oft spekulativ bleiben.

▎ Bei entsprechender Anamnese mit chronischen Entzündungen (z.B. primäre chronische Polyarthritis, Osteomyelitis u.a.), aber auch aus Altersgründen sollte bei ungeklärten Durchfällen differentialdiagnostisch an eine Amyloidose gedacht werden und eine Rektumbiopsie mit entsprechender Fragestellung erfolgen.

2 Chronische Obstipation

2.1 Problematik

24–37% der über 65jährigen Patienten leiden unter einer chronischen Obstipation (Schaefer et al. 1998). Etwa 20% der über 60jährigen klagen spontan, nahezu 40% bei gezielter Befragung über Obstipation. Die Obstipation gehört damit zu den vom älteren Menschen am häufigsten genannten Beschwerden, selbst wenn er darunter nicht im geringsten leidet. Dies erklärt auch den im Alter unverhältnismäßig hohen Abführmittelverbrauch: Die Hälfte der über 65jährigen verwendet Laxanzien. 75% der Älteren im Krankenhaus oder im Pflegeheim erhalten Abführmittel zur Stuhlregulierung (Primrose 1987).

Die chronische Obstipation senkt die Lebensqualität der Älteren, kann zu Komplikationen führen (Koprostase, psychische Störungen, Laxanziennebenwirkungen und -abusus) und bedeutet nicht zuletzt auch ein erhebliches Kostenproblem für den Betroffenen bzw. die Gemeinschaft. Die Kosten allein für den Laxanzienverbrauch dürften in der Bundesrepublik Deutschland bei fast 200 Mio. DM liegen. Die chronische Obstipation bedeutet für den älteren Patienten keine Befindlichkeitsstörung, sondern hat Krankheitswert.

2.2 Definition

Nach den „Rom-Kriterien" kann die chronische Obstipation „organische" oder „funktionelle" Ursachen haben (Whitehead 1991). Zu den organischen Ursachen zählen:

- neurologische Erkrankungen (z.B. M. Parkinson)
- endokrine Ursachen (z.B. Hypothyreose)
- medikamentöse Ursachen (z.B. Opiate)
- Störungen des Beckenbodengefüges (z.B. Rektozele).

Bei funktioneller Obstipation ist keine dieser Ursachen zu finden. Wenigstens 2 der folgenden, für die chronische Obstipation charakteristischen Symptome sollen zur Diagnosestellung vorhanden sein:

- heftiges Pressen zur Stuhlentleerung
- harter Stuhl
- Gefühl der unvollständigen Entleerung
- Blockadegefühl, manuelle Defäkationshilfe (jeweils bei mehr als 25% der Zeit, Gelegenheiten bzw. Defäkationen)
- seltener Stuhlgang (weniger als 3mal/Woche).

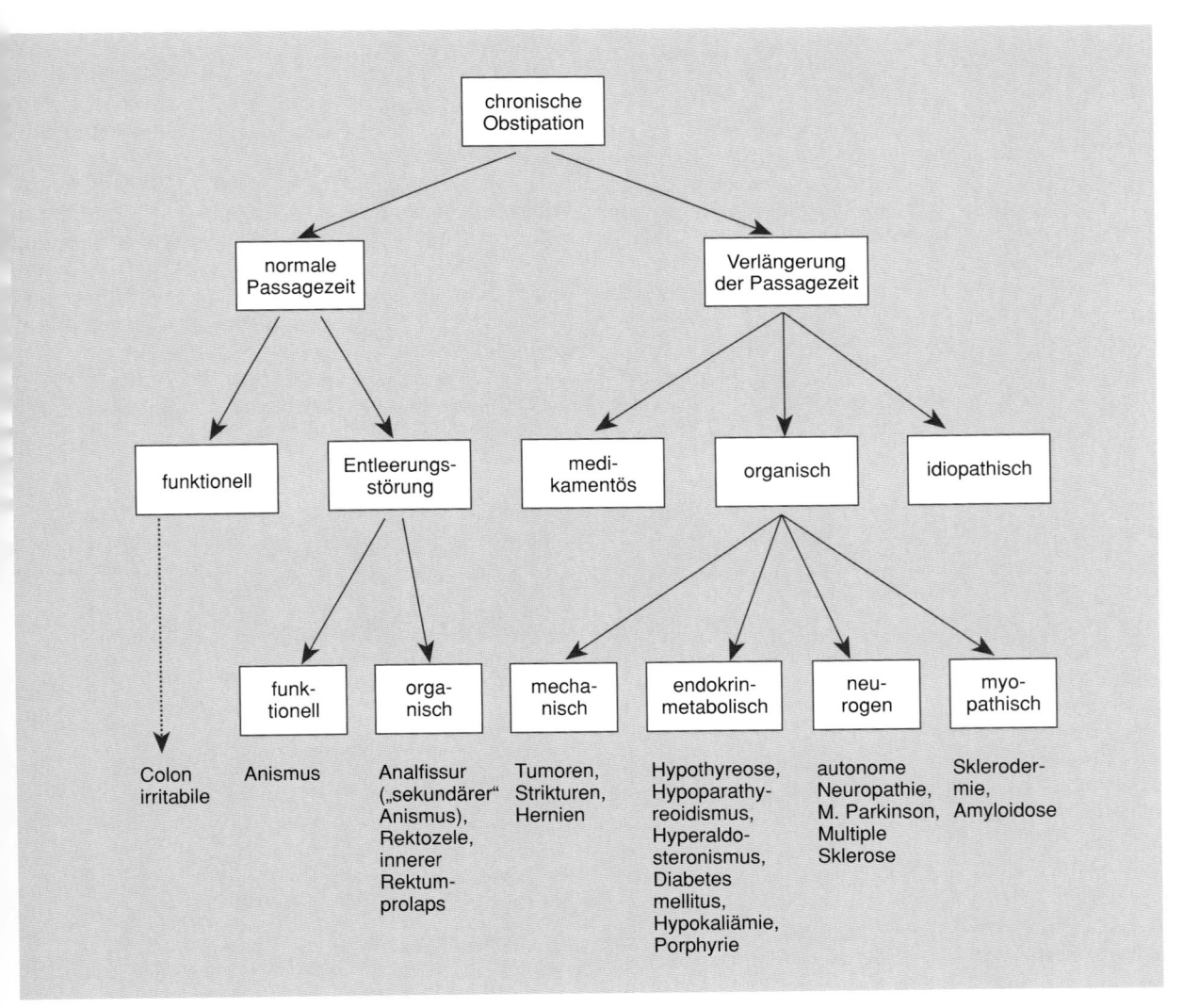

Abb. 32.1 Ätiologische Klassifikation der chronischen Obstipation (nach Nilius und Rink 1995).

Aus ätiologischem Blickwinkel kann die chronische Obstipation zusätzlich – gleichgültig ob organisch oder funktionell – in 2 weitere Gruppen aufgeteilt werden:
- verlängerte Passagezeit
- normale Passagezeit.

Bei manchen Patienten lassen sich beide nachweisen, bei anderen keines von beiden.

2.3 Klinische Symptomatik

Das klinische Bild der Obstipation variiert sehr stark. Einerseits können Beschwerden völlig fehlen, andererseits werden kolikartige, schneidende Schmerzen mit Übelkeit, Kopfschmerz und Schwindelgefühl angegeben. Häufig stehen im Vordergrund der Obstipationssymptomatik wechselnde Bauchschmerzen, die keine besondere Lokalisation erkennen lassen. Sie treten überwiegend tagsüber auf. Völlegefühl, Meteorismus, gespanntes Abdomen („zuviel Luft im Bauch") werden gelegentlich mit Obstipation in Zusammenhang gebracht. Auch gelegentliches Sodbrennen, Appetitlosigkeit, Schlaflosigkeit und eine depressive Stimmungslage werden angeführt (Hafter 1978). Eine schmerzhafte Defäkation kann ein Hinweis auf die Ursache der Obstipation sein.

Blutauflagerungen weisen immer auf anale Läsionen wie Fissuren oder Hämorrhoiden hin. Derartige anale Läsionen stellen sich bei den meisten Patienten im Verlauf einer langjährigen hartnäckigen Obstipation ein. Das Symptom „Blut im Stuhl" ist jedoch sehr vieldeutig, und die diagnostische Abklärung zwingend erforderlich. Insgesamt sind die klinischen Beschwerden unspezifisch, so daß weder typische Beschwerden bei Obstipation resultieren noch aus den angegebenen Symptomen mit Sicherheit auf die Ätiologie geschlossen werden könnte.

2.4 Diagnostik

Die Kunst bei der diagnostischen Abklärung einer Obstipation beim Älteren besteht im Vermeiden überflüssiger Untersuchungen. Da organische Ursachen relativ selten sind, ist bei älteren Patienten eine aufwendige Diagnostik meist entbehrlich. Dies ändert nichts daran, daß eine korrekte Diagnose die beste Voraussetzung für eine erfolgreiche Obstipationstherapie ist. Keinesfalls darf ein Karzinom übersehen werden, nur weil es sich um einen betagten Patienten handelt. In der Praxis hat sich das Vorgehen nach einem Stufenschema bewährt (Tab. 32.5). Bereits die Basisuntersuchung kann meist direkte Hinweise auf die Ursache der Verstopfung geben.

In der Regel wird eine chronische Obstipation bereits langfristig vom Patienten selbst mit Abführmitteln behandelt. Durch sorgfältiges Befragen muß deshalb versucht werden, die Lebensgewohnheiten des Patienten zu ermitteln, da diese beim therapeutischen Vorgehen berücksichtigt werden müssen. Immer wieder wird man auch die Frage stellen müssen, ob überhaupt eine Obstipation vorliegt oder ob relativ seltene Entleerungen vom ängstlichen Patienten als Obstipation interpretiert werden. Diese Diskrepanz zwischen subjektiver Einschätzung und objektiver Beurteilung wurde bereits von Whitehead et al. (1989) verdeutlicht, die auf der Grundlage einer Stuhlanamnese nur bei jedem 10. Patienten mit Obstipationsbeschwerden diese nach medizinischen Kriterien bestätigen konnten.

Für die Anamnese sind Angaben zum Zeitpunkt des Beginns und der Dauer der Symptomatik sowie zu begleitenden Schmerzen und Erkrankungen von besonderem Wert. Ernährungsgewohnheiten, Medikamentenkonsum und die psychosoziale Situation des Patienten sind zu erfragen. Hinweise auf eine funktionelle Ursache der Obstipation sind ein Gefühl der inkompletten Entleerung oder ein Fremdkörpergefühl im Rektum und die Verschlechterung der Entleerung beim Pressen oder „Entleerungshilfe" mit den Händen durch Druck auf das Peroneum oder digitale Ausräumung. Auch wenn die Symptome einer analen Blockade (eine deutlich verlängerte Stuhlentleerung und die Notwendigkeit einer manuellen Entleerungshilfe) typisch sind für eine anorektale Funktionsstörung, kann damit nicht zwischen einer anorektalen Form der Obstipation oder einer Verstopfung mit langsamem Dickdarmtransit unterschieden werden.

Wichtig ist, daß nach anfänglicher Schilderung der Beschwerden durch den Patienten die Anamnese aktiv erhoben wird, da der Ältere manche Symptome

Tabelle 32.5 Stufenschema der Obstipationsdiagnostik.

Basisdiagnostik

- Anamnese
- körperliche und psychische Untersuchung
- rektal-digitale Untersuchung
- Stuhlvisite und Stuhlprotokoll
- Labordiagnostik (Blutsenkung, Diff.-BB., Hämatokrit, Elektrolyte, BZ, TSH, Kreatinin, okkultes Blut im Stuhl)
- evtl. Proktorektoskopie

weiterführende Diagnostik

- Koloskopie
- bildgebende Verfahren
- Transitzeitmessung
- evtl. gynäkologische Zusatzuntersuchung
- evtl. neurologisch-psychiatrische Zusatzuntersuchung
- Spezialuntersuchungen (Analometrie, Messung der rektalen Compliance, Elektromyographie der quergestreiften Beckenmuskulatur, Stuhlgewicht usw.)

nicht spontan schildert. Da manche Angaben den Intimbereich des Patienten betreffen, ist die Anamnese mit großem Feingefühl zu erheben. Wichtig ist, darauf zu achten, daß der Patient sagt, worunter er genau leidet.

2.5 Ursachen der chronischen Obstipation

Die *Immobilisierung* spielt für das Entstehen einer chronischen Obstipation im Alter eine wichtige Rolle. Körperliche Aktivität beeinflußt die Dickdarmmotilität im Sinne einer Steigerung der Propulsion. Bewegungsmangel, vor allem häufiges Sitzen und Liegen, kann dagegen zu einer Verstopfung führen.

Werden Patienten zeitweilig immobil aufgrund einer bestehenden akuten Erkrankung, so ist auch schnell mit einer auftretenden Verstopfung zu rechnen.

Die meisten Menschen sind ihr Leben lang gewohnt, am frühen Morgen nach dem Frühstück auf die Toilette zu gehen. Kommen nun im Alter Bewegungsstörungen und Unwohlsein hinzu, wird dieser regelmäßige morgendliche Defäkationsreflex unterdrückt. Eine solche Unterdrückung des Defäkationsreflexes hat eine Ablagerung von Stuhl im hypomotilen Rektosigmoid zur Folge und eine chronische Obstipation ist angebahnt. Auch wird die Neigung zur Obstipation durch die Persönlichkeit beeinflußt: Introvertierte Menschen mit geringem Selbstwertgefühl neigen eher zur Obstipation als extrovertierte und optimistische Patienten mit gutem Selbstwertgefühl. Isolation, chronische Krankheiten und Immobilität fördern das Entstehen der Obstipation.

Obstipation verursachende Eßgewohnheiten, wie man sie oft beim jüngeren Menschen findet – beispielsweise Verzicht auf das morgendliche Frühstück oder hastiges Essen –, zeigt der Ältere dagegen nicht. Allerdings nehmen Ältere genauso wie Jüngere eine faser- bzw. ballaststoffarme Ernährung zu sich.

Beim Älteren ist eine faser- bzw. ballaststoffarme Ernährung nicht nur auf lebenslange Ernährungsgewohnheiten zurückzuführen, sondern oft auch auf eine eingeschränkte Kaufunktion bei schlecht sitzendem Gebiß.

Ältere Menschen zeigen dazu noch ein deutlich eingeschränktes Durstgefühl. Auch wenn einer Flüssigkeitsaufnahme keine physischen oder mentalen Hemmnisse im Weg stehen, klagt der Ältere selbst bei erheblichem Wassermangel kaum über Durst und trinkt dementsprechend zuwenig. So spielt die im Alter häufig *verminderte Flüssigkeitszufuhr* ebenfalls eine zusätzliche Rolle für Veränderungen der Stuhlgewohnheiten. Im Folgenden sind die Ursachen für chronische Obstipation zusammengefaßt:

- gestörte Ernährungsgewohnheiten
- gastrointestinal: funktionelle Transitstörungen des Kolons
- neurogen: Erkrankungen des Rückenmarks, Morbus Parkinson, Querschnittssyndrom
- Medikamente (z.B. Analgetika, Anticholinergika, Antikonvulsiva, Antidepressiva, Antihypertensiva, Diuretika)
- metabolisch-endokrinologisch: Diabetes mellitus, Porphyrie, Hypokaliämie, Hypothyreose, Hyperparathyreoidismus
- rektale Entleerungsstörungen: Enddarmerkrankungen (z.B. Rektumprolaps, Rektozele) und Schwäche der Bauchpresse
- funktionale Defizite (z.B. Immobilität, Schmerzsyndrome, Depression, Demenz, Nichtbefolgen des Stuhldrangs).

2.5.1 Neurologische und psychiatrische Erkrankungen

Bei Älteren entsteht die Obstipation häufig auf dem Boden neurologischer Veränderungen oder psychiatrischer Erkrankungen. Die Obstipation ist ein sehr häufiges Symptom beim Morbus Parkinson, Angaben in der Literatur schwanken zwischen 45 und 80% (Jurow 1998). Hinter dem Symptom der Obstipation kann sich aber auch eine Depression verbergen. Auch neigt der demente ältere Patient (sowohl vom vaskulären als auch vom degenerativen Typ) vermehrt zu Verstopfung. Als Ursache für die Obstipation bei neurologischen bzw. psychiatrischen Erkrankungen werden neurodegenerative Prozesse, die obstipationsfördernde Wirkung der eingesetzten Medikamente, eine häufig mangelnde körperliche Aktivität und eine verminderte Flüssigkeitsaufnahme diskutiert.

2.5.2 Hypokaliämie, Laxanzienabusus

Hypokaliämie aufgrund einer Diuretikaeinnahme, zu geringe Kaliumzufuhr bei bestehender Diarrhö oder Erbrechen führt zur Atonie des Darmes und damit zur Obstipation. Diese genannten Ursachen für das Bestehen einer Hypokaliämie werden meist recht schnell diagnostiziert, dagegen benötigt der Nachweis eines chronischen Laxanzienabusus mit nachfolgender Kaliumverarmung oft kriminalistische Fähigkeiten.

Etwa 25–50% der Patienten, die regelmäßig Laxanzien einnehmen, haben Störungen im Natrium-, Kalium- und Kalziumhaushalt.

Im Vordergrund der Elektrolytstörungen steht der Kaliummangel, der im Sinne eines Circulus vitiosus die Obstipation verstärkt.

Eine längere Hypokaliämie kann zum kalipenischen Tubulusschaden führen, wodurch der renale

Kaliumverlust weiter gesteigert wird. Die Kaliumverarmung führt schließlich zu Lähmungen der Darmmuskulatur und zum Wirkungsverlust der Laxanzien mit steigendem Laxanzienbedarf. Die Kaliumverluste sind beim älteren Menschen von besonderer Bedeutung, da im Alter bereits physiologischerweise eine intrazelluläre Kaliumabnahme besteht, über die die Bestimmung des Serumkaliumspiegels keinen Aufschluß gibt.

Wegen der bestehenden Obstipation werden im Laufe der Zeit immer häufiger stärkere Laxanzien eingenommen. Das klinische Bild kann sehr verwirrend sein, da die Patienten oft aufgrund ihres Laxanzienabusus unter Diarrhöen leiden, die sie aber abstreiten und vielmehr über eine chronische Obstipation klagen. Zahllose diagnostische Untersuchungen ohne Ergebnis sind die typische Folge. Der toxikologische Nachweis von Antrachinonen und Diphenolen gelingt nur bei 15–20% dieser Patienten. Praktisch immer treffen dabei folgende Beobachtungen zusammen:
- beeindruckende Zahl von Voruntersuchungen
- psychogene Verursachung
- unauffällige soziale Integration
- weibliches Geschlecht (Bergener 1996).

2.5.3 Medikamente

Ein nicht zu unterschätzendes Problem stellen die beim Älteren oft notwendigen Langzeitmedikationen dar.

> Die gleichzeitige Einnahme mehrerer Therapeutika bis hin zur Polypragmasie bei Multimorbidität kann durch den im Alter veränderten Arzneimittelmetabolismus sowie durch Interaktionen zu chronischer Obstipation führen.

Mit der Zahl der eingesetzten Medikamente steigt die Wahrscheinlichkeit von Arzneimittelneben- bzw. -direktwirkungen mit der Folge einer Obstipation.

Eine gelegentliche Obstipation ist als Nebenwirkung bei einer Reihe von Medikamenten beobachtet worden (Tab. 32.6). Nicht vergessen darf man bei der Aufführung obstipationsfördernder Medikamente die chronische Einnahme von Laxanzien.

2.6 Therapie

Die Therapie der chronischen Obstipation richtet sich zuerst nach der zugrundeliegenden Ursache, dem Schweregrad, der bestehenden Multimorbidität mit der damit verbundenen Medikation und den bestehenden psychosozialen Problemstellungen.

Ist eine Entleerungsstörung (Analfissur, Rektozele, Rektumprolaps) die Ursache der Obstipation, so ist eine vermehrte Zufuhr von Faser- und Ballaststoffen mit der Ernährung unsinnig. Vielmehr muß die Therapie kausal ansetzen (z.B. lokale Entleerungshilfen, Operation). Sind Medikamente die Ursache, muß unter ärztlichen Gesichtspunkten über die Möglichkeit ihres Absetzens bzw. Umsetzens entschieden werden.

Nach Ausschluß ursächlich behandelbarer Obstipationsursachen, die einer entsprechend ursachenausgerichteten Therapie bedürfen, verbleibt eine große Gruppe multimorbider älterer Patienten mit chronischer Obstipation. Diese Patienten bedürfen einer mehrdimensionalen Obstipationstherapie, entweder weil eine direkte Ursachenbehandlung wegen des Krankheitsbildes (z.B. Morbus Parkinson) oder wegen einer notwendigen Medikation (z.B. Schmerzbehandlung) nicht möglich ist. Zu dieser Therapiegruppe zählt auch die große Gruppe älterer Patienten, bei der sich keine direkte Obstipationsursache diagnostisch feststellen läßt. In abnehmender Bedeutung stützt sich die Therapie bei dieser Patientengruppe auf folgende 4 Säulen:
- Allgemeinmaßnahmen: ärztliche Führung
- Aktivierung: geistig und körperlich
- Ernährung: Ballaststoffe, Trinkmenge
- Laxanzien.

Tabelle 32.6 Liste von Medikamenten, die zur Obstipation führen können.

- Laxanzien (Abusus)
- *Parkinsonmittel* (Anticholinergika – z.B. Biperiden oder Amantadin, Bromocriptin)
- *Antazida* (mit Aluminiumhydroxid oder Kalziumcarbonat)
- *Anticholinergika* (Spasmolytika)
- *Antidepressiva* (Trizyklika – Imipramin, Clomipramin, Amitriptylin, Dipenzepin und Tetrazyklika – Maprotilin, Mianserin)
- *nichtsteroidale Entzündungshemmer*
- *Analgetika* (Codein, Morphium, Morphinderivate – Pethidin, Methadon)
- *Antiepileptika* (Barbexaclon, Carbamazepin)
- *Antihypertensiva* (Betablocker – z.B. Acebutolol, Atenolol, sowie Kalziumantagonisten – z.B. Verapamil und Clonidin)
- *Antituberkulosemittel* (z.B. Isoniazid)
- *Antitussiva* (z.B. Codein und Derivate, Promethazin)
- Disopyramid
- *Eisenpräparate* (z.B. Eisen-II- und Eisen-III-Salze)
- Gestagene
- *Chemotherapeutika* (Vincristin, Vinblastin)
- *Diuretika* (Thiazide)
- H_2-Blocker (Cimetidin, Famotidin, Ranitidin)
- *Lipidsenker* (Ionenaustauscher – z.B. Colestipol, Colestyramin)
- *Neuroleptika* (Phenothiazine – z.B. Chlorpromazin, Thioxanthene, Butyrophenone oder Dibenzodiazepin – Clozapin)
- Röntgenkontrastmittel (Bariumsalze)

2.6.1 Allgemeinmaßnahmen

Eine der wichtigsten Voraussetzungen jeder Obstipationsbehandlung ist die Aufklärung des Patienten über die physiologischen Abläufe von Darmtätigkeit und Defäkation. Es gilt, den Patienten zu beruhigen, wenn die sorgfältige Erstdiagnostik zeigt, daß kein nachweisbar krankhafter Zustand vorliegt. Die entscheidenden Patientenfragen „Wie oft?" und „Wieviel?" bedürfen einer ausführlichen Beantwortung, da falsche Vorstellungen über Stuhlfrequenz und -menge meist einen Ausgangspunkt des Laxanzienabusus bilden. Der Patient muß davon überzeugt werden, daß es möglich ist, durch eine geeignete Lebensweise seinen Darm wieder zu „normalen" Entleerungen zu erziehen. Der Ältere sollte eine gewisse Regelmäßigkeit der Darmentleerung anstreben – jedoch keine hypochondrischen Verzweiflungszustände aufkommen lassen, wenn die Defäkation einmal „nicht pünktlich" erfolgt. Folgende Allgemeinmaßnahmen sind für den Therapieerfolg sehr wichtig:

- klare Diagnosevermittlung einschließlich der Erklärung von diagnostischen Maßnahmen
- Aufklärung über Wesen und Ursache der Obstipation
- wiederholte Therapiegespräche zur Förderung eines stabilen Vertrauensverhältnisses
- gemeinsame Gestaltung eines Therapieplans mit Führung eines Stuhlprotokolls
- Förderung der Eigenverantwortung
- Konfliktklärung im psychosozialen Bereich
- Aufzeigen von einfach erlernbaren Entspannungsübungen
- verhaltenstherapeutische Behandlungsmöglichkeiten
- „Toilettentraining"
- Anleitung von Bezugspersonen.

2.6.2 Aktivierung und physikalische Therapie

Körperliches Training entsprechend der Multimorbidität und der Belastbarkeit, idealerweise kombiniert mit geistigem Training entsprechend den kognitiven Möglichkeiten. Die Trainingsverfahren sollten so weit wie möglich die bestehende Multimorbidität mit erfassen (z.B. „realitätsorientierendes Training" bei Demenz).

Die physikalische Therapie hat sich in der Obstipationsbehandlung bewährt. Für den unteren Darmbereich bietet sie spezielle Massagebehandlungen an, wobei kombinierend oder alternierend auch gezielt elektrotherapeutische Verfahren eingesetzt werden. Die Kolonmassage sollte morgens vor dem Aufstehen zur Anregung der propulsiven Peristaltik in Form von analwärts gerichteten Druck- und Streichbewegungen durchgeführt werden. Die massierende Hand dringt schräg von unten in Richtung der Peristaltik synchron mit der Ausatmung vor.

Wenn die Kolonmassage durch einen Therapeuten durchgeführt wird, dauert sie insgesamt etwa 25–30 min, die Selbstmassage sollte 5–10 min dauern.

2.6.3 Ernährung

Empfehlenswert sind eine dem älteren Patienten und seiner Multimorbidität angepaßte Ernährung, welche die individuelle Verträglichkeit gegenüber bestimmten Speisen berücksichtigt, sowie eine ausreichende Flüssigkeitszufuhr. Ballaststoffe sind auch beim älteren Patienten von großer Bedeutung und sollten so weit wie möglich eingesetzt werden. Als unerwünschter Effekt einer ballaststoffreichen Ernährung treten häufig belastende Blähungen auf. Der Anteil an verträglichen Ballaststoffen muß deshalb den individuellen Gegebenheiten angepaßt werden.

Die Erhöhung des Ballaststoffanteils an der Nahrung auf 30–40 g/Tag ist nur sinnvoll, wenn sie von einer Erhöhung der täglichen Trinkmenge auf 1,5–2 l begleitet ist. Dies ist bei älteren Menschen oft nur schwer zu erreichen und z.B. bei Patienten mit Herzinsuffizienz nicht unbedenklich. Auch Quellmittel (Leinsamen, Kleie) müssen mit ausreichender Flüssigkeitsaufnahme verbunden werden, da es sonst zu einem Kleiebezoar und zur intestinalen Obstruktion kommen kann.

Dazu kommt noch, daß für den älteren Gebißträger z.B. Brot aus grob gemahlenem Mehl oft schwierig zu kauen ist. Bewährt hat sich der regelmäßige Genuß von Sauerkraut und Sauerkrautsaft. Damit die Ernährungsumstellung auf faserreiche Kost auch Erfolg hat, muß die ausreichende Flüssigkeitszufuhr sichergestellt sein.

Das sog. Verdauungsmüsli am Morgen, das auch manche Krankenhäuser anbieten, kann nicht wirken, wenn der Patient zuwenig trinkt. Hier gilt es, den Patienten darüber aufzuklären, daß eine Reduktion der Flüssigkeitszufuhr die Obstipation fördert.

Durch ein Glas kalten Fruchtsaft, das auf nüchternen Magen vor dem Frühstück getrunken wird, kann der sog. gastrokolische Reflex ausgelöst werden; d.h. eine analwärts gerichtete Peristaltik des Dickdarms mit Füllung des Rektums, die dann über Dehnungsrezeptoren einen Defäkationsreflex auslöst. Eine ähnliche Wirkung hat auch heißer Bohnenkaffee. Über den Parasympathikus kommt es zur Verminderung des Tonus des inneren glatten Schließmuskels und zum Gefühl des Stuhldrangs. Es ist dann eine regelmäßige „Stuhlgangszeit", am besten 15–30 min nach dem Frühstück, zu empfehlen.

2.6.4 Laxanzien

Laxanzien sind natürliche oder synthetische Stoffe, mit denen es gelingt, der physiologisch vorgegebenen Fähigkeit des Dickdarms, den Stuhl möglichst einzudicken, regulierend entgegenzuwirken. Dabei kommen sehr unterschiedliche Substanzen zur Anwendung, die sich nach ihrer Wirkungsweise differenzieren und damit klassifizieren lassen:

- antiabsorptiv-sekretorisch wirksame Substanzen:
  - Bisacodyl (Dulcolax®, Tirgon®)
  - Natriumpicosulfat (Laxoberal®)
  - Anthrachinone (Agiolax®, Kräuterlax®, Neda®-Früchtewürfel, Bekunis®-Tee)
- osmotisch wirksame Laxanzien:
  - salinische Substanzen (Karlsbader Salz, F.X.-Passage)
  - Zucker- und Zuckeralkohole (nicht-salinische Substanzen: Bifiteral®, Laktofalk®)
  - Macrogol 3350 (synthetische Substanzen: Movicol®)
- Ballaststoffe:
  - natürlich vorkommende Substanzen (mikrobiologisch abbaubar bzw. nicht abbaubar)
  - synthetische Substanzen: Fibercon
- Prokinetika (Propulsin®, Alimix)
- lokale rektale Entleerungshilfen (Mikroklist®, Norgalax®, Einmalklysma salinisch, Lecicarbon®)

(Die oben genannten Präparate stellen eine individuelle Auswahl ohne Bewertung dar.)

Grundsätzlich sind alle auf dem Markt befindlichen Präparate laxierend wirksam und bei kurzfristigem Einsatz in der empfohlenen Dosierung sicher. Laxanzien auf Basis von Bisacodyl, Natriumpicosulfat oder Sennesextrakten können jedoch zu einer Gewöhnung, Elektrolytverschiebungen und damit langfristig manchmal zu einer Verschlechterung der Obstipation führen. Als unerwünschte Wirkung bei Laktulosepräparaten kann es zu Gewöhnungseffekten und anfänglich zum Auftreten von Blähungen kommen.

Gegen eine gelegentliche Anwendung von Laxanzien bestehen verständlicherweise keine Bedenken. Die kurzfristige Einnahme von Abführmitteln verursacht nur sehr selten schwerwiegende Störungen, z.B. bei unzureichender Wasserzufuhr, Dehydratation bei Anwendung salinischer Abführmittel oder Darmverschluß nach Einnahme von Quellmitteln. Bei zu hoher einmaliger Dosierung werden laxanzienbedingte Symptome wie abdominelle Schmerzen, Flatulenz, Meteorismus und Diarrhö entsprechend verstärkt. Beim Einsatz von Laxanzien sollte man bestimmte Forderungen erheben, die in Tabelle 32.7 aufgeführt sind.

Tabelle 32.7 Forderungen an ein „optimales Laxans".

- zuverlässig wirksam
- keine systemische intestinale Absorption
- keine Interaktion mit Nahrungsbestandteilen und Arzneistoffen
- keine lokale Irritation der intestinalen Strukturen
- definierter Wirkungseintritt und definiertes Wirkungsende
- anwendungsfreundlich (kleinvolumig, praktikabel)
- Anwendung beliebig oft wiederholbar
- lagerbeständige Inhaltsstoffe
- wirtschaftlich in der Anwendung

2.7 Komplikation der chronischen Obstipation: Koprostase

Eine schwerwiegende Komplikation der chronischen Obstipation ist die Koprostase, bei der durch den fortbestehenden Wasserentzug im Kolon die Stuhlmasse so weit eindickt, daß sich harte Kotballen bzw. -steine bilden, die nicht mehr ausgeschieden werden können. Besonders bettlägerige und/oder immobile Patienten in stationären Einrichtungen sind davon betroffen. Patienten mit Koprostase haben eine hohe Komorbidität, und ihre Betreuung verursacht einen erheblichen pflegerischen und finanziellen Aufwand. Die Folgen der Impaktbildung sind:

- Appetitlosigkeit
- gastrointestinale Symptome (Übelkeit, Erbrechen und Bauchschmerzen)
- mechanischer Ileus mit chirurgischer Intervention
- Stuhlinkontinenz („paradoxe Diarrhö")
- schwere Verwirrtheitszustände
- Urinretention bzw. -inkontinenz
- rektale Blutung.

Die koprostasebedingte Stuhlinkontinenz („paradoxe Diarrhö") kann dabei durch einen „Ball-Klappen-Effekt" hervorgerufen werden, wobei flüssiger Stuhl um die Kotsteine herum durch die propulsive Darmtätigkeit abgesetzt wird. Eine Stuhlentleerung oder Diarrhö schließt also daher das Vorhandensein einer Koprostase nicht aus. So kommt es, daß neben der Verstopfungssymptomatik bei vielen älteren Patienten insbesondere im Heimbereich die „Überlaufinkontinenz", das Stuhlschmieren oder die Notwendigkeit der digitalen Entleerungshilfe die vorherrschende Symptomatik ist.

Die Diagnose wird mit der digitalen Untersuchung oder beim Verdacht auf eine Koprostase des Dickdarms und leerer Ampulle mit einer Röntgenuntersuchung des Abdomens gestellt. Zum Ausschluß eines Rektumulkus oder eines Tumors ist immer eine Rektosigmoidoskopie oder bei hoher Impaktion auch eine Koloskopie notwendig.

Bei der Notwendigkeit einer sofortigen Beseitigung des Kotstaus sind hohe Einläufe, Klistiere und digitale Ausräumung indiziert. Neuerdings hat sich die perorale Therapie mit hochdosiertem Macrogol 3350 plus Elektrolyten als wirksam erwiesen (Gruss 1998). Zur Vermeidung des Koprostaserezidivs ist die konsequente Behandlung der ursächlichen chronischen Obstipation zwingend.

Literatur

Bergener, M., Lang, E., Vollhardt, B. R.: Leitsymptome beim älteren Patienten. Deutscher Ärzte Verlag Köln 1996, 14.
Caspary, F.: Leitsymptom Diarrhö. Praxis med. 5 (1997) 26–29
Ewe, K., Weis, H. J., Weihrauch, T. R.: Erkrankungen des Magen-Darm-Traktes. In: Weihrauch, T. (Hrsg.): Internistische Therapie 1994/1995. Urban und Schwarzenberg, München–Wien–Baltimore, 1994.
Gruss, H.-J.: Macrogol 3350: Therapie der Wahl bei hartnäckigen Fällen der chronischen Obstipation und Koprostase. coloproctology 20 (1998) 161–167.
Hafter, E.: Praktische Gasteroenterologie. Thieme, Stuttgart 1978.
Hager, K., Ruwe, A.: Clostridium-difficile-Toxin-assoziierte Diarrhöen in der Geriatrie. Z. Gerontol. Geriat. 31 (1998) 16–21.
Jurow, C.: Obstipation bei Morbus Parkinson. Geriatrie Praxis 3 (1998) 36–40.
Kollaritsch, H.: Reisediarrhö. Internist 40 (1999) 1132–1136
Nilius, R., Rink, Ch.: Gastroenterology und Hepatologie. Ullstein Mosby, Berlin–Wiesbaden 1995, 161–174.
Primrose, W. R., Capewell, A. E., Simpson, G.: Prescribing patterns observed in registered nursing homes and long-stay geriatric wards. Age Ageing 16 (1987) 25–28.
Schaefer, D. C., Cheskin, L. J.: Constipation in the Elderly. American Family Physician 58 (1998) 907–914.
Schneider, T. H.: Infektionen des Gastrointestinaltrakts. In: Tim, K. et al. (Hrsg.): Differentialdiagnose Innerer Krankheiten. Thieme, Stuttgart–New York 1999, 491–511.
Wanitschke, P.: Obstipation und Diarrhö des älteren Patienten. Z. Geriatrie 3 (1991) 146–155.
Whitehead, W. E., Chaussade, S., Corazziari, E.: Report of an international workshop on management of constipation. Gastroenterol Int 4 (1991) 99–113.
Whitehead, W. E., Drinkwater, D.: Constipation in the elderly living at home. J. Amer. Geriatr. Soc. 37 (1989) 423–429.

D
Häufige Krankheiten älterer Menschen

33

Delir (akuter Verwirrtheitszustand)

INGO FÜSGEN

INHALT

1 Vorbemerkung 369
2 Symptomatik 370
3 Ursachen 370
4 Diagnose 371
5 Bedarf ein akut verwirrter Patient der stationären Aufnahme? 373
6 Behandlungsrichtlinien 373

1 Vorbemerkung

Das Delir ist keine eigenständige Erkrankung, sondern ein Syndrom. Im deutschsprachigen Raum werden folgende Begriffe fast synonym verwendet:
- akutes hirnorganisches Psychosyndrom
- HOPS
- anamnestisches Syndrom
- Durchgangssyndrom
- globale transitorische Amnesie.

Das Risiko, in ein Delir zu geraten, nimmt mit steigendem Lebensalter zu. Besonders gefährdet sind Personen ab dem 70. Lebensjahr mit multiplen Erkrankungen. Das Delir ist das häufigste atypische Krankheitssymptom bei alten Menschen (Jarrett 1995) und die häufigste psychiatrische Erkrankung. Trotz dieser Häufigkeit wird das Delir nur in ca. 10% der Fälle als solches diagnostiziert (Cameron 1987).

Akute Verwirrtheitszustände sind nicht selten Anlaß zu einer stationären Einweisung und treten sehr häufig als Komplikation bei verschiedenen Krankheiten im Alltag auf. Bei Krankenhausaufnahme leiden etwa 10% der alten Menschen an einem Delir, während der Krankenhausbehandlung entwickeln nochmals etwa 10–20% entsprechende Anzeichen. In einigen Studien wird sogar von 25–50% Betroffener gesprochen (Cole 1996). Eine typische Form des Delirs im Krankenhaus ist das postoperative „Durchgangssyndrom", das selbst bei nicht-dementen älteren Patienten mit einer Dauer bis zu 1 Woche bei 40% postoperativ beobachtet wird (O'Keeffe 1994; Parikh 1995; Williams-Russo 1992).

Delirante Patienten benötigen intensivere Pflege und fast doppelt so lange Verweildauern im Krankenhaus.

Verwirrtheitszustände zu Hause oder in stationären Betreuungen führen oft zu folgenden Verhaltensweisen:
- Nahrungsverweigerung
- aggressives und destruktives Verhalten
- Unfähigkeit zur Kooperation
- Verweigerung der Therapie
- Ablehnung pflegerischer Maßnahmen (Gurland 1983).

> Akute Verwirrtheitszustände gelten als ungünstiges prognostisches Zeichen.

Einerseits kann die dem Delir zugrundeliegende Ursache den Patienten bedrohen, andererseits kann sich der Patient durch seine Unruhe und daraus resultierender Stürze selbst gefährden. Akute Verwirrtheitszustände sind deshalb – verglichen sowohl mit gleichaltrigen nicht verwirrten als auch mit chronisch dementen Patienten – mit deutlich erhöhter Mortalität (je nach Erhebung bis 75%) verbunden.

> Akute Verwirrtheitszustände sind als Notfallsituationen anzusehen, da sie für den Patienten ein ernst zu nehmendes Ereignis darstellen, das sofortiger und sorgfältiger Abklärung, Überwachung und Betreuung bedarf. Aufgrund möglicher Weglauftendenzen und aggressiver Aktivitäten kann auch die Umgebung gefährdet sein.

2 Symptomatik

Der Beginn eines Delirs ist in der Regel akut. Die Störung entwickelt sich innerhalb von Stunden oder Tagen und zeigt einen fluktuierenden Verlauf. Typisch ist seine mögliche Reversibilität. Chronisch verlaufende Delire sollten nicht mehr als solche, sondern als Demenz bezeichnet werden.

Das Bild des klassischen Verwirrtheitszustandes wird geprägt durch *Aufmerksamkeits-* und *Auffassungsstörungen, Störungen des zusammenhängenden Denkens,* durch *Beeinträchtigung der Lebens-* sowie *der Urteils- und Kritikfähigkeit* (Tab. 33.1). Mit einer Bewußtseinsstörung gehen oft eingeschränkte Wahrnehmungen und verminderte Aufmerksamkeit einher. Die zeitliche, räumliche und persönliche Orientierung des Patienten ist mehr oder weniger eingeschränkt. Bei leichten Verwirrtheitszuständen können die Patienten teilweise orientiert sein.

Darüber hinaus kann der verwirrte Patient *Störungen des Kurz-* und *Langzeitgedächtnisses* zeigen. In unterschiedlicher Ausprägung und Kombination bestehen beim Verwirrtheitszustand *ängstliche Ratlosigkeit, Hilflosigkeit,* an Indolenz erinnernde *Apathie, läppisch-heiteres Verhalten, übertriebene Empfindsamkeit* und *Erregtheit.* In psychomotorischer Hinsicht sind beim Verwirrtheitszustand alle Formen von *Aktivitätsveränderungen* zu finden: von der Inaktivität (Apathie) bis hin zur unruhigen Getriebenheit.

Danach wird von manchen das Delir in eine hyperaktive und eine hypoaktive Form eingeteilt (Liptzin 1992). Meist liegt jedoch ein Mischbild vor.

Im sprachlichen Bereich treten oft *Logorrhö* und *Konfabulationen* auf. Manchmal kann es zu *aggressiven Ausbrüchen* kommen. Seltener präsentieren die Älteren *psychotische Symptome*.

Tabelle 33.1 Hinweise auf akute Verwirrtheit.

- kurze Anamnese
- Bewußtseinstrübung
- gestörter Schlaf-wach-Rhythmus
- zeitliche und örtliche Desorientierung
- Unruhe
- herabgesetzte Aufmerksamkeit und Konzentrationsfähigkeit
- Störung des Kurz- und Langzeitgedächtnisses
- Ängstlichkeit, Mißtrauen, Aggression
- wechselhaftes klinisches Bild
- nächtliche Symptomverschlechterung
- Verkennungen und fakultativ Halluzinationen
- verwirrtes und inkohärentes Denken
- Wahnvorstellungen (z.B. vergiftet oder verfolgt zu werden)
- Logorrhö und Konfabulationen

Verwirrtheitszustände haben einen zeitlich begrenzten Verlauf und unterschiedliche Dauer. Alle Psychosyndrome, die länger als 4 Wochen anhalten, müssen hinterfragt werden, ob ihnen eine chronische Ursache zugrunde liegt (z.B. Demenz, abgelaufene zerebrale Hypoxie). Nach Abklingen des Verwirrtheitszustandes können sich die Patienten nicht mehr an diese Phase erinnern. Es besteht eine amnestische oder hypomnestische Lücke.

Kann die Ursache des Delirs behoben werden, wird der ursprüngliche geistige Zustand durchaus nicht bei allen, sondern nur bei etwa der Hälfte der Patienten wieder erreicht (Cole 1993). Delirante Patienten behalten meist bei der Krankenhausentlassung größere funktionelle Defizite zurück. Einen Monat danach waren über 40% der Patienten einer Studie in einem Heim untergebracht (Cole 1993). Insgesamt wird die Prognose eines Verwirrtheitszustandes meist durch das auslösende körperliche Leiden geprägt.

3 Ursachen

Dem Verwirrtheitszustand können verschiedene Ursachen zugrunde liegen: Neben körperlichen Erkrankungen spielen Medikamente, Elektrolytstörungen und insbesondere situative Gegebenheiten eine wesentliche Rolle bei der Auslösung eines Verwirrtheitszustandes (Tab. 33.2). Typische Beispiele für das letztgenannte Risiko sind z.B.

- eine Urlaubsreise an einen fremden Ort
- eine Krankenhauseinweisung
- das Erwachen aus der Narkose auf einer als fremd erlebten Klinikstation
- eine unvorbereitete Aufnahme ins Altenheim.

Aber auch schon äußere Einflüsse wie Dunkelheit, Wegfall der optischen Orientierung, z.T. auch scheinbar minimale Veränderungen der Umgebung können Anlaß zum Auftreten einer Verwirrtheit sein.

Da Ältere aufgrund einer oft bestehenden Multimorbidität im allgemeinen gleichzeitig mehrere Medikamente einnehmen müssen, kann der Verwirrtheitszustand auch iatrogen bedingt sein. Zu den häufigsten Ursachen eines Verwirrtheitszustandes gehören Medikamente mit anticholinerger Wirkkomponente oder Psychopharmaka mit anticholinergen Nebenwirkungen wie Antidepressiva und Neuroleptika. Auch atropinhaltige Augentropfen können zu Deliren führen. Verwirrtheitszustände wurden jedoch auch nach Gabe von Glykosiden, Antiarrhythmika, Diuretika, Vasodilatatoren, Antihypertensiva, Insulin, Antiphlogistika, Analgetika, Spasmolytika, Antidiarrhoika, Tuberkulostatika und Antikonvulsiva beobachtet (Tab. 33.3).

33 Delir (akuter Verwirrtheitszustand)

Tabelle 33.2 Ursachen akuter Verwirrtheit.

hypoxisch bedingte Verwirrtheit
- begleitend bei einer respiratorischen Insuffizienz (Pneumonie, Asthma, Lungenödem)
- begleitend bei einem verminderten Blutsauerstofftransport (Anämie, Kohlenmonoxidvergiftung)
- begleitend bei einem verminderten Herzminutenvolumen (Infarkt, Herzrhythmusstörungen, Vitium, ausgeprägte Blutung und Exsikkose)
- direkte zerebrale Hypoxie aufgrund einer transitorisch ischämischen Attacke, eines Schlaganfalls (hämorrhagisch oder Infarkt), einer Subarachnoidalblutung, einer Sinus-venosus-Thrombose, einer Vaskulitis (Riesenzellarteriitis)

infektbedingte Verwirrtheit
- begleitend bei fast jeder Infektion (besonders bei Harnwegs- und Lungeninfekten)
- Meningitis, Enzephalitis

Medikamente (s. Tab. 33.3)

metabolisch bedingte Verwirrtheit
- Urämie, Elektrolytstörungen (besonders Hyponatriämie, Hypomagnesiämie, Hyperkalzämie), Säure-Basen-Haushalt (Azidose, Alkalose)
- endokrinologische Erkrankungen (Hypo- und Hyperglykämie, Hypo- und Hyperthyreose, Hypo- und Hyperparathyreoidismus)
- Vitaminmangelzustände (Vitamin B_{12}, Folsäure)

situative Gegebenheiten und Störungen der Sinnesorgane
- Konflikt- bzw. Problemsituationen bei herabgesetztem Seh- und Hörvermögen
- Schmerzen
- ausgeprägte Verstopfung und Harnretention

schwere Traumen (Verbrennungen, Frakturen)

zerebrale Erkrankungen
- Schädel-Hirn-Traumen
- benigne und maligne Gehirntumoren, subdurales Hämatom
- Gehirnabszeß
- Demenz vom Alzheimer-Typ und Multiinfarktdemenz
- Morbus Parkinson
- Status epilepticus

Thermoregulationsstörungen
- Hypothermie
- Fieber
- Hitzschlag

Tabelle 33.3 Arzneimittel, die zur Verwirrtheit führen können (ohne Anspruch auf Vollständigkeit).

- Analgetika
- Antiarrhythmika
- Antibiotika
- Antidepressiva
- Antidiarrhoika
- Antiemetika
- Antihistaminika
- Antikonvulsiva
- Antiphlogistika
- Digitalisglykoside
- Diuretika
- H_2-Blocker
- Insulin
- Kortikosteroide
- Muskelrelaxanzien
- Ophthalmologika
- Parkinsonmedikamente
- Sedativa und Tranquilizer
- Spasmolytika
- Vasodilatatoren
- zentral wirksame Antihypertensiva

Der Beginn ist akut, im Tagesverlauf wechselnd, die Gesamtdauer der Störung beträgt weniger als 6 Monate.

Eine „Verwirrtheit" kann übersehen werden, wenn es sich um eine leichte Form mit relativ geordnetem Verhalten handelt. Sehr flüchtige Verwirrtheitszustände können sich unter Umständen dem Untersucher entziehen und nur durch fremdanamnestische Beobachtungen belegt werden. In der Regel ist aber der mehr oder weniger anhaltende Zustand von Desorientierung einschließlich kognitiver Einbußen offensichtlich.

Grundsätzlich ist jeder delirante Zustand abzuklären, da er oft behandelbar und reversibel ist. Allerdings beruht ein großer Teil akuter Verwirrtheitszustände bei Älteren auf der „Demaskierung"

Tabelle 33.4 Diagnostische Kriterien für ein Delir nach ICD-10. Aus jedem Bereich muß mindestens 1 Symptom bestehen (verkürzt nach WHO 1991).

- Störungen des Bewußtseins und der Aufmerksamkeit (z.B. verminderte Konzentrationsfähigkeit, leichte Bewußtseinsminderung, Koma)
- globale Störung der Kognition (z.B. veränderte Wahrnehmung der Wirklichkeit, Halluzinationen, Beeinträchtigung des Denkens, Desorientiertheit, Gedächtnisstörungen)
- psychomotorische Störungen (z.B. Hypo-, Hyperreaktivität)
- Störungen des Schlaf-wach-Rhythmus (z.B. Schlaflosigkeit, Umkehr des Tag-Nacht-Rhythmus, nächtliche Exazerbation)
- affektive Störungen (z.B. Depression, Angst, Reizbarkeit, Euphorie, Apathie)

4 Diagnose

Die Diagnose eines Delirs erfolgt klinisch. Grundlage sind die Kriterien des DSM-IV-R (Diagnostic and Statistical Manual of Mental Disorders) oder ICD-10 (Tab. 33.4). Viele bzw. eingreifende Untersuchungen, Wechsel des Untersuchungsortes und die für den Patienten unverständlichen Handlungen im Rahmen der Untersuchungen können das Delir weiter verstärken. In etwa 20% der Fälle gelingt es nicht, eine Ursache zu finden (Wetterling 1994).

Tabelle 33.5 *Delir und beginnende Demenz (nach Fairweather 1991).*

Delir	beginnende Demenz
akuter oder subakuter Krankheitsverlauf (Stunden oder Tage)	über längere Zeit (teilweise Jahre)
schneller und häufiger Wechsel des klinischen Bildes (teilweise Stunden)	langsame Veränderungen (teilweise über Monate)
Aufmerksamkeit deutlich reduziert	nur im fortgeschrittenen Stadium reduziert
gesteigerter Wachheitsgrad bis zur psychomotorischen Erregtheit oder herabgesetzter Wachheitsgrad bis zur Apathie	in der Regel unauffällig
Wahnvorstellung sich verändernd, selten systematisiert	wenn vorhanden, im Sinne eines richtigen Wahnsystems
Halluzinationen oft (meist Sehstörungen, aber auch akustisch)	nicht so häufig
Orientierung in der Regel herabgesetzt	abhängig vom Stadium des dementiellen Prozesses
Bewegungsstörungen durch Tremor, Koordinationsstörungen und erhöhten Muskeltonus	in der Regel fehlend
Dysgraphie in der Regel vorhanden	am Krankheitsbeginn fehlend
Störungen der autonomen Systeme häufig (z.B. Herz, Blase usw.)	in der Regel fehlend

einer Demenz. Dies bedeutet, daß der Unterscheidung zwischen einem Verwirrtheitszustand auf der Grundlage eines dementiellen Krankheitsbildes und anderen Krankheitsbildern bezüglich des weiteren therapeutischen Vorgehens bereits im Anfangsstadium große Bedeutung zukommt. Einige klinische Hinweise können hier helfen (Tab. 33.5).

Die Diagnostik ist nicht immer einfach, insbesondere bei mangelnder Kooperation oder vielleicht sogar bei bestehender Ablehnung jeglicher Untersuchungsmaßnahmen. Bei akutem Verwirrtheitszustand ist eine möglichst rasch durchgeführte Diagnostik jedoch von hoher Bedeudung, da sich im Einzelfall wichtige therapeutische Konsequenzen entsprechend der zugrundeliegenden Krankheit ergeben.

Eine eingehende internistische und neurologische Untersuchung bildet die diagnostische Grundlage. Neben den Notfall-Laboruntersuchungen (BSG, Blutbild, Elektrolyte, Kreatinin, Harnstoff, Blutzucker, Blutgasanalyse und Urinstatus) sollten EKG und Röntgen-Thorax, ggf. eine Lumbalpunktion bzw. Anlage einer Blutkultur durchgeführt werden. Zusätzlich sollten TSH, Vitamin B_{12}, Folsäure bestimmt, im Einzelfall vielleicht einmal ein HIV-Suchtest zum Ausschluß seltener Ursachen vorgenommen werden. Um intrazerebrale Ursachen auszuschließen, ist die Computertomographie aus der Reihe der Notfalluntersuchungen nicht mehr wegzudenken.

Bei der Anamnese – in den meisten Fällen eine Fremdanamnese – ist neben der ausführlichen Krankheitsgeschichte unbedingt auf folgende Fragestellungen zu achten:
- Dauer:
  - Wie lange besteht die Verwirrtheit?
- Auftreten der Verwirrtheit:
  - Ist ein bestimmter Grund für das Auftreten bekannt?
  - Hat die Verwirrtheit plötzlich eingesetzt, trat sie allmählich ein, unter Umständen fluktuierende Ausprägung?
  - Bestanden beim Auftreten der Verwirrtheit irgendwelche besondere Ereignisse oder Veränderungen (Unfall, Krankheit, bestimmte Symptome wie Husten, Fieber, Durchfall usw., wurde eine Medikamentenveränderung durchgeführt)?
- Verlauf der Verwirrtheit:
  - War das Verhalten des Patienten konstant, oder schwankte es?
  - Sind bestimmte Perioden mit bestimmten Tagesabläufen oder Ereignissen verbunden?
  - Unter welchen Umständen wird die Verwirrtheit schlechter?
  - Wiederholte Verwirrtheit: Traten bereits früher Verwirrtheitszustände auf?
  - Unter welchen Bedingungen traten diese auf?
  - Welche Behandlung wurde damals durchgeführt?

- Bestand damals als Ursache dafür eine Depression?
- Lebensgewohnheiten:
  - Welche Medikamente nimmt der Patient ein, in welchen Mengen wird Alkohol zu sich genommen?
  - Ernährt sich der Patient ausreichend?
  - Liegen besondere Veränderungen der Lebensumstände vor (Belastungssituationen, Sorgen, Trauer)?

Veränderungen der Lebensumstände, wie z.B. Verlust des Lebenspartners, sind oft Ereignisse, die zur Verwirrtheit führen können, häufig sind sie vergesellschaftet mit depressiven Verstimmungen.

5 Bedarf ein akut verwirrter Patient der stationären Aufnahme?

Die Antwort hängt von mehreren Faktoren ab:
- Ist die zur Verwirrtheit führende Krankheit diagnostisch eindeutig abgeklärt, oder sind noch weitere Untersuchungen notwendig, um die Ursache zu klären, die nicht im ambulanten Bereich durchgeführt werden können?
- Kann entsprechend der Krankheitsursache eine erfolgreiche Therapie zu Hause oder im Altenheim durchgeführt werden?
- Kann der Patient ausreichend an seinem jetzigen Aufenthaltsort überwacht werden?
- Wird sich vielleicht der Zustand des Patienten bei einer Ortsveränderung, insbesondere Aufnahme im Akutkrankenhaus, vielleicht sogar noch verschlechtern? Oder wird er sogar durch Weglauftendenzen weit mehr gefährdet als zu Hause?

Die Entscheidung, ob ein verwirrter Patient stationär eingewiesen werden muß, wird immer von der Ausbildung, der Erfahrung sowie den diagnostischen und häuslichen Überwachungsmöglichkeiten des niedergelassenen Arztes abhängen. Wichtig ist immer zu beachten, daß gerade ältere Patienten mit einem akuten Verwirrtheitszustand meist auch in höherem Maße akut vitalgefährdet sind, als es erscheint.

Veränderungen der Lebensumstände, wie z.B. Verlust des Lebenspartners, sind oft Ereignisse, die zur Verwirrtheit führen können, häufig sind sie vergesellschaftet mit depressiven Verstimmungen.

6 Behandlungsrichtlinien

Die Therapie umfaßt unspezifische und spezifische Maßnahmen (Tab. 33.6). Die in der Regel multifaktorielle Genese des Delirs macht eine gezielte Behandlung schwierig. Die alleinige Gabe stark wirkender Sedativa ist weder pathogenetisch begründbar noch indiziert. Häufig kommt es dadurch sogar zu sogenannten paradoxen Effekten mit Verstärkung der Symptomatik.

Ist eine Grunderkrankung bzw. ein möglicher Auslöser für den Verwirrtheitszustand erfaßt worden, der therapeutisch gut beeinflußbar ist, so stehen natürlich entsprechende Therapiemaßnahmen im Vordergrund (z.B. Ausgleich einer Exsikkose oder einer Hyponatriämie, Behandlung einer Herzinsuffizienz, einer Pneumonie oder eines Harnwegsinfektes, Absetzen eines Antidepressivums usw.). Da in vielen Fällen Medikamente eine Rolle spielen, sollten alle, besonders aber die zerebral wirksamen, weggelassen werden.

Sedierende Substanzen sind nur dann angezeigt, wenn es sich um mittel- bis längerfristige schwere Unruhezustände bzw. Entzugserscheinungen handelt oder durch die große Unruhe eine Selbstgefährdung besteht. Dabei muß die Dosis der Psychopharmaka möglichst niedrig gewählt werden, so daß der Patient zwar ruhiger, aber nicht wesentlich sediert ist. Günstig sind hochpotente, wenig anticholinerg wirkende Neuroleptika (z.B. Haloperidol) tagsüber sowie niederpotente, schlafanstoßende Neuroleptika (z.B. Pipamperon, Melperon) zur Nacht. Ist eine sedierende Komponente erwünscht oder handelt es sich um ein alkoholbedingtes Delir, kann auch Clomethiazol eingesetzt werden. Die häufig klinisch im Vordergrund stehenden hypotonen Dysregulationen müssen beachtet werden.

Eine Umkehr des Tag-Nacht-Rhythmus muß initial nicht unbedingt behandelt werden, da sich der normale Rhythmus nach Beseitigung der Ursachen des Delirs meist von selbst wieder einstellt.

Tabelle 33.6 Therapiemaßnahmen bei einem Delir (nach Hager 1999).

spezifische Maßnahmen
- Behandlung der zugrundeliegenden Ursache
- Weglassen aller (vor allem zerebral wirksamer) Medikamente

unspezifische Maßnahmen
- Orientierungshilfen (z.B. durch anwesende Familienmitglieder)
- ruhige, klar strukturierte Umgebung
- kontinuierliche Bezugspersonen
- freundlicher, verstehender Umgang
- Überwachung (um eine Selbstgefährdung auszuschließen)
- ausreichende Flüssigkeits- und Nahrungszufuhr
- Psychopharmaka und Fixierung nur bei konkreter Selbst- bzw. Fremdgefährdung

Die Sedierung des verwirrten Patienten muß bei Bedarf ausreichend sein, unnötiges langes „Ruhigstellen" muß jedoch vermieden werden. Das Fixieren mit Gurten oder Manschetten ist eine menschenunwürdige Therapiemaßnahme, führt selten zur Ruhigstellung und verstärkt meist die Unruhe.

Die Orientierung kann durch eine ruhige Umgebung, die Anwesenheit des nächsten Angehörigen oder stets die gleichen pflegerischen Bezugspersonen gefördert werden. Besondere Bedeutung kommt dem richtigen Umgang mit dem Patienten zu. Ruhe bewahren, langsam sprechen, Hör- und Sehschwierigkeiten berücksichtigen, den Patienten beim Namen nennen, sinnlose Diskussionen vermeiden, ablenken, vielleicht sanfter körperlicher Kontakt usw. sind von großer Bedeutung. Dämmerlicht bzw. Zwielicht, gerade nachts, sollte vermieden werden. Entweder man schaltet das Licht an, oder der Raum wird abgedunkelt. Das ist von besonderer Bedeutung für Patienten mit Halluzinationen. Die sorgfältige Betreuung rund um die Uhr muß sichergestellt werden. Nur so ist es möglich, die erforderliche Therapie der auslösenden Grunderkrankung erfolgreich durchzuführen und mögliche Folgen der Verwirrtheit vorzubeugen (z.B. Verletzungen, Stürze, Exsikkose, Aspirationspneumonie usw.).

Nicht selten sind allerdings Verwirrtheitszustände Endphasen einer Demenz. Sie sind therapeutisch meist nur minimal beeinflußbar. Hier sollten entsprechende Therapiemaßnahmen wie z.B. Nootropika, Ergotherapie, Bewegungstherapie, realitätsorientierendes Training usw. begleitend zur Anwendung kommen. Bei solchen Verwirrtheitsphasen ist bereits von einer erfolgreichen Therapie zu sprechen, wenn der Stand vor der Verschlechterung wieder erreicht werden kann. Dagegen sind postoperativ auftretende Verwirrtheitszustände bei etwas Geduld häufig reversibel.

Literatur

Cameron, D. J., Thomas, R. L.: A test of the Diagnostic and Statistical Manual III criteria on medical inpatients. J. Amer Geriat. Soc. 35 (1987) 1007–1010

Cole, M. G., Primeau, F. J.: Prognosis of delirium in elderly hospital patients. Canad. med. Ass. J. 149:1 (1993) 41–46

Cole, M. G., Primeau, F., McCusker, J.: Effectiveness of interventions to prevent delirium in hospitalized patients: a systematic review. Canad. med. Ass. J. 155: 9 (1996) 1263–1268

Fairweather, D. S.: Delirium. In: Jacoby, R., Oppenheimer, C. (eds): Psychiatry in the Elderly. Oxford University Press Oxford–New York–Tokyo (1991) 647–675

Gurland, B. J., Birkett, D. P.: The senile and presenile dementias. In: Lader, M. H. (ed.): Handbook of Psychiatry. Mental and Somatic Illness. Cambridge University Press. Vol.2 pp. 128–146, Cambridge–London–New York–Sydney 1983

Hager, K.: Notfall-Delir. Geriatrie Praxis 4 (1999) 17–21

Jarrett, P. G., Rockwood, K. et al.: Illness presentation in elderly patients. Arch. intern. Med. 155 (1995) 1060–1064

Liptzin, B., Levkoff, S.: An empirical study of delirium subtypes. Brit. J. Psychiat. 161 (1992) 843–845

O'Keeffe, S. T., Chonchubhair, A.: Postoperative delirium in the elderly. Brit. J. Anaesth. 73 (1994) 673–687

Parikh, S. S., Chung, F.: Postoperative delirium in the elderly. Anesth. Analg. 80 (1995) 1223–1232

Wetterling, T.: Delir – Stand der Forschung. Fortschr. Neurol. Psychiatr 62/8 (1994) 280–289

Weltgesundheitsorganisation: Internationale Klassifikation psychischer Störungen. ICD 10. Kapitel V(F) Dilling, H., Mombour, W., Schmidt, M. H. (Hrsg.) Huber: Bern–Göttingen–Toronto 1991

Williams-Russo, P., Urquhart, B. L. et al.: Postoperative delirium: Predictors and prognosis in elderly orthopedic patients. J. Amer. Geriat. Soc. 40 (1992) 759–767

34

Anämie

SIEGFRIED ÖHL †

INHALT

1	Definition der Anämie	375	5.2	Induzierte hämolytisch-hyperregenerative Anämien	380
2	Anämie in der Geriatrie	376	5.3	Komplexe Anämieformen bei geriatrischen Patienten	381
3	Diagnose	376			
4	Klassifikation und Einteilung	376	6	Blutsubstitution und Therapie von Mangelzuständen	382
5	Formen der Anämie	377			
5.1	Hypoproliferative Anämien	377	6.1	Behandlung des Eisenmangels	382
5.1.1	Mikrozytäre hypochrome Anämien	377	6.2	Vitamin-B_{12}-Therapie	382
5.1.2	Normochrome normozytäre Anämien	378	6.3	Folsäuretherapie	382
5.1.3	Makrozytäre Anämien	379	6.4	Transfusionstherapie	382
5.1.4	Vitamin-B_{12}-Mangel	379	7	Zusammenfassung	382
5.1.5	Folsäuremangel	380			

1 Definition der Anämie

Der Begriff Anämie an sich ist keine Diagnose, sondern Hinweis auf einen zugrundeliegenden pathologischen Prozeß, den es abzuklären gilt.

> Eine Gewebshypoxie durch mangelnde Sauerstofftransportkapazität des Blutes bei erniedrigter Hämoglobinkonzentration bezeichnet man als Anämie.

Hämoglobinkonzentrationen, die im unteren Grenzbereich der 95%-Referenzwerte für eine bestimmte Altersgruppe liegen, gelten nach den heutigen Laborkriterien als *beginnende Anämie*. Das Geschlecht und die geographischen Gegebenheiten spielen bei der Festlegung eine Rolle.

Individuell kann es zu einem erheblichen Abfall innerhalb des persönlichen Referenzbereiches kommen, ohne daß deshalb der Patient nach den Laborwerten als anämisch einzustufen ist. Dies geschieht z.B. in der Frühphase nach einem akuten Blutverlust oder beginnender chronischer Anämie.

Normwertige Hämoglobinbestimmungen können gelegentlich Anlaß geben nachzusehen, ob nicht kurz zuvor ein Abfall stattgefunden hat oder ob nicht ein „normaler" Hämoglobinwert evtl. für bestimmte Patienten schon zu klinischen Symptomen führt, d.h. zu niedrig ist. Das Vorhandensein einer *relativen Anämie* läßt sich oft nur aus einer gut dokumentierten Vorgeschichte ersehen. Andererseits können auch diagnostische Überlegungen angestellt werden, falls der Hämoglobinwert dem Untersucher niedriger erscheint, als erwartet werden kann, d.h., eine unauffällige Hämoglobinkonzentration kann für einen Patienten z.B. mit einer chronischen pulmonalen Hypoxie eine hämatologische Überprüfung rechtfertigen.

Niedrige Hämoglobinwerte sind in Sonderfällen nicht immer gleichbedeutend mit einer Reduktion der Erythrozytenpopulation oder mit einem Rückgang der Transportkapazität für Sauerstoff. Solche Veränderungen können beim sog. Pooling von Erythrozyten, z.B. bei Splenomegalie, gefunden werden.

Ein *Abfall des Hämatokriten* wird andererseits bei der Erhöhung des Plasmavolumens bemerkt, z.B. bei kongestiven Herzerkrankungen oder bei Hepatopathien.

Der Abfall des Hämatokrits bei den gar nicht so seltenen Zuständen von Schilddrüsenunterfunktion, wie sie beim alten Menschen häufiger vorkommen, ist im Grunde eine physiologische Reaktion auf einen verminderten Bedarf an Sauerstofftransportkapazität.

2 Anämie in der Geriatrie

Nach etwa dem 65. Lebensjahr fallen Hämoglobin, Hämatokrit und Erythrozyten etwas ab, während die Streubreite der genannten Werte deutlich zunimmt.

Als Faustregel kann man empfehlen, eine Anämieabklärung zu betreiben, wenn der Hämoglobinwert zuverlässig um 1,5 g/dl niedriger liegt als der persönliche Referenzwert des Patienten zu einem früheren Zeitpunkt.

Die Mechanismen, die bei geriatrischen Patienten zu einer Anämie führen, sind letztendlich die gleichen wie bei den anderen Altersgruppen. Blutverlust, vermehrter Abbau von Erythrozyten, eine Verminderung der Produktion bzw. eine Kombination aus diesen Ursachen führen frühzeitig zu Symptomen, die zuerst mit kardiovaskulären Problemen beginnen, während Blässe und Abgeschlagenheit bei allen Altersgruppen etwa gleichmäßig als klinische Symptome vorkommen. Dasselbe gilt für die Inzidenz von Glossitis und Parästhesien bei B_{12}-Mangelerkrankungen.

Im klinischen Alltag ist es angebracht, zuerst die Anämie als Hinweis auf eine okkulte Erkrankung anzusehen und dies auf keinen Fall als unvermeidlichen Alterungsprozeß abzutun, auch wenn die Entscheidung zu belastenden Untersuchungen schwerer fallen mag.

3 Diagnose

Folgende zelluläre Indizes sollten zunächst untersucht werden:
- Größe der Erythrozyten, definiert als das mittlere korpuskuläre Volumen (MCV)
- das Vorhandensein einer Panzytopenie (Leukopenie, Thrombopenie)
- Abschätzung der Knochenmarkfunktion mit Hilfe der Retikulozytenzählung.

Bei dem Verdacht auf eine sog. *Präanämie* wäre das Vorgehen sicherlich zurückhaltender, denn diese hypothetische Form der Anämie definiert eine Änderung der Erythrozytenindizes, die einer Anämie vorausgehen. MCV und MCH (mittleres korpuskuläres Hämoglobin) sind bei gesunden Personen während des ganzen Lebens relativ stabil, d.h., ein abnormales MCV oder MCH sollte bei normalem Hämoglobin Anlaß zu diagnostischen Überlegungen geben. Unter Umständen kann so die zugrundeliegende Diagnose für die Anämieursache schon gestellt werden, bevor der Patient wegen einer Anämie symptomatisch wird.

Die Mortalitätsrate aufgrund einer Anämie ist relativ gering, dennoch sterben Patienten immer noch trotz adäquater Intervention unter den Zeichen einer zentralen Hypoxie, die in einem früher Anämiestadium noch behandlungsfähig gewesen wäre.

Mit höherem Lebensalter nehmen die verschiedenen Anämieformen insgesamt zu, außer den genetisch bedingten Subtypen (z.B. der Thalassaemia major), die mit einer Lebensverkürzung verbunden sind und deshalb mit zunehmendem Lebensalter immer seltener werden.

4 Klassifikation und Einteilung

Anämien lassen sich generell mit drei verschiedenen Vorgehensweisen einteilen, die hier kurz dargestellt werden sollen. Der Kliniker muß eine Kombination benutzen, welche für ihn am schnellsten und akkuratesten ein brauchbares Ergebnis liefert.

Pathophysiologische Einteilung

Pathophysiologischen Einteilungen liegt eine Quantifizierung der Knochenmarkfunktion nach vermehrter Erythrozytendestruktion bzw. der verminderten Erythrozytenbildung zugrunde. Einen Hinweis auf die proliferative Knochenmarkkapazität erhält man entweder durch eine direkte zytologische Knochenmarkuntersuchung, die sicher seltener indiziert ist, oder durch die Quantifizierung früher Erythrozyten (Retikulozyten) im peripheren Blut.

Die Retikulozytenbestimmung liefert schon brauchbare Parameter, insbesonders wenn man die Retikulozytenzahl als angenäherten *Absolutwert* wiedergeben kann.

$$\text{absolut. Retik.} = \text{Zahl der Retikulozyten in \%} \times \text{Erythrozyten}/\mu l$$

Gewöhnlich liegt der absolute Retikulozytenwert um 50 000–75 000/µl, d.h., einige Tage nach einer signifikanten Blutung mit erniedrigtem HGB-Wert müßte der absolute Retikulozytenwert zwei- bis dreimal über dem sog. Normalwert liegen, um eine hyperreaktive und ausreichende Knochenmarkproliferation anzuzeigen.

Proliferativ ausreichend reagierendes Knochenmark produziert gleichzeitig in der Übergangsphase größere Retikulozyten und größere Erythrozyten, die abhängig vom Hämatokrit eine verlängerte Ausreifungszeit haben. Aus dem Gesagten läßt sich der

34 Anämie

Retikulozytenindex schätzen, der die Knochenmarkfunktion noch etwas genauer wiedergibt:

$$\text{Retikulozytenindex} = \text{Retik.} \times \frac{\text{aktueller Hkt}}{\text{normaler Hkt}} \times \frac{1}{\text{Ausreifungszeit}}$$

Hämatokrit (Hkt)	„Ausreifungszeit"
45%	1,0
35%	1,5
25%	2,0
15%	2,5

Ein Retikulozytenindex über 2,0 steht für eine adäquate Knochenmarkfunktion (normo- bis hyperproliferativ), während ein Index von weniger als 2,0 eine hypoproliferative, inadäquate Blutbildung widerspiegelt.

Obwohl die pathophysiologischen Überlegungen schlüssig sind, können sie, durch verschiedene Rechenschritte kompliziert, für die Diagnostik am Krankenbett in vielen Fällen zu umständlich sein.

Einteilung nach den Erythrozytenindizes

Eine Kategorisierung nach den Erythrozytenindizes, wie sie heute fast jeder automatische Blutanalyser liefert, ist wesentlich praktischer und im Grunde nichts anderes als der Versuch einer mathematischen Beschreibung von morphologischen Beobachtungen, die aufgrund der Analyse von hohen Zellzahlen schon früh Abnormalitäten des Eisenstoffwechsels sowie von Folsäure- und B_{12}-Mangelzuständen anzeigen können.

Das MCV (mean corpuscular volume) der Erythrozyten läßt eine Einteilung in vorwiegend normozytäre, mikrozytäre und makrozytäre Zellen zu, während der RDW (red cell distribution width) das Ausmaß einer Anisozytose widerspiegelt, d.h. ein Koeffizient der MCV-Variationen ist. Allerdings sind die jeweiligen RDW nicht spezifischer als eine simple lichtmikroskopische Untersuchung von Blutausstrichen.

Einteilung nach der Erythrozytenmorphologie

Die traditionelle morphologische Untersuchung eines peripheren Ausstriches unter Zuhilfenahme der Blutwerte und in Kenntnis der Fragestellung ist auch heute noch die einfachste und direkteste Methode, um eine Anämie näher zu klassifizieren.

Man erkennt mikrozytäre, makrozytäre und normozytäre Untergruppen, die in Tabelle 34.1 dargestellt sind.

Bei einer Anämie mit gesteigertem Erythrozytenabbau findet man in Blutausstrichen vermehrt Sphärozyten, im Fall einer Immunhämolyse Schistozyten (Erythrozytenfragmente), desgleichen bei mechanischer Hämolyse (z.B. bei Patienten mit Herzklappenprothesen) und gelegentlich Sichelzellen, obwohl dies in unseren Breiten besonders bei älteren Anämikern selten zu sehen sein dürfte.

Tabelle 34.1 Häufige Anämieursachen.

normozytäre Anämien
- sekundäre Anämien (bei chronischen Erkrankungen)
- Endokrinopathien
- Hämolyse

mikrozytäre Anämien
- Hämoglobinopathien
- Eisenmangel
- evtl. chronische sekundäre Anämien

makrozytäre Anämien
- Hepatopathien
- megaloblastäre Anämien
- Retikulozytose

Bei den zahlreichen Anämieursachen kann es kein einheitliches algorithmisches Vorgehen geben. Deshalb empfiehlt es sich, zunächst folgende Fragen zu beantworten:
- Wie ist die Erythrozytenmorphologie (MCV), mikrozytär, normozytär, makrozytär?
- Wie ist die Knochenmarkfunktion (Retikulozytenabsolutwerte), ist das Knochenmark hyper- oder hypoproliferativ?
- Liegen außer der Anämie noch andere hämatologische Probleme vor? Ist eine Panzytopenie zu erkennen?

Sind die genannten Fragen eindeutig zu beantworten, gelingt es in der Regel, die häufigsten und auch behandelbaren Anämien näherungsweise differentialdiagnostisch einzuordnen.

5 Formen der Anämie

5.1 Hypoproliferative Anämien

5.1.1 Mikrozytäre hypochrome Anämien

Eisenmangel ist die häufigste Anämieursache und wird vorwiegend durch Blutverlust und/oder inadäquate Eisenaufnahme der Nahrung verursacht.

> Eisenmangel bei nichtmenstruierenden Frauen oder bei Männern geht fast immer auf einen Blutverlust aus dem Gastrointestinaltrakt zurück, wobei die Blutungsquelle sowohl in den distalen als auch in den proximalen Darmanteilen liegen kann.

Bei einem manifesten Eisenmangel findet sich klinisch neben Abgeschlagenheit, Kopfschmerzen, Parästhesien eine Glossitis, anguläre Cheilitis, Blässe sowie Koilonychie. Die sog. *Pica*, die zwanghafte Aufnahme von ungenießbaren Dingen wie Erde, Kreide

Tabelle 34.2 Laborwertveränderungen bei Eisenmangel.

Stadium	Hämo-globin	Ery-Morph.	Serum-Fe	TEBK	Transferrin-sättigung	Ferritin	Eisen-reaktion	TfR
Normalbefund	normal	unauff.	normal	normal	> 16	> 15	+	normal
frühe Fe-Depletion	normal	unauff.	normal	normal	> 16	< 15	–	gesteigert
frühe Fe-Mangel-erythropoese	normal	Aniso-zytose	vermindert	normal	< 16	< 15	–	gesteigert
fortgeschr. Fe-Mangel-erythropoese	vermindert	charakt. Morphologie	vermindert	gesteigert	< 16	< 15	–	gesteigert

TEBK: totale Eisenbindungskapazität
Ferritin: Angaben in µg/l
Transferrinsättigung: in %
Eisenreaktion: chem. Reaktion im Knochenmark
TfR: Transferrinrezeptor

etc., wird extrem selten gesehen, ist aber charakteristisch für einen schweren Eisenmangel.

Findet sich eine mikrozytäre hypochrome Anämie mit niedrigen Retikulozytenwerten und einer Transferrinsättigung von unter 15% (Transferrinsättigung in % = Transferrin/Serumeisen), ist die Diagnose einer Eisenmangelanämie relativ sicher. Allerdings kann die Transferrinsättigung diurnal schwanken oder durch schwerwiegende chronische Erkrankungen und Medikamente alteriert werden. Der Serumferritinspiegel ist ein Hinweis auf das Ausmaß der Gesamteisenspeicher und müßte bei einer Eisenmangelanämie immer erniedrigt sein.

Eine bestimmte Konstellation von typischen Laborveränderungen (Tab. 34.2) läßt oft schon bei wenig ausgeprägten Frühfällen eine Diagnose zu. Wir kennen jedoch Fälle von Eisenmangel mit noch normozytären Erythrozyten, bei denen im Knochenmark schon kein Speichereisen mehr chemisch nachzuweisen ist. Die Bestimmung des Serumtransferrinrezeptors (TfR) ist eine neuere nichtinvasive Möglichkeit, eine Eisendepletion viel sicherer zu diagnostizieren als über die konventionelle Bestimmung des Eisenserums, der Transferrinsättigung oder über die Erythrozytenmorphologie. Da praktisch alle Körperzellen auf ihren Oberflächen TfR exprimieren, geht jede vermehrte Synthese von TfR mit einem gesteigerten Eisenbedarf der Zellen einher, wobei ungefähr 80% aller TfR in der Normalsituation auf das erythropoetische Knochenmark entfallen.

Beim Test wird die Konzentration von löslichen Formen des TfR im Serum (Transferrin-Rezeptor-Komplexe) bestimmt. Sie zeigen frühzeitig eine mangelnde Eisenversorgung des Gewebes an, während die traditionellen Ferritinmessungen lediglich mit dem Speichereisengehalt parallel gehen und nichts über die Utilisation des Körpereisens aussagen. Hämatopoetische Veränderungen bei Eisenmangel sind dynamische Prozesse, die ein Spektrum von morphologischen Befunden produzieren, von noch normochromen und normozytären Erythrozyten ohne Anämie bis zu charakteristischen klinischen Veränderungen mit Eisendepletion bei Eisenmangelerythropoese.

5.1.2 Normochrome normozytäre Anämien

Sekundäre Anämien bzw. Anämien bei chronischen Erkrankungen treten bei Krankheitsprozessen auf, die man als chronisch-entzündlich bezeichnen kann. Es finden sich häufig diskrete Anämien mit Hämatokritwerten, die selten unter 30% liegen. Die Eisenspeicher (Ferritin) sind ausreichend oder gesteigert, während die Transferrinsättigung im Gegensatz zur Eisenmangelanämie nicht unter 15%, sondern fast immer über 16% liegt (Tab. 34.3).

Chronische Erkrankungen, die häufig sekundäre Anämien verursachen, sind Tuberkulose, Tumorerkrankungen und rheumatologische Krankheitsbilder. Besonders in bezug auf die rheumatologischen Erkrankungen sollte erwähnt werden, daß als weiteres ursächliches Prinzip ein Blutverlust aus gastrointestinalen Läsionen hinzukommen kann. Durch die Einnahme von antiinflammatorischen Medikamenten haben heute ca. 30% dieser Patienten zusätzlich einen Eisenmangel.

Tabelle 34.3 *Charakteristika der Anämien bei chronischen Erkrankungen (sekundäre Anämien).*

- **klinisch**
  erste Anämiezeichen Monate nach Beginn der chronischen Erkrankung
- **Blutwerte**
  normozytäre, normochrome Anämie mit normalem MCV und RDW
- **Fe-Werte**
  - Serumeisen vermindert
  - Transferrin (TEBK) vermindert
  - Transferrinsättigung vermindert
  - normales oder gesteigertes Ferritin
  - TfR im Referenzbereich
- **Knochenmark**
  - normale Anzahl erythropoetischer Vorläuferzellen
  - Sideroblasten vermindert
  - Speichereisen vermehrt

Abkürzungen: siehe Tabelle 34.2

In dieser häufigen klinischen Situation können ebenfalls TfR-Messungen im Vergleich zu konventionellen Labortests zwischen einer Eisenmangelanämie und sekundären Anämien bei chronischen Erkrankungen besser differenzieren helfen. Offensichtlich ist die potentiell gesteigerte Zytokinproduktion bei den sogenannten chronischen Erkrankungen nicht so ausgeprägt, daß der TfR-Response nach Eisendepletion merklich gestört ist. Außer bei Hämolysen und bei Megaloblastosen ist der TfR ein wertvoller zusätzlicher Marker bei der Messung des Eisenstatus (s. Tab. 34.3).

Eine *Urämie* ist fast immer mit einer Anämie assoziiert, wobei der Grad der Anämie wenig mit der Schwere der renalen Dysfunktion korreliert. Die hämatologischen Veränderungen entstehen durch eine Minderproduktion von Erythropoetin durch die Nieren und eine Suppression der Knochenmarkfunktion durch urämische Toxine sowie durch eine Verkürzung der Zirkulationszeit der Erythrozyten ebenfalls durch Toxine.

Patienten mit Urämie haben Blutverluste über den Gastrointestinaltrakt durch zusätzlich zugrundeliegende koagulatorische Probleme.

Deshalb sollte, bevor eine Erythropoetinbehandlung begonnen wird, auch geprüft werden, ob gleichzeitig ein Eisenmangel zu korrigieren ist.

Knochenmarkhypoplasien oder *-aplasien* sind sehr viel seltenere Ursachen für eine normochrome, normozytäre Anämie. Im allgemeinen sieht man hier eine Panzytopenie, das Knochenmark ist nicht aspirierbar bzw. hypozellulär. In über 50% der Fälle läßt sich nach sorgfältiger Anamnese eine toxische Exposition herausarbeiten. Als Ursache kommen Chloramphenicol, Benzole, Insektizide und Toluole in Frage. Virale Hepatitiden können ebenfalls einer Knochenmarkaplasie vorausgehen. Infiltrative Erkrankungen wie Myelofibrose und Leukämien produzieren passager ähnliche Bilder wie bei hypoproliferativen Anämien.

5.1.3 Makrozytäre Anämien

Makrozytäre Anämien entstehen nach chronischem Alkoholabusus, bei Hypothyreose, Hepatopathien und nach Einnahme von Medikamenten wie Hydroxyurea, Azathioprin und Phenytoin. Häufiger liegt jedoch, besonders bei älteren Patienten, ein Mangel an Vitamin B_{12} oder Folsäure vor. Anämien vom Vitamin-B_{12}-/Folsäuremangeltyp bezeichnet man als megaloblastär, da die Erythroblasten im Knochenmark extreme Größen erreichen. Daneben finden sich auch sehr große Granulozyten und weitere morphologisch veränderte Zellreihen im Knochenmark.

Die reifen Granulozyten im Blut sind größer als gewöhnlich und fallen durch eine Hypersegmentierung auf. Zellen mit 5 und mehr Kernsegmenten sind charakteristisch für megaloblastäre Anämien, d.h., sie kommen bei makrozytären Anämien im allgemeinen ansonsten nicht vor. B_{12}- und Folsäuremangelanämien sind morphologisch identisch, jedoch entstehen bei B_{12}-Mangelzuständen typische neurologische Ausfälle.

5.1.4 Vitamin-B_{12}-Mangel

Beim Erwachsenen entwickeln sich Vitamin-B_{12}-Mangelanämien durch einen Mangel an Intrinsic-Faktor (Perniziosa) und durch eine unphysiologische bakterielle Überwucherung des gastrointestinalen Systems bzw. einen resorptiven Funktionsverlust im Dünndarmbereich.

Im Falle der perniziösen Anämie wird aufgrund der fehlenden Aktivität des Intrinsic-Faktors Vitamin B_{12} schlecht oder überhaupt nicht resorbiert. Dieses Glykoprotein wird von den Parietalzellen des Magens produziert und ist für eine Bindung von Vitamin B_{12} und die Resorption des Komplexes im terminalen Ileum verantwortlich. Bei Patienten mit Perniziosa ist die H^+-Sekretion der Parietalzellen ebenfalls defizient, so daß Achlorhydrie und B_{12}-Mangelanämie zur Diagnose einer Perniziosa gehören.

Mit dem Krankheitsbild der perniziösen Anämie gehen zahlreiche immunologische Besonderheiten einher. Etwa 90% der Patienten haben humorale Antikörper oder eine zelluläre Autoimmunität gegen Parietalzellen. Etwa die Hälfte der Betroffenen weisen Antikörper gegen den Intrinsic-Faktor auf. Die Histologie aus entsprechenden Magenbiopsien gibt bei fehlenden Parietalzellen Hinweise auf einen immunologischen Prozeß mit lymphatischen Infiltrationen im Fundus.

Eine unphysiologische Besiedelung des Darms, z.B. durch Kontamination des oberen Gastrointestinaltrakts mit Flora der distalen Anteile infolge einer Koprostase und einer gleichzeitig vorliegenden Achlorhydrie, führt u.U. zu einer Kompetition von Vitamin B_{12} durch Bakterien und letztlich zu Mangelerscheinungen mit Anämie. Entzündliche Erkrankungen des Darms bzw. eine Resektion von Ileumanteilen können ebenfalls zu einem B_{12}-Mangel führen, da der Intrinsic-Faktor-B_{12}-Komplex nicht resorbiert werden kann.

Die Diagnose eines B_{12}-Mangels wird durch die Bestimmung des B_{12}-Serumspiegels bestätigt. Zusätzlich zu den morphologischen Veränderungen des Blutes gehören Glossitis, eine erhöhte LDH aus den Erythrozyten, ein hohes Plasmabilirubin und erhöhte Serumeisenspiegel zum Krankheitsbild.

Die neurologischen Ausfälle infolge einer Degeneration der dorsalen und lateralen Rückenmarkstränge mit symmetrischen Parästhesien und Ataxie können auch schon bei B_{12}-Mangelzuständen auftreten, wenn noch keine Anämie nachzuweisen ist.

> B_{12}-Mangelzustände können gerade bei älteren Patienten, unabhängig vom Grad der Anämie, zur Demenz führen.

Nach Bestätigung eines Serum-B_{12}-Mangels kann die Ursache mit Hilfe des *Schilling-Tests* geklärt werden. Die Messung der intestinalen B_{12}-Absorption ohne exogenen Intrinsic-Faktor nach Gabe einer definierten Testdosis von Vitamin B_{12} ergibt bei einer perniziösen Anämie und bei Erkrankungen des Ileums keine Absorption. Ein Zusatz des Intrinsic-Faktors ermöglicht die Absorption bei Perniziosa, zeigt aber keine korrigierende Wirkung bei Patienten mit chronischen Darmerkrankungen.

Hohe Testdosen von Vitamin B_{12} können vom Patienten mit einem bakteriellen Überwucherungssyndrom resorbiert werden, wenn die Mangelzustände auf einer Kompetition zwischen den Bakterien und der physiologischen Resorption um das oral aufgenommene Vitamin B_{12} beruhen.

5.1.5 Folsäuremangel

Ein Mangel an Folat verursacht Anämien, die morphologisch von der Perniziosa nicht zu unterscheiden sind. Allerdings kommt es nur bei B_{12}-Mangel zu neurologischen Ausfällen.

Folatmangelzustände werden bei einer verminderten Resorption, z.B. in Gegenwart von Phenytoin, Alkohol und anderen Drogen, und generell bei einem Malabsorptionssyndrom beobachtet.

> Die häufigste Ursache von Folsäuremangel ist auch heute noch die inadäquate Aufnahme von Folsäure durch die Nahrung.

Die Unterscheidung zwischen B_{12}- bzw. Folsäuremangelanämie wird in Zweifelsfällen laborchemisch durch die Messung des Erythrozytenfolatgehaltes bestimmt, eine relativ komplizierte Untersuchung, die durch vorherige Transfusion von Erythrozyten verfälscht werden kann.

5.2 Induzierte hämolytisch-hyperregenerative Anämien

Erhöhte Retikulozytenwerte bei Patienten mit Anämie ohne ersichtlichen Blutverlust deuten auf eine Erythrozytendestruktion in der Peripherie hin (Tab. 34.4). Diese Retikulozytose ist nur möglich, wenn das Knochenmark ausreichend proliferiert, um den Erythrozytenverlust rasch zu kompensieren, der hauptsächlich durch eine Immunhämolyse oder chemische Hämolyse in Gang gesetzt wird.

Etwa ein Drittel aller *Immunhämolysen* sind idiopathisch, bei einem weiteren Drittel werden sie durch bestimmte Medikamente begünstigt, wie durch Chinidin, Sulfonamide, Methyldopa, Penicillin und Cephalosporine: Am Beispiel der *Penicilline* konnte nachgewiesen werden, daß diese als Haptene fungieren, wobei es häufiger zur Hämolyse kommt, wenn der Patient mit hohen Dosen Penicillin behandelt werden muß. *Chinidin* und andere Medikamente stimulieren die Antikörperproduktion. Komplexe aus dem Medikament und den Antikörpern binden sich in unspezifischer Weise auf der Erythrozytenoberfläche. Die Immunkomplexe aktivieren das Komplementsystem, was schließlich zu einer akuten Hämolyse führt. Die Antikörper-Medikamenten-Komplexe migrieren von Zelle zu Zelle, so daß Hämolysen auch bei niedrigen Dosen eines gerade verabreichten Medikamentes vorkommen können.

Tabelle 34.4 Gesteigerte Erythrozytendestruktion, extrakorpuskuläre Faktoren.

Mikroorganismen	Clostridium, Streptococcus pneumoniae, Escherichia coli, Salmonella
Autoantikörper	primär
	sekundär durch • lymphoproliferative Erkrankungen • Tumoren • Kollagenosen • granulomatöse Erkrankungen • Medikamente
Hypersplenismus	

Durch den direkten Coombs-Test werden fixierte Immunglobuline oder Komplement auf den Patientenerythrozyten nachgewiesen, indem solche Erythrozyten durch Antiimmunglobuline bzw. Antikomplementantikörper agglutiniert werden.

Je nach Schwere der Immunhämolyse kommen Patienten bei fulminanten Verläufen mit kardiopulmonalen Problemen, Ikterus und Blässe zur Aufnahme. Andere sind asymptomatisch und werden nur zufällig bei einer Anämieabklärung als immunhämatologisches Problem diagnostiziert. Schwierigkeiten beim Kreuzen von Transfusionsblut sind ebenfalls ein häufiger Hinweis auf eine immunhämatologische Konstellation, die mit einer Hämolyse enden kann. Bei einem Drittel bis der Hälfte dieser Patienten sehen wir eine Hepatosplenomegalie und relativ häufig Thrombophlebitiden.

Im peripheren Blut sieht man Sphärozyten, d.h. teilweise opsonisierte Erythrozyten (Kugelzellen). Im Coombs-Test finden sich auf den Erythrozyten Immunglobuline, Komplement oder beides. LDH und indirektes Bilirubin sind erhöht, und Haptoglobin nach Hämolyse ist erniedrigt. Erst bei massivster Hämolyse werden freies Hämoglobin im Serum und eine Hämoglobinurie nachgewiesen.

Diese Befunde sind jedoch nicht spezifisch für die immunhämolytischen Prozesse, sondern können in ähnlicher Ausprägung bei allen hämolytischen Anämien gefunden werden. Hier sei auf die selteneren mechanischen Hämolysen durch Klappenprothesen, Hämolysen bei DIC (disseminated intravascular coagulation) und malignen hypertensiven Krisen hingewiesen.

Unabhängig von den spezifischen Mechanismen der Hämolyse remittieren die Anämien, wenn die auslösenden Medikamente möglichst umgehend abgesetzt werden.

5.3 Komplexe Anämieformen bei geriatrischen Patienten

Bei hospitalisierten geriatrischen Patienten mit hoher Komorbidität werden meist komplexe multifaktorielle Anämien diagnostiziert, bei denen nicht ohne weiteres anhand der genannten einfachen Einteilungskriterien eine Anämieursache angesprochen werden kann.

Häufige Blutentnahmen für die Labortests, Infektionen, Medikamente sowie hepatische und renale Probleme, die die Hämatopoese supprimieren, tragen zur Entwicklung komplexer Anämieformen bei.

Die Erythrozytenmorphologie (MCV) ist dann diagnostisch nicht spezifisch, der erwartete Retikulozytenwert inadäquat, und die Erythropoetinspiegel sind evtl. untypisch. Serumeisenuntersuchungen sind zweifelhaft, da Akutphasenproteine, Eisen, totale Eisenbindungskapazität und Ferritinspiegel unerwartet stark schwanken können.

Ergeben sich jedoch aus der Fragestellung therapeutische Konsequenzen, besteht die Indikation zur knochenmarkmorphologischen Untersuchung. Hier kann dann eine sichere Aussage über einen Eisenmangel, sekundäre Anämien (bei chronischer Erkrankung) und aplastische Knochenmarkerkrankungen gemacht werden (Tab. 34.5).

Knochenmarkuntersuchungen zur Anämieabklärung bei hinreichendem Verdacht auf knochenmarkproliferative Erkrankungen sind immer indiziert, da die CLL (chronische lymphatische Leukämie) im höheren Alter eine relativ häufige Erkrankung ist und mit einer zunächst asymptomatischen Anämie beginnen kann. Andere, weniger häufige Erkrankungen sind die CML mit einem Altersgipfel zwischen 50 und 60 Jahren sowie Myelome, Myelofibrose und myelodysplastische Syndrome. Speziell die *myelodysplastischen Syndrome* werden im höheren Alter zunehmend häufiger gesehen. Das Knochenmark dieser Patienten ist nicht aplastisch, sondern oft hyperplastisch, obwohl im Blut eine therapierefraktäre Anämie imponiert (Tab. 34.6).

Diese Patienten benötigen Transfusionsbehandlungen in steigender Frequenz und sterben häufig an Infektionen bei gleichzeitiger Granulozytopenie bzw. erleben eine Transformation in eine akute Leukämie, deren Behandlung fast immer erfolglos ist.

Tabelle 34.5 Indikation zur Knochenmarkuntersuchung bei anämischen Patienten.

Aspiration	Biopsie
• unreife Zellen im peripheren Blutausstrich • Neutropenie • Thrombozytopenie • nicht erklärbare Anämie	• Aplasie • metastatische Tumorerkrankung • Myelofibrose • keine Aspiration möglich

Tabelle 34.6 FAB-Klassifikation* der myelodysplastischen Syndrome.

RA	(refraktäre Anämie)
RARS	(refraktäre Anämie mit Ringsideroblasten)
RAEB	(refraktäre Anämie mit Blastenüberschuß)
RAEBT	(RAEBT in Transformation mit 20–30% Blasten im Knochenmark)
CMML	(chronisch myelomonozytäre Leukämie)

* FAB: French-American-British Classification

6 Blutsubstitution und Therapie von Mangelzuständen

6.1 Behandlung des Eisenmangels

Ein nachgewiesener Eisenmangel wird üblicherweise mit einem oral zu verabreichenden Eisensalz behandelbar sein. Ca. 200 mg Eisensulfat 2 × tgl. oder 3 × tgl. 300 mg Eisenglukonat sind in der Regel ausreichend. Andere Präparate, beispielsweise solche mit verzögerter Freisetzung des Eisens, bieten keine therapeutischen Vorteile, da die Eisenabgabe evtl. erst nach Passage der optimalen Resorptionszone des Darms freigesetzt wird.

Auf Tetracyclinmedikation sollte während der Eisenbehandlung ganz verzichtet werden, da die Resorption darunter erheblich eingeschränkt ist. Absorptionsstörungen sind ebenfalls bei Einnahme von Antazida, H_2-Antagonisten und Zinksalzen zu erwarten.

> Unter einer oralen Behandlung müßte der Hämoglobinwert etwa 1 g/dl pro Woche ansteigen, je nach Ausprägung der zu behandelnden Anämie. Innerhalb von spätestens 6 Wochen sollte ein Normalwert erreichbar sein, falls die Diagnose eines solitären Eisenmangels korrekt war.

Andernfalls liegt ein Compliance-Problem oder die gleichzeitige Benutzung von resorptionsverzögernden Medikamenten vor. Weiter könnten eine generelle Malabsorption bzw. ein anhaltender Eisenverlust übersehen worden sein.

Nebenwirkungen der oralen Eisentherapie sind dosisabhängig und können durch gleichzeitige Einnahme von Mahlzeiten vermindert werden. Die parenterale Eisentherapie führt gelegentlich zu schwerwiegenden allergischen Reaktionen, teils mit Anaphylaxie. Dies geschieht eher, wenn die eisenbindenden Proteine im Blut abgesättigt sind. Deshalb sollte, wenn überhaupt, parenterales Eisen nur gegeben werden, wenn der Serumferritinspiegel niedrig und die totale Eisenbindungskapazität hoch ist.

> Generell sollte parenterales Eisen nur benutzt werden:
> - wenn eine genuine Unverträglichkeit für orale Eisenpräparate vorliegt
> - wenn eine nicht beeinflußbare Non-Compliance bekannt ist
> - wenn bei fortschreitendem Blutverlust das orale Eisen zur Korrektur nicht ausreicht.

6.2 Vitamin-B12-Therapie

Nach 1 mg Hydroxycobalamin kann eine vollständige neurologische und hämatologische Restitution eintreten. Die Retikulozyten sollten nach ca. 72 h ansteigen. Es empfiehlt sich dann, im ersten Monat 4 Dosen von ca. 1 mg zu verabreichen und später einmal monatlich 1 mg zu geben, bis eine Anämie nicht mehr nachweisbar ist.

Der einmalige Befund eines Serum-B_{12}-Mangels allein reicht nicht aus, um eine lebenslange B_{12}-Therapie zu empfehlen. Nach totaler Gastrektomie oder Resektion des Ileums soll jedoch direkt postoperativ mit einer Substitution begonnen werden, die wahlweise auf Dauer alle 3 Monate wiederholt werden kann.

6.3 Folsäuretherapie

Folsäuremangel bei schwerstkranken Patienten bzw. Patienten, die mit Dihydrofolatreduktasehemmern (Trimethoprim, Amethopterin) behandelt werden, kann initial i.v. behandelt werden. In allen anderen Fällen sind tägliche Dosen von 5 mg Folat (oral) ausreichend, um eine Folsäuremangelanämie völlig zu kurieren. Eine lebenslange Therapie ist nicht nötig, außer bei Erkrankungen mit chronisch erhöhtem Zellturnover (hämolytische Anämien).

Bei der Folsäurebehandlung ist besondere Vorsicht bei Patienten angezeigt, bei denen ein B_{12}-Mangel nicht ganz ausgeschlossen ist. Folat kann megaloblastäre Anämien bessern, aber neurologische Symptome eines B_{12}-Mangels eher verschlechtern.

6.4 Transfusionstherapie

Bei Patienten mit refraktären Anämien oder Anämieformen mit verzögertem Ansprechen auf Therapie und klinischen Symptomen müssen Erythrozytenkonzentrate transfundiert werden. Die transfundierte Erythrozytenmenge muß assoziierte klinische Symptome beseitigen, d.h., ein Hämoglobinwert deutlich über 10 mg/dl bringt in der Regel keine weitere Verbesserung des Befindens.

> Bei älteren Patienten ist auf eine Transfusion mit kleinen Volumina pro Zeiteinheit zu achten. Unter Umständen sollte dies unter Diuretikaschutz geschehen.

Chronische Transfusionstherapien produzieren eine Eisenüberladung der Organe (in 1 U Blut sind 200 mg Eisen enthalten), jedoch leben ältere Patienten selten so lange, bis eine Chelattherapie notwendig wird.

7 Zusammenfassung

Die Klassifikation der Anämien geriatrischer Patienten geschieht nach den gleichen Kriterien wie bei den übrigen Patienten unter Zuhilfenahme morphologischer Parameter, nämlich einer Einteilung nach mikro-, makro- und normozytären Formen;

weiter nach pathophysiologischen Überlegungen wie Proliferationszustand des Knochenmarks (adäquate bzw. inadäquate Retikulozytenproduktion), und es sollte – ebenso wichtig – nach einer Panzytopenie gesucht werden, wie sie bei refraktären Anämien und proliferativen Erkrankungen des Knochenmarks vorkommen kann.

Die sorgfältige Charakterisierung der Anämie führt gewöhnlich zur ursächlichen Diagnose, auch wenn bei geriatrischen Patienten sog. Mischformen mit sich überlagernden Ursachen besonders häufig vorkommen.

Eine Behandlung sollte nicht vor Abklärung der Anämieursache beginnen. Es wäre ein unverzeihlicher Fehler, z.B. einen Patienten mit Eisen (bei Eisenmangelanämie) zu behandeln und dabei ein blutendes Kolonkarzinom über einen langen Zeitraum zu übersehen.

Obwohl die Ansichten über das diagnostische Vorgehen bei älteren Patienten oft sehr konservativ sind, sollte wenigstens eine exakte Anämiediagnostik auch einem geriatrischen Patienten nicht vorenthalten werden, bevor mit einer z.T. polypragmatischen, ungerichteten Therapie begonnen wird.

Literatur

Beutler, E.: The common anemias. J. Amer. med. Ass. 259 (1988) 2433–2437.
Ferguson, B. J., B. S. Skikne, K. M. Simpson et al.: Serum transferrin receptor distinguishes the anemia of chronic disease from iron deficienca anemia. J. Lab. clin. Med. 119 (1991) 385–389.
Freedmann, M. L.: Anemias in the elderly: physiologic or pathologic? Hosp. Pract. 17 (5) (1982) 133–136.
Gilmer, P. R. Jr., J. A. Koepke: The reticulocyte: an approach to definition. Amer. J. clin. Path. 66 (1) (1976) 262–267.
Guyatt, G.: Transferrin as a predictor of iron deficiency. Amer. J. Med. 92 (1992) 453.
Herbert, V.: Iron disorders can mimic anything, so always test for them. Blood Rev. 3 (1992) 1–8.
Herbert, V.: Experimental nutritional deficiency in man. Trans. Ass. Amer. Phys. 75 (1982) 307–320.
Karnad, A., T. R. Poskitt: The automated complete blood cell-count: use if red blood cell volume distribution width and mean platelet volume in evaluating anemia and thrombocytopenia. Arch. intern. Med. 145 (7) (1985) 1270–1272.
Koeffler, H. P.: Myelo-dysplastic syndromes (preleukemia). Semin. Hemat. 23 (1986) 284–291.
Lee, G.R.: The anemia of chronic disease. Semin. Hemat. 20 (1983) 61–80.
Lipschitz, D. A., K. B. Udupa, K. Y. Milton et al.: Effect of age on hematopoesis in man. Blood 63 (1984) 502–509.
Punnonen, K., K. Irjala, A. Rajamäki: Serum transferrin receptor and its ratio to serum ferritin in the dagnosis of iron deficiency. Blood 89 (1997) 1052–1057.
Rector, W. G. Jr., N. J. Fortuin, C. L. Couley: Non-hematologic effects of chronic iron deficiency. Medicine 61 (1982) 382–389.
Schilling, R. F.: Vitamin B_{12}: assay and absorption testing. Lab Management 20 (1982) 31–35.

# 35

Apoplex

Thomas Rotermund und Johannes Jörg

INHALT

1	Einleitung	384	3	Klinik	388
1.1	Epidemiologie	384	3.1	Zerebrale Ischämie	388
1.2	Bedeutung für die Geriatrie	385	3.1.1	Zeitlicher Verlauf	388
2	Pathogenese	386	3.1.2	Klinik bei verschiedenen Gefäßsyndromen	388
2.1	Zerebrale Ischämie	386	3.2	Intrazerebrale Blutung	388
2.1.1	Lakunäre Infarkte	386	4	Diagnostik	389
2.1.2	Territorialinfarkte	386	4.1	Anamnese und klinische Untersuchung	389
2.1.3	Endstrom- und Grenzzoneninfarkte	387	4.2	Apparative Untersuchungen	389
2.2	Intrazerebrale Blutung	387	5	Therapie	391
2.2.1	Hypertensive Massenblutung	387	5.1	Stroke Unit	391
2.2.2	Gefäßmalformationen	387	5.2	Akuttherapie der zerebralen Ischämie	391
2.2.3	Antikoagulation	387	5.3	Therapie der intrazerebralen Blutung	393
2.2.4	Amyloidangiopathie	387	5.4	Primärprävention	394
2.2.5	Metastasen und hirneigene Tumoren	387	5.5	Sekundärprävention	394
2.2.6	Hämorrhagien in ischämischen Infarktarealen	387	5.6	Behandlungsstrategien für den klinischen Alltag	395
2.3	Risikofaktoren	387			

1 Einleitung

Der Begriff Apoplex leitet sich vom griechischen „apoplexia" her. Die korrekte Bedeutung ist Schlagfluß, allerdings übersetzt man es heute mit Schlaganfall und versteht unter einem apoplektiformen Ereignis etwas schlagartig Eingetretenes.

Mit einem Schlaganfall verbindet sich im heutigen Sprachgebrauch eine schlagartig eingetretene Funktionsstörung eines Teils des Gehirns, die zu verschiedenen neurologischen, neuropsychologischen und psychischen Symptomen führen kann.

1.1 Epidemiologie

Erhebungen zur Prävalenz (Zahl aller zu einem bestimmten Zeitpunkt erkrankten Personen einer Bevölkerung) zerebrovaskulärer Erkrankungen haben für die USA im Jahr 1976 einen Wert von 794 (Weinfeld 1981) und für Rheinland-Pfalz in den 80er Jahren 675 je 100 000 Einwohner (Häussler 1996) ergeben. Alle verfügbaren Daten zeigen Werte zwischen 500–800 je 100 000 Einwohner. Nach kardiovaskulären Störungen und Neoplasien sind zerebrovaskuläre Erkrankungen die dritthäufigste Krankheitsgruppe. Aus dem US National Stroke Survey 1976 (Weinfeld 1981) ergibt sich eine Prävalenz der Altersgruppe unter 45 Jahren von 71, der Altersgruppe zwischen 45 und 64 Jahre von 1067 und über 65 Jahre von 5411 je 100 000 Einwohner. Die Mortalitätsstatistiken wiesen 1983 für die damalige BRD einen Wert von 110,5 je 100 000 Einwohner aus. Nach einer Studie von Fratiglioni et al. (1983) waren erhebliche geographische Unterschiede bei der Mortalität zerebrovaskulärer Erkrankungen festzustellen (Schweden 63,9, Schottland 128,7 je 100 000 Einwohner). Weiterhin ist in den letzten 20 Jahren ein stetiger Rückgang der Mortalität festzustellen. Bei den Todesursachen stehen die zerebrovaskulären Erkrankungen auf dem 3. Platz.

1.2 Bedeutung für die Geriatrie

Der Schlaganfall ist eine Erkrankung des älteren Menschen. Es findet sich ein exponentieller Anstieg der Erkrankungen mit zunehmendem Alter, so daß Menschen jenseits des 75. Lebensjahres mehr als 100mal häufiger erkranken als 25 bis 34jährige (Häussler 1996, Abb. 35.1). Die Mortalitätstatistik des Statistischen Bundesamtes zeigt einen erheblichen Anstieg der Todesfälle durch zerebrovaskuläre Erkrankungen mit zunehmendem Alter (Abb. 35.2).

Die Letalität nach einem Schlaganfall ist um so größer, je älter der Patient beim Ereignis ist, sowie höher, wenn es sich um ein Wiederholungsereignis handelt und wenn es sich um eine intrazerebrale Blutung im Gegensatz zu einer zerebralen Ischämie handelt. Daten aus dem Schlaganfallregister in Rochester haben ergeben, daß die Letalität in den ersten 30 Tagen nach einem Schlaganfall von den späten 40er Jahren bis zu den frühen 80er Jahren auf die Hälfte gesunken ist, was in erster Linie auf die verbesserte Behandlung von Komplikationen wie Pneumonien oder Lungenembolien zurückzuführen ist. Festzuhalten ist, daß die Letalität weiterhin in den ersten Tagen nach dem Ereignis am größten ist (Häussler 1996; Weinfeld 1981). Ein Schlaganfall bedeutet zumindest in der Akutphase eine mehr oder weniger große „Behinderung" durch eine Einschränkung von körperlichen Fähigkeiten. Besonders bei älteren Menschen führt dies oft zu einer auch dauerhaften Hilfsbedürftigkeit, wobei diese Hilfe von professioneller Seite (Krankenhaus, ambulanter Pflegedienst) und/oder häufig von Angehörigen geleistet wird. Eine solche Behinderung oder

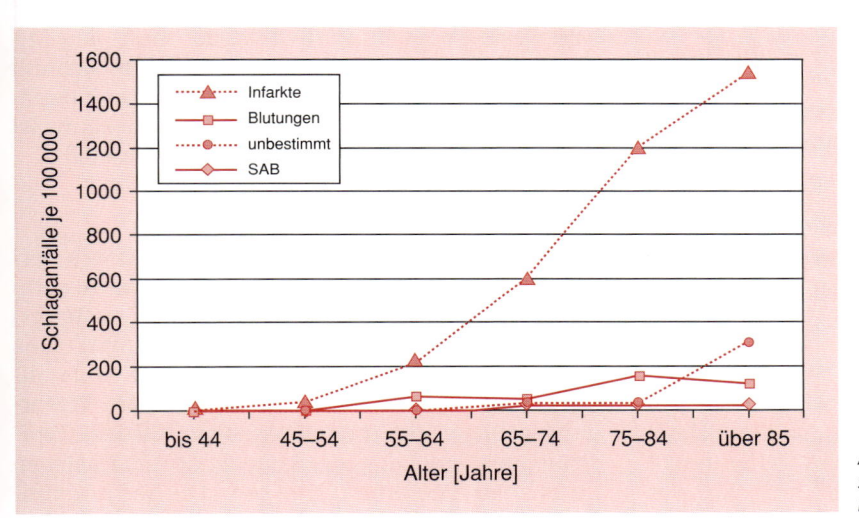

Abbildung 35.1 Inzidenzraten bei verschiedenen Schlaganfalltypen in einzelnen Altersgruppen (aus Häussler 1996).

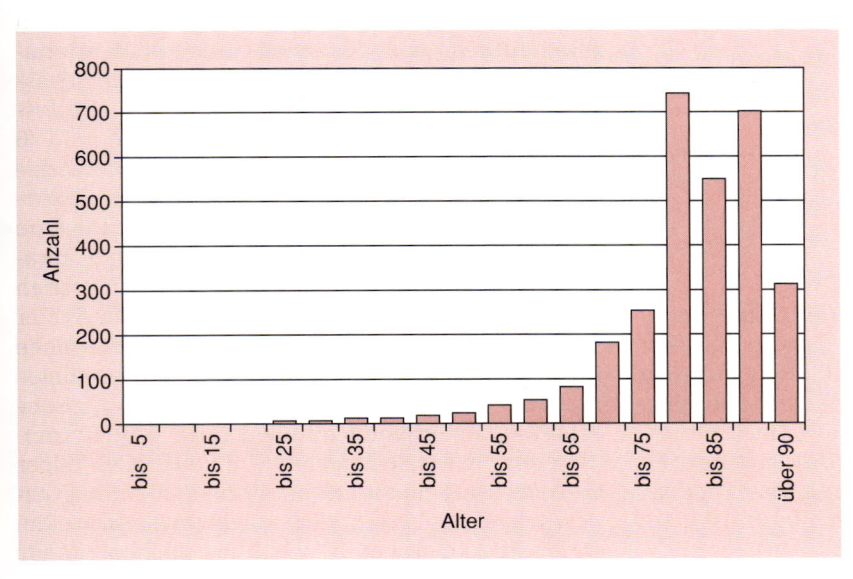

Abbildung 35.2 Mortalität zerebrovaskulärer Erkrankungen, bezogen auf 100 000 Personen (aus Weitbrecht 1992).

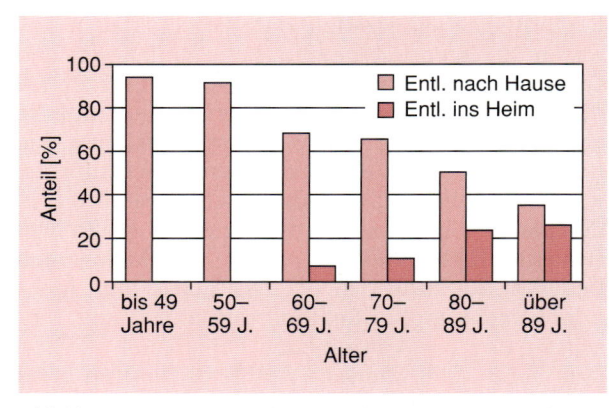

Abbildung 35.3 *Prozentualer Anteil der Entlassungen nach Hause und ins Heim für verschiedene Altersgruppen (errechnet nach Daten aus Weitbrecht 1992).*

Hilfsbedürftigkeit zu messen gestaltet sich schwierig, da es sich nicht um direkt zu messende Größen handelt. Man untersucht die Einschränkungen der Aktivitäten des täglichen Lebens (activities of daily living) und bedient sich dabei häufig des Barthel-Index. Hierbei werden Einschränkungen von Stuhl- und Harnkontinenz, Körperpflege, Toilettenbenutzung, Essen, Aufstehen, Gehen, Anziehen, Treppengehen und Baden bewertet, und in einer Studie von Wade et al. von 1987 zeigte sich, daß nach 6 Monaten 47% der Betroffenen unabhängig von fremder Hilfe leben können, 12% sind mittel- und 32% leichtgradig beeinträchtigt, während nur 9% schwer beeinträchtigt sind. Für ältere Patienten muß man von schlechteren Werten ausgehen, da diese Daten für ein bevölkerungsrepräsentatives Patientenkollektiv berechnet wurden. Die Abbildung 35.3 verdeutlicht die Abhängigkeit der „Art" der Entlassung, bezogen auf das Alter der Patienten.

2 Pathogenese

Schlaganfälle sind in ca. 80% aller Fälle durch eine zerebrale Ischämie begründet und zu etwa 20% durch zerebrale Blutungen.

2.1 Zerebrale Ischämie

Eine zerebrale Ischämie wird durch eine akute Minderversorgung eines Teils des Gehirns mit Blut und damit auch mit Sauerstoff und Energieträgern (Glukose) bedingt. Ursachen für eine solche Minderversorgung sind arterioarterielle und kardiale Embolien, lokale Thrombosen eines arteriosklerotisch geschädigten Gefäßes und seltener Dissektionen, Gerinnungsstörungen, Arteriitiden, fibromuskuläre Dysplasie und Migräne.

2.1.1 Lakunäre Infarkte

Bei einer mikroangiopathischen Ischämie entstehen, wenn diese längere Zeit anhält, lakunäre Infarkte im Versorgungsgebiet einzelner perforierender Markarterien, die direkt aus einem großen Gefäß abgehen und weder Kollateralen noch Anastomosen haben. Beispiele solcher funktionellen Endarterien sind die Aa. lenticostriatae, Aa. thalamoperforantes und die perforierenden Äste der A. basilaris. Lakunäre Infarkte sind die häufigsten zerebralen Infarkte und sind kleiner als 1,5 cm im Durchmesser. Man findet lakunäre ischämische Veränderungen häufig im Marklager beider Hemisphären, im Corpus callosum und in der Medulla oblongata, allerdings nur sehr selten im Kortex. Im fortgeschrittenen Stadium (Status lacunaris) finden sich multiple lakunäre Infarkte und häufig auch eine spongiöse Demyelinisierung im periventrikulären Marklager (diffuse Hypodensität im CCT), die multiplen Mikroinfarkten entspricht. Hierbei handelt es sich um eine subkortikale arteriosklerotische Enzephalopathie, die auch als Morbus Binswanger bekannt ist und eine Form der vaskulären Demenz darstellt.

2.1.2 Territorialinfarkte

Diese Art der Hirninfarkte entsteht durch den Verschluß einer der großen Hirnbasisarterien (A. cerebri anterior, A. cerebri media, A. cerebri posterior) oder großer Teiläste dieser Arterien. Die Infarktzone umfaßt, je nach Ausmaß der jeweiligen Kollateralisierung, das gesamte oder große Teile des Versorgungsgebietes des verschlossenen Gefäßes. Typischerweise sind die Infarktareale kortikal gelegen und haben eine dreieckige Form. Die Territorialinfarkte entstehen häufig auf dem Boden einer Embolie (arterioarterieller oder kardialer Genese) und nur selten durch eine Thrombose in einem arteriosklerotisch geschädigten Gefäßteil (Weiller 1996). Einer kardialen Embolie liegt meist eine absolute Arrhythmie bei Vorhofflimmern zugrunde, und es sind verschiedene Stromgebiete bei rezidivierenden Ereignissen betroffen. Arterioarterielle Embolien gehen häufig von wandständigen Thromben an hochgradigen Stenosen der extrakraniellen A. carotis interna (seltener A. carotis communis) im Bereich der Bifurkation und der proximalen A. basilaris aus. In diesem Fall ist bei rezidivierenden ischämischen Ereignissen nur das Stromgebiet der jeweiligen Arterie betroffen. Da durch endogene fibrinolytische Prozesse der Embolus häufig schnell wieder komplett oder teilweise aufgelöst wird, entstehen flüchtige ischämische Attacken. Erfolgt allerdings ein persistierender Verschluß des Gefäßes, kommt es zu einem Infarkt, und die sehr häufig zu beobachtende

Rekanalisation des Gefäßes setzt erst nach einigen Tagen ein.

2.1.3 Endstrom- und Grenzzoneninfarkte

Diese Form der ischämischen Infarkte ist selten und macht zusammen nur etwa 10% aller Infarkte aus, wobei Endstrominfarkte häufiger sind als Grenzzoneninfarkte (Weiller 1996). Hierbei kommt es zu einer hämodynamisch bedingten Minderversorgung distal einer Stenose eines extrakraniellen Gefäßes. Im Rahmen eines Blutdruckabfalls kommt es zu einer kritischen Minderperfusion der schon zuvor am schlechtesten versorgten Bereiche. Dies sind die Grenzzonen der Stromgebiete der 3 großen intrakraniellen Gefäße und die terminalen Versorgungsgebiete der langen penetrierenden Markarterien (Endstromgebiete). Wie hochgradig eine Stenose sein muß, damit es zu solchen ischämischen Ereignissen kommt, ist in großem Maße von der Kollateralversorgung abhängig, die individuell sehr unterschiedlich ist, da besonders im Bereich des Circulus arteriosus Willisii erhebliche anatomische Varianten häufig vorkommen.

2.2 Intrazerebrale Blutung

Ursachen für intrazerebrale Blutungen sind arterielle Hypertonie, Gefäßmalformationen, Antikoagulation, Amyloidangiopathie, Metastaseneinblutungen und Einblutungen in ischämische Infarkte.

2.2.1 Hypertensive Massenblutung

Die arterielle Hypertonie ist die häufigste Ursache einer spontanen intrazerebralen Blutung und durch die Ruptur von durch chronisch erhöhtem Blutdruck geschädigten Arterien, häufig im Rahmen einer hypertensiven Entgleisung, zu erklären. Da die penetrierenden Markarterien von der chronischen Schädigung (Arteriolohyalinose) besonders betroffen sind, ergeben sich typische Lokalisationen für hypertensive Massenblutungen. 40–50% finden sich im Bereich der Stammganglien, 20% im Bereich der Hemisphären, 15% im Thalamus, 8% im Pons und 8% im Kleinhirn.

2.2.2 Gefäßmalformationen

Arteriovenöse Malformationen, venöse Angiome und venöse Kavernome können bei jungen, normotensiven Patienten zu untypisch gelegenen intrazerebralen Blutungen führen, so daß in diesen Fällen eine weiterführende Diagnostik angestrebt werden sollte. Häufige Lokalisationen sind die Hemisphären und subependymale Bereiche.

2.2.3 Antikoagulation

Diese Blutungen, die im Rahmen einer effektiven Heparinisierung oder einer Therapie mit Phenprocoumon (Marcumar®) eintreten, sind meist in den Hemisphären und im Kleinhirn lokalisiert und treten häufig bei entgleister Therapie auf (Quick < 15%, aPTT über das 3fache des Ausgangswerts verlängert).

2.2.4 Amyloidangiopathie

Es kommt zu Amyloidablagerungen in kleinen und mittleren zerebralen Arterien, was zu einer erhöhten Brüchigkeit der Gefäßwände führt. Man findet häufig rezidivierende kortikale Blutungen, die bei älteren Patienten ohne arteriellen Hypertonus auftreten. Da die Angiopathie eine Assoziation zur Demenz vom Alzheimer-Typ hat, findet sich auch häufig eine Demenz.

2.2.5 Metastasen und hirneigene Tumoren

Zerebrale Metastasen können wegen ihrer häufig sehr ausgeprägten Vaskularisierung mit vulnerablen Gefäßwänden zu zerebralen Blutungen führen, die nicht selten das erste Symptom der Absiedlung sind. Wie bei hirneigenen Tumoren, wobei besonders schnell wachsende maligne Prozesse zu Einblutungen neigen, ist die Lokalisation durch die Raumforderung vorgegeben.

2.2.6 Hämorrhagien in ischämischen Infarktarealen

Einblutungen in ischämische Infarktareale sind häufig und kommen auch ohne gerinnungshemmende Therapie in etwa 20% aller Infarkte vor. Nur selten kommt es zu einer Verschlechterung der initialen Symptomatik. Die Lokalisation ist durch das Infarktareal vorgegeben.

2.3 Risikofaktoren

Arterielle Hypertonie ist in vielen Studien als unabhängiger Risikofaktor für eine zerebrale Ischämie und eine intrazerebrale Blutung gefunden worden, wobei zusätzlich auch ein positiver Zusammenhang zwischen der Ausprägung der Hypertonie und dem Risiko, einen Schlaganfall zu erleiden, beschrieben wurde (Davis et al. 1987; MacMahon et al. 1990).

Der Hypercholesterinämie ist eine unabhängige Wirkung als Risikofaktor für die zerebralen Ischämien zuzuschreiben, allerdings nicht für die zerebralen Blutungen. In der Gruppe der Männer zwischen 35 und 57 Jahren findet sich ein doppelt so hohes Risiko, einen Hirninfarkt zu erleiden, wenn das Serumcholesterin über 280 mg/dl liegt (Häussler et al. 1996).

Diabetes mellitus, der etwa bei 15% der Bevölkerung im Alter von über 65 Jahren auftritt, wurde in 2 Studien als Risikofaktor für eine zerebrale Ischämie gefunden. Dies gilt aber nicht für die intrazerebralen Blutungen (Abbott et al. 1987; Häussler et al. 1996).

Die Frage, ob Nikotinkonsum das Risiko, eine intrazerebrale Blutung zu erleiden, erhöht, wird uneinheitlich beurteilt, wobei allerdings sicher ist, daß das Risiko einer Ischämie gesteigert wird. Mit großer Wahrscheinlichkeit gibt es eine Dosisabhängigkeit. Die wichtige Frage, ob aktueller Nikotinkonsum und/oder zurückliegender Nikotinkonsum unabhängige Risikofaktoren darstellen, ist durch verschiedene Studien unterschiedlich beantwortet worden (Häussler et al. 1996; Shinton et al. 1989).

Ein besonders schwerwiegender Risikofaktor für eine zerebrale Ischämie ist eine absolute Arrhythmie bei Vorhofflimmern, da bei Patienten über 60 Jahre mit dieser Erkrankung die Schlaganfallrate pro Jahr bei 5–8% liegt (Cerebral Embolism Task Force 1989) und diese bei Vorliegen von zusätzlichen Risikofaktoren nochmals ansteigt (Stroke Prevention in Atrial Fibrillation Investigators 1994).

3 Klinik

3.1 Zerebrale Ischämie

3.1.1 Zeitlicher Verlauf

Unabhängig von der Art der Symptome werden die ischämischen Ereignisse nach ihrer Dauer unterschieden. Bei einer transitorisch ischämischen Attacke (TIA) besteht die Symptomatik nur kurz (oft nur min bis wenige h) und ist nach spätestens 24 h wieder verschwunden.

Ein PRIND (prolongiertes reversibles ischämisches neurologisches Defizit) bedeutet eine Symptomatik, die länger als 24 h, aber weniger als 7 Tage anhält und sich dann vollständig zurückbildet. Diese Definition ist nicht unumstritten und wird von einigen Autoren nicht mehr benutzt.

Tabelle 35.1 Klinische Symptome zerebraler Ischämien nach Gefäßterritorien (modifiziert nach Diener 1998).

Gefäßterritorium	Symptomatik	Gefäßterritorium	Symptomatik
A. carotis interna	Amaurosis fugax Hemiparese Hemihypästhesie Hemianopsie Aphasie/Apraxie/Alexie/Agraphie Dysarthrie/Neglect/Anosognosie	Basilaristhrombose	Tetraparese mit Pyramidenbahnzeichen Bewußtseinstörung bis zum Koma konjugierte Blickparese vertikaler Spontannystagmus internukleäre Ophthalmoplegie
A. cerebri media	brachiofazial betonte Hemiparese brachiofazial betonte Hemihypästhesie Hemianopsie nach kontralateral Aphasie/Apraxie/Alexie/Agraphie Dysarthrie/Neglect/Anosognosie	Basilarisspitzensyndrom	Okulomotorikstörung Hemianopsie/kortikale Blindheit Pupillenstörungen Verwirrtheit/Gedächtnisstörungen Hypersomnie bei Thalamusinfarkt Tetraparese
A. cerebri anterior	beinbetonte Hemiparese beinbetonte Hemihypästhesie Apraxie der Hand Blasenstörungen	A. cerebelli posterior inferior (PICA) Wallenberg-Syndrom	ipsilaterales Horner-Syndrom horizontaler Spontannystagmus (mit Rotation) Schluckstörungen und Heiserkeit bei ipsilateraler Parese von Gaumensegel und Stimmband Ataxie und Fallneigung nach ipsilateral dissoziierte Sensibilitätsstörung • ipsilateral im Gesicht • kontralateral am Rumpf
A. cerebri posterior	kontralaterale Hemianopsie Hemihypästhesie		
A. vertebralis und A. basilaris	Drehschwindel Doppelbilder Tonusverlust Nystagmus gekreuzte Symptomatik (ipsilateraler Hirnnervenausfall und kontralaterale motorische und/oder sensible Ausfälle) Stand- und Gangataxie Augenmotilitätsstörungen (Blickparesen)	A. cerebelli superior	ipsilaterale Hemiataxie ipsilaterales Horner-Syndrom kontralaterale dissoziierte Sensibilitätsstörung
		A. cerebelli inferior anterior	ipsilaterale Hemiataxie Nystagmus

Bleibt eine Symptomatik über eine Woche hinaus bestehen, so spricht man von einem vollendeten ischämischen Infarkt.

Bei einer TIA findet sich kein, bei einem PRIND häufig und bei einem Infarkt immer ein Korrelat im CCT.

3.1.2 Klinik bei verschiedenen Gefäßsyndromen

Es entstehen bei Infarkten in den Versorgungsgebieten der einzelnen zerebralen Gefäße typische Symptomenmuster, die allerdings individuell in bestimmten Grenzen variieren können. Dies ist durch die außerordentlich große Vielfalt der anatomischen Varianten in der Blutversorgung des Gehirns begründet. In Tabelle 35.1 sind die wichtigsten Symptomenmuster zusammengestellt.

3.2 Intrazerebrale Blutung

Auch bei einer intrazerebralen Blutung ist die Symptomatik von der Lokalisation abhängig, und weitestgehend gelten die Symptomenmuster wie in Tabelle 35.1. Im Gegensatz zu den zerebralen Ischämien gehen die Blutungen aber über die einzelnen Gefäßterritorien hinaus. Eine zuverlässige Unterscheidung, ob es sich bei dem akuten Ereignis um eine Ischämie oder eine Blutung handelt, ist anhand von klinischen Kriterien nicht möglich, allerdings gibt es bestimmte Symptomkonstellationen, die eine Blutung wahrscheinlich machen:
- deutliche Hypertonie
- perakuter Beginn
- schnelle Verschlechterung der Bewußtseinslage
- Übelkeit und Erbrechen
- Kopfschmerzen.

Blutungen im Bereich der Stammganglien sind häufig, und man findet eine innerhalb von Sekunden bis Minuten auftretende Hemiparese mit Hemihypästhesie kontralateral und häufig auch eine Blickwendung zur Seite der Blutung. Weiterhin ist je nach Größe der Blutung eine schnell einsetzende Bewußtseinsstörung auffällig. Es treten auch neuropsychologische Störungen entsprechend der betroffenen Hemisphäre auf.

Kleinhirnblutungen zeichnen sich durch das Auftreten einer ipsilateralen Ataxie aus mit Kopfschmerzen, Schwindel, Fallneigung, Übelkeit und Erbrechen. Wegen der engen anatomischen Verhältnisse in der hinteren Schädelgrube kann es im Rahmen der Raumforderung zu einer sehr schnellen Verschlechterung der Bewußtseinslage kommen mit der Gefahr einer Einklemmung, so daß eine sehr schnelle Diagnostik notwendig ist, um eventuell eine lebensrettende neurochirurgische Intervention rasch einleiten zu können.

Blutungen im Bereich des Hirnstamms (Pons) verlaufen in der Regel sehr dramatisch mit schnellem Einsetzen eines Komas und einer Tetraparese. Es kommt zu einer komplexen Störung der Augenmotilität und zu Blickparesen. Größere Blutungen verlaufen rasch tödlich, und kleinere Blutungen, die überlebt werden, führen meist zu schweren Defektsyndromen wie z.B. dem Locked-in-Syndrom.

4 Diagnostik

4.1 Anamnese und klinische Untersuchung

Am Anfang jeder Diagnostik sollte eine ausführliche Anamnese stehen. Im Rahmen einer Notfallversorgung sollten hierbei mindestens folgende Punkte geklärt werden:
- Welche Symptome sind aufgetreten?
- Wann sind sie erstmals aufgetreten?
- Welche Risikofaktoren liegen vor?
- Welche Medikamente werden eingenommen?
- Bestehen sonstige schwere Erkrankungen?

In der anschließenden neurologischen Untersuchung sollte der Umfang der Störung erfaßt werden und soweit möglich eine Lokalisation der zerebralen Ursache erfolgen. Weiterhin wird eine allgemein-internistische Untersuchung durchgeführt, um mögliche Ursachen oder Begleiterkrankungen zu erfassen.

4.2 Apparative Untersuchungen

Abbildung 35.4 zeigt das Ablaufschema der Diagnostik beim akuten Schlaganfall.

Labor
Folgende Parameter sollten immer so schnell wie möglich untersucht werden:
- Blutbild
- Elektrolyte (Natrium, Kalium)
- Kreatinin
- Gerinnung (Quick bzw. INR, aPTT)
- Blutzucker
- Creatinkinase, Transaminasen (GOT, GPT, γ-GT)
- BSG.

Zerebrale Bildgebung
Da sich mit klinischen Kriterien eine zerebrale Ischämie nicht sicher von einer intrazerebralen Blutung unterscheiden läßt, muß in der Notfalldiagnostik eine Computertomographie des Kopfes so schnell wie möglich durchgeführt werden, um diese Frage zu beantworten. Während intrazerebrale Blutungen sofort zu erkennen sind (deutliche Hyperdensität), demarkieren sich Infarkte in dieser Technik erst nach einigen Stunden als hypodenses Areal, wobei in den letzten Jahren Frühzeichen für einen Infarkt im CT

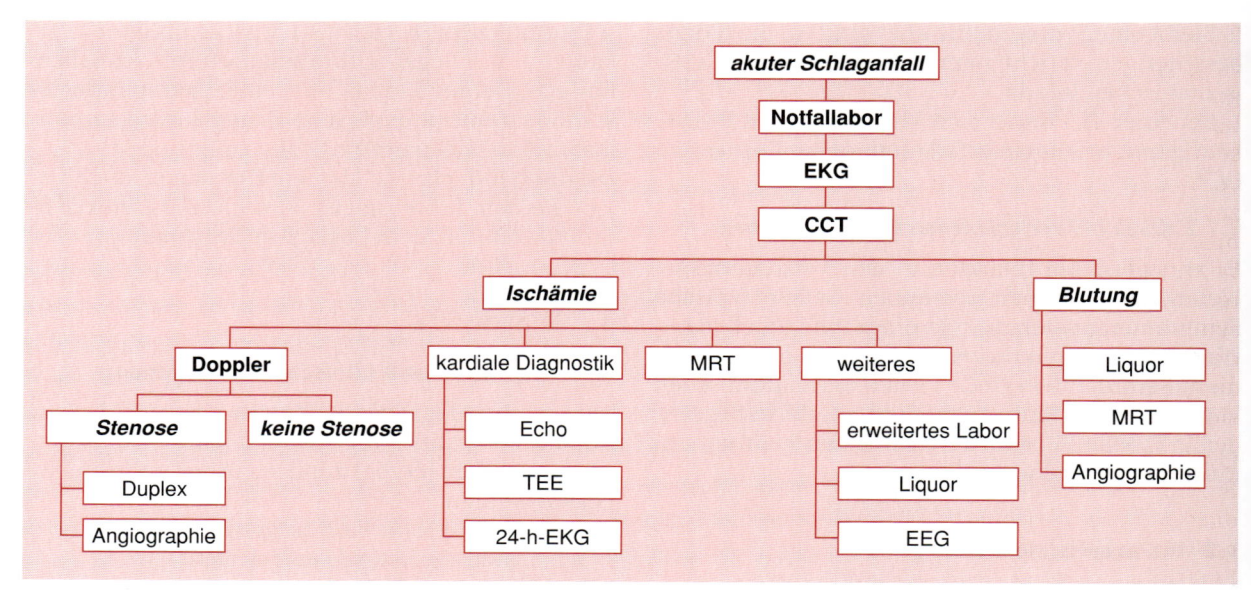

Abbildung 35.4 *Ablaufschema der Diagnostik beim akuten Schlaganfall. Die grauen Felder markieren die sofort durchzuführenden Untersuchungen.*

erarbeitet wurden (z.B. hyperdense intrazerebrale Gefäße, verstrichene kortikale Sulci). Die exakte Lokalisation der Infarktzone oder die Bestimmung von deren Ausmaß gelingt mit einer Untersuchung in den ersten Stunden nur selten und muß, so es erforderlich erscheint (deutliche Verschlechterung der klinischen Symptomatik im Verlauf), im Rahmen einer Kontrolluntersuchung erfolgen. Mit Geräten der neuen Generation und einer speziellen Software kann ein sogenanntes Spiral-CT durchgeführt werden und eine Rekonstruktion der intrazerebralen Gefäße erfolgen, wobei z.B. Gefäßabbrüche der A. cerebri media bei Verschluß dieses Gefäßes dargestellt werden können. Wenn spezielle Fragestellungen geklärt werden sollen, wie z.B. die Lokalisation einer vermuteten Läsion im Bereich des Hirnstamms, so sollte die Durchführung einer Magnetresonanztomographie (MRT) erwogen werden, da sich hier die Hirnstrukturen genauer und mit weniger Artefaktüberlagerungen darstellen lassen. Mit der Methode können tumoröse Strukturen oder Gefäßmalformationen besser dargestellt werden, und man hat auch die Möglichkeit einer MR-Angiographie mit Darstellung der intrazerebralen Gefäße. Nachteile der MRT sind allerdings, daß sie zeitaufwendiger, anfälliger für Artefakte bei unruhigen Patienten, teurer und an weniger Krankenhäusern verfügbar ist.

Zur genauen Untersuchung der extra- und intrakraniellen hirnversorgenden Arterien ist die digitale Subtraktionsangiographie (DSA) weiterhin die Methode der Wahl. Hauptindikationen sind die exakte Bestimmung des Ausmaßes einer Stenose, die Darstellung von Gefäßmalformationen und deren Gefäßversorgung sowie die Suche nach Aneurysmen. Der Nachweis einer Arteriitis oder einer fibromuskulären Dysplasie sind spezielle Fragestellungen, bei denen eine DSA eingesetzt wird.

Der Einsatz von bildgebenden Verfahren wie SPECT (Single-Photon-Emissionscomputertomographie), PET (Positronenemissionstomographie) und fMRT bleibt zum jetzigen Zeitpunkt spezialisierten Zentren bei speziellen Fragestellungen vorbehalten.

Ultraschallverfahren

Eine CW-Doppler-Sonographie der extrakraniellen hirnversorgenden Arterien sollte bei einer zerebralen Ischämie so schnell wie möglich durchgeführt werden, um die Frage nach einer relevanten Stenose dieser Gefäße zu klären. Die Untersuchung ist nicht invasiv und beansprucht wenig Zeit, zeichnet sich aber durch eine Treffsicherheit von über 95% bei relevanten Stenosen oder Verschlüssen der A. carotis interna aus. Mit Hilfe der apparativ aufwendigeren Duplexsonographie (Kombination aus gepulster Doppler-Sonographie und Ultraschallschnittbild) lassen sich das Ausmaß einer Stenose sowie die Beschaffenheit der Oberfläche mit großer Sicherheit beurteilen. Diese Untersuchung gehört nicht zwingend zur Notfalldiagnostik, sollte aber im Sinne einer Stufendiagnostik bei unklarem Dopplerbefund oder zur weiteren Abklärung einer zuvor identifizierten Stenose im Verlauf durchgeführt werden. Die transkranielle Doppler-Sonographie erlaubt eine Beurteilung der intrakraniellen Gefäße, erfordert aber eine gute Kooperation des Patienten. Die unterschiedliche Dicke der Kalotte im Bereich der Temporalschuppe, insbesondere bei älteren Patientinnen, verhindert gelegentlich die Beschallung der intrazerebralen Gefäße, und aufgrund der großen anatomischen Variationsbreite im Bereich des Circulus Willisii ist auch bei einer signifikanten Seitendifferenz nicht direkt auf das Vorliegen einer Stenose zu schließen. Der Einsatz dieser Methode zur Emboliedetektion, die von großen vorgeschalteten Stenosen ausgehen, ist zum jetzigen Zeitpunkt noch spezialisierten Zentren vorbehalten.

EKG und Echokardiogramm

Ein Elektrokardiogramm (EKG) sollte zu den ersten diagnostischen Maßnahmen bei einem Schlaganfall gehören, da sich mit sehr geringem Aufwand die Frage nach einer relevanten Herzrhythmusstörung weitgehend klären läßt (z.B. absolute Arrhythmie bei Vorhofflimmern). Zur weiteren Abklärung einer möglichen kardialen Emboliequelle ist ein Echokardiogramm, wenn möglich transösophageal durchgeführt, gut geeignet.

5 Therapie

In den vergangenen 10 Jahren wurde, auch durch die Erprobung von neuen Behandlungsstrategien der zerebralen Ischämie, zunehmend das Bewußtsein von medizinischem Fachpersonal und Laien geschärft, den Schlaganfall als einen *Notfall* zu betrachten. Eine adäquate medizinische Behandlung ist um so besser wirksam, je früher sie begonnen wird, allerdings nur, wenn der Patient auch die für sein Krankheitsbild richtige Therapie bekommt.

5.1 Stroke Unit

Im Laufe der letzten Jahre wurden immer mehr Spezialstationen zur Akutdiagnostik und Akutbehandlung von Schlaganfallpatienten (Stroke Unit) eingerichtet. Ziel einer solchen Institution sollte sein, eine „Infrastruktur" zu schaffen, so daß eine adäquate Diagnostik und Therapie in einem Minimum an Zeit von spezialisiertem Personal geleistet werden kann und daß mindestens in den ersten 72 h eine optimale Überwachung des Patienten gewährleistet ist, so daß eine Verschlechterung des Paresegrades oder der Bewußtseinslage oder aber das Auftreten symptomatischer Anfälle und internistischer Komplikationen frühestmöglich erkannt und behandelt werden können.

5.2 Akuttherapie der zerebralen Ischämie

Zu den allgemeinen Maßnahmen bei der Akuttherapie der zerebralen Ischämie gehören:
- Legen eines venösen (ggf. zentralvenösen) Zugangs zur Regulation des Flüssigkeitshaushalts, wobei in den ersten Tagen in der Regel ein hoher Flüssigkeitsbedarf besteht (3–4,5 l/Tag)
- Einführen einer Magensonde für Patienten mit Schluckstörungen oder Bewußtseinsstörungen zur Aspirationsprophylaxe
- Legen eines Blasenkatheters bei inkontinenten Patienten, wobei dieser so früh wie möglich wieder gezogen werden sollte (cave rezidivierende Harnwegsinfektionen)
- regelmäßige 2- bis 4stdl. Lagerung von Patienten, die sich nicht selbst im Bett bewegen können (Abb. 35.5)
- frühzeitige Mobilisierung, soweit dies individuell möglich ist
- Thromboseprophylaxe mit 2 × 7500 IE subkutan/Tag eines unfraktionierten Heparins oder einer einmaligen Gabe eines niedermolekularen Heparins. Das Tragen von Kompressionsstrümpfen ist zu empfehlen, wenn diese passend sind und korrekt getragen werden.

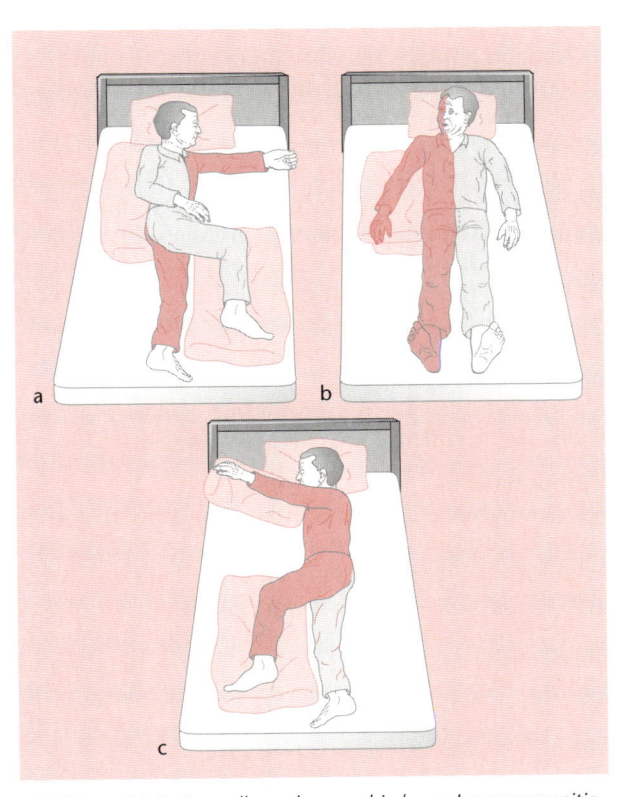

Abbildung 35.5 Darstellung der verschiedenen Lagerungspositionen von hemiparetischen Patienten (aus Jörg 1997).

Spezielle therapeutische Maßnahmen

Überwachung des Blutdrucks und ggf. antihypertensive medikamentöse Intervention, wenn Blutdruckwerte über 200 mmHg systolisch und/oder 120 mmHg diastolisch erreicht werden. Es sollte eine langsame Senkung des Blutdrucks angestrebt und bedacht werden, daß bei zu starker Senkung die Perfusion der Randbezirke der Ischämiezone (Penumbra) deutlich vermindert werden kann. Der systolische Blutdruck sollte zwischen 160 und 180 mmHg gehalten werden (Brott et al. 1994; Busse 1997).

- Nifedipin 10 mg sublingual, allerdings wegen einer Steigerung des Hirndrucks durch das Präparat nicht als Dauermedikation und nur bei wachen Patienten
- Urapidil 25 mg i.v. als Bolus und dann als Dauerinfusion 9–30 mg/h
- Clonidin 0,075–0,15 mg i.v. oder s.c. und ggf. weiter als Dauerinfusion 9–45 µg/h.

Bei einer Hypotonie mit Blutdruckwerten < 100 mmHg systolisch sollte insbesondere bei Vorliegen einer höhergradigen Stenose eine Anhebung des Blutdrucks angestrebt werden.

- Flüssigkeitssubstitution (HAES, NaCl, Ringer-Laktatlösung), sofern nicht eine dekompensierte Herzinsuffizienz vorliegt, und ggf. nach ZVD (10–12 mmHg)
- Wenn die Flüssigkeitsgabe nicht ausreicht oder Zeichen einer Herzinsuffizienz auftreten, müssen Katecholamine (Dopamin/Dobutamin 10–30 mg/kg KG) eingesetzt werden.

Da ein dauerhaft erhöhter Blutzucker nach einer zerebralen Ischämie die Prognose verschlechtert (Jorgensen et al. 1994), sollte der BZ ggf. mit Alt-Insulin zwischen 100 und 200 mg/dl eingestellt werden.

Elektrolytstörungen sollten ausgeglichen werden, wobei eine Hyponatriämie relativ häufig ist. Wichtig ist ein langsamer Ausgleich des Natriums (< 12 mval/24 h), da sonst die Gefahr einer zentralen pontinen Myelinolyse gegeben ist.

Eine erhöhte Körpertemperatur sollte physikalisch oder medikamentös gesenkt werden.

Hämodilution

Nach mehreren großen Studien, die keinen Vorteil einer Hämodilution gegenüber einem Placebo gezeigt haben (Asplund 1991), ist diese Therapie weitgehend verlassen worden. Für Patienten mit einer Polyzythämie (Hämatokrit > 45) hat sich ein Vorteil durch einen isovolämischen Aderlaß ergeben, wobei 500 ml Blut entnommen werden und die gleiche Menge einer kolloidosmotischen Flüssigkeit (z.B. HAES) substituiert wird (Busse 1997).

Prophylaxe und Therapie eines Hirnödems

Durch eine zerebrale Ischämie wird ein zytotoxisches Hirnödem ausgelöst, das die Zirkulation im Infarktbereich zusätzlich verschlechtert und bei massiver Ausprägung zu Hirndruck und einer Einklemmung führen kann.

Die Prophylaxe und Therapie eines Hirnödems beinhaltet folgende Maßnahmen:
- Oberkörperhochlagerung (20–30°)
- Fiebersenkung, ggf. auch Hypothermie
- hyperosmolare Lösungen
  - Mannit 20% 0,25–0,5 g/kg KG 6stdl. i.v.
  - Glyzerin 10% 125–250 ml 6stdl. i.v.
  - Glyzerin 85% 50 ml 6stdl. p.o.
- kontrollierte Hyperventilation (nur kurzzeitig mit pCO_2 28–35 mmHg)
- Analgosedierung.

Die Wirksamkeit der hyperosmolaren Lösungen ist nicht sicher bewiesen, da widersprüchliche Studienergebnisse zu dieser Frage vorliegen. In jedem Fall sollte diese Therapie nur unter Kontrolle der Serumosmolarität (300–315 mosm/l) erfolgen und bedacht werden, daß die Stoffe nach einigen Tagen ihre Wirkung verlieren und wegen eines Rebound-Phänomens langsam ausgeschlichen werden müssen. Eine Kombination von Glyzerin und Mannit ist möglich (Busse 1997).

Dekompressionsoperationen

Bei raumfordernden Kleinhirninfarkten reichen die konservativen hirndrucksenkenden Maßnahmen oft nicht aus, so daß die Anlage einer Ventrikeldrainage oder ein operatives Eröffnen der hinteren Schädelgrube nötig wird. Bei jüngeren Patienten, rapider Verschlechterung der klinischen Symptomatik und nachgewiesener Raumforderung durch einen Hemisphäreninfarkt kann eine Hemikraniektomie erwogen werden, wobei zu dieser Therapie erst sehr wenig Daten vorliegen.

Thrombolyse

Bei einer Basilaristhrombose ist bei angiographisch nachgewiesenem Verschluß der A. basilaris und fehlenden Kontraindikationen die intraarterielle (lokale) Lysetherapie die Methode der Wahl, wenn die Behandlung innerhalb von 6 h nach Eintritt der Symptomatik beginnt. Da Basilaristhrombosen häufig eine fluktuierende Symptomatik aufweisen, gilt das Zeitfenster von 6 h ab der letzten sicheren Verschlechterung des klinischen Zustandes. In der Regel wird heute rt-PA als Fibrinolytikum benutzt. Eine randomisierte und placebokontrollierte Studie zu dieser Therapie liegt nicht vor, allerdings muß man sich bei dieser Erkrankung der sehr schlechten Prognose bei Spontanverlauf bewußt sein, und es liegen kleinere Studien vor, die einen günstigen Effekt

der Behandlung nahelegen (Busse 1997; Diener 1998). Zur systemischen Thrombolyse mit rt-PA bei Infarkten im Stromgebiet der A. cerebri media sind in den letzten Jahren mehrere große randomisierte Studien durchgeführt worden (NIMDS, ECASS I, ECASS II). In der NIMDS (0,9 mg/kg KG rt-PA) (The National Institute of Neurologic Disease and Stroke. 1995) und ECASS I (1,1 mg/kg KG rt-PA) (Hacke et al. 1995) wurde ein günstiger Effekt bezüglich der Lebensqualität und des Behinderungsgrades nach 3 Monaten gefunden, bezüglich der Mortalität war dies nicht der Fall. In beiden Studien war in der Verumgruppe die Zahl der Blutungskomplikationen erhöht. Nachträgliche Analysen (Kaste et al. 1996) haben folgende Prädiktoren als ungünstig für den Behandlungserfolg herausgestellt:
- Alter > 70 Jahre
- schwere neurologische Symptomatik
- Frühzeichen für einen Infarkt in mehr als einem Drittel des Mediastromgebiets im CCT.

Das strenge Einhalten des Zeitfensters (bei NIMDS < 3 h, ECASS < 6 h) ist bei dieser Therapie besonders wichtig. In der NIMDS sind deutlich weniger Blutungen als Komplikation gefunden worden, was auf den früheren Behandlungsbeginn zurückgeführt wird. Nicht zuletzt wegen der Option einer möglichen Lysetherapie sollte die Diagnostik nach einem Schlaganfall schnell erfolgen.

Wegen der z.T. erheblichen Komplikationen insbesondere bei älteren Patienten sollte man die Indikation zur Lysetherapie bei dieser Patientengruppe sehr genau überdenken und eher ein Zeitfenster von 3 h bis zum Behandlungsbeginn zugrunde legen.

Modifikation der Gerinnung

Eine Antikoagulation wird in der Akuttherapie mit Heparin intravenös durchgeführt. Hierbei sollte die aPTT auf das 2fache des Ausgangswertes verlängert sein. Die Vorstellung, durch eine schnelle Antikoagulation das Fortschreiten eines arteriellen Thrombus verhindern zu können, konnte nicht nachgewiesen werden, und so wird das Präparat heute als frühe Rezidivprophylaxe eingesetzt. Bei folgenden Indikationen erscheint diese Behandlung sinnvoll zu sein (Busse 1997; Diener 1998):
- absolute Arrhythmie (insbesondere bei Thrombusnachweis im Vorhof, bei Vorliegen einer KHK, Mitralklappenstenose)
- Thromben an einer Ventrikelwand
- hochgradige Stenosen der hirnversorgenden Arterien (insbesondere wenn zuvor Thrombozytenaggregationshemmer eingenommen wurden)
- Dissektion einer hirnversorgenden Arterie.

Der Einsatz von Heparin bei diesen Konstellationen ist nicht unumstritten, da ein positiver Effekt des Heparins bisher in keiner großen Studie nachgewiesen werden konnte (International Stroke Trial Collaborative Group 1997), allerdings werden diese Indikationen so von vielen Autoren empfohlen.

Vor Beginn einer Therapie mit Heparin sind folgende Kontraindikationen zu beachten:
- intrazerebrale Blutung
- extrakranielle Blutungsquelle
- deutliche subkortikale arteriosklerotische Enzephalopathie (SAE)
- nicht beherrschbare Hypertonie
- Allergie gegen Heparin
- große Zurückhaltung bei raumfordernden Infarkten.

Es sollte in jedem Fall vor Beginn einer Antikoagulation ein CCT durchgeführt werden.

Eine schnelle Thrombozytenaggregationshemmung ist ebenfalls nur im Sinne einer frühen Rezidivprophylaxe sinnvoll. Wenn Acetylsalicylsäure (ASS) zum Einsatz kommt, sollte das Präparat zunächst parenteral gegeben werden (500 mg für 3–5 Tage). Danach kann auf eine orale Gabe umgestellt werden, wobei die Dosis zur Sekundärprävention diskutiert wird. Beim Einsatz von Clopidogrel (Nachfolgepräparat von Ticlopidin) muß bedacht werden, daß dieses Präparat erst nach etwa 2 Tagen seine volle Wirksamkeit erreicht. Für Clopidogrel und ASS ist die Wirksamkeit in der Akutphase des Hirninfarkts nicht sicher nachgewiesen, da Clopidogrel zu dieser Fragestellung noch nicht untersucht wurde und für ASS in der CAST-Studie mit 20 000 Patienten nur ein geringer Effekt gefunden wurde (CAST Collaborative Group 1997).

5.3 Therapie der intrazerebralen Blutung

Konservative Therapie

Die konservative Behandlung einer intrazerebralen Blutung besteht im wesentlichen aus einer engmaschigen Überwachung, ggf. auf einer Intensivstation, und einer Behandlung des Hirnödems. Hierbei kommen die gleichen Maßnahmen zum Tragen wie im Abschnitt „Prophylaxe und Therapie eines Hirnödems" beschrieben. Es sollte zusätzlich eine strenge Einstellung des Blutdrucks erfolgen, wobei systolische Werte von 160–180 mmHg sowie diastolische von 80–100 mmHg anzustreben sind. Zu den speziellen Maßnahmen sei auf den Abschnitt „Spezielle therapeutische Maßnahmen" verwiesen. Eine Low-dose-Heparinisierung zur Thromboseprophylaxe sollte durchgeführt werden. Es sollten eine Bettruhe von 10–14 Tagen eingehalten sowie Anstrengungen vermieden werden, wie z.B. beim Stuhlgang durch den Einsatz von milden Laxanzien wie z.B. Laktulose. Weiterhin sollte auf eine ausreichende Analgesie geachtet werden.

Operative Therapie

Kommt es zu einer Verschlechterung der Bewußtseinslage des Patienten unter einer maximalen konservativen Therapie, so kann als lebensrettende Maßnahme eine operative Ausräumung der Blutung erfolgen. Ob sich ein günstiger Effekt auf die verbleibende Symptomatik durch die Operation ergibt, ist nicht erwiesen.

Eine Operationsindikation ist insbesondere bei Kleinhirnblutungen gegeben, da es hier schnell zu einer Dekompensation wegen der engen Platzverhältnisse kommt.

Weitere Maßnahmen

Bei Blutungen im Rahmen einer Antikoagulation sollte ein Ausgleich der Gerinnungsparameter erfolgen (insbesondere vor einer möglichen Operation) mit Vitamin K, FFP (fresh frozen plasma) und PPSB (Gerinnungsfaktorenkonzentrat) bei Cumarinderivaten. Sollte trotz der kurzen Halbwertszeit des Heparins hier eine Antagonisierung nötig sein, wird diese mit Protaminsulfat durchgeführt.

Bei Blutungen aus Metastasen oder Gefäßfehlbildungen muß im Verlauf eine weiterführende Diagnostik erfolgen, um das weitere Prozedere festzulegen.

5.4 Primärprävention

Hier kommt nur die Behandlung der Risikofaktoren in Betracht, da für ASS eine Wirksamkeit in der Primärprävention des zerebralen Infarkts (im Gegensatz zum Myokardinfarkt) nicht gefunden werden konnte (Steering Committee of the Physicians' Health Study Research Group 1988). Bei Patienten mit idiopathischem Vorhofflimmern und ohne weitere kardiale Erkrankungen wird keine Prävention empfohlen (Diener 1998). Kommen allerdings weitere Risikofaktoren wie arterieller Hypertonus, Diabetes oder KHK hinzu, sollte eine Antikoagulation mit einem Cumarinderivat (Phenprocoumon [Marcumar®]; Quick 30–40%, INR 2–3) erfolgen, da hiermit eine Risikoreduktion um 60% für das Erleiden eines Hirninfarkts erreicht werden kann (Stroke Prevention in Atrial Fibrillation Investigators 1991). Nach mehreren Studien nimmt die Rate der Blutungskomplikationen bei Antikoagulation mit zunehmendem Alter in einem solchen Maß zu, daß der präventive Effekt aufgehoben wird, so daß ab einem Alter von 75 Jahren eine Prävention mit 300–500 mg ASS empfohlen werden muß (Stroke Prevention in Atrial Fibrillation Investigators 1991, 1994). Nach den bisher vorliegenden Untersuchungen erscheint eine Primärprävention durch Operation einer asymptomatischen Stenose der A. carotis interna nur in Einzelfällen sinnvoll und sollte sorgfältig, insbesondere im Hinblick auf die Komplikationsrate der Operation, abgewogen werden.

5.5 Sekundärprävention

Der Einsatz von ASS in der Sekundärprävention nach zerebraler Ischämie ist als sinnvoll gesichert (Risikoreduktion ca. 25%) (Antiplatelet Trialists' Collaboration 1994; CAPRIE Steering Committee 1996). Welche Tagesdosis gegeben werden sollte, wird hingegen weiterhin diskutiert. Bisher wurden Tagesdosen von 30–1600 mg täglich untersucht. In einer großen Metaanalyse fand sich keine Überlegenheit einer hohen Tagesdosis (Antiplatelet Trialists' Collaboration 1994). Zur Zeit ist eine Tagesdosis von 100–300 mg ASS zu empfehlen. Insgesamt ist es sinnvoller, eine geringe Tagesdosis zu wählen mit guter Compliance, als eine höhere (vielleicht minimal wirksamere), die aber nicht eingenommen wird, da Nebenwirkungen (z.B. gastrointestinale Beschwerden) dosisabhängig sind. Clopidogrel ist in der CAPRIE-Studie (1996) in großen Umfang gegen ASS getestet worden, wobei der Effekt auf Hirninfarkt, Myokardinfarkt und pAVK getestet und eine zusätzliche Risikoreduktion gegenüber ASS von 8,7% gefunden wurde. Für die zerebrale Ischämie allein lag der Wert bei 7,3% (nicht signifikant). Als klarer Vorteil gegenüber dem Ticlopidin fand sich keine erhöhte Rate von Neutropenien unter Clopidogrel, so daß keine regelmäßigen Blutbildkontrollen erfolgen müssen. Die Dosis des Clopidogrels beträgt 75 mg täglich.

Bei Patienten mit TIA oder Hirninfarkt und absoluter Arrhythmie bei Vorhofflimmern ergab sich in mehreren Studien eine deutliche Risikoreduktion durch eine Antikoagulation (48% in EAFT 1993). Die Gabe von 300 mg ASS ergab einen Effekt von 22%. Unter Abwägung der Kontraindikationen ist eine Antikoagulation mit einem Zielwert von Quick 30–40% bzw. INR 2–3 zu empfehlen (EAFT Group 1993; Stroke Prevention in Atrial Fibrillation Investigators 1991, 1994).

Patienten mit einer symptomatischen Karotisstenose > 70% profitieren von einer Karotisendarteriektomie gegenüber den nur konservativ behandelten Patienten, eine niedrige Komplikationsrate der gefäßchirurgischen Klinik vorausgesetzt (North American Symptomatic Carotid Endarterectomy Trial Collaborators 1991). Ein pragmatisches Vorgehen bei weiteren zerebralen Ischämien trotz einer Sekundärprävention mit ASS 100–300 mg täglich ist:

- ggf. Erhöhung der Tagesdosis auf 900–1500 mg täglich
- ggf. Kombination von ASS und Dipyridamol 400 mg (Diener 1998)
- Clopidogrel 75 mg täglich
- Antikoagulation INR 2–3
- Antikoagulation INR 3–4.

5.6 Behandlungsstrategien für den klinischen Alltag

Wie bereits in den Abschnitten 1.1 und 1.2 erwähnt, ist ein Schlaganfall bei älteren Patienten deutlich häufiger als bei jungen Patienten. Prinzipiell gelten die im Abschnitt „Therapie" beschriebenen Methoden natürlich für alle Patienten, jedoch sollten bei älteren oder sogar alten Patienten einige Besonderheiten beachtet werden.

Zunächst muß, wenn der Verdacht auf einen Schlaganfall besteht, geklärt werden, ob und, wenn ja, in welcher Klinik eine stationäre Behandlung erfolgen soll. Im optimalen Fall wird dies durch einen Hausarzt, der den Patienten kennt, im Einvernehmen mit dem Patienten (soweit möglich) und den Angehörigen entschieden, so daß möglicherweise bei sehr betagten und multimorbiden Patienten auf eine stationäre Behandlung ganz verzichtet wird.

Entscheidet man sich für ein stationäre Aufnahme, so wäre diese auf einer „Stroke Unit" wünschenswert, wo in kurzer Zeit die nötige Diagnostik durchgeführt, eine optimale Überwachung für einige Tage gewährleistet und das weitere Prozedere festgelegt werden kann.

- Patienten mit schwerem klinischem Befund sowie Nachweis eines großen Infarkts oder einer intrazerebralen Blutung sollten, sofern der prämorbide Status gut war, einer intensivmedizinischen Behandlung zugeführt werden.
- Patienten mit ausgeprägten neurologischen und/oder neuropsychologischen Defiziten (z.B. Aphasie, Apraxie, Neglect) ohne größere internistische Probleme sollten in einer neurologischen Klinik und dann in einer neurologischen Rehabilitationsklinik behandelt werden.
- Patienten, die neben den neurologischen Defiziten noch erhebliche internistische Probleme haben (z.B. Herzrhythmusstörungen, schlecht eingestellter Diabetes mellitus, gastrointestinale Symptome), werden von einer Behandlung in einer spezialisierten internistischen oder einer geriatrischen Klinik profitieren.
- Betagte Patienten mit multiplen medizinischen Problemen sollten in einer geriatrischen Klinik behandelt werden.
- Multimorbide Patienten ohne Rehabilitationspotential sollten, wenn dies medizinisch vertretbar ist, schnell in ein Pflegeheim verlegt oder zurückverlegt werden.

Bei der Auswahl der behandelnden Klinik muß bedacht werden, daß ein (größerer) Schlaganfall immer mit einer Behinderung einhergeht, die bei älteren Patienten unter Umständen die Einbuße der letzten Selbständigkeit bedeutet. Ein Sprachverlust (auch ohne Hemiparese) bei einer Aphasie ist ein erheblicher Verlust an Lebensqualität, gerade wenn man vielleicht schon vorher nicht mehr gut gehen konnte. Eine Apraxie bedeutet auch ohne stärkere Paresen vielleicht, daß der Patient seine eigene Wohnung aufgeben muß (Schnider 1997). Die Kliniken der verschiedenen Fachrichtungen sind personell ganz unterschiedlich ausgestattet und haben natürlich auch verschiedene Schwerpunkte. Ergotherapeuten, Logopäden oder speziell geschulte Physiotherapeuten werden oft nur in neurologischen Kliniken oder speziellen geriatrischen Kliniken zu finden sein.

Im Rahmen der Therapie der zerebralen Ischämie gelten folgende Empfehlungen für ältere Patienten:
- keine rt-PA-Lyse bei Patienten > 75 Jahre (Kaste et al. 1996)
- genaue Abwägung der Risiken einer Antikoagulation bei Patienten > 75 Jahre (EAFT Group 1993; Stroke Prevention in Atrial Fibrillation Investigators 1991, 1994)
- wenn Antikoagulation bei Patienten über 75 Jahre, dann „low dose" mit INR 2–3
- genaues Abwägen eines erhöhten Operationsrisikos bei einer Karotis-TEA.

Literatur

Abbott, R. D., R. P. Donahue, S. W. MacMahon, D. M. Reed, K. Yano: Diabetes and the risk of stroke. The Honolulu Heart Program. J. Amer. med. Ass. 257 (1987) 949–952.

Antiplatelet Trialists' Collaboration: Collaborative overview of randomised trials of antiplatelet therapy-I: Prevention of death, myocardial infarction and stroke by prolonged antiplatelet therapy in various categories of patients. Brit. med. J. 308 (1994) 81–106.

Asplund, K.: Hemodilution in acute stroke. Cerebrovasc. Dis. 1 Suppl. 1 (1991) 129–138.

Brott, T., C. Fieschi, W. Hack: General Therapy of acute ischemic stroke. In: Hacke, W. (Hrsg.): NeuroCritical Care, S. 553–577, Springer, Berlin–Heidelberg–London–Paris–Tokyo–Hong Kong–Barcelona–Budapest 1994.

Busse, O.: Ischämischer zerebraler Insult. In: Jörg, J. (Hrsg.): Neurologische Therapie, 2. Auflage, S. 139–156, Springer, Berlin–Heidelberg–New York–Barcelona–Budapest–Hong Kong–London–Mailand–Paris–Santa Clara–Singapur–Tokyo 1997.

CAPRIE Steering Committee: A randomised, blinded trial of clopidogrel versus aspirin in patients at risk of ischaemic events. Lancet 348 (1996) 1329–1339.

CAST Collaborative Group: CAST: randomised placebo-controlled trial of early aspirin use in 20 000 patients with acute ischaemic stroke. Lancet 345 (1997) 1641–1649.

Cerebral Embolism Task Force: Cardiogenic brain embolism. Arch. Neurol. (Chic.) 46 (1989) 727–743.

Davis, P. H., J. M. Dambrosia, B. S. Schoenberg, D. G. Schoenberg, D. A. Pritchard, A. M. Lilienfeld, J. P. Whisnant: Risk factors for ischemic stroke: a prospective study in Rochester, Minnesota. Ann. Neurol. 22 (1987) 319–327.

Diener, H. C.: Zerebrale Ischämie. In: Brandt, T., J. Dichgans, H. C. Diener (Hrsg.): Therapie und Verlauf neurologischer Erkrankungen, 3. Auflage, S. 271–294, Kohlhammer, Stuttgart–Berlin–Köln 1998.

EAFT Group: Secondary prevention in non-rheumatic atrial fibrillation after transient ischaemic attack or minor stroke. Lancet 342 (1993) 1255–1262.

Fetter, M.: Intrazerebrale Blutungen. In: Brandt, T., J. Dichgans, H. C. Diener (Hrsg.): Therapie und Verlauf neurologischer Erkrankungen, 3. Auflage, S. 295–307. Kohlhammer, Stuttgart–Berlin–Köln 1998.

Fratiglioni, L., E. W. Mattey, A. G. Schoenberg, B. S. Schoenberg: Mortality from cerebrovascular disease. International comparisons and temporal trends. Neuroepidemiology 2 (1983) 101.

Hacke, W., M. Kaste, C. Fieschi, D. Toni, E. Lesaffre, R. v. Kummer, G. Boysen, E. Bluhmki, G. Höxter, M.-H. Mahagne, M. Hennerici for the ECASS Study Group: Intravenous thrombolysis with recombinant tissue plasminogen activator for acute hemispheric stroke. J. Amer. med. Ass. 274: 1995, 1017–1025.

Häussler, B.: Epidemiologie des Schlaganfalls. In: Mäurer, H. C., C. H. Diener (Hrsg.): Der Schlaganfall, S. 1–25, Thieme, Stuttgart–New York 1996.

Häussler, B., C. H. Diener: Risikofaktoren des Schlaganfalls. In: Mäurer, H. C., C. H. Diener (Hrsg.): Der Schlaganfall, S. 26–34, Thieme, Stuttgart–New York 1996.

International Stroke Trial Collaborative Group: The International Stroke Trial (IST): a randomised trial of aspirin, subcutaneous heparin, both or neither among 19435 patients with acute ischaemic stroke. Lancet 349 (1997) 1569 bis 1581.

Jörg, J.: Paresen. In: Jörg, J. (Hrsg.): Neurologische Therapie. 2. Aufl., S. 28, Springer, Berlin–Heidelberg–New York–Barcelona–Budapest–Hong Kong–London–Mailand–Paris–Santa Clara–Singapur–Tokyo 1997.

Jorgensen, H. S., H. Nakayama, H. O. Raaschou, T. S. Olsen: Effect of blood pressure and diabetes on stroke in progression. Lancet 344 (1994) 156–159.

Kaste, M., K. Overgaard, G. del Zoppo, R. v. Kummer, J.-M. Orgogozo, N.-J. Wahlgreen, E. Bluhmki, J. Mau for the ECASS Study Group: Who benefits and who suffers from i.v. recombinant tissue plasminogen activator (rt-PA) in ischaemic hemispheric stroke. Subgroup analysis of ECASS. Stroke 27 (1996) 164.

MacMahon, S., R. Peto, J. Cutler, R. Collins, P. Sorlie, J Neaton, R. Abbott, J. Godwin, A. Dyer, J. Stamler: Blood pressure, stroke and coronary heart disease. Part 1, prolonged differences in blood pressure: prospective observational studies corrected for the regression dilution bias. Lancet 335 (1990) 765–774.

North American Symptomatic Carotid Endarterectomy Trial Collaborators: Beneficial effect of carotid endarterectomy in symptomatic patients with high grade carotid stenosis. New Engl. J. Med. 325 (1991) 445–453.

Schnider, A.: Verhaltensneurologie. Thieme, Stuttgart–New York 1997.

Shinton, R., G. Beevers: Meta-analysis of relation between cigarette smoking and stroke. Bnt. med. J. 298 (1989) 789–794.

Steering Committee of the Physicians' Health Study Research Group: Aspirin for the primary prevention of myocardial infarction. New Eng. J. Med. 318 (1988) 245–264.

Stroke Prevention in Atrial Fibrillation Investigators: Stroke prevention in atrial fibrillation study: final results. Circulation 84 (1991) 527–539.

Stroke Prevention in Atrial Fibrillation Investigators: Warfarin versus aspirin for prevention of thromoembolism in atrial fibrillation: Stroke prevention in atrial fibrillation II study. Lancet 343 (1994) 687–691.

The National Institute of Neurologic Disease and Stroke rt-PA Stroke Study Group: Tissue plasminogen activator for acute ischemic stroke. New Engl. J. Med. 333 (1995) 1581–1587.

Wade, D.T., R. Langton Hewer: Functional abilities after stroke: measurement, natural history and prognosis. J. Neurol. Neurosurg. Psychiat. 50 (1987) 177–182.

Weiller, C.: Ätiologie und Pathogenese des Schlaganfalls. In: Mäurer, H. C., C. H. Diener (Hrsg.): Der Schlaganfall, S. 1–25, Thieme, Stuttgart–New York 1996.

Weinfeld, F. D.: The national survey of stroke. Stroke 12 Suppl. 1 (1981) 1–91.

Weitbrecht, W.-U.: Epidemiologie zerebrovaskulärer Erkrankungen. In: Weitbrecht, W.-U. (Hrsg.): Zerebrovaskuläre Erkrankungen, S. 1–5. Fischer, Stuttgart–Jena–New York 1992.

# 36

Bluthochdruck

MANFRED ANLAUF

INHALT

1 Blutdruckmessung 397	4.2	Hochdruckfolgen 400
1.1 Messung in Praxis und Klinik 397	4.3	Hochdruckursachen 400
1.2 Pseudohypertonie und Praxishypertonie . . . 398	4.4	Zusätzliche kardiovaskuläre Risiken . . . 401
1.3 Selbstmessung 398	4.5	Wichtige Begleiterkrankungen 401
1.4 Ambulante 24-Stunden-Messung 398	5	Diagnostisches Vorgehen 402
2 Differentialdiagnose: Blutdrucksteigerung oder Hochdruckkrankheit? 399	6	Therapie 402
	6.1	Diät und Lebensführung 402
3 Hochdruckepidemiologie 399	6.2	Operation und Dialyse 402
3.1 Häufigkeit 399	6.3	Pharmakotherapie 404
3.2 Risiko 399	6.3.1	Arzneimittelgruppen 404
4 Klinik 399	6.3.2	Aufbau einer Kombinationstherapie . . . 409
4.1 Schwere der Hypertonie nach der Blutdruckhöhe 399	6.4	Patientenführung und Therapieüberwachung 410
	6.5	Was kann erreicht werden? 411

1 Blutdruckmessung

1.1 Messung in Praxis und Klinik

Über die Diagnose eines Hochdrucks entscheidet ausschließlich eine technisch einwandfreie und repräsentative Messung des Blutdrucks. Der Nachweis von Organkomplikationen, z.B. linksventrikuläre Hypertrophie (nicht aber „Fundus hypertonicus I und II"), kann zur Sicherung der Diagnose herangezogen werden.

Die korrekte Messung des Ruheblutdrucks erfolgt am sitzenden oder liegenden Patienten nach mindestens 3minütiger Ruhezeit. Messungen unter starker emotionaler oder physischer Belastung, z.B. unter Schmerzen, sind nicht repräsentativ. Dabei muß sich die Blutdruckmanschette in Herzhöhe befinden. Der Gummiteil der Manschette soll den inneren Halbumfang des Armes umschließen (empfohlene Manschettenmaße in Tab. 36.1). Unter Palpation des Radialispulses wird die Manschette rasch so weit aufgepumpt, daß ihr Druck 30 mmHg oberhalb des Druckes liegt, bei dem der Radialispuls verschwindet. Bei übersystolischen Drücken tastet man bei rund der Hälfte der alten Patienten auch die Kontur der A. radialis nicht mehr. Bleibt die A. radialis tastbar (Osler-Zeichen positiv), kann dies für eine schwer komprimierbare Arterie mit der Konsequenz überhöhter Blutdruckwerte bei der indirekten Messung sprechen.

> Für die Messung mit der Korotkow-Methode soll die Druckablaßgeschwindigkeit im Bereich des systolischen und des diastolischen Blutdrucks 1–2 mmHg pro Sekunde nicht überschreiten, sonst wird der systolische Druck zu niedrig, der diastolische zu hoch gemessen.

Gegen diese Regel wird häufig, auch von Ärzten, verstoßen. Werden pulssynchrone Geräusche bis zu Manschettendrücken unter 60 mmHg gehört, sind bei alten Patienten in erster Linie druckreduzierende Stenosen auszuschließen. Bei Arrhythmien erfolgt durch Meßwiederholungen eine ungefähre Bestimmung des systolischen und des diastolischen Blutdrucks.

Bei der oszillometrischen Methode werden pulssynchrone Druckschwankungen im Bereich der Blutdruckamplitude vom Gummiteil der Manschette aufgenommen, an den Meßautomaten weitergeleitet und dort analysiert.

Der Blutdruck sollte bei der ersten Untersuchung

Tabelle 36.1 Empfohlene Manschettenmaße für Blutdruckmeßgeräte.

Oberarmumfang (cm)	Gummiteil der Manschette Breite × Länge* (cm)
unter 33	12–13 × 24
33–41	15 × 30
über 41	18 × 36

* Die angegebenen Längen sind Mindestmaße.
Zu schmale Manschetten ergeben zu hohe Blutdruckwerte!
Der Fehler durch zu breite Manschetten ist geringer.

immer an beiden Armen gemessen werden. Als pathologisch und klärungsbedürftig gelten größere Differenzen als systolisch 20 und diastolisch 10 mmHg. Darüber hinaus müssen bei Seitendifferenzen alle weiteren Messungen am Arm mit den höheren Werten vorgenommen werden. Von großer Bedeutung ist auch die Blutdruckmessung im Stehen, entweder unmittelbar nach dem Hinstellen oder nach einer Minute Stehen. Klagt der alte Patient dabei über Schwindel oder Schwarzwerden vor den Augen, obgleich der Blutdruck orthostatisch nur gering fällt, muß dies ernst genommen werden, weil der Blutdruck passager stärker als indirekt meßbar fallen kann. Bei Blutdruckabfällen in Orthostase, die von hypertonen in hypotone Bereiche erfolgen können, ist die Reaktion der Herzfrequenz mit zu überwachen, da im Alter asympathikotone Reaktionen, d.h. fehlende Herzfrequenzanstiege, nicht selten sind.

1.2 Pseudohypertonie und Praxishypertonie

Hinweise auf eine Pseudohypertonie oder eine Praxishypertonie geben
- über Jahre wiederholt gemessene hohe Blutdruckwerte ohne Organschäden
- eine unbefriedigende Drucksenkung und ausgeprägte Nebenwirkungen unter antihypertensiver Therapie.

> Eine *Pseudohypertonie* (angenommene Häufigkeit 1–2%) liegt vor, wenn intraarteriell ein normaler oder niedriger, gleichzeitig indirekt aber ein erhöhter Blutdruck gemessen wird.

Ursache ist eine mangelnde Komprimierbarkeit der Armarterien durch die Blutdruckmanschette. Verkalkte Gefäße in der Röntgen-Weichteilaufnahme des Oberarms („Spontanangiogramm") können als Hinweis dienen. Der Wert des Osler-Zeichens (tastbare Radialarterie bei übersystolischem Manschettendruck, s.o.) ist in Frage gestellt worden. Vorgeschlagen wurde dagegen eine apparativ aufwendige Blutdruckmessung am Finger. In Einzelfällen kann eine blutig-unblutige Vergleichsmessung notwendig sein, sie kann z.B. aus Anlaß einer Angiographie erfolgen.

> Bei der sogenannten *Praxishypertonie* (angenommene Häufigkeit über 20%) handelt es sich um vorübergehende Blutdruckanstiege, die nur in ärztlicher Umgebung auftreten.

Sie werden durch Blutdruckselbstmessung oder ambulante 24-h-Messung erkannt. Auch im Alter ist eine Praxishypertonie ein Risikofaktor für die Entwicklung einer Dauerhypertonie.

1.3 Selbstmessung

Durch die Messung des Blutdrucks in häuslicher Umgebung durch den Patienten selbst oder einen Angehörigen erhält der Arzt wichtige zusätzliche Informationen über Blutdruckhöhe und Variabilität. Die auch bei vielen alten Patienten nachweisbare Blutdrucksteigerung in ärztlicher Umgebung (Praxishypertonie s.o.) entfällt. Der Patient bzw. sein Angehöriger muß in die Technik sorgfältig eingeführt werden. Die Korrektheit der Technik sollte wenigstens einmal nach wenigen Wochen kontrolliert werden. Für die Messung durch den alten Patienten stehen Geräte zur Verfügung, die so weit automatisiert sind, daß der Patient nur noch die Manschette anlegt, das Gerät einschaltet und die Messung startet. Aufpumpen der Manschette und Druckablaß erfolgen automatisch. Bei geeigneten Geräten wird in großen Ziffern, die ausreichend lange stehenbleiben, das Meßergebnis angezeigt.

Vor Verwendung der neuen, bedienungsfreundlichen Handgelenkgeräte sind nichtautomatisierte Vergleichsmessungen am Oberarm notwendig.

1.4 Ambulante 24-Stunden-Messung

Bei diesem Verfahren wird in festgelegten Abständen während des Tages und während der Nacht der Blutdruck automatisch gemessen und registriert. Altersunabhängig zeigten die so gewonnenen Werte eine engere Beziehung zu bereits eingetretenen oder während längerer Beobachtungszeit auftretenden Herz-Kreislauf-Komplikationen als die in der Praxis gemessenen. Das Verfahren ist auch bei alten Menschen ohne weiteres anwendbar. Indikationen vor Therapie sind der Ausschluß einer Praxishypertonie und die Beurteilung des Blutdrucks in der Nacht, der Verdacht auf krisenhafte Blutdrucksteigerungen oder -abfälle und die Klärung fraglich blutdruckbedingter Beschwerden.

Während der Nacht sollte der Blutdruck beim alten Menschen im Mittel um 8–10% niedriger sein als der durchschnittliche Tageswert. Ein aufgehobener Wach-Schlaf-Rhythmus des Blutdrucks findet sich häufiger bei schwerer Hypertonie mit Hochdruckkomplikationen, bei sekundärer Hypertonie, bei Schlafapnoe, bei Diabetes mellitus und bei unzureichender Wirkdauer einer am Tage verabreichten Medikation.

2 Differentialdiagnose: Blutdrucksteigerung oder Hochdruckkrankheit?

In der Regel führt nur eine lang dauernde chronische Steigerung des Blutdrucks zu Herz- und Gefäßkomplikationen und nicht eine passagere Blutdruckerhöhung, sieht man einmal von Patienten mit stark vorgeschädigten Gefäßen ab, die auch durch passagere Blutdruckänderungen gefährdet sein können.

Psychische Belastungen können zu einem Blutdruckanstieg führen (z.B. Praxishypertonie, s.o.), ebenso Erkrankungen des Nervensystems (z.B. Hirndruck), akute Glomerulonephritis und akutes Nierenversagen sowie die Einnahme von Medikamenten, z.B. von nichtsteroidalen Antirheumatika, dauernder Alkoholgenuß, kurzfristig auch der Alkoholentzug.

Ausschließlich der systolische Druck steigt bei bradykarden Rhythmusstörungen, z.B. Bradyarrhythmia absoluta, AV-Block III. Grades, und bei der Aortenklappeninsuffizienz. Eine antihypertensive Therapie ist in diesen Fällen nicht sinnvoll, manchmal sogar gefährlich.

3 Hochdruckepidemiologie

3.1 Häufigkeit

In Ländern mit hoher Zivilisation steigt der Blutdruck mit dem Alter an. Dagegen wurden „Naturvölker" beobachtet, bei denen ein Blutdruckanstieg mit dem Alter ausbleibt. Ein Zusammenhang mit dem Kochsalzverbrauch in der Bevölkerung wurde postuliert, ist jedoch wegen der zahlreichen anderen interkulturellen Unterschiede nicht zwingend.

Die Häufigkeit der Hypertonie beträgt bei 65- bis 74jährigen 45%. Eine isolierte systolische Hypertonie (systolischer Blutdruck > 160 mmHg, diastolischer < 90 mmHg) wird im Alter bei etwa 10% der Bevölkerung beobachtet, bei 60- bis 69jährigen seltener, bei 80- bis 89jährigen häufiger.

3.2 Risiko

Von den 60- bis 69jährigen Männern mit systolischem Blutdruck zwischen 160 und 164 mmHg sterben pro Jahr 42 mehr als bei Werten zwischen 130 und 139 mmHg; derselbe Vergleich in der Altersgruppe der 50- bis 59jährigen ergibt lediglich eine Zunahme von 27 Todesfällen. Bis zum Alter von 75 Jahren sind die gleichen Blutdruckhöhen bei Frauen etwas weniger gefährlich als bei Männern. Wiederholt wurde eine engere Beziehung des Risikos zum systolischen als zum diastolischen Druck gefunden.

Sehr alte Patienten (über 85 Jahre) wurden sehr selten in epidemiologische oder Interventionsstudien einbezogen. Wiederholt wurde in dieser Altersgruppe eine paradoxe positive Korrelation zwischen erhöhtem Blutdruck und erhöhter Lebenserwartung gefunden. In neueren Untersuchungen verschwand diese Beziehung, wenn gebrechliche Patienten mit niedrigen Blutdruckwerten bei der Analyse unberücksichtigt blieben (Boshuizen et al. 1998).

4 Klinik

Die Notwendigkeit einer Hochdruckdiagnostik wird häufig einseitig unter dem Gesichtspunkt der möglichen Hochdruckursache gesehen und wegen der Seltenheit, mit der eine sekundäre Hypertonie gefunden wird, vernachlässigt. Es gibt jedoch noch weitere Gesichtspunkte (Tab. 36.2). So wird z.B. die Schwere der Hypertonie bestimmt von der Blutdruckhöhe und den bereits eingetretenen Organschäden.

Tabelle 36.2 Ziele der Hochdruckdiagnostik.

- Schwere der Hypertonie
- Hochdruckfolgen
- Hochdruckursache
- zusätzliche kardiovaskuläre Risiken
- Begleiterkrankungen und deren Therapie

4.1 Schwere der Hypertonie nach der Blutdruckhöhe

Grundlage für die Einteilung nach der Blutdruckhöhe sind Messungen des Ruheblutdrucks bei mindestens 3 verschiedenen Gelegenheiten.

> Die Normgrenze des Blutdrucks liegt auch im Alter bei 140/90 mmHg.

Für die Stadieneinteilung nach der Blutdruckhöhe berücksichtigt eine 1997 erschienene amerikanische Klassifikation (Joint National Committee ... 1997) sowohl den systolischen als auch den diastolischen Druck (Tab. 36.3).

Fällt ein Patient nach systolischem und diastolischem Druck in unterschiedliche Gruppen, so wird die höhere gewählt. Bemerkenswert ist, daß Patienten mit systolischen Blutdruckwerten zwischen 130 und 139 mmHg und/oder diastolisch zwischen 85 und 89 mmHg bereits als hoch-normal bezeichnet werden.

Tabelle 36.3 Einteilungen des Blutdrucks (Erwachsene).

Kategorie	systolisch (mmHg)	diastolisch (mmHg)
normal	< 130	< 85
hoch-normal	130–139	85–89
Hypertonie Stadium 1 (leicht)	140–159	90–99
Stadium 2 (mittelschwer)	160–179	100–109
Stadium 3 (schwer)	180–209	110–119
Stadium 4 (sehr schwer)	≥ 210	≥ 120

4.2 Hochdruckfolgen

Unmittelbar durch die Hypertonie geschädigt werden das Herz sowie die kleinen Arterien von Hirn und Niere.

Am *Herzen* führt der Hochdruck zunächst zu einer linksventrikulären Hypertrophie, nicht selten mit einer echokardiographisch nachweisbaren diastolischen Dysfunktion infolge Dehnbarkeitsstörung des linken Ventrikels, die u.a. für das Auftreten von Linksherzinsuffizienzsymptomen bei röntgenologisch normaler Herzgröße verantwortlich sein kann.

Im Bereich der Arteriolen des *Gehirns* kann ein hoher Blutdruck sowohl zu Spasmen mit nachgeschalteter Mangeldurchblutung als auch zu Mikroaneurysmen mit Blutungsgefahr führen.

> Unter den kardiovaskulären Risikofaktoren steht der Hochdruck an erster Stelle für das Auftreten eines Apoplexes bzw. von transitorischen ischämischen Attacken.

Zerebrovaskuläre Hochdruckfolgen begünstigen das Auftreten der vaskulären, aber auch anderer Formen der Demenz.

Durch eine glomeruläre Schädigung infolge *Nephrosklerose* führt der Hochdruck zu einer Einschränkung der Nierenfunktion. Eine Arteriosklerose eventuell mit Stenosen der größeren Nierenarterien wird wie bei den übrigen großen Gefäßen durch einen Hochdruck in Wechselwirkung mit den übrigen kardiovaskulären Risikofaktoren, wie Hyperlipidämie und Zigarettenrauchen, verursacht.

Ein weiterer typischer Endorganschaden ist das *Aortenaneurysma*, für dessen Fortschreiten nicht nur die mittlere Blutdruckhöhe, sondern auch die Häufigkeit rascher Blutdruckanstiege verantwortlich gemacht wird.

Im übrigen korrelieren bei alten Menschen die Sprechstundenblutdruckwerte schlechter mit den echokardiographisch nachweisbaren linksventrikulären Hypertrophiezeichen und den bei der Magnetresonanztomographie erkennbaren zerebralen Lakunen als die Ergebnisse der ambulanten 24-h-Blutdruckmessung.

Eine besonders *gefährliche Verlaufsform* des Hochdrucks, die auch im Alter auftreten kann, ist die *maligne Hypertonie* mit diastolischen Werten über 120 mmHg sowie Blutungen, Cotton-wool-Herden und Papillenödem am Augenhintergrund.

4.3 Hochdruckursachen

Beim Erwachsenen liegt in 3–5% eine sekundäre, in 95–97% eine primäre oder essentielle Hypertonie vor. Repräsentative Untersuchungen an alten Hypertonikern sind nicht bekannt. Mit zunehmender Schwere des Hochdrucks ist die Wahrscheinlichkeit einer sekundären Form größer.

Renoparenchymatöse Hypertonie

Alle renoparenchymatösen Erkrankungen können zum Hochdruck führen. Selten ist ein Hochdruck jedoch bei Nierenamyloidose. Auch bei Nierentumoren, z.B. beim Nierenzellkarzinom, ist ein Hochdruck nicht häufiger als bei zufälliger Kombination mit einer essentiellen Hypertonie zu erwarten wäre.

Hinweise auf eine renoparenchymatöse Hypertonie ergeben sich aus der Anamnese, der klinischen Untersuchung des Nierenlagers, der Blasenregion und der Prostata. Weitere Hinweise geben pathologische Harnbefunde, Erhöhungen des Serumkreatinins und sonographische Veränderungen der Niere und der ableitenden Harnwege. Eine geringe Erhöhung der Eiweißausscheidung und/oder eine Steigerung der Serumkreatininkonzentration können auch Folge einer primären Hypertonie sein, die zu einer sogenannten benignen Nephrosklerose geführt hat.

Renovaskuläre Hypertonie

Sie hat unter den sekundären Hochdruckformen im Alter große Bedeutung, weil vielfach eine kausale Behandlung möglich ist. Eine Blutdrucksteigerung infolge renaler Mangeldurchblutung tritt auch dann auf, wenn den Nierenarterien eine Aortenstenose vorgeschaltet ist oder die Nierenarterienabgänge in eine Aortendissektion einbezogen sind. An eine renovaskuläre Hypertonie ist zu denken bei

- spät auftretender oder in kurzer Zeit an Schwere zunehmender Hypertonie (nach dem 50. Lebensjahr)

- allgemeiner Arteriosklerose
- pulssynchronen, nicht vom Herzen fortgeleiteten Geräuschen im Oberbauch
- Verschlechterung der Nierenfunktion, insbesondere bei Anstieg des Serumkreatinins um 20% und mehr 2 Wochen nach Beginn einer ACE-Hemmer-Behandlung
- therapieresistenter Hypertonie.

Ergänzend gibt es eine Reihe von Screening-Verfahren: Isotopennephrographie, Duplexsonographie der Nierenarterien, Captopriltest mit Bestimmung der Plasmareninaktivität. Ihre Sensitivität kann erhöht werden durch eine Kombination der Testmethoden. Diagnostische Sicherheit gibt nur die Renovasographie, die in digitaler Subtraktionstechnik und nichtinvasiv mit Hilfe der Spiralcomputertomographie oder der Angio-Magnetresonanztomographie vorgenommen werden kann.

Endokrine Hypertonie

Ihre Häufigkeit im Alter ist unklar. Immerhin wurden in einer Untersuchung an Patienten mit schwer einstellbarer Hypertonie bei über 49jährigen häufiger endokrine Hochdruckformen gefunden als bei über 17jährigen. Wegen der Häufigkeit der primären Hypertonie ist nur das Verschwinden des Hochdrucks nach spezifischer Therapie bzw. die bessere Einstellbarkeit ein Beleg für den kausalen Anteil der vermeintlichen Hochdruckursache an der Blutdrucksteigerung.

Primärer Aldosteronismus: Leitsymptom: ausgeprägte Hypokaliämie, entweder spontan oder unter geringen Saluretikadosen, nach Ausschluß anderer Ursachen wie höherer Saluretikadosen, Laxanzienabusus und Lakritzgenuß. Bestimmung einer erhöhten Aldosteronkonzentration im Plasma in Verbindung mit einer supprimierten Plasmareninaktivität. Eine Stimulierbarkeit des Aldosterons im Orthostasetest bleibt bei der nodulären Hyperplasie erhalten, nicht beim Aldosteronom. Lokalisationsdiagnostik: Sonographie, Computertomographie.

Phäochromozytom: Dauerhypertonie und krisenhafter Blutdruckanstieg sind möglich. Suchtest: mehrmalige Katecholaminbestimmungen im 24-h-Urin bzw. der Metaboliten. Lokalisationsdiagnostik: Sonographie, Computertomographie, Magnetresonanztomographie, Isotopen-Scan (Jod-131-Benzylguanidin).

Cushing-Syndrom: Wegweisend ist der Aspekt. Durch Dexamethason nicht supprimierbar erhöhte Plasmakortisolkonzentrationen stützen den Verdacht, weitere Hormonbestimmungen und Lokalisationsdiagnostik zur Differenzierung zwischen zentralem Cushing und Nebennierenrindentumor sichern die Diagnose. Im Alter von etwas größerer Bedeutung ist eine ektope ACTH-Bildung in Tumoren, z.B. Bronchialkarzinoiden, Bronchialkarzinomen und Pankreaskarzinomen.

Weitere endokrine Erkrankungen: Häufige endokrine Erkrankungen im Alter sind die *Hyperthyreose*, die *Hypothyreose* und der *Hyperparathyreoidismus*. Während die Hyperthyreose in der Regel nur geringe Steigerungen des systolischen Blutdrucks bei Abnahme des diastolischen zur Folge hat, werden bei der Hypothyreose häufiger als bei einer zufälligen Kombination mit einer essentiellen Hypertonie zu erwartende Erhöhungen des systolischen und des diastolischen Blutdrucks beobachtet, die sich unter erfolgreicher Behandlung der Hypothyreose zurückbilden können. Nach Operation eines Hyperparathyreoidismus wurden bei ausreichend langer Beobachtung keine überzeugenden Blutdrucksenkungen beobachtet.

4.4 Zusätzliche kardiovaskuläre Risiken

Auch im Alter besteht eine Beziehung zwischen kardiovaskulären Ereignissen und den weiteren Hauptrisikofaktoren Zigarettenrauchen und Hypercholesterinämie. Allerdings nimmt jenseits des 60. Lebensjahres der Einfluß des Rauchens auf die Häufigkeit dieser Ereignisse deutlich ab. Er war teilweise nur noch beim Schlaganfall nachzuweisen. Umgekehrt verschwindet bei der Hypercholesterinämie der Einfluß auf den Schlaganfall. Er bleibt bei der koronaren Herzkrankheit zumindest schwach nachweisbar (Psaty et al. 1990).

4.5 Wichtige Begleiterkrankungen

Zusätzliche Erkrankungen, die beim alten Patienten anzutreffen sind, können in vielfältiger Weise Diagnostik und Therapie des Hochdrucks beeinflussen. Eine erkennbar kurze Lebenserwartung, z.B. bei Malignomen, kann die Bekämpfung eines Risikofaktors unsinnig werden lassen. Bei der Hochdruckbehandlung sollte immer überlegt werden, inwieweit auch andere Erkrankungen mit der gleichen Medikation günstig beeinflußt werden können, z.B. eine Herzinsuffizienz durch die Behandlung mit Diuretika oder ACE-Hemmern, eine koronare Herzkrankheit durch die Behandlung mit Betablockern oder Kalziumantagonisten.

Andere Krankheiten wiederum können sich durch bestimmte Antihypertensiva verschlechtern, z.B.
- Bronchospastik durch Betablocker
- Depression durch Reserpin
- Obstipation durch Kalziumantagonisten vom Verapamiltyp oder durch zentral wirkende Antihypertensiva
- Neigung zu Exsikkose durch Saluretika.

Schließlich kann durch die Behandlung von sogenannten Begleiterkrankungen die Hochdruckeinstellung erschwert werden, z.B. kann die Gabe von nichtsteroidalen Antirheumatika die Wirkung verschiedener Antihypertensiva teilweise aufheben.

5 Diagnostisches Vorgehen

Das in Abbildung 36.1 vorgeschlagene diagnostische Programm mit Anamnese, körperlicher Untersuchung, Labor und apparativen Untersuchungen ist auch für alte Menschen im allgemeinen zumutbar und vom Gesamtaufwand vertretbar. Die kostenaufwendigeren weiterführenden Untersuchungen sollten Einzelfällen vorbehalten bleiben. Unter geriatrischen Aspekten weicht das Programm in einigen Punkten vom Basisprogramm der Hochdruckliga ab.

6 Therapie

Ziel der Behandlung ist auch im Alter eine Normalisierung des Blutdrucks, d.h. eine Senkung auf 140/90 mmHg. Der Eingriff in die Lebensführung sollte möglichst gering sein, die Medikation möglichst einfach.

> Sorgfältig muß in Eigen- und Fremdanamnese auf erste Zeichen von Mangeldurchblutung, wie Schwindel, orthostatische Beschwerden, Claudicatio, Nachlassen der Vigilanz u.a., geachtet werden.

Eine rasche Blutdrucksenkung im Verlauf von Stunden oder wenigen Tagen ist nur bei Komplikationen, z.B. bei einer akuten Linksherzinsuffizienz, einem Herzinfarkt oder einem Aortenaneurysma, angezeigt.

In den ersten Tagen nach einer zerebralen Ischämie sollte ein systolischer Blutdruck von 180 mmHg möglichst nicht unterschritten werden. Eine Indikation für eine neu aufzunehmende antihypertensive Therapie besteht erst bei systolischen Werten über 200/110 mmHg, soweit die Herzfunktion dies zuläßt. Bei unkomplizierter Hypertonie ist die volle Wirkung niedriger Dosen, die meist erst im Laufe von Wochen eintritt, abzuwarten. Bei über 85jährigen ist zwar der Nutzen einer antihypertensiven Therapie durch kontrollierte Studien nicht belegt, dennoch erscheint auch hier nicht selten eine Behandlung in Abhängigkeit vom biologischen Alter und von den Begleiterkrankungen sinnvoll.

6.1 Diät und Lebensführung

Faktoren des Lebensstils, die Einfluß auf die Blutdruckhöhe haben, sind:

- hoher Kochsalzverbrauch
- Überernährung
- Alkoholgenuß über 30 g/Tag
- mangelnde körperliche Aktivität.

Im mittleren Lebensalter kann der Blutdruck um 2–3 mmHg pro 1 kg Gewichtsabnahme sinken, wenn Hypertone bis zu 10 kg an Gewicht verlieren. Eine Reduktion der täglichen Kochsalzaufnahme von 12 auf 6 g kann zu einer Blutdrucksenkung von 10–11 mmHg führen. Die Übertragbarkeit dieser Erkenntnisse auf alte Menschen ist fraglich. Die Kochsalzempfindlichkeit des Blutdrucks nimmt im Alter zu. In einer Interventionsstudie an 60- bis 85jährigen mit Gewichtsreduktion, geringer Kochsalzaufnahme und Steigerung der körperlichen Aktivität sank der Blutdruck innerhalb von 6 Monaten systolisch um 4,2 und diastolisch um 4,9 mmHg stärker als in einer Kontrollgruppe. Über lange Zeit war die Bedeutung von Allgemeinmaßnahmen für die Hochdrucktherapie im Alter dennoch umstritten. Der Trial of Nonpharmacologic Interventions in the Elderly (TONE, Whelton et al. 1998) an 60- bis 80jährigen hat eine neue Beweislage geschaffen. Eine über 2 Jahre aufrechterhaltene Gewichtsreduktion von rund 87 auf 84,5 kg und/oder eine Reduktion der Kochsalzaufnahme von 8–9 auf 5–6 g/Tag führte zu einer deutlichen Abnahme folgender kombinierter Endpunkte:
- Wiederanstieg des Blutdrucks in den hypertensiven Bereich nach Absetzen der Pharmakotherapie
- erneute antihypertensive Medikation
- kardiovaskuläres Ereignis

Nicht selten nimmt auch beim alten Menschen die Lebensfreude zu, wenn ein lästiges Übergewicht beseitigt wird.

> Dabei sind starke Schwankungen von Körpergewicht und Kochsalzaufnahme zu vermeiden. Sie können zu akuten gesundheitlichen Gefährdungen führen, z.B. durch Exsikkose bzw. akute Herzinsuffizienz.

Bei Modifikationen der Kost ist ein hohes Maß an individueller Beratung und Führung notwendig. Dabei müssen Vorlieben unter den Nahrungsmitteln, Gebißprobleme, Möglichkeiten in der Nahrungszubereitung und soziale Fragen berücksichtigt werden.

6.2 Operation und Dialyse

Soweit möglich, wird man eine operative Behandlung immer vornehmen beim *Hyperparathyreoidismus, Morbus Cushing* und *Phäochromozytom*. Bereits im mittleren Alter wird nur der primäre Aldosteronismus, soweit er durch ein Adenom oder Karzinom bedingt ist, operiert, während noduläre Hyperplasien mit einer Dauermedikation von Spironolacton behandelt werden. Im Alter kann

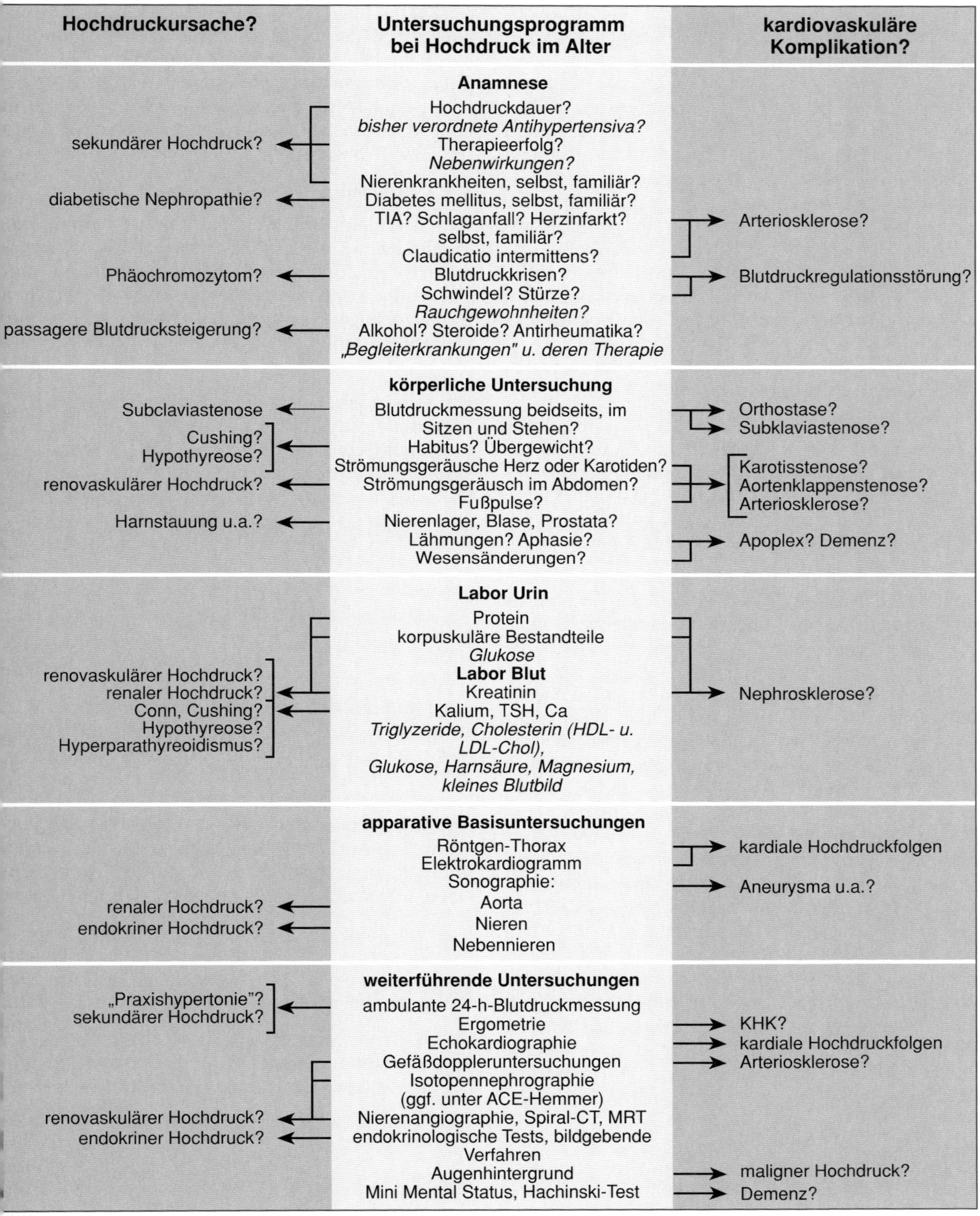

36 Bluthochdruck

Hochdruckursache?	Untersuchungsprogramm bei Hochdruck im Alter	kardiovaskuläre Komplikation?
	Anamnese	
sekundärer Hochdruck? ←	Hochdruckdauer? *bisher verordnete Antihypertensiva?* Therapieerfolg? *Nebenwirkungen?* Nierenkrankheiten, selbst, familiär?	
diabetische Nephropathie? ←	Diabetes mellitus, selbst, familiär? TIA? Schlaganfall? Herzinfarkt? selbst, familiär? Claudicatio intermittens?	→ Arteriosklerose?
Phäochromozytom? ←	Blutdruckkrisen? Schwindel? Stürze? *Rauchgewohnheiten?*	→ Blutdruckregulationsstörung?
passagere Blutdrucksteigerung? ←	Alkohol? Steroide? Antirheumatika? „Begleiterkrankungen" u. deren Therapie	
	körperliche Untersuchung	
Subclaviastenose ←	Blutdruckmessung beidseits, im Sitzen und Stehen?	→ Orthostase? → Subklaviastenose?
Cushing? Hypothyreose? ←	Habitus? Übergewicht? Strömungsgeräusche Herz oder Karotiden?	Karotisstenose?
renovaskulärer Hochdruck? ←	Strömungsgeräusch im Abdomen? Fußpulse?	→ Aortenklappenstenose? Arteriosklerose?
Harnstauung u.a.? ←	Nierenlager, Blase, Prostata? Lähmungen? Aphasie? Wesensänderungen?	→ Apoplex? Demenz?
	Labor Urin	
	Protein korpuskuläre Bestandteile *Glukose*	
renovaskulärer Hochdruck? renaler Hochdruck? ←	**Labor Blut** Kreatinin	→ Nephrosklerose?
Conn, Cushing? ← Hypothyreose? Hyperparathyreoidismus?	Kalium, TSH, Ca *Triglyzeride, Cholesterin (HDL- u. LDL-Chol),* *Glukose, Harnsäure, Magnesium,* kleines Blutbild	
	apparative Basisuntersuchungen	
	Röntgen-Thorax Elektrokardiogramm	→ kardiale Hochdruckfolgen
	Sonographie:	→ Aneurysma u.a.?
renaler Hochdruck? ← endokriner Hochdruck? ←	Aorta Nieren Nebennieren	
	weiterführende Untersuchungen	
„Praxishypertonie"? sekundärer Hochdruck? ←	ambulante 24-h-Blutdruckmessung Ergometrie Echokardiographie	→ KHK? → kardiale Hochdruckfolgen → Arteriosklerose?
	Gefäßdoppleruntersuchungen Isotopennephrographie (ggf. unter ACE-Hemmer)	
renovaskulärer Hochdruck? ← endokriner Hochdruck? ←	Nierenangiographie, Spiral-CT, MRT endokrinologische Tests, bildgebende Verfahren	
	Augenhintergrund Mini Mental Status, Hachinski-Test	→ maligner Hochdruck? → Demenz?

Abbildung 36.1 Untersuchungsprogramm für den Hochdruck im Alter. Das Untersuchungsprogramm sollte bis zu den weiterführenden Untersuchungen möglichst bei allen Patienten angewendet werden. Weiterführende Untersuchungen sind nur in Einzelfällen notwendig. Zur Frage, ob psychische Auffälligkeiten Hochdruckfolge sein könnten, stehen Tests zur Verfügung (Füsgen 1992). Weitere vaskuläre Risiken und/oder wichtige Aspekte für die Therapie des Hochdrucks werden ebenfalls genannt.

die Spironolactonbehandlung, bei Unverträglichkeit statt dessen ein kaliumsparendes Diuretikum, auch bei Patienten mit Tumoren angewendet werden.

Ein invasives oder operatives Vorgehen bei *renoparenchymatöser Hypertonie* ist vor allem bei akuten Harnstauungsnieren notwendig. Bei einseitigen Schrumpfnieren sollte gelegentlich eine Nephrektomie erwogen werden.

Bei (prä)terminaler Niereninsuffizienz (z.B. infolge beidseitiger Schrumpfnieren) wird die Indikation zur *Nierenersatztherapie* weniger von der Höhe der harnpflichtigen Substanzen als vom Befinden, aber auch von der Einstellbarkeit des Hochdrucks abhängig gemacht.

Die *renovaskuläre Hypertonie* kann häufig auch medikamentös behandelt werden.

> Durch Revaskularisation ist der Blutdruck manchmal nur besser einstellbar, häufiger aber nimmt die Nierenfunktion anschließend weniger stark ab oder wird sogar gebessert. Einige Patienten konnten nach Revaskularisation sogar eine Dialysebehandlung beenden.

Die in jedem Fall zu erwägende Angioplastie scheint langfristig etwas weniger gute Resultate zu haben als die operative Revaskularisation. Arteriosklerotische Abgangsstenosen der Nierenarterien sind für die Angioplastie häufig ungeeignet, da ein Teil der arteriosklerotischen Plaques dem dilatierenden Ballon ausweichen können und eine Embolisationsgefahr darstellen. Die Operationsmortalität in großen amerikanischen Zentren sank von früher 10 auf jetzt 2–4%. Als mitentscheidend gilt die vorherige Korrektur von Stenosen der Zerebralarterien und der Koronarien. Trägt eine Niere mit stenosierter Arterie nur noch unwesentlich zur Gesamtfunktion der Nieren bei, ist die primäre Nephrektomie vorzuziehen. Zusammenfassend sollte bis zum Alter von etwa 80 Jahren bei renovaskulärer Hypertonie eine dilatative bzw. operative Behandlung erwogen werden, wenn der Blutdruck medikamentös schwer einstellbar ist oder sich die Nierenfunktion so verschlechtert, daß eine Nierenersatztherapie notwendig werden könnte. Die Nephrektomie bei funktionsloser Einzelniere kann bei therapieresistentem Hochdruck indiziert sein.

6.3 Pharmakotherapie

Eine rasche Blutdrucksenkung ist im Alter selten notwendig, in vielen Fällen sogar gefährlich. Dennoch wird im Alter in den meisten Fällen mit einer Pharmakotherapie begonnen bevor die Möglichkeit der nichtmedikamentösen Maßnahmen ausgelotet oder deren maximale blutdrucksenkende Wirkung erreicht ist. Dagegen ist prinzipiell nichts einzuwenden, wenn das Ziel, durch nicht-medikamentöse Maßnahmen die Arzneimitteltherapie zu reduzieren, weiterverfolgt wird. Auch in der TONE-Studie wurde nach Realisierung der Allgemeinmaßnahmen eine durchaus effektive Pharmakotherapie versuchsweise abgesetzt.

6.3.1 Arzneimittelgruppen

Im Folgenden werden die in der antihypertensiven Therapie bewährten Arzneimittelgruppen kurz charakterisiert. Zu Kontraindikationen und Dosierungen wird u.a. auf die Empfehlungen der Deutschen Hochdruckliga verwiesen (Deutsche Liga zur Bekämpfung des hohen Blutdruckes e. V. 1999*).

Diuretika

Diuretika werden von allen Antihypertensivagruppen am längsten und am häufigsten eingesetzt. Gemessen in definierten Tagesdosen überschreitet ihre Verordnung jenseits des 85. Lebensjahres die der Betablocker, der Kalziumantagonisten, der ACE-Hemmer und der Angiotensinantagonisten zusammengenommen (s. Abb. 36.2). Eingeteilt werden sie nach:
- Wirkdauer (kurz, mittel, lang wirkend)
- chemischer Zusammensetzung (z.B. Thiazide und verwandte Substanzen)
- Wirkort (Schleifendiuretika)
- Wirkung auf die Kaliumausscheidung (Kaliumsparer).

Allen gemeinsam ist eine blutdrucksenkende Wirkung durch Natriumelimination über den Urin. Der Blutdruck sinkt durch eine Abnahme des extrazellulären Flüssigkeitsvolumens. Dies bleibt auch als Langzeiteffekt nachweisbar. Eine Senkung des Herz-Zeit-Volumens steht bei der Akutwirkung im Vordergrund und wird von einer Abnahme des peripheren Widerstandes abgelöst. Eine Herzinsuffizienz ist in vielen Fällen allein mit Diuretika behandelbar.

> Bei alten Menschen ist bereits bei mittlerer Dosierung von Diuretika die Gefahr der Entwicklung einer Hyponatriämie mit schwerwiegenden Folgen zu beachten.

Durch einen verstärkten ADH-Mechanismus ist im Alter die Senkung der Serumnatriumkonzentration häufig ausgeprägter, als es der Natriumverlust er-

---

* Bei den im folgenden diskutierten Studien blieb unberücksichtigt, daß eine neuere Hochdruckstudie an 70- bis 84jährigen mit Betablockern und Salauretika einerseits, ACE-Hemmern und Dihydropyridin-Kalziumantagonisten andererseits zu dem Ergebnis einer Ähnlichkeit neuerer und älterer Antihypertensiva in der Prävention der kardiovaskulären Mortalität und der größeren Ereignisse kam. Hansson L., Lindholm LH., Ekbom, T., Dahlof B. et al.: Randomised trial of old and new antihypertensive drugs in elderly patients: cardiovascular Hypertension-2 study. Lancet 354 (1999): 1751–1756.

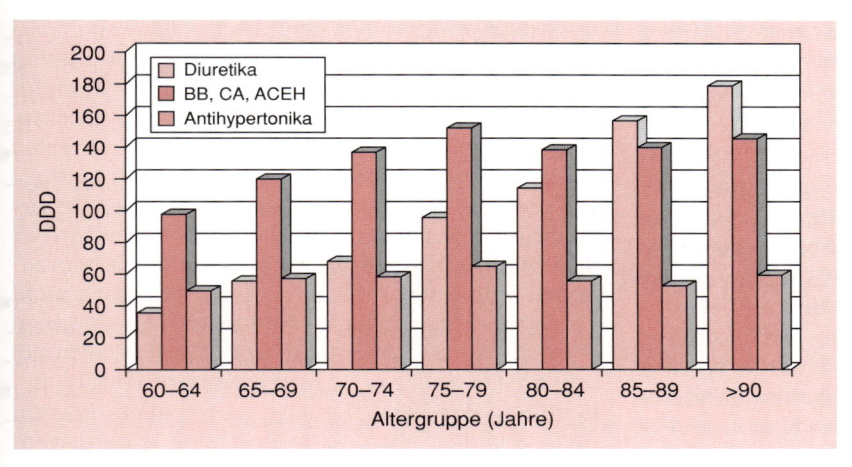

Abbildung 36.2 Die Anzahl der Verordnungen in definierten Tagesdosen (DDD) pro GKV-Versichertem im Jahr 1997 zeigt die mit dem Alter zunehmende praktische Bedeutung der Diuretika (BB = Betablocker, CA = Kalziumantagonisten, ACEH = ACE-Hemmer und Angiotensinantagonisten, nach Schröder et al. 1999).

warten läßt. Verwirrtheitszustände und Muskelkrämpfe können die Folge sein. Die Abnahme des Extrazellulärvolumens kann zu orthostatischer Hypotonie und Lethargie, sogar zu einer reversiblen prärenalen Azotämie führen, wenn z.B. die Flüssigkeitsbilanz durch hohe Außentemperaturen, Fieber, Durchfall oder Erbrechen zusätzlich beeinträchtigt wird.

Thiazide und Analoga
Bedeutsamste *Nebenwirkung* ist eine Hypokaliämie mit den möglichen Folgen Adynamie und Herzrhythmusstörungen, vor allem bei gleichzeitiger Digitalisgabe und Verschlechterung der Glukosetoleranz. Eine routinemäßige Kaliumsubstitution wird nicht empfohlen, dagegen der Verzehr von Obst und Salat, der bei alten Menschen häufig eingeschränkt ist, oder die Kombination mit einem kaliumsparenden Saluretikum. Ein Magnesiumverlust kann ebenfalls Ursache für Herzrhythmusstörungen oder Muskelkrämpfe sein. Thiazide können zu Gicht und Uratsteinen führen. Eine Kalziumphosphatsteinbildung wird dagegen eher verhindert. Gelegentlich wird eine Hyperkalzämie beobachtet. Daß ein in der Regel geringer Anstieg des LDL-Cholesterins und der Triglyzeride für die kardiovaskuläre Prognose der alten Patienten noch eine Bedeutung hat, ist wenig wahrscheinlich.

An unerwünschten *Wechselwirkungen* seien erwähnt: Aufhebung der antihypertensiven Wirkung durch nichtsteroidale Antirheumatika, häufigeres Auftreten einer Hypokaliämie bei gleichzeitigem Laxanziengebrauch oder bei Glukokortikoidgabe, Erhöhung der Chinidinplasmaspiegel.

Ob eine Erhöhung des Serumkalziumspiegels eine günstige Wirkung auf die Osteoporose und ihre Folgen vor allem bei Frauen hat, ist auch nach einer vor kurzem erschienenen Analyse an fast 10 000 über 65jährigen Frauen fraglich.

Teilweise aus vordergründigen Argumenten ist der äußerst preisgünstige Einsatz von Saluretika in der Hochdrucktherapie immer wieder angegriffen worden. Nach den Erfolgen der Thiazide in Interventionsstudien zur Senkung der hochdruckbedingten kardiovaskulären Morbidität und Mortalität im Alter ist der Nutzen dieser Arzneimittelgruppe unbestreitbar (SHEP Cooperative Research Group 1991; Thijs et al. 1992). In der größten dieser Studien war eine Thiazidtherapie einer Therapie mit Betablockern sogar überlegen. In 3 von 7 Studien wurde ein Thiazid primär mit einem kaliumsparenden Saluretikum kombiniert.

Kaliumsparende Diuretika
Amilorid wird auf dem deutschen Markt ausschließlich, Triamteren überwiegend und Spironolacton teilweise in fixen Kombinationen angeboten. Im Gegensatz zu den Thiaziden wird durch Kaliumsparer die tubuläre Kaliumreabsorption gesteigert, bei Spironolacton durch einen Aldosteronantagonismus.

Nebenwirkungen: Vor allem bei bereits eingeschränkter Nierenfunktion und/oder bei gleichzeitiger Gabe von ACE-Hemmern kann es zu Hyperkaliämie und metabolischer Azidose kommen. Ebenso kann eine Hyperurikämie auftreten. Vereinzelt wurden triamterenhaltige Harnsteine beobachtet, auch kann eine Megaloblastenanämie nach Triamteren auftreten. Eine häufige Nebenwirkung von Spironolacton ist eine Gynäkomastie, die schmerzhaft sein kann. Folgende *Wechselwirkungen* sind u.a. zu beachten:
- bei Amilorid: verminderte Wirkung oraler Diabetika und Herzglykoside
- bei Triamteren: verminderte Wirkung oraler Diabetika sowie Einschränkung der glomerulären Filtration durch Indometacin
- bei Spironolacton: Hemmung des diuretischen Effektes durch Acetylsalicylsäure, Erhöhung des

Digoxinspiegels, häufigere Hyperkaliämie unter Gabe von nichtsteroidalen Antirheumatika.
- bei allen 3 Substanzen Hyperkaliämie bei gleichzeitiger ACE-Hemmer-Gabe.

Schleifendiuretika
Sie sollten vorzugsweise bei Niereninsuffizienz – im Alter etwa bei Serumkreatininwerten über 1,5 mg/dl – eingesetzt werden. Eine Niereninsuffizienz stellt entweder eine Kontraindikation für andere Saluretika (Kaliumsparer) dar, oder sie werden wirkungslos (Thiazide und Analoga). Die häufigsten *Nebenwirkungen* sind denen der Thiazide analog. Lediglich die Kalziumausscheidung wird vermehrt statt vermindert.

Wechselwirkungen: Verstärkung der Oto- und Nephrotoxizität anderer Substanzen, z.B. Aminoglykoside, Verstärkung der Theophyllinwirkung, unter nichtsteroidalen Antirheumatika Abschwächung der Wirkung von Furosemid, Provokation eines akuten Nierenversagens bei hypovolämischen Patienten.

▮ Eine kurze Wirkdauer von Schleifendiuretika mit anschließend kompensatorischer Natrium-Wasser-Retention macht ihren Einsatz bei normaler Nierenfunktion wenig sinnvoll.

Betablocker

Unterschieden werden diese Substanzen nach der Beta$_1$-Selektivität, nach der intrinsischen sympathikomimetischen Aktivität (ISA) und anderen Zusatzwirkungen (z.B. Alphablockade). Der antihypertensive Wirkmechanismus ist bis heute nicht eindeutig geklärt. Eine Beta$_1$-Blockade führt zu einer Abnahme des Herzzeitvolumens, ferner wird die Reninsekretion gehemmt, außerdem werden zentralnervöse Mechanismen diskutiert.

Bedeutsame *Nebenwirkungen* sind das Auftreten eines AV-Blocks oder einer Bronchospastik. Eine Herzinsuffizienz kann sich bei Monotherapie verschlechtern, während kleine Dosen als Zusatztherapie bei schwerer Herzinsuffizienz günstig sein können. Treten Lethargie oder Depression auf, kann der Wechsel von einer lipophilen Substanz (z.B. Propranolol) auf eine hydrophile (z.B. Atenolol) versucht werden. Bei arterieller Verschlußkrankheit muß meist auf ein Antihypertensivum mit peripher dilatierenden Eigenschaften gewechselt werden.

▮ Eine wichtige unerwünschte Wirkung von Betablockern ist das Auftreten von Entzugssymptomen nach plötzlichem Absetzen einer länger dauernden Therapie.

Es treten vor allem Tachykardie und überhöhte Blutdruckwerte auf, die z.B. bei koronarer Herzkrankheit zu Komplikationen führen können. Durch Beeinträchtigung der Glykogenmobilisation einerseits und Kaschierung von Hypoglykämiesymptomen andererseits kann die Einstellung eines Diabetes mellitus unter Betablockade schwieriger werden. Ungünstige *Wechselwirkungen* auf das Herz treten bei gleichzeitiger Gabe von Antiarrhythmika auf.

Unter den Begleiterkrankungen des Hochdrucks ist die belegte Wirksamkeit von Betablockern in der Sekundärprophylaxe des Herzinfarkts hervorzuheben. Für Blocker mit ISA konnte sie jedoch nicht gezeigt werden. Bei tachykarden Arrhythmien wurden vor allem Sotalol und auch Metoprolol erfolgreich eingesetzt. Für die symptomatische Behandlung der Hyperthyreose ist vor allem Propranolol geeignet, ebenso für die Therapie des essentiellen Tremors.

▮ Eine lokale Applikation von Timolol in der Glaukomtherapie kann systemische Wirkungen haben, die nicht durch einen zweiten Blocker verstärkt werden sollten.

In den 8 kontrollierten Studien zur Senkung der hypertoniebedingten Morbidität und Mortalität im Alter wurde auf Stufe 1 oder 2 dreimal Atenolol, davon einmal mit der Alternative Metoprolol oder Pindolol, eingesetzt. In einer weiteren Studie wurde Propranolol oder Pindolol als Alternative zu Methyldopa auf Stufe 2 gegeben.

Sicher bestehen im Alter auch häufiger Kontraindikationen (Herzinsuffizienz, bradykarde Rhythmusstörungen und obstruktive Atemwegserkrankung) für Betablocker als z.B. für Kalziumantagonisten. Die kontrollierten Studien zeigen aber, daß eine Hochdruckbehandlung mit Betablockern auch im Alter durchaus möglich und vor allem erfolgreich ist. Durch Zigarettenrauchen kann dieser Nutzen jedoch wahrscheinlich zunichte gemacht werden.

Kalziumantagonisten

Diese Arzneimittelgruppe ist chemisch heterogen. Sie besteht aus Dihydropyridinen (Nifedipin, Felodipin, Amlodipin usw.), einem Benzothiazepin (Diltiazem) und Diphenylalkylaminen (z.B. Verapamil). Gemeinsam ist diesen Substanzen eine Hemmung des Kalziumeinstroms in die glatten Muskelzellen der Gefäße, in die Herzmuskelzelle sowie in das kardiale Reizleitungssystem. Das Verhältnis dieser Wirkungen ist nach Substanzgruppe und sogar nach Einzelsubstanz unterschiedlich. Hauptanteil an der Blutdrucksenkung hat eine Dilatation der Arteriolen. Einige Substanzen besitzen auch eine schwache natriuretische Wirkung. An *Nebenwirkungen* gemeinsam ist den Gruppen das Auftreten von Knöchel- und Unterschenkelödemen, die allerdings häufiger sind bei Dihydropyridinen.

Phenylalkylamine und Benzothiazepine
Bei beiden Substanzgruppen können AV-Überleitungsstörungen auftreten, Vorsicht ist geboten bei Kombinationen mit Betablockern. Eine *Nebenwirkung* von Verapamil ist Obstipation, bei Diltiazem werden vor allem Kopfschmerzen, Exantheme und Ödeme beobachtet. Eine Herzinsuffizienz kann verstärkt werden. An *Wechselwirkungen* sind neben dem Auftreten von AV-Blockierungen bei zusätzlicher Gabe von Antiarrhythmika oder Betablockern Erhöhungen folgender Blutspiegel zu beachten: Theophyllin, Carbamazepin. Während Cimetidin die Plasmaspiegel dieser Kalziumantagonisten erhöht, werden sie durch Enzyminduktoren (z.B. Phenytoin) erniedrigt.

> Von besonderer Bedeutung bei dem Einsatz von Verapamil und Diltiazem ist, daß ähnlich wie bei Betablockern und ACE-Hemmern eine prophylaktische Wirkung bei Patienten nach Herzinfarkt nachgewiesen ist, soweit diese keine Herzinsuffizienz aufwiesen.

Dihydropyridine
Neben Flush und Ödemen stehen im Vordergrund der *Nebenwirkungen* Kopfschmerzen und Palpitationen, gelegentlich pektanginöse Beschwerden. In unterschiedlichem Ausmaß bestehen negativ inotrope Wirkungen am Herzen, deutlich u.a. bei Nifedipin, zu vernachlässigen z.B. bei Isradipin. *Wechselwirkungen:* Cimetidin und Ranitidin erhöhen die Plasmakonzentrationen. Digoxinkonzentrationen können durch die Dihydropyridine erhöht, Chinidinkonzentrationen erniedrigt werden. Der Einfluß auf Theophyllinkonzentrationen ist wechselnd.

Untersuchungen zum Einfluß des besonders umfangreich untersuchten Nifedipins auf die Sekundärprophylaxe des Herzinfarkts haben weitgehend enttäuscht, lediglich ein selteneres Auftreten neuer arteriosklerotischer Koronarläsionen konnte beobachtet werden (Holzgreve et al. 1993). Durch verschiedene Metaanalysen sind Kalziumantagonisten, insbesondere kurzwirkende Dihydropyridine, z.B. nicht-retardiertes Nifedipin, in Verdacht geraten, das Auftreten von Herzinfarkten zu begünstigen. Verantwortlich soll eine durch plötzliche Gefäßdilatation ausgelöste Sympathikusaktivierung sein. In neueren Studien mit Nitrendipin und retardiertem Felodipin ergab sich kein Anhalt für eine ungünstige Nutzen-Schaden-Relation dieser Arzneimittelgruppe im Alter.

Bisher ist nur durch wenige Untersuchungen belegt, daß Kalziumantagonisten die Morbidität bei der Hypertonie im Alter senken. In einer Studie wurde Nitrendipin bei Patienten mit isolierter systolischer Hypertonie eingesetzt (Staessen et al. 1997). Wegen ihrer antianginösen Wirkung und der in der Regel guten Verträglichkeit auch bei Begleiterkrankungen haben diese Substanzen allerdings eine hohe Akzeptanz erfahren. Nicht-retardierte Nifedipinpräparate sollten in der Hochdrucktherapie vermieden werden.

ACE-Hemmer
Die ACE-Hemmer senken den Blutdruck durch eine verminderte Bildung von Angiotensin II nicht nur in der Niere, sondern auch in den Gefäßen und im zentralen Nervensystem. Möglicherweise ist auch ein verminderter Abbau von Bradykinin an den Wirkungen der ACE-Hemmer beteiligt. Die Aktivität des Renin-Angiotensin-Systems ist im Alter erniedrigt. Die Befürchtung einer eingeschränkten oder aufgehobenen Wirkung der ACE-Hemmer hat sich dennoch nicht bestätigt. Die zur Verfügung stehenden Substanzen sind pharmakologisch weniger vielfältig als Saluretika, Betablocker oder Kalziumantagonisten.

Eine Dosisanpassung an die Nierenfunktion muß wegen der überwiegend renalen Ausscheidung von ACE-Hemmern (Ausnahme u.a. Fosinopril) sorgfältig erfolgen. Besonders stark kann die Blutdrucksenkung bei aktiviertem Renin-Angiotensin-System sein, z.B. nach vorheriger Saluretikabehandlung oder bei Herzinsuffizienz.

Seltene schwerwiegende *Nebenwirkungen* können sein: Angioödem, wenn die Atemwege betroffen sind, Vaskulitis, andere Hauterkrankungen, Schock, Leukopenie und Thrombopenie. Bei Stenosen großer, aber auch kleiner Nierenarterien kann es zu einem Serumkreatininanstieg bis zum Nierenversagen kommen. In diesen Fällen steigt meist auch die Serumkaliumkonzentration. Die subjektive Verträglichkeit der ACE-Hemmer ist im allgemeinen sehr gut. Ein ständiger Husten, der in etwa 10% der Behandlungen auftritt, kann jedoch ein versuchsweises Umsetzen oder vollständiges Absetzen der ACE-Hemmer-Therapie notwendig machen.

Bedeutsame *Wechselwirkungen* sind: häufige Blutbildveränderungen unter Immunsuppressiva, Allopurinol und Zytostatika, Verminderung der Blutdrucksenkung durch nichtsteroidale Antirheumatika, Erhöhung der Kaliumkonzentration im Serum unter kaliumsparenden Diuretika.

Begleit-, Folge- und Grunderkrankungen des Hochdrucks, die durch eine ACE-Hemmer-Therapie günstig beeinflußt werden, sind:
- Herzinsuffizienz
- progrediente Niereninsuffizienz bei diabetischer Nephropathie
- Sklerodermie.

Zahlreiche Ergebnisse kontrollierter Studien zur Senkung der kardiovaskulären Morbidität und Mortalität im Alter werden in den nächsten Jahren erwartet.

Angiotensin-II-Antagonisten

Nach den ersten Vertretern dieser Substanzgruppe, Losartan und Valsartan, sind eine Reihe weiterer auf dem deutschen Markt verfügbar. Unterschiede zwischen den Substanzen liegen vor allem in der Pharmakokinetik. Zur Zeit wird in einer Reihe von Studien geprüft, ob diese Substanzen in Zukunft die ACE-Hemmer ablösen können. Die ACE-Hemmer-Nebenwirkung Husten fehlt bis auf sehr seltene Fälle. Die blutdrucksenkende und möglicherweise auch eine nephroprotektive Wirkung setzen häufig etwas langsamer ein als bei den ACE-Hemmern. In einer Studie an Älteren hatte Losartan im Vergleich zu Captopril eine gleich starke Wirksamkeit bei Herzinsuffizienz.

Alpha$_1$-Blocker

Diese Substanzen blockieren die postsynaptischen Alpha$_1$-Rezeptoren und vermindern dadurch den vasokonstriktorischen Effekt von Noradrenalin an den Arteriolen sowie im venösen System. Bunazosin, Doxazosin, Prazosin und Terazosin wirken selektiv. Zusatzwirkungen haben Carvedilol (Betablockade), Indoramin und Urapidil (ZNS-Wirkung). Die Blutdrucksenkung erfolgt vorwiegend über eine Abnahme des peripheren Widerstandes. Beeinträchtigt werden kann auch die Blutdruckregulation in Orthostase, vor allem zu Beginn einer Behandlung.

Neben seltenen, dann meist überraschenden *Nebenwirkungen* (z.B. Erhöhung der antinukleären Antikörper, Gelenkschmerzen) werden häufiger orthostatische Hypotonie und Schwindel sowie Wasserretention und Ödeme beobachtet. Auffällige *Wechselwirkungen* fehlen.

> Die Alpha$_1$-Blockade reduziert den Tonus des inneren Blasensphinkters. Dies kann zwar bei einer Adenomyomatose der Prostata günstig sein, in anderen Fällen, z.B. bei Frauen mit postmenopausaler urethraler Schwäche, kann dagegen eine Inkontinenz auftreten.

Unter den Einflüssen auf Begleit-, Folge- und Grunderkrankungen des Hochdrucks ist außerdem die vorübergehende Besserung einer Herzinsuffizienz zu nennen.

Trotz zunehmender Bedeutung der Alpha$_1$-Blocker auch in der Monotherapie sollten diese Substanzen im Alter vorwiegend in der Kombinationstherapie eingesetzt werden.

Zentral wirkende Antihypertensiva

Ihre Bedeutung ist im letzten Jahrzehnt laufend zurückgegangen. Dies liegt an unerwünschten zentralnervösen Wirkungen, die vor allem im Alter mit spontan auftretenden Störungen verwechselt werden oder diese Störungen verschlimmern können. Der Vorteil der Stoffwechselneutralität von ACE-Hemmern, Kalziumantagonisten und Alpha$_1$-Blockern trifft auch auf diese Substanzgruppe zu. Allerdings wurden wichtige Fragen, z.B. nach der sekundär prophylaktischen Wirkung beim Herzinfarkt, nicht untersucht.

Reserpin

Reserpin senkt den Blutdruck durch eine Katecholamindepletion im peripheren Nervengewebe und im Gehirn. Die Substanz gehört neben den Saluretika zu den ältesten Antihypertensiva, die noch im Gebrauch sind.

Die Gefahr einer Depression mit ihrer möglichen Verkennung als Hirnleistungsstörung ist bei niedriger Dosierung gering. Weitere *Nebenwirkungen* sind Sedierung und verstopfte Nase. *Wechselwirkungen:* Die kardiodepressive Wirkung von Chinidin wird verstärkt, die Levodopawirkung vermindert. Bei peripheren Durchblutungsstörungen kann die vasodilatierende Wirkung von Reserpin günstig sein.

In den großen Interventionsstudien zur antihypertensiven Therapie im Alter wurde Reserpin zweimal eingesetzt, jeweils in Stufe 2, einmal in einer kleinen Studie, aber auch in der einzigen Studie zur systolischen Hypertonie, hier als Alternative bei Kontraindikationen für Atenolol (SHEP Cooperative Research Group 1991). Zur Dosisreduzierung und wegen der Gefahr einer Salz-Wasser-Retention sollte Reserpin immer mit einem Saluretikum kombiniert werden.

Antisympathotonika

Hierzu gehören Methyldopa, Clonidin, Guanfazin, Guanabenz und Monoxidin, die über eine Stimulation von Alpha$_2$- bzw. Imidazolinrezeptoren im ZNS zu einer Abnahme des Sympathikotonus und Zunahme des Parasympathikotonus führen.

Nebenwirkungen sind Benommenheit, Schwindel, Depression, Müdigkeit und Mundtrockenheit in unterschiedlichem Ausmaß. Zu den weiteren, z.T. zahlreichen Neben- und Wechselwirkungen wird auf die Fachinformationen verwiesen.

In großen Interventionsstudien wurde Alphamethyldopa 4mal, davon 3mal als Alternative zu anderen Substanzen, auf Stufe 2 eingesetzt. In der Regel werden alle Substanzen wegen der Gefahr der Salz-Wasser-Retention mit einem Saluretikum kombiniert. Ihr Einsatz im Alter bleibt vor allem Hypertonien vorbehalten, die mit anderen Substanzen nicht einstellbar sind.

Hydralazin, Minoxidil

Über einen direkten vasodilatatorischen Effekt senken diese Substanzen den peripheren Widerstand und damit den Blutdruck. Reflektorisch kommt es zu einer Steigerung der Herzfrequenz. In älteren Studien wurde Hydralazin in großem Umfang eingesetzt, Minoxidil ist dagegen ein Reservemedikament, mit dem in den letzten Jahrzehnten therapierefraktäre Hypertonien behandelt werden konnten. In der Monotherapie können beide Substanzen eine Angina pectoris bis zum Herzinfarkt auslösen. Vor allem Minoxidil führt zu einer starken Salz-Wasser-Einlagerung. Die Anwendung erfolgt daher im Alter nur in Ausnahmefällen nach Sicherstellung der Einnahme-Compliance, und zwar obligat in Kombination mit einem Saluretikum und einem herzfrequenzsenkenden Antihypertensivum, d.h. einen Betablocker oder Clonidin.

6.3.2 Aufbau einer Kombinationstherapie (Abb. 36.3)

Mit einer sinnvoll aufgebauten medikamentösen Therapie können bei Monotherapie etwa 50% der Patienten einen normalen Blutdruck erreichen, mit einer Zweierkombination 65–70%, mit einer Dreierkombination 80–90%. In der Regel wird die Wahl der Antihypertensivagruppe zunächst von den Begleiterkrankungen (Abb. 36.4) und der Begleitmedikation, dann von Verträglichkeit und Wirkung bestimmt. Eine amerikanische Expertenkommission empfiehlt jedoch, zunächst die Substanzgruppen zu wählen, für die eine Senkung von kardiovaskulärer Morbidität und Mortalität belegt ist dies sind in der Monotherapie vor allem Betablocker und Diuretika (Joint National Committee 1997), bei isolierter systolischer Hypertonie auch ein langwirkender Kalziumantagonist (Staessen et al. 1997).

Ist bei mittlerer Dosierung die Wirkung einer Monotherapie nicht ausreichend, so sollte zunächst auf eine andere Substanzgruppe gewechselt werden. Ein weiterer Wechsel in der Monotherapie ist häufig nicht sinnvoll. Wegen der Gefahren der Hypokaliämie kann bei nicht niereninsuffizienten Patienten primär eine Kombination aus einem Thiazid und einem Kaliumsparer gewählt werden. In der Regel ist mindestens nach 4 Wochen die zu erwartende Blutdrucksenkung erreicht. Zur Vermeidung von unerwünschten Wirkungen wird der Dosisbereich eines Antihypertensivums nicht ausgeschöpft, sondern bei unzureichender Wirkung auf eine Kombinationsbehandlung übergegangen.

Die *Zweierkombination* sollte immer ein Diuretikum oder einen Kalziumantagonisten, und zwar bei Kombination mit einem Betablocker ein Dihydropyridin, enthalten. Die Kombinationen sollten so angelegt sein, daß sich die Wirkungen der Substanzen ergänzen. Die unerwünschten Wirkungen sollten sich dagegen so weit wie möglich aufheben.

> Bei der Zweierkombination sollten bei unzureichender Wirkung vor dem Übergang auf eine Dreierkombination zunächst die Kombinationspartner gewechselt werden.

Dreierkombinationen enthalten neben einem Diuretikum entweder Substanzen, die das Herzzeitvolumen senken (Betablocker oder Alpha$_2$-Stimulatoren), in Kombination mit einem Vasodilatator

---

Monotherapie

- Betarezeptorenblocker *oder*
- Diuretikum *oder*
- Kalziumantagonist *oder*
- ACE-Hemmer *oder*
- Alpha$_1$-Rezeptorenblocker

bei unbefriedigender Blutdruckeinstellung und nach erfolglosem Wechsel der Antihypertensivagruppe:

Zweierkombination

Diuretikum plus	– Betarezeptorenblocker *oder* – Kalziumantagonist *oder* – ACE-Hemmer *oder* – Alpha$_1$-Rezeptorenblocker* *oder* – Reserpin*
Kalziumantagonist plus	– Betarezeptorenblocker ** *oder* – ACE-Hemmer

bei unbefriedigender Blutdruckeinstellung und nach erfolglosem Wechsel der Antihypertensivakombination:

Dreierkombination

Diuretikum plus

- Betarezeptorenblocker **plus** Vasodilatator*** *oder*
- ACE-Hemmer **plus** Kalziumantagonist *oder*
- Antisympathotonikum **plus** Vasodilatator***

Variante der genannten Dreierkombinationen bei therapierefraktärer Hypertonie:
Schleifendiuretikum plus Betarezeptorenblocker plus Minoxidil

* im Schema der Hochdruckliga nicht mehr enthaltene Zweierkombination
** Kombination nur mit Dihydropyridinderivat
*** Kalziumantagonist, ACE-Hemmer, Alpha$_1$-Rezeptorenblocker oder Dihydralazin

Abbildung 36.3 Empfohlene antihypertensive Mono- und Kombinationstherapien im Alter in Anlehnung an die allgemeinen Therapieempfehlungen der Deutschen Liga zur Bekämpfung des hohen Blutdruckes (1998).

Begleiterkrankungen

Antihypertensivagruppe	Herzinsuffizienz	Herzinsuff. bei stenosierenden Vitien	koronare Herzkrankheit	bradykarde Rhythmusstörung	periph. art. Durchblutungsstörung, AV-Block	orthost. Hypotonie, Stürze	Niereninsuffizienz**	Nierenarterienstenose	Diabetes mellitus	obstruktive Lungenerkrankung	immunologische Erkrankungen	Depression	Hirnleistungsstörungen	benigne Prostatahyperplasie	Harninkontinenz
Diuretika															
– Thiazide und Analoga	+	+				(-)	-		(-)						(-)
– Schleifendiuretika	+	+				(-)	+		(-)						(-)
– Kaliumsparer	+	+				(-)									(-)
Betablocker															
– beta$_1$-selektiv	(-)*	(-)	+	-	(-)				(-)		(-)				
– nicht selektiv	(-)*	(-)	+	-					-	-		(-)			
Kalziumantagonisten															
Dihydropyridine, langwirkend		(-)	+		+									(+)	
– Diltiazem, Verapamil u.ä.	(-)	(-)	+	-											
ACE-Hemmer	+	(-)		+			+	(-)	+			(-)	(-)		
Angiotensinrezeptorantagonisten	(+)	(-)			+		(+)	(-)							
Alpha$_1$-Blocker		(-)				+	(-)							+	(-)
Reserpin						+	(-)					-	(-)		
Clonidin, Moxonidin					-	(-)	(-)						(-)	(-)	

fett	mit Vertretern dieser Gruppen waren kontrollierte Studien mit „harten" Endpunkten (Morbidität und Mortalität) erfolgreich
-	Kontraindikationen,
(-)	Anwendungsbeschränkungen
+	vorzugsweise Anwendung
(+)	Vorteile wahrscheinlich

* jedoch Bisoprolol, Carvedilol und Metoprolol unter klinischen Bedingungen als Zusatztherapie günstig

** außerdem Dosisreduktion, wenn Antihypertensivum überwiegend renal eliminiert wird.

Abbildung 36.4 Differentialindikation der Antihypertensivagruppen unter dem Gesichtspunkt der zusätzlich beim alten Hochdruckpatienten bestehenden Erkrankungen. Angegeben sind durchschnittliche Einschätzungen, die nicht für jeden Vertreter einer Gruppe zutreffen müssen.

(Kalziumantagonist, ACE-Hemmer oder Alpha$_1$-Blocker) bzw. überwiegend vasodilatierend wirkende Substanzen (Diuretikum, ACE-Hemmer und Kalziumantagonist). Bei der Vielfalt der vasodilatierenden Substanzen kann auf Hydralazin fast immer verzichtet werden. Fixe Kombinationen sind aus Gründen der Übersichtlichkeit der Medikation für den Patienten im Alter besonders sinnvoll, allerdings nur dann, wenn auch der Arzt die Übersicht über die in ihnen enthaltenen Bestandteile behält.

Zur Notfalltherapie wird auf die Empfehlungen der Deutschen Hochdruckliga von 1998 verwiesen.

6.4 Patientenführung und Therapieüberwachung

Entscheidend sind regelmäßige Blutdruckmessungen, die, soweit möglich, auch vom Patienten selbst bzw. von seinen Angehörigen in der häuslichen Umgebung vorgenommen werden sollten. Ist die Blutdruckeinstellung unzureichend oder steigt der Blutdruck nach zunächst befriedigender Einstellung wieder an, ist zu prüfen, ob die Medikation ausreichend und sinnvoll ist und auch eingenommen wird oder ob z.B. durch übermäßige Salzzufuhr, durch Schmerzen oder psychische Belastungen, Gabe von nichtsteroidalen Antirheumatika oder Steroiden ein

Anstieg des Blutdrucks erklärt werden kann. Findet sich keine Erklärung, so ist nochmals nach einer sekundären Hypertonie zu suchen, insbesondere eine Nierenarterienstenose auszuschließen. Folgende Laboruntersuchungen werden empfohlen:
- bei Saluretika anfänglich alle 1–2 Wochen Serumkaliumkontrollen, später in größeren Abständen, bei pathologischen Ausgangswerten werden auch in den ersten Wochen Glukose, Harnsäure, Cholesterin und Triglyzeride im Serum untersucht, sonst nur gelegentlich
- gleiches gilt für die Kontrolle der Lipide unter Betablockade
- sowie für die Kontrolle der Leukozyten, Kreatinin und Kalium im Serum unter ACE-Hemmer-Behandlung.

In größeren Abständen, d.h. viertel- bis halbjährlich, werden Rückbildungen, Auftreten oder Fortschreiten von Hochdruckfolgen (vgl. Abb. 36.1) überwacht.

6.5 Was kann erreicht werden?

In den letzten 15 Jahren wurden insgesamt 8 prospektive, zum Teil doppelblinde, kontrollierte Studien an Hypertoniepatienten über 60 Jahre publiziert. In 6 Studien war das Eingangskriterium eine diastolische Hypertonie, in 2 Studien eine isolierte systolische Hypertonie. Die Beobachtungszeiten der Patienten lagen zwischen 2 und 5,8 Jahren. Auf Stufe 1, d.h. in der Monotherapie, wurden ausschließlich Saluretika oder Betablocker eingesetzt. Faßt man die Studien zur diastolischen Hypertonie zusammen (Joint National Committee 1997), so wurde die kardiovaskuläre Mortalität um 22% gesenkt. Die Senkung der koronaren Mortalität betrug 26%, die der zerebrovaskulären Mortalität 33%. Wie bei dem Alter der Patienten zu erwarten, stieg in der Gruppe der Behandelten die nichtkardiovaskuläre Mortalität, jedoch nicht signifikant, um 11% an. Eine Senkung der Gesamtmortalität von 9% erreichte nur die Schwelle der Signifikanz. Eine bessere Antwort darauf, was bei den eigenen Patienten zu erwarten ist, geben die vermiedenen Todesfälle pro Patientenbehandlungsjahre. In der Studie mit dem höchsten mittleren diastolischen Druck von 102 mmHg konnten 14,8 kardiovaskuläre Todesfälle pro 1000 Patientenjahre vermieden werden. Faßt man alle Untersuchungen zusammen, so müssen etwa 90 alte Hochdruckpatienten ein Jahr lang behandelt werden, um ein tödliches oder nicht tödliches kardiovaskuläres Ereignis zu vermeiden.

In einer der beiden Studien zur isolierten systolischen Hypertonie lagen die durchschnittlichen systolischen Werte in der Placebogruppe während der Studie um 155 mmHg, in der Verumgruppe um 143 mmHg. Vermieden wurden insgesamt elf größere kardiovaskuläre Komplikationen pro 1000 Patientenjahre, davon 6 Schlaganfälle.

Zusammenfassend ist der zeitbezogene Nutzen einer Hypertoniebehandlung im Alter größer als der Nutzen der Behandlung einer Hypertonie in den mittleren Lebensjahren. Dabei muß jedoch die relativ kurze Laufzeit der Studien von 3–6 Jahren berücksichtigt werden.

Literatur

Ahronheim, J. C.: Handbook of Prescribing Medications for Geriatric Patients. Little, Brown and Company, Boston–Toronto–London 1992.

Applegate, W. B.: Hypertension in Clinics in Geriatric Medicine, Vol. 5. Saunders, Philadelphia 1989.

Boshuizen, H. C., Izaks, G. J., van Buuren, S. et al.: Blood pressure and mortality in elderly people aged 85 and older: Community based study. Brit. med. J. 316 (1988) 1790–1794.

Deutsche Liga zur Bekämpfung des hohen Blutdruckes e.V.: Empfehlungen zur Diagnostik und Behandlung der Hypertonie. Sammelband der Merkblätter, Heidelberg 1992.

Deutsche Liga zur Bekämpfung des hohen Blutdruckes e.V.: Empfehlungen zur Hochdruckbehandlung in der Praxis und zur Behandlung hypertensiver Notfälle, 15. Aufl., Heidelberg 1999.

Forette, F., Seux, M. L., Staessen, J. A. et al.: Prevention of dementia in randomised double-blind placebo-controlled systolic hypertension in Europe (Syst-Eur) trial. Lancet 352 (1998) 1347–1351.

Füsgen, I.: Demenz – Praktischer Umgang mit der Hirnleistungsstörung. In: Geriatrie Praxis, 2. Aufl., MMV Medizin Verlag, München 1992.

Holzgreve, H., B. Bürkle: Are there differences in the antiatherosclerotic effect of calcium antagonists? J. Hypertension 11 (1) (1993) 55–59.

Joint National Committee on Prevention, Detection, Evaluation and Treatment of High Blood Pressure: The sixth report. NIH Publication Nr. 98–4080 November 1997.

Messerli, F. H., Grossmann, E., Goldbourt, U.: Are β-blockers efficacious as first-line therapy for hypertension in the elderly? J. Amer. med. Ass. 279 (1998) 1903–1907.

Psaty, B. M., T. D. Koepsell, T. A. Manolio, W. T. Longstreet jr., E. H. Wagner, P. W. Wahl, R. A. Kronmal: Risk ratio and risk differences in estimating the effect of risk factors for cardiovascular disease in the elderly. J. clin. Epidemiol. 43 (1990) 961–970.

Schröder, H., Selke, G. W: Arzneimittelverordnungen nach Alter und Geschlecht. In: Schwabe, U., Paffrath, D.: Arzneiverordnungsreport 1998. Springer, Berlin–Heidelberg 1999.

SHEP Cooperative Research Group: Prevention of stroke by antihypertensive drug treatment in older persons with isolated systolic hypertension. J. Amer. med. Ass. 265 (1991) 3246–3255.

Staessen, J. A., Fagard, R., Thijs L. et al.: Randomised double-blind comparison of placebo and active treatment for older patients with isolated systolic hypertension: The Systolic Hypertension in Europe (Syst-Eur) Trial Investigators. Lancet 350 (1997) 757–764.

Thijs, L., R. Fagard, P. Lijnen, J. Staessen, R. van Hoof, A. Amery: A meta-analysis of outcome trials in elderly hypertensives. J. Hypertension 10 (1992) 1103–1109.

Whelton, P. K., L. J. Appel, M. A. Espeland et al. for the TONE Collaborative Research Group: Sodium reduction and weight loss in the treatment of hypertension in older persons. J: Amer. med. Ass. 279 (1998) 839–846.

37

Chronische Verwirrtheit (Demenz)

Ingo Füsgen

INHALT

1	Vorbemerkung 412	10.2	Internistische Basistherapie 419
2	Definition 412	10.3	Arzneimitteltherapie 420
3	Ursachen der Demenz 413	10.4	Perspektiven der vorbeugenden medikamentösen Behandlung 423
4	Alzheimer-Krankheit 414		
5	Lewy-Körper-Demenz 415	10.5	Behandlung von Verhaltensauffälligkeiten bei Demenz 423
6	Vaskuläre Demenzen 416		
7	Diagnose 416	10.6	Therapie von Erregungszuständen, Angst und paranoid-halluzinatorischen Zuständen . 424
8	Probleme bei der Diagnostik eines Demenzsyndroms 417		
		10.7	Therapie von Störungen des Schlaf-wach-Rhythmus 425
9	Differentialdiagnose 417		
10	Therapie 419	10.8	Therapie von Depressionen 425
10.1	Ganzheitliches Therapiekonzept 419	10.9	Therapie von Begleitsymptomen 425

1 Vorbemerkung

Häufigste und folgenschwerste hirnorganische Erkrankung im höheren Lebensalter ist die chronische Verwirrtheit. Sie ist zugleich die häufigste Einzelursache von Pflegebedürftigkeit im Alter, weshalb es sich hier auch um ein sozialpolitisch hochbrisantes Thema handelt.

Mit dem demographischen Wandel wird sich die Demenz zu einem zentralen Problem in unserer Gesellschaft entwickeln: Nach offiziellen Statistiken ist davon auszugehen, daß zur Zeit etwa 86% der Patienten mit dementiellen Erkrankungen zu Hause versorgt werden. Die verbleibenden 14% der stationär betreuten Patienten verbrauchen allerdings mindestens drei Viertel der von den Krankenkassen für diese Krankheitsbilder verausgabten Gelder.

Demenzprävalenz und Demenzinzidenz verdoppeln sich ab dem 60. Lebensjahr alle 5 Jahre. Sind bei den 65- bis 69jährigen erst 1,4% betroffen, sind es bei den 80- bis 84jährigen schon 13%, bei den 85- bis 90jährigen 21,6% und bei den über 90jährigen schon 32,2%. Da der Anteil hochbetagter Menschen in der Bevölkerung weiterhin überproportional zunehmen wird, wird damit auch die Zahl betreuungsbedürftiger Demenzkranker weiter ansteigen. Wenn es nicht gelingt, die Demenz als zentrales Thema unserer medizinischen Arbeit mit sinnvollen medizinischen Programmen und Betreuungsmöglichkeiten in die Gesellschaft zu integrieren, werden die finanziellen Konsequenzen sehr bald inhumane Fragestellungen aufwerfen.

2 Definition

Der Begriff Demenz bezeichnet ein klinisches Syndrom und wird demzufolge auch klinisch diagnostiziert. Die genaue Definition der diagnostischen Kriterien für Demenz sind im DSM-IV-R festgehalten (Tab. 37.1). Ein weiteres international eingesetztes diagnostisches Kriterium ist die „International Classification of Diseases", 10th Revision (ICD-10) (WHO 1989). Dieses Einteilungsschema ist ähnlich definiert wie das DSM-IV-R, deshalb soll es hier nicht weiter ausgeführt werden.

Tabelle 37.1 *Die Kriterien der Demenz nach DSM-IV-R (Diagnostisches und Statistisches Manual psychischer Störungen 1994).*

A Nachweisbare Beeinträchtigung des Kurz- und Langzeitgedächtnisses
1) Beeinträchtigungen des Kurz- und Langzeitgedächtnisses (Unfähigkeit, neue Informationen aufzunehmen) kann in der Unfähigkeit zum Ausdruck kommen, sich nach 5 Minuten an drei Gegenstände zu erinnern.
2) Beeinträchtigungen des Langzeitgedächtnisses (Unfähigkeit, sich an Informationen, die früher gewußt wurden, zu erinnern) kann sich in dem Unvermögen zeigen, sich an persönliche Lebensdaten zu erinnern (z.B., was früher geschah, Geburtsort, Beruf) oder Fakten des Allgemeinwissens (z.B. frühere Bundeskanzler, allgemein bekannte Daten) richtig wiederzugeben.

B Mindestens eines der folgenden Merkmale
1) Beeinträchtigung des abstrakten Denkens, erkennbar z.B. an der Unfähigkeit, Ähnlichkeiten und Unterschiede zwischen verwandten Begriffen herauszufinden, an der Schwierigkeit, den Sinngehalt von Worten und Begriffen zu definieren, sowie an anderen, ähnlichen Aufgaben
2) beeinträchtigtes Urteilsvermögen, erkennbar an der Unfähigkeit, die Bewältigung persönlicher, familiärer und arbeitsbezogener Fragen vernünftig zu planen
3) andere Beeinträchtigungen der höheren kortikalen Funktionen wie Aphasie (Störung der Sprache), Apraxie (Unfähigkeit, motorische Aktivitäten auszuüben, trotz Verständnis und intakter Motorik), Agnosie (Unfähigkeit, Gegenstände wiederzuerkennen oder zu identifizieren, trotz intakter sensorischer Funktionen) und Probleme bei konstruktiven Aufgaben (z.B. Unfähigkeit, dreidimensionale Figuren nachzuzeichnen, Blöcke zusammenzusetzen oder Streichhölzer zu bestimmten Figuren zu legen)
4) Persönlichkeitsveränderungen, z.B. Änderung der Akzentuierung prämorbider Persönlichkeitszüge

C Oben genannte Störungen sind so schwer, daß hierdurch die Arbeit, soziale Alltagsaktivitäten oder Beziehungen zu anderen Menschen deutlich beeinträchtigt werden.

D Die Störung darf nicht nur während eines Delirs vorhanden sein.

E entweder (1) oder (2)
1) Es gibt aufgrund der Anamnese, der körperlichen Befunderhebung oder technischer Zusatzuntersuchungen Hinweise auf einen spezifischen organischen Faktor (oder Faktoren), der einen ätiologischen Zusammenhang mit der Störung nahelegt.
2) Beim Fehlen derartiger Hinweise kann ein ätiologischer organischer Faktor angenommen werden, wenn eine nicht organisch bedingte psychische Störung, wie z.B. eine endogene Depression mit kognitiver Beeinträchtigung, ausgeschlossen werden kann.

Kriterien für den Schweregrad einer Demenz

Leicht: Obwohl Arbeit und soziale Aktivitäten deutlich beeinträchtigt sind, bleibt die Fähigkeit erhalten, unabhängig zu leben, mit entsprechender persönlicher Hygiene und intaktem Urteilsvermögen.

Mittel: Eine selbständige Lebensführung ist nur mit Schwierigkeiten möglich und ein gewisses Ausmaß an Aufsicht erforderlich.

Schwer: Die Aktivitäten des täglichen Lebens sind derart beeinträchtigt, daß eine kontinuierliche Aufsicht benötigt wird, z.B. besteht die Unfähigkeit, minimale persönliche Hygiene aufrechtzuerhalten, es besteht weitgehende Inkohärenz oder Mutismus.

3 Ursachen der Demenz

Die Literatur unterscheidet zumindest 100 verschiedene zur Demenz führende Erkrankungen. Bei Betrachtung der „Altersdemenzen" werden jedoch fast 90% der Demenzerkrankungen durch die degenerative Demenz vom Alzheimer-Typ und/oder die vaskulären Demenzformen erklärt. Nach klinischen Feldstudien umfaßt die Alzheimer-Krankheit in Europa und in Nordamerika mit ca. 41–71% den größten Teil der Patienten mit einer Demenz. Eine vaskuläre Demenz wurde aufgrund klinischer Daten in ca. 23–39% diagnostiziert (Hüll 1997). Bei weiteren 6–35% aller Demenzerkrankten wurde ein Mischbild von vaskulären und Alzheimer-typischen Läsionen für die Symptomatik verantwortlich gemacht, wobei im Einzelfall nie zu beweisen ist, welche der beiden gefundenen Pathologien (degenerativ vs. vaskulär) welchen Anteil am klinischen Demenzsyndrom hat.

Insgesamt gilt: Je älter der Patient, desto eher ist seine Erkrankung eine Demenz vom Alzheimer-Typ und/oder eine vaskuläre Demenz.

Seltenere Ursachen für eine Demenz sind die Pick-Krankheit, Parkinson-Krankheit mit Demenz verursachenden Degenerationen weiterer Hirnareale („Parkinson plus"), die diffuse Lewy-Körper-Demenz, Multisystematrophien sowie eine weitere, sehr seltene neurologische Erkrankung, die zur Gruppe der spongioformen Enzephalopathien gehörende Creutzfeldt-Jakob-Erkrankung.

Auch reversible neuropsychologische Leistungsminderungen werden als Demenzen bezeichnet. Bei

Tabelle 37.2 *Behandelbare Demenzen.*

- Demenzsyndrom bei Depression
- medikamentös bedingte Demenz
- Hypothyreose
- apathische Hyperthyreose
- Hyper-(Hypo-)Parathyreoidismus
- Demenz bei Vitamin-B_{12}-Mangel
- progressive Paralyse
- Hydrocephalus aresorptivus
- Meningiom
- Subduralhämatom
- Wernicke-Enzephalopathie (Vitamin-B_1-Mangel)

ca. 10% aller Patienten mit einer dementiellen Symptomatik liegt eine solche reversible, behandelbare Ursache vor (Tab. 37.2). Bei richtiger Behandlung kann in dieser Gruppe eine weitreichende Wiederherstellung der Leistungsfähigkeit erzielt werden. Der Erkennung dieser Gruppe kommt deshalb eine besondere Bedeutung in der Diagnostik zu.

Im Folgenden wird auf 3 Formen der Demenz kurz eingegangen: die Alzheimer-Krankheit, die Lewy-Körper-Demenz und die vaskulären Demenzformen.

4 Alzheimer-Krankheit

Die Alzheimer-Krankheit (AK) ist eine primärdegenerative Krankheit, die langsam und fortschreitend Nervenzellen zerstört. Klinisch kennzeichnend für die Alzheimer-Krankheit sind ein schleichender Beginn der Symptomatik sowie ein gleichförmiger Verlauf. Abrupte Verschlechterungen, ausgeprägte Tagesschwankungen der Symptomatik sowie deutliche Phasen der Besserung sprechen gegen eine Alzheimer-Demenz.

Leichte Schwankungen können jedoch vorkommen. Die Progression kann während der ersten 2 Jahre sehr gering sein, so daß die Symptomatik stabil wirkt. Mit dem Krankheitsbeginn der AK vor dem 65. Lebensjahr („früher Beginn") ist der Verlauf meistens schneller, und die Störungen der höheren kortikalen Funktionen sind besonders ausgeprägt. Die Krankheit mit „spätem Beginn" setzt typischerweise Ende des 7. Lebensjahrzehnts oder später ein, ist aber als Krankheit mit einem klinisch beobachtbarem Eintrittsalter nach dem 65. Lebensjahr definiert. Gedächtnisverlust ist meist das Hauptsymptom, die Progredienz ist normalerweise langsamer als bei dem frühen Erkrankungsbeginn. Im Mittel verläuft die Alzheimer-Krankheit ca. 8 Jahre, wobei eine große Spannweite (1–15 Jahre) vorkommen kann.

Als Risikofaktoren werden genetische Faktoren diskutiert. Dabei handelt es sich entweder um einen Defekt, der unmittelbar die Krankheit hervorruft, oder um eine Veränderung, die lediglich das Risiko für die Krankheit erhöht. Veränderungen von 5 Genen auf den Chromosomen 1, 12, 14, 19 und 21 wurden bereits identifiziert.

Ferner werden Varianten des Apolipoprotein-E-Gens (Apo-E-4-Allel) als Risikofaktoren vermutet. Allerdings kommt einer Untersuchung des Apo-E-Polymorphismus mit Blick auf die Alzheimer-Krankheit weder eine diagnostische noch eine prädiktive Bedeutung zu. Apo E-4 ist nicht nur ein Risikofaktor für eine Alzheimer-Erkrankung, sondern auch für die koronare Herzerkrankung (besonders die früh auftretende Form), die Arteriosklerose und die vaskuläre Demenz. Entsprechend dieser Assoziation findet sich eine Abnahme der Apo-E-4-Häufigkeit, wenn Gruppen von Menschen vor und nach dem 65. Lebensjahr verglichen werden.

Zu den wichtigsten biologischen Risikofaktoren zählen ohne Zweifel das Alter, ein Zustand nach Hirntraumata, eine familiäre Häufung von neurologischen Erkrankungen und vielleicht der Einfluß der Schulbildung und die psychosoziale Aktivität. Nach einigen Studien liegt die AK-Inzidenz bei Frauen höher als bei Männern. Als risikosenkend werden der Einfluß von Östrogenen, vorbestehende rheumatoide Arthritis und der protektive Effekt antiinflammatorischer Substanzen angesehen.

Die AK ist ein schleichender Krankheitsprozeß, was bedeutet, daß es sogar im nachhinein manchmal schwierig ist festzustellen, wann sie anfängt. Im Anschluß an die oft nur durch Rückzug und Unsicherheit gekennzeichnete Frühphase der Alzheimer-Krankheit treten im weiteren Krankheitsverlauf die neuropsychologischen Beeinträchtigungen in den Vordergrund. Mnestische Störungen fallen anfangs als Merkfähigkeitsstörungen auf: Neu Erworbenes wird nur schlecht eingeprägt und rasch vergessen, bei anfänglich besser erhaltenen älteren Gedächtnisinhalten. Bei fortschreitender Erkrankung bildet sich zur anterograden Gedächtnisstörung auch eine retrograde Amnesie aus.

Als Teilleistungsschwächen können amnestische, apraktische, agnostische und aphasische Störungen auftreten (Tab. 37.3). Im Rahmen von apraktischen Störungen kann das Verrichten von Tätigkeiten des Alltags, z.B. Kochen, Ankleiden sowie die Verrichtung häuslicher Arbeit, behindert sein. Weitere Störungen bestehen in der Unfähigkeit der Erkennung von bekannten Gesichtern, der fehlenden Zuordnung von Werkzeugen zu ihrem Gebrauch sowie die Unfähigkeit zum Ablesen der Uhrzeit. Oft finden sich eine verminderte Rechenfähigkeit sowie eine visuokonstruktive Schwäche, z.B. beim Abzeichnen von Figuren. Aphasische Störungen treten zunächst als eine

Tabelle 37.3 Häufige Zeichen in verschiedenen Stadien der Alzheimer-Krankheit.

Frühstadium

- Vergeßlichkeit und Geistesabwesenheit
- Müdigkeit
- Schwierigkeiten beim Erinnern bekannter Wörter
- Unvermögen, Neues zu erlernen
- Verschlechterung des Urteilsvermögens und des Sozialverhaltens

mittleres Stadium

- Verlust von Logik, Gedächtnis und motorischen Fähigkeiten
- Ungeduld
- Ruhelosigkeit
- körperliche oder verbale Aggressionen als Reaktionen auf Frustration
- Abnahme verbaler Fertigkeiten und Rechenleistungen
- Abnahme sozialer Fertigkeiten
- Paranoia

fortgeschrittenes Stadium

- Abnahme der Blasen- und Darmkontrolle
- Abnahme der Fähigkeit, zu sprechen und einfache Befehle auszuführen
- Halluzinationen
- emotionale Störungen: Beschimpfung oder Teilnahmslosigkeit möglich
- ruhiger, da das Bewußtsein dafür, daß etwas nicht in Ordnung ist, verlorengeht
- schlurfender Gang, langsame und unbeholfene Bewegungen

Endstadium

- unfähig zum Denken, Sprechen, Wahrnehmen oder Bewegen

durch Wortfindungsstörungen charakterisierte amnestische Aphasie auf. Typischerweise helfen sich die Patienten mit Umschreibungen.

Motorische oder sensible neurologische Symptome fehlen zu Beginn der Alzheimer-Krankheit und finden sich allenfalls in fortgeschritteneren Stadien oder im Endstadium der Erkrankung. Primitivreflexe und gesteigerte Muskeleigenreflexe sind zumeist die ersten neurologischen Symptome. Später können eine Bradykinese sowie ein erhöhter Muskeltonus auftreten. Im fortgeschritteneren Stadium finden sich bei jedem 5. bis 10. Betroffenen Myoklonien, bei jedem 3. ein Parkinson-Syndrom.

5 Lewy-Körper-Demenz

Die (idiopathische) Parkinson-Krankheit ist in neuropathologischer Hinsicht charakterisiert durch das Auftreten von Lewy-Körperchen in der Substantia nigra und weiteren subkortikal oder im Hirnstamm gelegenen Kerngebieten. Unter Lewy-Körperchen werden intraneuronal eosinophile Einschlußkörper verstanden, die immunoreaktiv auf Ubiquitin reagieren. Bei etwa 7–20% aller dementen Patienten sind Lewy-Körperchen neuropathologisch auch im Kortex nachweisbar (Meins 1999). Die große Mehrheit dieser Fälle zeigt außerdem histologische Charakteristika der Alzheimer-Krankheit.

Zum gegenwärtigen Zeitpunkt ist noch offen, ob die Lewy-Körper-Demenz eine nosologische Entität, eine Variante der Alzheimer-Krankheit oder aber – und dafür sprechen die meisten Befunde – einen Ausschnitt aus dem Spektrum zwischen Alzheimer-Krankheit einerseits und Parkinson-Krankheit andererseits repräsentiert.

Ähnlich wie bei der Alzheimer-Krankheit ist Voraussetzung für die Diagnose ein fortschreitender kognitiver Abbau, der zu einer Beeinträchtigung in üblichen Sozial- oder beruflichen Aktivitäten führt. Für die Diagnose einer wahrscheinlichen Lewy-Körper-Demenz werden 3 weitere Kriterien genannt (McKeith 1996):

- fluktuierende kognitive Leistung mit ausgeprägten Veränderungen von Aufmerksamkeit und Wachheit
- rezidivierende, ausgestaltete und detaillierte optische Halluzinationen
- spontane motorische Parkinson-Symptome.

Während fluktuierende kognitive Leistungen diagnostisch nur schwierig gegenüber anderen Demenzformen abzugrenzen sind, trennen die beiden anderen Kriterien, nämlich (optische) Halluzinationen und Parkinson-Symptome, recht gut zwischen Patienten mit Lewy-Körper-Demenz und Alzheimer-Krankheit. Allerdings erweisen sie sich nicht als besonders sensitiv, da sie nur in knapp der Hälfte der Patienten mit Lewy-Körper-Demenz vorkommen. Typische halluzinatorische Themen sind Personen oder Tiere, die in die Wohnung des Patienten eindringen und sich dort einrichten. Bemerkenswert ist die häufig detailreiche Wahrnehmung und Schilderung. Wenn eine Demenz innerhalb von 12 Monaten nach Beginn einer Rigidität und Bradykinese (typische Parkinson-Symptome) einsetzt, spricht das für eine Lewy-Körper-Demenz. Beträgt die Anamnese der Parkinson-Symptome mehr als 12 Monate, sollte man eher von einer Demenzentwicklung bei Morbus Parkinson ausgehen. Folgende weitere Kriterien stützen die Diagnose Lewy-Körper-Demenz:

- wiederholte Stürze
- Synkopen
- transiente Bewußtseinsverluste
- Neuroleptikahypersensitivität
- systematisierter Wahn und Halluzinationen in anderen Modalitäten.

Die Therapie sollte grundsätzlich behutsam erfolgen. Von den 3 Symptombereichen, die einer Therapie zugänglich sind (Parkinson-Syndrom, psychotische Symptome, kognitive Störungen), sollte vorrangig derjenige behandelt werden, welcher für den Patienten oder seine Umgebung am belastendsten ist.

6 Vaskuläre Demenzen

Zerebrovaskuläre Prozesse sind die zweithäufigste Ursache einer Demenz in Europa, wobei die Berichte der Prävalenz in Frankreich, Deutschland und Italien viel höher liegt als in anderen Teilen Europas. Dabei werden unter der Bezeichnung „vaskuläre Demenzformen" dementielle Syndrome zusammengefaßt, die durch verschiedene vaskuläre und hämodynamische Faktoren bedingt sind.

Meist werden die vaskulär bedingten dementiellen Syndrome in 3 Kategorien eingeteilt (Hüll 1997): subkortikale vaskuläre Enzephalopathien („Binswanger-Krankheit") mit 40%, Multiinfarktdemenz mit 40%, strategische Einzelinfarkte mit 17%. Dazu kommen noch seltene Gefäßerkrankungen (z.B. CADASIL/zerebrale autosomal-dominante Arteriopathie mit subkortikaler Leukenzephalopathie).

Das klinische Erscheinungsbild vaskulärer Demenzen ist gekennzeichnet durch ihren oft abrupten Beginn, die meist schon im Frühstadium der Demenz vorhandenen fokalen neurologischen Ausfälle sowie durch einen oft fluktuierenden Verlauf. Jedoch können auch Verläufe mit schleichendem Beginn und Verläufe ohne starke Fluktuationen (z.B. lakunäre und inkomplette Infarkte sowie Marklagerveränderungen) vorkommen und die Abgrenzung zur Alzheimer-Krankheit erschweren.

Bei Einzelinfarkten und bei der Multiinfarktdemenz liegen häufigere stationäre Aufenthalte und auch eine frühere Pflegeheimaufnahme vor als bei der Alzheimer-Krankheit. Auch die durchschnittliche Überlebenszeit einer Multiinfarktdemenz ist mit 6,7 Jahren deutlich kürzer als die einer Alzheimer-Erkrankung. Dagegen ist die Prognose bei Patienten mit kleinen strategischen Infarkten eher gut, wenn Risikofaktoren wie Hypertonie und Herzrhythmusstörungen konsequent behandelt werden.

Für die 3 angeführten Hauptformen einer vaskulären Demenz sind die gleichen Risikofaktoren entscheidend: Hypertonie, Rauchen, Diabetes mellitus, Hypercholesterinämie, absolute Arrhythmie bei Vorhofflimmern, Atherome und kardiale Aneurysmen als Emboliequellen, männliches Geschlecht.

Der Prävention bzw. dem Verringern der Progression kommt durch die Behandlung der Risikofaktoren eine entscheidende Bedeutung zu. Sie betrifft in erster Linie den Blutdruck. Es gilt mittlerweile als unumstritten, daß die Höhe des systolischen Blutdrucks im mittleren Lebensalter die kognitive Funktion im späteren Leben bestimmt. Ein erhöhter Blutdruck mit 70 ist assoziiert mit einer Demenz im Alter von 79–85 Jahren. Mit antihypertensiver Therapie läßt sich die Demenz in gewissem Umfang verhindern (Forette 1998). Eine Verbesserung der Lern- und Gedächtnisfunktion ergibt sich bei systolischen Blutdruckwerten zwischen 135 und 150 mmHg.

Gewisse Risikofaktoren unterliegen hinsichtlich ihrer Auswirkungen einem Wandel. So verlieren mit zunehmendem Alter Hypertonie und Hypercholesterinämie offenbar an Bedeutung; Diabetes mellitus bleibt unverändert wichtig. Relevanter wird im hohen Alter das Vorhofflimmern. Zum Umgang mit den genannten Risikofaktoren siehe bitte die entsprechenden Kapitel in diesem Buch.

7 Diagnose

Die Diagnosekriterien für eine Demenz setzen voraus, daß entsprechende klinische Merkmale vorhanden sind (s. Tab. 37.1). Zusätzlich sollte der Verlauf durch einen allmählich fortschreitenden Verfall gekennzeichnet sein. Die endgültige Beantwortung der Frage, ob eine Demenz vorliegt oder nicht, ist dann das Ergebnis einer manchmal schwierigen differentialdiagnostischen Abklärung. Andere Ursachen einer kognitiven Störung sollten durch die differentialdiagnostische Untersuchung ausgeschlossen werden (s. Seite 417).

Die Erkennung eines dementiellen Syndroms im Gespräch mit dem Patienten ist nur bei mäßig und schwer dementen Patienten einfach. Orientierungsfragen zur Zeit (Wochentag, Jahreszeit, Monat, Jahreszahl, Datum, Uhrzeit), zum Ort (Stockwerk, Bezirk, Ortsname), zur Situation (Weswegen kommen Sie? Wer bin ich?) und zur Person (Name, Augenfarbe, Bekenntnis, Geburtsdatum) helfen oft weiter. Oft muß man sich aber auch kurzer neuropsychologischer Tests bedienen. Leider sind sämtliche existierenden standardisierten Gedächtnistests bei alten, testungewohnten, oft schlecht sehenden oder hörenden Patienten wenig brauchbar. Auch fürchten die Patienten das Versagen in derartigen Tests meist sehr. Daher sollte mit möglichst einfachen Verfahren, bei denen vom alten Patienten auch Erfolge gesehen werden, begonnen werden (s. dazu Kap. 4, S. 30). Wir setzen an unserer geriatrischen Klinik in diesem Zusammenhang recht erfolgreich den Uhrentest (Watson 1993) ein. Weiterführend kann die Mini-Mental-State Examination (MMSE) nach Folstein (1975) eingesetzt werden. Eine Erfassung der funktionellen Fähigkeiten ist ebenfalls wichtig

Tabelle 37.4 Functional Assessment Questionaire (Fragebogen zu funktionellen Fähigkeiten).*

Tätigkeiten

- Schecks ausschreiben, Rechnungen bezahlen, Konto überprüfen
- Steuererklärung ausfüllen, geschäftliche Angelegenheiten regeln
- Kleidung, Gegenstände für den Haushalt, Nahrungsmittel selbständig einkaufen
- Geschicklichkeitsspiele machen, einem Hobby nachgehen
- Wasser kochen, Kaffee zubereiten, den Herd ausschalten
- Mahlzeiten zubereiten
- aktuelle Ereignisse verfolgen
- das Fernsehprogramm verfolgen, ein Buch, eine Zeitschrift aufmerksam lesen, verstehen, darüber diskutieren
- sich an Verabredungen, Familienfest, Urlaub, Medikamenteneinnahme erinnern
- die vertraute Umgebung verlassen, Autofahren, öffentliche Verkehrsmittel benutzen

Score	Leistung des Patienten bezüglich der Tätigkeiten
3 Punkte	völlig unfähig, etwas zu tun
2 Punkte	benötigt Hilfe
1 Punkt	kann Tätigkeiten mit Mühe durchführen bzw. hat dies noch nie getan, doch der Angehörige glaubt, es sei jetzt schwierig für ihn
0 Punkte	normale Fähigkeiten bzw., auch wenn er es noch nie getan hat, glaubt der Angehörige doch, er könne es jetzt tun

Ein Gesamtscore von 9 oder mehr weist auf eine funktionelle Beeinträchtigung hin.

* Eine auf den Angaben des Patienten basierende Beurteilung der funktionellen Fähigkeiten.

zur Einschätzung, ob eine Demenz vorliegt. In Deutschland hat sich meist die Funktionseinschätzung nach Barthel (Mahoney 1965) eingebürgert. Der Functional Assessment Questionnaire (FAQ, Tab. 37.4) ist ein weiteres standardisiertes, aussagefähiges Verfahren zur Bestimmung der funktionellen Fähigkeiten eines Patienten (Pfeffer 1982), das insbesondere in Amerika eingesetzt wird.

8 Probleme bei der Diagnostik eines Demenzsyndroms

Sofern mit dem Vorliegen eines Demenzsyndroms gerechnet wird und die entsprechende klinische Untersuchung einschließlich einfacher kurzer neuropsychologischer Screeningtests in diese Richtung geht, können auch milde Demenzsyndrome vom niedergelassenen Arzt zuverlässig diagnostiziert werden. Wenn dennoch mehr als 30–79% der Demenzsyndrome je nach Region vom niedergelassenen Arzt übersehen werden (Fischer 1998; Rubenstein 1988), hängt dies damit zusammen, daß aufgrund der erhaltenen Persönlichkeit und der altgewohnten Umgangsformen, insbesondere des Alzheimer-Patienten ohne neurologische Ausfälle, nicht an das Vorliegen eines dementiellen Geschehens gedacht wird. Diese fehlende Erwartung eines dementiellen Syndroms besteht natürlich um so eher, je jünger der Patient ist. Nach vorliegenden Untersuchungen erscheint es sinnvoll, routinemäßig ältere Patienten in der Praxis nach dementiellen Syndromen zu untersuchen (Tanya 1998).

9 Differentialdiagnose

Ist die Diagnose Demenz aufgrund der reinen deskriptiven Ansätze des DSM-IV-R oder der ICD-10 und aufgrund einfacher Gedächtnis- und Intelligenzaufgaben gestellt worden, muß in einem zweiten Schritt nach behandelbaren Demenzursachen gesucht werden. Dabei hat sich das Vorgehen nach einem festen Diagnoseschema (Tab. 37.5) bewährt. Damit sollen insbesondere Krankheiten und Zustände, die eine Demenz oder leichte kognitive Beeinträchtigungen verursachen und vielfach einer Behandlung zugänglich sind, herausgefiltert werden.

An erster Stelle ist hier das Delir und die Depression anzuführen, die begleitend beim Demenzsyndrom vorkommen, aber differentialdiagnostisch oft große Schwierigkeiten machen. Sowohl Delir als auch Depression können mit einer Demenz verwechselt werden und bestehen häufig im Verbund mit ihr.

Zu den Auslösern eines Delirs gehören zahlreiche schwere Erkrankungen. Vielfach handelt es sich auch um Belastungen, denen der Patient ausgesetzt ist, oder um Schädigungen, für die klinisch oder epidemiologisch eine Prädisposition besteht. Bei der Suche nach ursächlichen Faktoren sollte berücksichtigt werden, daß das Delir, wie andere funktionelle Störungen, häufig eine multifaktorielle Ätiologie aufweist und daher auch multifaktorielle Behandlung erfordert (s. Kap. 33 „Delir [akuter Verwirrtheitszustand]", Seite 369). Alle beeinflußbaren Faktoren, die möglicherweise in Beziehung zur kognitiven Störung stehen, sollten ausgeschaltet oder verbessert werden. Allerdings lassen Erkenntnisse vermuten, daß eine Behandlung des Delirs nicht immer auch eine Heilung der kognitiven Störung bewirkt (Barry 1988).

Die behandelbaren Ursachen einer Demenz umfassen strukturelle, metabolische, toxische, infektionsbedingte, ernährungsbedingte, psychische oder medikamentös bedingte Störungen (s. Tab. 37.2). Bei

Tabelle 37.5 Diagnoseschema.

Anamnese (Ergänzung durch Fremdanamnese)
- Schulbildung
- Ausbildung
- frühere berufliche Aktivitäten
- familiäre und persönliche, psychiatrische und neurologische Vorgeschichte
- Beginn und Verlauf der aktuellen Beschwerden

klinischer Status
- Herz-Kreislauf-System (Ruhe-EKG, Langzeit-EKG, Belastungs-EKG, Blutdruck)
- Lungenstatus (Lungenfunktion, Röntgen-Thorax)
- Risikofaktorenprofil für vaskuläre Demenz: Hypertonie, Diabetes mellitus, Rauchen, Alkohol, Adipositas
- ADL-Skala (Aktivitäten des täglichen Lebens)

Labordiagnostik
- Blutsenkung
- kleines Blutbild
- Blutzucker
- Cholesterin
- Leberfunktion
- Elektrolyte
- Harnstoff, Kreatinin
- Folsäure und Vitamin B_{12}
- Urinstatus
- Schilddrüsenfunktion (T4, TSH basal)

psychiatrischer Status
- Ausschluß einer Depression bzw. Einschätzung begleitender
- depressiver Verstimmungen (Depressionsskalen)

neurologischer Status
- Beurteilung von Hirnnerven, Reflexen, Motorik etc.

Beurteilung mentaler Funktionen
- Hirnleistungstests

apparative Untersuchungen
- EEG, Computertomographie (CT)
- gezielt: Kernspinresonanztomographie (NMR), regionale Hirndurchblutungsmessung, Single-Photon-Emissions-Computertomographie (SPECT), Positronen-Emissions-Tomographie (PET)

den strukturellen Ursachen einer Demenz handelt es sich um Tumoren oder Abszesse im Bereich des zentralen Nervensystems, Schädel-Hirn-Traumen, subdurale Hämatome, Normaldruck-Hydrozephalus, Sarkoidose und Vaskulitis. Häufigste stoffwechselbedingte Ursachen, die ausgeschlossen werden müssen, sind Hypo- oder Hypertonie, Hypoglykämie, Hyper- oder Hyponatriämie, Hyperkalziämie, Nieren- und Leberversagen, Über- und Unterfunktion der Nebennierenrinde, Hypopituitarismus und Wilson-Syndrom. Auch Alkoholabusus ist eine der Ursachen für kognitive Einbußen bei älteren Menschen. Andere toxische Stoffe sind Schwermetalle und organische Verbindungen (Lösungsmittel, Insektizide). Zu den Infektionen, die eine Demenz bedingen können, gehören:

- Neurosyphilis
- chronische Meningitis
- Morbus Whipple.

Bei älteren, unterernährten Menschen besteht ein erhöhtes Demenzrisiko aufgrund des Mangels an den Vitaminen B_1, B_2, B_6 und B_{12}.

Differentialdiagnostisch schwierig abzugrenzen ist die Depression. Tabelle 37.6 gibt Symptome an, welche die Depression wahrscheinlicher, die Demenzerkrankung unwahrscheinlicher werden lassen, jedoch ist diese Differentialdiagnose nicht in Tabellenform befriedigend darzustellen. Generell ist zu sagen, daß zahlreiche Demenzerkrankungen auch und gerade in ihrem Beginn mit depressiven Syndromen vermengt auftreten und auch reine Depressionen über die Störung der Aufmerksamkeit und Konzentration kognitive Störungen leichten Ausmaßes verursachen.

Es geht bei der Differentialdiagnose nicht darum, eine Demenz mit eindeutiger Sicherheit zu diagnostizieren, sondern vielmehr darum, ein depressives Syndrom nachzuweisen und einer Behandlung zuzuführen. Für die Allgemeinpraxis eignet sich hier

Tabelle 37.6 Differentialdiagnose Demenz – Depression.

	Demenz	Depression
Anamnese	Beginn schleichend, langsame Progredienz	Beginn recht plötzlich, schnelle Progredienz
Klinik	Neugedächtnisstörungen, Orientierungsstörung, leichtes Ermüden Schlaf vermehrt, abendliche Unruhe, gelegentlich Verharmlosung intellektueller Störungen, falsche Antworten, im Untersuchungsverlauf Verschlechterung	Niedergeschlagenheit, gedrückte Stimmung, Gedankenkreisen, Todessehnsucht, Schuldgefühle, Durchschlafstörungen, morgendliches Pessimum, Klagen über intellektuelle Störungen, „weiß nicht"-Antworten, im Untersuchungsverlauf Verbesserung

besonders ein kurzer Einschätzbogen (Yesavage 1988).

Die Erstuntersuchung eines Patienten mit kognitiven Störungen sollte in der Regel auch im Rahmen der Differentialdiagnostik Behandlungsansätze liefern. Wird beispielsweise ein Delir oder eine Depression diagnostiziert, können diese therapiert werden. Nach einiger Zeit empfiehlt sich eine Kontrolluntersuchung. Häufig können jedoch durch eine Behandlung kognitive Beschwerden nicht oder nur vorübergehend gebessert werden. Dann muß die Diagnostik mit weiteren Untersuchungen und der Überweisung an einen Spezialisten fortgesetzt werden, bis eine chronisch-kognitive Störung eindeutig eingeschätzt und erkannt ist.

Tabelle 37.7 Therapie der Demenz.

- internistische Basistherapie
- Arzneimitteltherapie (Nootropika, Antidementiva)
- Behandlung von Verhaltensauffälligkeiten
- Therapie von Komplikationen
- aktivierende Betreuung
- körperliches Training
- Selbsthilfetraining
- Ernährung
- soziale Maßnahmen
- Angehörigenberatung und Betreuung

10 Therapie

10.1 Ganzheitliches Therapiekonzept

Die Behandlung des Patienten mit Demenz kann nur innerhalb eines sinnvollen Gesamtkonzeptes erfolgen: Das therapeutische Ziel muß die Aktivierung des Patienten, die Verbesserung seiner kognitiven Leistungsfähigkeit und die Kompensation seiner gestörten sozialen Integration mit der Besserung der Alltagsfähigkeit sein. Auf keinen Fall dürfen die verbliebenen „Rest"-Fähigkeiten des Patienten unterschätzt werden.

Der Demenzkranke verliert zwar sein Gedächtnis und sein Denkvermögen, jedoch nicht seine Emotionen.

Die Therapie darf den Patienten mit Demenz nicht zu einer „Versuchsperson" degradieren, d.h., die an der Betreuung mitbeteiligten Personen vom Arzt über die Schwestern bis hin zum Angehörigen dürfen keine Macht über den Patienten ausüben. Auch ist jede Therapie in Frage zu stellen, wenn sie um ihrer selbst willen geschieht.

Wird der Patient nur während bestimmter Therapiemaßnahmen ernst genommen, ist dies sinnlos. Die eingeleiteten und durchgeführten Therapiemaßnahmen müssen in die Alltagsaktivitäten des Kranken einbezogen werden.

Einer Demenz im Endstadium oder schweren dementiellen Syndromen wird auch heute oftmals noch mit therapeutischem Nihilismus begegnet, was als sehr bedauerlich angesehen werden muß. Die als Begründung angeführte Meinung, Demenz sei grundsätzlich progredient und die Diagnose mit einem Todesurteil gleichzusetzen, darf nicht unangefochten bleiben: Es muß dabei auf die verschiedenen Verlaufsformen dementieller Erkrankungen hingewiesen werden. Auch ist die Regel nicht unbedingt die chronische Progredienz, sondern der fluktuierende Verlauf mit zwischengeschalteten Stadien relativer Stabilisierung. Jede therapeutische Maßnahme ist auf die „Lebensqualität des Patienten und seine Kompetenz zur Bewältigung des Alltags auszurichten", d.h., für die Therapie des Patienten mit Hirnleistungsstörungen ist ein ganzheitlicher Therapieansatz zu fordern (Tab. 37.7).

Im Zentrum des therapeutischen Interesses sollten dabei die für den Patienten praktisch relevanten Maßnahmen stehen, die es ihm erleichtern, seinen Tagesablauf so selbständig wie möglich zu bewältigen. Die Wirksamkeit einzelner Maßnahmen wird in der Literatur oft kontrovers diskutiert. Es scheint jedoch gesicherte Erkenntnis zu sein, daß jede Maßnahme für sich Erfolg haben kann und die größten Erfolge durch die Kombination der verschiedenen therapeutischen Möglichkeiten erzielt werden.

10.2 Internistische Basistherapie

Die gesundheitliche Gesamtverfassung dementieller Patienten kann insbesondere im höheren Lebensalter durch gleichzeitig vorhandene andere körperliche Krankheiten erheblich eingeschränkt sein und zu einer weiteren Verschlechterung der zerebralen Leistungssituation führen. Als besonderes Problem ist hier das gleichzeitige Bestehen mehrerer Krankheiten, d.h. die Multimorbidität, zu nennen. Die Erkrankungen können sich einzeln oder in ihrer Summe negativ auf das Befinden und Verhalten des Demenzkranken auswirken und zusätzliche kognitive Einbußen zur Folge haben. Im Vordergrund stehen insbesondere die internistischen (Herzkrankheiten, z.B. Herzinsuffizienz; Lungenfunktionseinschränkung, z.B. chronisch obstruktive Emphysembronchitis; Stoffwechselstörungen, z.B. Diabetes mellitus) und psychiatrisch-neurologische Erkrankungen, die auch für behandelbare Demenzformen verantwortlich sind.

Tabelle 37.8 *Medikamente, die die Kognition beeinflussen (nach Moore und O'Keeffe 1999).*

Medikament	Beispiel	Risiko
Anticholinergika	Atropin Scopolamin	hoch
Benzodiazepine	Nitrazepam Flurazepam Diazepam	hoch mittel
Opioide	Pethidin	hoch
Neuroleptika	Thioridazin Chlorpromazin Risperidon	mittel niedrig
Parkinsonmittel	Trihexyphenidyl Benzatropin Bromocriptin Levodopa Selegilin	hoch mittel
Antidepressiva	Amitriptylin Imipramin Notriptylin Desipramin SSRI	hoch mittel niedrig
Antiepileptika	Primidon Phenytoin	mittel niedrig
H$_2$-Antagonisten	Cimetidin Ranitidin	niedrig
H$_1$-Antagonisten	Chlorphenamin	niedrig
Herz-Kreislauf-Medikamente	Quinidin Digoxin Methyldopa Betablocker Diuretika ACE-Hemmer	mittel
Kortikosteroide	Prednisolon	mittel
NSAR (nicht-steroidale Antirheumatika)	Indometacin Ibuprofen	mittel
Antibiotika	Cephalosporin Penicillin Quinolone	niedrig

Bei der Suche nach Faktoren, die das klinische Erscheinungsbild und den Verlauf eines dementiellen Krankheitsbildes verschlechtern, muß neben der demenzbeeinflussenden Krankheit auch ganz besonders auf die Zahl, Art und Dosis der eingenommenen Medikamente geachtet werden (Tab. 37.8).

Für geriatrische Patienten gelten insbesondere für Psychopharmaka spezielle Behandlungsprinzipien (American Psychiatric Association 1997): anticholinerge Nebenwirkungen sind bei Patienten mit Alzheimer-Demenz problematisch und können sich unter Umständen in Form deliranter Bilder manifestieren. Sedierende Psychopharmaka können ebenfalls Wahrnehmung und Denken beeinträchtigen. Ältere Patienten haben häufig einen verminderten Vasotonus und sind daher besonders empfindlich für orthostatische Nebenwirkungen von Medikamenten. Aus diesen Besonderheiten ergeben sich folgende Regeln für die psychopharmakologische Behandlung:
- niedrige Anfangsdosierungen und allmähliche Dosissteigerung („Start low and go slow")
- häufig niedrigere Erhaltungsdosis
- größere Pausen bei Umstellung der Medikation
- Vermeidung polypharmakologischer Behandlung.

10.3 Arzneimitteltherapie

Zur Behandlung der kognitiven Defizite stehen eine ganze Reihe von Substanzen zur Verfügung, wobei für einige der daraus entwickelten Präparate bereits die Zulassung durch das frühere Bundesgesundheitsamt (BGA) bzw. sein Nachfolgeinstitut „Bundesinstitut für Arzneimittel und Medizinprodukte (BfArM)" erfolgte.

Unter der vor allem früher gebrauchten Bezeichnung „Nootropika" versteht man Arzneistoffe, die sich positiv auf Gedächtnis- sowie Lern-, Auffassungs- und Konzentrationsfähigkeit auswirken sollen – unabhängig vom (teilweise unbekannten) Wirkungsmechanismus. Zu den „klassischen" Nootropika zählt man Co-dergocrin, Nicergolin, Ginkgobiloba, Piracetam und Pyritinol. Da weitere Substanzen hinzukamen, wird jetzt häufig von „Antidementiva" gesprochen.

Für alle nachfolgend aufgeführten antidementiellen Arzneimittel und Nootropika existieren randomisierte Doppelblindstudien, welche die Wirksamkeit meist bei leichter und mittelschwerer Demenz belegen. Problematisch ist ohne Zweifel, daß beim Einsatz dieser Arzneistoffe keine Vorhersage über eine individuelle Therapieresponse oder -nonresponse möglich ist. Trotzdem sollte bei jedem Patienten mit Demenz im Rahmen eines ganzheitlichen Behandlungskonzeptes ein medikamentöser Therapieversuch durchgeführt werden, sofern keine Kontraindikationen bestehen. Allerdings muß nach ca. 3 Monaten überprüft werden, inwieweit hier eine Therapieresponse für das eingesetzte Medikament vorliegt.

Die Auswahl des Arzneimittels wird primär von der zu behandelnden Zielsymptomatik und von der individuellen Verträglichkeit bestimmt. Hinweise auf die pharmakodynamischen Profile im Hinblick auf dementielle Symptome gibt die Tabelle 37.9.

Tabelle 37.9 Positive Auswahlkriterien für antidementielle und nootrope Wirkstoffe (ergänzt nach Fox 1998).

Arzneistoff	Demenzschweregrad							pharmakologische Progressionsverzögerung
	leicht/mittel					schwer		
	Kognition	Motorik	Antrieb	Vigilanz	Affekt	ADL*	Pflegbarkeit	experimentell
Memantine	XX	XXX	XX	XX	X	XX	XX	XX
Nimodipin	XX	●	●	X	X	XX	AB	X
Piracetam	XX	●	X	XXX	X	X	?	?
Pyritinol	X	X	?	X	X	X	?	?
Tacrin	XX	X	●	?	X	XX	KI	X?
Donepezil	XX	X	●	X	X	XX	KI	X?
Zerebrale Vasotherapeutika	X	●	●	XX	X	X	?	●
Ginkgo	XX	X	●	XX	X	X	?	X

XX = deutlich verbessert; X = verbessert; ● = geringe/keine Wirkung; ? = keine Daten; AB = Anwendungsbeschränkung; KI = Kontraindikation; * = Activities of Daily Living

Cholinerge Substanzen werden bei der Alzheimer-Krankheit und bei der Lewy-Körper-Demenz in erster Linie befürwortet. Co-dergocrin, Piracetam und Pentoxifyllin scheinen besonders bei vaskulären Demenzen wirksam zu sein. Dagegen erfolgt der Einsatz von Memantine und Kalziumantagonisten sowohl bei degenerativen als auch bei vaskulären Demenzformen.

In einer umfassenden Bewertung der Nootropika und Antidementiva kommen Ihl et al. (1997) zu dem Schluß, daß die gesamtwirtschaftliche Kostensituation durch den Einsatz dieser Medikamente günstig beeinflußt wird.

Co-dergocrin

Der vermutete Wirkmechanismus dieses Ergolynderivates ist eine Verbesserung der eingeschränkten Energieproduktion. Mehrere Neurotransmittersysteme sollen beeinflußt und die Zahl der m-Cholinozeptoren erhöht werden. An Nebenwirkungen finden sich Hyperaktivität, Schlafstörungen, gastrointestinale Störungen, pektanginöse Beschwerden, leichte Bradykardie sowie Blutdruckabfall mit Schwindel. All diese Nebenwirkungen kommen nur gelegentlich zur Beobachtung.

Es liegen über 40 Studien für diese Substanz vor, von denen mehrere die BGA-Kriterien (früheres Bundesgesundheitsamt) erfüllen. Die Besserungsraten gegenüber Placebo betragen etwa 20% in den Ebenen Arzteinschätzung und Psychometrie sowie offenbar auch in der Ebene Alltagsaktivitäten (Plendl 1999).

Nicergolin

Auch diese Substanz wurde vom BGA positiv bewertet. Die durchblutungssteigernde Wirkung aufgrund leichter adrenolytischer Effekte ist gut belegt (Nappi 1997). Im vermuteten Wirkmechanismus, in den Nebenwirkungen und auch in der Wirksamkeit entspricht Nicergolin weitgehend Co-dergocrin.

Ginkgo biloba

Ginkgo biloba wurde in standardisierten Extrakten untersucht und ebenfalls vom BGA positiv bewertet. Der Extrakt soll als Antioxidans wirken und somit die Neuronen vor freien Radikalen schützen. Die Wirksamkeit des Ginkgo-biloba-Extraktes EGB 761 wurde auch unter den strengen internationalen Prüfbedingungen bestätigt (Le Bars 1997), Besserungsraten werden in etwa wie bei Co-dergocrin berichtet. Im Vergleich mit den Cholinesterasehemmern zeigen Ginkgo-Extrakte weder in der Verzögerung der Progression noch in den Verum-Placebo-Differenzen der Responseraten Unterschiede in der Wirksamkeit (Wettstein 1999). Besonders hervorzuheben sind die nur selten auftretenden Nebenwirkungen (leichte gastrointestinale Beschwerden, Kopfschmerzen, Allergien), weshalb das Präparat gerne bei multimorbiden älteren Patienten eingesetzt wird.

Piracetam
Für Piracetam ist eine Zunahme des zerebralen Glukoseumsatzes und der Hirndurchblutung gesichert. Die Substanz soll die Neuronen vor einer Hypoxie bewahren und hat in hohen Dosen die Eigenschaften eines Thrombozytenaggregationshemmers. Hier zeichnen sich entsprechend auch Erfolge bei frühzeitiger hochdosierter Gabe nach zerebralem Infarkt ab, hingegen liegt die Wirksamkeit bei dementiellen Syndromen auf dem Niveau der übrigen Substanzen. Unklar ist derzeit noch, ob durch eine initiale parenterale Hochdosistherapie schnell Aufschluß über die Response zu erhalten ist. Aus theoretischen Gründen wäre die Substanz vor allem bei vaskulären Demenzformen vorzuziehen. Aber auch für den Einsatz dieser Substanz bei der Alzheimer-Krankheit gibt es Befürworter (Hüll 1997). An Nebenwirkungen treten Libidozunahme, psychomotorische Unruhe, Schlafstörungen, gastrointestinale Beschwerden und Schwindel auf.

Pyritinol
Für Pyritinol ist ebenfalls eine Zunahme des Glukoseumsatzes und der Hirndurchblutung beschrieben, der Wirkmechanismus ist letztendlich aber nicht geklärt. Bezüglich der Wirksamkeit bewegt sich Pyritinol im Bereich der anderen Nootropika, Nebenwirkungen sind ebenfalls relativ selten. Es wurden Juckreiz, Ausschläge, Schlafstörungen, Diarrhö und Erbrechen berichtet.

Tacrin
Tacrin war der erste Cholinesterasehemmer, der für die Behandlung des Morbus Alzheimer zugelassen wurde. Der positive Effekt sowohl auf die kognitive Leistungsfähigkeit als auch auf Alltagsfähigkeiten konnte nachgewiesen werden. Allerdings zeigten sich in der effektiven Dosierung eine relativ hohe Nebenwirkungsrate mit zum Teil deutlicher Erhöhung der Transaminasewerte, ferner gastrointestinalen Nebenwirkungen, Myalgie, Anorexie, Schlaflosigkeit, Ataxie, Pruritus und Urtikaria.

Donepezil
Dieser neuere Cholinesterasehemmer zeigt eine deutlich geringere Nebenwirkungsrate bei ebenfalls deutlich günstigem Einfluß auf die Alltagsfähigkeit bei gleichen positiven Effekten wie Tacrin. Dies dürfte an der im Vergleich zu Tacrin besseren ZNS-Spezifität der Substanz liegen. Responseraten und Wirksamkeit bewegen sich in der Größenordnung von Tacrin bzw. liegen sogar etwas darüber (bei allerdings nur eingeschränkter Vergleichbarkeit der vorliegenden Studien).

Rivastigmin
Beim Rivastigmin handelt es sich ebenfalls um einen neueren zugelassenen Cholinesterasehemmer, der nicht durch das P-450-System metabolisiert wird, was die Interaktion mit anderen Arzneistoffen reduziert. Die Wirksamkeit bei leicht bis mittelgradig beeinträchtigten Alzheimer-Patienten wurde in 2 internationalen multizentrischen Studien nachgewiesen (Retz 1999), wobei die Behandlung dosisabhängig insbesondere zur statistisch signifikanten Verbesserung der Leistungsfähigkeit, des klinischen Gesamturteils und der Alltagskompetenzen führt. Bei einzelnen Parametern werden signifikante Verbesserungen auch bei niedrigeren Dosierungen beobachtet. Die Wirksamkeit in den Verbesserungen der kognitiven Leistungsfähigkeit und des klinischen Gesamtteils entspricht in etwa der von Donepezil.

Die Verträglichkeit der Substanz ist gut, die Nebenwirkungen bewegen sich im Rahmen von Donepezil, Unruhe und Schlafstörungen sollen vor allem bei Männern etwas häufiger auftreten. Die Substanz muß 2mal pro Tag gegeben werden und wird etwas länger aufdosiert, was sich aber in der Praxis kaum störend auswirkt.

Nimodipin
Aufgrund der guten zentralen Wirksamkeit wurde der Kalziumantagonist Nimodipin für die Indikation Demenz zugelassen. Der Wirkmechanismus ist ein verminderter toxischer Kalziumeinstrom in geschädigte Neuronen. Die Wirksamkeit ist mit denen anderer Nootropika vergleichbar, Nebenwirkungen etwas häufiger (Flush, Hitzegefühl, Kopfschmerzen, gastrointestinale Beschwerden, Schwindel, Blutdrucksenkung).

Kalziumantagonisten wie die Substanz Nimodipin haben bei der vaskulären Demenz zur gleichzeitigen Behandlung der Hypertonie eine gut begründbare Indikation. Bei der Behandlung von Alzheimer-Kranken, zumal mit ihren meist eher hypotonen Blutdruckwerten, sollten keine Kalziumantagonisten eingesetzt werden.

Memantine
Ein bedeutsamer therapeutischer Ansatz bei den degenerativen aber auch vaskulären Formen der Demenz beruht auf dem Schutz gegenüber der exitotoxischen Wirkung von Glutamat sowie einer Behandlung der beobachteten Störung der glutamatergen Neurotransmission (Müller 1995). In mehreren prospektiven Studien wurde der NMDA-Rezeptorantagonist Memantine über 4–6 Wochen auf seine klinische Wirkung geprüft. Hierbei fand sich bei einer Dosierung von 20–30 mg/Tag eine Verbesserung in verschiedenen Demenzskalen und Subscores. Besonders interessant für die Praxis ist, daß für

Memantine auch bei Patienten mit schwerem dementiellen Bild eine günstige Wirkung nachgewiesen werden konnte (Winblad 1999). Die Nebenwirkungen sind meist gering, gelegentlich kommt es zu einer Insomnie (vor allem nach zu später Gabe abends).

Nicht-steroidale Antirheumatika

Hinweise auf die Wirksamkeit von nicht-steroidalen Antirheumatika in der Demenztherapie kamen vor allem aus epidemiologischen Studien für die Alzheimer-Demenz (z.B. Rotterdam-Studie, Andersen 1995) und aus der Grundlagenforschung (Aisen 1997). In einer doppelblinden, placebokontrollierten Studie mit Indometacin konnte eine signifikante Verbesserung der kognitiven Fähigkeiten ermittelt werden, allerdings kam es bei 20% der Patienten in der Verumgruppe zum Therapieabbruch wegen gastrointestinaler Probleme (Rogers 1993). Ebenfalls geprüft werden zur Zeit Cox-2-Hemmer (Cyclooxigenase-Hemmer) bezüglich ihrer Wirksamkeit bei Alzheimer-Demenz (Sramek 1999).

Östrogen

Ebenfalls aus epidemiologischen Studien kam der Hinweis, daß Östrogene einen verlangsamenden Effekt auf den Verlauf der Alzheimer-Erkrankung ausüben können (Baldereschi 1998; Kawas 1997). Interessant ist auch, daß Cholinesterasehemmer bei mit Östrogen substituierten Frauen in der Postmenopause signifikant besser wirken als bei nichtsubstituierten Frauen (Schneider 1996, 1997). Ergebnisse größerer kontrollierter Studien liegen noch nicht vor.

Selegelin und Vitamin E

Selegelin ist einer der wenigen MAO-Hemmer (Monoaminooxidase-Hemmer), der ohne Diätbeschränkungen eingenommen werden kann. Während in einer doppelblinden, placebokontrollierten Untersuchung über 6 Monate kein nachweisbarer Erfolg in der kognitiven Leistung, den neuropsychiatrischen Symptomen und in den Alltagsaktivitäten nachweisbar war (Freedman 1998), konnte in einer anderen Untersuchung ein positiver Einfluß gefunden werden. In dieser Untersuchung wurden in einer placebokontrollierten Studie Vitamin E, Selegelin und die Kombination beider Wirkstoffe untersucht. Alle 3 Behandlungen waren signifikant wirksam gegenüber Placebo (Kriterien waren u.a. die Zeit bis zum Eintreten einer schweren Demenz und der Verlust der Selbständigkeit), wobei die mit Vitamin E allein behandelte Gruppe am besten abschnitt und die geringsten Nebenwirkungen zeigte (Sano 1997).

Pentoxifyllin

Die Wirksamkeit von Pentoxifyllin ist nur bei der vaskulären Demenz gesichert, entsprechend dem postulierten Wirkmechanismus einer Verbesserung der Mikrozirkulation. Die Effekte entsprechen in etwa denen der Nootropika Co-dergocrin, Piracetam und Nicergolin.

Acetylsalicylsäure

In mehreren prospektiven doppelblinden Studien wurde die Bedeutung von Acetylsalicylsäure für die vaskuläre Demenz demonstriert (Meyer 1986, 1989). In diesen Studien wurde gezeigt, daß der Einsatz von Acetylsalicylsäure nicht nur die Hirndurchblutung und das kognitive Leistungsvermögen von Patienten mit einer leichten bis mittelgradigen Demenz innerhalb eines Jahres, aber auch in den folgenden Jahren verbessert, sondern es konnte auch eine Zunahme der Lebensqualität beobachtet werden.

10.4 Perspektiven der vorbeugenden medikamentösen Behandlung

Möglicherweise wird sich in naher Zukunft das Auftreten der klinischen Krankheitszeichen durch eine vorbeugende Behandlung hinausschieben lassen. Retrospektive Untersuchungen haben Anhaltspunkte dafür ergeben, daß die längerfristige Behandlung mit entzündungshemmenden Substanzen und die Östrogensubstitution bei Frauen die Häufigkeit und den Zeitpunkt des Auftretens von Alzheimer-typischen Krankheitssymptomen verzögern (Aisen 1994). Der gezielte Einsatz setzt eine möglichst präzise Identifikation von Personen mit einem erhöhten Krankheitsrisiko voraus.

Auch über den Einsatz von Antioxidanzien wie Vitamin A und E wird diskutiert (Sramek 1999). Indeponone, ein synthetisches Analog zum Koenzym Q funktioniert wie ein Oxidans und soll ebenfalls die Zellmembranen schützen und den Energiestoffwechsel der Gehirnzellen fördern.

Am einfachsten erscheint die Prophylaxe im Hinblick auf die Risikofaktoren der vaskulären Demenz. Der medikamentösen Behandlung der atherogenen Faktoren (Hypertonie, Diabetes mellitus, Hypercholesterinämie) und des Vorhofflimmerns kommt in der Demenzvorbeugung eine besondere Bedeutung zu.

10.5 Behandlung von Verhaltensauffälligkeiten bei Demenz

Neben den für die Diagnose einer Demenz relevanten Primärsymptomen, insbesondere der deutlichen Minderung von Gedächtnis und intellektuellen Fähigkeiten mit einer Beeinträchtigung bei der Bewältigung von alltäglich anstehenden Aufgaben, sind Demenzzustände auch durch eine Reihe von Verhaltensauffälligkeiten gekennzeichnet, die in bis zu 90% der Fälle auftreten.

Ursachen der Verhaltensstörungen sind zum einen somatische Störungen vor allem bei plötzlichen Verhaltensänderungen. Hier ist besonders an folgende Problemfelder zu denken:
- Hypoglykämie
- Exsikkose
- Pneumonien und andere Infektionen
- Herz-Kreislauf-Erkrankungen
- Hypotonie
- Schmerzen
- Blasen- und Darmentleerungsstörungen.

Medikamentös induzierte Verhaltensstörungen treten auf bei:
- langwirkenden Benzodiazepinen
- trizyklischen Antidepressiva
- stark sedierenden niederpotenten Neuroleptika (Lewy-Körper-Syndrom)

Tabelle 37.10 Richtiges und falsches Verhalten im Umgang mit desorientierten und verwirrten Patienten (Hafner 1996).

richtiges Verhalten	falsches Verhalten
einfache Sätze verwenden, ruhiger Redeton	komplexe Mitteilungen, lauter Redeton
aggressive Patienten beruhigen, in Ruhe lassen (aber beobachten)	Diskussion mit erregten, aggressiven Patienten
Körpersphäre des Patienten respektieren	den Patienten am Arm zerren, zu Handlungen zwingen
Welt, auch Sinneseindrücke des Patienten akzeptieren	Versuch, einem Patienten einen Wahn ausreden zu wollen
ruhige Atmosphäre schaffen, störende Lärmquellen entfernen	hektische Atmosphäre, störende Lärm-/Lichtquellen
sich selbst fassen, beruhigen; evtl. Hilfe holen	Gegenaggressionen aufkommen lassen: Teufelskreis
Tagesschwankungen beim Patienten beachten: gute Phasen nutzen	dem Patienten die eigene Tagesform aufzwingen
herausfinden: Was regt den Patienten auf, was beruhigt ihn?	belassen von „vorprogrammierten" Entgleisungssituationen
Medikamente nicht als erste Maßnahme einsetzen – besser „vorausschauend!"	sofortige Sedierung; Patienten „anbinden"; Fixation fördert Erregung!
Ursache für aggressives Verhalten suchen, (z.B. Harnwegsinfekt, Schmerzzustand)	medikamentöse Sedierung ohne Pflegeplan

- Parkinsonmitteln
- Digitalis
- Betablockern (Struwe 1999).

Nach Ausschluß dieser potentiell reversiblen Störungen muß man sich vor Augen führen, daß auch die strukturellen neurologischen Veränderungen bei einer Demenz zu entsprechenden Störungen führen können. Zu ihnen gehören vor allem Unruhezustände, aggressives Verhalten, paranoide Symptome und Sinnestäuschungen, Angst, depressive Verstimmungszustände, Schlafstörungen. Nicht immer gelingt es, diese Verhaltensauffälligkeiten wesentlich zu mildern oder auch zu beseitigen, etwa durch nicht-pharmakologische Interventionsstrategien, wie eine systematische, den Erfordernissen der Krankheit angepaßte Umstellung des Verhaltens der Bezugsperson oder gezielte, auf das jeweilige Leistungsniveau des Erkrankten zugeschnittene Beschäftigungen oder bestimmte körperliche oder psychische Trainingsmaßnahmen. Trotzdem kommt dem Umgang mit dem dementen Patienten eine hohe Bedeutung zu, und gerade bei unruhigen und aggressiven Patienten sollte das richtige Verhalten im Vordergrund stehen (Tab. 37.10).

Wenn die Möglichkeiten der nicht-pharmakologischen Einflußmaßnahmen nicht mehr ausreichen, wird eine pharmakologische Intervention notwendig, insbesondere bei starker Ausprägung der Symptome oder auch bei fortgeschrittenen Stadien der Demenz, in denen eine Verständigung mit dem Kranken nur mehr eingeschränkt möglich ist.

10.6 Therapie von Erregungszuständen, Angst und paranoid-halluzinatorischen Zuständen

Vor allem bei schweren Formen des dementiellen Syndroms können Erregungszustände und Angst, evtl. auch paranoide-halluzinatorische Syndrome in den Vordergrund treten. Eingesetzt werden in erster Linie Neuroleptika. Für Erregungszustände sind die niederpotenten Substanzen am besten geeignet (z.B. Melperon, Chlorprotixen, Prometazin, Pipamperon): Bei guter Wirksamkeit ist bei diesen Substanzen bei altersadaptierter Dosierung mit den geringsten Nebenwirkungen zu rechnen. Grundsätzlich sollte die niedrigste noch wirksame Dosis gewählt werden. Erfolge sind aber auch mit SSRI (Serotoninwiederaufnahmehemmer), Buspiron, Trazodon, Thiaprid, Benzodiazepinen, Carbamazepin und Valproat sowie mit Betablockern (Propranolol und Pindolol) zu erwarten.

Besonders häufige und unter Umständen gefährliche Nebenwirkungen der Neuroleptika sind extrapyramidalmotorische Störungen wie Sedation und Schwindel. Weitere potentielle Nebenwirkungen sind vegetative Effekte wie Mundtrockenheit, Obstipation und Miktionsbeschwerden, zerebrale Nebenwirkungen (z.B. Zunahme der Verwirrtheit und zerebrale Krampfanfälle), hormonelle Störungen, kardiovaskuläre Nebenwirkungen sowie Blutbildveränderungen. So sollte der agitierte Patient nur so wenig Neuroleptika als möglich verordnet bekommen, und eine Kombinationstherapie mit den weiteren genannten Substanzen sollte frühzeitig in Betracht gezogen werden. Bei ausgeprägt paranoid-halluzinatorischer Symptomatik müssen Neuroleptika eingesetzt werden. Dabei gilt die Regel, zunächst möglichst niedrig zu dosieren (z.B. 1–3 mg Haloperidol). Die wichtigste therapeutische Besonderheit bei der Behandlung psychotischer Symptome stellt die Neuroleptikasensitivität dar, d.h. eine Mehrheit der Patienten mit Lewy-Körper-Demenz neigt zu schweren Hypersensitivitätsreaktionen auf typische Neuroleptika. In den ersten Wochen nach der Neuroleptikaexposition kann es zu Rigor, Sedierung und Verwirrtheit mit daraus resultierenden sekundären Komplikationen kommen. Das gilt auch für die Behandlung mit niedrigen Dosen. Typische Neuroleptika sind deshalb bei Patienten mit Lewy-Körper-Demenz kontraindiziert. Bei grundsätzlich enger Indikationsstellung kommen vielmehr atypische Neuroleptika in Betracht, wie beispielsweise Clozapin, Risperidon oder Olanzapin. Einschränkend muß allerdings darauf hingewiesen werden, daß Patienten mit Lewy-Körper-Demenz unter Clozapin zwar keine extrapyramidalmotorischen Nebenwirkungen entwickeln, aber möglicherweise besonders delirgefährdet sind.

Bei bestehender ängstlicher Komponente sollten in erster Linie Antidepressiva und Neuroleptika vorsichtig versucht werden. Ansonsten kann ggf. auch an Benzodiazepine gedacht werden, allerdings mit Vorsicht. Benzodiazepine führen bereits häufig in niedriger Dosierung bei Demenzkranken zu relativ ausgeprägten Nebenwirkungen wie Sedierung, Ataxie, depressiven Verstimmungen oder auch Inkontinenz und paradoxen Wirkungen im Sinne einer Steigerung von Unruhe und Ängstlichkeit (Haupt 1991). Zudem bewirken sie unter Umständen eine Verschlechterung des ohnehin beeinträchtigten kognitiven Leistungsniveaus des Patienten. Beim Einsatz sollten nur kurz wirksame Benzodiazepine in niedriger Dosierung über einen möglichst kurzen Zeitraum verordnet werden.

Unter neuroleptischer Behandlung kann die Resorption von Digitoxin gesteigert und der Effekt von Insulin und oralen Antidiabetika verringert sein. Die gleichzeitige Gabe von schwarzem Tee reduziert die Neuroleptikaresorption und damit auch die Wirkung.

10.7 Therapie von Störungen des Schlaf-wach-Rhythmus

Ist eine schlafanstoßende Behandlung erforderlich, empfiehlt sich nach wie vor neben dem Einsatz von niederpotenten Neuroleptika (z.B. Melperon, Prothipendyl) Clomethiazol oder Chloralhydrat jeweils in einer Dosierung von 500–1000 mg. Besonders vorteilhaft ist dabei das Fehlen paradoxer Wirkungen, allerdings kann eine Toleranz- und Abhängigkeitsentwicklung auftreten.

Bei Vorliegen depressiver Symptome ist der Einsatz von Antidepressiva indiziert. Die Indikationsstellung für eine Behandlung mit Benzodiazepinen ist dann angezeigt, wenn Angst-, Spannungs- und Erregungszustände sowie Aggressivität das klinische Bild prägen und es sich in erster Linie um Erscheinungsbilder nichtpsychotischer Art handelt. Wie bereits oben ausgeführt, sollten nur kurz- bis höchstens mittellang wirksame Benzodiazepine eingesetzt werden.

Eine gute Alternative stellen GABAerge „Nicht-Benzodiazepine" wie Zolpidem und Zopiclon dar, die zumindest bei einer Neueinstellung aufgrund ihrer geringeren bis fehlenden Suchtpotenz und fehlenden motorischen Nebenwirkungen den Benzodiazepinen vorgezogen werden sollten. Mitunter wirkt eine Tasse Bohnenkaffee vor dem Zubettgehen bei dementen Patienten ausreichend schlafanstoßend, wobei man sich hier den paradoxen Effekt zentralnervös aktivierender Substanzen bei hirnorganischer Vorschädigung zunutze macht.

10.8 Therapie von Depressionen

Für das therapeutische Vorgehen ist entscheidend, ob es sich um eine apathisch-gehemmte oder um eine agitierte, psychomotorisch getriebene Depression als Begleitung der dementiellen Erkrankung handelt. Depressionen mit Pessimismus, Angst, Unruhe treten vor allem bei beginnender Demenz häufig auf. Eine entsprechende antidepressive medikamentöse Therapie ist hier indiziert. Zu den einzelnen Pharmaka sei auf das Kapitel 38 verwiesen.

Allgemein sollten bei depressiven Demenzpatienten keine Substanzen verwendet werden, die eine starke anticholinerge Komponente haben oder möglicherweise deutliche orthostatische Probleme induzieren. Empfohlen werden können unter anderem Desipramin, Nortriptylin, Dibenzepin, die Serotoninwiederaufnahmehemmer (SSRI), Venlafaxin, Nefazodon und Moclobemid.

10.9 Therapie von Begleitsymptomen

Bewegungsstörungen

Es finden sich häufig Tonuserhöhungen im pyramidalen, vor allem aber im extrapyramidalen Bereich. Dabei treten Gangstörungen bei 72% der Patienten auf. Insgesamt zeigen 24–50% der Patienten extrapyramidale Symptome. Der Verlauf der dementiellen Erkrankung ist durch eine kontinuierliche Zunahme der motorischen Symptomatik geprägt.

Der Gang des Patienten mit Demenz wird mit zunehmender Krankheit kleinschrittiger und schlurfender. Die zunehmende Steifigkeit und Ungeschicklichkeit machen es dem Demenzkranken schwer, die Aktivitäten des täglichen Lebens erfolgreich durchzuführen. Mit fortschreitender neurologischer Symptomatik ist die Sturzgefahr des Patienten extrem hoch.

Beachtet werden muß, daß neurologische Symptome auch durch Medikamente, z.B. Neuroleptika, ausgelöst werden können. Jede plötzliche Geh- oder Haltungsänderung des Patienten oder andere, neu aufgetretene Bewegungsstörungen sollten daher unbedingt zur Überprüfung der bestehenden Medikation des Patienten führen.

Bewegungsstörungen bei der Alzheimer-Krankheit treten in der Regel erst in späteren Stadien auf, bei vaskulären Demenzen wie z.B. nach einem Schlaganfall finden sie sich allerdings bereits von Anfang an. Auch bei der Lewy-Körper-Demenz sind Bewegungsstörungen von Anfang an vorhanden.

Die Bewegungsstörungen werden in erster Linie mit intensiver Gymnastik behandelt. Bestehen bei der Lewy-Körper-Demenz deutliche, den Patienten belastende Symptome wie Rigor und Bradykinese, sollte zusätzlich ein Behandlungsversuch mit L-Dopa in niedrigen Dosen unternommen werden. Die Ansprechrate scheint wesentlich geringer zu sein als beim idiopathischen Parkinson-Syndrom. Für Nebenwirkungen sind Patienten mit Lewy-Körper-Demenz besonders empfänglich. Nebenwirkungsreiche Substanzen wie die Dopaminagonisten sollten deshalb nicht eingesetzt werden.

Bei der Alzheimer-Krankheit und bei vaskulären Demenzen bildet gerade im fortgeschrittenen Zustand die medikamentöse Therapie der begleitenden Bewegungsstörungen oft den ersten Schritt einer ganzheitlichen Behandlung des Demenzkranken. Neben dem Einsatz einer Reihe von Antispastika (z.B. Lioresal) bietet sich hier nach unseren Erfahrungen aufgrund der geringen Nebenwirkungsrate das Amantadinderivat Memantine an. Memantine erleichtert Bewegungsabläufe und beeinflußt möglicherweise die extrapyramidale Komponente der Spastik. Bei massiv in ihrer Beweglichkeit eingeschränkten Patienten ist oft während der ersten 3–4 Tage eine Infusionstherapie mit PK-Merz® notwendig, damit dann eine intensive Bewegungstherapie einsetzen kann.

Harninkontinenz

Bei ungenügender oder fehlender zentraler Hemmung kommt es zu starkem, imperativem Harndrang und zur Inkontinenz. Dabei ist das Gefühl für die Blase erhalten, aber die Entleerung unkontrolliert. Diese Form der Inkontinenz (Dranginkontinenz) ist in erster Linie eine Frage des gezielten Kontinenz- bzw. Toilettentrainings, kombiniert mit dem Einsatz anticholinerger Medikamente (s. Kap. 19).

Unter dem Einsatz der anticholinergen Substanzen kommt es zu einem Nachlassen des imperativen Harndrangs, zu einer Zunahme der maximalen Blasenkapazität, einer Reduktion der gesteigerten Miktionsfrequenz und zum Anstieg des mittleren Miktionsvolumens. Die Erfolgsraten betragen bis ca. 80% (Lit. bei Füsgen 1997).

Nachteile können sich aus einer möglicherweise unvollständigen Blasenentleerung mit Restharnbildung ergeben, so daß regelmäßige Restharnkontrollen unbedingt erforderlich sind.

Die anticholinergen Nebenwirkungen, wie Mundtrockenheit, Akkommodationsstörungen, Obstipation und Übelkeit sind bei den Substanzen Trospiumchlorid und Tolterodin am schwächsten ausgeprägt. Dabei hat Trospiumchlorid gegenüber Tolterodin noch den Vorteil, daß es aufgrund seiner hydrophilen Eigenschaften die Blut-Liquor-Schranke kaum passiert und somit zentrale Nebenwirkungen nicht zu erwarten sind. Gerade für Patienten mit dementiellen Symptomen ist Trospiumchlorid heute als Mittel der 1. Wahl bei der Inkontinenztherapie anzusehen (Wiesehahn 1997).

Stuhlinkontinenz

Das klinische Bild der „neurogenen fäkalen Inkontinenz" bei Demenz besteht aus täglich 1- bis 2maligem Absetzen von geformtem Stuhl in das Bett oder die Kleidung, meist unmittelbar nach Mahlzeiten oder heißen Getränken. Wird der Stuhlgang unmittelbar nach einem heißen Getränk am Morgen abgesetzt, so ist das Vorgehen relativ einfach: Der Patient soll bequem und diskret mit einer Decke auf seinen Knien auf seinem Toilettenstuhl sitzen, während man ihm sein heißes Getränk serviert, und nicht eher aufstehen, bis sich sein Darm entleert hat. Ist die Stuhlinkontinenz zeitlich nicht sicher vorauszusagen, muß ein Stuhlprotokoll geführt werden: Sind doch bestimmte Inkontinenzhäufungen zu bestimmten Zeiten zu beobachten, kann man entweder durch Motivation oder physikalische Maßnahmen versuchen, vor dem eruierten Zeitpunkt einen Stuhlgang einzuleiten.

Obstipation

Obstipation ist eine häufige Begleiterscheinung der Demenz. Ursache ist meist eine Kombination aus

Bewegungsmangel, ballaststoffarmer Ernährung und der Einnahme obstipationsfördernder Medikamente. Für die Diagnose müssen Stuhlgewohnheiten des Demenzkranken kontrolliert werden. Zur Therapie sei auf das Kapitel 32 hingewiesen.

Epileptische Anfälle
Epileptische Anfälle werden bei der Alzheimer-Krankheit mit einer Häufigkeit zwischen 6 und 22% angegeben. Bei der Multiinfarktdemenz liegen Anfälle bei 17% der Patienten vor. Differentialdiagnostisch muß immer wieder eine transitorisch-ischämische Attacke (z.B. kardiovaskulärer Genese) ausgeschlossen werden.

Die Bedeutung des Anfallsleidens für ältere Patienten braucht kaum betont zu werden: Ein Anfall kann das Selbstwertgefühl ernsthaft verletzen, eine starke Beeinträchtigung der Aktivität verursachen, zu Frakturen führen. Zudem sind die anhaltenden postiktalen Zustände bei alten dementen Menschen auch gefährlich.

Aus diesen Gründen sollte man sich bei Auftreten epileptischer Anfälle zu einer Therapie entschließen. Eingesetzt werden Phenytoin, Valproinsäure-Natrium und Carbamazepin. Valproinsäure-Natrium und Carbamazepin haben weniger neuropsychiatrische Nebenwirkungen. Allerdings führen auch die letztgenannten Substanzen zu leichten Beeinträchtigungen der kognitiven Funktion.

Literatur

Aisen, P. S.: Inflammation and Alzheimer's disease: mechanisms and therapeutic strategies. Gerontology 43, 1–2 (1997) 143–149.

American Psychiatric Association: Practice guideline for the treatment of patients with Alzheimer's disease and other dementias of late life. Amer. J. Psychiat. 154 5, Suppl., (1997) 1–39.

Andersen, K., Launer, L. J., Ott, A.: Do nonsteroidal antiinflammatory drugs decrease the risk for Alzheimer's disease? The Rotterdam Study. Neurology 45: 8 (1995) 1441–1445.

Baldereschi, M., DiCarlo, A., Lepore, V.: Estrogen-replacement therapy and Alzheimer's disease in the Italian Longitudinal Study on Aging. Neurology 50:4 (1998) 996–1002.

Barry, P. B., Moskowitz, M. A.: The diagnosis of reversible dementia in the elderly: A critical review. Arch. intern. Med. 148 (1988) 1914–1918.

Diagnostic and Statistical Manual of Mental Disorders. Fourth Edition. American Psychiatric Association. Washington, DC, 1994.

Fischer, P.: Die Diagnostik der Demenz. In: Depression und Demenz. S. Kasper (Hrsg.). Informator Verlag Wien 1998, 23–32.

Folstein, M. F., Folstein, S. E., McHugh, P. R.: „Mini Mental State": A practical method for grading the cognitive state of patients for the clinician. J. Psychiatr. Res. 12 (1975) 189–198.

Forette, F., Seux, M. L., Staessen, J. A., et al.: Prevention of dementia in randomised double-blind placebo-controlled Systolic Hypertension in Europe (Syst-Eur). Lancet 352 (1998) 1347–1351.

Fox, J. M.: Therapie mit antidementiellen Arzneimitteln und Nootropika. In: Handbuch der Arzneimitteltherapie. Band 1. Psychopharmaka. J. M. Fox, E. Rüther (Hrsg.). Thieme, Stuttgart–New York (1998).

Freedman, M., Rewilak, D., Xerri, T.: L-deprenyl in Alzheimer's disease: cognitive and behavioral effects. Neurology 50: 3 (1998) 660–668.

Füsgen, I. Melchior, H.: Inkontinenzmanual. Springer, Berlin–Heidelberg–New York 1997.

Hafner, M., Meier, A.: Geriatrische Krankheitslehre. Huber, Bern–Göttingen–Toronto 1996.

Haupt, M., Kurz, A.: Behandlung von Verhaltensauffälligkeiten bei Demenz. Geriatrie Praxis 10 (1991) 50–58.

Hüll, M., Bauer, J.: Alzheimer-Krankheit und vaskuläre Demenzformen. In: D. Platt (Hrsg). Altersmedizin. Schattauer, Stuttgart–New York 1997, 520–554.

Ihl, R., Kretschmar, C.: Zur Nootropikabewertung für die Praxis. Nervenarzt 68 (1997) 853–861.

Kawas, C., Resnick, S., Morrison, A.: A prospective study of estrogen replacement therapy and the risk of developing Alzheimer's disease: the Baltimore Longitudinal Study of Aging. Neurology 48:6 (1997) 1517–1521.

Le Bars, P. L., Katz, M. M., Berman, N., et al.: A placebo-controlled, double-blind randomized trial of an extract of ginkgo biloba for dementia. J. Amer. med. Ass. 278 (1997) 1327–1332.

Mahoney, F., Barthel, D.: Functional evaluation: The Barthel-Index. Maryland med. J. 14 (1965) 61–65.

McKeith, I., Galasko, D.: Consensus guidelines for the clinical and pathologic diagnosis of dementia with Lewy-bodies. Neurology 47 (1996) 1113–1124.

Meins, W.: Diagnose Lewy-Körper-Demenz. Geriatrie Praxis 2 (1999) 19–23.

Meyer, J. S., Judd, B. J., Tawakha, T: Improve cognition after control of risk factors for multi infarct dementia. J. Amer. med. Ass. 256 (1986) 2203–2209.

Meyer, J. S., Roger, L., McClintic, K.: Randomized clinical trial of dayly aspirin therapy in multi-infarct dementia. J. Amer. Geriat. Soc. 3 (1989) 549–555.

Moore, A. R., O'Keeffe, S. T.: Drug-induced cognitiv impairment in the elderly. Drugs and Aging 15 (1999) 15–28.

Müller, W. E., Mutschler, E., Riederer, P.: Noncompetitive NMDA receptor antagonists with fast open-channel blocking kinetics and strong voltage-dependency as potential therapeutic agents for Alzheimer's dementia. Pharmacopsychiat. 28 (1995) 113–124.

Nappi, G., Bono, G., Merlo, P.: Long-term nicergoline treatment of mild to moderate senile dementia. Clin. Drug. Invest. 13 (1997) 308–316.

Pfeffer, R. I., Kurosaki, T. T., Harrah, C. H.: Measurement of functional activities of older adults in the community. J. Geront. 37 (1982) 323–329.

Plendl, H.: Die Pharmakotherapie der Demenz. Neurotransmitter 1 (1999) 11–14.

Retz, W., Rösler, M., Möller, H.-J., et al.: Rivastigmin. Arzneimitteltherapie 7 (1999) 213–218.

Rogers, J., Kirby, L. C., Hempelmann, S. R., et al.: Clinical trial of indomethacin in Alzheimer's disease. Neurology 43:8 (1993) 1609–1611.

Rubenstein, L. V., Calkins, D. R., Greenfield, S.: Health status assessment for elderly patients. Report of the Society of General Internal Medicine Task Force on Health Assessment. J. Am. Geriatr. Soc. 37 (1988) 562–569.

Sano, M., Ernesto, C. Thomas, R.: A controlled trial of selegiline, alpha-tocopherol, or both as treatment for Alzheimer's disease. New Engl. J. Med. 336:17 (1997) 1216–1222.

Schneider, L. S., Farlow, M. R., Henderson, V. W., et al: Effects of estrogen replacement therapy on response to tacrine in patients with Alzheimer's disease. Neurology 46:6 (1996) 1580–1584.

Schneider, L. S., Farlow, M.: Combined tacrine and estrogen replacement therapy in patients with Alzheimer's disease. Ann. N. Y. Acad. Sci. 826 (1997) 317–322.

Sramek, J., Cutler, N. R.: Recent developments in the drug treatment of Alzheimer's disease. Drugs a. Aging 14 (1999) 359–373.

Struwe, B.: Pharmakotherapie von Verhaltensstörungen bei Dementen. In: KVH aktuell Geriatrie vom 06.08.1999, 13–17.

Tanya, E., Froehlich, B. A., Robinson, T., et al.: Screening for dementia in the out-patient setting: The time and change test. J. Amer. Geriat. Soc. 46 (1998) 1506–1511.

Yesavage, J. A.: Geriatric Depression Scale. Psychopharmacol Bull 24 (1988) 709–711.

Watson, I. J.: A new method for detection of cognitive impairment. J. Amer. Geriat. Soc. 41 (1993) 1235–1240.

Wettstein, A.: Cholinesterasehemmer und Ginkgoextrakte. Fortschr. Med. 5 (1999) 48–49.

Wiesehahn, I., Lüttje, D.: Harninkontinenz. Z. Allg. Med. 73 (1997) 344–353.

WHO: Draft of the International Classification of Diseases, 10th revision (ICD 10), Genova 1989.

Winblad, B, Poritis, N.: Memantine in severe dementia: results of the 9 M-best study. Int. J. Geriat. Psychiatry 14 (1999) 135–146.

38 Depression

Heinrich Binder, Mustafa Selim und Hedwig Friedl-Francesconi

INHALT

1	Einleitung	429
2	Ursachen der Depression älterer Menschen	429
2.1	Determinanten depressiver Reaktionen	429
2.2	Intelligenzabbau im Alter	430
2.3	Gedächtnisabbau im Alter	430
3	Psychometrische Verfahren zur Depressions- und Leistungsdiagnostik	431
4	Erscheinungsformen depressiver Störungen im Alter und Differentialdiagnostik	432
4.1	Major Depression	433
4.2	Dysthyme Störung	433
4.3	Nicht näher bezeichnete depressive Störung	433
4.4	Pseudodemenz	433
4.5	Das präsuizidale Syndrom	433
5.	Therapie depressiver Erkrankungen im Alter	435
5.1	Somatotherapie	435
5.2	Soziotherapie	438
5.2.1	Gruppentherapeutische Betreuung	438
5.2.2	Ergotherapie	438
5.2.3	Neuropsychologisches Funktionstraining	439
5.3	Psychotherapie	439
6	Chronische und therapieresistente Depressionen im Alter	439
7	Schlafstörungen im Alter	440
8	Suizidalität	441

1 Einleitung

Aufgrund der steigenden Lebenserwartung nehmen auch Symptome und Syndrome der Psychopathologie des Alterns zu. Dies gilt insbesondere für die Vielschichtigkeit und Intensität des Krankheitsbildes „Depression", das eine Prävalenz von 17% aufweist (Angst 1986). In einer Literaturübersicht zur Beziehung zwischen Altern und Depression lagen die Angaben der meisten Autoren zur Depressionshäufigkeit bei 12–15% (Mathey 1976). Blaer et al. fanden in einer Studie an 997 älteren Menschen bei 14,7% Symptome einer Depression und „dysphorische Zustände", welche in das Begriffsfeld der „Involutionsdepression" bzw. „Spätdepression" fallen (Blaer et al. 1980). Diese Begriffe gelten heute nicht zuletzt deshalb als veraltet, weil bekannt ist, daß viele Menschen zwischen ihrem 50. und 70. Lebensjahr ihre kreativste Lebensphase haben.

> Das Alter kann als eine der vielen Entwicklungsphasen des Menschen betrachtet werden, wobei Entwicklung bedeutet, daß „kein Stillstand stattfindet" – in diesem Sinne sollte man also nicht unbedingt von der Involutionsphase als einem Rückbildungsalter sprechen (Wächter et al. 1981).

2 Ursachen der Depression älterer Menschen

2.1 Determinanten depressiver Reaktionen

Die Psychopathologie der letzten Lebensphase versucht die psychiatrische Theorie nicht bloß durch einfache Kausalzusammenhänge zu erklären, sondern sie stellt den Kranken unter Berücksichtigung der Ich-Psychologie in einen weiter gefaßten sozialen Kontext. Dies ist sowohl für das Verständnis der Ursachen als auch für die Therapieansätze von Bedeutung.

Hautzinger et al. (1988) führen folgende 7 Determinanten depressiver Reaktionen im Alter an [28]:
- Negative Belastungen und streßreiche Erfahrungen. Das Alter erscheint unter Umständen als ein trostloses Warten auf den Tod, vergleichbar mit einer Treppe, die über zunehmende Einbußen an Lebensmöglichkeiten bis hinab zum Verlust der Selbstverfügbarkeit führt. Tabelle 38.1 versucht zu

Tabelle 38.1 Zunehmende Störung oder Abbruch von familiären und sozialen Kontakten und Verwirklichungsmöglichkeiten mit zunehmendem Alter (nach Lungerhausen 1989).

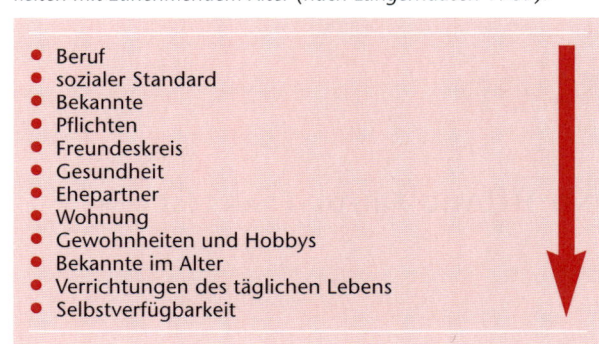

- Beruf
- sozialer Standard
- Bekannte
- Pflichten
- Freundeskreis
- Gesundheit
- Ehepartner
- Wohnung
- Gewohnheiten und Hobbys
- Bekannte im Alter
- Verrichtungen des täglichen Lebens
- Selbstverfügbarkeit

Tabelle 38.2 Das zweidimensionale Modell kognitiver Alterung von Oswald und Fleischmann (1986) (Lazarus et al. 1987).

kognitive Leistungsdimensionen

kristallisierte Funktionen[1]
= pragmatische Funktionen
= „power functions"[2]

bildungs- und milieuabhängige intellektuelle Funktionen (z.B. Sprachwissen, soziale Intelligenz) erlauben eine gute Schätzung des jetzigen und vorher bestehenden Intelligenzniveaus aufgrund des geringen Altersabbaus. Sie sind durch Training bis ins höchste Lebensalter steigerbar.

flüssige Funktionen
= mechanische Funktionen
= „speed functions"

inhaltsübergreifende, kognitive Grundfunktionen, die eine flexible Informationsverarbeitung ermöglichen. Sie repräsentieren die allgemeine kognitive Leistungsgeschwindigkeit, sind also stark tempoabhängig. Sie unterliegen einem alterskorrelierten Abbau.

verdeutlichen, wie aus depressiver Sicht die letzte Wegstrecke eines Lebens aussehen könnte, indem die zunehmende Störung oder der Abbruch von familiären und sozialen Kontakten und Verwirklichungsmöglichkeiten im Alter zur Darstellung gebracht werden (Lungerhausen 1989).
- Kognitive Abbauprozesse (Gedächtnis und Konzentration).
- Prämorbidität (frühere Erkrankungen und depressive Episoden).
- Soziale Isolation, Vereinsamung und Verlust von Kontakten (Mangel an sozialer Unterstützung).
- Finanzielle Einbußen.
- Drogen- und Alkoholkonsum.
- Geschlechtszugehörigkeit und damit verbundene genetische Besonderheiten (Frauen).

> Faßt man die Depression nach Berner (1977) als Befindlichkeitsstörung auf, als „Lahmlegung des Rewarding-Systems", welches den Kortex aktiviert, dann kann man die Depression neuropsychologisch nicht ohne Bezugnahme auf die Kognition (Wahrnehmung, Gedächtnis, Denken) diskutieren.

2.2 Intelligenzabbau im Alter

> Die kognitiven Fähigkeiten zeigen normalerweise bis ins höhere Alter eine nur geringe Abnahme. Ein Nachlassen intellektueller Fähigkeiten vor dem Ende des 50. Lebensjahres ist als pathologisch anzusehen.

Die eindeutige Abnahme einiger kognitiver Fähigkeiten ist erst jenseits des 80. Lebensjahres zu beobachten (Schaie 1980). Im Bereich der *„fluiden" Intelligenz*, welche die Geschwindigkeit der kognitiven Informationsverarbeitung repräsentiert, kommt es bereits ab dem 30. Lebensjahr zu Einbußen, während die *„kristallisierte" Intelligenz*, d.h. die inhaltliche Ausgestaltung von Denken und Wissen, durch entsprechendes Training bis ins höchste Lebensalter gesteigert werden kann (Baltes et al. 1986). Basierend auf dem Intelligenzmodell von Catell (1971), welcher zwischen einem „crystallized" und einem „fluid" factor unterscheidet, wurde das in Tabelle 38.2 dargestellte zweidimensionale Modell kognitiver Alterung von Oswald und Fleischmann entwickelt (Janke et al. 1987).

2.3 Gedächtnisabbau im Alter

Im normalen Alterungsprozeß zeigen Gedächtnisfunktionen frühe und deutliche Veränderungen (Schaie 1980). Gedächtnisstörungen gelten als zuverlässiger Indikator subjektiver Alterung (z.B. Zelinski et al. 1980). Sie betreffen vor allem den Kurzzeitspeicher hinsichtlich Aufnahme-, Enkodierungs- und Abrufgeschwindigkeit.

In bezug auf das alternde Gedächtnis gilt gegenwärtig das *zweifaktorielle Modell* nach Fleischmann (1989) als experimentell am besten abgesichert: Es beschreibt einen Primärgedächtnisfaktor (passive Gedächtnisleistungen über maximal einige Sekunden) und einen Sekundärgedächtnisfaktor (dynamische Gedächtnisleistungen für längerfristiges Merken). Weitere Modelle zur Differenzierung von Gedächtnisfunktionen beziehen sich auf die Unterscheidung von verbalen gegenüber visuellen Merkinhalten. Die Unterteilung in ein prozedurales (Handlungs-, episodisches Gedächtnis) und deklaratives (Wissens-, semantisches) Gedächtnis wird von den Autoren *Birbaumer* et al. (1990) sowie Deisinger et al. (1991) vertreten. Die Ausdifferenzierung solcher funktionaler Gedächtnismodelle verstärkt das Spannungsfeld zwischen theoretischen und lokalisatorischen Annahmen.

3 Psychometrische Verfahren zur Depressions- und Leistungsdiagnostik

Darunter versteht man den theoriegeleiteten Einsatz psychologischer Testverfahren. Die Psychometrie im Rahmen der Gerontopsychologie zielt auf folgende Bereiche ab (Oswald et al. 1991):
- die Beschreibung von Alternsprozessen bezüglich Kognition und Befindlichkeit
- die Beschreibung von Teilleistungen, die zur selbständigen Alltagsbewältigung notwendig sind
- Entwicklung sensitiver Verfahren, um differenzierte Aussagen über therapieinduzierte Veränderungen (z.B. von Hirnleistungsstörungen) machen zu können
- Früherkennung und Differentialdiagnose im Rahmen organischer Psychosyndrome unterschiedlicher Ätiopathogenese sowie Abgrenzung von Depressionen im Alter.

Die Testverfahren müssen an der Grundlagenforschung orientiert, d.h. objektiv (valide) und zuverlässig reliabel, sein. Testwiederholungen müssen zu gleichen Ergebnissen führen; hinsichtlich der Altersgruppe der jeweiligen Stichprobe muß eine Standardisierung und Normierung erfolgt sein.

> Die Schwierigkeit der Testdurchführung bei Patienten höheren Lebensalters liegt in der eingeschränkten Seh- und Hörfähigkeit älterer Menschen, der beeinträchtigten Feinmotorik, der geringeren zeitlichen Belastbarkeit und reduzierten Motivation der Betagten.

Methoden zur Messung von Befindlichkeit
Im Hinblick auf den Beurteiler lassen sich Befindlichkeitstests in Fremd- und Selbstbeurteilungsverfahren einteilen. Kranzhoff et al. (1986) geben einen guten Überblick über die Vor- und Nachteile der Selbst- und Fremdbeurteilungsratings in der gerontopsychiatrischen Diagnostik.

Selbstbeurteilungsverfahren haben unterschiedliche Testgütekriterien. In der Gerontologie sind sie zum einen deshalb stark vernachlässigt worden, weil angenommen wird, daß die Urteilsfähigkeit in Zusammenhang mit zerebraler Erkrankung bei alten Menschen stark herabgesetzt ist und sie für den alten Menschen zu belastend sind. Zudem führen Selbstbeurteilungsratings zu Verfälschungstendenzen im Sinne sozial erwünschter Antworten bzw. infolge der bei älteren Menschen stärker vorhandenen Zustimmungstendenz (Bungard 1979). In bezug auf die Testgütekriterien sind folgende Verfahren als gut geeignet anzusehen:
- Die Depressivitätsskala von von Zerssen (D-S) (1976): 16 Items erfassen ängstlich-depressive Stimmungen.
- Die revidierte Form des Freiburger Persönlichkeitsinventars (FPI-R) (Fahrenberg et al. 1984): 138 Items messen 10 Dimensionen – Nervosität, Aggressivität, Depressivität, Erregbarkeit, Geselligkeit, Gelassenheit, Dominanzstreben, Gehemmtheit, Offenheit, Extraversion.
- Das Nürnberger Altersrating (NAR) (Oswald et al. 1986) mißt die selbstbeurteilte Alterung hinsichtlich Stimmung und Aktivität.

Zuverlässige und valide Indikatoren, jedoch in der Durchführung unökonomisch sind die Eigenschaftswörterlisten EWL-K und EWL 60S von Janke et al. (1987). Sie messen die 6 Bereiche Aktiviertheit, Desaktiviertheit, Extraversion, allgemeines Wohlbehagen, emotionale Gereiztheit und Angst.

Weitere Selbstbeurteilungsverfahren sind die Self-Rating-Depression Scale (SDS; 20 Items messen „depressive Stimmung") von *Zung* (1965) sowie Beck Depression Inventory (BDI) (Beck et al. 1987; 1961. Der Fragebogen enthält 21 Dimensionen und liefert Orientierungswerte bezüglich des Schweregrades der Depression. Er beinhaltet folgende Skalen: A Dysphorie – B Hoffnungslosigkeit – C Versagensgefühle – D Objektbezugsstörung – E Schuldgefühle – F Strafbedürfnis – G Selbsthaß – H Selbstvorwürfe – I Suizidalität – J Weinen – K Reizbarkeit – L Kontaktstörung – M Entschlußfähigkeit – N negative Selbstvorstellungen – O Arbeitsunfähigkeit – P Schlafstörungen – Q Ermüdbarkeit – R Appetitverlust – S Gewichtsverlust – T Hypochondrie – U Libidoverlust.

Fremdbeurteilungsmethoden sind grundsätzlich ökonomische Indikatoren, da sie verschiedene Informationen in einem Urteil unter Ausschaltung zeit- und situationsbedingter Spezifität integrieren können. Nachteile bestehen jedoch in vielfältigen Beurteilungsfehlern. Diese entstehen durch unterschiedliche zeitliche und situative Bedingungen, weiter sind sie vom Beurteiler, von der beurteilten Person und dem beurteilten Merkmal sowie von der Protokollierungstechnik abhängig. Die wichtigsten klinisch-psychiatrischen Fremdbeurteilungsskalen zur Erfassung der Emotionalität bei alten Menschen sind:
- Eigenschaftswörterlisten: EWL-K (Janke et al. 1978) – EWL 60F (Janke et al. 1987) – EWL 60S (Janke et al. 1984)
- Sandoz Clinical Assessment Geriatric Scale (SCAG) (Shader et al. 1974). Sie beinhaltet die Messung der 5 Faktoren: kognitive Beeinträchtigung,

Sozialkontakte, affektive Störungen, Apathie und körperliche Beschwerden.

Diese Skalen sind vorwiegend für den pharmakotherapeutischen Gebrauch konstruiert.
- GDS-Scale von Yesavage: Diese umfaßt 30 Fragen (bzw. Kurzform mit 15 Fragen) zur Depression. 11 Punkte und mehr sprechen für eine zunehmend schwere Depression
- Pöldinger (1968): Der Fragebogen zur Abschätzung der Suizidalität mißt Suizidrisikofaktoren
- GDS-Scale von Reisberg et al. (1982) zur Einschätzung des depressiven und psychotischen Syndroms bei SDAT-Patienten mit 25 Items aus 8 Symptombereichen
- DSI von Zung (1976)
- Hamilton Depression Scale (HAMD) (Hamilton 1976)
- BPRS von Overall et al. (1962): Diese mißt die 5 Bereiche Angst, Depression, Anergie, Denkstörung, Aktivierung und Feindseligkeit.

Leistungsmessung bei Alterspatienten

Die Frage, ob altersentsprechende kognitive Leistungen vorliegen, ist für die Depressionsdiagnostik im Hinblick auf die Differentialdiagnose Demenz – Pseudodemenz oder auch bei pharmakogener oder somatogener Depressionsabklärung von großer Wichtigkeit. Im Folgenden werden aus der Vielfalt psychologischer Verfahren zur Leistungsbeurteilung einige wesentliche angeführt:

Zur groben Abklärung von hirnorganisch bedingten Ausfällen dient der *Syndrom-Kurztest (SKT)* von *Erzigkeit* (1989); er ermöglicht eine dreistufige Klassifikation des Durchgangssyndroms. Das aus 9 Subtests bestehende Verfahren liegt in 5 Paralleltestformen vor. Ebenso existieren Normen für 4 Altergruppen und 3 Intelligenzklassen. Reliabilitäts- und Validitätsuntersuchungen zeigen eine gesicherte psychometrische Qualität des SKT.

Der *Mini-Mental-Status-Test* (MMST) nach *Folstein et al.* (1975) ist wegen seiner raschen Durchführungszeit ein beliebtes Screening-Verfahren zur Erfassung zerebraler Insuffizienz bzw. Demenz. Er prüft mit wenigen Fragen sowie durch Schreiben und Abzeichnen einer einfachen geometrischen Figur grob die Orientierung, Aufmerksamkeit, Konzentration, Merkfähigkeit und das Sprachverständnis. Für eine exakte Analyse kognitiver Fähigkeiten kann er jedoch nicht eingesetzt werden.

Der *Demenz-Test* von Markowitsch et al. (1988) besteht aus 5 Subtests (Selective reminding, Wiedererkennen, Wortflüssigkeit, Orientierung und Praxie). Ein Punktwert unter 22 läßt mit großer Wahrscheinlichkeit auf eine Demenz schließen.

Die revidierte Form des *Hamburg-Wechsler-Intelligenz-Tests (HAWIE-R)*, welcher sich mit 6 Subtests in einen Verbal- und mit 5 Subtests in einen Handlungsteil gliedert, ist für Personen bis zum 80. Lebensjahr genormt und weist ausgezeichnete Testgütekriterien auf. Die Entwicklung einer Kurzform analog zum WIP des HAWIE wäre besonders für alte Menschen eine dringliche Erfordernis.

Zur Prüfung der Sprachfunktionen ist der *Aachener Aphasie-Test,* welcher aus 5 Subtests (Token-Test, Nachsprechen, Schriftsprache, Benennen und Sprachverständnis) besteht, sehr gut geeignet (Huber et al. 1983). Zudem erlaubt er eine differenzierte Beurteilung der Spontansprache und beinhaltet als Screening-Instrument auch eine Kurzform.

Das *Nürnberger Altersinventar (NAI)* von Oswald et al. (1986) ist derzeit die am besten standardisierte Testbatterie für Alterspatienten. Das NAI besteht aus 4 tempo- und 7 gedächtniszentrierten Subtests. Erstere messen die „speed functions" bzw. „fluid intelligence factors", während letztere den „power factors" bzw. „crystallized factors" entsprechen.

Ein *Orientierungsfragebogen* wurde von Gatterer et al. (1992) entwickelt. Die Aufmerksamkeit kann mit Hilfe des *Alterskonzentrations-Tests* (AKT) von *Gatterer* (1991) gemessen werden; es handelt sich dabei um einen Durchstreichtest im Zusammenhang mit einer einfachen Vergleichsaufgabe.

Im Bereich der sensomotorischen Umstellbarkeit wird das *Wiener Determinations-Gerät* (WDG) von Schuhfried als computergestütztes Verfahren eingesetzt. Das Gerät erfordert Reaktionen mittels Hand und/oder Fuß auf optische und/oder akustische Signale. Art und Anzahl der Reize sowie deren Geschwindigkeit und Signalabstand können patientengerecht adaptiert werden. In einer Studie von Mathey (1976) am Kieler Determinationsgerät nach Mierke ergab eine Verlaufsmessung über 6 Jahre signifikante Leistungsunterschiede zwischen 70- und 80jährigen.

4 Erscheinungsformen depressiver Störungen im Alter und Differentialdiagnostik

Ob ein depressives Syndrom vorliegt, kann mit wenigen allgemeinen Fragen festgestellt werden, die nachfolgend aufgelistet sind:

Folgende 10 Fragen (nach Wächtler et al. 1981) sind hier sehr hilfreich (das erfragte Syndrom ist bei jeder Frage in Klammern gesetzt):
- Können Sie sich noch freuen? (depressive Verstimmung)

- Fällt es Ihnen schwer, Entscheidungen zu treffen? (Entschlußlosigkeit)
- Haben Sie noch Interesse an Ihren früheren Hobbys? (Antriebsarmut)
- Neigen Sie in letzter Zeit vermehrt zum Grübeln? (depressive Denkinhalte)
- Plagt Sie das Gefühl, Ihr Leben sei sinnlos geworden? (Suizidgedanken)
- Fühlen Sie sich müde, schwunglos? (Vitalitätsverlust)
- Wie steht es mit Ihrem Schlaf? (Schlafstörung)
- Spüren Sie irgendwelche Schmerzen, einen Druck auf der Brust? Haben Sie noch andere körperliche Beschwerden? (vitale Störungen und somatische Symptome)
- Haben Sie wenig Appetit, an Gewicht verloren? (Appetitlosigkeit)
- Haben Sie Schwierigkeiten in sexueller Hinsicht? (Nachlassen der Libido und Potenz)

Innerhalb der „affektiven Störungen", zu welchen die Depression gehört, kann nach gängiger psychiatrischer Systematik – DSM IV – unterschieden werden zwischen „Major Depression", „dysthymer Störung" und „nicht näher bezeichneter depressiver Störung".

4.1 Major Depression

Innerhalb der Major Depression wird unterschieden zwischen „Episode einer Major Depression", einer „manischen Episode", einer „hypomanischen Episode" und einer „gemischten Episode". Bezüglich des Verlaufs wird zwischen einzelner und rezidivierender Episode differenziert.

> Im Alter verläuft die Major Depression meistens rezidivierend monopolar.

4.2 Dysthyme Störung

Die dysthyme Störung ist bei Altersdepressionen von untergeordneter Bedeutung.

4.3 Nicht näher bezeichnete depressive Störung

In die Kategorie der nicht näher bezeichneten depressiven Störung fallen alle Störungen mit depressiver Symptomatik, die nicht die Kriterien einer Major Depression, dysthymen Störung, Anpassungsstörung mit depressiver oder Anpassungsstörung mit gemischter Angst und depressiver Stimmung erfüllen. Im Rahmen der nicht näher bezeichneten depressiven Störung treten im Alter die sogenannten substanzinduzierten (pharmakogenen) und somatogenen Depressionen am häufigsten auf.

4.4 Pseudodemenz

Sowohl die Demenz bei Alzheimer-Krankheit als auch die Multiinfarktdemenz kann mit Depressionen in Zusammenhang stehen, es gibt aber keine besonderen Kriterien für diese Subdiagnose. Die große Zahl von Studien über die Depression bei Demenz zeigt widersprüchliche Ergebnisse.

Reifler et al. (1982) entdecken, daß bei 33% der leichten, 23% der mäßigen und 12% der schweren Demenzfälle gleichzeitig eine leichte Depression bestand. Lazarus et al. (1987) berichten über 20% leichte, 9% mäßige und 11% schwere Depressionen bei Demenz. Alles in allem hatten 40% der untersuchten dementen Patienten zumindest eine leichte Depression – ein Prozentsatz, der in einer Kontrollgruppe signifikant niedriger war.

Griffiths et al. (1987) fanden eine Depressionshäufigkeit von 13% bei Demenz und schlossen daraus, daß die beiden Diagnosen verknüpft sind. Die meisten Studien berichteten über Depressionen bei 30–40% der Demenzfälle, wobei schwerere depressive Störungen im allgemeinen auf 10–20% geschätzt werden (Wragg et al. 1989). Der Begriff der Pseudodemenz wurde eingeführt, um auf die Probleme der Abgrenzung zwischen Depression und Demenz hinzuweisen.

> Depressive Erkrankungen können so dramatische Verhaltens- und Leistungsveränderungen verursachen, daß sie fälschlich als dementielle Erkrankung (Pseudodemenz) imponieren. Die Differentialdiagnose ist ohne Verlaufsbeobachtung oft schwer zu stellen.

Bei vielen depressiven Älteren können ausgeprägte Störungen auftreten wie Antriebsstörung, Denkhemmung, Verlangsamung, Stupor, Nahrungsverweigerung etc., die an ein dementielles Syndrom denken lassen. Diesem Bild entspricht auch eine depressive Pseudodemenz. Die Krankheitsanamnese dieser Patienten ergibt in vielen Fällen einen wichtigen Hinweis auf depressive Phasen im Jugend- und Erwachsenenalter oder auf eine familiäre Belastung mit einer affektiven Erkrankung bzw. Depression. Pseudodemenzen sind einer Behandlung zugänglich und sollten aus diesem Grund bei der Abklärung gegenüber einer Demenz besondere Beachtung finden.

Tabelle 38.3 zeigt Unterscheidungsmerkmale zwischen Demenz und Pseudodemenz (Depression).

4.5 Das präsuizidale Syndrom

Die Suizidalitätsraten steigen mit zunehmendem Alter an. In vielen Studien wird übereinstimmend ein Gipfel bei den über 65jährigen festgestellt, mit ange-

Tabelle 38.3 Unterscheidungsmerkmale zwischen Demenz und Pseudodemenz.

	Demenz	Pseudodemenz (Depression)
familiäre Belastung	mit Demenz	mit Depression
Beginn	langsam, kognitive Einbußen vor Einsetzen einer Depression	rasch, Depression setzt vor kognitiven Störungen ein
Sprache	fortschreitender Sprach- und Schriftzerfall	Verlangsamung der Sprache und Schrift
Orientierung	Desorientiertheit	keine Störung
Aufmerksamkeit	früh gestört	erhalten
kognitive Leistungen	Störung des abstrakten Denkens, der Urteilsfähigkeit und höherer kortikaler Funktionen (Aphasie, Agnosie, Apraxie)	Leistungsschwankungen
testpsychologische Ergebnisse	durchwegs schlecht	widersprüchlich
Selbstwertgefühl	Selbstüberschätzung kognitive Einbußen werden verleugnet fordernd	Selbstabwertung, Klagen über „Verblödung" Unsicherheit, Versagensängste
Motivation	Freude an der Bewältigung leichter Aufgaben	wenig Bemühen, Interesselosigkeit
Stimmung	Veränderung oder Akzentuierung prämorbider Charakterzüge	deprimiert, reizbar, niedergeschlagen

deutetem Maximum um 70 Jahre, wobei das Suizidrisiko bei Männern 2- bis 4mal so hoch wie bei Frauen angegeben wird.

Besonders suizidgefährdet, bezogen auf alle Lebensabschnitte, sind Männer über 85 Jahre (Schneider 1991).

> Ältere Menschen neigen dazu, zur Ausführung eines Selbstmordes aggressivere und wirksamere Mittel zu wählen als jüngere Suizidanten (Achte 1986).

Die Ausübung aller Suizidhandlungen liegt bei 23–30% der Fälle bei über 65jährigen, von denen zwei Drittel tödlich enden.

Hohe Suizidraten korrelieren mit männlichem Geschlecht, zunehmendem Alter, sozialer Isolation, Suchtverhalten (insbesondere Alkohol- und Medikamentenabusus) und chronischer körperlicher Erkrankung.

Risikofaktoren für Suizidalität im Alter sind (modifiziert nach Pöldinger 1968):
- Veranlagung, Suizid in der Familie
- Vereinsamung, Isolation, Kontaktarmut
- Suchtproblematik
- Überforderungszustand
- Alter.

In Zusammenhang mit der Beurteilung des Schweregrades der Depression muß demnach abgeklärt werden, ob ein *präsuizidales Syndrom* vorliegt, welches nach Sonneck et al. (1985) aus folgenden Faktoren besteht:

- Einengung
  - situative Einengung
  - dynamische Einengung mit einseitiger Ausrichtung der Apperzeption, Assoziation, Affekte, Verhaltensmuster und mit Reduktion der Abwehrmechanismen
  - Einengungen der zwischenmenschlichen Beziehungen
  - Einengung der Wertewelt
- gehemmte und gegen die eigene Person gerichtete Aggression
- Selbstmordphantasien.

Kielholz (1974) gibt bei Depressiven folgende *suizidale Risikofaktoren* an, welche bei der Beurteilung einer Suizidgefahr beachtet werden sollten:

- *Eigentliche Suizidthematik und Suizidhinweise:* frühere Suizidversuche, Suizide in der Familie, direkte oder indirekte Suiziddrohung, Vorbereitungshandlung und konkrete Vorstellungen, „unheimliche Ruhe", Selbstvernichtungsträume und

-äußerungen (diese sind ernst zu nehmen, da 75% der Suizidanten ihren Suizid angekündigt haben).
- *Spezielle Symptome und Syndrombilder:* ängstlich-agitierte Stimmung, Schlafstörungen, Affekt- und Aggressionsstau, biologische Krisenzeit, Schuld- und Insuffizienzgefühle, unheilbare Krankheiten und Krankheitswahn.
- *Umweltverhältnisse:* familiäre Zerrüttung, Vereinsamung, gestörte zwischenmenschliche Beziehungen, finanzielle Schwierigkeiten, Verlust religiöser Bindungen.

> Das Suizidrisiko ist am Anfang oder am Ende einer depressiven Phase erhöht. Ein Suizid oder Suizidversuch wird häufig in einer Entspannungssituation begangen (z.B. im Urlaub, über das Wochenende).

Es sollte an eine bevorstehende Suizidhandlung gedacht werden, wenn ängstlich aufgeregte, depressive Patienten plötzlich ruhig werden und keine suizidale Äußerung mehr machen („Ruhe vor dem Sturm"); dies gilt auch für ansonsten ruhige Patienten, die plötzlich eine ungewohnte Hyperaktivität zeigen. Als auslösende Gründe für suizidale Impulse und Handlungen können folgende Situationen oder die Angst vor solchen beobachtet werden:
- plötzliche Änderung der sozialen Situation, wie z.B. Wohnungswechsel, Pensionierung, Pflegeheimeintritt
- Verlust der sozialen Rolle, der Aufgabe, vermindertes Selbstwertgefühl
- Beziehungskrise (Ehe- und Partnerschaftsproblematik, Generationskonflikt mit Kindern)
- körperliche und psychische Krankheiten, Behinderung
- Isolation, Vereinsamung, Beziehungsarmut
- Tod oder schwere Erkrankung von Bezugspersonen
- Vorurteile der Umgebung gegenüber älteren Menschen
- Befürchtung, anderen zur Last zu fallen
- Gefühle der Ausweglosigkeit und Angst
- sexuelle Probleme.

Einige Stichwörter zur Intervention
- Suizidalität soll immer angesprochen werden; die Betroffenen fühlen sich dadurch im allgemeinen entlastet und verstanden
- Ernstnehmen aller Suizidalitätssignale
- Einschätzung des Suizidrisikos
- Hospitalisierung je nach vorherrschender Symptomatik und Behandlungsbedürftigkeit
- Erkennen und Bearbeitung des biographischen und situativen Hintergrundes

- Nachbetreuung unter Einschluß von Bezugspersonen
- Verhinderung eines Anschlußsuizides.

Gründe für eine Klinikeinweisung bei Suizidalität:
- bereits Suizidversuche bekannt
- Vereinsamung und keine Bezugspersonen
- Suizidant wünscht selbst die Einweisung
- somatische Abklärung erscheint notwendig
- die Bezugspersonen sind gefährdet oder überfordert.

5 Therapie depressiver Erkrankungen im Alter

Die Behandlung kann nicht nur aus einer einzelnen Intervention oder Behandlungsform, wie z.B. einem Antidepressivum, bestehen, sie bedarf der Säulen der psychiatrischen Behandlung: Sozio-, Psycho- und Somatotherapie. Vor jeder Behandlung, aber auch während des Therapieprozesses ist eine genaue Analyse krank machender Faktoren erforderlich. Sie umfaßt die Biographie, die körperliche und psychische Konstitution, Beschwerden und Belastungen, die soziale, ökonomische, gesellschaftliche und familiäre Situation, die Einstellung zur Vergangenheit und Zukunft. Die Säulen der Therapie bei älteren depressiven Menschen sind:
- *Somatotherapie:* internistische Basistherapie, Psychopharmakotherapie, Physiotherapie
- *Soziotherapie:* Beschäftigungstherapie, Arbeitstherapie, soziale Interventionen, Milieutherapie
- *Psychotherapie:* Einzel-, Paar-, Gruppen- und Familientherapie.

5.1 Somatotherapie

Die Psychopharmakotherapie des älteren Patienten ist aus mehreren Gründen schwierig:
- der gealterte Organismus reagiert anders auf Psychopharmaka als der junge
- viele Alterspatienten nehmen aufgrund ihrer Multimorbidität andere Medikamente ein, welche potentiell mit Psychopharmaka interagieren
- die Alterspatienten entwickeln rascher Nebenwirkungen
- Alterspatienten zeigen die Tendenz, ein psychisches Leiden zu somatisieren, wodurch ein psychosozial beeinflußbares Problem fälschlicherweise mit Medikamenten behandelt wird.

Aufgrund dieser Probleme ergeben sich folgende Grundsätze:
- Psychopharmaka erst dann, wenn ein psychosoziales Management nicht ausreicht; wenn erforderlich, niedrig dosiert, möglichst kurzfristig und mit einer geringen Anzahl von Präparaten unter

Berücksichtigung der Nebenwirkungen und Interaktionen mit anderen Medikamenten sowie der Compliance (Tab. 38.4).
- Die Therapie soll primär syndromspezifisch ausgerichtet sein, unabhängig von der zugrundeliegenden Ätiologie.
- Bevor zur medikamentösen Therapie geschritten wird, sollten folgende Überlegungen aufgestellt werden:
  – Besteht die Möglichkeit, allein durch psychosoziales Management eine Besserung des depressiven Zustandes zu erzielen?
  – Ist eine organische Grundlage des depressiven Syndroms sicher auszuschließen?
  – Jede schwere körperliche Erkrankung kann potentiell als Auslöser einer depressiven Symptomatik betrachtet werden.
  – Es gibt einige charakteristische Krankheiten, die mit großer Regelmäßigkeit Depressionen verursachen, z.B. Schilddrüsenerkrankungen, Nebenschilddrüsenerkrankungen, Anämien, virale Infektionen, Parkinson-Krankheit, Pankreaskarzinome. Auch Medikamente wie Antihypertensiva, Antiparkinsonika und Sedativa können Depressionen auslösen.
- Vor jeder Behandlung mit Antidepressiva sind neben einer ausführlichen internistischen und neurologischen Untersuchung folgende Parameter zu erheben: Blutdruck, Puls, Blutbild, Nieren- und Leberwerte, Elektrolyte, Schilddrüsenparameter, EKG, EEG.
- Eine wesentliche Grundlage der Antidepressivatherapie ist die internistische Basisbehandlung, um z.B. eine verbesserte Herz-Kreislauf-Funktion zu erreichen.
- Bei der Auswahl eines Antidepressivums muß neben der Wirkung und Nebenwirkung des Medikamentes der körperliche Zustand des Patienten, vor allem Kreislauf-, Nahrungsaufnahme- und Ausscheidungssituation, berücksichtigt werden.
- Die häufigsten Nebenwirkungen bei der Anwendung von trizyklischen Antidepressiva sind:
  – Blutdruckabfall (vermehrte Sturzgefahr und ischämische Insulte)
  – Mundtrockenheit, wirkt bei Alterspatienten besonders störend bis gesundheitsschädigend (Candidiasis und Parotitis)
  – Akkommodationsstörungen
  – Obstipation – Schwindel
  – Harnverhaltung (*cave:* Prostatahyperplasie)
  – Erhöhung des Augeninnendrucks (*cave:* Glaukom)
  – Rhythmus- und Repolarisationsstörungen (*cave:* AV- und Schenkelblock)
  – Sedierung (verringerte Mobilität, Thrombose- und Pneumoniegefahr)
  – Agitiertheit und innere Unruhe
  – Schlafstörung
  – Fingertremor
  – psychopathologische Symptome wie Aktivierung schizophrener Symptome, Umschlagen depressiver in manische Phasen, delirante Symptomatik
  – mnestische Störungen mit Beeinträchtigung des Kurzzeitgedächtnisses (Interferenz mit Acetylcholin-Neurotransmission)
  – Erhöhung der zerebralen Erregbarkeit (*cave:* Epilepsie).

Tabelle 38.4 *Gebräuchliche Antidepressiva und ihre Dosierung bei Alterspatienten.*

Generic name	Handelsname	mittlere Tagesdosis (mg)
vorwiegend stimmungsaufhellend		
Clomipramin	Anafranil	25–75
Dibenzepin	Noveril	80–320
Lofepramin	Gamonil	70–140
Maprotilin	Ludiomil	25–150
Mianserin	Tolvon/Tolvin	30–90
vorwiegend psychomotorisch aktivierend		
Desipramin	Pertofran	25–100
Nortriptylin	Nortrilen	10–100
Fluvoxamin	Fevarin/Floxyfral	50–100
Citalopram	Sepram	20–40
Paroxetiv	Seroxat	20–40
Sertralin	Gladem	50–100
Fluoxetin	Fluctin/Fluctine	20–40
Moclobemid	Aurorix	300–340
vorwiegend psychomotorisch dämpfend		
Amitriptylin	Tryptizol/Saroten/Tryptozil	25–100
Doxepin	Aponal/Sinquan	25–150
Trazodon	Thombran/Trittico	50–200
Trimipramin	Stangyl	50–150

Dosierung

Die Antidepressivatherapie wird einschleichend niedrig begonnen (mit etwa $\frac{1}{4}$–$\frac{1}{3}$ der Erwachsenendosis) und langsam erhöht, bis ein Effekt eintritt. Ein sehr häufiger Fehler bei der Therapie mit Antidepressiva besteht darin, daß das Präparat nicht ausdosiert und zuwenig lang gegeben wird.
Wenn während der Zeit von 10 Tagen bei optimaler Dosierung keine Aufhellung der Depression beobachtet wird, sollte das Medikament durch ein an-

deres aus einer anderen Stoffklasse ersetzt werden. Das Absetzen der Antidepressiva erfolgt in der Regel langsam ausschleichend und über einen längeren Zeitraum. Bei gleichzeitiger Behandlung mit anderen Medikamenten, wie z.B. Diuretika, Antihypertensiva, Antazida, Anticholinergika, ist auf Interaktionen mit Antidepressiva zu achten. Eine schwere und eventuell lebensbedrohliche Depression wird man trotz des Nachteils stärkerer Nebenwirkungen primär mit einem Präparat der 1. Generation angehen, da deren Wirkung besser gesichert ist. Bei leichteren Depressionen kann man die medikamentöse Therapie mit einem nichttrizyklischen Antidepressivum beginnen.

Die sedierend anxiolytischen Antidepressiva, z.B. Saroten®, werden in einer Einzeldosis am Abend vor dem Zubettgehen gegeben. Stimmungsaufhellend ausgleichende Antidepressiva, wie Ludiomil®, werden über den Tag verteilt oder auch als Einzeldosis am Abend und antriebssteigernde Antidepressiva, wie Anafranil®, morgens und mittags gegeben, um abends Einschlafstörungen zu vermeiden.

Bei den Antidepressiv vom Typ der SSRI ist eine einschleichende Dosierung nicht notwendig. Die volle Tagesdosis wird in der Regel morgens gegeben.

Bei Nichtansprechen bzw. bei schweren Depressionen kann die Dosis verdoppelt werden.

> Da die depressiven Phasen im höheren Lebensalter deutlich länger dauern, muß gerade bei Depressionen dieser Altersgruppe nach Abklingen der akuten Symptome über mehrere Monate in reduzierter Dosis weiterbehandelt werden. Anderenfalls kommt es kurzfristig zu einem Rezidiv, das dann erfahrungsgemäß viel schwieriger zu therapieren ist.

Zur Verringerung von Ängsten, Schlafstörungen und innerer Unruhe ist zumindest bei Beginn der Behandlung zusätzlich ein Tranquilizer sinnvoll.

Bezüglich der Suizidalität, die bei einem Großteil der depressiven Patienten in wechselnder Ausprägung vorhanden ist, ist daran zu denken, daß mit zunehmendem Alter die Suizidversuche ernsthafter und aggressiver werden und damit auch erfolgreicher. Deshalb sollte man die alte Regel befolgen, daß das Reden über Suizidgedanken diesen oft die Schärfe nimmt. An praktischem Vorgehen bei Suizidgefahr steht zur Verfügung:
- Verschreiben kleinerer Medikamentenpackungen
- Erhöhung der Konsultationsfrequenz (z.B. jeden 2. Tag)
- Intensivieren der Frequenz mitmenschlicher Kontakte durch entsprechende Information von Angehörigen, psychosozialen Diensten und Hauspflege.

Grundsätzlich sollte beim alten depressiven Menschen, um die Compliance zu erhöhen, die empfohlene Behandlung mit ihm ausführlich besprochen und ihm zusätzlich auf einem entsprechenden Formblatt schriftlich ausgehändigt werden. Um die zuverlässige Medikamenteneinnahme zu sichern, hat sich die Verwendung von Behältnissen bewährt, in denen die verordnete Medikation tage- bzw. wochenweise vorbereitet wird.

Problematik der Therapieresistenz

Bringt die Behandlung über einen Zeitraum von mehreren Wochen mit 2 verschiedenen Antidepressiva nacheinander keine akzeptable Besserung der Depression, so muß das als pharmakotherapeutische Therapieresistenz bezeichnet werden. Eine Möglichkeit, sie zu durchbrechen, besteht in der parenteralen Applikation des Antidepressivums (i.m. oder i.v.), so daß vor allem Compliance-Probleme und abnorm rasche Metabolisierung ausgeschlossen werden können. Andere Möglichkeiten bestehen in einer Kombinationstherapie des Antidepressivums mit Lithium, Verwendung von MAO-Hemmern, Schlafentzugs- oder Elektrokrampftherapie.

Bedeutung der Lithiumtherapie im Alter

Die Lithiumtherapie ist eine verbreitete und sichere prophylaktische Behandlung. Die heute gültige Indikation zum prophylaktischen Einsatz dieser Präparate lautet:
- Depression vom endogenen Typ, spätestens bei der 3. Phase
- bei Patienten mit manisch-depressiver Psychose vom unipolaren wie bipolaren Verlaufstyp.

Die Begründung für den Einsatz von Lithiumsalzen in höherem Lebensalter basiert auf Daten über den Verlauf von depressiven Erkrankungen in dieser Zeit und über ihre Prognose und Rückfalltendenz. Zwischen früh und spät beginnenden Depressionen bestehen keine Unterschiede bezüglich ihres periodischen Verlaufes, wobei im Vergleich zu früh beginnenden Formen die Tendenz zu chronischen Verlaufsformen ausgeprägter ist (Angst et al. 1977). Circa 25% zeigen nämlich einen Übergang in eine Demenzform, und weitere 25% leiden an depressiven Phasen von länger als einem Jahr. Außerdem weisen Depressionen in der zweiten Lebenshälfte eine erschreckend hohe Suizidrate mit etwa 1% pro Jahr auf.

> Die Rückfallrate der Major Depression im Alter beträgt 50%, bei Patienten mit bipolarem Verlauf noch mehr – etwa 75%.

Nebenwirkungen und Interaktionen der Lithiumtherapie:
- Einschränkung der Schilddrüsenfunktion und Strumabildung, daher vor Beginn der Therapie genaue Schilddrüsenuntersuchung

- die Nierenfunktion kann durch Lithium beeinträchtigt werden – daher regelmäßige Nierenfunktionskontrollen
- Leukozytose
- feinschlägiger Tremor
- Gewichtszunahme
- trocken schuppende Hautveränderungen und Verstärkung einer bestehenden Psoriasis.

Interaktionen mit anderen Medikamenten, wie Diuretika, nichtsteroidalen Antirheumatika (Verzögerung der Lithiumausscheidung und damit erhöhte Lithiumspiegel), Neuroleptika (Verstärkung von hirnorganischen Störungen), Antihypertensiva mit Betablocker, zentral wirkendem Clonidin (Catapresan®) und Vasodilatatoren wie Prazosin (Minipress®).

Praktisches Vorgehen bei Lithiumbehandlung: Vor Therapiebeginn sind folgende Erkrankungen abzuklären:
- Schilddrüsenfunktionsstörung
- Nierenfunktionsstörung
- arterielle Hypertonie
- Diabetes mellitus
- Tremor unterschiedlicher Genese
- Herzrhythmusstörungen
- Störung der Granulozytopoese
- Anfallsleiden.

Deshalb müssen folgende Untersuchungen vor Beginn der Lithiumbehandlung durchgeführt werden:
- Blutdruck
- EKG
- EEG
- Nierenfunktionstest
- Elektrolytbestimmung
- Schilddrüsenfunktionstest (T_3/T_4, TSH)
- Blutzucker nüchtern und postprandial
- Blutbild
- neurologischer Status.

Während der Zeit der Lithiumtherapie sind regelmäßige Spiegelkontrollen erforderlich, vor allem bei interkurrenten Erkrankungen und bei Wechsel interferierender somatischer Behandlungen.

Weitere Möglichkeiten der Somatotherapie

Physiotherapie: Einsatz von physikalischen Behandlungsformen, wie z.B. Wärme, Kälte, Elektro- und Hydrotherapie sowie verschiedenen Massageanwendungen.

Bewegungstherapie: Die Depression äußert sich durch Antriebsschwäche, gehemmte Motorik, gebückte Haltung, Gefühle der Lähmung und der Schwere, in deren Folge es zur körperlichen Inaktivität kommt, die sich negativ auf den Bewegungsapparat, die Herztätigkeit, die Atmung, den Kreislauf, die Verdauung und den Stoffwechsel auswirkt. Deshalb ist die Bewegungstherapie ein wichtiger Baustein in der Gesamtbehandlung der Depression älterer Menschen.

Schlafentzugstherapie: Wird im stationären Bereich meist bei endogen depressiven Patienten durchgeführt, z.B. um eine schnelle antidepressive Wirkung zu erzielen.

Elektrokrampftherapie: Indikationen zur Elektrokrampftherapie sind:
- gehemmte depressive, in sich versunkene ältere Patienten mit hypochondrischen und nihilistischen Wahnbildungen
- depressiver Stupor (Gefahr der rapiden Dehydration und der Pneumonie)
- pharmakotherapieresistente Depressionen.

5.2 Soziotherapie

Soziotherapeutische Maßnahmen sollen zur Verringerung der depressiven Beschwerden beitragen und ein aktives Selbstgestalten des sozialen Umfeldes des Älteren fördern. Ziele der Soziotherapie sind:
- Verringerung der Isolation und der Einsamkeit sowie des Rückzuges der Patienten
- Verbesserung der zwischenmenschlichen und Umweltbeziehungen
- Verstärkung des Selbstwertgefühles und der Eigenleistung
- Vermeidung von psychiatrischer Hospitalisierung
- langfristige Rehabilitation und Prävention.

5.2.1 Gruppentherapeutische Betreuung

Die Gruppenarbeit mit alten Menschen spielt auch zur Suizidprophylaxe eine sehr wichtige Rolle. Hauptziel dieser Gruppenarbeit ist die Aktivierung, der Abbau regressiver Haltungen und die Förderung von Sozialkontakten. Es ist erstaunlich, wie sogar sehr schwer kontaktgestörte Menschen in Gruppen auftauen und regressives Verhalten ablegen können. Da vielen älteren Menschen die verbale Kontaktaufnahme zunächst schwerfällt, sind die meisten Gruppen mit verschiedenen Aktivitäten verknüpft, die in averbale, kreative Bereiche hineinfließen können.

5.2.2 Ergotherapie

Alte Menschen müssen beschäftigt werden, um nicht depressiv zu bleiben, denn „wer beschäftigt ist, wird nicht depressiv".

Ziele der Ergotherapie sind Übung und Schulung psychomotorischer Fähigkeiten, die Auflockerung der Körperhaltung, Besserung der psychischen Funktionen wie Orientierung, Ausdauer, Flexibilität und Selbständigkeit, Besserung der kognitiven Funktionen wie Gedächtnis, Konzentration und Merkfähigkeit, Förderung des Kontaktverhaltens, der Phantasie und Kreativität durch Umgang mit Materialien, Förderung und Aufbau von Kompetenzen, Abfuhr aufgestauter Affekte, Aktivierung von Alltagsfähigkeiten und Förderung des Selbstwertgefühles, der Lebensfreude und des Lebenssinnes.

5.2.3 Neuropsychologisches Funktionstraining

Der Einsatz computergestützter Trainingsverfahren zur Verbesserung der Konzentrations-, Gedächtnis-, Orientierungs-, Raumvorstellungsfunktionen usw. gewinnt zunehmend an Bedeutung und führt selbst bei beginnenden Demenzerkrankungen zur Verbesserung der Lernfähigkeit (Friedl-Francesconi et al. 1995). Die meisten Programme ermöglichen dem Patienten ein kontinuierliches Leistungsfeedback in graphischer Form, wodurch eine realitätsgerechtere Selbsteinschätzung der in der Depression subjektiv geminderten Leistungsfähigkeit erfolgt.

5.3 Psychotherapie

Als psychotherapeutische Behandlungsmethoden kommen vor allem die Verhaltenstherapie und kognitive Therapien in Frage. Im Rahmen der Verhaltenstherapie wird die Angstsymptomatik mittels Entspannungsverfahren und systematischer Desensibilisierung abgebaut; kognitive Bewältigungsstrategien und schrittweiser Aufbau günstigerer Verhaltensweisen bilden die Grundlage für ein Selbstsicherheitstraining.

In den letzten 20 Jahren wurden seitens der klinischen Psychologie neue Konzepte für die Behandlung depressiver Störungen erstellt. So gibt es ein verhaltenstherapeutisches Behandlungsprogramm, das unter Einsatz positiver Verstärker auf folgende Aspekte abzielt (Hautzinger et al. 1988):
- Aufbau sozialer Kontakte und Verbesserung sozialer Fertigkeiten
- Veränderung von Wahrnehmungsmustern, kognitiven Stilen und Einstellungen
- Umgang mit Rückschlägen.

Das Programm kann an Patienten höheren Lebensalters individuell angepaßt werden. Diesem Therapieprogramm liegt das „Kognitive Modell der Depression" nach Beck et al. (1992) zugrunde, wonach eine kognitive Störung (schlußfolgerndes Denken, selektive Wahrnehmung usw.) als Ursache einer Depression angesehen wird. Der kognitive Ansatz der Therapie der Depression geht davon aus, daß ein übermächtiges System negativer Konzepte eine Depression begründet; zu einer Minderung der depressiven Symptomatik kommt es durch die Korrektur und Abschwächung dieser Denkschemata. Empirische Untersuchungen über die Wirksamkeit der kognitiven Therapie sind jedoch noch nicht hinreichend erfolgt. Da die kognitive Therapie auf die Beseitigung der mit der Depression verbundenen Denkstörung abzielt, könnten gezielte Trainingsmaßnahmen (z.B. Gedächtnistraining bei beeinträchtigter Merkfähigkeit) therapeutisch auch als „kognitives Antidepressivum" eingesetzt werden. Als weitere verhaltenstherapeutische Maßnahmen haben sich Selbstsicherheitstraining, diverse Entspannungstechniken, Emotionstraining und Einübung in sozialer Kompetenz durchgesetzt.

6 Chronische und therapieresistente Depressionen im Alter

Therapieresistente Depressionen sind in der Regel chronische Depressionen, chronische Depressionen müssen aber nicht therapieresistent sein.

Die chronischen und therapieresistenten Depressionen werden in der zweiten Lebenshälfte als Ausdruck einer gemeinsamen Endstrecke verschiedener interagierender biologischer, sozialer, psychologischer und psychiatrischer Störfaktoren interpretiert.

Ursachen
Ursachen für die Entstehung von chronischen therapieresistenten Depressionen (nach Hinterhuber 1989) sind multifaktoriell:
- biologische Faktoren: höheres bzw. hohes Alter, Vorliegen eines psychoorganischen Syndroms, Bestehen einer senilen Demenz vom Alzheimer-Typ bzw. Multiinfarktdemenz, Multimorbidität, Eisenmangelanämie, Vitaminosen bzw. Mangelerscheinungen
- soziale Faktoren: Rollenverlust im engen bzw. weiteren sozialen Umfeld, Änderung der sozioökonomischen Verhältnisse, somatische Veränderungen, aktuelle Verlusterlebnisse wie Tod von Familienangehörigen oder Freunden, Wiederaufleben früherer Verlusterlebnisse
- psychische/psychiatrische Faktoren: falsche Diagnose, fehlende Compliance, unrealistische Erwartungen, fehlende Arzt-Patient-Beziehung, subdepressive Persönlichkeitszüge, depressive Neurosen
- pharmakologische Faktoren: inadäquate Behandlungskonzepte, unzureichende Dosierung und Therapiedauer, zu hohe Dosierung, Interaktionen von Antidepressiva mit anderen Substanzen, fehlende oder mangelhafte Medikamenteneinnahme.

Häufigkeit

60–85% der depressiven Patienten sprechen auf die antidepressive Therapie an. 15–40% sind somit als therapieresistent zu bezeichnen.

Für die Zukunft vermutet man eine ansteigende Prävalenz depressiver Erkrankungen aufgrund der Zunahme der Lebenserwartung, der rascheren Veränderung der psychosozialen Umwelt mit Desintegration der Familie und daraus ableitbarer sozialer Isolation, der Zunahme der Morbidität mit chronischen Erkrankungen sowie eines höheren Alkohol- und Medikamentenmißbrauches. Aufgrund dieser Entwicklung ist auch eine größere Häufigkeit von chronischen bzw. therapieresistenten Depressionen zu erwarten.

Symptome
Symptome des chronisch depressiven Syndroms im Alter sind:
- leichte bis mäßige depressive Verstimmung mit Verlust an Lebensfreude
- Verlangsamung der Erlebnisverarbeitung
- Einengung und Monotonie der Denkabläufe
- Verlust an Initiative und Tatkraft
- Verlust an Elastizität in der Anpassung
- Neigung zu Pessimismus und Resignation
- Verlust an Kontaktfähigkeit, kognitive Störung und Beeinträchtigung der höheren Hirnleistung
- erhöhte Ängstlichkeit und Agitation
- hypochondrische und nihilistische Ideen
- Minderwertigkeitsgefühle
- Einengung auf eigene Krankheit und Todeserwartung
- verminderte Realitätskontrolle
- soziale Störungen und Isolation
- Tendenz zu paranoider Reaktion
- Schuld- und Versündigungswahn
- Erstarrung

Therapie
Mögliche somatische Behandlungsversuche bei chronischer, bisher therapieresistenter Depression (nach Hinterhuber 1989):
- Überprüfung der Diagnose und aller möglichen kontratherapeutischen Faktoren
- Absetzversuch
- Infusionstherapie von Antidepressiva unterschiedlicher Wirkweise in niedriger bis mittlerer Dosierung, evtl. in Verbindung mit einem schwach potenten Neuroleptikum
- Absetzversuch plus Schlafentzug
- fünfmaliger Schlafentzug
- Elektrokonvulsionstherapie
- MAO-Hemmer
- Lichttherapie
- Absetzversuch und Gabe von hochdosierten Nootropika
- Gabe von Substanzen, bei denen auch eine diskrete Antidepressivawirkung bekannt ist: Sulprid, Lithium, Antiepileptika wie Carbamazepin, Dopaminagonisten wie Bromocriptin, Hormone wie T_3, Östrogene, Androgene
- Kombination trizyklischer Antidepressiva mit den oben genannten Substanzen
- Kombination von trizyklischen Antidepressiva mit MAO-Hemmern.

7 Schlafstörungen im Alter

Schlafstörungen bei alten Menschen sind ein bekanntes Leiden. Schmerz, Angst und Depression sind die bekanntesten Ursachen. Der Schlaf wird mit dem Alter nicht nur subjektiv leichter, häufiger unterbrochen und weniger erholsam, sondern auch objektiv lassen sich Veränderungen feststellen wie Abnahme des Tiefschlafes, Zunahme der Schlafunterbrechungen.

Ursachen
Ursachen von Schlafstörungen sind:
- *situativ:* Lärm, Temperatur, fremde Umgebung, Angst, Verwirrtheit
- *psychisch:* Depression, paranoide Zustände, Trauer, Angst, Verzweiflung
- *somatisch:* zerebrovaskuläre Insuffizienz, kardiovaskuläre Erkrankung, pulmonale Erkrankung, Schmerzzustände, Schlafapnoe (häufig bei Männern mit Übergewicht, Hypertonie, körperlicher Unruhe in der Nacht und auffallend lautem Schnarchen)
- *iatrogen:* durch Medikamente bedingt wie z.B. L-Dopa, Betablocker bewirken gelegentlich Schlafstörung, Diuretika, die am Abend eingenommen werden und zu Nykturie führen
- *Entzugsinsomnie:* nach Absetzen von Schlafmitteln, insbesondere Tranquilizern
- *primäre idiopathische Insomnie:* wenn keine klaren Ursachen gefunden werden.

Therapie
Therapeutisch muß grundsätzlich die Aufklärung der Patienten und Angehörigen über die Veränderungen des Schlafes im Alter erfolgen. Die *Pharmakotherapie* der Schlafstörung umfaßt:
- bei Herzinsuffizienz empfiehlt sich bei älteren Menschen vor Flugreisen zu digitalisieren
- bei Durchschlafproblematik sind Antidepressiva in niedrigen Dosen einzusetzen
- bei Einschlafstörungen zunächst Versuch mit den üblichen „Hausmitteln" wie einem warmen Bad, warmer Milch mit Honig, Baldriantropfen usw. Wenn diese Mittel keine Besserung bewirken, dann Einsatz von schwach potenten Neuroleptika in niedriger Dosierung abwägen.

Als *nichtpharmakologische Therapiemaßnahmen* der Schlafstörung kommen in Frage:

- auf Schlafhygiene achten mit Regulierung des Schlaf-wach-Rhythmus, möglichst bequeme Schlafsituation durch Reduktion von Störfaktoren wie Lärm und Temperatur
- Reduktion oder Verzicht auf abendliche Einnahme von Kaffee, Tee, Nikotin und Alkohol in größeren Mengen, Meiden größerer Flüssigkeitsmengen
- das Schlafzimmer soll möglichst nur zum Schlafen benutzt werden
- sinnvolle Zeitplanung mit körperlichen Aktivitäten am Tag, Schlafengehen zu regelmäßigen Zeitpunkten, regelmäßige Einnahme der verordneten Medikation zu den festgelegten Zeitpunkten
- Einsatz von Psychotherapie wie Verhaltenstherapie, autogenes Training und Entspannungsübung.

Da vielen älteren Menschen die verbale Kontaktaufnahme zunächst schwerfällt, sind die meisten Gruppen mit verschiedenen Aktivitäten verknüpft, die in averbale, kreative Bereiche hineinfließen können.

8 Suizidalität

Eine Klinikeinweisung muß bei Vorliegen folgender Kriterien erfolgen:
- bereits Suizidversuche bekannt
- Vereinsamung und keine Bezugspersonen
- Suizidant wünscht selbst die Einweisung
- somatische Abklärung erscheint notwendig
- die Bezugspersonen sind gefährdet oder überfordert.

Folgende *Anzeichen und Risikofaktoren* sollten bei der Beurteilung der Suizidalität beobachtet werden (modifiziert nach Kielholz 1974):
- frühere Suizidversuche (werden oft von den Patienten und Angehörigen verheimlicht)
- Suizide in der Familie oder näheren Umgebung
- direkte oder indirekte Suiziddrohung (mögliche oder vermutete Suizidalität soll immer angesprochen werden; die Betroffenen fühlen sich dadurch im allgemeinen entlastet und verstanden)
- über 75% der Suizidanten haben ihren Suizid angekündigt, jede Selbstvernichtungsäußerung muß ernst genommen werden
- Suizidvorbereitungen oder konkrete Vorstellungen darüber sind zu beachten
- Suizidrisiko ist am Anfang oder am Ende einer depressiven Phase erhöht
- ein Suizid/Suizidversuch wird häufig in einer Entspannungssituation begangen (z.B. im Urlaub, über das Wochenende).

Als besondere *Risikofaktoren* müssen berücksichtigt werden:

- männliches Geschlecht
- zunehmendes Alter
- soziale Isolation
- Suchtverhalten
- körperliche Erkrankungen.

Verstärkende Faktoren sind:
- „Ruhe vor dem Sturm" – immer muß beachtet werden, wenn ängstlich aufgeregte, depressive Patienten plötzlich ruhig werden und keine suizidale Äußerung mehr machen
- lange andauernde Schlafstörungen
- wichtig ist es, nach Träumen zu fragen und Selbstvernichtungs-, Sturz- und Katastrophenträume ernst zu nehmen
- ungewohnte Hyperaktivität.

Verstärkende Faktoren im psychosozialen Umfeld sind:
- Störungen des familiären Zusammenlebens
- gestörte zwischenmenschliche Beziehungen
- schlechte Umweltverhältnisse
- kein Aufgabenbereich, kein Lebensziel
- Verlust der mitmenschlichen Kontakte, Scheidung, Tod, Vereinsamung.

Stichworte zur Intervention:
- Ernstnehmen aller Suizidalitätssignale
- Einschätzung des Suizidrisikos
- Hospitalisierung je nach vorherrschender Symptomatik und Behandlungsbedürftigkeit
- Erkennung und Bearbeitung des biographischen und situativen Hintergrundes
- Nachbetreuung unter Einschluß von Bezugspersonen
- Verhinderung eines Anschlußsuizides.

Literatur

Achte, K.: Suizidalität im höheren Lebensalter. In: Kielholz, P., C. Adams: Der alte Mensch als Patient, S. 118–126. Deutscher Ärzteverlag, Köln 1986.

Angst, J., R. Frey: Die Prognose endogener Depression jenseits des 40. Lebensjahres. Nervenarzt 48 (1977) 571–574.

Angst, J.: Epidemiologie der Spätdepression. In: Kielholz, P., C. Adams (Hrsg.): Der alte Mensch als Patient, S. 83–100. Deutscher Ärzteverlag, Köln 1986.

Baltes, P. B., R. Kliegl: On the dynamics between growth and decline in the aging of intelligence and memory. In: Poeck, K., J. Freund, H. Gänshirt (eds.): Neurology, pp. 1–17. Springer, Heidelberg 1986.

Beck, A. T., A. J. Rush, B. F. Shaw, et al.: Kognitive Therapie der Depression. Psychologie Verlags Union – Beltz, Weinheim 1992.

Beck, A. T., R. A. Steer: Beck Depression Inventory. The Psychological Corporation, San Antonio 1987.

Beck, A. T., C. H. Ward, M. Mendelson, et al.: An inventory for measuring depression. Arch. gen. Psychiat. 4 (1961) 561 to 571.

Bergener, M. (Hrsg.): Depressive Syndrome im Alter. Thieme, Stuttgart 1989.

Berner, P.: Psychiatrische Systematik. Huber, Bern 1977.
Birbaumer, N., R. F. Schmidt: Biologische Psychologie. Springer, Berlin 1990.
Blaer, D., C. D. Williams: Epidemiology of dysphoria and depression in an elderly population. Amer. J. Psychiat. 137 (1980) 439–440.
Bungard, W.: Methodische Probleme bei der Befragung älterer Menschen. Z. exp. angew. Psychol. 26 (1979) 211–237.
Catell, R.: Abilities: Their structure, growth and action. Houghton, Boston 1971.
Deisinger, K., H. J. Markowitsch: Die Wirksamkeit des Gedächtnistrainings in der Behandlung von Gedächtnisstörungen. Psychol. Rundschau 2 (1991) 33–65.
Erzigkeit, H.: SKT. Ein Kurztest zur Erfassung von Gedächtnis und Aufmerksamkeitsstörungen. Beltz, Weinheim 1989.
Fahrenberg, J., H. Selg, R. Hampel: Das Freiburger Persönlichkeitsinventar (FPI-R). Hogrefe, Göttingen 1984.
Fischer, P. A., E. Schneider, P. Jacobi: Depressive Verstimmung bei Parkinson-Kranken im Langzeitverlauf. In: Fischer, P. A. (Hrsg.): Psychopathologie des Parkinson-Syndroms, S. 139–153. Editiones Roche, Basel 1982.
Fleischmann, U. M.: Gedächtnis und Alter. Huber, Bern 1989.
Folstein, M., S. Folstein, P. R. Mc. Hugh: Mini Mental State. A practical method for grading the cognitive state of patients for the clinician. J. psychiat. Res. 12 (1975) 189–198.
Friedl-Francesconi, H., H. Binder: Leistungsinseln bei Demenzpatienten: Diagnostische und therapeutische Möglichkeiten der Neuropsychologie. In: Günther, V., U. Meise, M. E. Kalousek, et al. (Hrsg.): Dementielle Syndrome, S. 86–92. Integrative Psychiatrie, Innsbruck 1995.
Füsgen, I.: Der inkontinente Patient. Angewandte Alterskunde, Band 2. Huber, Bern 1992.
Füsgen, I.: Alterskrankheiten und stationäre Rehabilitation. Kohlhammer, Stuttgart 1988.
Gatterer, G.: Alterskonzentrationstest (AKT). Hogrefe, Göttingen 1991.
Gatterer, G., P. Fischer, W. Danielczyk: Erfassung von Orientierungsstörungen bei dementen Probanden mittels eines Fragebogens. In: Günther, V., U. Meise, H. Hinterhuber (Hrsg.): Dementielle Syndrome, S. 128–133. VIP-Verlag Integrative Psychologie, Innsbruck 1992.
Griffiths, R. A., W. R. Good, N. P. Watson et al.: Depression, dementia and disability in the elderly. Brit. J. Psychiat. 150 (1987) 577–587.
Gutzmann, H.: Der dementielle Patient. Angewandte Alterskunde, Band 3. Huber, Bern 1992.
Hamilton, M.: HAMD. Hamilton depression scale. In: Guy, W. (ed.): ECDEU Assessment Manual of Psychopharmacology, pp. 179–192. Rev. Ed. Rockville, Maryland 1976.
Hamster, W., W. Langner, K. Mayer: Tübinger Luria Christensen neuropsychologische Untersuchungsreihe (TÜLUC). Beltz, Weinheim 1980.
Hautzinger, M., W. Stark, R. Treiber: Kognitive Verhaltenstherapie bei Depression. Psychologie Verlags Union, Weinheim 1988.
Hinterhuber, H.: Chronische und therapieresistente Depressionen. In: Bergener, M. (Hrsg.): Depressive Syndrome im Alter, S. 239–255. Thieme, Stuttgart 1989.
Hirsch, R. (Hrsg.): Altern und Depressivität. Huber, Bern 1992.
Hirsch, R. (Hrsg.): Psychotherapie im Alter. Huber, Bern 1992.
Hirsch, R.: Lernen ist immer möglich. Verhaltenstherapie bei Älteren. Reinhardts gerontologische Reihe. Reinhardt, München–Basel 1991.
Huber, W., K. Poeck, D. Weninger et al.: Der Aachener Aphasie-Test. Hogrefe, Göttingen 1983.
Janke, W., G. Debus: Die Eigenschaftswörterliste. Hogrefe, Göttingen 1978.
Janke, W., G. Debus, M. Hüppe: Die Eigenschaftswörterliste zur Fremdbeurteilung des Befindens EWL-60F. Psychol. Inst., Würzburg 1987.
Janke, W., G. Debus, M. Hüppe: Die Selbstbeschreibungsform der Eigenschaftswörterliste EWL 60S. Psychol. Inst., Würzburg 1984.
Janke, W., M. Hüppe: Emotionalität. In: Oswald, W. et al. (Hrsg.): Gerontologie. Kohlhammer, Köln 1991.
Kielholz, P.: Diagnose und Therapie der Depression für den Praktiker. Lehmanns, München 1974.
Kisker, K., H. Lauter, I. E. Meyer et al.: Psychiatrie der Gegenwart. Alterspsychiatrie, Band 8. Springer, Berlin–Heidelberg–New York 1989.
Kranzhoff, E., J. Husser: Die Bedeutung von Selbst- und Fremdbeurteilungsverfahren in der Gerontopsychiatrie: Kritische Übersicht und Weiterentwicklungsansätze. In: Lauter, H. et al. (Hrsg.): Untersuchungs- und Behandlungsverfahren in der Gerontopsychiatrie, S. 51–57. Springer, Berlin 1986.
Lazarus, L. W., N. Newton, B. Cohler et al.: Frequency and presentation of depressive symptoms in patients with primary degenerative dementia. Amer. J. Psychiat. 144 (1987) 41–55.
Lungerhausen, E.: Depressive Verstimmungen. In: Platt, D. (Hrsg.): Handbuch der Gerontologie. Band 5, Neurologie und Psychiatrie. Fischer, Stuttgart 1989.
Markowitsch, H., J. Kessler, P. Denzler: Demenztest. Hogrefe, Göttingen 1988.
Mathey, F. J.: Psychomotor performance and reaction speed in old ages. In: Thomae, H. (ed.): Patterns of Aging. Karger, Basel 1976.
Newmann, J. P.: Aging and depression. Psychology of aging 4 (1989) 150–165.
Oswald, W., U. Fleischmann: Nürnberger Altersinventar (NAI) Psycholog. Institut – Erlangen, Nürnberg 1986.
Oswald, W., T. H. Gunzelmann: Psychometrie und klinische Beurteilung. In: Oswald, W. et al. (Hrsg.): Gerontologie, S. 431–455. Kohlhammer, Köln 1991.
Oswald, W.: Möglichkeiten und Grenzen der Psychometrie in der Psychogeriatrischen Forschung. Zt. f. Gerontopsychologie und Psychiatrie (1988) 1 (3) 181–191.
Overall, J., D. Gorham: The Brief Psychiatric Rating Scale. Psychol. Reports 10 (1962) 799–812.
Platt, D. (Hrsg.): Handbuch der Gerontologie. Bd. 5, Neurologie/Psychiatrie. Fischer, Stuttgart 1989.
Pöldinger, W.: Die Abschätzung der Suizidalität. Huber, Bern 1968.
Reifler, B. V., E. Larson, R. Hanley: Coexistence of cognitive impairment and depression in geriatric out patients. Amer. J. Psychiat. 139 (1982) 623–626.
Reisberg, B., S. H. Ferris, M. J. de Leon et al.: The global deterioration scale (GDS): an instrument for the assessment of primary degenerative dementia (PDD). Amer. J. Psychiat. 139 (1982) 1136–1139.
Schaie, K.: Age changes in intelligence. In: Sprott, R. (ed.): Age, Learning Ability and Intelligence, pp. 41–77. Van Norstrand, New York 1980.
Schaie, K.: Intelligenzwandel im Erwachsenenalter. Z. Geront. 12 (1980) 373–384.
Schneider, H.: Demenzen und Depressionen. Veränderungen im Alter aus gerontopsychiatrischer Sicht. In: Oswald, W., U. Lehr (Hrsg.): Altern, S. 115–123. Huber, Bern 1991.
Shader, R. J., J. U. Harmatz, C. Salzman: A new scale for clinical assessment in geriatric populations: Sandoz Clinical Assessment Geriatric (SCAG). J. Amer. Geriat. Soc. 22 (1974) 107–113.
Sonneck, G. et al.: Krisenintervention und Suizidverhütung. Facultas, Wien 1985.
Uchtenhagen, A. (Hrsg.): Psychogeriatrie: Neue Wege und Hinweise für die Praxis. Asanger, Heidelberg 1988.
Wächtler, C., H. Lauter: Die Erkennung von Depressionen und Demenzprozessen bei Patienten der 2. Lebenshälfte. In:

Schütz, R. M. (Hrsg.): Praktische Geriatrie, S. 80–115. Selbstverlag, Lübeck 1981.

Weinberg, J.: Gerontopsychiatrie. In: Freedman, A. et al. (Hrsg.): Psychiatrie in Praxis und Klinik. Bd. 6: Psychiatr. Probleme der Gegenwart II, S. 347–376. Thieme, Stuttgart 1991.

Wragg, R. E., D. V. Jeste: Overview of depression and psychosis in Alzheimer's disease. Amer. J. Psychiat. 146 (1989) 577–587.

Yesavage, J., T. Brink, T. Rose et al.: Development and validation of a geriatric depression screening scale: a preliminary report. J. psychiat. Res. 17 (1983) 37–49.

Zelinski, E. M., M. U. Gilewski, L. Thompson: Do laboratory tests relate to self-assessment of memory abilities in the young and old? In: Poon, L. et al. (eds.): pp. 519–544. Lawrence Erlbaum Ass., New Yersey 1980.

Zerssen, D. von: Die Depressivitätsskala (DS). Beltz, Weinheim 1976.

Zung, W.: A self-rating depression scale. Arch. gen. Psychiat. 12 (1965) 63–70.

Zung, W.: DSI. Depression Status Inventory. In: Guy, W. (ed.): ECDU Assessment Manual for Psychopharmacology, pp. 171–178. Rev. Ed. Rockville, Maryland 1976.

39

Diabetes mellitus

Hans Joachim Naurath

INHALT

1 Problematik 444
2 Symptomatologie und Komplikationen .. 444
3 Ursachenspektrum 446
4 Diagnostisches Vorgehen 447
5 Therapie des Diabetes mellitus 447

1 Problematik

Zuckerkrankheit oder Diabetes mellitus ist der Sammelbegriff für solche krankhaften Veränderungen, die Hyperglykämie als gemeinsames klinisches Erscheinungsbild aufweisen. Eine Störung der Glukosehomöostase ist dabei auf unterschiedliche Pathomechanismen zurückzuführen. Im fortgeschrittenen Lebensalter ist jedoch mit Abstand die häufigste Ursache der Diabetes mellitus Typ 2. In der Allgemeinbevölkerung leiden mindestens 20% der 65jährigen und Älteren an dieser Erkrankung. Dabei ist die Dunkelziffer ausgesprochen hoch – etwa einem Drittel aller Betroffenen ist die Diagnose nicht bekannt.

Häufigkeit bedeutet jedoch nicht zwangsläufig allgemeine Beachtung, Wertschätzung und Akzeptanz. Bei nüchterner Betrachtung der gegenwärtigen Situation wird deutlich, daß durchaus vorhandene Möglichkeiten zur Behandlung des Diabetes mellitus Typ 2 nur deshalb unzureichend umgesetzt werden, weil die Patienten-Compliance gering ist, die langfristigen Behandlungserfolge eher als frustran eingestuft und die durchaus bekannten Folgeerkrankungen von allen Beteiligten verdrängt werden. Tatsache ist auch, daß diese Erkrankung über Monate und Jahre keinen spektakulären Verlauf zeigt und nur selten zu akuten Therapiemaßnahmen nötigt. Im letzteren Fall sind jedoch dramatische Verläufe einzukalkulieren. So ist das hyperosmolare Koma als akuter Extremfall einer Hyperglykämie mit einer hohen Mortalität behaftet, da Dehydratation und Verschiebung des Elektrolytgleichgewichtes von Älteren aufgrund eingeschränkter Kapazitätsreserven nur schlecht toleriert werden.

Der unterschiedliche Stellenwert in der medizinischen Wertehierarchie für die Namensvettern Diabetes mellitus Typ 1 und Diabetes mellitus Typ 2 ist ein weiterer guter Indikator für die untergeordnete Bedeutung des Faktors Häufigkeit. Eine Krankheit findet vor allem dann Berücksichtigung, wenn sie sich klinisch entsprechend zu Wort meldet. Da außerdem eine enge Verknüpfung mit dem ebenfalls häufigen Faktor des fortgeschrittenen Lebensalters besteht, wird hierdurch die Situation des Diabetes mellitus Typ 2 nicht gerade verbessert. Vielmehr ist die von Stereotypen geprägte Vorstellung vom Altern ein wesentlicher Grund dafür, daß mit dem Alter assoziierte Erkrankungen oft weniger ernst genommen werden. Zu guter Letzt ist Diabetes mellitus im Rahmen der in diesem Lebensabschnitt häufig zu beobachtenden Multimorbidität bei oberflächlicher Betrachtung nur eine Diagnose unter vielen. So verwundert es nicht, daß oft weder auf Krankenhauseinweisungen noch auf Totenscheinen die an sich bekannte diabetische Stoffwechselstörung anzutreffen ist.

2 Symptomatologie und Komplikationen

Aus diagnostischer wie therapeutischer Sicht ist die häufige, ja fast regelhafte Symptomlosigkeit des Diabetes mellitus Typ 2 als sein größtes Problem anzusehen. Dies steht in krassem Gegensatz zur Situation bei jungen Patienten, da hier eine Entgleisung des diabetischen Stoffwechsels meist mit der Bildung von Ketonkörpern assoziiert ist. Deren Akkumulation mündet rasch in das dramatische Krankheitsbild des ketoazidotischen Komas. Demgegenüber findet sich im Alter sehr viel seltener eine relevante oder gar diabetestypische Symptomatologie. Das akute Krankheitsbild ist vielmehr gekennzeichnet durch unspezifische Beschwerden.

Verantwortlich ist hierfür nicht nur der alterstypische Symptomwandel, sondern auch der Umstand einer geänderten pathogenetischen Grundlage. Vor allem unterbleibt die komplikationsträchtige Bildung von Ketonkörpern. Gelegentlich finden sich natürlich auch die in jedem Lehrbuch beschriebenen Verlaufsformen. Charakteristische Beschwerden wie etwa großer Durst, häufiger Harndrang oder das wiederholte Auftreten von Haut- und Harnwegsinfektionen lenken dann rasch den Verdacht auf das Vorliegen einer diabetischen Stoffwechselstörung. Grundsätzlich sollte aber eine Bestimmung der aktuellen Blutglukosekonzentration – idealerweise im Nüchternzustand – zum Standard einer laborchemischen Routineuntersuchung älterer Patienten gehören, da die klinische Symptomatologie, einem Chamäleon gleich, sich in beliebigen Abstufungen zwischen Symptomlosigkeit und hyperosmolarem Koma bewegen kann. Dabei darf insbesondere die Angabe uncharakteristischer Allgemeinsymptome wie Schwäche, Abgeschlagenheit, Antriebsarmut oder auch Appetitlosigkeit nicht kritiklos dem Alter zugeschrieben werden. Wenngleich vielfältige Ursachen hierbei zu berücksichtigen sind (s. Kap. 27), ist auf jeden Fall auch die Möglichkeit einer diabetischen Stoffwechselstörung in Betracht zu ziehen.

Auf diesen Umstand kann nicht oft genug hingewiesen werden, denn trotz vermehrter Arztbesuche und Krankenhausaufenthalte älterer Patienten ist, wie bereits beschrieben, die Dunkelziffer unerkannter Krankheitsfälle immer noch sehr hoch. Die Notwendigkeit einer Behandlung gerade dieser häufigen asymptomatischen Verlaufsformen ergibt sich dabei vor allem aus den folgenden zwei Gründen:

- Persistierende oder rezidivierende Hyperglykämien führen zu einer schleichenden und damit unbemerkten Abnahme der Leistungsfähigkeit und des Wohlbefindens der betroffenen Patienten. Dieser „Adaptationsprozeß" wird in der Regel erst dann offenkundig, wenn durch Normalisierung der Glukosehomöostase eine nachvollziehbare Verbesserung der psychophysischen Kompetenz eintritt.
- Eine chronifizierte Hyperglykämie ist der Hauptgrund für das Auftreten diabetestypischer pathologischer Veränderungen im Bereich von Gefäßen und Nerven. Diese werden als Mikro- und Makroangiopathie sowie als Neuropathie bezeichnet. Vor allem die pathologischen Gefäßveränderungen sind als Hauptgrund für eine Verdopplung der Mortalität gegenüber alters- und geschlechtsentsprechenden Personen mit normalem Glukosemetabolismus anzusehen.

Das häufige Ausbleiben von akuten Krankheitssymptomen steht jedoch der Einsicht in die Notwendigkeit einer adäquaten Behandlung bei fast allen Beteiligten diametral gegenüber. Da nahezu jeder Schnupfen unangenehmer ist als Hyperglykämie und gleichzeitig die Therapie einer diabetischen Stoffwechselstörung verbunden ist mit der Änderung liebgewonnener Gewohnheiten, verwundert die häufig anzutreffende fehlende Krankheitseinsicht der Betroffenen nicht.

Aber gerade die derart unterschätzten chronischen Erkrankungen, zu denen neben dem Diabetes mellitus auch Hypertonie oder Hyperlipidämie gehören, haben eine unselige Gemeinsamkeit: Nach meist langjährigem symptomarmem Verlauf treten Folgekrankheiten mit nicht selten abrupt einsetzender Symptomatik auf. Hierdurch werden Kompetenz, Selbständigkeit und Lebenserwartung in der Regel drastisch eingeschränkt.

Für die Ergreifung prophylaktischer Maßnahmen ist es dann zu spät – eine traurige Erkenntnis mit bitterem Nachgeschmack. Denn die Mehrzahl diabetischer Stoffwechselstörungen manifestiert sich um das 60. Lebensjahr herum. Somit haben die Betroffenen angesichts der gegenwärtigen durchschnittlichen Lebenserwartung noch mindestens 15–20 Jahre zu leben. Dieser Zeitraum reicht jedoch völlig aus, um das Auftreten einer Vielzahl hyperglykämiebedingter Komplikationen zu begünstigen. Auch eine unzureichende Früherkennung fordert in diesem Zusammenhang ihren Tribut: Der eigentliche Krankheitsbeginn kann nämlich bis zu 12 Jahren vor der Entdeckung des Diabetes mellitus liegen. Zum Zeitpunkt der Diagnosestellung können dann ebenfalls bereits diabetische Folgeschäden bestehen. Von daher hat, entgegen weitverbreiteter Vorstellungen, prophylaktische Denk- und Handlungsweise durchaus auch im Alter und keineswegs nur im Zusammenhang mit Diabetes mellitus ihre Berechtigung.

Vorrangig sind es Gefäßerkrankungen, die in Form von Mikro- und Makroangiopathien kompetenzeinschränkend wirken. Diabetiker sind von der koronaren Herzkrankheit als Hauptursache des Myokardinfarktes 2- bis 5mal häufiger betroffen als gleichaltrige Nichtdiabetiker. Das Amputationsrisiko im Bereich der unteren Extremitäten versechzehnfacht sich durch angiopathische und neuropathiebedingte Veränderungen. Aber auch das deutlich häufigere Auftreten von Schlaganfällen, Nierenfunktions- und Sehstörungen oder Blasenfunktionsstörungen mit

Inkontinenz führen zu einer deutlichen Einschränkung von Selbständigkeit und letztendlich zu einer schicksalsbestimmenden Einschränkung des bisherigen Lebensablaufes.

Wie erschreckend groß dieser negative Einfluß ist, läßt sich beispielsweise an der Unterbringungsrate von Diabetikern in Alten- und Pflegeheimen erkennen. Während 16% der Normalbevölkerung jenseits des 80. Lebensjahres in einem Heim leben, beträgt dieser Anteil bei Diabetikern 30%.

Diabetes mellitus ist nicht nur ein wesentlicher Grund für Morbidität, sondern auch für Mortalität bei älteren Patienten. So weisen beispielsweise Myokardinfarkte neben einer größeren Häufigkeit auch eine im Vergleich deutlich schlechtere Prognose auf. Die Mortalität von Diabetikern ist dabei fast doppelt so hoch wie diejenige von gleichaltrigen Nichtdiabetikern.

Neben diesen gravierenden Konsequenzen einer fehlenden bis unzureichenden Diabetesbehandlung ist weiterhin zu berücksichtigen, daß erhöhte Blutglukosekonzentrationen unmittelbar einen negativen Einfluß auf Leistungsfähigkeit und Wohlbefinden älterer Patienten ausüben können. Für die Betroffenen geht die Normalisierung der Glukosehomöostase nämlich oft mit einer Verbesserung der geistigen Leistungsfähigkeit, der psychophysischen Belastbarkeit und des Wohlbefindens einher. Diese gegenwärtig viel zuwenig untersuchten Gesichtspunkte sind möglicherweise nur die Spitze eines Eisberges. Denn durchaus naheliegende Fragen nach dem möglichen Einfluß des Diabetes mellitus auf Rekonvaleszenz oder die Pathogenese anderer altersassoziierter Erkrankungen (z.B. Demenz) fanden bisher weder Beachtung noch Beantwortung. In diesem Zusammenhang ist die immer noch weitverbreitete Behandlungsempfehlung für ältere Diabetiker, nach der vordringliches Ziel die Symptomlosigkeit sein soll, kritisch zu hinterfragen. Da Variabilität mit gehäuftem Auftreten unspezifischer oder fehlender Symptome generell zu den Charakteristika von Krankheit im Alter zählt, muß doch die Frage gestellt werden, was unter „Symptomlosigkeit" zu verstehen ist. Die Aufrechterhaltung oder Wiederherstellung von Wohlbefinden und Lebensqualität als vorrangigem Behandlungsziel in der Geriatrie dürfte nach dem bisher Gesagten durch alleinige symptomorientierte Diabetestherapie kaum erreichbar sein.

3 Ursachenspektrum

Hyperglykämie ist das einheitliche Charakteristikum diabetischer Stoffwechselstörungen. Der ebenfalls einheitlich verwendete Name Diabetes mellitus darf jedoch nicht darüber hinwegtäuschen, daß die zugrundeliegenden Pathomechanismen unterschiedlicher Natur sind. Nach neueren Klassifikationskriterien der American Diabetes Association werden unterschieden:
- Diabetes mellitus Typ 1
- Diabetes mellitus Typ 2
- andere Diabetestypen mit bekannten Ursachen.

> Der Diabetes mellitus Typ 2 ist mit Abstand die häufigste Ursache für eine gestörte Glukosehomöostase im höheren Lebensalter. Mindestens 90% aller Krankheitsfälle sind hierauf zurückzuführen.

Der Diabetes mellitus Typ 2 ist im Alter jedoch nicht nur häufig, sondern wird auch überwiegend erstmals in diesem Lebensabschnitt diagnostiziert. Dieser Umstand hat wesentlich zur Einführung des synonym gebrauchten Begriffes Altersdiabetes beigetragen. Pathogenetisch handelt es sich um ein komplexes Krankheitsbild, bei dem sowohl Störungen der Insulinwirkung an wichtigen Zielorganen wie Fettgewebe, Leber und Muskulatur als auch Störungen der glukosestimulierten Insulinsekretion aus den B-Zellen des Pankreas bestehen. Zwar kommt der Adipositas bei der Entstehung einer diabetischen Stoffwechselstörung eine große Bedeutung zu, doch ist die bisher verwendete Unterteilung in adipöse und nicht adipöse Typ-2-Diabetiker kein Bestandteil mehr der neuen Diabetesklassifikation.

Hyperglykämie ist jedoch nicht allein die Folge pathologischer Veränderungen. Vielmehr üben auch nur gering erhöhte Blutglukosekonzentrationen ihrerseits einen negativen Einfluß auf den Organismus aus. So können bereits vorhandene Störungen der Insulinwirkung und -sekretion hierdurch wiederum verstärkt werden. Häufig sind an diesem sich entwickelnden Circulus vitiosus arterielle Hypertonie und Fettstoffwechselstörungen beteiligt, wobei dann insgesamt von einem metabolischen Syndrom gesprochen wird.

Gegenüber dem Diabetes mellitus Typ 2 sind andere Ursachen für eine Hyperglykämie bei älteren Patienten von untergeordneter Bedeutung. So macht der Diabetes mellitus Typ 1 bei einem typischen geriatrischen Krankenhausklientel gerade 1% der erfaßten Diabetiker aus, obwohl sein Anteil an der Gesamtzahl diabetischer Patienten in Westeuropa bei etwa 10% liegt. Sein Auftreten im Alter kann als gutes Beispiel für eine „alternde" chronische Krankheit angesehen werden. Die Diagnosestellung ist hierbei meist innerhalb der ersten drei Lebensdekaden erfolgt.

Aus pathogenetischer Sicht besteht eine überwiegend immunologisch bedingte B-Zell-Zerstörung des Pankreas, die zu einem absoluten Insulinmangel führt. Durch eine Vielzahl therapeutischer Erfolge innerhalb der letzten Jahrzehnte hat sich die Lebenserwartung dieser Patienten deutlich verbessert. Von daher ist mit einer steigenden Repräsentanz auch von Typ-1-Diabetikern im fortgeschrittenen Lebensalter zu rechnen.

Der Vollständigkeit halber müssen noch die Erkrankungsformen der Gruppe 3 (andere Diabetestypen mit bekannten Ursachen) erwähnt werden, die auf umschriebene pathologische Veränderungen zurückzuführen sind. Hier sind vor allem zu nennen Erkrankungen des exokrinen Pankreas (z.B. Pankreatitis, Traumen, Neoplasmen), Endokrinopathien (z.B. Hyperthyreose, Phäochromozytom) sowie medikamententoxische Einflüsse (z.B. Glukokortikoide, Schilddrüsenhormone, (β-adrenerge Substanzen).

4 Diagnostisches Vorgehen

Nach den neuen Kriterien ist die Diagnose eines Diabetes mellitus dann gegeben, wenn entweder Nüchternglukosewerte oder 2-h-Glukosewerte im Rahmen eines oralen Glukosetoleranztestes (OGTT) bestimmte Grenzwerte überschreiten. Im Gegensatz zur alten Klassifikation wurde dabei der Grenzwert für die Nüchternglukosebestimmung von 140 auf 126 mg/dl (7 mmol/l) reduziert, da neuere epidemiologische Untersuchungen ein höheres Risiko insbesondere für mikrovaskuläre Komplikationen bereits bei Werten oberhalb von 126 mg/dl nachweisen konnten. Erhärtet wird die Diagnose durch den Nachweis von Blutzuckerwerten über 200 mg/dl (11,1 mmol/l) im Tagesverlauf.

Der OGTT sollte demgegenüber nur noch dann zum Einsatz kommen, wenn trotz unauffälliger Nüchternglukosewerte der Verdacht auf eine diabetische Stoffwechselstörung besteht. Dieses unter standardisierten Bedingungen ablaufende Testverfahren erlaubt somit gerade in Zweifelsfällen eine möglichst frühzeitige Diagnosesicherung, wodurch Präventionsmaßnahmen die aussichtsreichste Basis für Erfolg erhalten.

Der Nachweis einer prädiabetischen Phase, der sogenannten gestörten Glukosetoleranz, ist ebenfalls nicht mehr an die Durchführung eines OGTT gebunden. Vielmehr reicht auch hier die Bestimmung der Nüchternglukose, wobei Werte zwischen 110 und 125 mg/dl (6,1–6,9 mmol/l) beweisend sind. Voraussetzung für die Gültigkeit der angegebenen Grenzwerte ist die Verwendung von kapillärem Vollblut oder venösem Plasma. Die Inanspruchnahme einer qualitätskontrollierten Labormethode ist dabei unabdingbar. Trotz zunehmender Meßgenauigkeit sind demgegenüber Geräte für die Blutzuckerselbstbestimmung zur Diagnosefindung nicht geeignet.

Tabelle 39.1 Diagnostische Empfehlungen für eine möglichst frühzeitige Erfassung diabetischer Stoffwechselstörungen im Alter.

- Die Bestimmung der Blutglukosekonzentration gehört zum Standard einer laborchemischen Routineuntersuchung älterer Patienten.
- Befindlichkeitsänderungen sowie das Nachlassen körperlicher und geistiger Leistungsfähigkeit können auf einer diabetischen Stoffwechselstörung beruhen.
- Jede Form von Somnolenz und Koma muß zu einer unverzüglichen Messung des Blutzuckers veranlassen.
- Ein einzelner Meßwert ist nicht immer beweiskräftig; im Zweifelsfall ist ein oraler Glukosetoleranztest (OGTT) durchzuführen.

Zur Sicherung der Diagnose reicht bei mehr als 80% der neu entdeckten Diabetesfälle eine einzelne Messung aus. Meist liegen die Meßergebnisse deutlich oberhalb der vorgegebenen Grenzwerte. Als indirekten Hinweis auf das mögliche Bestehen einer diabetischen Stoffwechselstörung ist der Nachweis von Glukose im Urin zu betrachten. Zwar kann dieses technisch einfach durchzuführende Verfahren die diagnosesichernde Blutanalytik nicht ersetzen, doch ist es zur Verlaufs- und Selbstkontrolle durch den Patienten ebenso wie zum Screening gut geeignet.

Empfehlungen zur diagnostischen Vorgehensweise für eine möglichst frühzeitige Erfassung des Diabetes mellitus im Alter sind der Tabelle 39.1 zu entnehmen.

5 Therapie des Diabetes mellitus

Ohne die aktive Mitarbeit des Patienten und seiner Angehörigen ist eine auch langfristig erfolgreiche Behandlung des Diabetes mellitus nicht möglich. Dieser Grundsatz gilt für ältere Menschen mit der gleichen Selbstverständlichkeit wie für Kinder, Jugendliche und jüngere Erwachsene. Auch in bezug auf die Behandlungsziele bestehen keine altersabhängigen Einschränkungen. Im Vordergrund stehen die Aufrechterhaltung oder Wiederherstellung von Kompetenz, Selbständigkeit und Lebensqualität sowie die Vermeidung von Spätschäden und deren Folgen. Ältere Diabetiker weisen jedoch eine Vielzahl an Besonderheiten auf, wobei diese überwiegend zum Nachteil der Betroffenen gereichen.

Diabetes mellitus geht bei Älteren mit der höchsten Rate an Morbidität und Mortalität einher. Bei unzureichender Intervention führt dieser Umstand über kurz oder lang zum Auftreten kaum mehr beherrschbarer individueller Probleme, die fast zwangsläufig zu Abhängigkeit und Pflegebedürftigkeit führen. Zudem ergeben sich hieraus angesichts des erwarteten weiteren Anstieges des Anteils der älteren Bevölkerung zum Teil erhebliche negative Konsequenzen für das Gesundheitswesen. Allein unter dem Gesichtspunkt schwindender finanzieller Ressourcen ist der Diabetes mellitus ein Thema von zentraler Bedeutung, da nahezu 5% aller Gesundheitsausgaben auf diese Erkrankung und ihre Folgeerscheinungen entfallen. Weil die 60jährigen und Älteren den Löwenanteil aller Diabetiker stellen und die meisten Gesundheitskosten während der letzten zwei Lebensjahre aufzubringen sind, ist die Suche nach und die Umsetzung von geeigneten Strategien mehr als überfällig.

Den derzeit wohl sinnvollsten Ansatz zur Problembeherrschung stellen sowohl aus individueller als auch aus gesellschaftlicher Sicht Maßnahmen zur Sekundärprävention dar. Eine möglichst frühzeitige Diagnosestellung sowie eine konsequente Ausschöpfung der zur Verfügung stehenden Therapiemaßnahmen führen dabei nachweislich zu einer Hinauszögerung von Komplikationen und zu einer Verbesserung der Lebensqualität.

Ohne Frage müssen sich die Konzepte zur Umsetzung der erforderlichen Maßnahmen an den Möglichkeiten und Bedürfnissen der Betroffenen orientieren (Tab. 39.2). Dies gilt insbesondere bei Älteren nicht nur für die Patienten, sondern auch für deren Angehörige. Ernährungsberatung und Schulung sind dabei Grundlage jedweder Behandlung. Gerade wir behandelnden Ärzte müssen in diesem Zusammenhang unsere Einstellung zum Thema Diabetes mellitus im Alter überprüfen und sicherlich nicht selten auch in adäquater Weise einer Änderung unterziehen.

So darf eine abnehmende körperliche und geistige Leistungsfähigkeit nicht pauschal dem Alter angelastet und somit dem älteren Patienten von vornherein Lernfähigkeit abgesprochen werden. Angesichts solcher Fehleinschätzungen verwundert es nicht, daß ältere Diabetiker mit Abstand die im Durchschnitt schlechteste Stoffwechseleinstellung aufweisen. Auch die Betroffenen selbst trauen sich diesbezüglich nicht allzuviel zu. Immerhin glauben die meisten älteren Diabetiker, daß ihr Zuckerstoffwechsel allenfalls mittelmäßig eingestellt sei. Selbstkontrolle ist für die Mehrzahl ein Fremdwort, und klinische Zeichen einer drohenden Unterzuckerung sind den wenigsten medikamentös behandelten Diabetikern bekannt.

Aufklärung ist deshalb dringend erforderlich, wobei in erster Linie der Arzt als kompetenter Ansprechpartner gefordert ist. Angesichts der Vielzahl diabetischer Patienten ist jedoch eine umfassende Darlegung von Krankheitszusammenhängen und Konsequenzen in Einzelgesprächen kaum realisierbar. Machbar sollte hingegen eine Schulung in kleineren Gruppen sein, die ambulant in einer Arztpraxis, teilstationär in einer Tagesklinik oder im Bedarfsfall stationär in einem Krankenhaus durchgeführt werden kann.

Tabelle 39.2 *Gesichtspunkte zum Inhalt eines Behandlungskonzeptes für ältere Diabetiker.*

- Assessment
- Darstellung der Krankheitsrisiken
- Motivationsförderung zur Kooperation; Akzeptanz der Behandlung
- Strategieentwicklung zur Verhaltensänderung
- Vermeidung eines Rückfalls in unerwünschte Verhaltensmuster

Zu den wichtigsten Lerninhalten gehört neben einem verständlich formulierten Basiswissen zum Diabetes mellitus vor allem die Vermittlung der Grundprinzipien einer ausgewogenen und zuckerspitzenfreien Ernährung sowie der bestehenden Möglichkeiten zur Selbstkontrolle. Da Ältere häufig eine wenig abwechslungsreiche und einseitige Kost bevorzugen, ist die Etablierung einer ausgewogenen Ernährung als grundlegender Schritt zur Verbesserung und Stabilisierung einer diabetischen Stoffwechselstörung zu betrachten. Dabei stellt die Begrenzung der aufzunehmenden Fettmenge das einzig wirkliche Verzichtsmoment für den Patienten dar. Wenn gleichzeitig eine Kost mit möglichst hohem Anteil langsam resorbierbarer Kohlenhydrate aufgenommen wird, kann auf die an Broteinheiten orientierte Berechnung der Kohlenhydratmenge verzichtet werden.

Die Befreiung von der Broteinheiten-Zwangsjacke mündet in der Empfehlung zur Aufnahme einer ausgewogenen Kost, die nicht nur Diabetikern zuträglich ist. Vielmehr können hierdurch sozial integrierte Patienten problemlos in der häuslichen Umgebung mitversorgt werden, ohne daß für sie Extrawürste gebraten werden müssen.

Die leicht bestimmbaren Parameter Gewicht und Urinzucker sollten im Rahmen der Selbstkontrolle regelmäßig gemessen und für den Arztbesuch fortlaufend dokumentiert werden. Allein die Realisierung dieser Maßnahmen führt bei der Mehrzahl älterer Patienten bereits zu einer deutlichen Verbesserung der Stoffwechseleinstellung und erhöht die Chancen zur Schadensbegrenzung erheblich. Mit einem verbesserten Problembewußtsein und -verständnis sowie dem dokumentierten Behandlungserfolg steigt außerdem die Bereitschaft zur Compliance bei allen Beteiligten. Hierdurch lassen sich die durchaus auch bei älteren Patienten bestehenden

Mobilisierungsreserven ausschöpfen oder weitergehende Maßnahmen, wie etwa eine Blutzuckerselbstkontrolle, initiieren.

Zur Behandlung des Diabetes mellitus kommen Medikamente immer dann zum Einsatz, wenn die vorgestellten Basismaßnahmen keine befriedigende Stoffwechseleinstellung erlauben. Hier haben sich in den letzten Jahren sowohl im Bereich der oral verabreichbaren Pharmaka als auch auf dem Sektor der Insulintherapie vielfältige Neuerungen ergeben. Auf die Einzelheiten soll an dieser Stelle nicht weiter eingegangen werden, da die erforderlichen Informationen in den entsprechenden Lehrbüchern enthalten sind.

Mit der Verabreichung antidiabetischer Medikamente begibt sich der Verordner jedoch gerade im Umgang mit älteren Patienten auf ein problembehaftetes Terrain. Denn die überwiegende Mehrzahl der eingesetzten Präparate verbessert zwar die Stoffwechseleinstellung. Dies wird jedoch erkauft mit dem Risiko einer überschießenden Wirkung und somit dem Auftreten von Hypoglykämie. Die Gefahren einer schlechten Diabeteseinstellung werden demzufolge eingetauscht gegen das Risiko einer möglicherweise akut lebensbedrohlichen Unterzuckerung. An dieses „Tauschgeschäft" muß angesichts der häufigen Verordnung antidiabetischer Medikamente immer wieder erinnert werden.

Leider sind Patienten und Angehörige viel zu selten über Risiken und Symptome informiert. Selbst eine vermeintlich weniger straffe Stoffwechselführung ändert an der grundsätzlichen Problematik nichts und erhöht wiederum nur das Risiko von Folgeschäden. Eine an den Möglichkeiten des Patienten und seinem Umfeld orientierte Aufklärung ist deshalb grundsätzlich erforderlich.

Neben den medizinischen Aspekten ist die Berücksichtigung psychosozialer Gegebenheiten unerläßlich. Die Analyse des Patientenumfeldes und die Integration der Angehörigen stellen hierbei wichtige Grundvoraussetzungen für die notwendigen Behandlungserfolge dar.

Allerdings ist es prinzipiell nicht allein damit getan, wünschenswerte Ziele zu formulieren und deren Umsetzung anzustreben. Vielmehr ist ebenso zu überdenken, wie diese Ziele, unter Berücksichtigung der individuellen Gesamtsituation, in die Tat umgesetzt werden können. Dabei ist die Stärkung der Eigenverantwortlichkeit tragendes Prinzip im Umgang mit älteren Diabetikern. Eine wie auch immer geartete medikamentöse Therapie kann das hierzu erforderliche Engagement nicht ersetzen. Denn das hyperglykämische Unwesen der chronischen Krankheit Diabetes mellitus beginnt immer dort, wo Unwissenheit und Gleichgültigkeit die Oberhand gewinnen.

Literatur

American Diabetes Association: Clinical practice recommendations 1998, Diabetes Care 21 (suppl. 1) (1998) 20–22.

CDC Diabetes Cost-Effectiveness Study Group: The Cost-effectiveness of screening for type 2 diabetes, J. Amer. med. Ass. 280 (1998) 1757–1763.

Lardinois, C. K.: Type 2 diabetes: Glycemic targets and oral therapies for older patients, Geriatrics 53 (1998) 22–39.

Mayer-Davis, E., R. D'Agostico, A. J. Karter, et al.: Intensity and amount of physical activity in relation to insulin sensitivity, J. Amer. med. Ass. 279 (1998) 669–674.

Toeller, M.: Well-being in non-insulin-dependent diabetic patients (NIDDM) – a long-term follow-up. In: Lefebvre, P. J., E. Standl (eds.): New Aspects in Diabetes. De Gruyter, Berlin–New York 1992.

UK Prospective Diabetes Study Group: Intensive blood-glucose control with sulphonylureas or insulin compared with conventional treatment and risk of complications in patients with type 2 diabetes (UKPDS 33), Lancet 352 (1998) 837–853.

Wahl, P. W., P. J. Savage, B. M. Psaty, et al.: Diabetes in older adults: Comparison of 1997 American Diabetes Association classification of diabetes mellitus with 1985 WHO classification, Lancet 352 (1998) 1012–1015.

40

Herzinsuffizienz

ERICH LANG

INHALT

1	Definition und Häufigkeit im Alter	450
2	Ursachen der chronischen Herzinsuffizienz	451
3	Anamnestische Angaben und klinischer Befund	451
4	Rationelles diagnostisches Vorgehen	451
5	Rationelles therapeutisches Vorgehen	453
5.1	Diuretika	453
5.2	Digitalisglykoside	454
5.3	ACE-Hemmer	454
5.4	Betarezeptorenblocker	455
5.5	Kombinationstherapie	455

1 Definition und Häufigkeit im Alter

Die Definition der Herzinsuffizienz ist nicht einheitlich und unterliegt vor allem in den letzten Jahren angesichts neuer Erkenntnisse einem ständigen Wandel. Noch am ehesten zeigt die Definition Herzinsuffizienz unter pathophysiologischen Gesichtspunkten eine gewisse Beständigkeit. Sie wurde 1995 von der WHO erneut bestätigt. Nach ihr bedeutet Herzinsuffizienz die Unfähigkeit des Herzens, Blut und damit Sauerstoff in einem Maß den verschiedenen Organen zuzuführen, das deren Bedürfnissen gerecht wird. Aus klinischer Sicht bedeutet Herzinsuffizienz, daß dem Symptomenkomplex Dyspnoe und schnelle Ermüdbarkeit eine kardiale Erkrankung als Ursache zugrunde liegt. Diese ebenfalls von der WHO veröffentlichte Definition versagt jedoch mit zunehmendem Alter immer häufiger, zumal die kardiale Ursache aufgrund der oft reduzierten diagnostischen Möglichkeiten und der Multimorbidität nicht identifizierbar ist oder verdeckt wird.

Schon eher werden die Forderungen der Task Force on Heart Failure (European Society of Cardiology 1995) auch dem älteren Menschen gerecht, vorausgesetzt, man erkennt anamnestische Hinweise und erhärtet klinische Befunde durch objektivierende Meßmethoden (z.B. Echokardiographie). Sie beziehen sich auf 3 Kriterien:

- Herzinsuffizienzsymptome in Ruhe oder unter Belastung
- objektivierte kardiale Dysfunktion
- Ansprechen auf eine Herzinsuffizienztherapie, wobei die beiden anderen Kriterien erfüllt sein müssen.

Die Häufigkeit der chronischen Herzinsuffizienz nimmt bis zum 75. Lebensjahr mäßig stark, aber kontinuierlich, danach sprunghaft zu (Framingham-Studie Kannel et al. 1988). Während bis zum 75. Lebensjahr die Inzidenz bei Männern und Frauen etwa gleich ist, nimmt sie bei den Frauen nach dem 75. Lebensjahr signifikant mehr zu als bei den Männern (Abb. 40.1).

Die chronische Herzinsuffizienz weist sich durch eine hohe Letalität von 20–30%/Jahr aus. Diese Tat-

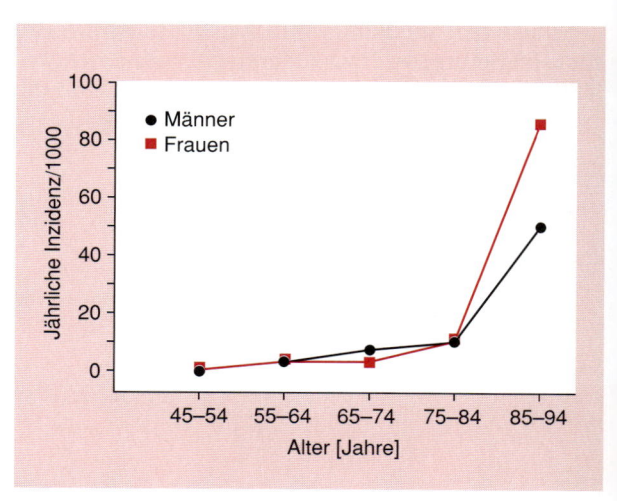

Abbildung 40.1 Einfluß von Alter und Geschlecht auf die Inzidenz der Herzinsuffizienz (Daten der Framingham-Studie, 30 Jahre) (nach Kannel et al. 1988).

sache zwingt dazu, die Ursachen der chronischen Herzinsuffizienz zu kennen, sie möglichst früh zu identifizieren und zu behandeln.

2 Ursachen der chronischen Herzinsuffizienz

Es wurde bereits früher darauf hingewiesen, daß es eine physiologische Altersherzinsuffizienz, die alleine aufgrund des natürlichen Alternsprozesses entsteht, nicht gibt. Nahezu immer lassen sich exakt definierte Erkrankungen des Herzens oder des Kreislaufs als Ursache der chronischen Herzinsuffizienz ausmachen.

Am häufigsten ist auch im höheren Alter die chronische Drucküberlastung des linken Ventrikels Ursache der chronischen Herzinsuffizienz. Der *Hypertonie* kommt dabei eine führende Rolle zu (Abb. 40.2). An zweiter Stelle der Ursachen steht die *Myokardischämie*. d.h. die koronare Herzkrankheit mit oder ohne Herzinfarkt. In diesem Zusammenhang muß auf die Druckbelastung bei Aortenklappenstenose – sie ist mit zunehmendem Alter häufig durch Aortenklappensklerose bei Hypertonie verursacht – hingewiesen werden.

Alle weiteren Ursachen der Herzinsuffizienz werden mit einer mit Abstand niedrigeren Prävalenz beobachtet. Zu nennen sind hier die *idiopathische Kardiomyopathie* in ihrer dilatativen, hypertrophischen und restriktiven Form, ferner die *toxisch verursachte* (Alkohol, Adriamycin u.ä.) sowie die metabolische vor allem aufgrund einer Thyreotoxikose. Neuerdings wird der Diabetes mellitus als mögliche Ursache einer Kardiomypathie angesehen (diabetische Kardiomyopathie). Weiterhin kommen die *Myokarditis*, die *Amyloidose* und *Hämochromatose*,

aber auch die *persistierenden Tachykardien* und *Tachyarrhythmien* als Ursachen in Betracht. *Arteriovenöse Shunts* als Ursache sind äußerst selten.

3 Anamnestische Angaben und klinischer Befund

Ein Frühsymptom der Herzinsuffizienz, nämlich die Belastungsdyspnoe, wird mit zunehmendem Alter aufgrund der abnehmenden Mobilität des Patienten immer seltener beobachtet. Das bedeutet, daß ältere und vor allem geriatrische Patienten zunehmend häufig durch paroxysmale nächtliche Atemnot (Asthma cardiale), Orthopnoe und vor allem nächtlich auftretenden Reizhusten auffällig werden. Die Angaben des älteren Patienten, daß gegen Abend Knöchelödeme auftreten, trägt wenig zur anamnestischen Identifizierung der Herzinsuffizienz bei, wenn nicht gleichzeitig Atemnot angegeben wird. Auf die Multikausalität der Ödeme wurde bereits hingewiesen (Kap. 10).

Die körperliche Untersuchung deckt gewöhnlich eine Halsvenenstauung, einen 3. Herzton, pulmonale Rasselgeräusche, einen hepatojugularen Reflux, aber auch Knöchelödeme, eine Hepatomegalie sowie eine Ruhetachykardie oder Tachyarrhythmie auf. Knöchelödeme, Hepatomegalie und Tachykardie können jedoch viele Ursachen haben. Diese Symptome gehören daher nicht zu den Kriterien erster Ordnung.

4 Rationelles diagnostisches Vorgehen

Haben anamnestische Angaben (Tab. 40.1), subjektive Beschwerden und die klinischen Hinweise zur Verdachtsdiagnose der Herzinsuffizienz geführt, so sollte bereits in der ärztlichen Praxis versucht werden, durch Fahndung nach einer definierten *kardialen Grundkrankheit* die chronische Herzinsuffizienz zu bestätigen. An erster Stelle steht hier die subtile *Auskultation* und Fahndung nach Herzgeräuschen, die auf einen Herzklappenfehler hinweisen. Auf Herz- und Pulsunregelmäßigkeiten sowie auf ein evtl. Pulsdefizit ist zu achten. Die *Blutdruckmessung* kann Hinweise auf eine Hypertonie als Ursache der Herzinsuffizienz erbringen.

Von den *klinisch-chemischen Untersuchungen* sind vor allem die Leberenzyme (alkoholische Kardiomyopathie), aber auch das Serum-TSH (Schilddrüsenfunktionsstörung) richtungweisend. Leukozytose mit Linksverschiebung, hohe BSG und erhöhtes CRP wecken den Verdacht auf eine chronisch-entzündliche Herzerkrankung, wobei in Kenntnis dieser Befunde nochmals gezielt – unter Einbezug der Angehörigen – nach einem abgelaufenen Infekt

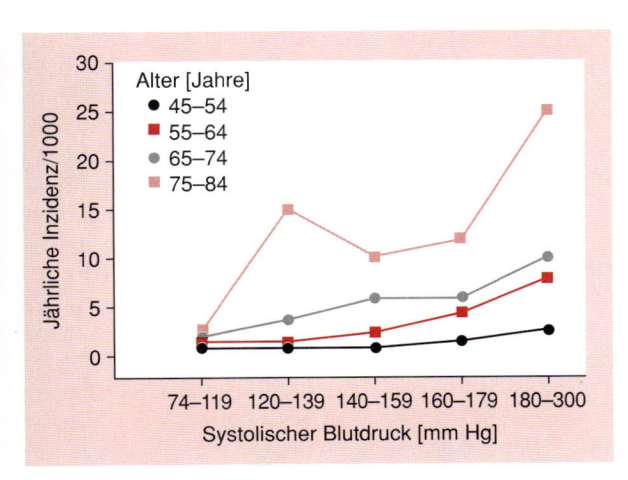

Abbildung 40.2 *Einfluß der Höhe des Blutdrucks auf die Inzidenz der Herzinsuffizienz (Daten der Framingham-Studie, 30 Jahre) (nach Kannel et al. 1988).*

Tabelle 40.1 *NYHA-Klassifikation bei Herzinsuffizienz.*

Funktionelle Klassifizierung

I. Herzerkrankung ohne körperliche Limitation. Alltägliche körperliche Belastung verursacht keine inadäquate Erschöpfung, Rhythmusstörungen, Luftnot oder Angina pectoris.
II. Patienten mit Herzerkrankung und leichter Einschränkung der körperlichen Leistungsfähigkeit. Keine Beschwerden in Ruhe, alltägliche körperliche Belastung verursacht Erschöpfung, Rhythmusstörungen, Luftnot oder Angina pectoris.
III. Patienten mit Herzerkrankung und höhergradiger Einschränkung der körperlichen Leistungsfähigkeit. Keine Beschwerden in Ruhe, geringe körperliche Belastung verursacht Erschöpfung, Rhythmusstörungen, Luftnot oder Angina pectoris.
IV. Patienten mit Herzerkrankung, Beschwerden bei allen körperlichen Aktivitäten.

Objektiver Befund

A. Keine objektiven Hinweise für eine Herz-Kreislauf-Erkrankung
B. Objektive Hinweise für minimale Herz-Kreislauf-Erkrankung
C. Objektive Hinweise für mäßig- bis hochgradige Herz-Kreislauf-Erkrankung
D. Objektive Hinweise für schwere Herz-Kreislauf-Erkrankung

---

zu fahnden ist. Die Nierenfunktionswerte, insbesondere Serumharnstoff und -kreatinin, können durch eine Hypertonie oder einen Diabetes mellitus (Multimorbidität) verursacht, vielleicht aber bereits Folge der Herzinsuffizienz sein. Erhöhtes Serumbilirubin sowie erhöhte Transaminasen unterstützen bei gleichzeitiger Hepatomegalie den Befund der Leberstauung. Bereits in dieser diagnostischen Stufe kann eine probatorische Therapie mit Diuretika (Elektrolyte beachten!) aufgrund der einsetzenden Diurese und des entsprechenden Gewichtsverlusts (im angloamerikanischen Schrifttum werden 4,5 kg als sicheres Kriterium bezeichnet) den Verdacht auf eine chronische Herzinsuffizienz erhärten.

Elektrokardiogramm, Röntgen-Thorax-Aufnahme und Echokardiographie gehören zu den *weiterführenden diagnostischen Maßnahmen*. Aus dem *Elektrokardiogramm* lassen sich vor allem Hinweise auf die der Herzinsuffizienz zugrundeliegende Herzerkrankung ablesen. Wichtige Hinweise sind Zeichen eines abgelaufenen Myokardinfarktes (im Alter anamnestisch oft stumm), die linksventrikuläre Hypertrophie (Hypertonie, Aortenklappenstenose o.ä.), Erregungsausbreitungsstörungen (Folgen einer Myokarditis, aber auch der koronaren Herzkrankheit) sowie Herzrhythmusstörungen (Sekundärfolge verschiedener Herzerkrankungen).

Die *Röntgen-Thorax-Aufnahme* läßt bei der chronischen Herzinsuffizienz vergrößerte und unscharf begrenzte Lungenhili, eine Dilatation der apikalen Lungenvenen sowie lineare, in den lateralen, basalen Lungenpartien senkrecht zur Pleura stehende Linien (Kerley-B-Linien) erkennen. Bei stärkerer Ausprägung der Herzinsuffizienz findet sich ein interstitielles Ödem mit diffus schleiriger Trübung der Lungenfelder, beim Lungenödem diffuse, schließlich konfluierende Fleckschatten, wobei ein symmetrisches schmetterlingsförmiges Bild entstehen kann. Basale Pleurawinkel oder Pleuraergüsse, je nach Schlaflage bevorzugt links oder rechts, können hinzutreten. Diese röntgenologischen Zeichen, die man auch bei der Herzinsuffizienz des jüngeren Menschen findet, werden beim älteren und alten Patienten häufig durch chronisch-pulmonale Erkrankungen modifiziert, so daß diese Röntgenzeichen für den Ungeübten gelegentlich nicht sicher zu identifizieren sind. Zu beachten ist, daß diese Zeichen im höheren Lebensalter bei aortaler Prägung der Herzgefäßfigur beobachtet werden. Eine pulmonale Prägung weist daher so gut wie immer auf eine pulmonale Erkrankung (Morbus embolicus, obstruktive oder restriktive Atemwegserkrankung, aber auch Shuntvitium) hin. Der Bifurkationswinkel, aber auch der Kernschatten des linken Vorhofs erlauben Rückschlüsse auf die Vorhofgröße. Unter Umständen kann eine seitliche Röntgenaufnahme mit Breischluck vor allem für die Beurteilung des linken Vorhofs hilfreich sein.

Die *Echokardiographie* ist die wichtigste Untersuchungsmethode bei der chronischen Herzinsuffizienz. Zum einen lassen sich mit ihr fast alle Ursachen der Herzinsuffizienz identifizieren, zum anderen läßt sich neben der systolischen Myokardinsuffizienz eine diastolische erkennen, die mit dem Alter eine deutliche Zunahme erfährt.

Mit Hilfe der M-Mode- und CW-Dopplertechnik können als Ursache der Herzinsuffizienz Herzklappenfehler auch hinsichtlich ihrer hämodynamischen Bedeutung erkannt werden. Die Feststellung einer linksventrikulären Hypertrophie erlaubt Rückschlüsse auf die Auswirkung einer Hypertonie oder einer Aortenklappenstenose auf das linksventrikuläre Myokard. Aus dem Bewegungsmuster des Echokardiogramms lassen sich regionale Störungen der Myokardfunktion nach abgelaufenem Herzinfarkt erkennen. Darüber hinaus kann die Perikarditis oder Perimyokarditis als Ursache einer Herzinsuffizienz ausgemacht werden. Von besonderer Bedeutung ist die Differenzierungsmöglichkeit zwischen der häufigsten Form der systolischen Kontraktionsstörung (z.B. bei dilatativer Kardiomyopathie oder Myokarditis) und der diastolischen Dysfunktion des linken

Ventrikels. Letztere liegt dann vor, wenn bei normalem enddiastolischem Volumen, bei normaler Auswurffraktion und normalem oder erniedrigtem Schlagvolumen ein erhöhter Füllungsdruck besteht. Die erhöhte diastolische Druck-Volumen-Relation bedeutet eine erniedrigte Dehnbarkeit des linken Ventrikels. Die häufigsten Ursachen einer diastolischen Dysfunktion sind die Hypertrophie – gewöhnlich infolge einer Hypertonie – und die Myokardischämie auf dem Boden einer koronaren Herzkrankheit. Aufgrund der Tatsache, daß die Erhöhung des pulmonal-venösen Drucks (erhöhter Füllungsdruck) zur Definition der diastolischen Myokardfunktionsstörung gehört, lassen sich aus Echokardiogramm und Doppleruntersuchung nur Indizien für eine diastolische Funktionsstörung erkennen. Selbstverständlich ist auch die Kombination einer systolischen und einer diastolischen Myokardfunktionsstörung möglich und besonders im höheren Lebensalter recht häufig, vor allem dann, wenn die Herzinsuffizienz von einer Hypertonie ausgeht, die zunächst zu einer diastolischen Funktionsstörung (Hypertrophie) und später zusätzlich zu einer systolischen Kontraktionsstörung geführt hat.

Alle anderen Untersuchungsmethoden zur Diagnostik der Herzinsuffizienz sowie deren Ursachen (nicht-invasive bildgebende Untersuchungstechniken und vor allem invasive diagnostische Verfahren) sind vornehmlich der kardiologischen Spezialklinik vorbehalten.

5 Rationelles therapeutisches Vorgehen

Die Therapie der chronischen Herzinsuffizienz zielt zunächst auf die *Therapie der Grundkrankheit* ab. Beim älteren Menschen ist dies vorwiegend die Hypertonie. Die Indikation für die operative Korrektur des Klappenvitiums ist grundsätzlich auch beim älteren und alten Patienten möglich, bedarf aber der individuellen Entscheidung unter Einbezug des biologischen Alters und der Beurteilung der Begleiterkrankungen im Rahmen der Multimorbidität. Allgemeine Maßnahmen (z.B. Gewichtsreduktion, Vermeidung größerer Belastungen und kochsalzarme Diät) reichen bei alten Patienten und bei aufgrund anderer Erkrankungen eingeschränkter Mobilität gelegentlich als therapeutische Maßnahme aus. Kein Zweifel besteht an der medikamentösen Therapie der chronischen Herzinsuffizienz im Stadium NYHA III und IV. In diesen Stadien hat die Kombinationstherapie mit ACE-Hemmern, Digitalis und Diuretika die besten Langzeiterfolge hinsichtlich der durchschnittlichen Überlebenszeit gebracht (The Consensus Trial Study Group 1987). Die Herztransplantation kommt im höheren Lebensalter aus vielerlei Gründen nicht mehr in Betracht.

5.1 Diuretika

Aufgrund der verstärkten tubulären Natriumrückresorption infolge der Aktivierung des Renin-Angiotensin-Aldosteron-Systems kommt es durch die Retention von Natrium und Wasser zur Entstehung von interstitiellen Ödemen. Durch die Therapie mit Diuretika werden eine Senkung des Füllungsdrucks (Vorlastminderung) sowie eine Abnahme des mittleren arteriellen Druckes im Systemkreislauf (Nachlastminderung) bewirkt. Die Folge ist die Verminderung der pulmonalen Stauung sowie der Wandspannung des linken Herzens.

Die Dosierung des jeweiligen Diuretikums sollte – ausgenommen bei hohem Leidensdruck – so gewählt werden, daß eine tägliche Gewichtsreduktion von nicht mehr als 500 g erreicht wird. Eine allzu forcierte Diurese führt zur Hämokonzentration und zu Störungen der Mikrozirkulation. Oft genug sind vor allem nächtliche Verwirrtheitszustände die Folge einer zu schnellen Wasserelimination. Gelegentlich muß man beim geriatrischen Patienten geringgradige Ödeme in Kauf nehmen, um Störungen der Hirnfunktion und Verwirrtheitszustände zu vermeiden. Die Entscheidung für eines der gebräuchlichen natrium- und chloridausscheidenden Diuretika hängt zum einen von der Nierenfunktion, zum anderen von der Neigung des Patienten zu Kalium- und Magnesiummangel ab. Bei normaler Nierenfunktion (bei geriatrischen Patienten Serumkreatinin unter 1,0 mg/dl) ist die Therapie mit Thiaziden durchaus indiziert. Bei eingeschränkter Nierenfunktion wird sog. Schleifendiuretika vom Typ des Furosemids der Vorzug gegeben. Alternativ kann auch Xipamid eingesetzt werden, das bei chronischer Niereninsuffizienz nicht kontraindiziert ist. Eine Kombination von Xipamid mit Furosemid hat sich als durchaus sinnvoll erwiesen. Bei Neigung zu Kalium- und Magnesiummangel werden Kombinationen mit Triamteren, Amilorid und Spironolacton empfohlen, vorausgesetzt, die Nierenfunktion ist normal (Tab. 40.2).

Die Indikation für den Einsatz von Diuretika gilt ohne Einschränkung für die systolische Form der Herzinsuffizienz (Kontraktionsinsuffizienz). Zur symptomatischen Therapie sind Diuretika auch bei der diastolischen Herzinsuffizienz geeignet. Die Dosierung muß hierbei allerdings äußerst vorsichtig erfolgen, zumal die diuretikainduzierte Volumenverminderung zu einem überproportionalen Abfall des linksventrikulären Füllungsdrucks führen kann, so daß ein ausreichendes Füllungsvolumen als Voraussetzung für ein normales Schlagvolumen nicht

Tabelle 40.2 Dosierung gebräuchlicher Diuretika.

	Einzel-dosis in mg	Dosis-bereich in mg
Thiazide		
• Chlorothiazid	500	500–2000
• Hydrochlorothiazid (z.B. Esidrix®)	25	25–100
Schleifendiuretika		
• Furosemid (z.B. Lasix® Fusid®)	40	40–160
• Etacrynsäure (z.B. Hydromedin®)	50	50–100
• Piretanid (Arelix®)	6	3–12
• Bumetanid (Burinex®)	1,0	0,5–2,0
Kalium- und magnesiumsparende Diuretika		
• Triamteren (Jatropur® u. Kombination)	50	50–100
• Amilorid (nur in Kombination)	5	5–100
• Spironolacton (z.B. Aldactone®, Osyrol®)	50	200–300

Dosierung bei normaler Nierenfunktion; p.o.

mehr erzielt werden kann. Dies ist vor allem deswegen zu beachten, weil mit zunehmendem Alter die Frequenzkompensation zur Erreichung eines normalen Herzzeitvolumens immer mehr abnimmt.

5.2 Digitalisglykoside

Die lange erwartete DIG-Mortalitätsstudie, die in den USA und Kanada durchgeführt und im Dezember 1995 abgeschlossen worden ist, hat bei 7788 Patienten mit Herzinsuffizienz und Sinusrhythmus ergeben, daß Digoxin als einzige positiv inotrope Substanz die Lebenserwartung nicht verkürzt, aber die klinische Symptomatik und damit die Lebensqualität deutlich zu verbessern vermag.

Digitalisglykoside hemmen kompetitiv die membranständige ATP-abhängige Natrium-Kalium-ATPase und verbessern über eine Erhöhung der intrazellulären Kalziumkonzentration die myokardiale Kontraktilität.

Beim älteren Patienten, vor allem wenn gleichzeitig eine Niereninsuffizienz besteht, sollte insbesondere bei Verwendung von Digoxin die Dosis individuell angepaßt, d.h. meist reduziert werden. Da im höheren Lebensalter ein noch normales Serumkreatinin nicht immer eine Niereninsuffizienz ausschließt (das mit dem Alter abnehmende muskuläre Kreatinin muß mit berücksichtigt werden), ist die Bestimmung des Digitalisspiegels im Serum durchaus gerechtfertigt. Auf klinisches Ansprechen und insbesondere Nebenwirkungen wie Auftreten von ventrikulären Arrhythmien, Übelkeit und Erbrechen ist zu achten.

Wenn irgend möglich sollte die Aufsättigungstherapie beim älteren Patienten in Form einer langsamen Aufsättigung erfolgen, d.h., es kann grundsätzlich von Anfang an die Erhaltungsdosis (0,1–0,2 mg/Tag) verabreicht werden, vor allem dann, wenn gleichzeitig andere herzwirksame Pharmaka gegeben werden (Tab. 40.3). Die Indikation für herzwirksame Glykoside besteht uneingeschränkt bei der absoluten Arrhythmie durch Vorhofflimmern, bei beschleunigter (Tachyarrhythmie) oder normaler Kammerfrequenz. Entscheidend ist hierbei die Auskultation der Herzfrequenz, zumal mit einem Pulsdefizit gerechnet werden muß. Ferner ist die systolische Herzinsuffizienz – auch bei Sinusrhythmus – vor allem aufgrund der nachgewiesenen Verbesserung der Symptomatik eine Indikation für die Behandlung mit Digitalis.

Eine isolierte diastolische Dysfunktion wird durch die Digitalistherapie nicht verbessert. Digitalis ist daher bei der diastolischen Herzinsuffizienz nicht indiziert. Als Ausnahme kann die gleichzeitig bestehende Tachyarrhythmia absoluta gelten unter der Annahme, daß die hohe Kammerfrequenz bei Vorhofflimmern die Hämodynamik mehr nachteilig beeinflußt als die distolische Funktionsstörung.

5.3 ACE-Hemmer

Diese Medikamente hemmen kompetitiv das Angiotensinkonversionsenzym. Die Folge ist die verminderte Bildung von Angiotensin II, was mit einer Senkung des peripheren Gefäßwiderstandes verbunden ist.

Gleichzeitig wird aufgrund der Identität des Angiotensinkonversionsenzyms mit dem bradykininabbauenden Enzym Kinase II das Kallikrein-Kinin-System aktiviert (s. u.).

ACE-Hemmer haben heute auch beim älteren und alten Patienten in der Therapie der symptomatischen Herzinsuffizienz einen festen Platz. Bei schwerer Herzinsuffizienz (NYHA IV) wurde eine

Tabelle 40.3 Erhaltungsdosis für Herzglykoside.

tägliche Erhaltungsdosis in mg:	
• Digitoxin (z.B. Digimerck®)	0,07–0,1
• Digoxin (z.B. Lanicor®, Digacin®)	0,375–0,5
• β-Acetyldigoxin (z.B. Novodigal®) Dosisreduktion bei Niereninsuffizienz	0,3–0,4
• β-Methyldigoxin (z.B. Lanitop®) bei Niereninsuffizienz	0,2–0,3

Die Erhaltungsdosis ist definiert als diejenige Glykosidmenge, die zur Aufrechterhaltung des Wirkspiegels täglich zugeführt werden muß.

Tabelle 40.4 ACE-Hemmer-Dosierung.

	Initial-dosis (mg)	Dauer-dosis (mg)	mittl. Tages-dosis (mg)
Captopril (z.B. Lopirin®, Tensobon® usw.)	6,25	50–150	3 × 25
Enalapril (Xanef®, Pres®)	2,5	10–20	1–2 × 10
Lisinopril (Acerbon®, CORIC®)	2,5	10–20	2 × 5
Quinapril (Accupro®)	2,5	10–20	1 × 10
Perindopril (Coversum)®	2,0	4–8	1 × 4
Benazepril (Cibacen®)	2,5	5–20	1 × 5
Ramipril (Delix®, Vesdil®)	2,5	2,5–10	2 × 5
Fosinopril (Fosinorm®, Dynacil®)	5,0	10–40	1 × 10–20

Die Dosisangaben gelten für normale Nierenfunktion. Der Dosisaufbau richtet sich nach der klinischen Symptomatik und sollte langsam über Tage bis Wochen erfolgen.

Reduktion der Letalität um 40% nachgewiesen, wobei jedoch alle Patienten gleichzeitig Diuretika und Digitalis erhielten (The Consensus Trial Study Group 1987). Bei mittelschwerer Herzinsuffizienz (NYHA II–III) war lediglich eine Verminderung der Letalität um 16% zu beobachten. In dieser Studie (The SOLVD investigators 1991) bekamen zwar alle Patienten mit Herzinsuffizienz einen ACE-Hemmer, jedoch nur 85% gleichzeitig Diuretika und 68% gleichzeitig Digitalis.

Um unerwünschte Nebenwirkungen bei der Behandlung mit ACE-Hemmern vor allem zu Beginn zu vermeiden, sind besonders beim älteren Menschen zunächst niedrige Anfangsdosen zu wählen (Tab. 40.4). Die Dosis kann dann allmählich gesteigert werden. Bei eingeschränkter Nierenfunktion muß die Dosis des ACE-Hemmers entsprechend gesenkt werden. Eine Ausnahme scheint hier das Fosinopril aufgrund der vorwiegend biliären Exkretion zu machen.

Als Kontraindikationen gelten die Aortenklappenstenose und andere Behinderungen des Ausflußtraktes, der primäre Hyperaldosteronismus, das angioneurotische Ödem sowie Nierenarterienstenosen. Vorsicht ist wie bereits erwähnt bei der Niereninsuffizienz geboten. Vor allem beim Enalapril, aber auch beim Captopril stellen Störungen der Leberfunktion eine Kontraindikation dar.

Der Einsatz von ACE-Hemmern ist unter Berücksichtigung der Kontraindikationen indiziert bei allen Formen der systolischen Herzinsuffizienz. Der Stellenwert der ACE-Hemmer in der Therapie der diastolischen Herzinsuffizienz ist gegenwärtig noch unklar. Naheliegend ist die Therapie, wenn eine Hypertrophie aufgrund einer Hypertonie als Ursache der diastolischen Funktionsstörung vorliegt.

Auf die erhöhte Empfindlichkeit gegenüber einer Vorlastsenkung bei diastolischer Dysfunktion muß geachtet werden.

5.4 Betarezeptorenblocker

Betarezeptorenblocker galten lange Zeit bei der Herzinsuffizienz als absolut kontraindiziert. Mittlerweile stellt die Behandlung herzinsuffizienter Patienten mit Betarezeptorenblockern eine anerkannte Therapie dar, die allerdings aufgrund der Kontraindikationen im Rahmen der Multimorbidität beim älteren Menschen eine erhebliche Einschränkung erfährt. Die Handhabung der Therapie mit Betablockern ist aufgrund der notwendigen Titration von einer sehr niedrigen bis zu einer möglichst hohen Dosis recht diffizil. Sie sollte daher vor allem beim alten Patienten zunächst der Klinik oder dem niedergelassenen Kardiologen vorbehalten bleiben. Günstige Erfahrungen liegen derzeit für Metoprolol (MDC Trial 1993), Bisoprolol (CIBIS Trial 1995) und Carvedilol (U.S. Carvedilol Heart Failure Study Group 1996) vor.

Die günstigen Erfahrungen mit Betarezeptorenblockern bei der Behandlung der Herzinsuffizienz beziehen sich auf die systolischen Myokardfunktionsstörungen. Theoretisch müßte die Betarezeptorenblockade durch die Verlängerung der diastolischen Füllungsphase zu einer Verbesserung der diastolischen Füllung führen. So wird im ACC/AHA Task Force Report (1995) die Behandlung mit Betablockern als akzeptabel, aber derzeit noch von unsicherer Wirksamkeit gewertet.

5.5 Kombinationstherapie

Grundsätzlich können unter Berücksichtigung der Interaktionen und der begleitenden Erkrankungen im Rahmen der Multimorbidität alle Pharmaka zur Behandlung der Herzinsuffizienz kombiniert werden. Die Consensus-Studie, aber auch die SOLVD-Studie weisen auf die günstigen Ergebnisse einer Kombinationsbehandlung hin (The Consensus Trial Study Group 1987; The SOLVD investigators 1991).

Literatur

ACC/AHA Task Force Report: Guidelines for the evaluation of management of heart failure, Circulation 92 (1995) 2764–2784.

Becker, H., M. Sigmund: Therapie der Herzinsuffizienz, Internist 36 (1995) 1117–1123.

Chesler, E. (ed.): Clinical cardiology in the elderly. Futura Publishing Company, Armonk 1994.

CIBIS-Prüfer und -Komitees: A randomized trial of beta-blockade in heart failure: the cardiac insufficiency bisoprolol study (CIBIS), Circulation 90 (1994) 1765–1773.

Digitalis investigators group: DIG-Studie (1995).

Erdmann, E., G. Autenvieth (Hrsg.): Klinische Kardiologie – Krankheiten des Herzens, des Kreislaufs und der herznahen Gefäße. Springer, Berlin 1996, 4. Auflage.

Kannel, W. B., A. Cupples: Epidemiology and risk profile of cardiac failure. Cardiovasc. Drugs Ther. 2 (1988) Suppl. 1, 387–395.

Packer, M., M. R. Bristow, J. N. Cohn, et al.: For the U. S. Carvedilol Heart Failure Study Group: The effect of Carvedilol on morbidity and mortality in patients with chronic heart failure, N. Engl. J. Med. 334 (1996) 1349–1355

Schwinger, R. H. G.: Therapie der chronischen Herzinsuffizienz, Klinikarzt 25 (1996) 239–347.

Task Force on Heart Failure at European Society of Cardiology: Guidelines for the diagnosis of heart failure, Eur. Heart J. 16 (1995) 741–751.

The Consensus Trial Study Group: Effects of enalapril on mortality in severe congestive heart failure: results of the cooperative North Scandinavian enalapril survival study (CONSENSUS), N. Engl. J. Med. 316 (1987) 1429–1436.

The SOLVD investigators: Effect of enalapril on survival in patients with reduced left ventricular ejection fractions and congestive heart failure, N. Engl. J. Med. 325 (1991) 293–302.

Scheid W. von: Diastolische Herzinsuffizienz, Med. Klin. 91 (1996) 28–35.

Waagstein, F., M. R. Bristow, K. Swedberg, et al. for the MDC Trial Study Group: Beneficial effects of metoprolol in idiopathic dilated cardiomyopathy, Lancet 342 (1993) 1441–1446.

WHO: Physician guidelines designed to be translated and distributed world wide to primary care physicians (1995).

41

Herzrhythmusstörungen

ROLAND HARDT

INHALT

1	Geschichte	457
2	Klinische Erscheinungsformen	458
3	Diagnostik	459
4	Systematik	460
4.1	Bradykarde Herzrhythmusstörungen	461
4.1.1	Syndrom des kranken Sinusknotens	461
4.1.2	AV-Blockierungen	461
4.1.3	Therapie	461
4.2	Tachykarde Herzrhythmusstörungen	463
4.2.1	Supraventrikuläre tachykarde Rhythmusstörungen	464
4.2.2	Ventrikuläre Arrhythmien	465
4.2.3	ICD-Therapie	468

1 Geschichte

Unregelmäßigkeiten des zentralen Kreislauforgans haben die Menschen seit alters immer wieder beschäftigt. Die altchinesische Pulslehre, die bis in das 7. vorchristliche Jahrhundert zurückreicht, kannte mehrere hundert Pulsvarianten, die eine Zuordnung zu den verschiedensten Organsystemen gestatteten und Harmonie bzw. Disharmonie des Gesamtorganismus erkennen ließen. Im Papyrus Ebers (ca. 1550 v. Chr.), der einen Einblick in das medizinische Wissen der altägyptischen Kultur gibt, wird bereits der Zusammenhang zwischen Herztätigkeit und peripherem Puls beschrieben.

Die von Claudius Galenus im 2. nachchristlichen Jahrhundert entwickelte Pulslehre, wonach die Ursache der Pulstätigkeit eine Systole und eine Diastole der Arterien sei und jedes Organ und jede Erkrankung ihre eigene Pulsform habe, prägte die medizinische Lehre von der Spätantike bis zum Ende des Mittelalters. Erst durch William Harvey wurde im 17. Jahrhundert unsere heutige anatomische und physiologische Vorstellung von der Funktion des Herz-Kreislauf-Systems geprägt. Mit den Namen Morgagni, Adams und Stokes ist die Entität einer bradykardiebedingten Synkope untrennbar verbunden. In seinem Hauptwerk „De Sedibus et causis morborum per anatomen indagitis" beschreibt Morgagni 1761 im 64. Brief einen Patienten mit dem klinischen Bild eines Kreislaufstillstandes und stellt eine Beziehung zwischen langsamem Puls und synkopalem Anfall her. Bereits zu Beginn des Jahrhunderts hatte Markus Gerbezius 1717 in Ljubljana erstmals die Symptome einer bradykarden Synkope beschrieben. Die kausale Beziehung zwischen Bradykardie und synkopalen Attacken wurde schließlich von den irischen Chirurgen Adams und Stokes in der ersten Hälfte des 19. Jahrhunderts herausgearbeitet. Unter einem Morgagni-Adams-Stokes-Anfall verstehen wir bis heute einen synkopalen Anfall, der sich aufgrund einer zerebralen Ischämie, verursacht durch einen totalen Herzblock, manifestiert.

Die Analyse der elektrischen Phänomene des Herzzyklus, die erst zu einem rationalen Verständnis kardialer Arrhythmien geführt hat, geht auf die Forschung des Leidener Physiologen Wilhelm Einthoven zurück. Einthoven führte als erster mit einem weiterentwickelten Seitengalvanometer systematische Untersuchungen des Elektrokardiogramms durch und prägte schließlich die noch heute übliche Bezeichnung der verschiedenen Phasen des EKG mit den Buchstaben P, Q, R, S und T. Die von ihm verwendeten Standardableitungen mit den römischen Ziffern I, II und III sind noch heute mit seinem Namen verbunden. Sein Lebenswerk wurde 1924 mit dem Nobelpreis für Medizin gekrönt.

Gleichzeitig führte Karel Frederick Wenckebach systematische mechanokardiographische Studien zur Herztätigkeit durch und veröffentlichte 1914 sein Standardwerk „Die unregelmäßige Herztätigkeit und ihre klinische Bedeutung". Damit waren die Grundsteine für eine systematische Erforschung der Herzrhythmusstörungen gelegt. Lange bekannte klinische Phänomene der unregelmäßigen Herztätigkeit konnten damit einer ätiologischen Klärung zugeführt werden.

Mit Thomas Lewis in England, Louis-Benedikt Gallavardin in Frankreich, August Hoffmann in Deutschland, Paul Dudley White oder später Bernhard Lown in den USA (um nur einige wenige herausragende Namen zu nennen) erfuhr die Rhythmologie eine geradezu stürmische Entwicklung, deren Ende noch nicht abzusehen ist. Während das Interesse der Forschung zu Beginn des Jahrhunderts nahezu ausschließlich auf die Diagnostik bzw. ätiologische Klärung von Herzrhythmusstörungen fokussierte und mit Ausnahme des Chinidins (Wenckebach) kaum antiarrhythmische Medikamente zur Verfügung standen, hat sich die antiarrhythmische Therapie, besonders der bradykarden Herzrhythmusstörungen, nach dem Ende des 2. Weltkrieges dramatisch verbessert. Zwar wurden bereits im letzten Jahrhundert experimentelle Stimulationsversuche am lebenden Menschen beschrieben (v. Ziemsen), der Durchbruch in der antibradykarden Stimulationstherapie gelang jedoch erst Ende der 50er Jahre (Elmquist und Senning in Schweden, Chardack und Greatbatch in den USA).

Nachdem eine breite Palette antiarrhythmisch wirksamer Substanzen und elektrophysiologischer Testverfahren zunächst viele Hoffnungen auf die wirksame Vermeidung des arrhythmiebedingten Herzstillstandes geweckt hatten, hinterließen die Cast-Studien Ende der 80er Jahre zunächst Ratlosigkeit in der antiarrhythmischen Therapie tachykarder Herzrhythmusstörungen. Die klinische Wirksamkeit implantierbarer automatischer Defibrillatoren gibt jedoch bei der Vermeidung des plötzlichen Herztodes erneut Anlaß zu begründeten Hoffnungen, ein Ende der Entwicklung ist derzeit nicht absehbar.

2 Klinische Erscheinungsformen

Klinik und subjektive Wahrnehmung von Herzrhythmusstörungen weisen keine strenge Korrelation zur Schwere der Störung auf. Eine harmlose Sinustachykardie kann bei entsprechend disponierter Persönlichkeit im Sinne einer Panikattacke bereits zu akuter Todesangst führen, wobei sich die Sinustachykardie durch entsprechende Sympathikusaktivierung noch verstärkt. Andererseits werden die Warnsymptome lebensbedrohlicher Arrhythmien, wie Präsynkopen bei nicht anhaltenden Kammertachykardien, nicht immer als ernstes Krankheitssymptom empfunden. Die Beurteilung der Dignität von Herzrhythmusstörungen muß sich deshalb immer auch an der Grunderkrankung der Patienten orientieren.

Einzelne Extrasystolen werden häufig als Herzstolpern empfunden. Gehäuftes Auftreten, z.B. als Bigeminus mit postextrasystolischer Pause, läßt das Herz subjektiv „bis zum Hals" schlagen. Ähnliches gilt für die absolute Arrhythmie. Das Empfinden ist sehr stark subjektiv geprägt. Einige Patienten spüren jede einzelne Extrasystole, andere nehmen ihre Arrhythmie überhaupt nicht wahr. Paroxysmale, vorwiegend supraventrikuläre Tachykardien werden einerseits tatsächlich als „Herzrasen" wahrgenommen. Häufig ist jedoch Schweißneigung, subjektiv empfundener Schwindel oder das Gefühl einer drohenden Ohnmacht das Symptom.

Anhaltende Herzrhythmusstörungen, wie z.B. das Vorhofflimmern, eine Bradykardie oder gekoppelte Rhythmusstörungen wie ein Bigeminus, können klinisch mit den Zeichen der Herzinsuffizienz imponieren wie Leistungsminderung, Dyspnoe schon bei geringer körperlicher Belastung bis hin zu den klinischen Zeichen der kardialen Dekompensation.

Herzrhythmusstörungen mit akut einsetzenden und gravierenden hämodynamischen Auswirkungen wie beispielsweise ein totaler AV-Block, Sinusarrest oder eine ventrikuläre Tachykardie gehen häufig mit einem akuten Bewußtseinsverlust einher, der im Falle einer reversiblen Störung als Synkope imponiert. Kürzer dauernde Störungen führen häufig zu präsynkopalen Erscheinungen wie „Schwarzwerden vor den Augen", ungerichteten Schwindelerscheinungen oder dem Gefühl einer drohenden Ohnmacht. Die Maximalvariante der arrhythmogenen Kreislaufstörungen ist schließlich der mechanische Herzstillstand durch eine primäre Asystolie oder eine anhaltende Kammertachykardie, Kammerflattern oder Kammerflimmern, wobei diese Störungen nicht selten ineinander übergehen. Aus multiplen Langzeit-EKG-Registrierungen ist bekannt, daß ventrikuläre tachykarde Rhythmusstörungen, vorwiegend Kammerflimmern, mit über 80% gegenüber den primär asystolischen Formen des Kreislaufstillstandes überwiegen. Die häufigste Form der akuten Herztodesfälle, der sogenannte Sekundenherztod, ist damit auf eine akut eintretende tachykarde, ventrikuläre Herzrhythmusstörung zurückzuführen.

Die hohe Prävalenz kardiovaskulärer Systemerkrankungen im fortgeschrittenen Lebensalter geht mit einer zunehmenden Zahl von Patienten einher, die von permanenten oder vorübergehend auftretenden Herzrhythmusstörungen betroffen sind. Eine Akzentuierung erfahren Herzrhythmusstörungen im höheren Lebensalter jedoch nicht nur durch ihr gehäuftes Auftreten bei fortschreitenden degenerativen und ischämischen Herzerkrankungen, sondern auch durch eine deutlichere klinische Apparenz bei nachlassenden inotropen Kompensationsmöglichkeiten des alternden Herz-Kreislauf-Systems. Die Abschätzung der klinischen Wirksamkeit kardialer Arrhythmien muß diesem Umstand unbedingt Rechnung tragen. So kann ein ventrikulärer Bigeminus bei geeignetem Kopplungsintervall und eingeschränkter Ventrikelfunktion sowie arteriosklerotischen Veränderungen an den hirnversorgenden Arterien bereits zu einer deutlichen zerebralen Minderperfusion führen und im Einzelfall durchaus eine Synkope verursachen. Ebenso können beispielsweise bradykarde Herzrhythmusstörungen, die über viele Jahre hinweg klinisch stumm geblieben sind, bei im Alter nachlassenden inotropen Kompensationsmöglichkeiten ohne eine Verschlimmerung der Rhythmusstörungen selbst zum Bild der manifesten Herzinsuffizienz führen.

Andererseits sollte jedoch gerade bei älteren multimorbiden Patienten bedacht werden, daß die Koinzidenz von Herzrhythmusstörungen und klinischen Symptomen noch keine allgemeine Kausalität begründen. Gerade bei der ätiologischen Abklärung der im Alter häufig vorkommenden Stürze ist auf wesentliche Begleiterkrankungen, wie z.B. Diabetes mellitus, Polyneuropathie, Herzinsuffizienz, Orthostaseneigung bei antihypertensiver Therapie etc., besonders zu achten.

3 Diagnostik

Bei der Anamneseerhebung sind die in Tabelle 41.1 aufgeführten Leitsymptome zu überprüfen. Insbesondere eine stattgehabte Synkope ist dabei immer als schwerwiegendes Ereignis einzustufen und sollte Anlaß zu eingehender Diagnostik geben. Bei subjektiv empfundenen anhaltenden Rhythmusstörungen sollte nach plötzlichem (Paroxysmen) oder allmählichem Beginn (Sinustachykardie) bzw. Sistieren gefragt werden. „Herzklopfen" oder „Aussetzer" werden meist bei einzelnen Extrasystolen angegeben, was sich durch die postextrasystolische Pause und die lange Diastolendauer vor der folgenden, mit einem höheren Schlagvolumen einhergehenden Systole erklärt. Im Hinblick auf die bereits erwähnte chronotrope Herzinsuffizienz ist nach klinischen Zeichen wie Dyspnoe, Orthopnoe, Nykturie, Leistungsminderung und Ödemen zu forschen.

Bei einem apoplektischen Insult oder einer arteriellen Embolie sollte differentialdiagnostisch immer auch an (intermittierendes) Vorhofflimmern gedacht werden, insbesondere wenn sich klinische oder echokardiographische Hinweise auf ein Vitium cordis ergeben.

Besondere Aufmerksamkeit sollte der Medikamentenanamnese gelten. Das Augenmerk richtet sich zum einen auf die bradykardieinduzierende Nebenwirkung verschiedener Medikamente wie beispielsweise Digitalisglykoside, Betablocker und Kalziumantagonisten. Zum anderen gilt es auch proarrhythmische Effekte, beispielsweise wiederum der Glykoside, insbesondere aber auch von Antiarrhythmika oder Antikonvulsiva, Anticholinergika oder Antihistaminika (Terfenadin), zu beachten.

Bei der klinischen Untersuchung wird bereits ein schneller, langsamer oder arrhythmischer Puls auffallen (Tab. 41.2). Klinische Zeichen der Herzinsuffizienz sollten dem aufmerksamen Untersucher ebenfalls nicht entgehen. Zu achten ist auf periphere Ödeme, die Herzgröße, einen 3. oder 4. Herzton, ein vitientypisches Geräusch (Vorhofflimmern bei Mitralvitium) sowie ein peripheres Pulsdefizit bei der kardialen Auskultation (Extrasystolie, absolute Arrhythmie).

Zur kardiologischen Basisdiagnostik bei Verdacht auf klinisch relevante Herzrhythmusstörungen (Tab. 41.3) gehört ein Röntgenbild der Thoraxorgane, das Aufschluß über Herzform und Größe, beispielsweise eine vitientypische Konfiguration, sowie kardiale Dekompensationszeichen (Lungenstau und Pleuraergüsse) gibt.

Unverzichtbar ist ebenfalls eine Echokardiographie einschließlich (Farb-)Dopplerecho bei Verdacht auf ein Klappenvitium, ggf. mit transösophagealer Anlotung bei Mitralvitien, Vorhofflimmern

Tabelle 41.1 Anamnestische Leitsymptome bei Herzrhythmusstörungen.

Palipationen
- Herzstolpern
- Herzklopfen
- Herzrasen

Leistungsminderung
Dyspnoe
Schwindel
Ohnmacht/„Schwarzwerden vor den Augen"

Tabelle 41.2 Klinik der Herzrhythmusstörungen.

Puls
- Extrasystolen
- absolute Arrhythmie
- Pulsdefizit

Herzinsuffizienz
Herzgeräusch (Mitralvitium)
Synkope (Präsynkope)
Sekundenherztod

Tabelle 41.3 Diagnostik bei Herzrhythmusstörungen.

- klinische Untersuchung
- Labor
- Röntgen-Thorax
- Echokardiographie (ggf. TEE)
- EKG, Belastungs-EKG
- Langzeit-EKG, evtl. Event-Recorder
- Karotisdruckversuch (eingeschränkte Indikation)
- hochverstärktes EKG (Spätpotentiale)
- elektrophysiologische Untersuchung (His-Bündel-EKG, programmierte Stimulation, Mapping)

und besonders bei Verdacht auf eine arterielle Embolie.

Bei der laborchemischen Untersuchung ist auf Elektrolytstörungen (z.B. bei Diuretikatherapie) zu achten. Tachykarde Herzrhythmusstörungen (insbesondere Vorhofflimmern) sollten Anlaß zu einer Schilddrüsenfunktionsprüfung geben. Ein erhöhter Blutspiegel herzwirksamer Glykoside findet sich nicht selten bei älteren Patienten mit unklaren Bradykardien oder Bradyarrhythmien.

Basis der apparativen rhythmologischen Diagnostik ist das Standard-EKG mit 12 Ableitungen. Anhaltende Rhythmusstörungen wie chronisches Vorhofflimmern, Leitungsstörungen oder häufige Arrhythmien sind damit bereits diagnostizierbar. Ebenso ergeben sich wertvolle Hinweise auf eine evtl. vorliegende Grunderkrankung, beispielsweise einen abgelaufenen Myokardinfarkt oder eine Hypertrophie. Bei nur selten oder anfallsweise auftretenden Herzrhythmusstörungen kann das Ruhe-EKG jedoch völlig unauffällig sein. Wann immer möglich sollte deshalb bei vermutlich arrhythmogen bedingten Beschwerden eine unmittelbare elektrokardiographische Untersuchung durchgeführt werden, solange der Patient hämodynamisch einigermaßen stabil ist. Werden Beschwerden unter bestimmten Umständen angegeben, beispielsweise bei körperlicher Belastung oder bei bestimmten Körperhaltungen, so sollten diese unter EKG-Kontrolle möglichst nachvollzogen werden: Ein Belastungs-EKG kann beispielsweise Aufschluß über ischämiebedingte Arrhythmien geben. Bei Verdacht auf ein Karotissinus-Syndrom können Provokationstests unter EKG-Kontrolle und Reanimationsbereitschaft indiziert sein, wie beispielsweise Drehen und Überstrecken des Halses, Trinken kalter Flüssigkeiten oder Verschlucken eines größeren Speisebrockens. Die Ergebnisse des Karotisdruckversuches sollten vorsichtig (s. u.) interpretiert werden.

Eine Langzeit-EKG-Registrierung ist immer dann indiziert, wenn der Verdacht auf eine klinisch relevante Arrhythmie besteht, im Ruhe-EKG, auch mit langem Streifen, jedoch keine richtungweisenden Befunde zu erheben waren. Bei der Auswertung ist nicht nur auf das Auftreten und die Häufigkeit kardialer Arrhythmien, sondern stets auch auf die Klinik (Patientenprotokoll) zu achten. Wenn ein seltenes Ereignis (z.B. Sturz bei einer Synkope) abgeklärt werden soll, sind unter Umständen multiple Langzeit-EKG-Ableitungen notwendig, um das Ereignis einer ätiologischen Klärung zuzuführen. Eine Alternative, insbesondere bei paroxysmal auftretenden Arrhythmien, stellt hier ein sogenannter Event-Recorder dar, der vom Patienten bei entsprechender Beschwerdesymptomatik aktiviert werden kann und im Einzelfall sogar über die Möglichkeit einer telefonischen Übermittlung des Befundes zum untersuchenden Arzt verfügt.

Die Analyse des hoch verstärkten EKG hinsichtlich des Auftretens von Spätpotentialen gehört in die Hand des Spezialisten. Richtungweisende Befunde können sich beim Verdacht auf ventrikuläre Tachykardien ergeben. Bezüglich des Risikos für Kammerflimmern bzw. Kammerflattern haben sich Spätpotentiale nur sehr eingeschränkt als prognostische Parameter bewährt.

Spezialisierten Zentren vorbehalten ist schließlich die invasive rhythmologische Diagnostik im elektrophysiologischen Labor. Neben der Analyse der Reizbildung und Reizleitung (Sinusknotenerholungszeit, His-Bündel-EKG) wird hier bei Verdacht auf tachykarde Herzrhythmusstörungen durch programmierte Stimulation versucht, die vermutete Arrhythmie auszulösen und möglichst deren pathologisch-anatomisches Substrat zu lokalisieren (Mapping).

Obwohl bei der elektrophysiologischen Untersuchung teilweise lebensbedrohliche Arrhythmien aus diagnostischen Gründen absichtlich ausgelöst werden, wird das Risiko der Untersuchung, das im Rahmen des Risikos einer Koronarangiographie liegt, meist überschätzt. Dies gilt auch für therapeutische Verfahren, beispielsweise die Ablation akzessorischer Leitungsbahnen oder die AV-Knoten-Modulation durch Applikation von Hochfrequenzstrom. Invasive Verfahren in Diagnostik und Therapie sind also auch für geriatrische Patienten nicht a priori auszuschließen.

4 Systematik

Im klinischen Alltag hat sich die Einteilung von Arrhythmien hinsichtlich der Frequenz in bradykarde und tachykarde Herzrhythmusstörungen bewährt, andererseits die Unterscheidung nach dem vermuteten Entstehungsort in supraventrikuläre und ventrikuläre Arrhythmien. Gleichwohl können sich verschiedene rhythmologische Entitäten wie z.B. das

Tabelle 41.4 Bradykarde Herzrhythmusstörungen.

Sick-Sinus-Syndrom
- Sinusbradykardie
- Sinusarrest
- SA-Block
- Bradykardie-Tachykardie-Syndrom

Karotissinus-Syndrom
Bradyarryhthmie
AV-Blockierungen
- AV-Block I
- AV-Block II, Typ Wenckebach
- AV-Block II, Typ Mobitz
- AV-Block III

Doppelknotenerkrankungen

Syndrom des kranken Sinusknotens in bradykarden und tachykarden Arrhythmien manifestieren. Weiterhin ist der Entstehungsort verschiedener Herzrhythmusstörungen nicht eindeutig zuzuordnen, wie beispielsweise bei einer Doppelknotenerkrankung oder einer AV-Reentry-Tachykardie, bei der verschiedene supraventrikuläre und ventrikuläre Strukturen Teil des Erregungskreises sind.

4.1 Bradykarde Herzrhythmusstörungen

Als Bradykardie bezeichnen wir einen Herzrhythmus, der in Ruhe < 60 Schläge/min liegt, wobei die Bezeichnung Bradykardie selbst noch keinen Krankheitswert impliziert. Eine Sinusbradykardie von 40 Schlägen/min kann physiologisch oder pathologisch sein, je nachdem, ob es sich um einen Ausdauersportler oder um einen Patienten mit schweren bradykardiebedingten Symptomen (z.B. Synkopen) handelt.

Bradykarde Rhythmusstörungen können aus einer Störung der Reizbildung oder der Reizleitung resultieren (Tab. 41.4).

4.1.1 Syndrom des kranken Sinusknotens

Eine Störung der Reizbildung, d.h. eine Fehlfunktion des herzeigenen übergeordneten Schrittmachers, liegt beim Syndrom des kranken Sinusknotens vor. Der Sinusknoten besteht aus einer Ansammlung von wenigen 10 000 spezialisierten Herzmuskelzellen, die zur Spontandepolarisation fähig sind, und ist in den kranialen Abschnitten des rechten Herzvorhofes lokalisiert. Die geringe Gewebemasse erklärt den Umstand, daß Störungen der Sinusknotenfunktion häufig im Rahmen degenerativer Veränderungen im Alter auftreten. Die von Lown formulierte Entität des Sick-Sinus-Syndroms umfaßt ein Nebeneinander von Sinusbradykardie, Sinusknotenstillständen, SA-Blockierungen, die häufig mit tachykarden supraventrikulären Rhythmusstörungen vergesellschaftet sind. Dieses Nebeneinander hat auch zur synonymen Bezeichnung Bradykardie-Tachykardie-Syndrom geführt.

4.1.2 AV-Blockierungen

Störungen der Reizleitung beziehen sich neben der sinuatrialen Leitungsstörung, die im allgemeinen dem Sinusknotensyndrom zugeordnet wird, im wesentlichen auf die Beeinträchtigungen der atrioventrikulären Überleitungen. AV-Blockierungen werden in 3 Schweregrade eingeteilt:

- Ein AV-Block I liegt vor, wenn die AV-Überleitungszeit > 200 msec beträgt, jedoch keine höhergradigen Blockierungen auftreten.
- Der AV-Block II manifestiert sich in 2 verschiedenen Formen:
  – Beim Typ Wenckebach verlängert sich das AV-Intervall von Schlag zu Schlag, bis eine Vorhoferregung nicht mehr auf die Kammer übergeleitet wird und die Periode der sich verlängernden AV-Überleitungszeit von neuem beginnt.
  – Beim Typ Mobitz des AV-Blocks II stehen übergeleitete und blockierte Vorhofaktionen in einem festen Verhältnis, so daß nur jede zweite (2:1-Block) oder nur jede dritte Vorhofaktion (3:1-Block) auf die Herzkammer übergeleitet wird.
- Beim AV-Block III liegt schließlich eine vollständige Unterbrechung der atrioventrikulären Überleitung vor. Die Kammererregung erfolgt meist mit niedriger Frequenz (< 40 Schlägen/min) durch tertiäre Automatiezentren im Bereich des His-Bündels oder des ventrikulären Reizleitungssystems.

Als therapierelevante Besonderheit ist noch der drohende trifaszikuläre Block zu nennen, der durch die Blockierung zweier der 3 Tawara-Schenkel und eine Verzögerung der AV-Überleitungszeit (HV-Zeit) entsteht.

Die Zuordnung der Bradyarrhythmie zu den bradykarden Herzrhythmusstörungen resultiert aus der therapeutischen Option (Schrittmacherindikation), wenngleich die zugrundeliegenden Störungen (Vorhofflimmern) den tachykarden Herzrhythmusstörungen zuzuordnen sind. Die bradykarde Herzaktion entsteht durch das Refraktärverhalten der AV-Knotenregion, woraus die niederfrequente Kammeraktion resultiert.

4.1.3 Therapie

Die Therapie bradykarder Herzrhythmusstörungen orientiert sich einerseits an der klinischen Symptomatik, andererseits an der Prognose der jeweiligen Störung. Für die Akuttherapie, beispielsweise des bradysystolischen Herz-Kreislauf-Stillstandes, stehen Parasympatholytika (Atropin, Ipatropiumbromid) oder Sympathomimetika (Adrenalin, Orciprenalin) zur Verfügung. Wo entsprechende Möglichkeiten bestehen, kann eine Akutsituation auch durch das Anlegen einer passageren endokardialen Elektrode oder durch externe transthorakale Stimulation mit großflächig konfigurierten Elektronensystemen überbrückt werden. Die medikamentöse Therapie bradykarder Herzrhythmusstörungen bzw. die passagere Anlage einer Schrittmachersonde eignen sich jedoch nur für die Überbrückung von Akutzuständen bis zu wenigen Tagen. Für eine Langzeittherapie ist weder der sympathomimetische noch der parasympatholytische Therapieansatz ausreichend zuverlässig in der Symptomvermeidung. Die Nebenwirkungsrate, z.B. von Parasympatholytika, ist besonders bei älteren Patienten unvertretbar hoch.

Ist eine Akutsituation zunächst beherrscht, sollte die Bradykardie ätiologisch abgeklärt werden, eventuell reversible Zustände sind bei den weiteren Therapieentscheidungen zu berücksichtigen. So kann bei einem AV-Block im Rahmen eines Hinterwandinfarktes oder einer akuten Myokarditis der Spontanverlauf durchaus über einen längeren Zeitraum (Wochen) abgewartet werden, da die Blockierungen häufig reversibel sind. Ebenso ist bei einer Digitalisüberdosierung bzw. -intoxikation zu verfahren, ggf. unter dem Schutz einer passageren Schrittmachersonde. Bei symptomatischen Bradykardien unter antiarrhythmischer Therapie ist die Indikation zur medikamentösen Behandlung sorgfältig zu überprüfen, eventuell kann eine Dosisanpassung des Antiarrhythmikums vorgenommen werden. Es ist zu berücksichtigen, daß bei Patienten im fortgeschrittenen Lebensalter das Schlagvolumen nur eingeschränkt gesteigert werden kann, um eine verlangsamte Frequenz zu kompensieren. Auch wenn aktuell unter Bradykardiebedingungen keine akuten Symptome wie Synkopen beobachtet werden, darf der schleichende Beginn einer bradykardiebedingten, schließlich klinisch manifesten Herzinsuffizienz keinesfalls übersehen werden. Die Patienten sollten daher einer engmaschigen Herz-Kreislauf-Überwachung unterzogen werden, bis sich die Herzfrequenz normalisiert hat oder eine endgültige Therapieentscheidung getroffen worden ist.

Alle nicht reversiblen symptomatischen Bradykardien stellen eine Indikation zur permanenten antibradykarden Stimulationstherapie mit einem implantierbaren Herzschrittmacher dar (Tab. 41.5). Die Bedeutung dieser Therapieform für die Geriatrie wird allein schon durch die Tatsache unterstrichen, daß das Durchschnittsalter der Patienten bei Erstimplantation eines Herzschrittmachers bei annähernd 73 Jahren liegt. Mit über 30000 Neuimplantationen/Jahr und weit über 200000 lebenden Herzschrittmacherträgern ist das Therapieverfahren relativ häufig. Der geriatrisch tätige Arzt sollte deshalb mit den Grundprinzipien der Herzschrittmachertherapie vertraut sein.

Tabelle 41.5 Indikationen zur Herzschrittmachertherapie.

vitale Indikationen
- AV-Block III
- AV-Block II, Typ Mobitz
- drohender trifaszikulärer Block (bifaszikulärer Block mit verlängertem AV-[HV-]Intervall, ggf. nach elektrophysiologischer Untersuchung)

symptomorientierte Indikationen
- Sick-Sinus-Syndrom
- Bradyarrhythmie
- AV-Block II, Typ Wenckebach
- Karotissinus-Syndrom
- prophylaktisch bei notwendiger antiarrhythmischer Therapie und Bradykardieneigung (z.B. Bradykardie-Tachykardie-Syndrom)

Bei der Indikation zur Schrittmachertherapie (und bei der Nachsorge) ist zunächst zwischen vitalen Indikationen, bei denen die Stimulationstherapie zu einer Senkung der Mortalitätsrate führt, und Indikationen, bei denen die Stimulationstherapie lediglich zur Symptomverbesserung bzw. Symptomfreiheit beiträgt, zu unterscheiden. Bei der erstgenannten Indikation handelt es sich um höhergradige AV-Blockierungen, bei denen ohne Schrittmacher das Risiko eines vital bedrohlichen bradysystolischen Herz-Kreislauf-Stillstandes besteht. Diese Indikationen betreffen zur Zeit weniger als ein Drittel des Patientengutes. Bei den übrigen Erkrankungen orientiert sich die Indikation zur Schrittmachertherapie an der Verbesserung der klinischen Symptomatik, ggf. auch an prophylaktischen Überlegungen bei notwendiger antiarrhythmischer Therapie (z.B. beim Bradykardie-Tachykardie-Syndrom). Durch Vereinfachung der Implantationstechnik mit transvenösem Elektrodenverlauf und subkutaner Implantation des Aggregats in Lokalanästhesie hat sich das Indikationsspektrum zu den symptomorientierten Indikationen hin verschoben, die nunmehr mehr als zwei Drittel der Implantationsindikationen ausmachen.

Bei korrekter Indikationsstellung unterliegt der operative Eingriff zur Implantation eines Herzschrittmachers keiner Altersbeschränkung, es sei denn, eine terminale Erkrankung führt zu einer drastischen Minimierung der zu erwartenden Lebensspanne.

Die Auswahl des Implantates sollte sich ebenfalls alleine an der Indikation und dem zu erwartenden Benefit und keinesfalls am Lebensalter des Patienten

Tabelle 41.6 Herzschrittmachercode.

Pos. I stimulierte Kammer	Pos. II Sensing (Kammer)	Pos. III Reaktion auf Sensing	Pos. IV Programmierbarkeit, Frequenzadaptation	Pos. V antitachykarde Funktionen
0 = keine	0 = keine	0 = keine	0 = keine	0 = keine
A = Atrium	A = Atrium	T = getriggert	P = einfach programmierbar	P = antitachykardes Pacing
V = Ventrikel	V = Ventrikel	I = inhibiert	M = multiprogrammierbar	S = Schock
D = dual (A + V)	D = dual (A + V)	D = dual (T + I)	C = „Communicating" (Telemetrie)	D = dual (P + S)
			R = „Ratemodulation" (Frequenzadaptation)	

orientieren. Die Therapieentscheidung hat sich hier alleine an der bradykardiebedingten Symptomatik zu orientieren und darf keinesfalls als „EKG-Kosmetik" mißverstanden werden. Dies gilt insbesondere für Fragestellungen wie den sogenannten hypersensitiven Karotissinus. Ein (auch symptomatischer) über mehrere Sekunden anhaltender Sinusarrest beim Karotisdruckversuch stellt keinesfalls eine Indikation zur Schrittmacherimplantation dar, wenn der Patient sonst beschwerdefrei ist. Die Untersuchung kann allenfalls zur Bestätigung der Diagnose eines Sinusknoten-Syndroms beitragen und sollte daher auch nur unter strenger Indikation bei gezielter Fragestellung durchgeführt werden. Das eigentlich banale Faktum, das eine Symptombesserung durch die Schrittmachertherapie nur erreicht werden kann, wenn die Beschwerden auch eindeutig auf die bradykarde Herzrhythmusstörung zurückzuführen sind, sollte bei der Therapieentscheidung daher immer im Bewußtsein bleiben.

Ist die Indikation zur Stimulationstherapie wie im oben beschriebenen Sinne jedoch eindeutig gestellt, sollte versucht werden, das jeweilige hämodynamische Optimum zu erreichen: Solange kein chronisches Vorhofflimmern vorliegt, sollte daher, wenn immer technisch möglich, einer physiologischen AV-sequentiellen Stimulationstherapie der Vorzug gegeben werden.

In der Regel impliziert dies die Implantation eines DDD-Schrittmachers (s. Herzschrittmachercode, Tab. 41.6), wobei beim Sinusknoten-Syndrom von einigen Zentren einer alleinigen atrialen Stimulationsart (AAI-Schrittmacher) der Vorzug gegeben wird. Beim Vorliegen einer chronotropen Inkompetenz, d.h. eines mangelnden Frequenzanstieges unter psychophysischer Belastung, was häufig beim Sick-Sinus-Syndrom, aber auch bei der Bradyarrhythmie insbesondere unter medikamentöser Prophylaxe tachyarrhythmischer Zustände zu beobachten ist, sollte ein Herzschrittmacher mit frequenzadaptiver Funktion gewählt werden. Hierbei werden durch das Implantat die gemessene körperliche Aktivität, rechtsventrikuläre Impedanzänderungen, das QT-Intervall oder respiratorische Parameter über einen geeigneten Algorithmus in eine annähernd physiologische Frequenzsteigerung umgesetzt. Der Patient kann sein Herzzeitvolumen so auch wieder an unterschiedliche Belastungssituationen anpassen.

Bei der Schrittmachernachsorge ist neben den routinemäßigen Messungen von Impulsbreite und Frequenz auf eine adäquate Einstellung des Aggregats zu achten. Moderne Herzschrittmacher sind in der Regel multiprogrammierbar und verfügen über diagnostische Funktionen in einer großen Variationsbreite. Diese Optionen sind individuell für den Patienten hinsichtlich einer Optimierung der Schrittmacherlaufzeit und der hämodynamischen Verhältnisse zu nutzen.

4.2 Tachykarde Herzrhythmusstörungen

Tachykarde Herzrhythmusstörungen (Tab. 41.7) sind in der Altersmedizin ein überaus häufiges Phänomen. Alleine für das Vorhofflimmern ist die Prävalenz bei der über 60jährigen Bevölkerung mit über 2% zu veranschlagen. Dieser Wert steigt bei hospitalisierten über 80jährigen Patienten auf annähernd 20% an. Hinzu kommen aufgrund einer im Alter zunehmenden Herz-Kreislauf-Morbidität supraventrikuläre und ventrikuläre Ektopien, atriale (Vorhofflattern) und ventrikuläre (ventrikuläre Tachykardie) Reentry-Tachykardien sowie Arrhythmien, deren pathologisch-anatomisches Substrat im Bereich der AV-Knotenregion lokalisiert ist.

Im Sinne einer rationalen Risikostratifizierung ist die Beurteilung der Dignität einer Arrhythmie von

Tabelle 41.7 Tachykarde Herzrhythmusstörungen.

supraventrikulär
- Sinustachykardie (> 100/min)
- supraventrikuläre Extrasystolen
- Vorhofflattern
- Vorhofflimmern
- AV-Knoten-Reentry-Tachykardie
- AV-Reentry-Tachykardie
- paroxysmale atriale Tachykardie

ventrikulär
- ventrikuläre Extrasystolen
- Couplets
- nichtanhaltende ventrikuläre Tachykardie (< 30 sec Dauer)
- Torsade de pointes
- Kammerflattern
- Kammerflimmern

entscheidender Bedeutung. Hiernach richten sich im wesentlichen der diagnostische Aufwand sowie die Entscheidung zur therapeutischen Vorgehensweise. Unabhängig von der prognostischen Bedeutung einer Arrhythmie orientiert sich die Therapieentscheidung ebenfalls an der klinischen Symptomatik. Andere Befunde, wie z.B. die Häufigkeit und Komplexität ventrikulärer Extrasystolen, stellen allenfalls Surrogatparameter dar, die kaum geeignet sind, zur Verifizierung und Verlaufskontrolle einer Therapieentscheidung beizutragen.

Auch im Hinblick auf eine sinnvolle Risikostratifizierung hat sich die Einteilung in supraventrikuläre (atriale) und ventrikuläre tachykarde Arrhythmieformen bewährt.

4.2.1 Supraventrikuläre tachykarde Rhythmusstörungen

Häufigste tachykarde Herzrhythmusstörung im Alter ist, wie bereits erwähnt, das Vorhofflimmern, seltener das Vorhofflattern. Während sich beim Vorhofflattern meist als elektrophysiologisches Substrat ein Makro-Reentry-Kreis in kaudokranialer Erregungsausbreitung mit typischen negativen sägezahnartigen P-Wellen in den inferioren Ableitungen (II, III) als sogenannter gewöhnlicher Typ des Vorhofflatterns identifizieren läßt, handelt es sich beim Vorhofflimmern um eine rhythmologische Anarchie der Vorhoferregung mit absolut arrhythmischer Kammeraktivierung. Die Klinik der Vorhofflimmerarrhythmie zeigt beim initial nicht selten zu beobachtenden spontanen Wechsel zwischen Vorhofflimmern und Sinusrhythmus das subjektiv empfundene Gefühl des Herzstolperns. Anhaltendes Vorhofflimmern, besonders als Tachyarrhythmie, geht initial mit einer deutlichen Minderung der Herzleistung einher, die mit ca. 30% zu veranschlagen ist.

Vorhofflattern mit atrialen Frequenzen bis 300/min und schneller Überleitung (1:1 oder 2:1) führt meist zu einer auch subjektiv als Herzrasen empfundenen Tachykardie. Im Alter sind die Patienten jedoch häufig durch eine limitierende atrioventrikuläre Überleitung (Schutzblock) vor hämodynamisch schwerwiegenden Ereignissen geschützt.

Wie schon erwähnt betrifft das Vorhofflimmern bereits jeden 50. der über 60jährigen Bevölkerung mit steigender Tendenz in den späteren Lebensabschnitten und gleichzeitiger organischer Herzerkrankung. Dabei ist weniger die Rhythmusstörung selbst das klinische Problem, sondern das Risiko thromboembolischer Ereignisse. Das Risiko einer zerebralen arteriellen Embolie beträgt für die Vorhofflimmerarrhythmie ca. 2%/Jahr, mit steigender Inzidenz beim Hinzutreten einer Mitralstenose, einer bereits stattgehabten Embolie oder eines dilatierten linken Vorhofes. Die genannten Zahlen machen evident, daß es sich bei dem Vorhofflimmern eben keineswegs um eine rhythmologische Anomalie des alternden Herzens handelt, sondern vor allem in prognostischer Hinsicht die ganze Aufmerksamkeit des altersmedizinisch tätigen Arztes erfordert. Zu achten ist besonders auf neu aufgetretenes Vorhofflimmern. Ebenso ist an die Möglichkeit des intermittierenden Vorhofflimmerns zu denken.

Bezüglich therapeutischer Überlegungen ergeben sich grundsätzlich 2 verschiedene Handlungsstrategien. Zunächst sind die Chancen eines Rhythmisierungsversuches abzuwägen, sei es im Hinblick auf einen medikamentösen Therapieansatz, sei es im Hinblick auf eine elektrische Kardioversion. Die Chancen für eine Rhythmisierung sind bei erstmalig festgestelltem Vorhofflimmern durchaus positiv zu bewerten, wenn die Arrhythmie, soweit dies anamnestisch feststellbar ist, nicht länger als ein halbes Jahr bestanden hat und kein hämodynamisch wirksames Vitium cordis vorliegt. Mit Ausnahme des akut aufgetretenen Vorhofflimmerns erfordert der Versuch der Rhythmisierung eine ausreichend lange wirksame Antikoagulation, wobei 2–3 Wochen als Richtschnur gelten können. Der sichere Ausschluß atrialer Thromben mit transösophagealer Echokardiographie ist derzeit noch spezialisierten Zentren vorbehalten und kann als ausreichende Vorbereitung zur Kardioversion noch nicht allgemein empfohlen werden. Zur medikamentösen Rhythmisierung stehen, häufig nach vorheriger Senkung der Kammerfrequenz mit Digitalis und/oder Verapamil verschiedene Antiarrhythmika zur Verfügung. Als Beispiele seien hier die Klasse-I-Antiarrhythmika Chinidin und Propafenon genannt, im Einzelfall kommt auch das Amiodaron als Klasse-III-Antiarrhythmikum in Frage. Wegen nicht zu unterschätzender proarrhythmischer Effekte sollten medikamentöse Rhythmisierungsversuche unter klinischen Bedingungen, möglichst unter Monitorkontrolle, unternommen werden. Nicht selten können unter Chinidin-Therapie teilweise lebensbedrohliche ventrikuläre Tachykardien ausgelöst werden.

Alternativ kommt die elektrische Kardioversion in Betracht, wobei unter Kurznarkose ein R-Zacken-getriggerter DC-Schock appliziert wird. Eine Energie zwischen 50 und 150 Joule ist meist ausreichend.

Bezüglich der Rezidivprophylaxe nach erfolgreicher Kardioversion existieren bisher wenig gesicherte Daten. Zwar läßt sich mit Klasse-I-Antiarrhythmika (Chinidin) die Rezidivrate des Vorhofflimmerns signifikant senken; dieser Erfolg ist jedoch mit einer erhöhten Mortalität, wahrscheinlich durch proarrhythmische Effekte der Klasse-I-Antiarrhythmika bezüglich ventrikulärer Rhythmusstörungen, belastet. Inwieweit Betablocker (Metoprolol) hier eine sinnvolle Alternative bieten, bedarf noch weiterer klinischer Forschung. Besonders im fortgeschrittenen Lebensalter kann das Amiodaron sinnvoll eingesetzt werden.

In allen Fällen, in denen keine dauerhafte Rhythmisierung erreicht werden kann, stellt sich die Frage nach einer wirksamen Embolieprophylaxe. Das bedeutet, daß die Indikation zur Antikoagulation mit Marcumar® abgewogen werden muß, mit Ausnahme des im Alter selteneren Vorhofflimmerns ohne faßbare organische Herzerkrankung („lone atrial fibrillation"). Dies gilt insbesondere für Patienten mit anamnestischen TIA, Insulten und bekannten Mitralvitien. Mit einer Ziel-INR um 2,5 lassen sich embolische Insulte bei nahezu allen Patienten wirksam verhindern, ohne daß es zu einem nennenswerten Anstieg zerebraler oder anderer klinisch bedeutender Hämorrhagien kommt. Eine Altersgrenze für die Antikoagulanzientherapie unter den genannten Bedingungen existiert nicht. Als Kontraindikation können nur ein unvertretbar hohes Sturzrisiko oder eine absehbar gestörte Compliance gelten.

Zur Kontrolle tachyarrhythmischer Zustände mit entsprechender hämodynamischer Beeinträchtigung ist die Beeinflussung der atrioventrikulären Überleitung mit Digitalispräparaten und/oder Kalziumantagonisten vom Verapamil-Typ geeignet. Im Einzelfall ist die Absicherung mit einem Herzschrittmacher zu erwägen.

Vorhofflattern imponiert meist mit regelmäßigen, sägezahnartigen negativen P-Wellen in den inferioren Ableitungen (sogenannter „Common-Type") und resultiert wie bereits erwähnt aus einem atrialen Makro-Reentry-Mechanismus. Durch Druck auf den Karotissinus läßt sich meist ein kurzzeitiger höhergradiger Block auslösen, der im Falle einer schnellen Überleitung die rasche Differenzierung zu anderen supraventrikulären Tachykardien gestattet.

In der Akutsituation steht zunächst die Verzögerung der AV-Leitung und Senkung der Kammerfrequenz im Vordergrund, wofür sich ebenfalls Kalziumantagonisten vom Verapamil-Typ eignen. Häufig kommt es hierunter bereits zur Konversion in Vorhofflimmern oder in den Sinusrhythmus. Bei geeigneter Ausstattung kann auch mit atrialer Overdrive-Stimulation eine Konversion in Sinusrhythmus oder Vorhofflimmern erreicht werden. Neben einer antiarrhythmischen Dauertherapie bei häufigen Rezidiven ist auch bei älteren Patienten insbesondere beim gewöhnlichen Vorhofflattern die Indikation zur Hochfrequenzablation in einem spezialisierten Zentrum zu erwägen.

AV-Knoten-Reentry-Tachykardien entstehen durch einen Reentry-Mechanismus in der AV-Knotenregion, der durch 2 oder mehrere Leitungsbahnen mit unterschiedlicher Leitungsgeschwindigkeit und Refraktärzeit gekennzeichnet ist. Die Tachykardie wird durch früh einfallende ventrikuläre oder supraventrikuläre Extrasystolen ausgelöst und ist typischerweise durch ein langes PR- und kurzes RP-Intervall gekennzeichnet (sogenannter Slow-fast-Typ). Abzugrenzen ist diese Form der supraventrikulären Tachykardie von der AV-Reentry-Tachykardie beim WPW-Syndrom und anderen Präexzitationssyndromen. In der Regel werden die Patienten jedoch bereits in den jüngeren Jahren durch tachykarde Episoden auffällig. Die Therapie der Wahl, auch der AV-Knoten-Reentry-Tachykardie, besteht in heutiger Zeit in der Inaktivierung akzessorischer Leitungsbahnen durch Hochfrequenzstromapplikation nach vorherigem elektrophysiologischem Mapping.

Als Sonderform der supraventrikulären Tachykardie ist noch die paroxysmale atriale Tachykardie mit Block zu nennen. Da dieses Phänomen insbesondere bei der Überdosierung von Digitalispräparaten beobachtet wird, sollte der Altersmediziner um seine Existenz wissen.

Einzelne supraventrikuläre Ektopien besitzen keinen wesentlichen Krankheitswert und bedürfen deswegen auch in der Regel keiner antiarrhythmischen Therapie.

4.2.2 Ventrikuläre Arrhythmien

Ventrikuläre Arrhythmien werden nach ihrer Häufigkeit, ihrem ventrikulären Entstehungsort (monotop, polytop), ihrem repetitiven Charakter (z.B. Couplets) oder ihrer Dignität (z.B. R-auf-T-Phänomen) eingeteilt. Im klinischen Sprachgebrauch hat sich hierfür die sogenannte Lown-Klassifikation eingebürgert (Tab. 41.8). Die Klassifikation wurde von Lown ursprünglich für die Risikobeurteilung von ventriku-

Tabelle 41.8 Lown-Klassifikation ventrikulärer Arrhythmien.

I	einzelne, monotope VES (< 30/h)
II	gehäufte, monotope (VES (> 30/h)
III a	polytope VES
III b	ventrikulärer Bigeminus
IV a	ventrikuläre Couplets
IV b	ventrikuläre Salven
V	R-auf-T-Phänomen

lären Arrhythmien im Rahmen akuter Koronarsyndrome entwickelt. Zur generellen Risikostratifizierung ist die Einteilung von ventrikulären Arrhythmien nach dem Lown-Schema deshalb nur bedingt geeignet. Mit Ausnahme eines überlebten tachysystolischen Herz-Kreislauf-Stillstandes oder der Auslösbarkeit ventrikulärer, anhaltender Tachykardien unter bestimmten elektrophysiologischen Kautelen hat sich die eingeschränkte linksventrikuläre Funktion bezüglich des Risikos einer lebensbedrohlichen ventrikulären Arrhythmie als ein besserer prädikativer Parameter erwiesen als die Häufigkeit, auch polytoper ventrikulärer Extrasystolen.

Umgekehrt konnte auch durch eine nahezu vollständige Reduktion ventrikulärer Ektopien durch moderne (Klasse-I-)Antiarrhythmika (Tab. 41.9) kein therapeutischer Nutzen belegt werden, was durch die Cast-Studien mit einer Steigerung der Rate des plötzlichen Herztodes schmerzlich vor Augen geführt wurde.

Besonders im Alter muß daher die Indikation zur antiarrhythmischen Therapie, vor allem auch im Hinblick auf die negativ inotrope Wirkung der meisten Antiarrhythmika, besonders streng gestellt werden. Ventrikuläre Ektopien, auch Couplets oder einzelne Salven stellen nur dann eine Indikation zur medikamentösen antiarrhythmischen Therapie dar, wenn eine hämodynamische Beeinträchtigung nachgewiesen ist oder die Ereignisse von den Patienten subjektiv als extrem störend empfunden werden. Im ersteren Fall kann eine Behandlungsindikation durchaus schon bei einzelnen ventrikulären Extrasystolen oder ventrikulären Bigeminien gegeben sein, wenn gleichzeitig arteriosklerotische Veränderungen, z.B. im Bereich der Karotiden, zu einer zerebralen Minderperfusion führen (Abb. 41.1).

Wie am Beispiel gezeigt, kann hier durchaus eine drastische Senkung der zentral wirksamen Herzfrequenz mit entsprechender klinischer Symptomatik (Synkope) resultieren.

Der Erfolg der Therapie orientiert sich hierbei an der Symptomfreiheit und nur sekundär an dem (Langzeit-)EKG-Befund.

Selbstverständlich erfordern ventrikuläre Tachykardien mit entsprechender hämodynamischer Beeinträchtigung eine sofortige Intervention unter intensivmedizinischen Bedingungen. Solange der Patient noch hämodynamisch stabil ist, sollte wenn möglich die Ableitung eines 12-Kanal-EKG angestrebt werden, was die Differenzierung einer Tachykardie mit breiten Kammerkomplexen entscheidend erleichtern kann.

Zur medikamentösen, intravenösen Akuttherapie steht Lidocain (50–100 mg als Bolus), mit Einschränkungen auch andere Klasse-I-Antiarrhythmika (Ajmalin, Propafenon) zur Verfügung. Unter Reanimationsbedingungen oder bei eintretender Bewußtlosigkeit sollte mit der DC-Kardioversion nicht zugewartet werden. Invasive Verfahren wie Overdrive-Stimulation oder intraventrikuläres Mapping unter Tachykardiebedingungen sind entsprechend spezialisierten Zentren vorbehalten.

Kammerflattern oder Kammerflimmern erfordern die primäre Defibrillation mit 200–400 Joule nebst lege artis durchgeführter kardiopulmonaler Reanimationsbemühungen.

Eine Sonderform der ventrikulären Tachykardie, die sogenannten „Torsade de pointes" finden sich häufig bei idiopathischem oder medikamentös bedingtem QT-Syndrom und Elektrolytstörungen (Diuretikatherapie). Bei dieser Arrhythmieform haben sich therapeutische Magnesiumgaben bewährt. Antiarrhythmika der Klassen I und III sind aufgrund der Pathogenese (QT-Verlängerung) nicht indiziert.

Die medikamentöse Prophylaxe lebensbedrohlicher ventrikulärer Arrhythmien ist nach den Cast-Studien nach wie vor ein ungelöstes klinisches Problem. Die generelle Zurückhaltung bei antiarrhythmischen Therapieregimes ist für Alterspatienten nochmals hervorzuheben.

Klasse-I-Antiarrhythmika mit ihren bekannten proarrhythmischen Effekten (z.B. Chinidin, Propafenon oder Flecainid) sollten bei Alterspatienten nur unter strenger Indikationsstellung eingesetzt

Tabelle 41.9 Vaughan-Williams-Klassifikation der Antiarrhythmika.

Klasse I	Lokalanästhetika: • Ia: Chinidin, Disopyramid • Ib: Lidocain, Mexiletin, Tocainid • Ic: Propafenon, Flecainid
Klasse II	Betarezeptorenblocker: Metoprolol, Bisoprolol, Celiprolol
Klasse III	Amiodaron, Sotalol
Klasse IV	Kalziumantagonisten: Verapamil, Gallopamil, Diltiazem

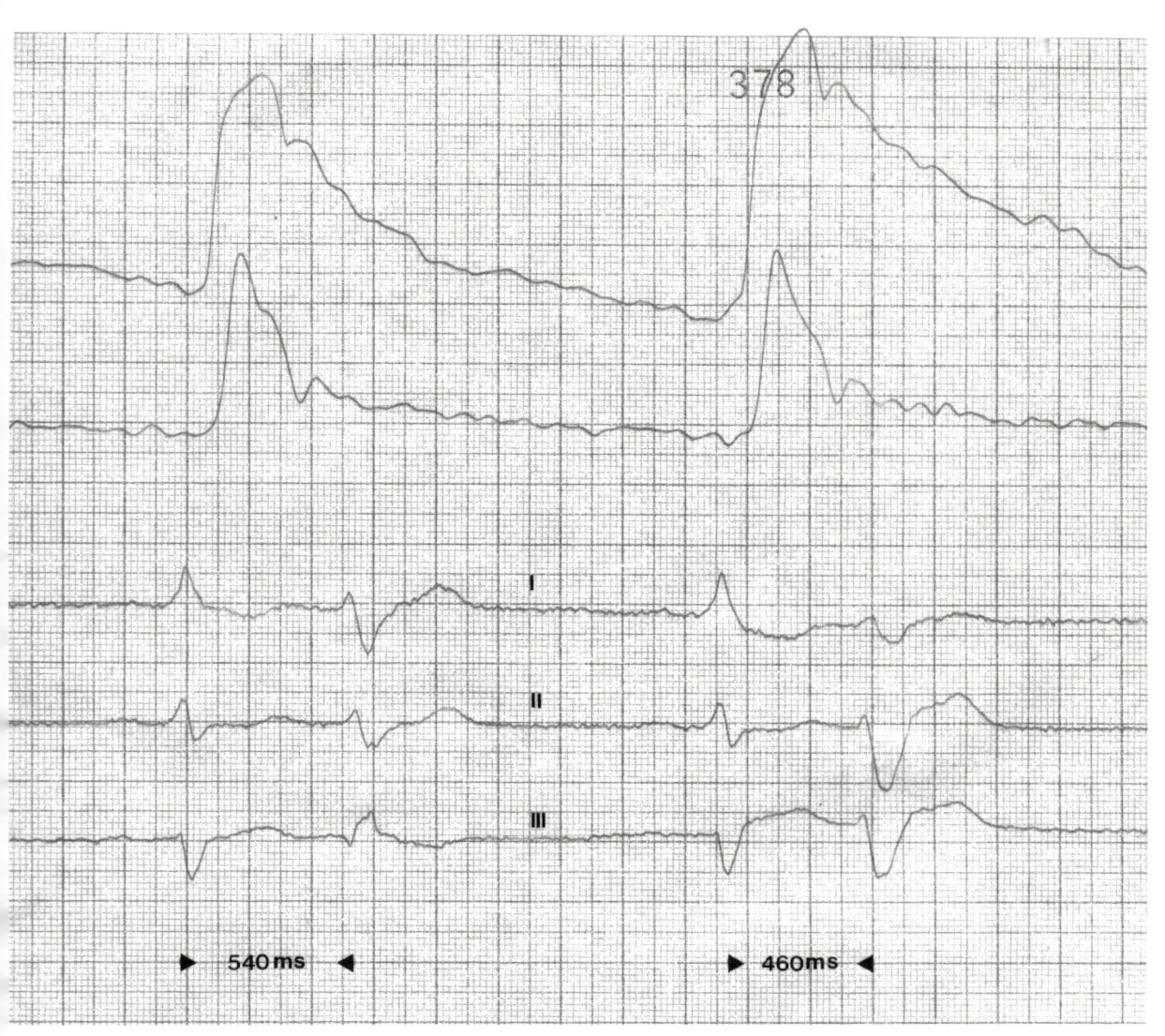

Abbildung 41.1 Karotispulskurve, Dopplersignal über der rechten Arteria carotis interna und EKG bei einem Patienten mit häufig einfallenden ventrikulären Extrasystolen und einer mittelgradigen Karotisstenose. Die Arrhythmie führt zu einer Halbierung der zerebral wirksamen Herzfrequenz.

werden. Die hervorragende Wirkung bei der Unterdrückung einzelner ventrikulärer Extrasystolen, z.B. des Flecainids, muß gegenüber dem Risiko proarrhythmischer Effekte immer abgewogen werden. Die Neueinstellung sollte unter engmaschiger EKG-Kontrolle, in der Regel also unter klinischen Bedingungen erfolgen.

Betablocker haben einen unbestreitbaren Nutzen in der Postinfarktbehandlung. Vermutlich basiert der therapeutische Nutzen hinsichtlich der nachgewiesenen Mortalitätssenkung auf einer Reduktion tödlicher Arrhythmien. Neuere Daten lassen einen ähnlichen Effekt für Patienten mit klinisch manifester Herzinsuffizienz erwarten. Für geriatrische Patienten sind jedoch negativ inotrope und negativ chronotrope Effekte der Betablockade besonders zu berücksichtigen.

Klasse-III-Antiarrhythmika, insbesondere Amiodaron, eignen sich zur Therapie sowohl von supraventrikulären als auch von ventrikulären Arrhythmien. Sotalol besitzt gleichzeitig betablockierende Eigenschaften. Beim Einsatz des Amiodarons sind die ungewöhnliche Pharmakokinetik mit extrem langer Halbwertszeit sowie sein vielfältiges Nebenwirkungsprofil (z.B. Einlagerung in die Kornea, Hyperthyreose, Fibrosen) zu beachten. Unter dem Bild der QT-Verlängerung besteht insbesondere für das Sotalol ein nicht zu vernachlässigendes Risiko für Torsade-de-pointes-Arrhythmien. Trotzdem stellt gerade für Alterspatienten, wenn langfristige Nebenwirkungen (Lungenfibrose) weniger zu befürchten sind, das Amiodaron bei sonst therapierefraktären Arrhythmien, auch Vorhofflimmern, eine wertvolle therapeutische Alternative dar.

Kalziumantagonisten vom Verapamil-Typ eignen sich wie bereits erwähnt zur Kontrolle der Kammerfrequenz bei supraventrikulären Tachykardien. Ein antiarrhythmischer Effekt im engeren Sinne existiert nicht. Eine früher häufig angewandte Kombination aus Verapamil und Chinidin wurde mittlerweile vom Markt genommen.

4.2.3 ICD-Therapie

Eine wirksame Alternative zur medikamentösen Prophylaxe des Sekundenherztodes bietet mittlerweile der automatische implantierbare Kardioverter/Defibrillator. Diese von Mirowski zu Beginn der 80er Jahre initiierte therapeutische Alternative hat mittlerweile mehrere Entwicklungszyklen durchlaufen und einen hohen technischen Standard erreicht. Ähnlich wie bei der Herzschrittmachertherapie wurde die Implantationstechnik geradezu revolutioniert. In aller Regel gelingen eine sichere Detektion der Arrhythmie und elektrische Kardioversion mit endokardialen, transvenös implantierten Elektrodensystemen. Die minimierte Gerätegröße gestattet in der Regel eine subpektorale Implantationstechnik.

Die ICD-Therapie ist erwiesenermaßen sicher und effektiv. Das Risiko des chirurgischen Eingriffes ist minimiert.

Auch unter dem Aspekt der immensen Kosten der ICD-Therapie ist das Problem der Identifizierung entsprechend risikobehafteter Individuen in den Mittelpunkt des klinischen Interesses gerückt. Die prophylaktische ICD-Therapie bei Postinfarktpatienten oder Patienten mit schweren Kardiomyopathien und ventrikulärer Ektopieneigung ist derzeit Gegenstand verschiedener klinischer Studien.

Gleichwohl gelten einzelne Indikationen zur ICD-Therapie als allgemein akzeptiert und müssen daher auch für den Alterspatienten erwogen werden.

Generell ist bei einem überlebten Kammerflattern/Kammerflimmern die ICD-Implantation zu erwägen, wenn das Akutereignis nicht in direktem zeitlichem Zusammenhang zu einem Myokardinfarkt oder einer Revaskularisationsmaßnahme gestanden hat. Gleiches gilt für reproduzierbar auslösbare anhaltende ventrikuläre Tachykardien bei korrespondierender klinischer Symptomatik. Die zu erwartende Lebensspanne der Patienten sollte nicht durch eine terminale Erkrankung auf ein Minimum reduziert sein. Vor allem ist auch die Lebenseinstellung geriatrischer Patienten, die dem Sekundenherztod durchaus als einem Freund entgegensehen können, unbedingt zu berücksichtigen.

Literatur

Bernstein A. D., A. J. Camm, R. D. Fletcher et al.: The NASPE/BPEG Generic Pacemaker Code for antibradyarrhythmia and adaptive-rate pacing and antitachyarrhythmia devices. PACE 10 (1987) 794.

Griebenow, R., H Gülker (Hrsg.): Autonomes Nervensystem und Herzrhythmusstörungen. Georg Thieme Verlag, Stuttgart 1990.

Gülker, H., W. Haverkamp, G. Hindricks: Leitfaden zur Therapie der Herzrhythmusstörungen. Walter de Gruyter Verlag, Berlin 1992.

Hubmann, M., R. Hardt, E. Lang (Hrsg.): Schrittmachertherapie und Hämodynamik. MMV Medizin Verlag, München 1988.

Kusumoto, F. M., N. Goldschlager: Cardiacpacing New Engl. J. Med. 334 (1996) 89–98.

Lüderitz, B.: Geschichte der Herzrythmusstörungen, Springer Verlag, Berlin 1993.

Mannebach, H.: Hundert Jahre Herzgeschichte, Springer Verlag, Berlin 1988.

Moss, A. J., W. Jackson Hall, D. S. Cannom et al.: Improved survival with an implanted defibrillator in patients with coronary disease at high risk for ventricular arrhythmia. New Engl. J. Med. 335 (1996) 1933–1940.

The Cardiac Arrhythmia Suppression Trial (Cast) Investigators: Preliminary report: Effect of encainide and flecainide on mortality in a randomized trial of arrhythmia suppression after myocardial infarction. New Engl. J. Med. 321 (1989) 406–412.

The Cardiac Arrhythmia Suppression Trial II Investigators: Effect of the antiarrhythmic agent moricizine on survival after myocardial infarction. New Engl. J. Med. 327 (1992) 227–233.

Wehr, M.: Praktische Elektrokardiographie und Elektrophysiologie des Herzens. Gustav Fischer Verlag, Stuttgart 1994.

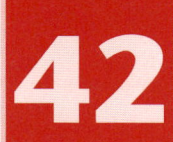

Morbus Parkinson beim älteren Patienten

Johannes Jörg

INHALT

1 Definition ... 469
2 Epidemiologie ... 469
3 Klinik ... 470
4 Prognose ... 471
5 Ätiologie ... 471
6 Pathophysiologie ... 471
7 Diagnostik ... 472
8 Differentialdiagnose ... 472
9 Therapie ... 472
9.1 Medikamentöse Therapie ... 473
9.1.1 Anticholinergika ... 474
9.1.2 Amantadine ... 475
9.1.3 L-Dopa ... 475
9.1.4 Dopaminagonisten ... 479
9.1.5 MAO-B-Hemmer Selegilin ... 481
9.1.6 Betarezeptorenblocker, Benzodiazepine, Clozapin, Budipin ... 481
9.1.7 COMT-Hemmer ... 482
9.2 Spezielle therapeutische Maßnahmen bei idiopathischem oder symptomatischem Parkinson-Syndrom sowie Multisystematrophien (MSA) ... 482
9.3 Operative Therapie ... 489
9.4 Physiotherapie, Ergotherapie, Logopädie, Neuropsychologie ... 489
9.5 Ernährung ... 490
9.6 Psychosoziale Maßnahmen ... 490

1 Definition

Bei der Parkinson-Krankheit (Synonyma: Morbus Parkinson, idiopathisches Parkinson-Syndrom = IPS) handelt es sich in der Mehrzahl um eine Alterserkrankung. Der juvenile Parkinson mit einem Beginn vor dem 21. Lebensjahr sowie der Young-onset-Parkinson (Beginn im 21.–40. Lebensjahr) sind deutlich seltener als der senile Parkinson (Beginn ab 70. Lebensjahr). Es liegt immer ein Dopaminmangel des nigrostriatalen Systems vor. Das dadurch bedingte Syndrom zeichnet sich durch Störung der willkürlichen und unwillkürlichen Bewegung mit den 4 Kardinalsymptomen Bradykinese, Rigor, gestörte Stellreflexe und Ruhetremor aus.

Die Parkinson-Krankheit betrifft 1,5–2,5% der über 70jährigen. Während das klinische Vollbild meist eine schnelle diagnostische Zuordnung erlaubt, stellt die Frühdiagnose oft eine differentialdiagnostisch schwierige Aufgabe dar. Bis zur richtigen Diagnosestellung vergehen 1,5–2 Jahre. Die Frühdiagnose erlaubt aber nicht nur den richtigen medikamentösen Ansatz, sondern auch das Beenden unnötiger diagnostischer oder therapeutischer Maßnahmen sowie die Abgrenzung symptomatischer Parkinson-Syndrome und der Multisystematrophien.

2 Epidemiologie

Die *Prävalenz* der Parkinson-Krankheit liegt in Europa und Nordamerika bei etwa 300/100000 Einwohner. Diese Prävalenzzahl reflektiert sowohl die Zahl von Neuerkrankungen als auch die Lebenserwartung nach Erkrankungsbeginn. Die Lebenserwartung nach Diagnosestellung liegt bei ca. 15 Jahren. Die Prävalenz liegt bei den über 60jährigen bei 1% und bei den über 80jährigen bei 3%; untersucht man die Prävalenz in den Altenheimen, liegt die Prävalenz bei 9% (Rajput 1998).

Die *Inzidenz* (Neuerkrankungen/Jahr) liegt bei 15–20/100000 Einwohner. Männer und Frauen erkranken gleich häufig, Männer aber früher. Neuerkrankungen treten bei 5–10% vor dem 40. Lebensjahr, bei 30% vor dem 50. Lebensjahr auf (Poewe et al. 1996). Sowohl Inzidenz als auch Prävalenz steigen mit zunehmendem Alter.

Im Mittel beginnt die Parkinson-Krankheit mit 61,6 Jahren (Rajput 1998) bzw. 63,2 Jahren (eigene Studie). In Deutschland schätzt man ca. 250 000 Parkinson-Erkrankte, wobei aufgrund der zu erwartenden Altersentwicklung unserer Bevölkerung die Zahl weiter zunehmen wird. Die moderne Therapie hat die Lebensqualität entscheidend verbessert, die Erwerbsunfähigkeit um Jahre hinausgeschoben und die Mortalität die der Normalbevölkerung nahezu angeglichen.

3 Klinik

Kardinalsymptome der Parkinson-Krankheit sind:
- Brady- und Hypokinese
- Rigor
- Ruhetremor (4–6/s)
- Störung der Stell- und Haltungsreflexe (Pulsationsphänomene).

Häufige Begleitsymptome sind:
- autonome Störungen: arterielle Hypotonie, Hyperhidrosis, Hypersalivation, Obstipation, Dysurie – meist im Sinne der Detrusorhyperreflexie, Erektionsstörungen, Salbengesicht
- Schlafstörungen, Aphonie, Mikrographie, Dysphagie
- psychische Symptome: Bradyphrenie, kognitive Störungen, Depression, in 20% Demenzentwicklung als „Parkinson-Demenz-Komplex".

Die Symptomausgestaltung ist sehr variabel, asymmetrische Entwicklungen (Hemiparkinson) sind typisch, Depressionen können Jahre der Hauptsymptomatik vorausgehen. Zu dem Ruhetremor kann ein Halte- und Aktionstremor hinzukommen, okulogyre Krisen finden sich nur beim postenzephalitischen Parkinson oder beim Parkinsonoid.

Der *senile Parkinson* zeigt alle 3 typischen Kardinalsymptome in beidseitiger Ausprägung, wobei Haltungsinstabilität und Gangstörung im Gegensatz zum juvenilen Parkinson ganz im Vordergrund stehen. Dyskinesien und das On-Off-Phänomen sind im Gegensatz zum juvenilen Parkinson nach 6 Monaten bzw. 5 Jahren L-Dopa-Therapie deutlich geringer ausgeprägt. Er ist durch eine rasche Manifestation z.B. nach Operationen oder längerer Bettruhe gekennzeichnet und geht oft mit Zweiterkrankungen einher. Auf L-Dopa zeigt sich ein gutes bis mäßiges Ansprechen bei relativ schnellem Wirkungsverlust. Die Kombination mit psychoorganischen Störungen (exogene Psychosen, kognitive Defizite bei Frontalhirnsyndromen, Demenz bis 20%) erschwert die Therapie trotz der eher langsamen Progression. Depressionen sind mit dem Alter zunehmend, bis 42%, wobei Frauen häufiger als Männer betroffen sind. Die Demenzen steigen im 5-Jahres-Verlauf von 4 auf 20% unabhängig von der Pathogenese.

Der *vaskuläre Parkinson* zeigt bevorzugt Gangstörungen („lower body parkinsonism"), geht oft mit einem Hypertonus einher, positive Pyramidenbahnzeichen sind möglich, und im CT sind hypodense Läsionen im Bereich der weißen Substanz oder in den Basalganglien typisch. Alternative Bezeichnungen sind Binswanger-Enzephalopathie oder subkortikale arteriosklerotische Enzephalopathie (SAE). Die Ansprechbarkeit auf L-Dopa ist meist schlecht (Mark et al. 1995; Trenkwalder et al. 1995). Der seltene vaskuläre Parkinson (ca.1–2%) darf nicht mit den 20–25% Parkinson-Patienten verwechselt werden, bei denen eine zusätzliche zerebrovaskuläre Erkrankung durch arterielle Hypertonie oder Diabetes mellitus vorliegt.

Begleiterkrankungen wie Diabetes mellitus oder arterielle Hypertonie finden sich beim senilen Parkinson häufiger im Vergleich zu einem alterskorrelierten Kontrollkollektiv mit deutlicher Zunahme im Alter. Auch sind Depressionen, Demenz, Schlafstörungen, exogene Psychosen und Pollakisurie deutlich häufiger beim Altersparkinson.

Tabelle 42.1 Parkinson-Stadien nach Hoehn und Yahr (1967).

Stadium 1
unilaterale Erkrankung, keine oder nur minimale Beeinträchtigung

Stadium 2
bilaterale Erkrankung oder Einbeziehung von Kopf und Rumpf; keine Störung der Standfestigkeit oder des Gleichgewichts

Stadium 3
- beginnende Gleichgewichtsstörungen (beim Umdrehen, beim Gehen mit geschlossenen Augen, Pro- oder Retropulsionstest positiv)
- mäßige funktionelle Störungen bei noch völliger Unabhängigkeit und bedingter Arbeitsfähigkeit
- leichte bis mäßige Behinderung

Stadium 4
- voll ausgebildetes Syndrom mit starken Funktionsstörungen
- in Alltagsverrichtungen beginnende Hilfsbedürftigkeit, das Gehen ist noch gerade ohne Unterstützung möglich
- starke Behinderung

Stadium 5
Der Patient ist ohne fremde Hilfe auf den Rollstuhl oder das Bett angewiesen.

Die klinische Symptomatik wird nach verschiedenen Bewertungsskalen erfaßt, bewährt sind die Hoehn- und Yahr-Skala, die Webster-Rating-Skala, die Unified Parkinson's Disease Rating Scale (UPDRS) oder die Columbia Rating Scale (Tab. 42.1).

4 Prognose

Die Prognose ergibt sich aus der Ursache, der Syndromart, dem Krankheitsstadium, dem Alter und den Begleiterkrankungen. Halbseitiger Beginn mit guter L-Dopa-Ansprechbarkeit zeigt eine günstigere Prognose; der Tremor-Dominanz-Typ führt seltener zu einer dementiellen Entwicklung. Aus der prämorbiden Persönlichkeit (oft bestehen Fleiß, Zuverlässigkeit, Gewissenhaftigkeit mit hoher Compliance) ist nicht auf den Krankheitsverlauf zu schließen.

Die Progression ist beim juvenilen Parkinson langsam, beim senilen Parkinson eher schnell mit Anstieg bei zunehmendem Alter. Die L-Dopa-Response nimmt dagegen im Alter ab.

Intraindividuell ist die Prognose sehr unterschiedlich, Stillstände initial progredienter Verläufe sind keinesfalls ungewöhnlich. Die medikamentöse Therapie insbesondere mit L-Dopa hat die Lebensqualität entscheidend verbessert, die Invalidität um Jahre hinausgeschoben und die Lebenserwartung des alten Parkinson-Patienten der der Normalbevölkerung nahezu angeglichen. Dem gegenüber steht die Lebenserwartung des juvenilen oder Young-onset-Parkinson mit einer um 20 Jahre kürzeren Lebenszeit.

Die Effektivität der therapeutischen Maßnahmen läßt meist nach 3–5 Jahren nach, und es kommt dann in Abhängigkeit von Therapiedauer und Medikamentendosis zu einer Häufung von medikamentenabhängigen Nebenwirkungen. Diese werden teilweise durch Manifestierung von Begleiterkrankungen so stark, daß insbesondere bei symptomatischen Parkinsonformen (SAE) eine Reduktion der Medikation hilfreicher sein kann als die Weitergabe.

5 Ätiologie

Die Ursache ist unbekannt, diskutiert wird eine genetische Komponente (z.B. Mutationen des α-Synuclein-Gens auf Chromosom 4 oder Chromosom 2) sowie Umwelteinflüsse (z.B. virale Infektionen, Herbizide, Nahrungsmittel).

Neben dem primären (idiopathischen) Parkinson-Syndrom (IPS oder Morbus Parkinson) mit unbekannter Ursache werden sekundäre (symptomatische) Parkinson-Syndrome und Parkinson-Syn-

Tabelle 42.2 Klassifikation der Parkinson-Syndrome.

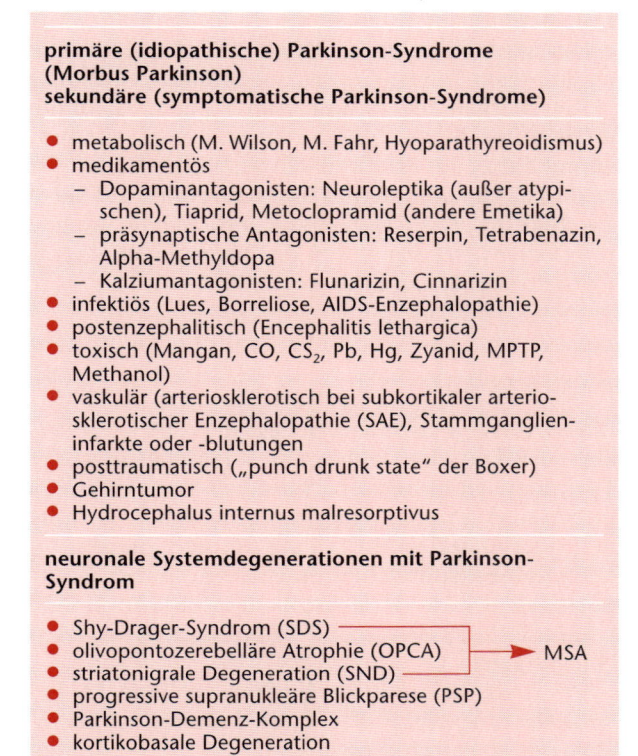

primäre (idiopathische) Parkinson-Syndrome (Morbus Parkinson)
sekundäre (symptomatische Parkinson-Syndrome)

- metabolisch (M. Wilson, M. Fahr, Hypoparathyreoidismus)
- medikamentös
  – Dopaminantagonisten: Neuroleptika (außer atypischen), Tiaprid, Metoclopramid (andere Emetika)
  – präsynaptische Antagonisten: Reserpin, Tetrabenazin, Alpha-Methyldopa
  – Kalziumantagonisten: Flunarizin, Cinnarizin
- infektiös (Lues, Borreliose, AIDS-Enzephalopathie)
- postenzephalitisch (Encephalitis lethargica)
- toxisch (Mangan, CO, CS_2, Pb, Hg, Zyanid, MPTP, Methanol)
- vaskulär (arteriosklerotisch bei subkortikaler arteriosklerotischer Enzephalopathie (SAE), Stammganglieninfarkte oder -blutungen
- posttraumatisch („punch drunk state" der Boxer)
- Gehirntumor
- Hydrocephalus internus malresorptivus

neuronale Systemdegenerationen mit Parkinson-Syndrom

- Shy-Drager-Syndrom (SDS)
- olivopontozerebelläre Atrophie (OPCA) ⎤
- striatonigrale Degeneration (SND) ⎦ → MSA
- progressive supranukleäre Blickparese (PSP)
- Parkinson-Demenz-Komplex
- kortikobasale Degeneration

drome bei neuronalen Multisystemdegenerationen (MSA) unterschieden (Tab. 42.2). 80–85% aller Parkinson-Sydrome zählen zum Morbus Parkinson. Er tritt sporadisch auf. Zwillingsuntersuchungen zeigten keinen Unterschied zwischen monozygoten und dizygoten Zwillingen. Das Alter selbst ist keine Ursache für die Manifestation eines Morbus Parkinson.

Parkinson-Syndrome als Folge einer vaskulären, metabolischen oder entzündlichen Läsion der Substantia nigra sind eher selten, die Ursache der MSA-Formen bleibt Spekulation.

6 Pathophysiologie

Der Dopaminmangel in den striatalen Nervenenden ist beim IPS Folge des Tyrosinhydroxylasemangels und später Folge der Degeneration melaninhaltiger Neurone der Substantia nigra und des Locus coeruleus. Liegt bei 70–80% der Nigraneurone ein Funktions- oder Strukturverlust vor, kommt es zur klinischen Manifestierung des Parkinson-Syndroms. Die nigrale Nervenzelldegeneration geht mit der Bildung charakteristischer zytoplasmatischer Einschlußkörperchen, sog. Lewy-Körper, einher. Die Ursache der Degeneration ist unbekannt.

Der Dopaminmangel führt zur Überaktivität der cholinergen Interneurone im Striatum und zur glutamatergen Verbindung vom Nucleus subthalamicus zum Globus pallidus internus. Der Dopaminabbau durch das erhöht nachweisbare MAO-B setzt H_2O_2 frei; der Zerfall von Wasserstoffperoxid führt zur Bildung von freien Radikalen, welche für die progrediente Degeneration der Neurone mitverantwortlich sein sollen (Riederer 1995).

7 Diagnostik

Ein Morbus Parkinson (IPS) liegt in ca. 80% der Parkinson-Erkrankten dann vor, wenn mindestens 2 der 4 Kardinalsymptome einschließlich Bradykinese zu finden sind, eine Seitenasymmetrie besteht, L-Dopa oral oder Apomorphin 1–5 mg s.c. sehr gut ansprechen, keine weiteren neurologischen Defizite (keine positiven Pyramidenbahnzeichen etc.) bestehen und im CCT, MRT und EEG keine Normabweichungen vorliegen.

Der juvenile Parkinson beginnt vor dem 21. Lebensjahr und zeigt einen Rigor-Akinese-Dominanz-Typ. Der sog. Young-onset-Parkinson beginnt zwischen dem 21. und 40. Lebensjahr (der senile Parkinson nach dem 70. Lebensjahr). Beide zeigen unter L-Dopa viel häufiger Dyskinesien und motorische Fluktuationen als der senile Parkinson.

Zur Diagnostik zählen klinische Tests (Finger-Tapping, Pendeltest, Graphie-Test), CCT (vaskulär, Tumor, Atrophie), MRT (T2-gewichtet), Kupferstoffwechsel bei unter 50jährigen, EEG, IBZM-SPECT, Liquorentnahmetest bei Aresorptivusverdacht und Liquoruntersuchung (bei schneller Symptombildung). Die IBZM-Bindung im SPECT ist beim unbehandelten IPS normal, bei der MSA oder PSP zeigt sich dagegen eine verminderte Dopamin-D_2-Rezeptorbindung im Striatum (Oertel et al. 1994). Das PET mit 18-Fluor-Dopa zeigt die präsynaptische L-Dopamin-Verarmung; das Racloprid-SPECT sowie Racloprid-PET stellen die D_2-Rezeptoren dar, welche z.B. unter Neuroleptikagaben reduziert und beim Morbus Parkinson normal sind. Im MRT läßt sich in T2-Gewichtung Eisen im Nucleus ruber und in der Substantia nigra darstellen.

Die MEP sind im Gegensatz zu VEP und SSR normal, das P300 zeigt oft Amplitudenreduktionen und/oder Latenzverzögerungen. Ein peripher neurogenes Muster zeigt sich im EMG des M. sphincter ani bei der MSA, nicht aber beim Morbus Parkinson.

8 Differentialdiagnose

Differentialdiagnostisch abzugrenzen sind Morbus Wilson, Chorea (Westphal-Typ), frontale Tumoren, Altersdepression, Jakob-Creutzfeld-Erkrankung, Hallervorden-Spatz-Krankheit, Demenz-Syndrom, Astasie-Abasie-Syndrome, Schmerzsyndrome (Diskopathie, Arthralgie), andere Tremorformen (u.a. essentieller Tremor).

9 Therapie

Der *Behandlungsplan* wird bestimmt von der Ursache und der Symptomatik des Parkinson-Syndroms, dem biologischen Alter des Patienten und seinen Begleiterkrankungen. Er umfaßt medikamentöse, physiotherapeutische, neuropsychologische und psychosoziale Maßnahmen (Tab. 42.3). Therapieziel ist bei einer optimalen Wirkung eine möglichst geringe Menge von Arzneimitteln, insbesondere von L-Dopa wegen der Langzeitnebenwirkungen; werden L-Dopa-Präparate nötig, ist eine pulsatile, d.h. unphysiologische L-Dopa-Gabe zu vermeiden und zur Erlangung einer möglichst geringen Tagesdosis eine Kombinationstherapie mit anderen Parkinsonsubstanzgruppen zu bevorzugen. Immer ist individuell zu dosieren und einschleichend einzustellen.

Tabelle 42.3 Langzeittherapie des Parkinson-Syndroms.

ursachenbezogen
symptombezogen mit Berücksichtigung von Alter und Begleiterkrankungen
- medikamentös
- Physiotherapie: Kreislaufgymnastik, Massage, Verhaltenstraining
- Ergo- und Logotherapie
- neuropsychologisches Training
- operativ: stereotaktisch, Elektrostimulation des Thalamus, Globus pallidus oder N. subthalamicus, Drainage-Operation (PDH-Drainage)
- psychosoziale Maßnahmen

Eine medikamentöse Therapie ist dann zu beginnen, wenn der Patient in seinen täglichen Aktivitäten subjektiv und objektiv behindert ist. Sie hat aber nicht zum Ziel, sämtliche Symptome vollständig zum Verschwinden zu bringen, da damit meist zu hohe und auf lange Sicht komplikationsreiche Dosierungen erforderlich würden.

Neurochirurgische Verfahren wie insbesondere die Elektrostimulationen am Nucleus subthalamicus, Thalamus oder Globus pallidus sind nur bei me-

Tabelle 42.4 Parkinsonmedikamente.

Substanzklasse	Genericname	Handelsname	Menge/Tbl.
Anticholinergika	Biperiden	Akineton®	2 mg
		Akineton, retard	4 mg
		Akineton® i.v.	5 mg/ml
	Bornaprin-HCl	Sormodren®	4 mg
	Metixen-HCl	Tremarit®	5 mg
		Tremarit® bitabs	15 mg
	Trihexyphenidyl	Artane®	2 mg
		Artane® retard	5 mg
Amantadine	Amantadinsulfat	PK-Merz®	100 mg
		tregor®	100 mg
		PK-Merz® forte	150 mg
		PK-Merz® Infusion	200 mg/500 ml 25 g Fruktose
	Amantadin-HCl	Symmetrel®	100 mg
		Amantadin-ratiopharm®	100 mg
	Memantine-HCl	Akatinol Memantine®	10 mg
andere NMDA-Rezeptorantagonisten	Budipin	Parkinsan®	10/20/30 mg
L-Dopa	L-Dopa	Brocadopa®	125, 250, 500 mg
		L-Dopa-Ratiopharm®	250, 500 mg
L-Dopa/DDC-Hemmer	L-Dopa/Benserazid	Madopar® 62,5	50/12,5
		Madopar® 125 T	100/25
		Madopar®-250	200/50
		Madopar® Depot	100/25 retard
		Madopar® LT 125	100/25 solub.
	L-Dopa/Carbidopa	NACOM® 100	100/25
		NACOM® 250	250/25
		NACOM® 100 retard	100/25 retard
		NACOM® 200 retard	200/50 retard
		Striaton®	200/50
		Isicom® 250	250/25
		Isicom® 100	100/25
MAO-B-Hemmer	Selegilin	Antiparkin®	5 mg
		Deprenyl®	5 mg
		Amindan®	5 mg
		Movergan®	5 mg
Dopaminagonisten	Bromocriptin	Pravidel®	2,5/5/10 mg
		kirim®	2,5/5/10 mg
	Cabergolin	Cabaseril®	1/2/4 mg
	Dihydroergocryptin	Almirid®	5/20 mg
	Lisurid	Dopergin®	0,2 mg
	Pergolid	Parkotil®	0,05/0,25/1 mg
	Pramipexol	Sifrol®	0,5/1 mg
	Ropinirol	Requip®	0,25/0,5/1/2/5
COMT-Hemmer	Tolcapon	Tasmar®	100/200 mg
	Entacapon	Comtess®	200 mg

dikamentöser Therapieresistenz des Tremors, des On-Off-Phänomens oder den Dopa-Dyskinesien zu erwägen.

9.1 Medikamentöse Therapie

Die medikamentöse Behandlung wird von 7 Wirkstoffgruppen bestimmt (Tab. 42.4). Während Amantadine in die Verwertung des Dopamins an der

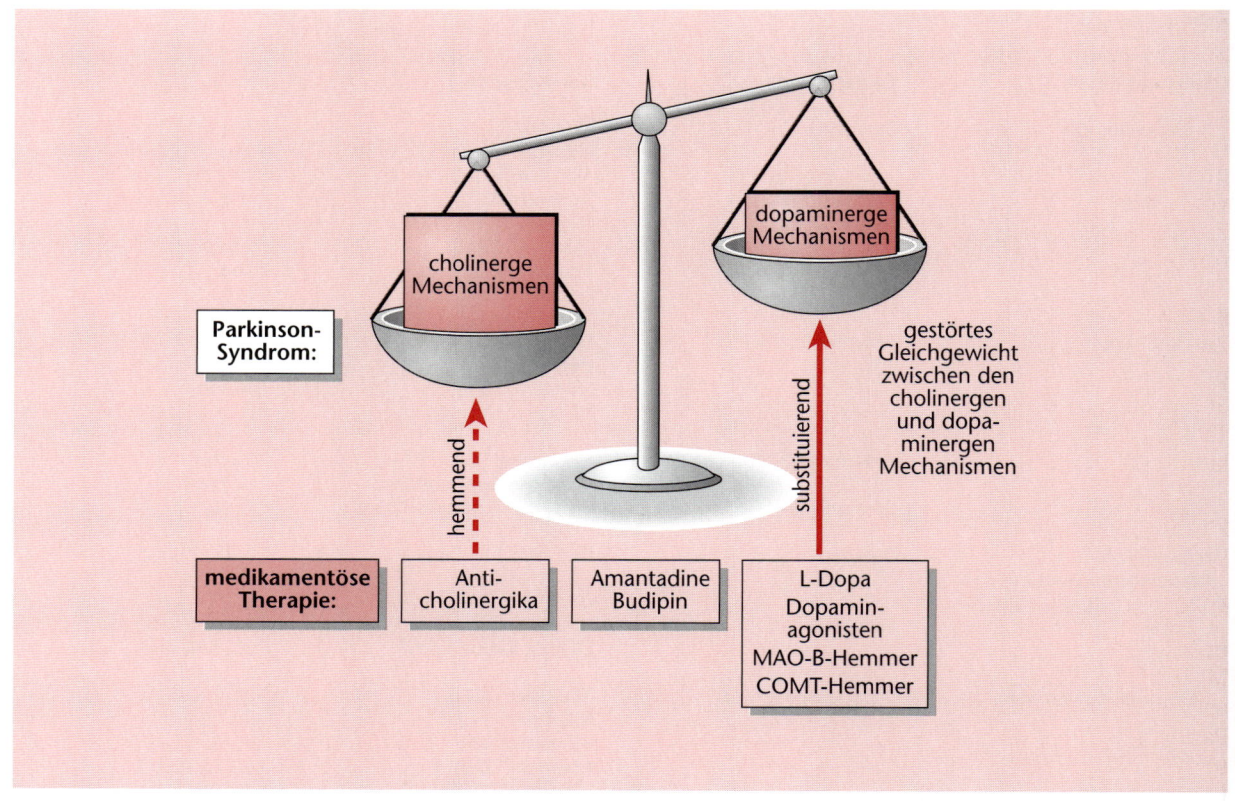

Abbildung 42.1 Schematische Einteilung der medikamentösen Therapie.

Synapse dopaminerger Neuronensysteme eingreifen und das glutamaterge System inhibieren, ist L-Dopa als reine Substitutionstherapie anzusehen und ihr Wirkungseffekt auf funktionstüchtige nigrostriatale Neurone angewiesen. Dopaminagonisten setzen demgegenüber postsynaptisch an und verlieren daher beim Verlust der präsynaptischen Neurone nicht ihre Wirkung. Anticholinergika gleichen das cholinerge Übergewicht im Striatum aus (Abb. 42.1). Leider kann keine Medikamentengruppe, auch nicht L-Dopa, COMT-Hemmer, Budipin oder die MAO-B-Hemmer, das Fortschreiten des degenerativen Prozesses unterbrechen oder verlangsamen.

9.1.1 Anticholinergika

Indikation
Mittel der 1. Wahl sind Anticholinergika bei im Vordergrund stehendem Tremor und Rigor oder vegetativen Begleitsymptomen; eine zusätzliche L-Dopa-Therapie ist nur bei deutlicher Hypokinese indiziert. Der Einfluß der Anticholinergika auf die Akinese ist gering, Biperiden in Retardform kann beim On-Off-Phänomen hilfreich sein. Steht der Tremor ganz im Vordergrund, sind von den Anticholinergika Bornaprin und Metixen am wirksamsten; als Alternative dienen auch Budipin, Betarezeptorenblocker, Clonazepam, Clozapin oder Primidon (s.u.). Im Vollstadium eines Morbus Parkinson können Anticholinergika mit allen anderen Parkinsonmedikamenten kombiniert werden und einen zusätzlichen therapeutischen Effekt haben.

Bei über 65jährigen ist mit Rücksicht auf die Nebenwirkungen eine routinemäßige Empfehlung umstritten; wir setzen sie in Abhängigkeit von der Symptomatik und nicht vom kalendarischen Alter ein.

Handelsnamen und Einstellung
Bevorzugt werden synthetische Anticholinergika wie Biperiden (Akineton®), Metixen (Tremarit®), Bornaprin (Sormodren®) und Trihexyphenidyl (Artane®). Die Einstellung erfolgt mit der kleinsten Dosis, z.B. 2 × 1 mg/Tag Biperiden mit langsamer wöchentlicher Steigerung bis zu einer Maximaldosis von 3 × 4 mg Akineton retard®. Die Maximaldosis ist immer individuell zu bestimmen.

Bei deutlichem Speichelfluß ziehen manche Patienten das Hautpflaster Scopolamin-Derm® vor. Kombinationen mit allen anderen Parkinson-Substanzgruppen sind möglich.

Nebenwirkungen
Zu den Nebenwirkungen zählen: Nausea, Erbrechen, Obstipation, Mundtrockenheit, Akkommodationsstörungen, Miktionsstörungen bis zum Harnverhalt (Antidot ist Carbachol [Doryl®]), psychische Störungen mit Gedächtnisstörungen und Entwicklung von exogenen Psychosen (anticholinerges Delir), Zunahme einer Demenz, Engwinkelglaukom, Hypotonie, Tachykardie.

Kontraindikationen
Zu den Kontraindikationen zählen: Prostatahyperplasie oder -adenome mit Restharn, mechanische Stenosen im Magen-Darm-Trakt, Obstipationen, Tachyarrhythmien, organische Psychosyndrome, latente Psychosen, Demenzen.

Abruptes Absetzen kann zu Entzugspsychose mit psychomotorischer Unruhe, Schweißausbrüchen und Kreislaufstörungen führen.

9.1.2 Amantadine

Indikation
Mittel der 1. Wahl sind Amantadine als Glutamatantagonisten im Frühstadium bei gering ausgeprägtem Parkinson-Syndrom mit Behinderung der Feinmotorik sowie in Infusionsform bei einer akinetischen Krise. Da Amantadine die Freisetzung von Dopamin erleichtern und seine präsynaptische Wiederaufnahme hemmen, kann die initiale Symptomverbesserung der Hypokinese im Lauf der Jahre wieder nachlassen. Im Vollstadium sind Kombinationen mit allen Parkinsonmedikamenten möglich. Die Kombination mit L-Dopa führt zu einem L-Dopa-Spareffekt, da sie auch am NMDA-Rezeptor wirken und glutamatantagonistisch sind. Ein Wirkungsverlust auch nach monatelanger Therapie besteht nicht (Jörg 1999).

Amantadine können in einer Dosis von 300 bis 400 mg/Tag L-Dopa-Dyskinesien reduzieren, ohne den Antiparkinsoneffekt von L-Dopa negativ zu beeinflussen (Metman et al. 1998).

Memantine-HCl (Akatinol®) werden bevorzugt beim Parkinson-Syndrom eingesetzt, wenn mnestische Störungen und Antriebsminderungen im Vordergrund sind. Sie sind Blocker des N-Methyl-D-Aspartat-Rezeptors (NMDA-Rezeptor) und damit ein Glutamat-Antagonist.

Handelsnamen und Einstellung
Man beginnt mit 2 × 50 mg/Tag, z.B. Amantadinsulfat (PK-Merz®, Tregor®) und steigert alle 3–5 Tage bis zu einer Maximaldosis von 400–600 mg/Tag. Wegen der die Vigilanz steigernden und den Antrieb fördernden Wirkung sollte nach 18 Uhr kein Amantadinsulfat mehr verordnet werden. Bewährt hat sich die Gabe von 150 mg Amantadinsulfat morgens und mittags (PK-Merz-forte®) sowie 100 mg nachmittags. Vor der oralen Einstellung kann eine 6- bis 8tägige Infusionsbehandlung (PK-Merz®-Infusion) indiziert sein, um die Frage der Effektivität und Verträglichkeit möglichst schnell beantworten zu können.

PK-Merz®-Infusionen 1–3 × /Tag können bei der akinetischen Krise bedenkenlos gegeben werden; die Infusionsdauer sollte ca. 3 h/500 ml sein.

Nebenwirkungen
Zu den Nebenwirkungen der Amantadine zählen: periphere Ödeme, Livedo reticularis (Folge der Beeinflussung vasoaktiver Substanzen an den sympathischen Nervenendigungen), allgemeine Unruhe, Nervosität, Psychosen, Schlaflosigkeit, Mundtrockenheit und Übelkeit.

Amantadinsulfat soll besser verträglich sein als Amantadin-HCl.

Kontraindikationen
Amantadin wird nicht metabolisiert und zu 90% renal ausgeschieden; daher ist es bei Niereninsuffizienz mit Kreatininwerten > 1,2 kontraindiziert. Weitere Kontraindikationen sind organische Psychosyndrome und Demenzen (dies gilt nicht für Memantine®).

Kombinationen mit Anticholinergika führen häufiger zu Psychosen (Verstärkung der anticholinergen Wirkung?).

9.1.3 L-Dopa

Indikation
L-Dopa in Kombination mit den Dopadecarboxylasehemmern (DDC) Benserazid oder Carbidopa ist das wirksamste Parkinsonmedikament und das Medikament 1. Wahl beim Parkinson-Syndrom vom Akinese-Typ, wenn die Akinese mäßig oder stark ausgeprägt ist. Die DDC verhindern die Metabolisierung von L-Dopa außerhalb des ZNS und reduzieren so die peripheren gastrointestinalen und kardiovaskulären Nebenwirkungen. L-Dopa hat keinen beschleunigenden Einfluß auf den Krankheitsverlauf und bei frühem Einsatz einen eher lebensverlängernden Effekt. Bei Motilitätsschwankungen und der nächtlichen Akinese sind auch L-Dopa-Retard-Präparate indiziert.

L-Dopa wird immer mit einem Dopadecarboxylasehemmer kombiniert, wobei bei Erreichen von Hemmerdosen von > 150 mg/Tag statt der Standardkombination 1 : 4 auch Präparate mit der Kombination 1 : 10 ausreichend sind.

Eine länger dauernde L-Dopa-Monotherapie sollte außer im höheren Lebensalter (> 70 Jahre) vermieden werden.

Handelsnamen und Einstellung

L-Dopa passiert im Gegensatz zu den DDC die Blut-Hirn-Schranke; die Einstellung hat einschleichend, z.B. mit initial $2 \times \frac{1}{2}$ NACOM® 100, Madopar® 125 T oder Isikom® 100 zu erfolgen. Eine langsame Dosissteigerung alle 3–5 Tage endet im Frühstadium bei L-Dopa-Tagesdosen von 300–400 mg. Später können Maximaldosen von 1000 mg L-Dopa selten auch überschritten werden. Um die enterale Resorption zu verbessern, sollten L-Dopa-Präparate 45 min vor oder nach einer eiweißreichen Kost eingenommen werden; dadurch entfällt die Konkurrenz von L-Dopa mit einzelnen Aminosäuren um den gleichen Transportmechanismus im Bereich der Darmschleimhaut und der Blut-Hirn-Schranke.

Bei der *Dauermedikation* sollte man auf L-Dopa-Einnahmeintervalle von ca. 2–4 h achten, um so den L-Dopa-Serumspiegel und damit das Angebot am Dopaminrezeptor möglichst geringen Schwankungen zu unterwerfen. Geringere Schwankungen schützen vor einer Entgleisung des Dopaminrezeptors und damit vor der Entwicklung der Langzeitnebenwirkungen, besonders den Motilitätsschwankungen.

Die *L-Dopa-Retardpräparate* erhöhen die L-Dopa-Halbwertszeit von 1,5 h (für L-Dopa mit Benserazid) bzw. 2,0 h für L-Dopa mit Carbidopa auf 3–4 h und können so die nötigen Einnahmeintervalle verlängern helfen; zum Schutz vor nächtlicher Immobilisierung sind sie auch vor dem Einschlafen genommen gut wirksam gegen akinesebedingte Durchschlafstörungen. Nachteile der Retardpräparate sind die schwierige Voraussagbarkeit des Wirkungseintritts und die geringe Starterwirkung am Morgen, so daß die Erstdosis als Starterdosis oft unretardiert eingenommen werden muß. Von Madopar® Depot werden ca. 50%, von NACOM® Retard ca. 60–65% zerebral wirksam im Vergleich zur unretardierten L-Dopa-Dosis.

Die mittlere Tagesdosis liegt für Kombinationspräparate bei 300–600 mg. L-Dopa-Präparate ohne DDC (Larodopa®, Brocadopa®) sind nur dann nicht obsolet, wenn die DDC-Tagesdosis von 150 mg bereits erreicht ist.

Als *Lösung* einnehmbare L-Dopa-Präparate wie Madopar LT 125 oder Isikom 100 erreichen eine schnellere Absorption, führen zu einer Plasmaspitze schon in der Hälfte der sonst üblichen Zeit (20–30 min) und sind so bei der frühmorgendlichen oder nachmittäglichen Akinese ebenso hilfreich wie bei der Off-dose-Dystonie, Schluckstörungen oder den On-Off-Fluktuationen.

Nebenwirkungen

Zu den Nebenwirkungen des L-Dopa zählen: Nausea und Erbrechen (Antidot: der peripher wirksame D2-Antagonist Domperidon (Motilium®), Schwindel, arterielle Hypotonie, selten tachykarde Arrhythmien, Obstipation, Schlaflosigkeit, innere Unruhe, Agitiertheit, Libidosteigerung, Alpträume, Verwirrtheit, Psychose. Depressionen sind meist Begleitsymptom des Parkinsons und keine L-Dopa-Nebenwirkung. Fußdystonien oder Spasmen der Streckmuskeln der Beine sind meist in den frühen Morgenstunden und als L-Dopa-Mangel anzusehen.

Langzeitnebenwirkungen

- L-Dopa-Sekundärversagen: Bei optimaler L-Dopa-Einstellung kommt es nach 4- bis 5jähriger Therapie zum Nachlassen der Wirkung, was eine Dosiserhöhung oder Umstellung nötig macht. Dieses Sekundärversagen ist nicht alleine durch den Verlust weiterer dopaminerger Neurone zu erklären, sondern entsteht auch durch unerwünschte Adaptationsprozesse der Dopaminrezeptoren, gastrointestinale Motilitätsstörungen als Folge hinzukommender autonomer Funktionsstörungen mit konsekutiver L-Dopa-Resorptionsstörung, zerebrale Zweiterkrankungen und hinzukommende Multimorbidität.
- Motilitätsschwankungen: Die Hauptprobleme der L-Dopa-Langzeitmedikation sind Motilitätsschwankungen in Form der End-of-dose-Akinese oder des On-Off-Phänomens (= yo-yoing) (Abb. 42.2). Ihr Auftreten bestimmt sich ganz wesentlich aus der Dauer der L-Dopa-Therapie und der Höhe der Tagesdosis. Dieses sog. L-Dopa-Langzeitsyndrom haben nach 10jähriger L-Dopa-Behandlung bis zu 80% der Patienten. Zu seiner Vermeidung oder Reduktion dient daher das Umgehen einer L-Dopa-Monotherapie, um durch eine Kombinationsbehandlung, z.B. von L-Dopa und DDC, MAO-B-Hemmern und Dopaminagonisten, die L-Dopa-Tagesdosis ohne Verlust des Wirkungseffektes reduzieren zu können. Die *End-of-dose-Akinesie* (= wearing-off) tritt nach 5jähriger Monotherapie bei 20% der Patienten auf. Therapeutisch hat sich bewährt:
  - Verkürzen der L-Dopa-Einnahmeintervalle
  - Teilumstellung auf L-Dopa-Retardpräparate
  - Kombination mit COMT-Hemmer
  - Kombinationsbehandlung mit dem MAO-B-Hemmer Deprenyl®
  - Einnahme 45 min vor oder nach der Mahlzeit, wenn der Verdacht auf eine Behinderung der L-Dopa-Aufnahme durch proteinreiche Mahlzeiten besteht.

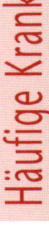

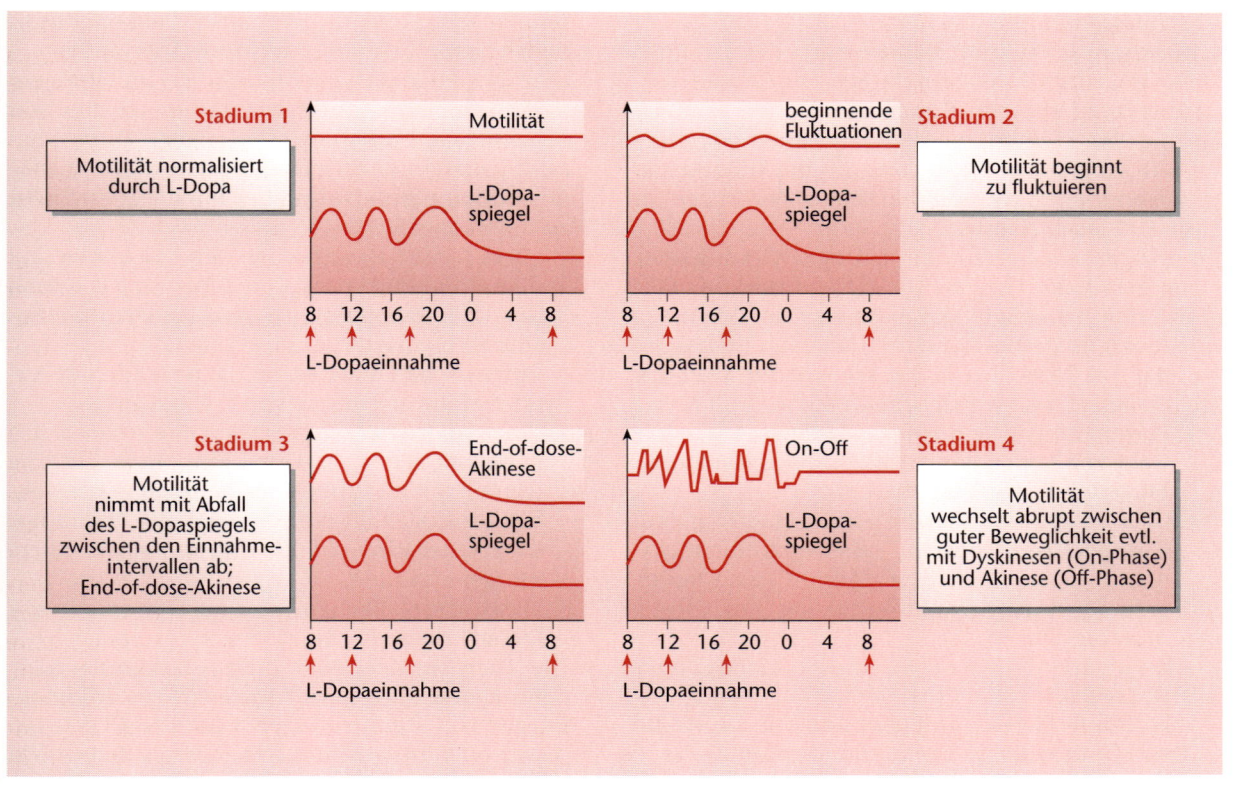

Abbildung 42.2 Motilitätsschwankungen im Verlauf der L-Dopatherapie.

- Eiweißumverteilungsdiät (der L-Dopa-Transport erfolgt in Konkurrenz zu Aminosäuren sowohl im Duodenum als auch durch die Blut-Hirn-Schranke)
- Kombination mit Dopaminagonisten, Amantadinen oder/und ggf. retardierten Anticholinergika.

- Das *On-Off-Phänomen* (= yo-yoing) entwickelt sich aus der End-of-dose-Akinese, und der abrupte Wechsel von Bewegungsfähigkeit und Gehunfähigkeit ist nicht mehr mit der L-Dopa-Einnahme in zeitlichen Zusammenhang zu bringen (Abb. 42.2). Es findet sich besonders bei jüngeren Patienten mit schwerem Parkinson-Syndrom, wenn eine hohe L-Dopa-Tagesdosierung über mehrere Jahre erfolgte und kardiovaskuläre Begleiterkrankungen bestehen (Jörg et al. 1988). Therapeutisch ist ebenso wie bei der End-of-dose-Akinese zu verfahren; dabei ist die L-Dopa-Therapie zu optimieren durch Zusatzmedikamente (bes. Dopaminagonisten), Reduktion der Eiweißzufuhr, Einnahme 45 min vor den Mahlzeiten, häufige kleine L-Dopa-Einzeldosen, L-Dopa-Retardpräparate-Umstellung oder Kombination mit COMT-Hemmern, kontinuierliche duodenale L-Dopa-Applikation (nasoduodenal oder PEG-Sonde) und die Überprüfung der Compliance. Im Einzelfall ist statt der häufigen niedrigen L-Dopa-Dosen die Gabe von wenigen hohen L-Dopa-Dosen vorzuziehen. Zur Unterdrückung der Off-Phasen eignet sich auch das L-Dopa solubile (Madopar® LT 125). In Einzelfällen bewährt haben sich retardiertes Biperiden (Akineton® retard) und der Versuch mit Apomorphin s.c. unter Domperidonschutz (3 × 20 mg Motilium®), um Übelkeit und Blutdruckabfall zu vermeiden.

- Apomorphin ist ein Dopamin-D1- und -D2-Agonist; er hat bei subkutaner Injektion nach 10–20 min die höchste zerebrale Konzentration und zeigt innerhalb 1 h einen raschen Konzentrationsabfall. Die Wirkung tritt nach 10–15 min ein und hält 30 bis 120 min an. Man beginnt in einer therapierefraktären Off-Phase mit 1 mg s.c. (= 0,1 ml einer 1-ml-Ampulle) unter stationären Bedingungen und steigert alle 1–2 Tage um 1 mg bis zu maximal 5 mg Einzeldosis. Nebenwirkungen sind Blutdruckabfall, Bradykardie und Erbrechen, die durch prophylaktische Gabe von Domperidon (Motilium® 3 × 20 mg/ Tag) zu verhindern sind. Wenn die ausreichende Wirkungsdosis ermittelt

ist, erfolgt Einweisung in einen D-Pen zur Selbstinjektion. In Zukunft könnte auch die s.c. Apomorphin-Infusionstherapie zur Off-Phasen-Verlängerung beitragen (Gancher et al. 1995). Die Wirkung der in Frankreich zugelassenen Apomorphin-Tabletten ist nicht ausreichend. Sublinguale Anwendungen wirken bei einer Off-Phase in 50–60% nach 25 min.
- Verzögertes Einsetzen der L-Dopa-Wirkung oder morgendliche Akinese: Diese Nebenwirkung läßt sich durch folgende Maßnahmen vermeiden:
  – morgens 30 min vor dem Aufstehen Einnahme der 1. L-Dopa-Dosis, am schnellsten wirkt das lösliche L-Dopa-Präparat Madopar® LT 125
  – Vermeidung eiweißreicher Mahlzeiten
  – Gabe von Antazida zur Alkalisierung, welche die Magenentleerung beschleunigt
  – Gabe magenmotilitätsfördernder Medikamente: Domperidon (Motilium®) als Dopaminantagonist, Cisaprid (Propulsin®, Alimix®) als Cholinergikum (Acetylcholinfreisetzung am Plexus mesentericus)
  – duodenale L-Dopa-Gabe (nasoduodenal oder über PEG)
  – kontinuierliche pumpengesteuerte s.c. Gabe von Dopaminagonisten (Apomorphin).
- L-Dopa-Therapieresistenz: Dabei ist die weitere L-Dopa-Dosiserhöhung ohne Effekt, oft läßt auch der Effekt nach der üblichen L-Dopa-Einnahme nach. In solchen Fällen kann man unter der Vorstellung einer Rezeptorerholung ein „drug holiday" mit Absetzen aller Parkinsonmedikamente für 4–8 Tage erwägen. Da der günstige Effekt aber nur wenige Wochen anhält und die Immobilisierung zu einer Häufung von Pneumonien und Thrombosen führt, wird – wenn überhaupt – heute eine Teilreduktion von L-Dopa unter gleichzeitiger Fortführung der übrigen Medikation bzw. einer PK-Merz-Infusionstherapie durchgeführt.
- Nachtträume sind meist Vorboten von optischen Halluzinationen und exogenen Psychosen: Dabei haben paranoide Psychosen unter einer L-Dopa-Therapie meist eine multifaktorielle Genese, wobei ein vorbestehendes organisches Psychosyndrom oder/und eine arterielle Hypotonie im Vordergrund stehen. Führt eine Dosisumstellung nicht zum Verschwinden der Psychose, wird meist eine neuroleptische Einstellung auf Melperon (Eunerpan®), niedrige Haldol-Dosen oder das atypische Neuroleptikum Clozapin (Leponex®) nötig. Vorteile von Clozapin sind der schlafanstoßende Effekt, die Verträglichkeit am Tag und der tremordämpfende Effekt. Olanzapin (Zyprexa®) wirkt antipsychotisch ohne begleitenden sedierenden Effekt und die gefürchtete Leukopenie, es hemmt aber nicht den Parkinson-Tremor.
- Dyskinesien und Hyperkinesien: Bei unilateralem Parkinson treten sie an der betroffenen Extremität verstärkt auf. Patienten mit 5jähriger L-Dopa-Therapie haben in 30–50% Dyskinesien; meist sind sie dosisabhängig und reversibel. Für die Therapie ist zu unterscheiden in:
  – „Peak dose"-Dyskinesien: Sie entstehen auf dem Höhepunkt der L-Dopa-Wirkung (1 h nach der Tabletteneinnahme) und sind am häufigsten zu beobachten.
  – Biphasische Dyskinesien: Sie treten in der An- oder Abflutungsphase von L-Dopa auf.
  – „Early morning"-Dyskinesien: Sie treten > 4 h nach der letzten L-Dopa-Einnahme auf. Sie werden auch „Off-period-Dystonien" bezeichnet, da es sich oft um schmerzhafte Verkrampfungen der Waden, Füße und Zehen besonders morgens handelt.
  – „Peak dose"-Rachen-Schlund-Dystonien: mit Dysarthrie und Schluckschwierigkeiten.
- Die Therapie der „Peak dose"-Dyskinesie: häufigere kleinere L-Dopa-Dosen mit Dosisreduktion, Einsatz von Madopar® Depot oder NACOM® 100 retard oder Umstellung von L-Dopa/Benserazid auf L-Dopa/Carbidopa, da etwas geringere Plasmaspitzenwerte unter Carbidopa auftreten (Oertel et al. 1994). Einsatz von Dopaminagonisten oder Kombination mit Amantadinen, ausnahmsweise auch Tiaprid.
- Die Therapie bei biphasischen Dyskinesien: bei Auftreten in der Anflutungsphase Dosiserhöhung oder Umstellen von NACOM® auf Madopar®. Neben der Dosiserhöhung kommt auch eine Verkürzung der Einnahmeintervalle in Betracht, ggf. zusätzliche Einnahme von L-Dopa-Retardpräparaten, Amantadinen oder Dopaminagonisten.
- Die Therapie der Early-morning- oder „Off-period"-Dyskinesie: Madopar® Depot oder NACOM® 100 bzw. 200 retard am späten Abend, nächtliche Gabe von Dopamin-Agonisten mit längerer HWZ, Baclofen oder retardierten Anticholinergika (Akineton® retard). In Ausnahmefällen ist eine Therapie mit Tiapridex®, Clonazepam (Rivotril®), Baclofen (Lioresal®), Propranolol oder Haldol® hilfreich. Bei irreversiblen L-Dopa-Dyskinesien kann auch nach unseren Erfahrungen Amantadinsulfat zur Reduktion wesentlich beitragen (Metman et al. 1998).
- Bennett et al. (1994) setzten bei fortgeschrittenem Parkinson zur Suppression der Dopa-Dyskinesien Clozapin (Leponex®) mit Tagesdosen bis 400 mg mit Erfolg ein; dosislimitierend war der sedierende Effekt, nicht aber die orthostatische Hypotonie.

- Zur Therapie der „Peak dose"-Rachen-Schlund-Dystonie sind die Reduktion der L-Dopa-Dosis sowie die Gabe von Anticholinergika hilfreich, in Sonderfällen auch Botulinumtoxin.
- Medikamentöse Chorea: Einzige Therapie sind die L-Dopa-Dosisreduktion und der Einsatz einer Kombinationstherapie.
- Freezing: Hier ist neben der optimalen medikamentösen, insbesondere dopaminergen Therapie eine verhaltensorientierte Krankengymnastik indiziert (s.u.). Dabei sind akustische, marschartige Befehle, Üben von Alltagssituationen oder Übersteigen von Hindernissen (z.B. mit Spezialgehstock mit ausklappbarer kleiner Querstange) besonders hilfreich.
- Dystonien: Als Off-Dystonien treten sie in den Phasen schlechter Beweglichkeit (Morgenstunden!) als schmerzhafte quälende Dorsalextension und Supination eines oder beider Füße auf (Fußdystonie). Seltener finden sich auch On-Dystonien oder biphasische Dystonien. Therapie:
  - vorgezogene L-Dopa-Gabe
  - L-Dopa retard am späten Abend
  - COMT-Hemmer am Abend mit L-Dopa
  - Dopaminagonisten abends
  - Madopar® LT 125 als Soforteffekt
  - im Sonderfall Botulinumtoxin.

Eine Behandlung mit Neuroleptika führt meist zur Verschlechterung. In Einzelfällen helfen Baclofen, Anticholinergika oder Lithium.

Kontraindikationen

Zu den Kontraindikationen einer L-Dopa-Therapie gehören: schwere Psychosen oder Demenzen, schwere endokrine, renale oder hepatische Störungen.

9.1.4 Dopaminagonisten

Indikation und Wirkungsweise

Die Ergotalkaloide Bromocriptin, Lisurid, Dihydroergocryptin, Apomorphin oder Pergolid sind Dopaminrezeptoragonisten, Prolaktinantagonisten und STH-Antagonisten. Sie stimulieren die intakten postsynaptischen dopaminergen Rezeptoren im Striatum und beeinflussen mäßiggradig Akinese, Rigor und Tremor in gleicher Weise. Sie sind nicht auf die Intaktheit des präsynaptischen Neurons angewiesen (Abb. 42.3). Sie werden bevorzugt in Kombination mit L-Dopa eingesetzt, da sie zu einer weiteren Symptomverbesserung führen können, zu einem L-Dopa-Spareffekt bis zu 30% beitragen und damit die Inzidenz der Dyskinesien sowie der Motilitätsschwankungen unter L-Dopa reduzieren oder verhindern können.

Als Monotherapeutikum sind sie wegen ihres zu geringen Antiparkinsoneffektes auf Dauer nicht indiziert, in den ersten 2–3 Jahren aber durchaus insbesondere in Kombination mit Domperidon einsetzbar, da sie seltener als L-Dopa zu Dyskinesien und Fluktuationen führen.

Immer sind sie spätestens bei der End-of-dose-Akinese oder dem On-Off-Phänomen in Kombination mit L-Dopa einzusetzen. Zu beachten ist die Rate der gastrointestinalen (Nausea, Erbrechen, Obstipation), zerebralen (Schwindel, Halluzinationen, Verwirrtheit, Sedierung) und kardiovaskulären (Orthostase, Arrhythmien, Durchblutungsstörungen) Nebenwirkungen; selten werden auch Kopfschmerzen, Erythromelalgie oder eine pleurale Fibrose beobachtet.

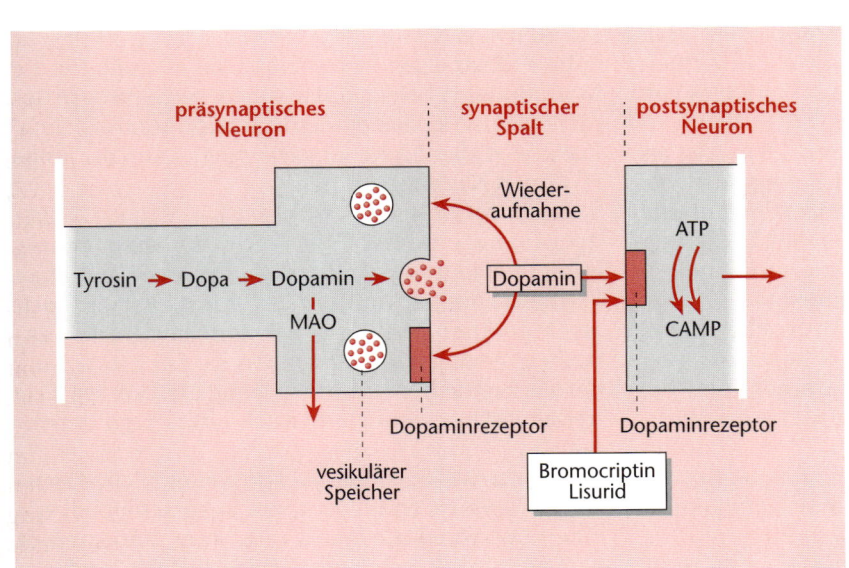

Abbildung 42.3 Schema einer dopaminergen Synapse.

Als Nichtergotdopaminagonisten sind Ropinirol (Requip®, auch zur Monotherapie im Frühstadium zugelassen) sowie Pramipexol (Sifrol®) hinzugekommen. Sie zeigen keine Affinität zu den D1-Rezeptoren und eine besondere Affinität zu den D3-Rezeptoren (Pogarell et al. 1998). Nebenwirkungen wie Raynaud-ähnliche Beschwerden oder die Erythromelalgie werden vermieden.

Ob den verschiedenen Dopaminagonisten mit ihrer unterschiedlichen Pharmakodynamik und Pharmakokinetik ein unterschiedliches Indikationsspektrum je nach Stimulationsstärke der D1-D5-Rezeptoren zukommt, ist umstritten. Der antiparkinsonistische Effekt wird aber besonders durch die D1- und D2-Rezeptoren, ein besonderer Effekt auf Kognition, Emotion und Motivation durch Stimulation des D3-Rezeptors (besonders im limbischen System) angenommen. Die D4-Rezeptoren sind besonders frontal lokalisiert und verursachen bei Stimulation psychiatrische Symptome. Da Dopamin-Agonisten indirekt präsynaptisch die Dopamin-Synthese hemmen, wirken sie indirekt auch neuroprotektiv durch Hemmung der Generierung von H_2O_2.

Handelsnamen und Einstellung

Bromocriptin (Pravidel® zu 2,5, 5 und 10 mg; kirim® zu 2,5 mg) hat als D2-Agonist eine HWZ von 3–6 h und wird einschleichend mit 1,25 mg zur Nacht über 2–3 Tage gegeben. Langsam erfolgt eine Dosissteigerung unter Beachtung der Nebenwirkungen Übelkeit und Brechreiz, die Enddosierung liegt bei 5–40 mg/Tag.

Lisurid (Dopergin® zu 0,2 und 0,5 mg) ist 10mal so stark wirksam wie Bromocriptin und hat eine HWZ von 2–3 h. Als D2-Agonist wirkt es im Unterschied zu Bromocriptin auch auf Serotoninrezeptoren. Man beginnt mit 0,1 mg zur Nacht und stellt einschleichend in 4–8 Wochen ein bis zu einer Enddosis von 0,8–1,4 mg/Tag.

Pergolid (Parkotil® zu 0,05, 0,25 und 1,0 mg) ist als Ergolin-Derivat ein D1-, D2- und D3-Agonist. Bei einer HWZ von 7–16 h hält die maximale klinische Wirkung 2–5 h an. Bei einschleichender Dosierung (am 1. und 2. Tag 1 Tablette zu 0,05 mg, an den nächsten Tagen Steigerung jeden 3. Tag um 0,1–0,125 mg) errreicht man den optimalen therapeutischen Effekt bei 1–5 mg/Tag. Bei einer mittleren Tagesdosis von 2,3 mg erscheint es effektiver als Bromocriptin bei gleichen Nebenwirkungen. Es zeigt auch noch Wirksamkeit bei Nichtansprechen auf Bromocriptin. Die Verlängerung der On-Zeit und Reduktion der Off-Zeit sollen ebenso wie die Dyskinesiereduktion aufgrund der längeren HWZ deutlich sein.

Dihydroergocryptin (DHE) (Almirid® zu 5 und 20 mg) ist ein D1- und D2-Agonist und hat im Vergleich zu den D2-Agonisten Lisurid oder Bromocriptin eine bessere Verträglichkeit bei gleich guter Wirksamkeit, dies gilt insbesondere für die psychiatrischen Nebenwirkungen (3,2%), aber auch die initiale Hypotonie und gastrointestinale Störungen. Die Erhaltungsdosis liegt bei 40–60 mg täglich, wegen der langen HWZ von 16 h ist die Einnahme 2mal täglich möglich (Jörg 1998). Die Einstiegsdosis liegt bei 5 mg/Tag.

DHE ist für den Morbus Parkinson ohne Fluktuationen zur Kombination mit L-Dopa zugelassen, Studien bei Patienten mit Fluktuationen laufen und zeigen ermutigende Ergebnisse.

Cabergolin (Cabaseril® zu 1, 2 und 4 mg) ist ähnlich wie Pergolid und damit wie L-Dopa ein D1/D2-Agonist, hat aber eine besonders lange Wirkdauer von 30 h, so daß eine Einmalgabe am Morgen ausreichend ist. Die durchschnittliche Eliminations-HWZ liegt bei 68 h, die therapeutische Tagesdosis bei 2–6 mg. Die kontinuierliche Rezeptorstimulation über 24 h kann vor nächtlicher Akinese und der Entwicklung von Fluktuationen bei einer L-Dopa-Kombinationstherapie schützen bzw. zur Reduktion der Off-Zeiten beitragen; die Dyskinesierate ist deutlich geringer als die von Pergolid. Die Nebenwirkungsrate zeigt bevorzugt Halluzinationen und Nausea, so daß in den L-Dopa-Kombinationsstudien die Abbruchrate bei bis zu 10% liegt.

Die Einstiegdosis liegt bei 1 mg morgens für die 1. Woche mit wöchentlicher Dosissteigerung bis maximal 4–6 mg/Tag.

Die *Äquivalenzdosis* liegt für 1 mg Cabergolin bei 100 mg L-Dopa, 7 mg Bromocriptin, 20 mg Alpha-Dihydroergocryptin, 0,5 mg Lisurid, 0,7 mg Pergolid, 3 mg Ropinirol und 1–1,5 mg Pramipexol (Jörg 1998; Pogarell et al. 1998).

Im Frühstadium ist die Wirksamkeit auch für die Monotherapie belegt und möglicherweise wegen der physiologischen Rezeptorstimulation auch nützlich. Kommt es aber zu Nebenwirkungen, kann die lange HWZ von Nachteil sein.

Ropinirol (Requip®) ist ein Nicht-Ergot-D2/D3-Agonist, hat eine HWZ von 4–6 h, die Ausscheidung erfolgt renal, und es kann mit Tagesdosen zwischen 4,5 und 24 mg/Tag (mittlere Tagesdosis: 8,7 mg) auch als Monotherapeutikum wirksam sein. Die Einstellung erfolgt in der ersten Woche mit 3 × 0,25 mg bei wöchentlicher Dosissteigerung bis 3 × 8 mg. Das Nebenwirkungsprofil entspricht den Ergotderivaten.

Pramipexol (Sifrol®) wird als zweiter Nicht-Ergot-D2/D3-Agonist ebenfalls renal ausgeschieden, hat eine HWZ von 8–12 h und zeigt seine Wirksamkeit bei Dosen von 1,5–4,5 mg/Tag. Die Kombination mit

L-Dopa führt zu einer L-Dopa-Reduktion bis 27% und einer signifikanten Reduktion der Off-Phasen. Seine besondere Wirksamkeit scheint beim Tremor zu sein, die häufigsten Nebenwirkungen sind neben Nausea, Obstipation und visuellen Halluzinationen Insomnien im Spätstadium und imperativer Schlafdrang im Frühstadium (Pogarell et al. 1998).

Apomorphin-HCl ist als D1- und D2-Rezeptor-Agonist nur in Injektionsform (10 mg Apomorphin-Woelm®) im Handel. Es wird bei der Therapie ausgeprägter Off-Phasen, bei schmerzhaften Off-Dystonien und in der akinetischen Krise mit Erfolg unter Domperidon-Schutz eingesetzt (s. o.). Die Erstdosis liegt bei 1–2 mg s.c., der Wirkungseintritt erfolgt innerhalb von 5–10 min. Auf Dauer liegt die wirksame Einmaldosis bei 2,5–7,0 mg, die Tagesdosis mit der Apomorphin-Minipumpe bei 30–100 mg. Die Einstellung sollte wegen der orthostatischen Kollapsneigung unter stationären Bedingungen erfolgen. Unter der Langzeittherapie werden Dyskinesien, seltener auch psychotische Episoden gesehen.

Neben der subkutanen Gabe wurden sublinguale, transdermale, rektale und Nasenspray-Applikationen eingesetzt, letztere ohne überzeugenden Effekt. Subkutane kontinuierliche Apomorphininfusionen können zu problematischen Hautreaktionen oder immunhämolytischen Anämien führen.

Als *Apomorphin-Test* (2–5 mg) kann die Ansprechbarkeit des ZNS auf Dopamimetika überprüft werden; sie liegt beim idiopathischen anders als beim symptomatischen Parkinson-Syndrom bei über 90%.

Nebenwirkungen
Zu den Nebenwirkungen der Dopaminagonisten zählen: Übelkeit und Erbrechen (Antidot ist der periphere Dopaminantagonist Domperidon [Motilium®] in einer Dosis von 40–60 mg/Tag), Dyskinesien, Verwirrtheit, Halluzinationen, orthostatische und/oder anhaltende arterielle Hypotonien. Selten sind ein Raynaud-Syndrom, Erythromelalgie und Pleuraergüsse zu beobachten. Bei oraler Anwendung kann es zu Stomatitis oder Gingivaödemen kommen.

Kontraindikationen
Schwere arterielle Verschlußkrankheiten und KHK gelten wegen des möglichen vasokonstriktorischen Effektes als relative Kontraindikationen der Ergot-Abkömmlinge. Bei bestehendem organischem Psychosyndrom ist eher mit Psychosen oder Halluzinationen zu rechnen. Bei Psychosen oder schweren Demenzen verbietet sich daher die Gabe von Dopamin-Agonisten.

L-Dopa-Dyskinesien bei Patienten mit Fluktuationen können je nach Substanzgruppe verstärkt werden, sind aber keine Kontraindikation, da durch die Kombinationstherapie die L-Dopa-Tagesdosis reduziert werden dürfte.

9.1.5 MAO-B-Hemmer Selegilin
Indikation
Selegilin (Deprenyl®, Antiparkin®, Yumex®, Amindan®) hemmt als irreversibler MAO-B-Hemmer den Dopaminabbau intra- und extraneural und erhöht die striatale Dopaminkonzentration. Beim Einsatz im Frühstadium kombiniert mit L-Dopa, führt es zu einem L-Dopa-Spareffekt von 20–30%; ob die Kombination Selegilin/L-Dopa seltener zu Motilitätsschwankungen führt, ist nicht belegt, wegen der gleichbleibenden Anreicherung von Dopamin am Rezeptor aber möglich. Eine Monotherapie belegt nur einen geringen Antiparkinsoneffekt.

Hauptindikationen sind die End-of-dose-Akinese und das On-Off-Phänomen in Kombination mit L-Dopa. Nicht belegt ist die Vermutung, daß durch die Reduktion potentiell toxischer Dopaminmetaboliten das Fortschreiten der Degeneration im Sinne einer Neuroprotektion gebremst werden kann.

Handelsnamen und Einstellung
Selegilin (Deprenyl®, Amindan® oder Antiparkin® zu 5 mg) wird in der 1. Woche zu 2,5 mg gegeben. Anschließend erfolgt eine langsame Steigerung bis auf eine Dosis von 1 mg/10 kg KG, die Höchstdosis liegt bei 10 mg/Tag.

Nach neueren Untersuchungen reicht zur MAO-B-Hemmer-Blockierung eine Wochendosis von 2 × 10 mg aus. Im höheren Lebensalter sollte wegen der langen Halbwertszeit von 30 Tagen eine Tagesdosis von 2,5 mg nicht überschritten werden. In der Spätphase können MAO-B-Hemmer überflüssig oder schädlich sein, da dann das benötigte Neuron degeneriert ist und in der Gliazelle nur wenig MAO-B zur Hemmung bereitsteht (s. Tab. 42.7).

Nebenwirkungen
Sie beruhen auf dem dopaminergen Effekt, es werden besonders Nausea und Schlafstörungen beobachtet.

Kontraindikationen
Zu den Kontraindikationen zählen Demenzen oder Psychosen. Im höheren Lebensalter kann eine Tagesdosis von 2,5 mg ausreichen.

9.1.6 Betarezeptorenblocker, Benzodiazepine, Clozapin, Budipin

Von den Benzodiazepinen hat sich bei der Tremor- und Dyskinesiebehandlung *Clonazepam* (Rivotril®) bewährt. Die Betarezeptorenblocker *Propranolol* (Dociton®) und *Bupranolol* (Betadrenol®) helfen beim Parkinson-Tremor bevorzugt dann, wenn auch ein Halte- und Aktionstremor vorliegt; die Tagesdosis liegt bei 50–200 mg. Sie sollten beim Parkinson-Tremor als Medikament 3. Wahl eingesetzt werden, wenn Anticholinergika ohne Effekt sind und auch L-Dopa bei Tagesdosen bis 600 mg nur die Akinese zum Verschwinden bringt.

Clozapin (Leponex®) kann als atypisches Neuroleptikum beim Parkinson-Tremor sehr gut wirksam sein, der Einsatz ist wegen der in 1–2% zu beobachtenden Agranulozytosegefahr eingeschränkt (in den ersten 18 Wochen wöchentliche, anschließend 4wöchentliche Blutbildkontrollen!).

Bupidin (Parkinsan® zu 10, 20 und 30 mg) ist als Diphenyl-Dipiperidin-Derivat und Teil-NMDA-Antagonist gut wirksam beim tremordominanten Parkinson-Syndrom. In höheren Dosen sind anticholinerge Nebenwirkungen (Verwirrtheit) nicht selten, eine langsame Eindosierung von 10 auf 60 mg täglich ist daher nötig. Die Wirksamkeit setzt nicht selten erst nach 6–10 Wochen ein.

9.1.7 COMT-Hemmer
Indikation
Hemmer der Catechol-O-Methyl-Transferase (COMT) verdoppeln die Plasmahalbwertszeit von L-Dopa und prolongieren den positiven L-Dopa-Effekt, da der L-Dopa-Abbau mit Hilfe des Enzyms COMT durch eine Methylierung in den inaktiven Metaboliten 3-O-Methyldopa erfolgt und diese Umwandlung in der Peripherie, bei Tolcapon anders als bei Entacapon, wahrscheinlich auch gering zerebral gehemmt wird. Bei 300 mg täglich werden 60–70%, bei 600 mg Tolcapon tgl. 80% der COMT gehemmt. COMT-Hemmer in Kombination mit L-Dopa erhöhen die Bioverfügbarkeit des L-Dopa im Blut und Gehirn, führen zu ausgeglicheneren Dopaspiegeln und somit zu einer kontinuierlicheren Stimulation der Dopaminrezeptoren. Dadurch verursachen sie eine Verlängerung der On-Zeiten trotz L-Dopa-Tagesdosisreduktion und eine Verbesserung der On-Phasen.

Tolcapon blockiert zentral bei Anwendung höherer Tagesdosen die Umwandlung von L-Dopa zu 3-O-Methyldopa, welches antioxidativ wirkt. Ob aus dieser Reduktion von 3-O-Methyldopa auf einen potentiell neurotoxischen Effekt von Tolcapon geschlossen werden darf, ist höchst umstritten.

COMT-Hemmer werden bei Patienten mit Wirkungsfluktuationen als Add-on-Therapie zur Reduktion von Off-Zeiten und Verringerung der L-Dopa-Tagesdosis eingesetzt. Unter einer Kombinationstherapie von L-Dopa und COMT-Hemmern wird die Zeit der On-Phasen signifikant verlängert und die L-Dopa-Tagesdosis um ca. 20% reduziert. COMT-Hemmer sind ohne Kombination mit L-Dopa unwirksam.

Umstritten ist es, ob bei De-novo-Patienten durch eine Kombination von L-Dopa und COMT-Hemmern die Entwicklung von Fluktuationen durch Minimierung der pulsatilen Stimulation der Dopa-Rezeptoren hinausgezögert werden kann.

Handelsnamen und Einstellung
Tolcapon (Tasmar®) und Entacapon (Comtess®) werden in Tagesdosen von 200–600 mg bzw. 400 bis 2000 mg gegeben; die Initialdosis von 2 × 100 mg Tolcapon (1- bis 2mal 200 mg für Comtess®) ist im Abstand von 6 h für Tolcapon zu geben, um eine Akkumulation von L-Dopa zu vermeiden. Der Effekt ist sofort mit dem Therapieeinsatz zu beobachten. Treten Schlafstörungen auf, sollte auf die Gabe der 3. Portion verzichtet werden.

Nebenwirkungen
Übelkeit und Diarrhö (unter Tolcapon ca. 5%, unter Comtess® 1–2%) (meist mit einer Latenz bis zu 4 Monaten) durch Potenzierung der Katecholaminwirkung; in 20–30% Schlafstörungen, möglicherweise durch eine Vigilanzerhöhung. Dopaminerge Nebenwirkungen wie Dyskinesien und Psychosen treten besonders in den ersten 2 Wochen auf. Kardiale Nebenwirkungen wie Palpitationen, Arrhythmien oder Angina pectoris treten in 1% auf (Gerok et al. 1998). Blutdruckkrisen sind insbesondere in der Nacht beobachtet worden. Urinverfärbungen (gelb) oder Transaminaseerhöhungen sind nicht selten.

Tolcapon ist in den EU-Ländern im November 1998 wegen vier toxischer Hepatitiden mit Todesfolge aus dem Markt genommen worden, wobei Erfahrungen bei > 90000 Patienten vorliegen. Die Weiterverordnung sollte nur mit der Konsequenz erfolgen, im ersten Jahr der Behandlung alle 14 Tage Leberwertkontrollen durchzuführen.

9.2 Spezielle therapeutische Maßnahmen bei idiopathischem oder symptomatischem Parkinson-Syndrom sowie Multisystematrophien (MSA)

Parkinson-Tremor
Der Tremor ist bei der üblichen Parkinson-Therapie oft nur schlecht zu bessern. Die Medikamente der Wahl sind:
- Anticholinergika (besonders Sormodren® und Tremarit®): Sie sind beim vorherrschenden Ruhetremor Mittel der 1. Wahl.
- Dopaminergika (etwa 30% der Ruhetremores sprechen an)
- Budipin (Parkinsan®) als Mittel der 3. Wahl
- Betarezeptorenblocker vom Typ Propranolol oder Metoprolol (Dociton®, betadrenol®, Beloc®) be-

einflussen Haltetremor und die emotionale Komponente des Ruhetremors gut.
- Clonazepam (Rivotril®, initial 3 × 1 Tropfen, Dosisbereich 1–6 mg/Tag) oder Benzodiazepine, bei Bedarf einzusetzen
- Clozapin (Leponex®) ist wegen der Blutbildveränderungen nur in Ausnahmefällen einzusetzen, besonders beim Halte- und Aktionstremor oder sonst nicht beeinflußbaren Tremores. Unter einer Tagesdosis von 12,5–50 mg/Tag sind dramatische Besserungen beschrieben.
- Primidon (Mylepsinum®) 62,5–500 mg/Tag beim Haltetremor
- Bei Therapieresistenz und fehlenden Kontraindikationen (Hypertonie, Diabetes mellitus) ist die stereotaktische Subthalamotomie zu erwägen; alternativ kann die thalamische Hochfrequenzstimulation im Nucleus ventralis intermedialis mit 130 Hz helfen (Moringlane et al. 1995).

Seniler Parkinson

Oft sind L-Dopa und ggf. Dopaminagonisten die einzig noch verträglichen und wirksamen Antiparkinsonika (Jörg 1999). Da hochpotente Dopaminagonisten nicht selten auch vermehrt psychiatrische Nebenwirkungen, Dyskinesien und orthostatische Hypotonien haben, sind verträgliche Dopaminagonisten mit mittellanger Halbwertszeit vorzuziehen. Auf eine pulsatile Therapie mit L-Dopa sollte verzichtet werden. Anticholinergika oder MAO-B-Hemmer sind meist überflüssig oder kontraindiziert, Amantadine sind in Abhängigkeit von der Nierenfunktion und dem Psychosyndrom zu geben (Einzelheiten siehe Tab. 42.7).

Akinetische Krise

Ätiologie:
- Operationen
- schwere Erschöpfungen
- Exsikkose
- Infektionen mit/ohne Fieber
- Medikamentenumstellungen.

Differentialdiagnose:
- akinetischer Endzustand (schleichender Beginn, keine Schluckstörungen, Therapieresistenz, oft pharmakotoxische Psychosen)
- malignes L-Dopa-Entzugssyndrom
- malignes neuroleptisches Syndrom
- Katatonie
- Depression.

Therapie:
- Flüssigkeits-, Kalorien- und Elektrolytersatz
- Thrombose- und Pneumonieprophylaxe
- Amantadinsulfatinfusionen (PK-Merz®-Infusion) 2–3 × 500 ml/Tag

- Weiterbehandlung mit L-Dopa (oral, ggf. mit dem löslichen Madopar® LT 125). In Sonderfällen L-Dopa i.v. 1–2 mg/kg/h, gelöst in 5% Glukose. Benserazid oder Carbidopa muß nicht zwingend oral gegeben werden (Poewe et al. 1994).
- Apomorphin s.c. als Infusion (initial 1–2 mg/h, im Verlauf alle 12 h ansteigend um 1 mg/h). Zum Schutz vor Nebenwirkungen (Bradykardie, Hypotonie, Nausea) Domperidon 60 mg 40 min vor Apomorphingabe
- Absetzen von Neuroleptika oder Flunarizin.

Malignes L-Dopa-Entzugssyndrom (MDES)

Klinik: 48 h nach Absetzen oder Reduktion von L-Dopa kommt es zu Hyperthermie, Tachykardie, Rigor- und Akinesezunahme, Bewußtseinsstörung, Erhöhung der Enzyme CK, GOT, GPT, Leukozytose mit Linksverschiebung und Rhabdomyolyse mit Myoglobinurie.

Differentialdiagnose:
- malignes neuroleptisches Syndrom
- maligne Hyperthermie.

Pathogenese:
Störung der Thermoregulation im Hypothalamus.

Therapie:
- sofortiger Einsatz von L-Dopa
- Dantrolen (Dantamacrin®) 1–2,5 mg/kg KG i.v. alle 4–8 h (alternativ oral 400–600 mg/24 h), besonders bei deutlicher CK-Erhöhung
- Amantadinsulfat 200 mg i.v. (500 ml PK-Merz®) alle 8 h.

Exogene Psychosen

Klinik: Dopaminerge Psychosen treten zunächst abends auf und gehen oft mit optischen Halluzinationen einher. Unangenehme Nachtträume gehen L-Dopa-induzierten Halluzinationen meist voraus.

Ätiologie: Zu exogenen Psychosen kommt es meist durch dopaminerge Medikamente in Kombination mit Hirnarteriosklerose, Psychosyndrom oder Elektrolytstörungen (Exsikkose!). Auch treten sie im Rahmen von Zweiterkrankungen wie fieberhaften Infekten oder Operationen zusammen mit der parkinsonspezifischen Medikation auf.

Therapie:
- Absetzen des zuletzt gegebenen Parkinsonmedikamentes (Selegilin, Dopaminergika) oder von Amantadinen (besonders bei Kreatininerhöhung) bzw. Anticholinergika; ggf. Reduktion von L-Dopa. Absetzen von trizyklischen Antidepressiva, zusätzlich möglichst Reduktion von Zahl und Dosis der übrigen Parkinsonmittel.

- Gabe von Neuroleptika wie Melperon (Eunerpan®), Haldol® (3–10 mg/Tag) oder Thioridazin (Melleril®). Melperon und Cyclopenthixol (Sedanxol®) scheinen den Parkinson am wenigsten zu beeinflussen.
- Gabe des atypischen trizyklischen Neuroleptikums Clozapin (Leponex®), initial zur Nacht 12,5 mg und langsam alle 3–4 Tage steigernd bis zu einer Tagesdosis von 25–100 mg. (Auflagen einer Clozapintherapie mit BB-Kontrollen s.o.) Clozapin beeinflußt mit seiner besonderen Affinität für D3-Dopamin-Rezeptoren gleichzeitig auch den Parkinson-Tremor positiv. Olanzapin (Zyprexa®) hat im Vergleich zu Clozapin einen geringeren antipsychotischen, halluzinationunterdrückenden Effekt, ist aber bei Tagesdosen bis 15–20 mg durchaus gut einsetzbar und hat nicht die Auflage der regelmäßigen Blutbildkontrollen alle 8 Tage über 3 Monate. Olanzapin ist nicht sedierend, aber anders als Leponex® auch nicht gegen den Tremor wirksam. Auf das weitere atypische Neuroleptikum Risperidon (Risperdal®) sollte bei Tagesdosen über 1,5 mg verzichtet werden, da es die Parkinson-Symptomatik verschlechtern kann.
- Gezielte Behandlung von Zweiterkrankungen (u.a. Antibiotika).

Depressionen

Sie können sich unter einer dopaminergen Therapie bessern; dies kann Zeichen für eine reaktive Depression, aber auch eine Begleitdepression im Rahmen des Parkinson-Syndroms sein. Sind Medikamente als Depressionsursache ausgeschlossen (Flunarizin), sollten Antidepressiva gegeben werden. Bewährt haben sich die tetrazyklischen Antidepressiva Mianserin (Tolvin®), Maprotilin (Ludiomil®) sowie die nicht-tri- oder tetrazyklischen Antidepressiva Trazodon (Thombran®) und Sulpirid (Neogama®, Dogmatil®). Bei der Gabe von trizyklischen Antidepressiva (Amitriptylin, Imipramin, Clomipramin) ist auf den Blutdruck und die Delirgefahr zu achten.

Der MAO-A-Inhibitor Moclobemid (Aurorix®) ist bei der Gabe von L-Dopa und Deprenyl® mit Vorsicht einzusetzen.

Der selektive Serotoninwiederaufnahmehemmer Fluoxetin ist dagegen weniger wirksam und wegen seltener extrapyramidaler Nebenwirkungen wie Dystonie oder Akinesesymptome beim Parkinson-Syndrom kontraindiziert (Roszinsky-Köcher 1995). Die SSRI (Serotonin-selektive Reuptake-Inhibitoren) können somit eine Verschlechterung des Morbus Parkinson bewirken.

Nicht selten bietet sich eine Kombination von tetrazyklischen Antidepressiva (Details s.o.) und Anxiolytika an.

Gedächtnisstörungen und Demenz

Bei 15–20% der Parkinson-Patienten entwickelt sich eine Demenz. Pathogenetisch werden vermutet:
- mikrovaskuläre Veränderungen (Parkinson-unabhängig)
- eine Koinzidenz mit Alzheimer-typischen neuropathologischen Veränderungen
- eine MSA
- Einwirkung von Medikamenten oder
- das Auftreten subkortikaler und kortikaler Lewy-Körperchen mit entsprechender Lewy-Körperchen-Demenz.

Meist verlaufen Verschlechterung der Motorik und der Gedächtnisstörung parallel, das Ausmaß ist im Vergleich zum M. Alzheimer aber deutlich geringer. Therapeutisch steht das vorsichtige Absetzen der Anticholinergika, Amantadine und trizyklischen Antidepressiva an erster Stelle. Auf die Gabe zentral wirksamer Kalziumantagonisten ist zu verzichten, zentrale Cholinesterasehemmer vom Typ Donezepil (5–10 mg/Tag) können helfen.

Symptomatische (sekundäre) Parkinson-Syndrome

Beim postenzephalitischen Parkinson-Syndrom ist im Gegensatz zum vaskulären Parkinson-Syndrom keine Therapieänderung im Vergleich zum IPS vorzunehmen.

Der vaskuläre Parkinson (subkortikale arteriosklerotische Enzephalopathie oder lakunäre Infarkte) betrifft vor allem die Beine („lower body Parkinson syndrome"), spricht auch wegen der begleitenden Risikofaktoren meist schlecht auf Dopaminergika an, und es kommt verstärkt zu L-Dopa-Nebenwirkungen. In Einzelfällen kann L-Dopa aber sehr gut wirksam sein (Mark et al. 1995).

Beim toxischen Parkinson-Syndrom ist EDTA indiziert, wenn Mangan eine Rolle spielt. CO-Parkinson spricht gut auf Amantadine an.

Bei Stammganglienverkalkungen mit Hypoparathyreoidismus können die Basalgangliensymptome unter Therapie rückläufig sein. Der Morbus Wilson bedarf der speziellen Therapie.

Multisystematrophien (MSA) und Parkinson-Plus-Syndrome

L-Dopa spricht bei den symptomatischen Parkinson-Syndromen und besonders bei den MSA schlecht an, der Apomorphintest ist negativ.
- Bei der *Olivopontozerebellären Atrophie (OPCA)* ist die medikamentöse Parkinson-Therapie unbefriedigend; die zerebelläre Ataxie kann sich unter gezieltem Koordinationstraining und Einstellung auf L-5-Hydroxytryptophan (Levothym®) bessern. Gegen die zerebelläre Dysarthrie kann Clomipramin (Anafranil®) bis 75 mg/Tag helfen. In Einzel-

fällen sind Anticholinergika und Amantadine als sehr wirksam beschrieben.
- Die progressive supranukleäre Blicklähmung *(Steele-Richardson-Olszewski-Syndrom)* ist alleine symptombezogen zu behandeln, nicht-medikamentöse Maßnahmen (Ergotherapie, Logopädie) stehen im Vordergrund. Allgemeine Therapieempfehlungen sind nicht möglich, von Amitriptylin und Amantadinen sind vorübergehend gute Effekte beschrieben; Idazoxan 40 mg/Tag soll die motorische Störung günstig beeinflussen.
- Das *Shy-Drager-Syndrom* ist besonders durch eine primäre orthostatische Hypotension und Blasenstörungen charakterisiert. Therapeutisch sind einzusetzen:
  – Kneipp-Güsse
  – Kreislaufgymnastik
  – Stützstrümpfe zur Reduktion des im Stehen sequestrierten Blutvolumens (als Übergangslösung, ggf. anpassen!)
  – Exsikkose- und Elektrolytausgleich, NaCl-reiche Kost
  – Alpharezeptstimulation: Midodrin (Gutron®) 2–6 × 2,5–5 mg/Tag
  – Betarezeptorstimulations: Etilefrin (Effortil®)
  – Ergotaminpräparate (Dihydergot plus®)
  – der peripher wirksame Dopaminrezeptorantagonist Domperidon (Motilium®)
  – Fludrocortison (Astonin® H) 2–3 × 0,1 mg/Tag
  – Prostaglandininhibitoren Ibuprofen, Indometacin (Amuno®) 3–5 × 50 mg
  – Somatostatin-Analogon Octreotid (Sandostatin®) soll speziell bei schweren Shy-Drager-Fällen mit Dosen von 0,2–1,6 mg/kg s.c. angewandt werden (cave: gastrointestinale Nebenwirkung).
- Bei der *neurogenen Hypotonie* (asympathikotone hypodiastolische Regulationsstörung) kommt es beim Aufrichten aus dem Liegen zum Absinken des Blutdrucks ohne gleichzeitigen Herzfrequenzanstieg. In solchen Fällen sollten statt der Mineralokortikoide Sympathomimetika gegeben werden. Von den Betasympathomimetika ist Etilefrin (Effortil®, bis 4 mg morgens) hilfreich, als Alphasympathomimetikum ist Midodrin (Gutron®) oder Ameziniummetilsulfat (Regulton® 10–40 mg/Tag) einzusetzen.
- Die *striatonigrale Degeneration (SND)* ist allenfalls in Frühstadien mit L-Dopa und Dopaminagonisten beeinflußbar. Sie zeichnet sich durch eine frühzeitig auftretende ausgeprägte bilaterale Bradykinesie, Kleinhirnataxie, gesteigerte Muskeleigenreflexe ggf. mit Pyramidenbahnzeichen, Dysarthrie, Stridor, Dysphagie und stimulussensitiven Myoklonus aus.
- Beim *Parkinson-Demenz-Komplex* ist keine spezielle Therapie möglich. Immer ist auf Anticholinergika zu verzichten, die Gabe von hohen Cholindosen (15–30 g/Tag) ist umstritten. Cholinergika sind nur in hohen Dosen wirksam, Nootropika wie Nimodipin (Nimotop®) können versucht werden.
- Die *kortikobasale Degeneration* (CBD) ist durch einen Reflexmyoklonus (z.B. beim Auslösen des RPR kommt es zur Deltoideus-Myoklonie, keine „giant-SEP"), Amnesien, Akalkulie und eine Extremitätenapraxie gekennzeichnet; sie zeichnet sich durch ein Fremdheitserleben der Extremität aus. Weiterhin findet sich eine akinetisch-rigide Symptomatik. Die CBD spricht auf Parkinsonmedikamente nicht an.

Nächtliche Schlafstörungen

Organische Ursachen sind die nächtliche Akinese (Therapie: L-Dopa retardiert unmittelbar vor dem Einschlafen), schmerzhafte Dystonien, periodische Beinbewegungen oder ein Schlafapnoe-Syndrom = SAS (meist gemischt zentral-obstruktiv).

Parkinson-Patienten mit schlafbezogenen Atmungsstörungen (u.a. SAS) sind häufig älter, männlich und zeigen Normalgewicht; sie haben ebenso wie andere IPS-Patienten in 35–46% autonome Funktionsstörungen, leiden aber häufig an 2 oder mehr Gefäßrisikofaktoren sowie an einem behandlungsbedürftigen arteriellen Hypertonus.

Psychische Ursachen sind nächtliche Verwirrtheitszustände, gesteigerte Traumaktivität oder Depressionen. Bei Depression helfen Antidepressiva (Aponal®, Ludiomil®), bei gesteigerter Traumaktivität die abendliche Reduktion der sie verursachenden dopaminergen Substanzen. Die medikamenteninduzierten Schlafstörungen treten typischerweise in späteren Krankheitsstadien auf; antipsychotisch kann Clozapin bis 50 mg zur Nacht wirksam sein.

Die Normalisierung des Schlaf-wach-Rhythmus erfolgt durch Regulierung des nachts oft nicht abfallenden, sondern ansteigenden Blutdrucks; zusätzlich können Benzodiazepine (Noctamid®, Adumbran®), Chloralhydrat oder sedierende trizyklische Antidepressiva zeitweise eingesetzt werden.

Tagesmüdigkeit

Bei einem SAS sind eine polysomnographische Diagnostik und eine Einstellung bis hin zur CPAP-Therapie indiziert. Ist die Schlafstörung in der Nacht die Ursache, muß diese zum Beispiel durch Behandlung der den Schlaf störenden nächtlichen Akinese, periodischen Beinbewegungen oder des Restless-legs-Syndrom behoben werden (z.B. L-Dopa retard oder Dopaminagonisten mit langer HWZ). Medikamentös können vigilanzverbessernde Medikamente wie Koffein, Amantadinsulfat (PK-Merz®), Pemoline

(Tradon®) oder Methylphenidat (Ritalin®) indiziert sein.

Schluckstörungen

Es helfen die Tablettenzerkleinerung bzw. L-Dopa in gelöster Form (Madopar® LT 125), PK-Merz® in Brauseform oder als Infusion sowie die nasogastrale oder PEG-Sonde, wenn auch die Nahrungszufuhr hierüber erforderlich ist. Die Nahrungszufuhr sollte bevorzugt in den On-Phasen erfolgen.

Myoklonien, schmerzhafte Fußverkrampfungen (Dystonie)

Bei morgendlichen schmerzhaften Fußdystonien oder Myoklonien unter L-Dopa-Therapie ist wie bei einer Off-Dyskinesie zu verfahren und dopaminerg, d.h. durch Zufügen einer abendlichen Dosis Madopar® Depot oder NACOM® 100 retard zu behandeln. Seltener helfen Baclofen (Lioresal®), Biperiden retard (Akineton® retard), Dopaminagonisten mit langer HWZ, Tiaprid (Tiapridex®) oder Clonazepam (Rivotril®).

Im Gegensatz zu den Fußdystonien sind faziale oder kraniozervikale Dystonien in der On-Phase zu beobachten und bedürfen einer entgegengesetzten therapeutischen Strategie.

Bei L-Dopa-Myoklonien haben sich auch Valproinat (Ergenyl®) oder Methysergid bewährt.

Vegetative Symptome

Bei *Hyperhidrosis* hilft Bornaprin (Sormodren®). Hyperhidrosisanfälle können auch mit Betablockern kupiert werden. Bei einem Schweißausfallsyndrom *(Anhidrose)* ist der Patient vor zu stark erhöhter Außentemperatur zu schützen, da er aufgrund der verminderten Hitzetoleranz mit verstärktem Temperaturanstieg reagieren kann. Ceruletid kann durch Fazilitierung des somatosympathischen Reflexes das gestörte Schwitzen verstärken.

Bei Hitzestau mit *Hyperthermie* sind Anticholinergika zu reduzieren und temperatursenkende physikalische Maßnahmen einzuleiten; Patienten, die unter L-Dopa-Dyskinesien besonders zu leiden haben, sind bevorzugt davon betroffen.

Bei der *Seborrhö (Salbengesicht)* erfolgt eine Besserung unter L-Dopa-Therapie sowie mit Dermatika. Letztere sollten täglich aufgetragen werden und Hydrocortison enthalten.

Bei *Speichelfluß (Hypersalivation)* führen Anticholinergika einschließlich Bellafolin® zur Reduktion der Speichelproduktion, die Akinesereduktion zur Schluckverbesserung gelingt mit L-Dopa. Selten ist eine Botulinumtoxininjektion nötig.

Mundtrockenheit als Folge von Anticholinergika oder Neuroleptika läßt sich auch mit Anetholtrithion (Mucinol®) reduzieren.

Gegen Nausea und Erbrechen ist der periphere Dopaminantagonist Domperidon (Motilium® 3 × 20 mg/Tag) hilfreich, insbesondere wenn als Auslöser Dopaminergika in Frage kommen.

Bei *orthostatischer Hypotonie* sind Midodrin (Gutron®), Stützstrümpfe, Mineralokortikoide (Astonin® H) und der Prostaglandinsynthesehemmer Indometacin (Amuno®) einzusetzen, und man muß für eine vorsichtige Parkinsoneinstellung sorgen („low and slow"), da Parkinsonmedikamente eine arterielle Hypotonie verstärken. Es ist immer auf eine ausreichende Zufuhr mit Salz angereicherter Flüssigkeit zu achten.

Die *arterielle orthostatische Hypotonie* ist oft verursacht durch die parkinsonspezifische Medikation und die vermutlich auf einer Krankheitsprozeßausweitung beruhende asympathikotone hypodiastolische Regulationsstörung. Therapeutisch können eingesetzt werden (s.a. Shy-Drager-Therapie):

- Krankengymnastik, Kneipen, Stützstrümpfe etc.
- Volumenerhöhung: vermehrte Salz- und Volumenzufuhr
- Mineralokortikoide: 0,1–0,2 mg täglich Fludrocortison (initial 0,5 mg/Tag)
- Alpharezeptorstimulation: Midodrin 2,5–5 mg alle 3 h bis 17 Uhr
- Betarezeptorstimulation (z.B. Effortil)
- Prostaglandinsynthesehemmer
- peripher wirksame Dopaminrezeptorantagonisten Domperidon.

Bei *Magenentleerungsstörungen,* auch als Folge der L-Dopa-Therapie, ist zur Förderung der Magenentleerung und damit einer schnelleren L-Dopa-Resorption Cisaprid (Propulsin®) oder/und Domperidon (Motilium®) einzusetzen.

Gegen *Obstipation* helfen schlackenreiche Ernährung (aber keine Bananen), ausreichende Flüssigkeitszufuhr, Weizenkleie, Laktulose, Magnesiumsulfatpräparate, das Vermeiden von atropinähnlich wirkenden Medikamenten (Anticholinergika!), Cisaprid und Domperidon. Nicht selten wird die Polyaethylenglykol- und Elektrolytlösung Movicol® als besonders hilfreich erlebt. Cisaprid (3 × 10 mg Propulsin®) wirkt über die Freisetzung von Acetylcholin im Plexus myentericus mit einer Tagesdosis von 10 mg (Jost et al. 1993).

Blasenentleerungsstörungen entstehen meist durch eine Detrusorhyperaktivität („Dranginkontinenz"); hier helfen nach Ausschluß einer Zystitis Parasympatholytika (Dridase®), Anticholinergika oder zentrale Relaxanzien vom Imipramin-Typ (z.B. zur Nacht 50–75 mg Tofranil®).

Bei einer Detrusorhypoaktivität („Überlaufinkontinenz") sind Anticholinergika kontraindiziert und Cholinesterasehemmer (Ubretid®) oder Cholinergika (Doryl®) zu geben. Bei einem erhöhten Tonus des M. sphincter internus hilft das Alphasympathikolytikum Phenoxybenzamin (Dibenzyran®); ist der Tonus des M. sphincter externus erhöht, helfen Muskelrelaxanzien, Baclofen (Lioresal®) und Tetrazepam (Musaril®).

Bei nächtlicher Blaseninkontinenz sind abendliche reduzierte Flüssigkeitsaufnahme und Oxybutynin oder Hyoscyaminsulfat meist wirksam; in therapieresistenten Fällen ist Desmopressin (ansteigende Dosen bis 10–20 µg) als Nasenspray am Abend zu versuchen.

Verhalten bei Operationen

Die Medikamente sind bis zum Vorabend der Operation einzunehmen. Wird perioperativ eine parenterale Therapie nötig und ist eine Magenschlauchgabe kontraindiziert, ist Amantadinsulfat (PK-Merz® Infusion) i.v. zu geben, ggf. auch Apomorphin 2–5 mg s.c. Postoperativ ist möglichst sofort die präoperative Medikation wieder weiterzugeben.

Statt einer Halothannarkose sollte das Inhalationsanästhetikum Enfluran niedrig dosiert bevorzugt werden, da es das Myokard nicht gegen Katecholamine sensibilisiert. Auf Cyclocapron sollte wegen der Sensibilisierung des Myokards gegen Adrenalin und andere Sympathomimetika verzichtet werden. Eine Opiat-Benzodiazepin-Kombinationsnarkose oder eine Lachgas-Barbiturat-Narkose wird gut vertragen.

Lokalanästhetika sind ohne Adrenalinzusatz zu verabreichen. Auf Neuroleptika sollte im Rahmen der Narkose verzichtet werden, das Auftreten eines anticholinergen Syndroms unter der Gabe der Narkotika ist zu beachten.

Fahrtüchtigkeit

Sie hängt von der Schwere der Erkrankung ab und ist besonders bei begleitender dementieller Entwicklung eingeschränkt. Die Fahrtüchtigkeit ist immer individuell zu beurteilen, ggf. sind auch neuropsychologische Untersuchungen (Reaktionszeitbestimmung) nötig. Bei Wirkungsschwankungen können Fahrhilfen (Automatik), Umkreis- oder Geschwindigkeitsbeschränkungen empfohlen werden. Im Zweifelsfall muß der Patient freiwillig die Fahrtauglichkeit beim technischen Überwachungsverein überprüfen lassen.

Medikamente mit Parkinson-verschlechterndem Effekt

Die Medikamentenliste (Tab. 42.5) dient als Leitfaden bei der Überprüfung der für den Parkinsonkranken kontraindizierten Medikamente; im Einzelfall kann sehr wohl die Gabe einzelner genannter Medikamente indiziert sein. Im Vordergrund der Parkinson-Syndrom-auslösenden oder -verstärkenden Medikamente stehen die Neuroleptika vom Typ Butyrophenone und Phenothiazine.

Anders als bei Flunarizin sind Cinnarizin-induzierte Parkinson-Syndrome seltener beobachtet worden; von den 74 publizierten Fällen bildete sich meist die Symptomatik in 1–16 Monaten nach Absetzen wieder zurück, in 11 Fällen entwickelte sich aber später ein Morbus Parkinson (Marti-Masso et al. 1998).

Immer ist zu beachten, daß atropinähnliche Medikamente die Magenentleerung hemmen, so daß sich der L-Dopa-Metabolismus im Magen erhöht und die Resorption von L-Dopa vermindert. Cisaprid (Propulsin®) und Antazida erhöhen die L-Dopa-Wirkung. Auch Domperidon (Motilium®) erhöht die L-Dopa-Bioverfügbarkeit.

Harnansäuerung verstärkt die renale Ausscheidung der Anticholinergika (schwache Basen) und schwächt damit ihre Wirkung ab. Harnalkalisierung hat den umgekehrten Effekt.

Halothan begünstigt die Entstehung von Arrhythmien, wenn es mit L-Dopa kombiniert wird. Äthanol steigert die Empfindlichkeit von Dopaminrezeptoren und kann so die Verträglichkeit der Dopaminagonisten herabsetzen.

Lithium kann selten Parkinson-Syndrome verursachen, die nach Absetzen reversibel sind. Unter Flunarizin sind Parkinson-Syndrome bei über 60jährigen selten zu beobachten, nach Absetzen kann die Symptomrückbildung erst nach Monaten erfolgen.

Isoniazid (INH) reduziert den guten L-Dopa-Effekt durch Inhibition der Dopa-Decarboxylase-Hemmer.

Tabelle 42.5 Bei M. Parkinson kontraindizierte Medikamente.

absolut kontraindizierte Medikamente
- Kalziumantagonisten: Flunarizin (Sibelium®), Cinnarizin (Stutgeron®)
- Antiemetika: Metoclopramid (Paspertin®, Hyrin®, Gastrosil®), Alizaprid (Vergentan®)
- Antihypertensiva: Reserpin (Briserin®, Elfanex®, Serpasil®), Alpha-Methyldopa (Presinol®)
- präsynaptische Antagonisten: Tetrabenazin (Nitoman®)
- Antiarrhythmika: Amiodaron (Cordarex®)

relativ kontraindizierte Medikamente
- Dopaminantagonisten: Neuroleptika (außer atypischen Neuroleptika wie Olanzapin, Clozapin, Risperdal), Tiaprid (Tiapridex®)
- Pyridoxin (Vitamin B_6): bei L-Dopa-Therapie ohne DDC-Hemmer
- Lithium: Quilonum®, Lithium-Duriles,
- Isoniazid (INH): bei L-Dopa-Therapie wegen Inhibition der Dopa-Decarboxylase-Hemmer

Therapiestrategie im Frühstadium und fortgeschrittenen Stadium

Die optimale, immer intraindividuell an Symptomatik, Parkinson-Ursache, Alter und Art der Begleiterkrankungen anzupassende Einstellung mit möglichst wenigen Medikamenten ist das vorrangige Ziel. So kann bei minimaler motorischer Beeinträchtigung am Anfang nur physikalische Behandlung ausreichend sein. Bei der Notwendigkeit einer medikamentösen Therapie hat eine symptomorientierte Frühmedikation zu erfolgen; dies bedeutet bei Tremordominanz Anticholinergika oder Budipin, bei Akinesedominanz Amantadin oder bei weiterer Progression der Beginn einer L-Dopa-Kombinationstherapie (Tab. 42.6).

Der Indikationszeitpunkt der einzelnen Medikamente ist in Tabelle 42.6, die Indikation in Abhängigkeit auch vom Alter und von der Parkinsonsymptomatik in Tabelle 42.7 zusammengestellt. Die L-Dopa-Dosis ist möglichst physiologisch über den Tag zu verteilen; im Initialstadium reichen meist 3 × 62,5 und morgens 125 mg L-Dopa + DDC-Hemmer aus.

In der kompensierten Krankheitsphase ist eine möglichst niedrige frühe Kombination von L-Dopa insbesondere mit Dopaminagonisten oder/und MAO-B-Hemmern anzustreben, um die Langzeitbegleitwirkungen einer L-Dopa-Therapie zu vermeiden. Immer hat die Einstellung langsam und in kleinen Schritten zu erfolgen. Lassen sich Nebenwirkungen nicht vermeiden, ist die Kombination z.B. mit Domperidon oder Clozapin möglich.

Bei initial sich schnell entwickelnden schweren Parkinson-Syndromen vom Akinese-Typ ist die 3- bis 4fachkombination (L-Dopa + DDC-Hemmer, Dopamin-Agonist, MAO-B-Hemmer, Amantadinsulfat oder Anticholinergikum) anzustreben, auch wenn bei der idiopathischen Form typischerweise die Monotherapie mit L-Dopa gut wirksam ist. Beim Auftreten von Nebenwirkungen muß an die Mitbehandlung von Begleiterkrankungen gedacht und oft statt einer medikamentösen Antiparkinsonreduktion eine medikamentöse Zusatztherapie zur Kompensation der medikamentösen Nebenwirkungen erwogen werden.

Tabelle 42.6 Indikationszeitpunkt der einzelnen Parkinsonmedikamente.

Klinik	Anticholinergika	Amantadin	L-Dopa + DDC	Dopaminagonist	MAO-B-Hemmer	COMT-Hemmer
leicht, ohne Schwerpunkt	2. Wahl	1. Wahl	3. Wahl (2. Wahl > 70 Jahre)	2. Wahl		
Schwerpunkt: Tremor + Rigor, Vegetativum	1. Wahl	2. Wahl	3. Wahl	Pramipexol? Betablocker, Budipin, Clonazepam, Clozapin		
Schwerpunkt: mäßige Akinese		3. Wahl	1. Wahl	1. Wahl	2. Wahl	
schweres Parkinson-Syndrom	3. Wahl	2. Wahl	1. Wahl	1. Wahl	1. Wahl	
End-of-dose-Akinese	3. Wahl	3. Wahl	1. Wahl gesplittet oder retardiert	1. Wahl	1. Wahl	2. Wahl
On-Off-Phänomen	3. Wahl retardiert		1. Wahl gesplittet, retardiert	1. Wahl ggf. Apomorphin	1. Wahl	1. Wahl
akinetische Krise	3. Wahl	i.v. 1. Wahl Infusion	2. Wahl dispersibel	oral 2. Wahl ggf. Apomorphin s.c.		

Tabelle 42.7 Therapiestrategie in Abhängigkeit von Alter, Art und Schwere der Parkinsonsymptomatik (aus Jörg 1999).

medikamentöse Parkinsontherapie in der Frühphase (Beginn der Erkrankung)
Tremordominanz: Budipin, Anticholinergika, L-Dopa + Dopaminagonist, Clozapin, Betablocker (besonders bei HT und aff. Tremor), Clonazepam (besonders bei HT und aff. Tremor), Primidon (besonders bei zusätzlichem HT)
Akinese-Rigor-Typ, Äquivalenztyp: – Alter < 55 Jahre: Dopaminagonist, Kombination L-Dopa/Dopaminagonist (lange HWZ und höheres Antiparkinsonpotential) niedrige L-Dopa-Dosen einschl. L-Dopa retard, Amantadin, MAO-B-Hemmer – Alter > 55 Jahre: L-Dopa, L-Dopa + Dopaminagonisten, L-Dopa + Amantadin, MAO-B-Hemmer, Budipin
medikamentöse Parkinsontherapie bei fortgeschrittenem Krankheitsstadium
• gutes Ansprechen der Therapie: keine Änderung • geringes Ansprechen der Therapie: Dosiserhöhung von L-Dopa, Dopaminagonist + MAO-B-Hemmer (Diagnoseüberprüfung!) • Fluktuationen, End-of-dose-Akinese: häufigere, kleinere L-Dopa-Einzeldosen, Kombination L-Dopa + Dopaminagonist + COMT-Hemmer + Amantadin + Anticholinergika, L-Dopa retard, lösliches L-Dopa, Wechsel des Dopaminagonisten, Eiweißreduktion, 2,5 mg Deprenyl®/Tag • Dyskinesien (Hyperkinesien): Reduktion der L-Dopa-Dosis, Kombination mit Dopaminagonist, L-Dopa retard, Fraktionierung der L-Dopa-Dosis, Anticholinergika (in Retardform), Amantadin • Alter > 70 Jahre, Stadium > 3 nach Hoehn und Yahr + OPS/Multimorbidität: L-Dopa, Dopaminagonist bei langer HWZ mit geringen Nebenwirkungen (wie Ergocryptin) oder kurzer HWZ in niedriger Dosis (besser steuerbar), keine Amantadine, keine Anticholinergika, kein Selegilin, ggf. Kombination mit Melperon, Clozapin

Bei über 70jährigen mit Hoehn- und Yahr-Stadium 3 und mehr sollte neben L-Dopa nur ein verträglicher Dopaminagonist mit mittellanger HWZ eingesetzt werden.

9.3 Operative Therapie

Stereotaktische Thalamotomie

Die stereotaktische Thalamotomie ist selten bei einem subjektiv stark beeinträchtigenden, einseitigen therapierefraktären Tremor indiziert. Der gute Effekt der Thermokoagulation hält in maximal zwei Drittel der Fälle auch über Jahre an.

Nebenwirkungen sind in 5% meist vorübergehende Sprachstörungen bei Eingriff an der dominanten Hemisphäre, seltener entstehen therapieresistente dystone Syndrome.

Kontraindiziert sind wegen der größeren Gefahr der Sprachstörungen bilaterale Eingriffe oder Subthalamotomien bei Arteriosklerose, schwerem Diabetes mellitus oder dementiellen Syndromen.

Pudenz-Heyer-Drainage

Die Pudenz-Heyer-Drainage ist bei einem symptomatischen Parkinson-Syndrom als Folge eines Hydrocephalus internus malresorptivus indiziert; seltener kommt auch ein obstruktiver Hydrozephalus bei Aquäduktstenose als Parkinson-Ursache in Frage (Curran et al. 1994).

Transplantation

Die Transplantation ist noch im Experimentierstadium, wobei fetale ventrale Mittelhirnzellen bevorzugt in den Nucleus-caudatus-Kopf transplantiert werden.

Neurostimulation

Es wird mit Hilfe eines Stereotaxiegerätes thalamisch beim Zielsymptom Tremor und am Pallidum oder N. subthalamicus beim Zielsymptom Akinese, Dyskinesien und On-Off-Phänomen eine Reizelektrode gelegt; die Platinelektrode wird über ein Kabel mit einem batteriebetriebenen Stromgerät verbunden, welches supraklavikulär unter der Haut implantiert ist. Das System ist programmierbar und kann bedarfsweise aus- oder eingeschaltet werden (Moringlane et al. 1995). Vorteile gegenüber der Subthalamotomie sind aufgrund der Erfahrungen an > 400 Patienten weniger Nebenwirkungen als bei der Stereotaxie (bes. Dysarthrie), und es kommt bei dieser Methode nicht zu einer Gewebezerstörung.

Die Elektrostimulation ist indiziert bei Therapieresistenz von Patienten ab Hoehn-Yahr-Stadium 3–4, einem Alter bis 75 Jahren und fehlenden zerebralen Läsionen.

9.4 Physiotherapie, Ergotherapie, Logopädie, Neuropsychologie

Die *krankengymnastische Übungsbehandlung* umfaßt individuelles Training des großschrittigen aufrechten Gehens mit symmetrischem Mitschwingen der Arme, schnellen Richtungsänderungen, Laufen und Stehenbleiben, Ballspiele und Bodenturnen. Der Einsatz des Videos zur Korrektur des kleinschrittigen Gehens („Video-Biofeedback") ist ebenso hilfreich wie das schraffierte Laufband oder das Gehen bei Marschmusik mit Hilfe eines Walkmans.

Bewegungsübungen auch im Bewegungsbad können bei Rigor Erleichterung bringen. Körperliche Belastungen sind zu vermeiden (Dopaminverbrauch!); das Training soll weniger intensiv, dafür aber kurz und öfter am Tage erfolgen. Im Einzelfall sind Atemtraining, Blasentraining und auch die Krankengymnastik in der Gruppe sinnvoll. Die Muskelmassage wirkt den Verspannungen bei Rigor entgegen.

Besteht ein Freezing-Phänomen trotz optimaler Medikation, so ist gezielt und individuell gegen Engpaßsyndrome, Schwellenangst, Start- oder Richtungsänderungsprobleme ein spezielles *Verhaltenstraining* durchzuführen. Da pathogenetisch das Freezing-Phänomen von emotionalen Belastungen und der Schwere und Dauer des Parkinson-Syndroms abhängt und die Auschaltung höherer motorischer Zentren zu der blockierten motorischen Aktivität führt („Gefahr-Totstellreflex"), ist therapeutisch auf 3 Wegen vorzugehen:
- motorische Strategien:
  - Beugungssynergien der Beine (ruckartiges Anziehen des Knies vor dem 1. Schritt)
  - Gehen auf der Stelle, vermeintliches Übersteigen von Gegenständen oder Benutzung des Antifreezing-Stocks
  - Schlag auf den Oberschenkel oder Kommando durch Begleitperson
  - initiales Seitwärtsgehen
- kognitive oder sensorische Strategien:
  - innere Verbalisierung (Zählen, inneres Kommando)
  - akustische Taktgeber (Walkman), optische Reize (Schraffierungen etc.)
  - kognitives Training z.B. auf 2 unterschiedliche Reize
- Entspannungsübungen (s. auch Jörg et al. 1990).

Der *Ergotherapeut* sorgt für das feinmotorische Training der Hände, mimische Übungen, die optimale Ausstattung mit Hilfsmitteln im Alltag und Reaktionsschulung. Im Rahmen der Ergotherapie wird auf die Pflege von Sozialkontakten und Hobbys sowie ein Selbsthilfetraining besonders geachtet.

Ein kognitives Training („Hirnjogging") wird unter Anleitung des *Neuropsychologen* durchgeführt. Individuell hat die Therapie der neuropsychologischen Störungen Bradyphrenie, Merkstörung, Störung im mehrschrittigen Planen, Defizite im Strategienwechsel sowie in der Vorprogrammierung von Bewegungsabläufen zu erfolgen.

Die *Logopädie* ist bei einer Dysarthrophonie (monotone, schlecht artikulierte Sprechweise) oder Schluckstörungen besonders wichtig.

9.5 Ernährung

Die schlackenreiche, vitaminreiche Ernährung schützt vor einer Obstipation. Bei Wirkungsschwankungen führt eine eiweißarme Diät (10–20 g Eiweiß während des Tages, 50 g bei der Spätmahlzeit am Abend) zu einer Reduktion der Dauer und Schwere von Off-Phasen.

9.6 Psychosoziale Maßnahmen

Die psychische und soziale Betreuung erfolgt durch den behandelnden Arzt; am Anfang steht die Aufklärung von Patient und Angehörigen. Psychische Führung schließt berufliche Beratung, Rat zur Freizeitgestaltung, Verhältnis von Freizeit und Arbeit sowie Beratung bei den gymnastischen Übungen ein. Neben fachlichem Wissen ist menschliches Verständnis entgegenzubringen. Immer bedarf der Patient einer Aktivierung durch seine Umgebung, da eine zu frühe Invalidisierung ebenso wie zu früh eingesetzte Hilfsmaßnahmen im häuslichen Bereich dem Patienten in seinem Selbstwertgefühl schaden. Zwischen Selbstwertgefühl, Befindlichkeit und motorischem Befund besteht aber eine direkte Abhängigkeit.

Berufsfördernde Maßnahmen werden angeboten, um möglichst lange auf dem Arbeitsmarkt wettbewerbs-, berufs- oder erwerbsfähig zu bleiben. Mit Erhalt des Schwerbehindertenausweises bestehen Kündigungsschutz, mehr Urlaubsanspruch und ggf. Vergünstigungen im öffentlichen Nah- und Fernverkehr, Erlassung der Rundfunk- und Fernsehgebühren und ein verbilligter Telefonanschluß.

Der Arzt soll den Patienten intraindividuell führen und ihn besonders bei Selbstisolationstendenz, unzureichend durchgeführter Physiotherapie oder ungünstigem Umfeld („overprotection") zur Teilnahme an den Parkinson-Selbsthilfegruppen animieren.

In Fällen von Pflegebedürftigkeit ist ein Pflegegeld bei der zuständigen Krankenkasse zu beantragen, um so die eigenen Kosten oder die einer hinzugezogenen Pflegekraft abdecken zu können. Mit Hilfe der ärztlichen Bescheinigung kann ein günstigerer, möglichst ebenerdiger Wohnraum oder Wohngeld beantragt werden.

Weitere Informationen gibt die Deutsche Parkinson-Vereinigung e. V., Bundesverband Moselstraße 31, 41464 Neuss, Tel. (02131) 41016/7.

Literatur

Bennett, J. P., Landow, E. R., Dietrich, S., Schuh, L. A. (1994): Suppression of dyskinesias in advanced Parkinson's disease: moderate daily clozapine doses provide long-term dyskinesia reduction. Movement Disorders 9: 409–414.

Curran T, AE Lang (1994) Parkinsonian syndromes associated with hydrocephalus. Movement Disorders 9: 508–520.
Gancher StT, Nutt JG, Woodward WR (1995) Apomorphine infusional therapy in Parkinson's disease: clinical utility and lack of tolerance. Movement Disorders 10: 37–43.
Gerok K, Deuschl G (1998) Catechol-O-Methyl-Transferase-(COMT-)Hemmer in der Behandlung des Morbus Parkinson. Akt. Neurologie 25: 210–214
Hoehn MM, Yahr DM (1967) Parkinsonism: onset, progression and mortality. Neurology 17: 427–442.
Jörg J, Schneider I (1988) Zur Klinik und Pathogenese des „On-off-Phänomens" beim Parkinson-Syndrom. Fortschr. Neurol. Psychiat. 56: 22–34.
Jörg J, Boucsein W (1990) Zur Pathogenese und Therapiestrategien beim Freezing-Phänomen. Verhandl. Dtsch. Ges. Neurologie, Springer Berlin–Heidelberg–New York–Tokyo Band 5: 160–163.
Jörg J (1999) Parkinsonerkrankung. In: Arzneitherapie des älteren Menschen (Hrsg.: F v Bruchhausen, B Lemmer) Springer Berlin–Heidelberg–New York–Tokyo (im Druck).
Jörg J (1998) Therapie des Morbus Parkinson mit alpha-Dihydroergocryptin in der neurologischen Praxis. Akt. Neurologie 25: 198–201.
Jost WH, Schimrigk K (1993) Cisapride treatment of constipation in Parkinson's disease. Movement Disorders 8: 339–343.
Mark MH, Sage JI, Walters AS, Duvoisin RC, Miller DC (1995) Binswanger's disease presenting as Levodopa-responsive parkinsonism: clinicopathologic study of three cases. Movement Disorders 10: 450–454.
Marti-Masso JF, Poza JJ (1998) Cinnarizine-induzed parkinsonism: ten years later. Movement Disorders 13: 453–456

Metman LV, Del Otto P, et al. (1998) Amantadine as treatment for dyskinesias and motor fluctuations in Parkinson's disease. Neurology 50: 1323–1326.
Moringlane JR, Alesch F et al.(1995) Chronische Elektrostimulation des Nucleus ventralis intermedius des Thalamus zur Tremorbehandlung. Akt. Neurol. 22: 176–180.
Oertel WH, Bornschlegl M, Gnahn H (1994) Parkinson-Syndrome. In: Therapieschema Neurologie (Hrsg: F Lehmann-Horn und A Struppler) 2. Auflage Urban und Schwarzenberg München S. 135–148
Oertel W (1994) Basalganglienerkrankungen – Übersicht 1992–1993 Akt. Neurol. 21: 141–148
Poewe W, Oertel W (1994) Parkinson's disease. In: Neurocritical Care (ed.: W Hacke) Springer pp 883–887
Poewe W, Ceballos-Baumann A, Conrad B (1996) Die Parkinson-Krankheit. In: Conrad B, Ceballos-Baumann A (Hrsg.) Bewegungsstörungen in der Neurologie. Thieme Stuttgart S. 30–68
Pogarell O, Oertel WH (1998) Neue Dopamin-Agonisten für die Therapie des Morbus Parkinson. Akt. Neurologie 25: 202–209
Rajput AH (1998) Epidemiology and risk factors for Parkinson's disease. Merz-Symposium am 26. Juni 1998 in Frankfurt/Main
Riederer P (1995) Pharmakotherapie des Morbus Parkinson. Bericht einer Konsensuskonferenz. Neuropsychiatrie 9: 45–58
Roszinsky-Köcher G (1995) Pharmakotherapie der Depression beim Parkinson-Syndrom. Psychopharmakotherapie 2: 15–18
Trenkwalder C, Schwarz J, Gebhard J et al. (1995) Starnberg trial on epidemiology of parkinsonism and hypertension in the elderly. Arch Neurol. 52: 1017–1022

43

Hüftnahe Frakturen

DANIELA KRAUSE UND CHRISTOPH LUCKE

INHALT

1	Einleitung	492
2	Mediale Schenkelhalsfraktur	492
2.1	Klassifikation	492
2.1.1	Klassifikation nach Pauwels	493
2.1.2	Klassifikation nach Garden	493
2.2	Konservative Therapie	493
2.3	Operationsmethoden	494
2.3.1	Osteosynthese	494
2.3.2	Endoprothesen	495
2.4	Komplikationen	496
3	Pertrochantäre Femurfraktur	496
3.1	Klassifikation	496
3.1.1	AO-Klassifikation nach Müller	496
3.1.2	Klassifikation nach Evans	496
3.2	Operationsmethoden	497
3.2.1	Osteosynthese	497
3.2.2	Endoprothesen	499
3.3	Komplikationen	499
4	Subtrochantere Femurfrakturen	499
5	Rehabilitation	500

1 Einleitung

Mit zunehmendem Alter treten Knochenbrüche gehäuft auf, besonders bei den durch die Osteoporose in hohem Maße gefährdeten alten Frauen. Der protektive Effekt einer postmenopausalen Östrogensubstitution (Michaelsson et al. 1998) kommt der jetzigen Generation alter Frauen noch nicht in vollem Umfang zugute. Dabei nehmen die hüftnahen Frakturen als häufige Bruchform einen breiten Raum ein. Ihre chirurgische Versorgung und geriatrische Rehabilitation sollen daher eingehender besprochen werden. Es gibt verschiedene Klassifikationen zur Einteilung der Bruchformen, die an der jeweiligen Textstelle noch einmal rekapituliert werden (Evans 1951; Garden 1991; Müller et al. 1987; Pauwels et al. 1976). Alle Einteilungen werden in dem Bemühen erstellt, das Risiko einer sekundären Frakturdislokation abzuschätzen und die Entscheidung zur Auswahl der bestmöglichen Versorgungsmethode zu erleichtern. In diesem Entscheidungsprozeß sind nicht nur Unfallhergang und Verlauf des Bruchspaltes, sondern auch Alter, Komorbidität und vorbestehender Mobilitätsstatus des Patienten wichtige Kriterien.

> Je älter der Patient ist und je ausgeprägter vorbestehende Mobilitätseinschränkungen sind, desto dringender sollte eine primär belastungsstabile Osteosyntheseform gewählt werden (Koval et al. 1996).

Diesem Grundsatz wird unter dem Kostendruck der letzten Jahre und der zu erwartenden weiteren Entwicklung nicht immer in vollem Umfang Rechnung getragen. So ist die Zahl der primären Hüfttotalendoprothesen-Implantationen bei der medialen Schenkelhalsfraktur zugunsten anderer, finanziell weniger aufwendiger Versorgungsformen in den letzten Jahren deutlich zurückgegangen. Dabei ist zweifellos auch die Entwicklung verbesserter Osteosynthesemethoden und -materialien zu berücksichtigen (Jonsson et al. 1996; Lee et al. 1998; Lyons 1997; Stromqvist et al. 1992; Thorngren 1994; Young et al. 1997).

2 Mediale Schenkelhalsfraktur

2.1 Klassifikation

Man unterscheidet Schenkelhalsfrakturen nach Verlauf und Lage des Bruchspaltes sowie nach Entstehungsmechanismus (Abduktions-, Adduktionsfrakturen). Weiterhin können intra- und extrakapsuläre Frakturen abgegrenzt werden. Dies ist insofern bedeutsam, als aus intrakapsulären Frakturen oftmals eine starke Beeinträchtigung der Blutversorgung des

Femurkopfes mit nachfolgend hoher Gefahr einer Femurkopfnekrose resultiert (Bonnaire et al. 1998). Im Gegensatz dazu zeigen extrakapsuläre Frakturen eine gute Prognose bezüglich des Erhalts der Kopfvitalität.

Die zur Zeit gültige AO-Klassifikation wird nicht allgemein benutzt und soll daher an dieser Stelle nicht vorgestellt werden.

2.1.1 Klassifikation nach Pauwels

Diese Einteilung richtet sich nach klinischen und prognostischen Aspekten. Sie wurde Ende der 20er Jahre von Pauwels eingeführt und wird bis heute verwandt (Tab. 43.1, Abb. 43.1). Dabei wird die Steilheit des Bruchverlaufs mittels der Abweichung von der Horizontalen in Grad gemessen. Je steiler der Bruchverlauf, desto geringer ist die Stabilität der Fraktur bei Belastung in der Körperlängsachse. Auch die Komplikationsraten steigen mit der Steilheit der Fraktur, sowohl primäre und sekundäre Dislokationen als auch die Häufigkeit späterer Hüftkopfnekrosen und Pseudarthrosenbildung betreffend.

2.1.2 Klassifikation nach Garden

Diese Einteilung in 4 Frakturtypen erfolgt anhand von Röntgenbildern und richtet sich nach dem Grad der Dislokation der Fragmentenden. Je stärker die Dislokation, um so eher sind Durchblutungsstörungen des Femurkopfes mit nachfolgender Nekrose zu erwarten. Die Klassifikation wurde von Garden Anfang der 90er Jahre vorgestellt. In praxi ist die Unterscheidung zwischen Garden III und IV bei dislozierten Frakturen oft schwierig (Tab. 43.2, Abb. 43.2).

Als zusätzliche Einteilung gibt es den *Alignment-Index nach Garden,* der die Ausrichtung der Fragmente in axialer Richtung berücksichtigt und zur Entscheidung über die optimale Versorgungsform der Fraktur mit herangezogen wird.

2.2 Konservative Therapie

Eine konservative Behandlung ist in seltenen Fällen bei eingestauchten Frakturen mit geringer Dislokationstendenz und niedrigem Risiko einer Femurkopfnekrose möglich. Dies betrifft ausschließlich

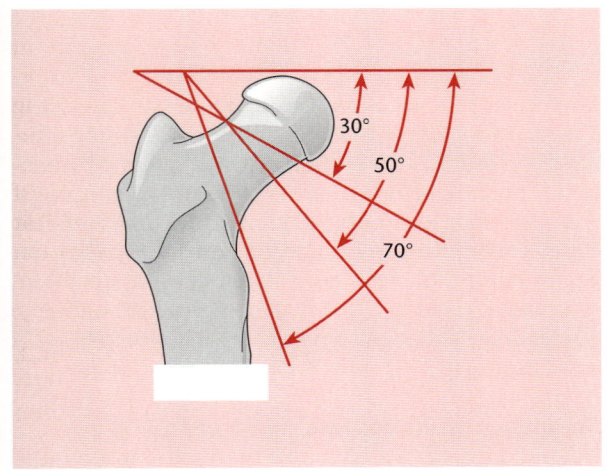

Abbildung 43.1 Klassifikation der medialen Schenkelhalsfrakturen nach Pauwels. Pauwels I: Winkel zur Horizontalen bis 30°, Pauwels II: bis 50°, Pauwels III: > 70°.

Tabelle 43.1 Klassifikation der medialen Schenkelhalsfrakturen nach Pauwels.

Pauwels I	Der Winkel zwischen der Horizontalen und dem Verlauf des Bruchspalts beträgt < 30°. Diese Frakturen zeigen eine geringe Dislokationstendenz. Kopfnekrosen sind selten.
Pauwels II	Der Winkel zwischen der Horizontalen und dem Verlauf des Bruchspalts beträgt 30–50°. Eine Dislokation des Femurschaftes nach proximal ist nicht selten. Durch unmittelbare Gefäßnähe des Frakturspaltverlaufs steigt das Risiko einer Femurkopfnekrose.
Pauwels III	Der Winkel zwischen der Horizontalen und dem Verlauf des Bruchspalts beträgt > 70°. Es treten erhebliche Scherkräfte mit der Folge einer hohen Dislokationstendenz auf. Eine Gefäßschädigung ist regelmäßig vorhanden, so daß eine Femurkopfnekrose oder eine Pseudarthrose häufig beobachtet werden.

Tabelle 43.2 Klassifikation der medialen Schenkelhalsfrakturen nach Garden.

Garden I	Der Bruchspalt verläuft nahezu horizontal mit Einstauchungstendenz infolge eines valgisierenden Abduktionsbruches. Dieser Verlauf entspricht im wesentlichen der Pauwels-I-Fraktur mit entsprechend guter Prognose.
Garden II	Es handelt sich um einen steilen Bruchspaltenverlauf ohne Einstauchung und ohne Dislokation. Es besteht keine wesentliche Einschränkung der Durchblutung und somit nur ein geringes Risiko einer Femurkopfnekrose.
Garden III	Es zeigt sich eine beginnende Dislokation der Fragmentenden, wobei sich der distale Anteil nach proximal verlagert. Dabei kommt es zur Varisierungstendenz der Fraktur.
Garden IV	Es besteht im anterior-posterioren Röntgenbild eine komplette Dislokation der Fragmentenden; diese haben keinen Kontakt mehr miteinander. Je stärker die Dislokation, desto höher ist die Gefahr einer Verletzung der kopfversorgenden Gefäße und damit der Hüftkopfnekrose.

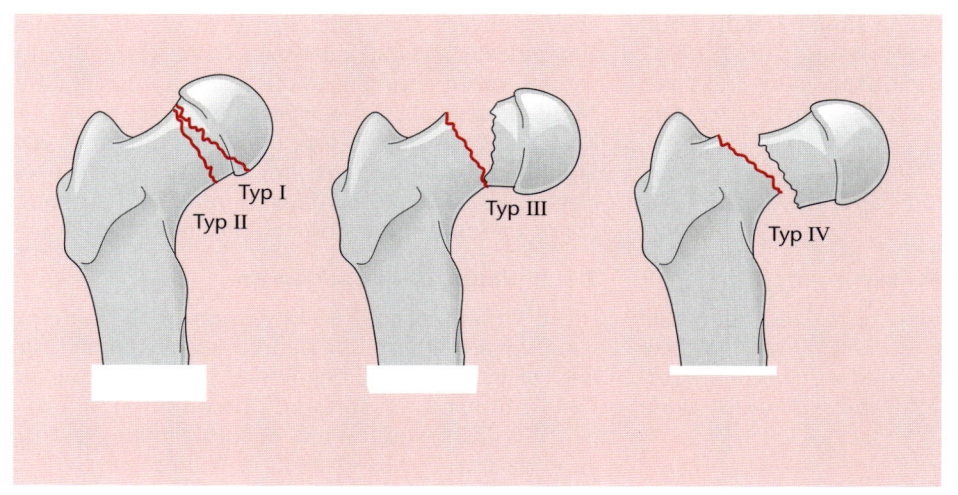

Abbildung 43.2
Klassifikation der medialen Schenkelhalsfrakturen nach Garden. Garden I: Bruchspalt horizontal, Einstauchung; Garden II: steilerer Bruchspalt, keine Einstauchung, keine Dislokation; Garden III und IV: zunehmende Dislokation.

Pauwels-I- oder Garden-I-Frakturen und auch nur solche Frakturen, die recht spät erkannt wurden und somit nicht mehr einer primären Osteosynthese zugeführt werden können. Solche Fälle kommen gelegentlich bei beschwerdearmen Patienten vor. Bei konservativem Vorgehen sind engmaschige klinische und radiologische Verlaufskontrollen notwendig, um im Falle einer sekundären Dislokation oder einer Femurkopfnekrose umgehend die Indikation zur chirurgischen Versorgung stellen zu können.

2.3 Operationsmethoden

Zur Auswahl der geeigneten Operationsmethoden müssen zahlreiche Kriterien beachtet werden. Nicht nur die Klassifikation der Fraktur, sondern auch allgemeine Faktoren, wie Alter, Gesamtzustand, kognitive Defizite (Goldstein et al. 1997), Vorerkrankungen und vorbestehende Mobilitätseinschränkungen sollten in die Entscheidungsfindung einbezogen werden. So sollten Patienten mit bekannter Koxarthrose im Zweifelsfall eher eine Hüfttotalendoprothese als eine Osteosynthese erhalten. Bei Patienten mit deutlichen kognitiven Einschränkungen bis hin zur Demenz ist die frühzeitige Belastungsstabilität der Fraktur wichtig, da eine Teilbelastung nicht eingehalten werden kann. Auch ist eine möglichst frühzeitige Rückkehr in das häusliche Umfeld mit dennoch befriedigender Mobilität im Interesse des alten Patienten anzustreben. Somit ist ein differenziertes Vorgehen unter Berücksichtigung individueller Faktoren notwendig (Jonsson et al. 1996; Kyle et al. 1995; Obrant 1996; Hernigiou et al. 1997).

2.3.1 Osteosynthese

Eine Osteosynthese mittels Zugschrauben oder dynamischer Hüftschraube (DHS) kommt für „junge Alte" mit guter prätraumatischer Mobilität ohne kognitive Einschränkungen und ohne Koxarthrose in Frage. Dabei kommt es nicht auf das kalendarische, sondern auf das biologische Alter an. Für gebrechliche alte Menschen erscheint diese Versorgungsform weniger geeignet. Sie kann in Ausnahmefällen dann Anwendung finden, wenn eine Dislokation der Fragmentenden sehr unwahrscheinlich erscheint (Pauwels I, Garden I, optimales Alignment) und eine zusätzliche Sicherung bei möglichst kleinem Eingriff erwünscht ist.

Schraubenosteosynthese

Bei nicht dislozierten Frakturen (nach Garden I und II) ist eine Verschraubung mit 2–3 Zugschrauben möglich (Abb. 43.3). Dabei werden zunächst mit Hilfe eines Zielgerätes Kirschner-Drähte optimal positioniert und über diese dann kanülierte Zugschrauben eingebracht, die parallel verlaufend die Frakturenden verbinden. Gelegentlich wird eine 3. Schraube auch horizontal eingeführt. In jedem Fall muß sich das gesamte Gewinde aller Schrauben im proximalen Fragment befinden. Bei der vorhergehenden Reposition soll eine leichte Valgisierung angestrebt werden.

Postoperativ muß in der Regel 6 Wochen lang eine Teilbelastung eingehalten werden.

Diese Versorgungsform wurde zwischenzeitlich für alte Menschen kaum gewählt, erlebt jedoch in den letzten Jahren bei knapper werdenden Ressourcen und verbesserten Osteosynthesematerialien einen Aufschwung. Insbesondere in skandinavischen Untersuchungen wurden gute Ergebnisse auch bei alten Menschen erzielt (Stromqvist et al. 1992; Thorngren 1994). Die Frage der Gesamtaufenthaltszeit in Akut- und Rehabilitationskliniken im Vergleich zu anderen Versorgungsformen bedarf noch weiterer Nachforschungen.

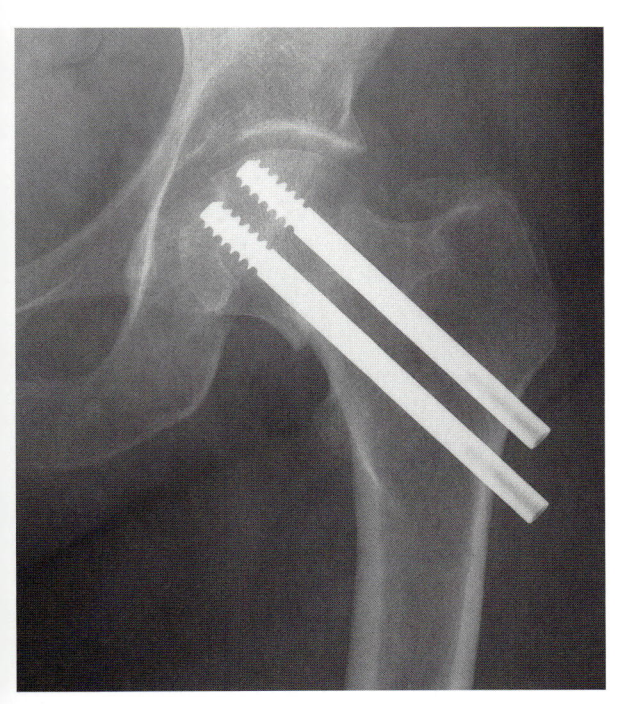

Abb. 43.3 Schraubenosteosynthese bei medialer Schenkelhalsfraktur.

Dynamische Hüftschraube (DHS)

Die dynamische Hüftschraube verfügt über eine Platte in Verbindung mit einer Gleitschraube, die durch einen Plattenzylinder teleskopartig gleiten kann. Sie ist in verschiedenen Abwinkelungen erhältlich. Die Platte kann verschieden lang sein. Meist wird für diese Indikation eine 2-Loch-Platte verwandt, die mittels zweier Spongiosaschrauben im Femur verankert wird. Die Hohlschraube wird mit Hilfe eines Ziel- und Bohrgerätes zentral in den Hüftkopf eingebracht und sollte gut 1 cm vor Erreichen der Knochen-Knorpel-Grenze enden.

Diese Osteosyntheseform bietet den Vorteil einer guten Kompression der Fraktur und einer höheren Belastbarkeit gegenüber der der Schraubenosteosynthese. Jedoch ist auch hier eine mindestens 4wöchige Teilbelastung einzuhalten. Das Risiko einer Perforation des Hüftkopfes wird durch das Gleitschraubenprinzip zwar vermindert, aber nicht aufgehoben.

2.3.2 Endoprothesen

Bei alten Menschen mit einer Frakturdislokation (Garden III und IV) sollte aufgrund der hohen Wahrscheinlichkeit einer Femurkopfnekrose primär ein endoprothetischer Gelenkersatz erfolgen. Dabei werden heute bei Patienten mit geringen arthrotischen Pfannenveränderungen vorwiegend bipolare Endoprothesen, bei alten Menschen mit vorbestehender Koxarthrose Hüfttotalendoprothesen mit Ersatz der Pfannenkomponente und des Femurkopfes eingesetzt.

Bipolare Endoprothese

Bei der bipolaren Endoprothese wird auf den Kopf der Femurkomponente eine Kunststoffschale aufgesetzt, die in der nativen Hüftpfanne gleitet. Dies führt zu einer verbesserten Kraftübertragung und verhindert in der Regel eine Protrusion des Implantates in das kleine Becken. Die Schaftkomponente wird meist unter Verwendung von Knochenzement fixiert. Ein Vorteil dieser Versorgungsform besteht in einem relativ umschriebenen Zugangsweg mit nur geringer Traumatisierung des Weichteilgewebes und kurzer Operationsdauer. Weiterhin besteht eine hohe Belastungsstabilität, so daß diese Methode auch bei alten und sehr alten Menschen geeignet ist.

Hüfttotalendoprothese

Die Implantation einer Hüfttotalendoprothese (TEP) bietet sich bei Patienten mit mäßiger bis fortgeschrittener Koxarthrose an. Es gibt zementierte und nicht-zementierte Modelle. In den letzten Jahren werden auch bei älteren Menschen zunehmend nicht-zementierte Formen verwendet. Dabei muß bedacht werden, daß diese die Fähigkeit zum Einhalten einer Teilbelastung für 4–6 Wochen erfordern. Deshalb sollte bei sehr gebrechlichen und kognitiv eingeschränkten Patienten nach wie vor der Implantation einer zementierten TEP der Vorzug gegeben werden. Entsprechendes gilt auch bei sehr ausgeprägter Osteoporose, da ansonsten sowohl die intraoperative als auch die postoperative Komplikationsrate mit vermehrtem Auftreten von Femurfrakturen beim Einschlagen der Schaftkomponente und verzögertem Heilungsverlauf erhöht ist. Ein Vorteil der nicht-zementierten Totalendoprothese besteht in der langen Haltbarkeit. Lockerungen kommen erheblich seltener vor als bei zementierten Implantaten. Dies wird unter anderem auf die Gewebeschädigung durch Hitzeentwicklung beim Abbindeprozeß des Zements zurückgeführt. Zur Zeit sind bioresorbierbare Zementstoffe in klinischer Erprobung, von denen ein weiterer Fortschritt hin zu besserer Verträglichkeit und damit längerer Haltbarkeit zu erwarten ist.

Ein Nachteil der Hüfttotalendoprothese in der Frakturversorgung besteht in einem im Vergleich zu anderen Verfahren größeren Operationsareal, das eine stärkere Gewebetraumatisierung mit entsprechend erhöhtem Infektionsrisiko und längerer Eingriffsdauer bedingt.

Insgesamt sollten bei kooperationsfähigen Patienten ohne schwere Osteoporose nicht-zementierte

Hüfttotalendoprothesen implantiert werden. Zementierte Modelle sind für hochaltrige Patienten mit schwerer Osteoporose geeignet, insbesondere dann, wenn kognitive Defizite oder erhebliche prämorbide Mobilitätseinschränkungen bestehen.

2.4 Komplikationen

Eine häufige Komplikation bei der operativen Versorgung medialer Schenkelhalsfrakturen besteht in der Ausbildung eines nicht selten ausgedehnten Weichteilhämatoms, das sonographisch gesteuerte Punktionen und gelegentlich auch eine operative Ausräumung erforderlich macht. Bei der Osteosynthese können Implantatdislokationen (Hernigiou et al. 1997) und Rotationsfehler auftreten.

Bei prothetischen Versorgungsformen ist – besonders bei zementierten Prothesen – die aseptische Lockerung eine typische Komplikation. Sie tritt in 3–5% der Fälle auf und erfordert in der Regel einen Prothesenwechsel. Frühe Protheseninfekte sind mit zunehmender Verbreitung einer prophylaktischen perioperativen Antibiotikagabe selten geworden.

Bei allen Versorgungsformen können allgemeine Komplikationen wie tiefe Beinvenenthrombosen mit nachfolgender Lungenembolie, Pneumonien oder Dekubitus auftreten. Diese Komplikationen treten mit der Dauer einer Immobilisation gehäuft auf. Auch die Zeit einer Teilbelastung birgt ein erhöhtes Risiko.

Typische Spätkomplikationen sind die Pseudarthrose und die Femurkopfnekrose. Klinisch finden sich persistierende Schmerzen bei unzureichenden radiologischen Durchbauungszeichen auch nach mehr als 3 Monaten nach dem Unfall. Therapeutisch sollte dem alten Menschen ein endoprothetischer Gelenkersatz empfohlen werden (Tabsh et al. 1997; Vajanto et al. 1998).

3 Pertrochantäre Femurfraktur

Wie bei allen Frakturen alter Menschen überwiegt auch bei pertrochantären Femurfrakturen der Anteil weiblicher Patienten bei weitem. Da der Knochen in diesem Bereich relativ fest ist, setzt ein Bruch eine fortgeschrittene Osteoporose oder ein entsprechend stärkeres Trauma voraus. Durchschnittlich sind die Patientinnen daher älter als bei medialen Schenkelhalsfrakturen; nicht selten findet sich diese Verletzung auch nach Verkehrsunfällen.

3.1 Klassifikation

Es gibt zur Zeit 2 Klassifikationen, die häufig verwandt werden. Dies sind die AO-Klassifikation pertrochantärer Femurfrakturen nach Müller sowie die Klassifikation nach Evans, die im angloamerikanischen Sprachraum überwiegt. Beide Einteilungen schätzen das Risiko einer Dislokation anhand verschiedener radiologischer Parameter ein.

3.1.1 AO-Klassifikation nach Müller

Die AO-Klassifikation wird derzeit in Deutschland am häufigsten benutzt (Müller et al. 1987). Sie orientiert sich am Grad der medialen Abstützung und damit der Stabilität der Fraktur (Tab. 43.3, Abb. 43.4).

Tabelle 43.3 Klassifikation der pertrochantären Femurfrakturen nach Müller.

A1	mediale Kortikalis einfach frakturiert, laterale Kortikalis intakt 1: Zweifragmentbruch (ober- und unterhalb des Trochanter minor) 2: Adduktionsbruch (eingestaucht) 3: Zusatzfragment dorsal
A2	mediale Kortikalis mehrfach frakturiert, laterale Kortikalis intakt 1: ohne dorsales Zusatzfragment 2: Zusatzfragment dorsokranial 3: Trümmer dorsomediokranial
A3	mediale und laterale Kortikalis frakturiert 1: Bruchverlauf umgekehrt (d.h. von proximal medial nach distal lateral) 2: Bruchverlauf horizontal 3: Bruchverlauf umgekehrt mit Zusatzfragment medial

3.1.2 Klassifikation nach Evans

Diese Einteilung wurde in den 50er Jahren von Evans (1951) vorgenommen und wird im angelsächsischen Raum häufig verwandt. Sie ermöglicht eine Einschätzung der zu erwartenden Instabilität anhand des Bruchspaltverlaufs (Tab. 43.4, Abb. 43.5).

Tabelle 43.4 Klassifikation der pertrochantären Femurfrakturen nach Evans.

Typ I	nicht dislozierte Zweiteilefraktur
Typ II	dislozierte Zweiteilefraktur
Typ III	dislozierte Dreiteilefraktur mit dorsolateraler Trümmerzone
Typ IV	dislozierte Dreiteilefraktur mit dorsomedialer Trümmerzone
Typ V	dislozierte Vierteilefraktur mit Separation beider Trochanteres

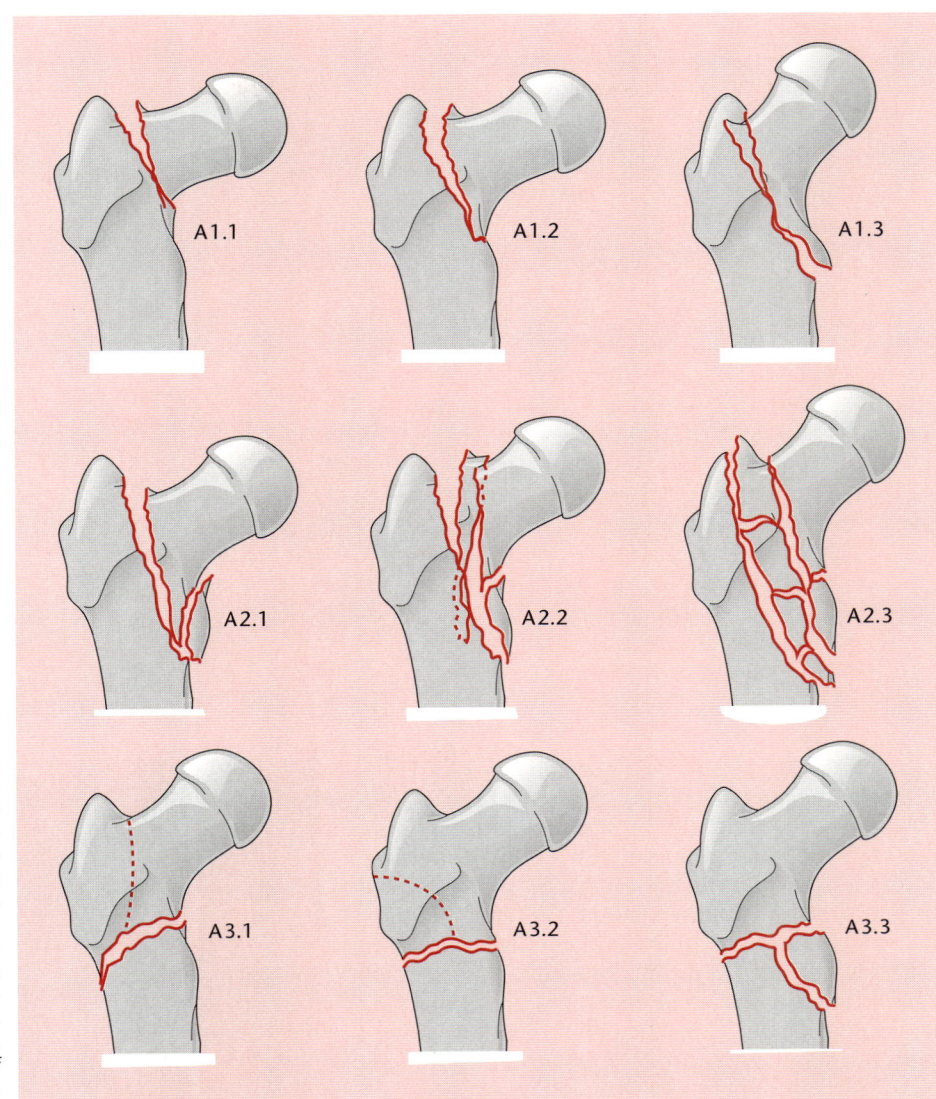

Abbildung 43.4 AO-Klassifikation der pertrochantären Femurfrakturen nach Müller. A1: mediale Kortikalis einfach frakturiert, laterale Kortikalis intakt. 1: 2 Fragmente, 2: eingestauchter Adduktionsbruch, 3: Zusatzfragment dorsal; A2: mediale Kortikalis mehrfach frakturiert, laterale Kortikalis intakt. 1: ohne dorsales Zusatzfragment, 2: dorsokraniales Zusatzfragment, 3: Trümmerfraktur; A3: mediale und laterale Kortikalis frakturiert. 1: umgekehrter Bruchverlauf, 2: horizontaler Bruchverlauf, 3: umgekehrter Bruchverlauf mit medialem Zusatzfragment.

3.2 Operationsmethoden

Prinzipiell müssen pertrochantäre Frakturen frühestmöglich operativ versorgt werden, da ansonsten eine hohe Komplikationsrate zu verzeichnen ist (Rogers et al. 1995). Die früher häufig durchgeführte Ender-Nagelung ist heute – besonders wegen der häufig ausgeprägten Rotationsfehlstellungen – kaum noch zu sehen.

Am häufigsten werden heute der Gammanagel, der proximale Femurnagel (PFN) und die dynamische Hüftschraube (DHS) zur Osteosynthese eingesetzt (Baumgaertner et al. 1998; Bess et al. 1997; Chevalley et al. 1997; Lucke et al. 1995; Madsen et al. 1998; Parker et al. 1996; Valverde et al. 1998). Selten werden auch einmal dynamische Kondylenplatten (DCS) oder Winkelplatten benutzt. Letztere sind aufgrund der geringen Belastungsstabilität nur bei relativ stabilen Frakturen und sicher kooperationsfähigen Patienten sinnvoll. In bestimmten Sonderfällen kann auch die Implantation einer Endoprothese ausnahmsweise bei pertrochantären Frakturen nötig sein. Wichtig ist bei pertrochantären Frakturen generell eine Sicherung gegen Rotation.

3.2.1 Osteosynthese

Gammanagel

Der Gammanagel besteht aus einem intramedullären Nagel, der von kranial tief in den Markraum eingebracht und distal mit 1 oder 2 Spongiosa-

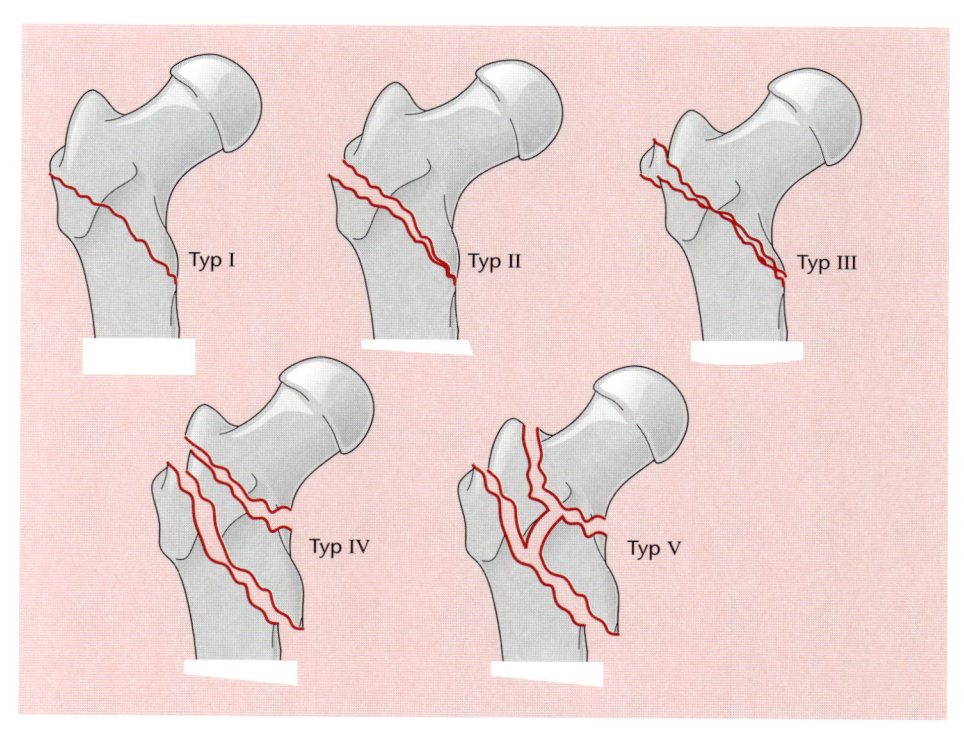

Abbildung 43.5 Klassifikation der pertrochantären Femurfrakturen nach Evans. Typ I: 2 Teile, nicht disloziert; Typ II: 2 Teile, disloziert; Typ III: 3 Teile, disloziert, Trümmerzone dorsolateral; Typ IV: 3 Teile, disloziert, Trümmerzone dorsomedial; Typ V: 4 Teile, disloziert, beide Trochanteres abgesprengt.

schrauben verriegelt wird. Zusätzlich wird eine Hüftschraube in Femurhals und -kopf eingebracht (Abb. 43.6). Dieses Implantat besitzt den Vorteil einer großen Stabilität und kann frühzeitig voll belastet werden, so daß es unter diesem Aspekt große Vorteile für geriatrische Patienten bietet. Andererseits handelt es sich um ein technisch aufwendiges Verfahren mit nicht geringer Komplikationsrate. Hier sind besonders intraoperative Femurfrakturen zu nennen, die während des Einschlagens des Marknagels auftreten können. Besonders gefährdet sind dabei Patientinnen mit fortgeschrittener Osteoporose.

Dynamische Hüftschraube (DHS)

Die dynamische Hüftschraube stellt derzeit das bei der pertrochantären Femurfraktur am häufigsten verwendete Implantat dar. Im Verhältnis zur Versorgung bei medialer Schenkelhalsfraktur wird bei pertrochantären Frakturen eine längere Platte benutzt, wobei am häufigsten die 4-Loch-DHS zum Einsatz kommt. Zusätzlich sind, je nach Frakturform, weitere Maßnahmen erforderlich. So wird bei Absprengungen des Trochanter minor eine Drahtcerclage, bei Abriß des Trochanter major eine Trochanterabstützplatte hinzugefügt. Bei Rotationsinstabilität, die durch die DHS alleine nicht verhindert wird, kommt eine zusätzliche Antirotationsschraube mit Verlauf vom Trochanter major in den Femurkopf hinzu. Das Gleitprinzip der DHS ermöglicht ein Zusammensintern der Fraktur, ohne daß es zu einer

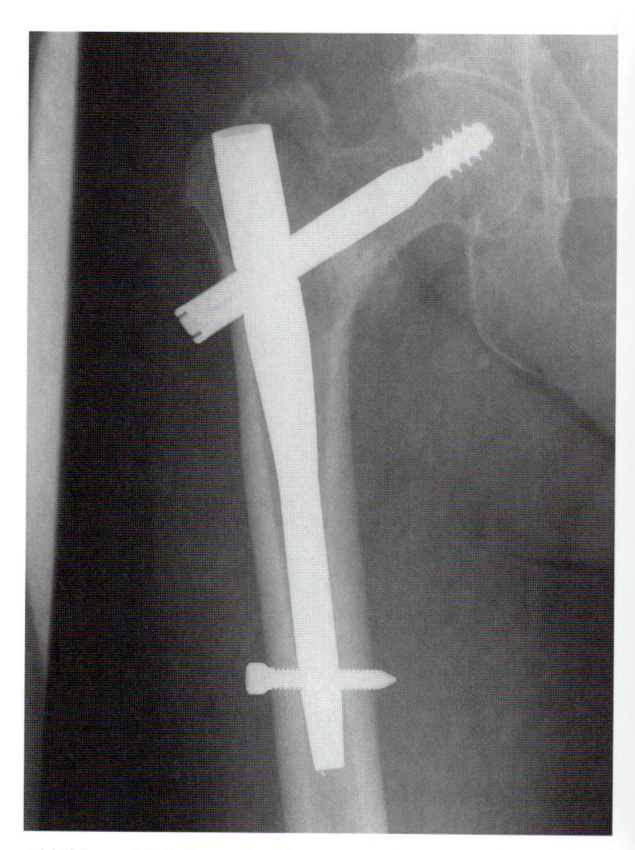

Abbildung 43.6 Operative Versorgung einer pertrochantären Femurfraktur mit Gammanagel.

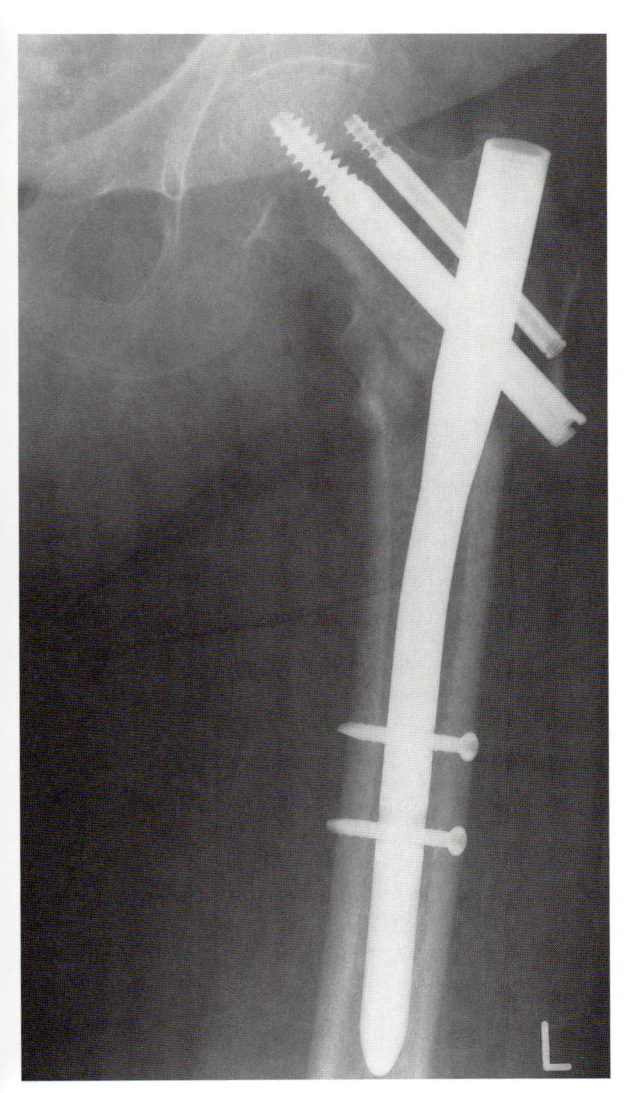

Abbildung 43.7 Proximaler Femurnagel.

Perforation der Gleitschraube durch die Femurkopfkortikalis kommt. Die technische Durchführung der Operation ist weniger anspruchsvoll als beim Gammanagel. Die Belastungsstabilität der komplikationsfrei erfolgten Osteosynthese ist allerdings geringer als beim Gammanagel.

Insgesamt finden sich gute postoperative Ergebnisse bei relativ geringer Komplikationsrate.

Proximaler Femurnagel (PFN)

Der proximale Femurnagel (PFN) stellt eine verbesserte Variante des Gammanagels dar. Es handelt sich ebenfalls um ein intramedullär einzubringendes Implantat, das jedoch aufgrund einer veränderten äußeren Form bedeutend seltener zu intraoperativen Femurfrakturen führt. Auch ist das Positionieren der Kopfschraube technisch einfacher als beim Gammanagel. Eine distale Verriegelung erfolgt standardmäßig, ebenso wie die Sicherung gegen Rotation durch eine Antirotationsschraube (Abb. 43.7). Zur Zeit befindet sich der proximale Femurnagel noch in klinischer Erprobung, scheint aber nach ersten Eindrücken vielversprechende Möglichkeiten zu bieten.

3.2.2 Endoprothesen

Die Implantation einer Endoprothese kommt bei pertrochantären Femurfrakturen nur in seltenen Fällen in Frage. Diese Ausnahmen betreffen Trümmerfrakturen mit weitgehender Zerstörung der Knochenstruktur, schwere vorbestehende Koxarthrosen und Sekundäreingriffe nach schwerwiegenden Komplikationen vorhergehender Eingriffe. Aufgrund der fehlenden Stabilität des Trochantermassivs muß in der Regel auf Langschaftprothesen zurückgegriffen werden (Tabsh et al. 1997).

3.3 Komplikationen

Neben den allgemeinen Komplikationen hüftnaher Frakturen, wie Hämatombildung, tiefe Beinvenenthrombose mit Lungenembolie, Pneumonie und weiteren immobilitätsbedingten Schäden wie Dekubitus (Vajanto et al. 1998), sind einige implantatspezifische Komplikationen zu nennen. Bei der DHS sind dies eine Dislokation der Platte oder – häufiger – eine Perforation der Gleitschraube durch die Kopfkortikalis in den Gelenkraum. Letztere macht einen Sekundäreingriff notwendig, der zumindest in der Entfernung der Gleitschraube besteht und bis hin zur Implantation einer Endoprothese, dann meist als Langschaftmodell, führen kann. Eine solche Perforation der Kopfkortikalis tritt in der Regel bei versehentlich zu kranialer Lage der Gleitschraube auf.

Beim Gammanagel stellt die intraoperative Femurfraktur die häufigste Komplikation dar. Sie erfordert meist eine zusätzliche plattenosteosynthetische Versorgung, die als primär nicht belastungsstabile Osteosyntheseform eine längerfristige Immobilisation des alten Patienten bedingt.

Die Komplikationsrate des proximalen Femurnagels scheint geringer als die des Gammanagels zu sein, wobei endgültige Resultate noch von einer längerfristigen Verlaufsbeobachtung abhängig gemacht werden müssen.

4 Subtrochantäre Femurfrakturen

Subtrochantäre Femurfrakturen führen zu besonderen Schwierigkeiten in der operativen Versorgung. Aufgrund der Seltenheit dieser Frakturen soll an dieser Stelle auf eine Klassifikation verzichtet werden.

Meist werden diese Frakturen, die einen großen Eingriff erfordern, heute mittels eines Gammanagels oder einer dynamischen Hüftschraube, dann mit zusätzlicher Cerclage und Antirotationsschraube, versorgt (Krause et al. 1996; Rantanen et al. 1998). Ebenso wie der Gammanagel kommt in letzter Zeit auch der proximale Femurnagel vermehrt zur Anwendung. Dabei werden von beiden Implantaten vorzugsweise Langschaftmodelle benutzt, die zu einer verbesserten Stabilisierung und damit früherer Belastungsstabilität führen. Besonders im Hinblick auf die Versorgung mit dem noch relativ neuen proximalen Femurnagel bleiben Langzeitergebnisse abzuwarten.

Auch weitere neuere Marknagelformen, die durch dynamische proximale und statische distale Verriegelung mit zusätzlich einzudrehender Schraube eine direkte Kompression im Frakturbereich aufzubauen vermögen („Kompressionsmarknagel"), müssen trotz vielversprechender erster Ergebnisse auf ihre Anwendbarkeit bei subtrochantären Frakturen genauer untersucht werden (Rantanen et al. 1998).

5 Rehabilitation

Für die Rehabilitation nach operativer Versorgung hüftnaher Frakturen gilt generell, daß eine Frühmobilisation auch und gerade beim alten Menschen angestrebt werden muß.

> Je älter und je immobiler der Patient bereits vor der Fraktur war, desto dringender ist eine Frühmobilisation erforderlich, um postoperative Komplikationen und dauerhafte Immobilisierung zu vermeiden.

Angesichts des hohen Risikos thromboembolischer Ereignisse bei hüftnahen Operationen ist eine konsequente Heparingabe unter Beachtung der Kontraindikationen erforderlich. Diese ist so lange fortzuführen, bis der Patient wieder ausreichend mobilisiert ist und er somit die Muskelpumpe beim Gehen genügend nutzen kann. Im Alter ist eine Fortführung der Heparingabe meist auch in der Rehabilitationsklinik noch erforderlich. Dies wird gestützt durch in der Literatur angegebene Thromboseraten nach hüftnahen Operationen zwischen 60 und 80% (im Unterschenkelbereich) und 10–20% im Oberschenkel- und Beckenbereich trotz perioperativer Prophylaxe.

Sowie die unmittelbar postoperative Phase abgeschlossen und eine primäre Wundheilung absehbar ist, sollte die Verlegung des alten Menschen in eine geriatrische Klinik erfolgen. Hier kann eine gezielte, intensive physiotherapeutische, ergotherapeutische und physikalische Therapie in Abstimmung auf die individuelle Leistungsfähigkeit des Patienten erfolgen. Oftmals müssen vorbestehende Erkrankungen mitbehandelt werden, die eine Mobilisierung erschweren. Eine solche protrahierte Remobilisationsphase kann unter den personellen und fachlichen Gegebenheiten einer geriatrischen Rehabilitationsklinik deutlich verkürzt werden. Der Schwerpunkt der Therapie wird in einer intensiven Kräftigung der Hüftmuskulatur, besonders der Abduktoren, bestehen. Auch Dehnungs- und Koordinationsübungen sind notwendig. Die Kraftzunahme wird unter anderem danach beurteilt, wie stark und unter welchen Umständen ein Trendelenburg-Zeichen auftritt. Ausmaß und zeitliches Auftreten des Trendelenburg-Zeichens bestimmen die Wahl der Gehhilfsmittel (s. Kap. 61) und die empfohlene Länge der Gehstrecke.

Wenn trotz intensiver Therapie Einschränkungen im Alltag verbleiben, wird durch die ergotherapeutische Abteilung zusammen mit dem Patienten ein Hausbesuch zur Abklärung eines eventuellen häuslichen Hilfsmittelbedarfs durchgeführt. Dabei werden auch notwendige Veränderungen des Wohnumfeldes angesprochen (z.B. Sicherung der Badbenutzung) und Lösungsmöglichkeiten angeboten. Unterstützende pflegerische Maßnahmen werden durch den Sozialdienst der Klinik eingeleitet. Dieser übernimmt auch Beratungsaufgaben bei der Frage finanzieller Beihilfemöglichkeiten und die Organisation sonstiger ambulanter Dienste, wie z.B. der Lieferung von Fertigmenüs. Bei schwierigen sozialen Bedingungen für die Wiedereingliederung ist im Anschluß an den Aufenthalt in der Rehabilitationsklinik eine ambulante Nachsorge erforderlich. Diese kann je nach Problemstellung durch die ergotherapeutische Abteilung oder durch den Sozialdienst durchgeführt werden.

Literatur

Baumgaertner, M. R., S. L. Curtin, D. M. Lindskog: Intramedullary versus extramedullary fixation for the treatment of intertrochanteric hip fractures. Clin. Orthop. 348 (1998) 87–94.

Bess R. J., S. A. Jolly: Comparison of compression hip screw and gamma nail for treatment of peritrochanteric fractures. J. South Orthop. Assoc. 6 (1997) 173–179.

Bonnaire, F., D. J. Schaefer, E. H. Kuner: Hemarthrosis and hip joint pressure in femoral neck fractures. Clin. Orthop. 353 (1998) 148–155.

Chevalley, F., D. Gamba: Gamma nailing of pertrochanteric and subtrochanteric fractures: clinical results of a series of 63 consecutive cases. J. Orthop. Trauma 11 (1997) 412–415

Evans, E. M.: Trochanteric fractures. J. Bone Jt Surg. B3 (1951) 33.

Garden, R. S.: The structure and function of the proximal end of the femur. J. Bone Jt Surg. B43 (1991) 576.

Goldstein, F. C., D. C. Strasser, J. L. Woodard, V. J. Roberts: Functional outcome of cognitively impaired hip fracture patients on a geriatric rehabilitation unit. J. Amer. Geriatr. Soc. 45 (1997) 35–42.

Hernigou, P., P. Besnard: Articular penetration is more likely in Garden-I fractures of the hip. J. Bone Joint Surg. B 79 (1997) 285–288.

Jonsson, B., I. Sernbo, A. Carlsson, et al.: Social function after cervical hip fracture. A comparison of hook-pins and total hip replacement in 47 patients. Acta orthop. scand. 67 (1996) 431–434.

Koval, K. J., K. D. Friend, G. B. Aharonoff, J. D. Zuckerman: Weight bearing after hip fracture: a prospective series of 596 geriatric hip fracture patients. J. Orthop. Trauma 10 (1996) 526–530.

Krause, D., J. Philipp, C. Lucke: Operative Ergebnisse subtrochanterer Frakturen. Unfallchirurg 99 (1996) 196–201.

Kyle, R. F., M. E. Cabanela, T. A. Russell, et al.: Fractures of the proximal part of the femur. Instr Course Lect. 44 (1995) 227–253.

Lee, B. P., D. J. Berry, W. S. Harman, F. H. Sim: Total hip arthroplasty for the treatment of an acute fracture of the femoral neck: long-term results. J. Bone Joint Surg. A 80 (1998) 70–75.

Lucke, C., J. Philipp, D. Krause: Operative Ergebnisse pertrochantärer Frakturen. Unfallchirurg 98 (1995) 272–277.

Lyons, A. R.: Clinical outcomes and treatment of hip fractures. Amer. J. Med. 103 (1997) 51–63 discussion 63–64.

Madsen, J. E., L. Naess, A. K. Aune, et al.: Dynamic hip screw with trochanteric stabilizing plate in the treatment of unstable proximal femoral fractures: a comparative study with the Gamma nail and compression hip screw. J. Orthop. Trauma 12 (1998) 241–248.

Michaelsson, K., J. A. Baron, B. Y. Forahmand, et al.: Hormone replacement therapy and risk of hip fracture: population-based-case control study. The Swedish Hip Fracture Study Group. Brit. med. J. 316 (1998) 1858–1863.

Müller, M. E., S. Nazarian, P. Koch: Classification AO des fractures. Springer-Verlag, Berlin 1987, S. 43.

Obrant, K.: Orthopedic treatment of hip fracture. Bone 18 (1996) 145–148.

Parker, M. J., G. A. Pryor: Gamma versus DHS nailing for extracapsular femoral fractures. Meta-analysis of ten randomised trials. Int. Orthop. 20 (1996) 163–168.

Pauwels, F.: Biomechanics of the Normal and Diseased Hip. Springer-Verlag, New York 1976, S. 83.

Rantanen, J., H. T. Aro: Intramedullary fixation of high subtrochanteric femoral fractures: a study comparing two implant designs, the Gamma nail and the intramedullary hip screw. J. Orthop. Trauma 12 (1998) 249–252.

Rogers, F. B., S. R. Shackford, M. S. Keller: Early fixation reduces morbidity and mortality in elderly patients with hip fractures from low-impact falls. J. Trauma 39 (1995) 261–265.

Stromqvist, B., L. T. Nilsson, K. G. Thorngren: Femoral neck fracture fixation with hook-pins. 2-year results and learning curve in 626 prospective cases. Acta orthop. scand. 63 (1992) 282–287.

Tabsh, J., J. P. Waddell, J. Morton: Total hip arthroplasty for complications of proximal femoral fractures. J. Orthop. Trauma 11 (1997) 166–169.

Thorngren, K. G.: Fractures in older persons. Disabil. Rehabil. 16 (1994) 119–126.

Vajanto, J., H. Kuokkanen, R. Niskanen, et al.: Complications after treatment of proximal femoral fractures. Ann. Chir. Gynaec. 87 (1998) 49–52.

Valverde, J. A., M. G. Alonso, J. G. Porro et al.: Use of the Gamma nail in the treatment of fractures of the proximal femur. Clin. Orthop. 350 (1998) 56–61.

Young, Y., L. Brant, P. German, et al.: A longitudinal examination of functional recovery among older people with subcapital hip fractures. J. Amer. Geriat. Soc. 45 (1997) 288–294.

44

Osteoporose

Johann Diederich Ringe

INHALT

1 Einleitung 502
2 Epidemiologie 502
2.1 Osteoporose insgesamt 502
2.2 Inzidenz proximaler Femurfrakturen . . . 503
3 Pathogenese 503
3.1 Allgemeine Pathomechanismen der Osteoporose 503
3.2 Spezielle Pathogenese im Alter 504
3.3 Sturz und Schenkelhalsfrakturen . . . 505
4 Klinisches Bild und Leidensweg 506
4.1 Gebrechlichkeit und Pflegebedürftigkeit . 506
4.2 Erhöhte Mortalität 507
5 Diagnostik 507
5.1 Basisdiagnostik und Differentialdiagnose . 507
5.2 Spezielle Diagnostik im Alter 508
6 Behandlung 508
6.1 Osteoporoseprävention im Alter . . . 509
6.2 Risikominderung von Frakturen 509
6.3 Therapie der senilen Osteoporose . . . 510

1 Einleitung

Unter dem Oberbegriff „Involutionsosteoporose" werden im internationalen Schrifttum die postmenopausale und die senile Osteoporose zusammengefaßt (Riggs et al. 1986). Abgesehen von seltenen primären/idiopathischen Osteoporosen jüngerer Menschen und speziellen sekundären Osteoporoseformen (Ringe 1995) ist damit die Osteoporose als eine Krankheit der zweiten Lebenshälfte bzw. des höheren Lebensalters charakterisiert. Die Nomenklatur macht deutlich, daß die Pathogenese mit Alterung bzw. Involution anderer Organsysteme (z.B. Endokrinium, Muskulatur, Gehirn) assoziiert ist.

Zwischen postmenopausaler und seniler Osteoporose existiert keine scharfe Grenze. Oft wird das Lebensalter sehr willkürlich für eine Abgrenzung herangezogen, indem z.B. ab dem 70. oder spätestens ab dem 75. Lebensjahr von „seniler Osteoporose" gesprochen wird. Eine sinnvolle Differenzierung kann jedoch nur aufgrund unterschiedlicher pathogenetischer und klinischer Aspekte erfolgen (Ringe 1994).

In Anbetracht der großen sozioökonomischen Bedeutung der Osteoporose und der weltweit ansteigenden Prävalenz dieser häufigsten generalisierten Osteopathien (Melton 1995) ist es von großer Wichtigkeit, sich die lebenslang wirksamen Mechanismen und die speziellen pathogenetischen Vorgänge im Alter klarzumachen, um darauf die Überlegungen zur Prävention und Therapie aufzubauen.

2 Epidemiologie

Die Osteoporose wird heute zu den großen Volkskrankheiten gezählt, deren Häufigkeit in den kommenden Dekaden weiter steigen wird (Cooper et al. 1992; Kunczik et al. 1994; Ringe 1992). Nach verschiedenen internationalen Erhebungen und Frakturdaten steigt die Prävalenz der Osteoporose weltweit sogar mehr, als durch die jeweilige Änderung der Altersstruktur der untersuchten Populationen zu erklären ist. Die Osteoporose verursacht erhebliche Kosten, und die Einbuße an Lebensqualität für die Betroffenen ist in der Regel erheblich.

2.1 Osteoporose insgesamt

Das Krankheitsbild Osteoporose wird zunächst in der Regel durch Wirbelfrakturen bestimmt, mit progredienter Rumpfverkürzung, Habitusverformung und chronischem Schmerzsyndrom. Extravertebrale Frakturen können komplizierend hinzukommen (Ringe 1995). Für dieses Osteoporosesyndrom insgesamt gibt es kaum verläßliche epidemiologische Daten (Cooper et al. 1992).

Grob abgeschätzt ist davon auszugehen, daß ca. 30% aller Frauen nach dem 50. Lebensjahr und ca. 10% der Männer der gleichen Altersklasse eine symptomatische Osteoporose erleiden.

Nach rein densitometrischen Kriterien haben bei alleiniger Messung an der Lendenwirbelsäule 32% aller weißen Amerikanerinnen über 50 eine Osteoporose, bei Messung von Lendenwirbelsäule, Femur und Radius zugleich ca. 70% (Melton 1995). Insgesamt wird für 25 Mio. US-Amerikaner, d.h. 10% der 250 Mio. Einwohner, eine Osteoporoseerkrankung angenommen. Für Deutschland schätzen wir, daß 8–10% der Bevölkerung betroffen sind, d.h. ca. 6–8 Mio. Personen.

Über die Kosten der Osteoporosekrankheit insgesamt lassen sich bei der Unschärfe dieser Schätzungen keine sinnvollen Hochrechnungen angeben. Angaben zur Epidemiologie der Osteoporose werden daher meist auf die wichtigsten Frakturtypen (Wirbel, Radius und Femur) bezogen (Jensen et al. 1982).

2.2 Inzidenz proximaler Femurfrakturen

Oberschenkelhalsbruch und pertrochantäre Femurfraktur sind charakteristische Frakturen des Seniums, die mit zunehmendem Alter exponentiell ansteigen.

Nach verschiedenen Studien wird unter Berücksichtigung der aktuellen mittleren Lebenserwartung in westlichen Industrieländern für eine 50jährige weiße Frau das Risiko, eine Oberschenkelhalsfraktur zu erleiden, mit 17%, für gleichaltrige Männer mit 6% angegeben.

Die kumulative Inzidenz bei über 90jährigen Frauen liegt bei 33%, bei gleichaltrigen Männern bei 17%. Tabelle 44.1 gibt eine Hochrechnung der aktuellen und bis zum Jahr 2030 zu erwartenden jährlichen Frakturraten für Deutschland sowie die mittleren Belegungstage von Krankenhausbetten und resultierenden Kosten. Diese Daten verdeutlichen die Dringlichkeit der Osteoporoseprävention allgemein und die der speziellen Prävention von proximalen Femurfrakturen im höheren Lebensalter.

Eine erste exakte epidemiologische Erhebung in Deutschland wurde kürzlich in der linksrheinischen Stadt Düren durchgeführt. Diese Kleinstadt ist von Großstädten genügend weit entfernt, so daß die medizinische Versorgung aller anfallenden proximalen Femurfrakturen in Krankenhäusern der Stadt erfolgt. Aus der Stichprobe dieser 84000-Einwohner-Stadt ergab sich nach Hochrechnung auf die Bevölkerung der Bundesrepublik Deutschland (alte Bundesländer) eine jährliche Inzidenz von 70000 Oberschenkelhalsfrakturen (55000 bei Frauen, 15000 bei Männern). Die Gesamtinzidenz für Schenkelhalsfrakturen in Deutschland dürfte damit bei ca. 90000/Jahr liegen, d.h. deutlich höher als in Tabelle 44.1 angenommen.

Tabelle 44.1 Hochrechnung der Prävalenz von proximalen Femurfrakturen in Deutschland sowie dadurch bedingte Belegung von Krankenhausbetten und -kosten (aus Kunczik et al. 1994).

Jahr	prox. Femurfrakturen (pro Jahr)	Gesamtaufenthaltsdauer (in Tagen)	Gesamtkosten (in Mio. DM)
1990	65350	3267520	936
1995	68233	3411627	977
2000	71423	3571146	1023
2005	79536	3976789	1139
2010	81605	4080227	1169
2015	82159	4107969	1177
2020	84400	4219988	1209
2025	88375	4418760	1266
2030	95148	4757399	1363

3 Pathogenese

Genetische Ausgangslage und unterschiedliche positive und negative Einwirkungen im Verlauf von Kindheit, Jugend und Erwachsenenalter auf das Skelett hinterlassen ihre Spuren an der Knochensubstanz. Insofern sind vorhandene Knochenmasse und daraus resultierendes Frakturrisiko in jeder Lebensphase stets auch ein Abbild der Biographie des Individuums (Ringe 1994).

3.1 Allgemeine Pathomechanismen der Osteoporose

Essentiell für das Verständnis der Pathogenese der Osteoporose sind die Begriffe „Peak-bone-mass" (PBM) und „Bone-remodelling" (Burckhardt et al. 1989). Beide Geschlechter erreichen um das 30. Lebensjahr die maximale Knochenmasse (PBM). Bei Männern ist die PBM an kortikalen Skelettmeßorten (Radius, Schenkelhals) höher als bei Frauen, an der Wirbelsäule aber nicht signifikant different.

Eine hohe PBM erlaubt viel Knochensubstanz im weiteren Lebensablauf zu verlieren, ehe eine kritische Fragilität auftritt. Eine niedrige PBM begünstigt eine frühe Osteoporosemanifestation (Ringe 1991).

Nach dem Aufbau des Skeletts bis zur Skelettreife (Modelling) erfolgt eine regelmäßige Materialerneuerung des Knochengewebes, charakterisiert durch eine Kopplung von osteoklastärer Knochenresorption und osteoblastärer Knochengewebsformation (Remodelling). Für die Osteoporosegenese ist entscheidend, daß beim Bone-remodelling in der zweiten Lebenshälfte stets eine mehr oder weniger ausgeprägte negative Knochenbilanz zu verzeichnen ist, d.h., die von den Osteoklasten ausgehöhlten Lakunen sind tiefer, als die Osteoblasten auszufüllen vermögen (Schulz 1991). Das Risiko des Knochensubstanzverlustes steigt mit der Rate des Knochenumsatzes, d.h., eine sog. High-turnover-Osteoporose führt zu rascherem Verlust. Abbildung 44.1 gibt eine Übersicht über die Osteoporosepathogenese vom Risikofaktor bis zum Knochenbruch. Die multiplen Risikofaktoren, die sowohl PBM als auch Remodelling beeinflussen können, sind in Tabelle 44.2 aufgelistet.

3.2 Spezielle Pathogenese im Alter

Mit zunehmendem Lebensalter kommt es zu progredientem Funktionsverlust zahlreicher Organsysteme. Diese sog. senile Involution betrifft u.a. die Gonaden- und Nierenfunktion, aber auch Gehirn und Muskulatur. Daneben nimmt die Teilungsfähigkeit und damit die Proliferationskapazität der Mesenchymzellen rapide ab, so daß im Knochen weniger Vorläuferzellen für Osteoblasten verfügbar sind. Die vielfältigen endokrinologisch-metabolischen Folge- und Wechselbeziehungen dieser senilen Involution für das Skelett sind in Abbildung 44.2

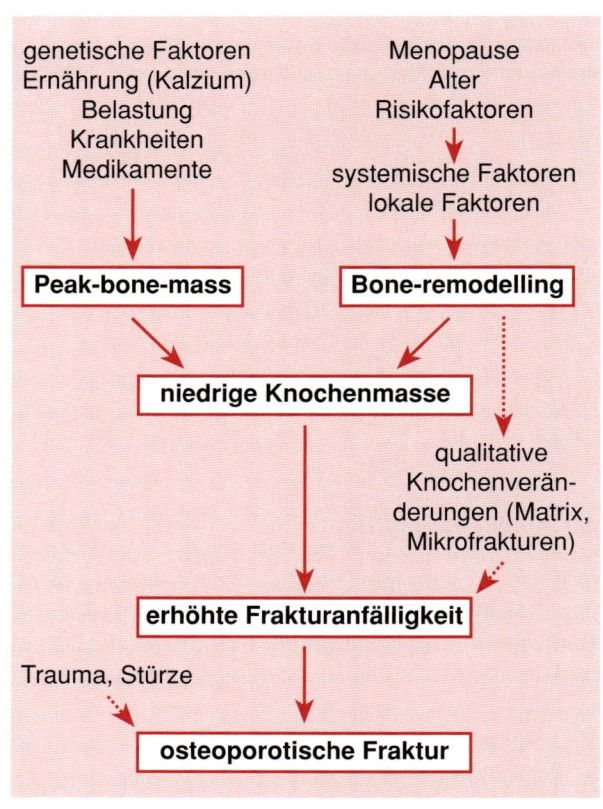

Abbildung 44.1 Pathogenese der Osteoporose vom Risikofaktor bis zur Fraktur.

Tabelle 44.2 Risikofaktoren, die bei Frauen und Männern eine Osteoporose auslösen können oder als Teilursachen in Betracht zu ziehen sind.

Bewegung	geringe körperliche Aktivität, langfristige Bettruhe, Paraplegie, Hemiplegie, Raumfahrt
Ernährung	lebenslang geringe Kalziumzufuhr, phosphat-, protein- und faserreiche Kost
Genußmittel	chronisch hoher Alkoholkonsum, Zigarettenrauchen, Coffein
Genetik	weiße Hautfarbe oder asiatische Herkunft, familiäre Osteoporosehäufigkeit, grazile Skelettanlage (Vitamin-D-Rezeptor-Gen?)
endokrine Erkrankungen	Hypogonadismus, Cushing-Syndrom, Hyperthyreose, primärer Hyperparathyreoidismus, Hyperprolaktinämie, Akromegalie, idiopathische Hyperkalzurie, Diabetes mellitus
maligne Erkrankungen	Plasmozytom, myelo- und lymphoproliferative Erkrankungen, diffuse skelettale Metastasierung
Medikamente	Kortikoide, Heparin, Thyroxinüberdosierung, Laxanzien, Antikonvulsiva, Lithium, GnRH-Analoga, Gluthetimid
gastrointestinale Erkrankungen	Magenresektionen, Morbus Crohn, Colitis ulcerosa, Pankreasinsuffizienz, Leberzirrhosen
Kollagenstoffwechselkrankheiten	Osteogenesis imperfecta, Marfan-Syndrom, Ehlers-Danlos-Syndrom
sonstige Krankheiten	Niereninsuffizienz, Asthma bronchiale, chronische Polyarthritis, Morbus Crohn und andere entzündliche-immunologische Systemerkrankungen (auch ohne Kortikoidmedikation)

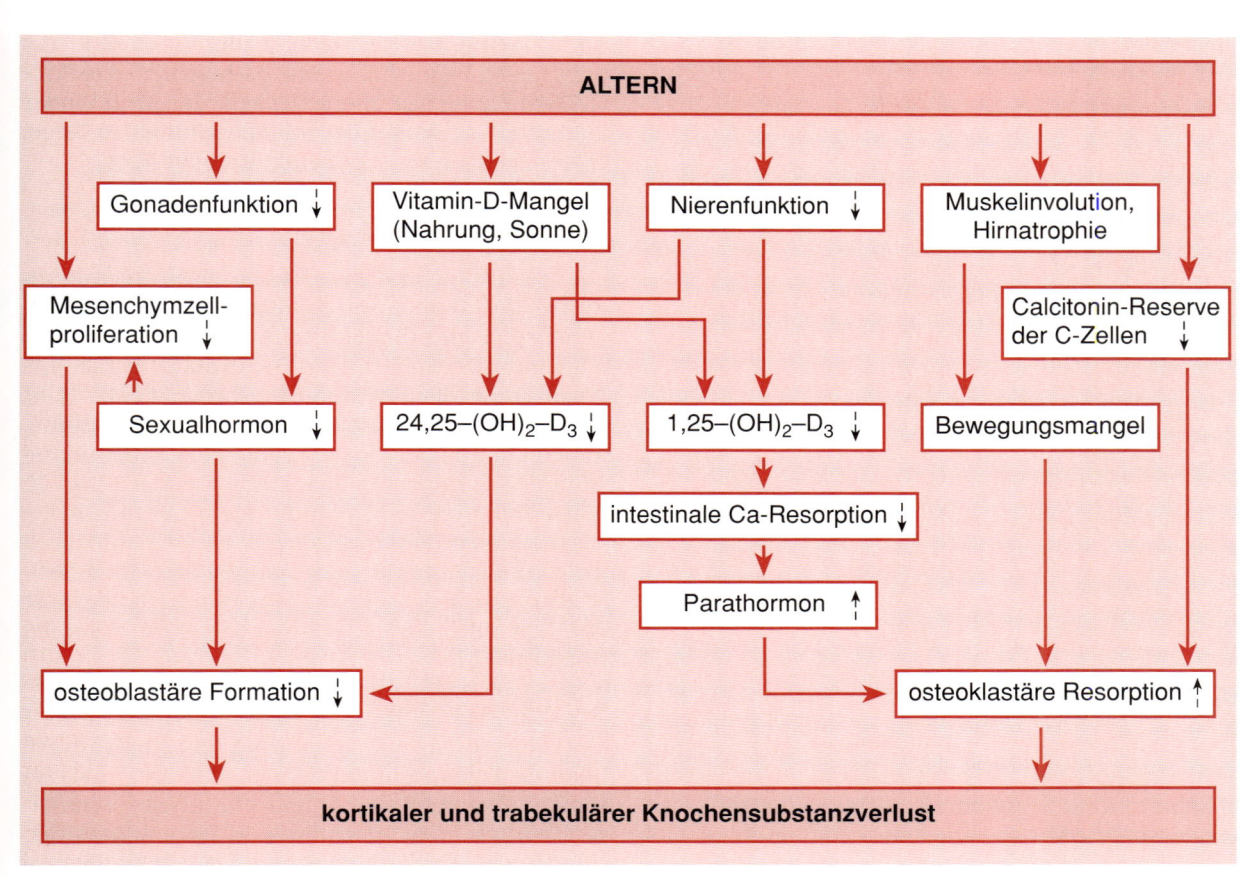

Abbildung 44.2 Spezielle pathogenetische Mechanismen der senilen Osteoporose.

dargestellt. Wichtige Teilkomponente ist sicher die nachlassende Nierenfunktion im Alter, die sich nicht nur in einer Reduktion der Kreatinin-Clearance, sondern auch in verminderter Synthese der aktiven Vitamin-D-Metaboliten manifestiert (Ringe 1995). Bereits in den 80er Jahren war in britischen Untersuchungen aufgefallen, daß Patienten mit „hip fracture" im Mittel niedrigere Serumspiegel von 25-Hydroxy-Vitamin-D_3 aufweisen als gleichaltrige Kontrollfälle. Inzwischen ist wiederholt nachgewiesen worden, daß durch Kalziummangelversorgung und Kalziummalabsorption im Alter, oft kombiniert mit ungenügender Vitamin-D-Versorgung, sehr häufig bei älteren Personen ein milder sekundärer Hyperparathyreoidismus auftritt.

> Durch die erhöhten Parathormonwerte versucht der Organismus, den Serumkalziumspiegel im mittleren Normbereich zu halten, selbstverständlich auf Kosten des Skeletts. Dabei wird eher der kortikale als der spongiöse Knochen angegriffen.

Aus diesem Verständnis einer wichtigen Teilkomponente der Pathogenese der senilen Osteoporose ergibt sich der einfache Ansatz, über orale Kalzium-Vitamin-D-Supplemente Prävention der senilen Osteoporose auch noch im höheren Lebensalter zu betreiben (Chapuy et al. 1987).

3.3 Sturz und Schenkelhalsfrakturen

Bei den Schenkelhalsfrakturen ist im Gegensatz zu den Wirbelbrüchen fast immer ein Trauma beteiligt, typischerweise der Sturz des älteren Menschen auf die Hüfte oder das seitliche Gesäß.

> Nach Untersuchungen der Mayo-Klinik stürzen 45% aller 85jährigen Frauen einmal pro Jahr.

Das bekannte Phänomen der erheblichen Sturzneigung älterer Menschen hat vielfältige Ursachen. Tabelle 44.3 zeigt nur eine Auswahl von medizinischen Faktoren, Umgebungsfaktoren und medikamentösen Ursachen. Die Kenntnis dieser sturzbegünstigenden Faktoren ermöglicht eine Prävention durch entsprechende Beratung oder Behandlung.

> Der Sturz ist das auslösende Moment der Fraktur, aber nicht jeder Sturz im Alter führt zum Bruch.

Tabelle 44.3 *Faktoren, die allein oder in Kombination mit Synkopen zu gehäuften Stürzen bei älteren Menschen führen.*

medizinische Faktoren

- kardiovaskuläre Störungen und Arrhythmien mit zerebraler Minderperfusion
- neurologische Erkrankungen mit Störung neuromuskulärer Koordination, Gangbild
- Funktionsminderung der Sinnesorgane
- Hirnleistungsminderung, hirnorganisches Psychosyndrom, Demenz, Psychose

Umgebungsfaktoren

- enge Möblierung, Teppichfalten, Elektroschnur, schlechte Beleuchtung etc.
- glatter Fußboden, Schnee, Glatteis
- fremde Umgebung (Krankenhaus, Heim)

medikamentöse Faktoren

- Sedativa, Hypnotika, Psychopharmaka, Muskelrelaxanzien
- Antihypertensiva, Diuretika

Niedrige Knochenmasse und Trauma sind gemeinsame Voraussetzung für das Bruchereignis (Teucher et al. 1995), wobei der Sturzablauf mit oft limitierten reflektorischen Schutzmechanismen einerseits und die reduzierte Knochengewebsqualität andererseits als weitere Faktoren hinzukommen (Abb. 44.3).

Weitere wichtige Faktoren bei der Bruchgenese sind die Härte des Untergrundes, auf dem der Sturz sich ereignet, und das Fett-/Weichteilpolster über der Hüftpartie der stürzenden Person. Zahlreiche Untersuchungen der letzten Jahre haben gezeigt, daß neben Knochenmasse und Sturz als weitere Komponente Unterschiede in der Geometrie der proximalen Femurhälfte eine pathogenetische Rolle spielen. Länge des Oberschenkelhalses und Winkel zum Schaft sind offenbar von Bedeutung. Ein langer Oberschenkelhals ist ein Frakturrisikofaktor.

4 Klinisches Bild und Leidensweg

Die physische und psychische Beeinträchtigung durch die Osteoporosekrankheit kann in allen Lebensphasen erheblich sein. Ausmaß der akuten oder chronischen Schmerzen wird durch Anzahl und Lokalisation der Frakturen bestimmt (Leidig et al. 1990). Während die akut schmerzhaften extraspinalen Frakturen in der Regel problemlos unter Abklingen der Schmerzen heilen, kommt es nach Wirbelkörperfrakturen zu bleibenden Deformierungen der Wirbelsäule mit Inkongruenzen der kleinen Wirbelgelenke, Änderungen der gesamten Statik und Fehlbelastungen von Muskeln, Sehnen und Bändern, so daß ein chronisches Schmerzsyndrom resultiert (Ringe 1989).

4.1 Gebrechlichkeit und Pflegebedürftigkeit

Der Leidensweg des Osteoporosekranken wird durch höheres Lebensalter erheblich verstärkt. Bei der senilen Osteoporose können chronische Schmerzen, Wirbelsäulendeformität und Extremitätenfrakturen, einzeln oder kombiniert, unterschiedlich zu Hinfälligkeit und Abhängigkeit beitragen. Entsprechend dem bekannten geriatrischen Phänomen der Multimorbidität werden die osteoporosebedingten Beeinträchtigungen durch andere Krankheiten verstärkt und können nicht mehr kompensiert werden.

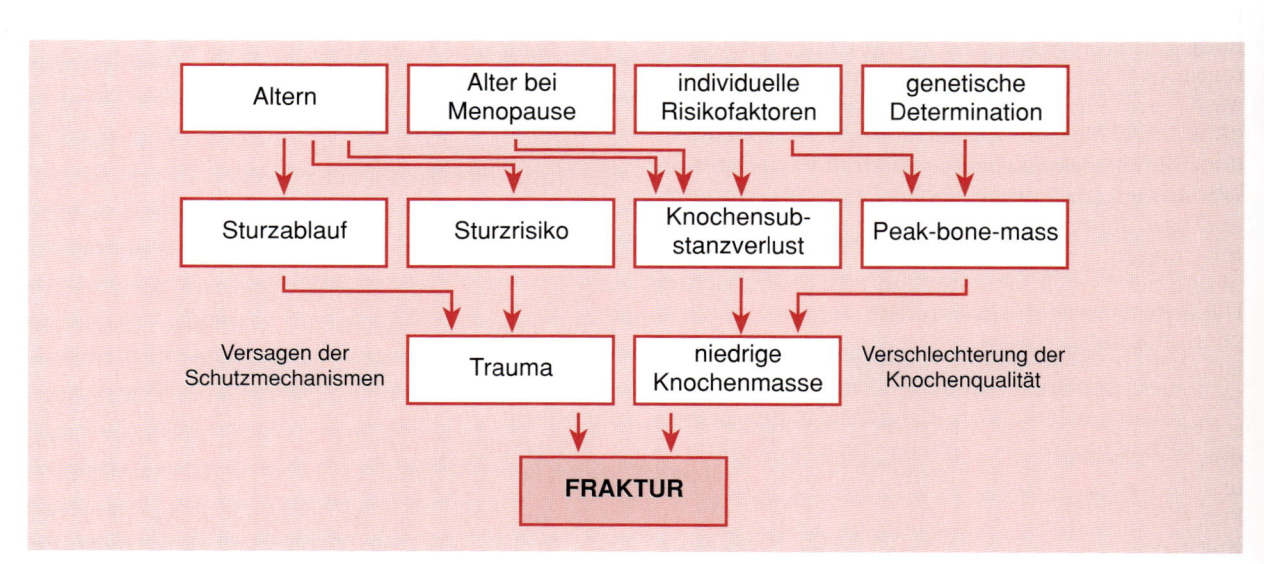

Abbildung 44.3 Pathogenese der proximalen Femurfrakturen im höheren Lebensalter.

Besonders gravierend wirken sich hier wiederum die proximalen Femurfrakturen aus. Ältere Menschen, die oft mit zahlreichen Gesundheitsstörungen gerade noch ihr tägliches Leben in Unabhängigkeit meistern, werden durch das einschneidende Ereignis der Oberschenkelhalsfraktur definitiv aus der Bahn gerissen. Ein Teil erreicht nach Krankenhausentlassung bzw. Rehabilitationsversuchen nicht mehr das frühere Maß der Selbständigkeit und sozialer Integration.

> 15–20% sind nach Überleben einer Oberschenkelhalsfraktur Pflegefälle. Ein wichtiger prognostischer Index ist hierbei die Hirnleistung im Alter.

Patienten mit vorbestehender Hirnleistungsminderung haben eine besonders schlechte Prognose (Ringe 1990), während alte Menschen mit gut erhaltener zerebraler Funktion, einem Partner oder familiärer Integration eine relativ gute Rehabilitationschance haben.

4.2 Erhöhte Mortalität

Die Osteoporose ist eine sehr schmerzhafte, potentiell invalidisierende, aber doch benigne Krankheit, die per se nicht zum Tode führt. Hochgradige Thoraxdeformität kann in seltenen Fällen mit erhöhter Mortalität durch Begünstigung kardiorespiratorischer Erkrankungen einhergehen.

> Die Sterblichkeit unmittelbar nach Oberschenkelhalsbruch und bis zu einem halben Jahr danach schwankt in den westlichen Industrieländern zwischen 10 und 20%.

Die Oberschenkelhalsfraktur ist selten der alleinige Faktor, meist aber begünstigen Bruch, Operation, Bettruhe und Krankenhausaufenthalt zum Tode führende Komplikationen. Dabei ist selbstverständlich wiederum eine vorbestehende Multimorbidität sehr oft beteiligt. Die Häufigkeit von Todesfällen durch oder im Gefolge von Oberschenkelhalsbrüchen beträgt in Deutschland ca. 10% (Ringe 1995).

5 Diagnostik

Die Osteoporose wird zu oft leichtfertig aus Röntgenbild oder Densitometrie diagnostiziert. Diese Untersuchungsmethoden erlauben lediglich die Verdachtsdiagnose „Osteoporose". Vor einer „klinischen Blickdiagnose" muß ebenfalls gewarnt werden. Neben der Osteoporose können andere lokalisierte oder generalisierte Osteopathien das klinische Bild von Wirbelfraktur, Größenverlust, Rundrücken und chronischen Rückenschmerzen verursachen.

5.1 Basisdiagnostik und Differentialdiagnose

Die Osteoporose wird heute definiert als Systemerkrankung des Skeletts mit Verminderung der Knochenmasse, Qualitätsverschlechterung der Mikroarchitektur des Knochengewebes mit erhöhter Frakturneigung (Consensus Development Conference 1996).

Die Basis der Osteoporosediagnose ist damit der Nachweis des pathologisch erhöhten Bruchrisikos.

> Der Nachweis von Wirbelkörperfrakturen im Röntgenbild oder die anamnestische Angabe sonstiger Frakturen bei offenbar inadäquatem Trauma erlauben somit die Verdachtsdiagnose „Osteoporose".

Das gleiche gilt für den Nachweis einer hochsignifikanten Verminderung der Knochenmasse unter der geschlechtsentsprechenden Peak-bone-mass mit entsprechend erhöhtem Bruchrisiko. Als Grenzwert hierfür wird heute ein sog. T-Score von −2,5 Standardabweichungen angegeben (Kanis et al. 1994).

> Der zweite wichtige Schritt der Diagnostik ist dann stets der Ausschluß anderer Ursachen für Frakturen und/oder erniedrigte Knochendichte.

Wichtige Differentialdiagnosen der Osteoporose sind unter den Ursachen generalisierter Osteopenien die verschiedenen Formen der Osteomalazie und des Hyperparathyreoidismus sowie der diffuse Knochensubstanzverlust bei Skelettkarzinose oder malignen hämatologischen Erkrankungen. Daneben sind lokal osteodestruktive Prozesse wie u.a. Skelettmetastasen, Spondylitis, M. Paget und primäre Knochentumoren differentialdiagnostisch in Betracht zu ziehen. Parallel dazu stellt sich als dritter Schritt der Diagnostik (Abb. 44.4) die Frage nach dem Vorliegen einer primären oder sekundären Osteoporose.

Für diese Differentialdiagnostik sind eine sorgfältige Anamnese und körperliche Untersuchung entscheidend, ergänzt durch ein begrenztes laborchemisches Screening-Programm (z.B. BKS, Blutbild, Kalzium, Phosphor, alkalische Phosphatase, Gamma-GT und Eiweißelektrophorese). Wenn hierbei keine Besonderheiten auftreten, ist die Diagnose einer primären Osteoporose in den meisten Fällen gesichert. Anderenfalls müssen durch ein individuell aufgestelltes Programm von endokrinologischer, gastroenterologischer oder onkologischer Diagnostik eine sonstige Skelettaffektion oder auch sekundäre Osteoporosen bewiesen werden. Eine Übersicht über die dabei zu bedenkenden vielfältigen Ursachen sekundärer Osteoporosen zeigte bereits Tabelle 44.2.

Verdacht auf Osteoporose
(u.a. erniedrigte Knochenmasse, Wirbeleinbrüche, Habitusänderung)

→ metastatische Skelettdestruktion, primäre Knochentumoren
→ generalisierte Osteoporose
→ Osteomalazie, Hyperparathyreoidismus, Spondylitis u.a.

generalisierte Osteoporose → primäre Osteoporose / sekundäre Osteoporose

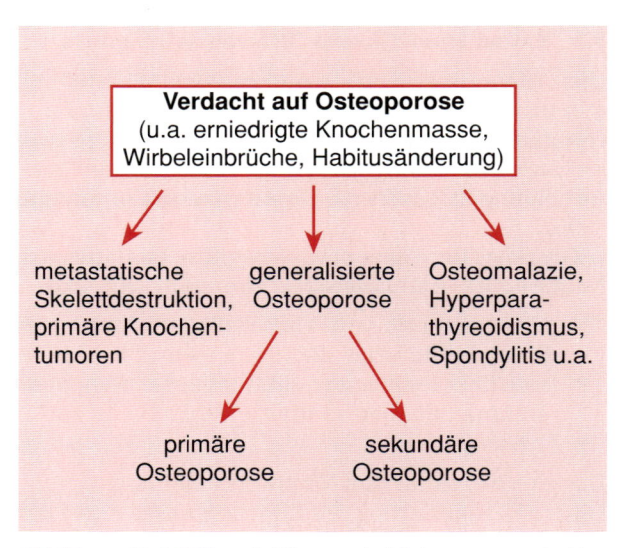

Abbildung 44.4 *Differentialdiagnose bei Osteoporoseverdacht.*

Zu betonen ist, daß auch und gerade im höheren Lebensalter sekundäre Osteoporosen vorkommen.

Sehr oft kommen dabei polyätiologische sekundäre Osteoporosen in Betracht, d.h., verschiedene skelettale Noxen der Tabelle 44.2 sind im Lauf des Lebens additiv wirksam gewesen. Eine sehr ausführliche Anamnese ist hier essentiell.

5.2 Spezielle Diagnostik im Alter

Bei der Diagnostik der Osteoporose im höheren Lebensalter sind einige Besonderheiten zu beachten. Laborchemisch sollte als Entscheidungshilfe für die Behandlung bei geringstem Verdacht nach einer Vitamin-D-Mangelversorgung gefahndet werden (Teucher et al. 1995). Niedrig normales Kalzium, leicht erhöhte alkalische Phosphatase und Hypokalzurie können Zeichen des Vitamin-D-Mangels sein. Die Messung von 25-Hydroxy-Vitamin-D_3 und Parathormon belegt einen D-Mangel und sekundären Hyperparathyreoidismus. Die Bestimmung von Kreatinin bzw. Kreatinin-Clearance sowie von 1,25-Dihydroxy-Vitamin-D_3 erlaubt eine weitere Differenzierung in D-Mangel bzw. Mangel an Calcitriol oder eine Resistenz gegen dieses Hormon.

Röntgenologisch finden sich im höheren Alter an der Wirbelsäule neben osteoporotischen Kompressionsfrakturen oft ausgeprägte degenerative Veränderungen im Sinne einer Osteochondrose und Spondylosis deformans. Ist beides an der Lendenwirbelsäule ausgeprägt oder liegt eine schwere Aortensklerose vor, ist die Densitometrie im LWS-Bereich nicht verwertbar, so daß der Meßbefund am proximalen Femur ausgewertet werden sollte.

Ein erhöhtes Bruchrisiko ist bei einer 80jährigen Person bereits bei altersentsprechend niedrigen Dichtewerten am Oberschenkelhals gegeben. Werte unterhalb des in diesem Alter bereits sehr tief liegenden Referenzbereiches kommen jedoch vor und zeigen ein noch stärker erhöhtes Bruchrisiko an.

Nach prospektiven Langzeituntersuchungen in der Mayo-Klinik ergibt sich, daß eine Verminderung der Knochendichte am Femurhals um eine Standardabweichung unter der Altersnorm das Frakturrisiko um das 2- bis 3fache erhöht bzw. auf das Niveau einer 13–14 Jahre älteren Person anhebt.

Die Oberschenkelhalslänge bzw. die sog. Hüftachse, die bei den Pathomechanismen der Oberschenkelhalsbrüche als unabhängiger neuer Risikofaktor beschrieben wurde, kann sowohl aus dem Röntgenbild als auch aus der Abbildung der Osteodensitometrie bestimmt werden. Hier gibt es bereits ein Programm zur automatischen Messung der Hüftachse (Faulkner et al. 1993).

6 Behandlung

Die Behandlung der Osteoporose wird in Prävention und Therapie eingeteilt (Ringe 1993). Die Prävention bezieht sich auf knochengesunde Personen mit eindeutigem Osteoporoserisiko und auf Patienten mit Osteopenie bzw. präklinischer Osteoporose ohne Frakturen (Knochendichte zwischen –1,0 und –2,5 Standardabweichungen). Dabei muß es das Ziel sein, weiteren Knochenverlust zu vermeiden oder sogar einen leichten Anstieg der Knochenmasse zu erreichen.

Bei der Therapie werden die 2 klinischen Stadien behandelt: Patienten mit Osteoporose, aber noch ohne Fraktur (Knochendichte < –2,5 SD) und Patienten mit schwerer Osteoporose (d.h. mit klinischer Manifestation der Erkrankung in Form von Wirbelkörperbrüchen oder extravertebralen Frakturen). Bei der postmenopausalen Osteoporose und bei sonstigen primären Osteoporosen von Frauen und Männern wird versucht, das künftige Frakturrisiko zu senken durch Hemmung weiteren Knochenverlustes oder Stimulation der Knochenneubildung. Zur *Stimulation der Knochenneubildung* wird z.Zt. in erster Linie Fluorid eingesetzt. Empfohlene Dosen sind 15–20 mg Fluoridionen (umgerechnet 114–152 mg Monofluorphosphat) plus ca. 1000 mg Kalzium/Tag. Zur *Hemmung der Knochenresorption* stehen Östrogen/Gestagen und Calcitonin zur Verfügung. Sehr vielversprechend zur Hemmung des Knochenabbaus sind verschiedene neue Bisphosphonate. Laborchemisch läßt sich eine signifikante

Reduktion des Knochenabbaus belegen, die Knochenmasse steigt in den ersten Therapiejahren deutlich an. Am besten untersucht ist z.Zt. das Aminobisphosphonat Alendronat. In einer sehr umfangreichen internationalen Multicenter-Studie wurde eine signifikante Senkung der Wirbelfrakturinzidenz belegt (Libermann et al. 1995). Mit dem neuen Biphosphonat Risedronat wird bereits im ersten Therapiejahr eine Frakturminderung erreicht. Nachfolgend wird auf die senile Osteoporose Bezug genommen.

6.1 Osteoporoseprävention im Alter

Eine Osteoporoseprävention ist in allen Lebensphasen möglich (Tab. 44.4). Auch bei Hochbetagten ist es – entgegen häufigen Vorurteilen – nie zu spät.

Es kann generell progredientem Knochensubstanzverlust und damit erhöhter Fragilität des Knochens und parallel dazu der erhöhten Sturzgefahr bzw. mechanisch ungünstigem Sturzverlauf vorgebeugt werden (Minne et al. 1986). Besonders wichtig erscheint es im Senium, durch regelmäßige körperliche Aktivität der sonst progressiven Skelettinvolution zu begegnen.

Ebenso wie Inaktivität zu meßbarem Knochenmassenverlust führt, kann durch Steigerung der Aktivität, z.B. durch regelmäßige Gymnastik, die Knochenmasse gehalten oder sogar leicht gesteigert werden.

Wie bei der Pathogenese der senilen Osteoporose dargelegt, spielen mangelnde Kalziumzufuhr bzw. Kalziummalabsorption und erhöhte Parathormonwerte eine wichtige Rolle (Burckhardt 1991). Eine kalziumreiche Diät (1000–1500 mg/Tag), evtl. durch orale Supplemente ergänzt, adäquate Sonnenlichtexposition und/oder kleine Vitamin-D-Dosen (400 bis 800 E/Tag) können diesem senilen Hyperparathyreoidismus entgegenwirken. Ein erhöhtes Arterioskleroserisiko durch orale Kalziumsupplemente besteht auch im höheren Lebensalter nicht.

Schließlich kann sich eine Substitution von Sexualhormonen auch noch im fortgeschrittenen Alter positiv auf die Skelettsubstanz auswirken. Hierbei kommen, sofern nicht bei Frauen eine früher begonnene Östrogensubstitution fortgeführt wird, für beide Geschlechter Anabolika in Frage. Bei Männern ist allerdings einschränkend das Risiko der Exazerbation eines okkulten Prostatakarzinoms zu beachten.

6.2 Risikominderung von Frakturen

Theoretisch müßte eine lebenslange Einhaltung aller Präventionsempfehlungen der Tabelle 44.4 zu einem kumuliert niedrigen Frakturrisiko im Alter führen. Tatsächlich bleiben jedoch die positiven Effekte auf das Skelett nicht unbedingt über die Jahrzehnte erhalten und sind auch nicht immer additiv.

Besonders enttäuschend ist die relativ neue Erkenntnis, daß dies auch für die Substitution mit Sexualhormonen gilt. Diesbezügliche retrospektive Untersuchungen im Rahmen der Framingham-Studie ergaben, daß bei älteren Frauen mit früherer Hormonsubstitution dies nur noch in Form einer höheren Knochenmasse erkennbar war, wenn mehr als 7 Jahre Östrogene substituiert wurden (Felson et al. 1993). Frauen mit Hormonsubstitution unter 7 Jahren unterschieden sich bezüglich Knochenmasse nicht von gleichaltrige Frauen, die nie Hormone eingenommen hatten. Dies ist sicher ein wichtiges Argument dafür, die Möglichkeit der Prävention auch im Alter noch voll auszuschöpfen.

Als wichtige medikamentöse Maßnahme zur Prävention der Osteoporose im höheren Lebensalter bzw. zur Prophylaxe von Schenkelhalsfrakturen wird heute die langzeitige Substitution mit Vitamin D und Kalzium angesehen, um einem senilen sekundären Hyperparathyreoidismus mit progressivem Knochenabbau entgegenzuwirken.

Tabelle 44.4 Möglichkeiten der Osteoporoseprävention in verschiedenen Lebensphasen.

1. **Erreichen einer hohen Peak-bone-mass**
   - hohe Kalziumzufuhr in Kindheit und Jugendalter (ca. 1000 mg/Tag)
   - regelmäßige körperliche Aktivität
   - Vermeiden von Risikofaktoren für eine negative Kalzium- oder Skelettbilanz

2. **Vermeiden hoher Verlustraten nach PBM**
   - Kalzium mit Nahrung und/oder Supplemente (1000–1500 mg/Tag)
   - tägliches Gymnastikprogramm
   - regelmäßige Sonnenexposition
   - Vermeiden von Risikofaktoren für Knochenverlust
   - postmenopausale Frauen: Östrogen-Gestagen-Substitution (HST)
   - bei Kontraindikationen für HST
     - Kalzium plus Vitamin D
     - Raloxifen, Tibolon
   - Frauen und Männer mit Osteopenie:
     - Kalzium plus Vitamin D
     - Calcitonin-Nasenspray
     - Low-dose-Fluorid
     - Bisphosphonate, D-Metaboliten

3. **Erhalt der Knochenmasse im Alter**
   - Basis der Prävention: Kalzium plus Vitamin D
   - zusätzliche Prävention: Auswahl aus 2., entsprechend individueller Situation

In einer prospektiven, placebokontrollierten Studie an 3270 Altenheimbewohnerinnen in Frankreich konnte dieses Konzept voll bestätigt werden (Chapuy et al. 1992, 1994). Bereits nach 18 Monaten war die Inzidenz von proximalen Femurfrakturen um 43% gegenüber der Plazebogruppe gesenkt (Abb. 44.5).

Einschränkungen der Beweglichkeit, Bewegungsmangel, gestörte Koordination der Bewegungsabläufe und nachlassende Reaktionsgeschwindigkeit sind wichtige Frakturrisikofaktoren. Die Physiotherapie und speziell gezielte Gymnastik können die Muskulatur trainieren, Koordination und Gangbild verbessern und damit Sturz- und Frakturrisiko herabsetzen.

■ Ein weniger unbeholfener Sturz hat ein geringeres Frakturrisiko.

Des weiteren sind bei der Patientenberatung die vielfältigen Faktoren zu berücksichtigen, die Stürze im Alter begünstigen (vgl. Tab. 44.3). Besonders auf die Gefahr sedierender Medikamente sollten ältere Personen hingewiesen werden. Eine dänische Arbeitsgruppe untersuchte die Möglichkeit, den Aufprall beim Sturz abzumildern. Durch Abpolstern der Hüften mit einem speziellen, unter der Kleidung zu tragenden „hip protector" konnten sie zeigen, daß in der Anwendergruppe die Häufigkeit der Oberschenkelhalsfrakturen um 56% im Vergleich zur Kontrollgruppe abfiel (Lauritzen et al. 1992).

Unter dem Eindruck der hohen Kosten, die durch proximale Femurfrakturen weltweit verursacht werden, und einer ansteigenden Tendenz der Inzidenzraten sollten alle Möglichkeiten der Prävention der senilen Osteoporose und speziell der Femurfrakturen ausgeschöpft werden.

Ein additiver Effekt von Sturzprophylaxe, Gymnastik, Geschicklichkeitstraining und der genannten Kalzium-/Vitamin-D-Supplementation ist denkbar, so daß das große gesundheitspolitische Problem der proximalen Femurfrakturen im Alter in Zukunft erheblich gemildert werden könnte.

6.3 Therapie der senilen Osteoporose

■ Bei der Osteoporosekrankheit im höheren Lebensalter muß man sich der natürlichen Grenzen bewußt sein (Ringe 1993, 1995).

Ganz im Vordergrund stehen die Schmerztherapie und die Beschwerdeminderung durch eine individuell anzupassende Kombination aus physikalischer Therapie, krankengymnastischen Maßnahmen und Analgetika (Tab. 44.5). Bei frischen Wirbelfrakturen oder Nachsinterungen bereits eingebrochener Wirbel mit heftigen Schmerzen geht es um eine konsequente und großzügige Analgesie, um die Patienten möglichst rasch wieder zu mobilisieren.

Längere Bettruhe wird die Osteoporose weiter verschlimmern. Entsprechend ist bei proximalen Femurfrakturen ein schneller Hüftgelenkersatz oder ein belastungsstabiles sonstiges operatives Verfahren entscheidend, um eine rasche Remobilisation zu ermöglichen. In der chronischen Schmerzphase ohne frische Frakturen sind neben der analgetischen Therapie eine Kräftigung insbesondere der Bauch- und Rückenmuskulatur unter krankengymnastischer Anleitung und eigene regelmäßige Übungen sehr hilfreich.

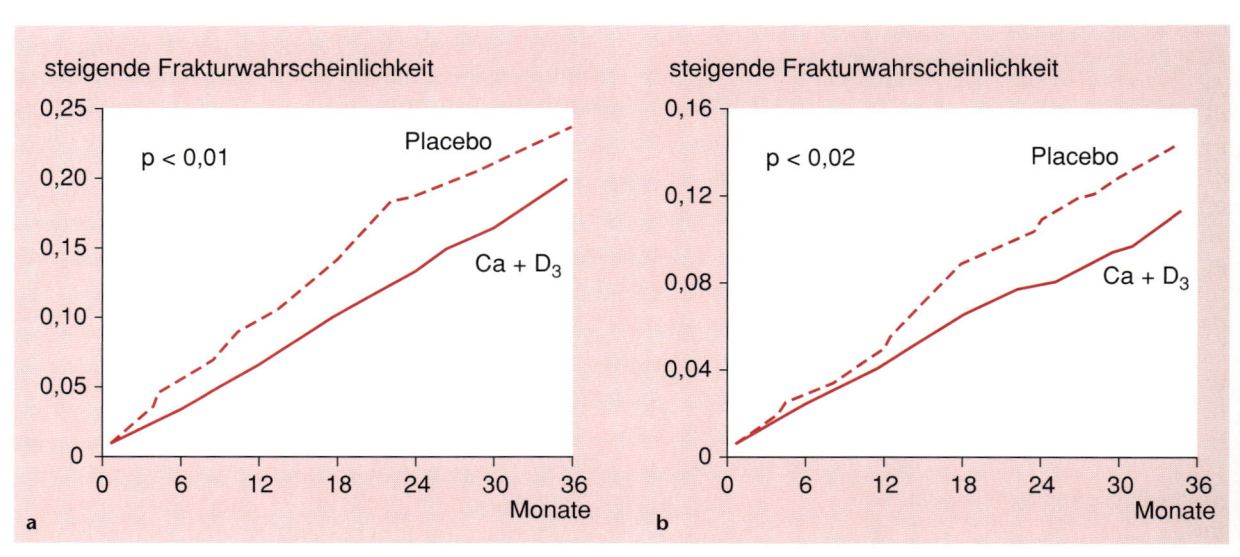

Abbildung 44.5 Vitamin-D- und Kalziumbehandlung: signifikante Reduktion von a) proximalen Femurfrakturen und b) sonstigen extravertebralen Frakturen (nach Chapuy et al. 1994).

Tabelle 44.5 Therapie der manifesten Osteoporose im höheren Lebensalter.

- Schmerztherapie (physikalisch, Analgetika, Calcitonin)
- Patientenaufklärung, -beratung, -ermutigung
- Versuch einer Positivierung der Skelettbilanz wie bei postmenopausaler Osteoporose (u.a. Fluorid, Calcitonin, D-Metaboliten, Bisphosphonate)
- stets Kombinationstherapie mit Kalzium und Vitamin D
- individuelle Therapiestrategie unter Berücksichtigung von u.a. biologischem Alter, mentaler Situation, Komorbidität, zu erwartender Compliance
- Therapiestrategie bei schlechter Vitalität oder Hochbetagten: Krankengymnastik, Kalzium, Vitamin D, regelmäßige Anabolikainjektionen

Die eigene Muskulatur kann die Wirbelsäule sicher besser halten als ein Korsett.

Die im höheren Alter mit wenigen Ausnahmen regelmäßig negative Kalziumbilanz muß durch Diätänderungen, Kalziumsubstitution und wiederum kleine Dosen von Vitamin D (800 E/Tag) positiviert werden. Die auf den Knochenumbau wirkenden Substanzen, die auch bei jüngeren Patienten mit Osteoporose gegeben werden, sind grundsätzlich auch bei der Typ-II-Osteoporose im Senium wirksam (Tab. 44.5).

Pauschale Empfehlungen sind hier nicht möglich. Die meisten positiven Erfahrungen liegen mit kombinierten Fluorid-Kalzium- oder Calcitonin-Kalzium-Schemata vor. Auch Östrogene haben im hohen Alter bei Frauen noch einen hemmenden Effekt auf den Knochenabbau. Die Compliance mit Akzeptanz regelmäßiger Abbruchblutungen ist jedoch gering. Wenn überhaupt, sollte eher ein Präparat mit kontinuierlicher Östrogen-Gestagen-Zufuhr verabreicht werden. Die Entscheidung zu einer generell längerfristigen Behandlung muß individuell getroffen werden, wobei insbesondere biologisches Alter, Hirnleistungsfähigkeit, Lebenserwartung, Multimorbidität und soziofamiliäres Umfeld der Patienten Berücksichtigung finden müssen. Natürlich können auch die stark osteoklastenhemmenden Bisphosphate Etidronat oder Alendronat bei der manifesten Wirbelsäulenosteoporose im höheren Alter eingesetzt werden.

Die wegen ihrer Nebenwirkungen bei der postmenopausalen Osteoporose jüngerer Frauen kaum indizierten Anabolika können im höheren Alter großzügig verordnet werden und haben oft gute Effekte auf Beschwerden und Verlauf.

Nach eigenen Erfahrungen kann durch 3wöchentliche Injektionen von z.B. 50 mg Nandrolon-Decaonat plus einer niedrig dosierten Substitution von Vitamin D und Kalzium in Kombination mit Krankengymnastik eine deutliche Stabilisierung auch bei schwersten Osteoporosen im hohen Lebensalter erzielt werden.

Literatur

Burckhardt, P., C. Michel: The peak bone mass concept. Clin. Rheumatol. 8, Suppl. 2 (1989) 16–21.
Burckhardt, P.: Kalzium in der Prävention und der Behandlung der Osteoporose. Ther. Umsch. 48 (1991) 107–112.
Chapuy, M. C., M. E. Arlot, F. Duboeuf et al.: Vitamin D_3 and calcium to prevent hip fractures in elderly women. New Engl. J. Med. 327 (1992) 1637–1642.
Chapuy, M.-C., M. E. Arlot, P. D. Delmas, P. J. Meunier: Effect of calcium and cholecalciferol treatment for three years on hip fractures in elderly women. Brit. med. J. 308 (1994) 1081–1082.
Chapuy, M.-C., P. Chapuy, P. J. Meunier: Calcium and vitamin D supplements: effects on calcium metabolism in elderly people. Amer. J. clin. Nutr. 46 (1987) 324–328.
Consensus Development Conference: Diagnosis, prophylaxis and treatment of osteoporosis. Amer. J. Med. 94 (1993) 646–650.
Cooper, C., L. J. Melton: Vertebral fractures. How large is the silent epidemic? Brit. med. J. 304 (1992) 793–794.
Faulkner, K. G., S. R. Cummings, D. Black et al.: Simple measurement of femoral geometry predicts hip fracture: The study of osteoporotic fractures. J. Bone Min. Res. 8 (1993) 1211–1217.
Felson, D. T., Y. Zhang, M. T. Hannan et al.: The effect of postmenopausal estrogen therapy on bone density in elderly women. New Engl. J. Med. 329 (1993) 1141–1146.
Jensen, G. F., C. Christiansen, J. Boeseen et al.: Epidemiology of postmenopausal spinal and long bone fractures: an unifying approach to postmenopausal osteoporosis. Clin. Orthop. 166 (1982) 75–81.
Kanis, J. A., L. J. Melton, C. Christiansen, et al.: Perspective. The diagnosis of osteoporosis. J. Bone Min. Res. 9 (1994) 1137–1141.
Kunczik, T., J. D. Ringe: Osteoporose: Eine Herausforderung für die Zukunft. Dtsch. Äbl. 91 (1994) A 1126–1129.
Lauritzen, J. B., V. Askegaard: Protection against hip fracture by energy absorption. Dan. med. Bull. 39 (1992) 91.
Leidig, G., H. W. Minne, P. Sauer et al.: A study of complaints and their relation to vertebral destruction in patients with osteoporosis. Bone and Min. 8 (1990) 217–229.
Libermann, U.A., S. R. Weiss, J. Bröll et al.: Effect of oral Alendronate on bone mineral density and the incidence of fractures in postmenopausal osteoporosis. New Engl. J. Med. 333 (1995) 1437–1443.
Minne, H. W., C. Wüster, R. Ziegler: Pathogenese, Diagnose, Prophylaxe und Therapie der Osteoporosen des alten Menschen. Inn. Med. 13 (1986) 231–236.
Melton III, I. J.: Perspectives. How many women have osteoporosis now? J. Bone Min. Res. 10 (1995) 175–177.
Riggs, B. L., J. L. Milton III: Involutional osteoporosis. New Engl. J. Med. 314 (1986) 1676–1686.
Ringe, J. D.: Pathogenese der postmenopausalen Osteoporose. Ther. Umschau 51 (1994) 729–736.
Ringe, J. D.: Altersosteoporose – Prophylaxe und Therapie. Z. Geront. 26 (1993) 34–38.
Ringe, J. D.: Die Hirnleistung ist ein entscheidender prognostischer Faktor bei Erkrankungen im höheren Lebensalter.

Eine Analyse am Beispiel proximaler Femurfrakturen. Z. Geriat. 3 (1990) 315–318.

Ringe, J. D.: Crush fracture and bone pain. In: Peck, W. A. (ed.): Trends and perspectives in the diagnosis and management of osteoporosis. pp. 41–50. Parthenon, Casterton Hill 1989.

Ringe, J. D.: Osteoporose. Postmenopausale Osteoporose, senile Osteoporose, sekundäre Osteoporose, Osteoporose des Mannes. Thieme, Stuttgart–New York 1995.

Ringe, J. D.: Epidemiologie der Osteoporose. In: Schild, H. H., M. Heller (Hrsg.): Osteoporose. S. 1–6. Thieme, Stuttgart–New York 1992.

Ringe, J. D. (Hrsg.): Osteoporose. Pathogenese, Diagnostik und Therapiemöglichkeiten. De Gruyter, Berlin–New York 1991.

Schulz, A.: Knochenzellen. In: Ringe, J. D. (Hrsg.): Osteoporose. Pathogenese, Diagnostik und Therapiemöglichkeiten. S. 69–80. De Gruyter, Berlin–New York 1991.

Teucher, T. A., J. D. Ringe: Extravertebrale Manifestation der Osteoporose. Inzidenz, Pathogenese und Prävention der Oberschenkelhalsfraktur im höheren Lebensalter. Münch. med. Wschr. 137 (1995) 35–40.

45

Benigne Prostatahyperplasie

HARALD SCHULZE

INHALT

1	Einleitung	513
2	Epidemiologie	514
3	Natürlicher Verlauf	515
4	Symptomatik	515
5	Diagnostik	516
5.1	Anamnese	516
5.2	Digitorektale Untersuchung	516
5.3	Urinanalyse	516
5.4	Beurteilung der Nierenfunktion	516
5.5	Symptomen-Score	516
6	Unterscheidung BPH und Prostatakarzinom	519
6.1	Digitorektale Untersuchung	519
6.2	Transrektale Prostatasonographie	519
6.3	Tumorassoziierte Marker	520
7	Therapie	520
7.1	Abwarten und Beobachten	520
7.2	Medikamentöse Therapie	521
7.2.1	Phytotherapeutika	521
7.2.2	5-α-Reduktasehemmer	521
7.2.3	α-adrenerge Rezeptorenblocker	521
7.3	Interventionelle Therapie	522
7.3.1	Transurethrale Resektion der Prostata	522
7.3.2	Transurethrale Inzision der Prostata (TUIP)	522
7.3.3	Offene Adenomektomie	522
7.3.4	Alternativverfahren	523

1 Einleitung

Die Prostata gilt als das am häufigsten erkrankende Organ im menschlichen Körper. Die gutartige Vergrößerung der Vorsteherdrüse, die benigne Prostatahyperplasie (BPH), nimmt dabei den größten Anteil dieser Veränderungen im alternden Mann ein. Die BPH tritt derart häufig auf, daß die Frage aufkommt, ob diese Erscheinung noch als Erkrankung im eigentlichen Sinne anzusehen ist oder ob es ein „physiologischer" Bestandteil des Alterns ist.

Die gutartige Größenzunahme der Prostata könnte völlig belanglos sein, wenn es nicht, bedingt durch die anatomischen Gegebenheiten, in ihrer Folge sehr häufig zur subvesikalen Obstruktion, verbunden mit vielfältigen Miktionsstörungen, käme. Eine Studie der Department of Veterans Affairs (VA) Cooperative Group (1993) zeigte, daß irritative Symptome wie gehäufter und imperativer Harndrang sowie Nykturie als störender empfunden werden und einen größeren Einfluß auf die Lebensqualität haben als obstruktive Symptome wie abgeschwächter Harnstrahl oder Nachträufeln. Nur wenige Männer hatten wegen dieser Miktionsbeschwerden einen Arzt konsultiert (VA 1993), und diese Zurückhaltung nimmt nach Untersuchungen von Sommer et al. (1990) bei alternden Männern von 60–79 Jahren noch zu. Häufig stehen diese Männer nicht mehr im Berufsleben und versuchen durch Veränderungen im Alltagsverhalten ihre Miktionsprobleme zu kaschieren: Einschränkung der Flüssigkeitszufuhr vor dem Schlafengehen oder vor einer Reise; Vermeiden von Theater-, Kino- oder Kirchenbesuchen oder sonstigen Orten mit eingeschränktem Toilettenzugang. Viele Männer verspüren einen Widerwillen gegen die digitorektale Untersuchung und fürchten zugleich eine eventuell erforderliche Operation oder gar die mögliche Diagnose eines Prostatakarzinoms. Nur ein offenes Ansprechen durch den Arzt, ein direktes Hinterfragen dieses Problemkreises anläßlich eines Besuches bei der Ärztin/ beim Arzt seines Vertrauens bringt häufig erste Erkenntnisse der vorliegenden Beschwerden, wobei nicht selten Männer gegenüber Ärztinnen eine noch größere Hemmschwelle zu überwinden haben, über derartige Probleme zu sprechen.

2 Epidemiologie

Die bedeutendsten Risikofaktoren für die Entwicklung einer BPH sind Alter und normale Hodenfunktion (Walsh 1992).

Männer, die vor der Pubertät kastriert werden, entwickeln keine BPH, und nur wenige BPH-Fälle bei Männern, die nach der Pubertät kastriert wurden, sind beschrieben worden (Wilson 1980; Yokoyama et al. 1989; Scott 1953).

Histologische Veränderungen im Sinne einer BPH lassen sich vereinzelt bereits in Prostatae 30jähriger Männer finden. Im Rahmen von Autopsiestudien läßt sich die ständige Zunahme der Prävalenz einer BPH mit dem Alter zeigen. Bei über 80jährigen ist in nahezu 100% eine BPH nachzuweisen (Abb. 45.1) (Berry et al. 1984). Vergleicht man nun aber die Rate mikroskopischer und makroskopischer BPH, so ergibt sich eine deutliche Diskrepanz dieser Prävalenzdaten (Abb. 45.2) (Isaacs et al. 1989). Offensichtlich resultiert nicht jede histologisch nachweisbare Hyperplasie in eine makroskopische Vergrößerung der Prostata.

Es gilt jedoch, sich klarzumachen, daß für den praktisch tätigen Arzt nicht mikro- oder makroskopische BPH von Interesse ist, sondern vielmehr die klinische BPH (mit subjektiven und/oder objektiven Symptomen). Diese wichtige Differenzierung kommt auch in der neuen Terminologie zu Prostatavergrößerung und Miktionsbeschwerden zum Ausdruck (Tab. 45.1). Hiernach handelt es sich bei dem Begriff BPH um eine histologische Diagnose. Die palpatorisch nachweisbare (makroskopische) Vergrößerung (= enlargement) wird als BPE bezeichnet. Eine Obstruktion der Blasenentleerung wird ganz allgemein als BOO (bladder outlet obstruction) bezeichnet, die eventuell durch eine benigne Prostataobstruktion (BPO) verursacht wird. Die kausal vielfältigen Erscheinungen der Miktionsstörungen werden unter dem Terminus LUTS (lower urinary tract symptoms) zusammengefaßt. Und schließlich wird das Erscheinungsbild der bisher als „symptomatische BPH" umschriebenen Altersveränderung als BPS (benignes Prostata-Syndrom) tituliert, der neue Überbegriff, der Symptomatik (LUTS), Vergrößerung (BPE) und Obstruktion (BOO bzw. BPO) zusammenfaßt.

In einer schottischen Studie wurden Männer zwischen dem 40. und 79. Lebensjahr zu einer Untersuchung ihrer Prostata und Befragung zu ihrem Miktionsverhalten eingeladen (Garraway et al. 1991). Eine klinische BPH wurde definiert als vergrößerte Prostata (> 20 ml) mit Miktionsbeschwerden und/oder maximalem Harnsekundenvolumen von < 15 ml. Die Autoren fanden eine Prävalenz einer kli-

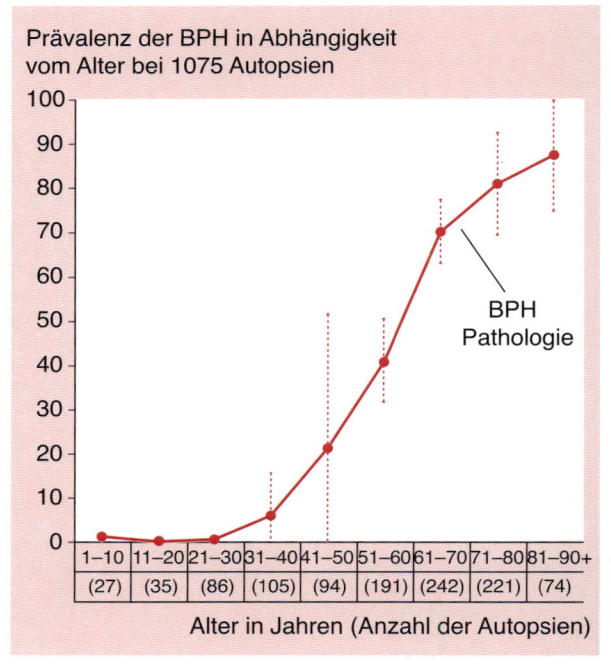

Abbildung 45.1 Prävalenz einer BPH in Korrelation zum Alter bei 1075 Autopsien (Berry et al. 1984).

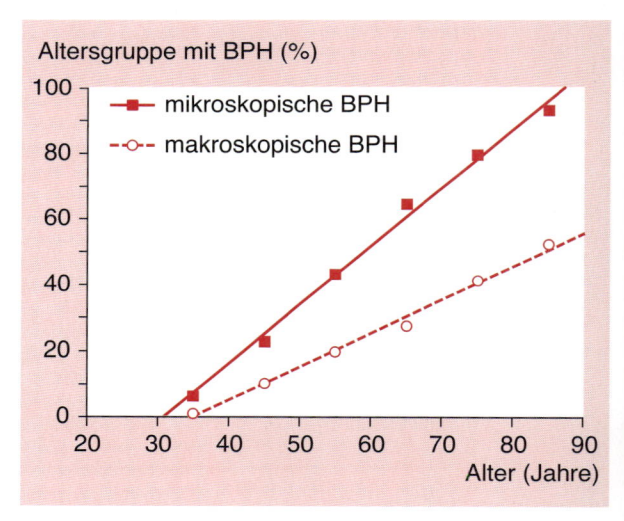

Abbildung 45.2 Altersspezifische Prävalenz von mikroskopischer und makroskopischer BPH (Isaacs et al. 1989).

nischen BPH von 25%. Alterskorreliert ergaben sich folgende Ergebnisse:
- 40–50 Jahre 13,8%
- 50–60 Jahre 23,7%
- 60–70 Jahre 43%
- 70–79 Jahre 40%.

Diese und weitere Studien aus Europa (Bosch et al. 1995) und den USA (Girman et al. 1995) verdeutlichen, daß eine *symptomatische* BPH bei vermeint-

Tabelle 45.1 Neue Terminologie zu Symptomen des unteren Harntraktes.

BPH	– benigne Prostatahyperplasie (histologische Diagnose)
BPE	– benign prostatic enlargement (benigne Prostatavergrößerung)
BOO	– bladder outlet obstruction (Blasenauslaufobstruktion)
BPO	– benign prostatic obstruction benigne Prostataobstruktion
LUTS	– lower urinary tract symptoms (Symptome des unteren Harntraktes)
BPS	– benignes Prostata-Syndrom
„Symptomatische BPH" BPS ≙ BPE + BOO + LUTS	

lich gesunden Männern wesentlich häufiger auftritt als bis dahin angenommen.

Die Suche nach Risikofaktoren für die Entwicklung einer klinischen BPH ist bisher weitgehend erfolglos verlaufen. In epidemiologischen Studien ließen sich zu postulierten Faktoren (z.B. Hypertonie, Diabetes mellitus, Vasektomie, sexuelle Aktivität) stets auch widersprüchliche Ergebnisse zeigen. Jüngere Untersuchungen lassen allerdings auf eine familiäre Belastung hindeuten. Hiernach scheint das Risiko zur Entwicklung einer klinischen BPH einer dominanten Mendel-Vererbung zu unterliegen (Sanda et al. 1994).

3 Natürlicher Verlauf

Der klinische Verlauf einer symptomatischen BPH weist eine große Variabilität auf, und erst in jüngerer Zeit sind weltweit Untersuchungen zu dieser bedeutenden Fragestellung unternommen worden (Zusammenfassung in Girman 1998). Es ist bekannt, daß einerseits nicht alle Männer mit einer vergrößerten Prostata Miktionsbeschwerden haben und andererseits eine kleinvolumige Prostata obstruktive Symptome nicht ausschließt (Guess 1992). Hald hat 1989 erstmals darauf hingewiesen, daß Prostatavolumen, Harnstrahl und Symptome in unterschiedlichen Patienten in einem variablen Zusammenhang stehen. In der Olmsted-County-Kohortenstudie, in der an über 2000 Männern natürlicher Verlauf und Langzeitergebnisse von Prostataerkrankungen untersucht werden, wiesen Männer mit deutlichen Symptomen tendenziell schwächere Harnstrahlraten auf (Girman et al. 1995). Zugleich zeigte sich, daß mit steigendem Prostatavolumen die Ausprägung der Symptome zunimmt (Girman et al. 1994).

Zur Inzidenz des akuten Harnverhaltes können aufgrund der Olmsted-County-Studie erstmals detaillierte Angaben gegeben werden (Jacobsen et al. 1997): Bei Männern ohne bzw. mit milden Symptomen reicht die Rate von 2,6/1000 Personenjahren im Alter von 40–49 Jahren bis hin zu 9,3/1000 Personenjahren im Alter von 70–79 Jahren. Bei Männern mit moderaten oder ausgeprägten Symptomen reichen die entsprechenden Inzidenzraten von 3,0 bis 34,7/1000 Personenjahren. Männer im Alter von 60–69 Jahren haben ein 3fach, im Alter von 70–79 Jahren ein nahezu 8fach höheres Risiko, einen akuten Harnverhalt zu erfahren, als jüngere Männer. Männer mit moderaten oder ausgeprägten Symptomen haben ein 3fach höheres Risiko als Männer mit milden Symptomen. Männer mit schwachem Harnstrahl (< 12 ml/s) haben ein nahezu 4fach erhöhtes Risiko, Männer mit einem Prostatavolumen über 30 ml ein 3fach erhöhtes Risiko eines akuten Harnverhaltes.

4 Symptomatik

Obstruktive Miktionsbeschwerden werden einerseits durch die Größenzunahme der Prostata hervorgerufen, andererseits durch einen verstärkten Tonus der glatten Muskulatur innerhalb der Prostata.

In der Frühphase der Erkrankung verspürt der Patient keine oder nur geringe Symptome, da der Blasendetrusormuskel in der Lage ist, den erhöhten Auslaßwiderstand zu kompensieren. Im weiteren Verlauf kommt es dann aber zu den typischen obstruktiven Symptomen:
- abgeschwächter Harnstrahl
- verzögerter Miktionsbeginn
- verlängerte Miktionszeit mit Nachträufeln
- Gefühl der unvollständigen Blasenentleerung
- evtl. Harnverhalt.

Zusätzlich kommt es durch die Entwicklung einer obstruktionsbedingten Blaseninstabilität mit abnehmender Blasencompliance zum Auftreten irritativer Symptome:
- gesteigerte Miktionsfrequenz
- Nykturie
- imperativer Harndrang
- Urgeinkontinenz.

Viele dieser Symptome können durch alterskorrelierte Veränderungen der Blasenstruktur und -funktion, unabhängig von der BPH-bedingten Obstruktion, verstärkt werden. Beispielsweise treten auch bei älteren Frauen Symptome wie gesteigerte Miktionsfrequenz, imperativer Harndrang und das Gefühl einer unvollständigen Blasenentleerung auf, ohne daß eine subvesikale Obstruktion nachweisbar ist. Unser Wissen um die Veränderungen in der alternden Blase ist bisher sehr unvollständig. Es ist aber davon auszugehen, daß diesen Änderungen ein nicht unwesentlicher Anteil an dem Symptomenkomplex zukommt, der im allgemeinen der BPH-Entwicklung zugeschrieben wird. Ferner tritt bei vielen älteren Männern eine verstärkte nächtliche Diurese infolge einer gestörten Tagesrhythmik ihrer ADH-Sekretion auf (Asplund et al. 1991).

Die Hämaturie, insbesondere die initiale Hämaturie, kann ein weiteres Symptom der BPH sein. Dies darf aber den Arzt keinesfalls davon entlasten, bei aufgetretener Hämaturie Tumoren in den ableitenden Harnwegen durch weiterführende Diagnostik auszuschließen. Schließlich kann es bei Zunahme der Obstruktion zur Entwicklung eines Harnverhaltes kommen. Ein akuter Harnverhalt tritt häufig mit einem Prostatainfarkt auf. Prädisponierend wirken Alkoholaufnahme, Hinauszögern der Miktion, eine Infektion oder bestimmte Medikamente (z.B. Antidepressiva, Tranquilizer, Anticholinergika, Antitussiva).

Davon abzugrenzen ist der chronische Harnverhalt, bei dem häufig nur wenig Beschwerden angegeben werden. Die nur sehr zögerliche Progredienz der Obstruktion führt bei diesen Patienten zur Adaptation an ihre Symptome. Nächtliche Inkontinenz (als Zeichen einer Überlaufinkontinenz) kann erstes Zeichen dieses Stadiums sein. Bei der Untersuchung fällt die prall gefüllte Blase als großer Unterbauchtumor auf. Die chronische Obstruktion führt zur Stauung in den Nieren mit den Zeichen der Niereninsuffizienz (erhöhte Serumspiegel von Kreatinin und Harnstoff, sekundäre Anämie), welche im Spätstadium irreversibel ist.

5 Diagnostik

Im Rahmen der internationalen Konsensustreffen zur BPH unter der Schirmherrschaft der WHO sind Empfehlungen zur Diagnostik ausgesprochen worden, die in einem Flußdiagramm zusammengestellt sind (Abb. 45.3) (Cockett et al. 1993).

5.1 Anamnese

Bezogen auf den Patienten mit BPH ist bei der Erhebung der Anamnese spezielles Augenmerk zu richten auf Hämaturie, Harnwegsinfektionen, Diabetes mellitus, neurologische Erkrankungen (z.B. M. Parkinson, zerebraler Insult), Harnröhrenstriktur, Harnverhalt, Zunahme der Miktionsbeschwerden unter Medikamenten (Anticholinergika, Sympathomimetika, Antitussiva etc.).

5.2 Digitorektale Untersuchung

Mit der digitorektalen Untersuchung (DRU) werden sowohl die Prostata als auch das Rektum beurteilt. Sie muß daher sorgfältig eine 360°-Drehung umfassen. Der Patient befindet sich vorzugsweise in einer Knie-Ellenbogen-Lage oder aber stehend tief nach vorn übergebeugt. Die Prostata wird auf Größe, Konsistenz und Form hin beurteilt. Die benigne Hyperplasie bedingt eine glatte, prall-elastische Vergrößerung der Prostata.

> Die Größe der BPH läßt jedoch keine Rückschlüsse auf die Schwere der Obstruktion zu. Patienten mit deutlicher Vergrößerung der Prostata können keine oder eine nur gering ausgeprägte Störung der Blasenentleerung haben.

Weder Symptome noch Therapieergebnisse korrelieren zum Prostatavolumen. Ist eine genauere Bestimmung der Prostatagröße erforderlich (z.B. um zu entscheiden, ob eine transurethrale Resektion oder eine offene Prostatektomie durchgeführt werden soll), so ist dies sehr genau durch die transrektale Sonographie möglich.

5.3 Urinanalyse

Der Wert einer Urinanalyse (entweder mit Teststreifen oder mittels mikroskopischer Untersuchung des Urinsediments) als Screening-Untersuchung bei asymptomatischen Männern ist unklar (Preventive Services Task Force 1989). Da beim älteren Mann mit einer BPH häufiger als in der Normalbevölkerung die Urinanalyse pathologisch ausfällt, wird diese hier empfohlen. Die Urinanalyse kann beispielsweise hilfreich sein in der Differentialdiagnose zum Harnwegsinfekt oder Blasenkarzinom. Selektiv können so Männer erkannt werden, die einer weitergehenden Untersuchung (z.B. Infusionsurogramm, Zystoskopie) zugeführt werden sollen.

5.4 Beurteilung der Nierenfunktion

Etwa 10% aller Männer mit symptomatischer BPH weisen eine Niereninsuffizienz auf. Da nachgewiesen ist, daß bei Patienten mit Niereninsuffizienz die Raten postoperativer Komplikationen (Mebust et al. 1989) und der Todesfälle (Holtgrewe et al. 1962; Melchior et al. 1974) erhöht sind, muß eine nachgewiesene Einschränkung der Nierenfunktion vor einer etwaigen Operation weiter abgeklärt werden. Als einfachste Methode zur Einschätzung der Nierenfunktion wird die Bestimmung des Serumkreatiningehaltes als ausreichend angesehen.

5.5 Symptomen-Score

Die meisten Männer, die den Arzt zur Untersuchung und ggf. Behandlung ihrer Prostata aufsuchen,

45 Benigne Prostatahyperplasie

- körperliche Untersuchung einschl. DRU
- Urinanalyse
- Beurteilung der Nierenfunktion
- Internat. Prostata-Symptomen-Score

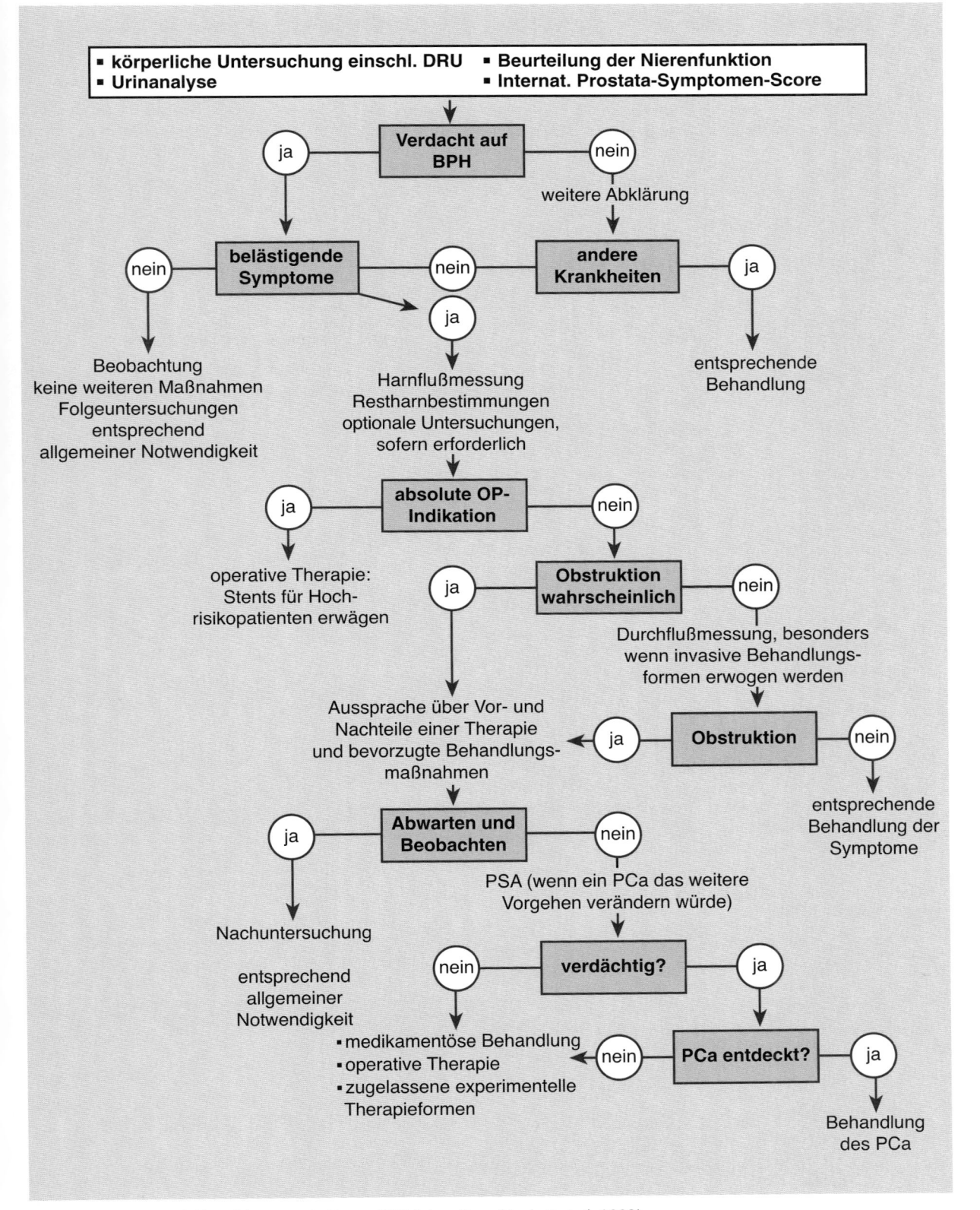

Verdacht auf BPH
- ja → belästigende Symptome
- nein → weitere Abklärung → andere Krankheiten
  - ja → entsprechende Behandlung
  - nein → (zu belästigende Symptome)

belästigende Symptome
- nein → Beobachtung, keine weiteren Maßnahmen, Folgeuntersuchungen entsprechend allgemeiner Notwendigkeit
- ja → Harnflußmessung, Restharnbestimmungen, optionale Untersuchungen, sofern erforderlich

absolute OP-Indikation
- ja → operative Therapie: Stents für Hochrisikopatienten erwägen
- nein → **Obstruktion wahrscheinlich**
  - nein → Durchflußmessung, besonders wenn invasive Behandlungsformen erwogen werden → **Obstruktion**
    - nein → entsprechende Behandlung der Symptome
    - ja → Aussprache über Vor- und Nachteile einer Therapie und bevorzugte Behandlungsmaßnahmen
  - ja → Aussprache über Vor- und Nachteile einer Therapie und bevorzugte Behandlungsmaßnahmen

Abwarten und Beobachten
- ja → Nachuntersuchung entsprechend allgemeiner Notwendigkeit
- nein → PSA (wenn ein PCa das weitere Vorgehen verändern würde) → **verdächtig?**
  - nein →
    - medikamentöse Behandlung
    - operative Therapie
    - zugelassene experimentelle Therapieformen
  - ja → **PCa entdeckt?**
    - nein → (zurück zu medikamentöse Behandlung etc.)
    - ja → Behandlung des PCa

Abbildung 45.3 Empfohlene Diagnoseschritte zur BPH-Behandlung (Cockett et al. 1993).

Patient: _____	Praxis/Krankenhaus (Stempel)
Geb.: _____ Nr.: _____	
Erstuntersuchung ❏ Verlaufskontrolle ❏	
(__) ohne Bhdlg.	
(__) unter Bhdlg. mit _____	
(__) nach Bhdlg. mit _____	Untersuchungsdatum
(__) nach Operation	_____

I-PSS (S)

Alle Angaben beziehen sich auf die letzten 4 Wochen Bitte ankreuzen:	niemals	seltener als in einem von fünf Fällen (< 20%)	seltener als in der Hälfte aller Fälle	ungefähr in der Hälfte aller Fälle (ca. 50%)	in mehr als der Hälfte aller Fälle	fast immer
1. Wie oft hatten Sie das Gefühl, daß Ihre Blase nach dem Wasserlassen nicht ganz entleert war?	0	1	2	3	4	5
2. Wie oft mußten Sie innerhalb von 2 Stunden ein zweites Mal Wasser lassen?	0	1	2	3	4	5
3. Wie oft mußten Sie beim Wasserlassen mehrmals aufhören und wieder neu beginnen (Harnstottern)?	0	1	2	3	4	5
4. Wie oft hatten Sie Schwierigkeiten, das Wasserlassen hinauszuzögern?	0	1	2	3	4	5
5. Wie oft hatten Sie einen schwachen Strahl beim Wasserlassen?	0	1	2	3	4	5
6. Wie oft mußten Sie pressen oder sich anstrengen, um mit dem Wasserlassen zu beginnen?	0	1	2	3	4	5
7. Wie oft sind Sie im Durchschnitt nachts aufgestanden, um Wasser zu lassen? Maßgebend ist der Zeitraum vom Zubettgehen bis zum Aufstehen am Morgen.	niemals (0)	einmal (1)	zweimal (2)	dreimal (3)	viermal (4)	fünfmal (5)
S =						

Lebensqualitätsindex (L)

Wie würden Sie sich fühlen, wenn sich Ihre jetzigen Symptome beim Wasserlassen künftig nicht mehr ändern würden? Bitte ankreuzen:	ausgezeichnet (0)	zufrieden (1)	überwiegend zufrieden (2)	gemischt, teils zufrieden, teils unzufrieden (3)	überwiegend unzufrieden (4)	unglücklich (5)	sehr schlecht (6)
L =							

Bitte ergänzen Sie, falls vorhanden:
Maximaler Harnfluß (Q) = _____ ml/sec
Restharn (R) = _____ ml (Code: _____)*
Prostatavolumen (V) = _____ ml (Code: _____)*

* Code für R und V: TA = transabdominaler Ultraschall, TR = transrektaler Ultraschall, MRI = Kernspintomographie, CAT = Computertomographie, IVU = Ausscheidungsurographie, REC = rektal, END = Endoskopie, I&O = Katheterismus, X = andere Methoden.

leiden unter Symptomen, die ihre Lebensqualität beeinflussen. Daher war und ist es das Ziel, diese Symptome mit Hilfe eines Fragebogens zu quantifizieren. Hiermit kann einerseits die Schwere der Symptomatik und andererseits der Erfolg einer Behandlung erfaßt werden. Dabei darf davon ausgegangen werden, daß für den Patienten die Minderung seiner Symptome absoluten Vorrang hat vor allen möglichen anderen Untersuchungskriterien (z.B. Harnflußmessung, urodynamische Untersuchung).

Erste Symptomfragebogen wurden in den 70er und 80er Jahren entwickelt (Boyarsky et al. 1976; Madsen et al. 1983). Ein neuer Symptomfragebogen, primär entwickelt unter Federführung der amerikanischen Urologenvereinigung (Barry et al. 1992), fand rasch internationale Anerkennung, und seine Verwendung wurde von der internationalen Konsensuskonferenz unter Schirmherrschaft der WHO kürzlich empfohlen (Abb. 45.4) (Cockett et al. 1993).

Dieser Internationale Prostata-Symptomen-Score (IPSS) besteht aus 7 Fragen zur Symptomatik und enthält ferner eine Frage zur Lebensqualität. Jede Frage ist in 6 Gruppen abgestuft (0–5 Punkte), so daß ein Symptomen-Score von 0–35 Punkte resultiert.

Anders, als es der Name vermuten läßt, handelt es sich beim IPSS nicht um einen BPH-spezifischen Fragebogen. Er eignet sich also nicht zu einem BPH-Screening. Patienten mit BPH können mittels des IPSS aber in 3 Gruppen aufgeteilt werden:
- gering symptomatisch (0–7 Punkte)
- mäßig symptomatisch (8–19 Punkte)
- ausgeprägt symptomatisch (20–35 Punkte) (Barry et al. 1992).

Diese Einteilung kann auch Einfluß auf die Therapieentscheidung nehmen. Ausgehend davon, daß Männer mit geringer Symptomatik (0–7 Punkte) durch ihre Beschwerden nicht oder kaum beeinflußt werden und eine Behandlung diesen Zustand praktisch nicht verbessern wird, können diese Männer nach entsprechender Aufklärung ohne Therapie abwartend kontrolliert werden. Patienten mit zumindest mäßiger Symptomatik (≥ 8 Punkte) sollte eine medikamentöse oder operative Behandlung angeboten werden. Für Patienten mit einem bereits ausgeprägtem *BPH-Syndrom* (Harnverhalt, rezidivierende Harnwegsinfekte, Hämaturie, obstruktive Uropathie mit Blasensteinen etc.) stellt die Operation die einzig nachgewiesen wirksame Behandlungsoption dar.

Abbildung 45.4 Internationaler Prostata-Symptomen-Score zur Evaluierung von Miktionsbeschwerden und der Beeinflussung der Lebensqualität (Cockett et al. 1993).

6 Unterscheidung BPH und Prostatakarzinom

Bis zu 16% aller Männer, die sich mit Miktionsproblemen bei ihrem Arzt vorstellen, haben ein Prostatakarzinom (Cooner et al. 1990).

Auch wenn diese Zahl sich auf ein selektioniertes Patientengut bezieht und in der täglichen Praxis sicherlich deutlich niedriger einzustufen ist, so bleibt der Ausschluß eines Prostatakarzinoms wichtiger Bestandteil der Untersuchungen vieler Patienten *mit BPH-Syndrom.*

Das Prostatakarzinom ist der häufigste bösartige Tumor des älteren Mannes, dennoch darf nicht vergessen werden, daß die Mehrzahl der Männer (ca. zwei Drittel) mit, aber nicht an ihrem Karzinom versterben. Dies erklärt sich aus der in aller Regel geringen Proliferationsrate des Prostatakarzinoms mit der Folge, daß interkurrente Erkrankungen beim älteren Mann häufig lebenslimitierend sind. Diesem Umstand hat die zu wählende Therapieform Rechnung zu tragen, im Vorfeld muß aber auch die Auswahl des diagnostischen Repertoires diesen organspezifischen Aspekt berücksichtigen. Es macht wenig (oder keinen) Sinn, mit allen zur Verfügung stehenden Möglichkeiten bei einem 85jährigen Herrn nach einem Prostatakarzinom zu „fahnden", während die Situation bei einem 65jährigen sich anders darstellt. Letztlich ist aber die Wahl des diagnostischen Armamentariums in Abhängigkeit vom biologischen und nicht vom chronologischen Alter zu treffen. Bei einer verbleibenden Lebenserwartung von mindestens 10 Jahren ist eine kurative Behandlung eines lokalisierten Prostatakarzinoms (mittels radikaler Prostatektomie) möglich. Für diesen Patientenkreis ist eine Früherkennung des Malignoms anzustreben.

6.1 Digitorektale Untersuchung

Der verhärtete Knoten in der Prostata, die hölzerne Induration unterhalb der tastbaren Prostataoberfläche sind suspekt auf das Vorliegen eines Prostatakarzinoms.

Aber auch eine chronische Prostatitis oder Prostatasteine können diesen Umstand hervorrufen. Es ist daher nicht verwunderlich, daß der positive Vorhersagewert bei auffälligem Tastbefund lediglich 25% beträgt. Hinzu kommt, daß weniger als 10% so erkannter Karzinome letztlich auf die Prostata begrenzt sind und somit kurativ therapierbar sind (Chodack et al. 1989).

6.2 Transrektale Prostatasonographie

Moderne Ultraschallsonden zur transrektalen Ultraschalluntersuchung arbeiten heute meist mit 7- bzw.

7,5-MHz-Transducern. Die Anatomie der Prostata und der Samenbläschen können in Longitudinal- und Transversalschnitten dargestellt werden. Die Verdachtsdiagnose eines Prostatakarzinoms stützt sich in aller Regel auf hypodense Areale in der peripheren, rektumnahen Zone (Lee et al. 1991). Aber die alleinige Ultraschalluntersuchung hat ebenfalls einen geringen positiven Vorhersagewert, da 1. nicht alle Karzinome hypodens sind und 2. Karzinome, die in der urethranahen Transitionalzone entstehen, sonographisch nur selten erkennbar sind (Richards 1992).

6.3 Tumorassoziierte Marker

In den letzten 50 Jahren wurde die saure Phosphatase und (später) die saure Prostataphosphatase zur Diagnose und Kontrolle des Prostatakarzinoms verwandt. Mit der Entdeckung des prostataspezifischen Antigens (PSA) (Wang et al. 1979) steht heute ein wesentlich sensiblerer Marker zur Verfügung, der die Bestimmung der sauren Phosphatasen überflüssig macht. PSA ist ein organ-, aber nicht karzinomspezifischer Marker. Eine BPH, eine Prostatitis, eine ausgeprägte Prostatamassage oder eine Prostatabiopsie können z.B. eine PSA-Erhöhung im Serum hervorrufen.

> Bei zwei Drittel aller Patienten mit einem erhöhten PSA-Wert läßt sich kein Prostatakarzinom nachweisen, andererseits ist bei einem Viertel der neu erkannten Tumoren der PSA-Serumspiegel im Normbereich (Walsh 1994).

Trotz all dieser genannten Probleme haben vielfältige Untersuchungen belegt, daß PSA der beste Marker für das Erkennen eines Prostatakarzinoms ist, wahrscheinlich sogar der wirkungsvollste derzeit verfügbare tumorassoziierte Marker überhaupt (Partin et al. 1994).

Beim älteren Mann kommt es durch die zunehmende gutartige Prostatavergrößerung zu einem langsamen, kontinuierlichen PSA-Anstieg, so daß die Verwendung altersspezifischer PSA-Normwerte vorgeschlagen wurde (Oesterling et al. 1993). Diese Methodik findet bislang aber ebensowenig allgemeine Anerkennung wie die Anwendung der sog. PSA-Dichte (PSA-Serumwert/Volumen der Prostata) (Benson et al. 1992).

Problematisch ist zusätzlich, daß in Deutschland mittlerweile über 50 verschiedene PSA-Bestimmungsmethoden angeboten werden (Semjonow et al. 1996). Werte, die mit unterschiedlichen Methoden oder in unterschiedlichen Laboratorien bestimmt wurden, sind nicht direkt vergleichbar. Dies hängt unter anderem damit zusammen, daß PSA im Serum teilweise in freier und andererseits in komplexgebundener Form (insbesondere an α_1-Antichymotrypsin gebunden) vorliegt (Stenman et al. 1991, 1994; Christensson et al. 1993).

Unterschiedliche Kits sind zu sehr unterschiedlichen Teilen in der Lage, diesen komplexgebundenen PSA-Anteil zu diagnostizieren. Es kommen nun Bestimmungsmethoden auf, die beide PSA-Anteile getrennt bestimmen lassen. Dies ist in der Hinsicht von Bedeutung, als der relative Anteil von freiem PSA bei Patienten mit BPH höher ist als bei Patienten mit Prostatakarzinom. Durch Bestimmung des relativen Anteils des freien PSA (Catalona et al. 1995; Partin et al. 1996) bzw. des komplexgebundenen Anteils des PSA direkt (Brawer et al. 1998) kann die Spezifität zur Früherkennung des Prostatakarzinoms gesteigert werden.

Ausgehend von Kosten-Nutzen-Analysen stellt die Kombination von PSA-Bestimmung und digitorektaler Untersuchung die effektivste Methodik zur Früherkennung eines Prostatakarzinoms dar. In Zweifelsfällen kann die transrektale Prostatasonographie hinzugezogen werden. Ihr größter Nutzen liegt in der Anwendung zur bildgesteuerten Prostatabiopsie.

> Dennoch gilt es nochmals darauf hinzuweisen, daß vor Auslösung einer diagnostischen Kette der behandelnde Arzt sich klar darüber werden muß, welche Konsequenz die Entdeckung eines Prostatakarzinoms bei seinem (alten) Patienten zur Folge hat. In dieser Hinsicht ist z.B. schon allein die Bestimmung eines Serum-PSA-Wertes bei einem über 80jährigen Mann mit palpatorisch nicht suspekter Prostata abzulehnen!

7 Therapie

Bis vor wenigen Jahren bestand die Behandlung der BPH entweder darin, ein Phytotherapeutikum zu rezeptieren oder eine Operation durchzuführen. Innerhalb kurzer Zeit hat sich das Therapiespektrum enorm erweitert, und viele Behandlungsmöglichkeiten haben (teilweise bevor sie ausreichend ihre Effizienz beweisen mußten) sowohl zu Hoffnungen als auch zu Verunsicherungen bei Patienten und Ärzten geführt.

7.1 Abwarten und Beobachten

Das Wissen um den natürlichen Verlauf (s. Abschnitt 3) und der nachgewiesene positive Effekt einer Placebobehandlung bei knapp der Hälfte der Patienten (Schulze et al. 1992) gestatten es, bei sehr gering symptomatischen Patienten nach entsprechender Untersuchung und Aufklärung auf jegliche Therapie zu verzichten (vgl. Abb. 45.3). Regelmäßige Nachuntersuchungen (alle 6–12 Monate) gewähren das rechtzeitige Erkennen einer Situationsänderung.

7.2 Medikamentöse Therapie

Das Feld der medikamentösen Therapie hat sich beträchtlich erweitert und umfaßt nun neben den traditionellen Phytotherapeutika auch 5-α-Reduktasehemmer und α-adrenerge Rezeptorenblocker.

7.2.1 Phytotherapeutika

Die verbreiteste medikamentöse Behandlungsform nehmen in Deutschland (und einigen anderen Ländern, z.B. Frankreich, Italien, Österreich) Phytotherapeutika ein. Mittlerweile sind über 50 verschiedene Präparate verfügbar, deren Inhaltsstoffe sich vorwiegend aus Extrakten von Hypoxis rooperi, Brennesselwurzeln, den Früchten der Sägezahnpalme, Kürbissamen sowie Präparationen aus Roggenpollen ergeben. Die postulierten Wirkmechanismen der Phytotherapeutika sind vielfältig und oftmals nicht hinreichend wissenschaftlich belegt (Dreikorn et al.1995). Der klinische Nachweis eines positiven Effektes beruht fast immer auf offenen, nicht placebokontrollierten Studien mit zumeist kurzer Beobachtungszeit. Erst jüngst ändert sich diese Situation, und neue Daten scheinen anzudeuten, daß trotz aller weiterbestehender Skepsis Phytotherapeutika offensichtlich eine positive Wirkung auf die symptomatische BPH haben können, die über den Placeboeffekt hinausgeht (Berges et al. 1995; Metzker et al. 1996; Sökeland et al. 1997; Lowe et al. 1998; Wilt et al. 1998). Ferner besitzen Phytotherapeutika den Vorteil, nebenwirkungsarm (-frei) und, im Vergleich zu anderen Therapieformen, kostengünstig zu sein.

7.2.2 5-α-Reduktasehemmer

Dihydrotestosteron (DHT), das wichtigste intrazelluläre Androgen in der Prostata (Wilson 1970), wird durch das Enzym 5-α-Reduktase aus Testosteron hergestellt. Mit einem selektiven Blocker dieses Enzyms kann gezielt dieses Androgen im Serum und in der Prostatazelle nahezu vollständig supprimiert werden, ohne den Testosteronserumspiegel zu verändern. Dieser selektive Androgenentzug führt im wesentlichen zu einer Atrophie der Drüsenepithelien und somit zu einer Verminderung des gesamten Prostatavolumens.

Mit dem 5-α-Reduktasehemmer Finasterid liegen nun klinische Erfahrungen in einer placebokontrollierten Studie über mehr als 4 Jahre vor (McConnell et al. 1998). Sie zeigen, daß unter Finasterid das Prostatavolumen durchschnittlich um etwa 20% abnimmt (Placebo +15%), der maximale Harnstrahl sich um etwa 2 ml/s verbessert (Placebo + 0,2 ml/s) und die Symptomatik abnimmt (um ca. 20% nach dem IPSS; Placebo –7%). Das Risiko eines akuten Harnverhaltes reduzierte sich um 57% (von 7% auf 3%), die Erfordernis einer Operation um 55% (von 10% auf 5%).

Nachteilig ist, daß ein Effekt dieser Behandlung meist erst nach 3–6 Monaten (!) erkennbar ist, wobei nur knapp zwei Drittel aller Patienten eine Verbesserung erfahren. Dabei ist ein Behandlungserfolg eher zu erwarten, wenn das Prostatavolumen vor Therapiebeginn größer als 40 ml (besser noch größer 60 ml) ist (Boyle et al. 1996). Eine Impotenz tritt nur sehr selten auf. Allerdings vermindert sich unter dieser Therapie der Serum-PSA-Wert um durchschnittlich 50%, was bei der Interpretation des PSA-Wertes unter einer Finasterid-Therapie zu berücksichtigen ist (Oesterling et al. 1998).

7.2.3 α-adrenerge Rezeptorenblocker

Die normale Prostata besteht überwiegend aus Stroma (glatte Muskelzellen und Bindegewebe) und Drüsenanteilen. In der BPH kommt es im wesentlichen zu einer Zunahme der glatten Muskulatur.

Die glatten Muskelzellen innerhalb der Prostata enthalten α-adrenerge Rezeptoren, wobei ihre Kontraktion im wesentlichen über $α_1$-Rezeptoren vermittelt wird (Lepor et al. 1986; Chapple et al. 1989). Vor über 20 Jahren wurde erstmals über die klinisch günstige Wirkung des unspezifischen α-adrenergen Rezeptorenblockers Phenoxybenzamin bei der Behandlung der symptomatischen BPH berichtet (Caine et al. 1978). Das Auftreten von Nebenwirkungen wie z.B. orthostatischer Dysregulation, Schwindelgefühl, Müdigkeit oder Nasenverstopfung bei etwa 30% der Patienten unter Phenoxybenzamin war jedoch inakzeptabel für ein Medikament dieses Indikationsbereiches (Abrams et al. 1982).

Erst die Entwicklung selektiver $α_1$-adrenerger Rezeptorenblocker hat zu wesentlich günstigeren Ergebnissen geführt. Terazosin, Alfuzosin und Doxazosin führen bei knapp zwei Drittel der Patienten zu Verbesserungen der subjektiven und objektiven Symptome. Gravierende, die Therapie beeinflussende Nebenwirkungen treten nur noch bei etwa 10% der Patienten auf. Einschleichende Dosierung und (bei langwirkenden Substanzen) die einmalige Einnahme unmittelbar vor dem Zubettgehen können die Nebenwirkungen noch vermindern.

Der blutdrucksenkende Effekt der selektiven $α_1$-adrenergen Rezeptorenblocker tritt nur bei unbehandelten Hypertonikern auf. Bei Normotonikern und normotonen (behandelten) Hypertonikern bleibt der Blutdruck praktisch unbeeinflußt (Lepor 1995). Nebenbefundlich kann es zu günstigen Effekten auf den Fettstoffwechsel kommen (Verminderung von Cholesterin, LDL- und VLDL-Cholesterin, Anstieg von HDL) (Titmarsh et al. 1987).

Tabelle 45.2 Nomenklatur der α_1-adrenergen Rezeptor-Subtypen.

Ursprungs-Rezeptor	geklonter Rezeptor (neu)	geklonter Rezeptor (historisch)	Chromosomenort beim Menschen
α_{1A}	α_{1a}	α_{1c}	C8
α_{1B}	α_{1b}	α_{1b}	C5
α_{1D}	α_{1d}	$\alpha_{1a/d}$, α_{1a}	C20

Pharmakologisch und molekularbiologisch ist gezeigt worden, daß α_1-adrenerge Rezeptoren in weitere Subtypen zu unterteilen sind, welche wiederum in unterschiedlichem Umfang z.B. in der Prostata nachzuweisen sind (Tab. 45.2). Mit der Entwicklung von spezifischen Blockern gegen solche α_1-adrenergen Rezeptoren Subtypen (z.B. Tamsulosin) ist die Hoffnung verknüpft, bei gleichbleibender Effektivität die Nebenwirkungsrate nochmals zu senken. Eine Metaanalyse von publizierten kontrollierten Studien von selektiven α_1-adrenergen Rezeptorenblockern zeigte eine Verbesserung der mittleren Harnflußrate um 1,5 ml/s, eine Verbesserung des Symptomen-Scores um 19% über den bei Placebo beobachteten Werten und eine 29%ige Abnahme des Restharnvolumens (Eri et al. 1995). Bisher gibt es keine unmittelbar vergleichende Studie, die einen Unterschied hinsichtlich Wirkung und Nebenwirkung zwischen den zur Behandlung des benignen Prostata-Syndroms zugelassenen Medikamenten (Alfuzosin, Doxazosin, Tamsulosin, Terazosin) zeigt.

7.3 Interventionelle Therapie

Seit Jahrzehnten gilt die operative Behandlung der Prostata (transurethrale Resektion der Prostata [TURP] und offene Ektomie) als Therapie der Wahl. In den letzten Jahren wurden vermehrt Komplikationen, unerwünschte Nebenwirkungen und Reoperationsraten der operativen Behandlung kritisch hinterfragt. Zur gleichen Zeit kamen zahlreiche Neuerungen der medikamentösen und interventionellen Behandlungsmöglichkeiten „auf den Markt". Obwohl manche dieser Neuerungen noch nicht abschließend beurteilbar sind, so bleibt doch festzuhalten, daß bei richtiger Indikationsstellung die herkömmlichen operativen Verfahren auch heute die effektivste Therapieform darstellen.

7.3.1 Transurethrale Resektion der Prostata

> Die transurethale Resektion stellt die häufigst durchgeführte Operation der BPH dar und ist zugleich eine der meist angewandten chirurgischen Eingriffe in der Medizin überhaupt.

Als absolute Indikation für die Durchführung einer Operation sind chronischer Harnverhalt mit Ausbildung von Stauungsnieren, hohe Restharnmengen mit rezidivierenden Harnwegsinfektionen und/oder Blasensteinbildung sowie rezidivierende Blutungen aus den vergrößerten Venen am Blasenhals einzustufen. Bei der überwiegenden Zahl der Männer, die sich einer Operation unterziehen, besteht jedoch keine absolute, sondern eine relative Indikation, geprägt von einer vermehrten subjektiven und objektiven Symptomatik (vgl. Abschn. 4 und 5).

> Bis zu einer Prostatagröße von etwa 60 ml gilt die TURP als effektivste Behandlungsform der subvesikalen Obstruktion.

Die Mortalität der TURP liegt heute im Promillebereich (Mebust et al. 1989), und nur selten bestehen (auch bei älteren Männern) medizinische Gründe als Kontraindikation gegen die Durchführung eines derartigen Eingriffes. Vordergründig ist hier die Kreislaufbelastung durch intraoperativen Blutverlust einerseits und Einschwemmung von elektrolytfreier Spülfüssigkeit andererseits zu nennen. Unter Verwendung moderner Resektoskope und Hochfrequenzgeräte ist die Rate transfusionspflichtiger Blutungen bei einer TURP auf < 1% gesenkt worden (Wasson et al. 1995; Haupt et al. 1997). Wie bei allen elektiven Eingriffen soll die Einnahme ASS-haltiger Medikamente etwa 1 Woche vor der Operation und für ca. 3 Wochen nach der Operation abgesetzt werden!

7.3.2 Transurethrale Inzision der Prostata (TUIP)

Bei kleinvolumigen Prostatae (< 20–25 ml) kann statt einer kompletten Resektion lediglich eine Inzision des Blasenhalses vorgenommen werden. Bei verminderter Morbidität können mit dieser einfachen Technik vergleichbare Ergebnisse erzielt werden (Sparwasser et al. 1995). Zugleich wird die Rate retrograder Ejakulationen im Vergleich zur TURP deutlich reduziert. Für den aufgeklärten Patienten stellt die retrograde Ejakulation jedoch das geringste Problem unter allen möglichen Nebenwirkungen und Komplikationen dar (Roehrborn 1995).

7.3.3 Offene Adenomektomie

Bei sehr großvolumigen Prostatae (> 60–80 ml) steigt aufgrund verlängerter Operationszeiten die Nebenwirkungsrate transurethraler Resektionen. Daher ist in diesen Fällen eine offene Operation (suprapubisch transvesikal oder retropubisch) anzustreben. Im Vergleich zur TURP (kleinvolumiger Prostatae) ist die offene Ektomie mit einem größeren Blutverlust und längerer postoperativer Katheterlage und Spülung (ca. 3 Tage vs. 1 Tag) verbunden, so daß die operative Belastung für den Patienten insgesamt höher einzustufen ist als bei einer TURP. Gerade für einen älteren multimorbiden Patienten ist die Indikation zur offenen Ektomie daher streng zu stellen.

7.3.4 Alternativverfahren

In den letzten Jahren sind zahlreiche interventionelle Alternativverfahren entwickelt, erprobt und z.T. auch in die klinische Routine eingeführt worden. Ziel aller Verfahren ist grundsätzlich die Aufhebung der subvesikalen Obstruktion mit vergleichbarer Effektivität, aber verminderter Invasivität und Morbidität im Vergleich zur TURP. Die häufig erzielte Verminderung von Invasivität und Morbidität *resultiert jedoch bisher immer* in einer geringeren Effektivität. Ballondilatation und Hyperthermiebehandlung sind als ineffektiv anzusehen. Mit unterschiedlichen Techniken und Energiequellen haben viele Verfahren zum Ziel, das Prostatagewebe mittels Hitze zu zerstören. Von Hoch- und Höchstfrequenzgeräten werden Mikrowellen, Ultraschallwellen, Laserlicht oder erhitztes Wasser benutzt, um eine Koagulationsnekrose zu induzieren oder Gewebe unmittelbar zu vaporisieren (Tab. 45.3).

Bei allen Verfahren, deren Prinzip auf Induktion einer Koagulationsnekrose beruht, dauert es zumindest Tage, häufig Wochen, ehe ein Behandlungserfolg zu verzeichnen ist. Bis dahin ist die Miktion nicht verbessert, häufig jedoch verschlechtert, so daß eine Harnableitung über einen Katheter in über 40% erforderlich wird. In der Frühphase treten zudem vermehrt irritative Symptome auf (Jepsen et al. 1998).

Viele der Verfahren können ohne Narkose, eventuell unter Analgosedation, durchgeführt werden. Der Blutverlust ist gering, transfusionspflichtige Blutungen sind extrem selten, Herz-Kreislauf-Belastungen durch intraoperatives Einschwemmen von Spülflüssigkeit kommen methodisch bedingt nicht vor.

Langzeitergebnisse über 5 und mehr Jahre zu den einzelnen Verfahren stehen noch aus. Vergleichende Studien dieser Alternativverfahren zur TURP liegen nur vereinzelt vor (Kaplan 1998). Alle bisherigen Daten zeigen die Überlegenheit der herkömmlichen transurethralen Resektion. Dabei bleibt festzuhalten, daß heute medizinische Kontraindikationen gegen die Durchführung einer TURP auch beim älteren Mann selten sind.

Für den inoperablen Patienten schließlich mag auch ein Prostatastent eine Alternative zum Dauerkatheter sein, wenngleich Kosten und Nutzen hier kritisch gegeneinander abzuwägen sind.

Tabelle 45.3 Alternative interventionelle Verfahren zur BPH-Wärmetherapie.

• transurethrale Thermotherapie	(TUMT)
• interstitielle Thermotherapie	(ITTP)
• wasserinduzierte Thermotherapie	(WIT)
• Lasertherapie	
– Nichtkontakt	(VLAP)
– Kontakt	
– interstitiell	(ILK)
• transurethrale Nadelablation	(TUNA)
• transrektaler hochintensiver fokussierter Ultraschall	(HIFU)
• transurethrale Elektrovaporisation*	(TVP)

* Vaporisation

Literatur

Abrams, P. H., P. J. R Shah, A. R. Stone, et al.: Bladder outflow obstruction treated with phenoxybenzamine. Brit. J. Urol. 54 (1982) 527–530.

Asplund, R., R. Aberg: Diurnal variation in the levels of antidiuretic hormone in the elderly. J. Intern. Med. 229 (1991) 131–134.

Barry, M. J., F. J. Fowler Jr., M. P. O'Leary et al.: The Measurement Committee of the American Urological Association: The American Urological Association Symptom Index for benign prostatic hyperplasia. J. Urol. 148 (1992) 1549–1557.

Benson, M. C., I. S. Whang, A. Pantuck et al.: Prostate-specific antigen density: a means of distinguishing benign prostatic hypertrophy and prostate cancer. J. Urol. 147 (1992) 815–816.

Berges, R., J. Windeler, H. J. Trampisch et al.: The β-Sitosterol Study Group: Randomized, placebo-controlled, doubleblind clinical trial of β-sitosterol in patients with benign prostatic hyperplasia. Lancet 345 (1995) 1529–1532.

Berry, S. J., D. S., Coffey, P. C. Walsh et al.: The development of human benign prostatic hyperplasia with age. J. Urol. 132 (1984) 474–479.

Bosch, J. L. H. R., W. C. J. Hop, A. Q. H. J. Niemer et al.: Parameters of prostate volume and shape in a communitybased population of men 55 to 74 years old. J. Urol. 152 (1994) 1501–1505.

Bosch, J. L. H. R., W. C. J Hop, W. J. Kirkels et al.: The international prostate symptom score in a community-based sample of men between 55 and 74 years of age: prevalence and correlation of symptoms with age, prostate volume, flow rate, and residual urine volume. Brit. J. Urol. 75 (1995) 622–630.

Boyarski, S., G. Jones, D. F. Paulson et al.: A new look at bladder neck obstruction by the food and drug administration regulators: guidelines for investigation of benign prostatic hypertrophy. Trans. Amer. Ass. Genito Urin. Surg. 68 (1976) 29–32.

Boyle, P., A. L. Gould, C. G Roehrborn: Prostate volume predicts outcome of treatment of benign prostatic hyperplasia with finasteride: meta-analysis of randomized clinical trials. Urology 48 (1996) 398–405.

Brawer, M. K., G. E. Meyer, J. L. Letran et al.: Measurement of complexed PSA improves specificity for early detection of prostate cancer. Urology 52 (1998) 372–378.

Caine, M., S. Perlberg, S. Meretyk: A placebo-controlled double-blind study of the effect of phenoxybenzamine in benign prostatic obstruction. Brit. J. Urol. 50 (1978) 551–554.

Catalona, W. J., D. S. Smith, R. L. Wolfert et al.: Evaluation of percentage of free serum prostate-specific antigen to improve specificity of prostate cancer screening. J. Amer. med. Ass. 274 (1995) 1214–1220.

Chapple, C. R., M. L. Aubry, S. James et al.: Characterisation of human prostatic adrenoceptors using pharmacology receptor binding and localisation. Brit. J. Urol. 63 (1989) 487–491.

Chodack, C. W., P. Keller, H. W Schoenberg: Assessment for screening for prostate cancer using the digital rectal examination. J. Urol. 141 (1989) 1136–1138.

Christensson, A., T. Björk, O. Nilsson et al.: Serum prostate-specific antigen complexed to α_1-antichymotrypsin as an indicator of prostate cancer. J. Urol. 150 (1993) 100–105.

Cockett, A. T. K., S. Khoury, Y. Aso et al.: Proceedings. The 2nd International Consultation on Benign Prostatic Hyperplasia (BPH). Jersey: Scientific Communication International, 1993.

Cooner, W. H., B. R. Mosley, C. L. Rutherford Jr. et al.: Prostate cancer detection in a clinical urological practice by ultrasonography, digital rectal examination and prostate-specific antigen. J. Urol. 143 (1990) 1146–1152.

Department of Veterans Affairs Cooperative study of transurethral resection for benign prostatic hyperplasia. A comparison of quality of life with patient-reported symptoms and objective findings in men with benign prostatic hyperplasia. J. Urol. 150 (1993): 1696–1700.

Dreikorn, K., P. S. Schönhöfer: Stellenwert von Phytotherapeutika bei der Behandlung der benignen Prostatahyperplasie (BPH). Urologe [A] 34 (1995) 119–129.

Eri, L. M., K. J.Tveter: Alpha blockade in the treatment of symptomatic benign prostatic hyperplasia. J. Urol. 154 (1995) 923–934.

Garraway, M., G. Collins, R. Lee: High prevalence of benign prostatic hypertrophy in the community. Lancet 338 (1991) 469–471.

Girman, C. J., L. A. Panser, C. G. Chute et al.: Natural history of prostatism: urinary flow rates in a community-based study. J. Urol. 150 (1993) 887–892.

Girman, C. J., R. E. Epstein, S. J. Jacobsen et al.: Natural history of prostatism: impact of urinary symptoms on quality of life in 2115 randomly selected community men. Urology 44 (1994) 825–831.

Girman, C. J., S. J. Jacobsen, H. A. Guess et al.: Natural history of prostatism: relationship among symptoms, prostate volume and peak urinary flow rate. J. Urol. 153 (1995) 1510–1515.

Girman, C. J.: Natural history and epidemiology of benign prostatic hyperplasia: Relationship among urologic measures. Urology, suppl. 4A (1998) 8–12.

Guess, H. A.: Benign prostatic hyperplasia: antecedents and natural history. Epidemiol. Rev. 14 (1992) 131–153.

Hald, T.: Urodynamics in benign prostatic hyperplasia: a survey. Prostate 2, suppl 2 (1989) 69–77.

Haupt, G., J. Pannek, S. Benkert et al.: Transurethral resection of the prostate with microprocessor-controlled electrosurgical unit. J. Urol. 158 (1997) 497–501.

Holtgrewe, H. L., W. L. Valk: Factors influencing the mortality and morbidity of transurethral prostatectomy: a study of 2015 cases. J. Urol. 87 (1962) 450–459.

Isaacs, J. T., D. S. Coffey: Etiology and disease process of benign prostatic hyperplasia. Prostate 2, suppl 2 (1989) 33–50.

Jacobsen, S. J., D. J. Jacobson, C. J. Girman et al.: Natural history of prostatism: risk factors for urinary retention. J. Urol. 158 (1997) 481–487.

Jepsen, J. V., R. C. Bruskewitz: Recent developments in the surgical management of benign prostatic hyperplasia. Urology, suppl. 4A (1998) 23–31.

Kaplan, S.: Minimally invasive alternative therapeutic options for lower urinary tract symptoms. Urology, suppl. 4A (1998) 32–37.

Lee, F., D. B. Siders, S. T. Torp-Pedersen et al.: Prostate cancer: transrectal ultrasound and pathology comparison: a preliminary study of the outer gland (peripheral and central zones) and inner gland (transition zone) cancer. Cancer 67 (1991) 1132–1142.

Lepor, H., E. Shapiro: Characterization of α_1-adrenergic receptors in human benign prostatic hyperplasia. J. Urol. 136 (1986) 1–6.

Lepor, H.: Long-term efficacy and safety of terazosin in patients with benign prostatic hyperplasia. Urology 45 (1995) 406–413.

Lowe, F. C., K. Dreikorn, A. Borkowski et al.: Review of recent placebo-controlled trials utilizing phytotherapeutic agents for treatment of BPH. Prostate 37 (1998) 187–193.

Madson, P. O., P. Iversen: A point system for selecting operative candidates. In: Hinman, F. Jr. (ed.): Benign Prostatic Hypertrophy. Springer Verlag, New York, 1983, pp. 763 bis 765.

Mebust, W. K., H. L. Holtgrewe, A. T. K. Cockett et al.: Transurethral prostatectomy: immediate and postoperative complications. A cooperative study of 13 participating institutions evaluating 3885 patients. J. Urol. 141 (1989) 243–247.

McConnell, J. D., R. Bruskewitz, P. Walsh et al. for the Finasteride long-term efficacy and safety study group: The effect of Finasteride on the risk of acute urinary retention and the need for surgical treatment among men with benign prostatic hyperplasia. New Engl. J. Med. 338 (1998) 557–563.

Melchior, J., W. L. Valk, J. D. Foret et al.: Transurethral prostatectomy in the azotemic patient. J. Urol. 112 (1974) 643–646.

Metzker, H., M. Kieser, U. Hölscher: Wirksamkeit eines Sabal-Urtica-Kombinationspräparates bei der Behandlung der benignen Prostatahyperplasie (BPH). Urologe [B] 36 (1996) 292–300.

Oesterling, J., S. Jacobsen, C. Schute et al.: Serum-prostate specific antigen in a community-based population of healthy men: establishment of age-specific reference ranges. J. Amer. med. Ass. 270 (1993) 860–864.

Oesterling, J., J. Roy, A. Agha et al. and the Finasteride PSA Study Group: Biologic variability of prostate-specific antigen and its usefulness as a marker for prostate cancer: Effects of Finasteride: Urology, suppl. 4A, 51 (1998) 58–63.

Partin, A. W., W. J. Catalona, P. C. Southwick et al.: Analysis of percent free prostate-specific antigen (PSA) for prostate cancer detection: influence of total PSA, prostate volume, and age. Urology, suppl., 48 (1996) 55–60.

Partin, A. W., J. E. Oesterling: The clinical usefulness of prostate-specific antigen: update 1994. J. Urol. 152 (1994) 1358 bis 1368.

Preventive Services Task Force (US): Guide to Clinical Preventive Services: an Assessment of the Effectiveness of 169 Interventions. Baltimore: Williams & Wilkins. 1989.

Richards, D.: Transrectal ultrasound. Brit. J. Urol. 69 (1992) 449–455.

Roehrborn, C. G.: The newly established guidelines for the diagnosis and management of benign prostatic hyperplasia. Curr. Opin. Urol. 5 (1995) 30–34.

Sanda, M. G., T. H. Beaty, R. E. Stutzman et al.: Genetic susceptibility of benign prostatic hyperplasia. J. Urol. 152 (1994) 115–119.

Schulze, H., R. Berges, K. Paschold et al.: Neue konservative Therapieansätze bei der benignen Prostatahyperplasie. Urologe [A] 31 (1992) 8–13.

Scott, W. W.: What makes the prostate grow? J. Urol. 70 (1953) 477–488.

Semjonow, A., F. Oberpenning, B. Brandt et al.: Gefahren durch unterschiedliche Bestimmungsverfahren des prostataspezifischen Antigens. Urologe [B] 36 (1996) 35–43.

Sökeland, J., J. Albrecht: Kombination aus Sabal- und Urticaextrakt vs. Finasterid bei BPH (Stad. I bis II nach Alken). Urologe [A] 36 (1997) 327–333.
Sommer, P., K. K. Nielson, T. Bauer: Voiding patterns in men evaluated by a questionnaire survey. Brit. J. Urol. 65 (1990) 155–160.
Sparwasser, C., M. Riehmann, J. Knes et al.: Langzeitergebnisse der transurethralen Prostatainzision (TUIP) und transurethralen Prostataresektion (TURP). Urologe [A] 34 (1995) 153–157.
Stenman, U.-H., J. Leinonen, H. Alfthan et al.: A complex between prostate-specific antigen and α_1-antichymotrypsin is the major form of prostate-specific antigen in serum of patients with prostatic cancer: assay of the complex improves clinical sensitivity for cancer. Cancer Res. 51 (1991) 222–226.
Stenman, U. H., M. Hakama, P. Knekt et al.: Serum concentrations of prostate-specific antigen and its complex with α_1-antichymotrypsin before diagnosis of prostate cancer. Lancet 344 (1994) 1594–1598.
Stoner, E.: Three-year safety and efficacy data on the use of finasteride in the treatment of benign prostatic hyperplasia. Urology 43 (1994) 284–294.
Titmarsh, S., J. P. Monk: Terazosin: a review of its pharmacodynamic and pharmacokinetic properties, and therapeutic efficacy in essential hypertension. Drugs 33 (1987) 460–477.
Walsh, P. C.: Benign prostatic hyperplasia. In: Walsh, P. C., A. B. Retik, T. A. Stamey, E. D. Vaughan (eds.): Campbell's Urology, W.B. Saunders, Philadelphia, 1992, pp. 1007–1027.
Walsh, P. C.: Prostate cancer kills: Strategy to reduce deaths. Urology 44 (1994) 463–466.
Wang, M., L. Valenzuela, G. Murphy et al.: Purification of a human prostate-specific antigen. Invest. Urol. 17 (1979) 159–163.
Wasson, J. H., D. J. Reda, R. C. Bruskewitz et al.: A comparison of transurethral surgery with watchful waiting for moderate symptoms of benign prostatic hyperplasia. New Engl. J. Med. 332 (1995) 75–79.
Wilt, T. J., A. Ishani, G. Stark et al.: Saw palmetto extracts for treatment of benign prostatic hyperplasia. J. Amer. med. Ass. 280 (1998) 1604–1609.
Wilson, J. D.: The intranuclear metabolism of testosterone in the accessory organs of reproduction. Recent Prog. Horm. Res. 26 (1970) 309–336.
Wilson, J. D.: The pathogenesis of benign prostatic hyperplasia. Amer. J. Med. 68 (1980) 745–756.
Yokoyama, M., N. Seki, M. Tamai et al.: Benign prostatic hyperplasia in a patient castrated in his youth. J. Urol. 142 (1989) 134–135.

E

Besondere Aspekte und Problembereiche im Alter

46

Schilddrüsenfunktionsstörungen

Johannes Köbberling

INHALT

1	Einleitung	529
2	Hypothyreose	529
2.1	Pathophysiologie	529
2.2	Epidemiologie	530
2.3	Anamnestische Angaben und klinische Befunde	530
2.4	Labordiagnostik	531
2.5	Therapie	531
3	Hyperthyreose	532
3.1	Pathophysiologie	532
3.2	Anamnestische Angaben und klinische Befunde	533
3.3	Labordiagnostik	534
3.4	Therapie	534
4	Struma mit Euthyreose	536
4.1	Pathophysiologie	536
4.2	Anamnestische Angaben und klinische Befunde	537
4.3	Labordiagnostik	537
4.4	Therapie	537

1 Einleitung

Nach dem Diabetes mellitus stellen Störungen der Schilddrüsenfunktion die häufigste endokrinologische Krankheitsgruppe dar. Die Häufigkeit verschiedener krankhafter Veränderungen der Schilddrüse nimmt mit zunehmendem Lebensalter sogar noch zu. Unter Einschluß sogenannter subklinischer Störungen wird die Häufigkeit von Funktionsstörungen der Schilddrüse im Sinne von Hyper- oder Hypothyreosen bei über 70jährigen Patienten mit bis zu 10% angegeben. Noch häufiger sind Strumen mit euthyreoter Stoffwechsellage, die in Deutschland wegen des in früheren Jahren noch stärker als heute bestehenden Jodmangels gerade die ältere Bevölkerung treffen. Nach einer repräsentativen Studie sollen etwa die Hälfte aller älteren Frauen und fast ein Viertel aller älteren Männer ein Schilddrüsenvolumen aufweisen, das die international gültigen Grenzwerte überschreitet (Hintze et al. 1991).

Eine besondere Betrachtung verdienen Schilddrüsenerkrankungen im Alter vor allem deshalb, weil sie häufig klinisch anders verlaufen als bei jüngeren Menschen und weil die atypische Ausprägung nicht selten zu Fehldiagnosen führt, insbesondere dann, wenn die Symptome von Alterungsprozessen überlagert sind. Darüber hinaus sind viele therapeutische Standards bei älteren Menschen zu modifizieren.

2 Hypothyreose

2.1 Pathophysiologie

Unabhängig von der Ursache wird ein Mangel an Schilddrüsenhormonen mit entsprechenden Folgen an den Organen bzw. den Zellen als Hypothyreose bezeichnet. Diese führt zu einer gestörten und verlangsamten Reaktion des Stoffwechsels und vieler Organfunktionen. Die Störung auf molekularem Niveau, die den verschiedenen Veränderungen gemeinsam zugrunde liegt, ist allerdings bisher nicht eindeutig bekannt. Die klinische Ausprägung einer Hypothyreose ist je nach Ausmaß des Hormonmangels sehr unterschiedlich. Sie reicht von nur leichten laborchemischen Veränderungen ohne erkennbare klinische Manifestation über gering ausgeprägte Fälle mit mono- oder oligosymptomatischer Ausprägung oder schwere Hypothyreosen mit der vollständigen klassischen Symptomatik bis hin zum sogenannten Myxödemkoma, der lebensbedrohlichen schwersten Komplikation einer unbehandelten Hypothyreose.

Ätiologisch steht unter den erworbenen Hypothyreosen im Erwachsenenalter die Autoimmunthyreoiditis ganz im Vordergrund. Insbesondere die sogenannte atrophische Form der Hashimoto-Thy-

reoiditis, die selbst klinisch meist inapparent verläuft, führt im Endzustand zu einer manifesten Hypothyreose. Seltenere Ursachen sind:
- vorausgegangene Strumaoperationen
- vorausgegangene Radiojodtherapien
- unkritisch durchgeführte antithyreoidale Therapien
- hypophysäre Erkrankungen mit sogenannter sekundärer Hypothyreose.
- Noch seltener sind Hypothyreosen im Rahmen von Neoplasien oder bei extremem Jodmangel.

In aller Regel tritt die Hypothyreose erst mit einer gewissen Latenz nach der eigentlichen Grundkrankheit auf, praktisch nie als akutes Krankheitsbild. Dies mag erklären, warum der Beginn in aller Regel schleichend verläuft und warum Hypothyreosen häufig lange Zeit unerkannt bleiben.

2.2 Epidemiologie

Da die Dunkelziffer dieser Erkrankung recht groß ist, schwanken Angaben über die Häufigkeit von Hypothyreosen je nach der Methode der Erhebung nicht unbeträchtlich (Hintze et al. 1991). So ließ sich bei einer retrospektiven Analyse von fast 3000 Patienten einer medizinischen Klinik eine Hypothyreose bei 0,5% feststellen (Rudorff et al. 1981), während eine prospektive Untersuchung aus derselben Klinik eine Prävalenz von 1,4% ergab. Subklinische Hypothyreosen waren in dieser Klinik sogar noch doppelt so häufig. Ähnliche Häufigkeiten fanden sich bei repräsentativen Stichproben aus Großbritannien, Neuseeland und den USA. Bei über 60jährigen Patienten eines allgemeininternistischen Krankenhauses ergab sich sogar eine Häufigkeit von 3,4% manifester und 5% subklinischer Hypothyreosen (Schemmel et al. 1983). In einer multizentrischen Pilotstudie der Sektion Schilddrüse der Deutschen Gesellschaft für Endokrinologie unter 1811 über 60jährigen gesunden Probanden fand sich eine manifeste Hypothyreose bei 1%, eine subklinische Hypothyreose bei 0,4% (Herrmann 1981). Bettlägerige Pflegeheimsassen wiesen eine mehr als doppelt so hohe Prävalenz auf. Schon vom Altersgipfel her stellen Hypothyreosen eine typische Alterskrankheit dar. Der Altersgipfel erworbener primärer Hypothyreosen liegt etwa um das 60. Lebensjahr. Die Geschlechtsverteilung zeigt übereinstimmend eine deutlich höhere Prävalenz bei Frauen, wobei das Verhältnis zwischen 5:1 und 10:1 schwankt.

2.3 Anamnestische Angaben und klinische Befunde

Die anamnestischen Angaben und subjektiven Beschwerden bei Patienten mit manifester Hypothyreose sind überwiegend solche, die auch in normalen Alterungsprozessen vorkommen (Tab. 46.1). Sie sind, isoliert betrachtet, unspezifisch, aber selbst eine eindrucksvolle Kombination dieser Beschwerden wird vom Patienten oder von seinen Angehörigen sowie den betreuenden Ärzten häufig nur einem normalen Alterungsprozeß zugeschrieben oder als Ausdruck eines relativ rasch progredienten Alterns aufgefaßt.

Auch die objektiven Befunde und die durch eine Hypothyreose ausgelösten Beschwerden (Tab. 46.1) sind nicht immer eindeutig der Krankheit zuzuordnen, denn auch diese Befunde und Beschwerden kommen im höheren Lebensalter häufig vor. Pathognomonische Einzelsymptome existieren nicht. Die Kombination von Beschwerdebild und Symptomen ist sehr unterschiedlich. Abortive Formen oder mono- bzw. oligosymptomatische Ausprägungen sind häufig, das klassische Krankheitsbild tritt nur bei einem geringen Prozentsatz der Betroffenen in Erscheinung. Hinzu kommt, daß die mangelnde Mobilität sowie die Antriebsarmut häufig dazu führen, daß der Patient selbst die Veränderungen nicht wahrnimmt und kaum von sich aus ärztliche Hilfe in Anspruch nimmt. Die klinische Diagnosestellung erfolgt meistens im Rahmen differentialdiagnostischer Überlegungen anderer Ärzte, z.B. zur Abklärung von perniziöser Anämie, rheumatoider Arthritis, Struma, Schwerhörigkeit, Herzinsuffizienz u.a.

Ältere Patienten mit Hypothyreose weisen nicht selten psychische Veränderungen auf. Die psychiatrischen Manifestationen umfassen nicht nur Lethargie, Apathie und Depression, sondern auch psychotische Symptome bis hin zu paranoiden oder

Tabelle 46.1 Klinik der Hypothyreose. Die mit Stern (*) gekennzeichneten anamnestischen Angaben oder klinischen Befunde können leicht als normale Alterungszeichen mißgedeutet werden.

anamnestische Angaben

ständiges Frieren*
allgemeine Schwäche*
Müdigkeit*
körperliche und geistige Verlangsamung*
Obstipation
rheumatische Beschwerden*
Muskelkrämpfe

klinische Befunde

trockene Haut*
brüchige Nägel
spröde Haare
Myxödem
Gesichtsschwellungen
Heiserkeit
Schwerhörigkeit*, Bradykardie

deliranten Zuständen. Die in Lehrbüchern häufig genannte Demenz wird dagegen vergleichsweise selten angetroffen.

Untersucht man nach Diagnosestellung retrospektiv die Dauer der Symptome, wird der sehr langsam schleichende Beginn meistens deutlich. Durchschnittlich vergehen nach Symptombeginn etwa 5 Jahre bis zur korrekten Diagnosestellung und Einleitung einer Therapie. Zusammenfassend besteht also leider eine hohe Wahrscheinlichkeit, daß Hypothyreosen im Alter unentdeckt bleiben oder erst mit inadäquater Verzögerung erkannt werden. Dies ist um so bedauerlicher, als es sich um eine Krankheit handelt, die in aller Regel gut beherrschbar und nach Einleitung einer medikamentösen Therapie fast vollständig zu kompensieren ist.

2.4 Labordiagnostik

Im Gegensatz zu den klinischen Befunden bereitet die Labordiagnostik einer Hypothyreose meist keine Schwierigkeiten. Unter den unspezifischen Laborwerten findet sich häufig eine mäßig- bis mittelgradige Anämie. Die Cholesterinwerte sind erhöht. Spezifischer als diese beiden Veränderungen ist die Erhöhung der Kreatinphosphokinase (CK). Bei konstanter Erhöhung dieses Wertes oder bei fehlender Erklärungsmöglichkeit anderer Art sollte immer auch an das mögliche Vorliegen einer Hypothyreose gedacht werden.

Daraus ergibt sich die Forderung, bei jedem noch so vagen Verdacht auf das Vorliegen einer Hypothyreose bei älteren Menschen eine laborchemische Abklärung über Hormonuntersuchungen durchzuführen. Je nach Grad des Anfangsverdachtes wird eine solche Diagnostik mehr unter dem Aspekt einer Ausschlußdiagnostik oder einer Nachweisdiagnostik durchgeführt. Zum Ausschluß einer Hypothyreose eignet sich die alleinige Bestimmung eines basalen TSH-Wertes. Mit Ausnahme der seltenen sekundären oder tertiären Hypothyreose bei Hypophyseninsuffizienz schließt ein normaler TSH-Wert eine Hypothyreose aus. Bei erhöhten TSH-Werten oder bei Vorliegen einer Verdachtsdiagnose sollte eine Nachweisdiagnostik über die Bestimmung des Gesamtthyroxins im Serum, kombiniert mit einem Parameter für das freie Thyroxin, erfolgen. Ersatzweise kommt auch die Bestimmung des sogenannten freien Thyroxins als alleiniger Parameter in Frage. Ein normaler Trijodthyroninspiegel im Blut schließt eine Hypothyreose nicht aus, die T3-Bestimmung spielt im Rahmen der Hypothyreosediagnostik daher keine Rolle. Gelegentlich taucht die Frage auf, ob erhöhte mikrosomale Antikörper oder Thyreoglobulinantikörper im höheren Lebensalter einen prognostischen Hinweis auf ein späteres Auftreten einer Hypothyreose geben können. In einer sorgfältig durchgeführten prospektiven Studie entwickelte aber nur einer von 76 Patienten mit erhöhten Antikörpern innerhalb von 5 Jahren eine Hypothyreose (Lazarus et al. 1984). Der prognostische Aussagewert von Antikörpern ist also sehr gering, und mit wenigen Ausnahmen sind Antikörperbestimmungen im Zusammenhang mit der Hypothyreosediagnostik entbehrlich.

Die Laborkonstellation bei multimorbiden älteren Patienten mit Begleiterkrankungen kann verwirrend sein. Hier kommt es häufig zum sogenannten Low-T3-Syndrom als Ausdruck einer verminderten Konversion von Thyroxin zu Trijodthyronin. Daneben wird bei schwerkranken Patienten aber auch das sogenannte Low-T4-Syndrom beobachtet, eine Laborkonstellation, die lediglich auf einer verminderten Bindung von Schilddrüsenhormonen im Serum beruht und in der Regel mit normalen freien Hormonkonzentrationen einhergeht. Bei Schwerstkranken wird daher gelegentlich fälschlich die Diagnose einer Hypothyreose gestellt. Das Alter per se führt aber nicht zu den geschilderten extrathyreoidalen Veränderungen der Hormonkonzentration. Die Interpretation der Laborwerte kann auch bei älteren Menschen nach den üblichen Kriterien erfolgen.

2.5 Therapie

Die medikamentöse Therapie der Hypothyreose ist außerordentlich dankbar, sie bereitet jedoch im höheren Lebensalter gewisse Probleme und ist mit Risiken verbunden. Je länger die Hypothyreose besteht, um so mehr haben sich Stoffwechselveränderungen entwickelt. Hier ist insbesondere eine Hyperlipoproteinämie zu nennen, die auch die ohnehin bestehende Neigung zur Arteriosklerose verstärkt. Der Sauerstoffverbrauch ist während der Hypothyreose jedoch stark reduziert. Bei einer schnell erfolgenden Substitutionsbehandlung kann der Sauerstoffbedarf ansteigen, bevor die Stoffwechselveränderungen sich zurückbilden, so daß ein relatives Sauerstoffdefizit manifest wird. Dies wird als auslösende Ursache für Herzinfarkt nach zu schnellem Beginn einer Substitutionstherapie angesehen. Aus den genannten Gründen erscheint eine einschleichend beginnende, anfangs sehr niedrig dosierte Substitution mit Thyroxin angemessen. Trijodthyronin hat wegen der starken Wirkung auf die Herzleistung und den Sauerstoffverbrauch bei der Therapie der Hypothyreose keinen Platz.

Bei einer Unterfunktion der Schilddrüse stellt die orale Substitutionsbehandlung mit Schilddrüsenhormonen eine problemlose Therapie dar, die zur vollständigen Wiederherstellung aller gestörter Körperfunktionen führt. Zur Anwendung gelangen die beiden Substanzen Thyroxin und Trijodthyronin, die auch in der menschlichen Schilddrüse produziert und an das Serum abgegeben werden. Der größte Teil des im Serum vorhandenen Trijodthyronins entsteht jedoch durch periphere Dejodierung von Thyroxin. Diese Dejodierung ist bei einer Schilddrüsenunterfunktion ungestört, so daß die alleinige Therapie mit Thyroxin ausreicht. Aus verschiedenen Gründen ist eine solche Monotherapie sogar empfehlenswert. Bei einer ausreichenden Substitution werden in der Regel Thyroxinwerte im oberen Grenzbereich und Trijodthyroninwerte im unteren Grenzbereich gemessen. Die Substitutionstherapie wird jedoch nicht anhand der peripheren Hormonwerte überwacht, sondern anhand des Thyreotropins (TSH). Bei der primären Hypothyreose ist TSH im unsubstituierten Zustand erhöht. Unter Hormonsubstitution soll das TSH in den Normbereich absinken, es soll jedoch nicht wie bei Hyperthyreosen erniedrigt sein.

Bei einer Vollsubstitution mit Thyroxin (z.B. bei angeborener Athyreose oder nach totaler operativer Entfernung der Schilddrüse) sind Dosierungen von etwa 2,2 µg Laevothyroxin/kg/Tag erforderlich. Zur Vereinfachung sind Thyroxinpräparate mit einem breiten Spektrum an Hormongehalt in den Tabletten auf dem Markt. Mit den vorhandenen Tabletten, die in Intervallen zu 25 µg angeboten werden, läßt sich praktisch jede erforderliche Dosierung einfach erreichen.

Die erforderliche Levothyroxindosis soll einschleichend gegeben werden, beginnend z.B. mit 50 µg/Tag. Die Gesamtdosis von Levothyroxin muß nicht auf mehrere Einzeldosen pro Tag verteilt werden. Die biologisch lange Halbwertszeit von etwa 8 Tagen bewirkt auch bei einmaliger Einnahme am Tag praktisch konstante Hormonspiegel. Ob die häufig genannte Empfehlung einer Einnahme eine halbe Stunde vor dem Frühstück tatsächlich zu einer gleichmäßigeren und zuverlässigeren Resorption führt, ist zumindest zweifelhaft.

Die Langzeittherapie mit Schilddrüsenhormonen stößt insbesondere bei älteren Menschen gelegentlich auf erhebliche Probleme bezüglich der Compliance, da der Leidensdruck gering ist und ein Effekt nicht unmittelbar erfahren wird. Trotzdem ist natürlich eine regelmäßige Tabletteneinnahme Voraussetzung für den Therapieerfolg.

Die Therapie sollte einschleichend mit 25 µg L-Thyroxin/Tag beginnen und über Wochen bis Monate langsam gesteigert werden. Eine Vollsubstitution wird häufig erst nach 3–6 Monaten erreicht. Beim Auftreten von Angina-pectoris-Symptomatik und anderen Zeichen einer koronaren Insuffizienz sollte die Steigerung unter Umständen sogar noch langsamer erfolgen.

Im Vergleich zu jüngeren Patienten sind die erforderlichen Hormondosen geringer. Die im jüngeren Lebensalter erforderliche Substitutionsdosis von 150–200 µg Thyroxin/Tag ist bei älteren Menschen in der Regel nicht erforderlich. Bei über 60jährigen Patienten ist der durchschnittliche Thyroxinbedarf um etwa 30% niedriger als bei jüngeren Menschen (Rosenbaum et al. 1982; Sawin et al. 1983). Die Dosis ist so zu wählen, daß das TSH normalisiert ist, keinesfalls ist jedoch eine Suppression der endogenen TSH-Freisetzung anzustreben, wie dies etwa bei Patienten nach Operation wegen eines Schilddrüsenmalignoms erforderlich ist. Bei supprimierten TSH-Werten liegt bereits eine „subklinische" Hyperthyreose vor, auch wenn die sogenannten peripheren Hormonwerte noch normal sind. In solchen Fällen werden leichtere psychische Veränderungen beschrieben, u.U. auch Störungen der Knochenmineralisation oder Störungen der Herz-Kreislauf-Funktion. Insgesamt stellt die Behandlung der Hypothyreose eine sehr erfreuliche und dankbare ärztliche Aufgabe dar. Die meisten Patienten realisierten erst nach durchgeführter Therapie, welche Einschränkung an Vitalität und Lebensqualität vorgelegen hat. Von vielen Patienten werden die Veränderungen unter der Therapie als „Verjüngung" um mehrere Jahre empfunden.

3 Hyperthyreose

3.1 Pathophysiologie

Die häufig mit einer endokrinen Ophthalmopathie einhergehende, nicht selten rezidivierende Hyperthyreose vom Typ Morbus Basedow geht auf die Bildung von gegen die Schilddrüse gerichteten Autoantikörpern zurück. Sie bereitet aufgrund der klinischen Symptomatik und der zumeist typischen Laborkonstellation nur selten diagnostische Probleme. Bei einem Großteil der Patienten mit Altershyperthyreose ist der Ausbruch der Erkrankung jedoch ätiologisch auf einen vorausgegangenen Jodkontakt zurückzuführen. Diese Ursache einer Hyperthyreose wurde schon Anfang dieses Jahrhunderts als „Jod-Basedow" bezeichnet. Diese steht pathophysiologisch der Schilddrüsenautonomie mit Hyperthyreose nahe.

Von besonderer Bedeutung ist die Induktion einer Hyperthyreose durch jodhaltige Medikamente wie frei verkäufliche Augentropfen oder Sekretolytika. Etwa 200 gängige Medikamente in Deutschland enthalten Jod in organisch gebundener oder anorganischer Form. Auch jodhaltige Hautdesinfizienzien, insbesondere PVP-Jod, können eine Hyperthyreose induzieren, da ein Teil des darin enthaltenen Jods durch die Haut resorbiert wird. Den quantitativ größten Teil stellen jedoch Röntgenkontrastmittel dar, zumal bei älteren Patienten, z.B. im Rahmen der Tumorsuche, eine Kontrastmittelapplikation häufiger als bei jüngeren Patienten indiziert ist.

Insbesondere das Präparat Amiodaron kann wegen des sehr hohen Jodgehaltes zu jodinduzierten Hyperthyreosen führen. Häufiger als eine echte Hyperthyreose tritt unter Amiodaron jedoch die fast regelhaft zu beobachtende „Pseudohyperthyreose" auf, die lediglich als laborchemische Hyperthyroxinämie imponiert. Durch eine Konversionshemmung von T_4 zu T_3 und insbesondere durch einen von dem Medikament ausgelösten Rezeptordefekt kommt es zu erhöhten Werten des Gesamtthyroxins und auch des freien Thyroxins, ohne daß gleichzeitig das TSH supprimiert wird. Diese Konstellation ist nicht behandlungsbedürftig. Wichtig ist jedoch die Abgrenzung zu einer echten Amiodaron-(Jod-)induzierten Hyperthyreose, die immer auch mit einem erhöhten T_3-Wert und einem supprimierten TSH-Wert einhergeht.

Die auffallende Häufung jodinduzierter Hyperthyreosen im Jodmangelgebiet (gesamte Bundesrepublik Deutschland) und die Betonung des höheren Lebensalters erfährt ihre pathophysiologische Erklärung durch eine bei länger bestehendem Jodmangel auftretende und mit zunehmendem Lebensalter fortschreitende Bildung autonomer Follikel in der Schilddrüse. Dieser Vorgang wird im Sinne einer Maladaption der Schilddrüse an den Jodmangel gedeutet. In den hieraus entstehenden diffusen oder zirkumskripten Autonomien kann es nach hochdosierter Jodgabe zu einer ungesteuerten Mehrproduktion von Schilddrüsenhormonen kommen. Die jodinduzierte Hyperthyreose entwickelt sich also praktisch immer aus einer Jodmangelstruma, selbst wenn diese, etwa wegen retrosternaler Position, klinisch nicht auffällig ist.

3.2 Anamnestische Angaben und klinische Befunde

Bei alten und schwerkranken Patienten ist die Unterscheidung zwischen euthyreoter und hyperthyreoter Stoffwechselsituation häufig sehr schwierig. Schon im Jahre 1931 stellte der Chirurg Lahey das bei älteren Patienten häufig untypische Bild heraus, indem er die „aktivierte" Hyperthyreose des jungen Menschen von der „apathischen" Form des älteren Patienten trennte. Die von Lahey beschriebenen Unterschiede in der klinischen Symptomatik sind in Tabelle 46.2 dargestellt.

Folgende häufig auftretende klinische Besonderheiten sind zu erwähnen:

Tabelle 46.2 Charakteristiken der „aktivierten" bzw. „apathischen" Hyperthyreose nach Lahey (1931).

aktivierter Typ	apathischer Typ
überwiegend junge Frauen	vorwiegend mittleres und höheres Lebensalter
Augensymptome häufig	Augensymptome selten
Struma häufig	Struma weniger häufig
Tremor häufig	Tremor selten
ausgeprägte Tachykardie (bis 160/min)	keine oder geringe Tachykardie (bis 120/min.)
episodenhafter Gewichtsverlust	fortschreitender Gewichtsverlust, zum Teil über Jahre
häufig jüngeres Aussehen	Gesamteindruck vorgealtert
warme, gerötete, feuchte Haut	keine typischen Hautveränderungen
unruhig, nervös	apathisch
Grundumsatz deutlich erhöht	Grundumsatz relativ niedrig
phasenhafter Verlauf mit Remission	chronisch fortschreitender Verlauf
bei Krise Tod in „activation excitation"	Tod nach Übergang von Apathie in Koma

- Appetitmangel
- Depression
- Herzinsuffizienz
- Oberbauchbeschwerden
- Verwirrtheit.

Bereits zuvor hatten andere Autoren monosymptomatische Verlaufsformen einer Hyperthyreose – meist jedoch ohne Berücksichtigung des Lebensalters – beschrieben, so insbesondere die Maskierung als kardiale und gastrointestinale Erkrankungen. Andere Autoren berichteten über Symptombilder, bei denen eine schwere Myopathie (Hintze et al. 1982) oder zerebrale und psychische Erscheinungen wie Adynamie, Depression, Paresen, Dysarthrie oder Halluzination überwiegen.

Wir konnten auch in eigenen Untersuchungen feststellen, daß bei Patienten im höheren Lebensalter im Vergleich zu jüngeren Patienten uncharakteristische Symptome wie Gewichtsverlust, allgemeine Hinfälligkeit, Tachykardie, Appetitverminderung, abdominelle Beschwerden oder psychische Symptome wie Apathie, Antriebsarmut oder Depression im Vordergrund stehen (Hintze 1989). Tastbare Struma, Tremor, Wärmeintoleranz und Exophthal-

Tabelle 46.3 Klinik der Altershyperthyreose. Die mit Stern (*) gekennzeichneten anamnestischen Angaben oder klinischen Befunde können leicht als normale Alterungszeichen mißgedeutet werden.

anamnestische Angaben
allgemeine Schwäche*
starker Gewichtsverlust*
Antriebsarmut*
Appetitlosigkeit
Wärmeintoleranz
innere Unruhe
abdominelle Beschwerden

klinische Befunde
Tachykardie, absolute Arrhythmie
Herzinsuffizienz*
Apathie, Hinfälligkeit*
Depression, Verwirrtheit*
Tremor*
Schweißneigung
warme feuchte Haut

mus, im jüngeren Lebensalter typische Leitsymptome bei der Diagnostik einer Hyperthyreose, fehlen dagegen häufig. Im EKG findet sich bei alten Menschen häufig eine absolute Arrhythmie. Dies stellt zuweilen die einzige auf eine Altershyperthyreose hindeutende Krankheitsmanifestation dar. Insgesamt handelt es sich demnach um Symptome, die im Alter häufig sind und auch anderen Erkrankungen, wie z.B. einem Tumorleiden zugerechnet werden können (Tab. 46.3). Hieraus ergibt sich die Konsequenz, bei Vorliegen der genannten Symptome, sofern sie nicht hinreichend durch andere Erkrankungen erklärt werden können, in jedem Fall eine Kontrolle der Schilddrüsenhormonparameter durchzuführen.

3.3 Labordiagnostik

Die klassische Laborkonstellation einer Hyperthyreose mit Erhöhung von Thyroxin und Trijodthyronin bei erniedrigter freier Bindungskapazität oder mit erhöhten Werten der freien Hormone bereitet selten labordiagnostische Probleme. In den letzten Jahren sind jedoch vermehrt Konstellationen beobachtet worden, die zu einer Veränderung der Hormonparameter führen, ohne daß sie primär auf Störungen der Schilddrüsenfunktion zurückzuführen sind. Hierzu zählen das sogenannte Low-3-Syndrom sowie die laborchemische Konstellation eines TBG-Mangels. Beide Störungen treten insbesondere bei alten und schwerkranken Patienten auf. Low-3-Syndrom und TBG-Mangel-Konstellation können auch zusammen mit einer Hyperthyreose vorliegen. Als Ergebnis wäre dann trotz Hyperthyreose unter Umständen ein normaler oder gar erniedrigter T_3-Wert zu erwarten (Köbberling et al. 1982).

Die TSH-Bestimmung liefert nur einen eingeschränkten Beitrag zur Unterscheidung zwischen euthyreoter und hyperthyreoter Stoffwechsellage, da auch bei euthyreoten schwerkranken Patienten häufig ein erniedrigter TSH-Wert mit verminderter Antwort auf TRH gefunden wird. Ein normaler TSH-Wert schließt dagegen in jedem Lebensalter eine Hyperthyreose sicher aus.

3.4 Therapie

Die Hyperthyreose hat bei älteren Menschen insgesamt eine schlechtere Prognose als bei jüngeren Menschen. Jede diagnostizierte Hyperthyreose bedarf daher dringend einer intensiven Therapie mit sorgfältiger Überwachung. Die medikamentöse Therapie bereitet bei dem relativ seltener auftretenden Morbus Basedow auch im höheren Lebensalter keine Probleme.

In Deutschland sind dafür 3 verschiedene Präparate im Handel: Thiamazol, Carbimazol und Propylthiouracil. Diese Substanzen hemmen die Synthese von Schilddrüsenhormonen, indem sie die Oxidation des Jodids zu elementarem Jod hemmen. Damit wird der Einbau von Jodid in das Schilddrüsenhormon unterdrückt. Durch diese Hemmung kommt es mit einer Latenz von etwa 1–3 Wochen (bei starker Jodbelastung evtl. noch stärker verzögert) zu einem Rückgang der vermehrten Schilddrüsenhormonausschüttung, schließlich zu einer Normalisierung der Hormonwerte und zu einer klinischen Besserung. Nach neuen Untersuchungen sollen die schwefelhaltigen Thyreostatika auch das Immunsystem hemmen und den Titer der Thyreoidea-stimulierenden Immunglobuline senken. Dadurch soll es häufiger bzw. eher zu Remissionen immunogener Hyperthyreosen kommen. Nach einer etwa einjährigen Therapie eines Morbus Basedow ist in etwa 50% aller Patienten mit einer Dauerremission zu rechnen.

Mit Abstand am verbreitetsten ist in Deutschland das Thiamazol. Hiermit läßt sich in einer Dosierung von 10 mg bis maximal 40 mg beim Morbus Basedow in 1–2 Wochen eine euthyreote Stoffwechsellage erzielen. Diese Therapie, die in der Regel über ein Jahr mit einer niedrigeren Erhaltungsdosis von 2,5–5 mg durchgeführt wird, kann dann versuchsweise beendet werden. In etwa der Hälfte der Fälle tritt eine dauerhafte Euthyreose ein. Bei einem Rezidiv wird anschließend eine definitive Therapie (Operation oder Radiojod) angestrebt. Prinzipiell läßt sich jedoch gerade bei älteren Menschen auch eine Dauertherapie mit Thioharnstoffderivaten durchführen.

Die Aussagen zur Dosierung der einzelnen Thyreostatika schwanken in der Literatur erheblich. Insgesamt ist in den letzten Jahren eine Tendenz zu niedrigen Dosierungen zu verzeichnen. Höhere Dosierungen führen zwar etwas schneller zur Normalisierung der Hormonwerte, sind jedoch nicht mit einer höheren Remissionsrate verbunden. Bei starker Jodbelastung, insbesondere bei jodinduzierten Hyperthyreosen, können Dosierungen bis 120 mg/Tag empfehlenswert sein. In diesen Fällen muß gelegentlich auf eine intravenöse Applikationsform übergegangen werden.

Carbimazol wird innerhalb weniger Minuten im Organismus in das eigentlich wirksame Thiamazol umgewandelt. Im Gegensatz zu früheren Angaben, nach denen vergleichsweise niedrige Dosierungen empfohlen wurden, muß dieses Präparat deshalb um etwa ein Drittel höher als Thiamazol dosiert werden. Die Vergleichsdosierungen für Propylthiouracil liegen deutlich höher. Die Initialtherapie wird mit 150–300 mg/Tag empfohlen. Für alle Präparate gilt, daß die Initialdosis bald nach Besserung der Schilddrüsenhormone reduziert werden kann. Die stufenweise zu erfolgende Reduktion ist durch entsprechende Kontrollen mit Erfassung der In-vitro-Parameter zu überwachen. Die Dauertherapie bei Morbus Basedow in Remission liegt bei 5 mg Thiamazol, unter Umständen sogar noch niedriger. Auslaßversuche sind frühestens nach einem Jahr angezeigt.

Gelegentlich wird auch noch die sogenannte „block and replace-Therapie" durchgeführt, die den Vorteil hat, daß nach erfolgter medikamentöser Einstellung nur noch selten Kontrolluntersuchungen erforderlich sind. Die Thioharnstoffdosierung wird dabei bewußt eher etwas höher gewählt, und die eventuell zu erwartende hypothyreote Stoffwechsellage wird durch die gleichzeitige Gabe von Thyroxin (100–150 µg/Tag) ausgeglichen. Ob eine Monotherapie mit Thioharnstoffderivaten oder die Kombinationstherapie vorgezogen wird, hängt meist von Begleitumständen (Möglichkeiten regelmäßiger Kontrollen, Compliance des Patienten etc.) ab. Prinzipielle Unterschiede bezüglich einer dauerhaften Remission bestehen zwischen diesen beiden Therapiemodalitäten nicht.

Die bei jüngeren Patienten gelegentlich noch zur Anwendung kommende Hyperthyreosetherapie mit Jodid im Sinne des sog. Plummerns spielt im höheren Lebensalter wegen des relativ selteneren Vorkommens von Autoimmunhyperthyreosen mit diffuser Struma nur eine ganz untergeordnete Rolle. Die „Plummerung" setzt bekanntlich zwingend eine anschließende Operation voraus, da es ansonsten zu schwerwiegenden Verschlechterungen der Hyperthyreose kommen kann. Das Risiko der Operation

Tabelle 46.4 Probleme der Pharmakotherapie bei älteren Patienten mit jodinduzierter Hyperthyreose.

Präparat	Problem
Thioharnstoffderivate (Thiamazol, Carbimazol, Propylthiouracil)	sehr lange Latenz bis zum Wirkungseintritt, hohe Dosierung erforderlich
Jod in hoher Dosis („Plummern")	bei jodinduzierter Hyperthyreose unwirksam
Lithium	geringe therapeutische Breite, wenig wirksam
Betablocker	bei älteren multimorbiden Patienten häufig kontraindiziert

muß also schon bei der Entscheidungsfindung zur Jodtherapie nach Plummer berücksichtigt werden. Dagegen eignet sich gerade auch für ältere Patienten mit Morbus Basedow eine Radiojodtherapie. Die Patienten müssen allerdings vom Gesamtzustand her in der Lage sein, die erforderliche Isolierung über ca. 8–10 Tage zu tolerieren.

Schwieriger ist die medikamentöse Therapie der jodinduzierten Hyperthyreose des älteren Menschen (Köbberling et al. 1985). Mit den üblichen pharmakotherapeutischen Maßnahmen läßt sich die Erkrankung nur schwer behandeln (Tab. 46.4). Die Ursache liegt darin, daß die Schilddrüse mit Jodid und präformiertem Schilddrüsenhormon gefüllt ist. Da die gebräuchlichen thyreostatischen Medikamente in erster Linie die Neusynthese von Schilddrüsenhormonen hemmen, wird verständlich, daß diese Medikation erst mit langer Latenz wirksam werden kann. Während dieser Zeit ist der Patient jedoch weiter hyperthyreot und den unter Umständen lebensbedrohlichen Risiken der Hyperthyreose ausgesetzt. Hohe Joddosen im Sinne des „Plummerns", eine bei Morbus Basedow präoperativ häufig durchgeführte und sehr wirksame Therapieform, kommt bei Patienten mit jodinduzierter Hyperthyreose nicht in Betracht. Auch eine Radiojodtherapie scheidet wegen der zu erwartenden niedrigen Tracer-Aufnahme aus. Lithium, gelegentlich als Therapeutikum bei schweren Hyperthyreosen empfohlen, besitzt nur eine geringe therapeutische Breite, ist also mit einer erheblichen Nebenwirkungsrate behaftet und hat nur selten die erwünschten therapeutischen Effekte gebracht. Eine symptomatische Betablockermedikation ist bei älteren Menschen, z.B. wegen bestehender obstruktiver Lungenerkrankungen oder Herzinsuffizienz, häufig kontraindiziert. Zeitweise wurde als alternatives Therapieverfahren eine Plasmapherese empfohlen, aber auch dieser Ansatz ist risikobehaftet, und eventuelle günstige Effekte sind allenfalls von sehr kurzer Dauer.

Vor mehreren Jahren wurde wegen dieses therapeutischen Dilemmas empfohlen, Patienten mit jodinduzierter Hyperthyreose trotz bestehender hyperthyreoter Stoffwechsellage einer operativen Therapie zuzuführen (Köbberling et al. 1985). Auf diese Weise kann der große intrathyreoidale Pool an Jod und präformiertem Schilddrüsenhormon rasch entfernt werden. Dieses Verfahren wurde zwischenzeitlich von mehreren Zentren übernommen, die Komplikationsrate ist vergleichsweise gering und der therapeutische Erfolg häufig beeindruckend.

4 Struma mit Euthyreose

4.1 Pathophysiologie

Traditionsgemäß wird mit dem Begriff Struma eine palpatorisch vergrößerte Schilddrüse bezeichnet. Ob eine Schilddrüse palpatorisch als vergrößert erscheint, hängt nicht nur von ihrer objektiven Größe, sondern auch von der Länge des Halses, der Stärke der Halsmuskulatur, der Beweglichkeit der Halswirbelsäule und der Menge des subkutanen Fettgewebes ab.

Die Diagnose einer Struma erlaubt noch nicht die Zuordnung zu einer Krankheit im pathophysiologischen Sinn. Eine pathogenetische Zuordnung der Schilddrüsenvergrößerung zu einer zugrundeliegenden Erkrankung des Organs ist aber auch mit der klinischen Untersuchung und der Sonographie allein nur selten möglich. Wenn durch Laboruntersuchungen eine Hyperthyreose und eine Hypothyreose ausgeschlossen sind, liegt eine sog. Struma mit Euthyreose vor, die früher auch als blande Struma bezeichnet wurde.

Die Ursache für die häufige Entstehung einer Struma liegt in dem auch bei uns noch immer bestehenden allgemeinen Jodmangel. Zur Aufrechterhaltung der normalen Schilddrüsenfunktion ist eine Mindestaufnahme von Jodid mit der Nahrung oder dem Trinkwasser erforderlich. Oberhalb einer Menge von 150 µg/Tag ist nicht mit Jodmangelzuständen zu rechnen. Bei geringerer Aufnahme kommt es je nach Ausprägung des Mangels und nach individueller Konstitution zu Jodmangelzuständen. Der Jodmangel führt durch eine intrathyreoidale Freisetzung von sog. Wachstumsfaktoren direkt zu der Strumaentwicklung.

Im Gegensatz zu früheren Annahmen spielt das TSH in der Pathogenese der Struma keine oder eine nur untergeordnete Rolle.

In der Bundesrepublik Deutschland beträgt die durchschnittliche Jodidaufnahme etwa 60–80 µg/Tag, sie liegt also deutlich unterhalb der erforderlichen Dosis von 150 µg/Tag. Dementsprechend finden sich in Deutschland gehäuft Strumen. Mit zunehmendem Lebensalter steigt die Häufigkeit an. Insgesamt sind Strumen bei Frauen häufiger als bei Männern. Bemühungen der letzten Jahre um eine verstärkte sog. Jodprophylaxe, z.B. durch die Propagierung von Jodsalz zur Verwendung im Haushalt und in der Nahrungsmittelindustrie, haben nur zu einem geringen Rückgang der Strumahäufigkeit geführt.

Das gesundheitliche Risiko lange bestehender Jodmangelsymptome besteht in erster Linie in der Entwicklung sogenannter Autonomien in der Schilddrüse, die den Boden für jodinduzierte Hyperthyreosen liefern.

Nicht selten wird bei einer Struma mit Euthyreose trotz normaler peripherer Hormonwerte ein supprimierter TSH-Wert gemessen. Diese Konstellation wird häufig als „latente Hyperthyreose" bezeichnet, und in der Tat stellt ein solcher Befund einen Risikofaktor für das spätere Auftreten einer Hyperthyreose dar, insbesondere nach einer sog. Jodkontamination, also nach Jodgabe, z.B. aus diagnostischen (Kontrastmittel) oder therapeutischen Gründen. Das Risiko ist dabei absolut gesehen gering, es liegt bei etwa 1–3%. Bisher gibt es keine anamnestischen, klinischen, laborchemischen oder sonstigen objektiven Befunde, die eine Vorhersage erlauben, welche Patienten mit Autonomien in der Struma nach einer Jodapplikation mit der Entwicklung einer jodinduzierten Hyperthyreose reagieren.

Da Autonomien als Folge länger bestehenden Jodmangels entstehen, ist es nicht verwunderlich, daß die Häufigkeit von Autonomien mit zunehmendem Lebensalter zunimmt. Die Diagnose einer sogenannten latenten Hyperthyreose wird also bei älteren Menschen mit deutlich höherer Häufigkeit gestellt als bei jüngeren Patienten. Als einzig sichere Konsequenz ergibt sich, daß bei Patienten mit dieser Konstellation die Verabreichung von Jod in höheren Dosierungen wenn immer möglich vermieden werden sollte und daß in Fällen, in denen eine Jodapplikation unvermeidlich ist, eine entsprechende Überwachung zum Ausschluß einer Hyperthyreose durchgeführt werden sollte. Ob sich hieraus allerdings die Konsequenz ableiten läßt, in jedem Falle vor der Verabreichung von Jod, z.B. vor Kontrastmittelapplikation, eine Schilddrüsenuntersuchung vorzunehmen, wird unterschiedlich beurteilt.

4.2 Anamnestische Angaben und klinische Befunde

Die unkomplizierte Schilddrüsenvergrößerung, früher als blande Struma bezeichnet, heute als Struma mit Euthyreose, macht in der Regel keine lokalen Beschwerden. In der Praxis werden zwar häufig Schilddrüsenuntersuchungen wegen eines Engegefühls am Hals oder wegen subjektiver Irritationen durch hochgeschlossene Kleidung durchgeführt. Dies ist jedoch in den seltensten Fällen direkter Ausdruck der vergrößerten Schilddrüse. Nur bei sehr großen Schilddrüsen machen sich lokale Beschwerden bemerkbar, etwa im Sinne von Einengungen der Trachea oder Einflußstauung durch Obduration der oberen Thoraxapertur.

Auch die Aufmerksamkeit des untersuchenden Arztes und sein Geschick in der Palpation von Schilddrüsen spielt eine nicht zu unterschätzende Rolle. Mit der Einführung der Sonographie, die sich bei Kombination zweier Schallebenen auch zu einer dreidimensionalen Volumetrie eignet, hat sich die Situation verändert. Es besteht jetzt die Möglichkeit, mit einer hinreichenden Genauigkeit das Schilddrüsenvolumen in ml anzugeben. Damit konnte die frühere, sehr grobe Größenklassifikation der Struma, die sich auf Inspektion und Palpation beschränkte, verlassen werden.

Bei der sonographischen Untersuchung soll nicht nur das Volumen beider Schilddrüsenlappen angegeben werden, sondern darüber hinaus die Echoqualität. Jede entope (im Halsbereich gelegene) Struma wird entweder als Struma diffusa, als Struma uninodosa oder Struma multinodosa klassifiziert. Dystop gelegene Schilddrüsen können intrathorakal gelegen sein oder als Zungengrundstruma imponieren. Die Beschreibung des Schilddrüsenknotens sollte möglichst exakt nach ihren sonographischen Kriterien erfolgen, also hinsichtlich Zahl, Lage, Größe und Echogenität. Die Befunde sollten darüber hinaus immer in Form einer bildlichen Dokumentation objektiviert werden.

Bei bestehenden Knoten in der Schilddrüse sollte in der Regel auch ein Szintigramm durchgeführt werden. Vermehrt speichernde sog. heiße Knoten weisen auf Autonomien hin. Vermindert oder gar nicht speichernde sog. kalte Knoten sind meist degenerativer Natur, insbesondere bei multiplem Auftreten in vergrößerten Schilddrüsen. Isolierte kalte Knoten können aber auch Hinweis für ein Schilddrüsenkarzinom sein, weshalb eine weitere Abklärung durch Feinnadelpunktion und gegebenenfalls Operation mit histologischer Untersuchung empfehlenswert ist. Im Zusammenhang mit der Operationsentscheidung bei Vorliegen von differenzierten Schilddrüsenkarzinomen (papilläre und follikuläre Karzinome) ist der in der Regel sehr langsam progrediente Verlauf dieser Tumoren zu berücksichtigen. Das Risiko der Tumorerkrankung ist mit dem Operationsrisiko und der allgemeinen Lebenserwartung der Patienten abzuwägen.

Die Grenze zwischen normaler Schilddrüsengröße und pathologischer Vergrößerung ist nicht immer leicht zu ziehen. In Gegenden mit ausreichender Jodversorgung liegt die Schilddrüsengröße bei Frauen unter 18 ml, bei Männern unter 25 ml. Nicht jede Schilddrüse, die diese Grenzwerte überschreitet, stellt aber einen Befund im Sinne krankheitsrelevanter Symptome dar. In der Jodmangelsituation der Bundesrepublik Deutschland werden die genannten Grenzwerte bei einem sehr hohen Anteil aller Personen überschritten. Bei älteren Menschen ist eine Schilddrüsengröße im „Normbereich" eher die Ausnahme.

4.3 Labordiagnostik

Definitionsgemäß sind bei der Struma mit Euthyreose die Schilddrüsenhormonwerte normal. Auch bei euthyreoter Stoffwechsellage findet sich in Strumen aber häufig ein supprimierter TSH-Wert, in Deutschland bei etwa 10–15% aller Menschen.

4.4 Therapie

Es besteht kein Zweifel, daß die Verabreichung von Jodid zur Strumaprophylaxe geeignet ist und allgemein empfohlen werden kann. Schwieriger zu beantworten ist die Frage, ob Jodid sich auch zur Therapie einer bestehenden Struma eignet. Wie oben ausgeführt, führt der Jodmangel innerhalb der Schilddrüse selbst zur Freisetzung lokaler Wachstumsfaktoren, die unabhängig vom TSH wirksam werden bzw. bei denen das TSH lediglich einen „permissiven" Effekt ausübt. Als logische Konsequenz ergibt sich, Jodid in ausreichender Dosis unmittelbar zuzuführen. Dabei sollte zur Therapie einer Struma vermutlich nicht nur der normale Tagesbedarf ersetzt werden, da bei einer jodverarmten Schilddrüse das Defizit in der Regel erst innerhalb von Wochen bis Monaten ausgeglichen werden kann. Bisher läßt sich das Ausmaß des Gesamtjoddefizits im Einzelfall kaum bestimmen. Mit Dosierungen von 300–500 µg Jodid/Tag liegen jedoch Erfahrungen vor, die vermuten lassen, daß hiermit nicht nur der Tagesbedarf ausgeglichen wird, sondern daß es auch zu einer Anreicherung des „Jodpools" im Körper kommt, so daß die Struma sich ausreichend zurückbilden kann. Neben der täglichen Jodidgabe wird auch die Gabe in einmaligen Wochenrationen empfohlen, z.B. über Thyrojod-Depot 1,5 mg/Tablette.

In früheren Jahren erfolgte die Strumatherapie sehr häufig mit Thyroxin. Diesem Vorgehen lag die Vorstellung zugrunde, daß eine durch Jodmangel ausgelöste TSH-Erhöhung die wesentliche pathogenetische Ursache der Struma sei. Mit dem Thyroxin sollte das TSH supprimiert werden, um damit die Schilddrüse zu verkleinern. Diese Vorstellung trifft sicher nicht zu. Trotzdem wird diese Therapie, die durchaus auch zur Verkleinerung der Schilddrüse führen kann (möglicherweise in erster Linie durch das im Thyroxin enthaltene Jod), auch heute noch von einigen Ärzten bevorzugt.

Die Struma mit Euthyreose kann also im Prinzip sowohl mit Thyroxin als auch mit Jodid behandelt werden. Die beiden genannten Therapieformen sind in ihrer Wirksamkeit etwa vergleichbar. Sowohl mit 150 µg Levothyroxin/Tag als auch mit 400 µg Jodid/Tag läßt sich im Mittel eine Volumenreduktion um etwa 30% erzielen (Hintze et al. 1982). Der maximale Therapieeffekt ist dabei nach etwa 6 Monaten erzielt. Nach Beendigung einer Therapie kommt es im Falle der Thyroxinbehandlung zu einem schnelleren Wiederanstieg der Strumagröße als nach Jodidbehandlung.

Vor- und Nachteile der genannten Therapieformen lassen sich kaum mit dem Ausmaß des Therapieeffektes begründen (Köbberling 1992). Ob der günstigere Effekt nach Absetzen der Therapie ein Argument für die Jodidtherapie darstellt, ist zweifelhaft, da ohnehin kaum empfohlen wird, eine Thyroxintherapie ohne anschließende Verabreichung eines Jodidpräparates durchzuführen. Die vergleichende Beurteilung der beiden Therapieformen hat langfristig eher unter dem Aspekt möglicher Nebenwirkungen zu erfolgen. Weder die Behandlung mit Levothyroxin noch die Behandlung mit Jodid ist frei von Problemen, die insbesondere im höheren Lebensalter von erheblicher Bedeutung sind.

Viele Patienten mit Struma haben trotz euthyreoter Stoffwechsellage ein supprimiertes TSH. Für eine suppressive Therapie mit Schilddrüsenhormon bei bereits erniedrigten TSH-Werten fehlt aber eine sachliche Begründung. So kommt es auch nicht selten bei solchen Patienten durch die Addition von endogenem und exogenem Hormon zu unerwartet hohen Gesamtthyroxinspiegeln mit entsprechenden Nebenwirkungen. Eine Hyperthyreosis factitia als Folge einer Strumatherapie ist ein nicht seltenes klinisches Ereignis, das insbesondere bei älteren Patienten unter Umständen zu kardialen Problemen führen kann.

Die Behandlung mit Jodid, soweit die Dosierung den Bedarf überschreitet, ist aber auch mit Problemen behaftet. Ohne differenzierte Untersuchung ist meistens nicht zu erkennen, ob in der Schilddrüse sogenannte Autonomien bestehen. Auf dem Boden von Autonomien in der Schilddrüse kann aber eine Jodidgabe in höheren Dosierungen zum Auftreten einer sogenannten jodinduzierten Hyperthyreose führen. Die kritische Gesamtdosis, oberhalb deren mit diesem Risiko zu rechnen ist, läßt sich nicht sicher angeben. Bei den üblichen Dosierungen zwischen 300 und 500 µg/Tag läßt sich jedoch nicht sicher ausschließen, daß mindestens leichtere Formen jodinduzierter Hyperthyreose bei entsprechend prädisponierten Patienten auftreten könnten.

Bei beiden Therapieformen treten also Probleme in erster Linie dann auf, wenn Autonomien in der Schilddrüse vorhanden sind. Beide Therapieformen sind in diesen Fällen risikobehaftet, und der Therapieeffekt ist vermutlich gering. Bei älteren Menschen ist wegen dieses Risikos und wegen der relativ geringeren Möglichkeit einer Volumenreduktion häufig auf eine Strumatherapie zu verzichten. Insbesondere bei Patienten mit Beschwerdefreiheit empfiehlt es sich, lediglich eine ausreichende Jodversorgung sicherzustellen, um auf diese Weise ein weiteres Strumawachstum zu verhindern. Sofern jedoch im höheren Lebensalter eine Struma neu entsteht und als therapiebedürftig angesehen wird, sollte zuvor eine differenzierte Diagnostik zum Ausschluß einer Autonomie durchgeführt werden. Bei sicherem Ausschluß einer Autonomie können, ähnlich wie bei Jugendlichen und jungen Erwachsenen, sowohl Jodid als auch Thyroxin therapeutisch eingesetzt werden. Bisher fehlen Studien, die darüber Auskunft geben, ob durch eine Therapie im Vergleich zu einem nicht behandelten Kollektiv das Strumawachstum und das Auftreten regressiver Veränderungen wirklich verhindert werden können.

Insbesondere bei knotig veränderten Strumen ist das Risiko des Vorliegens zirkumskripter oder disseminierter Autonomien deutlich erhöht, so daß in jedem Fall eine szintigraphische Darstellung, möglichst unter Suppressionsbedingungen erfolgen muß, bevor eine Strumatherapie eingeleitet werden kann. Die Möglichkeit einer Volumenreduktion wird jedoch bei knotigen Strumen, insbesondere bei älteren Patienten, eher skeptisch beurteilt. Die Erhaltung eines Status quo durch Jodidsupplementierung kann hier jedoch bereits als Erfolg gewertet werden. Insbesondere bei älteren Patienten mit knotigen Strumen sollte eine medikamentöse Strumatherapie im Einzelfall gut begründet sein, ein „kontrolliertes Zuwarten" ist in der Regel vertretbar, wahrscheinlich sogar mit dem geringsten Risiko behaftet.

Bei Patienten mit disseminierter oder zirkumskripter Autonomie der Struma ist von einer Behandlung mit Levothyroxin und Jodid abzuraten. In solchen Fällen ist eine Therapie mit Radiojod oder eine

Operation durchzuführen. Auch bei Patienten mit Autonomien ist jedoch, zumindest in Ausnahmefällen, ein kontrolliertes Zuwarten vertretbar. Rezidivstrumen nach durchgeführter Schilddrüsenoperation sind bezüglich der Therapie mit Levothyroxin oder Jodid nicht anders zu behandeln als Primärstrumen. Vor Einleitung einer Therapie ist in der Regel der Ausschluß einer funktionellen Autonomie und einer Hypothyreose erforderlich. Bei sicher euthyreoter Stoffwechsellage kann die Rezidivprophylaxe allein über eine Jodidsupplementierung erfolgen.

Auch wenn man sich zu einer Thyroxintherapie entschließt, sollte das Levothyroxin in jedem Fall nicht länger als über einen Zeitraum von 1–2 Jahren verabreicht werden. Die früher gelegentlich zitierte Auffassung „einmal Thyroxin, immer Thyroxin" bei Patienten mit Struma kann nicht aufrechterhalten werden. Nach Beendigung einer Verkleinerungstherapie mit Levothyroxin ist in jedem Fall auf eine Jodidgabe in Höhe von etwa 200 µg/Tag umzustellen.

Wenn in Ausnahmefällen bei älteren Patienten eine Struma wegen lokaler Verdrängungserscheinungen dringend therapiert werden muß, kommt in erster Linie eine Radiojodtherapie in Frage, obwohl der volumenreduzierende Effekt nicht sehr ausgeprägt ist. Nur sehr selten muß eine Struma mit Euthyreose im höheren Lebensalter operiert werden.

Literatur

Herrmann, J.: Prevalence of hypothyroidism in the elderly in Germany. A pilot study. J. endocr. Invest. 4 (1981) 327–330.

Hintze, G., R. Benecke, B. Conrad, J. Köbberling: Klinisch-neurophysiologische Befunde bei Patienten mit Altershyperthyreose. Akt. Endokr. Stoffw. 3 (1982) 131–134.

Hintze, G., Emrich, D., Köbberling, J.: Treatment of endemic goitre due to iodine deficiency with iodine, levothyroxine or both: results of a multicentre trial. Europ. J. clin. Invest. 19 (1989) 527–534.

Hintze, G.: Oligosymptomatische Formen der Hyperthyreose im Alter. Klin. Wschr. 68 (1990) 647–650.

Hintze, G., Windeler, J., Baumert, J., et al.: Thyroid volume and goitre prevalence in the elderly as determined by ultrasound and their relationships to laboratory indices. Acta endocr. (Kbh.) 124 (1991) 12–18.

Hintze, G., Burghardt, U., Baumert, J., et al.: Prevalence of thyroid dysfunction in elderly subjects from the general population in an iodine deficiency area. Aging 3 (1991) 325–331.

Köbberling, J., H. Dirks, G. Hintze: Hyperthyreose mit nicht erhöhten Werten von Gesamtthyroxin und Gesamttrijodthyronin. Akt. Endokr. Stoffw 3 (1982) 42.

Köbberling, J., G. Hintze, H. D. Becker: Iodine-induced thyrotoxicosis – a case for subtotal thyroidectomy. Klin. Wschr. 63 (1985) 1.

Köbberling, J.: Jodprophylaxe mit Lugolscher Lösung? Dtsch. Med. Wschr. 113 (1988) 1900.

Köbberling, J.: Strumatherapie heute. Med. Klin. 87 (1992) 374–377.

Lahey, F. H.: Non-activated (apathetic) type of hyperthyroidism. New Engl. J. Med. 204 (1931) 747.

Lazarus, J. H., M. L. Burr, A. M. McGregor, et al.: The prevalence and progression of autoimmune thyroid disease in the elderly. Acta endocr. (Kbh.) 106 (1984) 199–202.

Rosenbaum, R. L., U. S. Barzel: Levothyroxine replacement dose for primary hypothyroidism decreases with age. Ann. intern. Med. 96 (1982) 53–55.

Rudorff, K.-H., U. Fahrenkrog, K. Jahnke: Schilddrüsenerkrankungen im Alter, Klinik und Therapie, Teil 2: Hypothyreose, blande Struma, Schilddrüsenmalignome, Fortschr. Med. 99 (1981) 1747–1752.

Sawin, C. T., T. Herman, M. E. Molitch, et al.: Aging and the thyroid. Decreased requirement for thyroid hormone in older hypothyroid patients. Amer. J. Med. 75 (1983) 206–209.

Schemmel, K., G. Müller, H. Franke: Die Hypothyreose im höheren Lebensalter. Dtsch. med. Wschr. 108 (1983) 1833–1836.

47

AIDS im Alter

RUPERT PÜLLEN

INHALT

1 Problemstellung und Epidemiologie . . . 540
2 Übertragungsmodus und Klinik 540
3 Therapie und Verlauf 541

1 Problemstellung und Epidemiologie

Die Behandlung von AIDS-Patienten zählt zweifellos zu den Randgebieten geriatrischer Tätigkeiten. Wegen der wachsenden Bedeutung des Krankheitsbildes werden jedoch auch für Geriater Kenntnisse dieses Syndroms immer wichtiger.

Während in den westlichen Ländern in den meisten Altersgruppen die Zahl der an AIDS neu Erkrankten stabil bleibt oder sogar geringgradig sinkt, trifft dies auf die Gruppe der älteren Patienten nicht zu. Die Häufigkeit älterer AIDS-Patienten wird im allgemeinen mit etwa 3% angegeben; in der amerikanischen Maryland-Studie waren 2,7% der an AIDS neu Erkrankten 60 Jahre oder älter (Chen et al. 1998). Zusätzlich ist eine hohe Zahl nicht diagnostizierter Fälle zu vermuten. So fanden sich bei älteren Frauen, die an unklaren Grundkrankheiten verstorben waren, post mortem in etwa 10% eine HIV-Infektion (El-Sadr et al. 1995).

Ältere Patienten fühlen sich in größerem Maße als jüngere durch die Diagnose AIDS stigmatisiert. Sie neigen eher dazu, notwendige Untersuchungen abzulehnen. Seltener als jüngere Patienten teilen sie anderen behandelnden Ärzten, z.B. Zahnärzten, mit, wenn bei ihnen die Diagnose AIDS gestellt worden ist.

Auch die öffentliche Aufklärungsarbeit richtet sich meist an jüngere Personen, so daß sowohl Ärzte als auch ältere Menschen glauben, AIDS sei ausschließlich ein Problem des jüngeren oder mittleren Lebensalters. Ältere Personen, die einem hohen Risiko einer HIV-Infektion ausgesetzt sind, greifen sehr viel seltener zu präventiven Maßnahmen als jüngere Menschen (Stall et al. 1994)

2 Übertragungsmodus und Klinik

Etwa 80% der älteren AIDS-Patienten sind männlich. Ähnlich wie bei jüngeren Patienten wird auch in dieser Altersgruppe das HI-Virus am häufigsten sexuell übertragen. Dabei spielen homosexuelle Kontakte eine deutlich größere Rolle als heterosexuelle. In den 80er Jahren stand die Übertragung durch Blutprodukte im Vordergrund. Durch die strenge Qualitätskontrolle ist diese Zahl aber erheblich gesunken. Bei etwa 15% der älteren AIDS-Patienten findet sich die Abhängigkeit von i.v. applizierbaren Drogen als Übertragungsmodus; bei den unter 40jährigen AIDS-Patienten ziehen sich etwa 40% der Patienten auf diesem Wege das Virus zu. Im Gegensatz zu jüngeren Patienten läßt sich bei älteren AIDS-Erkrankten vielfach überhaupt kein Übertragungsmodus eruieren. Dies ist in etwa bei 10% der Patienten der Fall (Chen et al. 1998).

Viele der Symptome, die bei jüngeren Patienten an AIDS denken lassen, werden von älteren Patienten und ihren Ärzten leicht als altersbedingte Veränderung oder Erkrankung fehldeutet. So werden Hirnleistungsstörungen, wie sie im Rahmen einer HIV-Enzephalopathie auftreten können, leicht als dementielles Syndrom vom Alzheimer-Typ verkannt. Dabei kann der atypische, manchmal rapide Verlauf der Hirnleistungsstörung auf eine HIV-Enzephalopathie hinweisen. Auch Schwäche und Gewichtsverlust im Rahmen von AIDS werden vielfach anderen, im Alter häufigeren Krankheiten zugeschoben. Laborwerte, wie eine Leukopenie oder eine Anämie, die ebenfalls im Rahmen einer HIV-Infektion auftreten können, erfahren bei älteren Patienten nicht die gleiche Aufmerksamkeit wie bei jüngeren. Da die genannten Symptome bei alten Menschen häufig anzutreffen sind, rechtfertigen sie alleine nicht die Einleitung weiterer Tests. Nur wenn weitere Symptome einer HIV-Infektion hinzutreten oder die gezielte Anamnese bzw. Fremdanamnese den Verdacht auf eine HIV-Infektion lenken, sind weitere Tests gerechtfertigt. Auch Infektionen, die einen protrahierten Verlauf zeigen und auf die übliche antibiotische Therapie unzureichend ansprechen, können den Verdacht auf eine HIV-Infektion lenken.

Die häufigste opportunistische Infektion beim älteren AIDS-Patienten ist – in etwa der Hälfte der Fälle – die Pneumocystis-carinii-Pneumonie. Es folgen die Candidiasis, mit Befall sowohl der Lunge als auch des Ösophagus. Infektionen mit dem Zytomegalievirus und mit Mykobakterien finden sich seltener.

Das akute Stadium einer frischen HIV-Infektion, das bei jüngeren Patienten nur in wenigen Fällen diagnostiziert wird, ist bei älteren Patienten noch viel seltener anzutreffen. Wenn ältere Patienten in ärztliche Behandlung kommen, liegt meist schon ein fortgeschrittenes Stadium einer HIV-Infektion vor; vielfach läßt sich bereits die Diagnose AIDS stellen.

Liegen klinische Symptome vor und liefert eine gezielte Anamnese weitere Hinweise auf eine HIV-Infektion, sind die üblichen Tests wie ELISA und Western-Blot-Test auf HIV-Antikörper indiziert.

3 Therapie und Verlauf

Die Therapie älterer AIDS-Patienten unterliegt einem raschen Wandel. Im Zentrum der antiviralen Therapie steht Zidovudin, ein Nukleosidanalogon, das auch in der Behandlung jüngerer HIV-Infizierter eine große Rolle spielt. Auch andere Wirkstoffe wie Lamivudin und Indinavir können bei älteren AIDS-Patienten eingesetzt werden.

Die Therapie opportunistischer Infektionen orientiert sich an den Leitlinien für jüngere Patienten. Unerläßlich sind soziale und psychologische Maßnahmen. Angehörige und Betreuer, von denen in vielen Fällen die Initiative zur AIDS-Diagnostik ausgeht (Skiest et al. 1996), müssen in die Behandlung der Patienten mit einbezogen werden.

Die höhere Rate unerwünschter Arzneimittelwirkungen und vielfach bestehende Begleitkrankheiten zwingen zu einer besonders engmaschigen Überwachung der Therapie.

Der Verlauf einer AIDS-Erkrankung im Alter läßt sich im Einzelfall nur schwer vorhersehen. Einzelne Patienten profitieren erheblich von einer antiviralen Therapie; sowohl Laborwerte (CD4) als auch das klinische Bild können sich bessern (Le et al. 1998). Im allgemeinen haben ältere AIDS-Patienten jedoch eine deutlich schlechtere Prognose als jüngere. Die mediane Überlebenszeit nach der Diagnose von AIDS ist signifikant kürzer; sie betrug bei älteren Patienten (≥ 60 Jahre) 9 Monate, verglichen mit 22 Monaten bei jüngeren Patienten. Zu dieser kurzen Überlebenszeit tragen viele Faktoren bei. So erleiden ältere Patienten nach einer HIV-Infektion schneller opportunistische Infektionen oder erkranken an Tumoren, die zur Diagnose AIDS führen. Im Gegensatz zu jüngeren Patienten können im Alter geschädigte T-Zellen nicht in ausreichendem Maße ersetzt werden. Auch deshalb haben ältere Patienten einen ungünstigeren Verlauf, wenn die Diagnose AIDS einmal gestellt ist (Adler et al. 1997). Eine besondere Bedeutung kommt den Begleitkrankheiten zu. Eine begleitende Multimorbidität korreliert mit einer erheblich schlechteren Überlebenszeit (Skiest et al. 1996). Auch die spätere Diagnose von AIDS im Verlauf einer HIV-Infektion älterer Patienten trägt zu einer kürzeren Überlebenszeit bei. Um die Prognose älterer AIDS-Patienten zu verbessern, sind künftig eine wirksame Prävention mit adäquater Aufklärung und Therapiestudien mit Einbeziehung älterer Patienten erforderlich.

Literatur

Adler, W. H., P. V. Baskar, F. J. Chrest, et el.: HIV infection and aging: mechanisms to explain the accelerated rate of progression in the older patient. Mech. Ageing Develop. 96, 1997; 137–155.

Chen, H. X., P. A. Ryan, R. P. Ferguson, et al.: Characteristics of acquired Immunodeficiency syndrome in older adults. J. Amer. Geriat. Soc. 46, 1998; 153–156.

El-Sadr, W., J. Gettler: Unrecognized human immunodeficiency virus infection in the elderly. Arch. intern. Med. 155; 1995; 184–186.

Le, T. P., Tuazon, C. U.: Human immunodeficiency virus (HIV) infection in older people: A case report. J. Amer. Geriat. Soc. 46, 1998; 249.

Skiest, D. J., E. Rubinstien, N. Carley, et al.: The importance of comorbidity in HIV-infected patients over 55: a retrospective case control study. Amer. J. Med. 101, 1996; 605–611.

Stall, R., J. Catania: AIDS risk behaviors among late middle-aged and elderly Americans. The National AIDS Behavioral Surveys. Arch. intern. Med. 154, 1994; 57–63.

Terpenning, M.: AIDS in older people. 1998, J. Amer. Geriat. Soc. 46, 1998; 244–245.

48

Autofahren

Rupert Püllen

INHALT

1 Einleitung 542
2 Erkrankungen mit Einfluß auf die
  Wahrnehmung 542
3 Erkrankungen mit Einfluß auf die
  Bewußtseinslage 543
4 Störungen der Hirnfunktion 543
5 Medikamente und Alkohol 544
6 Einschätzung des Fahrverhaltens . 544
7 Welche Hilfen sind möglich? 545
8 Was ist, wenn der Fahrer sich weigert,
  den Führerschein abzugeben? . . . 545
9 Zusammenfassung 545

1 Einleitung

Ältere Menschen sind oft ganz besonders auf eigene Autos angewiesen. Sie benötigen ein eigenes Fahrzeug, um ihre Unabhängigkeit zu wahren, um Einkäufe oder Besuche zu machen. Auf der anderen Seite finden sich bei älteren Fahrern gehäuft Erkrankungen, Funktionseinbußen oder medikamentöse Verordnungen, die die Fahrtauglichkeit beeinträchtigen.

Im Gegensatz zu anderen Ländern werden in Deutschland ältere Autofahrer nicht routinemäßig auf ihre Fahrtauglichkeit hin untersucht. Der Bundesgerichtshof hat festgestellt, es sei Angelegenheit des älteren Autofahrers zu beurteilen, ob er mögliche Funktionseinbußen durch Erfahrung und Routine ausgleichen kann. Bei dieser Beurteilung sollte in Zweifelsfällen ein Arzt hinzugezogen werden. Von sich aus sprechen allerdings nur sehr wenige ältere Patienten den behandelnden Arzt auf diese Problematik an. Eine Untersuchung bei stationären geriatrischen Patienten zeigte, daß keiner der Patienten, die noch ein Kraftfahrzeug steuern, den Arzt von sich aus auf die Problematik des Autofahrens ansprach, obwohl nach ärztlicher Einschätzung fast 80% der Patienten nicht fahrtauglich waren.

Bei der Beurteilung der Fahrtauglichkeit kommt dem Hausarzt eine Schlüsselrolle zu. Er muß das Interesse des älteren Menschen, weiterhin sein Auto zu steuern, abwägen gegen das Interesse der Allgemeinheit an Sicherheit auf den Straßen. Eine Befragung von etwa 5000 Mitgliedern der American Geriatrics Society belegte die große Unsicherheit von Ärzten bei der Behandlung dieses Themas. Die Haltung gegenüber älteren Fahrern und das diagnostische Vorgehen variierten erheblich.

Eine Hilfe zur Abschätzung der Fahrtauglichkeit bietet das Gutachten Krankheit und Kraftverkehr (1996), das vom Bundesminister für Verkehr herausgegeben wird. Bei der Einschätzung der Kraftfahrtauglichkeit muß folgenden beiden Fragen nachgegangen werden:
- Welche medizinischen Probleme bietet der Fahrer?
- Wie ist das Fahrverhalten?

Bei der medizinischen Einschätzung geht es neben Diagnosen konkreter Krankheitsbilder vor allem um das Ausmaß funktioneller Defizite. Störungen der Wahrnehmung, Erkrankungen mit Einfluß auf die Bewußtseinslage und auf die Hirnleistung sowie der Einfluß von Medikamenten und Alkohol sind die zentralen Bereiche medizinischer Untersuchungen.

2 Erkrankungen mit Einfluß auf die Wahrnehmung

Im Vordergrund stehen *Beeinträchtigungen des Sehvermögens*. Die zum 1.1.1999 in Kraft getretene Fahrerlaubnisverordnung schreibt eine zentrale Tagessehschärfe von mindestens 0,5/0,2 vor. Diese Werte können auch mit Sehhilfen erreicht werden. Das Gesichtsfeld muß beidäugig wenigstens 120° betragen. Augenzittern sowie Begleit- und Lähmungsschielen ohne Doppelsehen im zentralen Blickfeld bei Kopfgeradehaltung sind zulässig. Bei Augenzittern darf die Erkennungszeit für die einzelnen Sehzeichen nicht mehr als 1 sec betragen. Bei Einäugigkeit gelten andere Werte. Die oben genannten Werte sind Voraussetzungen für die Fahrerlaubnisklasse B (entspricht in etwa der früheren Klasse 3). Für andere Fahrerlaubnisklassen, insbesondere für die Berechtigung zur Fahrgastbeförderung, sind andere Kriterien zu erfüllen. Auch wenn die neue Fahrerlaubnisverordnung manche Verschärfung mit sich gebracht hat, werden die gerade für ältere Fahrer problematischen Sehfunktionen der Dämmerungssehschärfe und der Blendungsempfindlichkeit nicht einmal namentlich erwähnt. Dabei besteht bei etwa der Hälfte der über 70jährigen eine ausgeprägte Blendungsempfindlichkeit. Bei älteren Personen liegen oft psychologische Altersveränderungen neben manifesten Augenerkrankungen vor. So kann zu einer Presbyopie ein Glaukom, eine Katarakt oder eine Makulopathie treten. Von Bedeutung ist auch die diabetische Retinopathie. Wegen des schleichenden Beginns und der Schmerzlosigkeit werden Funktionseinbußen oft sehr spät bemerkt. Vielfach besteht dann schon Fahruntauglichkeit. Einige Ursachen einer Visusminderung sind therapeutisch beeinflußbar, so beispielsweise eine Katarakt.

Erkrankungen des Stütz- und Bewegungsapparates, die die Beweglichkeit von Kopf und Hals behindern, können ebenfalls zu einer Störung der Wahrnehmung führen.

Eine isolierte *Beeinträchtigung des Hörens* dagegen dürfte nur in seltenen Ausnahmefällen den Entzug der Fahrerlaubnis zur Folge haben.

Eine *sensible Neuropathie* kann zur verminderten Kontrolle der Füße führen.

3 Erkrankungen mit Einfluß auf die Bewußtseinslage

Erkrankungen, die die Bewußtseinslage beeinflussen können, wie beispielsweise hirnorganische Anfallsleiden oder ein mit Insulin bzw. Sulfonylharnstoffen behandelter Diabetes mellitus, erfordern ein differenziertes Vorgehen.

> Synkopen unklarer Genese sollten so lange ein Fahrverbot zur Folge haben, bis ihre Ursache geklärt ist, eine Behandlung eingeleitet und über 6–12 Monate hinweg kein neues Ereignis aufgetreten ist.

Bei ausreichender Behandlung ist selbständiges Fahren, evtl. mit gewissen Auflagen wie beispielsweise das Meiden von Nachtfahrten oder hoher Geschwindigkeit, jedoch möglich.

4 Störungen der Hirnfunktion

Dementielle Syndrome bieten besondere Probleme: Ihre Prävalenz im Alter ist hoch, ihre Frühdiagnose sehr schwierig; zudem zeigen die Betroffenen meist keine Krankheitseinsicht.

Zwar rechtfertigt die Diagnose einer Demenz vom Alzheimer Typ nicht den sofortigen Entzug des Führerscheins. So bescheinigte in einer amerikanischen Untersuchung ein Fahrlehrer nach einem einstündigen Praxistest allen Patienten mit sehr leichter Form eines Morbus Alzheimer ein sicheres Fahrverhalten. Dennoch legt das Gutachten Krankheit und Kraftverkehr (Herausgeber: Bundesminister für Verkehr) mit Recht fest:

> Wer unter einer senilen oder präsenilen Hirnkrankheit oder unter einer schweren altersbedingten Persönlichkeitsveränderung leidet, ist zum Führen von Kraftfahrzeugen aller Klassen ungeeignet.

Bislang fehlen diagnostische Instrumente, die mit ausreichender Sicherheit auf die Fahrtauglichkeit schließen lassen. Die Selbsteinschätzung des Patienten ist besonders unzuverlässig. Alle Personen mit Morbus Alzheimer, die von Fahrlehrern als kraftfahrzeuguntauglich eingestuft wurden, hielten ihr eigenes Fahrverhalten für sicher. Umgekehrt zeigten die Personen, die angaben, unsicher zu fahren, bei Überprüfung ein umsichtiges und sicheres Fahrverhalten.

Auch psychometrische Tests lassen nur beschränkt Rückschlüsse auf die Fahrtauglichkeit zu. Amerikanische Geriater stützen sich bevorzugt auf den Mini-Mental-Status-Test nach Folstein et al., obgleich dieser Kurztest nicht zur Abschätzung der Fahrtauglichkeit validiert ist. Dementsprechend schwanken auch die Angaben über die notwendige Mindestpunktzahl zwischen 14 und 24 Punkten (Gesamtpunktzahl maximal 30). Wenn es auch nicht zulässig ist, aufgrund eines einzelnen Testergebnisses das Fahrverhalten zu beurteilen, so lassen sich doch mit Hilfe von psychometrischen Tests wichtige Teilaspekte erfassen. So können beispielsweise räumliche Wahrnehmung und Neglects durch den Uhrentest (Aufzeichnen des Ziffernblatts einer Uhr) abgeschätzt werden.

Die medikamentöse Therapie dementieller Syndrome ist bislang meist unbefriedigend; Nootropika werden kontrovers beurteilt. Es gibt jedoch Hinweise darauf, daß eine mehrwöchige Therapie mit Nootropika wie beispielsweise Piracetam bei Hirnleistungsminderung gewisse verkehrsrelevante Hirnfunktionen wie Orientierungsvermögen signifikant verbessern kann.

5 Medikamente und Alkohol

Zahlreiche Medikamente können das Fahrvermögen beeinträchtigen; einige wichtige Medikamentengruppen sind in Tabelle 48.1 aufgeführt. Unerwünschte Medikamentenwirkungen sind beim alten Menschen besonders häufig und werden oft nicht als solche erkannt. Insbesondere bei Behandlungsbeginn und Dosiserhöhungen ist Vorsicht geboten; nach gewisser Zeit läßt sich der Einfluß des Medikaments auf das Fahrvermögen besser abschätzen.

Einer amerikanischen Untersuchung zufolge sind insbesondere trizyklische Antidepressiva und blutzuckersenkende Präparate mit einer erhöhten Unfallgefahr bei älteren Personen verbunden. Ging ein rein diätetisch behandelter Diabetes mellitus ohne erhöhtes relatives Unfallrisiko einher, so lag das relative Risiko eines Unfalls mit Verletzungsfolgen unter Therapie mit Sulfonylharnstoffen bereits bei 3,1; bei Gabe von Insulin stieg das relative Risiko auf 5,8. Allerdings ist bei Einsatz dieser Medikamente auch eher von diabetischen Folgeschäden auszugehen, die ebenfalls die Fahrtauglichkeit beeinträchtigen können. Unter der heterogenen Gruppe der Antidepressiva gehen insbesondere trizyklische Antidepressiva mit einer erhöhten Unfallgefahr einher; selektive Serotoninwiederaufnahmehemmer (SSRI) und MAO-Hemmer beeinträchtigen die Fahrtauglichkeit in geringerem Maße. Sind bei einem älteren Autofahrer Antidepressiva indiziert, so sollten Präparate dieser Wirkstoffgruppe bevorzugt und trizyklische Antidepressiva gemieden werden.

Bei der Behandlung mit sedierenden Wirkstoffen muß stets geprüft werden, ob nicht Präparate auf pflanzlicher Basis genügen. Sind Schlafmittel unverzichtbar, sollten Wirkstoffe mit kurzer Halbwertszeit in möglichst kleiner Packungsgröße verschrieben werden.

Verordnet ein Arzt einem Patienten, der Auto fährt, ein Medikament, das die Fahrtauglichkeit beeinträchtigen kann, so ist er verpflichtet, den Patienten über dieses Risiko aufzuklären. Unterläßt er diese Sicherheitsaufklärung, kann er, insbesondere nach einem Unfall, zivilrechtlich oder auch strafrechtlich belangt werden. Der Arzt muß von sich aus den Patienten fragen, ob er Auto fährt. Der Hinweis auf den Beipackzettel reicht nicht aus. Der Arzt ist allerdings nicht verpflichtet, den aufgeklärten Patienten an der Benutzung seines Fahrzeuges zu hindern.

> Ganz besonders wichtig ist die Frage nach Alkoholkonsum. Dabei muß unbedingt auch nach der Einnahme versteckten Alkohols, beispielsweise in Pralinen oder in alkoholischen Destillaten von Kräutern (mit bis zu 79 Vol% Alkohol), gefahndet werden.

6 Einschätzung des Fahrverhaltens

Das besondere Problem des älteren Autofahrers bildet seine Multimorbidität, die oft mit einer Multimedikation einhergeht. Hier ist die Abschätzung der Fahrtauglichkeit besonders schwierig. In der letzten Zeit sind Testbatterien entwickelt worden, die Anhaltspunkte für die Gefährdung älterer Autofahrer liefern sollen. Risikofaktoren für eine erhöhte Unfallgefahr sind demnach Einschränkungen der Sehschärfe im Nahbereich, des Gesichtsfeldes, der Kopfbeweglichkeit oder aber Stürze in der Anamnese.

Die zuverlässigste Einschätzung erfolgt durch einen Fahrlehrer in einem *Praxistest,* der möglichst viele Standardsituationen umfaßt. Dies wird wahrscheinlich nur in einigen Fällen durchführbar sein. Aufschlußreicher als die Selbsteinschätzung ist die Fremdeinschätzung durch Ehepartner, Verwandte oder Bekannte. Die Fremdanamnese ist somit ein wertvoller Baustein bei der Beurteilung. Gezielte Fragen an den Fahrer selbst lassen jedoch auch oft Rückschlüsse zu. Einige nützliche Fragen sind weiter unten aufgeführt. Um eine mögliche Gefährdung weiterer Personen zu ermitteln, muß der Patient gefragt werden, in welchem Umfang er auch andere Personen befördert:

Fragen an den Patienten:
- Schnallen Sie sich an?
- Bringen Sie Ihr Auto regelmäßig in die Werkstatt?
- Fahren Sie gerne mit hoher Geschwindigkeit?
- Benutzen Sie oft vielbefahrene Straßen?
- Fahren Sie während der Hauptverkehrszeiten oder bei Dunkelheit?
- Haben Sie wiederholt längere Zeit nach Ihrem geparkten Auto gesucht?
- Brauchen Sie jemanden, der Ihnen den Weg nach Hause erklärt oder Verkehrszeichen erläutert?

Tabelle 48.1 Medikamente, die das Fahrvermögen einschränken.

- Antihistaminika
- Augentropfen (z.B. Mydriatika)
- Muskelrelaxanzien
- Antihypertensiva
- Psychopharmaka
- Analgetika
- Schlafmittel
- Beruhigungsmittel
- Blutzuckersenkende Medikamente

Fragen an Angehörige:
- Fühlen Sie sich sicher, wenn Sie mit dem Patienten fahren?
- Haben Sie Auffälligkeiten beim Fahrstil festgestellt?
- Hatte der Patient in der letzten Zeit Unfälle, oder erhielt er Protokolle, die auf verminderte Hirnleistung schließen lassen?

7 Welche Hilfen sind möglich?

Neben ausreichender Behandlung von Grundkrankheiten, weitgehendem Ausgleich von Funktionseinbußen und einer kritischen Überprüfung der Medikation ist es in vielen Fällen aussichtsreicher, das Fahrverhalten zu modifizieren. So läßt sich das Risiko eines Verkehrsunfalls reduzieren bei Beschränkung auf kurze Strecken und bei Vermeidung der Hauptverkehrszeiten. Die erhöhte Blendungsempfindlichkeit und die Abnahme von Dunkeladaptation und Dämmerungssehen legen ein Vermeiden von Nachtfahrten nahe. Technische Hilfen in Fahrzeugen wie Weitwinkelrückspiegel oder Automatikgetriebe können ebenfalls die Sicherheit erhöhen. Der wachsende Anteil älterer Fahrer sollte der Autoindustrie Ansporn sein, den Bedürfnissen dieser Fahrergruppe in neuen Modellen vermehrt Rechnung zu tragen.

In jedem konkreten Fall muß erörtert werden, ob nicht in größerem Umfang alternative Transportmöglichkeiten wie öffentlicher Nahverkehr, Taxis oder Mitfahrgelegenheiten bei anderen Personen bestehen.

8 Was ist, wenn der Fahrer sich weigert, den Führerschein abzugeben?

Besteht nach Einschätzung des Hausarztes Fahruntauglichkeit, empfiehlt es sich, das zuständige Straßenverkehrsamt zu informieren. Dabei ist es günstiger, wenn diese Meldung von Angehörigen ausgeht. Auf diese Weise braucht der Arzt die Schweigepflicht nicht zu brechen. Er ist im Gegensatz zur Rechtsprechung anderer Länder, beispielsweise einiger US-Bundesstaaten, nicht dazu verpflichtet, fahruntaugliche Führerscheininhaber zu melden. Das Straßenverkehrsamt veranlaßt eine amtsärztliche Untersuchung. Die dortigen Untersuchungen, die meist auch psychometrische Tests mit einschließen, entscheiden über das weitere Vorgehen. In unklaren Fällen wird der Fahrer anderen Stellen zur Begutachtung vorgestellt, z.B. einer medizinisch-psychologischen Untersuchung (beim TÜV) unterzogen. Kosten, die dabei anfallen, muß der Fahrer oft selbst tragen.

> Bei unzureichenden Testergebnissen oder bei Weigerung, sich amtsärztlich untersuchen zu lassen, kann der Führerschein eingezogen werden.

9 Zusammenfassung

Trotz der zahlreichen alterskorrelierten beeinträchtigenden Faktoren ist der ältere Autofahrer im Ganzen ein sicherer Verkehrsteilnehmer. Die Unfallzahlen liegen unterhalb der Unfallzahlen der 18- bis 24jährigen, übersteigen allerdings unter Berücksichtigung der reduzierten Fahrleistung in den meisten Untersuchungen die der Autofahrer mittleren Alters. So ist davon auszugehen, daß ein großer Teil der gesunden älteren Autofahrer alterskorrelierte Defizite über längere Zeit durch Erfahrung und angepaßtes Fahrverhalten ausgleichen kann.

Literatur

Busse, H.: Sehvermögen und Verkehrstauglichkeit im Alter. Fortschr. Med. 111 (1993) 28–32.
Carr, D. B.: Assessing older drivers for physical and cognitive impairment. Geriatrics 48 (1993) 46–51.
Deutsche Ophthalmologische Gesellschaft: Empfehlung der Deutschen Ophthalmologischen Gesellschaft zur Fahreignungsbegutachtung für den Straßenverkehr. Heidelberg, 1999.
Hunt, L., J. C. Morris, D. Edwards, B. S. Wilson: Driving performance in persons with mild senile dementia of the Alzheimer type. J. Amer. Geriat. Soc. 41 (1993) 747–753.
Koepsell, T. D., M. E. Wolf, L. McCloskey, et al.: Medical conditions and motor vehicle collisions injuries in older adults. J. Amer. Geriat. Soc. 42 (1994) 695–700.
Krankheit und Kraftverkehr. Gutachten des Gemeinsamen Beirates für Verkehrsmedizin. Herausgegeben vom Bundesminister für Verkehr. Bonn 1996.
Leveille, S. G., D. M. Buchner, T. D. Koepsell, et al.: Psychoactive medications and injurious motor vehicle collisions involving older drivers. Epidemiology 5 (1994) 591–598.
Marottoli, R. A., E. D. Richardson, M. H. Stowe et al.: Development of a test battery to identify older drivers at risk for self-reported adverse driving events. J. Amer. Geriat. Soc. 46 (1998) 562–568.
Miller, D. J., J. E. Morley: Attitudes of physicians toward elderly drivers and driving policy. J. Amer. Geriat. Soc. 41 (1993) 722–724.
O'Neill, D.: Physicians, elderly drivers, and dementia. Lancet 339 (1992) 41–43.
Püllen, R., R. Harlacher, I. Füsgen: Driving performance in elderly in-patients. J. Amer. Geriat. Soc. 45 (1997) 781–782.
Schmidt, U.: Ältere Menschen im Straßenverkehr – Einfluß von Pharmaka. Fortschr. Med. 111 (1993) 33–36.

49 Ernährung

HELMUT ECKARDT UND ELISABETH STEINHAGEN-THIESSEN

INHALT

1	Problematik	546
2	Energiezufuhr	547
2.1	Wasser	547
2.2	Eiweiß	547
2.3	Fette	548
2.4	Kohlenhydrate	548
2.5	Mineralstoffe	548
2.6	Vitamine	550
2.7	Ballaststoffe	551
3	Ernährung bei spezifischen Erkrankungen im Alter	551
3.1	Obstipation	551
3.2	Divertikulose	551
3.3	Osteoporose	551
3.4	Atherosklerose	552
3.5	Arterielle Hypertonie	552
3.6	Diabetes mellitus	552
3.7	Hyperlipoproteinämie	553
3.8	Adipositas	553
3.9	Niereninsuffizienz	553
3.10	Unterernährung	554
3.11	Ernährung bei Kau- und Schluckstörungen	554
3.12	Zahn- und Munderkrankungen	554
4	Zusammenfassung	555

1 Problematik

Die Ernährung ist Grundlage für körperliches Wohlbefinden und entscheidend für die Lebensqualität. Darüber hinaus sollte auch an die soziale Komponente der Ernährung gedacht werden, die bei Einkauf, Essenszubereitung und Essensaufnahme eine Rolle spielen kann. Es sind vor allem die Gewohnheiten, die den Umgang des älteren Menschen mit seiner Ernährung bestimmen.

■ Wenn eine Ernährungsumstellung vom Arzt empfohlen wird, ist die Beachtung der Essensgewohnheiten des älteren Menschen der wichtigste Parameter für eine gute Compliance.

Der ältere Patient sollte eigenverantwortlich mit über seine Ernährung entscheiden können, nachdem er über die Auswirkungen der Ernährung auf seine Gesundheit ausreichend informiert worden ist. Der erste wichtige Schritt ist die Erkennung einer ungesunden Ernährung. So sind viele ältere Menschen einer Gemeinschaftsverpflegung ausgesetzt, die viele ernährungsphysiologische Notwendigkeiten unbeachtet läßt. Leider trifft dies auch heute noch für viele Großküchen zu, die in Heimen, in Kliniken oder für „Essen auf Rädern" tätig sind. So wie die Ernährungsmöglichkeiten durch die fehlende Mobilität eingeschränkt werden, so können auch weitere mit dem Alter zunehmende Funktionseinbußen zu einer Fehlernährung beitragen (Tab. 49.1 und 49.2).

■ Probleme der Zahnversorgung sind in vielen Fällen die eigentliche Ursache für den Verzicht auf bestimmte Bestandteile einer gesunden Ernährung.

Damit der Arzt den Patienten erfolgreich beraten kann, muß er sich zunächst genau über die Lebens- und Eßgewohnheiten seines Patienten informieren. Erst danach ist er in der Lage, die individuellen Bedürfnisse seines Patienten zu berücksichtigen. Ein Patient, der Zeit seines Lebens nie Vollkornprodukte gegessen hat, wird nur schwer zum Ersatz seines Frühstücks durch ein Frischkornmüsli zu bewegen sein.

■ Die Aufgabe des Arztes besteht in einer eingehenden Beratung des Patienten, wie er unter Wahrung eines Maximums an Gewohnheiten eine gesunde Lebensweise fördern kann.

49 Ernährung

Tabelle 49.1 *Ausreichende Mengen folgender Produkte sollten im Alter entsprechend der Jahreszeit ständiger Begleiter von Menüplänen sein:*

Äpfel	Heidelbeeren	Rhabarber
Auberginen	Johannisbeeren	Rosenkohl
Bananen	Kartoffeln	Rote Bete
Birnen	Kirschen	Rotkohl
Blattspinat	Knoblauch	Sauerkraut
Blumenkohl	Kohlrabi	Schnittlauch
grüne Bohnen	Kopfsalat	Schwarzwurzel
Broccoli	Linsen	Sellerie
Chicorée	Meerrettich	Stachelbeeren
Dill	Mohrrüben	Tomaten
grüne Erbsen	Orangen	Weintrauben
Erdbeeren	Petersilie	Wirsingkohl
Fenchel	Pflaumen	Vollkornbrot
Grünkohl	Porree	Zitronen
Haferflocken	Radieschen	Zwiebeln
	Reis	

Tabelle 49.2 *Allgemeine Ernährungshinweise im Alter.*

- Alkoholkonsum reduzieren
- den Konsum süßer Backwaren einschränken
- Dünsten dem Kochen vorziehen
- Fleischkonsum 2–4×/Woche
- genügende Flüssigkeitszufuhr (25 ml/kg KG und Tag)
- Hände weg vom Salzstreuer
- kaltgepreßte Öle Fetten vorziehen
- Kochen dem Fritieren vorziehen
- Kochsalzzufuhr auf 5 g/Tag beschränken
- magere den fetten Käsesorten vorziehen
- auf Panaden verzichten
- Sahneverzehr stark einschränken
- Schokoladenkonsum reduzieren
- fette Soßen reduzieren
- täglich Obst als Zwischenmahlzeit
- täglich frisches Gemüse auf den Speisezettel
- Vermeidung unzureichender oder fehlender zahnprothetischer Versorgung
- Vollkornprodukte Feinmehlerzeugnissen vorziehen
- Wurstkonsum vermeiden
- Zuckerkonsum einschränken
- zum Abend eine leicht verdauliche Mahlzeit

Ohne Kompromisse ist beim älteren Menschen eine dauerhafte Ernährungsumstellung nicht realisierbar. Gerade eine dauerhafte Umstellung läßt sich nur durch kleine Schritte erzielen.

2 Energiezufuhr

Mit zunehmendem Alter geht eine Abnahme des Kalorienbedarfs einher (Munro et al. 1987). So zeigte sich in einer Querschnittsstudie bei Männern im Alter von 20–93 Jahren eine lineare Abnahme der Kalorienzufuhr von durchschnittlich 2700 kcal/Tag bei den 30jährigen Männern auf 2100 kcal/Tag bei den 80jährigen (Mc Gandy et al. 1966). Diese Abnahme des Kalorienbedarfs war die Folge eines reduzierten Grundumsatzes und verringerter körperlicher Aktivität mit zunehmendem Alter.

> Ursachen für den abnehmenden Kalorienbedarf sind Abnahme der körperlichen Aktivität und der Gesamtkörpermuskelmasse.

2.1 Wasser

Von großer Bedeutung auch für die Gesundheit des älteren Menschen ist die Regulation des Volumens und der Tonizität des extrazellulären Körperwassers (Tab. 49.3). Mit zunehmendem Alter wird häufig eine Beeinträchtigung des Wasser- und Elektrolythaushaltes beobachtet. Während der Gesamtwasseranteil beim jungen Erwachsenen noch 60% beträgt, sinkt er beim betagten Menschen auf 45%. Wegen des im höheren Alter häufig eingeschränkten Durstgefühls trinkt der ältere Mensch dementsprechend zuwenig.

> Die Angst vor Problemen der Inkontinenz veranlaßt manchen älteren Menschen dazu, das Trinken einzuschränken.

Natrium und seine Anionen sind für die Höhe der Serumosmolarität ein entscheidender Parameter.

Tabelle 49.3 *Symptome eines Wassermangels.*

- allgemeine Schwäche
- Lethargie
- Verwirrtheitszustände
- erniedrigter Hautturgor
- Gewichtsverlust
- trockene Schleimhäute
- orthostatische Dysregulation
- Krampfanfälle
- Koma

2.2 Eiweiß

Mit der Abnahme des Körpergewichtes geht im Alter auch eine Abnahme des Gesamtkörpereiweißes einher. Daher sind katabole Phasen im Alter stets mit der Gefahr eines übermäßigen Proteinabbaus in den Organen verbunden.

> Für den gesunden älteren Patienten sollte bei mäßiger körperlicher Betätigung die Proteinzufuhr nicht weniger als 0,8–1,2 g/kg KG betragen (Vellas et al. 1997).

Beachtung sollten Krankheiten mit verminderter Eiweißtoleranz bei älteren Patienten finden. Hierzu gehören die chronische Niereninsuffizienz oder schwere Leberfunktionsstörungen (Tab. 49.4).

Tabelle 49.4 Empfehlenswerte Nahrungsmittel zur Deckung des Eiweißbedarfs.

- kleine Portion mageren Fleisches (maximal 1–3×/Woche)
- fettarmer Seefisch (2–3×/Woche): Kabeljau, Schellfisch, Scholle, Seelachs
- Hühnereier (max. 2×/Woche)
- fettarme Milch ($^1/_2$ l täglich)
- fettarme Milchprodukte (2–5×/Woche): Sauermilch, Kefir, Joghurt, Quark

2.3 Fette

Die Länge und der Sättigungsgrad sind wesentliche Klassifizierungsmerkmale der Fettsäuren. Besonders die langkettigen (LCT) und die mittelkettigen Fettsäuren (MCT) sind für die Ernährung relevant. Der wesentliche physiologische Unterschied zwischen beiden Fettsäuren liegt unter anderem darin, daß die LCT-Fette langsamer als die MCT-Fette resorbiert werden. Vorwiegend die gesättigten Fettsäuren, die in der Nahrung zugeführt werden, führen zu einer Erhöhung des LDL-Cholesterins. Ein Austausch der gesättigten durch einfach und mehrfach ungesättigte Fettsäuren kann den Cholesterinspiegel senken (Schlierf et al. 1979).

> Als Empfehlung zur Zusammensetzung des Nahrungsfettes gilt, daß jeweils ein Drittel der zugeführten Fettsäuren gesättigt, einfach ungesättigt und mehrfach ungesättigt sein sollte (Tab. 49.5).

Tabelle 49.5 Hinweise zur Modifikation des Fettkonsums.

- Kochen dem Braten und Fritieren vorziehen
- Fleischkonsum beschränken
- kaltgepreßte Öle den Fetten vorziehen
- magere den fetten Käsesorten vorziehen
- fettarme bzw. Magermilch statt Vollmilch (Kalzium wie auch alle anderen Mineralien sind in fettarmer Milch gleichermaßen enthalten wie in Vollmilch)
- auf Panaden verzichten
- Sahneverzehr stark einschränken
- Schokoladenkonsum reduzieren
- fette Soßen reduzieren
- Wurstkonsum stark reduzieren bzw. auf fettarme Wurstsorten umsteigen

In der Natur liegen die ungesättigten Fettsäuren überwiegend der Cis-Konfiguration vor. Bei der industriellen Fetthärtung entstehen zum erheblichen Teil Fettsäuren in der Trans-Konfiguration. Besonders reichhaltig an Transfettsäuren sind Fast-food-Produkte, Snacks, Cocktailsaucen etc., aber auch Margarine und Sojabohnenöl. Transfettsäuren dienen der Verfestigung von sonst flüssigeren Ölen. Transfettsäuren stehen in starkem Verdacht, das LDL-Cholesterin zu erhöhen und die Atherosklerose zu begünstigen (Mensink et al. 1990).

2.4 Kohlenhydrate

Wie auch bei der Normalbevölkerung sollten beim älteren Menschen Kohlenhydrate den bedeutendsten Anteil an der Gesamtenergiezufuhr ausmachen. Damit Kohlenhydrate resorbiert werden können, müssen sie in Monosaccharide gespalten werden. In einer gesunden Ernährung kommen Kohlenhydrate vorwiegend als Stärke vor. Hierbei handelt es sich um in 1,4- und 1,6-glykosidischen Bindungen aneinandergereihte Glukosemoleküle. Durch die α-Amylasen wird die Stärke an den 1,4-glykosidischen Bindungen gespalten. Es entstehen Oligosaccharide, die weiter hydrolysiert werden, so daß im weiteren Verlauf Disaccharide und schließlich Monosaccharide entstehen.

> Nicht alle dem Körper in der Form von Stärke zugeführten Kohlenhydrate können bereits im Dünndarm enzymatisch gespalten werden. Dies kann für den älteren Menschen von Vorteil sein, denn in diesem Fall tritt ein Teil der zugeführten Stärke unverdaut in das Kolon über und entfaltet dort ballaststoffähnliche Effekte.

Kurzkettige Kohlenhydrate, Disaccharide wie Saccharose (Haushaltszucker) oder Monosaccharide wie Glukose (Traubenzucker) weisen diesen Effekt nicht auf und sind deshalb nicht empfehlenswert (Tab. 49.6).

Tabelle 49.6 Hinweise zur Modifikation des Kohlenhydratkonsums.

- Vollkornmüsli zum Frühstück
- den Konsum süßer Backwaren einschränken
- täglich frisches Gemüse auf den Speisezettel
- Obst als Zwischenmahlzeit
- Vollkornprodukte den Feinmehlerzeugnissen vorziehen
- Zuckerkonsum einschränken

2.5 Mineralstoffe

Kalzium: Eine Vielzahl zellulärer Funktionen ist an das Vorhandensein von Kalziumionen gebunden. Die Kalziumionen dienen intrazellulär als „second messenger". Sie stabilisieren die Zellmembran, dienen der Reizübertragung im Nervensystem, vermitteln die elektromechanische Kopplung im Muskel und sind notwendig für die Gerinnung. Zu 99,9% ist Kalzium im Skelettsystem gebunden und stabilisiert hier den Knochen. Von dort kann es bei Kalziummangel mobilisiert werden. Die Kalziumaufnahme aus dem Darm verschlechtert sich mit zunehmendem Alter sowohl bei Frauen als auch bei Männern. Gleichzeitig begünstigt eine Mangelversorgung mit

Tabelle 49.7 Kalziumhaltige Nahrungsmittel.

- Milch
- Käse und andere Milchprodukte
- Brunnenkresse
- Grünkohl
- Broccoli

Tabelle 49.8 Magnesiumhaltige Nahrungsmittel, Getreideprodukte.

- Milch und Milchprodukte
- Fleisch, Leber, Geflügel
- Fische
- Kartoffeln
- Sojabohnen
- Beerenobst
- Bananen

Tabelle 49.9 Kupferhaltige Nahrungsmittel.

- Innereien
- Fische
- Schalentiere
- Nüsse
- Kakao
- einige grüne Gemüse

Kalzium die Entstehung der Osteoporose. Zur Sicherung der Kalziumversorgung eignen sich vor allem Milch und Milchprodukte, wobei fettarme Produkte wegen der allgemein verbreiteten zu hohen Fettzufuhr bevorzugt werden sollten.

> Die empfohlene Kalziumzufuhr beträgt beim älteren Menschen 1000 mg/Tag (Tab. 49.7) (Deutsche Gesellschaft für Ernährung 1991).

Magnesium: Ursachen für einen Magnesiummangel können eine einseitige Ernährung, chronische Durchfälle, eine Behandlung mit Diuretika, chronischer Alkoholabusus oder ein Malabsorptionssyndrom sein. Eine Hypomagnesiämie kann sich durch muskuläre Übererregbarkeit, Schwäche, Krampfanfälle, Herzrhythmusstörungen, Ataxie und Gereiztheit äußern. Da diese Symptome im Alter nicht selten anzutreffen sind, sollte bei deren Auftreten auch an einen eventuellen Magnesiummangel gedacht werden.

> Der Magnesiumbedarf des älteren Menschen beträgt 350 mg für Männer und 300 mg für Frauen pro Tag (Tab. 49.8) (Deutsche Gesellschaft für Ernährung 1991).

Eisen ist u.a. notwendig für den Sauerstofftransport im Blut und Muskel, für den Elektronentransfer in den Mitochondrien und für die Zellproliferation. Ein chronischer Eisenmangel äußert sich zunächst durch einen Ferritinabfall, einen Anstieg des Transferrins und später durch die Abnahme der Hämoglobinkonzentration. Treten Symptome des Eisenmangels noch vor Auftreten einer Anämie auf, liegt eine Sideropenie vor. Zu den Symptomen zählen:

- Blässe von Haut und Schleimhäuten
- trockene Haut
- Zungenbrennen
- Mundwinkelrhagaden
- Appetitlosigkeit
- Kopfschmerzen
- Wetterfühligkeit.

Eisen wird im Gastrointestinaltrakt resorbiert. Chronische Blutungen des Gastrointestinaltraktes (z.B. bei erosiver Gastritis, Divertikulose, Karzinom) sind die häufigsten Ursachen eines Eisenmangels im Alter. Seltener sind Malassimilationssyndrome oder mangelhafte Eisenzufuhr (z.B. bei Vegetariern) für den Eisenmangel verantwortlich. Komplexbildner wie Phytinsäure (in Getreide und Reis), Oxalsäure (in Spinat und Rhabarber) und Tannine (in Kaffee und Tee) hemmen die Eisenresorption. Die Eisenaufnahme mit der Nahrung beträgt ca. 10–15 mg/Tag. Der Körper resorbiert hiervon etwa 5–20%.

> Der Eisenbedarf des Erwachsenen beträgt 10 mg/Tag.

Kupfer: Auch der Serumkupferspiegel fällt mit zunehmendem Alter. Inwieweit dies mit funktionellen Störungen einhergeht, die spezifisch den Alterungsprozeß betreffen, ist unklar (Smith et al. 1982).

> Der Kupferbedarf des Erwachsenen beträgt 1,5–2,5 mg/Tag (Tab. 49.9). (Deutsche Gesellschaft für Ernährung 1991).

Zink: Zink spielt eine wichtige Rolle bei der intrazellulären Steuerung der Eiweißproduktion. Seine Aufnahme hängt wiederum eng mit der Gesamtkalorienzufuhr zusammen. Verminderte Zinkplasmaspiegel finden sich bei Unterernährung, Leberzirrhose, Diabetes mellitus oder forcierter Diruretikatherapie. Da diese Zustände bei älteren Patienten nicht selten anzutreffen sind, sollte bei diesen auf eine ausreichende Zinkzufuhr geachtet werden. Bei der Berliner Altersstudie (BASE) fand sich bei 23% der 70- bis 84jährigen und bei 44% der 85- bis 100jährigen ein erniedrigter Zinkserumspiegel (Fimmel et al.). Hinweise auf einen Zinkmangel können eine gestörte Wundheilung, wie z.B. schlecht heilende Ulcera decubiti, Geschmacks- und Geruchsstörungen oder Haarausfall sein. Ein erhöhter Zinkbedarf besteht bei katabolen Zuständen.

> Die empfohlene tägliche Zinkzufuhr beträgt beim älteren Menschen 15 mg für Männer und 12 mg für Frauen (Tab. 49.10). (Deutsche Gesellschaft für Ernährung 1991).

Tabelle 49.10 Zinkhaltige Nahrungsmittel.

- Innereien
- Muskelfleisch
- Milchprodukte
- Fisch
- besonders Schalentiere

Tabelle 49.11 Von der Deutschen Gesellschaft für Ernährung empfohlene Mineralstoffzufuhr für Erwachsene über 65 Jahre.

- Natrium mind. 550 mg
- Kalium mind. 1900 mg
- Chlorid mind. 830 mg
- Phosphor mind. 1200 mg
- Jod 180–200 µg
- Fluorid 1,5–4 mg
- Mangan 2,0–5 mg
- Selen 20–100 µg
- Chrom 50–200 µg
- Molybdän 75–250 µg

Weitere Mineralstoffe: Angaben zu weiteren Mineralstoffen (Tab. 49.11).

2.6 Vitamine

Vitamin A: Neben der Bedeutung für den Sehvorgang spielt es noch eine weitere Rolle im Stoffwechsel verschiedener Gewebe (z.B. Schleimhautepithelien und Knorpelgewebe). Daneben gibt es Hinweise, daß Vitamin A den Effekt von Karzinogenen abschwächt. Ein ähnlicher Effekt wird auch für das Karotin, ein A-Provitamin, sowie für den Tomatenfarbstoff Lykopin diskutiert, die beide beim Abbau von Sauerstoffradikalen sehr wirksam sind. Im Gegensatz zu Vitamin A sind bei den Provitaminen keine Überdosierungen aus natürlichen Nahrungsprodukten (Tab. 49.12) bekannt.

> Der empfohlene Tagesbedarf für den Erwachsenen beträgt 1 mg Vitamin A. (Deutsche Gesellschaft für Ernährung 1991).

Vitamin C: Vitamin C ist an einer Reihe von Stoffwechselvorgängen wie z.B. der Kollagensynthese beteiligt. Darüber hinaus bietet Vitamin C Schutz vor der schädigenden Wirkung von Oxidanzien. Die Peroxidation von Lipiden, die Bildung freier Radikale und die daraus folgenden Reaktionen freier Radikale mit Makromolekülen werden als Ursache einer altersabhängigen Schädigung des Organismus betrachtet (Harman 1981).

> Obwohl die empfohlene tägliche Zufuhr von Vitamin C für den älteren Menschen 75 mg beträgt (Deutsche Gesellschaft für Ernährung 1991), geben neuere experimentelle Befunde Anlaß zur Vermutung, daß Vitamin C, als Antioxidans eingenommen, wesentlich höher dosiert werden sollte. Die hierfür empfohlene Vitamin-C-Zufuhr beträgt 1g/Tag.

Vitamin D: Im Zusammenhang mit der Osteoporose bei Älteren kann auch die Vitamin-D-Zufuhr mit der Nahrung eine Rolle spielen.

> Ein typisches Problem institutionalisierter Menschen ist die unzureichende Sonnenexposition. Der dadurch entstehende Mangel an Vitamin D führt zu einer Osteomalazie mit der erhöhten Gefahr von Schenkelhalsfrakturen bei häufig bereits bestehender Osteoporose (Perry et al.).

Vitamin E: Auch Vitamin E (Tokopherol) wirkt antioxidativ und schützt somit den Organismus vor der Lipidperoxidation. Die Oxidation des LDL-Cholesterins ist ein wichtiger kausaler Faktor bei der Entstehung der Arteriosklerose. Oxidiertes LDL-Cholesterin wird rasch von Makrophagen aufgenommen, aus denen dann Schaumzellen im Endothel gebildet werden. Diese sind an der Entstehung der Arteriosklerose beteiligt. Es gibt Hinweise dafür, daß sich dieser Prozeß durch die Gabe von Vitamin E unterbrechen läßt (Rimm et al. 1993). Untersuchungen an älteren Menschen ergaben keinen höheren Vitamin-E-Bedarf im Vergleich zu jüngeren Erwachsenen. Bei ausgewogenen Ernährungsgewohnheiten wird der Vitamin-E-Bedarf gedeckt. Zur Therapie klinischer

Tabelle 49.12 Vitamin-A-haltige Nahrungsmittel.

- Leber
- Möhren
- Spinat
- Grünkohl

Tabelle 49.13 Von der Deutschen Gesellschaft für Ernährung empfohlene Vitaminzufuhr für Erwachsene älter als 65 Jahre.*

	Männer	Frauen
Vitamin K	80 µg	65 µg
Thiamin	1,3 mg	1,1 mg
Riboflavin	1,7 mg	1,5 mg
Niacin	18 mg	15 mg
Vitamin B_6	1,8 mg	1,6 mg
Folsäure	300 µg	150 µg
Vitamin B_{12}	3,0 µg	3,0 µg

* Angaben zu weiteren Vitaminen siehe Text

Vitaminmangelzustände genügen tägliche Dosen von 10–20 mg (Deutsche Gesellschaft für Ernährung 1991). Bei Rauchern oder Personen mit starker oxidativer Belastung durch Umweltgifte werden 100 mg/Tag empfohlen. An klassischen Risikogruppen für koronare Herzkrankheit wird zur Zeit in zahlreichen Studien geprüft, ob Tagesdosen bis 800 mg die Mortalität senken können.

Weitere Vitamine: Empfohlene Zufuhr weiterer Vitamine (Tabelle 49.13).

2.7 Ballaststoffe

Unter dem Begriff Ballaststoffe werden eine Vielzahl verschiedener Kohlenhydrate pflanzlichen Ursprungs zusammengefaßt, die im Dünndarm nicht verdaut werden können. Hierzu gehören beispielsweise Zellulose, Hemizellulose, Lignin und Pektin. Bei den Ballaststoffen ist es wichtig, zwischen den wasserlöslichen und den wasserunlöslichen zu unterscheiden. Da die wasserunlöslichen Ballaststoffe kaum fermentiert und somit überwiegend mit dem Stuhl ausgeschieden werden, erhöhen sie das Stuhlvolumen deutlich. Die wasserlöslichen Ballaststoffe hingegen werden zum größten Teil durch Bakterien verstoffwechselt und erhöhen so die Bakterienmasse.

> Ballaststoffe führen über die Erhöhung des Stuhlgewichtes zu einer schnelleren Passagezeit des Stuhls durch das Kolon.

Für den älteren, zur Obstipation neigenden Patienten ist schon deshalb eine ballaststoffreiche Ernährung ein essentieller Bestandteil einer gesunden Ernährung. Dies ist von großer Bedeutung, da in der Massenkost, wie Kantinenessen oder „Essen auf Rädern", häufig frische oder ballaststoffreiche Nahrung fehlt. Hier ist ein baldiges Umdenken und Umgewöhnen erforderlich. Darüber hinaus wirken alle Ballaststoffe dem Risiko der Entstehung einer Divertikulose und kolorektaler Neoplasien entgegen (Caygill et al. 1998). Ein weiterer positiver Effekt der löslichen Ballaststoffe besteht in einer Absenkung des Serumcholesterinwertes (Tab. 49.14) (Anderson et al. 1988).

Tabelle 49.14 *Ballaststoffreiche Lebensmittel.*

Äpfel	Fenchel	Mohrrüben
Blattspinat	Grünkohl	Rosenkohl
Blumenkohl	Haferflocken	Rote Bete
grüne Bohnen	Kartoffeln	Rotkohl
Broccoli	Kohlrabi	Sauerkraut
Chicorée	Kopfsalat	Wirsingkohl
grüne Erbsen	Linsen	Vollkornbrot

3 Ernährung bei spezifischen Erkrankungen im Alter

3.1 Obstipation

> Etwa jeder 3. bis 5. Patient im Alter über 60 Jahre klagt über ständige oder seit längerem bestehende Obstipation.

Lassen sich keine spezifischen Ursachen für die Obstipation finden, ist die Umstellung der Ernährung ein wesentlicher Bestandteil der Therapie. Durch eine gesunde Ernährung, die ausreichend Ballaststoffe enthält, läßt sich eine Obstipation vielfach völlig vermeiden.

> Ballaststoffe binden in großem Umfang Wasser im Darm, daher ist zu beachten, daß der Patient eine ausreichende Flüssigkeitsmenge zu sich nehmen muß (Tab. 49.15).

Tabelle 49.15 *Ernährung bei zu Obstipation neigenden Patienten.*

- ausreichende Zufuhr von Ballaststoffen
- genügende Flüssigkeitszufuhr
- statt Laxanzien Hausmittel wie Sauerkrautsaft

3.2 Divertikulose

Die Divertikulose ist in der westlichen Welt unter älteren Menschen sehr verbreitet. In den Entwicklungsländern hingegen wird diese Erkrankung selten beobachtet. Als Hauptursache wird angenommen, daß die unterschiedliche Prävalenz der Divertikulose in erster Linie auf der differierenden Ernährungsweise beruht. Hier ist es vor allem der reduzierte Anteil an Ballaststoffen in der Nahrung westlicher Länder, der für das gehäufte Auftreten der Divertikulose verantwortlich zu machen ist.

3.3 Osteoporose

Die Altersosteoporose tritt in 2 Formen auf: als sogenannte senile oder als postklimakterische Osteoporose. Beide Formen betreffen Frauen häufiger als Männer. Während die senile Form der Osteoporose meist erst ab dem 70. Lebensjahr auftritt, liegt die Manifestation der postklimakterischen Form bereits 1–2 Lebensjahrzehnte früher. Nicht selten ist die Osteoporose der Auslöser für Immobilität, wenn sie nach einem Sturz zu Frakturen und Bettlägerigkeit führt. Die Ernährung spielt in der Osteoporoseprophylaxe eine wichtige Rolle. Hier ist auf eine ausreichende Zufuhr von *Kalzium* zu achten, insbesondere dann, wenn Milch oder Milchprodukte nicht ausreichend auf dem Speisezettel vertreten sind.

Wenn ältere Menschen aufgrund eingeschränkter Mobilität keiner Sonnenbestrahlung ausgesetzt sind, ist besonders auch auf eine ausreichende Vitamin-D-Zufuhr zu achten (Thomas et al. 1998).

3.4 Atherosklerose

Unbestritten ist der Einfluß der Ernährung auf die Entstehung und das Fortschreiten der Arteriosklerose (Hambrecht 1998). Eine Vielzahl von Studien konnten den Einfluß der Ernährung auf das Serumgesamtcholesterin und auf die Inzidenz von Herz-Kreislauf-Erkrankungen belegen. Wichtige Maßnahmen zur Einschränkung der Atheroskleroseprogression sind
- Reduktion der Fettzufuhr
- Austausch gesättigter durch ungesättigte Fettsäuren
- Verringerung der Cholesterinzufuhr
- Zufuhr von Ballaststoffen.

Erste Hinweise auf die Wirkamkeit antioxidativer Substanzen zum Schutz vor Atherosklerose liegen bereits vor (Tab. 49.16).

Tabelle 49.16 Empfehlungen zur Vermeidung der Arterioskleroseprogression.

- Begrenzung der Energiezufuhr durch Fette auf maximal 30% Anteil an der Gesamtenergiezufuhr
- Begrenzung der Energiezufuhr durch gesättigte Fettsäuren auf maximal 10% Anteil an der Gesamtenergiezufuhr
- Begrenzung der Cholesterinzufuhr auf maximal 300 mg/Tag
- ausreichende Zufuhr wasserlöslicher Ballaststoffe
- ausreichende Zufuhr der Vitamine C und E

3.5 Arterielle Hypertonie

Mit zunehmendem Alter ist ein Anstieg des systolischen und diastolischen Blutdruckes zu beobachten. Deswegen ist auch bei älteren Menschen darauf zu achten, daß die Ernährung die Entstehung eines Bluthochdruckes nicht begünstigt. Bei der milden und bei der mittelschweren Hypertonie reichen diätetische Maßnahmen zur Therapie oft aus (McCarron et al. 1998). Darüber hinaus sind vor jeder medikamentösen Behandlung der Hypertonie und zu deren Prophylaxe diätetische Maßnahmen indiziert (Eckardt et al. 1993). Hier kommen der Verminderung der Gesamtkalorienzufuhr bei bestehender Adipositas, dem Verzicht auf alkoholische Getränke und der Einschränkung der Kochsalzzufuhr eine besondere Bedeutung zu (Tab. 49.17).

Tabelle 49.17 Ernährungsempfehlungen zur Hypertonievermeidung.

- Verminderung der Gesamtkalorienzufuhr bei bestehender Adipositas
- Verzicht auf alkoholische Getränke
- Einschränkung der Kochsalzzufuhr

3.6 Diabetes mellitus

Mit zunehmendem Alter spielen Störungen des Kohlenhydratstoffwechsels eine bedeutendere Rolle. Verantwortlich zu machen ist hierfür eine häufig anzutreffende Verschlechterung der Glukosetoleranz und damit zusammenhängend eine Zunahme des Diabetes mellitus Typ II (Samos et al. 1998). Mit zunehmendem Alter nimmt die Empfindlichkeit der Insulinrezeptoren ab, so daß besonders die postprandialen Blutglukosespiegel steigen. Als Ursachen dafür sind unter anderem eine zunehmende körperliche Inaktivität und ein zu geringer Anteil komplexer Kohlenhydrate in der Nahrung anzunehmen. Kommen weitere Risikofaktoren, wie die genetische Veranlagung oder eine Hyperalimentation, hinzu, führt die abnehmende Insulinsensitivität zunächst zu einem Hyperinsulinismus. Wenn es schließlich zu einer Insuffizienz der pankreatischen β-Zellen kommt, ist der Diabetes mellitus die Folge.

Zur Unterbrechung dieser Kaskade muß die Ernährung modifiziert werden. Der Anteil komplexer Kohlenhydrate sollte gesteigert werden. Der Fettanteil sollte 30%, der Proteinanteil 15% der Gesamtenergiezufuhr betragen. Hierdurch läßt sich häufig bereits eine Gewichtsreduktion erzielen (Perry et al.). Da die Insulinsensitivität durch eine negative Kalorienbilanz verbessert wird, kommt der Korrektur der Hyperalimentation die entscheidende Bedeutung zu.

Diese für ältere Diabetiker ausgesprochenen Ernährungsempfehlungen dienen auch der Gesunderhaltung von jungen Nichtdiabetikern. Denn diese Kost wird nicht nur zur Therapie, sondern auch zur Prävention des Diabetes mellitus empfohlen. Diätprodukte für Diabetiker (z.B. Zuckeraustauschstoffe wie Fruktose, Sorbit, Xylit und Isomalt) sind in der Ernährungstherapie nicht notwendig (Toeller et al. 1994).

Für die Behandlung des Diabetes mellitus Typ II im Alter spielt die Ernährungsumstellung die entscheidende Rolle. Nur unter Berücksichtigung der psychologischen und sozialen Aspekte bei der Ernährung läßt sich für den Patienten eine befriedigende Umstellung verwirklichen.

3.7 Hyperlipoproteinämie

Erhöhte Blutfette sind in epidemiologischen Studien einer der bedeutendsten Risikofaktoren für die koronare Herzerkrankung. Es gibt in neuerer Zeit Studien, die zeigen, daß dies auch für ältere Menschen gilt (Harman 1981; Sorkin et al. 1992). Erhöhte Plasmacholesterinspiegel sind häufig die Folge einer übermäßigen Zufuhr an gesättigten Fettsäuren, Cholesterin und einer ungenügenden Zufuhr von Ballaststoffen. Auch Übergewicht prädisponiert zu erhöhten Blutcholesterinspiegeln. Ein weiterer Risikofaktor für das Auftreten einer koronaren Gefäßerkrankung ist ein erniedrigter HDL-Spiegel. Die Ursache für erniedrigte HDL-Werte sind häufig in Übergewicht, Nikotinabusus, Bewegungsmangel oder eingeschränkter Glukosetoleranz zu finden.

Die LRC-CPPT-Studie hat gezeigt, daß durch die Senkung des Cholesterinspiegels um 1% die Rate koronarer Ereignisse um jeweils 2% gesenkt werden kann (The Lipid Research Clinics Program 1984). Hierbei ist bemerkenswert, daß die Senkung unabhängig von dem Eintrittsalter in die Studie gewesen ist. Die Framingham-Studie belegt, daß bei älteren Menschen das koronare Risiko von dem Quotienten Gesamt-/HDL-Cholesterin beeinflußt wird (Kannel 1990). Die „4-S-Studie" zeigte für die Sekundärprävention (The Scandinavian Simvastatin Survival Study Group 1994) und die „West-of-Scotland-Studie" für die Primärprävention (Shepherd et al. 1995), daß eine effektive Cholesterinsenkung die Gesamtmortalität zu senken vermag.

3.8 Adipositas

Gewöhnlich wird eine Zunahme des Körpergewichtes bis zum 40. Lebensjahr bei Männern und bis etwa zum 50. Lebensjahr bei Frauen beobachtet (Mitchel et al. 1982). Bis zum 70. Lebensjahr hat das durchschnittliche Gewicht bei Männern um 12 kg, bei Frauen um 5 kg abgenommen (Forbes et al. 1970). Die Adipositas ist nicht nur ein Risikofaktor an sich, sondern aggraviert andere bereits bestehende Erkrankungen.

> Bei geriatrischen Patienten nach Schlaganfall wird die Rehabilitation bei Adipositas deutlich erschwert und die Immobilisation verschlimmert.

Da der ältere Mensch gegenüber abrupten Änderungen in seiner Homöostase labiler reagiert, ist eine drastische Reduktion der Gesamtkalorienzufuhr in der Regel nicht der richtige Weg, um die Adipositas anzugehen. Statt dessen ist der Umstellung der Ernährung der Vorzug zu geben. Als Maßnahmen zur Behandlung der Adipositas eignen sich der Austausch leicht verdaulicher Kohlenhydrate durch komplexe Kohlenhydrate und die Verminderung der Zufuhr von Fetten (Tab. 49.18) (Foreyt et al. 1993).

Tabelle 49.18 Ernährungshinweise zur Vermeidung einer Adipositas.

- Alkoholkonsum reduzieren
- Konsum süßer Backwaren einschränken
- Fleischkonsum 2–4×/Woche
- Kochen dem Frittieren vorziehen
- magere den fetten Käsesorten vorziehen
- auf Panaden verzichten
- Sahneverzehr stark einschränken
- Schokoladenkonsum reduzieren
- fette Soßen reduzieren
- täglich Obst als Zwischenmahlzeit
- täglich frisches Gemüse und Vollkornprodukte auf den Speisezettel
- Wurstkonsum vermeiden
- Zuckerkonsum einschränken

Eine Gewichtsabnahme geht mit einem verringerten Energiegrundumsatz einher. Diese der Gewichtsveränderung entgegenwirkende Stoffwechselumstellung dient möglicherweise einer Aufrechterhaltung des Sollgewichtes (Leibl et al. 1995). Dies sollte der Arzt berücksichtigen, wenn sich nach einer Ernährungsumstellung der Erfolg nur langsam einstellt.

3.9 Niereninsuffizienz

Viele Formen der Niereninsuffizienz treten im hohen Lebensalter häufiger auf als in jungen Jahren. Beim älteren Patienten ist die chronische Niereninsuffizienz oft durch Diabetes mellitus, Hypertonie oder ausgeprägte Atherosklerose verursacht.

Das Ziel der Ernährungstherapie bei Niereninsuffizienz ist die Vermeidung der urämischen Intoxikation, der Malnutrition und der chronischen Progression der Niereninsuffizienz. Durch eine eiweißarme Diät läßt sich der Anfall von Metaboliten aus dem Eiweißabbau einschränken und die urämische Intoxikation bessern. Bei der Eiweißrestriktion ist darauf zu achten, daß die Kost genügend essentielle Aminosäuren enthält. Gleichzeitig ist eine ausreichende Energiezufuhr sicherzustellen, da ein Energiemangel zu einer gesteigerten Desaminierung von Aminosäuren führt.

> Da ältere Patienten häufig bereits einen niedrigeren Eiweißverzehr haben, kann eine strikte Eiweißrestriktion leicht zu einem Mangel an essentiellen Aminosäuren führen.

Insbesondere bei ausgeprägteren Störungen der Nierenfunktion muß auf Kalium und Phosphatrestriktion geachtet werden.

3.10 Unterernährung

Ursachen für die Unterernährung im Alter können sein:
- finanzielle Not
- Unwissenheit über ausgewogene Ernährung
- soziale Isolation
- körperliche Einschränkungen mit der Unfähigkeit, einkaufen zu gehen
- Verwirrtheitszustände
- dementielle Erkrankungen
- Depressionen sein (Exton-Smith 1980).

Der Energiemangel tritt meistens gemeinsam mit Protein-, Vitamin- und Mineralstoffmangel auf. Die Mangelerscheinungen betreffen daher besonders die Organe mit hohem Proteinstoffwechsel. Es kann sich ein Circulus vitiosus entwickeln, wenn durch Unterernährung Krankheiten verschlimmert werden, die wiederum den Appetit und die Nährstoffverwertung beeinträchtigen.

Folgen sind erhöhte Infektanfälligkeit, schlechtere Wundheilung, erhöhtes Risiko für Dekubitus, Stürze und Frakturen.

> In der Bethanien-Ernährungsstudie war die Mortalität nach 18 Monaten bei den unterernährten geriatrischen Patienten doppelt so hoch wie bei den übrigen Teilnehmern der Studie (Volkert et al. 1992).

3.11 Ernährung bei Kau- und Schluckstörungen

Wenn bei Patienten in höherem Lebensalter Schädigungen des Zentralnervensystems mit Schwierigkeiten bei der Nahrungsaufnahme auftreten, sind besondere Empfehlungen für die Ernährung auszusprechen. Gerade bei älteren Patienten können Insulte mit Läsionen im Hirnstammbereich zu erheblichen neurologischen Ausfällen führen, in deren Folge häufig auch Schluckstörungen auftreten. Daneben können auch degenerative Erkrankungen wie der Morbus Parkinson, die Pseudobulbärparalyse oder die amyotrophische Lateralsklerose zu einer erheblichen Beeinträchtigung der Nahrungsaufnahme führen.

> Sind die Schutzreflexe (Schluck-, Würg-, Hustenreflex) nicht mehr vorhanden, muß die Ernährung über die Sonde erfolgen.

Bei Gaumensegelparesen sollten breiige, verklumpende oder krümelige Speisen vermieden werden. Bei Zungenparesen sollten Speisen mit zu glatter Oberfläche oder trockene Speisen, die sich am Oberkiefer anheften, vermieden werden.

Ist bei Patienten ausreichende orale Nahrungsaufnahme nicht mehr möglich, sind aber die Verdauung und Resorption noch intakt, ist die Zufuhr der Nahrung mittels einer Sonde die Ernährungsform der Wahl. Bei länger anhaltenden Schluckstörungen bietet es sich an, die Sonde direkt durch die Bauchdecke in den Magen mit einer perkutanen endoskopisch kontrollierten Gastrostomie (PEG) zu plazieren. Dies ist insbesondere nach Insulten der Fall, bei denen Schluckstörungen mit fehlenden Schutzreflexen vorliegen. Auch ist es während der fasziooralen Therapie bei der geriatrischen Rehabilitationsbehandlung oft besser, diese unter PEG-Sonde zu beginnen, als bei liegender Nasensonde.

Auch bei der Sondennahrung sind so weit wie möglich die obengenannten Anforderungen an eine gesunde Ernährung zu stellen. Hierzu eignet sich eine sondengängig gemachte Normalkost oder eine kommerziell erwerbliche Sondennahrung. Die Sondennahrung kann je nach Grunderkrankung entweder unter kontinuierlicher Zufuhr oder als Bolusgabe appliziert werden. Bei der Bolusgabe werden Portionen von bis zu 200 ml verabreicht, wobei die Applikationsintervalle in der Regel mindestens 10 min betragen. Bei der Gabe zu stark osmotisch wirksamer Nahrung kann ein Dumping-Syndrom auftreten, das mit einem Anstieg von Hämatokrit, Elektrolyten sowie Harnstoff- und Kreatininwerten einhergeht.

> Als häufige Nebenwirkung der Sondenernährung wird eine Diarrhö beobachtet.

3.12 Zahn- und Munderkrankungen

Die Interaktion von Zähnen, Zahnhalteapparat, Kaumuskulatur, mimischer Muskulatur, Zunge und Kiefergelenken erfolgt sehr komplex im stomatognathen System. Liegt eine Funktionseinschränkung auch nur eines der zusammenwirkenden Systeme vor, wirkt sich dieses auf die Effizienz der Kauleistung und Kauzeit aus. Die Zerkleinerung der Nahrung und damit der erste Schritt der Verdauung erfolgt in der Mundhöhle. Falsche Ernährung (viel Zucker) und schlechte Mundhygiene führen zu Karies (Zahnfäule) und parodontalen Erkrankungen (Erkrankungen des Zahnhalteapparates). Diese Krankheiten können bei unzureichender Behandlung zum Zahnverlust führen. Der fehlende Zahn sollte dann durch festsitzenden oder herausnehmbaren Zahnersatz ersetzt werden.

Oft erfolgt dieses gar nicht oder nicht in ausreichendem Maße. Die Ernährungslage kann sich dann als Folge eines mangelhaften Kauorgans ändern. Aus diesem reziproken Verhältnis von Zahnstatus und Ernährung erwächst die besondere Bedeutung, die Zahn- und Munderkrankungen für die Ernährung des alten Menschen haben. Bei der Untersuchung des prothetischen Versorgungsgrades bei betagten und hochbetagten Menschen zeigte die BASE-Studie, daß in einer repräsentativen Stichprobe der 70- bis 100jährigen nur 10,5% der Studienteilnehmer ausschließlich eigene Zähne zur Erfüllung der Gebißfunktion zur Verfügung haben. 49% der Studienteilnehmer waren zahnlos und besaßen Totalprothesen. Hierbei zeigte sich weiterhin, daß 45% der Oberkiefer- und 55% der Unterkieferprothesen schlecht und damit erneuerungsbedürftig waren (Nitschke et al. 1993). Jedoch bleiben Mängel des Gebißsystems bei älteren Patienten lange Zeit unbemerkt, da die Adaptation an die oft langjährig getragenen Prothesen hoch ist.

Die Folgen ungenügender prothetischer Rekonstruktionen sind verstärkte Kieferkammatrophie, abradierte Zähne, erniedrigte Relationen der Kiefer zueinander, veränderte Nahrungsaufnahme. Daher ist es notwendig, die älteren Menschen, auch wenn sie zahnlos sind, für eine halbjährliche Kontrolluntersuchung zu gewinnen.

Leider wird eine schlechte Zahnversorgung bei älteren Menschen oft nicht rechtzeitig wahrgenommen, obwohl dies den Anfang einer zunehmenden Verschlechterung der Ernährung bedeutet.

4 Zusammenfassung

Die Zusammenhänge zwischen Ernährung und Gesundheit sind eindeutig und vielfach belegt durch mittelbare und unmittelbare Beeinflussung von Krankheiten. Wenn wir auch den Erhalt von Lebensqualität im hohen Alter anstreben, sollte unser Bemühen sich nicht nur auf das Kurieren von Krankheiten, sondern insbesondere auch auf die Prävention dieser Krankheiten beziehen. Hier kann und sollte eine gesunde Ernährung den wichtigsten Beitrag leisten.

Literatur

Anderson, J. F., N. J. Gustafson: Hypocholesterolemic effects of oat an bean products. Amer. J. clin. Nutr. 48 (1988) 749–753.

Caygill, C. P., A. Charlett, M. J. Hill: Relationship between the intake of high fibre foods and energy and the risk of cancer of the large bowel and breast. Europ. J. Cancer Prv. Suppl. 2 (1998) 11–67.

Deutsche Gesellschaft für Ernährung (Hrsg.): Empfehlungen für die Nährstoffzufuhr. Druckerei Breidenstein GmbH, Frankfurt 1991.

Eckardt, H., E. Steinhagen-Thiessen: Medikamentöse Therapie der Hypertonie. Geriatrie-Praxis 5 (1993) 24–27.

Exton-Smith, A. N.: Nutritional status: diagnosis and prevention of malnutrition. In: Exton-Smith, A. N., F. I. Caird (eds.): Metabolic and Nutritional Disorders in the Elderly, pp 66–76. John Wright and Sons, Bristol 1980.

Fimmel, S., A. Kage, E. Köttgen et al.: Serum level of trace elements depending on nutrition of the elderly. Teilauswertung der BASE-Daten.

Forbes, G. B., J. B. Reina: Adult lean body mass declines with age: some longitudinal observations. Metabolism 19 (1970) 653–663.

Foreyt, J. P., G. K. Goodrick: Weight management without dieting. Nutrition today 4 (1993) 4–9.

Hambrecht, R.: Sekundäre Prävention durch Lifestyle-Änderungen und körperliche Aktivität. Klinik und Forschung 4 Supp. 10 (1998) 40–43.

Harman, D.: The aging process. Proc. nat. Acad. Sci. (Wash.) 78 (1981) 7124–7128.

Kannel, W. B.: CHD risk factors: a Framingham study update. Hosp. Pract. 25 (1990) 119–127.

Leibel, R., M. Rosenbaum, J. Hirsch: Changes in energy expenditure resulting from altered body weight. New Engl. J. Med. 332 (1995) 621–628.

McCarron, D. A., S. Oparil, L. M. Resnick et al.: Comprehensive nutrition plan improves cardiovascular risk factors in essential hypertension. Amer. J. Hypertens. 11 (1998) 31–40.

Mc Gandy, R. B., C. H. Barrows, A. Spanias et al.: Nutrient intakes and energy expenditure in men of different ages. J. Geront. 21 (1966) 551–558.

Mensink, R., M. Katan: Effect of dietary trans fatty acids on high density lipoprotein cholesterol levels in healthy subjects. New Engl. J. Med. 323 (1990) 439–445.

Mitchel, C. O., D. A. Lipschitz: Detection of protein calorie malnutrition in the elderly. Amer. J. clin. Nutr. 35 (1982) 398–406.

Munro, H. N., P. M. Suter, R. M. Russel: Nutritional requirements of the elderly. Ann. Rev. Nutr. 7 (1987) 23–49.

Nitschke, I., W. Hopfenmüller: Der prothetische Versorgungsgrad bei betagten und hochbetagten Menschen. Jahrestagung der Deutschen Gesellschaft für Zahnärztliche Prothetik und Werkstoffkunde e.V. 1993.

Perry T. I., J. I. Mann, N. J. Lewis-Barned et al.: Lifestyle intervention in people with insulin-dependent diabetes mellitus. Europ. J. clin. Nutr. 51 (11) 757–763.

Recommended Dietary Allowances, 9th ed. 1980. National Academy of Sciences, Washington (D.C.) 1980.

Rimm, E. B., M. J. Stampfer, A. Ascherio et al.: Vitamin E consumption and risk of coronary heart disease in men. New Engl. J. Med. 328 (1993) 1450–1456.

Samos, L. F., B. A. Roos: Diabetes mellitus in older persons. Med. Clin. N. Amer. 82 (1998), 791–803.

Schlierf, G., T. Nikolaus, A. Stiehl: Zur Wirkung lipidspiegelsenkender Kostformen auf Gallenlipide und Plasmalipoproteine bei Normalpersonen. Schweiz. med. Wschr. 109 (1979) 1743–1747.

Shepherd, J. et al.: Prevention of coronary heart disease with pravastatin in men with hypercholesterolemia. New Engl. J. Med. 333 (1995) 1301–1307.

Smith, J. C., J. M. Hsu: Trace elements in aging research: emphasis on zinc, copper, chronium and selenium. In: Moment, G. B. (ed.): Nutritional Approaches to Aging Research, pp. 119–134. CRC Press, Boca Raton 1982.

Sorkin, J. D., R. Andres, D. C. Muller: Cholesterol as a risk factor for coronary heart disease in elderly men. Ann. Epidem. 2 (1992) 59–67.

The Lipid Research Clinics Program: The Lipid Research Clinics Coronary Primary Prevention Trial Results: I. Reduction in incidence of coronary heart disease. J. Amer. med. Ass. 251 (1984) 351–364.

The Scandinavian Simvastatin Survival Study Group. Randomized trial of cholesterol lowering in 4444 patients with coronary heart diseases: The Scandinavian Simvastatin Survival Study (4S). Lancet 344 (1994) 1383–1389.

Thomas, M. K., D. M. Lloyd-Jones, R. I. Tadhani et al.: Hypovitaminosis D in medical inpatients. New Engl. J. 338 (1998) 777–783.

Toeller, M., E. Chantelau, E. Küstner et al.: Einordnung von Isomalt in der Ernährungstherapie von Diabetikern. Diabetes Stoffw. 3 (1994) 258.

Volkert, D., W. Kruse, P. Oster, et al.: Malnutrition in geriatric patients: Diagnostic and prognostic significance of nutritional parameters. Ann. nutr. Metab. 36 (1992) 97–112.

Zimetbaum, P., W. H. Frishman, W. L. Ooi et al.: Plasma lipids and lipoproteins and the incidence of cardiovascular disease in the very elderly; the Bronx Aging Study. Arteriosclerosis and Thrombosis 12 (1992) 416–423.

50

Flug- und Fernreisen

Ingo Füsgen

INHALT	
1 Einleitung	557
2 Reisefähigkeit	557
3 Reiseimpfungen	561
4 Flugprobleme	561
5 Erkrankungen auf Reisen	562
6 Reiseapotheke	563

1 Einleitung

Mit zunehmender Ausweitung des Luftverkehrs, steigender Sicherheit und sinkenden Flugpreisen erfreuen sich Flug- und Fernreisen insbesondere auch bei Älteren einer immer größeren Beliebtheit. Aufgrund der oft bestehenden Morbidität stellt sich daher immer wieder die Frage, ob für einen Patienten eine Fern- bzw. Flugreise sinnvoll ist oder ob irgendwelche besonderen Risiken für ihn bestehen. Flug- und Fernreisen sind für den älteren Menschen grundsätzlich nicht abzulehnen. Einzel- und Gruppenflüge mit Linien- und Charterflugzeugen bieten sogar neben dem Ortswechsel eine Reihe positiver psychischer Effekte im Erleben von Schnelligkeit, Modernität, Abwechslung und Gemeinschaft, so daß von seiten der Motivation her gerade für den Älteren keine größeren Probleme auftauchen.

2 Reisefähigkeit

Bei der Frage nach der Flugreisetauglichkeit bei einer bestimmten Erkrankung ist zu klären, ob diese durch das Milieu an Bord eines Passagierflugzeuges negativ beeinflußt wird. Dieses Milieu unterscheidet sich in vieler Hinsicht von den Umgebungsbedingungen am Erdboden. Der abnehmende Umgebungsdruck (Kabinendruckhöhe von ca. 2400 m) bedingt eine Verringerung des Sauerstoffpartialdrucks um ca. 25% und der Sauerstoffsättigung von 97 auf 90% sowie eine Volumenzunahme von in Körperhöhlen eingeschlossener Luft (Nasennebenhöhlen, Mittelohr, Darm, aber auch Pneumothorax oder Pneumoperitoneum).

Diese Veränderungen werden aufgrund der ausreichenden homöostatischen Reaktionsbreite von gesunden Älteren trotz physiologischer Organveränderungen toleriert, können aber bei Kranken sehr schnell im Rahmen der Multimorbidität Probleme bereiten. So können etwa Patienten mit Ventilationsstörungen oder gestörtem Sauerstofftransfer ebenso wie Patienten mit einer Anämie durch die Verminderung des Sauerstoffpartialdrucks hypoxisch werden.

Herz- und Kreislaufkranke stellen das Hauptkontingent der bei Flugreisen gefährdeten Personen dar. Weit über die Hälfte der Todesfälle erfolgte infolge eines kardialen Geschehens bei älteren Reisenden. Der Beurteilung der Reisetauglichkeit bei Herzkranken kommt daher eine besondere Bedeutung zu. Die Koronarreserve kann sich bei Koronarinsuffizienz bis in den kritischen Bereich mindern. Außerdem kommt es bei Hypoxie zu einer Erhöhung des Drucks in der Lungenstrombahn, welche der Patient mit vorbestehender pulmonaler Hypertonie oder einer Herzinsuffizienz meist nicht toleriert. Der Schweregrad der Herzinsuffizienz und der KHK läßt sich mit den Einteilungen nach den Richtlinien der New York Heart Association (NYHA) bzw. der Canadian Cardiovascular Society (CCS) abschätzen.

Ein Schrittmacher ist kein Hindernis für eine Flugreise, selbst von den üblichen Magnetschleusen bei den Kontrollen geht wegen der geringen Feldstärken gewöhnlich keine Gefahr aus. Aus Sicherheitsgründen ist es aber trotzdem empfehlenswert, diese

Tabelle 50.1 Flugreisetauglichkeit bei verschiedenen Krankheitsbildern (keine Flugreisetauglichkeit für die nachfolgend genannten Zeiträume bzw. zu beachtende Gesichtspunkte, nach Siedenburg 1999).

operative Eingriffe

Bauchraum

Appendektomie	10 Tage
Herniotomie	10 Tage
Pneumoperitoneum	6 Wochen
gastrointestinale Blutung	2–3 Wochen
CHE (Cholezystektomie)	6 Wochen
Gastrektomie	6 Wochen
Darmresektion	6 Wochen
sonstige viszeralchirurg. Eingriffe	10 Tage
Nephrektomie	6 Wochen
TUR (transurethrale Prostataresektion)	3 Wochen
ESWL (extrakorporale Stoßwellenlithotripsie)	8–10 Tage
diagnostische Laparotomie	3 Tage, kein Restgas intraabdominell (sonographische Kontrolle)
laparoskopische Eingriffe allgemein	mindestens 10 Tage, kein Restgas intraabdominell (sonographische Kontrolle)
endoskopische Polypektomie	1 Woche

Brustraum

diagnostische Thorakotomie	1 Woche
Lobektomie	12 Wochen
Pneumektomie	6–9 Monate

Gefäßoperationen

Aneurysma	6 Wochen
periphere Gefäßoperation	2 Wochen
PTA (periphere Ballondilatation)	2 Wochen

Herz

Angioplastie (Ballondilatation) mit Stentimplatation	3 Tage 14 Tage
herzchirurg. Eingriff (CABG bzw. Bypass, Klappen, Septumdefekte, Transpositionen)	10 Tage (Rückfrage beim Medizinischen Dienst)

Schädel

Pneumenzephalus (z.B. Liquorfistel)	kein Flug
Tumorexstirpation	6–12 Monate
Angioplastiken	6–12 Monate
SDH/EDH (subdurales oder epidurales Hämatom)	6 Wochen (danach Arztbegleitung)

HNO

Operation im Mittelohrbereich	10 Tage
Tonsillektomie	2–3 Wochen (Kinder evtl. bereits nach 7 Tagen)
Unterkieferdrahtfixation	nicht flugreisetauglich, ggf. tauglich, wenn Drahtschneider oder Schnellösevorrichtung

Augen

Netzhautblutung	1 Monat
– schwer	3 Monate
– frisch	Beurteilung durch Facharzt
Kataraktoperation	4 Wochen
Netzhautablösung	bei Stickstoffplombe bis zur vollständigen Resorption nicht flugreisetauglich
penetrierende Augenverletzungen	7 Tage
intraokuläre Eingriffe	7 Tage
Sichelzellanämie, Sichelkrise	10 Tage

Infektionskrankheiten

allgemein	im akuten Stadium nicht flugreisetauglich
Sinusitis und Otitis media	im akuten Stadium nicht flugreisetauglich
offene Tuberkulose	nicht flugreisetauglich
unbehandelte Tuberkulose	nach Sputumkonversion oder 14 Tage tuberkulostatischer Therapie

Herz-Kreislauf-Erkrankungen

KHK	
– CCS I (keine Beschwerden)	keine Einschränkung i.a. flugreisetauglich
– CCS II (Beschwerden bei 30–100 W)	
– CCS III (Beschwerden bei 50 W über 1 min)	bedingt flugreisetauglich,
– CCS IV (Beschwerden in Ruhe)	O_2 nur ausnahmsweise flugreisetauglich, ärztl. Begleitung, O_2
Myokardinfarkt	6 Wochen (unkompliziert ggf. 10 Tage)[2]
– schwer	12 Wochen ohne Begleitung
Angioplastie (Ballondilatation)	3 Tage
– mit Stenteinlage	14 Tage
herzchirurgischer Eingriff (CABG, Klappen, Septumdefekte, Transpositionen)	10 Tage (Rückfrage med. Dienst)

(Tabelle 50.1 Fortsetzung).

• Herzinsuffizienz		• Neurosen	abhängig von Klinik
– NYHA I (keine Beschwerden)	keine Einschränkung	– wenn Entäußerungen nicht auszuschließen	keine Flugreisetauglichkeit
– NYHA II (Beschwerden bei stärkerer körperlicher Belastung)	i.a. flugreisetauglich	• Minderbegabung, Demenz etc.	flugreisetauglich, wenn keine Hinweise auf psychotische Veränderungen, je nach Klinik ggf. Begleitung durch Sanitätspersonal oder Arzt
– NYHA III Beschwerden bei leichter körperlicher Belastung)	bedingt flugreisetauglich, O_2		
– NYHA IV (Beschwerden in Ruhe)	nur ausnahmsweise flugreisetauglich, sofern ärztl. Begleitung und O_2	**Augenerkrankungen**	
		• Glaukom	Medikamente im Handgepäck
– dekompensiert	keine Flugreisetauglichkeit	• Kontaktlinsen	bei Langstreckenflügen evtl. Augentropfen
• Schrittmacher	keine Einschränkung nach erfolgreicher Kontrolle	• Netzhautblutung – schwer – frisch	1 Monat 3 Monate Beurteilung durch Facharzt
• arterieller Hypertonus	je nach Sekundärkomplikationen keine Flugreisetauglichkeit > 200/120	• Kataraktoperation • Netzhautablösung	4 Wochen bei Stickstoffplombe bis zur vollständigen Resorption nicht flugreisetauglich
• Myokarditis (unkompliziert)	keine Einschränkung		
• Perikarditis	4 Wochen	• penetrierende Augenverletzungen	7 Tage
• Vitien, mechan./Bioprothese	keine Einschränkung	• intraokuläre Eingriffe	7 Tage
neurologische Erkrankungen		**Gefäßerkrankungen**	
• schwere Commotio • Zerebralsklerose	neurologische Beurteilung nur mit Begleitperson (*cave*: Ischämiereaktion, Desorientiertheit)	• Varikose mit Thromboseneigung • periphere AVK	Thromboseprophylaxe bei längeren Flügen je nach Klinik (Stadien nach Fontaine-Ratschow), *cave*: Hypoxie
• apoplektischer Insult	10 Tage bis 6 Wochen nach Primärereignis, je nach Klinik	– Stadium I (beschwerdefrei) – IIa (schmerzfreie Gehstrecke > 200 m)	i.a. flugreisetauglich i.a. flugreisetauglich
– rezidivierend	kein Flug		
• Subarachnoidalblutung	10 Tage	– IIb (schmerzfreie Gehstrecke < 200 m)	nur bedingt flugreisetauglich, ggf. in Begleitung
• zerebrales Anfallsleiden	Attest des behandelnden Arztes nötig, evtl. Sedierung vor Flug	– III (Ruheschmerz)	ggf. Analgetika und Arztbegleitung
– nach Grand-mal-Anfall	24 h	– IV (Gangrän, Nekrose)	nur ausnahmsweise flugreisetauglich, Rücksprache beim Medizinischen Dienst
• multiple Sklerose	je nach Klinik (s.u. Behinderungen)		
• Querschnittslähmung	nach Rehabilitation abhängig von Residualzustand evtl. flugreisetauglich		
• Tetraplegie	je nach Klinik (s.u. Behinderungen)	**Frakturen** (ggf. individuelle Abwägung je nach Lokalisation und Art der Ruhigstellung)	
• Bandscheibenprolaps	je nach Klinik (s.u. Behinderungen)	• Flüge < 2 h	24 h, bei gespaltenem Gips oder Gipsschiene
psychiatrische Erkrankungen		• Flüge > 2 h	48 h, bei gespaltenem Gips oder Gipsschiene
• Psychose	Arztbegleitung, möglichst Facharzt, ggf. nötige Medikation griffbereit zur Injektion, zusätzlich erfahrenes Pflegepersonal	**Anämie**	
– wenn Entäußerungen nicht auszuschließen	keine Flugreisetauglichkeit	• Hb < 9–10	nicht flugreisetauglich, evtl. Auftransfusion, O_2-Gabe während Flug

(Tabelle 50.1 Fortsetzung).

pulmonale Erkrankungen		Sonstiges	
(Mindestanforderungen: VK = 3 l, FEV_1 = 70%, SO_2 = 85%, pO_2 = 70 mmHg, bei Unterschreiten ggf. unter O_2 möglich)		• Diabetes mellitus (gute Einstellung)	keine Einschränkung der Flugreisetauglichkeit, bei längeren Flugreisen Zeitverschiebung beachten, entsprechend Insulindosis und Zeitpunkte, Diät kann angefordert werden
• respiratorische Partial- oder Globalinsuffizienz, schwere COLD, Cor pulmonale, Emphysem (Ruhedyspnoe, -zyanose)	nicht flugreisetauglich, – wenn während des Fluges O_2-Gabe > 4 l/min erforderlich – wenn unter 4 l/min O_2 pO_2 < 70 mmHg – wenn bei path. pCO_2 (> 45 mmHg) unter O_2-Gabe Zunahme des pCO_2 > 5 mmHg – bei O_2-Dauertherapie > 3 l/min bereits am Boden		letzte Dialyse kurz vor Flug Dialysatwechsel nur bei Zwischenlandung möglich kein Flug im akuten Stadium
• Asthma bronchiale	je nach Klinik, Med. im Handgepäck 48 h nach Anfall	• Nephrolithiasis, Blasensteine, Cholezystolithiasis (rezidivierende Koliken) • gastrointestinale Blutung	10 Tage, bei ausreichendem Hb (> 9–10 mg/dl) im akuten Stadium Gefahr der Barodontalgie
• Infektexazerbation • Pneu	nicht flugreisetauglich 6 Wochen (Lunge vollständig entfaltet?)	• entzündliche Zahnveränderungen	
• rezidivierender Spontanpneu	6–8 Wochen (Lunge fast vollständig entfaltet?)	• Antikoagulation	problemlos, wenn INR/Quick stabil
HNO		• terminale Erkrankungen	individuelle Entscheidung
• akute Otitis media • akute Sinusitis • Operationen im Mittelohrbereich	nicht flugreisetauglich nicht flugreisetauglich 10 Tage	• Behinderung	individuelle Entscheidung, abhängig von Klinik – uneingeschränkte Flugreisetauglichkeit, wenn Patient ohne fremde Hilfe essen, Toilette benutzen, Sitzplatz erreichen und verlassen kann – ansonsten ggf. flugreisetauglich, wenn Vorkehrungen wie Extrasitz, Stretcher, Begleitperson, begleitender Arzt etc.
• chron. Niereninsuffizienz, dialysepflichtig – CAPD (Peritonealdialyse)			

Magnetschleusen nicht zu passieren, sondern lieber auf einer persönlichen „Durchleuchtung" zu bestehen (Mülmann 1999).

Bei kardiopulmonalen Vorerkrankungen sind als Mindestvoraussetzungen eine Sauerstoffsättigung von 85%, ein Sauerstoffpartialdruck von 70 mmHg, eine Vitalkapazität von 3 l und FEV_1 von 70% zu fordern. Werden diese Grenzwerte unterschritten, so muß während des Fluges Sauerstoff gegeben werden.

Nach traumatologischen oder orthopädischen Eingriffen sind beschränktes Raumangebot und evtl. Turbulenzen zu berücksichtigen. Aufgrund der Ödemneigung in abhängigen Körperpartien sind zirkuläre Gipse bei Flugreisen kontraindiziert, als Alternative bieten sich gespaltene Gipsverbände oder Gipsschienen an.

Kein Problem für eine Flugreise ist ein Glaukom. Ebenfalls kein Problem stellen Stoffwechselkrankheiten, wie Diabetes mellitus, dar, wenn die entsprechenden Medikamente mitgeführt werden. Spezielle Diätwünsche können bis 24 h vor Reiseantritt im Buchungsbüro angegeben werden. Auch Dialysepatienten können fliegen, wenn sie sich der Methode der Peritonealdialyse bedienen. Dabei ist allerdings zu beachten, daß ein Beutelwechsel im Flugzeug wegen der räumlichen Enge auf den Toiletten unmöglich ist. Der letzte Dialysevorgang muß also vor Beginn des Fluges abgeschlossen sein.

Von der IATA (International Air Transport Association) wurden Handlungsanweisungen erarbeitet, die sich in den – international meist vereinheitlichten – Richtlinien der verschiedenen Airlines widerspiegeln. Orientierung darüber gibt die Tabelle 50.1.

3 Reiseimpfungen

Neben allgemeinen prophylaktischen Maßnahmen, die im weitesten Sinn der Hygiene dienen, haben Schutzimpfungen gerade für den Älteren besonderen Stellenwert. Generell zu empfehlende Impfungen sind:
- Tetanus
- Poliomyelitis (Typen I–III)
- Influenza
- Hepatitis A.

Oft wird vergessen, daß nach wie vor eine Ansteckungsgefahr für Poliomyelitis gerade in warmen Ländern besteht. Die meisten Erwachsenen, die vor 1957 geboren sind, haben gegen Polioviren eine Immunität aufgebaut. Jedoch ist eine Wiederholungsimpfung gegen Polio bei Reisen in Dritte-Welt-Länder empfehlenswert, wenn die letzte Impfung über 10 Jahre zurückliegt. Sie ist beim Älteren gut verträglich und nebenwirkungsarm. Auch die Influenzaimpfung sollte nicht außer acht gelassen werden, denn die Grippe hat in anderen Breiten eine andere Saison. Sie stellt beispielsweise bei bestehender chronischer Atemwegserkrankung keine geringere Gefahr dar als eine „exotische" Infektionskrankheit.

Eine weitere wichtige Reiseprophylaxe ist die *Hepatitis-A-Impfung*. Die Infektionsgefahr besteht für deren Erreger in weit höherem Maße in wärmeren Regionen als in Deutschland. So gehört die Hepatitis A zu den häufigsten Infektionen bei Tropenaufenthalten. Das Auftreten einer Hepatitis A bei Älteren ist häufig mit klinisch schweren und letalen Verläufen verbunden (Centers for Disease Control 1990). Deshalb sollte eine Immunisierung gegen Hepatitis A allen Anti-HAV-negativen Reisenden empfohlen werden, die in Entwicklungsländer fahren. Obwohl prinzipiell die Möglichkeit einer aktiven oder passiven Immunisierung gegen Hepatitis A besteht, sollte der inaktivierte Hepatitis-A-Impfstoff der passiven Immunisierung mit Gammaglobulinprodukten vorgezogen werden. Bei den neuesten Hepatitis-A-Impfstoffen ist vor der Ausreise nur noch eine einmalige Injektion erforderlich. Ein Langzeitschutz von mindestens 10 Jahren wird durch eine Auffrischimpfung nach 6–12 Monaten erzielt. Hepatitis-A-Impfstoffe zeichnen sich durch eine ausgezeichnete Immunogenität bei sehr guter Verträglichkeit auch für den Älteren aus. Alle weiteren Impfungen müssen gemäß den Einreisebestimmungen (z.B. Gelbfieberimpfung) oder den besonderen Situationen (z.B. Tollwut- und Choleraimpfung) durchgeführt werden. Als Ratgeber bezüglich einer anzustrebenden Impfung sind hier der von der WHO herausgegebene „Weekly Epidemiological Record" und die jährlich erscheinende Broschüre „International Travel and Health" (WHO) empfehlenswert. Eine deutsche Übersetzung mit dem Titel „Reisen und Gesundheit" wird vom Deutschen Grünen Kreuz in Marburg verlegt.

4 Flugprobleme

Bei Langstreckenflügen entsteht zwangsläufig durch die Belüftungssysteme eine *Lufttrockenheit* bzw. eine relative Luftfeuchtigkeit von 8–12%. Ältere Patienten mit einer trockenen Bronchitis können dann einen hartnäckigen Reizhusten erleiden. Nicht nur die Schleimhäute trocknen durch die niedrige Luftfeuchtigkeit aus, sondern auch der Körper, und es droht – v.a. bei prädisponierten Patienten – eine *Exsikkose* mit allen Folgen einer Hämokonzentration bis hin zur Thrombose. Diese Gefahr wird noch bei Langstreckenflügen durch die relativ lange weitgehende Immobilität begünstigt. Gefährdet sind vor allem Patienten mit Risikofaktoren für thromboembolische Erkrankungen (Adipositas, Varikose, Herzinsuffizienz, Lähmungen), aber auch Ältere bei Zustand nach Hüftgelenksoperationen. Die wichtigsten Prophylaxemaßnahmen sind: Genügend Bewegung, Aufstehen, Gehen, ausreichende Flüssigkeitszufuhr, Vermeiden von Schlaf im Sitzen, und bei besonders gefährdeten Älteren (z.B. Zustand nach Operation und zusätzlicher Gehbehinderung) ist eine prophylaktische Antikoagulation mit Low-dose-Heparin in Erwägung zu ziehen.

Auf *lockere Kleidung* ist zu achten, um einerseits gut beweglich zu sein und andererseits, bei vermehrter Gasbildung im Magen-Darm-Trakt, keine übermäßigen Blähungen zu bekommen. Beim Fliegen dehnen sich nämlich die Gase im Magen-Darm-Bereich um bis zu 40% aus. Schlimmstenfalls können starke Oberbauchblähungen sogar zum Roemheld-Syndrom führen.

Schlecht vertragen wird von älteren Menschen der Flug, wenn der Magen leer oder überfüllt ist. Es kommt dann leicht zu einer aufsteigenden *Übelkeit* bis zum Erbrechen. Eine leichte Kost vor dem Flug hilft hier. Alkoholische Getränke sollten vermieden werden. Die Alkoholwirkung sowie die Höhe führen zu einer sich summierenden Hemmung des Oxidationsablaufs im Nervengewebe. Nicht zu vergessen ist, daß beim Älteren physiologischerweise meist schon die Alkoholverträglichkeit herabgesetzt ist. Die Einnahme von 2 Cocktails in 3000 m Höhe hat dieselbe Wirkung wie die von 6 Cocktails auf Seehöhe. Auch das *Rauchen* sollte der ältere Reisende unbedingt vermeiden. Da durch das Kohlenmonoxid ein erheblicher Anteil des roten Blutfarbstoffes als Sauerstoffträger wirkungslos wird, kommt es auch hier zu einem sich steigernden Effekt von CO (Kohlenmonoxid) und der Höhe.

5 Erkrankungen auf Reisen

Durch die kurze Anreise mittels Flugzeug und der allgegenwärtigen Reklame für Fernreisen lassen sich auch viele Ältere zu Tropenreisen verleiten, ohne die Gefahren für ihre Gesundheit richtig einschätzen zu können. Besonders gefährdet durch Adaptations- und Akklimatisationsprobleme sind adipöse, körperlich untrainierte, hypertone sowie herz- und kreislaufgeschädigte Personen.

> Für jeden Reisenden bedeutet die rasche Ortsveränderung von der gemäßigten heimischen Zone in die warmen und heißen Zonen eine außergewöhnliche akute Hitze- oder Schwülebelastung, für den Älteren kann sie durchaus lebensgefährlich werden.

Kreislaufbeschwerden mit Schwindel und Hypotonie sind meist Folge des Salz- und Wassermangelsyndroms durch verstärktes Schwitzen aufgrund zu geringer Flüssigkeitsaufnahme bei nicht ausreichend ansteigendem subjektivem Durstgefühl. Die praktisch immer bestehende Schlappheit und Müdigkeit beim Salz- und Wassermangelsyndrom wird oft von den Patienten als Ausdruck ihres Alters unter der Belastung der Reise als normal angesehen. Man sollte hier beachten, daß eine Einschränkung der körperlichen Leistungsfähigkeit schon bei einem Flüssigkeitsverlust von 1–2% des Gesamtkörpergewichtes beginnt; steigt er auf 4–5%, sinkt die Leistungsfähigkeit bei erhöhter Muskeltätigkeit auf 50% ab.

Besonders gefährdet ist der Ältere in tropischen Zonen durch *Hitzeerschöpfung, Hitzekrämpfe und Hitzschlag*. Bereits bei einer Außentemperatur von 28 °C ist der Ältere bei längerem Aufenthalt in der Sonne durch einen Hitzschlag bedroht. Der Flüssigkeitsausgleich mit salzarmen oder gar alkoholhaltigen Getränken ist ein weiterer pathogenetischer Faktor in der Entstehung.

Der Klimawechsel birgt immer auch die Gefahr in sich, daß es durch Erkältung zu *fieberhaften Infekten*, vor allem der oft vorgeschädigten Bronchien, kommt. Die oft extremen Unterschiede zwischen Tag- und Nacht- oder Sonnen- und Schattentemperaturen leisten der Entstehung solcher fieberhaften Infekte noch zusätzlich Vorschub. Eine besondere Bedeutung für die Begünstigung von Erkältungskrankheiten und Verzögerung der Akklimatisation kommt den „künstlichen Klimaten" zu, die durch Ventilatoren und meist viel zu kühl eingestellten Klimaanlagen betrieben werden, die dann dem Älteren mehr schaden als nützen.

Neue Erkrankungen im streng medizinischen Sinn sind eher selten. An die Möglichkeit der Exazerbation einer früheren Erkrankung muß gedacht werden.

> Ein häufiges und schwieriges Problem bei der medizinischen Versorgung im Ausland sind für die Älteren dann oft Sprachschwierigkeiten. Deshalb ist es wichtig, dem Älteren eine Liste der bekannten und insbesondere behandlungsbedürftigen Erkrankungen einschließlich der zuletzt verabreichten Medikation mitzugeben.

Hier bietet sich die Ausstellung des *Europäischen Notfallausweises* an. Er ist in den neun EG-Sprachen abgefaßt. Im Europäischen Notfallausweis sind Angaben über bestehende oder überstandene schwere Erkrankungen, chronische Leiden, schwere Operationen, Überempfindlichkeiten gegenüber Medikamenten, Impfungen, lebensnotwendige Medikamente sowie die Blutgruppe, soweit sie bekannt ist, einzutragen. Die Bezugsquellen können bei den Gesundheitsämtern erfragt werden.

Die weitaus häufigste Urlaubserkrankung bei Fernreisen ist die *Gastroenteritis*. Allerdings ist die Enteritis in erster Linie eine Erkrankung der jüngeren Reisenden und nicht so sehr der älteren. Hier ist Obstipation wohl das größere Problem. Trotzdem bedeutet eine akute Enteritis für den Älteren aufgrund seiner physiologischen Altersveränderung und einer oft bestehenden Multimorbidität eine akute vitale Bedrohung. Bedroht sind vor allem herz- und nierenkranke Patienten. Neben einer allgemeinen Prophylaxe kann hier besonders gefährdeten Patienten eine medikamentöse Prophylaxe mit Antibiotika empfohlen werden.

Die übliche *Resynchronisationszeit* von etwa 2–4 Tagen bei einer Zeitverschiebung von 5–8 h kann beim älteren Menschen verlängert sein. *Schlafstörungen* in dieser Zeit führen bei ihm eher zu Abgeschlagenheit und Mangel an Initiative.

6 Reiseapotheke

Von den Älteren wird häufig nach einer besonderen „Reiseapotheke" gefragt. Zuerst ist wichtig, daß der Ältere seine regelmäßig einzunehmenden Medikamente in ausreichender Menge mitnimmt. Dann sollte entsprechend dem Zielgebiet und dem Reisestil des Älteren bei Bedarf eine spezielle Reiseapotheke zusammengestellt werden. Dazu gehört zum Beispiel bei Bedarf eine Malariaprophylaxe, sonst reichen in der Regel ein schmerz- und fiebersenkendes Medikament, ein Grippemittel (durch Klimaten bedingte Infekte) sowie ein Antidiarrhoikum und ein Laxans aus. Damit wäre den häufigsten Erkrankungen, nämlich den gastrointestinalen Störungen und den Erkältungskrankheiten, entsprochen.

Literatur

Mülmann, M.: Gesundheitsrisiko Flugreise: Wer darf mit? Geriatrie Praxis Schweiz 4 (1999) 65–66.
Mülmann, M.: Welche Patienten sind von Flugreisen auszuschließen? In: Auer, L. (Hrsg.): Touristik und Gesundheit. ADAC, Donauwörth 1990.
Siedenburg, J.: Flugreisetauglichkeit. Flug- und Reisemedizin 6 (1999) 4–6.

51

Hausärztliche Aufgaben in der Versorgung geriatrischer Patienten

KLAUS JORK

INHALT

1	Schwindel 564
1.1	Problematik und Epidemiologie 564
1.2	Diagnostik 565
1.3	Therapie 566
2	Schlaganfall 567
2.1	Leitlinien zur Behandlung von Patienten nach Schlaganfall 567
2.1.1	Akutversorgung 567
2.1.2	Langzeitbetreuung 568
3	Ärztliches Handeln und Gesundheitsökonomie 571
3.1	Aufgaben des Hausarztes 571
3.2	Qualitätsförderung 572

Exemplarisch für häufige Beratungsanlässe bzw. Krankheitsbilder im Alter in der Hausarztpraxis sollen Besonderheiten der Verlaufsbeobachtung und Langzeitbetreuung am Beispiel von Schwindel und Zustand nach apoplektischem Insult verdeutlicht werden. Diagnostik und Therapie klinischer Versorgung der Patienten werden dabei nicht dargestellt.

1 Schwindel

1.1 Problematik und Epidemiologie

In der Allgemeinpraxis sind Langzeitkontakte vor allem älterer Patienten häufig. In einer nicht repräsentativen Stichprobe mit n = 2156 sind 46% länger als 10 Jahre beim gleichen Arzt in Behandlung, 20% zwischen 5 und 10 Jahre, und nur 34% der Patienten werden weniger als 5 Jahre in der gleichen Praxis behandelt (Seebohm et al. 1986). Vor allem bei älteren Patienten verteilen sich die Ursachen des Symptoms Schwindel in völlig anderer Weise, als sie in der Hals-Nasen-Ohren-Heilkunde, Inneren Medizin und Neurologie bekannt sind.

Patientenbeispiel:
Frau Margarete V. ist eine 89jährige Patientin, die seit 24 Jahren bei ihrem Hausarzt in Behandlung steht. Sie lebt im Haus ihrer verwitweten Tochter. Bereits vor 10 Jahren wird eine Osteoporose diagnostiziert; an der Wirbelsäule finden sich erhebliche degenerative Veränderungen. Vor 3 Jahren wurde wegen einer traumatischen Schenkelhalsfraktur links eine Duo-Kopfprothese implantiert. In letzter Zeit klagt Frau V. über Schwindel, der auf atherosklerotische Gefäßveränderungen zurückgeführt wird.

Die *Langzeitbetreuung* alter Patienten hat zu berücksichtigen, daß jede auftretende Gesundheitsstörung als Folge krankhafter Prozesse und nicht als solche des Alters anzusehen ist. So finden sich bei über 70jährigen stationären Patienten im Durchschnitt 7 verschiedene Diagnosen (Fischer 1998). Ein schleichender Beginn mit atypischer Symptomatik charakterisiert oft den chronischen Verlauf der Gesundheitsstörungen. Bei den sich abzeichnenden Aufgabenschwerpunkten für den Hausarzt im Rahmen der Geriatrie ergeben sich unter Gesichtspunkten der Qualitätsförderung folgende Konsequenzen:

- Neben fundierten Kenntnissen in der somatischen Medizin bedarf der Hausarzt einer umfassenden *bio-psycho-sozialen Kompetenz.*
- Neben Offenheit und Toleranz bedarf er der *Kritikfähigkeit.*
- In der Zusammenarbeit mit anderen Berufsgruppen ist eine *Kompetenzbegrenzung* erforderlich.
- Fähigkeiten einer berufsübergreifenden, teambezogenen *Kooperations-* und *Koordinationsfähigkeit* sind klar zu definieren und zu üben.

Bei der Patientin Frau V. sind die interdisziplinären diagnostischen und therapeutischen Möglichkeiten im Wohnumfeld zu nutzen und in Zusammenarbeit mit der Tochter die Behandlungserfolge zu sichern; Neuerkrankungen muß vorgebeugt werden. Der therapieresistente Schwindel nach bereits erfolgtem Sturz mit einer Schenkelhalsfraktur bedarf der umfassenden Beratung des Patienten und der Pflegepersonen sowie der Organisation von Hilfen, wie der Verordnung einer Mehrfuß-Stützkrücke, eines Gehgestells oder eines Gehwagens (Jork 1998). Die Verordnung eines Antivertiginosums, wie Dimenhydrinat (z.B. Vertigo Vomex), ist versucht worden, zeigte jedoch keinen überzeugenden Erfolg. Die verständnisvolle hilfreiche Begleitung des Kranken ist von grundlegender Bedeutung, ebenso wie Prävention von Stürzen mit den fatalen Folgen z.B. einer Schenkelhalsfraktur.

In der Allgemeinpraxis beträgt die Häufigkeit des Beratungsanlasses Schwindel zwischen 8 und 10%. Bei gezieltem Fragen durch den Arzt erhöht sich der Prozentsatz. Mangold (1988) findet unter 1513 Patienten 138, die als Symptom Schwindel angeben. 45% der Kranken gehören der Altersgruppe über 70 Jahre an. Häufigste Diagnosen sind der Altersschwindel, hypotone Kreislaufregulationsstörungen und Hypertonie (Tab. 51.1). Die Therapie des Schwindels hat sich nach der Grunderkrankung zu richten (s. Kap. 27 „Schwindel und Synkope"). An die 300 Einzeldiagnosen sind als Ursache des Schwindels bekannt. Deswegen besteht für den Hausarzt um so dringlicher die Aufgabe, durch eine rasche Klärung Komplikationen zu vermeiden. Folgen von Schwindel sind Angst, Behinderung und Sturzgefahr mit dem Verlust von Autonomie, sozialer Integration und Lebenszufriedenheit.

Während Schwindel unter den häufigsten Beratungsanlässen nach Braun in den 50er Jahren noch an 26. Position genannt wird, findet sich das Symptom Ende der 80er Jahre bereits auf Platz 10 (Allert et al. 1999). Mit zunehmendem Alter nimmt das Symptom Schwindel zu:

- 10–19 Jahre 3,1%
- 20–29 Jahre 7,7%
- 30–39 Jahre 10,8%
- 40–49 Jahre 10,8%
- 50–59 Jahre 10,8%
- 60–69 Jahre 11,5%
- 70–79 Jahre 25,3%.

Tabelle 51.1 Häufigste Ursachen von Schwindel bei 138 Patienten in der Allgemeinpraxis (nach Mangold 1988).

	Anzahl Patienten
Altersschwindel	38
zerebrovaskulär mit Hypertonie	23
zerebrovaskulär mit Hypotonie	15
Hypotonie	37
Dysregulation ohne erkennbare Ursache	28
sekundäre Dysregulation (nach Infekten, Operation, Alkohol)	9
Hypertonie	23
vertebrobasiläre Insuffizienz	6
Herzrhythmusstörungen	5
vestibulärer Schwindel	4
vertebragener Schwindel	3
Diabetes mellitus	3
psychischer Erschöpfungszustand	3
medikamentös bedingt	2
sonstige	14

1.2 Diagnostik

Ernstnehmen des Patienten ist die Voraussetzung für eine diagnostische Klärung. Deswegen soll der Patient zuerst mit seinen eigenen Worten die Beschwerden schildern können, ehe der Hausarzt gezielt nachfragt. Beim Zuhören vernimmt der Arzt zahlreiche Formulierungen, selbst unterschiedlich nach der Geographie in Deutschland: „Der Boden schwankt", „Ich nehme den Türrahmen mit", „Ich laufe wie betrunken", „Es dreht sich alles", „Ich bin ganz benommen", „Mir wird schwarz vor den Augen", „Flimmern vor den Augen", „Ich bin unsicher beim Gehen" oder „Ich bin so dorzelig" können Angaben sein.

Bedeutsam zum Abwenden gefährlicher Krankheitsverläufe für den Hausarzt ist es, einen raschen Überblick über das Symptom Schwindel zu bekommen. Handelt es sich um:

- *normalen Reizschwindel,* wie bei See- und Höhenkrankheit, nach schnellem Kopfdrehen, plötzlichem Aufstehen nach längerem Liegen, nach heißem Bad oder Sauna sowie nach Sonnenbad ohne Kopfbedeckung?
- *krankhaften Schwindel,* wie zentralen oder peripheren Schwindel mit Erkrankungen des Gleichgewichtsorgans, bei Hypertonie oder Herz-Kreis-

lauf-Erkrankungen, als Begleitsymptom bei Stoffwechselerkrankungen oder als Folge unerwünschter Arzneimittelwirkungen usw.?
- *psychogenen Schwindel* ohne organische Ursache, häufig auch bei Hypotonie?

Die weiteren Schritte der *Anamneseerhebung* sollten sich an den diagnostischen Programmen von R. N. Braun orientieren (Mader et al. 1995), aber auch den Schwindel differenzieren, Zeiträume und Nachbarschaftssymptome erfassen sowie nach Medikamenten, Genußmitteln und Schädel-Hirn-Traumen fragen (Allert et al. 1999).

Die wichtigsten Formen von Innenohrstörungen mit akutem Schwindel werden differentialdiagnostisch am besten anhand der *Dauer des Schwindels* unterschieden (Böhmer et al. 1996):
- akut einsetzender Schwindel, über Tage abklingender Schwindel → akuter peripherer Vestibularisausfall (Neuronitis vestibularis)
- rezidivierende, über Stunden anhaltende Schwindelanfälle → Morbus Menière
- Minuten dauernder Schwindel → vaskulär bedingt
- Sekunden dauernder Drehschwindel bei Änderung der Kopf- oder Körperposition → benigner paroxysmaler Lagerungsschwindel.

Beim Auftreten von Nystagmus durch den Kopfhängeversuch handelt es sich um *benignen paroxysmalen Lagerungsschwindel*, die häufigste Ursache des Schwindels. In der Anamnese geben die Patienten Schwindel an, wenn sie sich aus dem Bett rollen, zur Zimmerdecke schauen oder beim Bücken zum Zubinden der Schuhe. Beim Kopfhängeversuch dreht der Arzt aus sitzender Position den Kopf des Patienten um 30° zur Seite und neigt ihn gleichzeitig 30° unter die Horizontale, z.B. über die Kante der Untersuchungsliege, für die Dauer von 3–5 min wiederholt in 2 sec.

Die einfache *körperliche Untersuchung*, zu der auch der Stehversuch nach Romberg und der Tretversuch nach Unterberger gehören, ist in der Allgemeinpraxis durch die otoskopische Diagnostik und einen Stimmgabeltest (512 Hz) nach Weber (Schallleitungsschwerhörigkeit) und Rinne zu ergänzen. Die Entfernung obturierender Ohrschmalzpfröpfe beseitigt oft schlagartig lästigen Schwindel. Die Prüfung auf Spontannystagmus unter der Frenzel-Brille wird aus Zeitgründen und mangelnder Erfahrung zumeist an den HNO-Arzt delegiert. Trotz sachgerechter Diagnostik läßt sich bei fast einem Drittel älterer Patienten das Symptom Schwindel nicht klären (Siegel et al. 1995). So finden sich als Ursache bei alten Menschen:

- unklar 30,8%
- zerebrovaskulär 17,6%
- Morbus Parkinson 12,0%
- Kreislauf 8,8%
- Demenz 8,8%
- Kleinhirn 6,6%
- Herz 6,6%
- Herzrhythmusstörungen 5,0%
- Tumor 4,4%.

1.3 Therapie

Wichtig für den Hausarzt ist das Erkennen eigener diagnostischer Kompetenz mit der Notwendigkeit zur Überweisung an einen HNO-Arzt, Neurologen oder Internisten. Eventuelle Befunde von Konsiliaruntersuchungen sind in den Therapieplan zu integrieren. Im Vordergrund steht die *Therapie der Grunderkrankung*. Die *umfassende Beratung* hat präventive Maßnahmen zu vermitteln, wie der Hinweis auf eine ausreichende Trinkmenge, viel Bewegung, Vermeiden von Übergewicht und Blutdruckkontrollen, aber auch bei ausreichender Kooperation die Anleitung zum Gehirnjogging.

Der Hinweis, sich langsam zu bewegen, vor allem nachts langsam aufzustehen und plötzliche Kopfbewegungen zu vermeiden, werden vom Patienten meist schon aus Erfahrung befolgt. Die *medikamentöse Therapie* bringt teilweise gute Ergebnisse mit Dimenhydrinat (z.B. Vertigo Vomex), aber auch von Ginkgo-biloba-Präparaten werden günstige Therapieerfolge beobachtet. Häufig aber bleibt nur zu lernen, mit dem Schwindel zu leben. Dafür sind meist *Hilfen* notwendig, wie die Verordnung von Stützkrücken oder die Benutzung eines Gehwagens zum Vermeiden von Stürzen. Hier obliegt dem Hausarzt nicht selten die Aufgabe, diese auch wirklich zu nutzen, denn selbst alte Damen lehnen aus Eitelkeit nicht selten den Gebrauch von Hilfen anfangs ab; sie stehen unbenutzt im Zimmer oder in der Wohnung.

Als Ursache des benignen paroxysmalen Lagerungsschwindels wird heute eine Canalithiasis (freie Otolithpartikel im Kanal des hinteren Bogengangs des Vestibularapparates) angenommen. Mit Hilfe der *Canalith-Reposition* (Epley 1992), die einfach auch in der Allgemeinpraxis – evtl. nach Verordnung eines Antiemetikums – leicht durchgeführt werden kann, sollen die frei schwimmenden Otolithpartikel aus dem Bogengang heraus zurück auf den Utrikulus befördert werden. Das *Regensburger Befreiungsmanöver* nach Semont ist eine andere beschriebene Übungsbehandlung bei paroxysmalem Lagerungsschwindel (Allert et al. 1999).

2 Schlaganfall

Patientenbeispiel:
Im Februar tritt bei der Patientin Frau V. eine Hemiparese rechts nach apoplektischem Insult auf. Trotz stationärer rheologischer Maßnahmen und intensiver Krankengymnastik bildet sich die initial bestehende Parese nicht zurück; lediglich die Aphasie bessert sich soweit, daß eine Verständigung mit der Patientin möglich ist. 4 Wochen später wird sie als Pflegefall nach Hause verlegt und nun von ihren beiden Töchtern versorgt. Seither ist sie ständig bettlägerig. Sie muß gefüttert werden, und auch sämtliche hygienischen Maßnahmen müssen bei liegendem Harnblasenkatheter und Stuhlinkontinenz von den Töchtern übernommen werden. Die Kranke ist örtlich und zeitlich desorientiert, ihre Stimmungslage unruhig, depressiv und weinerlich.

2.1 Leitlinien zur Behandlung von Patienten nach Schlaganfall

2.1.1 Akutversorgung

Die Akutversorgung von Patienten nach Schlaganfall hat stationär zu erfolgen. Einleitende hausärztliche Maßnahmen sind die Hochlagerung von Kopf und Oberkörper um 30–35°, das Legen eines venösen Zugangs, die Infusion einer Ringer-Lösung, Sedierung (z.B. mit Diazepam) und sofortige stationäre Einweisung mit Hilfe des qualifizierten Rettungstransports durch einen Notarztwagen.

Bereits beim Verdacht auf Schlaganfall sollte die stationäre Einweisung erfolgen, wenn die Patienten unter 80 Jahre alt sind und sie die Klinik in weniger als 3 h nach dem Schlaganfall erreichen. Eine Lysetherapie verspricht dann besonderen Erfolg, wenn die Kranken wach und ansprechbar sind (Grond et al. 1999).

In der Initialphase des Schlaganfalls ist eine generelle Blutdrucksenkung nicht angebracht (Einhäupl et al. 1999). Die Blutdrucksenkung sollte nur bei Druckwerten über 200 mmHg systolisch und 110 mmHg diastolisch erfolgen oder wenn spezielle Begleiterkrankungen vorliegen (z.B. Myokardinfarkt). Dabei sind Substanzen zu vermeiden, die zentral vasodilatatorisch wirken oder das Hirnödem verstärken. Wenn nötig, sind Antihypertensiva niedrig zu dosieren, so daß der Blutdruck langsam und nicht mehr als ca. 20% gegenüber dem Ausgangswert absinkt.

In Einzelfällen kann das *unterlassen einer Einweisung* berechtigt sein.

Diese Entscheidung ergibt sich aus einem klinischen Erfahrungswert, der sich vor allem aus dem *prämorbiden Krankheitsstatus* ableitet. Danach ist die Rehabilitation in Frage gestellt bzw. unmöglich, wenn schon vor dem Apoplex:
- eine ausgeprägte Multimorbidität vorliegt
- das Gefäßsystem bereits Zeichen der Dekompensation bzw. schwerster Insuffizienz aufweist
- der prämorbide Status die Ziele der Behandlung chronisch Kranker unmöglich erreichen läßt
- eine gewisse Intelligenz als Voraussetzung der Rehabilitation und Kooperationsfähigkeit nicht gegeben ist.

Diese verantwortungsvolle und schwere Entscheidung bedarf fundierter ärztlicher Erfahrung und einer humanistisch-ethischen Orientierung. Gerät der Arzt auch nach dem Gespräch mit den Angehörigen in einen Entscheidungskonflikt, dann hat auf jeden Fall die stationäre Einweisung zu erfolgen.

Wird nach der Akut- und Rehabilitationsbehandlung des Patienten die Entlassung absehbar, dann hat die ambulante Behandlung nach Schlaganfall in Kooperation zwischen Klinik- und Hausärzten, Pflegepersonen sowie Mitarbeitern nicht-ärztlicher Berufsgruppen zu erfolgen.

Das bedeutet, daß (fern-)mündlich oder durch den Arztbrief folgende Informationen zu übermitteln sind:
- pathologisch-anatomische Befunde als Folge des Insults sowie zusätzliche Diagnosen
- neurologische und neuropsychologische Befunde zum Zeitpunkt der stationären Aufnahme und bei Entlassung
- bisher durchgeführte Therapien und ihr Erfolg (bewertet durch Testverfahren nach dem geriatrischen Assessment, zumindest dem Barthel-Index)
- wahrscheinlich realisierbare individuelle Therapieziele mit der Angabe notwendiger Hilfen
- empfohlene Therapien nach Art und Häufigkeit, wie Logopädie, Ergotherapie und Krankengymnastik
- Hinweise zu Rücksprachen und Kontrolluntersuchungen.

Diese Hinweise erscheinen um so bedeutsamer, da Arztbriefe aus Krankenhäusern häufig erhebliche Mängel aufweisen (Fischer 1991; Jork 1993), wie z.B.:
- über durchgeführte Therapien wird nicht berichtet
- es werden keine Therapieziele genannt
- fortzuführende Therapien werden nicht benannt
- Befundverschlechterungen werden verschwiegen
- es fehlen Hinweise zur notwendigen Hilfsmittelverordnung
- der Therapieerfolg wird nicht bewertet.

Liegt Pflegebedürftigkeit vor, dann hat der Hausarzt in Kooperation mit den Pflegenden bzw. ambulan-

ten Pflegediensten den Wohnbereich des Kranken seiner Behinderung entsprechend vorzubereiten, wie z.B.:
- Wurden Türschwellen beseitigt?
- Erlaubt die Türbreite die Benutzung eines Krankenrollstuhls?
- Ist die Toilette patientengerecht bezüglich Sitzhöhe und sanitärer Hilfsmittel eingerichtet?
- Wurden Teppiche als Gefahrenquelle für Stürze beseitigt?
- Kann der Nachtschrank bei Hemiparese auf der paretischen Körperseite aufgestellt werden, um Trinkgefäße usw. selbst erreichen zu können?
- Sind Ein- und Ausstiegshilfen bei der Badewannenbenutzung erforderlich?
- Wurden die einzelnen Aufgaben der Pflege zwischen Pflegenden und nicht-ärztlichen Berufsgruppen festgelegt und verteilt?

Wird die Gehfähigkeit im Akutkrankenhaus innerhalb 4–5 Wochen wiedererlangt, dann kann die Weiterbehandlung der Patienten ambulant erfolgen, wenn die Fortsetzung der eingeleiteten Therapien gewährleistet ist.

Aufgabe der stationären Rehabilitation ist die Intensivrehabilitation mit täglichen Übungen durch spezialisierte Therapeuten beim Vorhandensein spezieller technischer Geräte und Einrichtungen. Wichtigster Hinderungsgrund für eine ambulante Therapie ist die Immobilität des Patienten, weniger hingegen sein Alter. Kranke mit einer hohen Prämorbidität bedürfen zusätzlich einer intensiven krankheitsspezifischen Behandlung.

2.1.2 Langzeitbetreuung

Fortführung der Behandlung

Die ambulante Behandlung von Patienten nach Schlaganfall dient der Fortsetzung eingeleiteter Therapien, der *kriteriendefinierten Verlaufsbeobachtung*, der Prophylaxe bzw. Prävention, der Effizienzkontrolle, der Vermittlung von Informationen und Förderung der Kooperation.

Dabei ist zu beachten, daß Therapiekonzepte für Patienten nach Schlaganfall nur relativ allgemein festgelegt werden können; sie sind den individuellen Bedürfnissen der Patienten anzupassen.

Patientenbeispiel:
Die eine Tochter von Frau Margarete V. ist 65 Jahre alt und seit 4 Jahren berentet. Die 56jährige verwitwete Schwester sagt über die Pflege: „Das muß man zusammen machen, das geht nicht allein." Die Krankengymnastin bricht wegen mangelnder Kooperation der Patientin die Therapie ab. Ein chronischer Harnwegsinfekt mit wechselnden Keimen in der Urinkultur kann nur mit i.v. Injektionen vorübergehend beherrscht werden. Während die Kranke nachts unruhig schläft, dämmert sie tagsüber vor sich hin.

Bei der Fortführung von Gesundheitsprogrammen im sozialen Umfeld älterer Patienten sind besonders zu beachten:
- Die Binnenstruktur der Familie: Wunschvorstellungen, Anspruchsdenken, Erwartungshaltung und Verantwortungsgefühl der Pflegenden müssen im Therapieplan berücksichtigt werden.
- Die Belastbarkeit der Pflegenden limitiert durch Zuverlässigkeit, Verzichtbereitschaft, Problemlösungsverhalten, Bildung und Sozialisation therapeutischer Maßnahmen im Versorgungssystem.
- Um Möglichkeiten im Netz sozialer Sicherung angemessen nutzen zu können, bedarf es der *Selbst-* und *Nachbarschaftshilfe*. Über die Funktionen von Gemeindezentren und Gemeindeschwestern bestehen häufig unzureichende Informationen bei Ärzten, Patienten und Pflegepersonen. Nichtärztliche Berufsgruppen, wie Krankengymnastinnen, Ergotherapeuten, Logopäden und Ökotrophologen können selbst von Ärzten in ihren therapeutischen Möglichkeiten nur unzureichend eingeschätzt werden.

Belastung der Pflegenden

Die Belastung durch Pflegetätigkeit wird von den Befragten unterschiedlich bewertet (Bösch et al. 1988). Es fühlen sich belastet durch:
- den Gesundheitszustand des Gepflegten 60%
- die Ungewißheit über die weitere Entwicklung 53%
- den Gemütszustand des Gepflegten 51%
- den geistigen Zustand des Gepflegten 41%
- die ständige Nähe zum Gepflegten 41%
- die Pflegetätigkeit insgesamt 40%
- die Unsicherheit, wie lange man noch pflegen muß, 39%
- die körperliche Belastung 37%.

Bemerkenswert scheint vor allem, daß die eigentliche Pflegetätigkeit keineswegs am belastendsten empfunden wird, sondern die psychosoziale Situation zum Pflegenden. Die Beeinträchtigung durch die Pflegetätigkeit wird in der gleichen Untersuchung wie folgt eingeschätzt:
- zuwenig Freizeit 77%
- zuwenig Kontakt zu Freunden und Bekannten 51%
- eigene Gesundheit durch Pflege verschlechtert 37%
- zuwenig Zeit für den Haushalt 31%
- zu knappe Zeit für die Familie 20%.

Die zeitliche Beschränkung und die Abnahme sozialer Kontaktmöglichkeiten durch die Pflege werden in ihrer Bedeutung für die Pflegenden aus diesen Angaben deutlich. Deswegen sollte der Hausarzt über Erfahrung verfügen, *krankheitsfördernde psychische Faktoren* nicht nur bei den Patienten, sondern auch bei den Pflegenden zu erkennen. Hierzu zählen:
- *äußere Belastungen*, wie kritische Lebensereignisse
- *innere Belastungen*, wie krankheitsfördernde Einstellungen und Persönlichkeitseigenschaften, die sich in negativem Denken, einem negativen Selbstwertgefühl, in Rückzug und Resignation ebenso äußern können wie in unangemessenem Umgang mit Gefühlen und Resignation.

Therapiekonzepte

Therapiekonzepte für Patienten nach Schlaganfall lassen sich nur relativ allgemein formulieren; sie sind den individuellen Bedürfnissen und Erfordernissen der Patienten anzupassen.

Im Vordergrund der Therapie steht das *Festlegen realisierbarer individueller Therapieziele* mit Zwischenzielen in Zusammenarbeit von Ärzten, Pflegepersonen und Personen aus anderen Gesundheitsberufen. Allgemeine *Behandlungsgrundsätze* sind dabei:
- die Notwendigkeit einer *psychosomatischen Sichtweise* bei Diagnostik und Therapie
- *interdisziplinäre Zusammenarbeit* bei der Planung und Durchführung ambulanter Rehabilitationsmaßnahmen
- die Notwendigkeit von Krankengymnastik, Logopädie, Ergotherapie und Psychotherapie entsprechend den *Bedürfnissen des Patienten* neben einer medikamentösen Therapie
- das *Vermindern von Informationsdefiziten* bei Kranken und Pflegepersonen über die Möglichkeiten der somatischen, psychosomatischen, psychischen, psychosozialen und sozialmedizinischen Versorgung.

Neben der medikamentösen Therapie entsprechend den Grunderkrankungen ist die *Ergotherapie* besonders bedeutsam. Sie dient nach Definition spezifischer Therapieziele der Bewältigung lebenspraktischer Aufgaben, wie z.B. der Koordination beim Greifen, dem Umlagern vom Sitz zum Stand und Gehen mit einer Stütze. Die Stärkung der *Selbsthilfefähigkeit* und damit des Selbstvertrauens begünstigt aber auch soziale Kontakte und Aktivitäten.

Es muß individuell festgelegt werden, welche Therapien warum (mit welchem Ziel), wie oft und wie lange („sinnvoll, ausreichend, wirtschaftlich") angewendet werden sollen?

Die Kriterien für die Verlaufsbeobachtung ergeben sich aus:
- den somatischen Befunden sowie der Funktionsdiagnostik im Bereich individueller Fertigkeiten und sozialer Fähigkeiten
- der vergleichenden Bestimmung des Barthel-Index
- dem Erfassen der Lebenszufriedenheit.

Die individuelle Therapie orientiert sich an Indikatoren differentialtherapeutischer Entscheidungen. Wichtig sind dabei
- der prämorbide Status,
- das Intervall zum Schlaganfallereignis,
- die Symptomatik nach dem Schlaganfall (wie neurologische und motorische Ausfälle, Sprachstörungen und kognitiv-mentale Störungen) Defektsyndrome
- und der soziale Hintergrund.

Prämorbider Status: Über den prämorbiden Status ist der Hausarzt im allgemeinen besser informiert als der Krankenhausarzt. Er betrifft vor allem den Grad der körperlichen und geistigen Aktivität vor dem Schlaganfall; dieser ist in der Regel für die Motivation und bei der Krankheitsbewältigung bedeutsam. Eine günstige Gesamtkonstitution erleichtert die Bewältigung von Folgen des Schlaganfalls, wohingegen vorbestehende Behinderungen die Wiederherstellung motorischer Funktionen erschweren.

Intervall zum Schlaganfallereignis: Eine nahezu komplette Restitution neurologischer Ausfälle zeichnet sich innerhalb der ersten 6–8 Wochen ab, vorausgesetzt, es erfolgen rehabilitative Maßnahmen.

Je größer das neurologische Defizit nach dem ersten Vierteljahr ist, um so wahrscheinlicher wird ein bleibendes Defektsyndrom.

Symptomatik nach Schlaganfall: Die rasche Rückbildung *neurologischer bzw. motorischer Ausfälle* erfordert eine intensive Schulung der Grobmotorik durch Krankengymnastik. Diese sollte auf neurophysiologischer Basis erfolgen, z.B. nach Bobath. Durch aktivierende pflegerische Maßnahmen kann die Behandlung optimiert werden. Nach Besserung der Grobmotorik ist zur völligen Restitution eine intensive Feinmotorikschulung erforderlich. Krankengymnastik und Ergotherapie sind jeweils 3- bis 4mal wöchentlich indiziert.

Ausmaß und Schweregrad einer *Aphasie* können z.B. mit dem Aachener Aphasie-Test erfaßt werden. Die Differentialdiagnose erlaubt eine prognostische Abschätzung und die Durchführung gezielter Therapien durch Logopäden. Wünschenswert ist bei gegebener Indikation die tägliche Behandlung der Sprachstörung, aber auch 3- bis 4malige wöchentliche Behandlungen können Erfolge zeitigen.

Bei Kranken mit *kognitiv-mentalen Störungen* empfiehlt sich ein Hirnleistungstraining unter Anleitung, das auch durch eingewiesene Angehörige erfolgen kann. Hirnleistungstraining sollte täglich, mindestens aber 3- bis 4mal wöchentlich erfolgen.

> Die Dauer therapeutischer Maßnahmen kann anhand des Barthel-Index bemessen werden. Bleibt der Index über längere Zeit konstant oder fällt er sogar während der Therapie ab, dann ist die Verordnung weiterer Anwendungen in Frage zu stellen.

Defektsyndrome: Bei mehr oder weniger ausgeprägten Defektsyndromen mit daraus resultierender Hilfsbedürftigkeit sind erste Behandlungsziele die Autonomie und soziale Integration des Patienten, d.h. nach Möglichkeit der Verbleib in seiner gewohnten häuslichen Umgebung. Es muß abgeschätzt werden, welche Störungen am stärksten behindern. Entsprechend sind Behandlungsschwerpunkte zu wählen. So gilt es, auch bei minimaler Gehfähigkeit die Selbständigkeit in Basisverrichtungen des Alltags, wie Körperhygiene, Toilettengang, An- und Auskleiden, Essen und die Einnahme von Arzneimitteln, sicherzustellen. Entsprechend dem Ausmaß der Behinderung ist zwischen gehfähigen Kranken und rollstuhlabhängigen Patienten zu unterscheiden. Im Vordergrund stehen für alle Patienten Krankengymnastik – 3mal wöchentlich mit Gehübungen, Mobilisierung des erkrankten Armes und Gleichgewichtsschulung – sowie Ergotherapie – mindestens 2mal wöchentlich – zum Selbsthilfetraining. Bei ausgeprägter Spastik mit Kontrakturen hat eine kombinierte Therapie Vorrang. Hier können auch Antispastika und Analgetika erforderlich sein. Bei der Verordnung von Myotonolytika ist ihre allgemeine Kraftminderung und Sedation besonders kritisch zu bewerten. Bei Schmerzen, die die Spastik fördern und physiotherapeutische Maßnahmen behindern, sollte eine weitere Abklärung erfolgen. So kann z.B. eine schmerzhafte Schulter oder eine Subluxationsstellung der Schulter zum schmerzhaften Schulter-Hand-Syndrom auch mit assoziierter Algodystrophie führen. Auch deswegen ist auf die richtige Lagerung der gelähmten Extremitäten zu achten. Eisbehandlungen mehrmals täglich für 10 min, die durch entsprechend eingewiesene Angehörige verabreicht werden, erleichtern die durchzuführende Krankengymnastik und Ergotherapie.

> Patienten nach Schlaganfall und ihre Pflegepersonen sind nach Möglichkeit in Selbsthilfegruppen zu integrieren. Der Erfahrungsaustausch dient vor allem der Motivation, der Bewältigung von reaktiver Depression und von Beziehungskonflikten zwischen Kranken und betreuenden Angehörigen.

Prophylaxe

Schlaganfallpatienten sind meist multimorbide Kranke, wobei Hypertonie, Herzinsuffizienz, Diabetes mellitus und Fettstoffwechselstörungen an Häufigkeit überwiegen. Neben der Behandlung dieser Erkrankungen ist die Reinfarktprophylaxe durch Aufklärung und Beratung der Patienten und ihrer Pflegepersonen über Risikofaktoren, deren Therapie und eine gesunde Lebensweise besonders bedeutsam. Drohenden Exsikkosen muß vorgebeugt werden; der Blutzucker darf nicht zu streng eingestellt sein – Unterzuckerungen mit TIA-ähnlichen nächtlichen Ereignissen können zusätzliche bleibende Schäden bewirken. Die Prophylaxe hat bei der Langzeitbetreuung von Patienten nach Schlaganfall folgende Bereiche zu beachten:

- Überwachung und Kontrolle der Herz-Kreislauf-Funktionen mit dem Vermeiden von Exsikkose
- Kontrolle der individuellen Risikofaktoren
- Gesundheitsberatung vor allem für:
  - Hirnleistungstraining
  - gesunde Ernährung
  - ganzheitsorientierte Lebensweise.
- *Warnsignale eines Re-Insults* bedürfen der Abklärung, so bei:
  - Sehstörungen, wie Doppelbildern oder Gesichtsfeldausfällen
  - vorübergehender Taubheit oder Lähmung in einem Arm bzw. Bein
  - kurzzeitigen Sprachstörungen
  - plötzlichen Drehschwindel oder Gangunsicherheit
  - plötzlich auftretenden heftigsten Kopfschmerzen.
- Gefahr thromboembolischer Ereignisse bei:
  - früher durchgemachten Thromboembolien
  - koronarer Herzkrankheit
  - Herzvergrößerung im Röntgen-Thorax
  - systolischem Blutdruck über 160 mmHg
  - Vorhofflimmern für die Dauer von mehr als einem Jahr
  - bereits vorhandenen Läsionen im zerebralen CT. Bei Patienten mit 3 oder mehr der genannten Risiken steigt die Gefahr der Thromboembolie. Als Konsequenz ist die Einleitung einer Antikoagulation erforderlich (Füsgen 1999).

Eine optimale Langzeitbetreuung von Patienten nach Schlaganfall erfordert die wiederholte Anwendung von Teilen des geriatrischen Assessments (zumindest die Bestimmung des Barthel-Index) sowie die Kooperation und den ständigen Informationsaustausch über den Gesundheits- bzw. Rehabilitationszustand zwischen allen an der Versorgung Beteiligten.

Der *Barthel-Index* erfaßt die Selbsthilfefähigkeit der Kranken, nicht jedoch die Ausprägung medizinischer oder neurologischer Befunde. So werden z.B. Sprachstörungen nicht dokumentiert. Mit Hilfe des Barthel-Index (BI) können in der ambulanten Krankenversorgung empirisch Gruppen gebildet werden, die unterschiedlich zu therapieren sind. Die 3 Gruppen sind definiert durch:
- Patienten mit einem BI von 100: Die nicht-medikamentöse Therapie erfolgt entsprechend dem Selbsthilfemangel, wie
  – Schulung der Feinmotorik
  – Sprachtherapie
  – bei kombinierten Störungen z.B. durch Üben der Feinmotorik, Grobmotorik und Sprachmotorik.
- Patienten mit einem Barthel-Index bis 45 (schwer pflegebedürftig): Im Vordergrund stehen die Behandlungspflege, Grundpflege und evtl. die hauswirtschaftliche Versorgung entsprechend den Möglichkeiten der Verordnung häuslicher Krankenpflege. Darüber hinaus sind Krankengymnastik, Logopädie und Ergotherapie insoweit erforderlich, als sie der Erhaltung noch vorhandener Fähigkeiten der Autonomie dienen. Präventive Maßnahmen wie bei chronisch bettlägerigen Kranken haben Vorrang, nämlich die Vermeidung von:
  – Dekubitus
  – hypostatischer Pneumonie
  – Thrombosen
  – Kontrakturen
  – Harnwegs- und Katheterinfektionen
  – Unfällen durch Sturz aus dem Bett, vom Nachtstuhl usw.
- Patienten mit einem von 45 an steigenden BI: Bei Kranken, deren Barthel-Index nach Akutbetreuung und Rehabilitationsbehandlung bei intensiver Krankengymnastik, Logopädie und Ergotherapie während eines Vierteljahres eine Zunahme ihres Selbsthilfepotentials zeigt, sind diese Maßnahmen fortzusetzen. Ist eine Zunahme des Barthel-Index nicht mehr zu verzeichnen, dann sind die Therapiemaßnahmen zur Erhaltung der erreichten Fähigkeiten in verminderter Häufigkeit fortzusetzen.

Patientenbeispiel:
3 Jahre später erleidet Frau V. einen Re-Apoplex mit vorübergehendem Bewußtseinsverlust. In Absprache mit den pflegenden Töchtern der Patientin erfolgt eine stationäre Einweisung. Die Patientin ist benommen, klagt nicht über Schmerzen. Sie verstirbt nach 2 Tagen im Zustand der Exsikkose.

3 Ärztliches Handeln und Gesundheitsökonomie

Im Rahmen der Aus-, Weiter- und Fortbildung eignen sich Ärzte der verschiedenen Gebietsbezeichnungen vor allem Wissen, Können und Verhalten zu pathogenetisch definierten Krankheitsbildern, deren Diagnostik und Therapie an. Die Umsetzung salutogenetischer Gesundheitskonzepte wird dabei ebensowenig berücksichtigt wie Fragen der Gesundheitsökonomie. Das Wirtschaftlichkeitsgebot wird als lästig und Eingriff in die Therapiefreiheit empfunden.

Bei der Zunahme kostenintensiver Verfahren apparativer Diagnostik und Therapie werden die Kostenträger abwägen müssen, ob in Zukunft ärztliche Grundleistungen garantiert werden, Zusatzkosten jedoch durch private Investitionen abzusichern sind. Es gibt keine „Kostenexplosion in der Medizin", wohl aber laufend neue technische Verfahren mit zunehmender Nachfrage. Vor allem im ambulanten Versorgungsbereich haben in den letzten Jahren Modelle vernetzter Versorgung dazu geführt, Ressourcen besser zu nutzen, letzten Endes zum Nutzen der Patienten, z.B. durch Vermeidung unsinniger wiederholter Diagnostik. Verständlicherweise stoßen Interventionen für ein Hausarztmodell bei zahlreichen Gebietsärzten auf Widerstand, denn es würde durch die „gate-keeper"-Funktion des Hausarztes nach englischem Vorbild die willkürliche Ausweitung apparativer Diagnostik eingeschränkt und die Kooperation mit nicht-ärztlichen Berufsgruppen intensiviert werden. Hausärztliche Leitlinien nach den Kriterien einer „evidence based medicine" könnten geeignet sein, die Qualität ambulanter Versorgung zu fördern.

3.1 Aufgaben des Hausarztes

Aufgaben des Hausarztes bei der Betreuung der Patienten sind vordergründig:
- die Förderung der Autonomie des Patienten
- das Erhalten der sozialen Integration
- die Prävention somatischer Fixierung
- Interventionen zur Lebenszufriedenheit.

Zur Förderung der *Autonomie* der Patienten ist die Kenntnis lernpsychologischer Verhaltenskonzepte von Bedeutung. Ein Entmündigungsverhalten der Betreuer muß erkannt werden. Möglichkeiten sozialer Belohnung bei gelungener Bewältigung sind in der Langzeitbetreuung zu berücksichtigen, z.B. durch Übertragung von Verantwortung, Anerkennung und Förderung eigener Aktivitäten. Die Einsicht sollte wachsen, daß die somatisch-medikamentöse Therapie nur ein Teil des Versorgungskonzeptes darstellt. Die Förderung der *sozialen* Integration muß den Leistungserhalt durch Anleitung zur Selbsthilfe und Hilfe im psychosozialen Umfeld berücksichtigen ebenso wie die Motivation und Zusammenarbeit mit Bezugs- und Pflegepersonen der Kranken. Die Teamarbeit des Hausarztes mit nicht-ärztlichen Berufsgruppen sollte diese Maßnahmen ergänzen.

Der *Prävention somatischer Fixierung* ist auf verschiedenen Ebenen zu begegnen. Der Arzt sollte kritisch abwägen, ob er Befunde ohne ein bestehendes Krankheitsgefühl dem Patienten mitteilt, z.B. eine lebenslang symptomlose Cholelithiasis. Der Patient muß lernen, Beschwerden nicht nur auf der somatischen Ebene zu akzeptieren. Die soziale Gesetzgebung sollte bedenken, daß es bei den sozialen Maßnahmen für Behinderung weiterhin möglich ist, nach Paragraph 4 des Schwerbehindertengesetzes „Prozente zu sammeln" mit verschiedensten, auch altersbedingten Leiden.

Die Neuordnungsversuche im Gesundheitswesen haben in den letzten Jahren zu einer starken Verunsicherung bei der geriatrischen Rehabilitation geführt (Meier-Baumgartner 1999). Stärker als bisher haben sich Rehabilitationsteams mit interdisziplinärer Zusammenarbeit gebildet, deren Arbeitskonzept folgende Bedingungen erfüllt:
- konsequente Durchführung aktivierender Pflege
- interdisziplinäre Teamarbeit
- regelmäßige Teamgespräche
- Leitung durch einen erfahrenen Arzt.

Dabei gibt es eigentlich keinen verbindlichen Stufenplan der Rehabilitation. Prinzipiell gilt jedoch, daß sowohl im ambulanten, teilstationären wie stationären Bereich das rehabilitative Geschehen möglichst früh beginnen soll, um den Patienten vor Folgeschäden zu bewahren und Kosten zu sparen. Das kann z.B. erreicht werden durch eine Minderung oder Vermeidung der Pflegebedürftigkeit (Hildebrand 1999). Die oben definierten Behandlungsziele des Hausarztes sind klar gegenüber denen jüngerer Menschen abzugrenzen und zu erweitern:
- Selbständigkeit und Mobilität
- Schmerzreduktion
- Verminderung der Pflegekosten)
- Restitutio ad optimum

- Rückkehr in die häusliche Umgebung
- Therapie der reaktiven Depression.

Überlegungen zur Qualitätsförderung in der Hausarztpraxis haben sich stärker als bisher an den Zielen der Altersvorbereitung (Sitzmann 1975) zu orientieren. Das bedeutet:
- die Antizipation späterer Lebenssituationen älterer Menschen
- die Prävention späterer negativer Umstände, z.B. durch Schwindel und Fallneigung bedingter Stürze
- die Augmentation (Ausweitung) von Fertigkeiten, um sie später zu beherrschen
- die Rehabilitation bereits bestehender Belastungen.

3.2 Qualitätsförderung

Eine Qualitätsförderung der Versorgung älterer Menschen kann durch den Hausarzt auch dadurch gefördert werden, daß entsprechend rehabilitativer Maßnahmen bei Behinderung, z.B. nach Schlaganfall, Schenkelhalsfraktur oder längerem Krankenlager, Standards beachtet werden:
- individuelle Funktionsdiagnostik – Eingangsprofil
- Definition individueller Rehabilitationsziele
- Planung und Durchführung der Einzelmaßnahmen
- erneute Funktionsdiagnostik – Ausgangsprofil
- Evaluation der Maßnahmen aus dem Vergleich von Ein- und Ausgangsprofil
- Kontrollen zum funktionalen Vergleich und Festlegen von Folgemaßnahmen.

Details der Umsetzung sind in dem Theorienmodell der Rehabilitation bei chronischen Krankheiten im modifizierten WHO-Modell nach Protz et al. 1998 präzisiert.

Bei Konzepten der Verlaufsbeobachtung in der Vorbereitung auf das Alter sind die 5 grundlegenden Bedürfnisse des Menschen zu berücksichtigen:
- die Aufrechterhaltung der Autonomie (coping needs)
- expressive Bedürfnisse, d.h. Tätigkeiten, die Freude bereiten
- der Wunsch, gebraucht zu werden (contributive needs)
- der Wunsch nach Einfluß (influence needs)
- Bedürfnisse der Transzendenz (Sinnerfüllung des Lebens).

Für die Zukunftsaspekte der Geriatrie in der Hausarztpraxis kann der Leitsatz gelten:

> Die Vorbereitung auf die Problembewältigung des Alterns müßte so erfolgen, daß jeder seinen eigenen Stil des Älterwerdens entdecken und auch prinzipiell mitbestimmen kann.

Literatur

Allert, M. H., J. Strutz: Das Symptom Schwindel. Allgemeinarzt (1999) 194–203, 284–288, 368–377.

Böhmer, A., H. R. Briner, R. Schmid: Akuter Schwindel – Differentialdiagnose und Therapie der peripheren vestibulären (Innenohr-bedingten) Formen. Schweiz. Rundschau Med. (Praxis) 85 (1996) 1206–1210.

Bösch, J., S. Rothlin, E. Trüllinger: Belastungen und Entlastungsmöglichkeiten pflegender Angehöriger. Sozial- u. Präventivmedizin 33 (1988) 210–216.

Einhäupl, K. M., H. C. Diener, W. Hacke, et al.: Behandlung des akuten ischämischen Insults. Dtsch. Ärzteblatt 96 (1999) 1123–1130.

Epley, J. M.: The canalith-repositioning procedure for treatment of benign paroxysmal positional semicircular occlusion. Otolaryngol. Head Neck Surg. 107 (1992) 399–404.

Fischer, B.: Bestandsaufnahme praktizierter rehabilitativer Konzepte niedergelassener Ärzte bei Patienten nach Schlaganfall und Erfassung der Rehabilitationswege dieser Patienten. Inaug. Diss. FB Humanmedizin, Klinikum der JWG-Universität, Frankfurt am Main 1991.

Fischer, G. C.: Probleme der Langzeitbetreuung. In: M. M. Kochen (Hrsg.): Allgemein- und Familienmedizin. Hippokrates, Stuttgart 1998.

Grund, M., W.-D. Heiá, D. Mitrenga, A. Lechleuthner: Das Kölner Modell zur Akutversorgung des Schlaganfalls. Dtsch. Ärzteblatt 96 (1999) 1117–1122.

Jork, K.: Ambulante Versorgung von Patienten nach Schlaganfall durch niedergelassene Ärzte. Modellversuch des BMG; Abschlußbericht JWG-Universität, Frankfurt am Main 1993.

Jork, K.: Schwindel. In: M. M. Kochen (Hrsg.): Allgemein- und Familienmedizin. Hippokrates, Stuttgart 1998.

Mader, F., H. Weißgerber: Allgemeinmedizin und Praxis. Springer, Berlin–Heidelberg–New York 1995.

Mangold, W.: Schwindelzustände – vom Symptom zur Diagnose. Z. Allg. Med. 64 (1988) 1–4.

Meier-Baumgartner, H. P. Rehabilitation älterer Menschen. Versicherungsmedizin 51 (1999) 24–29.

Protz, W., N. Gerdes, B. Maier-Riehle, W. H. Jäckel: Therapieziele der medizinischen Rehabilitation. Rehabilitation 37, Suppl. 1 (1998) 24–29.

Seebohm, D., K. Jork: Kennen Sie Ihre Hypertoniker-Klientel? Zur Epidemiologie der Hypertonie in der Allgemeinpraxis. Allgemeinarzt 9 (1987) 506–513.

52

Impfungen

INGO FÜSGEN

INHALT

1 Einleitung 574
2 Influenzaimpfung 574
3 Impfung gegen Pneumokokkeninfektion . 575
4 Tetanusimpfung 575
5 Andere Impfungen 576

1 Einleitung

Der Impfstatus älterer Menschen ist häufig unzureichend – trotz hoher Letalität der drohenden Infektionen. Beispielhaft sei nur die Pneumokokkenschutzimpfung angeführt, mit der nur 14% der Betagten in Deutschland geimpft sind, obwohl 64% der befragten Älteren über die Gefährlichkeit dieser Erreger Bescheid wissen (Emnid-Institut 1999).

Gerade im Herbst empfiehlt sich eine Abklärung des Impfstatus bei älteren Patienten. Die Impfempfehlungen der STIKO (Ständige Impfkommission am Robert-Koch-Institut) bieten eine Orientierungshilfe.

Aus den Impfempfehlungen der STIKO sind für geriatrische Patienten folgende Impfungen von besonderer Bedeutung:
- Influenza
- Pneumokokken
- Tetanus
- Diphtherie
- Hepatitis A/B.

2 Influenzaimpfung

Influenza verursacht in der älteren Bevölkerung eine hohe Mortalität und Morbidität. Eine Analyse in der Schweiz ergab, daß sich in den Jahren einer Epidemie über drei Viertel der Todesfälle bei Personen im Alter von 70 und mehr Jahren ereigneten (Egger 1989). Besonders gefährdet sind ältere Menschen in geschlossenen Gemeinschaften, d.h. in Seniorenwohneinrichtungen, Heimen und Pflegeheimen.

Die Influenzaschutzimpfung ist wohl die Impfung, deren Wirksamkeit für ältere Menschen am solidesten dokumentiert ist. Nicht nur die Mortalität wird in ca. 50% reduziert (Nichol 1998), sondern auch die Krankenhaushäufigkeit wird je nach Morbiditätsstatus zwischen 27 und 49% gesenkt (Büla 1998). Dies bedeutet nach einer amerikanischen Studie, daß jede Grippeschutzimpfung bei Älteren eine Einsparung von 117 US Dollar für das Gesundheitswesen erbringt (Nichol 1994). Auch andere Studien weisen wirtschaftliche Einsparungsmöglichkeiten im Zusammenhang mit der Grippeschutzimpfung aus (Mullooly 1994).

Die jährliche Influenzaimpfung, vorzugsweise zwischen September und November, wird für alle Personen über 60 Jahre empfohlen. Die Immunität hält 4–6 Monate vor. Die Schutzwirkung der Immunisierung gegenüber der Influenza wird auf etwa 75% geschätzt (Govaert 1994). Ob vorangegangene jährliche Impfungen einen kumulierten Schutz bieten, ist nicht eindeutig zu beantworten. Eine in Großbritannien durchgeführte kontrollierte Studie mit mehrheitlich älteren Patienten (95% > 65 Jahre) ergab, daß die anhand der Mortalität definierte Wirksamkeit bei den Patienten, die den Impfstoff zum ersten Mal erhielten, geringer war als bei jenen, die auch in den Jahren vor Studienbeginn geimpft worden waren (Ahmed 1995) – ein Befund, der auch von Govaert (1994) nachgewiesen wurde. Die früheren Impfungen allein erbrachten jedoch bei den Patienten, die sich im Jahr der Studie nicht impfen ließen, keine Schutzwirkung. Die Mechanismen, die diese Verstärkung der Wirksamkeit bei vorgängig geimpften Patienten klären, bleiben aber hypothetisch (zellvermittelte Immunität?).

Ein wesentlicher Unterschied zwischen Wirksamkeit bei gesunden Erwachsenen oder alten Menschen, die in einem Pflegeheim versorgt werden, ist bei Betrachtung mehrerer neuerer Studien nicht erkennbar. Die Impfung ist gut verträglich.

Kontraindiziert ist die Impfung bei Patienten mit bekannter Anaphylaxie gegen Bestandteile des Vakzins (insbesondere Hühnereiweiße). Falls der Patient an Fieberzuständen leidet, muß die Impfung aufgeschoben werden, bis die Symptome abgeklungen sind.

Wichtig ist auch die Influenzaimpfung für das medizinische Personal; so verringerte die Influenzaimpfung von Schwestern und Pflegern die Mortalität von Bewohnern in Alten- und Pflegeheimen um mehr als 10% (Potter et al. 1997).

3 Impfung gegen Pneumokokkeninfektion

Die zahlreichen Argumente, die für eine systematische Impfung älterer Personen gegen Pneumokokken sprechen, sind in der Publikation von Ley (1998) aufgeführt. Zum einen nimmt die Häufigkeit von Pneumokokkeninfektionen mit fortschreitendem Alter zu. So zeigen z.B. amerikanische Daten, daß die Inzidenz von Bakteriämien von 15–30/100000 Fällen in der Allgemeinbevölkerung auf 50–83/100000 bei über 65jährigen ansteigt (Prevention of pneumococcal disease 1997).

Die durch Pneumokokken hervorgerufenen Erkrankungen sind vielfältig, beim alten Patienten steht die Pneumokokkenpneumonie im Vordergrund, die ein vitales Risiko im Rahmen einer meist bestehenden Multimorbidität bedeutet. 20–35% der in der Bevölkerung erworbenen Pneumonien, die eine Hospitalisierung erforderlich machen, sind durch Pneumokokken verursacht. Auch Komplikationen wie Pleuraempyem, Perikarditis und Lungenabszeß sind beim Älteren häufiger. Schließlich liefert das Auftreten von antibiotikaresistenten Erregern ein weiteres Argument zugunsten der Impfung.

Zur aktiven Immunisierung steht in Deutschland ein polyvalenter Pneumokokken-Polysaccharid-Impfstoff zur Verfügung (z.B. Pneumopur®, Chiron Behring). Allerdings wird bei älteren Menschen die Immunantwort auf eine Impfung mit zunehmendem Alter schwächer (Ley 1998). Für Ältere ist die Impfung über einen Zeitraum von 3 Jahren nur zu 46% wirksam. Die Persistenz der Antikörper wird mit 3–8 Jahren angegeben, die STIKO empfiehlt für alle Personen über 60 Jahre eine Wiederholungsimpfung nach 6 Jahren. Patienten mit Veränderungen des Immunsystems (wie Lymphom, Leukämie, multiples Myelom) zeigen eine schlechtere initiale Immunantwort, und die Dauer der Schutzwirkung ist verkürzt (Prevention of pneumococcal disease 1997).

Nebenwirkungen sind selten und betreffen meist die Einstichstelle im Sinne einer Lokalreaktion, insbesondere bei vorzeitiger Wiederimpfung bzw. nach durchgemachter Pneumokokkeninfektion mit ausreichendem Antikörpertiter sind entsprechende lokale Reaktionen beobachtet worden. Die gleichzeitige Verabreichung von Influenzaimpfstoff (in den anderen Arm) hat keinen Einfluß auf die Häufigkeit der systemischen Nebenwirkungen diesen Vakzins (Honkanen et al. 1996).

Es gibt keine Kontraindikationen für die Impfung älterer Menschen. Während einer Chemotherapie oder Strahlenbehandlung sollten jedoch keine Impfungen vorgenommen werden.

4 Tetanusimpfung

Trotz der geringen Inzidenz von Tetanuserkrankungen gibt es mehrere Gründe, die eine Erörterung der Tetanusimpfung rechtfertigen. Das Risiko, an Tetanus zu erkranken, steigt ebenso wie die Mortalität der Erkrankten mit dem Alter, während der Antikörperspiegel mit zunehmendem Alter sinkt (Center of Disease Control 1990; Schäfer 1998). Insbesondere ältere Frauen, die im Laufe ihres Lebens nicht geimpft wurden bzw. keine Auffrischimpfung erhielten, sind als gefährdet anzusehen und nehmen einen zunehmend größeren Anteil der an Tetanus Erkrankten ein. Eintrittspforten beim Älteren finden sich darüber hinaus häufiger, z.B. in Form von chronischen Wunden (Dekubitus, Ulcera cruris). Ältere sind auch oft durch Stürze oder unvorsichtiges Verhalten im Verkehr besonders für Verletzungen gefährdet.

Spezifische Studien zur klinischen Wirksamkeit der Impfung bei älteren Menschen sind nicht vorhanden. Es gibt jedoch indirekte Belege dafür, z.B. Untersuchungen der Immunantwort bei älteren, auch bei hospitalisierten oder in Pflegeheimen untergebrachten Patienten. So wurde in einer Studie mit betagten hospitalisierten oder in Pflegeheimen untergebrachten Patienten der für die Immunisierung als notwendig erachtete Antikörpertiter bei rund 40% nach der ersten, bei 85% nach der zweiten und bei 100% nach der dritten Impfung erreicht (Ruben et al. 1978). Der Schutzeffekt hält bei Älteren wahrscheinlich weniger lange an: Etwa ein Viertel der Patienten weist bereits nach 8 Jahren unzureichende Antikörpertiter auf. Bei der Mehrheit dieser Patienten (90%) wurden jedoch nach einer Auffrischimpfung wieder Antikörpertiter erreicht, die zum Schutz ausreichen (Solomonava et al. 1981).

Der Tetanusimpfstoff ist gut verträglich. Postvakzinale Reaktionen sind überwiegend als Hyperimmunreaktionen zu deuten. Es gibt keine absolute Kontraindikation für die Impfung, doch ist bei Personen, die auf eine frühere Dosis überempfindlich reagierten, besondere Aufmerksamkeit geboten. Obwohl die Diphtheriefälle noch seltener als Tetanus vorkommen, wird empfohlen, bei der Auffrischimpfung Anti-Tetanus- und Anti-Diphtherie-Toxoide zu kombinieren, damit bei Älteren auch gegen Diphtherie ein ausreichender Impfschutz erreicht wird (Büla 1998).

5 Andere Impfungen

Im Gegensatz zu den vorgenannten Impfungen, die bei geriatrischen Patienten ohne besondere Indikation empfohlen werden, handelt es sich bei der Hepatitis-A- und -B-Impfung um eine Indikationsimpfung. Empfohlen werden sie z.B. für Patienten mit chronischen Lebererkrankungen. Die Hepatitis-A-Infektion ist zwar selten, zeigt aber besonders bei Älteren mit vorgeschädigter Leber oft einen sehr heftigen Verlauf. Vor der Impfung gegen Hepatitis A oder B ist eine Titerbestimmung notwendig, um eine stille Feiung oder inapparent abgelaufene Infektion mit verbliebener Immunität auszuschließen. Bei der Hepatitis-B-Impfung ist nach Titerkontrolle und in Abhängigkeit von der Titerhöhe (< 10 i.E/l) eine Auffrischimpfung erforderlich.

Weitere Impfungen sollten in Abhängigkeit von Lebensstil und Gewohnheiten oder bestimmten Tätigkeiten (Gelbfieberimpfung für Reisende) gegeben werden. Gerade bei der erhöhten Reiselust im fortgeschrittenen Alter sind oft noch weitere Impfungen indiziert. Die entsprechenden Reiseimpfungen müssen für die einzelnen Reisegebiete jeweils in Betracht gezogen werden.

Literatur

Ahmed, A. H., Nicholson, K. G., Nguyen Van Tam: Reduction in mortality associated with influenza vaccine during 1989–90 epidemic. Lancet 346 (1995) 591–595.

Büla, C.: Schutzimpfungen bei älteren Menschen. Geriatrie Praxis Schweiz 5 (1998) 63–69.

Center for Disease Control: Tetanus United States, 1987 and 1988. MMWR 39 (1990) 37.

Egger, M.: Sterblichkeit während Grippeepidemien in der Schweiz 1969–1985. Schweiz. Med. Wschr. 119 (1989) 434–439.

Emnid-Institut: Alte kaum geimpft. Ärztliche Praxis 56/57 (1999) 1.

Govaert, M. E., C. T. Thijs, N. Masurel: The efficacy of influenza vaccination in elderly individuals: a randomized double-blind placebo-controlled trial. J. Amer. med. Ass. 272 (1994) 1661–1665.

Honkanen, P. O., T. Keistinen, S. Kivela: Reactions following administration of influenza vaccine alone or with pneumococcal vaccine to the elderly. Arch. intern. Med. 156 (1996) 205–208.

Ley, S., B. Stück: Pneumokokken-Infektionen. Immunologie u. Impfen 2 (1998) 38–44.

Mullooly, J. P.: Influenza vaccination programs for elderly persons: Cost effectiveness in a health maintenance organization. Ann. intern. Med. 121 (1994) 947–952.

Nichol, K. L.: The efficacy and cost effectiveness of vaccination against influenza among elderly persons living in the community New Engl. J. Med. 331 (1994) 778–784.

Nichol, K. L.: Flu vaccination in healthy older persons reduces complications. Geratrics 53 (1998) 15–16.

Potter, J., D. J. Stott, M. A. Robert: Influenza vaccination of health care workers in long-term care hospitals reduces the mortality of elderly patients. Infect. Dis 175 (1997) 1–6.

Prevention of pneumococcal disease: Recommendations of the advisory committee on immunization practices. MMWR 46/NO RR-8 (1997) 1–24.

Ruben, F. I., I. Nagel, P. Fireman: Antitoxin responses in the elderly to tetanus-diphtheria (Td) immunization. Amer. J. Epidem. 108 (1978) 145.

Solomonava, K., S. Vizev: Secondary response to boostering by purified aluminium-hydroxide-adsorbed tetanus antitoxin in ageing and in aged adults. Immunbiol. 158 (1981) 312.

Schäfer, U.: Keine falsche Zurückhaltung bei älteren Menschen. Geriatrie Praxis 10 (1998) 54–56.

Wichtige Adressen

Ständige Impfkommission am Robert-Koch-Institut (STIKO): Robert-Koch-Institut, Stresemannstr. 90–102, D-10963 Berlin.

Hier können die jeweils gültigen Impfempfehlungen gegen Einsendung eines frankierten und adressierten DIN-A4-Rückumschlages angefordert werden, oder sie sind im Internet abrufbar unter http:/www. rki.de.

53

Medikamentöse Therapie

Markus Borchelt und Elisabeth Steinhagen-Thiessen

INHALT

1	Pharmakoepidemiologie	577	5.2.2 ACE-Hemmer	590
2	Altersphysiologie und allgemeine Pharmakologie	579	5.2.3 Diuretika	591
3	Änderungen der Pharmakokinetik	580	5.2.4 Kalziumantagonisten, Betarezeptorenblocker und Antisympathotonika	591
3.1	Allgemeine Grundlagen	580	5.2.5 Koronarmittel	593
3.2	Altersabhängige Veränderungen der Resorption von Medikamenten	581	5.3 Psychopharmaka	594
			5.3.1 Hypnotika/Sedativa	594
3.3	Altersabhängige Veränderungen der Verteilungseigenschaften von Medikamenten	581	5.3.2 Antidepressiva	596
			5.3.3 Neuroleptika	597
3.4	Altersabhängige Veränderungen der hepatischen Metabolisierung von Medikamenten	582	5.3.4 Antidementiva (Nootropika)	598
			6 Besondere Probleme bei der praktischen Durchführung der Pharmakotherapie im Alter	599
3.5	Altersabhängige Veränderungen der renalen Elimination von Medikamenten	583	6.1 Compliance	599
			6.2 Selbst- und Fremdmedikationen	600
4	Änderungen der Pharmakodynamik	584	6.3 Unerwünschte Arzneimittelwirkungen	601
5	Ausgewählte Aspekte der speziellen Pharmakologie in der Geriatrie	585	6.4 Arzneimittelwechselwirkungen	602
5.1	Analgetika und nichtsteroidale Antiphlogistika	585	6.5 Für die Behandlung älterer Patienten ungeeignete Medikamente	603
5.2	Kardiovaskuläre Medikamente	588	7 Leitsätze einer geriatrisch orientierten Pharmakotherapie	607
5.2.1	Digitalisglykoside	588		

1 Pharmakoepidemiologie

Die überwiegende Zahl aller verordneten Arzneimittel wird in der medikamentösen Dauertherapie von älteren Patienten eingesetzt. Nach Informationen der gesetzlichen Krankenversicherung (GKV) aus dem Jahr 1997 vereinigten die Versicherten mit einem Lebensalter von über 60 Jahren etwa 54% der Arzneimittelkosten auf sich, wobei diese Gruppe lediglich 23% der Gesamtpopulation ausmachte. Im Durchschnitt wurde 1997 jeder über 60jährige Versicherte der GKV mit zweieinhalb Arzneimitteln gleichzeitig behandelt (Schwabe et al. 1998).

Aufgrund dieser ausgeprägten Medikationsintensität, die immer wieder auch mit den negativ besetzten Begriffen der Polypharmazie und Polypragmasie belegt wurde, ist der ebenfalls bedeutsame Aspekt der Untermedikation im Alter kaum jemals richtig untersucht worden (Abrams et al. 1995; Lipton et al. 1992). Die initialen Daten der Berliner Altersstudie (n = 516) aus den Jahren 1990–92 zeigten jedoch eine altersabhängig zunehmende Unterbehandlung höhergradiger, medikamentös behandelbarer Erkrankungen (Steinhagen-Thiessen et al. 1996). Im Vordergrund standen dabei Depression, Hypertonie, Herzinsuffizienz, Hyperlipidämie und Osteoporose. Die Gesamtprävalenz nichtbehandelter, als behandlungsbedürftig eingestufter, medikamentös behandelbarer mittel- bis schwergradiger Erkrankungen betrug bei 70- bis 84jährigen 10% und bei über

84jährigen 17%. GKV-Daten des gleichen Zeitraums zeigten hierzu konsistent einen nach dem 84. Lebensjahr nicht weiter ansteigenden Arzneiverbrauch, obwohl für Morbiditätsziffern mehrfach belegt ist, daß diese kontinuierlich bis in die höchsten Altersgruppen zunehmen.

Für 1997 belegen die GKV-Daten ein inzwischen verändertes Bild. Nach definierten Tagesdosen *(daily defined dosages,* DDD) steigen die Verordnungszahlen mit dem Alter nunmehr kontinuierlich an. Die 65- bis 74jährigen Versicherten erhielten im Mittel 2,3, die 75- bis 84jährigen 3,1 und die über 84jährigen 3,9 DDD täglich. Dieser altersbezogene Anstieg ist allerdings nicht für alle Indikationsgruppen gleichermaßen nachweisbar (Abb. 53.1a). Den stärksten Altersanstieg weisen Diuretika auf, aber auch Koronarmittel, Analgetika/Antirheumatika und Kardiaka werden in höheren Altersgruppen häufiger verordnet, während beispielsweise Antidiabetika- und Antiasthmatikaverordnungen nicht mit dem Alter variieren.

Die bei 60- bis 84jährigen GKV-Versicherten mit Abstand führende Indikationsgruppe nach Rote Liste® 1997 ist mittlerweile die der Kalziumantagonisten, ACE-Hemmer und Betarezeptorenblocker (Hauptgruppe 27), bei den über 84jährigen Hochaltrigen führen die Diuretika. Dies ist eines der Zeichen dafür, daß sich die medikamentöse Therapie der Alterspatienten zwischen 1992 und 1997 deutlich gewandelt hat: Während Kalziumantagonisten und vor allem ACE-Hemmer jetzt altersabhängig zunehmend häufiger verordnet werden, werden gleichzeitig Psychopharmaka, Diuretika und vor allem die früher im Vordergrund stehenden Kardiaka in zunehmend geringerem Umfang eingesetzt (Abb. 53.1b). Dies gilt allerdings nicht in gleicher Weise für die Gruppe der Hochaltrigen: Im Vergleich zu den anderen Altersgruppen sind die Verordnungsrückgänge für Kardiaka und Psychopharmaka weniger stark ausgeprägt und die Verordnungszuwächse für Diuretika, Kalziumantagonisten und ACE-Hemmer gleichzeitig stärker ausgeprägt, so

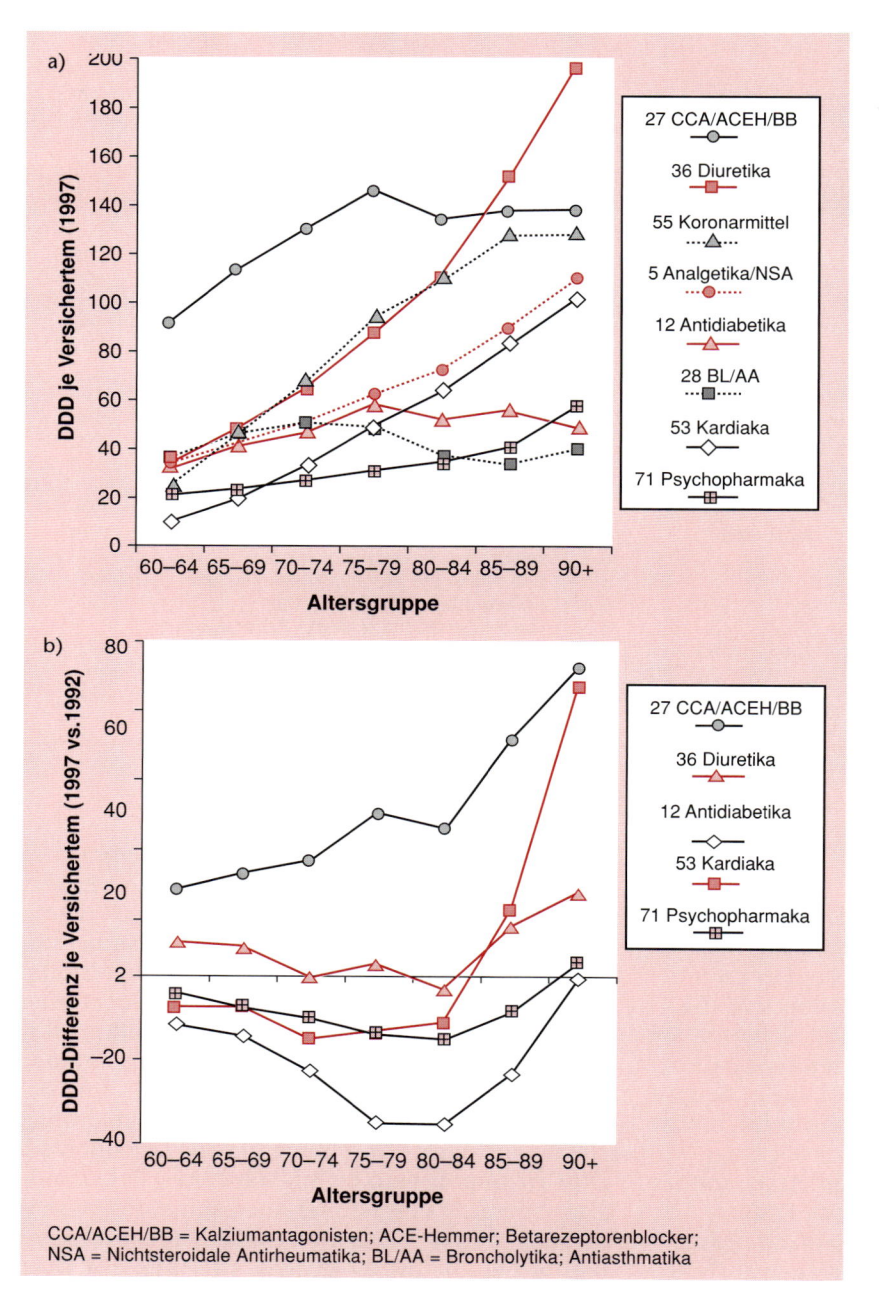

Abbildung 53.1 Stand und Veränderung der im Alter führenden Indikationsgruppen (gemäß Rote Liste, 1997) nach definierten Tagesdosen (DDD).

daß insgesamt die Medikationsintensität bei den Hochaltrigen relativ stark zugenommen hat.

Auch wenn aus den GKV-Daten aufgrund zahlreicher methodischer Einschränkungen nur Schätzwerte abgeleitet werden können, deuten diese doch darauf hin, daß die geriatrische Pharmakotherapie verstärkt mit den besonderen Problemen der medikamentösen Behandlung älterer Patienten konfrontiert wird. Denn je älter ein Patient ist, umso sorgfältiger müssen physiologische Altersveränderungen, pathologische Krankheitsprozesse und bereits vorliegende Medikationen bei allen therapeutischen Erwägungen mit berücksichtigt werden, da um so häufiger mit einer veränderten Pharmakokinetik und -dynamik, mit einem erhöhten Neben- und Wechselwirkungsrisiko und mit einer funktionell bedingten Non-Compliance (infolge herabgesetzter Sehleistung, Merkfähigkeit oder Feinmotorik) zu rechnen ist.

Mit zunehmendem Alter wird eine angemessene Pharmakotherapie daher zu einer zunehmend komplexen und schwierigen Aufgabe, die weder durch Polypragmatismus noch durch therapeutischen Nihilismus adäquat gelöst wird. Die Kenntnis der pharmakologischen Besonderheiten im Alter ist dabei eine entscheidende Voraussetzung für eine rationale Hierarchisierung der therapeutischen Optionen, aus denen die individuell richtigen und notwendigen sorgsam auszuwählen sind.

2 Altersphysiologie und allgemeine Pharmakologie

Altersphysiologische Veränderungen des Organismus wirken sich zum Teil entscheidend auf die pharmakodynamischen und pharmakokinetischen Eigenschaften vieler Medikamente aus. Für eine effiziente, erfolgreiche und risikoarme medikamentöse Therapie des älteren Patienten ist deshalb die Kenntnis dieser Veränderungen erforderlich, die im Bereich der Pharmakokinetik bereits gut dokumentiert sind, weniger jedoch im Bereich der Pharmakodynamik. Insbesondere Änderungen der Verteilungseigenschaften, der Metabolisierung und der renalen Exkretion sind für viele Pharmaka zu berücksichtigen:

- Lipophile Substanzen (z.B. Benzodiazepine) weisen aufgrund eines relativ größeren Körperfettanteils im Alter eine längere Halbwertszeit (HWZ) auf.
- Hydrophile Substanzen (z.B. Glykoside) erreichen aufgrund des verminderten Gesamtkörperwassers rascher therapeutische Serumkonzentrationen.

Tabelle 53.1 Wichtige Faktoren, die die Pharmakokinetik im Alter beeinflussen (modifiziert nach Vestal et al. 1985).

pharmakokinetische Parameter	physiologische Altersveränderung	pathologische Veränderungen	extrinsische Faktoren
Resorption	höherer Magen-pH geringere Resorptionsoberfläche geringere Darmmotilität	Achlorhydrie Obstipation Diarrhö Gastrektomie Malabsorptionssyndrom Pankreatitis	Antazida (enteral) Anticholinergika Colestyramin Medikamenteninteraktionen
Verteilung	erniedrigtes Herzzeitvolumen geringeres Flüssigkeitsvolumen größerer Fettgewebsanteil niedrigeres Plasmaalbumin	Herzinsuffizienz Dehydratation Ödeme, Aszites Hepatopathie Malnutrition Niereninsuffizienz	Medikamenteninteraktionen
Metabolismus	Leberinvolution geringere Enzymaktivität geringere Leberperfusion	Hepatopathie Fieber Malignome Malnutrition Schilddrüsenkrankheiten	Ernährungsgewohnheiten Medikamenteninteraktionen Enzyminduktion Nikotinkonsum
Ausscheidung	geringere Nierenperfusion erniedrigte glomeruläre Filtrationsrate erniedrigte tubuläre Sekretion	Hypovolämie Niereninsuffizienz	Medikamenteninteraktionen

- Vorwiegend renal eliminierte Substanzen (z.B. Lithium) können aufgrund der oftmals geringeren Nierenleistung im Alter rasch kumulieren.

Aus der Kenntnis dieser und anderer Veränderungen (eine Übersicht gibt Tab. 53.1) lassen sich Empfehlungen für die Auswahl und die Dosierung spezifischer Substanzgruppen in der Therapie älterer Patienten ableiten, wenn auch die Individualität des Alterns wiederum das Aufstellen allgemeingültiger Leitsätze erschwert.

> Bei jüngeren Patienten hat es sich allgemein bewährt, auf der Grundlage von Standardisierungen (z.B. 165 cm große Frau, 60 kg KG) entsprechende Richtlinien zu definieren. Bei älteren Personen ist gegenüber solchen Standardisierungen jedoch große Vorsicht geboten, da individuelle Abweichungen größere praktische Bedeutung haben und eher die Regel als die Ausnahme sind.

3 Änderungen der Pharmakokinetik

3.1 Allgemeine Grundlagen

Unter dem Begriff der Pharmakokinetik werden die Vorgänge zusammengefaßt, die nach der Gabe eines Medikamentes die zeitlichen Änderungen seiner Konzentration im Organismus bestimmen. Bevor auf pharmakokinetische Altersveränderungen eingegangen wird, sollen zunächst die in diesem Zusammenhang grundlegenden pharmakologischen Begriffe der Resorption, Verteilung, Metabolisierung und Exkretion kurz skizziert werden.

Unter *Resorption* werden die systemische oder lokale Aufnahme und der Transport der Pharmaka zum lokalen Wirkort oder in den Blutkreislauf verstanden. Die Resorptionsgeschwindigkeit hängt dabei vom Applikationsort, von der Darreichungsform und den chemischen Eigenschaften der applizierten Substanz ab. Die Resorption des einzelnen Moleküls gilt als abgeschlossen, sobald es den lokalen Wirkort oder die Blutbahn erreicht hat. Von der Resorption zu unterscheiden ist die Bioverfügbarkeit von Medikamenten. Diese bezieht sich auf den relativ zur applizierten Dosis tatsächlich in den systemischen Kreislauf gelangenden Anteil des verabreichten Pharmakons. Die Bioverfügbarkeit einer Substanz ist bei enteraler Applikation vor allem von der Resorptionsrate und der präsystemischen Elimination durch die Leber (First-pass-Effekt) abhängig. Für die auf Resorption und präsystemische Elimination folgenden pharmakokinetischen Verteilungs- und Eliminationsvorgänge haben die Körperzusammensetzung und die Funktion von Leber und Niere entscheidende Bedeutung. Im wesentlichen lassen sich 3 Verteilungsräume oder Kompartimente unterscheiden:

- das Intrazellularvolumen (ca. 50% des Körpergewichtes),
- das interstitielle Extrazellularvolumen (ca. 20% des Körpergewichtes),
- das intravasale Extrazellularvolumen oder Plasmavolumen (ca. 4% des Körpergewichtes).

In der klinischen Praxis imponieren allerdings für viele Pharmaka das intravasale und das interstitielle Volumen – vor allem der gut durchbluteten Organe wie Herz, Lunge, Leber, Nieren und Schleimhäute – wie ein Kompartiment. Für einige andere Pharmaka kommt dann als weiteres wesentliches Kompartiment das Intrazellularvolumen und die interstitielle Flüssigkeit in bradytrophen Geweben hinzu. Die zusätzliche Verteilung in diesem Kompartiment hängt vor allem von der Lipidlöslichkeit und dem Penetrationsvermögen entsprechender Substanzen gegenüber Lipidbarrieren ab.

Für Verteilung und Elimination gleichermaßen Bedeutung hat außerdem die bei verschiedenen Pharmaka sehr unterschiedlich ausgeprägte *Eiweißbindung*. Bei starker Eiweißbindung erreicht die für die biologische Wirkung entscheidende Konzentration des freien Wirkstoffes – bezogen auf die gleiche Ausgangsdosis – niedrigere Werte als bei geringer Eiweißbindung. Gleichzeitig erfolgt die Elimination langsamer.

Neben dem Grad der Eiweißbindung bestimmen vor allem der *intrahepatische Metabolismus* sowie die biliäre und renale Exkretion der Substanzen und/oder ihrer Metaboliten über die Eliminationskinetik, die zusätzlich durch die enterale Rückresorption (enterohepatischer Kreislauf) beeinflußt werden kann. Als Maß für die Eliminationsgeschwindigkeit wird häufig die biologische Halbwertszeit dieses Prozesses verwendet. Damit wird die Zeitdauer angegeben, die der Organismus nach der Verteilung eines Pharmakons benötigt, um die Hälfte der insgesamt aufgenommenen Substanzmenge wieder zu eliminieren. Als Clearance wird demgegenüber das Plasma- oder Blutvolumen definiert, aus dem eine Substanz pro Zeiteinheit vollständig eliminiert wird. Die Gesamt-Clearance ergibt sich dann im wesentlichen aus der renalen und der hepatischen Clearance.

Die Metabolisierung der Pharmaka erfolgt überwiegend in der Leber durch verschiedene Reaktionen der Biotransformation, die zur Entstehung von unwirksamen oder auch wirksamen Metaboliten führen können. Zum Teil haben diese Metaboliten deutlich längere Halbwertszeiten als die Ausgangs-

substanzen. Im wesentlichen werden bei der Biotransformation unterschieden:
- Phase-I-Reaktionen (Oxidation, Reduktion, Hydrolyse)
- Phase-II-Reaktionen (Glukuronidierung, Acetylierung).

Bedeutsam ist vor allem die Kopplung von Pharmaka oder ihrer Metaboliten an aktivierte Glucuronsäure, durch die im allgemeinen eine bessere Wasserlöslichkeit erreicht wird. Dabei ist allerdings zu berücksichtigen, daß an der Metabolisierung der meisten Pharmaka mehrere dieser Mechanismen beteiligt sind.

Die meisten der für die Biotransformation erforderlichen Enzyme sind im endoplasmatischen Retikulum der Leber lokalisiert. Diese können von bestimmten Medikamenten (vor allem durch Barbiturate, Rifampicin, Tolbutamid, Pyrazolderivate) und durch Äthanol induziert werden, wobei eine solche Enzyminduktion in aller Regel nicht auf die tatsächlich an der Metabolisierung dieser Substanzen beteiligten Enzyme beschränkt bleibt. Unmittelbare Folge ist ein beschleunigter Abbau vieler Pharmaka, ebenso betroffen sind jedoch auch körpereigene Stoffe (z.B. Hormone) und Nährstoffe (z.B. Vitamine).

3.2 Altersabhängige Veränderungen der Resorption von Medikamenten

Aufgrund der bekannten physiologischen Altersveränderungen des Magen-Darm-Traktes (vgl. Tab. 53.1) wird allgemein angenommen, daß die Resorption von Medikamenten mit zunehmendem Alter schlechter werde.

> Für die meisten bisher untersuchten Substanzen konnten keine klinisch bedeutsamen Veränderungen der Resorptionskinetik mit dem Alter festgestellt werden (so z.B. für Acetylsalicylsäure, Atenolol, Oxazepam, Paracetamol, Tetracyclin, Theophyllin) (Pfeifer 1992; Vestal et al. 1985).

Möglicherweise hängen diese Befunde damit zusammen, daß sich einige der Altersveränderungen des Gastrointestinaltraktes gegenseitig in ihren Auswirkungen auf die Resorption von Pharmaka aufheben. Beispielsweise wird die enterale Resorptionsrate von Säureantiphlogistika durch die geringere Magenazidität verschlechtert, gleichzeitig jedoch durch die verzögerte Magen-Darm-Passage verbessert. Damit könnte auch die Beobachtung in Zusammenhang stehen, daß sich die orale Bioverfügbarkeit von Digoxin nicht ändert, obwohl die Resorptionsgeschwindigkeit mit dem Alter abnimmt und die maximale Plasmakonzentration erst sehr viel später erreicht wird (Cusack et al. 1979). Für einige Substanzen (z.B. Labetalol, Lidocain) ist sogar anzunehmen, daß mit dem Alter die Bioverfügbarkeit nach oraler Gabe größer wird, obwohl gleichzeitig die Resorptionsrate oder -geschwindigkeit abnimmt (Vestal et al. 1985).

Obwohl für die meisten Pharmaka keine klinisch bedeutsamen altersphysiologischen Veränderungen der Resorption bekannt sind, muß berücksichtigt werden, daß eine größere Anzahl extrinsischer Faktoren im Alter häufiger zu Veränderungen der Resorptionskinetik beitragen können (Tab. 53.1), z.B.:
- Ösophagusmotilitätsstörungen
- Pylorusstenose
- Malabsorptionssyndrome
- Kombinationstherapie mit Komplexbildnern (z.B. Colestyramin)
- Kombinationstherapie mit anticholinergen Substanzen (z.B. Antidepressiva)
- Kombinationstherapie mit Antazida.

3.3 Altersabhängige Veränderungen der Verteilungseigenschaften von Medikamenten

Eine große Zahl von Faktoren beeinflussen die Verteilungseigenschaften von Medikamenten. Dabei stehen 2 Faktoren an erster Stelle, die wesentlich die Verteilungsräume im Organismus mit definieren:

> Für Flüssigkeitsgehalt und Fettanteil sind deutliche Altersveränderungen nachweisbar.

Das Gesamtkörperwasser nimmt absolut und relativ zum Körpergewicht zwischen dem 20. und 80. Lebensjahr um 10–20% ab. Der relative Fettanteil wiederum nimmt mit dem Alter zu, von 18 auf 36% bei Männern und von 33 auf 45% bei Frauen.

Bei sehr alten Menschen allerdings ist dann wieder von einem eher geringeren Fettanteil am gesamten Körpergewicht auszugehen. Aufgrund dieser Veränderungen kann verallgemeinernd festgestellt werden:

> Hydrophile und amphiphile Substanzen, die sich primär nicht im Fettgewebe verteilen, erreichen im Alter höhere Plasmakonzentrationen, als dies bei jüngeren Personen bei gleicher Dosis der Fall wäre.

Ein wichtiges Beispiel für diesen Zusammenhang stellt das *Digoxin* dar, für das eine signifikante Verkleinerung des Verteilungsvolumens mit dem Alter nachgewiesen werden konnte (Cusack et al. 1979).

Andererseits führt die relative Zunahme des Fettanteils am Körpergewicht zu einem größeren Verteilungsvolumen für lipophile Substanzen. Da sich zudem rein lipidlösliche Substanzen vor allem an die Neutralfette der Fettzellen anlagern, werden diese Substanzen intrazellulär angereichert, wodurch die im Alter beobachteten verlängerten Halbwertszeiten einiger lipophiler Substanzen zumindest teilweise erklärt werden können. Bedeutung haben diese Veränderungen beispielsweise für die Pharmakokinetik von einigen Barbituraten (z.B. Thiopental) und langwirksamen Benzodiazepinen (z.B. Diazepam). Zusammenfassend kann folgendes festgehalten werden:

- Im Alter verkleinert sich das Verteilungsvolumen für vorwiegend wasserlösliche Medikamente, so daß bei gleicher Dosis häufig höhere Plasmakonzentrationen erreicht werden, was insbesondere bei der Therapie mit Digitalisglykosiden, Sulfonylharnstoffen und Säureantiphlogistika berücksichtigt werden muß.
- Im Alter vergrößert sich das Verteilungsvolumen für lipophile Substanzen, so daß zum einen mit längeren biologischen Halbwertszeiten zu rechnen ist, zum anderen eine größere Gefahr der Kumulation besteht, was insbesondere bei der Therapie mit einigen Barbituraten und Benzodiazepinen zu berücksichtigen ist.

Ein weiterer wichtiger Faktor, der die Verteilung und Elimination vieler Pharmaka gleichermaßen beeinflußt, ist die Bindung an Proteine (hauptsächlich an Albumin und α_1-Glykoprotein) des Blutplasmas und der interstitiellen Flüssigkeit.

> Als grobe Faustregel kann gelten, daß die Serumalbuminkonzentration zwischen dem 20. und 80. Lebensjahr um etwa 20% abnimmt, während sich die Gesamtproteinkonzentration nicht ändert (Verschiebung zugunsten der Globuline) (Vestal et al. 1985; Wallace et al. 1987).

Als Ursache für diesen Befund wird eine physiologische Herabsetzung der Albuminsyntheserate diskutiert, gleichzeitig spielen aber sicherlich auch altersassoziierte Faktoren eine größere Rolle (chronische Krankheit, Immobilität etc.).

Die Abnahme der Albuminkonzentration mit dem Alter hat für einige Medikamente wichtige therapeutische Implikationen. Bei 80jährigen sind im Vergleich zu 20jährigen durchschnittlich die in Tabelle 53.2 aufgeführten Veränderungen zu erwarten (Wallace et al. 1987). Insbesondere bei den erstgenannten Medikamenten ist daher mit ausgeprägteren pharmakodynamischen Effekten zu rechnen, wenn die Dosierung nicht entsprechend reduziert wird.

Tabelle 53.2 Zunahme der Serumkonzentration von Medikamenten aufgrund einer Abnahme der Albuminkonzentration mit dem Alter.

Zunahme der Serumkonzentration des ungebundenen Wirkstoffes	
um > 50%	Acetazolamid Diflunisal Etomidat Naproxen Salicylsäure Valproinsäure
um 25–50%	Clomethiazol Diazepam Disopyramid Fluphenazin
um < 25%	Amitriptylin Carbenoxolon Lorazepam Nitrazepam Phenytoin Theophyllin Warfarin

3.4 Altersabhängige Veränderungen der hepatischen Metabolisierung von Medikamenten

Die Leber kann als das entscheidende und limitierende Organ angesehen werden, das für die Verstoffwechselung und den Abbau pharmakologischer Wirkstoffe verantwortlich ist. Änderungen der Leberfunktion gehen deshalb in aller Regel einer mit Veränderungen in der Pharmakokinetik der meisten Medikamente. Altersabhängige Veränderungen der Leberfunktion beruhen im wesentlichen auf der zunehmenden Atrophie des Organs und der Verminderung der Organdurchblutung.

> Durch die Organinvolution nimmt das relative Lebergewicht von etwa 2,5% im 20. Lebensjahr auf etwa 1,5% im 90. Lebensjahr ab. Die Leberperfusion beträgt im 65. Lebensjahr noch etwa 55–60% derjenigen des 25. Lebensjahres (Vestal et al. 1985), wobei diese Veränderung wahrscheinlich in unmittelbarem Zusammenhang mit der reduzierten kardialen Auswurfleistung steht.

Diese altersphysiologischen Prozesse wirken sich insbesondere auf die Elimination primär durch die Leber metabolisierter Substanzen und auf die Bioverfügbarkeit von Pharmaka mit ausgeprägtem First-pass-Effekt aus. Insgesamt muß angenommen werden, daß die hepatische Clearance für bestimmte Substanzen (z.B. Diazepam, Chlordiazepoxid) in Abhängigkeit vom Lebensalter abnimmt, während sie sich für andere (z.B. Lorazepam, Oxazepam, Temazepam) nicht ändert (Meyer et al. 1992). Sehr wahrscheinlich reflektieren diese Unterschiede differentielle Alterungsprozesse der an der Biotransformation beteiligten biochemischen Reaktionen (stärkere Abnahme der Effektivität von Phase-I-Reaktionen). Aus Studien mit den Modellsubstanzen Indocyanin-Grün und Propranolol, deren hepatische Elimination nicht oder nur teilweise von den Reaktionen der Biotransformation abhängt, kann weiterhin gefolgert werden, daß auch die im höheren Alter reduzierte Leberperfusion mit einer geringeren hepatischen Clearance einhergeht (Vestal et al. 1985). Vermutlich ebenfalls aufgrund der verminderten Leberdurchblutung ist auch die präsystemische Elimination von Medikamenten mit ausgeprägtem First-pass-Effekt (z.B. Morphin, Propranolol) geringer und damit deren Bioverfügbarkeit größer. Die wesentlichen Altersveränderungen der Leberphysiologie, die die hepatische Elimination von Medikamenten beeinflussen können, sind damit:

- Abnahme des hepatischen Blutflusses, wodurch sich die Extraktionsrate von vollständig oder teilweise unverändert biliär eliminierten Pharmaka (z.B. Propranolol) reduziert
- Abnahme der präsystemischen Elimination, wodurch sich die Bioverfügbarkeit insbesondere von Medikamenten mit ausgeprägtem First-pass-Effekt (z.B. Morphin) erhöht
- Verminderung der Metabolisierungsrate durch Phase-I-Reaktionen (Oxidation, Hydroxylierung), die zu einer Abnahme der hepatischen Clearance entsprechend metabolisierter Substanzen (z.B. Diazepam) führt.

Es muß jedoch beachtet werden, daß die altersphysiologischen Veränderungen der Leber auch noch jenseits des 65. Lebensjahres eine vergleichsweise wesentlich geringere pharmakokinetische Bedeutung haben als der Einfluß extrinsischer Faktoren (z.B. Alkohol, Nikotin, lebertoxische Medikamente).

3.5 Altersabhängige Veränderungen der renalen Elimination von Medikamenten

Altersveränderungen der renalen Physiologie betreffen sowohl glomeruläre als auch tubuläre Funktionen.

> Die glomeruläre Filtrationsrate (GFR) nimmt zwischen dem 20. und 90. Lebensjahr insgesamt um etwa 35% ab (Vestal et al. 1985).

Medikamente, die vorwiegend oder vollständig durch renale Filtration eliminiert werden, haben daher eine mit dem Alter abnehmende Clearance und eine längere HWZ. Dieses ist vor allem bei der Therapie älterer Patienten mit Digoxin, Cimetidin, Amantadin, Lithium, Procainamid, Penicillin, Aminoglykosiden und vielen anderen Antibiotika zu berücksichtigen.

Ein hervorragendes Maß für die GFR ist die Kreatinin-Clearance, die allerdings besonders bei geriatrischen Patienten schwierig zu bestimmen sein kann, da neben der Serumkonzentration auch die Kreatininkonzentration im 24-h-Sammelurin benötigt wird. Es gibt jedoch eine Reihe von Nomogrammen und Formeln, die es erlauben, die Kreatinin-Clearance abzuschätzen, ohne daß die Kreatininausscheidung im Urin ermittelt werden muß.

Zur Abschätzung der Kreatinin-Clearance aus der Serumkreatininkonzentration wird am häufigsten die Gleichung nach Cockcroft und Gault verwendet (Cockroft et al. 1976; Greenblatt et al. 1982; Meyer et al. 1992; Montamat et al. 1989; Vestal 1985; Vestal et al. 1985):

$$ClCr = \frac{(140 - \text{Alter [Jahre]}) \times \text{Gewicht [kg]}}{72 \times \text{Kreatininkonzentration im Serum [mg/dl]}}$$

Für Frauen ist das Ergebnis mit 0,85 zu multiplizieren.

Diese Gleichung hat sich, da Geschlechts- und Altersunterschiede berücksichtigt werden, sowohl in der ambulanten als auch in der stationären Behandlung bewährt und als einigermaßen zuverlässig erwiesen, solange das Serumkreatinin unter 5 mg/dl liegt und sich die Nierenfunktion nicht zu rasch ändert.

> Es wird bei einer Abschätzung der Nierenfunktion im Alter allein aufgrund der Serumkonzentration des Kreatinins häufig übersehen, daß diese nicht nur von der glomerulären Nierenfunktion, sondern auch von der Muskelmasse und dem Kreatinin-Turnover des Muskelstoffwechsels abhängig ist.

Mit zunehmendem Alter kommt es zu einer zunehmenden Involution muskulären Gewebes, und der relative Anteil von Muskelmasse am Körpergewicht nimmt mit dem Alter kontinuierlich ab. Insbesondere im sehr hohen Alter entsteht dadurch deutlich weniger Kreatinin als Endprodukt der Kreatinkinasereaktion zur ATP-Resynthese im Muskelgewebe, so daß auch bei deutlich eingeschränkter GFR der Kreatininwert im Serum noch im Normbereich liegen kann (vgl. Abb. 53.2). Wenn allerdings die Bestimmung oder Abschätzung der Kreatinin-Clearance eine normale Nierenfunktion anzeigt (GFR > 80 ml/min), so kann davon ausgegangen werden, daß die Eliminationskinetik von renal ausgeschie-

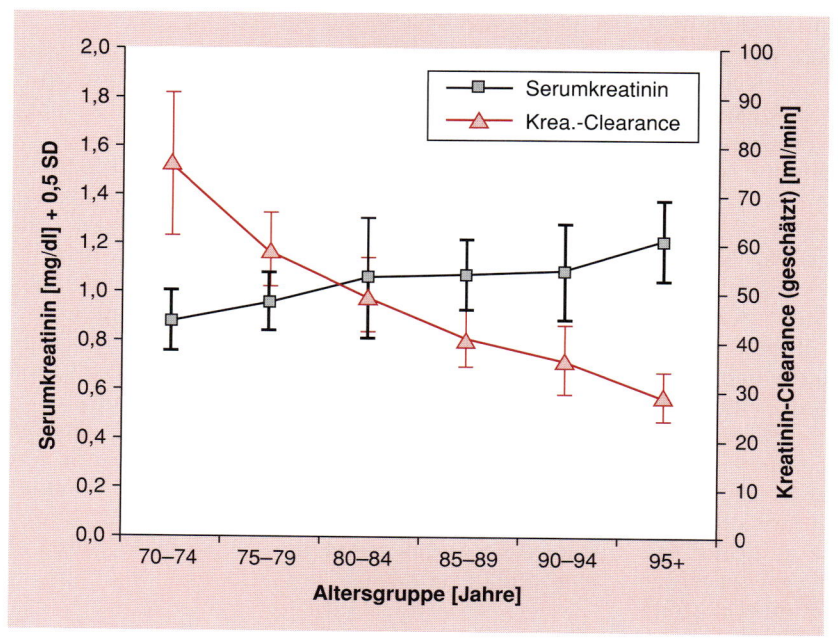

Abbildung 53.2 Serumkreatinin und Kreatinin-Clearance im Alter.

denen Medikamenten auch im Alter derjenigen bei jüngeren Personen entspricht.

Es kann damit festgehalten werden, daß sich die Bedeutung grundlegender klinisch-pharmakologischer Kenngrößen, die vor allem für die Bestimmung einer korrekten Dosierung benötigt werden, im Alter wesentlich verändert. Es sind dies das Körpergewicht und die Serumkreatininkonzentration.

Das Serumkreatinin muß im Alter gegen die verminderte Muskelmasse mit verminderter endogener Kreatininproduktion (s.o.) und das Körpergewicht gegen die veränderte Körperzusammensetzung (geringerer Wasser-, höherer Fettanteil) korrigiert werden.

> Bei allen Medikamenten, die nach Gewicht dosiert werden müssen, ist deshalb von vornherein mehr Vorsicht geboten. Es sollte eruiert werden, welche Bezugsgröße mit dem Körpergewicht eigentlich gemeint ist. Je nach Bezugsgröße ist die altersgerechte Dosierung nach unten (Flüssigkeit) oder das Dosierungsintervall nach oben (Fettgewebe) zu korrigieren.

4 Änderungen der Pharmakodynamik

Der Begriff der Pharmakodynamik beinhaltet die physiologischen Reaktionen des Organismus auf ein Medikament oder eine Kombination von Medikamenten. Obwohl sich die klinische Forschung zunehmend auch mit Fragen der speziellen Pharmakologie des höheren Lebensalters beschäftigt, gibt es doch noch relativ wenig Informationen über die pharmakodynamischen Besonderheiten im Alter (Greenblatt et al. 1982; Vestal 1985; Vestal et al. 1985).

> Ältere Patienten reagieren nicht notwendigerweise empfindlicher auf Medikamente als jüngere Patienten. Es gibt jedoch wichtige Ausnahmen, die nicht übersehen werden dürfen. So ist heute allgemein akzeptiert, daß ältere Patienten im Vergleich zu jüngeren beispielsweise als empfindlicher gegenüber starken Analgetika und Benzodiazepinen gelten können.

Auf der anderen Seite weisen ältere Patienten eine geringere Sensitivität sowohl gegenüber β-Rezeptoragonisten (z.B. Isoprenalin) als auch gegenüber -antagonisten (z.B. Propranolol) auf (Fülgraff et al. 1997; Meyer et al. 1992; Montamat et al. 1989; Vestal 1985; Vestal et al. 1985). Um die gleiche Wirkung zu erzielen, müssen bei älteren Personen beispielsweise bis zu 6fach höhere Dosen von Isoprenalin gegeben werden. Die Annahme, daß im Alter die Zahl oder die Affinität der β-Rezeptoren reduziert sei, ließ sich jedoch nicht bestätigen. Immerhin konnte aber gezeigt werden, daß die β-adrenerge In-vitro-Stimulation von Lymphozyten älterer Personen eine niedrigere cAMP-Konzentration und eine geringere Aktivität der Adenylatcyclase auslöste als bei jüngeren Personen (Vestal et al. 1985).

Vor allem die zelluläre Antwort auf β-adrenerge Agonisten oder Antagonisten, nicht aber die Rezeptordichte oder -affinität nimmt mit dem Altern ab, wodurch sich die Effekte entsprechender Pharmaka abschwächen.

Darüber hinaus sind vor allem Altersunterschiede in den Wirkungen von Heparin, Kumarinderivaten (z.B. Warfarin), Verapamil und Tolbutamid bekanntgeworden, allerdings mit zum Teil widersprüchlichen Angaben, so daß hier vieles noch nicht abschließend beurteilt werden kann. Immerhin kann aber nicht ausgeschlossen werden, daß beispielsweise die Vitamin-K-antagonistische Wirkung von Kumarinderivaten mit dem Alter zunimmt. Dieses allein darf jedoch nicht als Kontraindikation einer oralen Antikoagulanzientherapie im höheren Alter falsch verstanden werden, muß aber zu einer sorgfältigeren Therapiekontrolle auf der Grundlage der Prothrombinzeit Anlaß geben. Zusätzliche kritische Aufmerksamkeit ist erforderlich, wenn gleichzeitig Medikamente verabreicht werden, die den Kumarinmetabolismus hemmen (z.B. Cimetidin) oder Kumarine aus der Plasmaeiweißbindung verdrängen können (z.B. Chlorpropamid). Darüber hinaus sind besondere Risikofaktoren des höheren Lebensalters zu berücksichtigen, die bei jüngeren Patienten in aller Regel keine wesentliche Rolle spielen. Eine optimale Grundlage stellt dafür das geriatrische Assessment dar, das beispielsweise Informationen über Gangstörungen, wiederholte Stürze, generelle Therapie-Compliance oder über eine Vorgeschichte mit Magen-Darm-Ulzera Auskunft geben kann.

Bereits ausführlicher wurden Änderungen der pharmakodynamischen Wirkungen der *Kalziumantagonisten* an älteren Patienten mit Hypertonie untersucht. Die 50%-Effektivdosis, bei der die beobachtete Wirkung die Hälfte der maximal möglichen Wirkung erreicht, lag nach kurzzeitiger i.v. Gabe für die negativ dromotropen Wirkungen von Verapamil und Diltiazem bei den älteren Patienten höher als bei den jüngeren. Jedoch zeigte sich nach Verapamilapplikation gleichzeitig eine etwas stärkere Senkung des Blutdrucks und der Herzfrequenz, möglicherweise aufgrund einer erhöhten Sensitivität gegenüber den negativ chronotropen und vasodilatierenden Effekten des Verapamils (Montamat et al. 1989).

Untersuchungen zu altersabhängigen Veränderungen der Pharmakodynamik von Kalziumantagonisten deuten darauf hin, daß die Empfindlichkeit gegenüber den negativ dromotropen Effekten mit dem Alter abnimmt, gegenüber den negativ chronotropen und vasodilatierenden Effekten jedoch eher zunimmt.

Diese Befunde, die durch weitere Beispiele ergänzt werden könnten, illustrieren die Vielfalt der im Alter möglichen und zu berücksichtigenden Änderungen pharmakodynamischer Eigenschaften von Medikamenten. Sicherlich kommt nicht allen gleichermaßen klinische Relevanz zu, aber sie unterstreichen noch einmal die Notwendigkeit spezifisch geriatrischer Erwägungen bei der medikamentösen Therapie älterer Patienten.

5 Ausgewählte Aspekte der speziellen Pharmakologie in der Geriatrie

Im Folgenden werden spezielle Probleme der Pharmakotherapie bei älteren Patienten am Beispiel häufig verwendeter Substanzen diskutiert. Dabei liegen die Schwerpunkte jeweils auf den im Alter zu erwartenden Unterschieden zu jüngeren Patienten. Eine zusammenfassende Übersicht der wichtigsten bekannten Veränderungen in der Pharmakokinetik und -dynamik ausgewählter Substanzen im Alter gibt Tabelle 53.3. Es kann im Folgenden grundsätzlich nicht das vollständige pharmakologische Profil der erwähnten Substanzen wiedergegeben werden. Insbesondere bei der Darstellung von Besonderheiten in bezug auf Nebenwirkungen und Kontraindikationen wird Vollständigkeit nicht erzielt und ist auch nicht beabsichtigt. Besonderheiten der Indikation und des therapeutischen Vorgehens bei bestimmten Symptomen oder Erkrankungen (z.B. antibiotische Therapie bei Infektionen, Behandlung der Obstipation und Diarrhö) werden in den entsprechenden Kapiteln gesondert behandelt.

5.1 Analgetika und nichtsteroidale Antiphlogistika

Analgetika und nichtsteroidale Antiphlogistika (NSA) gehören mit zu den am häufigsten eingesetzten Medikamenten in der Behandlung älterer Patienten. Acetylsalicylsäure, Diclofenac, Ibuprofen und Paracetamol sind die vorwiegend verwendeten Substanzen dieser Gruppe. Berücksichtigt man außerdem noch die externe Anwendung von NSA, so stehen die Salicylate mit Abstand an der Spitze der Verordnungen. Diese Verordnungs- und Anwendungshäufigkeit ist dabei ganz überwiegend auf die hohe Prävalenz arthrotischer und anderer degenerativer Erkrankungen des Bewegungsapparates im Alter zurückzuführen. Häufig wird eine NSA-Dauermedikation, kombiniert mit Analgetikabedarfsmedikationen, durchgeführt.

Acetylsalicylsäure
Die Verteilung und Metabolisierung der Acetylsalicylsäure (ASS) wie auch anderer Salicylate ist

Tabelle 53.3 Ausgewählte altersabhängige Veränderungen pharmakokinetischer und -dynamischer Eigenschaften häufig verwendeter Substanzen (modifiziert nach Vestal 1985).

Medikament	Verteilungs-volumen	Halbwerts-zeit	Clearance	Pharmako-dynamik
Analgetika/Antirheumatika				
Acetylsalicylsäure	(+)	(+)	(−)	
Paracetamol	(−)	(+)	(−)	
Morphin		=		+ therapeutische Effekte
Phenylbutazon	=	=		
Antiarrhythmika				
Lidocain	(+)	+	=	
Procainamid			−	= Toxizität
Chinidin	=	+		
Betablocker				(+) Nebenwirkungen
Atenolol	=	=	(−)	− therapeutische Effekte
Metoprolol		(−)		
Propranolol	=	(+)	(−)	
Herzglykoside				
Digoxin		+	−	
Digitoxin	=	=	=	
ACE-Hemmer				
Enalapril	−		−	= therapeutische Effekte (Pfeifer 1992)
Antidiabetika				
Tolbutamid		=	=	− therapeutische Effekte (i.v.)
Psychopharmaka				
Chlordiazepoxid	+	+	−	+ Sedierung
Diazepam	+	+	(−)	+ Sedierung, − erforderliche Dosis
Nitrazepam	+	+	=	+ Sedierung, psychomotorische Störung
Temazepam	=	=	=	(+) psychomotorische Störung
Lorazepam	=	=	(−)	
Oxazepam	=	=	=	
Clomethiazol	+	+	−	(+) psychomotorische Störung
Amitriptylin				+ Verwirrtheit
Desipramin		+		
Imipramin		+	=	+ Verwirrtheit
Phenobarbital		+		

+ Zunahme, − Abnahme, = keine Änderung, () uneinheitliche Literaturangaben

dosisabhängig. ASS wird zu Salicylsäure hydrolysiert (hauptsächlich in der Leber, den Nieren und im Serum) und konzentrationsabhängig zu 80–95% an Protein gebunden. In der Leber wird die Salicylsäure überwiegend an Glykokoll oder Glucuronsäure gekoppelt, ein kleiner Teil wird zur Gentisinsäure oxidiert. Bei gestörter Leberfunktion oder Überdosierung nimmt die Eliminationshalbwertszeit stark zu, da die unveränderte Salicylsäure tubulär hochgradig rückresorbiert wird. Insgesamt kann angenommen werden, daß die Resorptions- und Eliminationskinetik von ASS im Alter unverändert ist.

Einige Befunde deuten jedoch darauf hin, daß das Verteilungsvolumen für ASS bei älteren Patienten größer, die Eiweißbindung und die Clearance geringer und die HWZ verlängert ist (Pfeifer 1992; Vestal et al. 1985; Wallace et al.

1987). Allerdings gibt es noch keine Hinweise darauf, daß diese Veränderungen auch die Pharmakodynamik der ASS im Alter wesentlich beeinflussen (vgl. Tab. 53.3).

Limitierende Faktoren einer analgetischen ASS-Therapie stellen vor allem die gastrointestinalen, bei antiphlogistischer Dosierung (> 3 g/Tag) auch die hämatologischen und renalen Nebenwirkungen dar, insbesondere im Alter bei bestehender Reduktion der Nierenfunktion. Möglicherweise wird die Nephrotoxizität von ASS allgemein unterschätzt. Es finden sich teilweise sogar Angaben, aus denen hervorgeht, daß die Analgetikanephropathie unter ASS mindestens ebenso häufig auftritt wie unter Phenacetin (Ammon 1991). Ebenfalls von geriatrischer Bedeutung sind die oft weniger beachteten hämostaseologischen Nebenwirkungen der Salicylate (verlängerte Blutungszeit, Hypoprothrombinämie, Thrombozytopenie). Schon in geringer Dosierung kann bei chronischer Anwendung die Blutungszeit auch ohne Hypoprothrombinämie verlängert sein, weil die Plättchenzyklooxygenase irreversibel gehemmt wird. In hoher Dosierung (ASS > 5 g/Tag) kommt als weiterer Faktor eine Hemmung der Vitamin-K-abhängigen Gerinnungsfaktoren hinzu. Hypoprothrombinämien werden ab Tagesdosen von 1,5 g beobachtet, wobei Lebererkrankungen, Gastrektomie und Mangelernährung wesentliche prädisponierende Faktoren sind (Ammon 1991). Deshalb ist ASS auch in jeder Dosierung kontraindiziert bei hämorrhagischer Diathese und Magen-Darm-Ulzera, in antiphlogistischer Dosierung zusätzlich bei Blutbildungsstörungen.

Bei der Behandlung mit Acetylsalicylsäure ist besonders bei älteren Patienten auf bereits bestehende Medikationen mit anderen NSA (wegen der hämostaseologischen Nebenwirkungen und der erhöhten gastrointestinalen Blutungsgefahr) und mit Sulfonylharnstoffen (wegen einer möglichen Wirkungsverstärkung mit Gefahr der Hypoglykämie) zu achten. Aufgrund der potentiellen Nephrotoxizität ist außerdem die Nierenfunktion regelmäßig zu kontrollieren.

Bei gleichzeitiger Behandlung mit Furosemid oder Spironolacton ist zusätzlich zu beachten, daß durch ASS die diuretische Wirkung abgeschwächt werden kann (Ammon 1991).

Paracetamol
Paracetamol ist in seiner analgetischen Wirkung vergleichbar derjenigen, die mit ASS erzielt wird. Es hat jedoch praktisch keine antiphlogistische Wirkung und wird in der Schmerzbehandlung oft alternativ zur ASS eingesetzt, insbesondere wenn gastrointestinale Nebenwirkungen oder andere Unverträglichkeitserscheinungen eingetreten sind. Entscheidend für die Elimination von Paracetamol ist seine Metabolisierung in der Leber. Dabei entstehen als Hauptmetaboliten Sulfat- und Glucuronatkonjugate, die renal ausgeschieden werden.

Auch wenn geringfügige Änderungen der Pharmakokinetik von Paracetamol im Alter nicht ausgeschlossen werden können (vgl. Tab. 53.3), besteht doch insgesamt kein Bedarf an alterskorrigierten Dosisempfehlungen.

Zu beachten ist allerdings die potentielle Hepatotoxizität des Paracetamols. Diese spielt zwar bei normaler Dosierung praktisch keine Rolle, es gibt aber bislang noch keine zuverlässigen Erkenntnisse darüber, ob ältere Patienten, insbesondere bei hoher Dosierung oder Langzeitmedikation, in Zusammenhang mit der möglicherweise geringeren Gesamt-Clearance nicht doch empfindlicher gegenüber diesen hepatotoxischen Eigenschaften des Paracetamols sind (Ammon 1991; Vestal et al. 1985). Unter Berücksichtigung dieser Einschränkung kann Paracetamol allerdings als vergleichsweise sehr nebenwirkungsarm angesehen werden. Weiterhin günstig, insbesondere für die analgetische Behandlung geriatrischer Patienten mit multiplen Erkrankungen und Medikationen, ist auch das Spektrum der Gegenanzeigen und Wechselwirkungen von Paracetamol: Dieses ist kontraindiziert bei genetisch bedingtem Mangel an Glukose-6-phosphat-Dehydrogenase und interagiert vor allem mit Chloramphenicol (erhöhte Chloramphenicol-Toxizität) und enzyminduzierenden Medikamenten (vermehrt toxische Paracetamolmetaboliten). Diese Situationen sind jedoch, gerade auch im Vergleich zu den Beschränkungen oder möglichen Wechselwirkungen anderer Analgetika, eher selten anzutreffen.

Diclofenac
Diclofenac und vergleichbare Säureantiphlogistika (beispielsweise Ibuprofen) werden sehr oft zur antirheumatischen Therapie im Alter eingesetzt. Diclofenac entspricht bei einer Dosierung von 75–150 mg in seiner antiphlogistischen Wirkung etwa 4 g ASS oder 75–150 mg Indometacin. Nach guter enteraler Resorption wird allerdings ein großer Teil der Substanz (etwa 50%) durch die Leber präsystemisch eliminiert. Diclofenac unterliegt einer hohen Plasmaeiweißbindung (99%) und einer raschen Inaktivierung durch Glukuronidierung in der Leber, so daß die Eliminations-HWZ nur etwa 1 h beträgt.

▎ Das Neben- und Wechselwirkungsprofil von Diclofenac ist dem der (hochdosierten) ASS und des Indometacins vergleichbar. Obwohl diese Substanz ebenfalls sehr häufig bei älteren Patienten eingesetzt wird, liegen noch kaum spezifische Erkenntnisse über alterskorrelierte Änderungen der Pharmakodynamik oder -kinetik vor.

Es muß daher, unter der Annahme einer ausreichenden pharmakologischen Ähnlichkeit dieser Substanzgruppen, zum jetzigen Zeitpunkt noch auf die bereits ausgeführten Erkenntnisse zur geriatrischen Pharmakologie der Salicylate verwiesen werden. Ähnliches gilt für Ibuprofen, Fenoprofen und Ketoprofen, wobei Ibuprofen seltener Nebenwirkungen hervorruft als andere Säureantiphlogistika, allerdings auch therapeutisch weniger wirksam ist. Es eignet sich deshalb vorwiegend für die Behandlung leichterer rheumatischer Erscheinungen, nicht aber bei entzündlich-degenerativen Erkrankungen schwereren Grades. Bei älteren Patienten sind nach äquivalenten Dosen von Ketoprofen deutlich erhöhte Serumkonzentrationen gefunden worden, so daß vor allem bei geringerem Körpergewicht und reduzierter renaler Clearance eine Dosisreduktion anzuraten ist (Pfeifer 1992).

Weitere Analgetika

Bei stark wirksamen Analgetika (Morphin, Pentazocin) ist bekannt, daß ihre analgetische Wirkung im Alter stärker und auch von längerer Dauer ist. Dabei wird bislang keine erhöhte Inzidenz von Nebenwirkungen stark wirksamer Analgetika für das höhere Lebensalter angegeben. Kurz nach i.v. Applikation von Morphin tritt zwar bei älteren Patienten eine wesentlich höhere Serumkonzentration (bis zu 70%) im Vergleich zu jüngeren Patienten auf, trotzdem unterscheidet sich die Serum-HWZ von Morphin in den verschiedenen Altersgruppen nicht (Vestal et al. 1985).

5.2 Kardiovaskuläre Medikamente

Zusammengenommen stellen kardiovaskuläre Medikamente den weitaus größten Teil der in der medikamentösen Therapie älterer Patienten insgesamt eingesetzten Medikamente dar. Die führenden Substanzen gehören dabei zu den Kalziumantagonisten, ACE-Hemmern, Diuretika, Koronarmitteln und, insbesondere bei den hochaltrigen Patienten, auch zu den Digitalisglykosiden.

▎ Mit wenigstens einer der genannten Substanzgruppen, die zusammengenommen bereits ein Drittel aller verordneten Tagesdosen ausmachen, wird fast jeder über 70jährige chronisch behandelt (Schwabe et al. 1998).

5.2.1 Digitalisglykoside

Eine Digitalistherapie kann inzwischen nicht mehr zu den therapeutischen Maßnahmen 1. Wahl bei manifester Herzinsuffizienz gerechnet werden (Scholz 1997). ACE-Hemmer und Diuretika haben sich als im Alter geeignetere Behandlungsoptionen etabliert, vor allem weil gerade die Pharmakokinetik und -dynamik der Digitalisglykoside erheblichen Altersveränderungen unterliegt, die das Therapierisiko zusätzlich erhöhen. Die Tatsache, daß Glykoside (Hauptsubstanzgruppe der Kardiaka) gerade bei hochaltrigen Patienten immer noch sehr häufig eingesetzt werden (vgl. Abb. 53.1), reflektiert vermutlich stärker die Tatsache, daß einmal begonnene Medikationen selten ab- oder umgesetzt werden, als differentialtherapeutische Erwägungen. Dies macht eine eingehendere Erörterung der pharmakologischen Probleme einer Digitalistherapie im Alter nach wie vor erforderlich.

▎ Mehrere Untersuchungen zeigten, daß bis zu 75% der Patienten im Sinusrhythmus ein ausschleichendes Absetzen problemlos tolerierten und daß nur etwa ein Drittel der Patienten mit Digoxinmedikation eine ideale Dosierung erhielten (Fülgraff et al. 1997; Kruse et al. 1991; Vestal et al. 1985).

Bei der Digitalistherapie sind unabhängig von pharmakologischen Altersveränderungen die folgenden Grundsätze zu beachten:

- Die Digitalistherapie bei Belastungsinsuffizienz (Stadium II NYHA) ist äußerst umstritten; wenn tatsächlich Behandlungsbedarf besteht, kommen vor allem ACE-Hemmer und Diuretika in Frage.
- Nicht jede manifeste Herzmuskelinsuffizienz spricht auf Herzglykoside an. Am besten wirken Herzglykoside bei systolischer Dysfunktion mit herabgesetzter Kontraktilität und reduzierter Auswurfleistung (Ejektionsfraktion < 35–40%) infolge koronarer Herzkrankheit, Hypertonie oder Kardiomyopathie, wenig oder gar nicht bei diastolischer Dysfunktion mit unzureichender diastolischer Füllung bei erhaltener Ejektionsfraktion infolge von Myokarditiden, mechanischen Hindernissen (z.B. Mitralstenose), extrakardialen Ursachen (z.B. Hyperthyreose). Im Alter bestehen oft Mischbilder, so daß in Zweifelsfällen zur Klärung der Ätiologie eine Echokardiographie mit Ermittlung der Ejektionsfraktion durchzuführen ist.
- Indikationen für Herzglykoside bestehen vor allem bei schwerer systolischer Dysfunktion (Linksherzinsuffizienz NYHA Klasse III und IV), bei gleichzeitig bestehendem Vorhofflimmern und

bei leicht- bis mittelgradiger Insuffizienz (NYHA II–III) ergänzend zu ACE-Hemmern und Diuretika, wenn diese als Mittel der 1. Wahl allein nicht ausreichend wirksam sind (Packer et al. 1993; Scholz 1997).
- „Einmal digitalisiert" muß nicht heißen „immer digitalisiert".

Zur Behandlung der Herzinsuffizienz werden Digitoxin und Digoxinderivate, allen voran das β-Acetyldigoxin, in etwa gleichem Umfang eingesetzt (Schwabe et al. 1998). Dabei unterliegt die Pharmakokinetik der Digoxine erheblichen Altersveränderungen und wird auch durch alterskorrelierte Phänomene verändert. Während die Resorptionsrate unverändert bleibt, nehmen das Verteilungsvolumen und die Clearance absolut wie auch relativ zum Körpergewicht mit dem Alter ab.

> Die Digoxin-Halbwertszeit ist im Alter deutlich länger als bei jüngeren Patienten.

Digoxin wird in wechselndem Ausmaß zu 50–80% resorbiert, nur zu etwa 30–40% an Eiweiß gebunden, zu einem großen Teil glomerulär filtriert und nur teilweise tubulär rückresorbiert. Deshalb wird die Digoxin-Clearance überwiegend durch die Nierenfunktion bestimmt. Allgemein wird angenommen, daß die beobachtete alterskorrelierte Änderung der pharmakokinetischen Eigenschaften des Digoxins überwiegend auf Altersveränderungen der glomerulären Nierenfunktion zurückgeführt werden kann.

Digitoxin unterliegt demgegenüber einer völlig anderen Pharmakokinetik. Es wird vollständig resorbiert stark an Eiweiß gebunden (zu 95%), zu einem geringen Teil glomerulär filtriert, tubulär vollständig rückresorbiert und unterliegt intrahepatisch einem komplizierten Metabolismus. Die biliär ausgeschiedenen Digitoxinmetaboliten werden im Darm wieder aufgespalten und weitgehend rückresorbiert. Dieser enterohepatische Kreislauf ist zusammen mit der starken Anreicherung im Gewebe wesentlich mitverantwortlich für die lange Eliminationshalbwertszeit von Digitoxin (5–7 Tage). Da jeweils nur ein geringfügiger Teil des im Organismus befindlichen Wirkstoffs der Leber zur Verstoffwechslung zugeführt wird, ist nicht anzunehmen, daß Altersveränderungen der Leberfunktion oder der Leberdurchblutung wesentlichen Einfluß auf die Eliminationsrate des Pharmakons haben. Dementsprechend wurden bislang keine spezifischen, in der Therapie zu berücksichtigenden Altersveränderungen der Pharmakokinetik des Digitoxins festgestellt.

> Für die Behandlung älterer Patienten mit Digitalisglykosiden kann aus den pharmakokinetischen Veränderungen abgeleitet werden, daß bei der Anwendung von Digoxin und seinen Abkömmlingen in aller Regel niedrigere Aufsättigungs- und Erhaltungsdosen im Alter erforderlich sind (viele Patienten jenseits des 60. Lebensjahres benötigen nur etwa 50–75% der für jüngere Patienten empfohlenen Dosis [Scholz 1997]) und daß eine Digitoxintherapie im höheren Alter prinzipiell nach den gleichen Richtlinien wie bei jüngeren Patienten erfolgen kann.

In bezug auf altersabhängige Änderungen der Pharmakodynamik der Digitalisglykoside wird teilweise über eine Abnahme der myokardialen ATPase-Konzentration mit zunehmendem Alter berichtet, die sich bislang jedoch nur tierexperimentell nachweisen ließ. Ebenso unterliegt wahrscheinlich die Affinität zwischen Glykosiden und ATPase keinerlei Altersveränderungen. Eine erhöhte Digitalisempfindlichkeit besteht allerdings unter anderem bei Niereninsuffizienz, Ventilationsstörungen mit Hypoxie, koronarer Ischämie und Abnahme der Muskelmasse. Diese Veränderungen treten bei geriatrischen Patienten relativ häufig auf. Zusätzlich sind ältere Patienten oft latent dehydriert, weil die Trinkmenge reduziert ist und/oder gleichzeitig eine Diuretikatherapie durchgeführt wird. Dadurch kann es zu einer zusätzlichen Verkleinerung des Verteilungsvolumens und erhöhten Plasmakonzentrationen kommen. Insgesamt sind deshalb Intoxikationserscheinungen (z.B. schwere Herzrhythmusstörungen, Verwirrtheit) bei älteren Patienten besonders häufig.

> Eine Glykosidintoxikation kann schwierig zu diagnostizieren sein, weil die klinischen und elektrokardiographischen Zeichen denen der manifesten Herzinsuffizienz oft so ähnlich sind, daß auch eine Unterdosierung angenommen werden könnte.

Häufig hilft die Bestimmung der Glykosidkonzentration im Plasma ebenfalls nicht weiter, da sich der therapeutische und der toxische Bereich aufgrund großer interindividueller Unterschiede in der Glykosidempfindlichkeit überlappen (Scholz 1997). Es empfiehlt sich deshalb, vor Beginn einer erforderlichen Glykosidbehandlung ein EKG anzufertigen und, nach Erreichen der Steady-state-Konzentration mit Besserung der klinischen Symptomatik, die Glykosidkonzentration im Plasma zu bestimmen. Diese Untersuchungen können im weiteren Verlauf der Therapie, insbesondere bei Verdacht auf Intoxikationserscheinungen, wichtige Entscheidungshilfen sein.

5.2.2 ACE-Hemmer

Unter den ACE-Hemmern, die zur Behandlung der Herzinsuffizienz und der arteriellen Hypertonie eingesetzt werden, ist *Captopril* die mit Abstand am häufigsten verordnete Einzelsubstanz (Schwabe et al. 1998). Kontrollierte pharmakologische Studien zu altersabhängigen Veränderungen der Pharmakokinetik und -dynamik der ACE-Hemmer liegen bislang kaum vor. In einer neueren Doppelblindstudie an normotensiven jüngeren und älteren Probanden (n = 18) wurde gezeigt, daß sowohl nach Gabe von 10 mg Benazepril wie auch nach Gabe von 10 mg Enalapril die AUC-Werte beider Substanzen (Fläche unterhalb der Plasmakonzentrationszeitkurve) bei den älteren Probanden höher lagen, wobei dieser Effekt für Enalapril signifikant stärker ausgeprägt war. Beide Substanzen hatten einen vergleichbaren blutdrucksenkenden Effekt, der allerdings bei den älteren Probanden ausgeprägter als bei den jüngeren war (MacDonald et al. 1993). Insgesamt zeigen die bislang vorliegenden Untersuchungen, daß ACE-Hemmer trotz der im Alter herabgesetzten Plasmareninaktivität über eine gute Wirksamkeit und Verträglichkeit bei Alterspatienten verfügen.

> Die altersabhängigen Veränderungen in der Pharmakokinetik der ACE-Hemmer werden im wesentlichen auf die reduzierte renale Clearance zurückgeführt, weshalb die Dosierung sorgfältig an die Nierenfunktion angepaßt werden muß (Tomlinson 1996).

Aufgrund der im Alter erhöhten Empfindlichkeit gegenüber den blutdrucksenkenden Eigenschaften der ACE-Hemmer bei gleichzeitig herabgesetztem Barorezeptorreflex, oftmals zusätzlich vorliegender Herzinsuffizienz oder Nierenfunktionseinschränkung besteht im Alter ein deutlich erhöhtes Risiko für die sogenannte *First-dose-Hypotension*. Dieses Risiko ist bei Patienten mit vorausgegangener Diuretikabehandlung (Aktivierung des Renin-Angiotensin-Systems) noch größer. Daher sollte generell mit einer niedrigen Dosierung einschleichend begonnen werden, gegebenenfalls nach vorübergehendem Aussetzen einer Diuretikagabe.

Von den häufigeren Nebenwirkungen der ACE-Hemmer können bei älteren Patienten neben der Hypotonie vor allem Schwindel und Müdigkeit (Sturzgefährdung), Hyperkaliämie (Erregungsleitungsstörungen, insbesondere bei gleichzeitiger Digitalistherapie) und der subjektiv belästigende Reizhusten einen Therapieabbruch erforderlich machen. Neuerdings bieten sich in diesen Situationen die Angiotensin-Rezeptorantagonisten (z.B. Losartan) als Ausweichpräparate an, für die in einer ersten Studie eine bessere Verträglichkeit gezeigt werden konnte (Anlauf 1998). Inwieweit sich die gleichzeitig gezeigte bessere Wirksamkeit von Losartan gegenüber Captopril durch größere klinische Studien bestätigen läßt, bleibt abzuwarten.

> Hinsichtlich ihrer Verträglichkeit im Alter unterscheiden sich die verschiedenen ACE-Hemmer vermutlich nicht wesentlich, auch wenn Quinapril diesbezüglich bisweilen leichte Vorteile zugeschrieben werden (Posvar et al. 1991).

Infolge mehrerer erfolgreicher klinischer Studien haben ACE-Hemmer inzwischen einen festen Platz in der Behandlung der Herzinsuffizienz im hohen Alter, obwohl nur wenige dieser Studien einen tatsächlich größeren Anteil hochaltriger Patienten einschlossen (z.B. CONSENSUS Trial Study Group 1987, Durchschnittsalter 70 Jahre). Die Studien zeigten insgesamt wiederum eine gute Verträglichkeit, eine Verbesserung der Leistungsfähigkeit und Senkung der Morbidität und/oder Mortalität. Über die optimale Dosierung, die aus bereits genannten Gründen niedriger als in der Hypertonietherapie angesetzt wird, besteht noch Unklarheit. Erste Ergebnisse einer großangelegten Studie zum Vergleich von niedrigdosiertem (2,5–5 mg/Tag) und hochdosiertem (32,5–35 mg/Tag) Lisinopril (ATLAS-Studie [Massie et al. 1998]) deuten darauf hin, daß die hochdosierte Dauertherapie vermutlich wirksamer ist bei nur geringfügig häufiger auftretenden Nebenwirkungen. Eine abschließende Bewertung der Studienergebnisse steht jedoch noch aus. Ungeachtet dessen sollte bei geriatrischen Patienten die Anfangsdosis von Lisinopril 2,5–5 mg/Tag nicht übersteigen (mit ärztlicher Überwachung für 3–6 h nach 1. Gabe). Entsprechende Empfehlungen liegen für Captopril bei initial 2 × 6,25–12,5 mg/Tag (1 bis 1,5 h Überwachung), für Enalapril bei 1–2 × 2,5 mg/Tag (3–4,5 h) und für Ramipril bei 2,5–5 mg/Tag (1–3 h).

Der besondere Stellenwert der ACE-Hemmer in der Behandlung geriatrischer Patienten, der sich schon aus der Tatsache ergibt, daß arterielle Hypertonie und Herzinsuffizienz vielfach gleichzeitig vorliegen, wird durch neuere Erkenntnisse nochmals unterstrichen, da gezeigt werden konnte, daß durch ACE-Hemmer die Insulinresistenz vermindert und möglicherweise die Entwicklung und Progression einer Niereninsuffizienz (vor allem bei diabetischer Nephropathie) aufgehalten werden kann (Anlauf 1998). Bei Beachtung der Besonderheiten können daher mit einer ACE-Hemmer-Therapie im Alter vielfältige positive Effekte erzielt werden.

5.2.3 Diuretika

Von den Diuretika wird bei älteren Patienten vorwiegend Hydrochlorothiazid in der Hochdrucktherapie und zur Behandlung der Herzinsuffizienz eingesetzt. Unter der Gabe äquivalenter Dosen werden allerdings im Vergleich zu jüngeren Patienten deutlich höhere maximale Plasmakonzentrationen erreicht. Zusätzlich ist mit einer verlängerten HWZ bei geringerer Clearance zu rechnen (Pfeifer 1992).

> Da ein enger Zusammenhang zwischen Thiazid- und Kreatinin-Clearance besteht, sollten Thiazide bei älteren Patienten vorsichtiger dosiert werden. Außerdem wird die Hypokaliämie bei älteren im Vergleich zu jüngeren Patienten häufiger beobachtet, was zusätzlich auf eine größere Sensitivität gegenüber Thiaziden im Alter hindeuten könnte.

Andererseits haben vereinzelte Studien keine erhöhte Prävalenz der orthostatischen Dysregulation oder Hypotonie als Nebenwirkung der Thiazidtherapie im höheren Alter gezeigt (Thompson 1990). Dennoch muß der Blutdruck sorgfältig kontrolliert werden, da gerade bei sehr alten Patienten auch die Hypotonie ein wesentlicher Risikofaktor für den Schlaganfall ist. Vor einer zu massiven Blutdrucksenkung ist deshalb bei alten Patienten ausdrücklich zu warnen. Auch den bekannten anderen Nebenwirkungen der Thiazide sollte besondere Aufmerksamkeit bei der Therapie älterer Patienten zukommen, da diese oft wie typische Gesundheitsprobleme oder zusätzliche therapiebedürftige Krankheiten des höheren Lebensalters erscheinen. Zu diesen gehören z.B.:

- Störungen des Wasser- und Elektrolythaushalts (Hypokaliämie, Dehydratation)
- Störungen des Lipidstoffwechsels (Hyperlipidämie)
- Störungen des Kohlenhydratstoffwechsels (verminderte Glukosetoleranz)
- Störungen des Harnsäurestoffwechsels (Hyperurikämie)
- Störungen der Erregungsbildung und -ausbreitung am Herzen (Ektopie, Arrhythmie)
- Störungen der Sexualfunktion (Impotenz)
- Störungen der Nierenfunktion (Harnstoff- und Kreatininanstieg)
- Störungen visueller und auditiver Funktionen (Sehminderung, Hörminderung).

Alle diese Störungen treten ohnehin im Alter gehäuft auf, so daß die Gefahr besteht, tatsächliche Nebenwirkungen einer Thiazidbehandlung nicht zu erkennen oder als unabhängige Begleit- beziehungsweise Zusatzerkrankung zu verkennen. In aller Regel wird der häufigsten Begleiterscheinung, der Hypokaliämie, wirksam durch die Kombination mit einem kaliumsparenden Diuretikum begegnet. Ganz überwiegend wird dabei Triamteren, teilweise werden auch Amilorid und Spironolacton eingesetzt. Triamteren und Spironolacton können jedoch selbst wiederum zum Harnstoff- und Kreatininanstieg führen, so daß eine manifeste Niereninsuffizienz hervorgerufen werden kann. Hyperurikämie und Impotenz sind weitere bekannte Nebenwirkungen des Spironolactons, die mit denen der Thiazide zu einem positiven Synergismus unerwünschter Wirkungen zusammenkommen können. Weiterhin interagieren die Thiazidderivate wie auch Triamteren und Amilorid unabhängig voneinander negativ mit der Wirksamkeit oraler Antidiabetika, so daß bei Patienten mit Diabetes mellitus die Gefahr einer diabetischen Stoffwechselentgleisung erhöht wird.

> Unter diuretischer Therapie mit Thiazidderivaten, insbesondere bei gleichzeitiger Kombination mit kaliumsparenden Diuretika, sollte deshalb immer an eine mögliche Nebenwirkung gedacht werden, wenn klinisch-chemische Befunde auf eine Glukoseintoleranz, Hyperurikämie, Hyperlipidämie, Niereninsuffizienz, Visusminderung, Impotenz oder auf Herzrhythmusstörungen hindeuten, bevor eine Zusatzerkrankung oder gar eine „typische Alterserscheinung" angenommen wird.

Aus diesen Gründen ist es besonders wichtig, einen älteren Patienten über die möglichen Risiken einer diuretischen Therapie zu informieren, da sonst die Gefahr besteht, daß über wichtige unerwünschte Begleiterscheinungen nicht berichtet wird.

> Gerade ältere Patienten sind oft geneigt, uncharakteristische Beschwerden selbst als unvermeidliche Alterserscheinungen zu interpretieren.

Prinzipiell ähnliche Richtlinien gelten auch für die Behandlung mit Schleifendiuretika (z.B. Furosemid), die allerdings nicht zu den Diuretika der Wahl bei Hypertonie zählen, sondern vor allem der Behandlung renaler und kardialer Ödeme (wenn Glykoside und Thiazide nicht ausreichen) vorbehalten bleiben sollten.

5.2.4 Kalziumantagonisten, Betarezeptorenblocker und Antisympathotonika

Zur Behandlung der arteriellen Hypertonie und der koronaren Herzkrankheit werden im Alter vor allem Kalziumantagonisten vom Nifedipintyp, deutlich seltener β1-selektive Rezeptorenblocker verwendet. Etwa genauso häufig wie Verapamil, das auch bei supraventrikulären Rhythmusstörungen eingesetzt wird, kommen Antisympathotonika zur Anwendung, bei denen immer noch Reserpin-Saluretika-Kombinationen mit zwei Drittel aller verordneten Tagesdosen an der Spitze stehen (Schwabe et al. 1998).

Aufgrund der zentralnervösen Nebenwirkungen von Reserpin (z.B. Sedierung, Depression) und der unterschiedlichen Sensitivität gegenüber verschiedenen Diuretika sollten diese Reserpinkombinationen bei älteren Patienten generell vermieden werden, zumal einige modernere Antihypertensiva inzwischen auch vergleichbar preisgünstig sind.

Kalziumantagonisten

Obwohl Kalziumantagonisten wesentlich häufiger in der Hochdruckbehandlung älterer Patienten eingesetzt werden als Betarezeptorenblocker, sind die altersabhängigen pharmakodynamischen und vor allem -kinetischen Veränderungen letzterer wesentlich besser dokumentiert. *Nifedipin,* die am häufigsten verwendete Substanz, wird enteral zu über 90% resorbiert und unterliegt einem ausgeprägten First-pass-Effekt in der Leber (50–70%). Die Bioverfügbarkeit von Nifedipin schwankt interindividuell zwischen 20 und 90%, ist aber möglicherweise im Alter über 70 Jahre aufgrund eines geringeren First-pass-Effekts größer (Pfeifer 1992). Die Halbwertszeit von Nifedipin gehört mit 2–4 h zu den kürzesten unter den Kalziumantagonisten. Nifedipin wird zu 90–95% an Plasmaproteine gebunden und zu 99% in der Leber metabolisiert. Bei chronischen Leberfunktionsstörungen besteht deshalb die Gefahr einer Kumulation. Für *Nisoldipin* und *Nitrendipin,* 2 andere Substanzen aus der Nifedipingruppe, werden um das 2fache beziehungsweise 1,5fache verlängerte Halbwertszeiten bei eingeschränkter Leberfunktion angegeben (Ammon 1991). Demgegenüber ändert sich auch bei deutlicher Niereninsuffizienz (Kreatinin-Clearance < 30 ml/min) die Eliminationshalbwertszeit von Nifedipin praktisch überhaupt nicht, während Nitrendipin und Nimodipin unter diesen Bedingungen deutlich längere Halbwertszeiten aufweisen, so daß diese bei vorliegender Niereninsuffizienz niedriger dosiert werden müssen.

Untersuchungen zu altersabhängigen Veränderungen der Pharmakodynamik von Kalziumantagonisten haben ergeben, daß bei älteren Patienten nicht nur mit einer erhöhten Sensitivität gegenüber den negativ chronotropen und dromotropen Wirkungen von Verapamil und Diltiazem, sondern ebenso mit einer erhöhten Sensitivität gegenüber den vasodilatierenden, blutdrucksenkenden Wirkungen von Nifedipin zu rechnen ist (Pfeifer 1992).

Durch den verstärkten Blutdruckabfall kann einerseits die zerebrale Durchblutung beeinträchtigt werden, wodurch sich die Gefahr eines ischämischen Insultes erhöht, andererseits kann die Koronardurchblutung stark gesenkt werden, wodurch ein Angina-pectoris-Anfall ausgelöst werden kann (Ammon 1991). Insgesamt sollte deshalb Nifedipin zu Therapiebeginn bei älteren Patienten vorsichtiger als bei jüngeren dosiert werden.

Zentralnervöse Nebenwirkungen sind für die meisten Kalziumantagonisten beschrieben worden. Beispielsweise kann es unter Nifedipin zur akuten Psychose kommen, und nach hohen Dosen von Flunarizin kann insbesondere bei älteren Patienten eine Depression ausgelöst werden (Ammon 1991). Unter den kardiovaskulären Nebenwirkungen ist weiterhin die mögliche Verschlechterung oder Entwicklung einer Herzinsuffizienz insbesondere bei Verapamil, Gallopamil und Diltiazem (kontraindiziert bei NYHA III–IV), nicht aber so ausgeprägt bei Nifedipin (Anwendungsbeschränkung bei NYHA III–IV) zu beachten. Aufgrund beschriebener Negativeffekte schnell freisetzender Zubereitungen ist zur Dauertherapie bei Hypertonie und chronischer Angina pectoris Nifedipin ausschließlich in retardierter Form anzuwenden.

Betarezeptorenblocker

Unter den Betarezeptorenblockern sind altersabhängige Veränderungen der Pharmakokinetik und -dynamik vor allem für Propranolol, Atenolol und Metoprolol dokumentiert. Während sich das Verteilungsvolumen von *Propranolol* nicht in Abhängigkeit vom Alter ändert, ist vermutlich die Clearance vermindert und die Plasmahalbwertszeit verlängert, wobei einige Befunde darauf hindeuten, daß diese Veränderungen dosisabhängig zum Tragen kommen. Bei eingeschränkter Nierenfunktion können aktive Propranololmetaboliten kumulieren. Die besondere Kinetik dieser Metaboliten ist jedoch noch nicht für das höhere Lebensalter untersucht. In bezug auf die Pharmakodynamik von Propranolol wie auch anderer Betarezeptorenblocker kann festgehalten werden, daß einerseits die therapeutische Wirksamkeit im Alter geringer ist, andererseits Nebenwirkungen und Intoxikationen möglicherweise häufiger vorkommen. Das Nachlassen der therapeutischen Effektivität kann dabei auf die im Alter bekannte geringere Ansprechbarkeit des β-adrenergen

Systems insgesamt, sowohl auf Stimulation als auch auf Inhibition, zurückgeführt werden. Die größere Nebenwirkungsrate von Propranolol im Alter kann unter anderem damit in Zusammenhang stehen, daß bei gleicher Dosierung aufgrund eines geringeren First-pass-Effekts höhere Plasmaspiegel als bei jüngeren Patienten erreicht werden. Toxische Erscheinungen (ausgeprägte Bradykardie, Lungenödem, Kreislaufkollaps) sind wahrscheinlich überwiegend deshalb häufiger bei älteren Patienten, weil in dieser Gruppe durch Multimorbidität und Multimedikation mehr Patienten mit multiplen Risiken zu finden sind.

Atenolol ist ein Betarezeptorenblocker mit größerer $β_1$- als $β_2$-Affinität und damit größerer Kardioselektivität. Atenolol wird im Gegensatz zu Propranolol kaum an Plasmaproteine gebunden und hat eine deutlich längere Halbwertszeit als Propranolol. Aller Wahrscheinlichkeit nach gibt es keine wesentlichen Altersveränderungen der pharmakokinetischen Eigenschaften des Atenolols, auch wenn in der Literatur zum Teil widersprüchliche Befunde vorliegen. Aufgrund der Tatsache jedoch, daß Atenolol zu den hydrophilen Betarezeptorenblockern mit überwiegend renaler Elimination gehört, muß bei deutlicher Reduktion der GFR mit einer 3- bis 6fach erhöhten Halbwertszeit gerechnet werden. Andererseits ist aufgrund der geringen Lipidlöslichkeit wesentlich seltener mit zentralnervösen Begleiterscheinungen wie Schlafstörungen, Depressionen oder Halluzinationen zu rechnen.

Metoprolol gehört demgegenüber zu den lipophilen Betarezeptorenblockern mit 5- bis 8fach größerem Verteilungsvolumen. Obwohl es im Alter zu einer relativen Zunahme des Fettanteils am Körpergewicht kommt, wird für Metoprolol keine Zunahme des Verteilungsvolumens mit dem Alter angegeben.

Carvedilol ist ein neuer, nichtselektiver Betarezeptorenblocker, der gleichzeitig α-blockierende und damit vasodilatierende Eigenschaften besitzt. Studien zu Carvedilol haben gezeigt, daß die Mortalität bei Herzinsuffizienz signifikant gesenkt werden kann, wenn Carvedilol ergänzend zur Standardtherapie (Diuretika, ACE-Hemmer, Digitalisglykoside) gegeben wird (Cohn et al. 1997). Dieser Effekt wird darauf zurückgeführt, daß die kompensatorische, sympathotone Gegenregulation bei Herzinsuffizienz auf Dauer zu einer zusätzlichen Herzschädigung führt und mit der Betablockade durchbrochen werden kann. Carvedilol hat eine Plasmaeiweißbindung von 98%, der Plasmaspiegel kann im Alter bis zu 50% erhöht sein. Der Metabolismus erfolgt über das Cytochrom-P450-System in der Leber (vielfältige Interaktionen sind möglich, Digitalisspiegel können um 15% ansteigen). Es ist eine äußerst vorsichtige und langsam einschleichende Dosierung zu empfehlen, die über mehrere Wochen hinweg an die individuell erforderliche Maximaldosis heranzuführen ist. Carvedilol ist bei dekompensierter Herzinsuffizienz (NYHA IV), Asthma bronchiale, AV-Block 2. bis 3. Grades, Sick-Sinus-Syndrom, kardiogenem Schock und höhergradiger Bradykardie kontraindiziert. Zusammenfassend kann festgehalten werden, daß:

- die therapeutische Wirksamkeit aller Betarezeptorenblocker geringer ist aufgrund einer insgesamt verminderten Ansprechbarkeit des β-adrenergen Systems im Alter
- die Bioverfügbarkeit der meisten Betarezeptorenblocker im Alter besser ist aufgrund eines reduzierten First-pass-Effekts
- die Dosierung der wasserlöslichen Betarezeptorenblocker (Atenolol, Carteolol, Nadolol, Sotalol, Acebutolol) der tatsächlichen Nierenfunktion angepaßt niedrig gehalten werden sollte
- Begleiterkrankungen wie Herzinsuffizienz, obstruktive Ventilationsstörungen oder Diabetes mellitus eine Behandlung älterer Patienten mit Betarezeptorenblockern oft nicht sinnvoll erscheinen lassen und immer eine deutlich vorsichtigere Dosierung und strenge Überwachung erfordern.

5.2.5 Koronarmittel

Abgesehen von Pharmaka aus anderen Substanzgruppen (Kalziumantagonisten, Betarezeptorenblocker) werden zur Behandlung der koronaren Herzkrankheit (KHK) im wesentlichen organische Nitroverbindungen (Glyceroltrinitrat, Isosorbiddinitrat und Isosorbidmononitrat) eingesetzt. Unter den anderen Substanzen spielt nur Molsidomin, dessen Metaboliten über eine nicht-enzymatische NO-Freisetzung ihre klinische Wirkung entfalten, noch eine größere Rolle.

Der therapeutisch wesentliche Unterschied zwischen den verschiedenen Nitroverbindungen besteht in der Latenz des Wirkungseintritts und der Plasmahalbwertszeit. Während Glyceroltrinitrat die kürzeste Latenz und Halbwertszeit aufweist und sich daher besonders zur Kupierung der akuten Angina pectoris eignet, werden die beiden anderen Nitrate vorwiegend zur Anfallsprophylaxe und zur Dauerbehandlung der KHK eingesetzt. In bezug auf altersabhängige Veränderungen der Pharmakokinetik und -dynamik konnte tierexperimentell gezeigt werden, daß trotz größeren Verteilungsvolumens und längerer Plasmahalbwertszeit bei älteren Tieren die Clearance von Glyceroltrinitrat insgesamt konstant blieb (Alpert 1990).

▌ Obwohl gezielte und vor allem umfangreiche Untersuchungen am älteren Menschen fehlen, deutet doch einiges darauf hin, daß auch beim Menschen die Glyceroltrinitrat-Clearance nicht wesentlich abnimmt.

Auch die bekannte, sich bei längerer Therapie und v.a. transdermaler Applikation sehr oft entwickelnde Nitrattoleranz wird gleichermaßen bei älteren Patienten beobachtet. Da es sich hierbei um eine Kreuztoleranz zwischen den verschiedenen Nitroverbindungen handelt, hilft nur ein vollkommen nitratfreies Intervall von etwa 8–12 h, bis die Ansprechbarkeit auch des älteren Organismus auf Nitrate wiederhergestellt ist. Eine Alternative bietet allenfalls die im 12-h-Rhythmus wechselnde Gabe von Nitrat und Molsidomin, da der Mechanismus der NO-Freisetzung jeweils ein anderer ist („Schaukeltherapie") (Fülgraff et al. 1997). Ebenfalls aufgrund der Gefahr einer Toleranzentwicklung sollten orale Nitrate möglichst nicht in retardierter Form gegeben werden.

▌ Im Hinblick auf die Bioverfügbarkeit der verschiedenen Nitratzubereitungen ist weiterhin zu beachten, daß bei älteren Patienten mit herabgesetzter Speichelproduktion, schlecht sitzender Zahnprothese oder ausgeprägter Mundatmung die sublinguale Resorption von Nitraten deutlich reduziert sein kann.

Gerade in diesen Fällen eignet sich die Nitratapplikation als Spray wesentlich besser zur Kupierung pektanginöser Anfälle als in Kapselform (Alpert 1990).

Aus den verschiedenen Nitroverbindungen entstehen im Organismus unter Verbrauch von Sulfhydrylgruppen Stickoxide und anorganische Nitroverbindungen (vor allem Nitrosothiol). Diese stimulieren die Guanylatcyclase der vaskulären glatten Muskelzellen, so daß vermehrt zyklisches Guanosinmonophosphat (cGMP) gebildet wird, das muskelrelaxierend und damit vasodilatierend wirkt. In normaler Dosierung werden überwiegend venöse Kapazitätsgefäße und erst bei höherer Konzentration gleichermaßen auch Arterien erweitert. Die pharmakodynamischen Effekte der organischen Nitroverbindungen – Vasodilatation mit vorwiegend venösem Pooling und Senkung der „Vorlast" des Herzens – können bei älteren Patienten ausgeprägter als bei jüngeren sein. Dies beschränkt sich wahrscheinlich nicht nur auf die peripheren Kapazitätsgefäße, sondern bezieht sich auch auf das pulmonale Gefäßsystem. Das Risiko einer nitratinduzierten orthostatischen Hypotonie ist damit im Alter größer als bei jüngeren Patienten. Gleichzeitig kann, aufgrund der reduzierten Empfindlichkeit der Barorezeptoren und der herabgesetzten β-adrenergen Stimulierbarkeit des Myokards, die reflektorische Tachykardie abgeschwächt sein oder ganz fehlen. Möglicherweise tritt sogar die nach Glyceroltrinitratgabe beobachtete Bradykardie, die durch Vagusreizung ausgelöst wird, bei älteren Patienten häufiger auf (Alpert 1990; Ammon 1991). Dadurch wird insgesamt das Auftreten der sogenannten Nitrosynkope im Alter begünstigt. Schon aufgrund des erhöhten Frakturrisikos darf diese Gefahr nicht als geringfügig eingeschätzt werden. Auch auf die bereits erwähnten besonderen Risiken der Hypotonie bei sehr alten Patienten (z.B. ischämischer zerebraler Insult, Myokardinfarkt) sei noch einmal hingewiesen.

Insgesamt prädisponieren die folgenden physiologischen Veränderungen älterer Patienten zum Auftreten einer orthostatischen und vasodilatatorinduzierten Hypotonie (Alpert 1990):
- Abnahme der vaskulären Dehnungsfähigkeit
- Abnahme der myokardialen Compliance: vermindertes Herzminutenvolumen bei Abnahme des venösen Rückstroms
- Herabsetzung der β-adrenergen Stimulierbarkeit des Myokards mit ungenügender Frequenzsteigerung
- Einschränkung des Barorezeptorreflexes
- Herabsetzung des extrazellulären Flüssigkeitsvolumens.

5.3 Psychopharmaka

Von den Psychopharmaka werden bei älteren Patienten am häufigsten Hypnotika/Sedativa, mit geringerer Häufigkeit auch Antidepressiva und Neuroleptika eingesetzt. Von den Hypnotika werden weitaus am häufigsten Benzodiazepine, zur antidepressiven Pharmakotherapie vorwiegend die trizyklischen Antidepressiva und von den Neuroleptika vor allem Phenothiazinderivate und Butyrophenone verwendet (Schwabe et al. 1998).

5.3.1 Hypnotika/Sedativa

Die Anwendung von Barbituraten als Hypnotika ist heute obsolet. Gerade ältere Patienten haben eine verstärkte Sensitivität gegenüber Barbituratwirkungen und -nebenwirkungen und zeigten oft paradoxe Reaktionen. Indikationen für Phenobarbital beschränken sich inzwischen auf einzelne Formen der Epilepsie.

▌ Bei alten Menschen wird oft Clomethiazol als Hypnotikum eingesetzt, das ansonsten vor allem bei akuten Alkoholentzugserscheinungen und beim Alkoholdelir Verwendung findet. Nach oraler Gabe ist allerdings mit deutlich höheren maximalen Plasmakonzentrationen als bei jüngeren Patienten zu rechnen.

Da das Clomethiazol einem ausgeprägten Firstpass-Effekt in der Leber unterliegt, ist anzunehmen, daß die häufig geringere Leberperfusion im hohen Alter zu einer geringeren präsystemischen Elimination und damit größeren Bioverfügbarkeit von Clomethiazol beiträgt. Die von pharmazeutischer Seite zum Indikationsgebiet des Clomethiazols zählende Anwendung bei „Schlafstörungen und Störungen des Schlaf-wach-Rhythmus im höheren Lebensalter" sollte deshalb nicht unkritisch gesehen werden und Situationen vorbehalten bleiben, in denen andere Hypnotika tatsächlich paradoxe Reaktionen auslösen und therapeutisch nicht weiterhelfen, zumal Clomethiazol außerdem ein hohes Abhängigkeitspotential besitzt.

Unter den Psychopharmaka sind am ausführlichsten immer noch die alterskorrelierten pharmakokinetischen und -dynamischen Veränderungen der *Benzodiazepine* untersucht.

> Bereits seit längerem bekannt ist die bis zu 5fach längere Plasmahalbwertszeit von Diazepam bei älteren Patienten, die überwiegend auf das deutlich größere Verteilungsvolumen und die verzögerte hepatische Clearance im älteren Organismus zurückgeführt werden kann.

Bei kontinuierlicher Dauertherapie mit Diazepam ist das Risiko einer Akkumulation biologisch aktiver Metaboliten im Alter deshalb sehr groß. Entsprechend mehren sich die Hinweise darauf, daß es bei älteren Patienten schon bei relativ niedriger Dosierung, aber chronischer Applikation von Diazepam häufiger zur benzodiazepininduzierten Depression kommt (Greenblatt et al. 1982; Vestal et al. 1985). In etwa vergleichbar mit diesen Veränderungen sind auch die pharmakokinetischen Eigenschaften von *Flurazepam* im Alter. Flurazepam selbst ist praktisch inaktiv und muß erst durch Metabolismus in die aktive Substanz überführt werden. Die Umwandlung zum 1-Desalkylflurazepam erfolgt rasch mit einer Halbwertszeit von etwa 2–3 h. Der biologisch aktive Metabolit allerdings hat eine extrem lange Halbwertszeit von über 70 h, die im Alter sogar über 160 h betragen kann.

> Diese pharmakokinetischen Eigenschaften von *Flurazepam* im älteren Organismus bedingen ein hohes Risiko der Akkumulation und Intoxikation. Bereits nach einigen Tagen kontinuierlicher Einnahme steigt die Inzidenz der unerwünschten oder toxischen Wirkungen (Sedierung, Verwirrtheit, Ataxie) auf fast 40% an (Greenblatt et al. 1982). Deswegen sollte die Verwendung von Flurazepam (ebenso wie die von Diazepam) bei geriatrischen Patienten unbedingt vermieden werden.

Ältere Patienten weisen ebenfalls eine besondere Pharmakokinetik für *Bromazepam* auf. Es werden nach gleicher Dosierung insgesamt höhere Plasmakonzentrationen bei geringerer Proteinbindung, geringerer Clearance und verlängerter Halbwertszeit gefunden, wobei allerdings gleichzeitig das Verteilungsvolumen – im Gegensatz zum Diazepam – im Alter geringer ist (Ammon 1991).

Auch *Chlordiazepoxid*, das nicht zuletzt wegen seines verzögerten Wirkungseintritts nur als Anxiolytikum und nicht als Hypnotikum eingesetzt werden sollte, hat eine im Alter längere Halbwertszeit bei gleichzeitig vergrößertem Verteilungsvolumen und reduzierter Gesamt-Clearance. Ähnlich wie für Diazepam wird auch für Chlordiazepoxid eine im Alter größere Nebenwirkungsrate beobachtet.

> Demgegenüber werden die pharmakokinetischen Eigenschaften von Oxazepam, Temazepam und Lorazepam nicht nennenswert vom Alter beeinflußt, so daß sich bei älteren Patienten zur sedierenden und schlafinduzierenden Therapie das Oxazepam und zur anxiolytischen Therapie das Lorazepam oder Temazepam als Mittel der 1. Wahl empfehlen.

Oxazepam und Lorazepam werden in der Leber direkt durch Konjugation inaktiviert, Temazepam teilweise in Oxazepam überführt, teilweise ebenfalls unmittelbar glukuronidiert und damit inaktiviert. Die pharmakokinetischen Eigenschaften dieser Substanzen werden im wesentlichen durch Nikotinkonsum und Änderungen der Serumalbuminkonzentration beeinflußt, auch Geschlechtsunterschiede sind dokumentiert (geringere Oxazepam-Clearance bei Frauen), nicht aber ausgeprägte Altersunterschiede (Ammon 1991; Pfeifer 1992). Abgesehen von einzelnen Berichten über eine erhöhte Temazepamempfindlichkeit älterer Patienten, unterliegt wahrscheinlich auch die Pharmakodynamik dieser Benzodiazepine keinen spezifischen Altersveränderungen.

Der Stellenwert von *Nitrazepam* und *Flunitrazepam*, die beide vorwiegend als Hypnotika eingesetzt werden, kann noch nicht eindeutig beurteilt werden. Beide Substanzen gehören zu den mittellang wirksamen Benzodiazepinen mit Gefahr des „Hangover". Die Steady-state-Konzentration und Plasma-

Clearance von Nitrazepam unterscheidet sich wahrscheinlich nicht zwischen jüngeren und älteren Patienten. Möglicherweise ist aber bei letzteren die Halbwertszeit länger und das Verteilungsvolumen größer. Zusätzlich gibt es einige Hinweise, daß ältere Patienten empfindlicher als jüngere auf Nitrazepam reagieren. Bei über 80jährigen wurde in einer Studie eine dosisabhängige (bei Applikation von 10 mg oder mehr pro Tag) stark erhöhte Inzidenz von Nebenwirkungen (über 50% der Patienten) angegeben (Greenblatt et al. 1982; Vestal et al. 1985). Zum Flunitrazepam gibt es noch keine Altersstudien, es mehren sich jedoch allgemein Hinweise, daß Flunitrazepam bei höherer Dosis gefährlicher ist als andere Benzodiazepine, vor allem bezüglich Blutdrucksenkung und Atemhemmung (Ammon 1991). Da für viele Benzodiazepine einschließlich des strukturell eng verwandten Flurazepams eine größere Sensitivität älterer Patienten nachgewiesen oder wahrscheinlich gemacht werden konnte, ist bei Verwendung des Flunitrazepams wohl ebenfalls größere Vorsicht anzuraten.

> Generell ist bei geriatrischen Patienten die verminderte Toleranz gegenüber Benzodiazepinen häufig Anlaß für Überdosierungserscheinungen. Als Richtlinie sollte deshalb gelten, eine Therapie einschleichend zu beginnen und die Dosis individuell auf insgesamt 1–2 Drittel der üblichen bei jüngeren Patienten verwendeten Menge anzuheben.

5.3.2 Antidepressiva

Die Verordnung von Antidepressiva hat in den letzten Jahren kontinuierlich zugenommen, während gleichzeitig die ebenfalls im Kontext antidepressiver Therapie eingesetzten Tranquillanzien stark zurückgegangen sind (Schwabe et al. 1998). Insgesamt werden trizyklische Antidepressiva, darunter in erster Linie Amitriptylin und Doxepin, 5mal häufiger eingesetzt als die selektiven Serotoninwiederaufnahmehemmer. Aus geriatrischer Sicht sind die beiden Substanzklassen sehr unterschiedlich zu bewerten.

Trizyklische Antidepressiva

Nebenwirkungen der trizyklischen Antidepressiva (TZA) sind bei älteren Patienten häufiger zu erwarten als bei jüngeren. Dazu gehören insbesondere die kardiotoxischen Effekte (hauptsächlich schwergradige Erregungsleitungsstörungen bei Patienten mit vorbestehendem Schenkelblock), orthostatische Dysregulation mit erhöhter Sturz- und Frakturgefährdung, Verwirrtheit, Harnverhaltung und Sehstörungen. Die anticholinergen Eigenschaften können weiterhin zum Glaukomanfall, zur Mundtrockenheit und zu anderen parasympatholytischen Effekten führen. Insbesondere bei der Therapie mit Amitriptylin und Imipramin ist bei älteren Patienten mit einer erhöhten Inzidenz von Verwirrtheitszuständen zu rechnen.

> Insgesamt sollte die Dosierung der Antidepressiva (wie auch aller anderen Psychopharmaka) im höheren Lebensalter in der Regel niedriger sein als bei jüngeren Patienten und eine Therapie ausschließlich auf der Grundlage einer gezielten Diagnostik insbesondere unter Ausschluß von Kreislaufregulationsstörungen, Herzinsuffizienz, Herzrhythmusstörungen und Elektrolytverschiebungen erfolgen. Zu berücksichtigen ist außerdem, daß sehr viele Medikamente (z.B. Antihypertensiva, Digitalisglykoside, Antidiabetika) für eine depressive Symptomatik verantwortlich sein können.

Hinweise auf altersabhängige Änderungen der Pharmakokinetik von Amitriptylin sind bislang noch widersprüchlich. Die Plasmahalbwertszeit von Desipramin und Imipramin nimmt aber sehr wahrscheinlich altersabhängig zu. Zum Teil wurde für Imipramin auch eine reduzierte Gesamt-Clearance bei älteren Patienten gefunden. Die hydroxylierten Metaboliten der TZA besitzen möglicherweise entgegen bisherigen Vorstellungen ebenfalls biologische Aktivität. Für 2-Hydroxydesipramin konnte gezeigt werden, daß die relative Konzentration des Metaboliten im Verhältnis zur Ausgangssubstanz bei älteren Patienten deutlich höher als bei jüngeren ist und daß die renale Clearance des unkonjugierten Hydroxydesipramins geringer ist. Diese Befunde könnten in Zusammenhang mit der größeren Sensitivität älterer Patienten gegenüber trizyklischen Antidepressiva stehen.

> Aufgrund der ausgeprägten anticholinergen und sedierenden Eigenschaften sind insbesondere Amitriptylin und Doxepin als geriatrisch eher ungeeignete Antidepressiva anzusehen (Beers 1997; Beers et al. 1991; Stuck et al. 1994).

Substanzen der 2. Generation (tetrazyklische Antidepressiva: Maprotilin, Mianserin) haben zwar ein insgesamt etwas geringeres Nebenwirkungspotential, prinzipiell aber ein ähnliches (Maprotilin) oder ebenfalls ungünstiges (Mianserin) Nebenwirkungsspektrum. Beide spielen in der antidepressiven Therapie eine nur untergeordnete Rolle.

Selektive Serotonin- und Noradrenalinwiederaufnahmehemmer

> Mit Blick auf geriatrische Patienten haben die Antidepressiva der 3. Generation – die selekti-

ven Serotoninwiederaufnahmehemmer (SSRI) Fluvoxamin, Fluoxetin, Paroxetin, Citalopram und Sertralin – bedeutende Vorteile gegenüber den tri- und tetrazyklischen Antidepressiva, da sie bei vergleichbarer Wirksamkeit kaum anticholinerge, sedierende oder kardiovaskuläre Nebenwirkungen zeigen und damit ein prinzipiell geringeres Therapierisiko mit sich bringen (Benkert et al. 1996; Miller 1997).

Insbesondere bei bestehenden Begleiterkrankungen wie Epilepsie, Prostatahypertrophie, Obstipation, Glaukom, orthostatischer Hypertonie, kognitiven Leistungseinbußen und Erregungsleitungsstörungen, die gerade bei Alterspatienten gehäuft vorkommen, sind SSRI anderen Antidepressiva in der Regel vorzuziehen. Allerdings sind auch SSRI nicht frei von Nebenwirkungen, am häufigsten werden beobachtet:
- Kopfschmerzen
- Appetitlosigkeit und Übelkeit
- Nervosität und Insomnie (vor allem bei Fluoxetin)
- Mundtrockenheit (vor allem bei Paroxetin).

Das Auftreten oder die Verstärkung von Schlafstörungen kann dabei einen Therapieabbruch beziehungsweise einen Substanzwechsel erforderlich machen. Zum Teil werden Depressionen, bei denen Angst und Schlaflosigkeit Leitsymptome sind, neben Suizidalität als relative Kontraindikationen oder Anwendungsbeschränkungen angegeben (Benkert et al. 1996). Aufgrund ihres Nebenwirkungsprofils gehören SSRI vor allem bei vorbestehender Anorexie, Extrapyramidalerkrankungen, Gastrointestinalerkrankungen und Insomnie nicht zu den bevorzugten Antidepressiva.

Die Hoffnung, daß das weitgehende Fehlen von anticholinergen Wirkungen bei den SSRI zu einer deutlich geringeren Sturzgefährdung führe, hat sich in ersten größeren Studien nicht bestätigt. In einer retrospektiven Untersuchung von 2428 Pflegeheimbewohnern mit neu begonnener Antidepressivatherapie war das Sturzrisiko von Personen, die TZA erhielten (n = 665) gegenüber einer nicht antidepressiv behandelten Kontrollgruppe (n = 847) 2,0fach erhöht und lag damit nicht wesentlich höher als in der Gruppe mit SSRI-Therapie (n = 612), die ein 1,8fach erhöhtes Sturzrisiko aufwies, wobei diese Raten jeweils bis 180 Tage nach Therapiebeginn persistierten (Thapa et al. 1998). Eine andere Studie kam bei der Analyse von 8239 über 64jährigen Patienten mit Schenkelhalsfraktur, denen jeweils 5 in Alter und Geschlecht entsprechende Kontrollpersonen ohne Antidepressiva zugeordnet waren, zu prinzipiell denselben Ergebnissen: In der Gruppe mit TZA bestand ein 2,2fach erhöhtes, in der mit SSRI behandelten Gruppe ein 2,4fach erhöhtes Frakturrisiko gegenüber der Kontrollgruppe (Liu et al. 1998).

Mitte 1998 wurde mit *Reboxetin* der erste selektive Noradrenalinwiederaufnahmehemmer (SNRI) für die Behandlung akuter depressiver Erkrankungen (Major-Depression) eingeführt. In einer ersten Beurteilung wird der Substanz ein auch gegenüber den SSRI nochmals verbessertes Nebenwirkungsprofil aufgrund besserer gastrointestinaler Verträglichkeit zugeschrieben. Weitere, geriatrisch möglicherweise relevante Vorteile könnten in der einfachen Dosierung (keine langwierige Auftitration) und im schnellen Wirkungseintritt (2 Wochen nach Therapiebeginn) liegen (Hellwig 1998). Zum jetzigen Zeitpunkt kann allerdings weder eingeschätzt werden, ob und bei welchen Patienten die SNRI Vorteile bieten, noch, ob sich die Angaben zur Dosierung und zum Wirkungseintritt bei geriatrischen Patienten klinisch bestätigen lassen.

5.3.3 Neuroleptika

Ähnlich wie die trizyklischen Antidepressiva besitzen auch die Neuroleptika bedeutende sedierende, kardiovaskuläre und anticholinerge Nebenwirkungen. Bestimmte extrapyramidale Nebenwirkungen treten in Abhängigkeit vom Lebensalter auf. So wird die Akathisie gehäuft zwischen dem 40. und 50. Lebensjahr, die Akinesie um das 80. Lebensjahr herum sehr häufig beobachtet. Choreatiforme Begleiterscheinungen langdauernder Phenothiazinapplikation können bis zu 5mal häufiger bei älteren im Vergleich zu jüngeren Patienten auftreten (Ammon 1991; Benkert et al. 1996; Vestal et al. 1985). Aus diesem Grund muß die Indikation zu einer Neuroleptikatherapie im Alter sehr streng gestellt werden.

Bei einem großen Teil älterer Patienten mit psychotischen Symptomen können Medikamente (z.B. Digitalisglykoside) oder nicht-diagnostizierte Erkrankungen (z.B. Karzinome, Arthritiden) für eine paranoide Symptomatik verantwortlich sein. Häufig kann nach Beseitigung oder Behandlung dieser Ursachen auf eine Neuroleptikamedikation verzichtet werden.

Auch fehlerhafte Diagnosen (z.B. Diagnose eines „hirnorganischen Psychosyndroms" bei bestehendem Rechtshirnsyndrom nach Schlaganfall) kommen vor und beinhalten (vermeidbare) zusätzliche Risiken für geriatrische Patienten. Aufgrund einiger pharmakodynamischer Studien wird vor allem Haloperidol für die Therapie psychotischer älterer Patienten empfohlen. Außerdem wird immer wieder auf seine gute Wirksamkeit bei Agitiertheit im

Rahmen eines arteriosklerotisch bedingten hirnorganischen Psychosyndroms hingewiesen. Obwohl Haloperidol insgesamt sehr häufig angewendet wird, muß festgehalten werden, daß außer der vermutlich unverändert hohen Plasmaproteinbindung (92%) keine ausführlicheren Informationen über die Pharmakokinetik des Haloperidols im älteren Organismus zur Verfügung stehen. Zu beachten ist, daß die kognitive und vor allem auch psychomotorische Beeinträchtigung bei älteren Patienten ausgeprägter sein kann und damit insbesondere bei funktionell beeinträchtigten Patienten das Sturz- und Frakturrisiko stark erhöht wird.

Auch wenn in letzter Zeit aufgrund der weitgehend fehlenden extrapyramidalmotorischen Nebenwirkungen verstärkt auf die wachsende Bedeutung der sogenannten *atypischen Neuroleptika* hingewiesen wird, zu deren erstem Vertreter (Clozapin) inzwischen 3 weitere Substanzen hinzugekommen sind (Risperidon, Olanzapin, Sertindol), so bleiben diese in der Therapie der Schizophrenie eingesetzten Substanzen – nicht zuletzt aufgrund ihrer komplexen Neben- und Wechselwirkungsprofile – der fachärztlichen, gerontopsychiatrischen Behandlung vorbehalten.

5.3.4 Antidementiva (Nootropika)

Zu den „klassischen" Nootropika werden verschiedene zentral wirkende Substanzen gezählt (Dihydroergotoxin, Ginkgo biloba, Nicergolin, Nimodipin, Piracetam, Pyritinol), die vor allem zur symptomatischen Behandlung bei Demenzerkrankungen und sogenannten altersbedingten Hirnleistungsstörungen verwendet werden. Ein Wirksamkeitsnachweis, der alle heute geforderten Kriterien einschließt, ist bislang für keine dieser Substanzen erbracht worden. Für einige Stoffe wurden verschiedentlich positive kognitive Effekte (Vigilanzsteigerung, verbesserte Konzentration) gezeigt, allerdings ist deren therapeutischer Nutzen nach wie vor fraglich. Aus psychiatrischer Sicht stuften Benkert und Hippius auch 1996 noch alle Substanzen mit Ausnahme des Nimodipins als entbehrlich ein.

Nootropika ohne Wirksamkeitsnachweis

Eine zurückhaltende, dennoch aber positive Aufbereitungsmonographie liegt für Piracetam, Pyritinol und Dihydroergotoxin vor (Schwabe et al. 1998). *Piracetam* jedoch muß, nicht zuletzt aufgrund seiner bekannten Nebenwirkungen (Agitiertheit, Schlafstörungen, zum Teil psychotische Reaktionen) als unspezifisch psychotrop wirkende Substanz angesehen werden. Es gehört nicht zu den durchblutungsfördernden Medikamenten, die aufgrund der Pathophysiologie des hirnorganischen Psychosyndroms von vornherein als therapeutisch wirkungslos angesehen werden müssen. Obwohl der genaue Wirkmechanismus von Piracetam bislang ungeklärt ist, kann die mit psychometrischen Tests und elektroenzephalographischen Untersuchungen durchaus nachweisbare Vigilanzsteigerung nach Piracetamgabe auf einer unspezifischen, zentral erregenden Wirkung mit einhergehendem erhöhtem Hirnstoffwechsel beruhen. Auf eine begründete Indikation beim hirnorganischen Psychosyndrom kann daraus allerdings nicht geschlossen werden. Ähnliches gilt auch für dopaminerge Substanzen wie zum Beispiel Piribedil. Auch für die Sekalealkaloidderivate *Dihydroergotoxin* und *Nicergolin* fehlt nach wie vor der wissenschaftliche Nachweis einer positiven Beeinflussung des psychopathologischen Befundes, der kognitiven Leistungen und der Alltagsfähigkeiten, so daß sich der therapeutische Nutzen bislang nicht objektivieren läßt (Benkert et al. 1996; Fülgraff et al. 1997; Schwabe et al. 1998).

Der Kalziumantagonist *Nimodipin* hat zwar einen spezifischen Wirkmechanismus (Vasodilatation vor allem zerebraler Gefäße, psychotrope und neuroprotektive Eigenschaften), klinisch konnte bislang jedoch ebenfalls kein Wirksamkeitsnachweis erbracht werden.

> Eine Nootropikabehandlung ist als eine rein *probatorische* Therapie anzusehen und sollte nur erfolgen, soweit der allgemeine Gesundheitszustand und die sonstige Medikation dies erlauben. Auf keinen Fall können eventuell eintretende Nebenwirkungen hingenommen werden. Erfolglose Therapieversuche sollten spätestens nach 2–3 Monaten beendet werden.

Acetylcholinesterasehemmer

Die Entwicklungen der letzten Jahre deuten zunehmend darauf hin, daß im Frühstadium der Alzheimer-Demenz eine symptomatische Behandlung auf pathophysiologisch fundierter Grundlage möglich ist. Es liegen allerdings noch keine ausreichenden klinischen Erfahrungen mit den aus der Gruppe der Acetylcholinesterasehemmer zuletzt neu eingeführten Substanzen Donepezil (reversibler Hemmstoff) und Rivastigmin (pseudoirreversibler Hemmstoff) vor. Da die kognitive Leistungsfähigkeit bei Alzheimer-Patienten mit dem Untergang cholinerger Neurone korreliert, wird angenommen, daß eine Erhöhung der Acetylcholinkonzentration durch Hemmung der Acetylcholinesterase zu einer Linderung der Krankheitssymptome führen kann. Von allen bisher untersuchten Acetylcholinesterasehemmstoffen läßt das Mitte 1998 eingeführte Rivastigmin die umfassendste Wirkung im Sinne einer Verbesserung nicht nur der kognitiven Fähigkeiten der Patienten, sondern auch der Alltagsaktivitäten erwarten. Gleichzeitig besitzt es keine hepatotoxische Wirkung wie die zuerst eingeführte Substanz Tacrin, muß zudem gegenüber dieser statt 4mal nur 2mal täglich gegeben werden und wird im Gegensatz zu Tacrin und Donepezil nicht über das Cytochrom-P450-System metabolisiert, wodurch bedeutend weniger Interaktionen mit anderen Medikamenten zu erwarten sind (Hellwig 1998).

> Unter den cholinergen Antidementiva stellt Rivastigmin eine vielversprechende Weiterentwicklung dar (längere Halbwertszeit, weniger Neben- und Wechselwirkungen), auch wenn ein Einsatz wie bei den verwandten Substanzen (Tacrin, Donepezil) nur bei leichter bis mittelschwerer Demenz sinnvoll erscheint, da für die Wirksamkeit eine cholinerge Restfunktion notwendig ist. Klinische Erfahrungen mit diesen Substanzen liegen noch nicht in ausreichendem Maße vor.

Muskarinrezeptoragonisten (Mitamelin, Xanomelin) sind weitere, noch in klinischer Prüfung befindliche Therapieansätze. Der hier angestrebte Vorteil soll darin bestehen, daß diese Substanzen nicht abhängig von einer cholinergen Restfunktion sind. Da die Rezeptoren zerebral lokalisiert sind, werden auch weniger periphere Nebenwirkungen erwartet (Windhaber 1998).

6 Besondere Probleme bei der praktischen Durchführung der Pharmakotherapie im Alter

6.1 Compliance

Auch wenn die gegenteilige Ansicht weit verbreitet ist, so gibt es doch keinen Beleg dafür, daß mit zunehmendem Alter die Arzneimittel-Compliance schlechter wird. In einigen Compliance-Studien, die größere heterogene Patientengruppen einbeziehen, zeigte sich sogar umgekehrt, daß die über 70jährigen Patienten häufig die höchsten Compliance-Raten erzielen (Kruse et al. 1991; Weintraub 1990). Insbesondere in bezug auf bestimmte Verordnungen konnte dieses beispielhaft für Antazida und Digitalisglykoside gezeigt werden. Dabei korrelierten teilweise die subjektiven Angaben der älteren Patienten über eigene Fehler in der Einnahme mit den Serumkonzentrationen des Medikaments (z.B. für Digitalis). In dieser Studie hielten sich insgesamt 70% der über 60jährigen digitalisierten Patienten an das Verordnungsschema. Von den anderen Patienten hatten etwa 10% aufgrund von unerwünschten Arzneimittelwirkungen selbsttätig Änderungen ihrer Digitalismedikation vorgenommen (Dosisreduktion, Nichteinnahme). Bei diesen Patienten wurde also eher eine „intelligente" oder gezielte Non-Compliance festgestellt, die von den ansonsten ungewollten Fehlern der Medikamenteneinnahme unterschieden werden sollte (Weintraub 1990).

> Zunächst ist also bei der Pharmakotherapie älterer Patienten davon auszugehen, daß prinzipiell ausreichend Compliance und auch Kompetenz vorliegen, die den älteren Patienten zu einem wichtigen Partner für die erfolgreiche medikamentöse Therapie machen.

Daß dennoch häufig Berichte über medikamentöse Non-Compliance insbesondere älterer Patienten vorliegen, hat mehrere Gründe. Einerseits kommt es darauf an, wie Non-Compliance definiert wird. Im Zusammenhang mit unterschiedlichen Definitionen schwanken nämlich bereits die Angaben zur Non-Compliance zwischen 10 und 90% aller ambulant behandelten Patienten.

> Der tatsächliche Anteil derjenigen Patienten mit wirklich bedeutsamen Abweichungen vom verordneten Medikationsschema liegt – unabhängig vom Alter – vermutlich zwischen 25 und 50%. Etwa 10–25% nehmen kein einziges und etwa 25–33% alle der ihnen verordneten Medikamente (Weintraub 1990).

Interessanterweise liegt die durchschnittlich zu erwartende Compliance je Medikament relativ konstant bei 80–85% – und zwar weitgehend unabhängig von der Anzahl insgesamt verordneter Medikamente und dem Alter des Patienten. Schon rein rechnerisch ergibt sich daraus, daß bei gleichzeitiger Gabe von 5 Medikamenten nur etwa 33–44%, bei der Kombination von 10 Medikamenten nur noch 10–20% der Patienten vollständig compliant sein werden. Unter den Abweichungen vom Verordnungsplan spielen – bei älteren Patienten – vor allem die Nichteinnahme (etwa 50%), die zusätzliche Selbstmedikation (etwa 20%), Dosierungsfehler (etwa 10%) und falsches Timing (etwa 5%) eine wesentliche Rolle. Zusätzlich wird oft ein unzureichendes Wissen über die verordneten Medikamente (etwa 20%) konstatiert und der Non-Compliance zugeordnet (Vestal 1985). Gleichzeitig konnte gezeigt werden, daß mangelhafte Information oder mangelnde Verständlichkeit der Einnahmerichtlinien (35%) im Vergleich zur mangelhaften Fähigkeit zum Befolgen klarer Anweisungen (17%) in diesem

Zusammenhang das größere Problem darstellen. In einer schwedischen Studie wurde jedoch bei Patienten im Alter über 65 Jahre festgestellt, daß sich die Non-Compliance je Patient verdoppelt, wenn mehr als 4 Medikamente gleichzeitig verordnet werden (Anstieg der Non-Compliance von 32 auf 69%). Ein solcher Anstieg der Non-Compliance mit der Zahl der gleichzeitig einzunehmenden Medikamente war bei den jüngeren Patienten nicht zu finden (Vestal et al. 1985). Es erscheint allerdings als wahrscheinlich, daß nicht das Alter an sich (wie zu oft angenommen wird), sondern vielmehr altersassoziierte Veränderungen hierbei eine wesentliche Rolle spielen.

> Einschränkungen des Gedächtnisses, Visusminderung, arthrotische Veränderungen der Hand- und Fingergelenke sowie Einschränkungen der Feinmotorik können es einem älteren Menschen deutlich erschweren, ein umfangreiches und kompliziertes Verordnungsschema vollauf einzuhalten.

Mit der medikamentösen Therapie älterer Menschen betraute Ärztinnen und Ärzte sind deshalb gut beraten, bei jeder neuen Verordnung auf diese speziellen Probleme einzugehen, etwaige manuell und visuell bedingte Schwierigkeiten unmittelbar zu erörtern, auf Dosierungshilfen hinzuweisen, klare Anweisungen zu geben und wo immer es geht auf Reduzierungen oder Vereinfachungen des gesamten Verordnungsplans hinzuarbeiten. Teilweise müssen spezielle Hilfen in Anspruch genommen werden (z.B. Dosetten mit akustischen Signalen), teilweise kann eine Hauspflege erforderlich sein, die die Verordnungen für den Tag oder die Woche richtet, teilweise kann aber auch der Verzicht auf eine medikamentöse Therapie bestimmter untergeordneter Erkrankungen unter Konzentration auf die unabdingbaren Medikationen insgesamt für den Patienten von größerem Vorteil sein, wenn sich dadurch die Compliance verbessert und die vorrangig notwendige Behandlung sichergestellt werden kann (Meyer et al. 1992).

6.2 Selbst- und Fremdmedikationen

Die Einnahme von Arzneimitteln könnte für ältere Menschen als „normativ" angesehen werden, wenn man berücksichtigt, daß mehr als 90% der über 70jährigen eine regel- oder bedarfsmäßige Medikation haben. Es darf als sicher gelten, daß in der zwischenmenschlichen Kommunikation älterer Menschen die Gesundheit und die Behandlung von Krankheiten eine große Rolle spielen. Dabei wird auch über Wirksamkeit oder Nebenwirkungen bestimmter Medikamente diskutiert, es werden Erfahrungen ausgetauscht und Empfehlungen gegeben (Laiensystem).

> Es muß davon ausgegangen werden, daß dieser Erfahrungsaustausch über Medikamente nicht nur zur zusätzlichen Selbstmedikation, sondern auch zu verändertem Verhalten gegenüber verordneten Medikamenten führen kann.

Außerdem gibt es auch Patienten, die manchmal oder regelmäßig Medikamente einnehmen, die sie vom Ehepartner oder von anderen Familienangehörigen erhalten, auch wenn derartiges sicher nicht als die Regel angesehen werden kann und darf. Das bedeutet jedoch, daß unter den Selbstmedikationen durchaus auch rezeptpflichtige Pharmaka sein können. Ein solches Verhalten kann dann nicht nur den therapeutischen Erfolg der tatsächlich verordneten Medikation behindern, sondern zusätzliche Risiken infolge Neben- und Wechselwirkungen beinhalten.

In einer eigenen, noch unveröffentlichten Untersuchung einer repräsentativen Stichprobe von über 70jährigen gingen etwa 15% aller berichteten und in der Roten Liste verzeichneten Medikamente auf Selbstmedikationen zurück. Bei der Verteilung auf die Hauptgruppen der Roten Liste zeigte sich, daß die führende Position unter den Selbstmedikationen mit etwa 20% die Analgetika einnahmen, gefolgt von Laxanzien und anderen Magen-Darm-Mitteln (14%), Arteriosklerosemitteln (13%), Hypnotika/Sedativa und anderen Psychopharmaka (10%), Geriatrika (9%) und Vitaminpräparaten (6%). Insgesamt gaben 54% der über 70jährigen Selbstmedikationen an, wobei diese durchschnittlich 2 Präparate verwendeten bei einer Variationsbreite von 1–9 Präparaten, und 65% der Zubereitungen Kombinationspräparate waren.

Es kann weiterhin nicht davon ausgegangen werden, daß es sich bei den Selbstmedikationen überwiegend um Salben oder Pflanzenextrakte handelt. In der erwähnten Untersuchung waren die selbstverordneten Medikamente zu etwa 80% Interna und zu etwa 55% chemisch definierte Pharmaka.

> Aufgrund der – trotz deutlicher interindividueller Variabilität – insgesamt großen Häufigkeit von Selbstmedikationen sollten ältere Patienten im Rahmen der sorgfältigen Arzneimittelanamnese explizit zu diesen Gewohnheiten befragt werden. Und zwar nicht nur vor Beginn einer neuen Therapie, sondern auch in regelmäßigen Abständen bei unverändert verordneten Dauermedikationen.

Ein weiterer Aspekt, der anamnestisch erfaßt werden sollte, ist die gleichzeitige Behandlung durch mehrere Ärzte, die oft unabhängig voneinander Medikamente verordnen. Häufig tragen zur Gesamtmedikation nicht nur die Hausärztin oder der Hausarzt, sondern gleichzeitig auch Kolleginnen und Kollegen vor allem der Orthopädie, Augenheilkunde, Dermatologie und Zahnheilkunde zur ambulanten medikamentösen Therapie älterer Patienten bei.

6.3 Unerwünschte Arzneimittelwirkungen

Unerwünschte Arzneimittelwirkungen (UAW) sind nach WHO-Definition „unerwünschte schädliche Medikamentenwirkungen, die bei zutreffender Behandlungsindikation und üblichen, zur Prophylaxe, Diagnose oder Therapie verwendeten Dosierungen eintreten". Sie dürfen nicht als Nebenwirkungen im Sinne nebensächlicher Wirkungen, sondern müssen zusammen mit den therapeutischen Wirkungen als die wichtigsten Aspekte der geriatrischen Pharmakotherapie aufgefaßt werden. Dabei sind auch schon die potentiell möglichen UAW vor allem aus 3 Gründen bedeutsam:

- Die selbständige Information des Patienten kann über den Beipackzettel zur Non-Compliance beitragen, insbesondere wenn im Zusammenhang mit der Verordnung weder über die Gründe für die Rezeptierung noch über die speziellen Risiken verständlich aufgeklärt wurde. Aus Untersuchungen zur Compliance geht deutlich hervor, daß die häufigste Form der Non-Compliance in der Nichteinnahme besteht und daß unter den Gründen für dieses Verhalten die Angst vor Nebenwirkungen an erster Stelle steht.
- Bei älteren Patienten sollte zunächst davon ausgegangen werden, daß die Wahrscheinlichkeit des Auftretens und der Schweregrad der UAW potentiell größer ist. Aus diesem Grund sind Angaben zu potentiellen UAW von verordneten Medikamenten ernster zu nehmen.
- Im Fall einer notwendigen Multimedikation wird das Spektrum der potentiell zu berücksichtigenden UAW rasch sehr unübersichtlich. Bei der Kombination von 5 Medikamenten sind im Durchschnitt 30 verschiedene potentiell mögliche UAW zu beachten. Einem linearen Trend folgend steigt diese Zahl bei der Kombination von 10 verschiedenen Medikamenten auf durchschnittlich 60 verschiedene potentielle UAW an. Erst ab der gleichzeitigen Verabreichung von mehr als 10 Medikamenten kommen kaum noch zusätzlich zu beachtende UAW hinzu.

Die Frage, ob die UAW-Häufigkeit mit dem Alter tatsächlich insgesamt zunimmt, wird kontrovers diskutiert und wirft ein vielschichtiges Problem auf. Mehrere Untersuchungen haben gezeigt, daß die Häufigkeit tatsächlicher UAW mit der Anzahl der verordneten Medikamente und dem Alter steigt. Dabei wird die positive Alterskorrelation häufig berichtet, ohne daß die Zahl der verordneten Medikamente kontrolliert worden wäre. Da jedoch mit zunehmendem Alter zunehmend mehr Medikamente verordnet werden, die Zahl gleichzeitig verordneter Medikamente wiederum positiv mit der UAW-Häufigkeit korreliert ist, könnte auch der Zusammenhang zwischen UAW und Alter ganz auf diese Korrelation zurückgehen. Eine kanadische Studie zur UAW-Häufigkeit bei stationären geriatrischen Patienten hat sogar gezeigt, daß die Wahrscheinlichkeit einer UAW, bezogen auf ein neu verordnetes Medikament, weder von der Zahl der bereits vorhandenen Medikamente noch vom Alter des Patienten beeinflußt wird, sondern relativ konstant zwischen 4 und 6% liegt (Hutchinson et al. 1986). Auf der Grundlage dieses Befundes müssen die, bezogen auf einen Patienten, festgestellten positiven Korrelationen zwischen UAW-Häufigkeit, Medikamentenzahl und Alter als durch additive Phänomene bedingt betrachtet werden, die sich mit Hilfe der Wahrscheinlichkeitsrechnung nachvollziehen lassen: Bei einer konstanten Basiswahrscheinlichkeit von 95%, daß ein Medikament keine UAW auslöst, würde die Wahrscheinlichkeit, daß die gleichzeitige Verabreichung von 5 Medikamenten insgesamt ebenfalls keine UAW auslöst, genau 77,4% ($0,95^5 \times 100$) betragen und bei 10 Medikamenten nur noch etwa 60%. In diesem Bereich stimmen die erwarteten Häufigkeiten durchaus mit tatsächlich beobachteten überein.

> Daraus ergibt sich, daß das UAW-Risiko insgesamt für jeden Patienten mit jedem zusätzlich verordneten Medikament steigt. Weil ältere Patienten durchschnittlich mehr Medikamente als jüngere erhalten, sind UAW schon deshalb im Alter häufiger, selbst wenn sich das UAW-Risiko einzelner Medikamente nicht ändern sollte.

Allerdings gibt es für einzelne Pharmaka bezüglich ihres UAW-Potentials doch signifikante und gut dokumentierte Altersunterschiede (Williamson et al. 1980). Ein spezifisches Beispiel ist die Hepatitis nach Isoniazidgabe. Ihr Auftreten ist bei über 50jährigen Patienten etwa 11mal häufiger als bei jüngeren Patienten (2,2 versus 0,2%) (Meyer et al. 1992). Unter diesem Aspekt muß auch die unzweifelhaft größere Sensibilität älterer Patienten gegenüber Medikamenten mit zentralnervösem Angriffspunkt, insbesondere gegenüber Benzodiazepinen, gesehen werden.

Weiterhin gibt es Befunde, die darauf hindeuten, daß sich auch das UAW-Spektrum mit dem Alter ändert. Während bei jüngeren Patienten vor allem unerwünschte Hautreaktionen und gastrointestinale Beschwerden im Vordergrund stehen, scheinen es bei älteren Patienten eher urogenitale Beschwerden sowie Schlaf- und Gleichgewichtsstörungen zu sein.

Zusammenfassend kann gesagt werden, daß bei älteren Patienten möglicherweise nicht generell häufiger unerwünschte Arzneimittelwirkungen (UAW) zu erwarten sind, daß aber wahrscheinlich bestimmte Medikamente (insbesondere anticholinerg und zentralnervös wirksame), vor allem aber Multimedikationen bei älteren Patienten quantitativ häufiger mit UAW einhergehen, wobei qualitativ oft andere UAW im Vordergrund stehen als bei jüngeren Patienten.

6.4 Arzneimittelwechselwirkungen

Zu den Arzneimittelwechselwirkungen zählen – neben den Interaktionen zweier (prinzipiell allerdings auch mehrerer) Medikamente untereinander – ebenso Wechselwirkungen zwischen Nahrungsbestandteilen und Medikamenten sowie zwischen Krankheiten und Medikamenten. Letztere schlagen sich in aller Regel in Kontraindikationen nieder. Interaktionen zwischen Nahrungsbestandteilen und Medikamenten sind sehr vielfältig und schwer zu kontrollieren, so daß an dieser Stelle nur auf Interaktionen verschiedener Pharmaka untereinander eingegangen werden soll. Die Begründung dafür ergibt sich unmittelbar aus dem bisher Dargestellten: Arzneimittelinteraktionen stellen vor allem ein Problem bei Multimedikationen dar, und es sind gerade ältere Patienten, die oft mit mehreren Medikamenten gleichzeitig behandelt werden müssen. Weitere Faktoren, die die Gefahr einer Interaktion erhöhen, sind in Tabelle 53.4 zusammengestellt (Noack et al. 1983). Auch wenn insgesamt niedrige Prävalenzraten für zweifelsfrei identifizierte und klinisch bedeutsame Interaktionen angegeben werden (0,3% aller Patienten), darf dieses Problem doch nicht übersehen werden. Im Rahmen von Medikationsanalysen werden potentiell bedeutsame Interaktionen bereits mit einer deutlich größeren Häufigkeit gefunden (mindestens 3,5% aller Patienten) (Ammon 1991). Zusätzlich muß berücksichtigt werden, daß in einer Behandlungssituation mit mehr als 5 erforderlichen Medikamenten nicht mehr sicher zwischen einer unmittelbar medikament- und einer interaktionsbedingten unerwünschten Wirkung differenziert werden kann, so

Tabelle 53.4 Faktoren, die die Gefahr einer Arzneimittelinteraktion erhöhen (nach Noack et al. 1983).

- steiler Verlauf der Dosis-Wirkungs-Kurve
- geringe therapeutische Breite (insbesondere in Kombinationspräparaten)
- hochspezifische Wirkung
- Kombination von Pharmaka mit gleichartigen Wirkungen
- Langzeittherapie
- gleichzeitige Verordnung mehrerer Arzneimittel durch verschiedene Ärzte
- zusätzliche Selbstmedikation

daß insgesamt die Rate nicht erkannter Interaktionen relativ hoch sein kann.

Rein empirisch steigt die Zahl potentieller Interaktionen exponentiell mit der Zahl gleichzeitig verordneter Medikamente. Bei gleichzeitiger Gabe von 6 Medikamenten wird bereits durchschnittlich 1 potentiell antagonistische Interaktion (Wirkungsabschwächung eines der beteiligten Medikamente) gefunden. Mit jedem weiteren Medikament verdoppelt sich diese Zahl, so daß bei einer Kombination von 8 Medikamenten bereits 4 in ihrer Wirksamkeit potentiell reduziert sein können.

Prinzipiell lassen sich pharmakokinetische und pharmakodynamische Wechselwirkungen unterscheiden. Pharmakokinetische Wechselwirkungen beziehen sich auf die gegenseitige Beeinflussung von Resorption, Verteilung (einschließlich Plasmaproteinbindung) und Elimination der beteiligten Pharmaka. Bei den pharmakodynamischen Wechselwirkungen lassen sich im wesentlichen synergistische und antagonistische Wirkungen unterscheiden, die entweder kompetitiv (gleicher Wirkmechanismus) oder funktionell (unterschiedliche Wirkmechanismen) bedingt sein können.

Diese Unterscheidung ist für die klinische Praxis insofern bedeutsam, als pharmakodynamische Wechselwirkungen aus der Kenntnis der Pharmakodynamik der einzelnen Substanzen relativ sicher vorhergesagt werden können, während pharmakokinetische Interaktionen aufgrund der Vielzahl möglicher Beeinflussungen und der Unspezifität der pharmakokinetischen Prozesse nur schwer vorherzusehen sind (Ammon 1991). Größere klinische Bedeutung hat allerdings, unter der Vielzahl bekannter potentieller Interaktionen die wirklich gefährlichen zu identifizieren, denn bei der multiplen Pharmakotherapie multimorbider Patienten lassen sich wahrscheinlich überhaupt nur diese vermeiden. Im wesentlichen handelt es sich bei den gefährlichen Interaktionen um solche, die:

- die Blutungsbereitschaft erhöhen
- zu einer übermäßigen Senkung des Blutzuckers führen
- Überleitungsstörungen am Herzen induzieren oder verstärken
- zentrale Krampfzustände auslösen
- überschießende Kreislaufeffekte, z.B. hypertensive Krisen, auslösen.

Als besonders problematische Arzneimittelgruppen müssen deshalb die folgenden angesehen werden:
- Antiepileptika
- orale Antikoagulanzien
- orale Antidiabetika
- herzwirksame Glykoside (Ammon 1991).

Aufgrund der Tatsache, daß bei älteren Patienten Substanzen aus den beiden letztgenannten Arzneistoffgruppen relativ oft und häufig auch gleichzeitig eingesetzt werden, soll an dieser Stelle auf einige besondere und möglicherweise weniger geläufige Aspekte potentiell gefährlicher Interaktionen eingegangen werden. Diese Darstellung ist bei weitem nicht vollständig und sollte seitens des Lesers durch einschlägige pharmakologische Fachliteratur ergänzt und vertieft werden.

Orale Antidiabetika

> Eine Wirkungsverstärkung *oraler Antidiabetika* wie zum Beispiel der Sulfonylharnstoffderivate (z.B. Glibenclamid) kann auftreten, wenn gleichzeitig Betarezeptorenblocker gegeben werden, wobei zusätzlich die Hypoglykämiesymptome maskiert werden können.

Im allgemeinen ist jedoch durch Aufklärung des Patienten über möglicherweise abgeschwächte hypoglykämische Symptome, engmaschige Blutzuckerkontrollen und gegebenenfalls Dosisanpassung des Antidiabetikums eine derartige Medikation durchführbar. Weitere häufig verwendete Substanzen, die eindeutig die hypoglykämische Wirkung der Sulfonylharnstoffderivate verstärken können, sind Phenylbutazonverbindungen, Acetylsalicylsäure (in höherer Dosierung) und Tetracycline. Weitere häufig verwendete Medikamente, für die eine derartige Interaktion wahrscheinlich ist, sind Captopril, Enalapril und Verapamil, möglicherweise auch Cimetidin und Ranitidin. Mit Ausnahme des Phenylbutazons können jedoch auch diese Substanzen in Kombination mit einem Antidiabetikum verordnet werden, wenn die bereits erwähnten Vorsichtsmaßnahmen berücksichtigt werden. Die Kombination mit Phenylbutazonderivaten sollte allerdings vermieden werden, zumal wahrscheinlich die Wirksamkeit von Phenylbutazon selbst durch verstärkten Metabolismus vermindert ist (Ammon 1991).

Herzwirksame Glykoside

Eine Verstärkung der Wirkungen, Nebenwirkungen und der Toxizität der Digitalisglykoside am Herzen kann durch eine Vielzahl von Substanzen hervorgerufen werden, die hier nicht im einzelnen besprochen werden können. Als allgemein bekannt dürfen Änderungen der Glykosidwirkung in Zusammenhang mit Änderungen des Wasser- und Elektrolythaushaltes angesehen werden. Möglicherweise weniger bekannt, aber besonders bei älteren Patienten unter Digoxinbehandlung wichtig, sind beispielsweise die pharmakokinetischen Interaktionen mit einigen – häufig verwendeten – Diuretika. Diese Kombinationen erhöhen (unabhängig von der Kaliumkonzentration!) das Risiko toxischer Digoxinwirkungen aufgrund einer Verlängerung der Halbwertszeit des Glykosids, was zu einer beträchtlichen, bis zu 40%igen Erhöhung der Digoxinkonzentration im Plasma führen kann. Dieses gilt insbesondere für Furosemid, Amilorid, Triamteren und Spironolacton. Deshalb sollte eine Kombination dieser Diuretika mit Digoxin, falls nicht aus therapeutischen Überlegungen erforderlich, vermieden werden. Dasselbe gilt (in noch stärkerem Ausmaß) auch für Verapamil, Diazepam und Amiodaron, die bis zu 70%ige Erhöhungen der Serumkonzentration von Digoxin bewirken können (Ammon 1991). Es sei an dieser Stelle daran erinnert, daß beim älteren Patienten ohnehin das Verteilungsvolumen und die renale Clearance von Digoxin reduziert sind, so daß sich hier besonders hohe Gefährdungen ergeben können. Erhöhte Plasmakonzentrationen von Digitoxin wurden bei gleichzeitiger Therapie mit Diltiazem, Gallopamil und Nifedipin beobachtet, so daß eine Dosisanpassung des Glykosids oft erforderlich wird. Für die Kombination von herzwirksamen Glykosiden und Diltiazem ist außerdem eine allgemein verstärkte Hemmung der Erregungsbildung und -ausbreitung am Herzen beschrieben worden, wobei allerdings deren klinische Bedeutung noch unklar ist. Betroffene Patienten sollten aber vorsichtshalber regelmäßig elektrokardiographisch auf Verzögerungen der AV-Überleitung, klinisch auf Herzinsuffizienzzeichen und laborchemisch bezüglich des Glykosidspiegels untersucht werden.

6.5 Für die Behandlung älterer Patienten ungeeignete Medikamente

Bisherige Forschungsergebnisse lassen es durchaus zu, für die medikamentöse Behandlung älterer Patienten ungeeignete Pharmaka zu identifizieren. Als ungeeignet sind prinzipiell solche Medikamente anzusehen, deren adverse Risiken einen potentiellen Nutzen übersteigen (Stuck et al. 1994).

Eine besondere Problemgruppe stellen in diesem Zusammenhang pflegebedürftige Patienten dar. Diese sind häufig hospitalisiert, durch multiple körperliche und geistige Behinderungen und Erkrankungen charakterisiert und häufig weitgehend immobilisiert. Die bei diesen Patienten häufig auftretenden Begleiterkrankungen wie z.B. Obstipation, Dehydratation, Dekubitus, Pneumonie oder Thrombophlebitis beinhalten besondere pharmakologische Risiken und können die medikamentöse Therapie zusätzlich erschweren.

Oft sind es aber gerade die pflegebedürftigen und hospitalisierten Patienten, die mehrere Medikamente gleichzeitig und häufig auch die – im Alter schwierig zu handhabenden – zentralnervös wirksamen Pharmaka benötigen. Nicht zuletzt aus diesen Gründen hat sich eine amerikanische Arbeitsgruppe 1991 den besonderen Schwierigkeiten der medikamentösen Behandlung dieser Patienten angenommen und unter Beteiligung mehrerer Experten versucht, einen Konsens über prinzipiell ungeeignete Medikationen bei älteren Patienten in Pflegeheimen zu finden (Beers et al. 1991). Hierzu wurden – auf der Grundlage aller zu diesem Thema veröffentlichten Originalarbeiten der vorangegangenen 8 Jahre – Empfehlungen erarbeitet und in 2 Durchgängen einem Expertenteam zur Zustimmung oder Ablehnung vorgelegt (modifizierter Delphi-Prozeß).

Inzwischen haben weitergehende Bemühungen dazu geführt, daß entsprechende prinzipielle Empfehlungen für die Gruppe der nichthospitalisierten, ambulant behandelten älteren Patienten (Stuck et al. 1994) sowie individualisierte Empfehlungen bei Vorliegen bestimmter Begleiterkrankungen (Beers 1997) angegeben werden können. Die wichtigsten Empfehlungen, über die Konsens erzielt werden konnte, sind bezüglich der Psychopharmakatherapie in Tabelle 53.5, bezüglich anderer Medikamente in Tabelle 53.6 und bezüglich bestehender Begleiterkrankungen in Tabelle 53.7 zusammengefaßt, wobei diejenigen, die nur für die Gruppe der älteren Patienten in Pflegeheimen ermittelt wurden, gesondert gekennzeichnet sind.

Die in Tabelle 53.7 zusammengefaßten Hinweise zu ungeeigneten Medikamenten bei Vorliegen bestimmter Erkrankungen beziehen sich zum Teil auf

Tabelle 53.5 Empfehlungen zur Psychopharmakatherapie bei älteren Patienten (modifiziert nach Beers 1997, Beers et al. 1991 und Stuck et al. 1994).

Indikationsgruppe/Medikament	Empfehlung und Begründung	Risikopotential
Sedativa/Hypnotika		
Barbiturate (außer Phenobarbital)	aufgrund der Nebenwirkungen und des Abhängigkeitspotentials sollte jede Anwendung vermieden werden	hoch
Chlordiazepoxid, Diazepam, Flurazepam	aufgrund verlängerter HWZ, Risiko der Sedierung und Sturzgefährdung sollte jede Anwendung vermieden werden	hoch
Lorazepam 3 mg, Oxazepam 60 mg, Alprazolam 2 mg, Temazepam 15 mg, Zolpidem 5 mg, Triazolam 0,25 mg	angegebene Tageshöchstdosen sollten nicht überschritten werden; bei Personen im Pflegeheim sollte jede Einzeldosis von Oxazepam > 30 mg vermieden werden	niedrig
Meprobamat	aufgrund des hohen Abhängigkeitspotentials und der stark sedierenden Wirkung sollte jede Anwendung vermieden werden, außer bei bereits behandelten Patienten	hoch
Antidepressiva		
Amitriptylin, Doxepin	aufgrund der starken anticholinergen und sedierenden Wirkungen sollte jede Anwendung vermieden werden	hoch
Neuroleptika		
Haloperidol 3 mg, Thioridazin 30 mg	angegebene Tageshöchstdosen sollten nicht überschritten werden (Patienten mit bekannter Psychose können höhere Dosen benötigen)*	keine Angabe

* Empfehlungen gelten explizit nur für Personen in Pflegeheimen (Beers et al. 1991)

Tabelle 53.6 Empfehlungen zur kardiovaskulären, analgetischen, antirheumatischen und spasmolytischen Pharmakotherapie bei älteren Patienten (modifiziert nach Beers 1997, Beers et al. 1991 und Stuck et al. 1994).

Indikationsgruppe/ Medikament	Empfehlung und Begründung	Gefährdungspotential
Antihypertensiva		
Hydrochlorothiazid	Dosis > 50 mg/Tag vermeiden*	keine Angabe
Propranolol	jede Anwendung vermeiden, außer um aggressives Verhalten zu dämpfen; andere Betablocker mit geringeren ZNS-Effekten verwenden*	keine Angabe
Methyldopa	jede Anwendung vermeiden; Antihypertensiva mit geringerem therapeutischen Risiko sind verfügbar	hoch
Reserpin	jede Anwendung vermeiden; Antihypertensiva mit geringerem therapeutischem Risiko sind verfügbar	niedrig
Kardiaka, Antiarrhythmika, Koronarmittel, Thrombozytenaggregationshemmer		
Digoxin	Dosis > 0,125 mg/Tag vermeiden, außer um supraventrikuläre Arrhythmien zu behandeln	hoch
Disopyramid	aufgrund stark negativ inotroper Wirkung (Gefahr der kardialen Dekompensation) und anticholinerger Wirkungen sollte jede Anwendung vermieden werden	hoch
Dipyridamol	aufgrund der Auslösung orthostatischer Hypotonien sollte jede Anwendung vermieden werden; bietet nur Vorteile bei Patienten mit künstlichen Herzklappen	niedrig
Ticlopidin	jede Anwendung vermeiden; toxischer als Acetylsalicylsäure, aber nicht wirksamer	hoch
Analgetika		
Dextropropoxyphen	jede Anwendung vermeiden; andere Analgetika sind sicherer und effektiver	niedrig
Pentazocin	aufgrund der ZNS-Effekte (Verwirrtheit, Halluzinationen) jede Anwendung vermeiden; andere stark wirksame Analgetika sind sicherer und effektiver	hoch
nichtsteroidale Antirheumatika (NSA)		
Indometacin	jede Anwendung vermeiden; andere NSA sind weniger ZNS-toxisch	niedrig
Phenylbutazon	jede Anwendung vermeiden; andere NSA sind weniger hämatotoxisch	niedrig
Myotonolytika, Spasmolytika		
Methocarbamol, Carisoprodol, Oxybutynin, Orphenadrin	werden im Alter oft nicht toleriert; Wirksamkeit bei tolerierten Dosen fraglich; aufgrund anticholinerger Wirkungen, Sedierung und Muskelschwäche sollte jede Anwendung vermieden werden	niedrig
Belladonna-Alkaloide, Butylscopolaminiumbromid	starke anticholinerge Wirkungen bei fraglicher spasmolytischer Wirksamkeit; jede Langzeitanwendung vermeiden; jede andere Anwendung ist fragwürdig	hoch

* Empfehlungen gelten explizit nur für Personen in Pflegeheimen (Beers et al. 1991)

ohnehin bestehende Kontraindikationen, führen diese aber keinesfalls vollständig auf. Die zugrundeliegende Methodik führte zu einer Auswahl häufiger Erkrankungen und häufig verwendeter Medikamente, die besonders im Alter zu medikationsbezogenen Problemen und Schädigungen führen können, deren Gefährdungspotential einer Schweregradbeurteilung zugänglich war (Beers 1997). Sie

Tabelle 53.7 Bei spezifischen Begleiterkrankungen älterer Patienten zu vermeidende Medikationen mit prinzipiellem Gefährdungspotential (modifiziert nach Beers 1997).

Erkrankung	Indikationsgruppe/ Medikament	Problem	Gefährdungspotential
neurologisch-psychiatrisch			
Epilepsie	Metoclopramid	Herabsetzung der Krampfschwelle	hoch
	Clozapin, Chlorpromazin, Thioridazin, Chlorprothixen	Herabsetzung der Krampfschwelle	niedrig
Insomnie	Theophyllin, Desipramin, SSRI, MAO-Hemmer, Betaagonisten	Auslösung oder Verstärkung der Insomnie	niedrig
gastrointestinal			
Obstipation	trizyklische Antidepressiva	Verstärkung der Obstipation	hoch
	Anticholinergika, Narkotika	Verstärkung der Obstipation	niedrig
Magen-Darm-Ulzera	nichtsteroidale Antirheumatika	Exazerbation des Ulkusleidens, Gastritis	hoch
	Acetylsalicylsäure, Kalium	Exazerbation des Ulkusleidens, Gastritis	niedrig
endokrin			
Diabetes mellitus	Betablocker	Verschlechterung der Stoffwechsellage, Verschleierung von Hypoglykämiesymptomen	niedrig
	Kortikosteroide	Verschlechterung der Stoffwechsellage	niedrig
respiratorisch			
Asthma bronchiale, chronisch-obstruktive Lungenerkrankung	Betablocker	Verschlechterung der Lungenfunktion	hoch
	Sedativa-Hypnotika	Atemdepression, pCO_2-Anstieg	hoch
kardiovaskulär			
Arrhythmie	trizyklische Antidepressiva	arrhythmogene Wirkung	hoch
Herzinsuffizienz	Disopyramid	negativ inotrope Wirkung	hoch
	Medikamente mit hohem Natriumgehalt	Flüssigkeitsretention	niedrig
Hypertonie	Amphetamine und andere Appetitzügler	Blutdruckanstieg	hoch
Synkopen	langwirksame Benzodiazepine	Verstärkung des Sturzrisikos	hoch
	Betablocker	negativ chronotrope und inotrope Wirkung	niedrig
arterielle Verschlußkrankheit	Betablocker	negativ chronotrope und inotrope Wirkung	niedrig
hämatologisch			
Gerinnungsstörung, Antikoagulation	Acetylsalicylsäure	Blutungsgefahr	hoch
urologisch			
benigne Prostatahyperplasie	anticholinerge Antihistaminika, gastrointestinale Spasmolytika, anticholinerge Antidepressiva	Miktionsstörungen, Harnverhalt	hoch
	Muskelrelaxanzien, Narkotika, Flavoxat, Oxybutynin	Miktionsstörungen, Harnverhalt	niedrig
Inkontinenz	Alphablocker	Relaxation des externen Blasensphinkters	hoch

dient damit vor allem dazu, die zentralen Aspekte, die bei der multimedikamentösen Behandlung multimorbider älterer Patienten besondere Aufmerksamkeit erfordern, hervorzuheben.

7 Leitsätze einer geriatrisch orientierten Pharmakotherapie

Sollten die Prinzipien der geriatrischen Pharmakotherapie in einem Satz zusammengefaßt werden, so wäre eine mögliche Formulierung die, daß die für die medikamentöse Therapie älterer Patienten verantwortlichen Ärztinnen und Ärzte mindestens ebenso sensibilisiert gegenüber pharmakologischen Effekten sein sollten, wie es ihre Patienten sind. Aufgrund der vielfältigen Aspekte, die es zu beachten gilt, sollen aber abschließend doch einige Leitsätze ausführlicher formuliert werden, die sich eng an die „Prinzipien der geriatrischen Pharmakotherapie" von Vestal (1985) anlehnen. Da überwiegend ältere Patienten langdauernd und mehrfach medikamentös behandelt werden, sollten sie gerade bei diesen besonders berücksichtigt werden.

- *Strenge Indikationsprüfung und Hierarchisierung:* Vor jeder Verordnung muß der tatsächliche Bedarf einer Medikation ermittelt werden. Nicht jede pathologisch erscheinende Veränderung und auch nicht jede Erkrankung bedarf einer medikamentösen Intervention. Tatsächlich gibt es ältere Patienten, die eher profitieren, wenn nicht alle indizierten Medikationen auch verordnet werden. In jedem Fall sind alle Möglichkeiten der nichtmedikamentösen Behandlung auszuschöpfen (Diät, physikalische Maßnahmen, Rehabilitation, psychosoziales Management etc.).
- *Detaillierte Anamneseerhebung:* Wenn eine (zusätzliche) Medikation erforderlich ist, sollte zuerst eine sorgfältige Anamnese zur Medikamenteneinnahme erfolgen. Dabei sind besondere Einnahmegewohnheiten und praktische Probleme bei der Medikamentenhandhabung genauso wichtig wie zusätzliche Selbstmedikationen und Verordnungen durch andere Ärztinnen und Ärzte. Besonders kritisch ist zu prüfen, ob dabei Medikamente mit identischen oder ähnlichen Wirkungen und/oder Nebenwirkungen angewendet werden. Es kommt beispielsweise immer wieder vor, daß durch die Verordnung/Anwendung mehrerer Medikamente mit anticholinergen Nebenwirkungen wie z.B. Antidepressiva, Antihistaminika und Spasmolytika, das Therapierisiko (Stürze, Obstipation, Miktionsstörungen) potenziert wird.
- *Kenntnis der Pharmakologie:* Die wesentlichen pharmakokinetischen und -dynamischen Eigenschaften der verordneten und zu verordnenden Medikamente müssen bekannt sein. Darüber hinaus ist die Kenntnis der Altersveränderungen, die die Pharmakokinetik und -dynamik beeinflussen, eine wesentliche Grundlage geriatrischer Pharmakotherapie. Bestimmte Medikamente (vor allem solche mit langer Halbwertszeit, mit anticholinergen Wirkungen oder mit zentralnervösen Nebenwirkungen) sind bei älteren Patienten als besonders problematisch anzusehen.
- *Niedrige Anfangsdosis:* Als generelle Faustregel kann gelten, daß bei älteren Patienten initial niedriger dosiert werden sollte. Eine Dosis, die 50% der für jüngere Patienten empfohlenen Dosierung entspricht, ist oft völlig ausreichend. Dieses gilt insbesondere für zentralnervös wirksame und überwiegend renal eliminierte Substanzen.
- *Langsame Dosisanpassung:* Im weiteren Vorgehen ist die richtige Dosis aufgrund der Reaktion des Patienten zu ermitteln. Gerade die großen interindividuellen Unterschiede zwischen älteren Menschen machen es praktisch unmöglich, allgemeingültige Dosierungsvorschriften anzugeben. Erforderliche Dosisanpassungen sollten stets vorsichtig und in kleinen Schritten vorgenommen werden *(start low, go slow)*.
- *Multimedikation vermeiden:* Bei erforderlicher Multimedikation muß mit abnehmender Compliance, zunehmenden Nebenwirkungen und unvorhersehbaren Interaktionen gerechnet werden. Deshalb sollte bei erforderlicher Multimedikation besonders darauf geachtet werden, daß
  - nur tatsächlich erforderliche Medikamente gegeben werden
  - das Verordnungsschema so einfach wie irgend möglich gehalten wird (insbesondere sind intermittierende Applikationen kaum durchführbar)
  - die Patienten und gegebenenfalls ihre Angehörigen über die Gründe und Besonderheiten der einzelnen Verordnungen sorgfältig informiert werden
  - insbesondere bei unterschiedlichen Dosierungen die Verpackungen auch für die Patienten eindeutig unterscheidbar sind
  - bei Bedarf Dosierungshilfen gegeben werden müssen
  - die Patienten regelmäßig und gründlich auf unerwünschte Wirkungen und Interaktionen untersucht werden.
- *Auslaß- und Absetzversuche:* Für jede Langzeitbehandlung gilt, daß regelmäßig der gesamte Ver-

ordnungsplan auf möglicherweise überflüssig gewordene Medikamente hin überprüft wird. Nicht benötigte Medikamente sind abzusetzen. Zum Beispiel kann bei digitalisierten Patienten mit Sinusrhythmus ein Absetzversuch unternommen werden. Bei vielen älteren Patienten wird sich zeigen, daß dies ohne negative Auswirkungen gut toleriert wird.

- *Monitoring:* Es sollte immer daran gedacht werden, daß Medikamente auch Krankheiten hervorrufen oder verschlechtern können. Die wenigsten Pharmaka haben hochspezifische Wirkungen, so daß die Behandlung einer Krankheit möglicherweise eine gleichzeitig bestehende andere Erkrankung verschlechtert. Auf das Eintreten unerwünschter Wirkungen ist sorgfältig und kontinuierlich zu achten (Kontrolluntersuchungen, gezielte Befragungen).

Literatur

Abrams, W. B., Beers, M. H., Berkow, R. (eds.): The Merck Manual of Geriatrics (p. 257). Merck Research Laboratories 1995.

Alpert, J. S.: Nitrate therapy in the elderly. Amer. J. Cardiol. 65 (1990) 23J.

Ammon, H. P. T. (Hrsg.): Arzneimittelneben- und -wechselwirkungen. Wissenschaftliche Verlags-GmbH, Stuttgart 1991.

Anlauf, M.: ACE-Hemmer und Angiotensin-Rezeptorantagonisten. In: U. Schwabe, D. Paffrath (Hrsg.), Arzneiverordnungs-Report 1998 (S. 20–29). Springer, Berlin–Heidelberg–New York 1998

Beers, M. H.: Explicit criteria for determining potentially inappropriate medication use by the elderly: an update. Arch. Intern. Med. 157 (1997) 1531–1536.

Beers, M. H., J. G. Ouslander, I. Rollingher, et. al.: Explicit criteria for determining inappropriate medication use in nursing home residents. Arch. Intern. Med. 151 (1991) 1825.

Benkert, O., H. Hippius: Psychiatrische Pharmakotherapie. Springer, Berlin–Heidelberg–New York 1996.

Cockroft, D. W., M. H. Gault: Prediction of creatinine clearance from serum creatinine. Nephron 16 (1976) 31.

Cohn, J. N., M. B. Fowler, M. R. Bristow, et al.: Safety and efficacy of carvedilol in severe heart failure. The U.S. Carvedilol Heart Failure Study Group. J. Card. Fail. 3 (1997) 173–179.

Cusack, B., J. Kelly, K. O'Malley, et al: Digoxin in the elderly: pharmacokinetic consequences of old age. Clin. Pharmacol. Ther. 25 (1979) 772.

Fülgraff, G., D. Palm (Hrsg.): Pharmakotherapie, klinische Pharmakologie. Fischer, Stuttgart 1997.

Greenblatt, D. J., E. M. Sellers, R. I. Shader: Drug disposition in old age. New Engl. J. Med. 306 (1982) 1081.

Hellwig, B. (Red.): Rivastigmin: Neuer Wirkstoff zur Therapie der Alzheimer-Krankheit. Neue Arzneimittel 45 (1998) 66–67.

Hellwig, B. (Red.): Reboxetin: Neuer Wirkstoff zur Therapie von Depressionen. Neue Arzneimittel 45 (1998) 74–75.

Hutchinson, T. A., K. M. Flegel, M. S. Kramer, et al.: Frequency, severity and risk factors for adverse drug reactions in adult outpatients: A prospective study. J. Chron. Dis. 39 (1986) 533.

Kruse, W., J. Rampmaier, C. Frauenrath-Volkers, et al.: Drug-prescribing patterns in old age. Europ. J. Clin. Pharmacol. 41 (1991) 441.

Lipton, H. L., L. A. Bero, J. A. Bird, S. J. McPhee: Undermedication among geriatric outpatients: Results of a randomized controlled trial. In: J. W. Rowe, J. C. Ahronheim (eds.), Annual Review of Gerontology and Geriatrics: Focus on Medications and the Elderly (pp. 95–108). Springer, New York 1992.

Liu, B., G. Anderson, N. Mittmann, et al.: Use of selective serotonin-reuptake inhibitors of tricyclic antidepressants and risk of hip fractures in elderly people. Lancet 351 (1998) 1303–1307.

MacDonald N. J., A. Sioufi, C. A. Howie, et al.: The effects of age on the pharmacokinetics and pharmacodynamics of single oral doses of benazepril and enalapril. Brit. J. Clin. Pharmacol. 36 (1993) 205–209.

Massie, B. M., J. G. Cleland, P. W. Armstrong, et al.: Regional differences in the characteristics and treatment of patients participating in an international heart failure trial. The Assessment of Treatment with Lisinopril and Survival (ATLAS) Trial Investigators. J. Card. Fail. 4 (1998) 3–8.

Meyer, B. R., M. M. Reidenberg: Clinical pharmacology and aging. In: Evans, J. G., T. F. Williams (eds.): Oxford Textbook of Geriatric Medicine, p. 107–116. Oxford University Press, Oxford 1992.

Miller, M. D.: Recognizing and treating depression in the elderly. Medscape Mental Health 2 (1997) http://www.medscape.com.

Montamat, S. C., B. J. Cusack, R. E. Vestal: Management of drug therapy in the elderly. New Engl. J. Med. 321 (1989) 303.

Noack, W., A. Ledwoch, A. Schrey (Hrsg.): Arzneimittelinteraktionen. Dr. C. Wolf und Sohn, München 1983

Packer, M., M. Gheorghiade, J. B. Young, et al., for the RADIANCE Study: Withdrawal of digoxin from patients with chronic heart failure treated with angiotensin-converting-enzyme inhibitors. New Engl. J. Med. 329 (1993) 1–7.

Pfeifer, S.: Pharmakokinetik im höheren Lebensalter. Pharmazie 47 (1992) 319.

Posvar, E. L., A. J. Sedman: ACE inhibitors in the elderly. Angiology 42 (1991) 387–396.

Scholz, H.: Herzinsuffizienz. In: Fülgraff, G., D. Palm (Hrsg.): Pharmakotherapie, klinische Pharmakologie, S. 223–240. Fischer, Stuttgart 1997

Schwabe U., D. Paffrath (Hrsg.). Arzneiverordnungs-Report 1998. Springer, Berlin–Heidelberg–New York 1998

Steinhagen-Thiessen, E., M. Borchelt: Morbidität, Medikation und Funktionalität im Alter. In: K. U. Mayer, P. B. Baltes (Hrsg.), Die Berliner Altersstudie (S. 151–184). Akademie Verlag, Berlin 1996.

Stuck, A. E., M. H. Beers, A. Steiner, et al.: Inappropriate medication use in community-residing older persons. Arch. Intern. Med. 154 (1994) 2195–2200.

Thapa P. B., P. Gideon, T. W. Cost, et al.: Antidepressants and the risk of falls among nursing home residents. New Engl. J. Med. 339 (1998) 918–920.

Thompson, W. G.: Review: An assault on old friends: Thiazide diuretics under siege. Amer. J. med. Sci. 399 (1990) 152.

Tomlinson, B.: Optimal dosage of ACE inhibitors in older patients. Drugs and Aging 9 (1996) 262–273.

Vestal, R. E.: Clinical Pharmacology. In: Andres, R., E.L. Bierman, W.R. Hazzard (eds.): Principles of Geriatric Medicine, pp. 424–443. McGraw Hill, New York 1985

Vestal, R. E., G. W. Dawson: Pharmacology and Aging. In: Finch, C. E., E. L. Schneider (eds.): Handbook of the Biology of Aging, pp. 744–819. Van Nostrand Reinhold, New York 1985.

Wallace, S. M., R. K. Verbeeck: Plasma protein binding of drugs in the elderly. Clin. Pharmacokinet. 12 (1987) 41.

Weintraub, M.: Compliance in the elderly. Clinical Pharmocology 6 (1990) 445.

Williamson, J., J. M. Chopin: Adverse reactions to prescribed drugs in the elderly: A multicentre investigation. Age and Ageing 9 (1980) 73–80.

Windhaber, J.: Aktuelle Therapie der Demenz. Medizinische Fachzeitschriften, Wien (1998) http://www.fdm.at.

54

Narkosefähigkeit

UTE MARNITZ

INHALT

1	Narkosefähigkeit – Narkoserisiko	610
2	Beurteilung des Narkoserisikos	611
2.1	Risikofaktor geriatrischer Patient	611
2.1.1	Allgemeinzustand	611
2.1.2	Alter	612
2.1.3	Begleiterkrankungen	612
2.2	Risikofaktor Operation	613
2.2.1	Operationsverfahren	613
2.2.2	Dringlichkeit des Eingriffes	614
2.3	Risikofaktor Anästhesie	614
2.3.1	Narkose per se	614
2.3.2	Anästhesieverfahren	614
2.4	Risikofaktor Arzt	615
3	Risikoklassifizierungen	615
4	Anästhesiologische Voruntersuchungen beim geriatrischen Patienten	617
5	Zusammenfassung	617
6	Hinweise für den niedergelassenen Arzt	618
6.1	Erforderliche Befunde	618
6.2	Diagnostik und Therapie der Begleiterkrankungen	618
6.3	Vorbereitende Maßnahmen und Hinweise	619

1 Narkosefähigkeit – Narkoserisiko

Die Verdopplung der Lebenserwartung in den letzten 100 Jahren hat zu gravierenden Veränderungen der demographischen Situation der Bevölkerung geführt, die weitreichende Konsequenzen im sozialen und gesundheitspolitischen Bereich haben. Dies bedeutet u.a. auch eine wesentliche Zunahme geriatrischer Patienten in der operativen Medizin. Die Weiterentwicklung operativer und anästhesiologischer Techniken ermöglichte die Ausdehnung operativer Eingriffe auch auf extreme Altersklassen.

In der Literatur finden sich Angaben über 167 Operationen an Patienten, die älter als 50 Jahre waren, aus dem Jahr 1907. Fazit dieser Arbeit war, daß ein Alter > 50 Jahre eine Kontraindikation für einen operativen Eingriff darstellte. 1937 wird über 293 Operationen an Patienten über 70 Jahre berichtet (Martin 1992).

> Heutzutage betreffen mehr als 20% aller Operationen Patienten über 65 Jahre, etwa 8% der Eingriffe Patienten über 80 Jahre (Bein et al. 1991; Stober 1992). 25–34% aller Patienten auf Intensivstationen sind älter als 70 Jahre, 1971 betrug dieser Anteil 18% (Gross 1991).

Die für alte Patienten relativ häufig getroffene Aussage „Der Patient ist nicht narkosefähig" kann pauschal nicht akzeptiert werden. Deshalb wird im Folgenden geklärt, was unter Narkosefähigkeit, insbesondere des geriatrischen Patienten, zu verstehen ist. Vorangestellt seien noch einige Zahlen über die perioperative Letalität.

Tabelle 54.1 gibt eine Übersicht über die anästhesiebedingte und die gesamte Letalität in großen Studien der letzten 15 Jahre unabhängig vom Alter.

Insgesamt ist heute davon auszugehen, daß die anästhesiebedingte Letalität 1:5000 bis 1:10 000 Narkosen beträgt. Lutz traf bereits 1982 die Feststellung, daß ein Todesfall auf 10 000 Anästhesien auftritt (Beinlich 1991; Lutz et al. 1982). Die Gesamtletalität beträgt 1:500 bis 1:2500 Eingriffe (Bein et al. 1991).

Bei Einbeziehung des Alters wurde bei einer Analyse von 100 000 Eingriffen eine deutliche Zunahme der perioperativen Letalität festgestellt:
- 45–64 Jahre: 2,5%
- ≥ 65 Jahre: 6,5% (Bein et al. 1991).

In einer Übersicht bei Beinlich (1991) weisen 8 von 9 Studien auf die signifikante Zunahme der Morbiditäts- und Mortalitätszahlen bei geriatrischen Patienten hin. Dick et al., berichten über eine Mortalitätsrate von 1,4/10 000 Eingriffen bei unter 40jähri-

54 Narkosefähigkeit

Tabelle 54.1 Gesamtletalität bzw. anästhesiebezogene Letalität bei operativen Eingriffen.

Autor	Patientenzahl	Gesamtletalität n/10000	%	anästhesiebezogene Letalität n/10000	%
Harrison (1978)	240483	100	1	2,2	0,022
Turnbull (1980)	195232	–	1	1,8	0,018
Hori-Viander (1980)	338934	18	0,18	2,0	0,02
Lunn-Mushin (1982)	1147362	62,5	0,625	5,9	0,059
Tiret-Hatton (1986)	198103	04,2	0,04	1,3	0,013
Chopra-Bovill (1987)	113074	–	–	0,6	0,006
Holland (1987)	≈ 550000	–	–	0,4	0,004
Eichhorn (1988)	1001000	–	–	0,05	0,0005
Harrison (1990)	782182	–	–	1,9	0,019

[nach Bein 1991; Beinlich 1991]

gen, von 3/10000 bei über 75jährigen. Auch nach Biohn (1984) steigt die Letalität bei Patienten über 70 Jahre gegenüber jüngeren Patienten bei einem operativen Eingriff auf das 3- bis 4fache an. Köckerling et al. (1992) geben eine Letalität von 14% für geriatrische Patienten einer Intensivtherapiestation an.

Jeder Patient ist an sich narkosefähig, aber mit sehr unterschiedlichem Risiko, in Abhängigkeit aller die Operation/Narkose beeinflussenden Faktoren, auf die in Tabelle 54.2 eingegangen wird.

Die Narkosefähigkeit als das Imstandesein, das Vermögen des Patienten, eine Narkose zu überstehen, ist eine sehr enge Definition und in der Regel mit ja zu beantworten. Gleichzeitig muß aber auch „eine Operation überstanden" werden, da die Narkose als akzessorisches Verfahren nie eine eigene Indikation besitzt. Narkose- und Operationsfähigkeit sind untrennbar miteinander verbunden.

Tabelle 54.2 Das Risiko eines operativen Eingriffes.

Patient	Allgemeinzustand Alter Begleiterkrankungen Operationsindikation
Operation	Operationsverfahren Dringlichkeit des Eingriffs Erfahrungen
Anästhesie	Narkose per se Anästhesieverfahren Erfahrungen Monitoring

Es ist daher sinnvoll, von einem Narkoserisiko im engeren Sinne und einem Narkoserisiko im weiteren Sinne zu sprechen (Bein 1991).

- *Narkoserisiko* = Versuch der Voraussage eines Behandlungsmißerfolges im Zusammenhang mit einer Anästhesie.
- *Narkoserisiko im engeren Sinne* = Einschätzung der individuellen narkosespezifischen Risikofaktoren mit dem Ziel der Festlegung des Betäubungsverfahrens; liegt allein im Zuständigkeitsbereich des Anästhesisten; bedeutet die anästhesiebedingte Letalität.
- *Narkoserisiko im weiteren Sinne* = Operationsfähigkeit; präoperative Prognose anhand aller die perioperative Phase beeinflussenden Faktoren über die Risiken hinsichtlich der Aufrechterhaltung der Vitalfunktionen insbesondere im postoperativen Zeitraum; bedeutet die perioperative Letalität oder Gesamtletalität.

Im Folgenden wird auf wesentliche Faktoren, die in Tabelle 54.2 genannt werden, eingegangen.

2 Beurteilung des Narkoserisikos

2.1 Risikofaktor geriatrischer Patient

2.1.1 Allgemeinzustand

Der geriatrische Patient – laut Definition der WHO gilt als alt, wer das 65. Lebensjahr überschritten hat – wird einerseits durch physiologische Einschränkungen, den Verlust der physischen und psychischen Anpassungsfähigkeit an die Lebensvorgänge, andererseits durch Multimorbidität charakterisiert.

Zu den physiologischen Organveränderungen/Funktionsminderungen zählen z.B. die Verminderung des Herzminutenvolumens um ein Drittel im Vergleich zu einem 30jährigen. Ebenfalls um ein Drittel ist die glomeruläre Filtrationsrate bei 75- bis 80jährigen reduziert. Die Nierendurchblutung nimmt sogar um 50% ab. Die Vitalkapazität vermindert sich um ca. 40%. 20–40% der Muskelmasse gehen bei 50- bis 70jährigen durch Inaktivität verloren. Bereits mit 60 Jahren ist ein deutlicher Gewichtsverlust des Gehirns nachweisbar.

Menschen im hohen Lebensalter weisen häufiger Defektheilungen nach erfolgten Erkrankungen sowie zusätzlich Ernährungsdefekte auf.

Das Alter ist geprägt durch eine allgemeine Arteriosklerose, deren Ausmaß u.a. durch konstitutionelle Faktoren sowie die Lebensweise bestimmt wird.

Das sogenannte Altersherz, die sogenannte Alterslunge stellen keine eigenständigen Krankheitsbilder dar, denn die Organe werden den altersgemäßen, selbstgewählten Leistungsanforderungen im allgemeinen gerecht (Stober 1992). Ein Beispiel dafür ist die altersbedingte Nephrosklerose, wo sich die Nieren gerade noch im Zustand der Kompensation befinden und die Ausscheidungsfunktion des alternden Körpers garantieren.

> Der Verlust an Funktionsreserven wirkt vital begrenzend, wenn zusätzliche Einflüsse wie pulmonale Viruserkrankungen, Bronchitiden, unphysiologische körperliche Belastungen, Verminderung der Nierendurchblutung wirksam werden.

2.1.2 Alter

Das Alter selbst in seiner Bedeutung als operativer Risikofaktor wurde mehrfach untersucht. Denn trotz der Abnahme des allgemeinen gesamtoperativen Risikos ist die Sterblichkeit der älteren Patienten nach wie vor höher als die von jüngeren.

Die Frage, ob das Alter an sich ein Anästhesierisiko ist, wird nicht einheitlich beantwortet. Es gibt unter den alten Menschen praktisch keine Gesunden, d.h. Menschen, bei denen keine pathologisch-anatomischen Veränderungen nachweisbar sind (Stober 1992).

Während einige Studien auf das Alter über 70 Jahre als unabhängigen Risikofaktor verweisen (Beinlich 1991; Martin 1992), stellen andere Autoren fest, daß das Alter allein nicht für das deutlich erhöhte Operations- und Narkoserisiko verantwortlich zu machen ist (Bein 1991; Dick et al. 1988; Köckerling et al. 1992; Platt et al. 1991).

Das Alter ermöglicht auch keine prognostischen Voraussagen. Dies bestätigen die Aussagen von Platt und Gross, daß nicht das kalendarische, sondern das biologische Alter eine viel größere Bedeutung hat (Gross 1991; Plate et al. 1991). Wesentlich ist, in welchem Leistungszustand sich der alte Mensch befindet, d.h., wie sein biologisches Alter ist. In der perioperativen Phase sind vor allem die Leistungsreserven, d.h. die vorhandenen und mobilisierbaren Kompensationsmöglichkeiten, von Bedeutung.

Das Alter an sich ist grundsätzlich keine Kontraindikation für einen chirurgischen Eingriff oder eine intensivtherapeutische Maßnahme. Für die Risikoerhöhung beim alten Patienten ist die Polymorbidität verantwortlich. Dick stellt im Vergleich zu 40- bis 50jährigen 10fach häufiger pulmonale, 40fach häufiger kardiale und 2fach häufiger metabolische Vorschädigungen fest (Dick et al. 1988).

Die Polymorbidität setzt Grenzen für Diagnostik und Therapie. Daher ist für geriatrische Patienten eine adäquate intensivtherapeutische Betreuung und Behandlung in der postoperativen Phase häufiger und länger notwendig als bei dem übrigen Patientengut.

2.1.3 Begleiterkrankungen

Für die objektive Einschätzung des Narkose- und Operationsrisikos geriatrischer Patienten sind die Begleiterkrankungen bestimmend (Tab. 54.3, 54.4).

> In den verfügbaren Statistiken über alte Menschen stehen die kardiovaskulären Erkrankungen mit Herzinsuffizienz, koronarer Herzerkrankung oder Hypertonie immer an erster Stelle. An zweiter Stelle laut Statistik stehen die Erkrankungen des Respirationstraktes.

Diese beiden genannten Begleiterkrankungen bestimmen weitgehend das Gesamtrisiko des Patienten im Zusammenhang mit einer chirurgischen Intervention. Bei vorbestehenden Herzerkrankungen liegt eine 6- bis 20fach erhöhte Komplikationsrate vor (Unertl et al. 1985). Besonders bei Patienten mit chronisch-ischämischer Herzkrankheit erhöht sich das Risiko perioperativer Myokardischämien.

Die Gefahr eines perioperativen Infarktes ist für Patienten mit vorbestehendem Infarkt in Abhängigkeit vom Zeitabstand desselben besonders groß (Bein et al. 1991; Beinlich 1991).

Die Reinfarkthäufigkeit liegt bei vorbestehendem Infarkt:
- < 3 Monate bei 37%
- 3–6 Monate bei 16%
- > 6 Monate bei 5%.

Dick gibt eine 10fache Mortalitätsrate bei chronischer ischämischer Herzkrankheit, eine 25fache Mortalitätsrate bei manifester Herzinsuffizienz an (Dick et al. 1988).

Tabelle 54.3 Häufigkeit von Organerkrankungen bei geriatrischen Patienten.

	kardiovaskuläre Erkrankungen	pulmonale Erkrankungen	zerebrale Erkrankungen	Stoffwechselstörungen
Ackern (1989) ≈ 80 Jahre	78%	14%	30%	12%
Lauven et al. (1990) (> 60 J.)	54,5%	41,3%	–	17,6%
Dick et al. (1986) ≈ 81 Jahre	78%	14%	39%	12%
Köckerling et al. (1992) > 70 Jahre	57,5%	20,1%	–	11,2%
Stober (1992) > 60 Jahre	70,7%	17,6%	–	12,1%

Tabelle 54.4 Häufigkeit kardiovaskulärer Erkrankungen im Alter.

	Hypertonus	Angina pectoris	alter Infarkt	Arrhythmie
Stober (1992) > 90 Jahre	42%	15%	20%	–
Lauven et al. (1990) > 60 Jahre	32,6%	54,5%		13,8%

Zahlreiche Komplikationen werden für Hypertoniker angegeben, z.B. Herzinsuffizienz, Apoplex, hypertensive Krise, Niereninsuffizienz (Stober 1992). Deshalb sollten elektive Eingriffe nur bei eingestelltem Hypertonus durchgeführt werden.

Pulmonale Begleiterkrankungen, insbesondere die chronisch-obstruktive Lungenerkrankung, führen zu einer deutlich erhöhten Komplikationsrate gegenüber pulmonal Gesunden. Beinlich (1991) und Bein et al. (1991) geben eine 3- bis 4fach höhere Komplikationsrate bei pulmonal vorgeschädigten Patienten an. Es besteht eine statistische Korrelation zwischen spirometrischen Befunden und postoperativen pulmonalen Komplikationen bzw. der postoperativen Letalität. Eine wesentliche Untersuchung ist der Atemstoßtest (FEV_1). Neben der Diagnostik der Obstruktion und restriktiven Ventilationsstörungen kann gleichzeitig die Leistungsbereitschaft des Patienten bestimmt werden.

Aufgrund des Atemstoßtestes läßt sich folgende Risikoabschätzung vornehmen:
- Beträgt die FEV_1 < 0,8 l, besteht ein hohes Risiko;
- liegt die FEV_1 zwischen 0,8 und 2,0 l, liegt ein erhöhtes Risiko vor;
- liegt die FEV_1 > 2,0 l, besteht kein erhöhtes Narkose- und Operationsrisiko bezüglich des Respirationstraktes (Konietzko 1988).

Auch Begleiterkankungen wie z.B. Diabetes mellitus, Nierenfunktionsstörungen und Adipositas haben Einfluß auf das allgemeine perioperative Risiko. Bei einer Adipositas von mehr als 50% des optimalen Körpergewichtes wird eine Mortalitätsrate von $^3/_{10000}$ (0,03%) angegeben; dies entspricht der Rate bei über 75jährigen. Ursache sind intrapulmonale Gasverteilungsstörungen, eine verminderte Compliance und funktionelle Residualkapazität, eine stets latente Hypoxämie adipöser Patienten, die sich unter den Bedingungen einer Anästhesie verstärken kann.

> Alter und Adipositas summieren sich in der Anästhesie als Risikofaktor (Dick et al. 1988).

Nach neuesten Untersuchungen erhöht sich das perioperative Risiko bei bestehendem Diabetes mellitus nicht wesentlich. Allerdings gilt auch hier, daß Alter und ein Diabetes seit vielen Jahren ein erhöhtes Risiko bedeuten, da mit Systemerkrankungen wie Gefäß- und Nervenveränderungen gerechnet werden muß.

2.2 Risikofaktor Operation

Die Art des Eingriffes hat für das Gesamtoperationsrisiko eine ungleich höhere Bedeutung als z.B. das Anästhesieverfahren. Sie beinhaltet u.a. die zu operierende Körperregion, die Dringlichkeit des Eingriffes, die chirurgische Vorgehensweise (Laparotomie – Laparoskopie), die Dauer des Eingriffes, die Qualität der postoperativen Nachsorge.

2.2.1 Operationsverfahren

Bein et al. (1991) berichten über eine Münchner Studie, die bei gefäßchirurgischen Eingriffen eine

Tabelle 54.5 Perioperative Letalität in Abhängigkeit vom Operationsgebiet.

Art des Eingriffes	n	Anzahl der Verstorbenen	Letalität in %
Trepanation	1273	124	9,7
Thoraxeröffnung	2693	231	8,5
Oberbauch	7649	501	6,5
Unterbauch	17351	481	2,8
Bein	8675	388	4,5
Niere	1031	36	3,4
Schilddrüse	993	2	0,2

Komplikationsrate von 20,5%, bei kleinen Eingriffen in der HNO, Orthopädie und Urologie eine von 0,4% aufweist.

Höfling (1988) konnte den Zusammenhang zwischen Operationsregion und perioperativer Letalität aufzeigen (Tab. 54.5). Auch Beinlich (1991) bestätigt nach Durchsicht mehrerer Studien diesen Zusammenhang. Dick et al. geben bei größeren Eingriffen eine 33–50% höhere Letalität als bei kleineren Eingriffen an. Der Umfang der operativen Maßnahme, d.h., ob palliativ oder kurativ, konventionell oder endoskopisch operiert wird, hat wesentlichen Einfluß auf den postoperativen Verlauf.

2.2.2 Dringlichkeit des Eingriffes

Entscheidenden Einfluß auf den perioperativen Verlauf hat die Dringlichkeit des Eingriffes.

Radke (1990) unterscheidet vier Dringlichkeitsstufen:

- Soforteingriffe (z.B. akute Blutungen, Vorbereitungszeit: wenige Minuten);
- dringliche nicht geplante Eingriffe (z.B. Ileus, Frakturen, Perforationen; Vorbereitungszeit: Stunden);
- bedingt dringliche geplante Eingriffe (z.B. Malignome, diagnostische Eingriffe, Vorbereitungszeit: Tage);
- nicht dringliche geplante Eingriffe (Cholezystektomie, Herniotomie, kosmetische Operationen, Strumaresektion; Vorbereitungszeit: Wochen/Monate).

Für dringliche Operationen wird eine 2- bis 4fach höhere Gesamtletalität im Vergleich zu elektiven Eingriffen angegeben (Beinlich 1991; Lutz 1980; Stober 1992).

Bei Meinungsverschiedenheiten zwischen Anästhesist und Chirurg über das Operationsvorgehen und den -zeitpunkt trifft letztendlich der Chirurg die Entscheidung. Laut einer Vereinbarung (1982) zwischen den beiden Berufsverbänden besitzt der Chirurg die „Überkompetenz", der Anästhesist darf trotz seiner Zweifel seine Mitarbeit nicht verweigern. Je länger ein operativer Eingriff dauert, um so höher ist die Komplikationsrate, ab der 4-Stunden-Grenze kommt es zum deutlichen Anstieg.

2.3 Risikofaktor Anästhesie

Der Risikofaktor Anästhesie ist geprägt durch die Narkose per se, die Auswahl des Anästhesieverfahrens, das entsprechende Monitoring sowie den Anästhesisten selbst.

2.3.1 Narkose per se

Die Narkose selbst als reversible Intoxikation des Organismus stellt aufgrund von Nebenreaktionen und Zwischenfällen einen Risikofaktor dar, auch wenn dieser, wie bereits erwähnt, im Durchschnitt nur bei 0,01% liegt. Dazu zählen z.B. unerwünschte Anästhetikawirkungen, Störungen der Reflexkoordination, der Abwehrmechanismen in den Luftwegen und der Kreislaufregulation, Überempfindlichkeitsreaktionen, Reflexe des autonomen Nervensystems, Nebenwirkungen der Beatmungstechnik u.v.m. (Tschirren 1987).

Diese Nebenerscheinungen sind untrennbar mit der Narkose verbunden, sie sind grundsätzlich nicht vermeidbar. Für den alten Patienten mit seinen eingeschränkten Anpassungs- und Kompensationsmöglichkeiten verschiedener Organsysteme kann dies bereits zu einer erheblichen Belastung werden, was sich u.a. in den erhöhten perioperativen Komplikations- und Letalitätsraten widerspiegelt.

2.3.2 Anästhesieverfahren

Jedes Anästhesieverfahren birgt spezifische Risiken in sich. Dies trifft auch für die Regionalanästhesie zu. Mit der Wiedergeburt der Regionalverfahren war zunächst die Annahme verbunden, über ein Verfahren ohne wesentliche Komplikationen zu verfügen. Zahlreiche Studien der letzten Jahrzehnte widerlegen diese Annahme. Es existiert hinsichtlich der Komplikationsrate bei Allgemein- und Regionalanästhesie kein grundsätzlicher Unterschied, die Schwerpunkte an Komplikationen liegen anders. Für kritisch kranke Patienten hat sich die Allgemeinanästhesie mit der Möglichkeit der Narkosesteuerung, der Möglichkeit, bei Komplikationen mit hoher FIO_2 zu beatmen, dem erhaltenen Sympathikotonus durchgesetzt. Dies gilt insbesondere für kardiovaskuläre Risikopatienten. Ein anästhesiebedingtes Kreislaufversagen mit Herzstillstand unter Regionalanästhesie weist eine schlechtere Prognose als unter Allgemeinanästhesie auf (Stober 1992). Miller et al. (1990) beobachten unter Spinalanästhesie eine signifikann höhere Gesamtletalität als bei Allgemeinanästhesie.

Andere Studien verweisen auf Vorteile der Regionalanästhesie bei alten Patienten bei Hüftgelenksoperationen und transurethralen Eingriffen (Sutter et al. 1990; Tryba 1990). Somit hat jedes Verfahren seine methodischen Einschränkungen und festen Indikationen. Die perioperative Situation des polymorbiden Patienten ist für die Entscheidung des Anästhesieverfahrens von Wichtigkeit (Stober 1992). Tryba (1990) vertritt folgenden Standpunkt:
- Die rückenmarksnahe Regionalanästhesie bietet um so mehr Vorteile, je jünger und gesünder der Patient ist.
- Patienten eignen sich eher für eine Allgemeinanästhesie, je älter und je kränker sie sind.

Es gibt kein definitives Anästhesieverfahren, was dem greisen Patienten vorbehaltlos empfohlen werden kann (Davenport 1988; Lauven 1988). In Abhängigkeit von der Art der Operation und den bestehenden Begleiterkrankungen gibt es aber empfehlenswerte bzw. ungeeignete Pharmaka und Methoden.

Ein den Standards entsprechendes Patienten- und Gerätemonitoring ist insbesondere beim geriatrischen Risikopatienten unabdingbare Voraussetzung. Es dient der Qualitätssicherung und der Minimierung technischer und menschlicher Fehlerquellen.

2.4 Risikofaktor Arzt

Der Anästhesist in seiner Doppelfunktion – einerseits die Beherrschung der Anästhesieverfahren, andererseits die Kontrolle der Vitalfunktionen – geht mit seinem Können und seinen Erfahrungen, aber auch seiner Persönlichkeit in die Risikodiskussion ein.

> Die bekannte Unglückstrias ungeduldiger Operateur – unerfahrener Anästhesist – unbekannter Patient hat gerade Gültigkeit für den geriatrischen Patienten.

Die Anästhesie eines alten Menschen ist die Anästhesie der multiplen Gefahren. Das erfordert die Gegenwart eines in der Anästhesie erfahrenen Arztes.

> Der verantwortungsbewußte Anästhesist zeichnet sich durch Aufmerksamkeit und ständige Anwesenheit beim Patienten aus.

Der geriatrische Risikopatient sollte kein „Experimentierfeld" für ungeübte Methoden oder neue Pharmaka sein.

Ein Risikopatient stellt zusammen mit einer unzureichend beherrschten anästhesiologischen Methodik und einem inkompletten oder technisch unzureichenden Instrumentarium eine erhebliche Potenzierung des allgemeinen Risikos dar.

Für geriatrische Patienten gilt der Grundsatz: „Das bedächtige Operieren in tiefer Narkose feiert in der Alterschirurgie keine Triumphe" (Nissen 1963). So sollten die erfahrensten und geschicktesten Operateure in der Alterschirurgie tätig sein.

3 Risikoklassifizierungen

Verschiedene Klassifizierungen bzw. Risikochecklisten können dem Anästhesisten helfen, präoperativ das zu erwartende Risiko einzuschätzen.

Sicherlich ist die Kenntnis dieser Klassifizierungen auch für den niedergelassenen Kollegen wertvoll, um bereits ambulant eine Einschätzung des Patienten vornehmen zu können mit dem Ziel, eine Risikominderung anzustreben.

1941 wurde die Klassifikation von der *American Society of Anesthesiologists* (ASA) vorgelegt, die seitdem eine weltweite Verbreitung erfahren hat:
- I = normaler gesunder Patient
- II = Patient mit einer leichten Allgemeinerkrankung (z.B. Hypertonus, Bronchitis, Varikose)
- III = Patient mit einer schweren Allgemeinerkrankung und Leistungsminderung (z.B. Herzinsuffizienz)
- IV = Patient mit einer inaktivierenden Allgemeinerkrankung, die eine ständige Lebensbedrohung darstellt (z.B. Schock, Peritonitis, Anurie)
- V = moribunder Patient mit einer Überlebensprognose von ca. 24 h mit oder ohne Operation.

Der subjektive Ermessensspielraum ist allerdings sehr groß, so daß nur eine globale Einschätzung möglich ist, die eine Definition der Risikogruppe nicht zuläßt. Trotzdem zeigen mehrere Studien eine enge Korrelation zwischen den ASA-Gruppen und der postoperativen Morbidität/Letalität (Tab. 54.6) (Beinlich 1991). Bei der ASA-Klassifikation wird vornehmlich der Risikofaktor „Patient" berücksichtigt. In den Folgejahren hat es weitere Anstrengungen gegeben, exaktere Klassifizierungen vorzunehmen, auch aus der Kenntnis heraus, daß eine Risikoprognose allein durch anästhesiologische Kriterien nicht erstellbar ist. Diese Risikochecklisten bewerten das gesamtoperative Risiko (Narkoserisiko im weiteren Sinne), so z.B.

Tabelle 54.6 Zusammenhang zwischen Morbiditäts- bzw. Letalitätsrate und der ASA-Klassifikation (Dick et al. 1988).

ASA	Morbiditätsrate	Letalitätsrate
R I	0,5%	0,02%
R II	3%	0,55%
R III	7,35%	2,8%
R IV/V	17%	10%

Tabelle 54.7 „Münchner Risiko-Checkliste".

0	1	2	3	4 Punkte
geplante Operation ambulant stationär		dringliche Operation		Notoperation
OP-Gebiet		thorakale OP abdominelle OP	OP-Aorta	
Anästhesiedauer < 120 min	Anästhesiedauer 120–180 min	Anästhesiedauer > 180 min		
Alter 1–39 Jahre	Alter 40–59 Jahre	Alter > 59 Jahre		
Allgemeinzustand gut	chron. konsumierende Erkrankung	Immobilisierung		akute Vitalbedrohung z.B. Schock Lungenversagen
Bewußtsein ungetrübt				Bewußtlosigkeit
Herzleistung normal keine besondere Herzerkrankung	Belastungsinsuffizienz Akrozyanose Digitalismedikation Herzvitium	Herzvergrößerung Beinödeme Jugularvenenstauung Angina pectoris Innenschichtschaden i. EKG Infarkt vor > 6 Mon.	Lungenstauung Infarkt vor < 6 Mon. > 1 abgelauf. Infarkt	
Herzrhythmus normal	kein Sinusrhythmus AV-Block I, II kompl. Rechtsschenkelblock	Tachykardie supraventrikuläre ES ventrikuläre ES Linksschenkelblock		
Kreislauf u. Gefäßsystem unauffällig	Hypertonie (RR > 145/95)	arterielles Verschlußleiden		
Atmungsorgane unauffällig	akute Bronchialerkrankung chron. Bronchialerkrankung Emphysem		Pneumonie pulmonale Dyspnoe	
Stoffwechsel normal	Übergewicht > 30%	Diabetes mellitus		
Serumkalium normal		Serumkalium < 3 mmol/l > 5 mmol/l		
Hämoglobingehalt normal		Hb < 12,5 g%		
Leberfunktion normal		Transaminasen erhöht Gamma-GT erhöht Quick erniedrigt Leberzirrhose		
Nierenfunktion normal		Retentionswerte erhöht		
				Anzahl Punkte
Risikogruppe Punkte	I geringes Risiko 0–6	II mittleres Risiko 7–10	III hohes Risiko > 10	

Tabelle 54.8 Korrelation Risikogruppe und postoperative Komplikationen nach der Münchner Risiko-Checkliste.

Risikogruppe	Anzahl Patienten	Anzahl Komplikationen	%
I (0–60 Punkte)	1620	2	0,1
II (7–10 Punkte)	366	23	6,3
III (> 10 Punkte)	187	81	43,3
Gesamt	2173	106	4,9

- Mannheimer Risikocheckliste von Lutz (1980).
- Münchner Risiko-Checkliste nach Unertl et al. (1985), die 15 Parameter nach einem Punktesystem bewertet und danach eine Zuordnung zu einer der 3 Risikogruppen vornimmt (Tab. 54.7). Diese Checkliste weist eine hohe prognostische Zuverlässigkeit auf (Tab. 54.8) (Unertl et al. 1985).
- Kriterien für das kardiale Risiko nach Goldmann (Punktesystem, das Alter, Infarktanamnese, EKG, kardialen Status, Allgemeinzustand und Art der Operation berücksichtigt) (Bein et al. 1991).
- Checkliste für geriatrisch-urologische Patienten (Lutz 1980; Stober 1992).

4 Anästhesiologische Voruntersuchungen beim geriatrischen Patienten

Im Gegensatz zu dem üblichen Routineprogramm bei sonst gesunden Patienten ist es bei geriatrischen Patienten wichtig, durch eine verstärkte präoperative Diagnostik wesentliche Risikofaktoren exakter zu definieren. Grundlegende Voraussetzungen sind exakte Anamnese und die klinische Untersuchung. Darauf aufbauend, aber auch bei leerer Anamnese sind für alle älteren Patienten ein befundetes EKG, eine Thorax-Röntgenaufnahme sowie eine Lungenfunktionsprüfung zu fordern. Bei anästhesierelevanten Befunden sollte eine Ausweitung der Diagnostik erfolgen.

> Da ein Ruhe-EKG nur bei 50% der koronargeschädigten Patienten pathologisch ausfällt, sollte bei anamnestischen Hinweisen ein Belastungs-EKG gefordert werden.

Eine Thorax-Röntgenaufnahme läßt keine Aussagen über obstruktive Erkrankungen zu, so daß, wie bereits erwähnt, eine Lungenfunktionsuntersuchung wertvoll erscheint. Die aktuellen *Laborbefunde* sollten über alle wesentlichen Organsysteme Auskunft geben:

- Hb, Hk, Leukozyten
- Natrium, Kalium
- Kreatinin, evtl. Kreatinin-Clearance
- Transaminasen
- Gesamteiweiß, Albumin
- Quick
- Blutzucker
- Urinstatus
- Blutgruppe.

Ein starres Schema für die notwendigen Voruntersuchungen ist wenig sinnvoll, da in Abhängigkeit von Begleiterkrankungen und Art des Eingriffs spezifische Anforderungen unvermeidbar sind. Die Frage, wie aktuell Laborbefunde sein müssen, läßt sich pauschal nicht beantworten.

> Pathologische Laborbefunde erfordern kurzfristige Kontrollen, normale Werte sollten nicht älter als 6–8 Wochen sein.

Die präoperative Befunderhebung pathologischer Zustände reicht für elektive Eingriffe nicht aus, es müssen sich Therapie und Kontrolle anschließen. Im Interesse des Patienten, um eine Risikoreduzierung zu erreichen, muß, wenn nötig, der Operationszeitpunkt verschoben werden. Dies zeigt wiederum, wie wichtig bereits die ambulante Vorbereitung durch den niedergelassenen Arzt ist. Nur am Rande erwähnt sei die Bedeutung der psychologischen Führung des betagten Patienten, welche oft sehr zeitaufwendig ist. Es ist wichtig, zwischen Patient und Anästhesist ein Vertrauensverhältnis aufzubauen. In der Regel sollte der prämedizierende, aufklärende auch der die Anästhesie durchführende Arzt sein. Das erhöhte Operations- und Narkoserisiko beim geriatrischen Patienten gibt dem Aufklärungsgespräch besonderes Gewicht.

5 Zusammenfassung

Bestehen hinsichtlich der Narkosefähigkeit im weiteren Sinne, sprich Operationsfähigkeit, Bedenken, muß gemeinsam mit dem Operateur über Indikation, Ausdehnung des Eingriffs (kurativ – palliativ) und Operationszeitpunkt diskutiert werden.

> Die letztendliche Entscheidung über die Indikation zur Operation stellt der Operateur. Dabei sollte bedacht werden, daß alleiniges Ziel einer chirurgischen Intervention die Verbesserung oder Gewährleistung der Lebensqualität sein muß.

Das Narkoserisiko im engeren Sinne ist, wie gezeigt wurde, relativ gering. Bei situationsadaptierter Anästhesie und erweitertem Monitoring ist das Risiko minimal, an einer anästhesiologischen Komplikation zu versterben. Es gelingt, auch bei Patienten in außerordentlich reduziertem Allgemeinzustand, eine effektive Anästhesie mit zustandsadaptierten Medikationen zu erreichen. Die zunächst technisch erfolgreiche Operation sichert aber noch kein postoperatives Überleben, darin aber besteht der Sinn des Eingriffs. Nicht die Operation hat das Primat, sondern die Zurückerlangung eines weiteren lebenswerten Lebens. Die Relation Leidensdruck/Überlebenschancen bzw. postoperativer Invaliditätsgrad sollte bei alten Menschen präoperativ sehr sorgfältig eingeschätzt werden. Alternative Behandlungsverfahren mit geringeren Risiken müssen sorgfältig geprüft werden, das fordert auch die Aufklärung des Patienten.

Das Ziel einer vervollkommneten Betreuung des alten chirurgischen Patienten ist eine nach differenzierter Diagnostik mit präoperativer Konditionierung entsprechende funktionsadaptierte operative Maßnahme mit postoperativer intensiver medizinischer Behandlung oder intensivtherapeutischer Versorgung. Dabei ist eine anästhesiologische und chirurgische Risikobereitschaft für einen Erfolg Voraussetzung.

6 Hinweise für den niedergelassenen Arzt

Die Vorbereitung der Patienten auf einen elektiven operativen Eingriff durch niedergelassene Fachrichtungen entspricht bisweilen nicht den Anforderungen, u.U. muß der Operationstermin verschoben werden. Einerseits sind bestehende Begleiterkrankungen nicht genügend ausdiagnostiziert bzw. therapiert, wie z.B. Einstellung eines Hypertonus oder Diabetes mellitus; es fehlt an notwendigen Befunden; es fehlen Hinweise auf die Möglichkeit der ambulant durchführbaren Eigenblutspende. Andererseits sind Patienten durch die ambulant tätigen Ärzte bereits auf ein bestimmtes Anästhesieverfahren festgelegt, was dem Anästhesisten viel Mühe kostet, bei entsprechender Kontraindikation dem Patienten ein anderes Verfahren zu empfehlen. Es fehlt auch nicht an der häufigen Feststellung „Der Patient ist narkosefähig" mit zusätzlicher Angabe der Risikogruppe.

> Über die Narkosefähigkeit und das Narkoserisiko zu befinden ist alleinige Aufgabe des Anästhesisten.

Um die aufgezeigten Probleme zu beseitigen, folgende Hinweise:

6.1 Erforderliche Befunde

Auf der Grundlage des Vertrauensgrundsatzes können und sollten, um unnötige Belastungen des Patienten zu vermeiden und unnötige Kosten zu sparen, Fremdbefunde verwendet werden. Es ist deshalb wünschenswert, daß zur Operation eingewiesene Patienten bereits Labor-, Rö-Thorax-, EKG-Befunde usw. mitbringen (s. Abschn. 4).

6.2 Diagnostik und Therapie der Begleiterkrankungen

> Bestehende Begleiterkrankungen sollen diagnostiziert und therapiert sein. Nicht nur deren Erfassung, sondern auch eine möglichst optimale Therapie ist entscheidend.

Zur Beurteilung eines *Hypertonikers* ist es günstig, wenn Blutdrucktagesprofile, unter Normalbedingungen erstellt, vorliegen. Es sollten Blutdruckwerte im Borderline-Bereich angestrebt werden. Die antihypertensive Therapie wird bis zum Operationstag fortgesetzt, kurzfristige Therapieumstellungen sollten präoperativ nicht erfolgen. Dies trifft ebenso für Patienten mit Diabetes mellitus zu.

Bei der Therapie der *Angina pectoris* sollten präoperativ weitgehende Schmerzfreiheit und Verbesserung der EKG-Veränderungen unter Belastung erreicht werden. Bei Verdacht auf koronare Herzkrankheit und unauffälligem Ruhe-EKG ist ein Belastungs-EKG zu fordern, um die Diagnose zu sichern. Stellen Erkrankungen des geriatrischen Patienten eine Kontraindikation für die Belastungsergometrie dar, so gilt diese Kontraindikation allgemein auch für elektive operative Eingriffe. Ist keine Besserung der Herz-Kreislauf-Situation zu erreichen, muß ein hohes Operations- und Narkoserisiko akzeptiert werden.

Symptome der *Herzinsuffizienz* müssen präoperativ, evtl. sogar stationär auf einer internen Station behandelt werden. Eine prophylaktische Digitalisierung geriatrischer Patienten wird übereinstimmend abgelehnt.

Obstruktive Ventilationsstörungen erfordern bereits im ambulanten Bereich eine inhalative, medikamentöse und physiotherapeutische Behandlung. Aber auch beim geriatrischen Patienten muß, wenn keine unmittelbar zwingende Operationsindikation besteht, der Versuch unternommen werden, bereits präoperativ eine mangelhafte Lungenfunktion zu verbessern. Die Motivation des Patienten kann auf einen möglichst störungsfreien postoperativen Verlauf der Behandlung aufgebaut werden. Verschiedene Formen der Atemtherapie (Atemschulung, Atemgymnastik, Atemtraining mit Totraumvergrößerung) bieten sich an (Stober 1992). Folgende Begleiterkrankungen gelten für elektive chirurgische Eingriffe als anerkannte *Kontraindikationen*:

- Myokardinfarkt < 6 Monate
- akute Herzinsuffizienz
- Endomyokarditis
- schwere Schockzustände

- respiratorische Insuffizienz
- chronisch-obstruktive Bronchitis mit akuter Exazerbation
- Koma.

6.3 Vorbereitende Maßnahmen und Hinweise

Auf allgemeine *Risikofaktoren* wie das Rauchen und die Adipositas, die für das Auftreten perioperativer pulmonaler Komplikationen verantwortlich gemacht werden, sollte Einfluß genommen werden. Ein frühzeitiger Rauchverzicht sowie eine Gewichtsreduktion bei extremer Adipositas sind anzustreben.

Bestehen bei älteren Patienten *akute Infekte des Respirationssystems*, müssen elektive Eingriffe aufgeschoben werden. Wegen der mangelhaften Kompensationsbreite der Alterslunge genügen bereits geringe Infekte, um eine Partial- oder Globalinsuffizienz auszulösen. Die *Terminverschiebung* muß mindestens 2–4 Wochen betragen.

In der Regel werden *bestehende Medikationen* bis zum Operationstermin fortgeführt. Über das präoperative Absetzen trizyklischer Antidepressiva herrschen keine einheitlichen Auffassungen. Bei schwerwiegenden kardialen Nebenerkrankungen sollen diese Präparate 3 Tage vor dem Operationstermin abgesetzt werden.

Bereits unter ambulanten Bedingungen sollen *vertraute Personen des Patienten* in die Operationsvorbereitungen einbezogen werden. Insbesondere zur positiven Motivation bei geriatrischen Tumorpatienten, die sich oft in ausgeprägten Konfliktsituationen befinden, ist eine Weiterführung dieser Kontakte auch im stationären Bereich sinnvoll.

Entsprechend einem Urteil des Bundesverfassungsgerichtes ist der Arzt verpflichtet, den Patienten über die mit einer *Bluttransfusion* verbundenen Gefahren aufzuklären. Damit verbunden ist der Hinweis auf die Möglichkeit der *Eigenblutspende*, dafür zuständig ist der niedergelassene Kollege. Die Eigenblutspende wird 3–5 Wochen vor dem Operationstermin im ambulanten Bereich durchgeführt. Starre Altersgrenzen sind nicht vorgegeben, so daß die Möglichkeit der Eigenblutspende auch für geriatrische Patienten zutrifft.

Nach Empfehlungen der DGAI und des Berufsverbandes Deutscher Anästhesisten gelten folgende Kontraindikationen für die Eigenblutspende, die im wesentlichen den Kontraindikationen für elektive chirurgische Eingriffe entsprechen:
- akute Infektion mit der Möglichkeit einer hämatogenen Streuung
- Symptome einer akuten Erkrankung mit noch nicht geklärter Genese
- Anämie (< 11,0 g% ≅ 6,8 mmol/l)
- frischer Herzinfarkt (< 6 Monate)
- instabile Angina pectoris
- Hauptstammstenose einer Koronararterie
- dekompensierte Herzinsuffizienz.

Patienten mit Tumorleiden stellen keine Kontraindikation dar, bei Tumoren mit schneller Wachstumstendenz und frühzeitiger Metastasierung muß jedoch sehr differenziert entschieden werden.

Patienten sollen nicht auf ein bestimmtes Anästhesieverfahren orientiert werden. Bei Fragen ist immer an den Anästhesisten in der Klinik zu verweisen. Der Umfang der präoperativen Korrekturen von Funktionsstörungen oder prophylaktischer Maßnahmen hängt von der Dringlichkeit des Eingriffs und dem Ausmaß der pathologischen Veränderungen ab. Für elektive Eingriffe – auf die beziehen sich die voranstehenden Hinweise – ist eine optimale Diagnostik und Therapie bestehender Erkrankungen anzustreben.

Literatur

Ackern, K. v.: Der geriatrische Patient in der Anästhesie. Anaesthesist 38 (1989) 195.

Bein, Th., K. Unertl, K. Peter: Die Risikocheckliste der Anästhesie – Faktoren und Kriterien. Anästh. Intensivmed. 5 (1991) 129–134.

Beinlich, I.: Anästhesiebezogene Morbidität und Mortalität. Anästh. Intensivmed. Notfallmed. Schmerzther. 26 (1991) 177–185.

Biohn, K. V.: Die Narkoseeinleitung bei Risikopatienten. Anästh. Intensivmed. 25 (1984) 374–378.

Davenport, H. T.: Anaesthesia and the Aged Patient, pp. 204–241. Blackwell Scientific Publications, London 1988.

Dick, W., H. Gervais, K.-W. Christian: Leitlinien zur Erfassung des Anaesthesierisikos, S. 3–18. In: Rügheimer, E., T. Pasch (Hrsg.): Vorbereitung des Patienten zu Anaesthesie und Operation. 3. Internat. Erlanger Anästhesie-Symposium 2.–5. 7. 1986. Springer, Berlin 1988.

Gross, R.: Die Lebensverlängerung und ihre Grenzen. Dtsch. Ärztebl. 88 (17) (1991) 1264–1265.

Höfling, B.: Art und Umfang der Diagnostik zur Erfassung des kardiovaskulären Operations- und Narkoserisikos, S. 182–191. In: Rügheimer, E., T. Pasch (Hrsg.): Vorbereitung des Patienten zu Anaesthesie und Operation. 3. Internat. Erlanger Anästhesie-Symposium 2.–5. 7. 1986. Springer, Berlin 1988.

Köckerling, F., F. P. Gall: Intensivmedizin geriatrischer Patienten in der Chirurgie. Fortschr. Med. 110 (13) (1992) 238–240.

Konietzko, N.: Art und Umfang der Diagnostik zur Erfassung des pulmonalen Risikos. In: Rügheimer, E., T. Pasch (Hrsg.): Vorbereitung des Patienten zu Anaesthesie und Operation, S. 55–63. 3. Internat. Erlanger Anästhesie-Symposium 2.–5 .7. 1986. Springer, Berlin 1988.

Lauven, P. M., H. Stoeckel: Intensivmedizin, Notfallmedizin, Anästhesiologie, Anästhesie und der geriatrische Patient. Thieme, Stuttgart 1988.

Lauven, P. M., H. Stoeckel, B. J. Ebeling: Perioperative Morbidität und Mortalität bei geriatrischen Patienten. Anästh. Intensivther. Notfallmed. 25 (1990) 3–9.

Lutz, H., P.-M. Osswald, H.-J. Bender: Risiken der Anaesthesie. Anästhesist 31 (1982) 1–5.

Lutz, H.: Präoperative Risikoeinschätzung nach objektiven Kriterien. Anaesth. Intensivther. Notfallmed. 15 (1980) 287–292.

Martin, E.: Alterspatienten – perioperative Betreuung aus Sicht des Anästhesisten. Fortschr. Med. 110 (13) (1992) 235–237.

Miller, K., M. Reichel, R. Karlbauer, G. Pauser: Wahl der Anästhesiemethode als Risikofaktor bei der hüftgelenknahen Oberschenkelfraktur des alten Patienten. Anaesthesist 39 (1990) 83–87.

Nissen, R.: Die Chirurgie des alternden Menschen. Indikationen und Kontraindikationen. Fortschr. Med. 7 (1963) 57–60.

Platt, D., J. Horn, H.-J. Geier, G. Seefried: Intensivmedizin im höheren Lebensalter. Dtsch. Ärztebl. 88 (22) (1991) 1730 bis 1733.

Radke, J.: Präoperative Diagnostik bei dringlichen Eingriffen. Anästh. Intensivmed. 5 (1990) 140–143.

Stober, H.-D.: Anästhesie bei geriatrischen Patienten, 2. überarb. Aufl. Ullstein Mosby, Berlin 1992.

Sutter, P.-A., Z. Gamulin, A. Forster: Vergleich der kontinuierlichen Spinal- mit der kontinuierlichen Epiduralanästhesie für Operationen der unteren Extremitäten bei älteren Patienten. Anaesthesist 44 (1990) 47–50.

Tryba, M.: Bietet die Regionalanästhesie Vorteile gegenüber der Allgemeinanästhesie? In: Henneberg, U. (Hrsg.): Regionalanästhesiologische Aspekte, S. 5–41. 8. Berliner Regionalanästhesie-Symposium, Berlin 1990.

Tschirren, B.: Der Narkosezwischenfall. Ätiologie, Prophylaxe und Therapie, 3. Aufl. Huber, Bern 1987.

Unertl, K., H. Wroblewski, S. Glükher, et al.: Das Risiko in der Anästhesie – Eine prospektive klinische Studie. Münch. med. Wschr. 127 (1985) 609–615.

55 Physikalische Therapie

Günther T. Werner

INHALT

1	Methoden der physikalischen Medizin	621	5	Thromboseprophylaxe	634
1.1	Sogenannte passive physikalische Maßnahmen	621	6	Förderung der Darmtätigkeit	634
1.1.1	Balneotherapie	621	7	Physikalische Therapie beim Kreuzschmerz	635
1.1.2	Wärmepackungen	625	7.1	Schmerzen infolge degenerativer Veränderungen der Lendenwirbelsäule	635
1.1.3	Massage	626	7.2	Schmerzzustände im Bereich der Halswirbelsäule	637
1.1.4	Unterwassermassage	627	8	Physikalische Therapie bei degenerativen Gelenkveränderungen	638
1.1.5	Manuelle Lymphdrainage und entstauende physikalische Maßnahmen	627	9	Physikalische Behandlung nach endoprothetischer Versorgung – Hüftendoprothesen	638
1.1.6	Elektrotherapie	628	10	Rehabilitation nach Herzinfarkt	639
1.1.7	Ultraschalltherapie	629	10.1	Mobilisation	639
1.1.8	Inhalation	629	10.2	Sekundärprävention	640
1.2	Aktive physikalische Therapie	631	10.3	Bewegungstraining	640
1.2.1	Bewegungsbad	631	10.4	Herzgruppe	640
1.2.2	Atemtherapie	631	11	Rehabilitation nach erworbenen Hirnschädigungen	641
2	Bewegungstherapie bei peripherer arterieller Verschlußkrankheit	633	12	Physikalische Therapie beim Parkinson-Syndrom	642
3	Training außerhalb der Klinikräume – Gruppengymnastik	633			
4	Behandlung nach erworbenen Schäden des Zentralnervensystems	634			

1 Methoden der physikalischen Medizin

Die physikalische Therapie verwendet natürliche Heilmaßnahmen (physis [griechisch] = Natur). Sie stellt einen wichtigen Eckpfeiler in der Behandlung älterer Patienten dar. Zahlreiche Erkrankungen können gefahrlos mit physikalischen Maßnahmen behandelt werden; der größte Teil der Rehabilitation geschieht mit den Methoden der physikalischen Medizin. Man unterscheidet die sogenannten passiven Maßnahmen, bei denen am Patienten etwas geschieht, von den aktiven Maßnahmen, bei denen der Patient selbst eine Leistung erbringen muß.

1.1 Sogenannte passive physikalische Maßnahmen

1.1.1 Balneotherapie

Die Balneotherapie zwingt dem Körper bestimmte Reaktionen auf. Dies muß beim älteren Menschen beachtet werden, um unerwünschte Nebenwirkungen und Belastungen zu vermeiden und Kontraindikationen zu erkennen (Tab. 55.1). Bei richtiger Indikation ist die Wasserbehandlung des alten Menschen nützlich und wohltuend.

Physiologische Wirkungen der Immersion
Unmittelbar nach dem Eintauchen des Körpers ins Wasser werden extrathorakale Gefäße komprimiert. Aus dem venösen Gefäßbereich wird eine Blutmenge

Tabelle 55.1 Altersbedingte Veränderungen, die bei der physikalischen Therapie in der Geriatrie berücksichtigt werden müssen.

- Einschränkung der pulmonalen und kardiovaskulären Belastbarkeit
- nachlassende Elastizität des Binde- und Stützgewebes sowie des Gefäßsystems – bei unvorsichtiger Manipulation besteht Verletzungsgefahr, und es kann zu Blutungen kommen
- veränderter Hautturgor
- herabgesetzte Hautsensibilität bei verschiedenen Erkrankungen (Polyneuropathie, neurologische Erkrankungen etc.)
- Reduktion der Muskulatur mit erhöhter Verletzungsgefahr

von ca. 700 ml in den Thoraxraum verschoben. Der zentrale Venendruck steigt um 12–15 mmHg an; das Herzminutenvolumen und der Pulmonalisdruck nehmen zu. Das Zwerchfell wird nach oben gedrückt, so daß die Vitalkapazität abnimmt und der Atemwegswiderstand größer wird. Um der plötzlichen Überfüllung der intrathorakalen Gefäße zu begegnen, ändert sich die Hämodynamik: Schlagvolumen sowie Herzzeitvolumen steigen an (Tab. 55.2).

Ein weiterer Regelmechanismus läßt sich an den Nieren beobachten. Es ist seit langem bekannt, daß nach einem Bad die Urinausscheidung vermehrt ist.

Primäre Ursache dafür ist eine Stimulierung lokaler Rezeptoren im linken Vorhof. Es wird ein Hormon freigesetzt, der sogenannte atrio-natriuretische Faktor (ANF). Der ANF fördert die Natriurese; er hat gefäßerweiternde und blutdrucksenkende Wirkungen. Die Immersion bewirkt den Auftrieb, dadurch wird das Körpergewicht auf ein Zehntel des Ausgangswertes verringert. Gelenke, Bänder und Muskeln werden entlastet. Der Impulsstrom aus den Propriozeptoren der Gelenke, der Bänder und der Muskulatur verschwindet. Damit nimmt auch die Zahl efferenter Impulse vom Zentralnervensystem auf den Bewegungsapparat ab. Es resultiert eine nachhaltige Entspannung der Muskulatur. Die Spannungs- und Dehnungsrezeptoren des Bewegungsapparates wirken nicht nur auf das motorische System, sondern auch dämpfend auf spinale und kortikale Zentren. Da solche Stimuli wegfallen, werden die allgemein sedierenden Effekte eines Bades erklärbar.

Zur Hydrotherapie des alten Menschen werden bevorzugt warme Bäder eingesetzt. Der thermische Einfluß eines warmen Bades geschieht durch Leitung. Der Organismus reagiert auf Temperaturänderung im Wasser empfindlicher als auf solche in der Luft. Hautdurchblutung, Herzzeitvolumen und Herzfrequenz steigen an, der diastolische Blutdruck sinkt mit steigender Temperatur. Thermische Reize eines warmen Bades beeinflussen auch das endokrine System. So steigt nach einem warmen Vollbad der Cortisolspiegel im Laufe einer Stunde um 40%. (Abb. 55.1) Zu den günstigen Wirkungen eines warmen Bades zählen die Schmerzlinderung, eine

Tabelle 55.2 Funktionelle Wirkungen der Immersion auf den Organismus.

Hämodynamik	zentraler Venendruck ↑ Schlagvolumen ↑ Herzfrequenz ↓↑ Herzzeitvolumen ↑ peripherer Widerstand ↑
Lungenfunktion	Vitalkapazität ↓ Atemwegswiderstand ↑ funktionelle Residualkapazität ↓ exspiratorisches Reservevolumen ↓ arterieller Sauerstoffpartialdruck ↓
Nierenfunktion	Diurese ↑ Natrium- und Kaliumausscheidung ↑
neuromuskuläre Wirkungen	Tonus der Muskulatur ↓ Beweglichkeit ↑ Viskosität der Synovia ↓
endokrine Funktionen	atrio-natriuretischer Faktor ↑ Katecholamine ↓ Renin-Angiotensin-Aldosteron-System ↓ Vasopressin ↓
Blutveränderungen	Hämatokrit ↑↓ Plasmavolumen ↑↓ Plasmaviskosität ↑↓

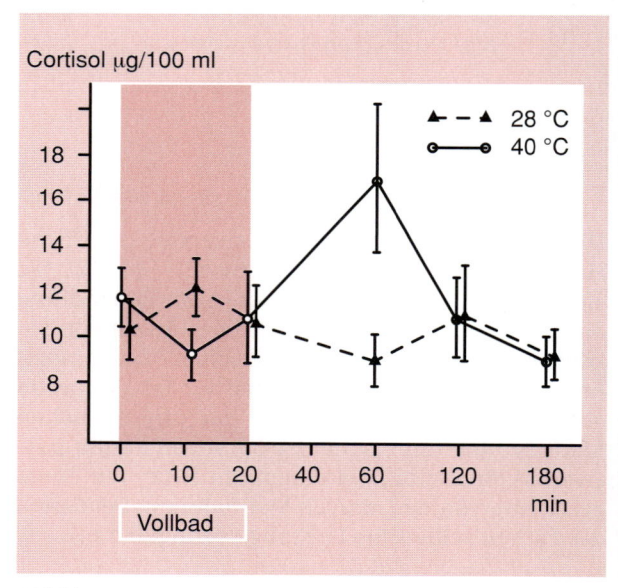

Abbildung 55.1 Konzentrationen des Serumcortisols vor und nach einem Bad mit 28 bzw. 40 °C.

verbesserte Trophik durch eine Hyperämisierung und ein detonisierender Effekt auf die Muskulatur. Die Viskosität der Synovia nimmt ab; die Gelenke werden beweglicher. Dies erklärt die Erfolge warmer Bäder bei degenerativen Gelenkveränderungen.

Stangerbad

Im Stangerbad addieren sich zu den hydrostatischen und thermischen Effekten die Wirkungen des elektrischen Stroms. Es wird ein konstanter elektrischer Gleichstrom (galvanischer Strom) verwendet. In der Wanne befindet sich eine Elektrode am Kopf und eine am Fußende, außerdem auf beiden Seiten je 3 Elektroden (Abb. 55.2). In der Regel wird der Strom von kranial (+) nach kaudal (–) gepolt. Durch entsprechende Schaltung der Elektroden kann im schmerzhaften Bereich eine möglichst hohe Stromdichte erreicht werden. Der Strom hat verschiedene Wirkungen auf den Organismus: Hautgefäße werden dilatiert, und es kommt zur Hyperämie. Dieser Effekt ist nur oberflächlich auf die Haut beschränkt. Die wichtigste Wirkung besteht in der Analgesie: Durch den Gleichstrom wird das chemische Milieu ganzer Gewebe verändert. Auf Änderungen des Ionenmilieus und des pH-Wertes reagieren die in großer Zahl vorhandenen Nozizeptoren der Haut. Zuerst kommt es zu einem typischen Stromgefühl mit Kribbeln und Prickeln. Dann werden Kontrollzentren im Hirnstamm aktiviert, um den weiteren Zustrom solcher unangenehmer Erregungen zu verhindern. Die analgetische Wirkung gleichstrombedingter Milieuveränderungen basiert demnach auf peripheren und zentralen Wirkungen.

Ein *absteigendes Bad*, d.h., wenn der Stromfluß von kranial nach kaudal geht, dämpft die Erregbarkeit bzw. die tonische Ruheentladung der Motorneurone. Schließlich wird dem Gleichstrom auch eine anregende Wirkung auf die Trophik der Gewebe zugeschrieben.

Indikationen für das Stangerbad sind alle schmerzhaften Zustände im Bereich des Bewegungsapparates, vor allem der Wirbelsäule: Lumbalgien, Dorsalgien, Halswirbelsäulen-Syndrome, Schmerzzustände bei Osteoporose oder Spondylarthritis ankylopoetica (Morbus Bechterew). Auch bei Arthrosen, vor allem bei Koxarthrosen mit Muskelschmerzen und Tendopathien, wirkt das Stangerbad günstig. Auch Patienten mit Polyneuropathie oder solche mit diffusen Schmerzsyndromen reagieren günstig auf das Stangerbad, so daß ein Therapieversuch durchaus sinnvoll ist. Patienten mit Schmerzen infolge Knochenmetastasierung (Prostatakarzinom, Mammakarzinom, Plasmozytom) verspüren manchmal im Stangerbad eine deutliche Linderung.

Kontraindikationen für das Stangerbad sind – wie für jede balneologische Anwendung – die dekompensierte Herzinsuffizienz, besonders mit Rhythmusstörungen, die respiratorische Insuffizienz und die pulmonale Hypertonie. Eine Bäderbehandlung sollte nach einer Bein-Becken-Venenthrombose für mindestens 4 Wochen unterbleiben.

Endoprothesen stellen nach unserer Ansicht keine Kontraindikation für das Stangerbad dar. Die minimalen Strommengen, die in den Körper eindringen, können keinen negativen Einfluß auf implantierte Metallteile entfalten. Wir setzen seit Jahren bedenkenlos bei Endoprothesenträgern das Stangerbad ein und haben noch nie Nachteile erlebt.

Bei *Patienten mit Herzschrittmachern* ist unter dem Aspekt der Elektrophysiologie ein Stangerbad ohne weiteres möglich. Die heute verwendeten Schrittmacher sind so gut abgeschirmt, daß die geringe Stromdichte ohne Einfluß bleibt.

> Mehr aus juristischen und psychologischen Gründen raten wir bei Patienten mit Herzschrittmachern zur Vorsicht: Sollte es nach einer hydrogalvanischen Anwendung zu irgendwelchen Komplikationen von seiten des Herzschrittmachers kommen, wird dies der Therapie angelastet.

Zellenbad

Das Zellenbad besteht aus 4 kleinen Wannen (für Hände/Unterarme und Füße/Unterschenkel) und hat ähnlich wie das Stangerbad Wasserelektroden. Es unterscheidet sich prinzipiell vom Stangerbad dadurch, daß der ganze abgegebene Strom den Körper durchfließt.

Das Zellenbad ist für bewegungsbehinderte Patienten geeignet, die nicht in die Wanne einsteigen

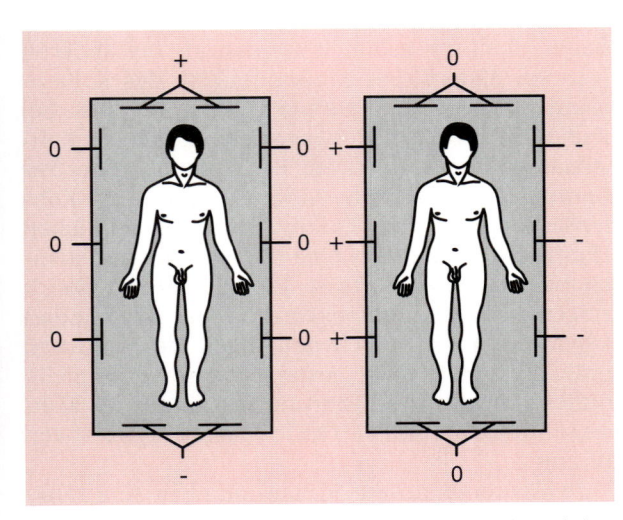

Abbildung 55.2 Anordnung der Elektroden und Schaltmöglichkeiten beim Stangerbad.

können oder bei denen Kontraindikationen gegen ein Vollbad bestehen. Die Hauptindikationen für das Zellenbad sind Schmerzzustände des Bewegungsapparates und die Polyneuropathien. Diese Krankheitszustände sind in 30% der Fälle auf Diabetes mellitus, in 30% auf Alkoholmißbrauch zurückzuführen; 20% der Polyneuropathien haben eine multifaktorielle Genese, und 20% bleiben ungeklärt. Die diabetische und die alkoholische Polyneuropathie sprechen gut auf die Behandlung im Zellenbad an. Voraussetzung ist natürlich, daß der Stoffwechsel optimal eingestellt wird bzw. der Patient den Alkoholmißbrauch einstellt.

Bäder mit Zusätzen

Beim warmen Vollbad stehen thermophysikalische Wirkungen auf den Organismus ganz im Vordergrund. Chemische Inhaltsstoffe des Bades spielen demgegenüber eine weit geringere Rolle. Die Resorption von Badeinhaltsstoffen, z.B. Na^+, Cl^-, J^-, SO_4, ist außerordentlich gering, so daß keine echte pharmakologische Wirkung zu erwarten ist. Damit soll nicht abgestritten werden, daß auch die Resorption geringster Substanzmengen aus dem Bad eine Funktion auf den Organismus haben kann (sogenanntes Verstärkerprinzip: Biokatalyse).

Bei Bädern mit pflanzlichen Zusätzen werden Wirkungen durch ätherische Öle postuliert. Sie entfalten Wirkungen auf die Haut; außerdem werden Inhaltsstoffe inhaliert und daher als angenehm empfunden (Tab. 55.3).

Tabelle 55.3 Badezusätze und ihre Wirkungen.

Zusatz	erwartete Wirkung
Baldrian, Melisse	Sedierung, schlaffördernd
Eichenrinde	adstringierend (dermatologische Indikationen)
Fichtennadel	Steigerung der Hautdurchblutung, Sekretolyse
Heublumen	Muskelentspannung, Schmerzlinderung
Kamille	entzündungshemmend, dämpfend bei Allergien
Kleie, Molke	antiallergisch, hautpflegend
Rosmarin	entspannend, schmerzlindernd
Sole	dermatolytisch, durchblutungsfördernd
Thymian	sekretolytisch
Zinnkraut	adstringierend, antiekzematös

Schwefelbäder werden bei Hauterkrankungen (chronische Ekzeme, Psoriasis) verordnet. Sie haben eine keratolytische und durchblutungsfördernde Wirkung.

Die epidermalen Langerhans-Zellen werden durch Sulfid-Schwefel in ihrer Funktion gedämpft. Das erklärt, warum Schwefelbäder überschießende allergische Reaktionen der Haut günstig beeinflussen.

Gashaltige Bäder – Kohlensäurebad

Neben Bädern mit pflanzlichen und mineralischen Zusätzen gibt es gashaltige Bäder: das Kohlensäurebad, das Kohlensäuregasbad und das Sauerstoffbad. Medizinisch am wichtigsten und am besten untersucht ist das Kohlensäurebad.

Kohlensäurehaltige Quellen („Sauerbrunnen") sind schon lange bekannt, zum Beispiel in den Bädern Ems, Göppingen, Kissingen, Langenschwalbach, Liebenwerda, Pyrmont und Wildungen. Kohlensäurebäder können auch physikalisch hergestellt werden, indem dem Wasser unter Druck Kohlensäure beigemengt wird. Sie lassen sich auch chemisch gewinnen, wenn ein Kohlensäureträger mit einem Entwickler gemischt wird.

Wirksam ist ein Kohlensäurebad nur dann, wenn die Konzentration mindestens 800 mg CO_2/l enthält. Der optimale therapeutische Bereich liegt bei einer CO_2-Konzentration von 1000–1500 mg/l.

> Im Gegensatz zu anderen Badeinhaltsstoffen wird CO_2 in beträchtlicher Menge durch die Haut aufgenommen.

Die Ursache dürfte darin liegen, daß in der Haut keine Dekarboxylasen vorhanden sind, die die Kohlensäure abbauen. Kohlensäure senkt die Empfindlichkeit der Thermorezeptoren der Haut, außerdem lagert sich die Kohlensäure in Form feiner Bläschen an der Haut ab. Damit kann die Temperatur des Bades niedriger gehalten werden als bei anderen warmen Bädern. Die Kreislaufeffekte des Kohlensäurevollbades sind geringer ausgeprägt als bei anderen Vollbädern; deswegen eignet sich das Kohlensäurebad besonders zur Behandlung älterer Patienten. Die deutlichste Wirkung entfaltet die Kohlensäure auf der Haut. Es kommt zu einer deutlichen Hautrötung, die durch eine Erweiterung der kleinsten Gefäße verursacht ist. Experimentell ließ sich zeigen, daß im Kohlensäurebad die Vasomotion (rhythmische Tonusschwankungen der kleinsten präkapillären Gefäße) gesteigert wird (Abb. 55.3). Außerdem fällt die Viskosität des Blutes im Kohlensäurebad ab, und die Flexibilität der Erythrozyten nimmt zu.

Indikationen für das Kohlensäurebad sind funktionelle Durchblutungsstörungen, das Raynaud-Phänomen, die diabetische Mikroangiopathie sowie

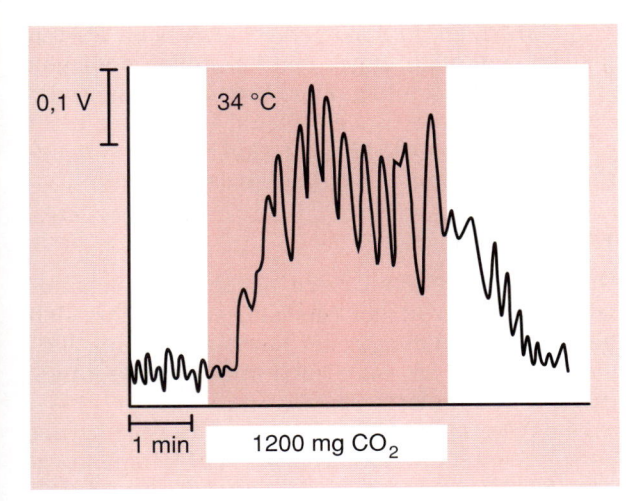

Abbildung 55.3 Unter dem Einfluß von Kohlensäure nehmen die Hautdurchblutung sowie die Amplitude der Vasomotion deutlich zu.

die arterielle Verschlußkrankheit der Stadien I und II nach Fontaine. Gut bewähren sich Kohlensäurebäder unterstützend bei chronischen, schlecht heilenden Wunden sowie beim Dekubitus, der ja durch Störungen der Mikrozirkulation zustande kommt.

Eine wichtige Indikation sind trophische Störungen, z.B in gelähmten Gliedmaßen oder die sympathische Reflexdystrophie (Morbus Sudeck). Bei diesen Indikationen wird das Kohlensäurebad meist als Teilbad 1–2 × täglich durchgeführt, die Badedauer beträgt 20 min.

Günstig wirken Kohlensäurevollbäder bei Grenzwerthypertonie; schließlich hat das Kohlensäurevollbad auch eine ausgeprägte sedierende Wirkung.

Viel diskutiert in der Fachliteratur ist das *Sauerstoffbad* (Sprudelbad). Von manchen Autoren wird diesem Bad eine „Gasbürstenmassage", d.h. eine Mikromassage zugeschrieben. Eindeutige physiologische Wirkungen haben sich nicht nachweisen lassen. Die Sprudelbäder werden jedoch als angenehm und entspannend empfunden und sollten deshalb älteren Menschen nicht vorenthalten werden (Siegel 1996).

1.1.2 Wärmepackungen

Äußerliche Wärmeanwendungen gehören zu den wichtigsten Therapiemethoden der physikalischen Medizin. Den geringsten Effekt haben Wärmeapplikationen infolge Strahlung (Heißluft, Rotlicht). Nachhaltiger wirken Packungen mit sogenannten Peloiden: Moor, Fango, Schlick, Lehm, Kreideschlamm u.ä. Am meisten verwendet werden Fango sowie Moor; die anderen Peloide werden in Kurorten eingesetzt, wo sie natürlich vorkommen („ortsgebundene Heilmittel"). Bewährt hat sich der Heublumensack als Wärmeträger.

Die Wärmeübertragung bei Peloiden geschieht durch Leitung. Es kommt an der Haut zu einem Temperaturanstieg, der sich nach innen fortpflanzt. Experimentelle Untersuchungen haben gezeigt, daß auch eine deutliche Tiefenwirkung vorhanden ist, die über das Ende der Applikationszeit hinaus andauert (Abb. 55.4). Die Wärmepackungen steigern lokal die Durchblutung und verbessern den Gewebsstoffwechsel; auf spinaler Ebene hemmen sie den Schmerz und detonisieren die Muskulatur. Auf zentralnervöser Ebene ergeben sich Hinweise für eine Schmerzhemmung, eine neurovegetative Umschaltung und eine endokrine Stimulation.

Indikationen für Wärmepackungen sind chronische, schmerzhafte Erkrankungen des Bewegungsapparates: Lumbalgien, Dorsalgien, Halswirbelsäulensyndrom, die Osteoporose, Arthrosen, Muskelverspannungen, Insertionstendopathien sowie weich-

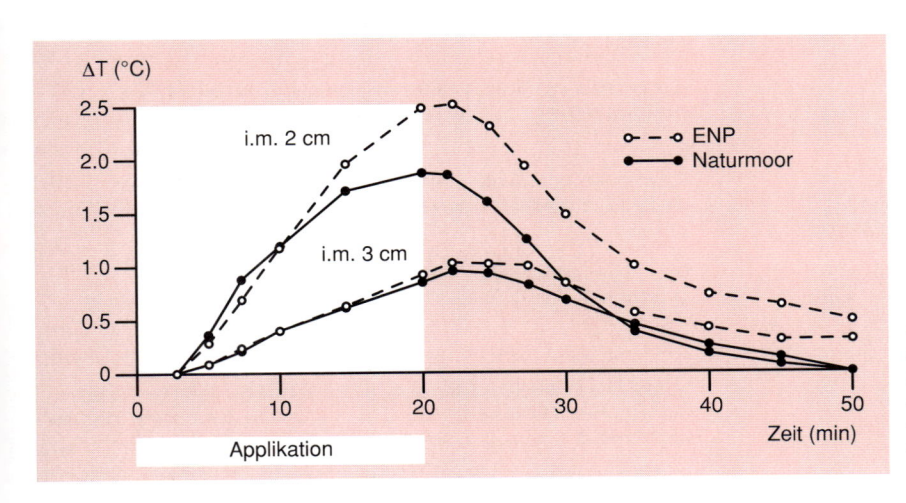

Abbildung 55.4 Temperaturverlauf in unterschiedlicher Gewebstiefe (Mittelwerte aus Tierversuchen) nach Applikation zweier verschiedener Moorpackungen. Auch nach Ende der Applikation erfolgt ein weiterer Temperaturanstieg in der Tiefe.

teilrheumatische Erkrankungen. Versuchsweise kann die Wärmepack beim Therapiekonzept der Fibromyalgie eingesetzt werden.

■ Wenn bei älteren Patienten wegen einer möglichen Kreislaufbelastung Wärmepackungen nicht mehr angewendet werden können, stellt die Hochfrequenztherapie (Kurzwelle) ein ideales und schonendes Behandlungsverfahren dar.

Bei der Kurzwelle wird die elektrische Energie im Gewebe in Wärme umgewandelt. Sie bewährt sich bei Arthrosen, Insertionstendopathien sowie bei allen lokalisierten chronischen Schmerzsyndromen.

Kontraindiziert ist die Kurzwellenbehandlung, wenn sich Metallimplantate im Körper befinden, sowie beim Schrittmacherpatienten.

■ Unbedingt zu beachten ist, daß beim älteren Patienten Störungen der Sensibilität vorliegen können, z.B. infolge einer Polyneuropathie oder nach apoplektischem Insult. Wenn dies nicht beachtet wird, können durch eine Wärmetherapie Hautverbrennungen entstehen.

1.1.3 Massage

Die Massage gehört zu den beliebtesten Behandlungsmethoden in der Medizin, sie bewährt sich beim alten Patienten in der Kombination mit Wärmepackungen. Sie kann auch mit der Bewegungstherapie kombiniert werden.

Der Wirkungsmechanismus der Massage beruht zum einen darauf, daß „mechanisch" Verspannungen, Adhäsionen und „Verklebungen" der Musku-

Tabelle 55.4 Kontraindikationen für die Massage.

fieberhafte Prozesse, Infektionen, konsumierende Erkrankungen	→ die klassische Massage wirkt nicht nur lokal. Humorale Wirkungen beeinflussen den ganzen Organismus
vorausgegangene Operationen vor allem des Stütz- und Bewegungsapparates	→ nach Operationen an der Wirbelsäule kann nach 2–3 Wochen vorsichtig massiert werden, das Operationsgebiet ist auszusparen
unklare Krankheitsbilder; neurologische Ausfälle	→ jede physikalische Therapie soll nur nach entsprechender Diagnostik eingeleitet werden
Behandlung mit gerinnungshemmenden Substanzen (Vollheparinisierung, Lysetherapie, Marcumar®-Behandlung)	→ durch Massagegriffe (auch durch eine Unterwassermassage mit scharfem Strahl) können Blutungen ausgelöst werden
schlaffe Gewebe und schwache Muskulatur bei älteren Menschen	→ beim älteren Menschen muß die Massage vorsichtig und einfühlsam erfolgen, um Überdehnungen und Zerreißungen zu vermeiden

Tabelle 55.5 Wirkungsmechanismen der klassischen Massage.

mechanische Wirkungen	Indikation
Fördern der Blut- und Lymphzirkulation Lösen von „Verklebungen und Adhärenzen" des Binde- und Stützgewebes	schmerzhafte Muskelverspannungen des Bewegungsapparates – Tendopathien – zur Vorbehandlung der krankengymnastischen Mobilisierung
humorale Wirkungen: Freisetzen vasoaktiver Substanzen Änderung des lokalen Ionenmilieus im Gewebe	Hautreaktionen sowie Allgemeinwirkungen sind hierauf zurückzuführen
nervale Wirkungen: gesteigerte Durchblutung, Beeinflussung des Muskeltonus (myostatischer Reflexbogen)	Schmerzdämpfung durch die Gate-Control-Theorie erklärbar; die Reizung sensibler und vegetativer Fasern beeinflußt das ZNS
reflektorische Wirkung auf innere Organe (kutiviszerale Reflexe) Schmerzdämpfung Effekte auf das Zentralnervensystem	Reibungen und Klopfungen wirken anregend, Streichungen entspannend
psychische Effekte	psychische Einflüsse spielen eine große Rolle bei allen physikalischen Maßnahmen. Die intensive Zuwendung und Be„hand"lung machen die Massage allgemein beliebt

latur gelöst werden, zum anderen werden vasoaktive Substanzen und Mediatoren freigesetzt, zum Beispiel Histamin, Bradykinin, Prostaglandine, was oft durch eine Hautrötung sichtbar wird. Darüber hinaus führt die Massage auch zu einer Schmerzhemmung auf spinaler und zentralnervöser Ebene. Je nach der Massagetechnik kann die Massage anregend oder dämpfend wirken. Sehr wichtig ist daher, nach einer Massage – wie nach jeder physikalischen Anwendung – eine ausreichende Nachruhe einzuhalten, damit der Organismus die vielfältigen Effekte verarbeiten kann (Tab. 55.4).

> Zu beachten ist beim älteren Patienten, daß die Haut und die übrigen Gewebe weniger dehnbar sind und die Kapillarresistenz verringert ist. Intensive Massagegriffe wie Knetungen oder Klopfungen müssen daher sehr vorsichtig angewandt werden (Tab. 55.5).

1.1.4 Unterwassermassage

Bei der Unterwassermassage wird die Muskulatur mittels eines Düsendruckstrahles im warmen Bad behandelt. Es addieren sich die thermischen und mechanischen Wirkungen des warmen Bades mit der Druckstrahlmassage; dies ist bei degenerativen und chronischen Erkrankungen des Bewegungsapparates wohltuend.

Die Unterwasserdruckstrahlmassage belastet das Herz und den Kreislauf und kann daher beim älteren Patienten oft nicht eingesetzt werden. Aus dem gleichen Grunde verbieten sich in den meisten Fällen Überwärmungsbäder und das Moorbad.

1.1.5 Manuelle Lymphdrainage und entstauende physikalische Maßnahmen

Lymphabflußstörungen können in jedem Lebensalter auftreten. Beim älteren Menschen handelt es sich überwiegend um sogenannte sekundäre Lymphödeme: ödematöse Schwellungen einer Extremität nach operativer Entfernung oder Strahlenbehandlung wegen eines malignen Prozesses, ferner um Lymphabflußstörungen im Gefolge eines Traumas oder einer chronischen venösen Insuffizienz. Die physikalische Medizin verfügt über hochwirksame Behandlungsmethoden. Werden diese einem Patienten vorenthalten, gilt das heutzutage als ein ärztlicher Kunstfehler.

Das klassische Beispiel für ein sekundäres Lymphödem ist das Armlymphödem nach Operation eines Mammakarzinoms mit Ausräumung der Axilla. Die Transportkapazität der Lymphgefäße im betroffenen Arm nimmt ab. Ein Lymphödem entsteht, wenn die anfallende lymphpflichtige Eiweißlast nicht mehr abtransportiert werden kann. Weiter sehen wir schwere Lymphödeme nach chirurgischen Eingriffen und Strahlentherapie im Beckenbereich, zum Beispiel nach Blasenresektionen, Prostatakarzinomen, Tumoren der weiblichen Genitalorgane u.ä.

Es versteht sich von selbst, daß ein sekundäres Lymphödem erst dann behandelt werden darf, wenn die Diagnose gesichert ist. Neben der Anamnese und dem klinischen Befund hat die Dopplersonographie an den Beinen wichtige Bedeutung: Sie läßt unblutig und mit großer Sicherheit venöse Abflußhindernisse erkennen. Neuerdings bietet die Kernspintomographie eine hervorragende Möglichkeit zur Diagnostik unklarer Ödeme (Werner et al. 1998). Beim sekundären Lymphödem der Beine müssen Grundkrankheiten im gynäkologischen, urologischen und proktologischen Fachgebiet ausgeschlossen werden.

Die Behandlung eines Lymphödems beschränkt sich nicht auf die manuelle Lymphdrainage. Ein dauerhafter Therapieerfolg ist nur durch ein umfassendes entstauendes Behandlungskonzept möglich, das nach Földi als *komplexe physikalische Entstauungstherapie* bezeichnet wird. Es beinhaltet eine sorgfältige Hautpflege und Hauthygiene, wobei etwaige Pilzinfektionen saniert werden müssen. Bei älteren Menschen ist eine Nagelpflege unerläßlich.

In der *ersten Therapiephase*, die sich über 4–8 Wochen erstreckt, werden die manuelle Lymphdrainage und eine Bandagierung durchgeführt. Bei der manuellen Lymphdrainage wird zunächst das an die ödematöse Gliedmaße angrenzende normale Gebiet durch sanfte, streichende Griffe behandelt. Die gesunden Lymphgefäße und die Lymphknotengebiete werden vorbereitet, eine größere lymphpflichtige Last aufzunehmen. Der nächste Schritt besteht darin, die Ödemflüssigkeit aus dem gestauten Arm oder Bein vorsichtig und behutsam emporzuschieben. Anfangs werden körpernahe, später immer mehr körperferne Abschnitte einer Extremität behandelt. Zwischen den einzelnen Behandlungen wird eine Kompressionsbandage angelegt. Damit wird verhindert, daß die durch Lymphdrainage verschobene Flüssigkeit wieder nachläuft. Außerdem erhöht die Bandage den interstitiellen Druck und senkt damit eine pathologisch erhöhte Ultrafiltration aus den Kapillaren. Die Bandage verbessert die Wirksamkeit der Muskel- und Gelenkpumpen.

Bewegungsübungen der gestauten Gliedmaßen sind ein weiterer unerläßlicher Punkt der Therapie; eine Hochlagerung der Gliedmaße versteht sich von selbst.

Die *zweite Therapiephase* dient dazu, das Ergebnis zu halten und zu verbessern. Es wird ein Kompressionsstrumpf nach Maß angefertigt. Eine entstauende Krankengymnastik muß regelmäßig durchgeführt werden, wobei der Kompressionsstrumpf zu tragen ist.

In der Traumatologie ist bei lokalisierten Schwellungen nach Verstauchungen, Verrenkungen, Prellungen oder Frakturen eine manuelle Lymphdrainage hochwirksam begründet. Zusammen mit der Kompressionsbandage ergänzt sie sinnvoll die krankengymnastische Mobilisierung. Bewährt hat sich die manuelle Lymphdrainage als flankierende Maßnahme bei chronisch-venöser Insuffizienz. Hier steht eine adäquate Kompression natürlich im Vordergrund.

> Entstauende physikalische Maßnahmen sind nicht indiziert bei Ödemen anderer Genese, z.B. bei kardialen Ödemen oder bei Schwellungen infolge eines Eiweißmangels. Ebensowenig ist die manuelle Lymphdrainage ein Allheilmittel für die verschiedensten Krankheitsbilder von der Migräne bis zu degenerativen Gelenkerkrankungen. Wer dies propagiert, schadet der Sache und verursacht unnötige Behandlungskosten.

1.1.6 Elektrotherapie

Bei der Elektrotherapie finden sich keine nennenswerten Unterschiede zwischen der Behandlung älterer Patienten und der von Patienten im jüngeren oder mittleren Lebensalter.

Die Vielzahl von Stromarten und die noch größere Zahl von Elektrotherapiegeräten ist für den Nichtfachmann verwirrend. Aufgrund der Frequenz lassen sich die verschiedenen Stromformen in ein übersichtliches Schema einteilen:

- *Gleichstrom bzw. galvanischer Strom:* Gleichstrom bedeutet gleiche Stromrichtung und konstante Stromstärke. Damit ist nur die Reizung von Schmerzrezeptoren möglich; Nerven- und Muskelfasern reagieren nicht. Therapeutisch wird eine Analgesie angestrebt.
- *Niederfrequente Ströme* mit einer Frequenz zwischen 0 und 250 Hz. Es werden an Nerven und Muskelfasern Aktionspotentiale ausgelöst. Jeder einzelne Reizimpuls löst eine Erregung aus. Therapeutische Wirkungen sind die Analgesie und die Muskelstimulation.
- *Mittelfrequente Ströme* umfassen den Bereich von 1 bis 100 kHz, in der Praxis werden nur Ströme von 4–20 kHz angewendet. Infolge der höheren Frequenz wird nicht jeder Reizimpuls von der Zelle beantwortet. Es kommt zu einer verzögert auftretenden Muskelaktion. Mit mittelfrequenten Strömen kann die Muskulatur behandelt werden.
- Die *Hochfrequenztherapie* verwendet Frequenzen im Mega-Hz-Bereich (Kurzwelle 27,12 MHz, Mikrowelle 2450 MHz). Hier wird die elektrische Energie im Körper durch Reibung der Ladungsträger in Wärmeenergie umgewandelt. Die Kurzwelle und die Mikrowelle werden medizinisch für die Wärmetherapie eingesetzt; die Dezimeterwelle empfiehlt sich beim alten Menschen nicht (infolge einer fehlenden Hautreaktion besteht die Gefahr der Überdosierung).
- Zu erwähnen ist auch die *Ultraschallbehandlung*. Ultraschall erwärmt Körpergewebe mittels mechanischer Longitudinalwellen, der Ultraschallwellen. Therapeutischer Ultraschall besitzt eine Frequenz von 800 kHz.

Der Gleichstrom (galvanischer Strom) wird überwiegend in Form hydroelektrischer Anwendungen genutzt, also zum Beispiel in Form des Stangerbades oder des Zellenbades (vgl. Abschn. 1.1.2). Bewährt hat sich der Gleichstrom zur Iontophorese (perkutaner Transport von ionisierten Stoffen unter Einwirkung des Stroms). Hirudin, Heparin und Heparinoide können durch Iontophorese zur Therapie oberflächlicher Thrombophlebitiden, Distorsionen oder Hämatomen verwendet werden. Nichtsteroidale Antiphlogistika oder Antirheumatika in Gelform werden bei Insertionstendopathien, Gelenkbeschwerden oder umschriebenen Schmerzzuständen des Bewegungsapparates erfolgreich eingesetzt.

Alle niederfrequenten Stromformen unterscheiden sich lediglich technisch (Impulsdauer, Pausendauer etc.), nicht durch ihre physiologischen Wirkungen. Sie erzeugen im motorischen System Muskelkontraktionen und wirken analgetisch.

Diadynamische Ströme z.B. bewähren sich zur Analgesie bei allen umschriebenen schmerzhaften Zuständen des Bewegungsapparates und haben bei Schwellungszuständen nach Distorsionen, Hämatomen etc. eine resorptionsfördernde Wirkung (Abb. 55.5). Der Ultrareizstrom wird zur Schmerzlinderung eingesetzt. Hierher gehört auch die transkutane elektrische Nervenstimulation, die bei allen Schmerzzuständen des Bewegungsapparates, auch bei Karzinomschmerzen, als nebenwirkungsfreie Methode versucht werden kann.

Interferenzströme (Nemec-Prinzip) entstehen durch Überlagerung zweier Schwingungen gleicher Amplitude, aber leicht unterschiedlicher Frequenz. Von Vorteil ist, daß nur eine geringfügige sensible Belästigung der Haut auftritt. In der Tiefe ergibt sich eine gute Reizwirkung. Interferenzströme bewähren sich bei Erkrankungen wie Arthropathien, Wirbelsäulensyndromen oder Insertionstendopathien.

Unbedingt zu beachten beim älteren Menschen sind die Kontraindikationen und Gefahren der Elektrotherapie. Bei niederfrequenten Stromformen können sich unter den Elektroden Elektrolysepro-

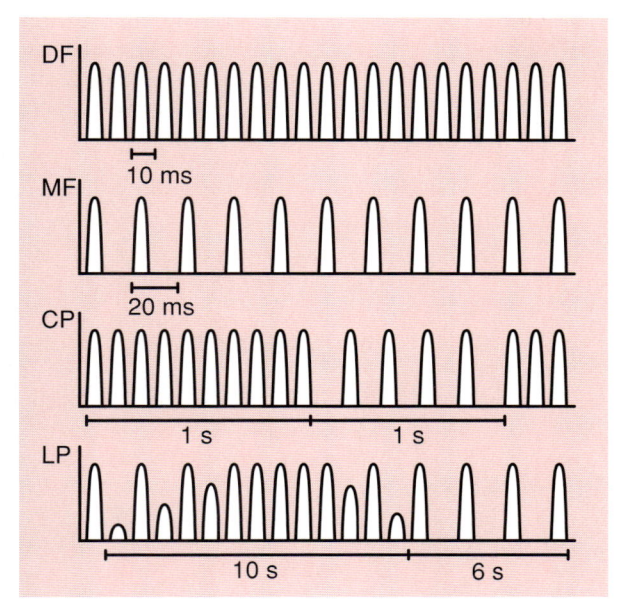

Abbildung 55.5 Eine häufig angewandte Stromform ist der diadynamische Strom. Es handelt sich um einweg- oder zweiweggleichgerichteten, sinusförmigen Wechselstrom. Ausgangsfrequenz 50 Hz. Die beiden Grundformen können einzeln (DF, MF = diphasé/monophasé fixe) oder kombiniert (LP, CP = longue/courte période) angewendet werden.

dukte (Säuren, Laugen) bilden. Deshalb muß sich zwischen Elektrode und Haut ein visköser Schwamm befinden.

> Niederfrequente Ströme sollten nicht über Körperstellen eingesetzt werden, in denen sich Metallteile (Endoprothesen, Osteosynthesematerial, Metallsplitter) befinden.

Für das Stangerbad ist diese Kontraindikation nicht gegeben. Hier ist die Stromdichte so niedrig, daß keine Nebenwirkungen durch Metallteile in Erscheinung treten können. Auch der Mittelfrequenzstrom kann bedenkenlos über Körperstellen eingesetzt werden, in denen sich Metallteile oder Endoprothesen befinden (Werner et al. 1997).

Bei der Therapie mit hochfrequenten Strömen kann es auch zu thermischen *Nebenwirkungen* (Verbrennungen) kommen. Hier besteht beim älteren Patienten ein vermehrtes Risiko, wenn Sensibilitätsstörungen bestehen.

Eine *Hochfrequenztherapie* verbietet sich, wenn sich Metallteile im Körper befinden. Diese können z.B. durch eine Kurzwellendurchflutung stark erhitzt werden. Ebenso ist abzuraten von einer hochfrequenten Therapie bei Patienten, die einen Schrittmacher tragen. Beim Schrittmacherpatienten ist jedoch eine nieder- oder mittelfrequente Therapie im Bereich der Extremitäten oder der Wirbelsäule ohne weiteres möglich. Die Herzgegend sollte nicht einer direkten Durchströmung ausgesetzt werden (Baltissen et al. 1990).

1.1.7 Ultraschalltherapie

Beim Ultraschall handelt es sich um mechanische, an Materie gebundene Wellen. Die Ultraschalltherapie ist eine Wärmetherapie. Sie unterscheidet sich von anderen thermotherapeutischen Verfahren dadurch, daß sie lokal begrenzt und tiefenwirksam ist. Die bei der Ausbreitung der Ultraschallwellen entstehende Wärme entsteht durch Absorption; sie hängt von der Frequenz und dem beschallten Medium ab. Die Ultraschalleistung wird als Leistungsdichte in Watt/cm^2 angegeben. Entsprechend den internationalen Sicherheitsbestimmungen darf kein Gerät eine höhere Leistungsdichte als 3 W/cm^2 abgeben. Eine einwandfreie Ankopplung des Schallkopfes auf die Körperoberfläche ist von grundlegender Bedeutung. Jede Luftschicht zwischen Schallkopf und Medium reflektiert den Schall und verhindert das Eindringen ins Gewebe. Als Ankopplungsmittel werden Vaseline, Elektrodengel oder auch Medikamente verwendet (Analgetika, Antiphlogistika, Lokalanästhetika). Hier verspricht man sich ein mechanisch gefördertes Eindringen des Medikamentes (z.B. Diclofenac-Gel, ®Voltaren Emulgel).

Eine Behandlungsserie sollte 10 Behandlungen (0,5–1 W/cm^2 für 10–15 min) beinhalten. Zusätzlich erhält der Patient eine Tube und kann selbst 1–2 × täglich die erkrankte Stelle einreiben.

1.1.8 Inhalation

Zur Therapie akuter wie chronischer Erkrankungen der Atemwege bewährt sich die Inhalation von Aerosolen. Aerosole sind definitionsgemäß in Luft schwebende Partikel mit einem Durchmesser von 0,001–100 µm. Von den verschiedenen Verfahren, Aerosole zu erzeugen, haben nur 3 für die klinische Praxis Bedeutung: Druckluft- oder wasserdampfbetriebene Düsenvernebler, Ultraschallvernebler und treibgasbetriebene Dosieraerosole mit mikronisierten Medikamenten. Es gibr handliche, leicht zu bedienende Geräte für den Hausgebrauch (z.B. die Pari-Geräte, Pari boy®), die bei medizinischer Indikation als Hilfsmittel rezeptiert werden können.

Mittels Dosieraerosolen werden bronchospasmolytische und andere Medikamente lokal in die Atemwege eingebracht. Sie bewähren sich bei Asthma bronchiale und chronisch-obstruktiven Atemwegserkrankungen, weil mit geringen Wirkstoffdosen ein unmittelbarer lokaler Effekt am Bronchialsystem erzielt werden kann. Systemische Wirkungen auf den ganzen Organismus werden vermieden.

Ältere Patienten haben manchmal Schwierigkeiten mit Dosieraerosolen. Ein Tremor oder auch arthrotische Veränderungen der Finger erschweren die Handhabung. Deshalb ist es unerläßlich, auch das Personal und Angehörige gut einzuweisen.

In der physikalischen Therapie kann man die „feuchten" Nebel mit einer Teilchengröße über 10 µm und die „trockenen" Nebel unterscheiden, bei denen die Teilchengröße unter 10 µm liegt. Je größer ein Partikel ist, desto weiter oben in den Atemwegen wird er abgelagert, kleinere Partikel werden mit dem Luftstrom bis in die tiefsten Abschnitte des Respirationstraktes getragen (Abb. 55.6).

Wasserdampferzeuger vom Typ des früheren Bronchitiskessels oder in Form des alten Hausmittels eines Dampfbades erzeugen ein Aerosol aus destilliertem Wasser. Sie bewähren sich bei entzündlichen Veränderungen im Nasenrachenraum (Rhinitis, Sinusitis und Pharyngitis). Mit dem Aerosol wird die Wärme an die Nasenschleimhaut transportiert. Sie wirkt dort abschwellend und kann durch Hitze bestimmte Virusarten abtöten.

Bei den *druckluftbetriebenen Düsenverneblern* wird ein Luftstrom über eine Wassersäule geblasen und nimmt die Tröpfchen mit. Die meisten Geräte haben ein Plattensystem, das größere Tröpfchen abfängt und ein gleichmäßiges Aerosolgemisch erzeugen soll (Abb. 55.7a). Die Inhalation mit feuchten Nebeln bewährt sich bei allen Veränderungen in den oberen Luftwegen Rhinitis, Sinusitis, Pharyngitis, Laryngitis, Tracheobronchitis. Als Lösungen zur Inhalation bewähren sich hypertone Salzlösungen, etwa Solelösung. Eine Solelösung ist eine übersättigte Salzlösung, z.B. 1,5- bis 3%ig.

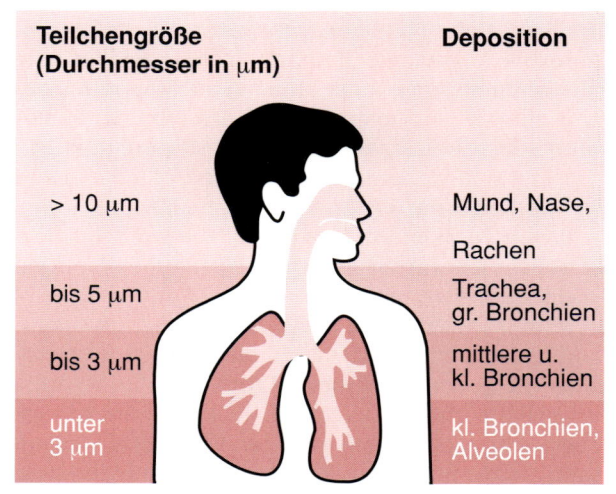

Abbildung 55.6 *Ablagerung unterschiedlich großer Partikel in den Atemwegen.*

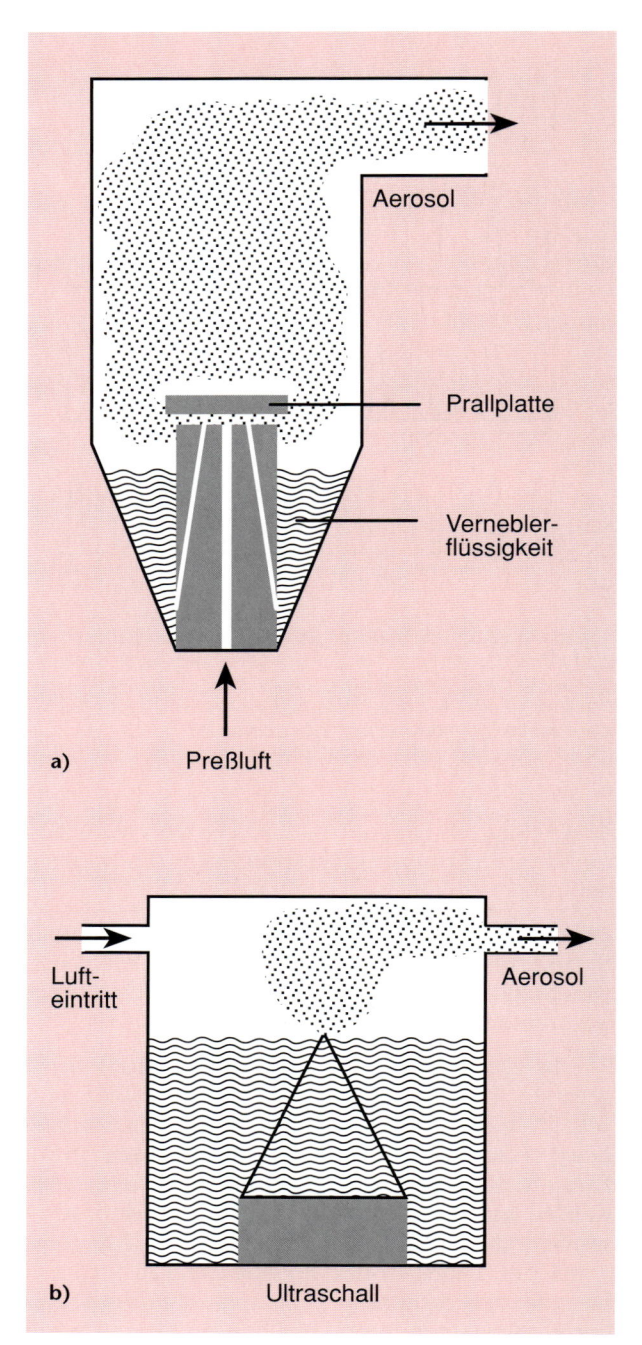

Abbildung 55.7 *In druckluftgetriebenen Düsenverneblern (a) wird ein Aerosol mit relativ großen Tröpfchen erzeugt („feuchte Nebel"). Prinzip des Ultraschallverneblers (b): Es wird ein Aerosol, bestehend aus kleinsten Partikeln, erzeugt, die gut lungengängig sind („trockene Nebel").*

Gern zur Inhalation verwendet werden ätherische Öle, Kamille, Panthenol oder Mukolytika. Sie werden von den Patienten angenehm empfunden. Es ist jedoch zu beachten, daß manche ätherische Öle die Atemwege reizen und Bronchospasmen auslösen können.

Trockene Nebel, also Aerosole mit einer Teilchengröße unter 10 μm, werden durch Ultraschallvernebler erzeugt. Die kleinen Partikel werden mit dem Luftstrom bis in die tiefsten Abschnitte des Respirationstraktes getragen. In der Praxis haben sich nur Geräte mit einer Schwingerfrequenz von mehr als 1 MHz bewährt (in der Regel 2,5 MHz). Nur damit ist garantiert, daß die Tröpfchen klein genug sind, um lungengängig zu sein.

Am Boden eines Gefäßes befindet sich ein Ultraschallkopf. Die Schallwellen werden an der Flüssigkeitsoberfläche konzentriert: Diese „zerreißt" dadurch in kleinste Teilchen, die als Nebel entweichen (Abb. 55.7b). Als Verneblerflüssigkeit bewährt sich 1,5%ige Kochsalzlösung. Wird destilliertes Wasser verwendet, kann es zur Sekreteindickung und bei Patienten mit hyperregiblem Bronchialsystem auch zur Obstruktion kommen. Bei Patienten mit obstruktiven Erkrankungen der Atemwege bewährt es sich, vor der Inhalation einige Sprühstöße eines Bronchospasmolytikums aus einem Dosieraerosol zu nehmen.

In der Therapie von Atemwegserkrankungen bewährt sich die Kombination der Inhalation mit der Atemgymnastik: Durch eine vorausgehende Inhalation kann das Sekret in den Bronchien verflüssigt werden. Durch Drainagelagerungen und manuelle Techniken wird die Expektoration erleichtert (vgl. unter Abschn. 1.2.2).

1.2 Aktive physikalische Therapie

Die Krankengymnastik hat zum Ziel, den älteren Patienten geh- und bewegungsfähig zu erhalten und den bettlägerigen Patienten so rasch wie möglich wieder auf die Beine zu bringen. Sie ist einer der wichtigsten Bestandteile der physikalischen Behandlungsmethoden.

Nicht immer ist es möglich, eine Selbständigkeit und Beweglichkeit des betagten Patienten zu erzielen. Manchmal ist das Behandlungsziel nur, den Patienten mit Hilfsmitteln, z.B. Stöcken, Gehwagen oder Gehrand, zu mobilisieren. Nach einem Schlaganfall kann bisweilen nur erreicht werden, daß der Patient rollstuhlfähig wird.

Die Krankengymnastik beim bettlägerigen Patienten soll möglichst rasch nach der stationären Aufnahme beginnen. Die Krankengymnastin sorgt für eine gute, schmerzfreie Lagerung, die weitere Schäden wie Kontrakturen, Spitzfußbildung etc. vermeiden soll. Wichtige Punkte sind ferner die Thromboseprophylaxe sowie die Atemgymnastik, um Pneumonien zu verhindern. Unerläßlich ist auch aktives und passives Durchbewegen der Gelenke, um einem Kräfteverfall, einer Inaktivitätsatrophie der Muskulatur und Einsteifungen vorzubeugen.

1.2.1 Bewegungsbad

Um die Steh- und Gehfähigkeit alter Patienten wiederzuerlangen, hat sich das Bewegungsbad bewährt, in das sie so früh wie möglich gebracht werden sollten. Die Verträglichkeit hat sich als besser erwiesen, als gemeinhin angenommen wird. Die Wassertemperatur darf nicht zu niedrig liegen (30–32 °C), die Therapeuten sollten grundsätzlich mit ins Wasser gehen, um den Patienten das Gefühl der absoluten Sicherheit zu geben. Die gymnastischen Übungen im Bewegungsbad stellen natürlich eine Kreislaufbelastung dar. Das Bewegungsbad ist daher bei allen Formen der Herzinsuffizienz, der respiratorischen Insuffizienz und nach frischen Thrombosen kontraindiziert.

1.2.2 Atemtherapie

Zur Therapie chronischer Atemwegserkrankungen, vor allem der chronischen Bronchitis, und zur Prophylaxe pulmonaler Komplikationen bei bettlägerigen Patienten ist die Atemtherapie geeignet. Ihre wichtigsten Methoden sind:

- Atemtechniken (Thoraxatmung, Zwerchfellatmung; Erlernen einer ökonomischen Atmung: Verlangsamung der Atemfrequenz, Atemvertiefung, Erhöhung der Vitalkapazität; Hustentechniken).
- Mobilisationstechniken, Dreh- und Dehnlagerungen verbessern die Thoraxbeweglichkeit. Durch Griffe an der Haut (Streichungen, Packgriffe, klassische Massage) können reflektorische Effekte auf die Lungen und Bronchien erreicht werden.
- Kräftigung der Atemmuskulatur: manuelle Widerstände am Thorax bei der Inspiration, um die Interkostalmuskulatur zu stärken; Kräftigung des Zwerchfells durch Verlängerung der Ausatmung, Atmen gegen Widerstand, Haltungsschulung, apparative Hilfe.
- Fördern der Sekretlösung und des Sekretabtransportes: Perkussion, Vibration, manuelles Komprimieren der Rippen beim Abhusten, Lagerungen; mittels der sogenannten heißen Rolle können reflektorische Wirkungen erzielt werden.
- Unterstützende Maßnahmen: Massage der Schulter- und Nackenmuskulatur, Bindegewebsmassage; apparative Hilfen wie sogenannte Atemtrainer; einfache Hilfsmittel wie Totraumvergröße-

rung (Giebelrohr), Blasebeutel, Blubbertopf, Luftballon.
- Entspannungstechniken: allgemeine Entspannung, entsprechende Lagerung, autogenes Training.

Es versteht sich, daß nicht bei jedem Patienten die gesamte Palette krankengymnastischer Methoden angewandt wird. Es werden gezielt die Symptome behandelt, die im Vordergrund stehen.

Viele Patienten mit chronischen Atemwegserkrankungen atmen falsch. Auch beim älteren Menschen ist eine *Atemschulung* durchaus sinnvoll. Hierzu gehört die Atemkontrolle durch den richtigen Einsatz des Zwerchfells. Der Patient liegt entspannt; die Hände der Krankengymnastin werden locker auf den vorderen unteren Rippenbogen oder auf das Abdomen gelegt, um die Bauchatmung anzuregen oder zu unterstützen. Später wird der Patient angeleitet, die Atembewegung selbst zu erfühlen und durchzuführen.

Bei obstruktiven Störungen ist eine *geführte und verlangsamte Ausatmung* wichtig. Hierzu werden Lippenübungen, Gähnübungen und die tönende Ausatmung eingesetzt. Der rhythmische Ablauf der Atmung kann durch sogenannte Atemgymnastik unterstützt werden. Aktive und passive Bewegungen fördern die Elastizität der Wirbelsäule, des Thorax und des Schultergürtels.

In anderen Fällen ist es vordringlich, das Tracheobronchialsystem zu reinigen. Eine wirksame Methode sind *Drainagelagerungen:* Der Patient wird so gelagert, daß durch die Schwerkraft das Bronchialsekret aus den jeweiligen Lungenarealen entfernt wird. Das geschieht zum Beispiel durch Kopftieflagerung, gezielte Seit- oder Bauchlagerungen. Die Positionen basieren auf der Anatomie des Bronchialbaumes (Abb. 55.8).

Bei Patienten, die dyspnoisch sind, verbietet sich eine Kopftieflagerung. In diesen Fällen wird der Patient in eine hohe Seitenlage gebracht, oder flache Lagen werden oft gewechselt. Unterstützend werden die Perkussion und Vibration eingesetzt; das Beklopfen der Brustwand („Hacken, Klopfen, Klatschen") lockert mechanisch den Schleim in den Bronchialwegen. Das Komprimieren des Thorax erleichtert die Expektoration (Abb. 55.9). Manuelle Techniken verbieten sich beim Verdacht auf Lungenembolie. Ebenfalls wirksam ist die Vibration. Vibrierende Bewegungen mit der Hand, etwa 200mal in der Minute, üben eine sanfte Kompression auf den Thorax aus. Hierzu gibt es auch Geräte, sogenannte Vibratoren, die zusätzlich verwendet werden können.

> In der physikalischen Medizin haben Massageapparate generell keinen Platz. Lediglich zur Vibrationsmassage kann ein derartiges Gerät unterstützend empfohlen werden. In keinem Fall jedoch läßt sich durch ein Gerät die Hand des Therapeuten ersetzen (Werner et al. 1997).

Dehnungslagerungen bewirken, daß bestimmte Lungenareale besser belüftet werden (Abb. 55.10). Ihr Wirkungsmechanismus ist vielfältig:
- Muskeln, Sehnen und Gelenke werden gedehnt; es lassen sich damit atemhemmende Widerstände beseitigen.
- Die Empfindlichkeit der Muskelspindeln wird durch die verschiedenen Lagerungen verändert. Damit wird der Muskeltonus reguliert.
- Dehnlagerungen erlauben es, bisher nicht genutzte Atemräume hinzuzugewinnen.

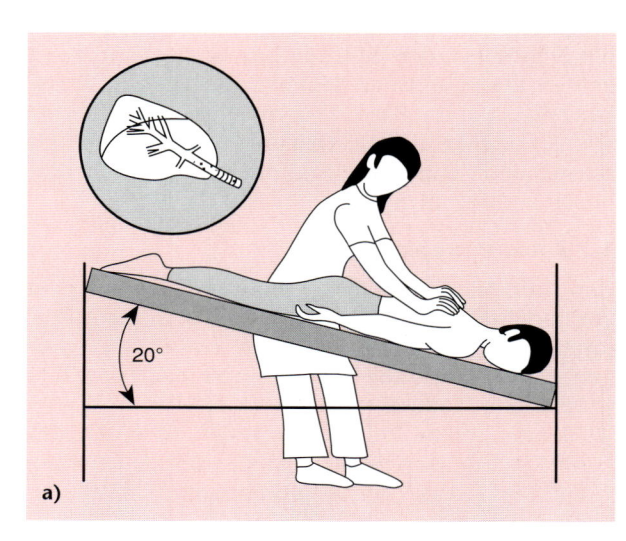

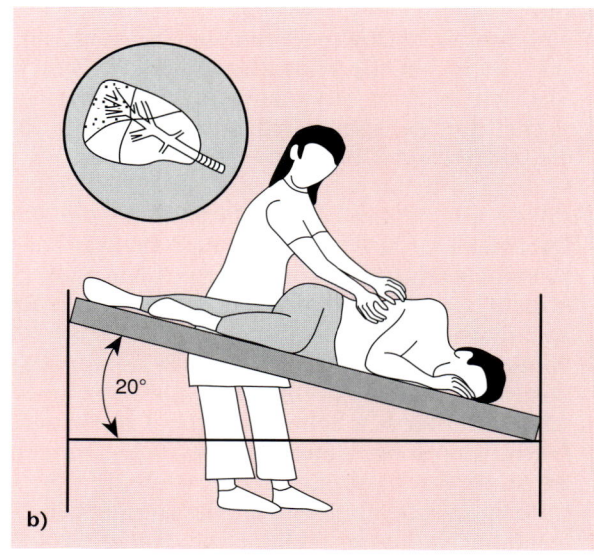

Abbildung 55.8 Drainagelagerungen sind außerordentlich wirksam, um das Tracheobronchialsystem zu reinigen (a und b).

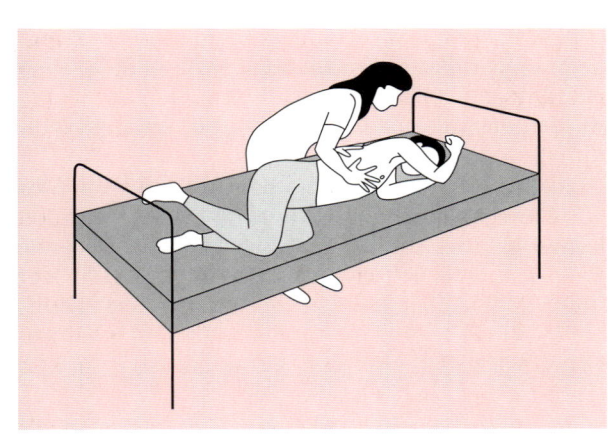

Abbildung 55.9 Eine Kompression des Thorax erleichtert das Abhusten.

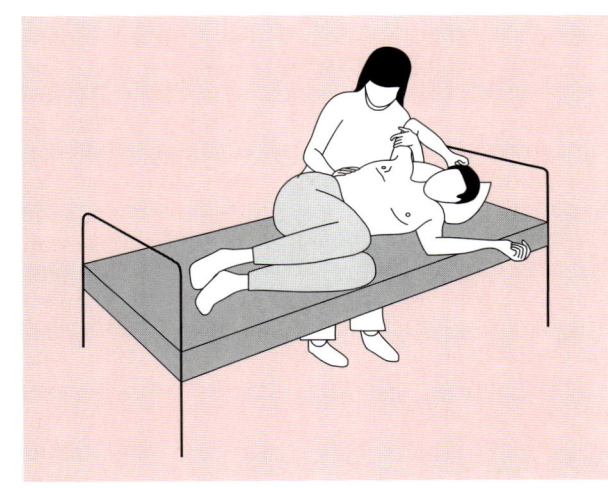

Abbildung 55.10 Dehnlagerungen bewirken eine bessere Belüftung der zugehörigen Lungenareale.

• Die Durchblutung wird verbessert. Durch kurzes Verweilen in der maximalen Endstellung werden die Blutgefäße gedrosselt. Wird wieder die Ausgangslage erreicht, kommt es dabei zu einer reaktiven Hyperämie.

Zu jeder Atemtherapie gehört auch die *Entspannung*. Patienten mit chronisch-obstruktiven Atemwegserkrankungen erleben oft Anfälle von Atemnot, was Angst auslöst. Die Angst zwingt den Patienten, während der Exspiration zu pressen; das komprimiert die Atemwege. Eine falsche Hustentechnik mit Glottisverschluß führt zu einem unproduktiven Husten mit weiterer Kompression der Atemwege. All dies begünstigt den Übergang in einen erneuten Anfall von Atemnot. Durch Entspannungsübungen ist die Aufmerksamkeit des Patienten vom Atemvorgang abgelenkt.

Alle verschiedenen Methoden haben eines gemeinsam: Sie greifen an der Skelettmuskulatur an und suchen so eine Entspannung zu erzielen. Das Atemtraining wird auch mit einfachen Hilfsmitteln unterstützt: Das sogenannte Giebelrohr vergrößert den Totraum. Blasübungen sind möglich mit einem Luftballon, dem sogenannten Blubbertopf (Einblasen in ein Glas Wasser mit Hilfe eines Strohhalms oder eines Plastikschlauches), oder durch das Wegblasen eines Papierhandtuchs.

Bei den sogenannten *Atemtrainern* handelt es sich um Atemübungen mit Hilfe eines einfachen Gerätes, das zu einer langsamen maximalen Inspiration führt. Sie sollen Atelektasen verhindern. Die Atemtrainer werden bevorzugt prä- und postoperativ angewendet. Es gibt Geräte, bei denen als inspiratorischer Parameter der Fluß angezeigt wird, bei anderen wird das Volumen optisch angegeben (Werner 1992).

2 Bewegungstherapie bei peripherer arterieller Verschlußkrankheit

Die Bewegungstherapie ist außerordentlich wirksam bei Patienten mit Claudicatio intermittens der Stadien I–III nach Fontaine. Die Therapie will die noch vorhandenen Reserven mobilisieren, die Muskulatur und deren Blutversorgung trainieren sowie bereits vorhandene Atrophien beseitigen. Außerdem soll die Gehtechnik der Patienten verbessert werden. Es gelingt in vielen Fällen, die Gehstrecke des Patienten zu verlängern und die Beschwerden zu reduzieren. Während der Behandlung dürfen keine Schmerzen auftreten. Sinnvoll bei arteriellen Durchblutungsstörungen ist neben den gezielten Übungen eine allgemeine Gymnastik zur Kräftigung des gesamten Bewegungsapparates.

3 Training außerhalb der Klinikräume – Gruppengymnastik

Vor der Entlassung aus der Klinik muß die Mobilisierung auch außerhalb des Übungssaals durchgeführt werden. Es wird ein systematisches Training auf der Straße, auf unebenem Boden, z.B. Kopfsteinpflaster, Gefällstrecken, Freitreppen und ähnlichem durchgeführt, bis die Patienten wieder alle Wege beherrschen. Dann schließt sich ein Verkehrstraining an, bei dem das Einsteigen in einen Pkw, in den Autobus oder in die U-Bahn geübt wird.

Außerordentlich wirksam und beliebt ist die krankengymnastische Behandlung in Gruppen. Seit Jahren haben sich die Koronargruppen bei Patienten nach Herzinfarkt bewährt; auch die Atemgymnastik läßt sich vorteilhaft in der Gruppe durchführen.

Weitere Möglichkeiten zur Gruppengymnastik ergeben sich bei Patienten mit Osteoporose oder Rückenbeschwerden, bei rheumatischen Erkrankungen oder ganz allgemein zur Gymnastik. Auch bei der Therapie von Patienten mit Schlaganfall hat sich die „Hemigruppe" bewährt. In den Gruppen treffen sich Patienten mit ähnlichen Krankheiten und Beschwerden; sie können Erfahrungen austauschen oder sich gegenseitig anspornen.

Die Gruppenbehandlung hilft manchem alten Patienten, aus seiner Isolierung herauszukommen.

Wir erleben es immer wieder, wie manche Gruppen zusammenwachsen, über Jahre beisammenbleiben und so den Teilnehmern Freude und neuen Lebensinhalt vermitteln.

4 Behandlung nach erworbenen Schäden des Zentralnervensystems

Bei Schäden des zentralen Nervensystems werden krankengymnastische Techniken eingesetzt, die auf den Erkenntnissen der Neurophysiologie fußen. Allen Verfahren ist gemeinsam, daß sie den Patienten als Ganzes sehen und nicht an einer einzelnen Körperregion ansetzen. Neurophysiologisch begründete Krankengymnastik vermittelt motorisches Lernen. Es soll entweder zum Aufbau von Bewegungskonzepten verhelfen oder verlorengegangene Bewegungsformen wieder erschließen (Füsgen 1988 Hummelsheim 1996).

Neurophysiologische Verfahren sind das *Bobath-Konzept* sowie die *komplexe Bewegungstechnik nach Kabat*.

Bobath versteht die motorischen Schwierigkeiten nach erworbenen Schäden des Zentralnervensystems aus einem abnormen Haltetonus, aus einer Störung der reziproken Innervation (dem Zusammenspiel von synergistischen und antagonistischen Muskeln) sowie der Ausbildung krankhafter Bewegungsmuster. Die Krankengymnastik versucht, den Tonus der Muskulatur zu normalisieren. Bei schlaffen Lähmungen wird die Haltungsaktivität durch taktile und propriozeptive Stimulation erhöht. Bei erhöhtem Tonus wird den abnormen Haltungs- und Bewegungsmustern entgegengearbeitet. Außerdem werden Gleichgewichtsreaktionen geübt. Schließlich geht es beim Bobath-Konzept darum, die erlernten Funktionen wieder zu automatisieren. Erst dann kann der Patient sich wieder bewegen, ohne zu denken.

Die *komplexe Bewegungstechnik nach Kabat* wird auch als PNF-Technik bezeichnet: propriozeptive neuromuskuläre Fazilitation. Dies bedeutet, daß die Kräftigung auf der Förderung zentral motorischer Aktivitäten beruht. Als Reize werden reflektorische Verknüpfungen der afferenten Systeme des Bewegungsapparates mit den Motoneuronen systematisch eingesetzt (Weinmann 1989). Bei alltäglichen Handlungen, z.B. beim Aufstehen oder beim Gehen, werden die Muskeln nie einzeln, sondern in Kombinationen eingesetzt. Die Technik nach Kabat beschränkt sich darauf, eine feste Anzahl solcher Muster zu fördern. Die Bewegungsmuster betonen die Diagonale und die Rotation. Die PNF-Technik hat sich bei Erkrankungen des peripheren Nervensystems, bei Rückenmarkerkrankungen, Gelenkerkrankungen sowie Verletzungen des Bewegungsapparates aller Art bewährt.

5 Thromboseprophylaxe

Die physikalische Medizin vermag einen Beitrag zur Thromboseprophylaxe, zu leisten. Die medikamentöse Thromboseprophylaxe, z.B. mit niederdosiertem Heparin, kann durch physikalische Maßnahmen unterstützt werden.

Das *Hochstellen des Bettfußendes* um 20° beschleunigt den venösen Rückfluß. In flacher Rückenlage muß das venöse Blut 15–19° „bergauf" fließen (sogenannter Femoralisberg), wird das Fußende des Bettes um 20° erhöht (der Patient verspürt diese Maßnahme überhaupt nicht), nimmt das hydrostatische Druckgefälle zu. Das Blut fließt schneller. Untersuchungen mit radioaktiven Tracern ergaben in der Wade bei Flachlagerung eine Blutströmung von 5,08 cm/sec, bei Hochlagerung von 12,63 cm/sec. Das entspricht einer Zunahme von 148%. Im Beckenbereich nimmt die Blutströmung von 4,17 cm/sec bei Flachlagerung auf 8,18 cm/sec bei Hochlagerung zu (+96%). Unerläßlich zur Thromboseprophylaxe ist die Kompression der venösen Kapazitätsgefäße am Bein. Ein geringer Druck wirkt auf die oberflächlichen, ein tiefer Druck auch auf die tiefen Venen. Durch den Kompressionsstrumpf nimmt der venöse Rückstrom im Bein um 77%, im Beckenbereich um 31% zu.

Eine weitere Maßnahme ist das *passive und aktive Durchbewegen der Extremitäten*; dies erhöht den venösen Blutrückstrom, allerdings nur solange die Maßnahme erfolgt. Aktive Bewegungsübungen in den Sprung- und Kniegelenken fördern die Blutzirkulation anhaltend und wirken der Thromboseneigung entgegen. Die Mobilisierung eines Patienten stellt die wirksamste Prophylaxe gegen Thrombosen dar. Wichtig ist reichliche Flüssigkeitszufuhr.

6 Förderung der Darmtätigkeit

Ein häufiges Problem bei bettlägerigen Patienten ist die Darmträgheit. Die physikalische Medizin verfügt mit der Kolonmassage über eine hochwirksame

Behandlungsmethode. Ziel ist es, das Kolon zu einer regelmäßigen Tätigkeit anzuregen. Die Therapie beginnt mit großflächigen Ausstreichungen über die ganze Bauchmuskulatur. Dann folgen weiche, streichende Bewegungen entlang dem Kolonverlauf. Schließlich werden kreisende Bewegungen mit der ganzen Hand über dem Colon ascendens, transversum und descendens durchgeführt.

Andere (diätetische) Maßnahmen gegen die Obstipation werden nicht überflüssig; die Erfahrung zeigt jedoch, daß sich Abführmittel reduzieren oder ganz absetzen lassen. Besonders wichtig ist es bei älteren Patienten, daß sie reichlich trinken.

7 Physikalische Therapie beim Kreuzschmerz

7.1 Schmerzen infolge degenerativer Veränderungen der Lendenwirbelsäule

Schmerzen infolge degenerativer Veränderungen der Wirbelsäule sind die häufigsten Erkrankungen des Bewegungsapparates. Eine genauere Differenzierung der Schmerzursache – Spondylochondrose, Osteochondrose, Spondylarthrose, Osteoporose – beim älteren Menschen ist manchmal schwierig. Trotzdem ist eine sorgfältige Diagnostik beim Kreuzschmerz erforderlich: Erkrankungen, die eine Operation erfordern (Bandscheibenvorfall mit neurologischen Ausfällen, Spondylolisthese), müssen ausgeschlossen werden. Krankheiten, bei denen die physikalische Therapie eingeschränkt werden muß oder kontraindiziert ist (infektiöse Prozesse, Metastasen), müssen erkannt werden.

> Bei jedem Patienten mit Kreuzschmerz ist daran zu denken, daß die Beschwerden von einem Prozeß außerhalb der Wirbelsäule ausgehen können, z.B. von Tumoren (Pankreaskarzinom, Nierentumoren) oder Gefäßprozessen (Aortenaneurysma).

Der vertebragene Kreuzschmerz ist eine Domäne der physikalischen Therapie. Bei akuten Beschwerden stehen die passiven Maßnahmen im Vordergrund; wenn der akute Schmerz abklingt, müssen sie durch aktive Maßnahmen ergänzt und erweitert werden. Die Bewegungstherapie und eine konsequente Rückenschulung sind die einzigen Maßnahmen, die die Rezidivhäufigkeit beim Kreuzschmerz einschränken können.

Die meisten Patienten mit akuten Kreuzschmerzen benötigen eine schmerzfreie *Lagerung* und empfinden Linderung durch *Wärme*. Bei ausstrahlenden Schmerzen bewährt sich die Lagerung im Stufenbett. Zur Wärmetherapie empfehlen sich Packungen (Fangopackung, Moorlagerung). Einen ausgeprägten analgetischen Effekt hat auch die *Elektrotherapie* (diadynamische Ströme, der Ultrareizstrom und die transkutane elektrische Nervenstimulation). Hervorragend bewährt bei allen schmerzhaften Zuständen des Bewegungsapparates hat sich das *Stangerbad*. Hier ergänzen sich die Wirkungen des warmen Bades mit dem analgetischen Effekt des Gleichstroms (vgl. Abschn. 1.1.1).

Bei der *Unterwassermassage* können die Wirkungen eines warmen Bades mit dem massierenden Effekt des Druckstrahls kombiniert werden. Je akuter die Beschwerden sind, desto geringer wird der Druck gewählt; beim chronischen Kreuzschmerz mit muskulären Verspannungen darf ein höherer Druck eingestellt werden. Zu beachten ist beim älteren Menschen, daß die Elastizität der Haut und des Subkutangewebes herabgesetzt ist. Eine unvorsichtige Anwendung der Unterwassermassage kann hier Schäden setzen.

Hervorragend geeignet zur Schmerzlinderung ist die *manuelle Massage* mit anschließender Wärmelagerung. Eine manuelle Behandlung der Wirbelsäule (Manualtherapie, manuelle Extensionen) darf nur bei strenger Indikation eingesetzt werden. Vor jeder Manipulation an der Wirbelsäule oder am Bewegungsapparat muß eine genaue Diagnostik einschließlich Röntgenbild erfolgen. Wird dies vernachlässigt, können unerwünschte Nebenwirkungen provoziert oder Schäden gesetzt werden.

Die Krankengymnastin betreut den älteren Patienten mit Kreuzschmerz vom ersten Tag an. Sie unterstützt die Pflege bei der schmerzfreien Lagerung und leitet die Patienten an, sich rückengerecht zu drehen, aufzusetzen und aufzustehen. Bereits im akuten Stadium wird mit einem isometrischen Muskeltraining begonnen. In dem Maße, wie die akuten Beschwerden zurückgehen, werden die passiven Maßnahmen reduziert. An ihre Stelle tritt die aktive Bewegungstherapie: Schulung von Haltung, Bewegung, Bücken, Heben, Alltagsverhalten etc. (Abb. 55.11).

> Durch eine konsequente Rückenschulung gelingt es auch beim älteren Menschen, die Häufigkeit von Kreuzschmerzattacken zu reduzieren.

Es hat sich bewährt, daß die Rückenschulung gemeinsam von einem Arzt und einer Krankengymnastin in der Gruppe durchgeführt wird.

Ganz ähnlich sieht die physikalische *Therapie bei der Osteoporose* aus. Bestehen starke Beschwerden, zum Beispiel durch Wirbelkörpereinbrüche, muß sehr vorsichtig vorgegangen werden. Zur Schmerzlinderung dienen Bäder, Wärme, Massagen und

Elektrotherapie. Für die Prophylaxe und die Therapie der Osteoporose ist die Bewegungstherapie unerläßlich.

■ Es ist nachgewiesen, daß durch eine regelmäßige Bewegungstherapie das Fortschreiten der Osteoporose aufgehalten werden kann (Tab. 55.6, 55.7).

In Einzelfällen ist eine vorübergehende *Versorgung mit einer Orthese* nicht zu vermeiden. Dies betrifft vor allem Patienten mit Osteoporose. Mit Hilfe sollten Extrembewegungen verhindert sowie schmerzauslösende Bewegungen und Belastungen reduziert werden. Bei älteren Menschen empfiehlt sich das Miederkorsett.

■ Starre Metallorthesen, wie sie sich bei der Therapie von Skoliosen bewähren, werden von den älteren Patienten in der Regel nicht akzeptiert und bleiben unbenützt in der Ecke liegen.

In jedem Fall ist eine Orthese nur bis zu dem Zeitpunkt angezeigt, an dem die Muskulatur wieder auftrainiert ist und die Wirbelsäule sich stabilisieren kann.

Bei allen Schmerzzuständen der Wirbelsäule bewähren sich Entspannungsübungen.

■ Es ist bekannt, daß auch im Falle ausgeprägter organischer Veränderungen psychische Belastungen Kreuzschmerz auslösen oder bestehende Beschwerden verschlimmern können.

Tabelle 55.6 Physikalische Behandlung beim Kreuzschmerz (Lumbago, Hexenschuß, Lumboischialgie, akute Schmerzen bei Osteoporose etc.).

physikalische Maßnahmen	Durchführung	Bemerkung
Lagerung	Stufenlagerung	bringt bei radikulären Beschwerden oft Erleichterung
Wärmebehandlung	Fangopackung, Moorpackung 1–2 × täglich 20 min, Stangerbad: Badetemperatur je nach Verträglichkeit 34–37 °C. Badedauer: 20 min	wenn Hautdefekte bestehen, keine hydrogalvanische Anwendung, sondern nur warmes Bad; die Kontraindikationen für eine Immersion müssen beachtet werden; eine ausreichend lange Nachruhe nach jedem Bad ist unerläßlich
Elektrotherapie	mittelfrequente Ströme: Interferenzstrom (z.B. Nemectron), 4 Saugelektroden über dem schmerzhaften Gebiet, 10–15 min. Mittelfrequenzstrom Elektroden über die Muskulatur anlegen, Behandlungsdauer 20–30 min. Diadynamische Ströme (Elektroden über schmerzhaftem Gebiet anlegen), z.B. CP oder LP 2 × 4 min. (Polwechsel) DF 1 × 4 min.	Interferenzstrom bei diffusen Schmerzen; Mittelfrequenzbehandlung bei muskulären Beschwerden niederfrequente Stromformen bei umschriebenen schmerzhaften Prozessen
Massage	Handmassage mit anschließender Wärmepackung; Unterwasserdruckstrahlmassage 10–15 min	je akuter ein Prozeß ist, desto vorsichtiger muß behandelt werden
manuelle Therapie	nur nach genauer Diagnose! Manualtherapie der Wirbelsäule; Behandlung nach Maitland	unter einer manuellen Therapie können akute Beschwerden durch eine „Blockierung" schlagartig verschwinden; bei falscher Indikation können Schäden gesetzt werden
Schlingengerät	Entlastung, (schwerelose) Aufhängung des Körpers zur Schmerzlinderung, Detonisierung und Mobilisierung	eine gute Ausbildung der Therapeuten ist Voraussetzung
Krankengymnastik	Lagerung, Umdrehen, (En-bloc-Umdrehen), Aufsitzen, Aufstehen, Muskelkräftigung	im akuten Stadium Thromboseprophylaxe und Atemtherapie

55 Physikalische Therapie

Tabelle 55.7 Physikalische Therapie bei der Osteoporose.

Behandlungsmaßnahme	Bemerkungen
akutes Krankheitsbild	
Bettruhe, Analgetika, Kalzitonin	Bettruhe so kurz wie möglich
Wärmepackungen, Elektrotherapie	wird zur Schmerzlinderung in der Regel angenehm empfunden
Krankengymnastik im Liegen	schmerzfreie Lagerung. Drehen. Hilfe beim Aufstehen. Isometrische Muskelkontraktionen
Massage, Unterwassermassage, Stangerbad	Kontraindikationen für die Balneotherapie beachten
chronisches Krankheitsbild	
Krankengymnastik nach Verlassen des Bettes (Mobilisierung im Zimmer), Bewegungsbad, Mobilisierung außerhalb der Klinik	• frühe, zunehmende Mobilisierung • anfangs manchmal eine Stütze der Wirbelsäule notwendig (Miederkorsett) • Gruppengymnastik vorteilhaft • ein wichtiges Ziel der Bewegungstherapie ist die Verbesserung der Geschicklichkeit und Koordination, dadurch wird die Sturzgefahr vermindert
Allgemeinbehandlung	• kalziumreiche Ernährung; Bewegung im Freien (Vitamin-D-Metabolismus)

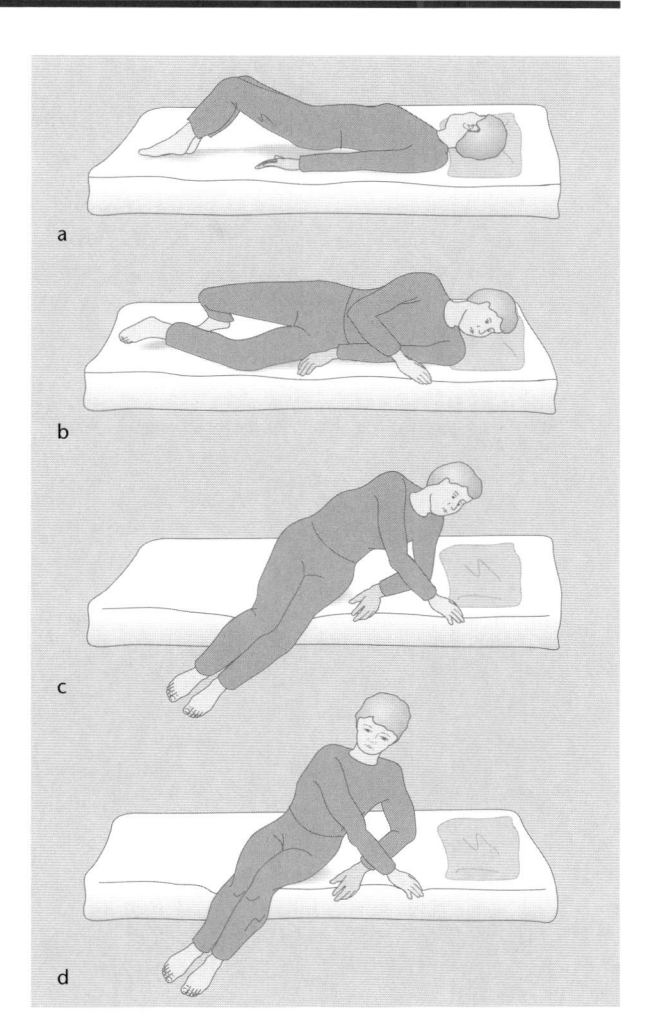

Abbildung 55.11 Rückengerechtes Aufstehen: Drehen unter Anspannen der Rumpfmuskulatur auf die Seite („en bloc"); die Wirbelsäule wird dabei möglichst gerade gehalten.

Tabelle 55.8 Adjuvante Maßnahmen zur Osteoporosebehandlung.

medikamentöse Behandlung
- Östrogensubstitution
- Überprüfen der Medikation (Schlafmittel, Psychopharmaka, Muskelrelaxanzien)

Verringerung der Sturzgefahr
- Stolperfallen im Haushalt vermeiden (Teppiche, Vorleger, Kabel, glatte Böden)

Verbessern der Umgebung
- Lichtverhältnisse optimieren (Beleuchtung im Treppenhaus?)
- Überprüfen der Sehstärke

Verbessern der Gangsicherheit
- Schuhwerk adäquat? Gehstock, Gehwagen, Hilfe
- außer Haus auf Treppenstufen, Bordsteinkanten achten

Gruppengymnastik
- Begegnung mit anderen Betroffenen
- Gruppendyynamik
- Selbsthilfegruppen

Gerade der ältere Mensch wird durch den Verlust des Partners, durch Sorgen und Probleme, Einsamkeit und Isolation buchstäblich niedergedrückt. Hier können die Zuwendung des Arztes und des Therapeuten oder ein verständnisvolles Gespräch unter Umständen mehr bewirken als Medikamente (*cave:* wegen der Nebenwirkungen Antidepressiva und Sedativa!) oder irgendwelche anderen Therapiemaßnahmen (Tab. 55.8).

7.2 Schmerzzustände im Bereich der Halswirbelsäule

Die physikalische Behandlung bei degenerativen Veränderungen der Halswirbelsäule sieht ähnlich aus. Eine vorsichtige Lockerungsmassage mit manueller Extension und Wärmelagerung vermag Schmerzen, die in die Schulter und den Arm oder in den Kopf ausstrahlen, günstig zu beeinflussen. Sehr bewährt hat sich an der Halswirbelsäule die Halskrawatte (Schanz-Kragen). Ihr Ziel ist es, die Halswirbelsäule zu entlasten, vorübergehend ruhigzustellen und für eine gleichmäßige Wärmewirkung zu sorgen. Auch bei Beschwerden der Halswirbelsäule sind die krankengymnastische Behandlung und die Rückenschulung unverzichtbar. Manchem Patienten mit Kopfschmerz und Schwindel kann durch physikalische Therapie wirksam geholfen werden (Gadomski et al. 1990).

8 Physikalische Therapie bei degenerativen Gelenkveränderungen

Die physikalische Behandlung stellt keine kausale Behandlung der Arthrose und ihrer Folgeerscheinungen dar. Sie vermag jedoch den Circulus vitiosus von Schmerz – Muskelverspannung – Funktionsstörung – zu durchbrechen und damit die Beschwerden zu lindern.

Zur Schmerzbekämpfung empfiehlt sich in den meisten Fällen die Wärme: Packungen mit Peloiden bewähren sich bei Koxarthrosen. Bei Gonarthrosen bevorzugen wir die reflektorische Tiefendurchwärmung mittels Hochfrequenz (Kurzwelle). Bei der Heberden-Arthrose der Fingergelenke bringt das Paraffinbad eine intensive, langanhaltende Durchwärmung. Analgesierende und hyperämisierende Effekte können bei Arthrosen auch durch die Niederfrequenz- und Mittelfrequenztherapie erzielt werden (Siegel 1996).

Kontraindiziert sind die Thermotherapie und alle hyperämisierenden Verfahren bei einer aktivierten Arthrose, bei der eine reaktive Entzündung der Synovia mit Ergußbildung vorliegt. Hier spielt die Kryotherapie eine wichtige Rolle.

Bei der Behandlung von Muskelverspannungen ist die Massage als klassische manuelle Massage oder als Unterwasserdruckstrahlmassage hilfreich. Sie reguliert den Muskeltonus und verbessert die Durchblutung. Vorsichtige Traktionen und die Mobilisierung der Gelenke im Sinne der Manualtherapie können vielen Patienten mit Arthrosen helfen. Ziele der Krankengymnastik bei Arthrosen sind:
- die Mobilität zu erhalten und zu verbessern
- Kontrakturen zu beseitigen oder zu verhüten
- die muskuläre Atrophie zu bekämpfen
- den erhöhten Muskeltonus zu senken
- die Zirkulation der Synovia zu unterhalten und die Durchblutung zu verbessern.

Bei manchen Patienten mit Arthrosen sind *orthopädisch-technische* Hilfen notwendig, sie haben folgende Ziele:
- im akuten Stadium (aktivierte Arthrose) eine Ruhigstellung und Stabilisierung
- eine Entlastung
- den Ausgleich von Achsenfehlstellungen und Beinlängendifferenzen
- Schutz vor Kälte, Zugluft und Trauma.

Es lohnt sich auch bei älteren Menschen, Beinlängendifferenzen auszugleichen.

Damit gelingt es oft, chronisch-rezidivierende Kreuzschmerzen zu beseitigen. Um eine Beinlängendifferenz sicher diagnostizieren zu können, ist eine Röntgenaufnahme des Beckens im Stehen erforderlich. Orthopädische Hilfsmittel sollten auf ein unbedingt nötiges Minimum begrenzt werden.

Schmerzen, die durch eine Fehlstellung eines arthrotisch veränderten Gelenkes entstehen, können manchmal durch die Elektrotherapie (diadynamische Ströme, Ultrareizströme) gelindert werden. Auch die Ultraschallbehandlung wirkt bei Insertionstendinosen günstig; wir verwenden als Kontaktgel ®Voltaren Emulgel. Die Patienten erhalten eine Tube dieses Medikamentes und können damit selbst 3–4×/Tag die schmerzenden Stellen einmassieren.

9 Physikalische Behandlung nach endoprothetischer Versorgung – Hüftendoprothesen

Die endoprothetische Versorgung des Hüftgelenkes ist zu einem routinemäßigen Eingriff auch im höheren Lebensalter geworden. In der Regel werden beim alten Patienten zementierte Prothesen verwendet, da diese frühzeitig belastet werden können und eine rasche Mobilisierung ermöglichen.

Auch wenn postoperativ die Gelenkmechanik wiederhergestellt worden ist, können die neuen Möglichkeiten nicht in vollem Umfang genutzt werden. Durch die lange bestehende Arthrose haben sich Kontrakturen der Weichteilgewebe und muskuläre Insuffizienzen ausgebildet. Manche ältere Patienten müssen für einige Wochen Unterarmgehstützen erhalten. Die Nachbehandlung am Hüftgelenk beginnt mit isometrischen Übungen der Beuger und Strecker. Jeder, der den Patienten betreut (auch Angehörige!), muß wissen, daß die Abduktion und Adduktion zur Luxation der Hüfte führen kann. Die ersten Gehübungen beginnen im Gehwagen, später mit Unterarmgehstützen. Sobald die Wundheilung abgeschlossen ist, kann die Behandlung auch im Bewegungsbad erfolgen. Durch eine Gehschulung auf verschiedenen Bodenbelägen wird mehr Sicherheit vermittelt (Schlegel 1992).

Die Rehabilitation wird oft durch muskuläre Insuffizienzen oder Muskelschmerzen erschwert. Hier wirkt eine milde Wärmetherapie (Moor, Fango) schmerzlindernd. Durch die geänderte Belastung können auch Schmerzen in den übrigen Gelenken der operierten Extremität oder in der Schulter auftreten, die durch die Belastung mit Unterarmgehstützen hervorgerufen werden. Akute Reizzustände in den Gelenken werden mittels *Kryotherapie* angegangen. Auch die *Elektrotherapie* mit diadynamischen Strömen oder die Ultraschallbehandlung vermögen die Beschwerden zu lindern.

Manche ältere Patienten benötigen nach einer erfolgreichen Endoprothesenoperation einen *Gehstock,* da das Gelenk nach wie vor funktions- und belastungsgemindert ist.

> Nicht zu vergessen ist auch, daß der Erschütterungsschmerz des Gelenkes durch Kreppsohlen oder einen Pufferabsatz wirksam bekämpft werden kann (Siegel 1996; Werner 1992).

10 Rehabilitation nach Herzinfarkt

Seit Ende der 60er Jahre hat sich die Erkenntnis durchgesetzt, daß Patienten nach Herzinfarkt so früh wie möglich mobilisiert und rehabilitiert werden sollen. Bis dahin herrschte die Vorstellung, ein Herzinfarktpatient müsse viele Wochen Bettruhe einhalten und später jede körperliche und geistige Anstrengung vermeiden.

Die negativen Auswirkungen einer völligen Immobilisierung auf Herz und Kreislauf sind enorm; sie sollten beim älteren Menschen so gering wie möglich gehalten werden. Schon beim Gesunden nehmen nach mehrtägiger Bettruhe das Herzvolumen und das zirkulierende Blutvolumen meßbar ab, die Herzfrequenz und der Sympathikotonus nehmen zu. Durch die Reduktion des Blutvolumens steigt die Viskosität des Blutes und damit die Thromboseneigung. Heute sind die Frühmobilisation nach Herzinfarkt und die aktive Bewegungstherapie aller Formen der koronaren Herzkrankheit zur Routine geworden.

10.1 Mobilisation

Der Mobilisationsplan nach einem Herzinfarkt sieht folgendermaßen aus:

Einige Tage hält der Patient – meist auf der Intensivstation – *strenge Bettruhe* ein. Während er von Krankengymnasten passiv durchbewegt wird, können über einen Monitor Rhythmusstörungen und Frequenzänderungen erfaßt werden. Während dieser Zeit erfolgt eine vorsichtige Atemtherapie, um pulmonalen Komplikationen vorzubeugen. Auch die Thromboseprophylaxe ist ein wichtiges Anliegen der physikalischen Therapie.

Am 3. bis 4. Tag erfolgen Übungen im Sitzen; der Patient soll noch nicht aufstehen. Wenn möglich, wird der Nachtstuhl neben dem Bett erlaubt (Mobilisationsstufe 1).

Am 4. bis 5. Tag erfolgen die Übungen im Liegen und Sitzen; der Patient darf am Bettrand sitzen und essen (Mobilisationsstufe 2).

Ab dem 6. Tag darf der Patient ums Bett und im Zimmer herumgehen; er wäscht sich allein im Sitzen und am Waschbecken (Mobilisationsstufe 3).

Vom 7. bis 10. Tag geht der Patient in Begleitung des Therapeuten im Zimmer und auf dem Gang spazieren und beginnt mit dem Treppensteigen. Er soll die Station jedoch nicht allein verlassen (Mobilisationsstufe 4a).

Vom 10. bis 14. Tag wird der Patient voll mobilisiert (Mobilisationsstufe 4b). Er bewegt sich frei auf der Station und kann in Begleitung des Therapeuten auch in den Garten gehen.

Falls keine Komplikationen entstanden sind, kann er nach 2, spätestens nach 3 Wochen entlassen werden (Tab. 55.9). Kontraindikationen gegen eine frühe Mobilisation sind ein kardiogener Schock sowie eine schwere Herzinsuffizienz (NYHA-Klassifikation III und IV), komplexe Herzrhythmusstörungen, eine Angina pectoris in Ruhe oder unter geringer Belastung, erhöhte Temperaturen mit Leukozytose sowie eine Persistenz der akuten Infarktzeichen im EKG.

Sind *Komplikationen* aufgetreten, muß der Patient länger im Bett bleiben und darf erst ab dem 14. bis 17. Tag aufsitzen, vom 15. bis 18. Tag aufstehen und nach dem 20. bis 25. Tag herumgehen. Etwa ab dem 28. Tag ist Treppensteigen möglich, und schließlich kann der Patient nach etwa 30 Tagen aus der klinischen Behandlung entlassen werden.

Tabelle 55.9 Mobilisation nach Herzinfarkt (Zeitablauf ab Aufnahme).

Gruppe A: Verlauf ohne Komplikationen	
1.–3. Tag	Intensivstation
4.–5. Tag	Sitzen am Bettrand
6.–7. Tag	um das Bett herumgehen
8.–9. Tag	Gehen im Zimmer
10.–13. Tag	Gehen im Zimmer und auf Station*
14.–15. Tag	Treppensteigen* und Entlassung
Gruppe B: verlängerter Verlauf infolge von Komplikationen	
1.–6. Tag	Intensivstation
7.–14. Tag	Bettruhe (normale Station)
15.–21./28. Tag	Krankengymnastik im Bett
22.–29. Tag	Sitzen am Bettrand
4.–5. Woche	wie Gruppe A 6.–13. Tag
5.–6. Woche	Treppensteigen* und Entlassung

* evtl. unter telemetrischer Kontrolle (Funk-EKG)

Die Krankengymnasten kontrollieren laufend die Pulsfrequenz; bei älteren Patienten sollte ein Wert von 100–110/min nicht überschritten werden. Wenn Patienten mit Medikamenten behandelt werden, die die Frequenz verlangsamen, muß auf andere Zeichen einer möglichen Überlastung geachtet werden: Blässe, Schwitzen, Kurzatmigkeit u.ä. Den Therapeuten erwächst eine große Aufgabe bei der psychischen Führung und Betreuung der Patienten.

Nach der lebensbedrohlichen Situation eines Myokardinfarktes entwickelt sich häufig *Angst*. Der Patient wird sich zusätzlicher Beschränkungen bewußt. Das führt häufig zu einer *reaktiven Depression*. Die Therapeuten können den Patienten helfen und ihnen zeigen, wieder unabhängig von fremder Hilfe zu werden; eine enge Zusammenarbeit zwischen Krankengymnasten und betreuenden Ärzten ist selbstverständlich.

10.2 Sekundärprävention

Nach einem überstandenen Herzinfarkt hat auch beim älteren Menschen die Sekundärprävention ihren Platz. Sie kann nicht die Arteriosklerose aufhalten, sondern verhindert rasche Vorgänge wie die Thrombusbildung, die Plättchenaggregation und die Zunahme des Vasomotorentonus (Abb. 55.12). Diese Faktoren führen zur instabilen Angina pectoris, zum Reinfarkt und zum plötzlichen Herztod.

Physikalische Maßnahmen haben einen hohen Stellenwert in der Sekundärprävention; sie unterstützen die medikamentöse Behandlung. Der wichtigste Faktor ist ein regelmäßiges körperliches Training, das heute meist in Form der Koronargruppen durchgeführt wird.

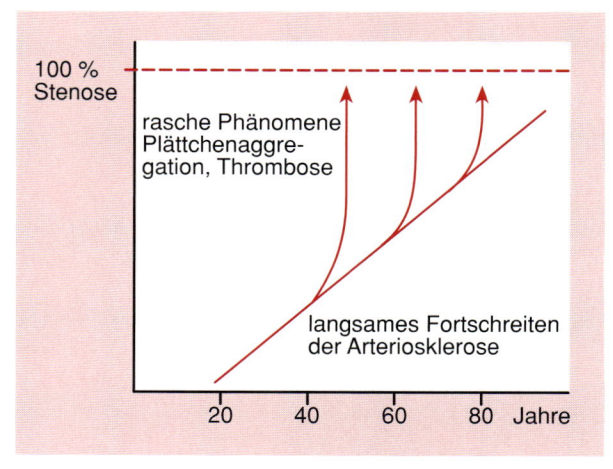

Abbildung 55.12 Unterschiedliche Progression der Koronarsklerose. Eine Primärprävention im jüngeren Lebensalter sucht die langsam fortschreitende Arteriosklerose aufzuhalten. Die Sekundärprävention im höheren Lebensalter zielt auf rasch entstehende Komplikationen.

Bevor ein Patient in eine Koronargruppe aufgenommen werden kann, ist eine ausführliche kardiopulmonale Untersuchung Voraussetzung. Mit Hilfe der Ergometrie werden die Belastbarkeit und das Frequenzverhalten ermittelt, der Besuch einer Koronargruppe kann nur dann gestattet werden, wenn bis zu einer Belastung von 75 Watt keine Angina-pectoris-Beschwerden auftreten. Die maximale Pulszahl sollte 120/min nicht übersteigen.

10.3 Bewegungstraining

Die positiven Wirkungen eines Bewegungstrainings bei Patienten mit koronarer Herzkrankheit sind:

Das Mißverhältnis zwischen Sauerstoffbedarf und Sauerstoffangebot wird auf eine höhere Belastungsstufe verschoben, der periphere Gefäßwiderstand nimmt ab. Die Oberfläche der Kapillaren in der Muskulatur vergrößert sich, damit wird das Herz entlastet. Die Herzschlagzahl nimmt in Ruhe und nach Belastung ab, die Diastole wird länger und die elektrische Stabilität des Myokards besser. Die Fließeigenschaften des Blutes werden verbessert; auch die Adhäsivität und Aggregabilität der Thrombozyten nehmen ab. Damit wird das Risiko für Thrombosen geringer. Ein Ausdauertraining steigert die fibrinolytische Aktivität des Blutes. Das gefäßschützende HDL-Cholesterin wird durch Bewegung erhöht; das LDL-Cholesterin und die Triglyzeride sinken. Die Insulinsensibilität nimmt zu, damit verbessert sich der Glukosestoffwechsel.

Es ist nachgewiesen, daß auch im Alter durch ein Ausdauertraining die kardiopulmonale Leistungsfähigkeit vergrößert werden kann (Hollmann et al. 1992; Weinmann 1989).

10.4 Herzgruppe

Die Therapie in einer Herzgruppe bietet unschätzbare Vorteile. Die Patienten treffen andere Menschen mit gleicher Krankheit und vergleichbarem Schicksal: Die Umstellung von Lebensgewohnheiten gelingt besser, als wenn der Patient sich selbst überlassen bleibt. Hinzu kommt bei älteren Patienten der Gewinn an Lebensfreude und Selbstvertrauen. Die Gruppe hilft, aus der drohenden Vereinsamung und Isolierung herauszukommen.

Kontraindikationen für die Teilnahme an Koronargruppen sind:
- dekompensierte Herzinsuffizienz
- Herzwandaneurysma
- schwere Rhythmusstörungen (Lown 3 und 4)
- obstruktive Veränderungen der Kammerausflußbahn
- schlecht eingestellter Hypertonus
- schwer einstellbarer Diabetes mellitus.

11 Rehabilitation nach erworbenen Hirnschädigungen

Ein Schlaganfall bedeutet für das menschliche Gehirn das gleiche, als ob eine Bombe in die Telefonzentrale einer großen Stadt fällt. Es kommt zu einer lokalen Störung, d.h., spezifische Leistungen wie Motorik oder Sensorik einer Körperhälfte fallen aus. Außerdem können Störungen von Haltung, Tonus, reziproker Innervation und Gleichgewichtsreaktionen entstehen. Je nach Ausdehnung des Prozesses sind auch höhere Hirnfunktionen betroffen (Sprache, Sprechen, Gedächtnis, Konzentration, Planung, Ausdauer etc.), oder es können Störungen der Werkzeugmotorik entstehen (Apraxie).

> Alles, was Menschen im Laufe ihres Lebens erlernt haben, kann beim Schlaganfall verlorengehen.

In bezug auf die Motorik kommt es zur Enthemmung der Reflexe. Ausdruck dieser Enthemmung ist die Spastik mit den assoziierten Reaktionen, den sogenannten Massenbewegungen.

Patienten mit erworbenen Hirnschäden werden überwiegend nach dem *Bobath-Konzept* behandelt. Eine Grundvoraussetzung des Bobath-Konzeptes ist folgendes: Das Gehirn ist ein Organ der Aufnahme und Integration, es kann lebenslang lernen, jede Bewegung ist durch die Sensorik gesteuert. Das bedeutet für die Therapie, daß der betroffenen Seite möglichst viel Information gegeben werden muß. Die erkrankte Seite muß stimuliert, mit einbezogen und beachtet werden. Besteht eine Spastik, muß der Patient in eine entspannte Stellung gebracht werden.

Schlaganfallpatienten müssen von Anfang an richtig gelagert werden. Die Lagerung muß Kontrakturen sowie Druckschäden verhindern und den zu erwartenden pathologischen Haltungsmustern vorbeugen. Die spastischen Muster sind bei allen erworbenen zerebralen Schäden stereotyp: Im Arm entsteht eine Beugung mit Adduktion und Innenrotation des Oberarmes, Beugung und Pronation von Unterarm und Hand. Das Bein dagegen zeigt ein Streckmuster in Hüfte und Knie, eine Plantarflexion und Supination des Fußes. Vom ersten Tag an werden die betroffenen Extremitäten entgegen den zu erwartenden Bewegungsmustern gelagert. In Rückenlage sind die Schultern leicht flektiert, die Arme abduziert, die Unterarme gestreckt und bei Hemiplegie supiniert. Die Hüft-, Knie- und Sprunggelenke werden in 0°-Stellung gelagert mit leichter Abduktion in der Hüfte und geringfügiger Beugung im Knie (Abb. 55.13).

Im 1. Stadium der Erkrankung müssen gelähmte Extremitäten regelmäßig durchbewegt werden. Dies

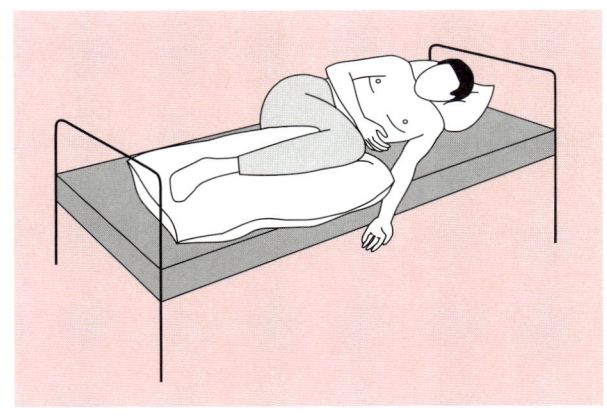

Abbildung 55.13 Lagerung eines Patienten mit Apoplex und Hemiparese links.

dient zur Kontrakturprophylaxe und verringert den erhöhten Muskeltonus. Bei schlaffen Lähmungen versuchen die Therapeuten, durch Stimulation einen Tonus aufzubauen und selektive Bewegungen zu aktivieren. Frühzeitig wird die Aufmerksamkeit des Kranken auf die betroffene Körperseite gerichtet. Dies erfolgt durch regelmäßige Stimulation, Umlagern, Aufsetzen sowie mittels Sichtkontrolle durch den Patienten selbst. Der Kranke wird grundsätzlich von der betroffenen Seite her angesprochen und gepflegt.

Im 2., spastischen Stadium werden reflexhemmende Bewegungskombinationen und Bewegungsmuster eingesetzt. Das oberste Ziel ist die Tonusregulierung. Neben der Hemmung von Spastizität und der Bahnung von Bewegungen werden Gleichgewichtsreaktionen geübt. Im Sitzen wird die Stützreaktion von Arm und Hand gebahnt. Im Stehen werden Gleichgewichtsreaktionen mit Hilfe von Gewichtsverlagerung auf die befallene Seite stimuliert.

Der *Gehschulung* muß eine genügende Rumpfkontrolle und eine gleichmäßige Belastung des betroffenen Beines vorausgehen. Bei den Gehübungen wird die betroffene Beckenseite vorgebracht, und der Therapeut sichert bzw. kontrolliert den Patienten von der gelähmten Seite her. Es wird eine gleichmäßige Belastung des paretischen Beines ohne Rekurvation im Kniegelenk angestrebt.

Bewegungen mit gefalteten Händen und gestreckten Armen vermeiden eine Schulterretraktion und erleichtern das Aufrichten aus dem Sitz.

Probleme entstehen oft an der Schulter. Im Schultergelenk entwickelt sich durch das Gewicht des herabhängenden, gelähmten Armes oft eine Subluxation. Mit zunehmender Spastik kann das Bewegungsausmaß des Armes durch eine spastische Fixierung der Skapula eingeengt werden, und es kann eine schmerzhafte Bewegungssperre entstehen. Die Subluxation wird durch konsequente Lagerung, ein Aufstützen des betroffenen Armes auf geeignete Lehnen oder die Tischplatte korrigiert. Sitzt der Patient im Rollstuhl, muß ein Rollstuhltisch vorhanden sein, der ein Herabhängen des Armes verhindert.

Im 3. Stadium der Rehabilitation, dem Stadium der Restsymptomatik, geht es um Koordinationsprobleme. Der Patient muß lernen, die erlernten Funktionen wieder zu automatisieren. Wenn trotz fachgerechter Behandlung Defektsyndrome und pathologische Haltungsmuster bestehen, sind kompensatorische Bewegungsmöglichkeiten und Hilfen auszuschöpfen. Fähigkeiten zur Selbstversorgung müssen einarmig bzw. einhändig erlernt werden. Dies ist Aufgabe der Ergotherapeuten. Das Gehen wird durch einen Spitzfußausgleich (Schienen, orthopädische Schuhe) oder durch das Benutzen einer Stütze erleichtert. Dadurch wird die mit dem Gehen verbundene erhöhte Anstrengung geringer und eine zusätzliche Spastik vermieden. Bei der Mobilisierung älterer bettlägeriger Hemiplegiker kann eine stationäre Behandlung von mehreren Monaten erforderlich werden. Bei mehr als 90% der zu behandelnden Patienten ist es möglich, zumindest ein begrenztes Gehvermögen zu erreichen.

Erkrankungen von Hirnstamm und Großhirn (z. B. Schlaganfall, Schädel-Hirn-Trauma, Parkinson-Syndrom) können zu Schluckstörungen führen (Daniels et al. 1998; Werner et al. 1997). Wegen der Aspirationsgefahr („hartnäckige" Bronchitis, rezividierende Pneumonien) ist vor allem beim älteren Schlaganfallpatienten immer an diese Komplikation zu denken.

Kausale Methoden (Stimulation, Mobilisation, automatisierte Bewegungsübungen) versuchen die sensomotorische Störung zu beheben. Kompensatorische Maßnahmen umfassen Strategien, die den Schluckvorgang erleichtern (Diätetik, Haltungsänderungen, spezielle Schlucktechniken wie „supraglottisches Schlucken" oder das Mendelsson-Manöver, Abb. 55.14). Folgende Hilfsmittel erleichtern die Nahrungsaufnahme:

- Flasche mit Sauger
- Becher mit Mundstück
- rutschfeste Unterlage
- Teller mit erhöhtem Rand
- mit Moosgummi verstärktes Besteck
- Fixierbrett.

Die Schlucktherapie wird durchgeführt von Logopäden oder (speziell ausgebildeten) Ergotherapeuten unter enger Zusammenarbeit mit der Krankengymnastik (Bobath, PNF, intensive Beeinflussung sensorischer Rezeptoren wie Pinseln, Streichen, Wärme, Geruch, wodurch Haltungs- und Bewegungsmuster gefördert oder gehemmt werden). Eine ausreichende Kopf- und Rumpfkontrolle ist Voraussetzung für die Schlucktherapie (Werner et al. 1997).

Die Rehabilitation von Patienten mit erworbenen Hirnschäden kann nur als Teamarbeit geschehen: Das Pflegepersonal, die Krankengymnasten, die Ergotherapeuten und die Logopäden, die Patienten mit Sprach-, Sprech- oder Schluckstörungen behandeln, sowie die Angehörigen müssen mit dem Behandlungskonzept vertraut sein und es befolgen. Der Arzt koordiniert alle Bemühungen, führt die Diagnostik sowie die medizinische Behandlung durch und trägt die Verantwortung (Baltissen et al. 1990; Füsgen 1988, 1995).

12 Physikalische Therapie beim Parkinson-Syndrom

Die physikalische Therapie ist gleichzeitig mit der medikamentösen Behandlung bzw. mit neurochirurgischen Interventionen einzusetzen. Wichtig ist es, die Patienten für die Bewegungstherapie zu motivieren. Dabei darf die körperliche und zerebrale Leistungsfähigkeit der älteren Patienten nicht überfordert werden. Die Beweglichkeit in allen Gelenken muß gefördert werden. Eine gezielte Atemtherapie ist unerläßlich, da die Atemfunktion infolge des Rigors eingeschränkt ist. Die Schulung des Ganges wird gerne mit Gymnastik verbunden, z.B. Ballwerfen, Ballfangen oder rhythmisches Durchbewegen. Übungen im Bewegungsbad dienen der Lockerung. Wichtig sind bei allen Parkinson-Patienten auch eine vorsichtige Wärmetherapie sowie Lockerungsmassagen. Infolge der Zwangshaltung können erhebliche Muskelschmerzen auftreten.

Wenn sich das Allgemeinbefinden des Patienten gebessert hat, sollte unbedingt zur Gruppenbehandlung übergegangen werden. Die Ergotherapie vervollständigt das Übungsprogramm durch ein Training der täglichen Lebensaktivitäten: Waschen,

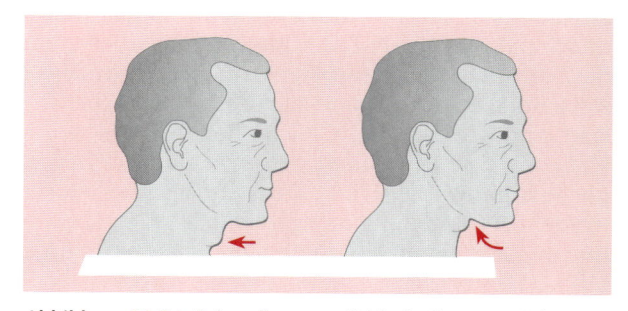

Abbildung 55.14 Behandlung von Schluckstörungen. Hebung des Kehlkopfes beim sogenannten Mendelsohn-Manöver.

Körperpflege, Anziehen, Haushaltstraining. Wichtig sind Ausflüge außerhalb des Heimes oder der Klinik, um das Überqueren der Straße, das Einsteigen in Verkehrsmittel und ähnliches zu trainieren.

Literatur

Baltissen, R. et al.: Faktoren der Verweildauer im geriatrischen Krankenhaus. Geriatrie-Praxis 2 (1990) 77–80.

Füsgen, I.: Rehabilitation und physikalische Therapie, 136–142. In: Lang, E. (Hrsg.): Praktische Geriatrie. Enke, Stuttgart 1988.

Füsgen, I.: Apoplex und Inkontinenz. Geriatrie-Praxis 6 (1995) 68–70.

Gadomski, M., G. T. Werner: Physikalisch-therapeutische Möglichkeiten bei Schwindel. Geriatrie-Praxis 2 (1990) 52–56.

Hollmann, W., et al.: Altern, Leistungsfähigkeit und Training. Dtsch. Ärztebl. 89 (1992) 3041–3054.

Daniels, S. et al.: Aspiration in patients with acute stroke. Arch. Phys. Med. Rehab. 79 (1998) 14–19.

Hummelsheim, H.: Die Rehabilitation zentraler Lähmungen – eine Standortbestimmung. Akt. Neurologie 23 (1996) 7–14.

Schlegel, K. F.: Orthopädie. In: Platt D.: Handbuch der Gerontologie. Bd. 4/2. 100–137. Fischer, Stuttgart–Jena–New York, 1992.

Siegel, N.-R.: Physikalische Schmerztherapie bei geriatrischen Patienten. Allgemeinarzt (1996) 977–983.

Siegel, N.-R.: Physikalische Therapie. In: Bachmann, R. (Hrsg.): Naturheilverfahren in der Praxis. Kap. 5/5.9, perimed, Balingen 1996.

Weinmann, O.: Krankengymnastik und Bewegungstherapie. In: Drexel H., R. Becker-Casademont, N. Seichert: Physikalische Medizin, Bd. 2, Hippokrates, Stuttgart 1989, 213–225.

Werner, G. T.: Physikalische Therapie der chronischen Bronchitis. Geriatrie-Praxis 4 (1992) 53–57.

Werner, G. T., E. Kaiserling, R. Scheck: Magnetic resonance imaging of edematous extremities. Lymphology 31 (1998) 34–36.

Werner, G. T., K. Klimczyk, J. Rude: Checkliste Physikalische und Rehabilitative Medizin. Thieme, Stuttgart 1997 (2. Aufl. im Druck).

56

Besonderheiten der Schmerztherapie alter Menschen

KLAUS BÖHME

INHALT

1	Problemstellung	644	7.2	Psychologische Verfahren	655
2	Häufigkeit chronischer Schmerzen im Alter	644	8	Schmerztherapie häufiger Erkrankungen im Alter	656
3	Schmerzerfassung	647	8.1	Postzosterische Neuralgie	656
4	Auswirkungen chronischer Schmerzen bei alten Patienten	649	8.2	Tumoren	656
5	Chronifizierung der Schmerzen im Alter	649	8.2.1	Schmerzursachen bei Tumorpatienten	656
6	Veränderungen im Alter	651	8.2.2	Einteilung der Tumorschmerzen	656
6.1	Neuronale Strukturen	651	8.2.3	Diagnostik	656
6.2	Gastrointestinaltrakt	651	8.2.4	Therapie	657
6.3	Plasmaeiweißbindung	651	8.2.5	Dokumentation der Therapie	659
6.4	Leber	652	8.2.6	Das Gespräch mit Patienten und Angehörigen	659
6.5	Nieren	653	8.3	Osteoporose	660
6.6	Fett- und Wassergehalt	654	8.3.1	Ursachen und Prophylaxe	660
6.7	Pharmakodynamik	654	8.3.2	Medikamentöse Therapie	660
7	Nicht-medikamentöse Therapie der Schmerzen	655	8.3.3	Symptomatische Therapie	661
7.1	Physikalische und physiotherapeutische Trainingsverfahren	655	8.4	Neuropathische Schmerzen	661

1 Problemstellung

Den Zahlen des statistischen Bundesamtes in Wiesbaden ist zu entnehmen, daß 1996 15,7% der Deutschen älter als 65 Jahre waren. Dabei betrug die Lebenserwartung für Männer 73,8 und für Frauen 80 Jahre.

In der gesetzlichen Krankenversicherung waren 1995 16,46% der Versicherten älter als 65 Jahre. Auf diese Altersgruppe entfielen, bezogen auf die Analgetika und Antirheumatika mit 539,2 definierten Tagesdosen je Versicherten, 71,47% der Verordnungen dieser Medikamentengruppe (Klauber et al. 1996).

2 Häufigkeit chronischer Schmerzen im Alter

Angaben über Schmerzen bei alten Patienten können verschiedenen epidemiologischen Studien entnommen werden. Ein Vergleich der Studien untereinander ist kaum möglich, da häufig Zeitangaben über Dauer, Chronifizierungsgrade oder Schmerzstärke nicht vorhanden sind. Während lediglich der Nuprin-Report einen Rückgang der altersbezogenen Prävalenz chronischer Schmerzen mit Ausnahme von Gelenkschmerzen darlegt, zeigen viele andere Untersuchungen, daß die Inzidenz chronischer Schmerzen im Alter zunimmt (Sternbach 1986). In einer Untersuchung von Brattberg et al. (1989) wird ein Anstieg der Schmerzen von 5% in der Gesamtstichprobe auf über 40% bei über 80 Jahre alten Patienten gezeigt. Die Schmerzen zeigen eine krankheitsspezifische Zunahme mit dem Alter und betreffen häufig den Rücken, die untere Extremität sowie Kopf und Gesicht. Andere Autoren weisen auf eine deutliche Zunahme der Schmerzen bei Osteoarthritis und anderen Formen der Arthritis und Rheuma, sowie bei der Zosterneuralgie hin (Harkins et al. 1990). Helme et al. (1993) betonen ebenfalls die Problematik der Arthritis und der Neuralgien im Alter. Die Mitglieder eines Panels der amerikanischen Gesellschaft für Altersmedizin (AGS-Panel) gehen nach jüngeren Studien davon aus, daß 25–50% der älteren Bevölkerung an gravierenden Schmerzproblemen leiden (AGS 1998). Chronischer Schmerz bedeutet nicht Dauerschmerz über Jahre. Eine Follow-up-Untersuchung zeigte auf, daß die Patienten, die in einer Gruppenpraxis behandelt wurden, gegenüber den Patienten die einer speziellen schmerztherapeutischen Behandlung zugewiesen werden mußten, weniger häufig über Dauerschmerzen klagten. Sie gaben außerdem am Anfang der Studie geringere Schmerzintensitäten an. Am Ende der Untersuchung war die Schmerzintensität beider Gruppen gleich (Crook et al. 1984, 1989).

In spezialisierten Therapieeinrichtungen sind alte Schmerzpatienten nicht unterrepräsentiert. In einer multizentrischen Studie zur Erfassung der Lebensqualität, die an 13 deutschen Schmerzpraxen, Schmerzambulanzen und Schmerzkliniken durchgeführt wurde, wurden 3392 Patienten erfaßt. Von diesen waren 20,6% älter als 65 Jahre. Dies entspricht 678 von 3392 Patienten (Gerbershagen et al. im Druck).

Um so erstaunlicher ist es, daß sich nach Melding (1991) nur 1% der in einer Medline-Analyse erfaßten 4000 Publikationen zum Thema Schmerz mit alten Patienten beschäftigen.

Bei den in der eigenen Schmerzambulanz untersuchten Patienten zeigt sich eine deutliche Altersabhängigkeit. Schmerzen bei Patienten mit Arthrosen, postzosterischer Neuralgie, Osteoporose und Krebs nehmen, bezogen auf die Gesamtheit der Schmerzpatienten, deutlich zu. Hingegen nehmen Migräne, Spannungskopfschmerzen, Algoneurodystrophie und Rückenschmerzen bei Patienten mit Bandscheibenoperationen an Häufigkeit ab (Abb. 56.1–56.8). Die Zahlen beziehen sich auf alle Patienten unserer Schmerzambulanz im Zeitraum von 1988 bis 1996.

Neben diesen überwiegend somatischen Aspekten ist entsprechend dem biopsychosozialen Krankheitsverständnis die psychische und soziale Situation des alten Patienten zu berücksichtigen. In einer Untersuchung von Desmeules et al. (1994) zeigt sich, daß in einer Gruppe von über 65 Jahre alten Patienten, Schmerzen zwar stärker empfunden werden, als in der Gruppe der unter 65jährigen, diese aber dennoch keine höheren Depressionswerte aufweist. Eine Studie von Herr et al. (1993) bei Rückenschmerzpatienten zeigt, in bezug auf eine Depression, ebenfalls keinen Unterschied zwischen alten und jungen Patienten.

Andere Untersuchungen finden dagegen, daß chronische Schmerzen durchaus mit Depressivität korreliert sind. Wie in der oben erwähnten multizentrischen Untersuchung zur Lebensqualität bei Schmerzpatienten, die eine höhere Depressivität in hohen Chronifizierungsstadien nachweist, zeigen auch andere Untersuchungen, daß es eine hohe

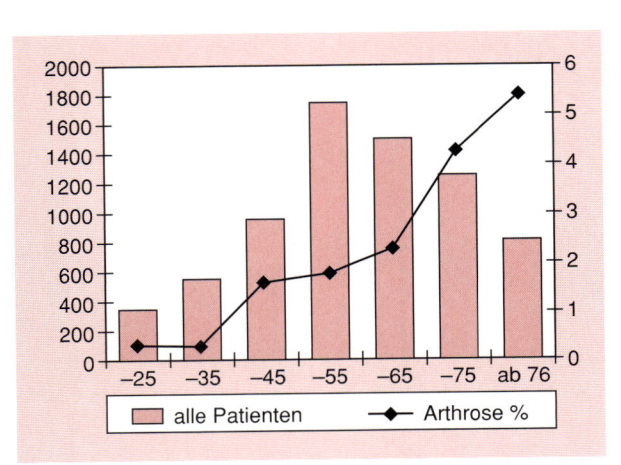

Abbildung 56.1 Prozentuale Verteilung der Patienten mit Schmerzen durch Arthrose (n = 185), bezogen auf alle Schmerzpatienten (n = 7157).

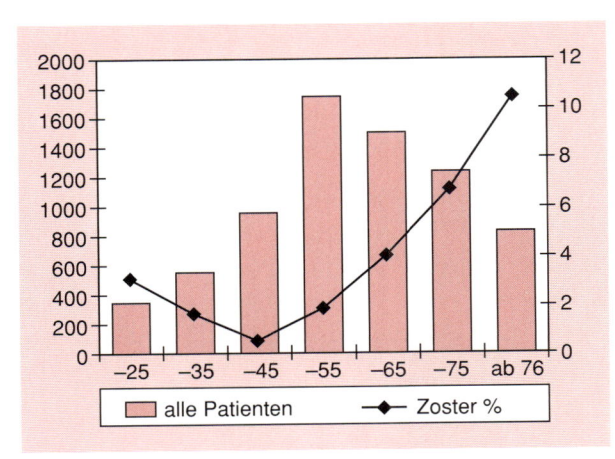

Abbildung 56.2 Prozentuale Verteilung der Patienten mit Schmerzen durch Zoster (n = 288), bezogen auf alle Schmerzpatienten (n = 7157).

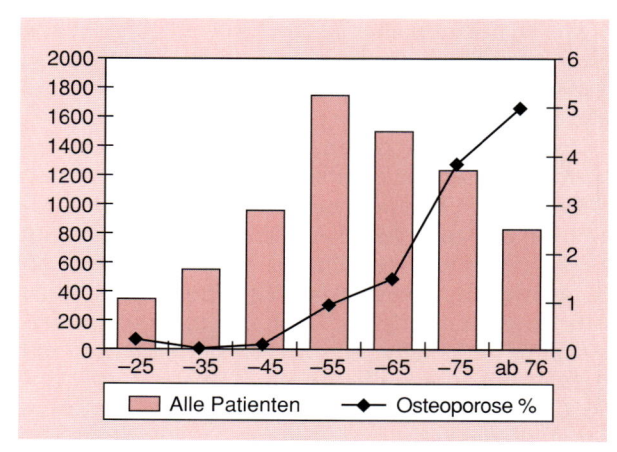

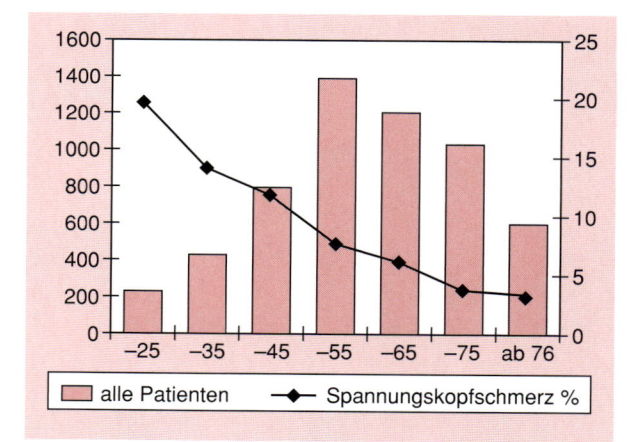

Abbildung 56.3 Prozentuale Verteilung der Patienten mit Schmerzen durch Osteoporose (n = 134), bezogen auf alle Schmerzpatienten (n = 7157).

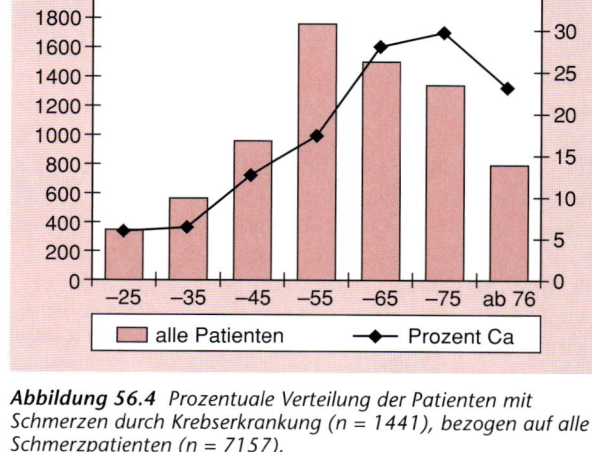

Abbildung 56.4 Prozentuale Verteilung der Patienten mit Schmerzen durch Krebserkrankung (n = 1441), bezogen auf alle Schmerzpatienten (n = 7157).

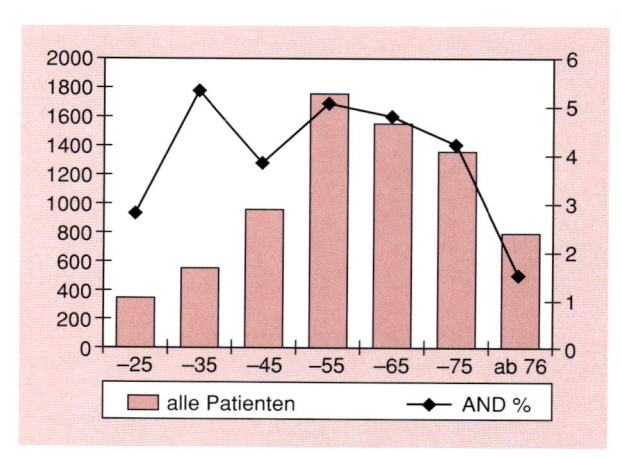

Abbildung 56.5 Prozentuale Verteilung der Patienten mit Schmerzen durch Algoneurodystrophie (AND; n = 297), bezogen auf alle Schmerzpatienten (n = 7157).

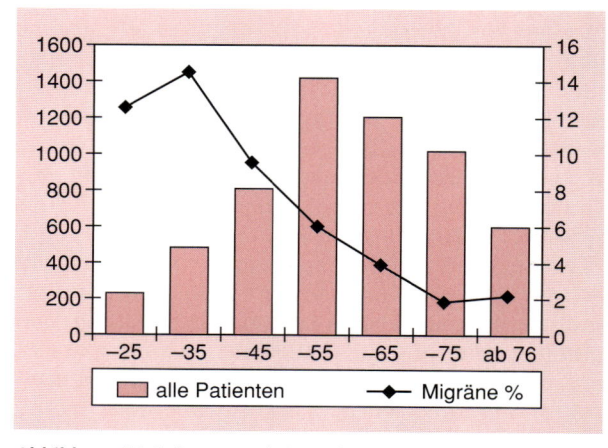

Abbildung 56.6 Prozentuale Verteilung der Patienten mit Schmerzen durch Migräne (n = 315), bezogen auf alle Schmerzpatienten (n = 5688).

Abbildung 56.7 Prozentuale Verteilung der Patienten mit Schmerzen durch Spannungskopfschmerz (n = 424), bezogen auf alle Schmerzpatienten (n = 5688).

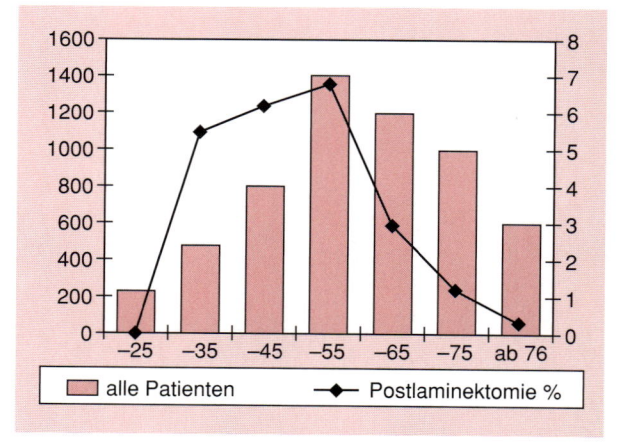

Abbildung 56.8 Prozentuale Verteilung der Patienten mit weiter bestehenden Schmerzen nach Bandscheibenoperation (n = 424), bezogen auf alle Schmerzpatienten (n = 5688).

56 Besonderheiten der Schmerztherapie alter Menschen

Korrelation bei Patienten über 70 Jahren von Schmerz und Depression gibt (Gerbershagen et al. im Druck; Turk et al. 1995). Die Selbsteinschätzung und Copingstrategien bei alten Patienten mit Schmerzsyndromen und Depression sind gegenüber jungen nicht verändert (Colenda et al. 1990). Eine Untersuchung von Sorkin et al. (1990) betont, daß beim Vergleich psychischer und psychosozialer Charakteristika bei alten und jungen Schmerzpatienten die Übereinstimmungen größer als die Unterschiede sind. Hieraus wird der Schluß gezogen, daß auch einem alten Patienten ein multidisziplinäres Therapieangebot gemacht werden soll, das sowohl die psychologischen als auch die physikalischen Therapieansätze berücksichtigt.

3 Schmerzerfassung

Viele Autoren weisen auf die Notwendigkeit einer Schmerzerfassung auch bei alten Patienten hin (AGS 1998; Ferrell 1991; Nikolaus 1997). Vom alten Patienten wird der Schmerz häufig als normales, zum Altern oder zur Krankheit gehörendes Symptom gesehen. Es wird mehr über die Folgen, also die schmerzbedingten Auswirkungen wie Schlaflosigkeit, Funktionsverluste und andere Symptome geklagt. Aus

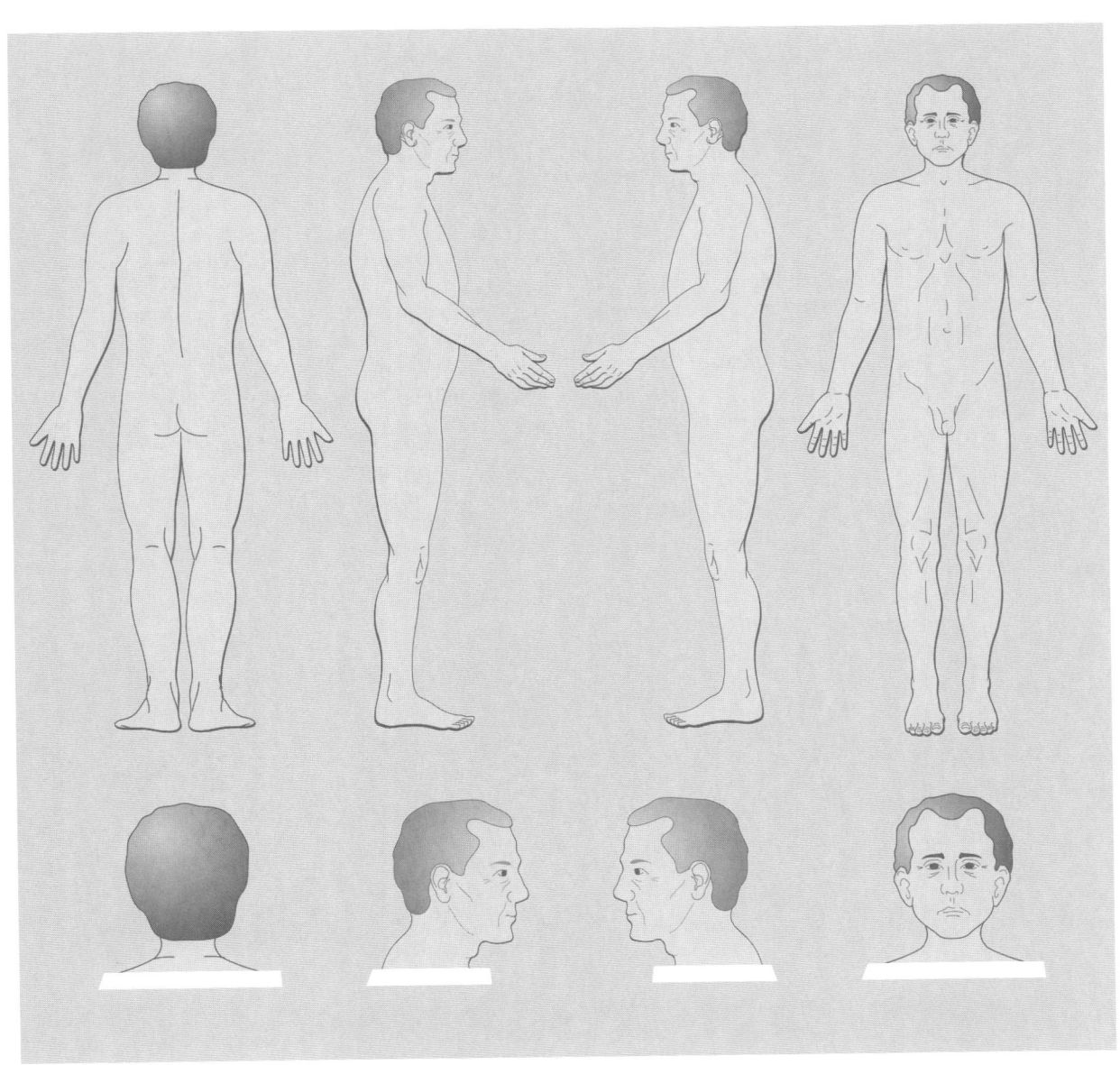

Abbildung 56.9 Körperschema (aus dem Schmerzfragebogen der Schmerzambulanz Burgfeld-Krankenhaus).

diesem Grund ist es notwendig, den Patienten direkt nach Schmerzen zu befragen (Ferrell 1991; Nikolaus 1997). Dennoch gibt es bisher für Hochaltrige im deutschsprachigem Raum keine zuverlässigen und validierten Fragebögen. Ein Problem sind die im Alter auftretenden kognitiven Leistungseinbußen (Ferrell et al. 1997).

Da der chronische Schmerz ein komplexes Phänomen darstellt, ist die einfache Erfassung der Schmerzstärke eine zwar notwendige, aber allein nicht ausreichende Methode, die dem Schmerz zugrundeliegende Ursache, die Auswirkungen auf den Verlust der körperlichen und psychischen Integrität sowie funktionelle und soziale Beeinträchtigung zu beschreiben.

Das Ausfüllen eines *Schmerzfragebogens*, wie er von der Deutschen Gesellschaft zum Studium des Schmerzes (DGSS) für Patienten mit chronischen Schmerzen vorgeschlagen wird, setzt eine intellektuelle Leistungsfähigkeit voraus, die vielleicht nicht von allen Patienten, aber sicher von sehr vielen erbracht werden kann. Die Mainzer Lebensqualitätsstudie, welche multizentrisch an 13 deutschen schmerztherapeutischen Einrichtungen mit 3392 Patienten durchgeführt wurde, zeigt keine Unterrepräsentation der Patienten über 65 Jahre. Es sollte deshalb nicht primär aufgrund des Alters auf die Erfassung in Form eines standardisierten Fragebogens verzichtet werden.

Nicht geklärt ist bisher, ob die so gewonnenen Angaben für Alterspatienten valide sind.

Die *Anamnese* soll die Schmerzen des Patienten in einem Körperschema erfassen (Abb. 56.9).

Folgende Punkte sind mit dem Patienten zu besprechen und gegebenenfalls durch Befragung der Angehörigen oder des Pflegepersonals zu ergänzen:

- Wann und in welcher Situation trat der Schmerz auf?
- In welchem Körperteil begann er, wo ist heute die Hauptlokalisation, wohin strahlt er aus?
- Wird er tief oder oberflächlich empfunden?
- Welche Qualität und Intensität besitzt er?
- Wie häufig tritt der Schmerz auf, und wie lange hält er an?
- Gibt es einen Tagesrhythmus, und welche Begleitsymptome treten auf?
- Was kann den Schmerz verstärken oder auslösen, was lindert ihn?
- Welche Schmerzmedikamente, verschriebene und frei erhältliche nimmt der Patient ein?

Die Erfassung der Schmerzstärke kann mit Hilfe von visuell analogen, numerischen, verbalen oder Ausdrucksskalen erfolgen (Abb. 56.10–56.12). Dabei scheinen vertikal angeordnete visuelle Analog (VAS)-Skalen von alten Menschen besser verstanden zu werden. Ebenso werden von ihnen verbale Ratingskalen bevorzugt (Herr et al. 1993).

Neben diesen spezifischen Fragen zur Schmerzanamnese ist die medizinische Anamnese, wie Operationen, internistische Erkrankungen, Medikation, unter Einschluß vegetativer sowie psychosomatischer Symptome notwendig. Insbesondere sind Symptome zu erfassen, die auch als Nebenwirkungen von Medikamenten auftreten können.

Die biographische Anamnese des Patienten soll Einblicke in die psychischen und sozialen Zusammenhänge der Schmerzproblematik geben. Die körperliche Untersuchung des Patienten umfaßt vor allem das neuromuskuläre und muskuloskelettale System. Auch alte Patienten sollten ein *Schmerztagebuch* führen, in dem folgendes vermerkt wird:
- Schmerzintensität
- Schmerzmedikamente

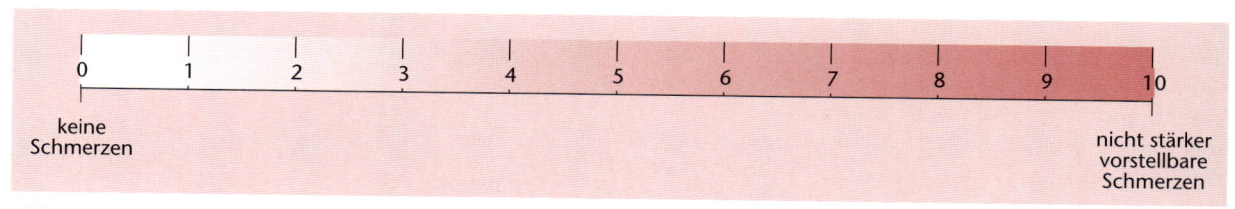

Abbildung 56.10 Numerische Ratingskala (NRS).

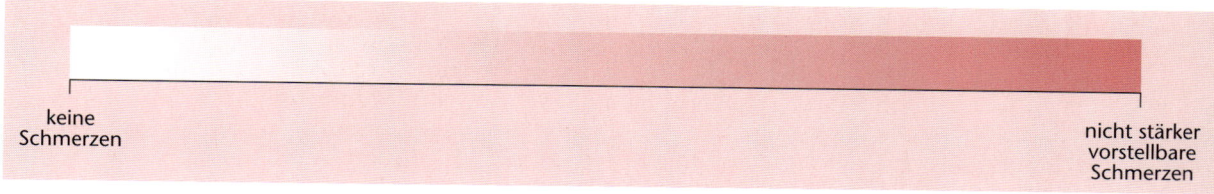

Abbildung 56.11 Visuelle Analogskala (VAS).

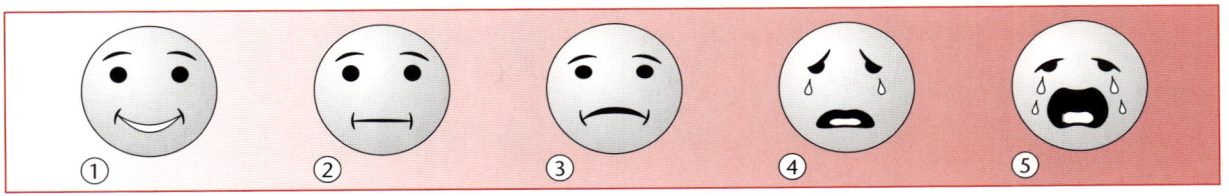

Abb. 56.12 Smiley-Skala. Verbale Ratingskala: 1 geringer Schmerz; 2 mäßig starker Schmerz; 3 starker Schmerz; 4 sehr starker Schmerz; 5 nicht stärker vorstellbarer Schmerz.

- Auswirkung der Behandlung auf die Schmerzen
- Auswirkungen auf körperliche und psychische Aktivitäten.

Dabei können Angehörige oder Pflegekräfte bei der Umsetzung helfen.

Die *Kontrolluntersuchung* soll sowohl die Auswirkung der Therapie auf die Schmerzreduktion als auch auftretende Nebenwirkungen erfassen. Dazu werden die Schmerztagebücher durch Nachfragen ergänzt und ausgewertet. Informationen betreuender Personen sind dabei oft hilfreich.

4 Auswirkungen chronischer Schmerzen bei alten Patienten

Wie weiter unten beschrieben, wird chronischer Schmerz eher über die psychosozialen Auswirkungen als über die Zeit definiert. Ein therapeutischer Ansatz der dem somatischen Modell Ätiologie – Pathogenese – Manifestation, also dem Konzept Descartes', folgt, wird dem Patienten nicht gerecht. Mit dem Alter zunehmende körperliche Einschränkung führt zu fortschreitender Reduktion von Handlungsfreiheit im Bereich des täglichen Lebens bis hin zu Hilflosigkeit und Vereinsamung. Die psychozialen Folgen werden so zunehmend krankheitsdominant. Von der WHO wurde deshalb eine Zusatzklassifikation erarbeitet, welche die Krankheit, die Schädigung, die daraus resultierende Einschränkung und die soziale Beeinträchtigung erfaßt. Es handelt sich um die ICIDH (International Classification of Disabilities and Handicaps, WHO 1980). Für die Erfassung der Auswirkung von Schmerzen bei alten Patienten fehlen reliable und valide Meßinstrumente (Bericht der DGSS-Initiativgruppe „Schmerz und Alter" 1998).

5 Chronifizierung der Schmerzen im Alter

Einen Schmerz willkürlich nach Ablauf einer Zeit als chronisch zu betrachten, beispielsweise nach 3 oder 6 Monaten, wird den komplexen Veränderungen, die der Patient bei chronischen Schmerzen erlebt, ebensowenig gerecht, wie die Definition Bonicas, der den Schmerz dann als chronisch betrachtet, wenn er über die Zeit des normalen Heilungsprozesses hinaus anhält (Flor et al. 1984; Harkins et al. 1990; Hoon et al. 1985; Merskey 1986).

Die Chronifizierung im Alter ist auch Gegenstand des Berichtes der DGSS-Initiativgruppe „Schmerz und Alter" (1998), der sich mit dem gegenwärtigen Stand auseinandersetzt.

Untersuchungen über die Chronifizierung im Alter gibt es bislang nicht. Inwieweit sie sich von einer jüngeren Population unterscheidet, ist somit nicht geklärt. Nicht klar ist auch der Einfluß von Verlust körperlicher Leistungsfähigkeit und Mobilität und damit verbundener möglicher sozialer Isolation und Vereinsamung.

Zu den Modellen der Chronifizierung gehören:

Biomechanisches Modell (Nachemson 1975): Chronische Fehlbelastung führt zu Reizung von Muskeln, Bändern, Sehnen und Gelenken.

Neuroplastizität (Corderre et al. 1993; Zimmermann et al. 1996): Starke oder wiederholt auftretende Reize führen auf Rückenmarksebene zu lang anhaltenden oder spontanen Entladungen im nozizeptiven System. Hervorgerufen wird dies durch eine Erhöhung von Neuropeptiden, wie Substanz P, und exzitatorischen Transmittern, wie z.B. Glutamat. Die Funktion hemmender Systeme, wie die des serotonergen, endorphinergen oder GABAergen, wird abgeschwächt.

Psychophysiologisches Modell (Flor et al. 1984, 1990): Bestimmte spezifische Muskelgruppen reagieren wegen nicht bewältigter Belastungen mit chronisch-tonischer Anspannung, wobei Schmerzen auslösende Substanzen wie Prostaglandine und andere freigesetzt werden.

Operantes Modell (Fordyce 1976): Wird der Schmerz mit Schonverhalten oder Vermeidung vielleicht auch unangenehmer körperlicher oder psychisch belastender Tätigkeit beantwortet, führt dies zur Verstärkung des Schmerzverhaltens. Werden dann positiv erlebte Handlungen und soziale Aktivitäten betroffen, entwickelt sich u.U. eine Depressivität, die wiederum schmerzverstärkend wirkt.

Das Mainzer Stadienmodell der Schmerzchronifizierung nach Gerbershagen

Achse 1: Zeitliche Aspekte

Auftretenshäufigkeit
- einmal täglich oder seltener — 1
- mehrmals täglich — 2
- dauernd — 3

Dauer
- bis zu mehreren Stunden — 1
- mehrere Tage — 2
- länger als eine Woche oder dauernd — 3

Intensitätswechsel
- häufig — 1
- gelegentlich — 2
- nie — 3

Achsensumme: 3–9

3 = I
4–6 = II
7–9 = III

Achse 2: Räumliche Aspekte

Schmerzbild
- monolokulär — 1
- bilokulär — 2
- multilokulär oder Panalgesie — 3

Achsensumme: 1–3

1 = I
2 = II
3 = III

Achse 3: Medikamenteneinnahmeverhalten

Medikamenteneinnahme
- unregelmäßiger Gebrauch von max. 2 peripheren Analgetika — 1
- max. 3 periphere Analgetika, höchstens 2 regelmäßig — 2
- regelmäßig mehr als 2 periphere Analgetika oder zentralwirkende Analgetika — 3

Anzahl der Entzugsbehandlungen
- keine — 1
- eine — 2
- mehr als 1 Entzugsbehandlung — 3

Achsensumme: 2–6

2 = I
3–4 = II
5–6 = III

Achse 4: Patientenkarriere

Wechsel des persönlichen Arztes
- kein Wechsel — 1
- max. 3 Wechsel — 2
- mehr als 3 Wechsel — 3

Schmerzbedingte Krankenhausaufenthalte
- bis 1 — 1
- 2 bis 3 — 2
- mehr als 3 — 3

Schmerzbedingte Operationen
- bis 1 — 1
- 2 bis 3 — 2
- mehr als 3 — 3

Schmerzbedingte Rehabilitationsmaßnahmen
- keine — 1
- bis 2 — 2
- mehr als 2 — 3

Achsensumme: 4–12

4 = I
5–8 = II
9–12 = III

Addition der Achsen-Stadien (4–12)

Gesamt-Stadium
- I 4–6
- II 7–8
- III 9–12

Kognitives Modell (Turk et al. 1988): Das kognitive Modell stellt die negativen Gedanken, Erwartungen und Überzeugungen der Betroffenen in den Mittelpunkt. So wird sich beispielsweise die Vorstellung, nicht mehr an den Arbeitsplatz zurückkehren zu können, verstärkend auf die Chronifizierung auswirken.

Allgemein akzeptiert ist nach der Veröffentlichung von Engel (1980), daß der chronische Schmerz vor dem Hintergrund des komplexen biopsychosozialen Krankheitsmodells betrachtet und verstanden werden sollte (Bericht der DGSS-Initiativgruppe „Schmerz und Alter" 1998; Engel 1980).

In die Beurteilung der Chronifizierungsstadien nach Gerbershagen (1996) (Mainzer Stadieneinteilung) gehen neben der zeitlichen und räumlichen Entwicklung der Schmerzen auch erfolglose therapeutische Behandlungen und Rehabilitationen ein (Abb. 56.13).

Im Rahmen der multizentrischen Untersuchung zur Lebensqualität von Schmerzpatienten wurde der Chronifizierungsgrad unter anderem auch in seiner Altersabhängigkeit erfaßt. Dabei stellte sich heraus, daß die Patienten, die älter als 65 Jahre waren, signifikant häufiger dem Stadium 3 der Chronifizierung zuzuordnen waren.

Kröner-Herwig (1990) beschreibt das Syndrom der Störung bei chronischen Schmerzen wie folgt:
- Dauer der Schmerzen mindestens 6 Monate
- eine Reihe von erfolglosen insbesondere kausalen Behandlungsversuchen
- deutliche Beeinträchtigungen auf verschiedenen Ebenen des Verhaltens und Erlebens:
- kognitiv-emotional (Befindlichkeit, Stimmung, Denken)
- behavioral (verstärktes schmerzbezogenes Verhalten, Reduktion von Alternativverhalten)
- sozial (Arbeitsunfähigkeit, Beeinträchtigung der Interaktion mit Familie, Freunden, Bekannten)
- physiologisch-organisch (Mobilitätsverluste etc.).

Die Identifizierung somatischer Auslösefaktoren ist nicht notwendig.

6 Veränderungen im Alter

Zu den Besonderheiten des Alters gehören die Veränderungen von Organfunktionen. Diese Veränderungen haben eine hohe Relevanz für die Pharmakokinetik und damit in der Folge auch Auswirkungen auf die Pharmakodynamik der in der Schmerztherapie eingesetzten Medikamente.

◄ *Abb. 56.13 Stadien der Chronifizierung nach Gerbershagen (1996).*

6.1 Neuronale Strukturen

Veränderungen der neuronalen Funktion können zum einen Veränderungen in der Schmerzwahrnehmung, zum anderen Auswirkungen auf die Pharmakodynamik haben. Im Laufe des Alters kommt es zu einer Abnahme verschiedener Neurotransmitter und deren Rezeptoren. Betroffen sind das noradrenerge, dopaminerge, cholinerge und serotonerge System. Auch der Gehalt an GABA und Glutamat nimmt ab. Diese globale Veränderung ist mit dem Verlust von Zellsubstanz verbunden. Insgesamt wird dieser wohl durch eine Plastizität der Hirnfunktion kompensiert, so daß die Alterung zunächst auf Kosten der Funktionsreserven abläuft (Estler 1997). Die Auswirkungen des Alterns auf die Schmerzperzeption und Modulation sind von zentralem Interesse, jedoch aufgrund der komplexen Verarbeitung an sich und der Alterungsprozesse zur Zeit nicht eindeutig zu beantworten. Wohl sind Veränderungen der A-δ und C-Fasern möglich, jedoch ist nicht belegt, wie sich diese auf die Schmerzwahrnehmung auswirken. Auch die Ergebnisse experimenteller Schmerzperzeptions- und Toleranzstudien bei alten und jungen Menschen zeigen keine einheitlichen Ergebnisse, so daß diese wohl klinisch nicht signifikant sind (AGS 1998). Es bleibt somit ein Klärungsbedarf in weiten Bereichen, wie dies durch die DGSS-Initiativgruppe „Schmerz und Alter" (1998) dargelegt wurde.

6.2 Gastrointestinaltrakt

Die Veränderungen im Bereich des Gastrointestinaltrakts sind unter anderem durch eine verminderte gastrale Azidität, Motilität, Resorptionsfläche und Abnahme des Blutflusses im Splanchnikusgebiet gekennzeichnet (Fichtl et al. 1998). Die Auswirkungen auf die Resorption von Pharmaka sind jedoch im Einzelfall aufgrund der unterschiedlichen Stärke der Veränderungen nicht vorhersehbar. Es kann davon ausgegangen werden, daß es im Alter bei ansonsten magen-/darmgesunden Patienten nicht zu gravierenden Veränderungen der Resorption eines Pharmakons kommt, da beispielsweise eine verlängerte Verweildauer des Medikaments im Darm die Verminderung der Resorptionsfläche ausgleicht (Herr et al. 1993; Rösch 1983).

6.3 Plasmaeiweißbindung

Die Eiweißbindungskapazität für Pharmaka nimmt im Alter ab, da die Eiweißkonzentration vor allem auf Kosten des Albumins um ca. 15% abnimmt. Die Bedeutung wird unterschiedlich diskutiert. Relevant ist sie, wenn Pharmaka eine hohe Eiweißbindung haben (Tab. 56.1).

Tabelle 56.1 Medikamente und ihre Plasmaeiweißbindung (Hackenthal 1999; Illes et al. 1998; Kümmerle 1988; Parab et al. 1987; Pöyhiä et al. 1994).

Medikament	Plasmaeiweißbindung (%)
Antipyretika, Antiphlogistika	
Acetylsalicylsäure	80–95
Azapropazon	> 99
Diclofenac	99
Diflunisal	98
Fenprufen	> 99
Ibuprofen	99
Indometacin	90
Ketoprofen	35
Meloxicam	> 99
Paracetamol	0 bis < 60 ng/ml
Naproxen	98
Metamizol	> 20
Piroxicam	99
Tiaprofensäure	98
Zentrale Analgetika	
Buprenorphin	96
Codein	10 (25)
Fentanyl	84
Hydromorphon	8
Levomethadon	90
Morphin	30
Oxicodon	37
Pethidin	58 ± 9
Tilidin	40–50
Tramadol	< 5
Antidepressiva	
Amitriptylin	83–96
Amitriptylin-N-Oxid	73–87
Maprotilin	88
Doxepin	75
Clomipramin	97,6
sonstige	
Baclofen	30
Diazepam	96–98
Lorazepam	88–93
Oxacepam	95–98

Die Überlegung liegt nahe, daß bei verminderter Bindungskapazität höhere freie Medikamentenkonzentrationen vorliegen. Somit sind auch höhere Nebenwirkungsraten denkbar. Verschiedene Autoren weisen jedoch darauf hin, daß diese erhöhten Konzentrationen zu vermehrter Ausscheidung führen. Damit hätte die Verminderung des Plasmaeiweißes keine größere Relevanz (Fichtl et al. 1998), bzw. die Bedeutung bleibt unsicher (Hackenthal 1999). Die Metabolisierung in der Leber ist wahrscheinlich nicht relevant beeinträchtigt, solange keine zusätzliche Lebererkrankung vorliegt. Dies trifft auch für die oben genannten Antipyretika/Antiphlogistika mit hoher Eiweißbindung zu.

Eine Ausnahme stellt die Acetylsalicylsäure dar, da sie eine Altersabhängigkeit in der Eiweißbindung zeigt und die renale Elimination dosisabhängig geringer wird. So liegt die Eliminationshalbwertszeit bei 8 h, wenn 3 g, und bei 20 h, wenn 10 g eingenommen werden (Hackenthal 1999).

6.4 Leber

Nach mehreren Untersuchungen nimmt die Leberdurchblutung bei 65jährigen um 40–50%, bezogen auf einen durchschnittlichen Ausgangswert im Alter von 25 Jahren, ab. Die Leber selbst nimmt bis zu 40% an Größe und Zellzahl im Alter ab (Estler 1997; Fichtl et al. 1998). Damit ist eine Abnahme der metabolischen Leistung der Leber verbunden. Substanzen, die einem erhöhten „first pass effect" der Leber unterliegen, werden demzufolge eine erhöhte Bioverfügbarkeit bei normaler Dosierung zur Folge haben.

Je nach Kapazität der metabolisierenden Leberenzyme wird von einer *perfusions*- oder einer *extraktionslimitierten hepatischen Clearance* gesprochen.

Die Leberdurchblutung wird zum limitierenden Faktor für die Extraktion, wenn die Kapazität der metabolisierenden Enzyme zu einem Stoff sehr hoch ist, so daß sie über dem Substratangebot liegt, welches durch die Durchblutung der Leber bestimmt wird. Man spricht in diesem Fall von einer perfusionslimitierten hepatischen Clearance. Dies bedeutet für einige Medikamente, die in der Schmerztherapie verwendet und perfusionslimitiert ausgeschieden werden, eine höhere Bioverfügbarkeit im Alter. Hierzu gehören unter anderem Amitriptylin, Doxepin, Imipramin, Lidocain, Morphin, Pentazocin, Pethidin und Dextropropoxyphen.

Sind die Enzyme jedoch schon bei niedrigen Konzentrationen, d.h. bei geringem Substratangebot, ausgelastet, so spricht man von einer extraktionslimitierten Clearance. Dies führt zu einer Extraktionsminderung und betrifft in der Schmerztherapie gebräuchliche Medikamente wie Carbamazepin, Indometacin, Salicylsäure, aber auch Diazepam (Estler 1997).

Für die von Cytochrom P450 abhängige Enzymaktivität ist eine verminderte Aktivität anzunehmen, so daß beim Menschen die Kapazität für die sogenannten Phase-I-Reaktionen, wie Hydroxylierung, Reduktion und hydrolytische Spaltung, erniedrigt ist. Für die Phase-II-Reaktionen, also die Koppelung an Glutathion, Glucuron-, Essig- und Schwefelsäuren, liegen keine oder nur unwesentliche Veränderungen vor. Die Konjugation führt in der Regel zum Aktivitätsverlust eines Medikaments.

Dies trifft für die Phase-II-Metabolisierung des Morphins nicht zu, bei der ein hoch wirksamer Metabolit, Morphin-6-Glucuronid, entsteht. Eine Verminderung der Phase-I-Reaktion, bezogen auf Morphin, bei gleichzeitig unveränderter Phase-II-Metabolisierung bedeutet, daß eine höhere Bioverfügbarkeit des metabolisch entstandenen Morphin-6-Glucuronids vorliegt, wenn gleichzeitig die renale Ausscheidung vermindert ist.

6.5 Nieren

Die Durchblutung der Nieren und die glomeruläre Filtration nehmen mit dem Alter ab. Die glomeruläre Filtration sinkt etwa nach dem 40. Lebensjahr um ca. 1% pro Jahr. Bei sonst ungestörter Nierenfunktion führt das nicht zu einem Anstieg der Kreatininwerte im Serum, da auch die Muskelmasse abnimmt (Eppstein 1992). Zur Beurteilung der glomerulären Filtration aus dem Kreatininwert im Serum muß deshalb das Alter des Patienten berücksichtigt werden. Einen Anhalt ergibt die Formel nach Cockroft et al. (1976).

$$Cl_{(Krea)} = (150 - Alter) \times KG / Kreatinin$$

Alter in Jahren, Körpergewicht in kg und Kreatinin in µmol/l

Für die überwiegende Anzahl der Medikamente sind die Nieren das wichtigste Ausscheidungsorgan. Die Ausscheidung wird durch 3 Mechanismen beeinflußt:
- glomeruläre Filtration
- tubuläre Sekretion
- tubuläre Rückresorption.

Die Einschränkung der *glomerulären Filtration* führt zur verminderten Ausscheidung der frei gelösten, nicht protein- oder zellgebundenen Substanzen mit einem Molekulargewicht < 16000.

Die *tubuläre Sekretion* ist ein aktiver energieverbrauchender und carriervermittelter Prozeß.

Die *tubuläre Rückresorption* ist eine passive, nicht-ionische Diffusion. Betroffen sind lipophile, apolare, nicht-dissoziierte Fremdstoffmoleküle. Bei hoch lipophilen undissoziierten Stoffen kann die gesamte Stoffmenge rückresorbiert werden und damit eine renale Exkretion nicht stattfinden.

Der Bruchteil der Medikamentenmenge, die extrarenal eliminiert wird, ist dem Wert Q_0 zu entnehmen. Ein Wert nahe 1 bedeutet, daß nur eine geringe, ein Wert gleich 1, daß keine renale Elimination erfolgt. Entsprechend gibt der Wert $1 - Q_0$ den Wert für die renale Elimination an. Das aktive Morphin-6-Glucuronid wird vermehrt über die Niere ausgeschieden, d.h., es hat einen kleinen Wert für Q_0 (Fichtl et al. 1998).

Tabelle 56.2 In der Schmerztherapie verwendete Medikamente und ihre Q_0-Werte.

Medikament	Q_0-Wert
Opioid-Analgetika	
Buprenorphin	1,0
Codein	1,0
– aktiver Metabolit	1,0
Fentanyl	0,95*
Hydromorphon	1,0
– aktiver Metabolit	1,0
Morphin	1,0
– aktiver Metabolit	0,25
Nalbuphin	0,9**
Nefopam	0,95*
Pentazocin	1,0
Pethidin	0,9**
Propoxyphen	0,9**
Tilidin	0,9**
Tramadol	0,7*
Antipyretika, Antiphlogistika	
Acetylsalicylsäure	1,0
– aktiver Metabolit	0,8
Diclofenac	1,0**
Ibuprofen	1,0*
Indometacin	0,85
Metamizol	1,0**
Paracetamol	1,0**
Piroxicam	0,9
Antikonvulsiva	
Carbamazepin	1,0
– aktiver Metabolit	0,7
Gabapentin	0,35
Phenytoin	1,0
Antidepressiva	
Amitriptylin	1,0
– aktiver Metabolit	1,0
Clomipramin	1,0**
Doxepin	1,0**
Maprotilin	1,0**
Neuroleptika	
Chlorpromazin	1,0**
Fluphenazin	1,0*
Haloperidol	1,0**
Levomepromazin	1,0*
Thioridazin	1,0**
Benzodiazepine	
Clobazam	1,0**
Clonazepam	1,0
Diazepam	1,0
– aktiver Metabolit	1,0
Lorazepam	1,0
– aktiver Metabolit	1,0
Oxacepam	1,0
sonstige Medikamente	
Lidocain	0,95**
Mexiletin	0,8*
Baclofen	0,3

* aktive Metaboliten werden vermutet,
** aktive Metaboliten sind nachgewiesen.

Tabelle 56.2 gibt eine Auswahl der Q_0-Werte für in der Schmerztherapie verwendete Medikamente an (Fichtl et al. 1998).

Die in der Tabelle angegebenen Werte beziehen sich auf die Substanz oder deren aktive Metaboliten. Die inaktiven, vermuteten aktiven oder bekannten Metaboliten dieser Substanzen können über die Nieren ausgeschieden werden. Bei altersbedingter Reduktion der Nierenleistung ergeben sich somit verlängerte Halbwerts- und Wirkzeiten. Beispielsweise trifft dies für das Morphin-6-Glucuronid zu. Verlängerte Ausscheidungszeiten konnten in einer Studie von Osborne et al. (1993) für das Morphin-6- und Morphin-3-Glucuronid, letzteres als unwirksame Substanz bei Patienten nach Nierentransplantation, nachgewiesen werden. Von Morphin-6-Glucuronid werden 75% über die Nieren ausgeschieden.

6.6 Fett- und Wassergehalt

Im Laufe des Alters führt die Zunahme des Fettgehaltes zu einem größeren Verteilungsvolumen für lipophile Substanzen. Diese werden dann auch vermehrt gespeichert. Die Abnahme des Wassergehaltes führt zu einer Abnahme des Verteilungsvolumens für hydrophile Substanzen bei unveränderter Bindung an Plasmaeiweiße.

6.7 Pharmakodynamik

Die Veränderungen der Pharmakodynamik ergeben sich im wesentlichen durch altersbedingte Veränderungen des Zielorgans. Bei der Schmerztherapie ist neben dem neuronalen vor allem das gastrointestinale System betroffen. Die Pharmakodynamik bedingt nicht nur die Hauptwirkung und die gewünschte Wirkung des Medikaments, sondern auch seine Nebenwirkungen.

So sind insbesondere bei nicht-steroidalen Antirheumatika (NSAID) toxische Nebenwirkungen im Bereich des Gastrointestinaltrakts, der Nieren, des Zentralnervensystems und der blutbildenden Organe aufgetreten. Dabei ist das Risiko schwerer gastrointestinaler Störungen wie Magenulzera, bezogen auf 1 Mio. Verschreibungen, in Tabelle 56.3 zusammengefaßt.

Die Häufigkeit von Schleimhautschäden beträgt nach anderen Untersuchungen 50% für Acetylsalicylsäure, 30% für Indometacin, 27% für Ketoprofen und Naproxen, 20% für Diclofenac, 18% für Ibuprofen, 11% für Sulindac, 10% für Diflunisal (Ammon 1991). Dabei ist die Häufigkeit der gastrointestinalen Blutungen und Perforationen, vor allem bei Frauen, im Alter größer (Greenberger 1997; Pounder 1989). Nach Greenberger (1997) steigt das Risiko einer gastrointestinalen Blutung von 1% in der gesamten Bevölkerung auf 3–4% bei über 60jährigen. Das Risiko steigt auf 9% bei über 60jährigen, wenn in der Anamnese eine gastrointestinale Blutung vorliegt (Graham et al. 1988). Besonders problematisch ist dies, weil einige der Komplikationen zunächst symptomfrei verlaufen (Pounder 1989).

Tabelle 56.3 Gastrointestinale Störungen, bezogen auf 1 Mio. Verschreibungen (Ammon 1991).

Thiaprophensäure	75	Naproxen	33
Azapropazon	67	Fenprofen	32
Pirozicam	59	Flobiprofen	27
Tolmidin	42	Sulindac	24
Phenprofen	36	Diclofenac	21
Diflunisal	33	Ibuprofen	7
Ketoprofen	33		

Aufgrund dieser Ausgangslage wird in den Empfehlungen des AGS-Panels (1998) unter der Vorstellung, daß entzündliche Veränderungen zur Schmerzentstehung beitragen, empfohlen, anstelle von NSAID niedrige Dosen Cortison mit Opiaten zu kombinieren.

Die Nebenwirkungen der Opioide, Antidepressiva Antikonvulsiva und zum Teil auch der Nicht-Opioidanalgetika manifestieren sich am zentralen Nervensystem mit Müdigkeit, Schwindel, Verwirrtheit, deliranten Zuständen, Alpträumen und Schlaflosigkeit. Ferner fördern sie die Obstipation und können zu Harnverhalt und Restharnbildung mit Überlaufblase führen. Die nicht-steroidalen Antirheumatika führen im Gastrointestinaltrakt zu Übelkeit, Erbrechen, Druck, Völlegefühl, Blutungen, Perforationen, Durchfällen im Bereich der Nieren und der ableitenden Harnwege zu Natrium- und Wasserrückresorption und Nierenschäden. Antidepressiva und Antikonvulsiva können zu Störungen der Reizentstehung und Reizleitung am Herzen führen.

Aufgrund des oben Erwähnten sind die für eine Vielzahl von Medikamenten üblichen Dosisintervalle und Dosen im Sinne von Intervallverlängerung und Einzeldosisreduktion zu verändern. Geht man davon aus, daß nach 3–5 Einzeldosen, die im Abstand des individuellen Wirkintervalls appliziert werden, ein Steady state vorhanden ist, sollte auch frühestens nach 3–5 Dosen eine Steigerung bei Unwirksamkeit erfolgen. Dies ist insbesondere bei retardierten Substanzen zu berücksichtigen.

Die Titrierung sollte in kleinen Dosen schrittweise erfolgen, nach dem Grundsatz: „Start low, go slow."

Es empfiehlt sich, die Dosen der Opiate anfangs auf 50% der Dosis jüngerer Patienten zu reduzieren, für Morphium kann eine Reduktion auf 25% der „normalen" Dosis sinnvoll sein. Bei Antipyretika sollte ebenfalls eine Dosisreduktion erfolgen.

Antidepressiva führen bei alten Menschen unabhängig von der veränderten Pharmakokinetik zu empfindlicheren Reaktionen wie Erregung, Verwirrtheit und der Entwicklung deliranter Symptome und anderen. Die Dosis ist deshalb bereits initial nur halb so hoch wie bei jüngeren Patienten zu wählen.

Für die medikamentöse Schmerztherapie bei alten Patienten gilt besonders, daß sie individuell erfolgen muß. Sie hat auf der einen Seite die spezifischen, durch das Alter hervorgerufenen Veränderungen und die Komorbidität auf der anderen Seite zu berücksichtigen. Sinnvoll ist deshalb eine schrittweise Steigerung der Medikamentendosen unter exaktem Monitoring der gewünschten Haupt- und der unerwünschten Nebenwirkungen.

Vor dem Hintergrund therapeutischer Besonderheiten bei alten Patienten besteht jedoch kein Grund, sie nicht nach derzeit gültigen Prinzipien der Pharmakotherapie, wie zeitkontingenter Medikation und Einsatz von Koanalgetika, zu behandeln.

Bei einem Vorgehen nach dem WHO-Stufenschema ist die Gabe von NSAID gemäß dem oben Erwähnten kritisch zu bewerten. Die NSAID sollten zeitlich begrenzt unter aufmerksamer Beobachtung der Nebenwirkungen eingesetzt werden.

7 Nicht-medikamentöse Therapie der Schmerzen

Die nicht-medikamentöse Therapie der Schmerzen umfaßt:
- physikalische und physiotherapeutische Trainingsverfahren
- psychologische Verfahren.

Hierzu gibt es die folgenden 2 Therapieansätze:

Operanter Ansatz: Körperliches Training soll die Leistungsfähigkeit steigern und die schmerzbedingten motorischen Reaktionen auf Schmerzreize vermindern oder verhindern. Dabei wird genußvolles Verhalten und Erleben gefördert.

Kognitiver Ansatz: Patienten mit chronischen Schmerzen fühlen sich in ihren körperlichen und psychischen Fähigkeiten zunehmend eingeengt und beschränkt. Häufig wird dies durch eine im Alter vermehrt auftretende Komorbidität noch verstärkt. Sie nehmen dann tatsächlich noch vorhandene Möglichkeiten nicht mehr wahr. Das Ziel der kognitiven Therapie ist es, über neue Coping-Strategien neue Zuversicht in die Fähigkeiten zur Schmerzkontrolle zu erlangen.

7.1 Physikalische und physiotherapeutische Trainingsverfahren

Verschiedene Untersuchungen zeigen, daß Aufklärung über die Entstehung von Schmerzen sowie körperliche Trainingsverfahren zu signifikanter Besserung von Schmerzen führt.

Eine randomisierte Untersuchung von Ferrell et al. (1997) konnte bei im Mittel 73jährigen Patienten mit muskuloskelettalen Schmerzen zeigen, daß sowohl schnelles Gehen (Walking) als auch ein Schmerzinformationsprogramm mit physikalischen Anwendungen, Entspannungs- und Dehnungsübungen gegenüber einer Kontrollgruppe, die eine normale Behandlung erhielt, eine deutliche Verminderung der Schmerzen und Besserung des funktionellen Status ergab. Unterstrichen wird dies durch andere Untersuchungen, die eine Abhängigkeit medizinischer Therapien von der Intensität und Häufigkeit körperlicher Übungen bei Patienten mit Hüft- und Knieschmerzen nachweisen konnten. Auch Khalil et al. (1994) fanden in ihrer Untersuchung, daß physikalische Übungsprogramme zu einer Besserung der funktionellen Kapazität bei chronischen Schmerzproblemen alter Patienten führt. Weitere Arbeiten liegen von Chandler (1998) und Oster et al. (1997) vor, die diese Aussage stützen.

Wichtig ist, daß das Training und die Übungen mehrmals pro Woche regelmäßig auf Dauer durchgeführt werden. Eine Beendigung der Übungen, wenn eine Besserung eingetreten ist, führt zu einem Rückfall. Die Aktivitäten sollen auf die individuelle Situation des Patienten abgestimmt sein und kontrolliert werden.

Selbst bei einer rheumatoiden Arthritis ist nach einer Metaanalyse ein dynamisches Training bei einer kardialen Belastung von 60% der maximalen Herzfrequenz in der Lage, die muskuläre Kraft, die Gelenkbeweglichkeit und aerobe Kapazität zu erhöhen, die Schmerzen ändern sich jedoch nicht signifikant (Van den Ende et al. 1999).

7.2 Psychologische Verfahren

Es handelt sich um einen psychophysiologischen Ansatz. Hier sind vor allem Entspannungsverfahren wie die progressive Muskelrelaxation (PMR), autogenes Training, Biofeedback-Verfahren, Hypnose, Atemtechniken, Meditationstechniken, Körperübungen und weitere psychoimaginative Verfahren zu nennen.

Von einigen Autoren wird die PMR als besonders vorteilhaft angesehen, wobei jedoch eine behutsame Technik, insbesondere nur geringe muskuläre Anspannung vorausgesetzt wird (Refisch et al. 1996). Eine Kombination mit Biofeedback-Geräten wird dabei häufig angewendet.

Die progressive Muskelrelaxation kann besonders hilfreich sein, da sie dem Patienten die häufig schmerzverursachende muskuläre Anspannung deutlich macht und ihm Möglichkeiten der Entspannung aufzeigt. Die PMR scheint besonders geeignet zu sein, die Verbindung von psychischer Anspannung und körperlicher Auswirkung zu erfahren. Das Verfahren wird heute häufig in der verkürzten Form, wie sie Bernstein und Borkovec (1975) beschrieben haben, durchgeführt.

8 Schmerztherapie häufiger Erkrankungen im Alter

8.1 Postzosterische Neuralgie

Die Inzidenz der akuten Zosterinfektion liegt in der Gesamtbevölkerung bei 125/100 000/Jahr. Sie ist mit dem Lebensalter korreliert und steigt von 0,5/1000 auf 5–10/1000 bei über 80 Jahre alten Patienten (Hope-Simpson 1965, Ragozzino 1982). Mit der Häufigkeit der akuten Infektion im Alter steigt auch das Risiko der Entstehung einer postzosterischen Neuralgie (PZN) (Loeser 1986). Diese tritt mit einer Häufigkeit von 50–70% bei 60- bis 70jährigen an akutem Zoster Erkrankten auf (Baron 1997).

Obwohl die Behandlung des akuten Zoster mit Sympatikusblockaden in der Literatur bezüglich der Entwicklung einer PZN kontrovers diskutiert wird, sprechen doch einige Befunde für einen positiven Effekt. So berichtet Maier (1996) über 74% gute Therapieergebnisse bei akutem Zoster und über eine Reduktion der PZN-Rate bei über 60jährigen durch Sympathikusblockaden. Wichtig ist, daß der Therapiebeginn in den ersten 4 Wochen, also zeitnah zum Ausbruch der Erkrankung, liegt.

Eine Sonderform der Anwendung von Lokalanästhetika ist die intravenöse Gabe von Lidocain. In einer Metaanalyse konnte die Wirksamkeit dieser Methode zur Behandlung von peripheren neuropathischen Schmerzen belegt werden (Kingery 1997). Ebenfalls konnte bestätigt werden, daß die Wirksamkeit intravenös applizierten Lidocains mit der des Mexiletins, eines anderen Antiarrhythmikums der Klasse Ic (Natriumkanalblocker), korreliert (Galer et al. 1993).

8.2 Tumoren

8.2.1 Schmerzursachen bei Tumorpatienten

23% der Todesursachen in Deutschland sind durch Karzinome bedingt. Bei 60–80% der Patienten treten abhängig von Tumor und Tumorstadium Schmerzen auf. Nach Schätzungen werden 50–80% dieser Patienten nicht ausreichend behandelt. Aber etwa 90% der Patienten könnten weitgehend schmerzgelindert bis schmerzfrei eingestellt werden.

Die Schmerzen bei Tumorpatienten können entweder tumorbedingt, therapiebedingt, tumorassoziiert oder tumorunabhängig sein (Tab. 56.4).

Tabelle 56.4 *Ursachen der Schmerzen bei Tumorpatienten.*

tumorbedingt (60–90%)
- Knochen-/Weichteilinfiltration
- Kompression und Infiltration von Nerven, Blut- und Lymphgefäßen
- Lymphödem mit konsekutiver Durchblutungsstörung
- Tumornekrosen an Schleimhäuten und Ulzerationen, Perforationen
- Ausbildung eines Hirnödems

therapiebedingt (10–25%)
- Operation (Nervenläsion, Vernarbung, Ödem, Muskelverspannung)
- Radiatio (Fibrose, Neuropathie, Strahlenosteomyelitis, Mukositis)
- Chemotherapie (Entzündung, Paravasate, Mukositis, Neuropathie)

tumorassoziiert (5–20%)
- paraneoplastisches Syndrom
- Zosterneuralgie
- Pilzinfektion
- Venenthrombose
- Dekubitus

tumorunabhängig (3–10%)
- Migräne
- Spannungskopfschmerz
- Arthritis

8.2.2 Einteilung der Tumorschmerzen

Der Tumorschmerz kann eingeteilt werden in:
- Nozizeptorenschmerz
- somatischen Schmerz
- viszeralen Schmerz
- neuropathischen Schmerz
- Kombination aus beiden Schmerzen.

8.2.3 Diagnostik

Vor jeder Behandlung steht die Diagnose durch eine sorgfältige Anamnese und klinische Untersuchung sowie möglicherweise weiteren, beispielsweise konsiliarischen Untersuchungen und Untersuchungen mit technischen Verfahren.

Die *Anamnese* soll strukturiert erhoben werden und Fragen zur Art, zum Stadium der Tumorerkrankung und zur bisherigen medizinischen Behandlung erfassen. Spezielle Fragen zu Schmerzlokalisation, Schmerzbeginn, Schmerzqualität, Schmerzintensität, Rhythmik und Verlauf, Verstärkung und Linderung der Schmerzen müssen gestellt werden.

Durch dieses Vorgehen können Hinweise gewonnen werden, ob es sich um nozizeptive, neuropathische oder kombinierte Schmerzen handelt. Ein nozizeptiver Schmerz wird eher dumpf, drückend, schneidend oder ziehend, auch stechend angegeben. Ist das Knochenskelett betroffen, treten von Belastungen abhängige Schmerzen auf. Ein neuropathischer Schmerz wird häufiger stechenden, in das Versorgungsgebiet eines Nervs wiederholt kurzzeitig einschießenden Charakter haben. Dazu kann ein anhaltendes Brennen und/oder Elektrisieren und Kribbeln dem geschädigten Nerv zugeordnet bestehen oder durch Berührung ausgelöst werden (Dysästhesie). Sonst nicht schmerzhafte mechanische Reize der Haut können schmerzhaft empfunden werden (Allodynie).

Fragen nach vegetativen Symptomen, Verträglichkeit und Nebenwirkungen von Therapien, insbesondere Übelkeit, Erbrechen, Obstipation, Müdigkeit, und Fragen zur Stimmung, Leistungsfähigkeit, zu Ängsten, zur Lebensqualität und zum sozialen Umfeld müssen ebenfalls berücksichtigt werden.

Eine *körperliche* Untersuchung inklusive der neurologischen Untersuchung, beispielsweise um Plexusinfiltrationen, oder beginnende Querschnitte aufzudecken, ist vorzunehmen.

Die *apparative Diagnostik* erfolgt gemäß dem Krankheitsstadium und der klinischen Untersuchung, beispielsweise um eine pathologische Fraktur zu sichern oder eine Rückenmarkskompression darzustellen.

8.2.4 Therapie

Die *kausale Therapie* beinhaltet z.B. Operation, Chemotherapie, Strahlentherapie.

Neben der somatischen Behandlung (Medikamente, Operationen und Schmerzbestrahlung) sind *supportive Maßnahmen* und menschliche Betreuung sowie soziale Hilfen und in Einzelfällen *psychotherapeutische* Kriseninterventionen nötig.

Grundsätze der medikamentösen Therapie

Im Mittelpunkt der Pharmakotherapie steht die Umsetzung des WHO-Stufenschemas von 1986 (Tab. 56.5) (Arzneimittelkommission der deutschen Ärzteschaft 1996; Deutsches Grünes Kreuz 1996):

- Stufe I: Anwendung nicht-steroidaler Antirheumatika bzw. Antipyretika, z.B. Acetylsalicylsäure, Diclofenac, Ibuprofen, Metamizol und andere
- Stufe II: Einsatz schwach wirksamer Opioide, z.B. Codein, Dihydrocodein, Tramadol, Tilidin + Naloxon
- Stufe III: Einsatz stark wirksamer Opioide, z.B. Morphin, Oxycodon, Hydromorphon, Buprenorphin, Fentanyl-TTS.

Auf jeder Stufe sind gegebenenfalls adjuvante Medikamente zur Behandlung von Nebenwirkungen und anderen Symptomen sowie Koanalgetika zu berücksichtigen.

Zu den Grundsätzen der medikamentösen Therapie gehört eine primär möglichst orale Gabe nach Zeitschema, wobei ausreichende Dosen im Wirkintervall des einzelnen Medikaments gegeben werden, d.h., daß 4 h wirksame Medikamente alle 4 h, z.B. 2/6/10/14/18/22 Uhr gegeben werden, während in der Regel langwirksame bzw. retardierte Substanzen zwischen 8 und 12 h appliziert werden. Auf die Akzeptanz durch den Patienten wirken sich langwirksame Medikamente, also in der Regel retardierte Substanzen, günstig aus.

- Ziel ist es, eine Schmerzprophylaxe durch diese gleichmäßige Einnahme zu erreichen. Wenn eine Stufe keine ausreichende Therapie gewährleistet, wird auf die nächsthöhere Stufe des WHO-Stufenschemas übergegangen. Die Gabe der Nicht-Opioide wird in allen 3 Stufen des Schemas durchgeführt.
- Nach 3–5 im Abstand der Wirkdauer eingenommenen Dosen eines Medikaments kann die Wirkung beurteilt werden. Ist die Schmerzintensität nicht ausreichend gemindert, wird die Dosis erhöht. Ist das Medikament bereits ausdosiert, wird auf die nächste Stufe des Schemas übergegangen. In der Stufe III des WHO-Schemas wird das Opioid, in der Regel Morphin, bis zur ausreichenden Wirkung bzw. intolerablen Nebenwirkung gesteigert.
- Kombinationen unterschiedlicher Analgetika aus einer Gruppe sind in der Regel bis auf besondere Ausnahmen (s.u.) nicht sinnvoll.
- Der Einsatz von retardierten Substanzen dient zur Verlängerung der Dosisintervalle und damit auch zur Verbesserung der Compliance. Bis auf wenige Ausnahmen liegen viele der Analgetika auch in retardierter Form vor.
- Der Einsatz retardierter Substanzen ist jedoch zur Behandlung von Durchbruchschmerzen oder anderen plötzlichen Schmerzattacken nicht geeignet. Der Einsatz schnell wirksamer Analgetika ist notwendig. In der Regel sollten dies die gleichen Medikamente sein, wie sie auch retardiert gegeben werden.

Koanalgetika

Koanalgetika sind Medikamente, die an sich keine eigentlichen Schmerzmittel darstellen, aber dennoch in bestimmten Situationen schmerzlindernd wirken.

Für neuropathische Schmerzen mit ihrem typisch stechenden, einschießenden bzw. brennenden Charakter sind Antikonvulsiva, z.B. Carbamazepin, ebenfalls in retardierter Form sinnvoll. Ebenfalls wirksam können Klasse-1-Antiarrhythmika sein, z.B. Mexiletin. Zusätzlich können trizyklische Antide-

Tabelle 56.5 Beispiele von Medikamenten in den Stufen nach WHO.

Medikament	Dosis in mg	Dosisintervall in h
WHO-Stufe I		
Diclofenac retard	50–75	12
Ibuprofen retard	600–800	12
Naproxen	500	12
Acetylsalicylsäure	500–1000	4–6
Metamizol	500–1000	4–6
Paracetamol	500–1000	4–6
WHO-Stufe II		
Codein	50–100	4
Dihydrocodein retard	60–120	8–12
Tramadol	50–100	4–6
Tramadol retard	100–300	8–12
Tilidin + Naloxon	50–100	4–6
Tilidin + Naloxon retard	100–300	8–12
WHO-Stufe III		
Morphin	5–*	4
Morphin retard	10–*	8–12
Oxicodon	10–*	8–12
Hydromorphon	4–*	12
Fentanyl-TTS	2,5–*	48–72
Buprenorphin	0,2–1,2	6–8

* Nach Wirkung steigerbar.

pressiva, beispielsweise Amitriptylin oder Doxepin, gegeben werden.

Bei Knochenschmerzen durch osteolytische aber auch osteoplastische Metastasen ist der Einsatz von Biphosphonaten indiziert. Sie erhöhen einerseits den Kalkgehalt des Knochens und mindern das Frakturrisiko, andererseits wirken sie auch schmerzlindernd.

Bei Schmerzen durch Kompression eines Nervenplexus oder bei Hirndruck bzw. Kapselspannung sind Kortikosteroide wegen der abschwellenden Wirkung sinnvoll. Teilweise kann neben der Schmerzlinderung auch eine Besserung von eingeschränkten Funktionen beobachtet werden.

Bei spastischen Schmerzen der Hohlorgane, z.B. Blase, Harnleiter, wirkt Metamizol mit seiner spasmolytischen Komponente positiv.

Adjuvante Behandlung zur Symptomkontrolle

Patienten mit Schmerzen bei einer Krebserkrankung leiden häufig unter zusätzlichen Symptomen, die zu einer weiteren Abnahme der Lebensqualität führen. Durch Grond et al. (1994) wurden diese Symptome bei Krebspatienten in ihrer Häufigkeit vor der Schmerzbehandlung erfaßt. Es handelt sich in abnehmender Reihenfolge um: Schlafstörungen (59%), Inappetenz (48%), Obstipation (33%), Schwitzen (28%), Übelkeit (27%), Dyspnoe (24%), Dysphagie (20%), Erbrechen (20%), Harnwegssymptome (14%), Dyspepsie (11%), Lähmungen (10%), Durchfälle (6%), Hautjucken (6%) und dermatologische Symptome (3%).

Die ohnehin schon auftretenden Symptome wie Übelkeit, Erbrechen und auch Obstipation werden durch die Nebenwirkungen der Medikamente noch verstärkt, können aber durch eine konsequente adjuvante Therapie kontrolliert und gegenüber dem Beginn der Behandlung sogar gebessert werden (Radbruch et al. 1994).

Die *Schlaflosigkeit* wird oft schon alleine durch die Behandlung der Schmerzen gebessert. Die Therapie kann durch die Gabe von Anxiolytika, wie verschiedenen Benzodiazepinen mit kurzen Wirkzeiten ergänzt werden.

Der *Obstipation*, die insbesondere unter Opiaten mit der Behandlungsdauer zunimmt, ist prophylaktisch zu begegnen, z.B. durch Einsatz von Lactulose, Bisacodyl oder anderen Substanzen.

Zur Behandlung der *Übelkeit* sind Dopaminantagonisten wie Metoclopramid oder Domperidon zu geben. In einzelnen Fällen hat sich auch der Einsatz von Neuroleptika, z.B. Haloperidol, bewährt. Sinnvoll ist die Einnahme $1/2$ bis 1 h vor dem Opioid.

Bei konsequenter Ergänzung der Schmerztherapie durch die adjuvante Medikation kann die Häufigkeit der Symptome unter der Schmerztherapie deutlich gesenkt und damit die Lebensqualität gesteigert werden (Radbruch et al. 1994).

Besondere Therapiemöglichkeiten

Unter bestimmten Bedingungen, z.B. schwer behandelbarem Erbrechen, Schluckstörungen, ist eine Applikation der Medikamente unter Umgehung des Magen-Darm-Traktes sinnvoll. Folgende Applikationswege sind möglich:
- transdermal
- subkutane Dauerperfusion
- rückenmarknahe Opioidgabe
- rektal
- sonstige parenterale Techniken.

Während die beiden letztgenannten keine nennenswerte Relevanz in der Dauertherapie besitzen, sind die erstgenannten von größerer Bedeutung.

Für die *transdermale Behandlung* stehen spezielle Therapiesysteme (TTS) zur Verfügung. Für die Opioidtherapie kann z.Z. Fentanyl über ein solches System verabreicht werden.

Besonderheiten dieses Therapiesystems müssen jedoch berücksichtigt werden. Die Resorption des Medikaments erfolgt langsam, und die maximal erreichbaren Medikamentenspiegel werden erst nach 24–36 h erreicht. Der Vorteil des Systems liegt in der gleichmäßigen Freisetzung und Aufnahme des Medikaments über 72 h. Dadurch können wenig schwankende Therapiespiegel bei kontinuierlicher Behandlung erreicht werden. Daraus resultiert neben der Art der Applikation eine sehr gute Akzeptanz der Therapieform. Besonders günstig ist die Auswirkung auf die Darmmotilität. In verschiedenen Untersuchungen wird über eine signifikant geringere Obstipation unter Fentanyl-TTS berichtet (Ahmezadi et al. 1997). Dosisveränderungen gehen jedoch nicht mit schnellen Änderungen des Therapiespiegels einher. Bei Durchbruchschmerzen oder Schmerzspitzen ist dies aber notwendig. Der Patient muß dazu eine Bedarfsmedikation erhalten, die wie Fentanyl agonistisch am µ-Rezeptor wirkt. Dies kann z.B. Morphin in schnell verfügbarer Präparation sein. In der Einstellungsphase auf ein transdermales Therapiesystem wird zur Titration ebenfalls schnell wirkendes Morphin benötigt.

Wird der Patient bisher nach der WHO-Stufe II (Opioid ist ausdosiert) behandelt, so bekommt er ein 2,5-mg-Pflaster und gleichzeitig die letzte Dosis des schwach wirksamen Opioids. Dazu bekommt er die Möglichkeit, 5–10 mg weise Morphin in schnell verfügbarer Präparation zusätzlich einzunehmen. Menge und Zeitpunkt der Einnahme müssen von dem Patienten oder den Angehörigen schriftlich dokumentiert werden. Bei der Wiedervorstellung wird die Auswirkung auf den Schmerz überprüft und der zusätzliche Morphinbedarf berechnet. Über eine Umrechnung auf Fentanyl wird der fehlende Fentanylbedarf ermittelt und die neue Pflasterdosis festgelegt. Nach ausreichender Steigerung ist dann nur noch der Morphinbedarf zur Behandlung von Durchbruchschmerzen oder Schmerzspitzen notwendig.

Ist der Patient bereits auf der WHO-Stufe III eingestellt, kann über eine Umrechnungstabelle die Fentanyldosis bestimmt werden. Mit dem ersten Fentanylpflaster erhält der Patient die letzte Opioiddosis. Die Titration der Fentanyldosis über Morphin oder ein anderes Opioid hat den Vorteil, daß eine bessere Steuerbarkeit vorliegt.

Die *kontinuierliche subkutane oder auch intravenöse Morphinapplikation mittels Pumpen* ist in speziellen Fällen indiziert, bei ähnlicher Indikation wie für transdermale Therapiesysteme. Der Vorteil dieses Verfahrens liegt in der Möglichkeit, schnell auf Änderungen in der Schmerzstärke reagieren zu können. Für den Patienten belastender gegenüber einer Pflastertherapie ist der technisch notwendige Rahmen in Form einer extrakorporalen Pumpe.

In besonderen Fällen kann über intrathekale Portkatheter mit externen Pumpen oder implantierten Pumpen bzw. über transkutane peridurale Katheter eine *rückenmarknahe Opioidapplikation (RMOA)*, i.d.R. Morphin, erfolgen. In besonderen Fällen kann zusätzlich ein Lokalanästhetikum oder Clonidin gegeben werden.

Um eine ambulante Versorgung sicherzustellen, sind entweder vollimplantierte Systeme nötig, bzw. bei extrakorporalen Systemen muß sichergestellt sein, daß eine ambulante Pflege, entweder über eingewiesene Angehörige oder spezielle Pflegedienste, gewährleistet ist. Zu den Indikationen zählen:

- keine ausreichende Wirksamkeit antipyretischer-antiphlogistischer Analgetika, auch nicht in Kombination mit Psychopharmaka (Gabe nach Zeitschema)
- opioidsensible Schmerzen, aber intolerable Nebenwirkung auch nach einer Adaptationsphase
- Ausschluß anderer Verfahren, z.B. operativ stabilisierende Verfahren, Strahlentherapie
- kooperativer Patient und Angehörige, evtl. ambulante Pflege durch ausgebildete Pflegekräfte
- Ausschluß von Kontraindikationen, z.B. Infektionen oder Präfinalstadium.

Bei intrakorporalen Pumpen soll die voraussichtliche Lebenserwartung länger als ein halbes Jahr betragen.

8.2.5 Dokumentation der Therapie

Um den Erfolg der Therapie zu beurteilen, ist es als Mindestmaß notwendig, den Ausgangsschmerz in seinen maximalen, minimalen und Durchschnittswerten auf einer numerischen Ratingskala (NRS), die Schmerzerträglichkeit, den Schlaf, das körperliche und das seelische Befinden auf einer verbalen Ratingskala (VRS) zu dokumentieren. Ferner sollen Symptome wie Übelkeit, Erbrechen, Obstipation, Müdigkeit und andere erfaßt werden, da sie auch als Nebenwirkung von Medikamenten auftreten können.

Bei jedem weiteren Kontakt mit dem Patienten müssen diese Punkte zur Beurteilung und Modifikation der Therapie kontrolliert werden.

8.2.6 Das Gespräch mit Patienten und Angehörigen

So wichtig die konsequente Umsetzung der obengenannten Therapieverfahren ist, so wichtig ist es auch, das Verlangen des Patienten und der Angehörigen nach Aufklärung und Gesprächen zu erkennen. Nur allzuoft wird über Schmerz geklagt, und eigentlich sind es die Angst und der Wunsch nach Heilung und Sicherheit, die gemeint sind. Häufig ist es die unausgesprochene Angst vor dem Sterben, die Angst vor dem Leiden, die Art, wie man zu Tode kommt, nicht der Tod selbst, was den Patienten bedrückt. Das Gespräch über den Verlauf einer Erkrankung, über die Ängste auf beiden Seiten einer Partnerschaft ist nicht die Regel. Häufig haben der Patient und sein Partner oder die Familie Ängste, mit denen sie alleine bleiben. Oft sehen sie nur einen Weg, nämlich nicht darüber zu reden, um den anderen nicht zu belasten.

Es ist wichtig, den Gesprächswunsch des Patienten zu erkennen, in den Antworten ehrlich und realistisch zu sein und den Patienten entsprechend der Situation aufzuklären. Auch das gegenseitige Den-anderen-nicht-mit-dem-Problem-Konfrontieren muß bearbeitet werden. Dies alles braucht natürlich mehrere Gespräche und Kontakte, die sich ja schon durch die Medikamenteneinstellung ergeben.

Sosehr der Krebs ein somatisches Leiden ist, so sehr müssen wir dennoch sehen, daß der Patient mit seinem Leiden unter dem Aspekt des biopsychosozialen Krankheitsmodells behandelt werden muß.

8.3 Osteoporose

8.3.1 Ursachen und Prophylaxe

Die Schmerzen durch eine Osteoporose haben ihre Ursache u.a. in Frakturen, besonders der Wirbelkörper, oder in einer Fehlbelastung und Fehlstatik mit muskulärer Insuffizienz.

Die Prophylaxe der Osteoporose hat einen hohen Stellenwert, um die Folgen wie Frakturen zu verhindern, sie kann entsprechend den Empfehlungen der Deutschen Arbeitsgemeinschaft für Osteoporose (DAGO) erfolgen (Deutsches Grünes Kreuz 1996). Neben bewußter Ernährung und bei Risikogruppen mit ergänzender Substitution von Vitamin D, Kalzium und bei Frauen Hormonen bestehen die Maßnahmen auch in einem körperlichen Training. Das körperliche Training muß jedoch einen ausreichenden Umfang haben. Eine Untersuchung aus dem Jahr 1998 konnte zeigen, daß durch ein im Durchschnitt 7,7 Jahre durchgeführtes unverändertes Heimtraining zwar die Gehgeschwindigkeit in der Übungsgruppe gering höher war, aber die schmerzbedingten Einschränkungen, Muskelkraft und Frakturrate sich nicht unterschieden (Kerschan et al. 1998). Intensivere Trainingsreize hingegen können sehr wohl die muskuläre Kraft auch bei alten Menschen erhöhen und die Koordination verbessern, was zur Minderung von Stürzen und damit Frakturen führen kann (Evans 1997). Bei Frauen im Alter zwischen 35 und 45 Jahren führt ein intensives über 18 Monate durchgeführtes Training zu einer signifikanten Zunahme der Knochendichte im Bereich des Schenkelhalses gegenüber der Kontrollgruppe (Heinonen et al. 1996). Ob diese Befunde auf Frauen in der Postmenopause übertragbar sind, ist noch offen.

Die Übungen sollten regelmäßig, am besten täglich, durchgeführt werden, dabei ist eine Übungszeit von mindestens 45 min inkl. Auf- und Abwärmen, Gymnastik (z.B. Dehnungsübungen, isometrische Übungen) unter Berücksichtigung des Leistungsniveaus und der Art der Belastung durchzuführen. An Sportarten bieten sich an z.B. Spazierengehen, Wandern, Walking, Jogging, Tanzen, aber auch andere.

Wenn ein Patient bisher keine Übungen in diesem Sinne durchgeführt hat, so kann von ihm natürlich nicht erwartet werden, daß er von Anfang an dieses Übungsniveau erbringen kann. Hier muß mit kleineren Trainingseinheiten begonnen werden. Zum Beispiel in den ersten 3 Tagen täglich 5 min, in den folgenden 3 Tagen 10 min, dann 3 Tage 15 min, ab dem 10. Tag 3 Tage morgens 15 min, nachmittags 5 min und so weiter, bis 45 min erreicht werden.

Bei manifester Osteoporose ist neben medikamentösen Maßnahmen, Beratung und Information vor allem die Selbstverantwortung des Patienten für die eigene Gesundheit herauszustellen und herzustellen. Das Ziel bei älteren Menschen ist es, die altersbedingte Abnahme der Knochenmasse zu reduzieren, die muskuläre Kraft und die koordinativen Fähigkeiten zu steigern. Das Bewegungsprogramm ist an die Leistungsfähigkeit und Vorerfahrung des einzelnen Patienten anzupassen. Da Stürze häufiger sind und zu Frakturen führen, ist eine Sturzprophylaxe notwendig.

8.3.2 Medikamentöse Therapie

Zunächst ist die Basistherapie der Osteoporose wie sie in den Therapieempfehlungen dargelegt wird erforderlich. Der Einsatz der Biphosphonate hat zwar primär eine Erhöhung der Knochendichte und Minderung der Frakturrate zum Ziel, aber der klinische Eindruck bestätigt auch, daß sie eine Schmerzlinderung bewirken, die den Veränderungen am Knochen vorausgehen. Studien, die den Schmerz als primären Zielparameter der Biphosphonatbehandlung haben, existieren zur Zeit nicht. Wohl aber wird in einer Untersuchung von Nevitt et al. (1997) neben einer Minderung von Wirbelfrakturen eine Reduktion der schmerzbedingten Bettlägerigkeit und der Tage mit schmerzbedingter Aktivitätsminderung durch Alendronat gegenüber Placebo berichtet.

Die medikamentöse symptomatische Therapie kann analog der Schmerztherapie nach dem WHO-Stufenschema, wie sie zur Therapie von Krebsschmerzen eingesetzt wird, erfolgen (Arzneimittelkommission der deutschen Ärzteschaft 1996; Deutsches Grünes Kreuz 1996).

8.3.3 Symptomatische Therapie

Das Ziel der symptomatischen Therapie ist es auch, die physikalischen Therapiemaßnahmen durchführen zu können.

Krankengymnastik

Die Ziele der Krankengymnastik sind die Schmerzlinderung und Schmerzbeseitigung, wobei unterschiedliche Verfahren angewendet werden können, die sich danach richten, ob ein myofaszikulärer, ligamentärer oder neuronaler Schmerz vorliegt. Durch die Gymnastik sollen Gelenkkontrakturen vermindert werden. Durch Aufschulung insuffizienter Muskulatur, Haltungs- und Gehschulung, Verbesserung der Beweglichkeit sowie Koordination und Training des Gleichgewichts soll Muskelkontrakturen und Stürzen entgegengewirkt werden. Durch den Rehabilitationssport, z.B. kraftbetonte Gymnastik, soll eine Schmerzreduktion und Stützung des Skeletts durch muskuläre Kräftigung und Aufhebung von Dysbalancen erfolgen. Je nach Sturzrisiko des einzelnen Patienten und der Schmerzsituation können sportliche Maßnahmen, wie Ergometertraining, Radfahren, Walking, Wandern und Jogging, funktionelle Gymnastikübungen, Koordinations- und Gleichgewichtsschulung sowie Rückenschule, Rückenschwimmen und Wassergymnastik zur Kräftigung der Muskulatur, Verbesserung der Gelenkbeweglichkeit und Optimierung der koordinativen Prozesse führen. Bei herzgesunden Patienten sollte ein Trainingsbereich angestrebt werden, der einer Herzfrequenz von 180 minus dem Lebensalter des Patienten minus 10 entspricht.

Lokale Maßnahmen

Neben der Anwendung des Stufenschemas nach WHO kann in Einzelfällen bei akuten Schmerzexazerbationen auch eine lokalanästhetische Maßnahme sinnvoll sein, zum Beispiel die Infiltration von muskulären Triggerpunkten mit Lokalanästhetika, eine Infiltration der kleinen Zwischenwirbelgelenke (Facetteninfiltration) bzw. bei radikulären Schmerzen auch eine Blockade der Nervenwurzel mit örtlichen Betäubungsmitteln.

Jedoch sollte diese Injektionsmaßnahme Einzelfällen mit akuten Schmerzschüben vorbehalten bleiben. Chronisch bewirken diese Maßnahmen langfristig keine Besserung, sie binden den Patienten nur unnötig an den Arzt und können so dazu führen, daß der Patient die notwendigen körperlichen Aktivitäten nicht durchführt.

8.4 Neuropathische Schmerzen

Häufig treten neuropathische Schmerzen auf bei:
- diabetischer Polyneuropathie
- alkoholischer Polyneuropathie
- postzosterischer Neuralgie
- Tumorerkrankungen infolge Plexuskompressionen oder -infiltrationen
- tumorassoziiert
- Trigeminusneuralgie
- traumatischen Neuropathien
- Deafferenzierung.

Die Schmerzqualität bei neuropathischen Schmerzen ist stechend einschießend, brennend und elektrisierend in das Ausbreitungsgebiet der entsprechenden Nerven hinein.

Befunde bei neuropathischem Schmerz

Neben einer Hyp- bis Anästhesie können auch Hyperästhesien, Dysästhesien, Hypalgesie, Hyperalgesie und Allodynien gefunden werden. Während die Hypästhesie eine verminderte Empfindlichkeit gegenüber Reizen jeglicher Art bedeutet, zeigt die Hyperästhesie eine verstärkte Empfindung auf schmerzhafte und nicht schmerzhafte Reize. Die Dysästhesie ist eine unangenehme oder abnorme Empfindung, die entweder spontan oder z.B. durch leichte Berührung provozierbar ist. Die Hypalgesie ist eine verminderte Schmerzempfindung auf einen physiologisch schmerzhaften Reiz, die Hyperalgesie eine verstärkte Schmerzempfindung auf einen physiologisch schmerzhaften Reiz. Die Allodynie ist eine Schmerzauslösung durch Reize, die normalerweise keinen Schmerz verursachen, z.B. leichte Berührung durch die Kleidung. Insbesondere bei Allodynie und Hyperästhesie, aber auch bei Hyperalgesie ist die Reizschwelle erniedrigt.

Analgetikatherapie

Mit den üblichen Analgetika, nicht-steroidalen Antirheumatika und Opioiden lassen sich, kombiniert nach dem WHO-Stufenschema, in der Regel nicht alle neuropathischen Schmerzkomponenten behandeln, insbesondere die stechend einschießenden Schmerzen sprechen auf Substanzen, wie Antikonvulsiva besser an. Günstig wirken sich auch trizyklische Antidepressiva aus. Der Wirkmechanismus dieser Medikamente besteht in:
- Unterdrückung der posttetanischen Potenzierung
- Verstärkung hemmender Einflüsse auf die synaptische Erregungsübertragung
- Membranstabilisierung
- Wirkung im GABA-Rezeptorkomplex
- Wirkung an den NMDA-Rezeptoren.

Zur Behandlung neuropathischer Schmerzen sind verschiedene Metaanalysen erschienen, u.a. aus der Cochrane-Arbeitsgruppe von Wiffen et al. (1999), in der 20 Arbeiten mit insgesamt 4 Antikonvulsiva und 746 Patienten bewertet wurden. Die Bewertung der in den Metaanalysen erfaßten Arbeiten erfolgt nach einem Schema, nach dem kontrollierte, randomisierte und doppeltblinde Studien den höchsten Level haben (Tryba et al. 1997). Die Anzahl der Patienten, die behandelt werden mußten, um einen positiven Effekt zu erzielen, die Anzahl, um Nebenwirkungen oder Studienabbrüche zu erfassen wurde bestimmt. Es handelt sich um die NNT-Werte (number need to treat).

- 3 placebokontrollierte Studien mit Carbamazepin bei Trigeminusneuralgie ergaben ein NNT für Effektivität von 2,6, ein NNT für Nebenwirkungseffekte von 2,4 und ein NNT, bezogen auf Studienabbruch, von 24 (Wiffen et al. 1999).
- 3 placebokontrollierte Studien bei diabetischer Neuropathie ergaben ein NNT für Effektivität von 3, für Nebenwirkung von 2,5 und für Studienabbruch von 20.
- In einer Metaanalyse aus dem Jahre 1997 wird die Wirksamkeit von Antikonvulsiva bei Postzosterneuralgie, diabetischer Polyneuropathie und Trigeminusneuralgie folgendermaßen bewertet:

Während bei Trigeminusneuralgie der Einsatz insbesondere von Carbamazepin bei 32 Arbeiten mit insgesamt 1572 Patienten in 44–100% erfolgreich war, läßt sich eine so klare Tendenz bei anderen Neuropathien nicht aufzeigen. Lediglich in einer placebokontrollierten Studie läßt sich bei diabetischer Polyneuropathie ein positiver Trend zeigen. Bei der Postzosterneuralgie konnte dies nicht dargestellt werden (Sartor et al. 1997).

- Des weiteren werden bei neuropathischen Schmerzen Antidepressiva eingesetzt. In diesem Fall ist die Datenlage deutlich besser. In einer Metaanalyse von Feuerstein et al. werden 4 Level-1- und -2-Studien für die Postzosterneuralgie zitiert, die alle einen signifikanten Benefit der (trizyklische) Antidepressiva-behandelten Patienten aufzeigen. Für die diabetische Polyneuropathie werden ebenfalls 4 Level-1-Studien zitiert, wo unter trizyklischen Antidepressiva, geprüft gegen Placebo, bei 2 Studien eine signifikante Besserung dargestellt wurde (Feuerstein 1997).

Aus diesen Analysen ist zunächst einmal der Schluß zu ziehen, daß bei neuropathischen Schmerzen den Antidepressiva der Vorzug vor Antikonvulsiva zu geben ist. Dies deckt sich auch mit den Schlußfolgerungen der Arbeit von Volming et al., die bei postherpetischer Neuralgie lediglich bei Antidepressiva einen Benefit als erwiesen ansehen. Wiffen et al. halten in ihren Schlußfolgerungen fest, daß die diabetische Polyneuropathie ein Modell für andere neuropathische Schmerzsyndrome ist und häufig die Ergebnisse auf andere neuropathische Schmerzzustände zu übertragen ist. Aufgrund der etwa gleich hohen NNT für Effektivität und Nebenwirkungen, des negativen Ergebnisses einer Langzeitstudie und lediglich 2 positiver Studien halten diese Autoren es für nicht sinnvoll, die Antikonvulsiva als Firstline-Medikamente gegenüber den Antidepressiva zu sehen.

- Bei Schlaganfallpatienten wird ein NNT für Effektivität bei Amitriptylin mit 1,7 – verglichen mit 3,4 für Carbamazepin – bei gleichem NNT für Nebenwirkungen und Studienabbruch dokumentiert (Leigon 1986).
- Ein weiteres Medikament, das möglicherweise in der Behandlung neuropathischer Schmerzen eine Rolle spielen kann, ist Gabapentin. Dieses ist zur Zeit für die Schmerzbehandlung nicht zugelassen, jedoch liegt z.B. eine placebokontrollierte Doppelblindstudie aus dem Jahre 1997 vor, bei der 165 Patienten mit schmerzhafter peripherer diabetischer Neuropathie eingeschlossen wurden. Der Schmerz war als primärer Wirksamkeitsparameter definiert. Er wurde auf einer 11stufigen NRS (0 = kein Schmerz, 10 = maximaler Schmerz) in einem Patiententagebuch erfaßt. Zu Beginn lag der mittlere Schmerzwert bei 6,5, und er reduzierte sich bei den Patienten unter Gabapentin bis zur letzten Behandlungswoche um einen Mittelwert von 2,6 ± 0,3 Punkten. In der Placebogruppe betrug die Reduktion 1,3 ± 0,3 Punkte. Diese ergab einen statistisch signifikanten Unterschied und zeigte sich ab der 2. Behandlungwoche. Maximal wurden 3600 mg Gabapentin pro Tag verabreicht (Backonja et al. 1998).

In der Beurteilung der Lebensqualität mittels des SF-36-Fragebogens konnte in allen 8 Dimensionen eine stärkere Verbesserung unter Gabapentin gegenüber Placebo nachgewiesen werden. Statistisch signifikant waren die Werte in den Dimensionen Körperschmerz, mentale Gesundheit und Lebenskraft verbessert (Vinik et al. 1998).

Schlußfolgerung

In keiner der genannten Arbeiten wurde zwischen stechend einschießenden Schmerzen, kurzzeitig andauernd und brennenden Dauerschmerzen unterschieden. Empirisch läßt sich häufig feststellen, daß die stechend einschießenden Komponenten durch Antikonvulsiva sehr gut behandelt werden können, während die brennenden Schmerzen kaum reagieren. Umgekehrt reagieren die stechend einschießenden Schmerzen auf Antidepressiva eher weniger als die brennenden Dauerschmerzen.

Die Behandlung neuropathischer Schmerzen sollte deshalb sehr individuell nach ausführlicher Schmerzanamnese erfolgen. Möglicherweise sind

Kombinationen von Antidepressiva und Antikonvulsiva notwendig, jedoch kann primär folgendermaßen vorgegangen werden:
- Einsatz eines Antidepressivums mit niedrigem Dosisbeginn und langsamer Dosissteigerung
- bei Unwirksamkeit oder nicht ausreichender Wirksamkeit Einsatz eines Antikonvulsivums; ebenfalls niedriger Dosisbeginn; langsame Dosissteigerung, wobei Retardpräparationen des Carbamazepins schnelle Dosisschwankungen vermindern und damit möglicherweise weniger Nebenwirkungen verursachen.

Literatur

AGS Panel on Chronic Pain in Older Persons. Clinical practice guidelines: The Management of chronic Pain in older Persons. J. Amer. Geriat. Soc 46: (1998) 635–651.

Ahmezadi S., Brooks D.: Transdermales Fentanyl versus retardiertes orales Morphin bei Tumorschmerzen: Patientenbevorzugung, Wirksamkeit und Lebensqualität. Übersetzung aus: J. Pain and Symptom Management 5, 1997; 254–261.

Ammon, H. P. T.: Arzeneimittelneben- und Wechselwirkungen. Wissenschaftliche Verlagsgesellschaft mbH Stuttgart 1991.

Arzneimittelkommission der deutschen Ärzteschaft: Empfehlungen zur Therapie von Tumorschmerzen. AVP Sonderheft Therapieempfehlungen Dezember (1996).

Backonja, M., Beydoun, A., Edwards, K. R., et al. for the Gabapentin Diabetic Neuropathy Study Group: Gabapentin for the symptomatic treatment of painful neuropathy in patients with diabetes mellitus: A randomized controlled Trial. J. Amer. med. Ass. 280, 1998; 1831–1836.

Baron, R.: Zosterneuralgie. In: Diener H. Ch., Maier Ch.: Das Schmerztherapiebuch, 181–189, Urban und Schwarzenberg, München 1997.

Bericht der DGSS-Initiativgruppe „Schmerz und Alter": „Schmerz und Alter" – Ein vernachlässigstes Gebiet? Stand der Forschung und offene Fragen 1998.

Bernstein, D. A., Borkovec T. D.: Entspannungs-Training. Handbuch der Progressiven Muskelentspannung. Pfeiffer, München 1975.

Brattberg, G., Thorslund M., Wikman A.: The prevalence of pain in a general population. The results of a postal survey in a county of Sweden. Pain 37, 1989; 215–222.

Chandler, E. A., Duncan P. W., Kochersberger G., Studensky S.: Is lower extremity strength gain associated with improvement in physical performance and disability in frail, community-dwelling elders? Arch. Phys. Med. Rehabil. 1, 1998; 24–30.

Cockroft, D. W., Gault M. H.: Prediction of creatinine clearance from serum creatinine. Nephron 16: 1976; 31–41.

Colenda, CC3d, Dougherty L. M.: Positiv ego and coping functions in chronic pain and depressed patients. J. Geriatric Psychiatry Neurol. 3, 1990; 48–52.

Corderre, T. J., Katz J, Vaccarino A. L., Melzack R.: Contribution of central neuroplasticity to pathological pain: rewiev of clinical and experimental evidence. Pain 52, 1993; 259–285.

Crook, J., Rideout E, Browne G.: The prevalence of complaints in a general population. Pain 18, 1984; 299–314.

Crook, J., Weir R., Tunks E.: An epidemiological follow-up survey of persistent pain suffers in a group family practice and specialty pain clinic. Pain 36, 1989; 49–61.

Desmeules, J., Allaz A. F., Binyet S., et al..: Evaluation de la douleur chronique des patients d'age geriatrique. Schweiz. med. Wochenschr. 1994; 124: 1948 bis 1951.

Deutsches Grünes Kreuz (Hrsg.): Therapie tumorbedingter Schmerzen. Mit einem Wegweiser für die Opiatverfügbarkeit. Kilian Verlag Marburg 1996.

Deutsches Grünes Kreuz (Hrsg.): Osteoporose-Leitlinien Medizin, die Empfehlungen der Deutschen Arbeitsgemeinschaft Osteoporose (DAGO). Kilian Verlag Marburg 1997.

Engel, G. L.: The clinical application of the biopsychosocial model. Amer. J. Psychiat. 137, 1980; 535–544.

Eppstein, F. H.: Age and the cardiovascular system. New Engl. J. Med. 327, 1992; 1735–1739.

Estler, C. J.: Arzneimittel im Alter. Grundlagen für die Arzneimitteltherapie des älteren Menschen. Wissenschaftliche Verlagsgesellschaft mbH Stuttgart 1997.

Evans, W.: Functional and metabolic consequences of sarcopenia. J. Nutr. 1997; 127 (Suppl.): 998–1003.

Ferrell, B. A., Josephson K. R., Pollan A. M., et al.: A randomized trial of walking versus physical methods for chronic pain management. Aging 9; 1997; 99–105.

Ferrell, B. A.: Pain management in elderly people. J. Amer. Geriat. Soc. 1991, 39, 64–73.

Feuerstein T. J.: Antidepressiva zur Therapie chronischer Schmerzen – Metaanalyse. Der Schmerz 11 (1997) 213–225.

Fichtl, B., Fülgraff G., Neumann H-G., et al.: Allgemeine Pharmakologie und Toxikologie. In: Forth W., Henschler D., Rummel W., Starke K.: Allgemeine und spezielle Pharmakologie und Toxikologie, 7. Aufl., 1–102, Spektrum Akademischer Verlag, Heidelberg, Berlin–Oxford 1998.

Flor H., Birbaumer N., Turk D. C.: Psychobiology of chronic pain. Advances in Behavior Research and Therapy 12; 1990; 47–84.

Flor, H., Turk D. C.: Etiological theories and treatments for chronic back pain. I. Somatic models and interventions. Pain 19; 1984; 105–121.

Fordyce, W. E.: Behavioral concepts in chronic pain and illness. St. Louis: Mosby 1976.

Galer B. S., Miller K. V., Rowbotham M. C.: Response to intravenous lidocain infusion differs based on clinical diagnosis and site of nervous system injury. Neurology 43;1993; 1233–1235.

Gerbershagen, H. U., Lindena G., Korb J.: Die Lebensqualität des Schmerzpatienten. Der Schmerz (im Druck).

Gerbershagen H. U.: Das Mainzer-Stadien-Konzept des Schmerzes. Eine Standortbestimmung. In: Klingler, D. et al.: Antidepressiva und Analgetika. 71–95. Aarachne-Verlag, Wien 1996.

Graham, D. Y., Smith J. L.: Gastroduodenal complications of chronic NSAID therapy. Amer. J. Gastroent. 83: 1988; 1081–1084.

Greenberger, N. J.: Update in gastroenterology. Ann. intern. Med. 12; 1997; 827–834.

Grond, S., Zech, D., Diefenbach, Ch., Bischoff, A.: Prevalence of symptoms in patients with cancer pain: A prospective evaluation of 1635 cancer patients referred to a pain clinic. J. Pain Symptom Manage 9; 1994; 372–382.

Hackenthal, E.: Therapie mit Analgetika/nichtsteroidalen Antirheumatika. In: D. Platt, E. Mutschler (Hrsg.): Pharmakotherapie im Alter, 377–400. Wissenschaftliche Verlagsgesellschaft mbH Stuttgart 1999.

Harkins, S. W., Kwentus J., Price D. D.: Pain and suffering in the elderly. In: Bonica J. J.: The Management of Pain, 552–559, Lea and Febiger, Philadelphia–London 1990.

Heinonen, A., Kannus P., Sievan H., et al.: Randomised controlled trial of effect of high-impact exercise on selected risk factors for osteoporotic fractures. Lancet 348; 1996; 1343–1347.

Helme, R. D., Katz B.: Management of chronic pain. Med. J. Aust. 158; 1993; 478–481.

Herr, K. A., Mobily P. R., Smith C.: Depression and the experience of chronic back pain: a study related variables and age differences. Clin. J. Pain 9; 1993; 104–114.

Herr, K. A., Mobily P. R.: Comparison of selected pain assessment tools for use with elderly. Appl. Nurs. Res. 6; 1993; 39–46.

Hoon, P. W., Feuerstein M., Papciak A. S.: Evaluation of the chronic low back pain patient: Conceptual and clinical considerations. Clin. Psychol. Rev. 5; 1985; 377–401.

Hope-Simpson, R. E.: The nature of herpes zoster: a long-term study and new hypothesis. Proc. roy. Soc. Med. 58; 1965; 9–20.

Illes, P., Jurna I., Kaever V., Resch K.: Analgetika und Antiphlogistika In: Forth W., Henschler D., Rummel W., Starke K.: Allgemeine und spezielle Pharmakologie und Toxikologie, 7. Aufl., 201–225, Spektrum Akademischer Verlag, Heidelberg–Berlin–Oxford 1998.

Kerschan, K., Alacamlioglu Y., Kollmitzer J., et al.: Functional impact of unvarying exercise program in women after menopause. Am J Phys Med Rehabil 1998; 77: 326–332.

Khalil, T. M., Abdel-Moty E., Diaz E. L., et al.: Efficacy of physical restoration in the elderly. Exp. Aging. Res. 20; 1994; 189–199.

Kingery, W. S.: A critical review of controled clinical trials for peripherial neuropathic pain and complex regional pain syndromes. Pain 73 (2); 1997; 123–139.

Klauber, J., Schröder H., Selke G. W.: Arzneiverordnung nach Alter und Geschlecht. In: U. Schwabe, D. Pfaffrath: Arzneimittelverordnungsreport '96, 497 bis 511, Gustav Fischer, Stuttgart–Jena–Lübeck–Ulm 1996.

Kröner-Herwig, B.: Chronischer Schmerz – Eine Gegenstandsbestimmung. In: H-D. Basler, C. Franz, B. Kröner-Herwig, et al.: (Hrsg.): Psychologische Schmerztherapie, 1–17, Springer-Verlag, Berlin–Heidelberg–New-York–London–Paris–Tokyo–Hong Kong 1990.

Kümmerle, H. P., Hitzenberger G., Spitzy K. H.: Klinische Pharmakologie – Grundlagen, Methoden, Pharmakotherapie. ecomed verlagsgesellschaft mbH, Landsberg, München 1988.

Loeser, J. D.: Herpes zoster and postherpetic neuralgia. Pain 25; 1986; 149–164.

Maier, Ch.: Zosterneuralgie. In: Ganglionäre Opioidanalgesie, 115–124, Thieme Verlag, Stuttgart 1996.

Melding, P. S.: Is there such a thing as geriatric pain? Pain 46; 1991; 119–121.

Merskey H.(ed.): Classification of chronic pain. Pain (suppl.) 3; 1986; 1–226.

Nachemson, A.: Towards a better understanding of low-back pain: a review of the mechanism of the lumbar disc. Rheum. Rehab. 14; 1975; 129–143.

Nevitt, M.C., Thompson D. E., Black D. M. et al.: The effect of osteoporosis treatment on limitation of activity due to back pain. J. Bone Miner. Res. 12 (suppl. 1) 1997; 166.

Nikolaus, T. H.: Assessment chronischer Schmerzen bei älteren Menschen. Ther. Umsch. 54; 1997; 340–344.

Osborne, R., Joel S., Grebenik K., et al.: The pharmacokinetics of morphine and morphine glucuronides in kidney failure. Clin. Pharmacol. Ther. 54; 1993; 158–67.

Oster, P., Hauer K., Specht N., et al: Strength and coordination training for prevention of falls in the elderly. Z. Gerontol. Geriatr. 4; 1997; 289–292.

Parab, P. V., Coyle D. E., Streng W. H., et al.: Biopharmaceutic parameters of hydromorphon and in vitro evaluation of its tablet and suppository dosage form. Pharm. Ind. 49; 1987; 951–956.

Pounder, R.: Silent peptic ulceration: Deadly silence or golden silence? Gastroenterology 96; 1989; 628–631.

Pöyhiä, R., Seppälä T.: Liposolubility and protein binding of oxycodone in vitro, Pharmacol. Toxicol. 74; 1994; 23–27.

Radbruch, L., Zech, D., Grond, S., et al.: Schmerzen und Therapie beim Bronchialkarzinom. Chirurg (1994) 65: 696–701.

Ragozzino, M. W., Melton I. I. I., Kurland L. J., et al.: Population-based study of herpes zoster and its sequale. Medicine (Baltimore) 61; 1982; 310–316.

Refisch, H. P., Basler H-D.: Entspannung und Imagination. In: H-D. Basler, C. Franz, B. Kröner-Herwig, et al. (Hrsg.): Psychologische Schmerztherapie, 551–576. Springer, Berlin–Heidelberg–New York–London–Paris–Tokyo–Hong Kong 1996.

Rösch, W.: Der alternde Verdauungstrakt. Allgemeiner Teil. In: Platt, D.: Handbuch der Gerontologie, Bd.1, S. 198–202. G. Fischer Verlag, Stuttgart–New York 1983.

Sartor, H., Thoden U.: Antikonvulsiva zur Therapie chrnischer Schmerzen – Metaanalyse. Der Schmerz 11 (1997) 411–417.

Sorkin, B. A., Rudy T. E., Hanlon R. B., et al.: Chronic pain in old and young patients: differences appear less important than similarities. J. Gerontol. 45; 1990; 64–68.

Sternbach, R. A.: Survey of pain in the United States: the Nuprin Pain report. J. Pain Manage 2; 1986; 49–54.

Tryba, M., Zenz M.: Was ist gesichert in der Schmerztherapie? Der Schmerz 11; 1997; 211–212.

Turk, D. C., Okifuji A., Scharff L.: Chronic pain and depression: role of perceived impact and perceived control in different age cohorts. Pain 61; 1995; 93–101.

Turk, D. C., Rudy T. E.: A cognitive-behavioral perspective on chronic pain: Beyond the scalpel and syringe. In: Tollison C. D. (ed.): Handbook of Chronic Pain Management, pp 222–236. Williams and Wilkins, Baltimore 1988.

Van den Ende, C. H. M., Vliet Vlieland T. P. M., Munneke M., Hazes J. M. W.: Dynamic exercise therapy for rheumatoid arthritis (Cochrane Review). In: The Cochrane Library, Issue 2, 1999. Oxford: Update Software.

Vinik, A., Fonseca V., L. A. Moreaux L. K., et al.: Neurontin (Gabapentin, GBP) improves quality of life (Qol) in patients with painful diabetic peripheral neuropathy. Diabetes 47: (suppl 1, May) 1998; Abstract A374 (1444).

WHO: International Classification of Impairments, Disabilities and Handicaps. A manual of classification relating to the consequences of desease. WHO Geneva 1980.

Wiffen, P., McQuay H., Carrol D., et al.: Anticonvulsant drugs for acute and chronic pain (Cochrane Review). In: The Cochrane Library, Issue 2, 1999. Oxford: Update Software.

Zimmermann, M., Herdegen T.: Plasticity of nervous system at the systemic, cellular and molecular levels. A mechanism of chronic pain and hyperalgesia. In: Carli G., Zimmermann M. (eds.): Towards the Neurobiology of Chronic Pain, Progress in Brain Research, Vol 110 (pp 233–259). Amsterdam, Elsevier 1996.

57

Sterben und Tod

Hans Georg Nehen

INHALT

1 Einleitung 665
2 Zur Wahrheit am Krankenbett 666
3 Medizinische Aspekte 666
4 Grundpflege bei Sterbenden 666
5 Sterben zu Hause 667
6 Hospize 667

---

1 Einleitung

Von allen medizinischen Fachdisziplinen ist die Geriatrie diejenige, die sich am häufigsten mit „Sterben und Tod" auseinandersetzt. Immer noch bildet das Krankenhaus die Institution, in der gegenwärtig die überwiegende Zahl der Sterbenden betreut wird. In den Krankenhäusern wird aber normalerweise die Heilung des Patienten bzw. seine Lebensverlängerung als maßgebender Erfolg angesehen. Solange der kurative Erfolg Maßstab des Krankenhauses ist, so lange birgt er für die Sterbenden innerhalb dieser Institution ein Bedrohungspotential eigener Art, denn hierdurch wird es schon fast unmöglich, die unabweisbaren Phänomene des Sterbens wie auch die moralischen Ansprüche der Sterbenden wahrzunehmen oder ihnen gerecht zu werden. Die Behandlung von Sterbenden wird als subjektives Versagen oder Mißerfolg erlebt. Ziel ärztlichen Handelns muß es immer sein, Lebensprozesse zu schützen, sie gewähren zu lassen.

Zu den Lebensprozessen gehört aber das Sterben, denn das Sterben ist nicht der Tod, das Sterben gehört noch zum Leben und fällt daher unter die regulative Idee der Menschenwürde. Das Leben unter allen Umständen verlängern zu wollen wie es auch willkürlich zu beenden, widerspricht diesem Prinzip.

Der Umgang mit Krankheit und Leiden, mit Alter, Sterben und Tod hat für viele Menschen heute seine Selbstverständlichkeit verloren. Die medizinischen Möglichkeiten, Krankheiten zu bekämpfen und das Sterben hinauszuschieben, haben in vielen Menschen eine maßlose Erwartung an die scheinbar allmächtige Medizin geweckt. Die Utopie einer leid- und schmerzfreien Gesellschaft führt zu einer massiven Verdrängung von Krankheit und Sterben. Heute gilt der plötzliche Tod als der „erwünschte Tod", während frühere Generationen gerade den plötzlichen Tod fürchteten, da ihnen die Möglichkeit der Vorbereitung dadurch genommen war. Wir leben in einer pluralistisch-säkularen Gesellschaft, was nichts anderes bedeutet, als daß die Vielzahl der Weltanschauungen sich in der Bewältigung des Alltags erschöpft ohne Bezug zu einem größeren Sinngefüge. Der Verlust einer einheitlichen Kultur läßt die geistigen Kräfte, Krisensituationen zu bestehen, immer mehr schwinden.

Es ist die Aufgabe der Geriatrie, dem Patienten ein menschenwürdiges Sterben zu ermöglichen durch Sterbebegleitung und Sterbebeistand. Ein Sterbender ist ein Kranker, bei dem der Arzt aufgrund einer Reihe klinischer Zeichen zur Überzeugung kommt, daß die Krankheit irreversibel ist und der Tod in kurzer Zeit eintreten wird. Die Art und Qualität der Zuwendung seitens des betreuenden Personals entscheidet in der Regel über die Bewältigung des Sterbens. Dabei muß der Kranke selbst die Freiheit haben, die Person seines Vertrauens zu wählen. Durch die Vielfalt therapeutischer Maßnahmen fühlt sich der Kranke häufig verwirrt und verlassen. Dies geschieht insbesondere dann, wenn Arzt oder Pflegepersonal in pseudomedizinischem Aktionismus die personale Begegnung mit dem Sterbenden und das Gespräch mit ihm verdrängen.

2 Zur Wahrheit am Krankenbett

Die entscheidende Frage ist zunächst nicht die, den Patienten „wahrheitsgemäß" und umfassend über seinen Zustand, den drohenden Tod aufzuklären, sondern die entscheidende Frage lautet: Bin ich bereit und in der Lage, den Patienten auf seinem Weg des Sterbens zu begleiten? Das Instrument der Begleitung ist die Sprache, wobei Sprache mehr ist als gesprochenes Wort; zwei Drittel unserer Kommunikation ist nonverbal. Die Ursprache schlechthin ist die Präsenz, das bedeutet zunächst, dem Patienten sich selbst und seine Zeit zur Verfügung zu stellen. Der Patient wird bestimmen, wann er sprechen will. Wir müssen wahrnehmen, wann der Patient alleine sein will und wann er unseren Beistand braucht. Oft verlangt der Patient eher ein stilles Dabeisitzen, eine einfache Geste oder einen beruhigenden Blickkontakt als ein Gespräch. Der Informationswunsch des Patienten, nicht das Mitteilungsbedürfnis des Arztes, sollte das Ausmaß der Aufklärung bestimmen. Man sollte dem Patienten nicht sagen, daß er vor seinem Tode steht. Diese Erkenntnis muß von ihm selbst kommen. Hier gilt das Wort von Max Frisch: „Man sollte dem anderen die Wahrheit wie einen Mantel hinhalten, in den er hineinschlüpfen kann, und sie ihm nicht wie einen nassen Lappen um die Ohren schlagen."

3 Medizinische Aspekte

Ältere Patienten sind gekennzeichnet durch ihre Multimorbidität. Große pathologische Statistiken zeigen pro Dezennium eine Erkrankung. Dabei zeigen Sektionsstatistiken in der Regel erheblich mehr Organerkrankungen, als klinisch diagnostiziert wurden. Viele Erkrankungen verlaufen im Alter uncharakteristisch oder atypisch. Daher wird es immer schwieriger, anhand des Beschwerdebildes Kausalitäten herzustellen. Angesichts des Todes sind differentialdiagnostische Überlegungen nur dann angebracht, wenn sie zu einer Linderung der Beschwerden führen können. Folgende Quellen der Symptome, nach ihrer Häufigkeit geordnet, stehen in der Palliativmedizin im Vordergrund:

- Schmerzen 70,3%
- Mundtrockenheit 67,5%
- Anorexie 60,9%
- Schwäche 46,8%
- Verstopfung 44,7%
- Luftnot 42,3%
- Übelkeit 36,2%
- Schlaflosigkeit 34,2%
- Schwitzen 25,3%
- Schluckbeschwerden 23,2%
- urologische Symptome 21,3%
- neuropsychiatrische Symptome 19,8%
- Erbrechen 18,5%
- dermatologische Symptome 16,3%
- Dyspepsie 11,3%
- Diarrhö 7,6%.

Eine konsequente symptomorientierte Therapie ist wesentliche Voraussetzung für die Lebensqualität angesichts des Todes. An erster Stelle muß eine ausreichende Schmerztherapie stehen. Ein Grundsatz hierbei ist, daß niemals eine Schmerztherapie „nach Bedarf" angeordnet werden darf. Immer hat die Schmerztherapie so zu erfolgen, daß der „Bedarf" an Analgetika möglichst gar nicht erst entsteht. Hilfreich hierbei ist das Stufenschema der WHO bzw. das Stufenprogramm zur Schmerzbehandlung der Deutschen Gesellschaft zum Studium des Schmerzes e.V. (Adresse: Dr. M. Zimmermann, Abt. Physiologie des zentralen Nervensystems der Universität Heidelberg, Im Neuenheimer Feld 326, 69120 Heidelberg). Da Mundtrockenheit und Schluckbeschwerden zu den häufigen Symptomen der sterbenden Patienten gehören, sind Tabletten und Dragees problematisch. Analgetika in Tropfenform sind vorzuziehen, Schmerzpflaster bieten eine Alternative. Immer ist zu überlegen, inwieweit adjuvante Analgetika wie Antidepressiva, niederpotente Neuroleptika, Antikonvulsiva, Kortikosteroide und Regulatoren des Kalziumstoffwechsels die klassischen Analgetika sinnvoll ergänzen. Bewährt hat sich hier z.B. eine Kombination aus Tramadol, Promethazin und Alkohol im Verhältnis von 1 : 1 : 1.

4 Grundpflege bei Sterbenden

Prinzipiell ist die Pflege an den Bedürfnissen des Sterbenden auszurichten. Die subjektiven Wünsche des Sterbenden sollen immer über „Pflegerichtlinien" stehen.

Sofern vorhanden, sind Angehörige in die Pflege zu integrieren, auch wenn es scheinbar noch so wenig ist, was sie tun können. Es hilft den Angehörigen und den Sterbenden. Voraussetzung hierfür ist auch, daß die äußeren Bedingungen entsprechend gestaltet werden. In einem Einzelzimmer kann der Kontakt zu Angehörigen und anderen Bezugspersonen freier und ungehinderter gestaltet werden. Den Angehörigen sollte auch die Möglichkeit eingeräumt werden, Tag und Nacht bei dem Sterbenden zu bleiben, wenn dieser es wünscht.

Die Körperpflege ist oftmals ein belastender Vorgang. Der Körper muß dabei bewegt und gedreht werden. Dies verursacht häufig Schmerzen. Sinnvoll ist es daher, ca. $^{1}/_{2}$ h vor dem Pflegevorgang ein entsprechendes Schmerzmittel zu geben. Die Pflege muß geplant und gut vorbereitet sein. Das Pflegepersonal muß wissen, welche Erkrankung vorliegt und welches jeweilige Ziel mit den Pflegemaßnahmen erreicht werden soll. Zudem muß überlegt werden, welche evtl. Probleme zu erwarten sind.

Bei sterbenden geschwächten älteren Patienten droht immer der Dekubitus. Die trockene Altershaut ist häufig leicht verletzbar. Rückfettende Seifen oder Waschlotionen sind daher sinnvoll. Gewaschen wird in kleinen Einheiten von oben nach unten, wobei jeder gewaschene Abschnitt sofort getrocknet werden muß. Problemzonen wie Achselhöhlen, Brustfalten, Genital- und Analbereich sind besonders sorgfältig zu versorgen. Dekubitusdisponierte Abschnitte sind mit einer Hautschutzsalbe zu versorgen. Beim vorsichtigen Einmassieren der Salbe wird auch die Durchblutung der entsprechenden Hautareale gefördert.

Die Mundpflege hat eine besondere Bedeutung, da der Sterbende meist durch den geöffneten Mund atmet und so die Schleimhäute schnell austrocknen. Die Zunge ist oft belegt und schwillt an. Soorinfektionen, Rhagaden, Aphthen und Borkenbildungen sind die Folge. Es kommt zu Schluckstörungen mit gestörter Nahrungsaufnahme aber auch zu Kommunikationsproblemen mit Behinderung der Sprache. Fruchtsäfte, auch in gefrorener Form, insbesondere Ananas und Zitrone, regen die Speichelproduktion an und garantieren die Mundbefeuchtung. Die Lippen müssen durch eine entsprechende Fettcreme vor dem Austrocknen geschützt werden.

Die beste Dekubitusprophylaxe ist die regelmäßige Entlastung gefährdeter Hautpartien durch ca. 2stündliches Umlagern. Es soll eine 30°-Lagerung angestrebt werden, unterstützt durch Lagerungshilfen. Entscheidend ist jedoch, welche Lagerung der Sterbende selbst wünscht und welche ihm die angenehmste ist.

Regelmäßig ist auf die Frisur und bei Männern auf eine Rasur zu achten. Die Anwendung von Rasierwassern oder Parfüms steigert das Wohlbefinden und damit auch das Selbstwertgefühl des Patienten.

Angesichts des Todes spielen die Diätverordnungen keine Rolle. Der Sterbende darf essen und trinken, was er wünscht. Niemals sollte er zum Essen überredet werden. Vorsichtig sollte er jedoch zum Trinken angeregt werden, um ein Austrocknen von Haut und Schleimhäuten und damit weitere Komplikationen zu verhindern. Bewährt hat sich das Trinken mittels eines Strohhalms; sofern das nicht mehr möglich ist, muß die Flüssigkeit in kleinen Mengen evtl. mit einer Pipette gegeben werden.

Bei ungestörter Magen- und Mastdarmfunktion kann der Patient die Ausscheidungen selbst kontrollieren, was zum Selbstwertgefühl wesentlich beiträgt. Inkontinenz ist subjektiv belastend und bedeutet eine narzißtische Kränkung, insbesondere bei zunehmender körperlicher und geistiger Schwäche, wenn möglicherweise der Ausscheidungsvorgang auch nicht mehr wahrgenommen wird. Hier ist eine taktvolle Hilfe notwendig; bei den heute vorhandenen Inkontinenzmaterialien ist auch weitgehend eine Hautschonung möglich. Abführende Maßnahmen können bei Sterbenden entfallen.

Bei somnolenten oder bewußtlosen Patienten ist eine verbale Kommunikation nur sehr eingeschränkt oder gar nicht mehr möglich. Wir müssen aber davon ausgehen, daß der Bewußtlose dennoch alles miterlebt, was mit ihm geschieht. Deshalb ist auch der bewußtlose Patient anzusprechen, und Pflegemaßnahmen sind im voraus zu erklären.

5 Sterben zu Hause

Fast alle älteren Menschen haben den Wunsch, zu Hause, in gewohnter Umgebung, zu sterben. Dennoch wird seitens der Angehörigen häufig noch präfinal eine Krankenhauseinweisung durch den Hausarzt erzwungen, da Hilflosigkeit und Angst der Angehörigen ein Sterben zu Hause nicht zulassen können. Dies zeigt sich häufig in den problematischen Wünschen der Angehörigen, „nichts mehr zu tun" oder „alles zu tun". Diese Wünsche sind in der Regel durch das subjektive Erleben der Angehörigen und durch ihre emotionale Haltung bedingt. Hier hat der Arzt die schwierige Aufgabe, eine sinnvolle Entscheidung zu treffen über die Zumutbarkeit der Behandlung nicht nur für den Patienten, sondern auch für die Pflegenden.

Durch die ambulante Hospizbewegung kann den Familien sinnvoll geholfen werden, ein Sterben in gewohnter Umgebung zu ermöglichen. Wenn ein schwerkranker Patient zum Sterben entlassen werden soll, ist es für die Angehörigen eine große Hilfe, wenn der Arzt ihnen ausdrücklich versichert, daß sie den Patienten jederzeit ins Krankenhaus bringen können, wenn für den Patienten oder auch für die Angehörigen die Situation nicht mehr zu ertragen ist. Dies gibt den Angehörigen Sicherheit im weiteren Umgang mit dem Sterbenden. Selten wird dann von dem Angebot Gebrauch gemacht.

6 Hospize

Die Hospize schließen heute eine wichtige Lücke im Versorgungsnetzwerk. Sie stehen zwischen ambulantem und klinisch-stationärem Bereich. Zu ihren

Aufgaben gehören die Grundpflege und palliative Behandlungspflege, die Anleitung und Unterstützung von pflegenden Angehörigen und Bezugspersonen, die psychosoziale und seelsorgerische Betreuung der Patienten und Angehörigen sowie die Kooperation und Vernetzung mit anderen Diensten. Die oft unzureichenden häuslichen Betreuungsmöglichkeiten sowie die Überbeanspruchung von Angehörigen (Versorgung der eigenen Familie, Berufstätigkeit, große Entfernung etc.) lassen das Hospiz als ein wesentliches Glied in der Kette der Versorgung Sterbender erscheinen.

R. Lamerton, der das St.-Josef-Hospiz in London leitete, sagte: „Wenn ein Patient Euthanasie verlangt, dann muß sich irgend jemand nicht genügend um ihn gekümmert haben."

Literatur

Aulbert, E., D. Zech: Lehrbuch der Palliativmedizin, Schattauer, Stuttgart-New York 1997.
Lamerton, R.: Sterbenden Freund sein. Freiburg/Brsg. 1991.
Remmers, H.: Handeln oder Unterlassen. Ethische Probleme der Sterbehilfe, Z. Gerontol. Geriat. 31; 1998; 45–51.
Korff, W., L. Beck, P. Mikat: Lexikon der Bioethik. Gütersloher Verlagshaus, 1998.

F
Besondere Aspekte bei der Betreuung Älterer

58 Tuberkulose

ANDREAS C. REINGRÄBER

INHALT

1 Einleitung 671
2 Risikofaktoren für eine Tuberkuloseneuerkrankung bzw. -reaktivierung 672
3 Klinisches Erscheinungsbild 672
3.1 Pulmonale Manifestation 672
3.2 Extrapulmonale Manifestation 672
4 Diagnostik 673
4.1 Erregernachweis und Tuberkulintest . . . 673
4.2 Röntgendiagnostik 674
5 Differentialdiagnose 674
6 Therapie 674
6.1 Tuberkulostatika 674
6.2 Nebenwirkungen der tuberkulostatischen
    Therapie 675
6.3 Präventive Chemotherapie/
    Chemoprophylaxe 676
6.4 Therapiekontrollen 676
7 Prognose 676

1 Einleitung

Trotz großer Fortschritte in der Diagnostik und Therapie der Tuberkulose stellt diese Erkrankung gerade für den betagten Patienten auch heute – 100 Jahre nach der Entdeckung des Krankheitserregers – immer noch eine ernst zu nehmende Infektionskrankheit dar. Während die Tuberkulose (Tbc) in der Gesamtbevölkerung deutlich rückläufige Zahlen aufweist, findet sich ein gegenläufiger Trend bei den älteren Patienten. Geriatrische Patienten sind zum einen die Bevölkerungsgruppe mit den meisten Erkrankungsfällen an Tuberkulose, zum anderen die zahlenmäßig bedeutsamste Infektionsquelle für Neuinfektionen (Großeltern-Enkel-Infektion). Hinzu kommt, daß die Tuberkulose im Alter durchaus diagnostische Probleme bieten kann, vor allem wenn sie mit atypischen Symptomen einhergeht oder die Betroffenen diese nicht richtig schildern (können). Zu häufig wird eine Lungentuberkulose bei älteren Patienten übersehen, wenn der Arzt die Symptome einer Stauungsherzinsuffizienz, einem Karzinom oder einer bakteriellen Pneumonie zuschreibt (Hocking et al. 1997).

In den USA zeigt die Altersgruppe der über 65jährigen die höchsten Raten aktiver Tuberkulosen, abgesehen von HIV-Infizierten (Hocking et al. 1997; Mallet et al. 1991). Zahlen aus der ehemaligen DDR belegen Tbc-Raten bei Alterspatienten, die ca. 200% oberhalb der Erkrankungsraten in den übrigen Altersgruppen liegen (Roots 1992). 1996 wurden in Deutschland fast 12 000 neue Erkrankungsfälle registriert, dies entspricht einer Erkrankungsrate von 14,4 auf 100 000 Einwohner. Die Neuerkrankungsrate war damit gegenüber dem Vorjahr geringfügig rückläufig bei nahezu konstanten Zahlen an offenen Erkrankungsfällen (Stiefelhagen 1998).

Erklärbar ist diese Situation dadurch, daß es sich bei der Tuberkulose des Alterspatienten in 80–90% der Fälle um eine reaktivierte Erkrankung handelt, nur 10–20% der Fälle repräsentieren eine echte Primärmanifestation. In den 30er und 40er Jahren des 20. Jahrhunderts lagen die Tbc-Durchseuchungsraten bei den damals unter 30jährigen Patienten über 80% (Mallet 1991), die noch lebenden Vertreter dieser Generation sind heute hauptsächlich von einer reaktivierten Erkrankung bedroht. Etwa jeder 10. primärinfizierte Patient erleidet während seiner Gesamtlebenszeit eine reaktivierte Tuberkuloseerkrankung (Pettit 1996).

Warum erkranken überwiegend ältere Patienten manifest? Es wird eine Schwächung des Immunsystems im Alter als Ursache der Reaktivierung postuliert. Hiervon betroffen sind sowohl zelluläre als auch humorale Abwehrmechanismen. Die Zahl differenzierter und immunkompetenter T-Lymphozyten nimmt ab, die Proliferationsfähigkeit der

T-Lymphozyten ist eingeschränkt, die Interleukin-1- und -2-Sezernierung herabgesetzt (Dworsky et al. 1983; Roots 1992; Saltzman et al. 1987; Waldorf et al. 1968; Weksler et al. 1974). Schwere begleitende Allgemeinerkrankungen, Stoffwechselerkrankungen wie der Diabetes mellitus, Nierenfunktionsstörungen, Mangel- und Fehlernährung, Hypo- bzw. Avitaminosen, chronische Hypoxiezustände etc. können zusätzlich die körpereigene Abwehr des Alterspatienten herabsetzen. Ferner spielen begleitende soziale Lebensumstände des geriatrischen Patienten eine Rolle, insbesondere gibt es Hinweise bei teils kontroverser Datenlage darauf, daß Alten-/PflegeheimbewohnerInnen ein höheres Risiko aufweisen, an einer Tbc zu erkranken; geschätzt soll das Risiko hierfür gegenüber der Normalbevölkerung um den Faktor 4 erhöht sein (Hopkins et al. 1996). Eine Studie, durchgeführt an über 500 Altenheimbewohnern, fand eine signifikante Korrelation zwischen dem Auftreten einer Tuberkuloseinfektion und der regelhaften gemeinsamen Nahrungsaufnahme mit anderen Mitbewohnern im Umfeld des Heimes (Woo et al. 1996).

Begünstigend hierbei sollen schlechte Raumbelüftung bzw. ungenügende Filtration der Atemluft in geschlossenen Belüftungssystemen (Klimaanlagen) sein.

Auch die Anzahl echter Neuinfektionen ist bei Heimbewohnern gegenüber der Normalbevölkerung erhöht: Hauttestungen zeigen bei Heimbewohnern von Einrichtungen, in denen in den letzten 3 Jahren ein nachgewiesener Infektionsfall bestand, Konversionen von 5%/Jahr, in Heimen ohne vorausgegangenen Infektionsfall von 3,5%/Jahr (Hocking et al. 1997).

2 Risikofaktoren für eine Tuberkuloseneuerkrankung bzw. -reaktivierung

Folgende Erkrankungen oder Situationen gelten als Risikofaktoren für eine Tuberkuloseneuerkrankung bzw. -reaktivierung:
- Diabetes mellitus
- chronische Niereninsuffizienz
- Silikose
- inhalatives Rauchen
- Untergewicht > 10% unter Idealgewicht
- Malignome
- Mangelernährung
- längere Kortikoidtherapie
- Therapie mit Immunsuppressiva
- HIV-Infektion
- Thoraxbestrahlung
- schlechter sozialer Status (Arme, Nichtseßhafte, Drogenabhängige etc.)
- Alkoholabusus
- Z.n. Gastrektomie.

3 Klinisches Erscheinungsbild

3.1 Pulmonale Manifestation

In allen Altersgruppierungen ist das häufigste Erscheinungsbild der Tuberkulose die pulmonale Manifestation. Bezüglich des Auftretens krankheitsspezifischer Symptome scheinen bei international teils differierenden Veröffentlichungen doch gewisse Unterschiede zwischen jungen und älteren Tuberkuloseerkrankten zu bestehen. So sind Fieber, Nachtschweiß und Hämoptysen bei jüngeren Tuberkulosekranken häufiger zu finden als bei älteren (Alvarez et al. 1987; Korzeniewska-Kosela et al. 1994; Shigenobu 1991). Diese hingegen zeigen häufiger lang anhaltenden und therapierefraktären Husten, Dyspnoe, Gewichtsverlust und Inappetenz (van den Brande et al. 1991; Davies 1996). Insbesondere der unklare Husten des Alterspatienten sollte Anlaß zu einer gezielten Tbc-Diagnostik geben.

Wahrscheinlich nicht zuletzt aufgrund der unspezifischen Symptomatik mit eher schleichendem Krankheitsbeginn wird die Diagnose im Vergleich zu jüngeren Tuberkulosekranken bei geriatrischen Patienten deutlich später gestellt (Shigenobu 1991): 2 Monate vergehen bei den Älteren bis zur Diagnosestellung gegenüber 3,5 Wochen im Schnitt bei Jüngeren (Dijk et al. 1993).

3.2 Extrapulmonale Manifestation

Neben dem pulmonalen Befall kann grundsätzlich jedes Organ im Rahmen einer hämatogenen Streuung von der Tuberkulose betroffen sein. Bei älteren Patienten werden extrapulmonale Manifestationen häufiger beobachtet als bei jüngeren (Shigenobu 1991). Beteiligungen des ZNS und der Meningen stellen ernst zu nehmende Komplikationen der Grunderkrankung dar, ein Befall des Urogenitaltraktes (sterile Pyurie!), des Gastrointestinaltraktes, des Peritoneums, der knöchernen Strukturen (Arthritis, Wirbelsäulenbefall etc.), des Knochenmarks mit hämatologischen Veränderungen bis hin zur Panzytopenie stellt allerdings für den Kliniker keine alltägliche Diagnose dar. Dies beweist zum Beispiel, daß bis zur Diagnosestellung einer tuberkulösen Arthritis im Schnitt 6,5 Jahre vergehen (Kemp et al. 1995)! Bei einer miliaren Aussaat der Erkrankung ist häufig mit einer Beteiligung der Leber (97%) und des Knochenmarks (77%) zu rechnen. Unklare abszedierende Prozesse („kalter Abszeß", Senkungsabszeß) sollten nach Möglichkeit mittels Punktion einer mikrobiologischen Diagnostik zugeführt werden. Spätformen der generalisierten Tuberkuloseerkrankung (kryptische Miliartuberkulose) werden nur in ca. 25% zu Lebzeiten des Patienten diagnostiziert, die übrigen Fälle werden nur anhand von Sektionsgut gefunden!

Auch diese Krankheitsverläufe zeigen die Wichtigkeit der „innerlich präsenten Differentialdiagnose" der Tuberkulose.

4 Diagnostik

4.1 Erregernachweis und Tuberkulintest

Prinzipiell soll die Diagnose einer Tuberkulose immer durch bakteriologische bzw. histologische Befunde gesichert werden (DGIM/BDI 1997), häufig muß jedoch bei dringendem Krankheitsverdacht die Therapie vor der Diagnosebestätigung begonnen werden (Stiefelhagen 1998), in manchen Fällen gelingt die Diagnose gar erst durch das Ansprechen auf eine empirisch begonnene Chemotherapie ohne vorherigen Erregernachweis.

Eine Untersuchung an geriatrischen Patienten (Dahmash et al. 1995) ergab einen positiven Erregernachweis in Sputumproben in 62,5% der Fälle, in bronchoskopisch gewonnenem Material in 61%. Gelingt bei Verdacht auf eine Lungentuberkulose auch im Rahmen der Sputumuntersuchung, einer endoskopischen Lavage bzw. Biopsie der Erregernachweis nicht, so muß gegebenenfalls eine offene Lungenbiopsie erwogen werden. Wird eine extrapulmonale Manifestation der Tbc vermutet, muß ebenfalls anhand entsprechender Proben ein Erregernachweis geführt werden.

Welchen Stellenwert haben Tuberkulinhauttests in der Diagnostik der Tbc des älteren Patienten?
Prinzipiell ist der Aussagewert eines Tuberkulintests beim Alterspatienten von eingeschränkter Wertigkeit, richtig eingesetzt aber ein wertvoller diagnostischer Hinweis (Deutsches Zentralkomitee zur Bekämpfung der Tuberkulose 1995; Meissner et al. 1998). Die Prävalenzraten positiver Tuberkulinproben bei älteren Patienten in der Literatur schwanken stark und liegen in einer Größenordnung zwischen 40 und ca. 90% (Aguilar et al. 1996; Woo et al. 1996), wobei letzterer Wert eher mit den Durchseuchungsraten früherer Jahrzehnte korreliert. Eine Vergleichsstudie belegt geringere Ansprechraten auf Tuberkulinhauttests bei älteren gegenüber jüngeren Patienten (Korzeniewska-Kosela et al. 1994). Methodische Probleme mit den Hauttests können durch mehrere Störgrößen entstehen: Zum einen ist ein gewisser Anteil von getesteten Alterspatienten falsch negativ, es kommt offensichtlich zu „Gedächtnislücken" der verzögerten Immunantwort, die durch wiederholte Antigenexposition rückgängig gemacht werden können. In der Praxis bedeutet das, daß negativ getestete Patienten, die im Abstand von 7–14 Tagen einem erneuten, äquipotenten Tuberkulintest unterzogen werden, bei der Zweituntersuchung ein positives Testergebnis aufweisen (Hocking et al. 1997; Hopkins et al. 1996; Mallet et al. 1991). Dieses „Booster-Phänomen" (Thompson et al. 1979) könnte eine Erklärung für die stark schwankenden Prävalenzzahlen darstellen.

Zum anderen ist die Verwendung von Teststempeln zur Tuberkulintestung (Meissner et al. 1998), umstritten, empfohlen wird, insbesondere auch bei zweifelhaftem, erstmals durchgeführtem Stempeltest, die Intrakutantestung nach Mendel-Mantoux. Hierbei werden 5 IE Tuberkulin (Empfehlung des Deutschen Zentralkomitees zur Bekämpfung der Tuberkulose:10 IE) intrakutan injiziert, bei älteren Patienten wird aufgrund häufig zurückgebildeten Unterhautfettgewebes ein flacher Einstichwinkel von ≤ 150° empfohlen (Pettit 1996). Die Ablesung des Befundes erfolgt 48–72 h nach Applikation, wobei bei Älteren das Maximum der Reaktion erst nach 72 h erreicht sein kann (Mallet et al. 1991). Gemessen wird hierzu der größte Durchmesser der entstandenen, tastbaren Induration/Papel. Die Verwendung eines über die Verhärtung „rollenden" Stiftes zur Markierung der Grenzen kann hierbei hilfreich sein.

Folgende Werte für die Messungen bei Intrakutantestung zeigen einen positiven Befund an:
- Normalbevölkerung, Z.n. Booster-Testung: tastbare Hautinduration ≥ 15 mm
- Altenheimbewohner / hohe Prävalenzgruppen: ≥ 10 mm
- Risikogruppen (HIV, kürzlicher Kontakt zu „offenem" Tbc-Patient, richtungsweisender Röntgenbefund): ≥ 5 mm (nach Hopkins et al. 1996; Mallet et al. 1991; Pettit 1996).

Welcher Patient sollte einem Tuberkulintest unterzogen werden?
Patienten mit bekannt negativer Vortestung, wenn
- klinisch der Verdacht auf eine aktive Tbc besteht
- eine sichere oder wahrscheinliche Exposition bestand
- eine prophylaktische Chemotherapie erwogen wird.
- Bewohner von Alten-/Pflegeheimen oder entsprechenden Einrichtungen alle 2 Jahre

Patienten bei nicht bekanntem Tuberkulinstatus und fehlendem Krankheitshinweis: vor oder bei Aufnahme in Altenheime etc. (Abb. 58.1) (nach Mallet et al. 1991).

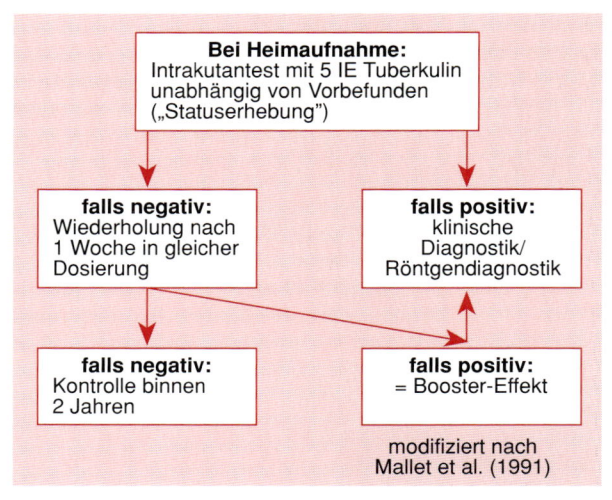

Abbildung 58.1 Tuberkulintestung bei Aufnahme in ein Altenheim.

Bei Verdacht auf eine abgelaufene Neuinfektion eines Patienten sollte ein Tuberkulintest allerdings erst ca. 3 Monate nach vermuteter Exposition erfolgen, da erst nach Ablauf eines solchen zeitlichen Rahmens mit einer entsprechenden Immunantwort zu rechnen ist (Hopkins et al. 1996).

4.2 Röntgendiagnostik

Auch bezüglich der radiologischen Diagnostik der Tuberkulose sind Besonderheiten beschrieben. Während einige Autoren als typischen Befund, wie bei jüngeren Patienten, über apikopostale pulmonale Läsionen berichten, werden in anderen Arbeiten bis über 70% Beteiligung der Lungenunterfelder beschrieben (van den Brande et al. 1991; Shigenobu 1991). Der höhere Anteil an radiologischen Befunden einer miliaren Aussaat bei Älteren gegenüber Jüngeren erklärt sich über den höheren Anteil reaktivierter Erkrankungen.

5 Differentialdiagnose

In den Industrienationen stellt das Bronchialkarzinom die wichtigste Differentialdiagnose zur Tuberkuloseerkrankung im Alter dar. In ca. 5% der Fälle liegt eine Koinzidenz von Tbc und Karzinom vor (Davies 1996). Weiterhin ist an eine Infektion mit atypischen Mykobakterien (MOTT/Mycobacteria Other Than Tuberculosis) zu denken. Gegenüber anderen Altersgruppen sind MOTT bei älteren Patienten häufiger zu finden (Al Jarad et al. 1996); dies ist insofern von Wichtigkeit, als bei atypischen Erregerstämmen häufig auch eine differente Resistenzlage vorliegt. Es empfiehlt sich, bei der ersten positiven Erregerkultur ein Resistogramm zu erstellen.

Weitere Differentialdiagnosen stellen die übrigen bakteriellen und atypischen Pneumonieformen dar, auch seltenere Fälle von Aspergillose oder einer Wegener-Granulomatose sollten erwogen werden. Bei schweren Allgemeinerkrankungen mit Multiorganbefall, unklaren Arthritiden etc. ist immer auch eine „kryptische" Miliartuberkulose auszuschließen (s.o.).

6 Therapie

6.1 Tuberkulostatika

Auf die Notwendigkeit einer Chemotherapeutikaaustestung bei der ersten positiven Kultur wurde bereits oben hingewiesen, obwohl man bei geriatrischen Patienten in der Regel nicht mit multiresistenten Stämmen zu rechnen hat, zumindest bei reaktivierten Erkrankungen, da zum Zeitpunkt der Erstinfektion eine Multiresistenz noch unbekannt war (Hocking et al. 1997; Pettit 1996).

Von höchster Bedeutung für die Effektivität der medikamentösen Behandlung ist gerade bei der tuberkulostatischen Therapie die Einnahme-Compliance des Patienten, eine Behandlung mit fixen Medikamentenkombinationen ist hier sinnvoll. Die Gabe von Tuberkulostatika sollte prinzipiell nüchtern, mindestens 30 min vor der ersten Nahrungsaufnahme erfolgen.

Als Standardtherapie wird die Kombinationstherapie von Isoniazid (INH) und Rifampicin (RMP) über ein halbes Jahr, in den ersten beiden Behandlungsmonaten ergänzt um Pyrazinamid (PZA), angesehen. Je nach Resistenzlage kommen Alternativkombinationen mit Ethambutol (ETH), Streptomycin (SM) und Protionamid (PTH) zum Einsatz (DGIM/BDI 1997) (Tab. 58.1). Bei Patienten, die einen negativen Sputumbefund (bei positiver Kul-

Tabelle 58.1 Tuberkulostatische Standardtherapeutika (Deutsches Zentralkomitee zur Bekämpfung der Tuberkulose 1995; DGIM/BDI 1997; Meissner et al. 1998).

Präparat	Dosierung	Therapiedauer
Isoniazid (INH)	5 mg/kg	Monat 1–6
Rifampicin (RMP)	10 mg/kg	Monat 1–6
Pyrazinamid (PZA)	< 50 kg KG: 1,5 g > 50 kg KG: 2,0 g > 75 kg KG: 2,5 g	Monat 1–2
Ethambutol (ETH) oder	25 mg/kg	Monat 1–4
Streptomycin (SM)	15 mg/kg	

tur) aufweisen, ist ein Behandlungsschema mit initialer Viererkombination über 2 Monate, gefolgt von einer INH/RMP-Behandlung über weitere 2 Monate, einer 6monatigen Standardtherapie ebenbürtig (Davies 1996). Indikationen für eine Vierfachkombination sind nach Meissner et al. (1998):

- kavernöse Prozesse
- Ausdehnung über mehr als ein bronchopulmonales Segment
- hämatogene Streuung
- Verdacht auf eine Infektion mit primär multiresistenten Keimen (Auslandsabstammung/-anamnese)
- Patienten mit reduzierter Abwehrlage und/oder schlechter Compliance (z. B. Alkoholiker).

Längerer Therapiezeiträume bedarf es bei der tuberkulösen Meningitis, der Urogenital-, Knochen- und Miliartuberkulose (bis zu 2 Jahren!).

Gerade bei älteren Patienten mit oftmals eingeschränkter Nierenfunktion ist zu beachten, daß SM und ETH hauptsächlich renal eliminiert werden, hier also bei Kumulationsgefahr eine Dosisanpassung erfolgen muß. INH, RMP und PZ hingegen werden überwiegend hepatisch metabolisiert und biliär ausgeschieden, hier ist auf Leberfunktionsstörungen zu achten.

6.2 Nebenwirkungen der tuberkulostatischen Therapie

Das Nebenwirkungsprofil wichtiger Tuberkulostatika ist in Tabelle 58.2 zusammengefaßt.

In der Literatur findet sich eine Vielzahl von Hinweisen darauf, daß die beschriebenen Nebenwirkungen der tuberkulostatischen Chemotherapeutika bei älteren gegenüber jüngeren Patienten häufiger auftreten bzw. klinisch ausgeprägter sind (Aguilar et al. 1996; van den Brande et al. 1995; Davies 1996). So kommt es bei älteren Patienten offensichtlich zu höheren Transaminasenanstiegen unter INH/RMP-Therapie, die aber auch in den seltensten Fällen zu Therapieabbrüchen führen. Nur Patienten mit exzessiven Erhöhungen der Leberenzyme scheinen auch ein klinisches Korrelat zu bieten (van den Brande et al. 1995). Transaminasenanstiege bis zum 5fachen der Norm sind zu tolerieren bei einem Standardbehandlungsschema (Meissner et al. 1998). Nach Ausführungen der American Thoracic Society werden Kontrollen der Leberwerte unter INH/RMP nur noch bei entsprechenden klinischen Hinweisen im Rahmen 4wöchiger Untersuchungen empfohlen.

An weiteren Kontrollen empfehlen sich bei Behandlung mit INH und ETH augenärztliche Vor-

Tabelle 58.2 Nebenwirkungsprofil wichtiger Tuberkulostatika (modifiziert nach Davies 1996).

Präparat	häufige Nebenwirkungen	seltene Nebenwirkungen	sehr seltene Nebenwirkungen
Isoniazid (INH)		Überempfindlichkeitsreaktionen (besonders der Haut), Hepatitis, periphere Neuropathie	Agranulozytose, aplastische Anämie, Arthralgien, zerebrale Krämpfe, Schwindel, Gynäkomastie, hämolytische Anämie, arzneimittelinduzierter Lupus erythematodes, Neuritis N. optici, psychische Störungen
Ethambutol (ETH)		Arthralgien, Retrobulbärneuritis	Überempfindlichkeitsreaktionen der Haut, Hepatitis, periphere Neuropathie
Pyrazinamid (PZA)	Appetitlosigkeit, Übelkeit, Flush	Arthralgien, Hepatitis, Erbrechen, Überempfindlichkeitsreaktionen der Haut	Photosensibilisierung, sideroblastische Anämie
Rifampicin (RMP)		Hautreaktionen, Fieber, gastrointestinale Störungen, Hepatitis, thrombozytopenische Purpura	akutes Nierenversagen, Schock, hämolytische Anämie, Kurzatmigkeit
Streptomycin (SM)	Überempfindlichkeitsreaktionen der Haut, Schwindel, Tinnitus, Hörschäden	Ataxie, Ertaubung	Agranulozytose, aplastische Anämie, Nierenschädigung

stellungen unter der Fragestellung einer Neuritis N. optici sowie HNO-ärztliche Untersuchungen bzw. Audiogramme unter der Behandlung mit SM aufgrund der potentiellen ototoxischen Wirkung. Zur Vermeidung einer peripheren Neuropathie unter INH-Applikation ist eine prophylaktische Vitamin-B_6-Gabe obligat, entsprechende Präparate in fixer Kombination sind erhältlich. Bei Lungentuberkulose empfehlen sich zur Therapiekontrolle Röntgenuntersuchungen, initial alle 4 Wochen, ab dem 3.–4. Monat in Abständen von 3–6 Monaten.

Von besonderer Wichtigkeit bei Patienten, die in Pflegeheimen etc. versorgt werden, ist die Berücksichtigung prolongierter Keimausscheidungen bei anbehandelten offenen Tuberkulosen. So zeigen Untersuchungen bei Patienten mit kavernöser Lungentuberkulose, daß unter laufender Therapie die Kulturen für ca. 6 Wochen, die Sputumabstriche für ca. 8 Wochen positiv bleiben! Erst wenn Abstrich und Kultur negativ sind, sollte eine Entlassung von Patienten in Pflegebereiche erfolgen.

6.3 Präventive Chemotherapie/Chemoprophylaxe

> Die Chemoprophylaxe erfolgt mit INH: 5 mg/kg KG über 3–6 Monate (bei HIV-Infizierten: 12 Monate und länger)

Eine Chemoprophylaxe soll einen frisch Infizierten vor der Ausbreitung der Erkrankung schützen bzw. die Reinfektion einer früher durchgemachten Erkrankung verhindern. Diese präventive Chemotherapie bietet sich für folgende Patienten an:
- HIV-positive Patienten mit neu positiver Hauttestung bzw. nach sicherem Kontakt
- Personen mit direktem Kontakt zu infektiös Erkrankten
- kürzlich Tuberculin-konvertierte Patienten mit einer Größenzunahme der Hautveränderung ≥ 15 mm bei Patienten jenseits des 35. Lebensjahres
- Alterspatienten mit Risikofaktoren (s.o.)

Der letzte Punkt ist von besonderer Bedeutung für Patienten in Heimen. Hier zeigt sich der Wert des Tuberkulintests bei Heimaufnahme und Follow-up-Untersuchung der Tuberkulin-negativen Patienten bei der Erstuntersuchung (Cooper 1986; Stead et al. 1985).

6.4 Therapiekontrollen

Unter laufender Chemotherapie sind 4wöchentliche bakteriologische Untersuchungen (mikroskopisch/kulturell) erforderlich. Ist 4 Monate nach Behandlungsbeginn kulturell keine Sputumkonversion eingetreten, ist die Erstellung eines neuen Resistogramms indiziert.

Nach Beendigung der Therapie empfiehlt sich bei unkomplizierten Verläufen eine Überwachung über insgesamt 2 Jahre, bei komplizierten deutlich länger. Röntgenaufnahmen des Thorax sollten initial monatlich, dann nach 6, 9 und 12 Monaten erstellt werden, danach halbjährlich bis zum Abschluß der Überwachung (Meissner et al. 1998).

7 Prognose

Ohne Berücksichtigung von Altersstrukturen und Risikofaktoren geht man von der Ausheilung einer Tuberkulose unter entsprechender Therapie in ca. 90% der Fälle aus. Konkrete Zahlen für die Therapieeffizienz bei einem geriatrischen Klientel liegen nicht vor. Sowohl die Dauer bis zur klinischen Symptomfreiheit als auch der Zeitraum bis zum ersten negativen Kulturbefund unter einer Standardtherapie sind jedoch bei älteren Patienten länger als bei jüngeren (Shigenobu 1991). Hinweise finden sich auch auf höhere Raten unerwünschter Nebenwirkungen unter tuberkulostatischer Therapie im höheren Lebensalter, mit Multiresistenzen gegen übliche Chemotherapeutika ist bei älteren Patienten derzeit nicht zu rechnen.

Auszugehen ist jedoch von einer höheren Mortalität bei älteren Tbc-Patienten, die Angaben hierzu liegen zwischen 4% (Aguilar et al. 1996) und 30% (Davies 1996). Die Todesraten älterer Tuberkulosekranker sind gegenüber denen jüngerer Patienten 2,5- (Hocking et al. 1997) bis 6mal (Teale et al. 1993) höher.

Zusammenfassend stellt die Tuberkulose für den geriatrisch tätigen Arzt eine eher zunehmende Herausforderung dar. Bei in der Gesamtbevölkerung sinkenden Erkrankungsraten ist die Tbc bei Alterspatienten nach wie vor von großer Bedeutung, insbesondere Reinfektionen bei Patienten aus Altersgruppen mit hoher primärer Durchseuchung gilt es zu diagnostizieren. Die ältere Bevölkerungsgruppe stellt gleichzeitig den größten Erkrankten- wie Infektionspool. Gemeinschaftseinrichtungen älterer Patienten wie Alten- und Pflegeheime sind als Hort der Infektion besonders gefährdet. Insbesondere hier zeigt sich die Notwendigkeit einer sorgfältigen und standardisierten Untersuchung der Patienten, um Reinfizierte und Neuinfizierte ausfindig zu machen. Hierzu gehören die Bestimmung des Tuberkulinstatus ggf. mit Booster-Testung aller neuen Heimbewohner (Mallet et al. 1991), sowie die Nachtestung initial Tuberkulin-negativer Patienten in Heimen in höchstens 2jährigen Abständen. Wichtig ist die sorgfältige Ablesung und Dokumentation der Hauttests (standard. Größenmessung etc.). Je nach Befundkonstellation muß eine Chemoprophylaxe erfolgen.

Bei älteren Patienten mit unspezifischen Allgemeinsymptomen, therapierefraktärem Husten, unklaren Blutbildveränderungen, Arthritiden, Leberaffektionen etc. ist stets die Tuberkulose als Differentialdiagnose zu erwägen, die Unspezifität der Symptome bei Älteren mag Ursache für die später gestellte Erstdiagnose sein.

> Der entscheidende Schritt zur Verbesserung der Diagnostik der Tuberkulose im Alter ist das beständige „Darandenken".

Literatur

Aguilar, X. et al.: Efficacy and tolerance of the treatment of tuberculosis in the aged. Arch. Broncopneumol., März 1996, 32 (3), 122–6.

Al Jarad, N. et al.: Comparison of characteristics of patients and treatment outcome for pulmonary non-tuberculous mycobacterial infection and pulmonary tuberculosis. Thorax, Feb. 1996, 51 (2) 137–9.

Alvarez, S., Shell C., Berk St.: Pulmonary tuberculosis in elderly men. Amer. J. Med., 82: 602–606, 1987.

van den Brande, P. et al.: Clinical spectrum of pulmonary tuberculosis in older patients: comparison with younger patients. J. Gerontol., Nov. 1991, 46 (6): M 204–9.

van den Brande, P. et al.: Aging and hepatotoxicity of isoniazid and rifampicin in pulmonary tuberculosis. Am. J. Respir. Crit. Care Med., Nov 1995, 152 (5 Pt 1), 1705–8.

Cooper, J. K.: Decision analysis for tuberculosis preventive treatment in nursing homes. J. Am. Geriat. Soc. 1986, 34: 814–7.

Dahmash, N. S. et al.: Diagnostic challenge of tuberculosis of the elderly in hospital: experience at a university hospital in Saudi Arabia. J. Infect., Sept. 1995, 31 (2), 93–7.

Davies, P. D.: Tuberculosis in the elderly. Epidemiology and optimal management. Drugs Aging, Jun. 1996, 8 (6), 36–44.

Deutsches Zentralkomitee zur Bekämpfung der Tuberkulose: Richtlinien zur Tuberculindiagnostik. Pneumologie 48 (1994), 349–351.

Deutsches Zentralkomitee zur Bekämpfung der Tuberkulose: Richtlinien zur Chemotherapie der Tuberkulose. Pneumologie 49 (1995), 217–225.

DGIM/BDI: Rationelle Diagnostik und Therapie in der Inneren Medizin. Urban und Schwarzenberg, April 1997.

van Dijk, J. M., Rosin, A. J.: A comparison of clinical features of mycobacterial infections in young and elderly patients. Neth. J. Med., Feb.1993, 42 (1–2): 12–5.

Dworsky, R., Paganini-Hill A., Arthur M. et al.: Immune responses of healthy humans 83–104 years of age. J. nat. Cancer Inst. 1983, 71: 265–8.

Hocking, T. l., Choi C.: Tuberculosis: a strategy to detect and treat new and reactivated infections. Geriatrics, März 1997, 52–4, 60–3.

Hopkins, M. L., Schoener, L.: Tuberculosis and the elderly living in long-term care facilities. Geriatr. Nurs., Jan./Feb. 1996, 17 (1), 27–32.

Kemp, W. E. Jr. et al.: Late generalized tuberculosis: unusual features of an often overlooked disease. Sth. med. J. (Bgham, Ala), Dez. 1995, 88 (12), 1221–5.

Korzeniewska-Kosela, M. et al.: Tuberculosis in young adults and the elderly. A prospective comparison study. Chest 1994; 106: 28–32.

Mallet, L., Strozyk, R.: Tuberculosis in the elderly: incidence, manifestations, PPD skin tests and preventive therapy. The Annals of Pharmacotherapy, 1991 June, Volume 25, 650–55.

Meissner, E., Fabel, H.: Aktuelle Therapie der Tuberkulose. Internist. Prax. 38, 265–288 (1998).

Pettit, J.: Tuberculosis in the elderly. J. Am. Acad. Nurse Pract., März 1996, 8 (3), 131–4.

Roots, K.: Infektionskrankheiten im Alter. Periskop, Nov. 1992, Vol. 22, Nr.11, 11–14.

Saltzman, R. L., Peterson P. K.: Immunodeficiency of the elderly. Rev. Infect. Dis. 1987; 9: 1127–39.

Shigenobu, Umeki: Age-related changes in the manifestations of tuberculosis. Drugs Aging 1 (6): 440–457, 1991.

Stead, W. W., Lofgren J. P., Warren E. et al.: Tuberculosis as an endemic and nosocomial infection among the elderly in nursing homes. New Engl. J. Med. 1985; 312: 1483–7.

Stiefelhagen, P.: Tuberkulose – eine fast vergessene Erkrankung. Notabene medici 5, 1998.

Teale, C. et al.: The association of age with the presentation and outcome of tuberculosis: a five-year survey. Age Ageing, Jul. 1993, 22 (4), 289–33.

Thompson, N. J., Glassroth J. L., Snider D. E. et al.: The booster phenomenon in serial tuberculin testing. Am. J. Respir. Dis. 1979; 119: 587–97.

Waldorf, D. S., Willkens R. F., Decker J. L.: Impaired delayed hypersensitivity in an aging population. J. Amer. med. Ass. 1968; 204: 831–4.

Weksler, M. E., Hutteroth T. M.: Impaired lymphocyte function in aged humans. J. Clin. Invest. 1974; 53: 99–104.

Woo, J.et al.: Tuberculosis among elderly Chinese in residential homes: tuberculin reactivity and estimated prevalence. Gerontology 1996, 42 (3), 155–62.

59 Einrichtung einer rechtlichen Betreuung

Peter Michael Hoffmann

INHALT

1 Zielsetzung des Betreuungsrechts . . . 678
2 Voraussetzungen für die Einrichtung einer rechtlichen Betreuung 678
2.1 Krankheitsbedingungen und Betreuerbestellung 678
2.2 Grundsatz der Erforderlichkeit und Subsidiarität 679
2.2.1 Notwendigkeit der Betreuerbestellung . 679
2.2.2 Vorsorge- und Selbstbestimmungsmöglichkeiten 679
2.2.3 Umfang des Aufgabenkreises des Betreuers 680
2.2.4 Auswirkungen der Betreuung 681
2.2.5 Dauer der Betreuerbestellung 681
3 Einwilligungsvorbehalt 681
4 Bestellung des Betreuers 681
5 Schutz und Rechte des Betreuers . . . 682

1 Zielsetzung des Betreuungsrechts

Im Jahr 1992 ist das neue Betreuungsgesetz in Kraft getreten. Das neue Recht hat die Entmündigung, Vormundschaft und Pflegschaft für Erwachsene abgeschafft und durch das Rechtsinstitut der Betreuung ersetzt. Das Wesen der Betreuung besteht darin, daß für eine erwachsene Person ein Betreuer bestellt wird, der in einem genau festgelegten Umfang für sie handelt (Jürgens et al. 1996).

Zielsetzung ist die Verbesserung der Rechtsstellung psychisch Kranker und körperlich, geistig und seelisch behinderter Menschen. Die persönliche Betreuung des Betroffenen, die Stärkung der Personensorge und des Rechtsschutzes durch Regelungen über Heilbehandlungen, Unterbringungen, unterbringungsähnliche Maßnahmen und Wohnungsauflösung sind zentrale Merkmale des neuen Rechtsinstituts (Bundesminister der Justiz 1992).

2 Voraussetzungen für die Einrichtung einer rechtlichen Betreuung

2.1 Krankheitsbedingungen und Betreuerbestellung

Kernaussage des neuen Betreuungsrechts ist, daß für eine volljährige Person dann ein Betreuer bestellt wird, wenn der Betroffene aufgrund der in § 1896 Abs. 1 BGB genannten Krankheiten oder Behinderungen nicht in der Lage ist, seine Angelegenheiten ganz oder teilweise zu besorgen. Betroffen sind demnach Erwachsene, bei denen eine psychische Krankheit oder eine geistig-seelische oder körperliche Behinderung vorliegt.

> Die Betreuung wirkt sich nicht automatisch auf die Geschäftsfähigkeit aus. Eine Geschäftsunfähigkeit oder ein Zustand geistig-seelischer Behinderung (Geistesschwäche) im Sinne des bisherigen § 114 BGB ist nicht Voraussetzung für die Betreuerbestellung.

Das Betreuungsrecht hat für viele alte Menschen zunehmend Bedeutung. Die Zahl der Personen, die aufgrund eines Altersgebrechens einen Betreuer zur Seite gestellt bekommen, hat in den letzten Jahren, aufgrund des immer größer werdenden Anteils älterer Menschen an der Gesamtbevölkerung, zugenommen. Im Jahr 2000 wird jeder vierte Bundesbürger über 60 Jahre alt sein, im Jahr 2030 schon jeder dritte. Mit zunehmendem Lebensalter erhöht sich die Wahrscheinlichkeit, aufgrund psychischer Krankheiten oder geistiger, seelischer oder körperlicher Behinderung auf die Hilfe anderer angewiesen zu sein und gegebenenfalls eine Betreuung zu benötigen.

Psychische Krankheit im Sinne des Betreuungsgesetzes ist auch die im Alter erworbene Intelligenzminderung. Die Demenz im Alter, die ihre Ursachen in der Alzheimer-Krankheit, in Hirngefäßerkrankungen oder anderen degenerativen Hirnprozessen haben kann, führt bei den Betroffenen häufig zu einem Unvermögen, den eigenen Alltag mitsamt der Sorge für die eigene Gesundheit zu bewältigen.

Seelische Behinderungen im Sinne des Betreuungsgesetzes sind bleibende psychische Beeinträchtigungen, welche die Folge von psychischen Krankheiten sind. Dazu zählen auch Beeinträchtigungen, die auf Altersabbau beruhen und eine psychopathologische Symptomatik aufweisen. Die seelische Behinderung muß dazu führen, daß der Betroffene nicht mehr in der Lage ist, seinen Alltag zu beherrschen und zu gestalten.

Die Bestellung eines Betreuers aufgrund körperlicher Behinderung erfolgt nur auf Antrag des Betroffenen, es sei denn, daß dieser seinen Willen nicht kundtun kann (§ 1896 Abs. 1 BGB). Die körperliche Behinderung muß den Betroffenen in der Weise beeinträchtigen, daß dadurch die Fähigkeit zur Besorgung der eigenen Angelegenheiten teilweise aufgehoben oder wesentlich behindert ist. Dies ist beispielsweise bei dauernder Bewegungsunfähigkeit der Fall.

Wesentlich für das Rechtsinstitut der Betreuung sind zusammengefaßt folgende Voraussetzungen:
- Es muß eine der genannten Behinderungen bzw. Krankheiten vorliegen.
- Zu den Krankheiten oder Behinderungen muß ein Fürsorgebedürfnis hinzutreten, das heißt, der Betroffene muß aufgrund dieser Krankheit oder Behinderung seine Angelegenheiten ganz oder teilweise selbst nicht besorgen können.
- In der Regel wird das Verfahren vom Amts wegen eingeleitet; bei körperlichen Gebrechen muß in der Regel ein Antrag des Betroffenen vorliegen.

2.2 Grundsatz der Erforderlichkeit und Subsidiarität

Für das Betreuungsrecht gilt der Erforderlichkeitsgrundsatz. Der Grundsatz der Erforderlichkeit betrifft
- die Notwendigkeit der Betreuerbestellung
- Vorsorge- und Selbstbestimmungsmöglichkeiten
- den Umfang der Aufgaben des Betreuers
- die Auswirkungen der Betreuung
- die Dauer der Betreuerbestellung.

2.2.1 Notwendigkeit der Betreuerbestellung

Die Betreuung steht erst an letzter Stelle der denkbaren Hilfen. Kann der Betroffene tatsächlich seine Angelegenheiten nicht mehr selbständig besorgen, beispielsweise die Wohnung nicht mehr verlassen bzw. den Haushalt nicht mehr führen, so rechtfertigt dies noch nicht die Bestellung eines Betreuers.

> Ambulante Hilfen und rehabilitierende Maßnahmen, die dem zu Betreuenden helfen können, sind vor die Betreuung zu stellen.

Hierzu zählen Hilfen zur Bewältigung des täglichen Lebens, z.B. der Einsatz von Haushaltshilfen, der fahrbare Mittagstisch, die Hilfe von Sozialstationen, die Gemeindeschwester, Familienangehörige und Nachbarn sowie der Einsatz rehabilitierender Hilfen wie beispielsweise Bewegungs- und Gehhilfen.

2.2.2 Vorsorge- und Selbstbestimmungsmöglichkeiten

Man unterscheidet 3 Varianten formaler Absicherung frei bestimmbarer Vorsorge:
- die Vorsorgevollmacht (Münchner Vorsorgebroschüre 1998)
- die Betreuungsverfügung
- die Patientenverfügung (Michael et al. 1998).

Das 1992 eingeführte Betreuungsrecht in Verbindung mit dem seit 1.1.1999 geltenden Betreuungsrechtsänderungsgesetz unterstützt und konkretisiert durch viele Einzelregelungen selbstbestimmtes, vorausschauendes Handeln der Bürgerinnen und Bürger.

Die *Vorsorgevollmacht* ist eine Willenserklärung, mit der eine bestimmte Person des eigenen Vertrauens für konkret benannte Handlungsbereiche Vertretungsvollmacht erhält. Eine solche Vollmacht kann für den Fall erteilt werden, daß man infolge schwerer psychischer oder geistiger Erkrankung und Behinderung in seiner eigenen Entscheidungsfähigkeit zeitweise oder dauerhaft eingeschränkt wird. Die wirksame Erteilung der Vollmacht setzt allerdings voraus, daß der Vollmachtgeber zum Zeitpunkt der Erteilung der Vollmacht auch geschäftsfähig ist.

Wenn es um Bankangelegenheiten geht, ist es ratsam, die Vorsorgevollmacht bei einer Bank zu hinterlegen. Der Umfang und das Einsetzen der Handlungsbefugnis der Bevollmächtigten kann sehr weitgehend sein. So können gegebenenfalls auch die Unterbringung oder unterbringungsähnliche Maßnahmen, die Heilbehandlung oder der ärztliche Eingriff über einen Bevollmächtigten geregelt werden. Allerdings muß eine so weitreichende Vollmacht schriftlich erteilt und müssen die Befugnisse des Bevollmächtigten detailliert aufgeführt werden. Im übrigen gilt auch für den Bevollmächtigten, daß für alle Angelegenheiten im Kontext mit einer Unterbringung oder unterbringungsähnlichen Maßnahmen (Bettgitter, Fixierungen usw.) und schwerwiegenden ärztlichen Eingriffen, denen der Bevollmächtigte zustimmen will, erst dann zulässig werden, wenn der Bevollmächtigte sich diese Maßnahmen durch das Vormundschaftsgericht genehmigen läßt.

Die Betreuungsverfügung ist eine weitere Variante der Vorsorge, durch die festgelegt wird, wer als gesetzlicher Vertreter (Betreuer) bestellt werden soll und welche individuellen Wünsche zur persönlichen Lebensführung und -gestaltung vom Betreuer zu beachten sind. Im Unterschied zur Vorsorgevollmacht wird hier also – nach Prüfung der Voraussetzung für die Einrichtung einer Betreuung – ein bestimmter Betreuer vom Gericht bestellt und auch vom Gericht kontrolliert. Es kann gute Gründe geben, statt einer Bevollmächtigung der Betreuungsverfügung den Vorzug zu geben. Sie stellt auf jeden Fall sicher, daß der Betreuer oder die Betreuerin vom Vormundschaftsgericht in gewissem Umfang kontrolliert wird.

Eine in Gesundheit erstellte *Patientenverfügung* ermöglicht dem zukünftig möglicherweise Betreuungsbedürftigen der Erforderlichkeit zur Bestellung eines Betreuers entgegenzuwirken. Die Patientenverfügung erläutert in schriftlicher Form dem behandelnden Arzt oder auch dem Krankenhaus gegenüber den Willen des Patienten in bezug auf die medizinische Behandlung für den Fall, daß der Patient sich selbst nicht mehr entsprechend äußern kann. Allerdings baut diese Verfügung auf das Vertrauen, daß Ärzte und/oder Krankenhausleitung sich an diese Verfügung auch halten wollen und können. Eine gerichtliche Kontrolle, die die Einhaltung der Verfügung kontrolliert, gibt es nicht. Auch aus anderen Erwägungen empfiehlt es sich, die Patientenverfügung mit einer Vorsorgevollmacht oder einer Betreuungsverfügung zu kombinieren.

> Die Bestellung eines Betreuers kommt also bei einem altersgebrechlichen Menschen erst dann in Betracht, wenn er trotz Ausschöpfung der genannten Unterstützung nicht mehr nach seinen Vorstellungen ein eigenverantwortliches und selbständiges Leben führen kann.

2.2.3 Umfang des Aufgabenkreises des Betreuers

> Der Betreuer darf nur für Aufgabenkreise bestimmt werden, in denen die Betreuung unbedingt nötig ist (§ 1896 Abs. 2 BGB).

Für die Bereiche, die von dem Betroffenen eigenständig besorgt werden können, ist daher eine Betreuerbestellung nicht erforderlich. Im gerichtlichen Verfahren wird festgestellt, welche Angelegenheiten die betroffenen Personen selbst noch besorgen können und für welchen Aufgabenbereich ein gesetzlicher Vertreter benötigt wird. Die Pflicht, bei der Bestimmung der Aufgabenkreise künftig die Umstände des Einzelfalls und somit den Erforderlichkeitsgrundsatz streng zu beachten, können die Gerichte nur unter Einschaltung eines Sachverständigen erfüllen, der vor der Erstattung eines Gutachtens den Betroffenen persönlich untersucht oder befragt.

Das vor der Betreuerbestellung einzuholende Gutachten erstreckt sich nach § 68b Abs. 1 Satz 5 FGG auch auf den Umfang der Aufgabenkreise.

> Nicht nur die nähere Bezeichnung der Krankheit oder Behinderung steht im Mittelpunkt des Gutachtens, sondern auch, welche Defizite sich für den Betroffenen aus seiner Krankheit oder Behinderung für die Besorgung seiner Angelegenheiten ergeben und vor allem in welchen Bereichen dem Betroffenen Fähigkeiten verblieben sind, die es ihm ermöglichen, seine Angelegenheiten selbst zu erledigen.

Zur Personensorge zählen im besonderen Maße die Sorge zur Gesundheit und die Freiheit des Betreuten. Von besonderer Bedeutung für altersverwirrte Menschen sind als Angelegenheiten der Personensorge zu nennen:
- Untersuchung des Gesundheitszustands, Heilbehandlungen, ärztlicher Eingriff
- Unterbringung, unterbringungsähnliche Maßnahmen

Für diese Angelegenheiten enthält das Gesetz besondere Regelungen.

Untersuchung des Gesundheitszustands, Heilbehandlung, ärztlicher Eingriff: Der Betreuer bedarf zur Einwilligung in eine Untersuchung des Gesundheitszustandes und eine Heilbehandlung oder einen ärztlichen Eingriff dann der zusätzlichen Genehmigung des Vormundschaftsgerichts, wenn die begründete Gefahr besteht, daß der Betreute stirbt oder einen schweren und länger dauernden gesundheitlichen Schaden erleidet (§ 1904 Satz 1 BGB). Hierzu rechnen Risikooperationen an Herzkranken oder aus sonstigen Gründen durch die Operation gefährdete Patienten oder Amputationen (Bundestagsdrucksache 11/4528, S. 140). Allgemeine Risiken einer Operation, wie sie etwa mit jeder Narkose verbunden sind, bedürfen nicht der Genehmigung des Vormundschaftsgerichts. Die Gefahr muß mithin konkret und ernstlich sein. Die Genehmigung ist dann entbehrlich, wenn mit dem Aufschub der Maßnahme Gefahr verbunden ist.

Unterbringung: Für den Betreuer besteht die Möglichkeit, unter bestimmten eng umgrenzten Voraussetzungen, den Betreuten mit Genehmigung des Vormundschaftsgerichts in eine geschlossene Einrichtung (beispielsweise in ein psychiatrisches Krankenhaus) oder in die geschlossene Abteilung einer Einrichtung unterzubringen. Das Gesetz grenzt diese Möglichkeiten der Unterbringung auf die Fälle der Selbstgefährdung bzw. der Untersuchungs- und

Behandlungsbedürftigkeit des Betreuten ein. Unterbringungen aus den genannten Gründen sind ausnahmsweise auch ohne Genehmigung zulässig, wenn mit dem Aufschub Gefahr verbunden ist. In diesem Fall muß die Genehmigung unverzüglich nachgeholt werden.

> Die Unterbringung muß der Betreuer beenden, wenn die Voraussetzungen, die sie ermöglichten, nicht mehr gegeben sind.

Die Beendigung der Unterbringung bedarf nicht der gerichtlichen Genehmigung, sie ist aber dem Vormundschaftsgericht durch den Betreuer anzuzeigen.

Unterbringungsähnliche Maßnahmen: Die Vorschriften des § 1906 Abs. 4 BGB über die vormundschaftsgerichtliche Genehmigung für freiheitsentziehende Pflegemaßnahmen sind ein klarer gesetzlicher Schutz für die Betreuten, die in einem sozialen Abhängigkeitsverhältnis in einer Anstalt, einem Heim oder einer sonstigen Einrichtung leben. Soll Bewohnern von Alten- und Pflegeheimen oder auch Krankenhäusern durch mechanische Vorrichtungen, Medikamente oder auf andere Weise über einen längeren Zeitraum oder regelmäßig die Freiheit teilweise oder umfassend eingeschränkt oder entzogen werden, so bedürfen diese Maßnahmen der vormundschaftsgerichtlichen Genehmigung.

> Freiheitsentziehende Maßnahmen, wie die Fesselung durch Bauchgurt, das Anbringen eines unüberwindlich hohen Bettgitters, die gezielte Verabreichung von Medikamenten, um den Bewegungstrieb zu unterdrücken oder auszuschalten, entsprechen nur im äußersten Notfall dem Wohl des altersverwirrten Menschen und sind nach heutigem Verständnis mit einer humanen Pflege kaum vereinbar.

Mangelnde organisatorische, personelle und bauliche Gegebenheiten in Alten- und Pflegeheimen rechtfertigen keine freiheitsentziehenden Maßnahmen. Wenngleich nicht übersehen werden kann, daß immer häufiger Einrichtungen mit der Betreuung von stark desorientierten Pflegebedürftigen konfrontiert werden und – ohne ausreichende personelle und finanzielle Ressourcen – Notstände zu verwalten haben.

2.2.4 Auswirkungen der Betreuung

> Einen Betreuer zu bestellen stellt keine Entrechtung dar.

Nur soweit es erforderlich ist, soll in die Rechte der Betroffenen eingegriffen werden. Für die Wirksamkeit der Willenserklärung des Betreuten gelten die allgemeinen Regelungen, die auch für die Teilnahme Nichtbetreuter am Rechtsverkehr maßgebend sind. Der Betreute muß das Wesen, die Bedeutung und die Tragweite der von ihm abgegebenen Erklärung verstehen und sein Handeln entsprechend ausrichten können. Bei Vorhandensein dieser Einsichtsfähigkeit kann auch der Betreute Kaufverträge, Mietverträge und andere Geschäfte abschließen, heiraten oder auch ein Testament errichten. Ist allerdings eine solche Einsichtsfähigkeit bei dem Betreuten nicht vorhanden, dann ist er – unabhängig von der Betreuerbestellung – im natürlichen Sinn geschäftsunfähig (§ 104 Nr.2 BGB).

2.2.5 Dauer der Betreuerbestellung

Die Betreuung und die Anordnung eines Einwilligungsvorbehalts soll nicht länger als notwendig bestehen. 5 Jahre nach Bestellung eines Betreuers oder nach Anordnung eines Einwilligungsvorbehalts hat das Gericht eine Entscheidung dahingehend zu treffen, ob die Maßnahme aufgehoben oder verlängert werden soll.

3 Einwilligungsvorbehalt

Mit § 1903 BGB wird der Grundsatz, daß die Bestellung eines Betreuers zunächst keinen Einfluß auf die rechtlichen Handlungsmöglichkeiten des Betroffenen hat, eingeschränkt. Soweit dies zur Abwendung einer erheblichen Gefahr für die Person oder das Vermögen des Betreuten erforderlich ist, kann ein sogenannter Einwilligungsvorbehalt vom Gericht angeordnet werden. Er bewirkt, daß der Betreute zu einer Willenserklärung, die den Aufgabenkreis des Betreuers betrifft, dessen Einwilligung bedarf. Ein ohne die Einwilligung geschlossener Vertrag ist damit nur schwebend wirksam. Seine Wirksamkeit ist von der Genehmigung des Betreuers abhängig. Der Beschluß über die Anordnung eines Einwilligungsvorbehaltes wird im Ausweis, den der Betreuer vom Gericht erhält, vermerkt.

4 Bestellung des Betreuers

Ein Betreuer wird vom Vormundschaftsgericht bestellt. Dabei wird der Betreuung durch Einzelpersonen – vor der Bestellung eines Vereins oder einer Behörde als Betreuer – fast immer der Vorzug gegeben. Bei den bestellten Einzelpersonen kann es sich um ehrenamtlich tätige Personen (oft Familienangehörige [Hoffmann 1996]), aber auch um Berufsbetreuer – meist Sozialarbeiter – handeln, die bei einem Verein oder bei einer Behörde tätig sind. Gelegentlich werden auch frei beruflich tätige Einzelpersonen zum Betreuer bestellt. Bei der Auswahl des Betreuers kommt den Wünschen der zu Betreuenden große Bedeutung zu. Existiert eine Betreuungsverfügung oder schlägt der zu Betreuende eine bestimmte Person vor, die bereit und in der Lage ist, die Aufgabe der Betreuung zu übernehmen, so ist das Vormundschaftsgericht an die Verfügung oder den Vorschlag des Betreuungsbedürftigen gebunden. Schlägt der Betroffene niemand vor, so ist bei der Auswahl des Betreuers auf die verwandtschaftliche und sonstige persönliche Bindung Rücksicht zu nehmen. Bei der Betreuerbestellung sind Gefahren von Interessenkollisionen zu berücksichtigen. Das heißt, zum Betreuer darf u.a. niemand bestellt werden, der zu der Einrichtung, in der der künftig zu Betreuende lebt – möglicherweise auch nur vorübergehend –, in einem Abhängigkeitsverhältnis steht, also z.B. als Angestellter oder Beamter dieser Einrichtung.

5 Schutz und Rechte des Betreuers

Haftpflichtversicherung: Der Betreuer hat sich dem Betreuten gegenüber für schuldhafte Pflichtverletzung zu verantworten. Deshalb ist für den Betreuer der Abschluß einer Haftpflichtversicherung immer anzuraten. Der ehrenamtliche Betreuer kann die Kosten einer solchen Haftpflichtversicherung vom Gericht ersetzt bekommen. In vielen Fällen besteht auch die Möglichkeit, kostenlos in eine Gruppenversicherung einbezogen zu werden. Näheres ist über das zuständige Vormundschaftsgericht (Rechtspfleger) zu erfragen.

Ersatz von Aufwendungen: Der ehrenamtliche Betreuer erhält jährlich eine Aufwandsentschädigung. Diese pauschalierte Entschädigung – die aber beim Vormundschaftsgericht beantragt werden muß – beträgt (seit 1.1.1999) 600,– DM. Mit diesem Betrag kann er geringfügige Aufwendungen, die nicht einzeln belegt werden müssen, abrechnen. Entstehen dem ehrenamtlichen Betreuer höhere Aufwendungen, so sind sie im Rahmen der Jahresabrechnung zu belegen, damit gegebenenfalls Kostenersatz erfolgen kann.

Vergütung: Betreuungen sollen zwar grundsätzlich ehrenamtlich geführt werden. Aber nicht immer ist das möglich oder wünschenswert. Es ist deshalb auch vorgesehen, die Betreuertätigkeit vergütet zu bekommen. Hauptamtlich tätige Berufsbetreuer bei Vereinen und Behörden werden entsprechend den tariflichen Regelungen vergütet.

Unterstützung und Hilfe für Betreuer: Die Betreuungsvereine sind – wie auch die örtlichen Betreuungsbehörden – verpflichtet, ehrenamtlich tätige Betreuer zu beraten, zu unterstützen und fortzubilden. Welche Einrichtungen örtlich anzusprechen sind, ist in jedem Fall über die Rechtspfleger der örtlichen Gerichte bzw. über die Betreuungsbehörden (Betreuungsstellen) der Kreis- und Stadtverwaltungen zu erfahren.

Literatur

Bundesminister der Justiz (Hrsg.): Das Betreuungsgesetz in der Praxis. Ein Leitfaden. Bundesanzeiger, Köln 1992.
Hoffmann, P. M.: Familienangehörige als vormundschaftsgerichtlich bestellte Betreuer. Bundesanzeiger, Köln 1996.
Jürgens, A., D. Kröger, R. Marschner, P. Winterstein: Das neue Betreuungsrecht: Eine systematische Gesamtdarstellung. Beck, München 1996.
Michael, J., W. Dröge: Patientenverfügung und Erforderlichkeit einer Betreuungsmaßnahme, BtPrax 6 (1998) 199–203.
Münchner Vorsorgebroschüre. Landeshauptstadt München. Sozialreferat. Betreuungstelle (Hrsg.), München 1998.

60

Rechtliche Probleme in der Betreuung und Behandlung Älterer

THOMAS KLIE

INHALT

1	Vorbemerkungen	683
1.1	Kompetenzansatz und Rechtsstellung älterer Menschen	683
1.2	Altersgrenzen im bundesdeutschen Recht	684
1.3	Sonderrecht für Alte?	684
1.4	Stigmatisierungsgefahren im Alter und ihre sozialrechtlichen Folgen	685
1.5	Zusammenfassung	685
2	Einzelfragen und Probleme	685
2.1	Rehabilitation vor Pflege	685
2.2	Pflegeversicherung und Sicherung der Pflege	686
2.3	Delegation ärztlicher Aufgaben: neue Interdisziplinarität als Herausforderung	687
2.4	Gewalt gegen ältere Menschen	688
2.5	Gefährdete Freiheiten oder „Recht auf Verwirrtheit"?	688
2.6	Das Recht auf den eigenen Tod	690
3	Schlußbemerkung	691

1 Vorbemerkungen

Dieser einführende Text in rechtliche Probleme bei der Betreuung und Behandlung älterer PatientInnen reflektiert zunächst gerontologisch die rechtliche Stellung älterer Menschen insbesondere im Sozialrechtssystem. Es werden sodann besondere Problemstellungen herausgegriffen, die für die Betreuung von älteren Patienten von Bedeutung sind und nicht in den nachfolgenden Abschnitten gesondert behandelt werden. Ausgegangen wird von der deutschen Rechtslage.

1.1 Kompetenzansatz und Rechtsstellung älterer Menschen

Die Gerontologie lehrt uns: Den „älteren Menschen" gibt es nicht. Es findet sich keine andere in sich so heterogene Altersgruppe wie gerade die „Alten". Schon die Werbung hat begriffen, daß Differenzierung lohnt: Die jungen Alten, insbesondere die „woopies" (well-off older people), sind von der Werbung als relevante Kundengruppe entdeckt worden, weniger interessant die „slow slows", die Hochbetagten, die weniger auf dem Konsummarkt, sondern vielmehr auf dem Pflegemarkt bedeutsame Nachfrager sind.

„Die Alten" sind eine mehrere Generationen umfassende gesellschaftliche Gruppe, die im Jahre 2030 etwa 30% der Bevölkerung ausmachen wird.

Der Verlust von typischen Altersrollen geht einher mit neuen Leitbildern für das Leben im Alter. Der in der Gerontologie vertretene Kompetenzansatz stellt die interindividuell so unterschiedlichen Fähigkeiten älterer Menschen heraus, verweist auf die Chancen und Notwendigkeiten von Prävention und Rehabilitation und bietet ein durchaus wirksames Gegenkonzept zum Defizitmodell des Alters, mit allen Gefahren eines dichotomen Altersbildes, das in dem Gegenüber junger Alter (Kompetenz) und behinderter Hochbetagter (Defizit) eine gefährliche Ausprägung gewinnen kann (Olbrich 1986).

Das Recht unterstützt i. w. den Kompetenzansatz: So werden außerhalb des Arbeitsrechts allein mit dem kalendarischen Alter grundsätzlich keine rechtlichen Defizite verbunden. Die Rechte als Staatsbürger (Wahlen), Bourgeois (Teilnehmer am Wirtschaftsleben) sowie als Sozialbürger (Verpflichteter und Berechtigter gegenüber Sozialleistungsträgern) bleiben unberührt.

> Das Defizitmodell des Alters entspringt mehr gesellschaftlichen Normen denn Rechtsnormen.

1.2 Altersgrenzen im bundesdeutschen Recht

Auch wenn das bundesdeutsche Recht grundsätzlich keine negativ diskriminierenden Folgen an Altersgrenzen knüpft, so lassen sich doch über 300 bundesrechtliche Regelungen finden, in denen, zum Teil gleich mehrfach, Altersgrenzen von 50 Jahren und älter normiert sind. Es handelt sich hier im wesentlichen um Ruhestandsgrenzen, die ihrerseits das Alter sozial konstituieren. Die Regelaltersgrenze liegt, gerontologisch nicht unbedingt begründbar, bei 65 Jahren und stellte für die Arbeitnehmer bislang eine Art Altersgrenze für ein Arbeitsverbot dar. Die Altersgrenze ist und war im wesentlichen beschäftigungspolitisch begründet. Nach einer Zeit stärkerer Flexibilisierung von Altersgrenzen wird von der rot-grünen Bundesregierung über eine Vorverlegung der Altersgrenzen auf 60 Jahre nachgedacht (Simitis 1994). Ähnlich sind Altersgrenzen im Kassenarztrecht motiviert. Eine gesetzliche Schranke, die eine gesellschaftliche Betätigung älterer Menschen bei Erreichen eines bestimmten Alters ausschließt, existiert in der Regel nicht. Jedoch ist eine gewisse Entpflichtung im Recht vorgesehen, so etwa das Recht zur Ablehnung von Ehrenämtern. Nur in wenigen Vorschriften findet sich eine Art problematischer Schutzfunktion von älteren Menschen, so etwa Altersgrenzen für den Ausschluß von älteren Menschen als Schöffen im Strafverfahren – nicht jedoch im Straßenverkehr (Tews 1987). Auch die Teilnahme am Luftverkehr und die Ausübung ärztlicher Heilkunde werden nicht durch Altersgrenzen limitiert.

> Der verordnete Ruhestand durch die Normierung von Regelaltersgrenzen, durch das Rentenreformgesetz relativiert, stellt einen schwerwiegenden Einschnitt in das Leben älterer Menschen dar. Er konstituiert das Alter in sozialer Hinsicht.

1.3 Sonderrecht für Alte?

Eine dem Jugendhilfe- oder Behindertenrecht vergleichbare Rechtsmaterie Altenrecht gibt es im bundesdeutschen (Sozial-)Recht bislang nicht. Das Recht reagiert auf spezifische Bedarfslagen älterer Menschen in der Regel unspezifisch und außerhalb des Rechts der sozialen Alterssicherung selten mit Sonderansprüchen, wie sie beispielhaft in § 75 BSHG (Altenhilfe) eingeräumt werden.

> Sosehr es vom Prinzip her zu begrüßen ist, daß ältere Menschen sozialrechtlich keine Ausgrenzung erfahren, so problematisch erweisen sich für ältere Menschen tatsächlich die Unübersichtlichkeit des bundesdeutschen Sozialrechtes im Hinblick auf Rechtsansprüche sowie die Finanzierung von altenhilferelevanten Diensten und Einrichtungen.

Ältere Menschen, die etwa auf häusliche Unterstützung angewiesen sind, müssen sich mit den Kranken- und Pflegekassen auseinandersetzen, zahlreiche Dienste selbst bezahlen oder ergänzend Sozialhilfe in Anspruch nehmen. Sie können über das Versorgungsrecht Vergünstigungen als Behinderte erhalten, die Pflegeversicherung stellt ihnen begrenzte Geld- oder Sachleistungen bei Pflegebedürftigkeit in Aussicht (s.u.). Bei einem sich darüber hinaus diversifizierenden Markt von Diensten und Einrichtungen der Altenhilfe nimmt die Unübersichtlichkeit zu. Auch die Berater, etwa die behandelnden Ärzte, sehen sich einem gewissen Dickicht von unterschiedlichen Zuständigkeiten und Finanzierungsmodi gegenüber.

So wird seit einiger Zeit diskutiert, ob es ähnlich einem Kinder- und Jugendhilfegesetz eines entsprechenden Altenhilfegesetzes bedarf, das sowohl spezielle Ansprüche für Ältere vermittelt als auch Koordinations- und Vernetzungsaufgaben für ältere Menschen und ihre Helfer garantiert (Ziller 1991). Die meisten älteren Menschen kommen zwar ohne Einrichtungen und Dienste der Altenhilfe aus. Mit zunehmendem Alter wächst jedoch die Wahrscheinlichkeit, daß ältere Menschen auf Hilfe durch Dienste und Einrichtungen angewiesen sind. Sie bedürfen hier zumeist intensiver Beratung und des Case Managements, das familiäre Hilfe, ärztliche Heilbehandlung sowie pflegerische und soziale Betreuung koordiniert. In Deutschland fehlt es noch an einem flächendeckenden Netz entsprechender Case-Management-Stellen. Die kommunale Altenhilfe kann hier wichtige Funktionen übernehmen.

> Die Aufgaben der Altenhilfe sind bislang bei den Sozialämtern der Kreisverwaltungen angesiedelt – eine systematisch gesehen unrichtige Zuordnung, da hier Alter im wesentlichen als soziales Problem und eine Gleichsetzung von Alter und Hilfebedürftigkeit nahegelegt wird (Klie 1998).

1.4 Stigmatisierungsgefahren im Alter und ihre sozialrechtlichen Folgen

Weniger in der Gesetzessprache als im Verwaltungsjargon und in der ärztlichen Terminologie finden sich in problematischer Weise generalisierende Einstellungsmuster gegenüber behinderten älteren Menschen. Ganz entgegen den gerontologischen Leitbildern eines Kompetenzansatzes und den sozialrechtlichen Prämissen, etwa der „Rehabilitation vor Pflege", transportiert z.B. der in der Krankenhaussprache verbreitete Begriff des sogenannten Pflegefalls generalisierende und stigmatisierende Sichtweisen und spricht älteren Menschen ohne hinlängliche Prüfung ihres spezifischen Bedarfs individuelle Ansprüche und Rehabilitationschancen ab (Tab. 60.1) (Klie 1991).

> Gerade die Leistungsgrenzen der Krankenhäuser markieren für ältere Menschen Stigmatisierungsgefahren mit weitreichenden psychosozialen Folgen. Die verbreiteten vereinfachenden Generalisierungen, die sich in entsprechender Begrifflichkeit widerspiegeln, sind ungeriatrisch und entsprechen nicht dem rechtlichen Status älterer Menschen in der deutschen Sozialrechtsordnung.

1.5 Zusammenfassung

Wenngleich Alter rechtlich konstituiert wird durch die Normierung von Regelaltersgrenzen, kennt das bundesdeutsche (Sozial-)Recht kaum rechtliche Diskriminierungen in positiver oder negativer Hinsicht. Dies entspricht durchaus gerontologisch-geriatrischen Erkenntnissen, die Abschied nehmen von generalisierenden Defizitzuschreibungen. Gleichwohl ergeben sich auf der Ebene der Rechtsanwendung Unübersichtlichkeiten für ältere Menschen und ihre Helfer angesichts oftmals nicht sichergestellter „kooperativer Qualitätssicherung" (Klie 1998) zwischen den Institutionen und Berufsgruppen, die an der Behandlung und Betreuung älterer Menschen beteiligt sind.

2 Einzelfragen und Probleme

2.1 Rehabilitation vor Pflege

Eine Übersicht über Leistungen für die ambulante Rehabilitation gibt Tabelle 60.2. Durch das Gesundheitsreformgesetz 1989 wurde der Grundsatz „Rehabilitation vor Pflege" in das Krankenkassenrecht als verbindliche Maxime aufgenommen (§ 11 Abs. 2 SGB V). Das Pflegeversicherungsgesetz verlangt folgerichtig eine Ausschöpfung der Rehabilitationsmöglichkeiten vor der Gewährung von Pflegeleistungen. Insbesondere durch die Aufnahme der „Vermeidung und Verminderung von Pflegebedürftigkeit" als anerkanntes Ziel ärztlicher Heilbehandlung wurde geriatrischen und pflegerischen Erkenntnissen von Rehabilitationschancen älterer Menschen Rechnung getragen. Vor allem bei der Verordnung von Heil- und Hilfsmitteln gemäß §§ 32 und 33 SGB V sind diese Zielakzentuierungen zu berücksichtigen.

Aber auch bei der durch das Gesundheitsstrukturgesetz deutlich stärker kontrollierten Krankenhausbehandlung sind Aspekte der geriatrischen Reha-

Tabelle 60.1 Aufruf vom 28. Februar 1990 anläßlich des Kongresses Altenpflege.

Kampagne wider den „Pflegefall"

Wir fordern alle in der Altenarbeit professionell Tätigen – Pflegekräfte, Ärzte, SozialarbeiterInnen, TherapeutInnen – sowie Kostenträger, Verbände, Planer und politisch Verantwortliche auf, auf die Verwendung des Begriffes „Pflegefall" und das damit verbundene Denken und Handeln zu verzichten. Der Begriff „Pflegefall" ist ein diskriminierender Begriff, der – fachlich unrichtig – nahelegt, die so bezeichneten Menschen seien nicht mehr medizinischen, therapeutischen und rehabilitativen Interventionen zugänglich bzw. ihrer würdig. „Pflegefall" ist ein volkstümlicher, kein Rechtsbegriff. Er wird in der Verwaltungssprache benutzt zur Kennzeichnung der fehlenden Krankenhausbehandlungsbedürftigkeit. Bei den hier zu treffenden Entscheidungen sind oftmals nicht fehlende Interventionsmöglichkeiten maßgebend, sondern fehlende Rehabilitationsangebote, sowohl stationär als auch ambulant.

Der Begriff „Pflegefall" spricht in seiner generalisierenden und stigmatisierenden, auf Defizite konzentrierten Sichtweise den betroffenen Menschen Lebensperspektiven ab und beraubt sie ihrer Persönlichkeit.

Der Begriff „Pflegefall" widerspricht einer professionellen Pflegephilosophie, die die Einzigartigkeit eines Menschen, seine – bei aller Abhängigkeit bestehenden – Fähigkeiten und die Prozeßhaftigkeit von Pflege herausstellt.

„Pflegefall-Denken" ist ungerontologisch, indem es den betroffenen Menschen auf seine Defizite reduziert, ihm Entwicklungsmöglichkeiten abspricht und ihm damit Lebensmut nimmt.

„Pflegefall-Denken" signalisiert einen Achtungsverlust gegenüber Menschen, die Hilfe benötigen. Es ist unsolidarisch, da es ausgrenzend wirkt, und sollte auch die betroffen machen, die zwar heute noch nicht, aber morgen vielleicht schon Opfer dieses Denkens sein können.

Tabelle 60.2 *Leistungsübersicht ambulante Rehabilitation.*

§28 SGB V	Rehabilitationsmaßnahmen im Rahmen der ärztlichen Heilbehandlung (inkl. Psychotherapie).
§32 SGB V	Ambulante Rehabilitation als Heilmittel: Physiotherapie, Ergotherapie, Logopädie etc. Nach Maßgabe der Heilmittelrichtlinien.
§33 SGB V	Heilmittel: Krankenfahrstühle, behindertengerechte Betten etc. Im Rahmen des Heilmittelverzeichnisses.
§37 SGB V	Häusliche Krankenpflege im Zusammenhang mit ambulanter Rehabilitation zur Krankenhausvermeidung.
§40 SGB V	Rehabilitationsmaßnahmen (Ermessensleistung).
§43 SGB V	Ergänzende Leistungen zur Rehabilitation, z.B. Gedächtnistraining, Bewegungstraining, Sport etc. (Ermessensleistung).
§67 SGB V	Ambulante Rehabilitation im Rahmen von Erprobungsregelungen.

Bei jeder Pflegebedürftigkeitsfeststellung ist, dem Grundsatz „Rehabilitation vor Pflege" folgend, vom Medizinischen Dienst der Krankenkassen zu prüfen, ob gegebenenfalls zusätzlich zu Leistungen der Pflege Präventions- und Rehabilitationsleistungen in Betracht kommen. Seine Feststellungen begründen einen Anspruch auf medizinische Rehabilitationsleistungen (§ 18 SGB XI).

Das Krankenkassenrecht eröffnet zahlreiche Möglichkeiten der Rehabilitation, die leider jedoch weder in den abzuschließenden Versorgungsverträgen noch in der Verordnungspraxis der Ärzte ausreichend ihren Niederschlag finden (Klie 1992). Hier wie auch in anderen Bereichen des Sozialrechtes sind erhebliche Vollzugsdefizite bei der Umsetzung des Sozialrechtes in Leistungen für ältere Menschen auszumachen.

2.2 Pflegeversicherung und Sicherung der Pflege

Seit 1995 werden die Pflegekassenleistungen nach dem SGB XI erbracht. Welche Leistungen in Betracht kommen, ergibt sich aus Abbildung 60.1. Die Leistungen der Pflegeversicherung setzen einen Antrag des Pflegebedürftigen voraus, keine ärztliche Verordnung. Die ärztlichen Feststellungen über Diagnose, Rehabilitationsmöglichkeiten und Pflegebedarf werden jedoch bei der Feststellung der Pflegebedürftigkeit berücksichtigt. Die Pflegeversicherung sichert nicht den gesamten pflegebedingten Bedarf,

bilitation, die nicht auf eine *Restitutio ad integrum*, sondern auf eine *Restitutio ad optimum* zielt, zu beachten. In besonderer Weise bieten §§ 40 und 37 SGB V (Häusliche Krankenpflege) Möglichkeiten der ambulanten Rehabilitation im Verbund mit Heilmittelverordnungen. Hier liegt für geriatrisch orientierte Ärzte ein recht weiter Verordnungsspielraum, der in der Praxis kaum genutzt wird.

Pflegeversicherungsgesetz – Leistungsübersicht

häusliche Pflege
- Pflegesachleistungen § 36
- Pflegegeld § 37
- Pflegehilfsmittel § 40
- Pflegekurse § 44
- soziale Sicherung der Pflegeperson
- Verhinderungspflege § 39

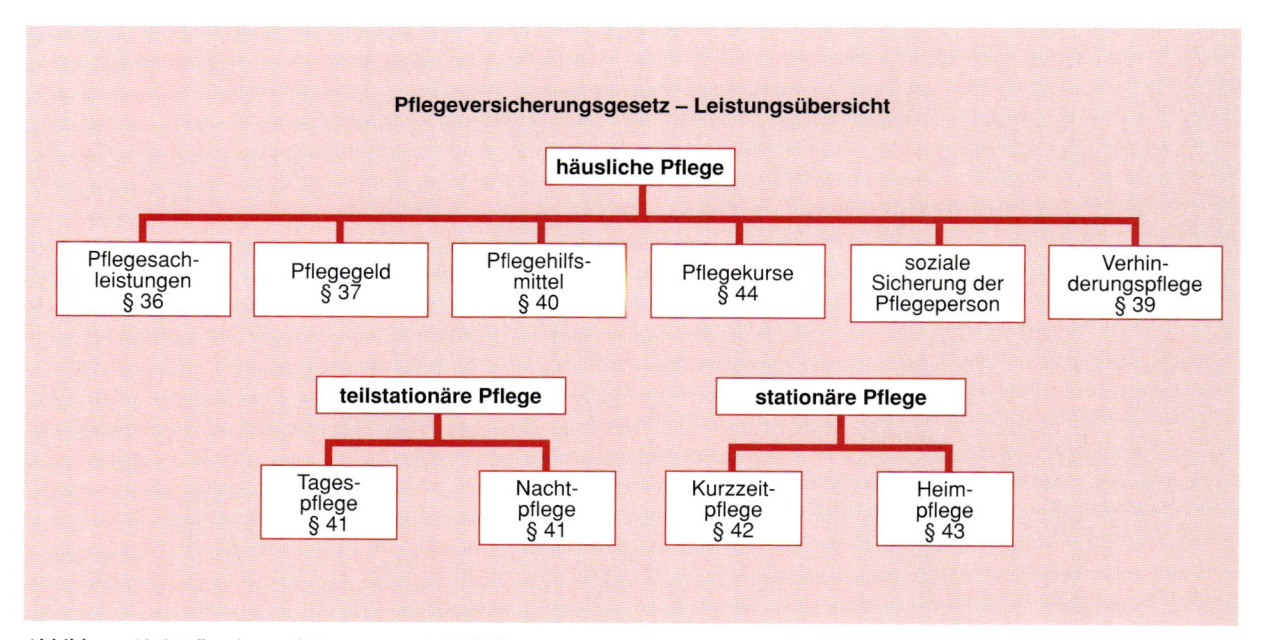

teilstationäre Pflege
- Tagespflege § 41
- Nachtpflege § 41

stationäre Pflege
- Kurzzeitpflege § 42
- Heimpflege § 43

Abbildung 60.1 Pflegekassenleistungen nach SGB XI.

sondern ist als Zuschuß bzw. Grundsicherungsmodell konzipiert. Sie setzt im ambulanten Bereich auch auf familiäre Pflege und Unterstützung aus der Nachbarschaft. Reicht das Geld nicht aus oder ist die Unterstützung durch soziale Netze nicht ausreichend, so müßten sich die Pflegebedürftigen Pflegeleistungen zukaufen oder gegebenenfalls Sozialhilfe in Anspruch nehmen. Im ambulanten Bereich steht den Pflegebedürftigen ein Wahlrecht zwischen Geld und Sachleistungen zu, wobei jedoch jeweils sichergestellt sein muß, daß die Pflege (qualitativ) gewährleistet ist.

Ein Anspruch auf einen Pflegeheimplatz besteht nur dann, wenn die ambulante Pflege, die ggf. durch teilstationäre Behandlung ergänzt wird, nicht mehr ausreicht. Im Pflegeheim zahlt die Pflegekasse, wie sich aus nachfolgender Übersicht ergibt, lediglich den pflegebedingten Aufwand bis zur festgelegten Höchstgrenze von DM 2800,– (bzw. im Jahresmittel DM 2500,–) (Tab. 60.3).

Die Pflegeversicherung folgt dem Prinzip der Wettbewerbsneutralität und Marktöffnung und läßt alle Pflegedienste zu, die qualitätsgesicherte Pflege anbieten. Eine Vorrangstellung der Freien Wohlfahrtspflege und der traditionellen Sozialstation gibt es nicht mehr. Entsprechend entwickelt sich ein neuer Markt von Pflegeleistungen.

2.3 Delegation ärztlicher Aufgaben: neue Interdisziplinarität als Herausforderung

Sowohl in den Kliniken als auch in der ambulanten und Heimversorgung älterer Patienten werden Pflegekräfte an der Durchführung ärztlicher Maßnahmen beteiligt, insbesondere an der sog. medizinischen Behandlungspflege. Die Zulässigkeit der Übertragung ärztlicher Tätigkeiten auf nichtärztliche Mitarbeiter wird weder von der Rechtsprechung noch von der Literatur grundsätzlich angezweifelt. Umstritten ist lediglich der Umfang der Delegierbarkeit, und zwar aus Sachgründen und aus Rechtsgründen: Sachlich steckt, wie so oft, „der Teufel im Detail", rechtlich gibt es kein medizinisches „Delegationsgesetz". Die Rechtsprechung hatte bisher noch keine Veranlassung, zur rechtlichen Begründung der Delegierung und deren Umfang abschließend Stellung zu nehmen, wobei nach einer Analyse der veröffentlichten und greifbaren Rechtsprechung das Grundmuster der rechtlichen Voraussetzung zur Übertragung ärztlicher Tätigkeiten auf Nichtärzte wie folgt aussieht:

- Der Patient muß mit der Behandlungsmaßnahme und der Durchführung durch Nichtärzte einverstanden sein.
- Die Art des Eingriffes darf nicht das persönliche Handeln des Arztes erfordern.
- Der Arzt muß die Maßnahme anordnen.
- Der ausführende nichtärztliche Mitarbeiter muß zur Durchführung der Maßnahme befähigt sein.
- Der angewiesene nichtärztliche Mitarbeiter muß zur Ausführung der ärztlichen Aufgabe bereit sein, sofern nicht ausnahmsweise eine entsprechende Verpflichtung besteht (Böhme 1992).

Geriatrie ist ein interdisziplinäres Geschäft. Die Qualität geriatrischer Rehabilitationsleistung hängt wesentlich von gelungener Zusammenarbeit der beteiligten Berufsgruppen ab, zu denen neben den Ärzten sowohl die Therapeuten (Ergo- und Physiotherapeuten), Pflegekräfte als auch Sozialarbeiter und Psychologen gehören.

Tabelle 60.3 Pflegeleistungen und ihre Vergütung.

Leistungsarten	Stufe I bis zu	Stufe II bis zu	Stufe III bis zu
Pflegesachleistungen monatlich (in besonderen Härtefällen)	750 DM –	1800 DM –	2800 DM (3750 DM)
Pflegegeld monatlich	400 DM	800 DM	1300 DM
Urlaubs- und Verhinderungspflege für bis zu 4 Wochen im Jahr (Voraussetzung: vorherige 12monatige Pflege)	2800 DM	2800 DM	2800 DM
Tages- und Nachtpflege in einer teilstationären Vertragseinrichtung monatlich	750 DM	1500 DM	2100 DM
Kurzzeitpflege für bis zu 4 Wochen im Jahr in einer vollstationären Einrichtung	2800 DM	2800 DM	2800 DM
vollstationäre Pflege (Pflegeheim*)	2000 DM –	2500 DM –	2800 DM (3300 DM)

* Übergangsregelung

Während im Krankenhausbereich die Kooperationsbeziehung durchaus von der weitgehenden Letztverantwortung der Ärzte geprägt ist, so sind die Bereiche der ambulanten Betreuung älterer Patienten sowie die Betreuung älterer Menschen im Heim gekennzeichnet von der symmetrischen Kooperationsform der beteiligten Berufsgruppen. Insbesondere besteht hier anders als im Krankenhaus kein Anordnungsrecht dienstrechtlicher Art seitens der Ärzte gegenüber Pflegekräften. Andererseits sind die anderen Berufsgruppen von den Verordnungsentscheidungen der Ärzte zur Refinanzierung ihrer Leistungen angewiesen, die insbesondere im Zusammenhang mit dem Gesundheitsstrukturgesetz deutlich zurückhaltender wahrgenommen werden. Das Handeln von Fachkräften für Ärzte im Rahmen ärztlicher Assistenztätigkeiten (Behandlungspflege) wirft zahlreiche sozial- und haftungsrechtliche Fragen auf. So ist etwa die Delegation ärztlicher Tätigkeiten auf „Nichtärzte" nur unter den vorgenannten Voraussetzungen zulässig. Von allen Kooperationspartnern zu reflektieren ist, daß sie jeweils für ihre Handlungen Verantwortung tragen, etwa daß die pflegerische Verantwortung für die Durchführung ärztlicher Maßnahmen auf der Ebene der Handlungsverantwortung nicht durch die ärztliche Veranlassung aufgehoben wird (Senatsverwaltung für Gesundheit, Berlin 1993).

Die Feststellung der Pflegebedürftigkeit, die Begutachtung eines Betreuungserfordernisses oder die Durchführung von Assessmentrunden setzen Interdisziplinarität voraus.

2.4 Gewalt gegen ältere Menschen

Fallbeispiel
Seit 8 Jahren wird die an Morbus Alzheimer leidende Frau F. von der Familie ihrer Tochter gepflegt. Die Tochter hat ihren Beruf aufgegeben und ist rund um die Uhr mit der Pflege ihrer Mutter beschäftigt. Die Ehe der Tochter ist seit Jahren erheblich belastet. In den letzten Monaten kam es regelmäßig zu Gewaltanwendungen gegenüber der Mutter: abendliche „Züchtigungen" durch den Schwiegersohn, Einschließen in ein Zimmer tagsüber, Vorenthalten von Nahrung. Die Hausbesuche durch den Hausarzt wurden in letzter Zeit nicht mehr zugelassen, ambulante Pflegedienste zur Entlastung strikt abgelehnt (Klie 1993).

> Nicht selten sind hochbetagte, auf Pflege angewiesene Menschen Opfer von Gewalttaten. Die Verbreitung der Altenmißhandlung wird vom Umfang her ähnlich hoch eingeschätzt wie die der Kindesmißhandlung.

Dabei sind gerade in der Familienpflege vorschnelle Schuldzuweisungen fehl am Platze.

Gewalt steht nicht selten am Ende eskalierender Pflegebeziehungen, bei der die pflegenden Angehörigen, aber auch professionelle Pflegekräfte „am Ende" sind. Dennoch bedürfen gerade ältere Menschen des besonderen (rechtlichen) Schutzes vor und bei Gewaltanwendungen (Europarat 1992).

Ärzte sind als wichtige Vertrauenspersonen zur Intervention bei entsprechenden Gewalthandlungen oder Verdacht auf Gewalthandlungen aufgerufen, nicht erst bei der Ausstellung des Totenscheins, bei dem gegebenenfalls besondere Sorgfalt geboten ist. Entlastung pflegender Angehöriger durch komplementäre Dienste der Altenhilfe (Tagespflege, Kurzzeitpflege), Familienberatung für pflegende Angehörige sowie die Unterstützung bei der Aufrechterhaltung des sozialen Netzes mögen hier wichtige Angebote sein, für die in besonderer Weise Sozialarbeiter fachkompetent sind.

Im Heimbereich stellt sich die Gewaltproblematik anders dar als in der häuslichen Umgebung. Hier sind die MitarbeiterInnen in besonderer Weise verpflichtet, die Gewaltanteile institutioneller Routinen zu reflektieren. Auch im Heimbereich tragen Burnout-Symptome und unaufgearbeitete Pflegekonflikte vielfach Verantwortung für Gewalthandlungen. Das Heimgesetz, das den besonderen Schutz der HeimbewohnerInnen verspricht, verpflichtet die zuständigen Heimaufsichtsbehörden dazu, präventiv beratend tätig zu werden und bei entsprechenden Gewaltvorfällen geeignete Maßnahmen zu treffen.

2.5 Gefährdete Freiheiten oder „Recht auf Verwirrtheit"?

Vormundschaftsgericht, Beschluß vom 2. September 1992
„Die Anordnung einer Betreuung für Frau X unterbleibt. Begründung: Mit Schreiben vom 20. 7. 92 regt die Heimleitung des Alten- und Pflegeheims Y in Z die Anordnung einer Betreuung für Frau X an mit dem Wirkungskreis der Aufenthaltsbestimmung / ärztlichen Behandlung / Gesundheitsfürsorge mit der Begründung, daß Frau X zu ihrem eigenen Schutz mit Sedativa behandelt und nachts an ein Bettgitter angebracht werden müsse. Ein Sachverständigengutachten liegt nicht vor. Nach Aussage des Generalbevollmächtigten von Frau X ist das Bettgitter nur bei Unruhe von Frau X, meistens bei Vollmond, anzubringen. Da diese Maßnahmen ausschließlich dem Schutz von Frau X dienen und auch nur ab zu erforderlich sind, kann hierin eine freiheitsentziehende Maßnahme nicht erblickt werden. Solche Maßnahmen obliegen der Heimleitung aufgrund der Obhutspflicht.

Die Auswahl und Verabreichung von Medikamenten obliegt dem behandelnden Arzt. Solange nicht eine andauernde Fixierung durch entsprechende Psychopharmaka aus ärztlicher Sicht erforderlich ist, kann auch hierin keine freiheitsentziehende Maßnahme erblickt werden.

Die übrigen Angelegenheiten werden durch einen Bevollmächtigten geregelt. Für die Anordnung einer Betreuung besteht daher kein Bedürfnis" (Stolz 1993).

Ein solcher Beschluß eines Vormundschaftsgerichts markiert eklatante Defizite bei der Umsetzung des Betreuungsrechts, das das Vormundschafts- und Pflegschaftsrecht abgelöst, und einen gewissen Paradigmenwechsel in der Begleitung psychisch

60 Rechtliche Probleme in der Betreuung und Behandlung Älterer

kranker und geistig behinderter Menschen eingeleitet hat. Den Verfassungsgeboten folgend soll durch die gesetzliche Betreuung die Selbstbestimmung der Betroffenen gefördert, ihre Rechtsstellung gestärkt, Schutz vor unwissentlichen Gefährdungen sowie Sicherung gefährdeter Freiheiten gewährleistet werden. Das Betreuungsgesetz dient nicht der Verrechtlichung der Pflege und der ärztlichen Betreuung. Es unterstützt vielmehr die einer professionellen Ethik verpflichtete ärztliche Heilbehandlung und Pflege, die als vornehmstes Ziel die Erhaltung der Integrität des Patienten und die Förderung seiner Selbstbestimmung kennt.

Das Betreuungsgesetz verpflichtet die professionellen Helfer zur Reflexion ihres beruflichen Tuns in zahlreichen Alltagssituationen, in denen die Rechte der Betroffenen gefährdet sind. Hierzu gehören freiheitsentziehende Maßnahmen, wie etwa Fixierung, Sedierung zur Ruhigstellung, Eingitterung im Bett. Derartige Maßnahmen sind noch in erheblicher Weise verbreitet (hierzu Abb. 60.2). Durch professionelle Selbstkontrolle, etwa Fallbesprechungen und ärztliche Pflegedokumentationen, konnte in zahlreichen Heimen der Umfang freiheitsentziehender Maßnahmen deutlich reduziert werden (Wojnar 1991). Nicht die Forderung nach der Einschaltung der Gerichte, sondern das vorgeschaltete professionelle Selbstkontrollverfahren entspricht dem Geist des Betreuungsgesetzes, das den Umfang freiheitsentziehender Maßnahmen in Krankenhäusern und Heimen deutlich reduzieren will.

Bei Erforderlichkeit dauerhafter oder regelmäßiger Freiheitsentziehung ist zur Genehmigung entsprechender Maßnahmen über den gesetzlichen Betreuer das Vormundschaftsgericht einzuschalten. In jedem Einzelfall hätte das Vormundschaftsgericht fachlich prüfen lassen müssen, ob derartige Maßnahmen geboten sind sowie freiheitssicherndere Behandlungs- und Betreuungsmethoden nicht zur Verfügung stehen, und durch Beschluß entscheiden müssen, ob bei Vorliegen eines Antrages durch den gesetzlichen Betreuer die Maßnahmen genehmigt werden können oder nicht. Die Genehmigungsbedürftigkeit besteht nicht für den häuslichen Bereich (Klie 1993). Daß auch seitens der Gerichte Unsicherheiten bestehen, zeigt vorstehend abgedruckter Beschluß: Selbstverständlich liegt hier ein Fall unterbringungsähnlicher Maßnahmen i.S. des § 1906 Abs. 4 BGB vor.

Ein ähnliches Verfahren sieht § 1904 BGB für die Heilbehandlung von psychisch kranken und geistig behinderten Menschen vor, die nicht mehr einwilligungsfähig sind. Hier hat gegebenenfalls der gesetzliche Betreuer die Einwilligung in die ärztliche Heilbehandlung nach entsprechender Aufklärung durch den behandelnden Arzt zu geben. Bei gefährlicher Heilbehandlung, etwa schweren Operationen mit hohen Komplikationsdichte, bedarf es ggf. zusätz-

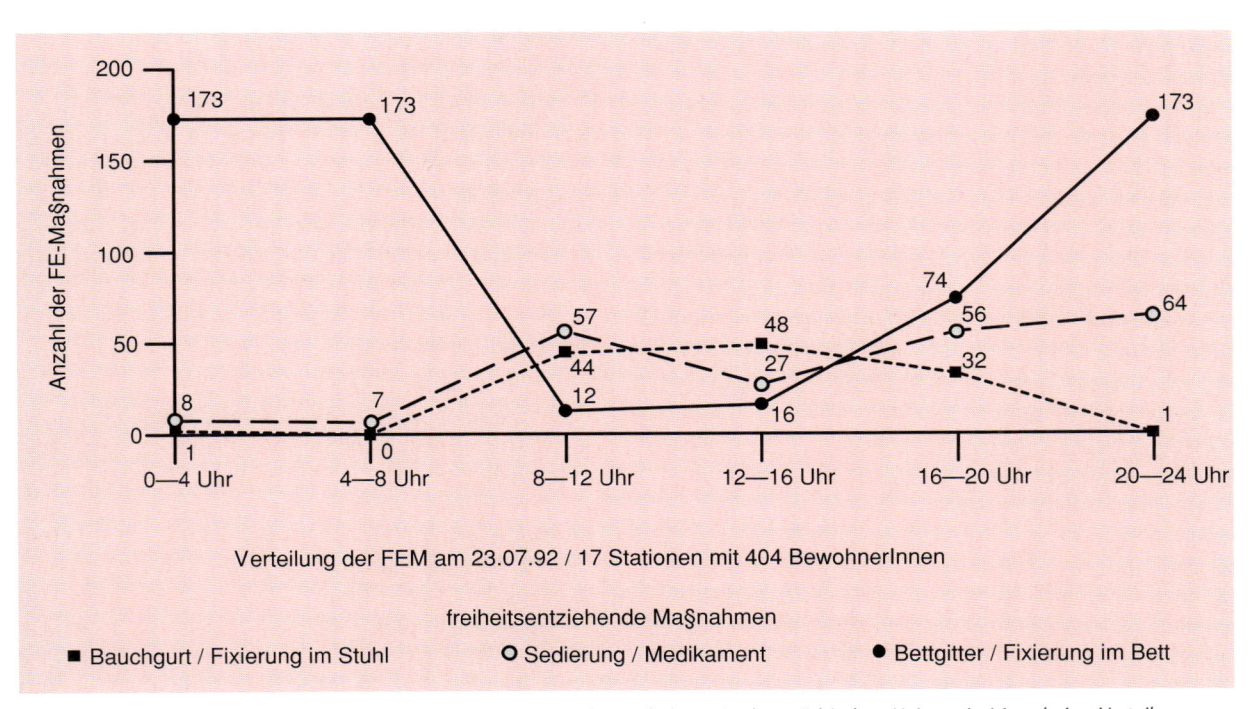

Abbildung 60.2 Umgang mit psychisch Kranken im Heim. Stichtagerhebung in den städtischen Heimen in Mannheim; Verteilung der freiheitsentziehenden Maßnahmen (FEM) über 24 h.

lich der richterlichen Genehmigung entsprechender Heilbehandlungsmaßnahmen (Klie 1993). In der Praxis wird vielfach verkannt, daß die Einwilligung in Heilbehandlungsmaßnahmen nicht durch Angehörige, sondern nur durch den Betroffenen selbst, einen gesetzlichen Betreuer oder, wie das Betreuungsrechtsänderungsgesetz, das 1999 in Kraft trat, klarstellt, durch extra für Fragen der Heilbehandlung Bevollmächtigte.

Als besonders einschneidendes, grundrechtsrelevantes Ereignis für den Betroffenen wird vom Gesetzgeber die Auflösung der Wohnung, etwa anläßlich einer Heimübersiedlung, angesehen. Daher wurde die Kündigung oder anders veranlaßte Auflösung der Wohnung eines Betroffenen in § 1907 BGB der besonderen Genehmigung des Vormundschaftsgerichtes unterstellt. Zu schnell wird häufig nach Krankenhausentlassung die Wohnung der Betroffenen aufgelöst, obwohl eine Rückkehr nicht auszuschließen ist oder zumindest ein behutsamer Abschied unter ärztlichen, aber insbesondere unter psychosozialen Aspekten ratsam erscheint. Vorschnelle „Pflegefallentscheidungen", der Abbruch der Brücken in die Vergangenheit aus fragwürdigen Interessen heraus, erscheinen unter dem Blickwinkel des § 1907 BGB problematisch.

Fallbeispiel
Herr B., 70 Jahre alt, alleinstehend, lebt in einer mittelgroßen Stadt. Seine Situation ist nur über den Hausmeister bekannt, der dem Sozialamt von den Beschwerden der Hausbewohner berichtet. Aus Herrn B's Wohnung dringe Gestank, außerdem befinde sich dort eine derart große Papier- und Zeitschriftensammlung, daß Brandgefahr bestehe.
Herr B. ist scheu und mißtrauisch. Er wirkt im äußeren Erscheinungsbild vernachlässigt; er ist hager und scheint schlecht ernährt. Er ist voll orientiert, über das politische Tagesgeschehen hervorragend informiert. Herr B. lebt abgekapselt und isoliert; zu seiner Schwester, der einzigen nahen Angehörigen, hat er offenbar ein schwieriges Verhältnis. Er ist extrem sparsam; mit seiner finanziellen Versorgung kommt er gut zurecht. Den Stromverbrauch, z.B. auch während des Radiohörens, kontrolliert er ständig und notiert Zählerdaten auf eng beschriebenen Zetteln. Herr B. sammelt Lebensmittel und lagert sie in Plastiktüten. Die Küche ist vergammelt. Im nicht mehr verwendeten Kühlschrank findet sich sorgsam gefaltetes Butterbrotpapier. Im Wohnraum stehen überall Dinge herum, z.B. Zwetschgenkerne in einer Schale aufbewahrt. Die Gegenstände sind teils pedantisch geordnet, teils fast mehr Müllsammlungen. Dadurch herrschen beengte Wohnverhältnisse (nach einer Fallschilderung aus: Hofmann, Das Vermüllungssyndrom, Diss. München 1991) (Europarat 1992).

Eine besondere Herausforderung für niedergelassene Ärzte stellen die Patienten dar, die unter dem sogenannten Vermüllungssyndrom leiden (Dettmering 1985). Das Betreuungsrecht wird es hier in vielen Fällen als geboten erscheinen lassen, eine gesetzliche Betreuung einzurichten. Die einzig legitime Fragestellung eines gesetzlichen Betreuers lautet aber: „Welches Recht des Betroffenen gilt es zu schützen?" Unter dieser Prämisse hat der gesetzliche Betreuer, solange der Betroffene sich nicht erheblichen gesundheitlichen Schaden durch seine Lebensweise zufügt, die unangepaßte Lebensweise zu tolerieren und gegebenenfalls gegen eine nicht akzeptierende Umwelt zu verteidigen. Durch behutsamen Zugang zu den Betroffenen soll eine gewisse Ordnung des Lebens möglich werden. Unfreiwillige Heimeinweisungen in diesem Zusammenhang sind nicht selten mit erhöhtem Mortalitätsrisiko verbunden.

2.6 Das Recht auf den eigenen Tod

Ärztlicher Berufsethik, teilweise aber auch problematischer Berufsdoktrin entspringt die „Verpflichtung zur Ergreifung lebensverlängernder Maßnahmen", auf die sich Ärzte immer wieder, teilweise zu Recht, teilweise zu Unrecht, berufen, wenn es um die Behandlung moribunder Patienten geht. Die deutsche Rechtsordnung verbietet zwar das Töten auf Verlangen, §216 StGB kennt andererseits aber auch kein Recht auf Lebensverlängerung gegen den Willen des Betroffenen. Ärztliche Standesethik verpflichtet zur Begleitung Sterbender und Linderung ihrer Beschwerden mit Mitteln ärztlicher Kunst, inklusive einer entsprechenden Schmerzbehandlung, auch wenn dabei Betäubungsmittel appliziert werden. Maßgeblich für die ärztliche Behandlungsentscheidung ist der (mutmaßliche) Wille des Betroffenen, der je nach ärztlicher Prognose unterschiedlich beurteilt werden muß.

> Hat etwa ein Patient in einem Patiententestament (Tab. 60.4) festgelegt, daß er bei infauster Prognose keine intensivmedizinischen Behandlungen wünscht, so haben sich der Arzt und das Pflegepersonal grundsätzlich an dem hier geäußerten Willen zu orientieren, es sei denn, das Verhalten des Betroffenen läßt Anhaltspunkte erkennen, daß er nunmehr seinen Willen geändert hat.

Es verlangt sowohl eine sehr sensible als auch eine ethisch reflektierte Handlungs- und Entscheidungsweise. So kann es durchaus zur ärztlichen Verpflichtung werden, Patienten Hilfe beim Sterben zu leisten, auch wenn Heilbehandlungsmaßnahmen möglich wären, die ein Weiterleben wahrscheinlich machen würden. Ebenso kann es der Verpflichtung von Ärzten, Heimen und Pflegekräften entsprechen, von einer Krankenhausunterbringung Moribunder abzusehen, auch wenn dem Patienten dort medizinisch besser geholfen werden könnte, und mit Mitteln des Sozialrechtes die Rahmenbedingungen für eine intensive pflegerische Begleitung zu schaffen.

Tabelle 60.4 *Patientenverfügung.*

Für den Fall, daß ich
Name:
durch Krankheit, Unfall oder Behinderung zur Bildung oder Äußerung meines Willens nicht mehr in der Lage bin, erkläre ich:
Solange eine realistische Aussicht auf Erhaltung eines erträglichen Lebens besteht, erwarte ich ärztliche und pflegerische Hilfe unter Ausschöpfung der angemessenen Möglichkeiten.
Ich bitte, vom Einsatz lebensverlängernder Maßnahmen, insbesondere intensivmedizinischer Behandlung, abzusehen, die mich daran hindern, in Frieden zu sterben. In jedem Fall erwarte ich ausreichende Schmerzbehandlung. Nach Möglichkeit möchte ich in meiner bisherigen, vertrauten Umgebung bleiben können.
Ich benenne als Person meines besonderen Vertrauens
Herrn/Frau:
Anschrift:
Telefon:
Ihr gegenüber entbinde ich die behandelnden Ärzte von ihrer Schweigepflicht und bitte, die notwendigen Maßnahmen mit ihr an meiner Stelle abzusprechen. Diese Erklärung befindet sich bei meinen Ausweispapieren und bei der Person meines Vertrauens. Außerdem ist sie hinterlegt bei
Ort, Datum: Unterschrift:

Entscheidungen über die Beendigung lebenserhaltender Maßnahmen sind mit Bevollmächtigten, gesetzlichen Betreuern und ggf. der Vormundschaftsgerichte zu beraten, die in letzter Zeit häufig in Fragen sog. passiver Sterbehilfe entschieden haben (OLG Frankfurt 1998). Im Notfall entspricht es selbstverständlich der Pflicht der behandelnden Ärzte, die gebotene, gegebenenfalls auch lebensverlängernde Hilfe zu gewähren.

3 Schlußbemerkung

Die hier vorgenommene Darstellung von Rechtsfragen bei der Betreuung älterer Menschen macht deutlich, daß rechtlich gesehen stets die Subjektstellung des Patienten in den Mittelpunkt der Überlegungen zu stellen ist. Dies entspricht nicht unbedingt immer den Entscheidungsroutinen in den Institutionen Krankenhaus und Heim und in helfenden Beziehungen.

> Die Betonung der Freiheitsrechte stellt zweierlei heraus: einerseits die hohe Verantwortung älterer Menschen für sich und ihr Leben und andererseits den Respekt, der ihrem Selbstbestimmungsrecht von anderen gezollt werden muß.

Die Betonung sozialleistungsrechtlicher Ansprüche spiegelt die unterschiedlichen Bedarfslagen älterer Menschen wider, die mit zunehmendem Alter wahrscheinlicher auf den einzelnen zutreffen, wenngleich der überwiegende Teil älterer Menschen weitgehend ohne Hilfe Dritter ein eigenständiges Leben zu führen in der Lage ist. Die Diskrepanzen zwischen Rechtslage und Rechtswirklichkeit, sowohl im Sozialrecht als auch im Betreuungs- und Haftungsrecht, zeigen auf, daß die rechtlichen Zusicherungen nicht überall eingelöst werden und es zum Auftrag aller beteiligten Institutionen und Berufsgruppen gehört, den Zusicherungsgehalt des Rechtes sowohl in Richtung Schutz vor Beeinträchtigungen als auch in Richtung Gewährung von Hilfen einzulösen.

Literatur

Böhme, H.: Gutachten zur Rechtsproblematik der Delegation ärztlicher Tätigkeiten an Pflegende. In: Senatsverwaltung für Gesundheit Berlin (Hrsg.): Pflege auf dem Prüfstand. Berlin 1992.

Büsges, E.: Gutachten zur Überprüfung von Altersfragen in bundesgesetzlichen Regelungen. BMFuS, Bonn 1990.

Dettmering, P.: Das Vermüllungssyndrom. Öffentliches Gesundheitswesen (1985) 17–19.

Europarat: Violence against elderly people. Councel of Europe, Straßburg 1992.

Klie, Th.: Recht auf Verwirrtheit? Vincentz, Hannover 1993.

Klie, Th., G. Scholz-Weinrich: Kampagne wider den Pflegefall. KDA, Köln 1991.

Klie, Th.: Müssen risikoreiche Heilbehandlungen bei Verwirrten immer genehmigt werden? Geriatrie Praxis 5 (1993) 39–42.

Klie, Th.: Rechtsfragen geriatrischer Rehabilitation. Z. Geront. (1992) 223.

Klie, Th. (Hg.): Kooperative Qualitätssicherung in der geriatrischen Rehabilitation, Freiburg 1998.

Olbrich, E.: Kompetenz im Alter: Ergebnisse gerontologischer Forschung zur Begründung von Intervention. In: Gerontologie – eine interdisziplinäre Wissenschaft. Beiträge zur 1. Gerontologischen Woche. Heidelberg 9.6. bis 13.6.1986.

OLG Frankfurt, NJW 1998, S. 2749.

Senatsverwaltung für Gesundheit Berlin (Hrsg.): Pflege auf dem Prüfstand. Rechtsfragen der Delegation ärztlicher Tätigkeiten an Pflegende. Berlin 1993.

Simitis, S.: Altersdiskriminierung – die verdrängte Benachteiligung. NJW 47 (1994) 1453–1454.

Stolz, K.: Betreuungsgesetz: Umsetzungsdefizite im Bereich Heilbehandlung. FamRZ 40 (1993) 642–645.

Tews, H. P.: Die Alten und die Politik. In: DZA (Hrsg.): Die ergraute Gesellschaft, S. 141 ff. Berlin 1987.

Wojnar, J.: Problemfälle der geriatrischen Pflege. In: 2. Vormundschaftsgerichtstag, S. 89–90. Beck, München 1991.

Ziller, H.: Altenhilfe als System. NDV 71 (1991) 160–162.

61

Heil- und Hilfsmittel und ihre Verordnungsmöglichkeiten

Hans G. Therhag

Mit einem Beitrag von

Wilhelm Pöllen

INHALT

1 Einleitung	693
2 Verordnungsvoraussetzungen	694
3 Verordnungsgrundsätze	695
4 Inhalt der Verordnung	696
4.1 Vorbemerkungen	696
4.2 Verordnung von Heilmaßnahmen	697
4.3 Verordnung von Hilfsmitteln	699
5 Preisvergleichslisten und Festbetragslisten	699
6 Hilfsmittelverzeichnis und Verordnungspraxis	699
7 Informationspflichten und Leistungsausschlüsse	700
8 Neue Produkte	701
9 Vorschläge zur Verordnung von Heil- und Hilfsmitteln	703
10 Gesundheitsreform	703
11 Hilfsmittelversorgung für geriatrische Patienten und Rehabilitationsplanerstellung im Sinne § 46 Bundessozialhilfegesetz (BSHG)	704
12 Bedeutung einer handlungsorientierten ambulanten Rehabilitationsberatung	706

1 Einleitung

In Zusammenarbeit mit den Ärzten spielen die Therapeuten für Krankengymnastik, Naßtherapie, Ergotherapie und Logopädie eine nicht zu ersetzende Rolle. Je nach Art und Schwere der im Vordergrund stehenden Erkrankung und der Begleitkrankheiten kommen sie in unterschiedlicher Weise einzeln oder gemeinsam nach Anweisung des Arztes zum Einsatz. Die therapeutischen Leistungen am Patienten werden in den verschiedenen Verordnungen und Gesetzen *Heilmittel* genannt. Darunter fallen Sprachtherapie, Ergotherapie, Massagen, Krankengymnastik usw. Bei vielen Krankheiten Älterer ist zum Erreichen der Selbständigkeit oft der Einsatz von Hilfsmitteln nicht zu umgehen. Sie werden teilweise nur übergangsweise benötigt und können im Rahmen bestimmter Therapiemaßnahmen manchmal auf ein geringes Maß reduziert werden. Zu den *Hilfsmitteln* zählen neben Seh- und Hörhilfen auch Rollstühle sowie Inkontinenzhilfsmittel.

> Über die Verordnung von Heilmaßnahmen ist der praktisch tätige Arzt meist relativ gut informiert; im Bereich der Hilfsmittelversorgung fehlen ihm oft die Kenntnisse: An viele mögliche Hilfen wird oft nicht gedacht.

Der mögliche Hilfsmittelbedarf in der Therapie soll daher am Beispiel eines Apoplexiepatienten aufgezeigt werden (Tab. 61.1):

Als Arzt sollte man zusammen mit dem Patienten, den Angehörigen und dem entsprechenden Fachmann (Krankengymnasten, Ergotherapeuten, Sanitätsfachhandel usw.) überlegen, welches Hilfsmittel für den Behinderten am besten geeignet ist.

Da, wie gesagt, der Anwendung und damit der Verordnung von Heil- und Hilfsmitteln beim älteren Patienten eine hohe Bedeutung zukommt, ist die Beschäftigung mit diesem Bereich unumgänglich.

Die Reichsversicherungsordnung regelte bereits im § 182b RVO den Anspruch der Versicherten auf Heil- und Hilfsmittel. Die ständig steigende Ausgabenentwicklung auf diesem Sektor veranlaßte den Bundesausschuß der Ärzte und Krankenkassen am

Tabelle 61.1 Beispiel für den möglichen Hilfsmittelbedarf in der Therapie eines Apoplexiepatienten.

Selbsthilfetraining	
Bettbereich	Bettleiter, Urinflaschenhalter, Inkontinenzhilfsmittel
Eßhilfen	Tellerrand, rutschfeste Unterlagen, verdickte Eßbestecke, abgewinkeltes Besteck, Glashalter, abgewinkelte Strohhalme, Saug-Eierbecher, Schnabeltasse
erweitertes Selbsthilfetraining	
Waschtraining	Langstielbürste, Badbürste, Nagelbürste mit Saugnäpfen, Nagelfeilplatte, Kamm und Bürste mit Stielverlängerung, Duschhocker, -stuhl, Badbrett, erhöhter Toilettensitz, rutschfeste Unterlagen für Dusche und Badewanne
Anziehtraining	Strumpfanzieher, Anziehstöcke, langer Schuhanzieher, Gummischnürsenkel, Knopfhilfen, Anziehhaken, Klettverschluß
Haushaltstraining	Kartoffelschäler, rutschfeste Unterlagen, Einhänder-Teigrolle, Schraubverschlußöffner, Kochtopfhalter, Abwasch- und Gläserbürsten mit Saugnäpfen, Kehrblech und Besen mit verlängertem Stiel
Hilfsmittel für die verschiedensten Tätigkeiten im Haushalt	Küchenstühle mit Rollen, Kombi-Teewagen, Telefonhalter, Katapultsitz, verlängerte Türgriffe, Einhänder-Schere, Spielkartenhalter, Blattwender, Buchstütze
für stark pflegebedürftige Patienten	Hoyer-Lifter, Krankenhausbett, Krankenrückenstütze, verstellbare Bettische

26. Februar 1982, die ersten Richtlinien über die Verordnung von Heil- und Hilfsmitteln in der kassenärztlichen Versorgung zu verabschieden.

Das Sozialgesetzbuch V hat die Reichsversicherungsordnung (RVO) am 20. Dezember 1988 abgelöst. In den §§ 32 und 33 SGB V werden die Anspruchsrechte der Versicherten eindeutig definiert (Tab. 61.2). Dieser Gesetzgebung folgte der Bundesausschuß der Ärzte und Krankenkassen durch Änderung der Empfehlungen am 4. Dezember 1990 und einer völligen Neufassung der „Heil- und Hilfsmittel-Richtlinien" am 17. Juni 1992. Diese sind am 1. 10. 1992 in Kraft getreten. Gleichzeitig wurde eine „Arztinformation zum Hilfsmittelverzeichnis" erstellt, die im Deutschen Ärzteblatt veröffentlicht wurde und die regelmäßig fortgeschrieben werden soll. Eine ergänzende „Arztinformation zum Hilfsmittelverzeichnis" erfolgte ebenfalls im Deutschen Ärzteblatt (1992–94).

Die Neufassung der „Heil- und Hilfsmittel-Richtlinien" durch den Bundesausschuß Ärzte und Krankenkassen bedingt, daß diese Richtlinien gemäß § 92 Abs. 7 SGB V zum Vertragsbestandteil werden und somit für alle an der kassenärztlichen Versorgung teilnehmenden Ärzte einerseits und den gesetzlichen Krankenkassen andererseits verbindlich sind. Die Richtlinien sind damit nicht mehr eine Entscheidungshilfe mit empfehlendem Charakter, sondern werden per Gesetz zu einer verbindlichen Entscheidungsgrundlage für die Krankenkassen. Viele

Tabelle 61.2 Definition von Heil- und Hilfsmitteln.

Heilmittel s. § 32 SGB V

vermittelt durch medizinische Dienstleistungen wie:
- physikalische Therapie
- Sprachtherapie
- Beschäftigungstherapie

Hilfsmittel s. § 33 SGB V

Sachleistungen wie:
- Sehhilfen (Brillen)
- Hörhilfen
- Inkontinenzartikel
- orthopädische Hilfsmittel

Kommentatoren sind jedoch der Ansicht, daß der Richtliniencharakter prinzipiell immer noch erhalten geblieben ist und dem Arzt die Möglichkeit eröffnet, im Einzelfall anders zu entscheiden, wenn dies aus medizinischen Gründen dringend geboten erscheint.

2 Verordnungsvoraussetzungen

Bei beiden Versorgungsarten gelten folgende Voraussetzungen:
- Verschlimmerung einer Krankheit verhindern, zur Heilung beitragen oder Krankheitsbeschwerden lindern

61 Heil- und Hilfsmittel und ihre Verordnungsmöglichkeiten

- Erfolg der Krankenbehandlung sichern oder eine Behinderung ausgleichen bzw. verbessern
- Pflegebedürftigkeit vermeiden oder verhindern
- eine Schwächung der Gesundheit, die in absehbarer Zeit zu einer Krankheit führen könnte, beseitigen bzw. ihr vorbeugen.

> Erstmals werden nach § 23 SGB V medizinische Vorsorgeleistungen als Zielsetzung gewährt.

Als wichtig sind hier die neu eingeführten Vorsorgeleistungen im Hinblick auf die Schwerpflegebedürftigkeit nach §§ 53 bis 57 SGB V zu nennen, die von den medizinischen Diensten der Krankenversicherung geprüft werden. Gleichzeitig ist der Untersucher verpflichtet, die Frage nach evtl. Rehabilitationsmaßnahmen zu beantworten – ein Vorgang, der vermutlich viel zu selten durchgeführt wird.

3 Verordnungsgrundsätze

Diese richten sich nach dem allgemein anerkannten und aktuellen Stand der medizinischen Erkenntnisse (Entscheidung des BSG [Bundessozialgerichtes] vom 4. 3. 1975, 3 RK 38/73). Die Leistungen müssen gemäß § 12 SGB V:
- ausreichend
- zweckmäßig
- wirtschaftlich sein.

Dabei darf das Maß des Notwendigen nicht überschritten werden.

Vor der Verordnung von Heil- und Hilfsmitteln hat der Arzt – dem Gebot der Wirtschaftlichkeit folgend – zu prüfen, ob durch „andere" Maßnahmen wie die Umstellung der Lebensführung (Diät, Gewichtsreduktion, Gymnastik, Einstellen des Rauchens, Alkoholverzicht etc.) das angestrebte Behandlungsziel erreicht werden kann.

> Bei der Verordnung von Heil- und Hilfsmitteln ist der therapeutische Nutzen entscheidend. Dabei kann es durchaus sein, daß ein teures Mittel schneller zum Ziel führt und somit wirtschaftlicher ist als ein billigeres Mittel.

Dennoch muß der Arzt im Einzelfall prüfen, ob der Erfolg nicht auch durch preisgünstigere Heilmittel erreicht werden kann. Es kann ebenfalls sinnvoll sein, mehrere Maßnahmen oder Heilmittel gleichzeitig zu verordnen, vorausgesetzt, ein Synergismus ist gesichert. Zu berücksichtigen ist dabei selbstverständlich die individuelle Belastbarkeit des Patienten – vor allem wenn es sich um einen multimorbiden geriatrischen Patienten handelt! Der Grundsatz ausreichend, zweckmäßig und wirtschaftlich muß sichergestellt bleiben.

> Der Verordnung von Heil- und Hilfsmitteln muß eine persönliche ärztliche Untersuchung des Kranken vorausgehen. Außerdem hat sich der Arzt über die individuellen Lebensumstände und Bedürfnisse des Patienten zu informieren.

Leistungen, die dem Arzt in seiner Wirksamkeit nicht bekannt oder die nicht mit dem derzeitigen gesicherten Stand der medizinischen Erkenntnisse vereinbar sind, sind von der Verordnung auszuschließen. Dabei ist einer evtl. Forderung seitens des Patienten oder dessen Angehörigen entgegenzutreten. Bei oft publizistisch propagierten „neuen Wunderleistungen" dürfte eine solche Ablehnung durch den betreuenden Arzt heute unproblematisch sein, da solche „Leistungen" im Heil- und Hilfsmittelkatalog nicht verzeichnet sind und der offizielle Weg durch die Genehmigungsinstanzen weit bzw. zeitraubend ist.

Der therapeutische Nutzen aller vom Arzt verordneten Heilmaßnahmen oder Hilfsmittel ist vom Verordner regelmäßig zu kontrollieren, spätestens bei einer *Wiederholung* der Anordnung. Eine *Neuverordnung* ist nach einer Unterbrechung von 10 Tagen oder bei einem *Nichtbeginn* der Therapie durch den Patienten nach 14 Tagen erforderlich; dann naturgemäß nach einer erneuten körperlichen Untersuchung des Kranken.

Die Gesamtdauer einer Behandlung richtet sich selbstverständlich nach der Art und Schwere der jeweiligen Erkrankung. Dabei spielt für die Krankenkasse zur Beurteilung der Leistungspflicht und des Leistungsumfanges die *genaue Diagnose* eine entscheidende Rolle.

Hilfsmittel sind vom behandelnden Arzt auf die richtige Ausführung seiner Verordnung durch die abgebende Stelle zu überprüfen (z.B. Inkontinenzvorlagen bzw. -einlagen oder -hosen!). Manche Hilfsmittel lassen sich durch Instandsetzung oder Änderung in ihrer Gebrauchsfähigkeit wirtschaftlicher einsetzen als durch eine Neuverordnung (z.B. Rollstühle).

Hygienische Gründe können es notwendig machen, gewisse Hilfsmittel mehrfach zu verordnen: In erster Linie zählen dazu Inkontinenzartikel, aber auch andere auf der Haut zu tragende Artikel wie z.B. Kompressionsstrümpfe bei Venenerkrankungen. Die Lebensumstände sind hierbei zu berücksichtigen und vom Anspruchsdenken zu trennen.

Die wirtschaftlichen Überlegungen bei Hilfsmitteln sind in folgender Reihenfolge anzustellen:
- Verordnung von Fertigprodukten
- Maßkonfektion
- Anfertigung nach Maß (mit eingehender Begründung!)

Besondere Aspekte bei der Betreuung Älterer

F

In diesem Zusammenhang darf zur Vertiefung dieser Information auf die Richtlinien des Medizinischen Dienstes der Krankenversicherung (MDK): „Begutachtungsanleitungen" hingewiesen werden; beispielsweise auf die Kennziffer 2125 ff., „Venererkrankungen".

Nach einem Urteil des Bundesgerichtshofs (BGH) vom 27. 6. 1978 (BGHZ 72, 132) ist der Kassenarzt verpflichtet, Art und Umfang der Verordnungen in seinen Behandlungsunterlagen zu *dokumentieren*.

4 Inhalt der Verordnung

4.1 Vorbemerkungen

Die ärztliche Verordnung, d.h. das Verordnungsblatt, ist eine Urkunde!

Die eigenhändige Unterschrift des Arztes (Ausstellers) unmittelbar *nach* einer evtl. Vorausfertigung durch die Arzthelferin ist eine wichtige Erfordernis. Das Stichwort „Blankorezept" mit seinen evtl. unheilvollen Folgen sei hier nur erwähnt!

Jede Ergänzung oder Änderung eines Dokumentes kann nur vom Aussteller persönlich vorgenommen werden! Die Bestätigung kann nur durch die *volle Unterschrift* erfolgen. Die Möglichkeit einer „Paraphierung" wird ausdrücklich untersagt. Die Verordnung ist Teil des allgemeinen Therapieplans und meistens ein einmaliger Auftrag an:

- Angehörige eines nichtärztlichen Heilberufes (Masseur, med. Bademeister, Krankengymnast, Logopäde, Ergotherapeut)
- einen medizinischen Handwerksbetrieb (Bandagist, Orthopädiemechaniker oder Schuhmacher; Augenoptiker; Hörgeräteakustiker)
- einen Apotheker
- einen Sanitätsfachhandel
- sonstige Stellen wie Behinderteneinrichtungen etc.

Die Verordnung muß sorgfältig und leserlich ausgestellt werden. Sie soll nach Möglichkeit auf vereinbarten Vordrucken erfolgen:

- Für Sehhilfen verwenden Augenärzte Muster 8.
- Für Sprachtherapie benutzt man Muster 14.
- Für Hörhilfen nehmen HNO-Ärzte Muster 15.

Für alle weiteren Anordnungen soll man das übliche Kassenarztrezeptformular – Muster 16 (Abb. 61.1) – verwenden, das entsprechend gekennzeichnet werden muß. In die Rubrik „Arzneimittel-/Hilfsmittel-/Heilmittelnummer" trägt man die Positionsnummer des gewünschten Hilfsmittels ein.

Der Einsatz von Stempeln ist unzulässig!

Alle erforderlichen Einzelangaben sind so eindeutig und klar wie möglich auf dem Verordnungsblatt zu vermerken. Dazu gehört eine umfassende, für den beauftragten Therapeuten verständliche Diagnose. Dies ist auch für die Prüfung der Leistungspflicht

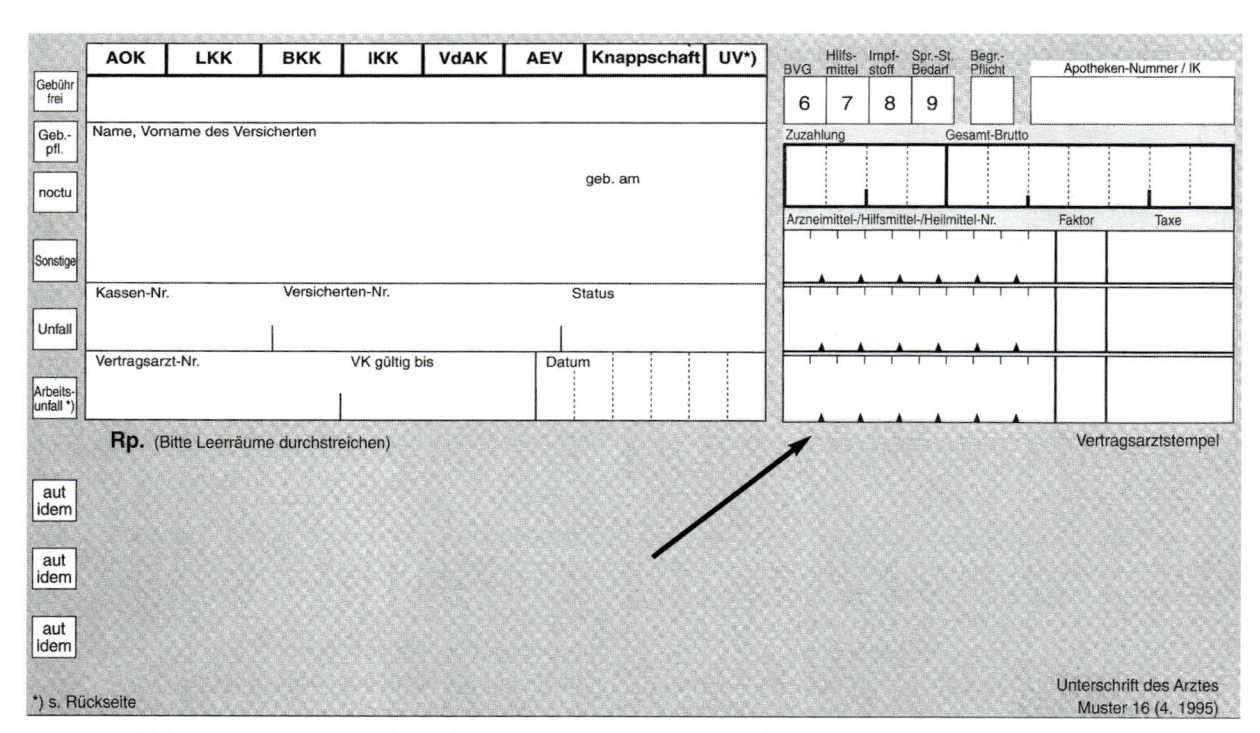

Abbildung 61.1 Kassenarztrezeptformular zur Verordnung von Arznei-, Hilfs- und Heilmitteln.

61 Heil- und Hilfsmittel und ihre Verordnungsmöglichkeiten

durch die Krankenkassen unerläßlich. Als praktischer erweist sich oft eine telefonische Rücksprache mit den Ausführenden.

4.2 Verordnung von Heilmaßnahmen

Bei Heilmaßnahmen ist folgender Hinweis zu beachten:

> Heilmaßnahmen nie zusammen mit Arzneimitteln verordnen!

Physikalische Therapie

Bei der Verordnung von physikalischer Therapie sind folgende Angaben wichtig:
- genaue Bezeichnung der Heilmaßnahme
- Anzahl und Zeitabstände der vorgesehenen Anwendungen
- Ort der Behandlung: So kann z.B. bei bettlägerigen geriatrischen Patienten die Wohnung oder das Pflegeheim Ort der Behandlung sein. In diesem Fall ist die Ortsangabe unerläßlich.
- Anwendungsbereich (Körperteil) und Dosierung: Hier soll sich die Einzelverordnung in der Regel auf 6 Anwendungen beschränken.

Zuzahlung für physikalisch-medizinische Leistungen

Die Verordnung von Heilmaßnahmen unterliegt, wie die Rezeptierung von Arzneimitteln, der Budgetierung. Darüber hinaus hat der Gesetzgeber bei dieser Leistungsgruppe eine weitere Steuerungsmaßnahme eingeführt:

Der Versicherte hat für jede physikalisch-medizinische Leistung „Zuzahlungsbeträge" an den Arzt oder einen anderen Leistungserbringer, z.B. an einen Masseur, abzugeben.

Werden die Leistungen in der Arztpraxis erbracht, verrechnet die KV diese Zuzahlungen mit dem Vergütungsanspruch des Arztes.

Folgende Zuzahlungsbeträge für physikalisch-medizinische Leistungen gelten ab **1. Oktober 1998 für Ersatzkassen und ab 1.7.1997 für Primärkassen (letztere korrigieren meist 6 Monate später,** (s. Tab. 61.3).

Befreit von den Zuzahlungen sind Jugendliche unter 18 Jahren und sog. Härtefälle. In diesen Fällen ist die Gebührenposition mit einem „A" zu kennzeichnen.

Maßnahmen der Sprachtherapie
- Neben den oben genannten Kriterien der genauen Angaben wird häufig auch eine „Gruppenbehandlung" in Frage kommen.
- Logopädische Behandlungen werden evtl. durch Ablesetraining und Hörtraining ergänzt.
- Bei Kehlkopfoperierten werden die Ausbildung der Ösophagusstimme und die Anleitung zum Gebrauch der elektronischen Stimmhilfe erforderlich sein.

Bei unklarer Genese und Therapieaussicht wird es vor der eigentlichen Behandlung zweckdienlich sein, bis

Tabelle 61.3 Zuzahlungsbeträge für physikalisch-medizinische Leistungen (gültig ab 1. Oktober 1998).

EBM-Nr.	Leistungstext	Primärkassen Zuzahlungsbetrag (§ 32 Abs. 2 SGB V) ab 1.7.1997 unver.	Ersatzkassen Zuzahlungsbetrag (§ 32 Abs. 2 SGB V) ab 1.10.1998
Krankengymnastik, Übungsbehandlungen, Extensionen			
503	Atemgymnastik als Einzelbehandlung und Atmungsschulung, ggf. einschl. intermittierender Anwendung manueller Weichteiltechniken, Dauer mindestens 15 min	1,50 DM	4,00 DM
504	Atemgymnastik und Atmungsschulung als Gruppenbehandlung (3–5 Teilnehmer), Dauer mindestens 20 min je Teilnehmer und Sitzung	0,75 DM	1,10 DM
505	gezielte und kontrollierte Übungsbehandlung bei gestörter Gelenk- und/oder Muskelfunktion, ggf. mit Anwendung von Geräten, je Sitzung	1,50 DM	1,70 DM
507	krankengymnastische Einzelbehandlung, ggf. einschl. intermittierender Anwendung manueller Weichteiltechniken, ggf. mit Anwendung von Geräten, Dauer mindestens 15 min je Sitzung	3,90 DM	4,00 DM
508	Zuschlag zur Leistung nach Nr. 507 bei Durchführung im Bewegungsbad	0,90 DM	0,50 DM

(Fortsetzung nächste Seite)

Tabelle 61.3 (Fortsetzung).

EBM-Nr.	Leistungstext	Primärkassen Zuzahlungsbetrag (§ 32 Abs. 2 SGB V) ab 1.7.1997 unver.	Ersatzkassen Zuzahlungsbetrag (§ 32 Abs. 2 SGB V) ab 1.10.1998
509	krankengymnastische Gruppenbehandlung, ggf. mit Anwendung von Geräten (3–5 Teilnehmer), Dauer mindestens 20 min je Teilnehmer und Sitzung	1,45 DM	1,10 DM
510	Zuschlag zur Leistung nach Nr. 509 bei Durchführung im Bewegungsbad, je Teilnehmer	0,30 DM	0,60 DM
511	systematische sensomotorische Übungsbehandlung komplexer Funktionsstörungen von Organsystemen auf neurophysiologischer Grundlage (z.B. PNF, Vojta, Bobath, Frostig, Kabat, Kiphart) als Einzelbehandlung, ggf. einschl. Einweisung der Bezugsperson(en) in das Verfahren, je vollendete 15 min, insgesamt höchstens 60 min	4,95 DM	2,60 DM
Massagen*, Druckverfahren			
524	Massage lokaler Gewebeveränderungen eines oder mehrerer Körperteile und/oder Bindegewebsmassage, Periostmassage, Kolonmassage, manuelle Lymphdrainage, je Sitzung	2,55 DM	2,70 DM
527	Unterwasserdruckstrahlmassage (Wanneninhalt mind. 400 l, Leistung der Apparatur mind. 400 kPa = 4 bar), je Sitzung	4,20 DM	4,60 DM
Hydrotherapie, Thermotherapie, Elektrotherapie			
531	ansteigendes Teilbad	2,25 DM	2,50 DM
532	ansteigendes Vollbad, einschl. Herz-Kreislauf- und Körpertemperaturüberwachung	3,15 DM	4,20 DM
553	hydrogalvanisches Teilbad, je Sitzung	1,90 DM	2,10 DM
554	hydroelektrisches Vollbad (kathephorisches Bad, Stanger-Bad)	3,75 DM	4,10 DM

* Das Auftragen, Einreiben und Einmassieren von Externa sowie „Massagen" zur Aknebehandlung sind keine berechnungsfähigen Leistungen
Die o.g. Zuzahlungsbeiträge sind je erbrachter Leistung v.a. nach Gebührennummern zu erheben.
Kennzeichnung der v.g. Gebührennummern mit „A" für die Fälle, in denen keine Zuzahlung zu leisten ist:
• Patienten, die das 18. Lebensjahr noch nicht vollendet haben
• Härtefälle

zu 10 logopädische Sitzungen zur erweiterten Diagnostik zu verordnen (bitte speziell vermerken!) und erst nach positivem Bescheid eine gezielte Behandlung einzuleiten.

Stimm- und Sprachtherapie bedarf einer differenzierten Diagnostik wie:
• binokularmikroskopischem Ohrbefund
• Tonaudiogramm und laryngologischem Befund
• Tympanogramm mit Stapediusbefund und Sprachaudiogramm.

Diese Therapieverordnung kann nur durch einen Arzt erfolgen, der über besondere Kenntnisse auf diesem Gebiet verfügt und die oben erwähnte Diagnostik vornehmen kann. Dies ist ein HNO-Arzt mit entsprechender Qualifikation. Eine kompetente Entscheidungshilfe kann die „Begutachtungsanleitung bei Stimm-, Sprech- und Sprachstörungen" sein, die der Medizinische Dienst der Spitzenverbände der Krankenversicherung (MDK) herausgegeben hat: siehe Begutachtungsanleitungen – Richtlinien des MDK – Ziff. 2110 ff. Da die Verordnung sehr differenziert zu erfolgen hat, wurde von den Vertragspartnern ein eigenes Verordnungsblatt entwickelt: Muster 14.

Beschäftigungs- und Arbeitstherapie (Ergotherapie)

Ziel ist die Verbesserung der motorischen, sensorischen und psychischen Funktionseinschränkungen oder deren Wiederherstellung. Die Angabe der Art der krankhaften Funktionseinschränkung und das ergotherapeutische Ziel werden ebenso vorzunehmen sein wie die Anzahl der Therapieeinheiten (10 als Test) und der Ort der Behandlung. Auch hier wird die Indikation zur Gruppentherapie häufig gegeben sein. Mit Defektheilung muß gerechnet werden!

4.3 Verordnung von Hilfsmitteln

Folgendes muß beachtet werden:
- auf dem Verordnungsblatt (Muster 16) Feld „7" ankreuzen!
- Hilfsmittel nie zusammen mit Arzneimitteln auf einem Formular aufführen
- genaue Bezeichnung des Hilfsmittels
- Anzahl der Produkte (Katheter, Einlagen etc.)
- Art der Herstellung (z.B. Konfektion, Maßkonfektion)
- Anfertigung nach Maß (Prothese etc.).

Genaue Angaben wie Material, Abmessungen, Funktionssicherung, Zweckbestimmung müssen evtl. gesondert der Verordnung beigelegt werden. In der Praxis wird man diese Aufgabe telefonisch schneller erledigen können.

> Verbandstoffe und Testsubstanzen für die Eigenkontrolle des Patienten (z.B. Diabetes-Sticks, PT-Teststicks) sind keine Hilfsmittel. Sie unterliegen daher wie Heilmittel der Budgetierung. Folglich darf auf dem Verordnungsblatt (Muster 16) das Feld „7" auch nicht angekreuzt werden.

Falls der ausführende Lieferant oder Handwerker den Patienten zu Hause oder in seinem Pflegeheim aufsuchen soll, muß dies auf der Verordnung zusätzlich vermerkt werden (s.o.).

Im Rahmen der Wirtschaftlichkeit ist in Übereinstimmung mit der Krankenkasse zu prüfen, ob auch ein gebrauchtes Hilfsmittel (z.B. ein Rollstuhl) zur Verfügung gestellt werden kann (siehe dazu ein Urteil des BSG vom 9. 2. 1989 [3 RK 7/88 und 3 RK 8/88]). Im übrigen sieht § 33 Abs. 5 Satz 1 SGB V ausdrücklich vor, daß die Krankenkasse ihren Versicherten benötigte Hilfsmittel auch *leihweise* überlassen kann. Hilfsmitteldepots bestehen örtlich in unterschiedlicher Weise und Ausstattung bei den Krankenkassen, Krankenhäusern und gemeinnützigen Einrichtungen.

5 Preisvergleichslisten und Festbetragslisten

Das Sozialgesetzbuch V beauftragt in § 92 Abs. 2 Satz 1 den Bundesausschuß der Ärzte und Krankenkassen, für *Arznei- und Heilmittel* eine sog. Preisvergleichsliste zu erstellen.

Anders verhält es sich mit den *Hilfsmitteln!* Die Hilfsmittelliste ist mit *Festbeträgen* versehen. Daher sind Hilfsmittel grundsätzlich auch nicht zuzahlungspflichtig. Das Hilfsmittelverzeichnis wird von den Spitzenverbänden der Krankenkassen alleinverantwortlich erarbeitet. Alle von der Leistungspflicht erfaßte Hilfsmittel sind mit ihren Festbeträgen darin aufgeführt. Die Spitzengremien der Leistungserbringer (also Hersteller und Verteiler) sind *vor* der Veröffentlichung des Verzeichnisses anzuhören, und ihre Stellungnahme ist in die Preisentscheidungen mit einzubeziehen: siehe § 36 Abs. 1–4 SGB V. Die Krankenkassen *allein* sind zur *Erarbeitung von sog. Qualitätsstandards* verpflichtet, an denen alle Produkte gemessen werden, die ins Hilfsmittelverzeichnis aufgenommen wurden, aufzunehmen sind oder aufgenommen werden wollen.

Anmerkung: In der täglichen Praxis sind die von den Krankenkassen festgelegten Qualitätsstandards bereits ins Kreuzfeuer der Kritik geraten:

> Binsenweisheit: „Billig"-Produkte sind nicht immer auch wirtschaftlich!

Die endgültige Festsetzung der Festbeträge erfolgt durch die Landesverbände der Krankenkassen. So verwundert es denn auch nicht, wenn über manche Produkte noch keine Einigung erzielt werden konnte und/oder es durchaus möglich ist, daß für das gleiche Produkt beispielsweise in Bayern ein anderer Festbetrag festgelegt wurde als in Nordrhein-Westfalen. Bei Unklarheiten sollte man sich daher mit dem jeweiligen Sachbearbeiter der Krankenkasse seines Patienten abstimmen.

Es sei auf die Anlage 3, „Arztinformation zum Hilfsmittelverzeichnis", hingewiesen, die im Deutschen Ärzteblatt 89, Heft 41 vom 9. Oktober 1992 erschienen ist. Eine Ergänzung erschien im Deutschen Ärzteblatt 91 am 21. Januar 1994 in Heft 3.

6 Hilfsmittelverzeichnis und Verordnungspraxis

Das Hilfsmittelverzeichnis ist in 34 Produktgruppen aufgeteilt. Produktgruppen, Anwendungsorte, Untergruppen, Produktarten sowie die Bezeichnung der Einzelprodukte wurden mit Kennziffern versehen. So erhält jedes Produkt eine 10stellige Positionsnummer. Den einzelnen Produkten wurden die vereinbarten Festbeträge zugeordnet.

Die KBV weist in ihrer „Arztinformation" am 21.1.1994 ausdrücklich darauf hin, daß das Hilfsmittel „in der Regel" nur bis zur Produktart (*7stellige* Positionsnummer) verordnet werden soll. Die Rezeptformulare der Kassenärztlichen Vereinigungen

Tabelle 61.4 Beispiel für die Verordnung von Inkontinenzvorlagen.

Nr.	Bezeichnung	
15	Produktgruppe	Inkontinenzhilfen
25	Anwendungsort	Harn-/Verdauungsorgane
01	Untergruppe	saugfähige Inkontinenzvorlagen
0	Produktart	anatomisch geformte Vorlagen mit normaler Saugleistung, Größe 1 (30 × 60 cm)

Die Positionsnummer lautet 15.25.01.0

Die Verordnung mit der Positionsnummer sieht im Detail so aus:

Rp	100 Inkontinenzvorlagen Positionsnummer 15.25.01.0 täglicher Bedarf: 2–3 Stück
Diagnose	Harn- und Stuhlinkontinenz nach Schlaganfall

Eine Verordnung nach der bisherigen Schreibweise, die nach wie vor gestattet ist, sähe wie folgt aus:

Rp	100 anatomisch geformte Inkontinenzvorlagen mit normaler Saugleistung der Größe 1 (30 × 60 cm) täglicher Bedarf: 2–3 Stück
Diagnose	Harn- und Stuhlinkontinenz nach Schlaganfall

(Muster 16) lassen in der Rubrik „Arzneimittel-/Hilfsmittel-/Heilmittelnummer" daher auch nur die Eintragung einer solchen 7stelligen Positionsnummer zu. Eine Einzelproduktverordnung (mit genauer Herstellerangabe) soll der Ausnahme vorbehalten bleiben. Eine solche Verordnung würde auch die Angabe der *10stelligen* Positionsnummer erforderlich machen!

Wie sieht nun eine Verordnung mit Hilfe der Positionsnummern aus?

Die mehrfach erwähnte „Arztinformation" wird bei der nachfolgenden beispielhaften Erläuterung aus der Produktgruppe „Inkontinenzhilfen" eine wertvolle Ergänzung und Illustrationshilfe sein (Tab. 61.4).

Anmerkung: In der Praxis hat sich herausgestellt, daß die einzelnen Hersteller bzw. deren Lieferanten den Ärzten ihre eigenen Produkte mit Nachdruck empfehlen. Dabei vergessen sie nicht, der Kollegenschaft ihre Einzelproduktnummer – die 10stellige Positionsnummer nämlich – an die Hand zu geben. Auf die Empfehlung der „Arztinformation" der KBV sei in diesem Zusammenhang nochmals (s.o.) ausdrücklich aufmerksam gemacht!

Bei der Verwendung der Positionsnummer bis zur Produktart (7stellig) ist die abgebende Stelle (Apotheker Sanitätshaus) verpflichtet, das Endprodukt (Einzelprodukt) auszuwählen und mit der Krankenkasse abzurechnen. Der Lieferant hat dabei die vollständige (10stellige) Positionsnummer des verordneten Hilfsmittels anzugeben. Diese Richtlinien über Form und Inhalt des Abrechnungsverfahrens sind seit dem 1. Januar 1993 in Kraft. Hier sei erlaubt anzumerken, daß die Krankenkassen mit großer Wahrscheinlichkeit das zu erwartende Datenmaterial zur Beurteilung der wirtschaftlichen Verordnungsweise der Arztpraxen verwenden werden.

7 Informationspflichten und Leistungsausschlüsse

Begrüßenswert erscheint der Abschnitt der Heil- und Hilfsmittelrichtlinien, der mit „Informationspflichten" überschrieben ist. Hier wird den gesetzlichen Krankenkassen u.a. die Pflicht auferlegt, die Verordnungsentscheidungen der Ärzte weder abzuändern noch zu unterlaufen (Stichwort: Konkurrenzdenken der Krankenkassen). Unterrichtung der Versicherten über Inhalt der Richtlinien, Einsatz von Heil- und Hilfsmitteln, Kosten und Abgrenzungen sowie Leistungsbeschreibungen u.ä. sind Gegenstand dieser Verpflichtung. Diese aktive wie passive Informationspflicht wird übrigens allen in Frage kommenden Versorgergruppen auferlegt:

- den Krankenkassen und ihren Verbänden
- den Ärzten und ihren Vereinigungen (KBV)
- allen übrigen Leistungserbringern sowie auch deren Organisationen
- den Versicherten.

Die Wahl der Informationsmedien bleibt den genannten Gruppen vorbehalten. Zu denken wäre an Zeitschriften, Verbandsmitteilungen, Rundschreiben, spezielle Informationsbroschüren, öffentliche Medien usw.

Mit dieser Verpflichtung sind ganz besonders die Krankenkassen gefordert. Ihnen obliegt die *zentrale*

61 Heil- und Hilfsmittel und ihre Verordnungsmöglichkeiten

Aufgabe, ihre Versicherten allgemein und im *Einzelfall* über folgenden Sachverhalt zu unterrichten:
- daß die Patienten Anspruch auf Heilmittel und Hilfsmittel nach dem neuesten Stand der medizinischen Erkenntnisse haben
- daß jedoch Leistungen ausgeschlossen sind, die der Arzt nicht für notwendig hält oder die unwirtschaftlich sind
- daß Mittel zur *allgemeinen gesunden Lebensführung* nicht ins Leistungsspektrum der gesetzlichen Krankenkassen gehören wie
  - Massage des ganzen Körpers (Ganz- bzw. Vollmassagen)
  - Hippotherapie
  - isokinetische Muskelrehabilitation
  - Massage mittels Gerät
  - Teil- und Wannenbäder, soweit sie nicht nach Teil B verordnungsfähig sind
  - Höhlentherapie
  - Sauna, römisch-irische und russisch-römische Bäder
  - Schwimmen und Baden auch in Thermal- und Warmwasserbädern
  - Maßnahmen, die der Veränderung der Körperform dienen, z.B. Bodybuilding, Fitneßtraining
  - Maßnahmen zum Anreiz, zur Verstärkung und zur Befriedigung des Sexualtriebes
  - Musik- und Tanztherapie
  - medizinische Fußpflege
  - Fußreflexzonenmassage
  - Akupressur
  - Atlastherapie nach Arlen
- daß Mittel zur Behebung geringfügiger Gesundheitsstörungen (sog. Befindlichkeitsstörungen wie Erkältungskrankheit) ebenso von der Verordnung ausgeschlossen sind (s. § 34 Abs. 1 Satz 1–4 SGB V)
- daß Mittel wegen nicht erwiesenen oder geringen therapeutischen Nutzens sowie geringen Abgabepreises gleichfalls nicht verordnet werden dürfen
- daß sie nur Anspruch auf die Heil- und Hilfsmittel haben, die der vorliegenden Verordnung des Arztes genau entsprechen
- daß die Krankenkassen nur für die Hilfsmittel die Kosten übernehmen dürfen, für die ein Festbetrag vorliegt; und zwar auch nur bis zur Höhe dieses festgelegten Betrages.

Der Arzt hat seinerseits die Pflicht, evtl. Sonderwünschen seiner Patienten entschlossen entgegenzutreten, so z.B. bei dem Wunsch des Patienten nach *modischen* Lichtschutzgläsern (was natürlich die Verordnung von einfachen Lichtschutzgläsern aus medizinischer Indikation nicht ausschließt!).

Gesetz durch Veröffentlichung im Bundesanzeiger am 15.2.1995, s. Deutsches Ärzteblatt 92, Heft 10 (10.3.95), S. 457–459.

8 Neue Produkte

Laut Mitteilung der federführenden Krankenkasse auf diesem Sektor, dem IKK-Bundesverband, soll das Hilfsmittelverzeichnis kein „starres Gebilde" sein. Eine ständige Aktualisierung ist daher vorgesehen!

Da zu erwarten ist, daß dem niedergelassenen Arzt auch auf dem Sektor der Hilfsmittel in der Zukunft ständig neue Produkte angeboten werden, ist vorgesehen, daß man über die Kassenärztlichen Vereinigungen bei den Spitzenverbänden der Krankenkassen anfragen kann, ob ein Produkt, von dessen Nutzen der behandelnde Arzt und sein Patient überzeugt sind, ins Hilfsmittelverzeichnis aufgenommen wurde, kurz davorsteht oder endgültig abgelehnt wurde; ob man es also verordnen darf oder ob eine solche Verordnung von der Krankenkasse des Patienten nicht genehmigt werden kann. Dies entfällt, wenn man das gewünschte Hilfsmittel nur bis zur Produktgruppe (also 7stellige Positionsnummer)

Tabelle 61.5 Vorschläge für die Verordnung von Heilmitteln.

physikalische Therapie	
1. Rp	6 Massagen der unteren Extremitäten und des Rückens an 6 aufeinanderfolgenden Tagen (zur Unterstützung der Injektionstherapie)
Diagnose	akute Lumbalgie
2. Rp	6 Wannenbäder mit Massage des Rückens und des linken Beines zur Lockerung der verspannten Muskulatur
Diagnose	Z. n. hoher Beinamputation rechts und muskuläre Verspannung bei Fortschreiten der Rekonvaleszenz
Ort	Wohnung des Patienten
Beachte: Patient ist nicht transportfähig. Daher ist die Behandlung zu Hause kostengünstiger. Dauer der Bewegungsbäder je nach Verträglichkeit langsam steigern!	

(Fortsetzung nächste Seite)

Tabelle 61.5 (Fortsetzung).

3. Rp	6 krankengymnastische Sitzungen zur Kräftigung der Körpermuskulatur in 2tägigen Abständen mit steigender Übungsdauer! Erbitte Rücksprache!
Diagnose	Z. n. Apoplex mit abklingender Hemiparese links
4. Rp	14 krankengymnastische Gruppensitzungen zwecks Stabilisierung der Rekonvaleszenz
Diagnose	Z. n. Apoplex mit abklingender Hemiparese rechts
logopädische Therapie	
Diese Behandlung kann nur nach einer Untersuchung durch einen entsprechend qualifizierten HNO-Arzt eingeleitet werden; entweder auf dessen spezifizierte Anweisung (beachte Formblatt, Muster 14) oder in enger gemeinsamer Überwachung der Sprachtherapie:	
Rp	10 logopädische Gruppensitzungen, siehe beiliegende Untersuchungsergebnisse und Stellungnahme des Kollegen
Diagnose	Z. n. Apoplex mit Sprachstörung
Beschäftigungs- und Arbeitstherapie (Ergotherapie)	
1. Rp	10 einleitende bewegungstherapeutische Sitzungen: Bewegungsübungen aller Extremitäten und Gedächtnistraining
Diagnose	Z. n. Apoplex mit Hemiparese rechts und Hirnleistungsstörungen
Ort	Wohnung des Patienten
Begründung: Zusätzliche Transportkosten wären unwirtschaftlicher!	
2. Rp	20 ergotherapeutische Gruppensitzungen, Gehtraining, Bewegungsübungen aller Art sowie Gedächnisübungen zur Wiederherstellung des unabhängigen Aufenthaltes des Patienten in seiner eigenen Wohnung. Beachte: Übungen je nach Belastbarkeit langsam steigern
Diagnose	Z. n. Apoplex mit abklingender linksseitiger Hemiparese

Tabelle 61.6 Vorschläge zur Verordnung von Hilfsmitteln.

Inkontinenzhilfsmittel (Produktgruppe 15 „Inkontinenzhilfen")	
1. Rp	60 Inkontinenz-Slipvorlagen Größe 1 (20 × 40 cm), täglicher Bedarf ca. 1–2 Stück
Diagnose	Urin- und Streßinkontinenz
Beachte: Einfacher wäre die Angabe der Positionsnummer!	
Rp	60 Inkontinenz-Slipvorlagen Größe 1 (20 × 40 cm), täglicher Bedarf ca. 1–2 Stück Pos.Nr.: 15.25.01.3
Diagnose	Urin- und Streßinkontinenz
2. Rp	100 Inkontinenzwindelhosen Größe 1, 50 × 60 cm Umfang, Bedarf: 2–3 Stück täglich
Diagnose	Harn- und Stuhlinkontinenz nach Apoplex
	oder einfacher:
Rp	100 Inkontinenzwindelhosen, Bedarf: 2–3 Stück täglich Pos.Nr. 15.25.03.0
Diagnose	Harn- und Stuhlinkontinenz nach Apoplex
3. Rp	1 Originalkarton Inkontinenz-Betteinlagen zur Unterstützung der Dekubitusbehandlung, täglicher Bedarf: 1–2 Einlagen
Diagnose	komplette Stuhl- und Harninkontinenz bei seniler Demenz und Bettlägerigkeit
Anmerkung: Auf den ersten Blick erscheint es nicht verständlich, daß Betteinlagen für Patienten mit Inkontinenz der Produktgruppe „Krankenpflegeartikel" zugerechnet werden. Die Einzelheiten dieser Produktgruppe waren bei der Drucklegung dieses Beitrages noch nicht erarbeitet. Für diese Artikel muß bis zum Erscheinen im Hilfsmittelverzeichnis noch konventionell verordnet werden.	

(Fortsetzung nächste Seite)

Tabelle 61.6 (Fortsetzung).

Leibbinden (Produktgruppe 05 „Bandagen")

1. Rp	1 vorgefertigte medizinische Leibbinde, Größe nach Anprobe Pos.Nr. 05.11.03
Diagnose	Schwächung der Bauchmuskulatur nach einer Bauchoperation

Beachte: Die genannte Pos.Nr. ist nur eine 6stellige Positionsnummer. Die Geschlechtsidentifikation fehlt noch. Die 7stelligen Positionsnummern sind daher folgende:
- für Frauen ist die vollständige Pos.Nr. 05.11.03.0
- für Männer ist die vollständige Pos.Nr. 05.11.03.1

Unterschiedliche Positionsnummern für Geschlechter gibt es nicht für alle Produkte. Hier sei auf die „Arztinformation" der KBV vom 21. Januar 1994, Heft 3, Seite C108–C109 für weitere Detailinformation hingewiesen.

2. Rp	1 medizinische Leibbinde mit Pelotte – nach Maß Pos.Nr. 05.11.03.3 (Nr. für Maßanfertigung) Pos.Nr. 05.11.03.4 (Zusätze für Leibbinden: mit Pelotte)
Diagnose	rezidivierender Bauchdeckenbruch nach einer Bauchoperation

Rollstühle (Produktgruppe 18 „Krankenfahrzeuge")

1. Rp	ein faltbarer Zimmerrollstuhl Produkt-Nr. 18.46.01.1
Diagnose	Querschnittslähmung

Anmerkung: Da es verschiedene Verwendungszwecke und demzufolge entsprechende Ausführungen von Rollstühlen gibt (für Innenraum oder Straßenverwendung), hier noch weitere Beispiele, einen Rollstuhl richtig zu verordnen:

2. Rp	1 Standardrollstuhl mit Greifreifenantrieb vorn (große Räder vorn zur Verwendung auch im Straßenverkehr mit Hilfe einer Begleitperson) 1 Paar Rollstuhlhandschuhe dazu zwecks Ermöglichung der Mobilität des Patienten innerhalb seiner häuslichen Umgebung und in öffentlichen Verkehrsmitteln oder im eigenen PKW
Diagnose	Querschnittslähmung
	oder bei Beachtung der Begründung wie oben und mit Hilfe der Positionsnummern:
Rp	1 Rollstuhl Pos.Nr. 18.50.02.1 1 Paar Rollstuhlhandschuhe Pos.Nr. 18.99.09.0
Diagnose	Querschnittslähmung
3. Rp	1 Elektrorollstuhl mit direkter, elektromechanischer Lenkung (der Patient ist fähig, selbständig am öffentlichen Straßenverkehr teilzunehmen)
Diagnose	Querschnittslähmung
	mit Hilfe der Positionsnummer:
Rp	1 Elektrorollstuhl Pos.Nr. 18.51.02.0 der Patient ist fähig, selbständig am öffentlichen Straßenverkehr teilzunehmen
Diagnose	Querschnittslähmung

Anmerkung: Die erwähnten Begründungen sind für die Verordnungen der Rollstühle der Beispiele 2 und 3 unverzichtbar.

verordnet und es somit dem Lieferanten bzw. dem Patienten überläßt, sich mit seinem Kostenträger evtl. auseinanderzusetzen, um das „Neueste" zu bekommen. Sinnvoll ist sicher, sich „vor Ort" mit der Krankenkasse seines Patienten zu verständigen, um umständliche bürokratische Wege überflüssig zu machen.

9 Vorschläge zur Verordnung von Heil- und Hilfsmitteln

Auf die beispielhafte Darstellung von patientenspezifischen Sozialdaten kann verzichtet werden, da diese Daten genauso eingetragen werden wie bisher (Tab. 61.5 und Tab. 61.6).

10 Gesundheitsreform

Ob die beabsichtigte Gesundheitsreform für die Krankenkassen, Ärzte und/oder Patienten auf dem

11 Hilfsmittelversorgung für geriatrische Patienten und Rehabilitationsplanerstellung im Sinne § 46 Bundessozialhilfegesetz (BSHG)

(WILHELM PÖLLEN)

Durch die Einrichtung von speziellen Kliniken und Abteilungen für Geriatrie sind für Patienten im fortgeschrittenen Alter in der stationären Rehabilitation bekanntermaßen große Fortschritte erreicht worden. Allerdings bestehen in der Nachsorge Defizite, vor allem bei der Vernetzung der stationären Betreuung mit den ambulanten Versorgungssystemen in den Gemeinden zum Zeitpunkt der Klinikentlassung.

Die Beratungsstelle für „Alte, Kranke und körperlich Behinderte" im Gesundheitsamt Düsseldorf betreut daher seit 1988 Patienten bereits vor der Klinikentlassung. Ein sozialmedizinisches Team (Arzt/Ärztin, Sozialarbeiter/Sozialarbeiterin und Fachkrankenschwester) erarbeitet mit dem Patienten und seinen Angehörigen sowie mit den Ärzten, Krankengymnasten, Ergotherapeuten und dem sozialen Dienst der Klinik einen Rehabilitationsplan für die Rückkehr des Patienten in den häuslichen Bereich. Diese Planung umfaßt die ersten Monate nach der Klinikentlassung und berücksichtigt alle Fragen der medizinischen, psychosozialen und ambulanten Betreuung. Die Hilfsmittelversorgung ist hierbei von zentraler Bedeutung.

Ein solches Versorgungskonzept fußt auf dem gesetzlichen Auftrag einer Gesamtplanerstellung der Rehabilitation nach § 46 BSHG. Die Zuständigkeit anderer Reha-Träger zur Gesamtplanerstellung (z.B. der Krankenkasse) ist durch § 5 Abs. 3 des Reha-Angleichungsgesetzes geregelt (andere allgemeine rechtliche Grundlagen siehe SGB V und SGB XI Pflege VG).

Gesetzliche Grundlage der Sozialhilfeträger und der Gesundheitsämter (§ 10 SGB I, Eingliederung Behinderter) ist: Wer körperlich, geistig oder seelisch behindert ist oder wem eine solche Behinderung droht, hat ein Recht auf die Hilfe, die notwendig ist, um:
1. die Behinderung abzuwenden, zu beseitigen, zu bessern, ihre Verschlimmerung zu verhüten oder ihre Folgen zu mildern,
2. ihm einen seinen Neigungen und Fähigkeiten entsprechenden Platz in der Gemeinschaft, insbesondere im Arbeitsleben, zu sichern.

> Ursprünglich sollte die Rehabilitation der Reintegration jüngerer Behinderter ins Arbeitsleben dienen. Heute sind Rehabilitationsmaßnahmen für behinderte Ältere ebenso eine Pflichtleistung der zuständigen Reha-Träger.

§ 46 BSHG sagt hierzu:
1. Der Träger der Sozialhilfe stellt so frühzeitig wie möglich einen Gesamtplan zur Durchführung der einzelnen Maßnahmen auf.
2. Bei der Aufstellung des Gesamtplanes und der Durchführung der Maßnahmen wirkt der Träger der Sozialhilfe mit dem Behinderten und den sonst im Einzelfall Beteiligten, vor allem mit dem behandelnden Arzt, dem Gesundheitsamt, dem Landesarzt (§ 126 A), dem Jugendamt und den Dienststellen der Bundesanstalt für Arbeit, zusammen.

Der Deutsche Verein für öffentliche und private Fürsorge sagt in seinem Fachlexikon der sozialen Arbeit, 3. Aufl. 1993, zur Gesamtplanerstellung in der Rehabilitation: „Der Gesamtplan der Rehabilitation soll angeben, was zur vollständigen und dauerhaften Eingliederung/Wiedereingliederung erforderlich ist, vor allem: Art der Behinderung und Gründe für die Notwendigkeit der Rehabilitation, Ziel, Art, Beginn, Dauer und Ort der Durchführung der vorgesehenen Maßnahmen und Leistungen, beteiligte Träger, Stellen und sonst zu Beteiligende, Ergebnisse bereits durchgeführter Maßnahmen. Er ist insbesondere aufzustellen, wenn das Rehabilitationsverfahren mehrere Maßnahmen umfaßt oder andere Träger und Stellen daran beteiligt sind …"

Die Beratungsstelle für „Alte, Kranke und körperlich Behinderte" des Gesundheitsamtes betreut seit 1988 nach diesem Konzept einer Gesamtplanerstellung der Rehabilitation speziell altersbehinderte Patienten.

> Die typischen Diagnosen bei einem Altersmedian von 77 Jahren waren für den Zeitraum des Jahres 1990 (nach Häufigkeit geordnet):
> - zerebraler Insult mit Paresen
> - Oberschenkelhalsfrakturen
> - Herzinsuffizienz
> - Diabetes mellitus
> - Durchblutungsstörungen
> - psychiatrische Erkrankungen in Haupt- und Nebendiagnosen (in Nebendiagnosen psychiatrische Erkrankungen ca. 30%, Stichwort: Multimorbidität).

Ein Gesamtplan für diese Alterspatienten umfaßt in unserer Beratungsstelle die in Tabelle 61.7 aufgeführten Aspekte.

Eine geeignete Wohnung und adäquate Hilfsmittel sind bei älteren Behinderten für die Versorgung

Gebiet der Heil- und Hilfsmittel Änderungen bringen wird, bleibt abzuwarten.

Tabelle 61.7 Gesamtrehabilitationsplan für Alterspatienten nach § 46 BSHG in der Beratungsstelle für Alte, Kranke und körperlich Behinderte des Gesundheitsamtes Düsseldorf.

1. Medizinischer Befund
Anamnese
Diagnose
Prognose

2. Therapie
Krankengymnastik
Ergotherapie
Sprachtherapie
Behindertentransport
Anschlußheilbehandlung
(Kur/Kururlaub/Urlaub)
Hilfsmittelversorgung
an der Person
Pflegehilfsmittel

3. Häusliche Pflege, Eingliederungshilfe u.a. ambulante Versorgungsleistungen

Haushaltshilfen nach § 11 Abs. 3 und § 70 BSHG
Essen auf Rädern

Behandlungspflege nach § 37 Abs. 2 SGB V und § 37 BSHG als ärztlich verordnete Maßnahme: z.B. bei Versorgung von Druckgeschwüren, Verbandswechsel, Insulinspritzen, Medikamentenvergabe u.a.

Häusliche Krankenpflege (Grund- und Behandlungspflege) nach § 37 Abs. 1 SGB V und § 37 BSHG als ärztlich verordnete Maßnahme bis zu 4 Wochen zur Vermeidung oder zur Verkürzung des Krankenhausaufenthaltes

Häusliche Pflege nach SGB XI u. §§ 68, 69 BSHG umfaßt:
Körperpflege, Zubereiten und Aufnahme von Nahrung, Hilfen bei der Mobilität, beim Aufstehen und Betten, An- und Ausziehen, Gehen und Stehen
Hilfen bei der hauswirtschaftlichen Versorgung
ergänzende Leistungen zur häuslichen Pflege: Ersatzpflegekräfte, Tages- und Nachtpflege, Kurzzeitpflege

Leistungen nach § 39 Eingliederungshilfe BSHG in V. m. d. 3. VO zu § 47 BSHG
Behindertenfahrdienst in Düsseldorf

4. Pflegegeld und finanzielle Hilfen
Leistungen zur häusl. Pflege:
Pflegestufe „0": Pflegehilfe nach BSGH
Pflegestufe I: 750 DM/400 DM
Pflegestufe II: 1800 DM/800 DM
Pflegestufe III: 2800 DM/1300 DM
Härtefälle: bis 3750 DM
Ergänzende Leistungen nach §§ 68 und 69 BSHG
Krankenhilfe der Krankenkasse nach SGB V / Nichtversicherte nach § 37 BSHG
Leistungen zur Eingliederungshilfe nach BSHG
Hilfe zum Lebensunterhalt nach BSHG
Rentenberatung in Zusammenarbeit mit dem Versicherungsamt
Übernahme von Rentenbeiträgen pflegender Angehöriger durch die Pflegeversicherung
Steuervergünstigungen
Kostenübernahme für Behindertenfahrdienst/Taxi nach § 40 Abs. 1 Ziffer 8 BSHG
Hilfsmittel/Wohnungsumbau und Umzugsbeihilfen nach BSHG
Landesmittel zu SGB XI

5. Nachteilsausgleiche durch Schwerbehindertenausweis
Beratung bei Antragstellung/im Widerspruch
Steuervergünstigungen
Freifahrten in öffentl. Verkehrsmitteln
Behindertenparkplatz
Befreiung/Ermäßigung von:
Autosteuer, Versicherungs-, Rundfunk-, Fernseh- und Telefongebühren

6. Wohnung
Altengerechte und behindertengerechte Wohnung
Umbauten
Hilfsmittelversorgung im Wohnbereich: Hauseingangsbereich, Treppe, Aufzug, Bad, WC, Küche, Schlafzimmer u.ä.

7. Kommunikationsmittel
Behindertentelefon und Hausnotrufsystem u.a.

8. Sozialmedizinische und psychsoziale Beratung
Individuelle und situative Beratung über Rehabilitationsmöglichkeiten
Auskunft über Leistungen anderer Reha- und Kostenträger, wie z.B. Kranken- und Pflegekassen
Hilfe bei Antragstellungen/im Widerspruch

9. Familien-, Angehörigenberatung und Selbsthilfeberatung
Psychosoziale Beratung von Familienangehörigen, Nachbarn und Bekannten
Reha-Beratung von Laienhelfer/innen
Einsatz professioneller Helfer im Freizeitbereich
Beratung von Selbsthilfe- und Angehörigengruppen
Pflegeschulung von Angehörigen

10. Nachsorge
Regelmäßige Nachbetreuung und Fortschreibung des Gesamtrehabilitationsplanes

Quelle: Gesundheitsamt Düsseldorf

Tabelle 61.8 *Typische häusliche Problemstellungen von Alterspatienten und ihre Lösungsmöglichkeiten.*

Problem/ Fragestellung	Lösungsvorschlag/ Hilfsmittel
Eingangsbereich (wenige Stufen) bei Gehbehinderung bei Rollstuhlfahrer	• beidseitiger Handlauf • Rollstuhlrampe Baumaßnahme, Aufzug • Rollstuhlrampe mobil (Aluschienen)
Treppenhaus (Überwindung der Treppen)	• Treppensteiger (z.B. scalamobil; der Treppensteiger ist am Rollstuhl befestigt und wird von einer eingewiesenen Hilfskraft oder von Angehörigen bedient) • Treppenraupe (ähnlich wie scalamobil) • Der Behindertenfahrdienst der Stadt Düsseldorf. Der Behinderte wird von 2 Zivildienstleistenden aus der Wohnung heruntergetragen und mit einem Fahrzeug mit Rollstuhlrampe transportiert.
Badezimmer und WC	• Haltegriffe an Bad und WC (Edelstahl oder Kunststoff) • Rutschbrett und Badewannensitz für die Wanne • Badewannenlifter, der in der Wanne betrieben werden kann, z.B. Aquatec • fahrbarer Toilettenstuhl • erhöhtes Toilettenbecken oder Toilettensitzerhöhung, ggf. mit Armstützen • Duschrollstuhl, Duschklappsitz, Duschhocker
Schlafzimmer (Aufstehen aus dem Bett)	• Bettenerhöhung durch Unterkonstruktion bei vorhandenen Betten (Erhöhung auf 50 cm)
Bettlägerigkeit	• Seniorenbett (Mindesthöhe 50 cm) mit fester Matratze • unterschiedliche Pflegebetten bis hin zum elektrohydraulischen Pflegebett mit unterschiedlichem Zubehör
Gehbehinderung	• Unterarmgehstütze, Vierpunktestock, Gehbock und Deltagehrad
Rollstühle (auch für die Wohnung)	• normale Faltrollstühle und Spezialrollstühle wie z.B. Stehrollstuhl oder andere spezielle Elektrorollstühle für die Wohnung, spezielle Küchenrollstühle
Haushaltsführung	• behindertengerechte Küche, Essen auf Rädern • z.B. Greifzange, verlängerter Schuhanzieher, elektrischer Dosenöffner, Mikrowellenherd u.a.
„Stolperfallen"	• Im ganzen Wohnbereich sollten Teppichbrücken oder lose Teppichböden als Stolperfallen entfernt oder befestigt werden. (Ähnliches gilt für Telefonkabel.) Dusch- und Bademattten für Dusche und Wanne sind sinnvoll.
Kommunikationshilfen vor allem für Einzelpersonen	• Tastentelefone • behindertengerechtes Tastentelefon • Hausnotrufsystem (sogenannter Funkfinger, der um den Hals getragen wird). Der Behinderte kann zu jeder Zeit, an jedem Ort seiner Wohnung Hilfe herbeirufen, wenn er gestürzt ist.

nach Krankenhausaufenthalt von zentraler Bedeutung. Dies bereitet vor allem in Großstädten wie Düsseldorf besondere Schwierigkeiten in der Betreuung. Es stehen weder genügend Altenheimplätze noch ausreichend behinderten- und altengerechte Wohnungen zur Verfügung. In der Regel besteht daher nur die Möglichkeit, die Wohnungen der Patienten so gut wie möglich bereits *vor* der Krankenhausentlassung für die Behinderungen zu adaptieren. Um Heimaufnahmen möglichst zu verhindern, ist es das Ziel des Gesundheitsamtes, das Wohnumfeld des Patienten so auszugestalten, daß er weitgehend eigenständig leben kann. Finanzierungen von Wohnungsumbauten und Hilfsmitteln erfolgen über BSHG, SGB V oder über Landeszuschüsse, die von den Wohnungsämtern der einzelnen Städte vergeben werden können. Typische Problemstellungen und Lösungen durch Hilfsmittel sind in Tabelle 61.8 aufgeführt.

12 Bedeutung einer handlungsorientierten ambulanten Rehabilitationsberatung

Speziell im Bereich der chronisch kranken älteren Menschen ist heute festzustellen, daß erforderliche Versorgungsstrukturen zur Gewährleistung der Behandlung und Rehabilitation älterer Menschen nicht in dem gebotenen Maße entwickelt worden sind, wie es heute unter Berücksichtigung der Lehre und Forschung im Bereich der Geriatrie und Gerontopsychiatrie möglich wäre.

Es besteht die Notwendigkeit, geriatrische und gerontopsychiatrische Versorgung als integralen Bestandteil einer zeitgemäßen Altenhilfeplanung zu begreifen. Die Angebote der medizinischen Versorgungsstruktur im stationären Bereich müssen mit den Angeboten der sozialen Dienste verknüpft werden.

Handlungsorientierte ambulante Rehabilitation fordert von den Kostenträgern (Krankenkassen, Pflegekassen und Sozialhilfeträger) nicht nur die reaktive Gewährung von finanziellen Leistungen oder Sachleistungen, vor allem ist eine Anpassung des Hilfssystems an die Bedürfnisse alter Menschen wesentlich. Hierfür sind folgende Maßnahmen erforderlich:

- die „Bring-Struktur" des Hilfesystems muß stärker ausgebaut werden, gerade in der Altenarbeit gilt: „Hingehen und aufsuchen"
- nicht reaktives Warten auf die Meldung von Hilfebedarf, womöglich noch durch den Betroffenen selber, sondern aktive Auseinandersetzung mit individuellen und strukturellen Problemen im Stadtteil/Bezirk ist notwendig.

Die Altenhilfe und die Gesundheitshilfe der Zukunft werden sich zunehmend darauf ausrichten müssen, entsprechend der ständig steigenden Zahl alter und/oder behinderter Menschen eine bedarfsgerechte Behandlung und Rehabilitation zu gewährleisten. Dazu muß Rehabilitation als Prozeß verstanden werden, der sich am ganzen Menschen und nicht nur an den Teilaspekten, z.B. Diagnose, orientiert. Es ist deshalb im Modellprojekt „Ortsnahe Koordinierung der gesundheitlichen und sozialen Versorgung" ein Konzept für eine Rehabilitationsberatungsstelle für Alterspatienten entwickelt worden, das folgende Elemente enthält (siehe auch Gesetz über den öffentlichen Gesundheitsdienst [ÖGDG] § 14, 1997):

- sozialrechtliche Beratung über Behandlungs- und Rehabilitationsmöglichkeiten
- Beratung in Fragen des Familien-, Vormundschafts- bzw. Betreuungsrechts
- Information über örtlich vorhandene Angebote von pflegerischen/rehabilitativen komplementären Diensten im Bereich der Altenhilfe und Hilfestellung zur Inanspruchnahme solcher Angebote
- Information und Anleitung über Möglichkeiten des Einsatzes von Hilfsmitteln und Möglichkeiten der Wohnungsanpassung
- Hilfestellung bei der Aufstellung eines Rehabilitations-, Betreuungs- oder Pflegeplanes
- begleitende psychosoziale Beratung
- Überprüfung von ungeklärten Notsituationen, bedingt durch Krankheit oder Behinderung älterer Menschen, und Einleitung adäquater Hilfen; notfalls Anregung von vormundschaftsrechtlichen Maßnahmen
- begleitende psychosoziale Beratung von Angehörigen und/oder Personen im primären sozialen Netzwerk, die die gesundheitliche/pflegerische Betreuung sicherstellen
- Beratung über Kompensationsmöglichkeiten durch sozialrechtliche Ansprüche bei Wegfall von Berufstätigkeit durch Übernahme von Pflege/Betreuung
- Information und Beratung über Pflegemaßnahmen, Entlastungsmöglichkeiten durch Einsatz von Hilfsmitteln, Einsatz von Fremdhilfe, Gestaltung eines Pflege-/Betreuungsplans (u.a. Verhinderung von Gewalt in der Pflege)
- Reflexion von Möglichkeiten der Bildung von Kontaktgruppen für pflegende Angehörige
- Fortbildungsveranstaltungen über gesundheitliche Themen der Altersmedizin und Rehabilitation unter Einbeziehung rechtlicher Aspekte
- Aufbau und/oder begleitende Beratung von Laieninitiativen
- Aufbau und/oder begleitende Beratung von Selbsthilfeinitiativen
- institutionelle Beratung beim Aufbau von Angeboten unter Berücksichtigung der vorhandenen Netzwerke
- Zusammenwirken bei interdisziplinärer, institutionsbezogener Fortbildung zu Fragen geriatrischer/gerontopsychiatrischer Rehabilitation/Versorgung.

Literatur

AOK Bundesverband (Hrsg.): Materialsammlung für die gesetzliche Krankenversicherung (MSK), Hilfsmittelkatalog, einschließlich Hilfsmittelverzeichnis MSK III vom 29. 10. 1982. 8. Ergänzungslieferung vom 29./30. 6., Bonn 1993.

Bundessozialhilfegesetz (BSHG), Bundesgesetzblatt Jahrgang 1994, Teil I.

Deutscher Verein für öffentliche und private Fürsorge. Fachlexikon der sozialen Arbeit (3. Aufl. 1993) 404.

Die KBV informiert. Anlage 3 „Arztinformation zum Hilfsmittelverzeichnis", Dtsch. Ärzteblatt 89 (Heft 41) (1992) 1880–1892. Dtsch Ärzteblatt 91 (Heft 3) (1994) 107–111.

Effer, E., A. Engels, K. W. Freigang, H. Korbmann: Heilmittel und Hilfsmittelrichtlinien, Rechtsgrundlagen, Kommentar, 2. Aufl. Deutscher Ärzteverlag, Köln, Stand 1. 10. 1992.

Gesetz über den öffentlichen Gesundheitsdienst (ÖGDG) in NRW vom 17.12.1997.

Gesetz zur Sicherung und Strukturverbesserung der Gesetzlichen Krankenversicherung (Gesundheitsstrukturgesetz – GSG) vom 21. Dezember 1992.

Gesetz zur Strukturreform im Gesundheitswesen (Gesundheits-Reform-Gesetz – GRG) vom 20. Dezember 1988

Pflege-Versicherungsgesetz – Pflege VG. Bundesgesetzblatt Jahrgang 1994, Teil I (SGB XI).

Pflege und Betreuung zu Hause: Die sozialrechtliche Sicherung häuslicher Pflege

Peter Michael Hoffmann

INHALT

1	Zur Situation	708
2	Die neue Pflegeversicherung	709
2.1	Begriff der Pflegebedürftigkeit	709
2.2	„Verrichtungen" im Ablauf des täglichen Lebens	710
2.3	Die 3 Pflegestufen	710
2.4	Feststellung der Pflegebedürftigkeit	711
2.5	Leistungen der Pflegeversicherung bei häuslicher Pflege	711
2.5.1	Pflegesachleistungen – Pflegegeld	711
2.5.2	Kombinationsleistungen	713
2.5.3	Leistungen bei Verhinderung der Pflegeperson	713
2.5.4	Teilstationäre Pflege und Kurzzeitpflege	713
2.5.5	Pflegehilfsmittel und weitere Leistungen	713
2.5.6	Die soziale Sicherung der Pflegeperson	713
2.6	Die Beiträge zur Pflegeversicherung	714
3	Pflegeversicherung und Sozialhilfe	714
4	Die vollstationäre Pflege	714

1 Zur Situation

Mehr als 70% aller etwa 1,6 Mio. Personen, die regelmäßig Pflegebedarf im Sinne von mindestens wöchentlich mehrfachem Bedarf an Hilfe bei körperbezogenen alltäglichen Verrichtungen haben, werden zu Hause versorgt – oft auch rund um die Uhr (Presse- und Informationsdienst des Kuratoriums Deutsche Altershilfe 1993). Hauptpflegepersonen sind Frauen, die nach der Erziehung ihrer Kinder die Pflege ihrer Eltern oder Schwiegereltern übernommen haben. Diese Hinweise belegen, daß nicht das Heim bei der Unterstützung älterer pflegebedürftiger Menschen die wichtigste Rolle spielt, wie es oft behauptet und der Öffentlichkeit vermittelt wird.

Ob auch künftig die Pflege zu großen Teilen von Familienangehörigen geleistet werden kann, wird im wesentlichen von 5 Bestimmungsfaktoren beeinflußt:

- *Demographische Entwicklung:* Insgesamt erhöht sich die Altersgruppe der über 65jährigen um rund 3,5 Mio. Menschen allein bis zum Jahr 2010 (Beske 1993). Dementsprechend steigt auch der Bedarf an Pflegeleistungen.
- *Familienstruktur:* Die Zahl größerer Haushalte sinkt zugunsten einer hohen Quote von Ein-Personen-Haushalten, und die Ehe als Lebensgestaltung verliert zusehends an Bedeutung. Sie ist durch die ständig wachsende Rate an Scheidungen zunehmenden Instabilitäten ausgesetzt. Welche Auswirkungen diese Entwicklungen auf die Bereitschaft und Möglichkeit haben werden, Angehörige zu pflegen, ist zum gegenwärtigen Zeitpunkt kaum zu prognostizieren.
- *Pflegekräftepotential:* Einem zunehmenden Bedarf an professionellen Pflegekräften für die häusliche Pflege steht ein tendenziell eher zurückgehendes Angebot an Nachwuchskräften in der Krankenpflege gegenüber (Kettler et al. 1993).
- *Pflegeabsicherung:* Für den häuslichen Bereich geht es künftig auch um die Frage der sozialen Absicherung derjenigen, die ganz oder teilweise auf

eine Berufstätigkeit verzichten mußten, um Angehörige zu pflegen. Einige Bestimmungen des neuen Pflegeversicherungsgesetzes zielen darauf ab, ambulante Pflege und damit das Verbleiben des Pflegebedürftigen im häuslichen Bereich gezielt zu fördern: Die pflegenden Personen werden in das Netz sozialrechtlicher Grundsicherungen (Renten- und Unfallversicherung) eingebunden und können künftig Leistungen aus diesen Sicherungssystemen erhalten.

- *Familien- und Sozialpolitik:* Immer mehr Pflegekosten müssen von immer weniger Beitrags- und Steuerzahlern aufgebracht werden. Der künftig stetig wachsende Dienstleistungsbedarf stellt neue Anforderungen, das Sozialleistungssystem auszubauen. Dieser Ausbau stößt immer deutlicher an Grenzen der Finanzierbarkeit. Um politisch handlungsfähig zu bleiben, müssen familien- und sozialpolitische Leitideen und Rahmenbedingungen rechtzeitig durchgesetzt werden, um zu verhindern, daß Politik nur noch als Krisenmanagement zur Verfügung steht.

Die Zukunft der häuslichen Pflege stellt unsere Gesellschaft vor Probleme, deren Lösungsansätze heute in Umrissen erkennbar werden. Eine der Zukunftsaufgaben wird es sein, Dienstleistungssysteme zur Unterstützung von Familien, die die häuslichen Pflegeleistungen im überwiegenden Anteil erbringen und auch künftig erbringen werden, systematisch auf- und auszubauen.

> In diesem Kontext erstaunt, daß nur etwa ein Fünftel der zu Hause versorgten Pflegebedürftigen Hilfen von ambulanten Diensten erhalten, während jedoch 70% der Pflegebedürftigen auch eine Entlastung durch professionelle Pflegedienste wünschen (Nöldeke 1988).

Es bedarf offensichtlich weiterer Anstrengungen, um Art, Umfang und Qualität professioneller Dienstleistungen auf die Bedürfnisse Pflegebedürftiger und deren Pflegepersonen abzustimmen.

Sicher sind es auch oft die undurchschaubaren Anspruchsgrundlagen und Voraussetzungen zur Gewährung von Pflegehilfen, die ursächlich dabei mitwirken, daß eine so große Diskrepanz zwischen tatsächlich angeforderten Hilfen und potentiellem Bedarf besteht.

2 Die neue Pflegeversicherung

Zum 1.1.1995 wurde eine soziale Pflegeversicherung neu eingeführt, die das bestehende Sozialversicherungssystem der Kranken-, Renten-, Unfall- und Arbeitslosenversicherung ergänzt. Träger der sozialen Pflegeversicherung sind die Pflegekassen, die bei jeder Krankenkasse eingerichtet sind. In diese Pflegeversicherung (PflegeVG) sind alle Personen einbezogen, die in der gesetzlichen Krankenversicherung versichert sind. Alle Privatversicherten werden Mitglied einer privaten Pflegeversicherung, die ihnen ihre private Krankenversicherung anbieten muß. Beamte, die weder in der privaten noch in der gesetzlichen Krankenversicherung versichert sind, müssen eine private Pflegeversicherung zur Ergänzung des von der Beihilfe nicht gedeckten Teils abschließen.

Mit der Einführung der ambulanten Leistungen der neuen Pflegeversicherung seit dem 1.4.1995 entfallen die Leistungen der gesetzlichen Krankenversicherung für Schwerpflegebedürftige nach den §§ 55–57 SGB V. Die Leistungen nach den Bestimmungen des Bundessozialhilfegesetzes (BSHG) sind nunmehr nachrangig zu den Leistungen der Pflegeversicherung zu gewähren. Der Vorrang der Pflegeversicherung ist umfassend formuliert und bezieht auch die Pflegeleistungen im Rahmen der Eingliederungshilfen für Behinderte ein. Diese Regelung schließt nicht aus, daß dem Behinderten neben den Leistungen der Pflegeversicherung auch Eingliederungshilfen zu gewähren sind.

Die Hilfe im Rahmen der Sozialen Pflegeversicherung ist eine Grundsicherung. Ihre Leistungen gehen von einer Absicherung des pflegebedingten Aufwandes mit bestimmter Abgrenzung aus. Die neu gefaßten Pflegehilfebestimmungen nach dem Sozialhilferecht (§§ 68–69c BSHG) werden nur noch in den Fällen wichtig bleiben, bei denen die gesetzlichen Voraussetzungen für die Leistungsgewährung nach der neuen Pflegeversicherung nicht gegeben sind bzw. der Pflegebedarf noch nicht den Umfang hat, der vorausgesetzt wird, um zumindest die Leistungen der ersten Pflegestufe zu erhalten. In einigen Fällen kann es auch erforderlich werden, ergänzenden Bedarf, der in diesem Umfang von der gesetzlichen Pflegeversicherung nicht abgedeckt wird, zusätzlich nach den Bestimmungen des BSHG in Anspruch zu nehmen (Schellhorn 1995).

Die Leistungen der Pflegeversicherung wurden in 2 Stufen eingeführt:
- ambulante Leistungen zum 1.4.1995
- stationäre Leistungen zum 1.7.1996.

2.1 Begriff der Pflegebedürftigkeit

> Leistungsberechtigt für Leistungen der Pflegeversicherung sind Personen, die wegen einer körperlichen, geistigen oder seelischen Krankheit oder Behinderung für die gewöhnlichen und regelmäßig wiederkehrenden *Verrichtungen im Ablauf des täglichen Lebens* auf Dauer,

> voraussichtlich für mindestens 6 Monate, in erheblichem oder höherem Maße der Hilfe bedürfen.

Die Pflegebedürftigkeit muß darauf beruhen, daß die Fähigkeit, bestimmte Verrichtungen im Ablauf des täglichen Lebens auszuüben, eingeschränkt oder nicht vorhanden ist.

> Maßstab der Beurteilung ist also ausschließlich die Fähigkeit zur Ausübung dieser Verrichtungen und nicht Art oder Schwere bestimmter Erkrankungen.

Auch wenn der Pflegebedürftige die Verrichtungen zwar motorisch ausüben könnte, jedoch deren Notwendigkeit nicht erkennen oder nicht in sinnvolles, zweckgerichtetes Handeln umsetzen kann, ist Pflegebedürftigkeit gegeben. Dies trifft insbesondere zu bei:
- Antriebs- und Gedächtnisstörung
- verminderter Orientierung in der Wohnung und Umgebung
- Verwechseln oder Nichterkennen eigentlich vertrauter Personen
- Störungen in der emotionalen Kontrolle.

2.2 „Verrichtungen" im Ablauf des täglichen Lebens

Grundlage für die Feststellung der Pflegebedürftigkeit sind also die im Gesetz genannten gewöhnlichen und regelmäßig wiederkehrenden Verrichtungen. Darunter versteht man im
- *Bereich der Körperpflege:* das Waschen, Duschen, Baden, die Zahnpflege, das Kämmen, das Rasieren, die Darm- und Blasenentleerung
- *Bereich der Ernährung:* das mundgerechte Zubereiten, die Aufnahme der Nahrung
- *Bereich der Mobilität:* das selbständige Aufstehen und Zubettgehen, An- und Auskleiden, Gehen, Stehen, Treppensteigen, Verlassen und Aufsuchen der Wohnung
- *Bereich der hauswirtschaftlichen Versorgung:* das Einkaufen, Kochen, Reinigen der Wohnung, Spülen, Waschen der Wäsche und Bekleidung oder das Beheizen.

2.3 Die 3 Pflegestufen

Je nach dem Ausmaß des Hilfebedarfs werden die Pflegebedürftigen in 3 Stufen eingeteilt.

Pflegestufe 1 (erheblich Pflegebedürftige)

> Erhebliche Pflegebedürftigkeit liegt vor, wenn Personen, „die bei der Körperpflege, der Ernährung oder der Mobilität für wenigstens 2 Verrichtungen aus einem oder mehreren Bereichen mindestens *einmal täglich* der Hilfe bedürfen und zusätzlich mehrfach in der Woche Hilfen bei der hauswirtschaftlichen Versorgung benötigen" (§ 15 Abs. 1 Nr. 1 SGB XI).

Wichtig ist dabei, daß der wöchentliche Zeitaufwand, der für diese pflegeunterstützenden Maßnahmen benötigt wird, im Tagesdurchschnitt mindestens *90 min* betragen muß, wobei der pflegerische Aufwand gegenüber dem hauswirtschaftlichen Aufwand im Vordergrund stehen sollte.

Detaillierte Vereinbarungen über die Abgrenzung der Merkmale der Pflegebedürftigkeit und der Pflegestufen sowie zum Verfahren der Feststellung der Pflegebedürftigkeit finden sich in den Pflegebedürftigkeits-Richtlinien (PflRi) vom 7.11.1994, die die Spitzenverbände der Pflegekassen gemeinsam beschlossen haben.

Pflegestufe 2 (Schwerpflegebedürftige)

> Personen, „die bei der Körperpflege, der Ernährung oder der Mobilität mindestens dreimal täglich zu verschiedenen Tageszeiten der Hilfe bedürfen und zusätzlich mehrfach in der Woche Hilfen bei der hauswirtschaftlichen Versorgung benötigen" (§15 Abs. 1 Nr. 2 SGB XI), haben einen Pflegebedarf der Pflegestufe 2.

Nach den Richtlinien der Pflegekassen (PflRi) werden im Tagesdurchschnitt mindestens *180 min* veranschlagt, wobei der pflegerische Aufwand gegenüber dem hauswirtschaftlichen Aufwand eindeutig das Übergewicht haben muß.

Pflegestufe 3 (Schwerstpflegebedürftige)

> Schwerstpflegebedürftigkeit liegt vor, wenn der Hilfebedarf so groß ist, daß jederzeit eine Pflegeperson unmittelbar erreichbar sein muß, weil der konkrete Hilfebedarf jederzeit, „rund-um-die-Uhr, auch nachts" anfallen kann (§ 15 Abs. 1 Nr. 3 SGB XI).

Die Leistungen der Grundpflege, hauswirtschaftlichen Versorgung und pflegeunterstützenden Maßnahmen benötigen in dieser Pflegestufe im Tagesdurchschnitt mindestens *5 h*, wobei auch hier der pflegerische Aufwand gegenüber dem hauswirtschaftlichen Aufwand eindeutig das Übergewicht haben muß.

Liegt ein *außergewöhnlich hoher Pflegebedarf* vor, der das übliche Maß der Pflegestufe 3 weit übersteigt, ist nach § 36 Abs. 4 SGB XI ein *Härtefall* gegeben, der Pflegesachleistungen bis zu einem Gesamtwert von 3750,– DM vorsieht. Ein Härtefall ist dann an-

62 Pflege und Betreuung zu Hause: Die sozialrechtliche Sicherung

zunehmen, wenn regelmäßig ein außergewöhnlicher Pflegeaufwand vorliegt. Die Pflegekassen haben zur Abgrenzung hierfür die „Härtefall-Richtlinien-Pflege" (1995) vereinbart. Danach kann ein Härtefall bei schweren Krankheitsbildern, z.B. Krebserkrankungen und AIDS-Erkrankungen im Endstadium, schwersten neurologischen Defektsyndromen nach Schädel-Hirn-Verletzungen u.a.m., als Härtefall anerkannt werden. Ob die Voraussetzungen für die Anerkennung erfüllt sind, wird durch den medizinischen Dienst der Krankenversicherung beurteilt.

■ Durch eine enge Auslegung des Härtefalls soll sichergestellt werden, daß nicht mehr als 3 von 100 Pflegebedürftigen der Stufe 3 als Härtefall anerkannt werden.

Wie diese vom Gesetzgeber vorgegebene Begrenzung verwirklicht werden soll, wissen auch die Pflegekassen noch nicht. Keinem Schwerstpflegebedürftigen, der die Voraussetzungen für die Anerkennung als Härtefall erfüllt, dürfte der Antrag auf die höheren Leistungen aber mit dem Hinweis abgelehnt werden, das Potential von 3% sei bereits ausgeschöpft.

2.4 Feststellung der Pflegebedürftigkeit

Das Verfahren zur Feststellung der Pflegebedürftigkeit ist – wie bereits erwähnt – in den Richtlinien der Spitzenverbände der Pflegekassen verbindlich geregelt. Die Entscheidung über das Vorliegen von Pflegebedürftigkeit treffen die Pflegekassen unter maßgeblicher Berücksichtigung des Gutachtens zur Feststellung der Pflegebedürftigkeit gemäß SGB XI des medizinischen Dienstes der Krankenversicherung (MDK). Hierzu muß ein Hausbesuch durchgeführt werden, bei dem anhand eines Fragebogens der Pflegebedarf ermittelt wird. Im Rahmen dieser Prüfung hat der MDK auch zu untersuchen, welche Maßnahmen der medizinischen Rehabilitation geeignet, notwendig und zumutbar sind, die zur Beseitigung, Minderung oder Verhütung einer Verschlimmerung der Pflegebedürftigkeit beitragen.

Lehnt die Pflegekasse einen Leistungsantrag ab, kann gegen die Ablehnung Widerspruch eingelegt werden. Nach Durchführung eines Widerspruchsverfahrens kann dann vor einem Sozialgericht geklagt werden.

2.5 Leistungen der Pflegeversicherung bei häuslicher Pflege

Die Leistungen der Pflegeversicherungen werden auf Antrag und ab Antragstellung gewährt.

■ Die Pflegeversicherung will vorrangig die häusliche Pflege und die Pflegebereitschaft von Angehörigen und Nachbarn unterstützen. Der Pflegebedürftige soll möglichst lange in seinem gewohnten häuslichen Umfeld bleiben können.

Die Leistungen für die häusliche Pflege werden auch dadurch nicht grundsätzlich ausgeschlossen, daß der Pflegebedürftige in einem Altenwohnheim, in einem Wohnheim für Behinderte oder einer vergleichbaren Behinderteneinrichtung wohnt. In diesem Fall wird aber vorausgesetzt, daß der Bewohner die Möglichkeit hat, in der Einrichtung seinen Haushalt selbst zu führen. Handelt es sich bei der Einrichtung, in der sich der Pflegebedürftige aufhält, um ein Pflegeheim oder um eine vergleichbare Einrichtung, besteht Anspruch auf Leistungen im Rahmen stationärer Pflege (§ 43 SGB XI).

In der sozialen Pflegeversicherung hat der Pflegebedürftige im Hinblick auf die Ausführung häuslicher Pflege ein Wahlrecht. Man unterscheidet:
- Pflegesachleistungen (§ 36 SGB XI)
- Pflegegeld für selbstbeschaffte Hilfen (§ 37 SGB XI)
- Kombination von Geld- und Sachleistungen (§ 38 SGB XI).

■ Insbesondere die Möglichkeit, Geld- und Sachleistungen zu kombinieren, gestaltet die Hilfen so, wie sie den persönlichen Bedürfnissen des Pflegebedürftigen und den Pflegepersonen (meist Familienangehörige) entsprechen.

Diese und alle weiteren Leistungen im Bereich der häuslichen Pflege werden in der Abbildung 62.1 im Überblick dargestellt.

2.5.1 Pflegesachleistungen – Pflegegeld

Wünscht der Pflegebedürftige Fremdpflege durch geeignete Pflegekräfte (mit kranken- oder altenpflegerischer Ausbildung), Pflegedienste oder aber auch in Einrichtungen, gilt dies als Pflegesachleistung (§ 36 Abs. 1 SGB XI). Die Höhe der Sachleistungen sind entsprechend dem Grad der Pflegebedürftigkeit mehr als doppelt so hoch wie das Pflegegeld für selbstbeschaffte Pflegehilfen. Bei der Wahl, ob Geld- oder/und Sachleistung beansprucht wird, müssen sich die Leistungsberechtigten für 6 Monate festlegen (§ 38 SGB XI). Bei wesentlichen Änderungen in der Pflegesituation sind Abänderungswünsche aber möglich.

Pflegebedürftige, die Pflegegeld erhalten, sind verpflichtet, in regelmäßigen Abständen einen Pflegeeinsatz durch eine Pflegeeinrichtung, mit der die Pflegekasse einen Versorgungsauftrag abgeschlos-

Pflegeversicherungsgesetz – Pflege-VG

Tages- und Nachtpflege bis 2800,- DM mtl.

Leistungen bei häuslicher Pflege

Kurzzeitpflege bis 2800,– DM jährlich

Pflegesachleistungen durch Pflegefachkräfte

- Grundpflege
- hauswirtschaftliche Versorgung

Pflegestufe	Wert
1	750,– DM
2	1800,– DM
3	2800,– DM
in Härtefällen:	3750,– DM

Pflegegeld

Pflege durch Pflegepersonen

Pflegestufe	Wert
1	400,– DM
2	800,– DM
3	1300,– DM

Pflicht:
Pflegeeinsätze durch Pflegekraft bei

Pflegestufe	Wert
1	halbjährlich 1 Einsatz
2	halbjährlich 1 Einsatz
3	vierteljährlich 1 Einsatz

Pflegehilfsmittel und technische Hilfsmittel

zum Verbrauch bestimmte Mittel bis 60,– DM/Monat

oder/und

zur Verbesserung des Wohnumfelds bis 5000,– DM je Maßnahme u.a.m.

Kombinationsleistung

Pflegesachleistung
z.B. Anspruch
Pflegestufe 2: 1800,– DM
tatsächliche Nutzung: 900,– DM
entspricht 50%

Pflegegeld
Pflegestufe 2: 800,– DM
davon 50%: 400,– DM

Leistung: Pflegesachleistung 900,– DM und Pflegegeld 400,– DM

bei Verhinderung der Pflegeperson

maximal 4 Wochen Ersatzpflegekraft bis 2800,– DM

Voraussetzung: erstmals nach 12 Monaten Pflege

Leistungen zur sozialen Sicherung der Pflegeperson
(Rentenversicherung)

Pflegekurse für Angehörige und ehrenamtliche Pflegepersonen

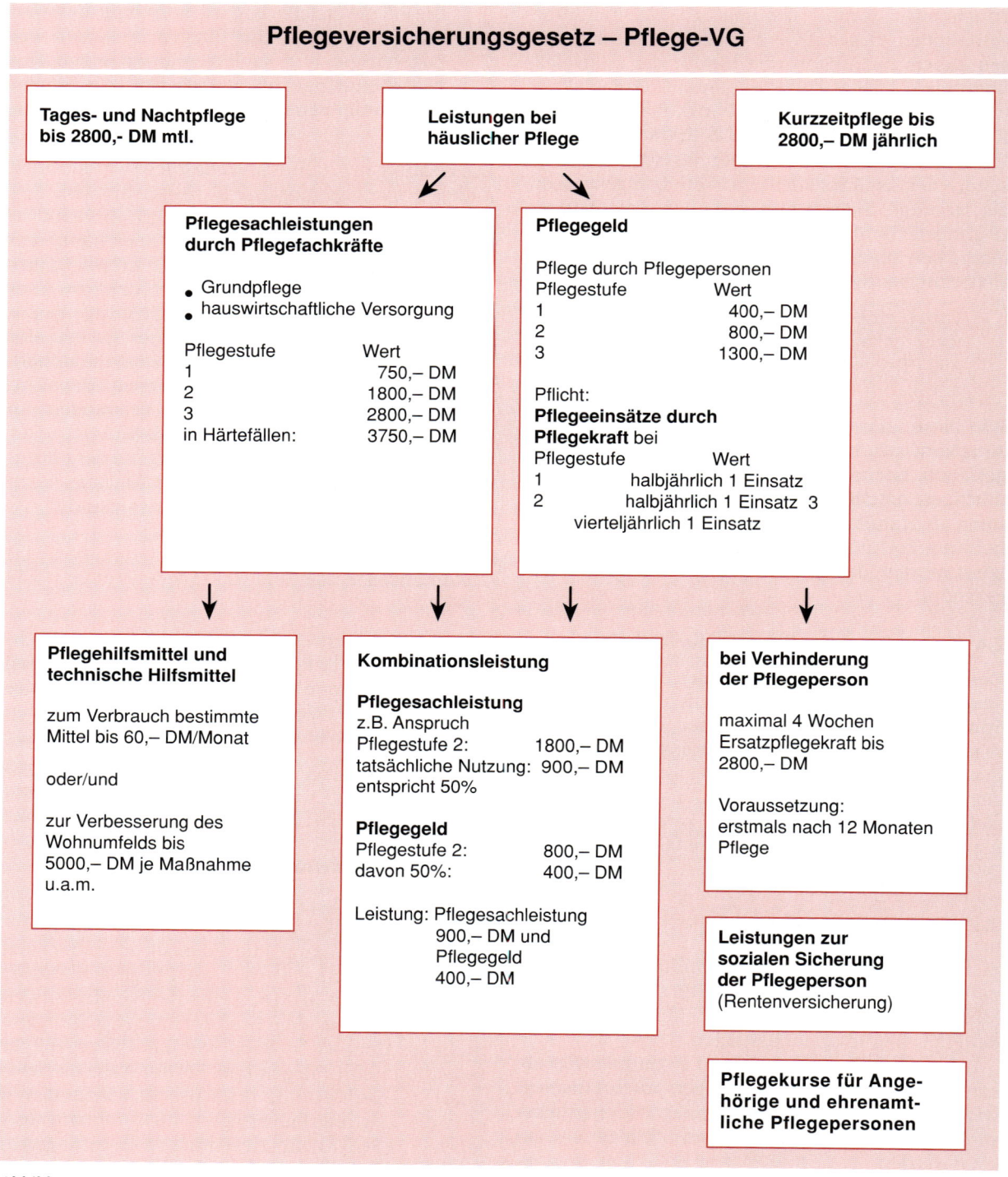

Abbildung 62.1 Leistungen nach dem Pflegeversicherungsgesetz.

sen hat, in Anspruch zu nehmen (§ 37 Abs. 3 SGB XI). Die *Pflegeeinsätze durch Fachkräfte* dienen der Beratung und Hilfestellung pflegender Familienangehöriger oder anderer Pflegepersonen und sollen die Qualität häuslicher Pflege absichern helfen. Die Kosten werden dem Pflegebedürftigen von der

Pflegekasse erstattet. Die Pflegekassen betonen, daß diese „Pflichteinsätze" nicht der Kontrolle, sondern der Qualitätssicherung dienen.

2.5.2 Kombinationsleistungen

Nimmt der Pflegebedürftige die ihm zustehenden Sachleistungen einer Pflegekraft nur teilweise in Anspruch, erhält er daneben ein anteiliges Pflegegeld. Das Pflegegeld wird um den Prozentsatz gemindert, in dem der Pflegebedürftige Sachleistungen in Anspruch genommen hat (§ 38 SGB XI). Das in der Abbildung 62.1 aufgeführte Beispiel geht davon aus, daß eine pflegebedürftige Person der Pflegestufe 2 von der ihr zustehenden Sachleistung (1800,– DM/Monat) nur Leistungen in Höhe von 900,– DM (50% von 1800,– DM) in Anspruch nimmt. Da nicht die gesamte Leistung (1800,– DM), sondern nur 50% der Sachleistungen abgerufen werden, besteht ein Anspruch auf 50% der Geldleistung in Höhe von 800,– DM/Monat, also 400,– DM. Die Kombination von Sach- und Geldleistung ist bei der häuslichen Pflege in vielen Fällen eine wichtige Ergänzungs- oder auch notwendige Entlastungsmöglichkeit für pflegende Angehörige.

2.5.3 Leistungen bei Verhinderung der Pflegeperson

Wenn die Pflegeperson – z.B. ein pflegender Angehöriger – verreist oder aus anderen Gründen verhindert ist, hat der Pflegebedürftige einen Anspruch auf eine Urlaubsvertretung bis zu 4 Wochen im Gesamtwert bis zu 2800,– DM im Jahr. Voraussetzung ist, daß die Pflegeperson den Pflegebedürftigen vor der erstmaligen Verhinderung mindestens 12 Monate in seiner häuslichen Umgebung gepflegt hat. Bei den Empfängern von Pflegegeld tritt die Leistung dieser „Verhinderungspflege" an die Stelle des Pflegegeldes.

2.5.4 Teilstationäre Pflege und Kurzzeitpflege

Ist die ambulante häusliche Pflege nicht ausreichend oder nicht immer in vollem Umfang möglich, kann auch teilstationäre Pflege und Kurzzeitpflege in Frage kommen. Bei der teilstationären Pflege (Tages- und Nachtpflege) werden monatlich übernommen (§ 41 Abs. 2 SGB XI):
- für Pflegestufe 1 Sachleistungen in Höhe von 750,– DM
- für Pflegestufe 2 in Höhe von 1800,– DM
- für Pflegestufe 3 in Höhe von 2800,– DM

Anspruch auf Leistung für Kurzzeitpflege wird in Höhe von maximal 2800,– DM für maximal 4 Wochen pro Kalenderjahr gewährt (§ 42 SGB XI). Diese Leistungen können auch ergänzend zur „Verhinderungspflege" bewilligt werden.

2.5.5 Pflegehilfsmittel und weitere Leistungen

Pflegebedürftige haben gegenüber der Pflegekasse einen Anspruch auf Versorgung mit Pflegehilfsmitteln, die zur Erleichterung der Pflege oder zur Linderung von Beschwerden des Pflegebedürftigen beitragen oder ihm eine selbständigere Lebensführung ermöglichen (§ 40 SGB XI). Zu den Hilfsmitteln zählen zum Verbrauch bestimmte Pflegehilfsmittel (z.B. Desinfektionsmittel, Unterlagen u.a. bis zu einem monatlichen Betrag von 60,– DM) und technische Hilfsmittel (z.B. Pflegebetten, Rollstühle, Hebegeräte oder auch Hausnotrufanlagen).

Die Pflegekassen können, neben diesen technischen Hilfsmitteln, subsidiär finanzielle Zuschüsse für Maßnahmen zur Verbesserung des Wohnumfeldes – beispielsweise für technische Hilfen im Haushalt – gewähren. Die Einzelmaßnahme darf einen Betrag von 5000,– DM nicht übersteigen (§ 40 Abs. 4 SGB XI).

Die Pflegekassen sind auch dazu verpflichtet, für Pflegepersonen *unentgeltliche Kurse* anzubieten, um die häusliche Pflege zu erleichtern und zu verbessern (§ 45 SGB XI). Viele Pflegekassen bieten in der Zwischenzeit Unterstützung durch unentgeltliche Pflegekurse, Ergänzungskurse und Beratungsgespräche an. Die Kurse dienen dem Ziel, Familienangehörige und sonstige ehrenamtlich pflegende Personen zu motivieren und zu befähigen, häusliche Pflege zu übernehmen, zu erleichtern und zu verbessern. Neben der Vermittlung von Pflegetechniken und spezieller pflegerischer Maßnahmen, z.B. zur Verhütung zusätzlicher Erkrankungen, sollen die Kurse der psychischen Situation des Pflegebedürftigen, seiner Familie sowie der besonderen Belastung der Pflegeperson Rechnung tragen. Die Kurse werden in der Regel in Zusammenarbeit mit verschiedenen Wohlfahrtsverbänden durchgeführt.

2.5.6 Die soziale Sicherung der Pflegeperson

Um die Pflegebereitschaft im häuslichen Bereich zu fördern und den Einsatz der Pflegeperson nicht nur verbal anzuerkennen, wird die soziale Sicherung der Pflegepersonen (§ 44 SGB XI) über die mit der Rentenreform 1992 getroffenen Maßnahmen hinaus weiter verbessert.

> Für Personen, die wegen der Pflege nicht oder nur halbtags erwerbstätig sind, zahlt die Pflegeversicherung Beiträge zur gesetzlichen Rentenversicherung.

Dabei richtet sich die Höhe der Beiträge nach dem Schweregrad der Pflegebedürftigkeit und dem sich daraus ergebenden Umfang notwendiger Pflegetätigkeit. Es ist notwendig, daß die Pflegeperson(en), die diese Voraussetzungen erfüllen, wegen der Beitragszahlungen bei der Pflegekasse einen Antrag stellen.

> Darüber hinaus werden die Pflegepersonen während der pflegerischen Tätigkeit in den Schutz der gesetzlichen Unfallversicherung einbezogen.

Die Pflegekassen müssen die Pflegepersonen bei den zuständigen Renten- und Unfallversicherungsträgern melden.

2.6 Die Beiträge zur Pflegeversicherung

Es gilt ein Beitragssatz von 1,7% der beitragspflichtigen Einnahmen, die auch für die Berechnung der Krankenversicherungsbeiträge herangezogen werden. Die Beiträge werden von Arbeitgebern und Arbeitnehmern je zur Hälfte aufgebracht; bei Rentnern je zur Hälfte von diesen selbst und von den Rentenversicherungsträgern.

3 Pflegeversicherung und Sozialhilfe

> Ausgangspunkt für das Verhältnis sozialer Pflegeversicherung zur Sozialhilfe ist das Prinzip des Nachrangs: Leistungen der Pflegeversicherungen gehen den Leistungen nach dem Sozialhilferecht (BSHG) vor.

Wie bereits dargestellt, ist die neue soziale Pflegeversicherung nur eine Grundsicherung mit einem begrenzten Leistungsspektrum. Die Sozialhilfe hat demgegenüber eine umfassende Verpflichtung und stellt auf den gesamten Bedarf des Leistungsberechtigten ab. Einschränkend gelten für die Gewährung von Sozialhilfeleistungen im Rahmen der Pflegehilfen des BSHG (§§ 68–69c) Einkommensgrenzen und damit verbunden die Notwendigkeit zur Feststellung der Bedürftigkeit.

Ergänzende oder originäre Leistungen im Rahmen sozialhilferechtlicher Hilfen zur Pflege kommen in Betracht, wenn

- der Bedarf des Pflegebedürftigen unterhalb der Schwelle der Pflegebedürftigkeit nach dem SGB XI liegt. Dies könnten Personen sein, deren Pflegebedarf < 90 min täglich liegt und deshalb nicht die Pflegestufe 1 erreichen. In diesen Fällen wird zwar kein Pflegegeld gewährt, dem Pflegebedürftigen können aber z.B. Aufwendungen der Pflegepersonen oder auch die Kosten einer Pflegekraft erstattet werden
- der Bedarf des Pflegebedürftigen die möglichen höchsten Pflegeleistungen der Pflegestufe 3 – einschließlich der Leistungen nach der Härtefallregelung – übersteigt
- bei Urlaubs- oder Kurzzeitpflege die Voraussetzungen einer 12monatigen Betreuung durch die Pflegeperson im häuslichen Bereich noch nicht erfüllt sind
- die Anspruchsvoraussetzungen für die Gewährung von Leistungen nach den Bestimmungen der Pflegeversicherung (noch) nicht vorliegen (§ 33 SGB XI).

In allen diesen Fällen ist das örtliche Sozialamt (Träger der Sozialhilfe) zuständiges Fachamt, das zu prüfen hat, ob die Voraussetzungen zur Gewährung ergänzender oder originärer Hilfen zur Pflege nach den Bestimmungen des BSHG im Einzelfall gegeben sind.

4 Die vollstationäre Pflege

Wenn häusliche oder teilstationäre Pflege nicht möglich ist oder nicht in Betracht kommt, haben Pflegebedürftige Anspruch auf Pflege in vollstationären Einrichtungen (§ 43 Abs. 1 SGB XI). Die pflegebedingten Aufwendungen dürfen dabei einen Betrag von 2800,– DM monatlich nicht überschreiten. In besonderen Härtefällen stehen Pflegebedürftigen der Pflegestufe 3 bis zu 3300,– DM monatlich zur Verfügung. Die Kosten für Unterkunft und Verpflegung muß der Versicherte selbst tragen.

Literatur

Presse und Informationsdienst des Kuratoriums Deutsche Altershilfe.

Beske, F.: Häusliche Pflege: Aufgaben und Bedeutung, gegenwärtiger Stand und zukünftige Perspektiven. Zbl. für Hygiene und Umweltmedizin 194 (1993) 12–21.

Gemeinsames Rundschreiben zu leistungsrechtlichen Vorschriften des Pflege-Versicherungsgesetzes: Richtlinien der Spitzenverbände der Pflegekassen über die Abgrenzung der Merkmale der Pflegebedürftigkeit und der Pflegestufen sowie zum Verfahren der Feststellung der Pflegebedürftigkeit (Pflegebedürftigkeits-Richtlinien – PflRi) vom 7.11.1994.

Kettler, U., H.-J. Hammer: Modellprogramm „Ambulante Dienste für Pflegebedürftigkeit". Vorortuntersuchungen Region Münster. Abschlußbericht 1993.

Nöldeke, I.: Der sogenannte Pflegefall. Blätter der Wohlfahrtspflege 135 (1988) 504–508.

Die aktuellen Daten zur Hilfe- und Pflegebedürftigkeit sind einer Untersuchung, die das Infratest-Institut gemeinsam mit den Universitäten Erlangen und Tübingen durchführte, entnommen. Vorveröffentlichung, Folge 2, 1993.

Richtlinien der Spitzenverbände der Pflegekassen zur Anwendung der Härtefallregelungen des § 36 Abs. 4 SGB XI (Härtefall – Richtlinien – ambulante Pflege) vom 10.7.1995.

Schellhorn, W.: Pflegeversicherung und Sozialhilfe – Fragen der Abgrenzung, der Ergänzung und der Zusammenarbeit. Nachrichtendienst 75 (1995) 54–61

Anhang

Adressen, die weiterhelfen können

Bei der Auswahl der Anschriften von Hilfsorganisationen, Verbänden, Vereinen, Initiativen und Selbsthilfegruppierungen (gelistet für Bundesgebiet und Bundesländer) wurden vor allem zentrale Kontaktadressen berücksichtigt, über die weitere ortsbezogene Kontaktmöglichkeiten in Erfahrung gebracht werden können. Ergänzt wird dieses Verzeichnis durch einige interessante Informationsnetze, die das World Wide Web des Internet erschließt. Bei den landesbezogenen Adressenlisten wird bei Hinweisen auf kirchliche Wohlfahrtsverbände und andere bundesweit tätige Organisationen oft nur eine regionale Adresse genannt, über die in der Regel weitere Kontaktadressen erfragbar sind.

INHALT

Bundesgebiet 720
Spitzenverbände der freien Wohlfahrtspflege
   (BAG) 720
Weitere bundesweit tätige Organisationen der freien
   Wohlfahrtspflege, Bundesarbeitsgemeinschaften
   sowie Informationszentren und Initiativen 720
Verbände der Kranken- und Pflegekassen
   auf Bundesebene 721
Bundesverbände und Vereine zur Wohnsituation
   im Alter 722
Adressen der Hospizbewegung 722
Gesellschaften und Vereine für besondere
   Betroffenengruppen 722

Bundesländer 723
BADEN-WÜRTTEMBERG 723
Spitzenverbände der freien Wohlfahrtspflege 723
Seniorenvertretung 723
Senioren-Selbsthilfegruppen 723
Selbsthilfegruppen und Beratungsstellen
   für Alzheimer-Patienten und deren Angehörige . 723
BAYERN 724
Spitzenverbände der freien Wohlfahrtspflege (BAG) 724
Seniorenvertretung 724
Senioren-Selbsthilfegruppen 724
Selbsthilfegruppen und Beratungsstellen
   für Alzheimer-Patienten und deren Angehörige . 724
BERLIN 724
Spitzenverbände der freien Wohlfahrtspflege (BAG) 724
Seniorenvertretung 725
Senioren-Selbsthilfegruppe 725
Selbsthilfegruppen und Beratungsstellen
   für Alzheimer-Patienten und deren Angehörige . 725
BRANDENBURG 725
Spitzenverbände der freien Wohlfahrtspflege (BAG) 725
Selbsthilfegruppen und Beratungsstellen
   für Alzheimer-Patienten und deren Angehörige . 725

BREMEN 725
Spitzenverbände der freien Wohlfahrtspflege (BAG) 725
Senioren-Selbsthilfegruppen 725
Selbsthilfegruppen und Beratungsstellen
   für Alzheimer-Patienten und deren Angehörige . 726
HAMBURG 726
Spitzenverbände der freien Wohlfahrtspflege (BAG) . 726
Seniorenvertretung 726
Senioren-Selbsthilfegruppe 726
Selbsthilfegruppen und Beratungsstellen
   für Alzheimer-Patienten und deren Angehörige . 726
HESSEN 726
Spitzenverbände der freien Wohlfahrtspflege (BAG) 726
Seniorenvertretung 727
Selbsthilfegruppen und Beratungsstellen
   für Alzheimer-Patienten und deren Angehörige . 727
MECKLENBURG-VORPOMMERN 727
Spitzenverbände der freien Wohlfahrtspflege (BAG) 727
Seniorenvertretung 727
Selbsthilfegruppen und Beratungsstellen
   für Alzheimer-Patienten und deren Angehörige . 727
NIEDERSACHSEN 728
Spitzenverbände der freien Wohlfahrtspflege (BGA) 728
Seniorenvertretung 728
Senioren-Selbsthilfegruppe 728
Selbsthilfegruppen und Beratungsstellen
   für Alzheimer-Patienten und deren Angehörige . 728
NORDRHEIN-WESTFALEN 728
Spitzenverbände der freien Wohlfahrtspflege (BAG) 728
Seniorenvertretung 729
Senioren-Selbsthilfegruppen 729
Selbsthilfegruppen und Beratungsstellen
   für Alzheimer-Patienten und deren Angehörige . 729
RHEINLAND-PFALZ 729
Spitzenverbände der freien Wohlfahrtspflege (BAG) 729
Selbsthilfegruppen und Beratungsstellen
   für Alzheimer-Patienten und deren Angehörige . 729

INHALT (FORTSETZUNG)

SAARLAND 730
Spitzenverbände der freien Wohlfahrtspflege (BAG) 730
Seniorenvertretung 730
Selbsthilfegruppen und Beratungsstellen
    für Alzheimer-Patienten und deren Angehörige . 730

SACHSEN 730
Spitzenverbände der freien Wohlfahrtspflege (BAG) . 730
Selbsthilfegruppen und Beratungsstellen
    für Alzheimer-Patienten und deren Angehörige . 730

SACHSEN-ANHALT 731
Spitzenverbände der freien Wohlfahrtspflege (BAG) 731
Senioren-Selbsthilfegruppen 731
Selbsthilfegruppen und Beratungsstellen
    für Alzheimer-Patienten und deren Angehörige . 731

SCHLESWIG-HOLSTEIN 731
Spitzenverbände der freien Wohlfahrtspflege (BAG) 731
Selbsthilfegruppen und Beratungsstellen
    für Alzheimer-Patienten und deren Angehörige . 731

THÜRINGEN 732
Spitzenverbände der freien Wohlfahrtspflege (BAG) 732
Senioren-Selbsthilfegruppe 732
Selbsthilfegruppen und Beratungsstellen
    für Alzheimer-Patienten und deren Angehörige . 732

**Ausgewählte nationale und internationale
Internet-Adressen
zu verschiedenen Themenbereichen** 732
Medizinische Informationen, Altenpflegeadressen,
    Alzheimer, Forschung, Bildung etc. 732
Seniorenhochschulen, Freunde des SeniorWeb,
    Urlaub, Bildung und Computerschulung 732
Vereine, Einrichtungen und Selbsthilfe 732

Bundesgebiet

Spitzenverbände der freien Wohlfahrtspflege (BAG)

Arbeiterwohlfahrt Bundesverband e.V.
Oppelner Straße 130
53119 Bonn
0228/6685-0

Deutscher Caritasverband e.V.
Karlstraße 40
79104 Freiburg
0761/200-0

**Deutscher Paritätischer Wohlfahrtsverband
Gesamtverband e.V.**
Heinrich-Hoffmann-Straße 3
60528 Frankfurt
069/6706-0

Deutsches Rotes Kreuz
Präsidium und Generalsekretariat
Friedrich-Ebert-Allee 71
53113 Bonn
0228/541-0

Diakonisches Werk der EKD
Hauptgeschäftsstelle
Stafflenbergstraße 76
70184 Stuttgart
0711/2159-0

**Zentralwohlfahrtsstelle der Juden
in Deutschland e.V.**
Hebelstraße 6
60318 Frankfurt a. M.
069/944371-0

Diese Verbände sind zusammengeschlossen in der

**Bundesarbeitsgemeinschaft der Freien
Wohlfahrtspflege e.V. (BAGFW)**
Franz-Lohe-Straße 17
53129 Bonn
0228/2260

*Weitere bundesweit tätige Organisationen
der freien Wohlfahrtspflege, Bundesarbeitsgemeinschaften sowie Informationszentren und Initiativen*

Arbeiter-Samariter-Bund Deutschland e.V.
Bundesverband
Sülzburgstraße 140
50937 Köln
0221/47605317

**Arbeitsgemeinschaft der Deutschen
Hauptfürsorgestellen (Landschaftsverband)**
Freiherr-v.-Stein-Platz 1
48147 Münster
0251/591-3829

Arbeitskreis Gesundheit im Alter
Sekretariat: Dr. Thomas Kunczik
Postfach 1250
51582 Nümbrecht
02293/3541

Bund Deutscher Senioren (BDS) e.V.
Genthiner Straße 24–28
10785 Berlin
030/2613016

Bundesarbeitsgemeinschaft der Beratungsstellen für ältere Menschen und ihre Angehörigen
Josefstraße 4
48151 Münster
0251/520272

Bundesarbeitsgemeinschaft der Senioren-Organisationen (BAGSO)
Stockenstraße 14
53113 Bonn
0228/635391

Bundesarbeitsgemeinschaft für Rehabilitation
Walter-Kolb-Straße 9–11
60594 Frankfurt a. M.
069/605018-0

Deutsches Zentrum für Altersfragen e.V.
Manfred-von-Richthofen-Straße 2
12101 Berlin
030/7866071

Handeln statt Mißhandeln – Bonner Initiative gegen Gewalt im Alter
Breite Straße 107a
53111 Bonn
0228/636322

Kuratorium Deutsche Altershilfe
An der Paulskirche 3
50677 Köln
0221/931847-0

Malteser-Hilfsdienst e.V.
Generalsekretariat
Leonhard-Tietz-Straße 8
50676 Köln
0221/20308-0

Nationale Kontakt- und Informationsstelle zur Anregung und Unterstützung von Selbsthilfegruppen (NAKOS)
Albrecht-Achilles-Straße 65
10709 Berlin
030/8914019

Reichsbund der Kriegsopfer, Behinderten, Sozialrentner und Hinterbliebenen e.V.
Beethovenallee 56–58
53173 Bonn
0228/9564-0

Senioren-Schutz-Bund (SSB) „Graue Panther" e.V.
Rathenaustraße 2
42277 Wuppertal
0202/280700

Sozialverband VDK, Reichsbund der Kriegs- und Wehrdienstopfer, Behinderten und Rentner Deutschlands e.V.
Bundesgeschäftsstelle
Wurzerstraße 4a
53175 Bonn
0228/82093-0

Verbände der Kranken- und Pflegekassen auf Bundesebene

AOK-Bundesverband
Kortrijker Straße 1
53177 Bonn
0228/8430

Bundesknappschaft
Pieperstraße 14–28
44789 Bochum
0234/30480

Bundesverband der Betriebskrankenkassen
Kronprinzenstraße 6
45128 Essen
0201/17901

Bundesverband der Innungskrankenkassen
Kölner Straße 1–5
51429 Bergisch Gladbach
02204/440

Medizinischer Dienst der Spitzenverbände der Krankenkassen
Lützowstraße 53
45141 Essen
0201/81360

Verband der Angestelltenkrankenkassen
Frankfurter Straße 84
53721 Siegburg
02241/1080

Verband der privaten Krankenversicherung
Postfach 51 10 40
0221/376620

Bundesverbände und Vereine zur Wohnsituation im Alter

Bundesreferat ambulante Pflege
Wendenstraße 377
20537 Hamburg
040/25178153

Bundesverband privater Alten- und Pflegeheime
Bundesgeschäftsstelle
Meckenheimer Allee 145
53115 Bonn
0228/604330

Interessengemeinschaft der Bewohner von Altenwohnheimen, -Heimen und gleichartigen Einrichtungen e.V.
Vorgebirgsstraße 1
53913 Swisttal-Heimerzheim
02254/2812

Neues Wohnen im Alter e.V.
Marienplatz 6
50676 Köln
0221/215086

Adressen der Hospizbewegung

Arbeitsgemeinschaft Hospiz
Begleitung Sterbender und ihrer Angehörigen
Büchsenstraße 34/36
70174 Stuttgart
0711/2054-0

Deutsche Hospizhilfe e.V.
Reit 25
21244 Buchholz
04181/38855

Hospiz Halle/Saale
Taubenstraße 25–28
06110 Halle/Saale
0345/225450

Hospiz Initiative St. Elisabeth Neviges
Postfach 15 03 44
42522 Velbert
02053/494-401

Internationale Gesellschaft für Sterbebegleitung und Lebensbeistand e.V.
Im Rheinblick 16
55411 Bingen
06721/10328

IGSL – Internationale Gesellschaft für Sterbebegleitung und Lebensbeistand e.V.
Mariannengasse 26
A-1090 Wien
00431/4069469

IGSL – Internationale Gesellschaft für Sterbebegleitung und Lebensbeistand e.V.
Im Rheinblick 16
55411 Bingen/Rhl.
06721/10318

OMEGA - Mit dem Sterben leben e.V.
Kasseler Schlagd 19
34346 Hann. Münden
05541/5356

Zentrum für Hospizforschung und -ausbildung
Arbeitsgruppe „Zu Hause sterben"
an der Evangelischen Fachhochschule Hannover
Blumhardtstraße 2
30625 Hannover
0511/5301-0

Gesellschaften und Vereine für besondere Betroffenengruppen

Arbeitsgemeinschaft Spina bifida und Hydrocephalus (ASBH) e.V.
Münsterstraße 13
44145 Dortmund
0231/8610500

Arbeitsgemeinschaft Spina bifida und Hydrocephalus (ASBH) e.V.
Fuhlsbüttler Straße 401
22309 Hamburg
040/5594641

Arbeitsgemeinschaft Spina bifida und Hydrocephalus (ASBH) Trier e.V.
Bergstraße 2
54318 Mertesdorf
0651/9950450

Bundesselbsthilfeverband der Schlaganfallbetroffenen und gleichartig Behinderten e.V.
Hasnacken 11a
42327 Wuppertal
0202/2781348 (Anrufbeantworter)

Deutsche Alzheimergesellschaft e.V.
Bundesverband
Kantstraße 152
030/31505733

**Deutsche Gesellschaft
zum Studium des Schmerzes**
Abteilung Physiologie des Zentralnervensystems
der Universität Heidelberg
Im Neuenheimer Feld 326
69129 Heidelberg
06221/540

Deutsche ILCO e.V.
(für Träger einer Kolo-/Ileo- und Urostomie
sowie für Harninkontinente)
Landshuter Straße 30
85356 Freising
08161/934301

Deutsche Multiple Sklerose Gesellschaft e.V.
Landesverband
Sankt-Jakobs-Platz 10
80331 München
089/2366410

Deutscher Schwerhörigenbund e.V.
DSB-Geschäftsstelle
Breitestraße 3
13187 Berlin
030/47541114

Gesellschaft für Inkontinenz-Hilfe (GIH)
Friedrich-Ebert-Straße 124
34119 Kassel
0561/780604

Bundesländer

BADEN-WÜRTTEMBERG

Spitzenverbände der freien Wohlfahrtspflege (BAG)

Arbeiterwohlfahrt
Bezirksverband Baden-Württemberg e.V.
Hoppenlauweg 26–28
70174 Stuttgart
0711/22903-0

Caritasverband der Erzdiözese Freiburg e.V.
Hildastraße 65
79102 Freiburg
0761/7083-0

Deutscher Paritätischer Wohlfahrtsverband
Landesverband Württemberg e.V.
Haußmannstraße 6
70188 Stuttgart
0711/2155-0

Deutsches Rotes Kreuz
Landesverband Baden-Württemberg e.V.
Badstraße 41
70372 Stuttgart
0711/5505-0

**Diakonisches Werk der evangelischen Kirche
in Württemberg e.V.**
Löwentorzentrum
70191 Stuttgart
0711/16560

Seniorenvertretung

Seniorenbeirat Baden-Württemberg
Rotebühlstraße 131
70197 Stuttgart
0711/613824

Senioren-Selbsthilfegruppen

Aktionsgemeinschaft Frohes Alter e.V.
Frohes Alter, Seniorentreff
Sindelfinger Straße 9
71032 Böblingen
07031/225451

Senioren-Schutz-Bund SSB „Graue Panther" e.V.
Bahnhofstraße 39
78532 Tuttlingen
07461/162757

*Selbsthilfegruppen und Beratungsstellen
für Alzheimer-Patienten und deren Angehörige*

Alzheimer-Gesellschaft Baden-Württemberg e.V.
Landesverband
Büchsenstraße 36
70174 Stuttgart
0711/2264920

**Landesarbeitsgemeinschaft der Kontakt-
und Informationsstellen für Selbsthilfegruppen**
Baden-Württemberg
c/o KISS Stuttgart
Marienstraße 9
70178 Stuttgart
0711/6406117

BAYERN

Spitzenverbände der freien Wohlfahrtspflege (BAG)

Arbeiterwohlfahrt
Landesverband Bayern e.V.
Landesgeschäftsstelle
Edelsbergstraße 10
80686 München
089/546754-0

Bayerisches Rotes Kreuz
Landesverband Bayern e.V.
Holbeinstraße 11
81679 München
089/9241-0

Caritasverband der Erzdiözese München und Freising e.V.
Hirtenstraße 8
80335 München
089/551690

Deutscher Paritätischer Wohlfahrtsverband
Landesverband Bayern e.V.
Düsseldorfer Straße 22
80804 München
089/30611-0

Diakonisches Werk der Ev.-luth. Kirche in Bayern e.V.
Pirckheimerstraße 6
90408 Nürnberg
0911/93541

Seniorenvertretung

Seniorenbeirat München
Tal 39
80331 München
089/23325986

Senioren-Selbsthilfegruppen

Senioren-Hilfswerk in Deutschland e.V.
Sozialreferat
Orleansplatz 11
81667 München
089/233-0210

Senioren-Schutz-Bund SSB „Graue Panther" e.V.
Georgenstraße 63
80799 München
089/2729450

Selbsthilfegruppen und Beratungsstellen für Alzheimer-Patienten und deren Angehörige

Alzheimer-Gesellschaft Landesverband Bayern e.V.
Pillenreuther Straße 41
90459 Nürnberg
0911/436949

Alzheimer-Gesellschaft Mittelfranken e.V.
Angehörigenberatung
Nachbarschaftshaus Gostenhof
c/o Herr Mückschel
Adam-Klein-Straße 6
90429 Nürnberg
0911/266126

Gruppe für Angehörige demenzkranker Menschen
Ambulante Kranken- und Altenpflege e.V.
c/o Frau Großmann
Lechstraße 7
86415 Mering
08233/92288

Landesarbeitsgemeinschaft der Selbsthilfekontaktstellen in Bayern
c/o KISS Regensburg
Dr.-Martin-Luther-Straße 14
93047 Regensburg
0941/52822

BERLIN

Spitzenverbände der freien Wohlfahrtspflege (BAG)

Arbeiterwohlfahrt der Stadt Berlin e.V.
Hallesches Ufer 32–38
10963 Berlin
030/25389-286

Deutscher Caritasverband e.V.
Hauptvertretung Berlin
Ahornallee 49
14050 Berlin
030/303905-0

Deutscher Paritätischer Wohlfahrtsverband
Landesverband Berlin e.V.
Brandenburgische Straße 80
10713 Berlin
030/86001-0

Deutsches Rotes Kreuz
Landesverband
Bundesallee 73
12161 Berlin
030/850050

Diakonisches Werk Berlin-Brandenburg
Paulsenstraße 55–56
12163 Berlin
030/820970

Seniorenvertretung

Seniorenbeirat Berlin
Rathaus Steglitz
Schloßstraße 80
12154 Berlin
030/79043318

Senioren-Selbsthilfegruppe

**Senioren-Schutz-Bund SSB „Graue Panther"
Berlin e.V.**
Nonnendammallee 80
13599 Berlin
030/3814039

*Selbsthilfegruppen und Beratungsstellen
für Alzheimer-Patienten und deren Angehörige*

Alzheimer-Gesellschaft Berlin e.V.
Albrecht-Achilles-Straße 65
10709 Berlin (Wilmersdorf)
030/89094357

Selbsthilfe Kontakt- und Informationsstelle SEKIS
Albrecht-Achilles-Straße 65
10709 Berlin
030/8926602

BRANDENBURG

Spitzenverbände der freien Wohlfahrtspflege (BAG)

Arbeiterwohlfahrt
Landesverband Brandenburg
Nansenstraße 18
14471 Potsdam
0385/76160-49

Caritasverband für Brandenburg e.V.
Gürtelstraße 8
13088 Berlin
030/9654116

Deutscher Paritätischer Wohlfahrtsverband
Landesverband Brandenburg
Templiner Straße 19
0331/28497-0

Deutsches Rotes Kreuz
Landesverband Brandenburg
Eisenhardstraße 5
14469 Potsdam
0331/2864-0

Diakonisches Werk Berlin-Brandenburg e.V.
Paulsenstraße 55–56
12163 Berlin
030/820970

*Selbsthilfegruppen und Beratungsstellen
für Alzheimer-Patienten und deren Angehörige*

Alzheimer-Gesellschaft Brandenburg e.V.
Tornowstraße 48
14473 Potsdam
0331/2849724

**Landesarbeitsgemeinschaft für
Selbsthilfeförderung Brandenburg e.V.**
Hölderlinstraße 29
03050 Cottbus
0355/543205

BREMEN

Spitzenverbände der freien Wohlfahrtspflege (BAG)

Arbeiterwohlfahrt
Kreisverband e.V.
Auf den Häfen 30–32
28203 Bremen
0421/7902-0

Caritasverband für Bremen e.V.
Kolpingstraße 3
28195 Bremen
0421/335730

Deutscher Paritätischer Wohlfahrtsverband
Landesverband Bremen e.V.
An der Allee 2
27568 Bremerhaven
04 71/41 45 46

Deutsches Rotes Kreuz
Landesverband Bremen e.V.
Henri-Dunant-Straße 2
28329 Bremen
0421/43638-0

Diakonisches Werk Bremen e.V.
Blumenthalstraße 10–11
28209 Bremen
0421/349670

Senioren-Selbsthilfegruppen

"SEHUNT" - Netzwerk Selbsthilfe
Rembertistraße 93
28195 Bremen
0421/4988634

Senioren-Schutz-Bund SSB „Graue Panther" e.V.
Friedrich-Ebert-Straße 49
27570 Bremerhaven
0471/207393

Selbsthilfegruppen und Beratungsstellen für Alzheimer-Patienten und deren Angehörige

**Gesundheitsamt Bremen –
Gesundheitsförderung/Selbsthilfe**
Horner Straße 60–70
28203 Bremen
0421/361-15163,-15141

HAMBURG

Spitzenverbände der freien Wohlfahrtspflege (BAG)

Arbeiterwohlfahrt
Landesverband Hamburg e.V.
Rothenbaumchaussee 44
20148 Hamburg
040/414023-0

Caritasverband für Hamburg e.V.
Danziger Straße 66
20099 Hamburg
040/280140-0

Deutscher Paritätischer Wohlfahrtsverband
Landesverband Hamburg e.V.
Mittelweg 115 a
20149 Hamburg
040/415201-55

Deutsches Rotes Kreuz
Landesverband Hamburg e.V.
Behrmannplatz 3
22529 Hamburg
040/554200

Diakonisches Werk Hamburg
Landesverband der Inneren Mission
Königstraße 54
22767 Hamburg
040/306200

Seniorenvertretung

Landesseniorenbeirat Hamburg
Behörde für Arbeit und Soziales
Heinrich-Hertz-Straße 50
22085 Hamburg
040/42863-1934

Senioren-Selbsthilfegruppen

**Senioren-Schutz-Bund SSB „Graue Panther"
Altenselbsthilfe**
Lerchenstraße 37
22767 Hamburg
040/4393388

*Selbsthilfegruppen und Beratungsstellen
für Alzheimer-Patienten und deren Angehörige*

Alzheimer-Gesellschaft Hamburg e.V.
Wandsbeker Allee 75
22041 Hamburg
040/472538

**Angehörigengruppe bei der Hamburger
Gesundheitshilfe e.V.**
Schellingstraße 12
22089 Hamburg
040/2098820

LAG - Hamburg
Gaußstraße 21
22765 Hamburg
040/395767

Verein für soziale Hilfen e.V.
Die Brücke
Martinistraße 29
20251 Hamburg
040/6919543

HESSEN

Spitzenverbände der freien Wohlfahrtspflege (BAG)

Arbeiterwohlfahrt
Landesausschuß Hessen-Nord
Ruhlstraße 6
34117 Kassel
0561/50770

Caritasverband für die Diözese Fulda e.V.
Wilhelmstraße 2
36037 Fulda
0661/87-620

Deutscher Paritätischer Wohlfahrtsverband
Landesverband Hessen e.V.
Landesgeschäftsstelle
Auf der Körnerwiese 5
60322 Frankfurt
069/955262-0

Deutsches Rotes Kreuz
Landesverband Hessen e.V.
Abraham-Lincoln-Straße 7
65189 Frankfurt a. M.
0611/7909-0

Diakonisches Werk in Hessen und Nassau e.V.
Ederstraße 12
60486 Frankfurt a. M.
069/79470

Seniorenvertretung

Altenhilfe Frankfurt
Stadt Frankfurt
Adickesallee 65–67
60322 Frankfurt a. M.
069/212-01

Selbsthilfegruppen und Beratungsstellen für Alzheimer-Patienten und deren Angehörige

Alzheimer-Gesellschaft Mittelhessen e.V.
Geiersberg 15
35578 Wetzlar
06441/43742

Gruppe für Angehörige von Alzheimer-Patienten
Frau Baum
Quellenstraße 16
34537 Bad Wildungen
05621/4154

Kontaktstelle für Selbsthilfegruppen
Friedrichstraße 33
35392 Gießen
0641/9945612

TREFFPUNKT e.V.
Verein zur Förderung von psychosozialer Beratung und Selbsthilfe
Neue Straße 11
34537 Bad Wildungen
05621/72424

MECKLENBURG-VORPOMMERN

Spitzenverbände der freien Wohlfahrtspflege (BAG)

Arbeiterwohlfahrt
Landesverband Mecklenburg-Vorpommern e.V.
Wismarsche Straße 183–185
19053 Schwerin
0385/76160-49

Caritasverband für Vorpommern e.V.
Bahnhofstraße 15, Haus 2
17489 Greifswald
03834/7983-200

Der Paritätische Wohlfahrtsverband
Landesverband Mecklenburg-Vorpommern e.V.
Wismarsche Straße 298
19055 Schwerin
0385/59221-0

Deutsches Rotes Kreuz
Wismarsche Straße 298
19055 Schwerin
0385/59147-0

Diakonisches Werk der Ev.-luth. Landeskirche Mecklenburg e.V.
Körnerstraße 7
19055 Schwerin
0385/50060

Seniorenvertretung

Seniorenbeirat der Stadt Schwerin und des Landes Mecklenburg-Vorpommern
Großer Moor 2
19055 Schwerin
0385/559-614

Selbsthilfegruppen und Beratungsstellen für Alzheimer-Patienten und deren Angehörige

Landesarbeitsgemeinschaft der Selbsthilfekontaktstellen in Mecklenburg-Vorpommern
Mönchstraße 53
18439 Stralsund
03831/292645

NIEDERSACHSEN

Spitzenverbände der freien Wohlfahrtspflege (BAG)

Arbeiterwohlfahrt Niedersachsen
Landesarbeitsgemeinschaft (LAG)
Körtingsdorf 1
30455 Hannover
0511/4952-0

Caritasverband für die Diözese Osnabrück e.V.
Johannisstraße 91
49074 Osnabrück
0541/341-0

Deutscher Paritätischer Wohlfahrtsverband
Landesverband Niedersachsen e.V.
Gandhistraße 5 A
30455 Hannover
0511/4952-0

Deutsches Rotes Kreuz
Landesverband Niedersachsen e.V.
Erwinstraße 7
30175 Hannover
0511/28000-0

Diakonisches Werk der Ev.-luth. Landeskirche Hannover e.V.
Ebhardtstraße 3A - Lutherhaus
30159 Hannover
0511/36040

Seniorenvertretung

Seniorenbeirat der Landeshauptstadt Hannover
Osterstraße 3
30159 Hannover
0511/363797

Senioren-Selbsthilfegruppe

Senioren-Schutz-Bund SSB „Graue Panther" e.V.
Rampenstraße 7
30449 Hannover
0511/7590399

Selbsthilfegruppen und Beratungsstellen für Alzheimer-Patienten und deren Angehörige

Alzheimer-Gesellschaft Hannover e.V.
Försterstieg 1 A
30916 Isernhagen
0511/7261505

Alzheimer-Gesellschaft Oldenburg-Ammerland e.V.
Grüne Straße 28
26655 Westerstede
04488/859185

Arbeitskreis Niedersächsischer Kontakt- und Beratungsstellen im Selbsthilfebereich
c/o Selbsthilfe-Kontaktstelle im Gesundheitsamt Delmenhorst
Lange Straße 1a
27749 Delmenhorst
04221/992626

Gruppe für Angehörige pflegebedürftiger Menschen
c/o Frau Christa Liehr
Zimmermannstraße 10
29525 Uelzen
0581/16175

NORDRHEIN-WESTFALEN

Spitzenverbände der freien Wohlfahrtspflege (BAG)

Arbeiterwohlfahrt
in Nordrhein-Westfalen Bezirksverbände Ostwestfalen-Lippe, Westwestfalen, Nieder- und Mittelrhein
Adressen über Arbeiterwohlfahrt Bundesverband e.V.
Oppelner Straße 130
53119 Bonn
0228/6685-0

Deutscher Paritätischer Wohlfahrtsverband
Landesverband Nordrhein-Westfalen e.V.
Loher Straße 7
42283 Wuppertal
0202/2822-0

Deutsches Rotes Kreuz
Landesverband Nordrhein e.V.
Auf'm Hennekamp 71
40225 Düsseldorf
0211/3104-0

Diakonisches Werk der Ev. Kirche im Rheinland e.V.
Lenaustraße 41
40470 Düsseldorf
0211/63980

Diözesan-Caritasverband für das Erzbistum Köln e.V.
Georgstraße 7
50676 Köln
0221/2010-0

Seniorenvertretung

Seniorenvertretung der Stadt Köln
Düsseldorfer Straße 9
51063 Köln
0221/964240-0

Senioren-Selbsthilfegruppen

Senioren-Beratungsstelle
Fröbelplatz 15
50823 Köln
0221/5107426

Senioren-Schutz-Bund SSB „Graue Panther" e.V.
Graue-Panther-Bewegung
Rathenaustraße 2
42277 Wuppertal
0202/665543

Selbsthilfegruppen und Beratungsstellen für Alzheimer-Patienten und deren Angehörige

Alzheimer-Forschung International e.V.
Heinrich-Heine-Allee 53
40213 Düsseldorf
0211/8307112

Alzheimer-Gesellschaften e.V.
in NW: Bielefeld, Mettmann, Neuss, Dortmund, Bochum, Münster, Köln, Siegen u.a.
Adressen über:
Deutsche Alzheimer Gesellschaft e.V.
Kantstraße 152
10623 Berlin
030/31505733

Angehörigengruppe für pflegende Angehörige von Altersverwirrten
Amt für Soziale Dienste Stadt Steinfurt
An der Hohen Schule 13
48565 Steinfurt
02551/92-50

Arbeitsgemeinschaft Kontakt- und Informationsstellen für Selbsthilfe und Selbsthilfegruppen in Nordrhein-Westfalen
AG KISS NW
c/o Wiese e.V.
Pferdemarkt 5
45127 Essen
0201/207676

Club pflegender Angehöriger
DRK-Familienbildungswerk
Erftstraße 15
47051 Duisburg
0203/30547-14

RHEINLAND-PFALZ

Spitzenverbände der freien Wohlfahrtspflege (BAG)

Caritasverband für die Diözese Trier e.V.
Sichelstraße 10
54290 Trier
0651/9493-0

Deutscher Paritätischer Wohlfahrtsverband
Landesverband Rheinland
Schenkendorfstraße 24
56068 Koblenz
0261/3002584

Deutsches Rotes Kreuz
Landesverband Rheinland-Pfalz e.V.
Mitternachtsgasse 4
55116 Mainz
06131/2828-0

Diakonisches Werk der Ev. Kirche Pfalz
Karmeliterstraße 20
67346 Speyer
06232/6640

Selbsthilfegruppen und Beratungsstellen für Alzheimer-Patienten und deren Angehörige

Alzheimer-Gesellschaft Pfalz e.V.
Mundenheimer Straße 239
67061 Ludwigshafen
0621/569860

Alzheimer Gesellschaft Region Trier e.V.
Konstantinstraße 54
54329 Konz
06501/5476

Angehörigengruppe für Angehörige von Alzheimer-Patienten
c/o Gesundheitsamt Mainz
Große Langgasse 29
55116 Mainz
06131/1402-0

Landesarbeitsgemeinschaft der
Selbsthilfekontaktstellen in Rheinland-Pfalz
c/o WEKISS
Neustraße 34
56457 Westerburg
02663/2540

SAARLAND

Spitzenverbände der freien Wohlfahrtspflege (BAG)

Arbeiterwohlfahrt
Landesverband Saarland e.V.
Hohenzollernstraße 45
66117 Saarbrücken
0681/58605-0

Deutscher Paritätischer Wohlfahrtsverband
Landesverband Rheinland-Pfalz/Saarland e.V.
Feldmannstraße 92
66119 Saarbrücken
0681/92660-0

Deutsches Rotes Kreuz
Landesverband Saarland e.V.
Wilhelm-Heinrich-Straße 9
66117 Saarbrücken
0681/50004-0 und 97642-0

Diakonisches Werk an der Saar
Verbindungsstelle Saarland
Rembrandtstraße 17–19
66540 Neunkirchen-Wiebelskirchen
06821/9560

Seniorenvertretung

Kreisseniorenbeirat des Landkreises Saarlouis (Saarland)
Landratsamt Saarpfalz-Kreis
Am Forum 1
66424 Homburg
06841/104-0

Selbsthilfegruppen und Beratungsstellen für Alzheimer-Patienten und deren Angehörige

Hilfen für Menschen mit dementiellen Erkrankungen im Landkreis Saarlouis e.V.
Kaiser-Wilhelm-Straße 4–6
66740 Saarlouis
06831/444244

Landesarbeitsgemeinschaft Selbsthilfe
c/o KISS Saarland
Kaiserstraße 10
66111 Saarbrücken
0681/375738/-9

SACHSEN

Spitzenverbände der freien Wohlfahrtspflege (BAG)

Arbeiterwohlfahrt
Landesverband Sachsen e.V.
Georg-Palitzsch-Straße 10
01239 Dresden
0351/2804842

Caritasverband für das Bistum Dresden-Meißen e.V.
Magdeburger Straße 33
01067 Dresden
0351/4983-60

Der Paritätische Landesverband Sachsen e.V.
Liliengasse 19
01067 Dresden
0351/49166-0

Deutsches Rotes Kreuz
Landesverband Sachsen
Goetheallee 22
01309 Dresden
0351/33626

Diakonisches Werk in der Kirchenprovinz Sachsen e.V.
Mittagstraße 15
39124 Magdeburg
0391/255260

Selbsthilfegruppen und Beratungsstellen für Alzheimer-Patienten und deren Angehörige

Alzheimer-Gesellschaft e.V.
Adressen für Sachsen ggf. über
Kantstraße 152
10623 Berlin
030/31505733

Landesarbeitsgemeinschaft der Selbsthilfekontaktstellen Sachsens
c/o KISS Meißen/Dresden-Land
Dr.-Wilhelm-Külz-Straße 4
01445 Radebeul
0351/8387160

SACHSEN-ANHALT

Spitzenverbände der freien Wohlfahrtspflege (BAG)

Arbeiterwohlfahrt
Landesverband Sachsen-Anhalt
Klausenerstraße 17
39112 Magdeburg
0391/6279212

Caritasverband für das Bistum Magdeburg e.V.
Langer Weg 65–66
39112 Magdeburg
0391/6267-0

Deutsches Rotes Kreuz
Landesverband Sachsen-Anhalt e.V.
Rudolf-Breitscheid-Straße 6
06110 Halle/Saale
0345/50085-0

Der Paritätische Landesverband Sachsen-Anhalt e.V.
Halberstädter Straße 168–172
39043 Magdeburg
0391/6293-333

Diakonisches Werk der Ev. Landeskirche Anhalts e.V.
Johannisstraße 12
06844 Dessau
0340/255460

Senioren-Selbsthilfegruppen

Senioren-Schutz-Bund SSB „Graue Panther" e.V.
Zeppelinstraße 2
06712 Zeitz
03441/214974

Selbsthilfegruppen und Beratungsstellen für Alzheimer-Patienten und deren Angehörige

Alzheimer-Gesellschaft Sachsen-Anhalt e.V.
Sudenburger Wuhne 4
39112 Magdeburg
0391/6097597

Landesarbeitsgemeinschaft der Selbsthilfekontaktstellen Sachen-Anhalt
c/o DPWV Landesverband Sachsen-Anhalt
Halberstädter Straße 168–172
39112 Magdeburg
0391/6293-304

SCHLESWIG-HOLSTEIN

Spitzenverbände der freien Wohlfahrtspflege (BAG)

Arbeiterwohlfahrt
Landesverband Schleswig-Holstein e.V.
Feldstraße 5
24105 Kiel
0431/51140

Caritasverband für Schleswig-Holstein e.V.
Muhliusstraße 67
24503 Kiel
0431/5902-0

Deutscher Paritätischer Wohlfahrtsverband
Landesverband Schleswig-Holstein e.V.
Beselerallee 57
24105 Kiel
0431/56020

Deutsches Rotes Kreuz
Landesverband Schleswig-Holstein
Klaus-Groth-Platz 1
24105 Kiel
0431/5707-0

Diakonisches Werk Schleswig-Holstein
Landesverband der Inneren Mission e.V.
Kanalufer 48
24768 Rendsburg
04331/5930

Selbsthilfegruppen und Beratungsstellen für Alzheimer-Patienten und deren Angehörige

Alzheimer-Gesellschaft Kiel e.V.
Starnberger Straße 67
24146 Kiel
0431/789367

Haus der Familie
Gesprächsgruppe für pflegende Angehörige
von hilfsbedürftigen alten Menschen
Lornsenstraße 14
24105 Kiel
0431/562094

KIBIS Kiel – Kontakte, Information und Beratung im Selbsthilfebereich
Königsweg 9, Innenhof
24103 Kiel
0431/672727

THÜRINGEN

Spitzenverbände der freien Wohlfahrtspflege (BAG)

Arbeiterwohlfahrt
Landesverband Thüringen e.V.
Pfeiffersgasse 12
99084 Erfurt
0361/21031-49

Caritasverband für das Bistum Erfurt e.V.
Wilhelm-Kütz-Straße 39
99084 Erfurt
0361/6729-0

Der Paritätische Landesverband Thüringen e.V.
Bergstraße 11
99192 Neudietendorf
036202/26-0

Deutsches Rotes Kreuz
Heinrich-Heine-Straße 3
99096 Erfurt
0361/3440400

Diakonisches Werk der Ev.-luth. Kirche in Thüringen e.V.
Ernst-Thälmann-Straße 90
99817 Eisenach
03691/8100

Senioren-Selbsthilfegruppe

Senioren-Schutz-Bund SSB „Graue Panther" e.V.
Schmelzhüttenstraße 12
07545 Gera
0365/822543

Selbsthilfegruppen und Beratungsstellen für Alzheimer-Patienten und deren Angehörige

Alzheimer-Gesellschaft e.V.
Adressen für Thüringen ggf. über
Kantstraße 152
10623 Berlin
030/31505733

Thüringer Selbsthilfeplenum e.V.
Rathenaustraße 10
07745 Jena
03641/615360

Wissenschaftliche Gesellschaft Deutsche Gesellschaft für Geriatrie
Geschäftsstelle: Fr. Voller
Schiffgraben 43
30175 Hannover

Ausgewählte nationale und internationale Internet-Adressen zu verschiedenen Themenbereichen

Medizinische Informationen, Altenpflegeadressen, Alzheimer, Forschung, Bildung etc.

www.altenarbeit.de
www.altenpflege.de
www.deutsche-alzheimer.de
Deutsches Zentralinstitut für soziale Fragen:
    www.dzi.de
www.alzheimer-europe.org
Emory University Health Sciences Center Library
    (USA): www.medWeb.Emory.Edu/MedWeb
National Institute on aging: www.nih.gov/nia/
Multidisciplinary dementia and ageing research site
    (England): www.agenet.ac.uk
www.eurosenior.org
www.seniornet.org

Seniorenhochschulen, Freunde des SeniorWeb, Urlaub, Bildung und Computerschulung

www.ub.uni-freiburg.de/holzen/uebersicht.htm
www.uni-ulm.de/LiLL
www.seniorenansnetz.de
www.seniorentreff.de
www.seniorInnen.ch
www.seniorweb.nl

Vereine, Einrichtungen und Selbsthilfe

Kuratorium Deutsche Altershilfe: www.kda.de
Nakos-Selbsthilfegruppen: www.nakos.de
Graue Panther: http://home.t-online.ßde/home/
    GrauePanther/ssb.htm
Seniorenorganisationen (BAGSO): www.seniorweb.
    uni-bonn.de
Seniorenbüros: www.seniorweb.uni-bonn.de/
    bagso/senburo/bas.htm

Sachverzeichnis

A
Aachener Aphasie-Test 432, 569
Abdomen
– akutes 90–91
– Untersuchung, klinische 34–35
Abdominalsonographie 40
Absencen, Stürze/Synkope 327
Abszeß, intraabdominaler 155
ACE-Hemmer 590
– Alzheimer-Demenz 598
– Barorezeptorreflex 590
– Dosierung 455
– First-dose-Hypotension 590
– Herzinsuffizienz 454–455, 590
– Husten 246
– Hyperkaliämie 148
– Hypertonie 407–408
– Indikationsgruppen 578
– Nebenwirkungen 407, 455, 590
– Pharmakokinetik/-dynamik 586, 590, 598–599
– Wechselwirkungen 407
Acetazolamid, Serumkonzentration 582
β-Acetyldigoxin 589
– Erhaltungsdosis 454
Acetylsalicylsäure 585–587
– Apoplex 393
– arterielle Verschlußkrankheit 124
– Demenz 423
– Fieber 158
– Hypoprothrombinämie 587
– koronare Herzkrankheit 337
– Myokardinfarkt 342
– Nephrotoxizität 587
– Pharmakokinetik/-dynamik 585–587
– Plasmaeiweißbindung 652
– Resorptionskinetik 581
– Tumorschmerzen 657
Achillodynie 167
– Kortisoninjektion 167
Achlorhydrie 379
Achseln, Untersuchung, klinische 34
Achselstützen 130
Addison-Syndrom, Diarrhö 358
Aderlaß, Polyzythämie 392
ADH (antidiuretisches Hormon) 147
– Serumnatrium 404
Adipositas
– Apoplex 553
– Beweglichkeitsstörungen 126
– und elektive Eingriffe 619
– Ernährung 553
– Schwäche 282
ADL (Aktivitäten des täglichen Lebens)
– Beurteilung 53
– Gelenk-/Muskelbeschwerden 249
Adnexitis, Abdomen, akutes 91
Adrenalin, Herzrhythmusstörungen, bradykarde 462
α-Adrenozeptor-Agonisten
– Dranginkontinenz, motorische 210
– Harnblasenentleerungsstörungen 210
– Prostatahyperplasie, benigne 521–522
β-Adrenozeptor-Agonisten
– Diabetes mellitus 447
– Dranginkontinenz, motorische 210
Adriamycin, Herzinsuffizienz 451

Adynamie
– Hyperthyreose 533
– durch Thiazide 405
ältere Menschen
– s.a. Alter(n)
– als Gewaltopfer 688
– Rechtsstellung 683
– Sonderrecht 684
Ängstlichkeit s. Angst
Aerosole 629
ärztliche Aufgaben 687–688
– Hausarztpraxis 571–572
ärztliche Eingriffe, Aufgaben des Betreuers 680
ätherische Öle, Inhalation 631
affektive Störungen
– Beurteilung 55
– Suizidalität 435
Aggressivität, Angst 85
Agnosie 414
Agoraphobie 83
AIDS 540–541
– Candidiasis 541
– Diarrhö 358
– Fieber 153
– FUO 157
– Pneumocystis-carinii-Pneumonie 541
– Transfusionen 315
Ajmalin, Tachykardie, ventrikuläre 466
Akathisie durch Neuroleptika 597
Akinese/akinetische Krise
– Differentialdiagnose 121
– Neuroleptika 597
– Parkinson-Syndrom 120, 483
Akkommodationsstörungen, Antidepressiva 436
Akromegalie, Osteoporose 504
Akromioklavikulargelenkarthrose 254
Aktivität, Funktionsbewertung 52
Akupressur 701
Akutphasenproteine, Anämie 381
Aldosteronismus, primärer, Hypertonie 401
Aldosteronom 401
Alendronat, Osteoporose 511
Alginat, Diarrhö 139–140
Algodystrophie
– Apoplex 570
– Ödeme 106
– Schmerzen 646
Alignment-Index nach Garden 493
Alizaprid, Parkinson-Syndrom, Kontraindikation 487
Alkalämie, Karboanhydrasehemmer 244
Alkoholabusus/Alkoholismus
– Adipositas 553
– Anämie, makrozytäre 379
– Autofahren 544
– Depression 430
– Flugprobleme 561
– Herzinsuffizienz 451
– Hypertonie 402
– Magnesiummangel 549
– Medikamentenkopfschmerz 234
– Miktionsablauf 195
– Osteoporose 504
– Synkope 298
Alkoholintoxikation, Erbrechen 144
Allergie, Dekubitus 135
Allodynie 661
Allopurinol, Arzneimittelfieber 156
Alphablocker
– Harninkontinenz 210
– Hypertonie 408

Alpha-Methyldopa
. α-Methyldopa
Alpharezeptorstimulation, Shy-Drager-Syndrom 485
Alprazolam 604
– Angst 87
Altenpflege 685
Alter(n)
– s.a. ältere Menschen
– biologisch-physiologisches 4–7
– Clearance, hepatische 652–653
– Elektrolythaushalt 146
– Familien- und Sozialpolitik 709
– Familienstruktur 708
– Fettgehalt 654
– Interaktionen 15–16
– kognitives, generalized slowing-Hypothese 8
– Leistungsmessung 432
– neuronale Strukturen 651
– Organveränderungen 4–7, 652–654
– Pflegeabsicherung 708
– Pharmakodynamik 654–655
– Pharmakotherapie 87
– Physiologie 579–580
– Plasmaeiweißbindung 651–652
– Schicksal 3–4
– Schmerzperzeption 651
– soziale Konfigurationen 16
– (sozio)demographische Entwicklung 13–14, 708
– Stigmatisierungsgefahren und ihre sozialrechtlichen Folgen 685
– tubuläre Rückresorption 653
– tubuläre Sekretion 653
– Veränderungen, psychische 8–11
–– somatische 3–7
–– soziale 13–18
– Wasserhaushalt 146
Altersflecken 31
Altersgrenzen, bundesdeutsches Recht 684
Altershaut, Xerosis 268
Altersherz, Narkoserisiko 612
Alterskonzentrations-Test (AKT) 432
Alterslunge, Narkoserisiko 612
Altersschwerhörigkeit s. Presbyakusis
alveolo-arterielle Druckdifferenz (AaDO$_2$) 39
Alzheimer-Demenz/-Krankheit 413–415
– ACE-Hemmer 598
– Apolipoprotein-E-Gen 414
– Autofahren 543
– Bewegungsstörungen 426
– Depression 433
– Harninkontinenz 194
– Schlafstörungen 274
– Stürze 323
Amantadin(e)
– Aspiration 246
– Kontraindikationen 475
– Nebenwirkungen 475
– Obstipation 362
– Ödeme 103
– Parkinson-Syndrom 122, 260, 473, 475, 488
Amaurosis fugax 310
Amilorid
– Pharmakokinetik/-dynamik 591
– Wechselwirkungen 405
Amimie, Parkinson-Syndrom 120
Amine, Harninkontinenz 210
Aminosäuren, essentielle, Niereninsuffizienz 553

Amiodaron
– Arzneimittelwechselwirkungen 603
– Hyperthyreose 533
– Parkinson-Syndrom 487
Amitriptylin 596
– Depression 484
– Pharmakokinetik/-dynamik 586, 596
– Plasmaeiweißbindung 652
– Psychopharmakotherapie, Empfehlungen 604
– Serumkonzentration, Zunahme 582
Amlodipin, Hypertonie 406
Amnesie
– Demenz 414
– globale, transitorische 369
Amöbiasis, Diarrhö 358
Amorolfin, Onychomykosis 163
Amoxicillin, Fußsyndrom, diabetisches 171
Amphotericin B, Candidurie 175
Ampicillin, Fußsyndrom, diabetisches 171
Amputation 125
α-Amylase 548
Amyloidose
– Blutungen, intrazerebrale 387
– Diarrhö 358
– Herzinsuffizienz 451
ANA (antinukleäre Antikörper) 45
Anämie 74–75, 375–383
– Charakteristika 379
– Einteilung 74, 376–377
– Eisentherapie 382
– elektive Eingriffe, Kontraindikationen 619
– Flugreisetauglichkeit 559
– Folsäuremangel 380
– Folsäuretherapie 382
– Formen 377–381
– hämolytische, Folsäuretherapie 382
– hyperregeneratorische 74, 380–381
– hypochrome 74, 377–378
– hypoproliferative 377–380
– hyporegeneratorische 74
– Immunhämolyse 380
– Klassifikation 376
– Leukopenie 376
– makrozytäre 377, 379
–– medikamenteninduzierte 27
– MCV 376–377
– mikrozytäre 377–378
– myelodysplastische Syndrome 381
– nichthypochrome 74
– normozytäre 377, 379
– normochrome 378–379
– perniziöse, Differentialdiagnose 530
– RDW 377
– refraktäre (RA) 381
– relative 375
– Retikulozyten 376
– Schwäche 280, 282–283
– Thrombopenie 376
– Transfusionstherapie 382
– Urämie 379
– Vitamin-B$_{12}$-Mangel 379–380
– Vitamin-B$_{12}$-Therapie 382
Anästhesie/Anästhetika
– Narkoserisiko 614–615
– Pruritus 268
– Voruntersuchungen 617
Analfissur, Stuhlinkontinenz 211
Analgesie, Blutungen, intrazerebrale 393

Sachverzeichnis

Analgetika 585–587
– Fahrvermögen, eingeschränktes 544
– Medikamentenkopfschmerz 234
– Obstipation 361–362
– Osteoporose 510
– Pharmakokinetik/-dynamik 585–587
– Pharmakotherapie, Empfehlungen 605
– Plasmaeiweißbindung 652
– Schmerzen, neuropathische 661
– Verwirrtheit 370–371
Analgetikanephropathie 587
Analinkontinenz, Bakteriurie 174
Anamnese 22–29
– Beschwerdefreiheit 24–25
– Fehler, häufige 29–30
– Funktionsstörungen 23, 28–29
– Informationsdefizite 26
– Krankheitssymptome 24–27
– Pharmakotherapie 607
– psychosoziale 23, 27–28
– Schmerzen 23
– Symptomarmut 24–26
anamnestisches Syndrom 369
Anaphylaxie, Influenzaimpfung 575
Anasarka 100
Aneurysma
– dissecans 345–346
– Flugreisetauglichkeit 558
– kardiales 416
– Ruptur 91
Anfälle
– epileptische s. Epilepsie/epileptische Anfälle
– myoklonisch-astatische 327
– vegetative 327
– zerebrale, Flugreisetauglichkeit 559
Anfallskopfschmerz 233
Angina pectoris 334–338
– Abdomen, akutes 91
– Befunderhebung, präoperative 618
– instabile 335
– – und elektive Eingriffe 619
– Ergometrie 336
– Myokardinfarkt 335
– Nifedipin 592
– NYHA-Klassifikation 336
– Polymyalgia rheumatica 259
– Schmerz-Differentialdiagnose 339
– stabile 335
– Thoraxschmerzen 334–338
Angina-pectoris-Schmerz 334
Angiodysplasieblutungen, Bauchschmerzen, chronische 96
Angiome 31
Angioplastie
– Flugreisetauglichkeit 558
– perkutane transluminale, arterielle Verschlußkrankheit 124
Angiotensin-II-Antagonisten, Hypertonie 408
Angst 10, 83–88
– Aggressivität 85
– Depression 84
– Hypochondrie 83–84
– vor Krankheit 83
– narzißtische 85
– Neurosen 85
– Noradrenalinrezeptoren, Übersensibilität 86
– paranoide 84
– Prophylaxe 87–88
– psychische Störungen 84
– Psychosyndrome, hirnorganische 85
– Psychotherapie 87
– Schwäche 284
– Therapie 86–87
– Wahninhalte 84
Anhidrose, Parkinson-Syndrom 486

Anorexie
– Digitalisüberdosierung 240
– Häufigkeit 666
– medikamenteninduzierte 27
– Schwäche 283
– Theophyllin 240
Antazida
– Diarrhö 355
– Eisentherapie 382
– Obstipation 362
Anthrachinone, Obstipation 364
Antiarrhythmika 464–467
– Herzrhythmusstörungen, tachykarde 464
– Parkinson-Syndrom, Kontraindikation 487
– Pharmakokinetik/-dynamik 586
– Pharmakotherapie, Empfehlungen 605
– Vaughan-Williams-Klassifikation 466
– Verwirrtheit, arzneimittelinduzierte 370–371
Antibiotika
– Atemnot 245
– Bioverfügbarkeit, orale 245
– Dekubitus 138
– Diarrhö, arzneimittelinduzierte 355
– Reisediarrhö 353
– Therapieleitlinien 245
– Verwirrtheit, arzneimittelinduzierte 371
Anticholinergika
– Antidot 475
– Dranginkontinenz, motorische 209
– Erbrechen 145
– Harninkontinenz 210
– Kontraindikation 475
– Miktionsablauf 195
– Nebenwirkungen 475
– Obstipation 361–362
– Parkinson-Syndrom 122, 260, 473–475, 488
– Parkinson-Tremor 482
Antidementiva, Pharmakokinetik/-dynamik 598
Antidepressiva 596–597
– Angst 87
– anxiolytische 437
– Depression 436
– Dosierung 436–437
– Fahrvermögen 544
– Kopfschmerzen, depressive 234
– Miktionsablauf 195
– Nebenwirkungen 436
– Obstipation 361–362
– Parkinson-Syndrom 121
– Pharmakokinetik/-dynamik 596
– Plasmaeiweißbindung 652
– Psychopharmakotherapie, Empfehlungen 604
– Schwindel 294
– tetrazyklische, Depression 484
– Therapieresistenz 437
– trizyklische 596
– – Dranginkontinenz 209
– – Harninkontinenz 210
– – Verwirrtheit 370–371, 373
Antidiabetika, orale 449
– Arzneimittelwechselwirkungen 603
– Fahrvermögen, eingeschränktes 544
– Pharmakokinetik/-dynamik 586
Antidiarrhoika, Verwirrtheit 370–371
Antidot, Anticholinergika 475
Antiemetika, Parkinson-Syndrom 487
Antiepileptika
– Neuralgien 232
– Obstipation 362
Antihistaminika
– Arzneimittelfieber 156

– Erbrechen 145
– Fahrvermögen, eingeschränktes 544
– Pruritus 268
– Verwirrtheit 371
Antihypertensiva
– Differentialindikation 410
– Diuretika 404–405
– Empfehlungen 605
– Fahrvermögen, eingeschränktes 544
– Hypertonie 408
– Obstipation 361–362
– Ödeme 103
– Parkinson-Syndrom 487
– Sexualstörungen 315
– Verwirrtheit 370–371
– Wechselwirkungen 405
Antikoagulanzien/Antikoagulation
– Apoplex 393
– Atemnot 245
– Blutungen, intrazerebrale 387
– Gefährdungspotential 606
– Herzrhythmusstörungen, tachykarde 465
– Schwindel 296
Antikörper, Laborbefunde 45
Antikonvulsiva
– Obstipation 361
– Osteoporose 504
– Schwindel 294
– Verwirrtheit 370–371
Antiphlogistika, nichtsteroidale 585–587
– Fußpilz 163
– Hallux rigidus 164
– Verwirrtheit 370
Antipsychotika, Miktionsablauf 195
Antipyretika
– Fieber 158
– Tumorschmerzen 657
Antirheumatika, nichtsteroidale
– Demenz 423
– Diarrhö 355
– Fieber 158
– Ödeme 103
– Pharmakokinetik/-dynamik 586
– Polyarthritis, chronische 258
– Therapieempfehlungen 605
– Tumorschmerzen 657
Antiseptika, Dekubitus 138
Antisympathotonika 591
– Hypertonie 408–409
– Nebenwirkungen 408
Antituberkulotika, Obstipation 362
Antitussiva
– Husten 246
– Obstipation 246
– – medikamenteninduzierte 362
Antriebsstörung, depressive 83
Anus
– praeter naturalis 216
– Untersuchung, klinische 35
Anziehtraining, Apoplex 694
AO-Klassifikation, Femurfraktur, pertrochantäre 496–497
Aorta, Arteriosklerose 34
Aortenaneurysma 345–346
– Hypertonie 400
– Kreuzschmerzen 635
– Ruptur, Bauchschmerzen, akute 93
– thorakales 346
Aortendissektion 334
– akute 345–346
– Bauchschmerzen, akute 93
– Thoraxschmerzen 345–346
Aortenklappenfibrose 34
Aortenklappeninsuffizienz, Herztöne 33
Aortenklappenstenose 344
– ACE-Hemmer, Kontraindikation 455

– Herzinsuffizienz 452
– Synkope 298
– Thoraxschmerzen 344
Aortenpulsationen, abdominelle 38
Apathie, Verwirrtheit 370
Aphasie
– Apoplex 569
– Demenz 414
Aphonie, Parkinson-Syndrom 470
Aphrodisiaka, Sexualstörungen 317
Apomorphin
– Nebenwirkungen 477–478
– Parkinson-Syndrom 481
Apomorphin-Test, Dopaminergika 481
Apoplex 115–118, 384–396
– Adipositas 553
– Akutversorgung 567–568
– Algodystrophie 570
– Anamnese 389
– Antikoagulation 393
– Anziehtraining 694
– Aphasie 569
– Belastung der Pflegenden 568–569
– CW-Doppler-Sonographie 390
– Defektsyndrom 570
– Dekompressionsoperation 392
– Dekubitus 131
– Diabetes mellitus 445
– Diagnostik 117, 389–391
– Eßhilfen 694
– Fehldiagnose 260
– Fieber 156
– Flugreisetauglichkeit 559
– Formen 116
– Gefäßmalformation 387
– Gehschulung 641
– Hämodilution 393
– Harninkontinenz 194
– Hausarztpraxis 567–571
– Haushaltstraining 694
– Heparin 393
– Hilfsmittelbedarf 693–694
– Hirnödem 392
– Hirnschäden, erworbene 641
– Hirnstamminsult 116
– Hypertonie 400
– Intervall zum Ereignis 569
– Kleinhirninfarkt 116
– kognitiv-mentale Störungen 570
– Komplikationen 117–118
– Kontrakturprophylaxe 641
– Lagerung 641
– Langzeitbetreuung 568
– Lebenszufriedenheit 569
– Magnetresonanztomographie 390
– Mortalität 385
– Myotonolytika 570
– Narkoserisiko 613
– prämorbider Status 569
– Prophylaxe 394, 570–571
– Re-Insult 571
– rtPA-Lyse 395
– Schluckstörungen/-therapie 642
– Schulter-Hand-Syndrom 570
– Schwäche 283, 286
– Selbsthilfefähigkeit/-training 569, 571, 694
– Sprachstörungen 29, 569
– Stroke Unit 391
– Symptome 115–116, 569
– Synkope 298
– Therapie 391, 569
– Thrombolyse 392
– Untersuchung 389
– – apparative 389–391
– Waschtraining 694
– zerebrale Ischämie 386
Appendektomie, Flugreisetauglichkeit 558
Appendizitis
– Abdomen, akutes 91–92
– Erbrechen 144
– Fieber/FUO 154, 157

Sachverzeichnis

Appetit(mangel) 282
– Eisenmangel 549
– Endorphine 282
– Hyperthyreose 533
Apraxie, Demenz 414
A-Provitamin 550
ARA-Klassifikation, Polyarthritis, chronische 257
Arbeitsgedächtnis 8
Arbeitskreis Diabetischer Fuß 171
Arbeitstherapie, Verordnung 698–699, 702
Arcus senilis 32
Arme, Funktionsbewertung 51
Arrhythmie 458, 463
– absolute 37
– – Antikoagulation 393
– – Herzrhythmusstörungen 459
– Arzneimittel, gefährliche 606
– Demenz, vaskuläre 416
– medikamenteninduzierte 27
– Schwindel 294
– supraventrikuläre 460
– Synkope 298
– ventrikuläre 460, 465
– – Lown-Klassifikation 465–466
– zerebrale Ischämie 388
arterielle Verschlußkrankheit
– Acetylsalicylsäure 124
– akute 124–125
– Arzneimittel, gefährliche 606
– Bewegungstherapie 633
– chronische 123
– Embolektomie 125
– Flugreisetauglichkeit 559
– Fogarty-Katheter 125
– Fontaine-Einteilung 123
– Hypofibrinogenierung 124
– Kohlensäurebad 625
– PTA 124
– Ratschow-Lagerungsprobe 124
– Schwäche 283, 286
– Sexualstörungen 314
Arterienastverschluß 308–309
Arteriitis 259
– cranialis 259
– Schwäche 283
– temporalis, Fieber 155
– – FUO 157
– – Optikusneuropathie, vordere, ischämische 309
Arteriopathie, zerebrale, Demenz 416
Arteriosklerose 35
– Aorta 34
– Optikusneuropathie, vordere, ischämische 309
Arthritis
– Diarrhö 358
– Differentialdiagnose 257
– eitrige 111–112, 255
– rheumatoide 156, 530
– Schmerzen 249, 645
Arthritisstützen 130
Arthropathie, Interferenzströme 628
Arthrose 109–111, 252–253
– Akromioklavikulargelenk 254
– aktivierte 252
– Differentialdiagnose 257
– Hoch-/Mittelfrequenztherapie 638
– Hüft- bzw. Kniegelenk s. Koxarthrose bzw. Gonarthrose
– Krankengymnastik 638
– Osteosklerose, subchondrale 252
– primäre 109
– – generalisierte 252–253
– Schmerzen 645
– sekundäre 109
– Wärmepackungen 625
Arzneimittel
– Festbetragslisten 699
– Kassenarztrezeptformular 696
– Preisvergleichslisten 699
– Pruritus 266
– Wechselwirkungen 601–603

Arzneimittelfieber 153, 156
– Diagnose 156
Arzneimitteltherapie s. Pharmakotherapie
Arzt-Patienten-Verhältnis 22
ASA-Klassifikation, Narkoserisiko 615
Aspiration 241, 246–247
– Apoplex 391
– Dyspnoe 77
Aspirationspneumonie 246
– Verwirrtheit 374
Assessment-Abteilungen 48
Asthma bronchiale
– Arzneimittel, gefährliche 606
– Carvedilol 593
– Flugreisetauglichkeit 560
– Osteoporose 504
Asthma cardiale 451
– Lungenödem 77
– Orthopnoe 77
Asystolie, Myokardinfarkt 340
Aszites
– Gewichtszunahme 38
– Ödeme 102
Ataxie
– ipsilaterale, Kleinhirnblutung 389
– Magnesiummangel 549
Atemgrenzwert (AGW) 39
Atemgymnastik, Zuzahlungsbeträge 697
Atemmuskulatur, Verbesserung, Atemnot 243
Atemnot s. Dyspnoe
Atemtherapie 631–633, 655
– Zuzahlungsbeträge 697
Atemtrainer 633
Atemwegsobstruktion, Atemnot 242
Atemwegswiderstand
– Immersion, funktionelle Wirkungen 622
– Verringerung, Atemnot 242
Atenolol
– Pharmakokinetik/-dynamik 586, 593
– Resorptionskinetik 581
Atherome, Demenz, vaskuläre 416
Atherosklerose, Ernährung 552
Atlastherapie nach Arlen 701
Atmungsschulung s. Atemtherapie
atrio-natriuretischer Faktor, Immersion, funktionelle Wirkungen 622
Atropin, Herzrhythmusstörungen, bradykarde 461
Audiogramm 183
Aufstehen, rückengerechtes 637
Augenerkrankungen/-veränderungen 38, 302–311
– Altersveränderungen 305
– Differentialdiagnose 304
– Fremdkörpergefühl 306
– Kopfschmerzen 228
– Pruritus 306
– Schmerzen 306
– Symptome 306
– Untersuchung, klinische 32
Augenfundus, Untersuchung, ophthalmologische 32
Augeninnendruckerhöhung 306
– Antidepressiva 436
– Kataraktoperation 307
Augenmuskeln, Altersveränderungen 305
Augentropfen, atropinhaltige, Verwirrtheit 370
Augenverletzungen, penetrierende, Flugreisetauglichkeit 559
Augenzittern, Autofahren 542
Ausatmung, geführte, verlangsamte, obstruktive Störungen 632
Auskultation
– Atemnot 239
– Herzinsuffizienz 451

Autofahren im Alter 542–545
autogenes Training 655
Autoimmungastritis 94
Autoimmunhyperthyreose 535
Autoimmunthyreoiditis 529
AV-Block 461
– durch Antidepressiva 436
– durch Betablocker 406
– Carvedilol 593
– Hinterwandinfarkt 462
– Myokardinfarkt 340
– Myokarditis 462
– Synkope 298
AV-Knoten-Reentry-Tachykardie 464–465
Azapropazon, Plasmaeiweißbindung 652
Azathioprin, Anämie, makrozytäre 379
Azidose
– diabetische, Hypokaliämie 148
– Tachypnoe 238

B

Baclofen, Plasmaeiweißbindung 652
Bad, absteigendes 623
Bäder
– gashaltige 624–625
– Informationspflicht und Leistungsausschluß 701
– Zusätze 624
Bänder, Funktionsbewertung 51
Bärentraubenblätter, Harnwegsinfektion 177
Baker-Zyste, rupturierte, Ödeme 106
Bakteriämie, Harnwegsinfektion 173
bakterielle Überwucherung, Dünndarm, Diarrhö 358
Bakteriurie 173–174
– asymptomatische 154, 173–174
– – Fieber 154
– – Harnwegsinfektion, rezidivierende 174
– Dauerkatheter 176
Ballaststoffe 551
– Obstipation 363–364
Ballenwinkel 164
Balneotherapie 621–625
Bandscheibendegeneration, Spondylose 253
Bandscheibenoperation, Schmerzen 646
Bandscheibenprolaps/-protrusion 253
– Flugreisetauglichkeit 559
– Kreuzschmerzen 635
– Myelopathie, zervikale 122
Barbiturate, Therapieempfehlungen 604
Barorezeptorreflex
– ACE-Hemmer 590
– Synkope 298, 327
Barrett-Ösophagus 94
Barthel-Index 53
– Apoplex, Selbsthilfefähigkeit 571
Basaliom/Basalzellkarzinom 31
Basedow-Syndrom
– Hyperthyreose 126, 532
– Thyreostatika 534–536
Basilaristhrombose, Thrombolyse 392
Basistherapeutika, Polyarthritis, chronische 258
Bauchschmerzen
– akute 90–94
– Angst 97–98
– chronische 90, 94–97
– Diagnostik 97–98
– Endoskopie 98
– Pathomechanismus 90–98
– Symptomatik 89
– Therapie 97–98
Bazillus-Subtilis-Sporen, Harnwegsinfektion 178

Beatmung
– Atemnot 244
– nichtinvasive, Atemnot 242
– Pulmonalarterienembolie 347
Bechterew-Syndrom, Stangerbad 623
Beck Depression Inventory 55
Beckenbodengymnastik/-training 206
– Harninkontinenz 206
– Stuhlinkontinenz 215
Beckenbodenschwäche
– Harninkontinenz 194
– Streßinkontinenz 206
– Stuhlinkontinenz 211
Beckenringfrakturen 93
Beckenvenenthrombose 91
Begleitdepression
– Kennzeichen 233
– bei körperlichen Erkrankungen 233
– Kopfschmerzen 225, 230, 233–234
Begleithypertonie
– Nitrate 242
– Schleifendiuretika 242
Begleitschielen, Autofahren 542
Behandlung
– geriatrische 48
– rechtliche Probleme 683–691
Behinderungen, Flugreisetauglichkeit 560
Bein-Becken-Venenthrombose, Stangerbad 623
Beine, Funktionsbewertung 51
Beinödeme s. Ödeme
Beinschmerzen 81–82
Beinulzera, Fußbäder 137
Beinvenenthrombose, tiefe
– Femurfraktur, pertrochantäre 499
– Ödeme 105
Belastungsdyspnoe 245
– s.a. Dyspnoe
– Herzinsuffizienz 451
Belastungs-EKG, Synkope 299
Belastungsinkontinenz 198
Belastungsinsuffizienz, Digitalisglykoside 588
Belastungssituationen, Anpassung 11
Belladonna-Alkaloide, Therapieempfehlungen 605
Benazepril, Dosierung 455
Benserazid, Parkinson-Syndrom 475
Benzodiazepin, Hypertonie 406–407
Benzodiazepine 595
– Angst 87
– Hypertonie 406
– Parkinson-Syndrom 481–482
– Pharmakokinetik/-dynamik 595
– Schlaf-Wach-Rhythmusstörung 425
Berührungsempfindlichkeit 36
Beruhigungsmittel, Fahrvermögen, eingeschränktes 544
Beschäftigungstherapie, Verordnung 698–699, 702
Beschwerdefreiheit, Anamnese 24–25
Betablocker 591–593
– Bronchospastik 401
– Herzinsuffizienz 455
– Hyperthyreose 535
– Hypertonie 406
– Kontraindikationen 406
– koronare Herzkrankheit 337
– Myokardinfarkt 341–342
– Nebenwirkungen 406
– Parkinson-Syndrom 122, 481–482
– Parkinson-Tremor 482
– Pharmakokinetik/-dynamik 586, 592–593

– Schlafstörungen 440
– Wechselwirkungen 406
Betamimetika,
   Bronchialobstruktion 241
Betreuer
– Aufgaben, Rechte und
   Vergütungen 680–682
– Bestellung 678–679, 681–682
Betreuung
– Einrichtung 678–682
– Krankheitsbedingungen
   678–679
– rechtliche Probleme 678–679,
   681, 683–691
– zu Hause 708–714
Betreuungsgesetz/-recht 678–679,
   689
– psychische Krankheiten 678
– Verwirrtheit 688
Betreuungsverfügung 680
Beugeplastik, Hemiplegie 114
Bewegungsbad 631
– Zuzahlungsbeträge 698
Bewegungsstörungen 38, 108–130
– Autofahren 543
– Demenz 425–426
– entzündliche 111–112
– Gefäßerkrankungen, periphere
   123–125
– Kälteanwendungen 261
– Krankengymnastik 261
– Lewy-Körper-Demenz 426
– Muskeltraining 261
– Myxödem 126
– neurologische Erkrankungen
   114–115
– physikalische Therapie 261–262
– Schwäche 286
– Schwindel/Sehstörungen 127
– Untersuchung, allgemeine 31
– Wärmeanwendungen 261
Bewegungssystem,
   Altersveränderungen 6
Bewegungstherapie
– arterielle Verschlußkrankheit
   633
– Depression 438
– komplexe nach Kabat 634
– Myokardinfarkt 640
– Parkinson-Syndrom 490
– Verwirrtheit 374
Bewußtseinslage, Autofahren 543
Beziehungen zu anderen
   Personen, Untersuchung,
   allgemeine 31
Bifidobakterien, Darmflora 6
Bigeminus 458
biliäre Obstruktion,
   Bauchschmerzen, akute 91
Bilirubin, Serummeßgrößen-
   veränderungen, arzneimittel-
   bedingte 44
Billroth-II-Operation, Erbrechen
   144
Bindegewebsmassage,
   Atemtherapie 631
Bindehaut, Altersveränderungen
   305
Binswanger-Krankheit, Demenz
   416
Biofeedback 655
– Stuhlinkontinenz 215
Bioprothese, Flugreisetauglichkeit
   559
Biotransformation,
   Pharmakotherapie 581
Biperiden, Parkinson-Syndrom
   474
Bisacodyl, Obstipation 364
Bisoprolol, Herzinsuffizienz 455
Bi(s)phosphonate, Osteoporose
   251, 511
Blasen ... s. Harnblasen ...
Blendung, vermehrte 306
Bleomycin, Pruritus 266
Blickparese, supranukleäre,
   progressive, Parkinson-Syndrom
   471

2:1/3:1-Block 461
Blutbild, Laborbefunde 42
Blutdruck
– erhöhter s. Hypertonie
– Erstuntersuchung 37
– Normgrenze 399
– systolischer, koronare
   Herzkrankheit 337
Blutdruckabfall s. Hypotonie
Blutdruckmeßgeräte,
   Manschettenmaße 398
Blutdruckmessung
– Herzinsuffizienz 451
– Hypertonie 397–398
– Korotkow-Methode 397
– 24-h-Messung 40, 398
– Osler-Zeichen 397
– Selbstmessung 398
Blutentnahme, Anämie 381
Blutgasanalyse, Atemnot 239
Blutgefäße, Rigidität, Hypotonie,
   orthostatische 325
Blutgerinnungsstörungen s.
   Gerinnungsstörungen
Bluthochdruck s. Hypertonie
Blutkörperchensenkungs-
   geschwindigkeit (BSG)
– Herzinsuffizienz 451
– nach Westergren 42
Blutkulturen, ischämischer Insult
   117
Bluttransfusion, Eigenblutspende
   619
Blutungen
– Gichtanfall 255
– intrazerebrale 387, 389
– – Heparin, Kontraindikationen
   393
– – Therapie 393–394
– intrazerebrale 387
– rektale, Koprostase 364
Blutveränderungen, Immersion,
   funktionelle Wirkungen 622
Blutzucker 43
blutzuckersenkende
   Medikamente s. Antidiabetika,
   orale
Bobath-Konzept 634
– Hirnschäden, erworbene 641
Bodybuilding, Informationspflicht
   und Leistungsausschluß
   701
BOO (bladder outlet obstruction),
   Prostatahyperplasie, benigne
   514
Bornaprin, Parkinson-Syndrom
   474
Bouchard-Arthrose 252–253
– Rheumafaktor 258
Bouchard-Knoten, Gicht 255
BPH (benigne
   Prostatahyperplasie) 513–525
Braden-Skala, Dekubitus 134
Bradyarrhythmie 461
Bradykardie 458
– Carvedilol 593
– Gewichtsabnahme 217
– Hypothyreose 530
– Kachexie 218
– medikamenteninduzierte 27
– Synkope 326
Bradykardie-Tachykardie-
   Syndrom 462
Bradykinese
– Alzheimer-Krankheit 415
– Parkinson-Syndrom 470
– Stürze 323
Bradykinin, Pruritus 264
Bradyphrenie, Parkinson-Syndrom
   470
braune Stellen 31
Brechzentrum 143
Brief Cognitive Rating Scale 54
Brillantgrün, Wundheilung,
   Hemmung 138
Broca-Index 39
Bromazepam, Pharmakokinetik/
   -dynamik 595

Bromocriptin
– Obstipation 362
– Parkinson-Syndrom 480
Bronchialkarzinom, Dyspnoe 77
Bronchialobstruktion
– Betamimetika 241
– Glukokortikoide 241
– Theophyllin 241
Bronchitis, chronische
– chirurgische Eingriffe,
   Kontraindikationen 619
– Opiate 242
– Orthopnoe 238
– Schwäche 283
Bronchodilatatoren, Atemnot 242
Bronchoskopie, Atemnot 240
Bronchospastik durch Betablocker
   401, 406
Bronchusverletzung,
   Leitsymptome 347
Broteinheiten, Diabetes mellitus
   448
Brunnenkressekraut,
   Harnwegsinfektion 177
Brustdrüsen, Untersuchung,
   klinische 34
Brustkorbveränderungen 38
Brustwirbelsäulenhyperkyphose,
   Spondylosis hyperostotica 254
BSG s. Blutkörperchen-
   senkungsgeschwindigkeit
Budipin, Parkinson-Syndrom
   481–482
Bürstenmassage 625
Bulbusveränderungen 38
Bullae 5
bundesdeutsches Recht,
   Altersgrenzen 684
Bundessozialhilfegesetz (BSHG),
   Hilfsmittelversorgung/Rehabilit
   ation 704
Bupranolol, Parkinson-Syndrom
   481
Buprenorphin
– Plasmaeiweißbindung 652
– Tumorschmerzen 657
N-Butyl-Scopolamin
– Dranginkontinenz, motorische
   209
– Harninkontinenz 210
– Therapieempfehlungen 605

C
Cabergolin
– Äquivalenzdosis 480
– Parkinson-Syndrom 480
CADASIL, Demenz 416
Calcitonin, Osteoporose 251
Campylobacter, Gastroenteritis
   355
Canalithiasis 566
Candidiasis
– AIDS 541
– durch Antidepressiva 436
– Schwäche 283
Candiduria, Diabetes mellitus 175
Captopril 590
– Dosierung 455, 590
– Pruritus 266
Carbachol 475
Carbamazepin
– Migräne, neuralgoide 232
– Neuralgien 232
– Schwindel 294
Carbenoxolon,
   Serumkonzentration, Zunahme
   582
Carbidopa, Parkinson-Syndrom
   475
Carbimazol, Hyperthyreose
   534–535
Caregiver Burden Assessment 56
Carisoprodol,
   Therapieempfehlungen 605
Carvedilol
– Herzinsuffizienz 455
– Pharmakokinetik/-dynamik
   593

Catechol-O-Methyl-Transferase-
   Hemmer s. COMT-Hemmer
CD4, AIDS 541
Cephalaea 226
– s.a. Kopfschmerzen
– Epidemiologie 228–229
– migränoide 226
– Therapie 230–231
– vasomotoria 229
Cephalosporine
– Arzneimittelfieber 156
– Immunhämolyse 380
C-Fasern, histaminempfindliche,
   Pruritus 263
Charcot-Deformierung,
   Fußsyndrom, diabetisches 169
Charcot-Trias,
   Cholangitis/Cholezystitis 91
Cheilitis, anguläre, Anämie,
   hypochrome 377
Chemorezeptortriggerzone,
   Erbrechen 143
Chemotherapeutika, Obstipation
   362
Cheyne-Stokes-Atmung,
   Herzinsuffizienz 246
Chinidin
– Arzneimittelfieber 156
– Diarrhö, arzneimittelinduzierte
   355
– Herzrhythmusstörungen,
   tachykarde 464–465
– Immunhämolyse 380
– Pharmakokinetik/-dynamik 586
– proarrhythmische Effekte 466
Chinolinderivate, Wirkung 138
Chinolone, Fußsyndrom,
   diabetisches 171
Chloralhydrat, Schlaf-Wach-
   Rhythmusstörung 425
Chloramin(lösung)
– Dekubitus 137
– Fußpilz 163
– Fußsyndrom, diabetisches 170
– Wundheilung, Hemmung 138
Chlordiazepoxid 595
– Pharmakokinetik/-dynamik
   586, 595
– Therapieempfehlungen 604
Chlorhexidin, Wundheilung,
   Hemmung 138
Chlorprothixen, Demenz 424
Cholangitis
– Bauchschmerzen, akute 91
– Erbrechen 144
Cholestase, Pruritus 265, 267
Cholesterin, Hypothyreose 531
Cholezystektomie,
   Flugreisetauglichkeit 558
Cholezystitis
– Abdomen, akutes 91, 95
– Erbrechen 144
– Fieber 154
– Thoraxschmerzen 348
Cholezystolithiasis
– Flugreisetauglichkeit 560
– Thoraxschmerzen 348
Chondrokalzinosearthropathie
   255–256
Chondrose, Thoraxschmerzen 349
chronische Krankheiten 67–68
Chymotrypsin im Stuhl,
   Pankreasinsuffizienz, exokrine
   357
Ciclopirox, Onychomykosis 163
Cimetidin, Arzneimittelfieber 156
Cinnarizin, Parkinson-Syndrom,
   Kontraindikation 487
Ciprofloxacin
– Harnwegsinfektion 176
– Reisediarrhö 353
Cisaprid, Stuhlinkontinenz 214
Citalopram, Pharmakokinetik/
   -dynamik 597
Claudicatio intermittens
– arterielle Verschlußkrankheit
   123
– Schwäche 285

Sachverzeichnis

Clavulansäure, Fußsyndrom, diabetisches 171
Clearance
– hepatische, Altersveränderungen 652
– renale, Cockcroft-Gault-Formel 43
Clindamycin, Fußsyndrom, diabetisches 171
Clomethiazol
– Pharmakokinetik/-dynamik 586, 594–595
– Schlaf-Wach-Rhythmusstörung 425
– Serumkonzentration, Zunahme 582
Clomipramin
– Angst 87
– Depression 484
– Plasmaeiweißbindung 652
Clonazepam
– Parkinson-Syndrom 481
– Parkinson-Tremor 483
Clonidin
– Apoplex 392
– Hypertonie 408
– Ödeme 103
– Pruritus, arzneimittelbedingter 266
Clopidogrel, Apoplex 393
Clostridien(-Infektion)
– Darmflora 6
– Gastroenteritis 355
Clotrimazol, Fußpilz 163
Clozapin
– Parkinson-Syndrom 481–482, 487
– Parkinson-Tremor 483
– Pharmakokinetik/-dynamik 598
– Psychosen, exogene 484
Cluster-Kopfschmerz 226, 232
Cochleaimplantat, Presbyakusis 186–187
Cockcroft-Gault-Formel, Clearance, renale 43
Codein
– Plasmaeiweißbindung 652
– Tumorschmerzen 657
Co-dergocrin, Demenz 421
Coenzym Q, Demenz 423
Coffein, Osteoporose 504
Colchicin
– Diarrhö, arzneimittelinduzierte 355
– Gicht 255
COLD, Flugreisetauglichkeit 560
Colitis ulcerosa
– Bauchschmerzen, chronische 96
– Diarrhö 358
– Osteoporose 504
Commotio cerebri, Flugreisetauglichkeit 559
Commotio cordis 351
Compliance, Pharmakotherapie 599–600
COMT-Hemmer, Parkinson-Syndrom 473, 482, 488
Conjunctivitis sicca 32
Contusio cordis 351
Coombs-Test, Immunhämolyse 381
Coping 11
Cor pulmonale, Flugreisetauglichkeit 560
Cortison
– Achillessehnenruptur 167
– Achillodynie 167
– Fersensporn 167
– Hallux rigidus 164
– Migräne, neuralgoide 232
– Riesenzellarteriitis 233
Co-trimoxazol, Harnwegsinfektion 176
Cotton-wool-Herde, Hypertonie 400
Couplets 464–465
– Myokardinfarkt 340

Coxarthrose s. Koxarthrose
C-reaktives Protein 42
– Atemnot 240
– Herzinsuffizienz 451
Crohn-Krankheit
– Bauchschmerzen, chronische 96
– Diarrhö 358
– Osteoporose 504
Cushing-Syndrom
– Hypertonie 401
– Operation 402
– Osteoporose 350, 504
Cyclopenthixol, Psychosen, exogene 484

D

Da-Costa-Syndrom 350
– Schmerz-Differentialdiagnose 339
Dämmerschlafkur, neuroleptische, Kopfschmerzen, depressive 235
Dakryozystitis 306
Darmerkrankungen, chronisch-entzündliche
– Bauchschmerzen, chronische 96
– Diarrhö 358
Darminfektionen, bakterielle 354
Darmtätigkeit, Förderung 634–635
Dauerkatheter
– Fieber 154
– Harnwegsinfektion 175–176
Daumensattelgelenkarthrose 252
DDC-Hemmer, Parkinson-Syndrom 473
DDD (daily defined dosages), Pharmakotherapie 578
DDD-Schrittmacher 463
Deafferenzierung, Schmerztherapie 661
Débridement
– Dekubitus 136–137
– Fußsyndrom, diabetisches 170
Decarboxylasehemmer, Parkinson-Syndrom 122
Decrescendo-Geräusche 34
Defäkationsreflex, Obstipation 363
Defäkographie, Stuhlinkontinenz 214
Defektsyndrom, Apoplex 570
Defibrillation, Kammerflattern/-flimmern 466
Dehnlagerungen, Atemtherapie 631–632
Dehydratation 147–148
– Erbrechen 144
– Schwäche 282–283
Dekompensation, Herzrhythmusstörungen 458
Dekompressionsoperation, Apoplex/Kleinhirninfarkt 392
Dekubitus/Dekubitalulkus 32, 38, 80–81, 131–142
– Abdeckmaterialien 139–140
– Allergie 135
– Apoplex 131, 571
– Auflagedruck 131
– Behandlung 135–141
– Beurteilungsskalen 134
– Drucklentlastung, vollständige 133, 135–136
– Häufigkeit 131
– Heilungsdauer 140
– Komplikationen 140
– Lagerung 135–136
– Prophylaxe 131, 134
– – Hilfsmittel 136
– Risikopatienten 131, 133–134, 140
– Routineabstriche 137
– Schwäche 280, 282
– Shea-Skala 135
– Sterbende 667
– Ursachen 81, 131–134

– Wundheilung 138–139
– Wundreinigung 137
Delir 80, 369–374
– s.a. Verwirrtheit
– Behandlungsrichtlinien 373–374
– Differentialdiagnose 417
– Medikamentenkopfschmerz 234
Delta-Dreirad 129
Dementia Rating-Scale 54
Demenz 80, 412–414
– s.a. Verwirrtheit, chronische
– vom Alzheimer-Typ 413
– Anfälle, epileptische 427
– Arzneimitteltherapie 419–425
– behandelbare 414
– Bewegungsstörungen 127, 425–426
– Depression 425, 433
– Diabetes mellitus 446
– Diagnose 372, 416–418
– Differentialdiagnose 417–419, 434
– L-Dopa 479
– Einschlafstörungen 274
– Erregungszustände 424
– Flugreisetauglichkeit 559
– Functional Assessment Questionnaire 417
– Harninkontinenz 426
– Hirninfarkt 416
– Infektionen 418
– Krampfanfälle, zerebrale 425
– medikamentös bedingte 414
– Nootropika 420, 543
– Obstipation 361, 426–427
– paranoid-halluzinatorische Zustände 424
– Parkinson-Syndrom 470, 484
– primäre 80
– REM-Schlaf-Reboundeffekt 274
– Schlafmittel 271
– Schlafstörungen 271–272, 274, 425
– Schwäche 282–283
– Stürze 323
– Stuhlinkontinenz 426
– vaskuläre 80, 416
– Verhaltensauffälligkeiten 423–424
– Verwirrtheit 425
– Vitamin-B$_{12}$-Mangel 380
Demenz-Test 432
demographische Entwicklung, Alter 13–14, 708
demyelinisierende Erkrankungen, Hustenreflex 239
Denkverlangsamung 38
De-novo-Angina, Ergometrie 336
Depression 11, 66, 429–443
– Alzheimer-Krankheit 433
– Angst 84
– Belastungen 15
– Beschwerdesymptomatik, atypische 25–26
– durch Betablocker 406
– Beweglichkeitsstörungen 127
– Bewegungstherapie 438
– chronische 439–440
– Demenz 414, 425, 433
– Depression Inventory 431
– Depressivitätsskala von Zerssen 431
– Differentialdiagnose 121, 234, 417–418, 432
– dysphorische Zustände 429
– Eigenschaftswörterlisten 431
– Elektrokrampftherapie 438
– Ergotherapie 438–439
– Freiburger Persönlichkeitsinventar 431
– Fremdbeurteilungsmethoden 431
– Früherwachen 272
– Funktionsbewertung 52
– Funktionstraining, neuropsychologisches 439
– GDS-Scale von Reisberg 432
– – von Yesavage 432

– gutachtlich-rechtliche Aspekte 235
– Harnwegsinfektion 173
– Hörverlust 182
– Hyperthyreose 533
– durch Kalziumantagonisten 592
– Kopfschmerzen 226, 229–230, 233–234
– larvierte, Angst 84
– Leistungsdiagnostik 431–432
– Major Depression 433
– medikamenteninduzierte 27
– Multiinfarktdemenz 433
– nicht näher bezeichnete 433
– Nürnberger Altersrating 431
– Obstipation 361
– Parkinson-Syndrom 260, 470, 484
– Physiotherapie 438
– Pöldinger-Skala 432
– psychometrische Verfahren 431–432
– Psychopharmaka 435–438
– Psychotherapie 439
– Reserpin 401
– Sandoz Clinical Assessment Geriatric Scale 431
– Schlafentzugstherapie 438
– Schlafstörungen 271–272, 274–275, 440
– Schwäche 283
– Self-Rating Depression Scale 431
– Sexualstörungen 314
– Somatotherapie 435–438
– Soziotherapie 438–439
– Suizidalität 433–435, 441
– therapieresistente 439–440
– Ursachen 429–431
Depression Inventory (BDI) 431
Depressionstest 431
Depressivitätsskala von Zerssen 431
Deprivation, Hörgeräte 184
Dermatitis herpetiformis Duhring, Pruritus 264
dermatologische Symptome, Häufigkeit 666
Dermatomyositis 259
Desipramin, Pharmakokinetik/-dynamik 586
Desorientiertheit
– Schwerhörigkeit 189
– Stürze 320
Detrusordysfunktion 194
– Harninkontinenz 196
– idiopathische 198–199
– Parkinson-Syndrom 470
– Therapie 204
Detrusorreflex, Dranginkontinenz 175
Dexpanthenol, Wundheilung, Dekubitus 139
Dextropropoxyphen, Therapieempfehlungen 605
DFS s. Fußsyndrom, diabetisches
Diabetes mellitus 444–449
– Antidiabetika 449
– Arzneimittel mit Gefährdungspotential 606
– Bakteriurie 174
– Blutungen, intrazerebrale 387
– Broteinheiten 448
– Candidurie 175
– Demenz 446
– Diarrhö 213, 358
– Ernährung 552
– Flugreisetauglichkeit 560
– Fußsyndrom 168
– Glukosetoleranztest, oraler (OGTT) 447
– Harnblasenneuropathie 174
– Harninkontinenz 194
– Harnwegsinfektion 175
– Herzinsuffizienz 451
– Hyperglykämie 445–446
– Ketonkörper 445
– Koronargruppe, Kontraindikation 640

– medikamenteninduzierter 27
– Morbidität 446
– Neuropathie 174
– Obstipation 361
– Ödeme 102
– Osteoporose 504
– Rehabilitationsplan 704
– Restharn 174
– Retinopathie 309–310
– Schwäche 282–283
– Schwindel 565
– Sexualstörungen 313–314
– Symptomwandel, alterstypischer 445
– Synkope 298
– Therapie 447–449
– Tuberkulosereaktivierung 672
Diät
– Hypertonie 402
– Kachexie 219–220
Diarrhö 352–358
– arzneimittelinduzierte 353–355
– Bauchschmerzen, chronische 97
– blutige 356
– Darmerkrankungen, chronisch-entzündliche 358
– Diabetes mellitus 358
– Häufigkeit 666
– hormoninduzierte 358
– Hypokaliämie 148
– medikamenteninduzierte 27
– Mesenterialthrombose 355
– paradoxe 213, 285, 353
– – Koprostase 364
– Schwäche 285–286
– Therapie 356
– Ursachen 213
Diazepam
– Arzneimittelwechselwirkungen 603
– Clearance, hepatische 582
– Pharmakokinetik/-dynamik 586, 595
– Plasmaeiweißbindung 652
– Psychopharmakotherapie, Empfehlungen 604
– Serumkonzentration, Zunahme 582
Diazoxid, Ödeme 103
Dickdarmstühle, kleinvolumige 357
Diclofenac 587
– Diarrhö, arzneimittelinduzierte 355
– Pharmakokinetik/-dynamik 587
– Plasmaeiweißbindung 587, 652
– Tumorschmerzen 657
Diffusionskapazität (DLCO) 39
Diflunisal
– Plasmaeiweißbindung 652
– Serumkonzentration, Zunahme 582
Digitalisglykoside 588–589
– Arzneimittelwechselwirkungen 603
– Diarrhö 355
– Erhaltungsdosis 454
– Herzinsuffizienz 454
– Verwirrtheit 370–371
Digitalisintoxikation/-überdosierung 589
– Anorexie 240
– Atemnot 242
– Diarrhö 355
Digitoxin 589
– Erhaltungsdosis 454
– Pharmakokinetik/-dynamik 586
Digitus quintus superductus 165
Digoxin 589
– Arzneimittelwechselwirkungen 603
– Erhaltungsdosis 454
– Pharmakokinetik/-dynamik 586
– Pharmakotherapie, Empfehlungen 605
– Verteilungsvolumen 581
Dihydrocodein, Tumorschmerzen 657

Dihydroergocryptin, Parkinson-Syndrom 480
Dihydroergotoxin, Pharmakokinetik/-dynamik 598
Dihydropyridine, Hypertonie 406–407
Diltiazem, Pharmakodynamik 585
Dimenhydrinat, Schwindel 566
Diphenylalkylamine, Hypertonie 406
Dipyridamol, Therapieempfehlungen 605
Disaccharide 548
Diskusprolaps s. Bandscheibenprolaps/-protrusion
Disopyramid
– Serumkonzentration 582
– Therapieempfehlungen 605
Distanzrasseln, Atemnot 238
Distorsionen, Iontophorese 628
Diurese, Immersion, funktionelle Wirkungen 622
Diuretika 591
– Antihypertensiva 404–405
– Gicht 255
– Herzinsuffizienz 453–454
– Hypertonie 404–406
– Indikationsgruppen 578
– kaliumsparende 405–406, 591
– – Hyperkaliämie 148
– Kontraktionsinsuffizienz 453
– Miktionsablauf 195
– Obstipation 361–362
– Ödeme 103
– Schwindel 294
– Verwirrtheit 370–371
Divertikulitis 96
– Abdomen, akutes 91
– Bauchschmerzen, chronische 95
– Diarrhö 357
– Divertikulose 96
– Endoskopie, Kontraindikationen 98
– Fieber 154
– FUO 157
– Schwäche 282
Divertikulose
– Bauchschmerzen, chronische 95
– Diarrhö 213
– Divertikulitis 96
– Ernährung 551
dizziness 291
Dobutamin
– Apoplex 392
– Pulmonalarterienembolie 347
Domperidon, Shy-Drager-Syndrom 485
Donepezil, Demenz 422
L-Dopa
– Apomorphin 477
– Dyskinesie 481
– Entzugssyndrom 483
– Parkinson-Syndrom 470, 472, 475–479, 488
– – s. L-Dopa
– Schlafstörungen 440
Dopadecarboxylasehemmer, Parkinson-Syndrom 475, 487
Dopamin
– Apoplex 392
– Erbrechen 143
Dopaminagonisten
– Apomorphin-Test 481
– Erbrechen 145
– Nebenwirkungen 479, 481
– Parkinson-Syndrom 122, 473, 479–481, 487–488
– Parkinson-Tremor 482
Dopaminmangel, Parkinson-Syndrom 472
Doppelbilder 306, 310
– Autofahren 543
Dorsalgie
– Stangerbad 623
– Wärmepackungen 625
Dosieraerosole 629

Doxepin
– Pharmakokinetik/-dynamik 596
– Plasmaeiweißbindung 652
– Psychopharmakotherapie, Empfehlungen 604
Drainagelagerung, Atemtherapie 632
Dranginkontinenz 79, 195–197
– Demenz 426
– Detrusorreflex 175
– Harnwegsinfektion 175
– Hirnleistungsstörungen 205–206
– Kontinenztraining 177
– motorische 197, 204–205, 209–210
– Prostatahyperplasie, benigne 515
– sensorische 196–197, 204
Drangzeit 193
Drehlagerungen, Atemtherapie 631
Drehschwindel 74, 566
– Differentialdiagnose 292
Dressing, bioaktives, Dekubitus 139
Drogenabusus, Depression 430
Drop-Anfälle
– Differentialdiagnose 296
– Stürze 324–328
Druck
– hydrostatischer, Ödeme 100
– intrazerebraler, Erbrechen 144
– onkotischer, Ödeme 100
Druckschmerz, Abdomen, akutes 90
Dünndarmstühle, Diarrhö 357
Düsenvernebler, druckluftbetriebene, Inhalation 630
Dumping-Syndrom 554
Dunkeladaptation, mangelnde 306
Duplexsonographie, Apoplex 390
Durchblutungsstörungen
– Kohlensäurebad 624
– Rehabilitationsplan 704
Durchbruchsschmerzen, Tumorschmerztherapie 659
Durchgangssyndrom 369
Durchschlafstörungen 272
Durstempfinden/-gefühl, geringes 147, 282
Durstperzeption 6
Dysarthrie, Hyperthyreose 533
Dyskinesie
– L-Dopa 478
– medikamenteninduzierte 27
– Neuroleptika 127
Dyspareunie 313
Dyspepsie, Häufigkeit 666
Dysphagie 247
– logopädische Übungsbehandlung 247
– Parkinson-Syndrom 470
– Polymyalgia rheumatica 259
dysphorische Zustände, Depression 429
Dyspnoe 76–78, 237–247
– s.a. Belastungsdyspnoe
– Auskultation 239
– Beatmung 244
– nichtinvasive 242
– Blutgasanalyse 239
– Bronchoskopie 240
– CRP-Erhöhung 240
– Distanzrasseln 238
– Echokardiographie, transösophageale 240
– – transthorakale 240
– EKG 239
– Geräusche, pfeifende 238
– Häufigkeit 666
– Herzinsuffizienz 451
– Herzrhythmusstörungen 458–459
– Husten 246
– Intubation 242
– Koronarischämie 239
– Leukopenie 240

– Leukozytose 240
– Myokardinfarkt 335
– Oxygenierungsstörung 244–245
– Pari-Inhalator 242
– Pulmonalarterienembolie 347
– Röntgenthorax 239
– Sauerstofftherapie 243–244
– Schmerzbefunde 239
– Schwäche 284
– Sofortmaßnahmen 241
– Therapie 241–247
– Überdruckbeatmung, nasale (nCPAP) 244
– Ursachen 77
– Wahrnehmungsverringerung 245
– zirkadianer Verlauf 238
dysthyme Störung 433
Dystonie
– durch L-Dopa 479
– Parkinson-Syndrom 486
Dysurie
– Harnwegsinfektion 173
– Parkinson-Syndrom 470

E
Early-morning-Dyskinesie durch L-Dopa 478
Echokardiographie 41
– Apoplex 391
– Atemnot 240
– Endokarditis 344
– Herzinsuffizienz 452
– Herzklappenfehler 344
– Herzrhythmusstörungen, tachykarde 464
– Kardiomyopathie 345
– Myokardinfarkt 341
– Synkope 299
– transösophageale 240, 464
Eczéma craquelée, Pruritus 264
Effort-Syndrom 350
– Schmerz-Differentialdiagnose 339
Ehlers-Danlos-Syndrom, Osteoporose 504
Eigenblutspende 619
Eigenschaftswörterlisten, Depression 431
Einflußstauung, Struma 537
Eingriffe
– Dringlichkeit, Narkoserisiko 614
– elektive 618–619
Einlaufschmerz, Arthrose 110
Einschlafstörungen 272
– Demenz 274
Einwilligungsvorbehalt, Betreuerbestellung 681
Eisenbindungskapazität 75
Eisenmangel 549
– Anämie 377
– Laborwertveränderungen 378
– Therapie 382
Eisen(therapie) 549
– Anämie 381–382
– Eisenmangel 382
– Obstipation 362
Eiweiß 547–548
Eiweißbindung, Pharmakotherapie 580
Eiweißmangel, Kachexie 218
Eiweißrestriktion, Niereninsuffizienz 553
EKG 41
– Apoplex 391
– Atemnot 239
– Herzrhythmusstörungen 460
– Linkshypertrophie 344
– Myokardinfarkt 340–341
– Perikarditis 342
– Rechtsherzbelastung 344
Ekzem
– atopisches 265
– Harninkontinenz 193
– kumulativ-toxisches 269
– seborrhoisches, Pruritus 264
Elektrolyte
– Alter 146

Sachverzeichnis

– gastrointestinaler Kreislauf 147
– Laborbefunde 43–44
– Wundheilung, Dekubitus 139
Elektrolytstörungen
– Apoplex 392
– Erbrechen 144
– Schwäche 282
Elektrotherapie 628–629
– Depression 438
– Hüftendoprothese 639
– Kreuzschmerzen 635–636
– Parkinson-Syndrom 472
– Stuhlinkontinenz 215
– Zuzahlungsbeträge 698
Embolektomie, Arterienverschluß, akuter 125
Embolie, Vorhofflimmern 464
Emboliepropyhlaxe, Herzrhythmusstörungen, tachykarde 465
Emepronium, Harninkontinenz 209–210
Emotionalität 9–10
Empfindsamkeit, übertriebene, Verwirrtheit 370
Emphysem
– Flugreisetauglichkeit 560
– Schwäche 283
Enalapril
– Dosierung 455, 590
– Pharmakokinetik/-dynamik 586, 590
Enddarmerkrankungen, Obstipation 361
End-of-dose-Akinese 479
– L-Dopa 476
Endokarditis 343–344
– bakterielle 343
– – Fieber 155
– FUO 157
– Thoraxschmerzen 343–344
Endokrinopathie
– Diabetes mellitus 447
– L-Dopa, Kontraindikationen 479
Immersion, funktionelle Wirkungen 622
Endomyokarditis, chirurgische Eingriffe, Kontraindikationen 618
Endophthalmitis nach Kataraktoperation 307
Endoprothese
– Arthrose 111
– bipolare, Schenkelhalsfraktur, mediale 495
– Femurfraktur, pertrochantäre 499
– infizierte, Osteomyelitis 112
– physikalische Therapie 638–639
– Schenkelhalsfraktur, mediale 495
– Stangerbad, Kontraindikation 623
Endorphine
– Appetit 282
– Pruritus 264
Endoskopie 41–42
– Atemnot 240
– Bauchschmerzen 98
Endstrominfarkt, Hirninfarkt 387
Energiezufuhr 547
Engpaßsyndrom, Parkinson-Syndrom 490
Engwinkelglaukom, chronisches 306
Entacapon, Parkinson-Syndrom 482
Enterokokken, Harnwegsinfektion 176
Enterokolitis
– Abdomen, akutes 91
– ischämische, Erbrechen 144
Enteropathie, diabetische, Diarrhö 358
Entleerungshilfen, rektale, Obstipation 364
Entspannungstechniken 655
– Atemtherapie 632

Entstauung, physikalische 627
Entwicklungsreflex, Enthemmung 36
Entzündungen
– intraabdominelle, Bauchschmerzen, chronische 95
– lokale, Ödeme 105–106
Entzugsinsomnie 440
Enzephalopathie, subkortikale
– Demenz 416
– Heparin, Kontraindikationen 393
Enzyme, hydrolysierende, Dekubitus 136
Eosin, Wundheilung, Hemmung 138
Eosinophilie, Diarrhö 358
Epiduralhämatom, Flugreisetauglichkeit 558
Epilepsie/epileptische Anfälle
– Antidepressiva 436
– Arzneimittel, gefährliche 606
– Demenz 427
– Differentialdiagnose 296
– SSRI 597
– Stürze/Synkope 327
Epithelkarzinom 31
Erblindung, Riesenzellarteriitis 233
Erbrechen 143–145
– Abdomen, akutes 90
– Blutungen, intrazerebrale 389
– Flugprobleme 561
– Häufigkeit 666
– Hypokaliämie 148
– Kleinhirnblutung 389
– Koprostase 364
– Mallory-Weiss-Läsion 144
– Schwindel 292
Erektionsstörungen 312
– Parkinson-Syndrom 470
– Sildenafil 317
Ergometrie, koronare Herzkrankheit 336
Ergotamin
– Medikamentenkopfschmerz 234
– Shy-Drager-Syndrom 485
Ergotherapie
– Depression 438–439
– Parkinson-Syndrom 490
– Verordnung 698–699, 702
– Verwirrtheit 374
Erkrankungen
– chronische 67–68
– Untersuchung, allgemeine 30
Erkrankungen, chronische
– Anämie 378
– Reisen 562
Ernährung 217, 546–556
– Adipositas 553
– Atherosklerose 552
– Diabetes mellitus 552
– Divertikulose 551
– Funktionsbewertung 51
– Hyperlipoproteinämie 553
– Hypertonie, arterielle 552
– Kachexie 221
– Kaustörungen 554
– Munderkrankungen 554–555
– Niereninsuffizienz 553
– Obstipation 361, 363, 551
– Osteoporose 551–552
– Parkinson-Syndrom 490
– Schluckstörungen 554
– Schwäche 281–283
– Stuhlinkontinenz 214
– Zahnerkrankungen 554–555
Erregungsleitungsstörungen, SSRI 597
Erregungszustände
– Demenz 424
– Verwirrtheit 370
Erschöpfungszustand, psychischer, Schwindel 565
Erysipel, Lymphödem 105
Erythem, medikamenteninduziertes 27
Erythrodermie 265
Erythromelalgie, Dopaminagonisten 481

Erythropoetin, Anämie 381
Erythrozyten, opsonisierte, Immunhämolyse 381
Erythrozytenindizes/-morphologie, Anämie 377, 381
Escherichia coli
– Bakteriurie 174
– Gastroenteritis 354
Essen auf Rädern 546
Eßhilfen, Apoplex 694
ESWL (extrakorporale Stoßwellenlithotripsie), Flugreisetauglichkeit 558
Ethambutol 674–675
Ethanol, Wirkung 138
Ethikanamnese 28
Etidronat, Osteoporose 511
Etilefrin, Shy-Drager-Syndrom 485
Etomidat, Serumkonzentration, Zunahme 582
Europäischer Notfallausweis 562
Euthyreose, Struma 536–539
Exophthalmus, Hyperthyreose 126, 533
Exsikkationsekzematid, Pruritus 264
Exsikkose 146–150
– Dehydratation 147
– Diarrhö 356
– Langstreckenflüge 561
– Saluretika 401
– Therapie 149
– Verwirrtheit 373–374
Extrasystolen 457–459, 464
– supraventrikuläre 465
– ventrikuläre 464
– – Karotispulskurve 467
– – Klasse-I-Antiarrhythmika 466
– – Myokardinfarkt 340
Extraversion 10

F
FAB-Klassifikation, myelodysplastische Syndrome 381
Fahrtauglichkeit 542–545
Fahruntauglichkeit, Führerscheinabgabe 545
Fallneigung s. Stürze
Familienanamnese 22
Familienstruktur, Alter 708
Farbsinnprüfung 303
Faßthorax, Lungenfunktion 33
Fazialisparese, Guillain-Barré-Syndrom 119
Fehlernährung
– Einfluß, krankheitsbegünstigender 282
– Polyneuropathie 260
– Schwäche 280
Felodipin, Hypertonie 406
Femurfraktur 111
– intraoperative, Gammanagel 499
– pertrochantäre 496–499
– proximale, Osteoporose 503
– – Pathogenese 506
– Stürze 329
– subtrochantäre 499–500
Femurkopfnekrose, Schenkelhalsfraktur, mediale 496
Fentanyl
– Plasmaeiweißbindung 652
– Tumorschmerzen 657
Fernreisen 557–563
Ferritin 75
– Anämie 381
– Eisenmangel 378
Fersendekubitus 134
Fersensporn 167–168
Festbetragslisten, Arznei-/Hilfsmittel 699
Fettkonsum 548
– Modifikation 548
Fettsäuren
– gesättigte, Hyperlipoproteinämie 553
– Klassifizierung 548
– langkettige 548

Fettstoffwechselstörungen
– Diabetes mellitus 446
– Kachexie 218
Fettsucht s. Adipositas
FFP (fresh frozen plasma), Blutungen, intrazerebrale 394
Fibrinogenkonzentration, hohe 42
Fibromyalgie, Wärmepackungen 626
Fieber 151–159
– Antipyretika 156, 158
– Apoplex 156
– Appendizitis 154
– Arthritis, rheumatoide 156
– Cholezystitis, akute 154
– Diarrhö 356, 358
– Divertikulitis 154
– Endokarditis, bakterielle 155
– Harnwegsinfektion 154
– Hirnödem 392
– Infektionen 153–155
– Intraabdominalinfektion 154–155
– Kollagenosen 155–156
– Kühlung 159
– Meningitis, bakterielle 155
– Pneumonie 154
– Pyelonephritis, akute 154
– Pyrogene 153
– auf Reisen 562
– remittierendes 156
– Therapie 158–159
– Tumorerkrankungen 155
– unbekannter Ursache (FUO) 157–158
– – AIDS 157
– – ischämischer Insult 117
Finger-Nase-Versuch, Kleinhirninfarkt 116
Finger-Tapping, Parkinson-Syndrom 472
Fingertremor durch Antidepressiva 436
First-dose-Hypotension, ACE-Hemmer 590
First-pass-Effekt, Pharmakotherapie 582
Fissuren 161
Fisteln, Stuhlinkontinenz 211
Fitneßtraining, Informationspflicht und Leistungsausschluß 701
Flavoxat, Harninkontinenz 209–210
Flecainid, proarrhythmische Effekte 466
Fliegenmaden, Wundreinigung, Dekubitus 137
Fluconazol, Fußpilz/Onychomykosis 163
Fludrocortison, Shy-Drager-Syndrom 485
Flüssigkeitsbedarf/-substitution, Apoplex 391
Flugreisen 557–563
– Probleme 392, 561
– Reisetauglichkeit 557
Flunarizin, Parkinson-Syndrom, Kontraindikation 487
Flunitrazepam 595
– Pharmakokinetik/-dynamik 595
Fluorchinolone, Harnwegsinfektion 176
Fluoride
– Osteoporose 251
– Sprunggelenkschmerzen 251
Fluoxetin
– Angst 87
– Pharmakokinetik/-dynamik 597
Fluphenazin, Serumkonzentration 582
Flurazepam 595
– Psychopharmakotherapie, Empfehlungen 604
Flush, Diarrhö 358
Fluvoxamin, Pharmakokinetik/-dynamik 597

Fogarty-Katheter, Arterienverschluß, akuter 125
Folsäuremangelanämie 379–380
Fontaine-Einteilung, arterielle Verschlußkrankheit 123
Fosinopril, Dosierung 455
Frakturen 109, 111
– Flugreisetauglichkeit 559
– hüftnahe 492–501
– Osteoporose 251
– Verwirrtheit 371
Freezing-Phänomen
– L-Dopa 479
– Parkinson-Syndrom 490
Freiburger Persönlichkeitsinventar, Depression 431
Freiheiten, gefährdete 688–690
Freiheitsentziehung, dauerhafte oder regelmäßige 689
French-Tripel-Modus, Helicobacter-pylori-Infektion 94
Früherwachen, Depression 272
Führerscheinabgabe, Fahrtauglichkeit 545
Functional Assessment Questionnaire, Demenz 417
Functional Reach 56
Funk-Mikroport-Anlage, Hörgeräte 190
Funktionsbewertung
– geriatrische 48–49
– Screeninginstrument 51–52
Funktionsstörungen
– Anamneseerhebung 29
– Gelenk-/Muskelbeschwerden 249–250
Funktionstraining, neuropsychologisches, Depression 439
FUO s. Fieber unbekannter Ursache
Furosemid
– und Acetylsalicylsäure 587
– Schwindel 294
Fuß
– Hyperkeratosen 161
– Inspektion und Untersuchung 161
– ischämischer 169
– neuropathischer 169–170
– Pilzinfektion 162–163
Fußbäder
– Fußpilz 163
– Ulzera 137
Fußpflege 171
– medizinische 701
Fußpilz 162–163
Fußprobleme 160–172
Fußreflexzonenmassage, Informationspflicht und Leistungsausschluß 701
Fußrücken, Schwellung 166
Fußsyndrom, diabetisches 168–171
Fußulzera, Fußbäder 137
Fußverkrampfungen, schmerzhafte, Parkinson-Syndrom 486

G
GABA, Erbrechen 143
GABA-Rezeptorkomplex 661
Gallenblasen-/Gallenwegserkrankungen
– Bauchschmerzen, akute 91
– FUO 157
Gallenblasensteine, Bauchschmerzen, akute 91
Gallenkolik, Erbrechen 144
Gallensäure, Diarrhö, arzneimittelinduzierte 355
Gallensalze, Pruritus 267
Gammopathie, monoklonale 45
Gangstörungen
– Schwindel 294
– Stürze 322–323
– Untersuchung, allgemeine 31
Gang-Test 56

Gangveränderungen 39
Garden-Klassifikation, Schenkelhalsfraktur, mediale 493–494
Gastrektomie, Flugreisetauglichkeit 558
Gastritis, Bauchschmerzen, chronische 94
Gastroduodenoskopie 41
Gastroenteritis
– Diarrhö 213, 352, 358
– eosinophile, Diarrhö 358
– Erbrechen 144
Gastroenterostomie, perkutane, Schluckstörungen 247
Gastrointestinalblutungen
– Bauchschmerzen, chronische 96
– Flugreisetauglichkeit 558, 560
– medikamenteninduzierte 27
– Ursachen 96
Gastrointestinalerkrankungen
– Bauchschmerzen, chronische 94–96
– Erbrechen 144
Gastrointestinaltrakt, Altersveränderungen 651
Gaumensegelparese
– Hirnstamminsult 116
– Schluckstörungen 554
GDS-Scale, Depression 432
Gedächtnisabbau
– im Alter 8, 430–431
– Kachexie 218
Gedächtnisstörungen, Parkinson-Syndrom 484
Gefäßerkrankungen
– Bauchschmerzen, akute 93
– Bewegungsstörungen 123–125
– Diabetes mellitus 445
– Leitsymptome 347
– Netzhaut 308–310
– Ödeme 105
– Sehnerv 308–310
Gefäßgeräusche 38
Gefäßoperation, periphere, Flugreisetauglichkeit 558
Gefäßsyndrome, Hirninfarkt 389
Gehbock 129
Gehirn, Schmerzempfindlichkeit 224
Gehirnarteriolenspasmen, Hypertonie 400
Gehör, Untersuchung, klinische 32–33
Gehschulung, Apoplex 641
Gehstock, Hüftendoprothese 639
Gehtraining, Atemnot 243
Gehunsicherheit 36
Gehwagen 129
Gelenkbeschwerden/-erkrankungen 248–262
– degenerative 252–254
– – physikalische Therapie 638
– – Thoraxschmerzen 349
Gelenkbeweglichkeit 36
Gelenkschmerzen 249
– Ultraschallbehandlung 638
Gemütslage, Untersuchung, allgemeine 31
Genitale, Untersuchung, klinische 35
Gentamicin, Schwindel 294
Gentianaviolett
– Fußpilz 163
– Wirkung 138
– Wundheilung, Hemmung 138
Geräusche, pfeifende, Atemnot 238
Gereiztheit, Magnesiummangel 549
Geriatric Depression Scale (GDS) 55
Geriatric Evaluation and Management (GEM) 48
geriatrische Symptome
– häufige, Diagnostikleitlinien 70–82
– Merkmale 63

geriatrisches Assessment 46–59
Gerinnung 42–43
– Laborbefunde 42–43
Gerinnungsstörungen
– Arzneimittel, gefährliche 606
– Kachexie 218
Gesamtkörpereiweiß 547
Gesamtkörperwasser 147
Gesamtrehabilitationsplanerstellung 705
Gesamt-T$_3$ 44
Geschlechtskrankheiten, Sexualstörungen 315
Gesichtsausdruck, Untersuchung, allgemeine 31
Gesichtsfeldprüfung 303
Gesichtsneuralgie/-schmerzen 231–232
Gesichtsschädelfraktur, Stürze 329
Gesichtsschwellungen, Hypothyreose 530
Gestagene
– Ödeme 103
– Osteoporose 251, 508
Gesundheitsökonomie, Hausarztpraxis 571–572
Gesundheitsreform, Heil-/Hilfsmittel 703
Gewalt gegen ältere Menschen 688
Gewebshypoxie
– Anämie 375
– Wundheilungsstörung 135
Gewicht, Untersuchung, allgemeine 30
Gewichtsverlust 38, 71–72
– Diarrhö 358
– Symptomatik, klinische 217
– Wassermangel 547
Gewichtszunahme 38
Gibbusbildung, tuberkulöse, Osteoporose 114
Gicht 171, 255
– Chondrokalzinose 256
– Hyperurikämie 255
– Tophi 255
Giebelrohr, Atemtherapie 632
Ginkgo biloba
– Demenz 421
– Pharmakokinetik/-dynamik 598
– Schwindel 566
Gipsschienen/-verband, Flugreisen 560
Glaskörper
– Abhebung 306
– Altersveränderungen 305
– Veränderungen, degenerative 32
Glaukom(anfall) 32, 308
– Erbrechen 144, 308
– Flugreisen 559–560
– SSRI 597
Gleichgewichtsstörungen
– Schwindel 291
– Stürze 324
Gleichstrom 628
– Iontophorese 628
Glibenclamid, Arzneimittelwechselwirkungen 603
Gliedmaßenschwäche 39
Globalinsuffizienz, elektive Eingriffe 91
Glossitis, Anämie, hypochrome 377
Glossopharyngeusneuralgie 231
Glottisödem, Glukokortikoide 241
Glukokortikoide
– Atemnot 243
– Bronchialobstruktion 241
– Diabetes mellitus 447
– Glottisödem 241
Glukose 548
Glukose-6-Phosphat-Dehydrogenase-Mangel, Paracetamol, Kontraindikation 587
Glukosetoleranztest, oraler (OGTT), Diabetes mellitus 447
Glutethimid, Osteoporose 504

Glyceroltrinitrat, Pharmakokinetik/-dynamik 593
Glykoside s. Digitalisglykoside
Glyzerin, Hirnödem 392
GnRH-Analoga, Osteoporose 504
Gold, Pruritus, arzneimittelbedingter 266
Goldsalze, Diarrhö, arzneimittelinduzierte 355
Gonarthrose 253
GOT/GPT, Serummeßgrößenveränderungen, arzneimittelbedingte 44
Grand-mal-Anfall, Flugreisetauglichkeit 559
granulomatöse Erkrankungen, Fieber 153
Graphie-Test, Parkinson-Syndrom 472
grauer Star s. Katarakt
Greifreflex 36
Greisenpneumonie, Fieber 153
Grenzzoneninfarkt 387
Griseofulvin, Fußpilz/Onychomykosis 163
Großzehengrundgelenk
– Arthrose 253
– Sesambeine 166
Grundpflege, Sterbende 666–667
Gruppengymnastik 633–634
Gruppentherapie, Depression 438
γ-GT, Serummeßgrößenveränderungen, arzneimittelbedingte 44
Guanabenz, Hypertonie 408
Guanethidin
– Diarrhö, arzneimittelinduzierte 355
– Ödeme 103
Guanfacin, Hypertonie 408
Guillain-Barré-Syndrom 119
gynäkologische Tumoren, Abdomen, akutes 91
Gynäkomastie, medikamenteninduzierte 27
Gyrasehemmer
– Fußsyndrom, diabetisches 171
– Reisediarrhö 353

H
Haarverlust 31
Hämatochezie, Gastrointestinalblutungen, untere 96
Hämatokrit 42
– Anämie 375
– Immersion, funktionelle Wirkungen 622
Hämatome
– Femurfraktur, pertrochantäre 499
– Iontophorese 628
– subdurale 418
Hämatothorax 347
Hämaturie, Prostatahyperplasie, benigne 519
Hämochromatose
– Chondrokalzinose 256
– Herzinsuffizienz 451
Hämodialyse, Pruritus 267
Hämodilution, Apoplex 392
Hämodynamik, Immersion, funktionelle Wirkungen 622
Hämoglobin 42
– Anämie 375
– Eisenmangel 378
Hämoglobinurie, Hämolyse 381
Hämolyse
– s.a. Immunhämolyse
– Hämoglobinurie 381
Hämorrhagien, Hirninfarkt, ischämischer 387
Hämorrhoiden 35
– Obstipation 360
– Pruritus 266
HAES (Hydroxyäthylstärke)
– Pruritus 267
– – arzneimittelbedingter 266

Sachverzeichnis

häusliche Pflege 708–714
Haglund-Exostose/-Ferse 168
– Achillodynie 167
Hallux
– limitus 164–165
– rigidus 164
– vagus 164
– valgus 253
Halluzinationen
– L-Dopa 478
– Hyperthyreose 533
– Parkinson-Syndrom 415
Haloperidol
– Angst 87
– Pharmakokinetik/-dynamik 597
– Psychopharmakotherapie, Empfehlungen 604
Halslymphknoten, Untersuchung, klinische 32
Halsschmerzen, Myokardinfarkt 286
Halsvenenstauung
– Cor pulmonale 238
– Herzinsuffizienz 238, 451
– Pulmonalarterienembolie 347
Halswirbelsäulen-Syndrom
– gutachtlich-rechtliche Aspekte 235
– Kopfschmerzen 230
– Schmerzen 637–638
– Schwindel 295
– Stangerbad 623
– Wärmepackungen 625
Haltereflex 36
Haltungsreflex, Parkinson-Syndrom 470
Haltungsstörungen
– Stürze 322–323
– Untersuchung, allgemeine 31
– Ursachen 323
Hamburg-Wechsler-Intelligenz-Tests (HAWIE-R) 432
Hamilton Depression Inventory 55
Hammerzehe 165
Harnableitung, instrumentelle, Harninkontinenz 207
Harnanalyse
– Harninkontinenz 201
– Laborbefunde 45
– Prostatahyperplasie, benigne 516
Harnblase
– Alterungsprozeß, physiologischer 174
– Neuropathie, Diabetes mellitus Typ II 174
– Sonographie 40
Harnblasenausgangsobstruktion, Harninkontinenz 194, 197
Harnblasenentleerungsstörungen 210–211
– Diabetes mellitus 445
– Parkinson-Syndrom 486
– Prostatahyperplasie, benigne 515
Harnblasenfunktion, Physiologie 196
Harnblasenhalsinsuffizienz, Harninkontinenz 175
Harnblasenkapazität 193
Harnblasensteine
– Flugreisen 560
– Prostatahyperplasie, benigne 519
Harnblasentonus 193
Harndrang, imperativer, Prostatahyperplasie, benigne 515
Harninkontinenz 79–80, 192–211
– s.a. Inkontinenz
– Arzneimittel mit prinzipiellem Gefährdungspotential 606
– Beckenbodentraining 206
– Befragung, gezielte 199–201
– Definition 193
– Demenz 426
– Detrusordysfunktion 196
– Detrusorhyperaktivität 196
– Diagnose 199–203

– extraurethrale 79
– funktionelle 194, 198–199
– Funktionsbewertung 51
– Harnableitung, instrumentelle 207
– Harnanalyse 201
– Harnröhrenstent 208
– Harnwegsinfektion 173, 175
– Hilfsmittel 207–208
– iatrogene 194, 204
– Klassifikation 195–199
– Komplikationen 193–194
– Koprostase 364
– Medikamentennebenwirkungen 195
– Miktionsprotokoll 201
– Miktionsschema 194, 202–203
– Miktionsstörung 175
– Pathogenese 195–199
– Restharnbestimmung 201–203
– Sexualanamnese 201
– Sexualstörungen 314
– Sphinkterschwäche 198
– Therapie 203–204
– – medikamentöse 209–211
– – operative 204
– Toiletten-Kontinenz-Training 204–206
– Überstimulation, periphere 196–197
– Untersuchung 200, 203
– Uroflowmetrie 203
– Ursachen 79, 194
Harnröhrenstent, Harninkontinenz 208
Harnröhrenstriktur/-insuffizienz, Harninkontinenz 197
Harnsäure 43–44
Harnsäurenephropathie, Hyperurikämie 255
Harntrakt, Altersveränderungen 5–6
Harnverhalt
– Abdomen, akutes 91
– durch Antidepressiva 436
– Bauchschmerzen, akute 90
– Prostatahyperplasie, benigne 515, 519
– Prostatainfarkt 516
Harnwegsdesinfektionsmittel, Harnwegsinfektion 177
Harnwegsinfektion 173–179
– Abdomen, akutes 91
– Apoplex 571
– Diabetes mellitus 175, 445
– Dranginkontinenz 175
– Erreger 176
– Fieber 154
– Harninkontinenz 175
– Prostatahyperplasie, benigne 519
– rezidivierende 177, 193, 519
– Therapie 176–178
– Überlaufinkontinenz 193
– Verwirrtheit 373
Hashimoto-Thyreoiditis 529–530
Hausarzt(praxis)
– Apoplex 567–571
– Aufgaben 564–573
– Schwindel 564–566
Haushaltstraining, Apoplex 694
Haut, trockene 31
– Eisenmangel 549
– Hypothyreose 530
– Pruritus 264
– Waschanleitung 269
Hautpflege, Pruritus 270
Hautstellen, druckgefährdete 32
Hautturgor, verminderter 38
Wassermangel 547
Hautveränderungen 38, 161–164
– Diabetes mellitus 445
– Harninkontinenz 193
– Pruritus 264
– Untersuchung, körperliche 31
H_2-Blocker
– Eisentherapie 382

– Obstipation 362
– Verwirrtheit 371
HDL-Cholesterin 43
HDL-Werte, Hyperlipoproteinämie 553
Heberden-Arthrose 252–253
– Paraffinbad 638
– Rheumafaktor 258
Heberden-Knoten 253
– Gicht 255
Heil- und Hilfsmittel 693–694
– Definition 694
– Dekubitusprophylaxe 136
– Festbetragslisten 699
– Gesundheitsreform 703
– Informationspflicht und Leistungsausschluß 700–701
– Kassenarztrezeptformular 696
– neue Produkte 701–703
– Preisvergleichslisten 699
– Qualitätsstandards 699
– Verordnung 693–707
Heil- und Hilfsmittelbedarf
– Apoplex 693–694
– Stuhlinkontinenz 215
Heil- und Hilfsmittelversorgung 129–130
– Bundessozialhilfegesetz 704
Heil- und Hilfsmittelverzeichnis 699–700
Heilbehandlung, Betreuer, Aufgaben 680
Heilmaßnahmen, Verordnung 697–699
Heime, altersgerechte Sozialstruktur 17
Heiserkeit, Hypothyreose 530
Helicobacter-pylori-Infektion, Gastritis 94
Heloma 161
– Lokalanästhesie 162
Hemianhidrose, Hirnstamminsult 116
Hemianopsie, akute 310
Hemiataxie, Hirnstamminsult 116
Hemihypästhesie, Stammganglienblutung 389
Hemiparese
– Lagerung 391, 641
– Stammganglienblutung 389
Hemiplegie, Beugeplastik 114
Heparin
– Apoplex 393
– Kontraindikationen 393
– Myokardinfarkt 342
– Osteoporose 504
– Pharmakodynamik 585
– Pulmonalarterienembolie 347
hepatische Störungen, L-Dopa, Kontraindikationen 479
Hepatitis
– chronische, Ödeme 102
– Erbrechen 144
Hepatitis-A-Impfung 575
– Fern-/Flugreisen 561
Hepatitis-B-Impfung 575
Hepatopathie, Anämie, makrozytäre 379
Hepato(spleno)megalie
– Herzinsuffizienz 451–452
– Immunhämolyse 381
Herniotomie, Flugreisen 558
Herpes zoster
– Abdomen, akutes 91
– Thoraxschmerzen 349
Herzbeschwerden, funktionelle 350–351
– Schmerz-Differentialdiagnose 339
Herzblock, totaler 457
herzchirurgischer Eingriff, Flugreisen 559
Herzfehler, erworbene, Ödeme 101
Herzfrequenz
– Anstieg 5
– Immersion, funktionelle Wirkungen 622

Herzgeräusche 34, 38
– Herzrhythmusstörungen 459
Herzgruppe, Myokardinfarkt 640
Herzinfarkt s. Myokardinfarkt
Herzinsuffizienz 450–456
– ACE-Hemmer 407, 454–455, 590
– Arzneimittel mit prinzipiellem Gefährdungspotential 606
– Atemnot, paroxysmale nächtliche 451
– Befunderhebung, präoperative 618
– Belastungsdyspnoe 451
– Betablocker 406, 455
– Carvedilol 593
– Cheyne-Stokes-Atmung 246
– chirurgische Eingriffe, Kontraindikationen 618
– chronische 450–451
– dekompensierte, elektive Eingriffe 619
– – Stangerbad 623
– Differentialdiagnose 530
– Digitalisglykoside 454, 588
– Diuretika 453–454
– Echokardiographie 452
– Erbrechen 144
– Flugreisen 557, 559
– Häufigkeit 450
– Herzrhythmusstörungen 459
– Hyperthyreose 533
– Hypertonie 453
– durch Kalziumantagonisten 592
– kongestive, Ödeme 101
– Koronargruppe, Kontraindikationen 640
– Myokardinfarkt 335
– Narkoserisiko 612–613
– Nierenfunktionswerte 452
– NYHA-Klassifikation 452
– Ödeme 453
– Orthopnoe 451
– Rehabilitationsplan 704
– Röntgen-Thorax 452
– Schwäche 283, 286
– Sexualstörungen 314
– Symptome 450
– Synkope 326, 462
– Therapie der Grundkrankheit 453
– Verwirrtheit 373
Herzklappenfehler
– Echokardiographie 344
– erworbene 343–344
Herzklappenveränderungen, sklerotische, Synkope 326
Herzklopfen/-rasen 458
– Herzrhythmusstörungen 459
Herzkrankheit, hypertensive, Ödeme 101
Herz-Kreislauf-Erkrankungen
– Flugreisen 557–558
– Narkoserisiko 612
– auf Reisen 562
– Schwäche 286
– Stürze 326
Herz-Kreislauf-Parameter 40–41
Herz-Kreislauf-System
– Altersveränderungen 5
– Untersuchung, klinische 33–34
Herzrhythmusstörungen 457–468
– durch Antidepressiva 436
– bradykarde 461–463
– Dekompensation 458
– Diagnostik 459–460
– durch Diuretika 591
– EKG 460
– Erbrechen 144
– Herzinsuffizienz 452
– His-Bündel-EKG 460
– Klinik 458–459
– Koronargruppe, Kontraindikation 640
– Magnesiummangel 549
– Myokardinfarkt 340
– Schwindel 565
– Sinusknotenerholungszeit 460

– Stangerbad, Kontraindikation 623
– Synkope 326
– tachykarde 460, 463–468
– durch Thiazide 405
– Vorhofflimmern 460
– Wahrnehmung, subjektive 458–459
Herzschlagvolumen, Einschränkungen 5
Herzschrittmachercode 463
Herzstolpern 459
Herztöne
– Frequenz- und Amplitudenverlust 33
– Spaltung, paradoxe 33
Herzverletzung, Leitsymptome 347
Herzwandaneurysma, Koronargruppe, Kontraindikation 640
Herzzeitvolumen, Immersion, funktionelle Wirkungen 622
Hexenschuß s. Kreuzschmerzen
Hiatushernie
– Abdomen, akutes 91
– Thoraxschmerzen 348
Hiatushernien, Bauchschmerzen, chronische 74
Hilfebedarf 15
Hilfen, hauswirtschaftliche 15
Hilflosigkeit, Verwirrtheit 370
Hilfsmittel s. Heil- und Hilfsmittel
Hinterwandinfarkt, AV-Block 462
Hippotherapie, Informationspflicht und Leistungsausschluß 701
Hirnarterienverschluß 388
Hirnblutungen
– Apoplex 115
– Erbrechen 144
Hirnfunktionsstörungen, Autofahren 543
Hirngewicht, Abnahme, jährliche 323
Hirninfarkt 386–387
– Demenz 416
– Gefäßsyndrome 389
– Hämorrhagien 387
– Sekundärprävention 394
Hirnleistungsstörungen 66
– Anamneseerhebung 23, 28
– Dranginkontinenz 196, 205–206
– medikamenteninduzierte 27
Hirnödem, Apoplex 392
Hirnschäden, erworbene, Rehabilitation 641–643
Hirnstamminsult 116
Hirntumoren
– Erbrechen 144
– Kopfschmerzen 227, 236
His-Bündel-EKG, Herzrhythmusstörungen 460
Histamin, Pruritus, arzneimittelbedingter 266
Hitzeerschöpfung auf Reisen 562
Hitzekrämpfe auf Reisen 562
Hitzschlag
– Hyperthermie 152
– auf Reisen 562
HIV-Infektion
– AIDS 541
– Infektionen, opportunistische 541
– Tuberkulosereaktivierung 672
Hochaltrigkeit 14
Hochfrequenztherapie 628–629
– Arthrose 638
Hochtonhörvermögen 6
Hodgkin-Lymphom
– Fieber 155
– FUO 157
– Pruritus 267
Höhenkrankheit 565
Höhlentherapie, Informationspflicht und Leistungsausschluß 701
Hörbehinderte, Umgang 180–191

Hören, Funktionsbewertung 51
Hörgeräte 183–185, 693
– Funk-Mikroport-Anlage 190
– Sennheiser-Conferette 190
– Tragen 189
– Verordnung 696
Hörgeräte-Akustiker 185
Hörkulisse 181
Hörprobleme 6, 180–191
– Autofahren 543
– Schwindel 292
Hörtaktik, Schwerhörigkeit 187
Hörtraining, Presbyakusis 185–186
Hörwahrnehmung 181
– Verlust 182
Hordeolum 306
Hormone, Laborbefunde 44
Horner-Syndrom, Hirnstamminsult 116
Hornhaut
– Altersveränderungen 305
– Dekompensation nach Kataraktoperation 307
Horton-Syndrom, Optikusneuropathie, vordere, ischämische 309
Hospiz 667–669
5-HT$_3$-Antagonisten, Erbrechen 145
Hüfte-Fuß-Syndrom, Ödeme 106
Hüftendoprothese, physikalische Therapie 638–639
Hüftfraktur, Stürze 330
Hüftgelenkersatz, Arthrose 110
Hüftgelenksarthrose 110
Hüftschraube, dynamische (DHS)
– Femurfraktur, pertrochantäre 498
– Schenkelhalsfraktur, mediale 495
Hüfttotalendoprothese 111
– Schenkelhalsfraktur, mediale 495–496
Hühneraugen 161
– Kissen 162
Humerusfraktur, subkapitale 109, 111
Husten
– Atemnot 246
– Pulmonalarterienembolie 347
– Therapie 246
Hustenblocker 246
Hustenreflex
– demyelinisierende Erkrankungen 239
– Erregbarkeit, abnehmbare 5
Hustenstoßversuch 238
Hustentechniken, Atemtherapie 631
HWS-Beschwerden s. Halswirbelsäulen-Syndrom
Hydantoin, Neuralgien 232
Hydralazin
– Hypertonie 409
– Ödeme 103
Hydrocephalus aresorptivus, Demenz 414
Hydrochlorothiazid, Therapieempfehlungen 605
Hydrogel/-kolloid, Dekubitus 139
Hydromorphon
– Plasmaweißbindung 652
– Tumorschmerzen 657
Hydronephrose, Überlaufinkontinenz 193
Hydrotherapie 622
– Hallux rigidus 164
– Zuzahlungsbeträge 698
Hydroxyäthylstärke s. HAES
Hydroxycarbamid, Pruritus, arzneimittelbedingter 266
2-Hydroxydesipramin 596
Hydroxylapatitkrankheit 256
Hydroxyurea, Anämie, makrozytäre 379
25-Hydroxy-Vitamin-D$_3$, Osteoporose 505

Hypalgesie 661
Hyperaldosteronismus, primärer, ACE-Hemmer, Kontraindikation 455
Hyperalimentation, Diabetes mellitus 552
Hypercholesterinämie
– Achillodynie 167
– Demenz, vaskuläre 416
Hyperglykämie
– Diabetes mellitus 445–446
– Erbrechen 143
Hyperhidrosis
– Parkinson-Syndrom 470, 486
– Polyneuropathie 260
Hyperinsulinismus, Diabetes mellitus 552
Hyperkaliämie 148
– Hemmer 590
Hyperkalzämie, Differentialdiagnose 418
Hyperkalzurie, idiopathische, Osteoporose 504
Hyperkapnie
– Katabolie 244
– permissive, Opiate 242
Hyperkeratose, plantare 161–162, 170
Hyperkinesie durch L-Dopa 478
Hyperkortizismus, Stürze 322
Hyperlipidämie durch Diuretika 591
Hyperlipoproteinämie, Ernährung 553
Hypernaträmie
– Differentialdiagnose 418
– Schwäche 283
Hyperparathyreoidismus
– Chondrokalzinose 256
– Demenz 414
– Obstipation 361
– Operation 402
– Osteoporose, sekundäre 350
– primärer, Osteoporose 504
– Schwäche 283
– sekundärer, Osteopathie 113
Hyperpigmentation, Diarrhö 358
Hyperprolaktinämie, Osteoporose 504
Hyperreflexie, Stürze 323
Hypersalivation
– Erbrechen 143
– Parkinson-Syndrom 470, 486
Hypersomnie, Synkope 327
hypertensive Krise
– Narkoserisiko 613
– Nitrate 242
– Schleifendiuretika 242
– Schwäche 286
Hyperthermie 152
– maligne, Differentialdiagnose 483
– medikamenteninduzierte 27
– Parkinson-Syndrom 486
– postoperative 152
Hyperthyreose 532–536
– Amiodaron 467, 533
– apathische, Demenz 414
– Basedow-Syndrom 532
– Beschwerdesymptomatik, atypische 25
– Beweglichkeitsstörungen 126
– Diabetes mellitus 447
– Diarrhö 213, 358
– Digitalisglykoside 588
– Hypertonie 401
– jodinduzierte 533, 535
– Ödeme 103
– Ophthalmopathie, endokrine 532
– Osteoporose 350, 504
– PVP-Jod 138, 532
– Schwäche 283
– Struma 536
– Tachykardie 126
– Thyreostatika 534–535
– Thyroxin 534

– Trijodthyronin 534
– TSH-Werte 44
Hypertonie 5, 37, 397–411
– ACE-Hemmer 407–408
– Aldosteronismus, primärer 401
– Alkoholgenuß 402
– Alpha-$_1$-Blocker 408
– Angiotensin-II-Antagonisten 408
– Antihypertensiva, zentral wirkende 408
– Antisympathotonika 408–409
– Aortenaneurysma 400
– Apoplex 400
– arterielle, Blutungen, intrazerebrale 387
– Arzneimittel, gefährliche 606
– Befunderhebung, präoperative 618
– Begleiterkrankungen 401–402
– Benzodiazepine 407
– Betablocker 406
– Blutdruckmessung 397–398
– Blutungen, intrazerebrale 387, 389
– Cushing-Syndrom 401
– Demenz, vaskuläre 416
– Diabetes mellitus 446
– Diät 402
– Differentialdiagnose 399, 418
– Dihydropyridine 407
– Diuretika 404–406
– Einteilungen 400
– endokrine 401
– Ernährung 552
– Flugreisen 557, 559
– Folgen 400
– Gehirnarterienspasmen 400
– Heparin, Kontraindikationen 393
– Herzinsuffizienz 451–453
– Hydralazin 409
– Hyperthyreose 401
– Hypoparathyreoidismus 401
– Hypothyreose 401
– Kalziumantagonisten 406–407
– Klinik 399
– Kochsalzverbrauch 402
– Kombinationstherapie 409–410
– Koronargruppe, Kontraindikation 640
– Lebensführung 402
– Linksherzinsuffizienz 400
– maligne 400
– Medikamentenkopfschmerz 234
– Minoxidil 409
– Narkoserisiko 612–613
– Nephrosklerose 404
– Nierenersatztherapie 404
– Niereninsuffizienz 404
– Nifedipin 592
– Ödeme 101
– orthostatische, SSRI 597
– parenchymatöse, Operation 404
– Patientenführung 410–411
– Phäochromozytom 401
– Phenylalkylamine 407
– Praxishypertonie 398
– Pseudohypertonie 398
– pulmonale 101, 557
– renoparenchymatöse 404
– renovaskuläre 400–401, 404
– Reserpin 408
– Risiko 399
– Schlafstörungen 275
– Schleifendiuretika 406
– Schwäche 282, 286
– Schwindel 565
– Sexualstörungen 314
– Spontanangiogramm 398
– Stangerbad, Kontraindikation 623
– Therapie 402–411
– therapieresistente 401
– Thiazide 405
– Überernährung 402
Hypertriglyzeridämie, Achillodynie 167

Sachverzeichnis

Hyperurikämie
– Achillodynie 167
– durch Diuretika 591
– Gicht 255
Hyperventilation
– Differentialdiagnose 296
– kontrollierte, Hirnödem 392
– Synkope 327
Hypnose 655
Hypnotika 594–596
– Kopfschmerzen 231
– Medikamentenkopfschmerz 234
– Miktionsablauf 195
– Pharmakokinetik/-dynamik 594
– Schlafstörungen 276
Hypoalbuminämie/
  -cholesterinämie, Schwäche 280
Hypochondrie, Angst 84
Hypofibrinogenierung, arterielle
  Verschlußkrankheit 124
Hypoglykämie
– Antidiabetika 449
– Differentialdiagnose 296, 418
– morgendliche, Depression 234
Hypogonadismus, Osteoporose,
  sekundäre 350
Hypokaliämie 148
– Aldosteronismus 401
– Obstipation 361–362
– Thiazide 405
Hypokinese, Parkinson-Syndrom
  470, 474
Hypomagnesiämie 549
– Schwäche 282, 549
Hyponatriämie
– Apoplex 392
– Differentialdiagnose 418
– Verwirrtheit 373
Hypoparathyreoidismus
– Demenz 414
– Hypertonie 401
Hypoproteinämie, Ödeme
  102–103
Hypoprothrombinämie,
  Acetylsalicylsäure 587
Hypothermie 37
Hypothyreose 529–532
– Anämie, makrozytäre 379
– Autoimmunthyreoiditis 529
– Beweglichkeitsstörungen 126
– Chondrokalzinose 256
– CK 531
– Demenz 414
– Hypertonie 401
– Myxödemkoma 529
– Obstipation 361
– Ödeme 103
– Schwäche 283
Hypotonie
– ACE-Hemmer 590
– Depression 234
– Differentialdiagnose 418
– Gewichtsabnahme 217
– Harnwegsinfektion 173
– Kachexie 218
– Natrium- und Wasserverlust
  147
– neurogene, Parkinson-Syndrom
  485
– orthostatische 325
– – medikamenteninduzierte 27
– Parkinson-Syndrom 470, 486
– auf Reisen 562
– Schlafstörungen 275
– Schwäche 282
– Schwindel 294, 565
– Stürze 325
– Synkope 298
Hypoventilation, chronisch-
  alveoläre, Überdruckbeatmung
  244
Hypovolämie, Stürze 325
Hypoxämie
– chronische 240
– Narkoserisiko 613–614
– Tachypnoe 238
– Uhrglasnägel 238
Hypoxie, Myokardinfarkt 340

I

IADL-Skalen 50
Ibuprofen
– Fieber 158
– Plasmaeiweißbindung 652
– Shy-Drager-Syndrom 485
– Tumorschmerzen 657
ICD-Therapie,
  Herzrhythmusstörung,
  tachykarde 468
IHS-Nomenklatur,
  Kopfschmerzen 226
Ikterus, medikamenteninduzierter
  27
Ileus 90
– Abdomen, akutes 91
– Bauchschmerzen 364
– Koprostase 364
Imipramin
– Angst 87
– Depression 484
– Harninkontinenz 210
– Pharmakokinetik/-dynamik 586
Immersion, physiologische
  Wirkungen 621–623
Immobilität(ssyndrom) 126
– Dekubitalulkus 81
– Obstipation 361
– Osteoporose, sekundäre 350
– Schwäche 282
Immunglobulinmangel-Syndrom,
  Diarrhö 358
Immunhämolyse
– s.a. Hämolyse
– Anämie 380
– Chinidin 380
– Coombs-Test 381
Immunsuppressiva,
  Tuberkulosereaktivierung 672
Impfungen 574–576
– Fieber 156
Implantatdislokation,
  Schenkelhalsfraktur, mediale
  496
Impotenz 17
– durch Diuretika 591
– durch Medikamente 315–316
– Ursachen 76
Inaktivitätsosteoporose,
  Atemnot 240
Inappetenz, Schwäche 282
Incontinentia alvi 211
Indikationsprüfung,
  Pharmakotherapie 607
Indinavir, AIDS 541
Indometacin
– Diarrhö, arzneimittelinduzierte
  355
– Pharmakotherapie,
  Empfehlungen 605
– Plasmaeiweißbindung 652
– Shy-Drager-Syndrom 485
Infektanfälligkeit
– Kachexie 218
– Schwäche 282
Infektexazerbation, Flugreisen
  560
Infektionen
– bakterielle, lokale, Lymphödem
  105
– Demenz 418
– Fieber 153–155
– fieberhafte auf Reisen 562
– Gichtanfall 251
– opportunistische, HIV-Infektion
  541
– respiratorische, elektive
  Eingriffe, Kontraindikationen
  619
Infektionsbekämpfung 137
Influenza
– Fern-/Flugreisen 561
– Fieber 154
– Impfung 574–575
Informationsverarbeitung,
  Verlangsamung 9
Infusionslösungen, zu hoch
  dosierte, Ödeme 103

Infusionsstoßbehandlung,
  vasoaktiv-antiphlogistische,
  Kopfschmerzen, depressive 234
Inhalation 629–631
– Wasserdampferzeuger 630
Inkontinenz 192–216
– s.a. Harn- bzw. Stuhlinkontinenz
– Arzneimittel, gefährliche 606
– medikamenteninduzierte 27
– Sexualstörungen 314–315
Inkontinenzhilfsmittel 693
– Harninkontinenz 207
– Verordnung 702
Inkontinenzvorlagen,
  Verordnung 700
Innenohrschwerhörigkeit/
  -störung 182–183
– Schwindel 566
Insertionstendopathie
– Interferenzströme 628
– Wärmepackungen 625
Insomnie
– Arzneimittel, gefährliche 606
– idiopathische, primäre 440
Insuffizienzgefühle, Suizidalität
  435
Insulin
– Fahrvermögen, eingeschränktes
  544
– Verwirrtheit, arzneimittel-
  induzierte 370–371
Intellekt 10
Intelligenz 8, 430
Interaktionen 430
Interdigitalneuralgie Morton 165
Interferenzströme 628
Interferone, Fieber 153
Interkostaleinziehungen, Stridor,
  inspiratorischer 238
Interleukine
– Fieber 153
– Pruritus, arzneimittelbedingter
  266
Intestinalischämie/-obstruktion,
  Bauchschmerzen, akute 90, 93
Intraabdominalabszeß, Fieber 155
Intraabdominalinfektion
– Fieber 154–155
– FUO 157
Intrinsic-Faktor-Mangel, Vitamin-
  B_{12}-Mangelanämie 379
Intubation
– Atemnot 242
– Pulmonalarterienembolie 347
Involutionsdepression 429
Involutionsosteoporose 350, 502
Ipratropiumbromid, Herzrhyth-
  musstörungen, bradykarde 461
Iris, Altersveränderungen 305
ischämischer Insult
– Blutkulturen 117
– Fieber, ungeklärtes 117
– Ursachen 116–117
Isoniazid 674–675
– Parkinson-Syndrom,
  Kontraindikation 487
Isoprenalin, Pharmakodynamik
  584
Isosorbiddinitrat/-mononitrat,
  Pharmakokinetik/-dynamik 593
Itraconazol,
  Fußpilz/Onychomykosis 163

J

Jo1-Autoantikörper, Polymyositis
  259
Jod
– Hyperthyreose 535
– Wirkung 138
Jodid, Struma 537–538
Jodlösung, Fußsyndrom,
  diabetisches 170
Jodmangel
– Struma 536
– TSH 536
Jodoform-Gaze, Fußsyndrom,
  diabetisches 170
Juckreiz s. Pruritus

K

Kabat-Bewegungstechnik,
  komplexe 634
Kachexie 217–221
– Schwäche 280
Kälteanwendungen,
  Bewegungsstörungen 261
Kaliumbilanzstörungen 149
Kaliumionen 147
Kallus 161–162
Kalzium 548–549
– Osteoporose 251, 509, 511
– Serummeßgrößenverände-
  rungen, arzneimittelbedingt 44
– Wundheilung, Dekubitus 139
Kalziumantagonisten 591–592
– Dranginkontinenz, motorische
  209
– Hypertonie 406–407
– Indikationsgruppen 578
– Miktionsablauf 195
– Nebenwirkungen 406, 592
– Obstipation 401
– Ödeme 103
– Parkinson-Syndrom,
  Kontraindikation 487
– Pharmakokinetik/-dynamik
  585, 592
– Wechselwirkungen 406
Kalziumpyrophosphatkristalle,
  Gelenkablagerungen 255
Kammerflattern/-flimmern 464
– Defibrillation 466
– Myokardinfarkt 340
Kammerwinkel,
  Altersveränderungen 305
12-Kanal-EKG
– Synkope 299
– Tachykardie, ventrikuläre 466
Kandidose s. Candidiasis
Kapillarschädigung, Ödeme 100,
  102
Karboanhydrasehemmer,
  Alkalämie 244
Kardiaka
– Indikationsgruppen 578
– Pharmakotherapie,
  Empfehlungen 605
Kardiomyopathie
– dilatative, Herzinsuffizienz 452
– Echokardiographie 345
– hypertroph-obstruktive 345
– – Synkope 298
– – Thoraxschmerzen 345
– idiopathische, Herzinsuffizienz
  451
kardiovaskuläre Erkrankungen
  s. Herz-Kreislauf-Erkrankungen
kardiovaskuläre Medikamente
  588–594
– Pharmakokinetik/-dynamik
  588
Kardioversion, elektrische
– Herzrhythmusstörungen,
  tachykarde 465
– Vorhofflimmern 464
Karlsbader Salz, Obstipation 364
Karotiden, Systolikum 34
Karotisdruckversuch
– Herzrhythmusstörungen,
  bradykarde 463
– Synkope 299
Karotispulskurve 41
– Extrasystolen, ventrikuläre 467
Karotissinus, hypersensitiver,
  Schwindel 294
Karotissinus-Synkope 297, 327
– Karotisdruckversuch 299
– Therapieansätze 300
Karotis-TEA, zerebrale Ischämie
  395
Karzinoidsyndrom, Diarrhö 358
Karzinome, Synkope 298
Kassenarztrezeptformular 696
Katabolie, Hyperkapnie 244
Katarakt 32, 38, 307
Kataraktoperation 307
– Flugreisen 558–559

Sachverzeichnis

Katecholamine
– Apoplex 392
– Immersion, funktionelle Wirkungen 622
Katheterinfektion, Apoplex 571
Katheterismus, intermittierender 176
kationische Verbindungen, Wirkung 138
Kaustörungen, Ernährung 554
Keratose 31
Kerley-B-Linien, Herzinsuffizienz 452
Ketoazidose
– Abdomen, akutes 91
– diabetische, Bauchschmerzen, akute 93
Ketonkörper, Diabetes mellitus 445
Ketoprofen, Plasmaeiweißbindung 652
Kiefergelenkdysfunktionen, Neuralgien 232
Kieferkammatrophie, Ernährung 555
Kiefermuskulatur, Claudicatio, Polymyalgia rheumatica 259
Kindermigräne, Erblichkeit 229
Kinetosen, Erbrechen 143
Kipptischuntersuchung, Synkope 299
Klavus 161–162
Klebsiellen, Harnwegsinfektion 176
Kleidung, Untersuchung, allgemeine 31
Kleinhirnblutung 389
Kleinhirninfarkt 116
– Apoplex 116
– Dekompressionsoperation 392
– Symptome 116
Klingelknopfzeichen, Morton-Interdigitalneuralgie 165
Knickfuß, Fersensporn 167
Kniegelenkschmerzen, Koxarthrose 254
Knie-Hacke-Versuch, Kleinhirninfarkt 116
Knochenbrüche s. Frakturen
Knochendichtebestimmung, Osteoporose 250, 508
Knochenmarkaplasie/-hypoplasie, Anämie, normozytäre 379
Knochenmarkuntersuchung, Anämie 381
Knochenschmerzen 249
– Osteomalazie 250
– Tumorschmerzen 658
Knochentumoren
– Differentialdiagnose 507
– Fieber 155
– FUO 157
Knöchelödeme, Herzinsuffizienz 451
Koanalgetika, Tumorschmerzen 657–658
Kochsalzlösung, physiologische, Dekubitus 137
Kochsalzverbrauch, Hypertonie 402
Körperfett, Altersveränderungen 654
Körpergewicht
– Abnahme, Gesamtkörpereiweiß 547
– optimales 217
Körpergröße, Osteoporose 35
Körperhaltungsveränderungen 39
Körperhygiene, Untersuchung, allgemeine 31
Körper(kern)temperatur 37, 151–152
– normale 151–152
Körperübungen 655
kognitive Funktionen 8–9
– Bewertung 51–52
kognitive Störungen 80
– Apoplex 570
– Depression 430

– Instrumente zur Beurteilung 54
– Parkinson-Syndrom 470
– Schnarchen, chronisches 241
kognitives Stadienmodell, Schmerzen, Chronifizierung 651
kognitives Training 9
– Parkinson-Syndrom 490
Kohlenhydrate 548
– Diabetes mellitus 552
Kohlensäurebad 624–625
Kohlensäurepartialdruck (PaCO$_2$) 39
Koilonychie, Anämie, hypochrome 377
Kolitis
– Endoskopie, Kontraindikationen 98
– ischämische, Diarrhö 213
Kollagenosen
– Fieber 155–156
– FUO 157
– Ödeme 106
– Perikarditis 343
– vaskuläre, Diarrhö 358
Kollaps, Abdomen, akutes 90
Kolonkarzinom/kolorektales Karzinom
– Bauchschmerzen, chronische 96
– Diarrhö 213
Koloskopie 41–42, 98
– Koprostase 364
Koma
– chirurgische Eingriffe, Kontraindikationen 619
– Differentialdiagnose 296
– Wassermangel 547
Kombinationskopfschmerzen 226
Kombinationsleistungen, Pflegebedürftigkeit 713
Kommunikation 182
– Kachexie 218
– Schwerhörigkeit 190
Kompartmentsyndrom 166
Kompressionsfraktur, osteoporotische 38
Konditionierung, körperliche, koronare Herzkrankheit 337
Kondomkatheter 176
Konfabulationen 370
Konjunktiva, Altersveränderungen 305
Konsiliarprogramme, geriatrische 48
Kontaktekzem, Pruritus 264
Kontaktlinsen, Flugreisen 559
Kontinenz, anorektale 215
Kontinenztraining, Dranginkontinenz 177
Kontraktionsinsuffizienz, Diuretika 453
Kontrakturen/Kontrakturprophylaxe
– Apoplex 571, 641
– Arthrose 110
– Schwäche 280
Konzentrationsstörungen, Anamneseerhebung 28
Kopf und Hals, Untersuchung, klinische 32
Kopfschmerzen 222–231
– s.a. Cephalaea
– Anämie, hypochrome 377
– anfallsartige 226
– Augenerkrankungen 228
– Begleitdepression 225, 233–234
– Blutungen, intrazerebrale 389
– Chronifizierung 223, 234
– Depression 226, 229–230, 233–235
– Hirntumoren 227, 236
– HWS-Beschwerden 230
– Hypnotika 231
– Kachexie 218
– Klassifikation 226–227
– Medikamentenabusus 233–234
– Nebenhöhlenröntgen 227
– neurologische Symptome 225
– Psychotherapie 231

– Schwindel 74, 225
– symptomatische 224, 226
– Zahnpanorama-Röntgen 228
Koprostase 364
Koronarangiographie, koronare Herzkrankheit 337–338
Koronararterienstenose, elektive Eingriffe, Kontraindikationen 619
koronare Herzkrankheit 334–338
– Digitalisglykoside 588
– EKG 336–337
– Ergometrie 336
– Herzinsuffizienz 452
– Koronarangiographie 337–338
– Narkoserisiko 612
– Ödeme 101
– Serumcholesterin 337
– Sexualstörungen 314
– Streß 337
– Thoraxschmerzen 334–338
Koronargruppe 640
Koronarinsuffizienz 337
– Flugreisen 557
Koronarischämie, Atemnot 239
Koronarinfarkt 593–594
– Therapieempfehlungen 605
Korotkow-Methode, Blutdruckmessung 397
kortikobasale Degeneration, Parkinson-Syndrom 471
Kortikosteroide
– Erbrechen 145
– Ödeme 103
– Osteoporose 504
– Osteoporoseprophylaxe 244
– Polyarthritis, chronische 258
– Polymyalgia rheumatica 259
– Pruritus 268
– Skabies 267
– Tuberkulosereaktivierung 672
– Verwirrtheit, arzneimittelinduzierte 371
Koxarthrose 110
– Bauchschmerzen, akute 93
– Kniegelenkschmerzen 254
– Stangerbad 623
– Trendelenburg-Phänomen 130
Koxitis, Abdomen, akutes 91
Krallenzehe 165
Krampfanfälle
– Erbrechen 144
– Magnesiummangel 549
– Synkope 298
– Wassermangel 547
– zerebrale, Demenz 425
Krankengymnastik
– Arthrose 110, 638
– Bewegungsstörungen 261
– Kreuzschmerzen 636
– Osteoporose 661
– Parkinson-Syndrom 489
– Zuzahlungsbeträge 697
Krankenschwester, Rehabilitation 128
Krankheitswahn, Suizidalität 435
Kratzstellen 31
Kreatinin, Veränderungen, arzneimittelbedingte 44
Kreatinin-Clearance 43, 584
– Thiazide 591
Kreatin(phospho)kinase (CK)
– Hypothyreose 531
– Myokardinfarkt 341
Krebserkrankungen, Schmerzen 646
Kreislauf, gastrointestinaler 147
Kreuzbeindekubitus 133
Kreuzschmerzen 635–638
Kristallarthropathien 254–256
Kryotherapie
– Fieber 159
– Hüftendoprothese 639
Kugelzellen, Immunhämolyse 381
Kumarinderivate, Pharmakodynamik 585
Kupfer 549

Kurzzeitgedächtnis, Verwirrtheit 370
Kurzzeit-Katheterisierung, Fieber 154
Kurzzeitpflege, Leistungen 713
Kutscherstellung, Orthopnoe 238
Kyphose 38
– Osteoporose 114
– Stürze 322
– zervikale, Stürze 323
Kyphoskoliose, Atemnot 239

L

Laborbefunde 42–45
Lähmungsschielen, Autofahren 542
Lagerung
– Apoplex 641
– Dekubitus 135–136
– Hemiparese 391, 641
– Kreuzschmerzen 635
Lagerungshilfsmittel, Dekubitusprophylaxe 136
Lagerungsschwindel, benigner, paroxysmaler 293, 566
Lakritzabusus, Aldosteronismus 401
Laktulose
– Blutungen, intrazerebrale 393
– Harnwegsinfektion 178
Lamivudin, AIDS 541
Langzeit-EKG
– Herzrhythmusstörungen 460
– koronare Herzkrankheit 337
Langzeitgedächtnis, Verwirrtheit 370
Lanz-Punkt, Appendizitis, akute 92
Laparotomie, Flugreisen 558
Lateralsklerose
– amyotrophe 239
– Schluckstörungen 554
Laxanzien(abusus)
– Aldosteronismus 401
– Blutungen, intrazerebrale 393
– Diarrhö 355
– Gichtanfall 255
– Obstipation 361–362, 364
– Osteoporose 504
LDL-Cholesterin 43
– Vitamin E 550
L-Dopa, Parkinson-Syndrom 121
Lebenserwartung 14
Lebensformen, private, Pluralität 16
Lebensführung, Hypertonie 402
Lebensmittelintoxikation, Erbrechen 144
lebensverlängernde Maßnahmen, Sterben 690
Leber
– Altersveränderungen 652–653
– Sonographie 40
Leberdruckschmerz 238
Leberenzyme, Herzinsuffizienz 451
Lebererkrankungen
– Diarrhö 358
– Ödeme 102
Leberflecken 31
Lebermetastasen
– Diarrhö 358
– Fieber 155
– FUO 157
Leberschädigung, Medikamentenkopfschmerz 234
Leberstauung
– Abdomen, akutes 91
– Erbrechen 144
– Herzinsuffizienz 452
Leberversagen
– Differentialdiagnose 418
– Kachexie 218
Leberwerte, Laborbefunde 43
Leberzellkarzinom
– Fieber 155
– FUO 157

Leberzirrhose
– Ödeme 102
– Osteoporose 504
– Pruritus 267
Leibbinden, Verordnung 703
Leichtmetalle, Wirkung 138
Leistungen, Pflege 713
Leistungsausschluß, Heil-/Hilfsmittel 700–701
Leistungsfähigkeit, Schwäche 288
Leistungsmessung, Alterspatienten 432
Leistungsminderung, Herzrhythmusstörungen 459
Lendenwirbelsäulenveränderungen, degenerative, Schmerzen 635
Lentigo senilis 31
Lethargie, Wassermangel 547
Leukämie, chronische, Fieber/FUO 155, 157
Leukenzephalopathie, subkortikale, Demenz 416
Leukopenie
– Anämie 376
– Atemnot 240
– Schwäche 280
Leukozyten 42
Leukozytose, Atemnot 240
Levodopa, Parkinson-Syndrom 122, 260
Levomethadon, Plasmaeiweißbindung 652
Lewy-Körperchen, Parkinson-Syndrom 415, 416
Lewy-Körper-Demenz 413, 415–416
– Bewegungsstörungen 426
Lichtblitze 306
Lichtdermatose, polymorphe, Pruritus 264
Lichtquellen, bunte Ringe 306
Lichtreaktion 36
Lidhaut, Altersveränderungen 305
Lidocain
– Harninkontinenz 210
– Pharmakokinetik/-dynamik 586
– Tachykardie, ventrikuläre 466
Lidödem, Hyperthyreose 525
Lidskelett, Altersveränderungen 305
Limbus, Altersveränderungen 305
Linksherzinsuffizienz, Hypertonie 400
Linkshypertrophie
– EKG 344
– Herzinsuffizienz 452
– Hypertonie 400
– Therapie 246
Linsentrübung 307
– Katarakt 32
Linsenveränderungen 32, 38, 305
Lipidsenker
– koronare Herzkrankheit 337
– Obstipation, medikamenteninduzierte 362
Lipidwerte 43
Lipofuscineinlagerung, Muskelfasern 6
Lisinopril, Dosierung 455
Lisurid, Parkinson-Syndrom 480
Lithium 437–438
– Depression 437
– Diarrhö, arzneimittelinduzierte 355
– Hyperthyreose 535
– Osteoporose 504
– Parkinson-Syndrom, Kontraindikation 487
Lobektomie, Flugreisen 558
Lösungen, hyperosmolare, Hirnödem 392
Logopädie
– Dysphagie 247
– Parkinson-Syndrom 490
– Verordnung 702
Logorrhö 370

Lokalanästhesie/-anästhetika
– Harninkontinenz 210
– Heloma neurofibrosum 162
Loperamid
– Reizdarmsyndrom 97
– Stuhlinkontinenz 214
Lorazepam 595
– Angst 87
– Pharmakokinetik/-dynamik 586, 595
– Plasmaeiweißbindung 652
– Serumkonzentration 582
– Therapieempfehlungen 604
Loslaßschmerz, Abdomen, akutes 90
lower body parkinsonism 470
Lown-Klassifikation, Arrhythmie, ventrikuläre 465–466
Low-output-Syndrom, Synkope 298
Low-T$_3$-Syndrom 531
Lubben Social Support Scale 56
Lubrikationsstörungen 313
Luftnot s. Dyspnoe
Lufttrockenheit, Flugreisen 561
Lumbago s. Kreuzschmerzen
Lumbalgie
– Stangerbad 623
– Wärmepackungen 625
Lumboischialgie s. Kreuzschmerzen
Lunge
– Altersveränderungen 5
– stille 238
– Untersuchung, klinische 33
Lungenembolie
– Atemnot 245
– Dyspnoe 77
– Erbrechen 144
– Femurfraktur, pertrochantäre 499
– Fieber 153
– FUO 157
– Hypoxämie 241
– rezidivierende, Ödeme 101
– Schweregrade 346
– Synkope 298
Lungenerkrankungen, chronisch-obstruktive
– Arzneimittel, gefährliche 606
– Narkoserisiko 613
– Ödeme 101
Lungenfibrose, Uhrglasnägel 238
Lungenfunktion
– Faßthorax 33
– Immersion, funktionelle Wirkungen 622
– Parameter 39–40
Lungenkapazität, totale (TLC) 39
Lungenkontusion 347
Lungenkrankheiten 241
Lungenödem
– s.a. Ödeme
– Asthma cardiale 77
– Herzinsuffizienz 452
– Myokardinfarkt 335
– Nitrate 242
– Orthopnoe 238
– Schleifendiuretika 242
Lungenstauung
– Herzrhythmusstörungen 459
Lungentuberkulose 671–677
Lupus erythematodes, systemischer, Fieber 155
LUTS (lower urinary tract symptoms), Prostatahyperplasie, benigne 514
Lykopin 550
Lymphadenopathie, Diarrhö 358
Lymphdrainage, manuelle 627–628
Lymphgefäßobstruktion, Ödeme 100
Lymphödem 104, 627
– s.a. Ödeme
lymphoproliferative Erkrankungen, Osteoporose 504

M
Magen-Darm-Trakt, Wasserhaushalt 147
Magen-Darm-Ulzera, Arzneimittel mit prinzipiellem Gefährdungspotential 606
Magenentleerungsstörungen, Parkinson-Syndrom 486
Magenkarzinom, Erbrechen 144
Magenresektion, Osteoporose 504
Magensonde, Apoplex 391
Magnesium(mangel) s. Hypomagnesiämie
Magnetresonanztomographie (MRT), Apoplex 390
Major Depression 433
Majoramputation, Fußsyndrom, diabetisches 169
Makroangiopathie, diabetische 445
Makroaspirationen 241
Makro-Reentry-Kreis 464
Makuladegeneration 305–306, 310
– senile 32
Makulaödem, zystoides 307
Malabsorption
– Diarrhö 357
– Magnesiummangel 549
– Osteoporose, sekundäre 350
– Schwäche 283
Malariaprophylaxe 563
Malassimilation, Diarrhö 352
Maldigestion, Schwäche 283
Malignome, Tuberkulosereaktivierung 672
Mallory-Weiss-Syndrom
– Erbrechen 144
– Mediastinitis, akute 348
Malnutrition Assessment 56
Mangelernährung
– Osteoporose, sekundäre 350
– Tuberkulosereaktivierung 672
Mannheim Risiko-Checkliste, Narkoserisiko 617
Mannit, Hirnödem 392
manuelle Therapie, Kreuzschmerzen 636
MAO-Hemmer
– Angst 87
– Fahrvermögen, eingeschränktes 544
– Parkinson-Syndrom 122, 473, 481, 488
Maprotilin 596
– Depression 484
– Pharmakokinetik/-dynamik 596
– Plasmaeiweißbindung 652
Marasmus, Beweglichkeitsstörungen 126
Marfan-Syndrom, Osteoporose 504
Marschfraktur 166
Massage 626–627
– Kontraindikationen 626
– Kreuzschmerzen 635–636
– mittels Gerät, Informationspflicht und Leistungsausschluß 701
– Wirkungsmechanismen 626
– Zuzahlungsbeträge 698
Massenblutung, hypertensive 387
Mazeration, Dekubitus 135
McBurney-Punkt, Appendizitis, akute 92
MCH (mittlerer korpuskulärer Hämoglobingehalt) 75
MCV (mean corpuscular volume) 42, 75
– Anämie 376–377
Mediastinitis, akute 348
Medikamente/Medikamentenabusus
– s.a. Pharmakotherapie
– Autofahren 544
– Erbrechen 143
– Fieber 156
– Kopfschmerzen 233–234
– Obstipation 362

– Schlafstörungen 275
– Symptomverfälschung 26
– ungeeignete, Pharmakotherapie 603–607
medikamentöse Therapie s. Pharmakotherapie
Medikation, Parkinson-Syndrom 490
Meditationstechniken 655
Medley-Skala, Dekubitus 134
Medulla oblongata, Brechzentrum 143
Meerrettichwurzel, Harnwegsinfektion 177
Mehrfachfrakturen 111
Meläna, Gastrointestinalblutungen, untere 96
Meloxicam, Plasmaeiweißbindung 652
Melperon
– Angst 87
– Demenz 424
– Psychosen, exogene 484
Memory-loop-Rekorder, Synkope 299
Mendelson-Syndrom 246
Menière-Syndrom 566
– Erbrechen 144
– Schwindel 293
Meningeom, Demenz 414
Meningitis
– bakterielle, Fieber 155
– chronische, Demenz 418
Meprobamat, Psychopharmakotherapie, Empfehlungen 604
Meproscillarin, Diarrhö, arzneimittelinduzierte 355
Mesenterialdurchblutungsstörungen/-thrombose
– Bauchschmerzen, akute 93
– Diarrhö 355
– Ursachen 93
Meshgraft, Dekubitus 140
metabolische Störungen, Beweglichkeitsstörungen 126
Metabolismus, Pharmakotherapie 579–583
Metamizol
– Fieber 159
– Plasmaeiweißbindung 652
– Tumorschmerzen 657
Metastaseneinblutungen, intrazerebrale 387
Metatarsalgie 165–166
– Zehe, zweite 165
Methanthelin, Harninkontinenz 210
L-Methionin, Harnwegsinfektion 178
Methocarbamol, Pharmakotherapie, Empfehlungen 605
β-Methyldigoxin, Erhaltungsdosis 454
α-Methyldopa
– Arzneimittelfieber 156
– Hypertonie 408
– Immunhämolyse 380
– Ödeme 103
– Parkinson-Syndrom, Kontraindikation 487
– Sexualstörungen 315
– Therapieempfehlungen 605
Metixen, Parkinson-Syndrom 474
Metoclopramid
– Parkinson-Syndrom 121, 487
– Schwindel 295
Metoprolol
– Herzinsuffizienz 455
– Parkinson-Tremor 482
– Pharmakokinetik/-dynamik 586, 593
Metronidazol, Fußsyndrom, diabetisches 171
Mianserin 596
– Depression 484
– Pharmakokinetik/-dynamik 596

Sachverzeichnis

Miconazol
- Candidurie 175
- Pruritus, arzneimittelbedingter 266

Midodrin, Shy-Drager-Syndrom 485

Migräne
- Epidemiologie 228–229
- Erblichkeit 229
- gutachtlich-rechtliche Aspekte 235
- neuralgoide 226, 232
- Schmerzen 646
- Synkope 298
- Therapie 230–231

Mikroangiopathie, diabetische 445
- Kohlensäurebad 624

Mikroaspirationen 241

Mikrographie, Parkinson-Syndrom 470

Miktionsbeschwerden/-frequenz 193
- Harninkontinenz 175, 194, 201–203
- Prostatahyperplasie, benigne 514–515

Milwaukee-Schulter-Syndrom 256

Milzaffektionen, Abdomen, akutes 91

Mineralokortikoide, Ödeme 103

Mineralstoffe 548–550

Minimal Data Set 56

Mini-Mental-Status-Test (MMST) 54, 432
- nach Folstein, Autofahren 543

Minoxidil, Hypertonie 409

Mitralinsuffizienz, Herztöne 33

Mitralklappendegeneration 34

Mitralklappenfehler, Ödeme 101

Mitralklappeninsuffizienzgeräusch 34

Mitralklappenprolaps 343
- Synkope 326
- Thoraxschmerzen 343

Mitralklappenstenose
- Antikoagulation 393
- Digitalisglykoside 588
- Synkope 298
- Vorhofflimmern 464

Mittelfrequenztherapie, Arthrose 638

Mittelstrahlurin, Harnstatus 45

mnestische Störungen durch Antidepressiva 436

Mobilisation, Myokardinfarkt 639–640

Mobilitäts-Test 56

Mobitz-Block 461

Moclobemid, Angst 87

Monosaccharide 548

Monoxidin, Hypertonie 408

Morbidität, Kachexie 218

Morgagni-Adams-Stokes-Anfall 457

Morphin
- Atemnot 245
- Elimination 583
- Pharmakokinetik/-dynamik 586, 588
- Plasmaeiweißbindung 652
- Tumorschmerzen 657, 659

Morton-Interdigitalneuralgie 165

Motilitätsstörungen, L-Dopa 476

Motivation 9–10

Mücken, tanzende 306

Müdigkeit, Hypothyreose 530

Müller-Klassifikation, Femurfraktur, pertrochantäre 496

Münchner Risiko-Checkliste, Narkoserisiko 616–617

Mukolytika, Husten 246

Multiinfarktdemenz 80, 416
- Depression 433
- Harninkontinenz 194

Multimorbidität 63–69, 666
- Index 65

multiple Sklerose 123
- Flugreisen 559

Multisystematrophie/-degeneration, Parkinson-Syndrom 471, 482, 484–485

Munderkrankungen
- Ernährung 554–555
- Untersuchung, klinische 33

Mundpflege, Sterbende 667

Mundtrockenheit
- durch Antidepressiva 436
- Häufigkeit 666
- Parkinson-Syndrom 486

Mundwinkelrhagaden, Eisenmangel 549

Murphy-Zeichen, Cholangitis/Cholezystitis 91

Musiktherapie, Informationspflicht und Leistungsausschluß 701

Muskelatrophie 109
- Arthrose 110
- Guillain-Barré-Syndrom 119
- Kachexie 218

Muskelbeschwerden 248–262

Muskeldehnungsreflex, Abschwächung 36

Muskelfasern, Lipofuscineinlagerung 6

Muskel- und Knochenmasse, Verlust, Schwäche 283

Muskelkrämpfe
- Erbrechen 144
- Hypothyreose 530

Muskelrehabilitation, isokinetische, Informationspflicht und Leistungsausschluß 701

Muskelrelaxanzien
- Fahrvermögen, eingeschränktes 544
- Verwirrtheit, arzneimittelinduzierte 371

Muskelrelaxation, progressive 655

Muskelschmerzen
- medikamenteninduzierte 27
- Stangerbad 623

Muskel- und Skelettsystem, Untersuchung, klinische 35–36

Muskeltonus
- Immersion, funktionelle Wirkungen 622
- neurologische Erkrankungen 114

Muskeltraining
- Atemnot 243
- Bewegungsstörungen 261

Muskelverkürzungen, Arthrose 110

Muskelverspannungen
- Unterwasserdruckstrahlmassage 638
- Wärmepackungen 625

muskulotrop wirkende Substanzen, Dranginkontinenz, motorische 209

myalgisches Syndrom, Polyarthritis, chronische 256

myasthenische Syndrome, medikamenteninduzierte 27

Mydriatika, Fahrvermögen, eingeschränktes 544

myelodysplastische Syndrome
- Anämie, therapierefraktäre 381
- Schwäche 283

Myelom, multiples, Osteoporose, sekundäre 350

Myelopathie, zervikale 122–123

myeloproliferative Erkrankungen, Osteoporose 504

Myelose, funikuläre, Differentialdiagnose 119

Mykobakterien
- AIDS 541
- Gastroenteritis 355

Myokardinfarkt 286, 338–342
- Abdomen, akutes 91
- Acetylsalicylsäure 342
- akuter, Anamnese 334
- Angina pectoris 335
- Bauchschmerzen, akute 93
- Beschwerdesymptomatik, atypische 25
- Bewegungstraining 640
- chirurgische Eingriffe, Kontraindikationen 618
- elektive Eingriffe, Kontraindikationen 619
- Endoskopie, Kontraindikationen 98
- Erbrechen 144
- Flugreisen 558
- Halsschmerzen 286
- Herzgruppe 640
- Mobilisation 639–640
- Narkoserisiko 612
- Polymyalgia rheumatica 259
- Rehabilitation 639–640
- Sekundärprävention 640
- Sexualstörungen 314
- stummer, Schwäche 283
- Thoraxschmerzen 338–342

Myokardinsuffizienz, relative 344–345

Myokardischämie, Herzinsuffizienz 451

Myokarditis
- AV-Block 462
- Digitalisglykoside 588
- Flugreisen 559
- Herzinsuffizienz 451–452

Myoklonien
- Alzheimer-Krankheit 415
- Parkinson-Syndrom 486
- Schlafstörungen 275

Myopathie
- Hyperthyreose 533
- Schwäche 282

Myotonolytika
- Apoplex 570
- Therapieempfehlungen 605

Myxödem
- Beweglichkeitsstörungen 126
- Hypothyreose 530

Myxödemkoma, Hypothyreose 529

N

Nabelhernie, Abdomen, akutes 91

Nachsinterungen, Osteoporose 510

Nachstar nach Kataraktoperation 307

Nachträufeln, Prostatahyperplasie, benigne 515

Nachträume durch L-Dopa 478

Nägel
- brüchige, Hypothyreose 530
- eingewachsene 163
- Untersuchung, körperliche 31

Nageldeformitäten/-veränderungen 161–164

Nahrung(smittel)
- ballaststoffreiche 551
- Mineralstoffe/Spurenelemente 549–550
- osmotische wirksame, Dumping-Syndrom 554
- Vitamin-A-haltige 550
- Zusammensetzung 217

Nahrungsmittelallergie, Diarrhö 356

Naloxon, Tumorschmerzen 657

Naproxen
- Plasmaeiweißbindung 652
- Serumkonzentration, Zunahme 582

Narkolepsie
- Differentialdiagnose 296
- Stürze/Synkope 327

Narkosefähigkeit 610–620

Narkoserisiko 610–617
- Anästhesieverfahren 614–615
- ASA-Klassifikation 615
- Begleiterkrankungen 612–613
- Beurteilung 611–617
- Checklisten 615–617
- Eingriff, Dringlichkeit 614
- Klassifizierungen 615–617
- Narkose per se 614
- Operationsverfahren 613

Natriumionen 147

Natriumpicosulfat, Obstipation 364

Natriumverlust, Exsikkose 147

Nebel, trockene, Inhalation 631

Nebelsehen 306

Nebenhöhlenröntgen, Kopfschmerzen 227

Neoplasmen, Diabetes mellitus 447

Nephrektomie, Flugreisen 558

Nephrolithiasis
- Abdomen, akutes 91
- Flugreisen 560

Nephropathie, diabetische, ACE-Hemmer 407

Nephrosklerose, benigne, Hypertonie 400

nephrotisches Syndrom, Ödeme 102

Nervenkompression
- mechanische 231
- Tumorschmerzen 658

Nervensystem, Untersuchung, klinische 36

Nervenwurzelerkrankungen, Harninkontinenz 194

Netzhautablösung 306
- Flugreisen 558–559
- nach Kataraktoperation 307

Netzhautarterienverschluß 308–309

Netzhautblutung, Flugreisen 558–559

Netzhautgefäße
- Altersveränderungen 305
- Erkrankungen 308–310

Netzhautriß/-foramen 306

Neuralgien
- artikuläre Dysfunktionen, Kiefergelenk 232
- atypische 231
- Differentialdiagnose und Grenzgebiete 231–232
- gutachtlich-rechtliche Aspekte 235
- postzosterische 645
- – Schmerztherapie 656, 661
- Schmerzhäufigkeit 645
- Therapie 232
- Zahnsanierung 231

Neuroarthropathie, Fußsyndrom, diabetisches 169

Neurodermitis
- Prurigoform 265
- Pruritus 264

Neuroleptika 597–598
- Angst 87
- atypische, Pharmakokinetik/-dynamik 598
- Dyskinesien 127
- Nebenwirkungen, extrapyramidale 597
- Obstipation, medikamenteninduzierte 362
- Parkinson-Syndrom 121, 487
- Pharmakokinetik/-dynamik 597–598
- Schwindel 295
- Therapieempfehlungen 604
- trizyklische, Psychosen, exogene 484
- Verwirrtheit, arzneimittelinduzierte 370

neuroleptisches Syndrom, malignes, Differentialdiagnose 483

neurologische Erkrankungen/Symptome 114–123
- Kopfschmerzen 225
- Obstipation 361
- Pusher-Symptomatik 361
- Rigor 115
- Schwindel 292

neuromuskuläre Systemerkrankungen, Atemnot 239

Sachverzeichnis

neuronale Strukturen,
 Altersveränderungen 651
Neuronitis vestibularis 566
neuroophthalmologische
 Störungen 310
Neuropathie
– alkoholische, Stürze 323
– autonome, Synkope 298
– Diabetes mellitus 174, 445
– diabetische, Stürze 323
– Diarrhö 358
– Fußsyndrom, diabetisches 169
– metabolische, Stürze 323
– Schwäche 283
– sensible, Autofahren 543
– traumatische,
 Schmerztherapie 660
Neuroplastizität, Schmerzen,
 Chronifizierung 649
neuropsychiatrische Symptome,
 Häufigkeit 666
Neurosen
– Angst 85–86
– Flugreisen 559
Neurosyphilis, Demenz 418
Neurotizismus 10
Neurotransmitter, Erbrechen 143
Nicergolin
– Demenz 421
– Pharmakokinetik/-dynamik 598
Nicht-Benzodiazepine, GABAerge,
 Schlaf-Wach-Rhythmusstörung
 425
Nicht-Ergodopaminagonisten,
 Parkinson-Syndrom 480
Nick-Salaam-Krämpfe,
 Stürze/Synkope 327
Nieren
– Altersveränderungen 653–654
– Konzentrierungsfähigkeit 146
– Sonographie 40
Nierenamyloidose, Hypertonie 400
Nierenarterienstenose, ACE-
 Hemmer, Kontraindikation 455
Nierenerkrankungen, Ödeme 102
Nierenersatztherapie,
 Hypertonie 404
Nierenfunktion(swerte)
– Diabetes mellitus 445
– Herzinsuffizienz 452
– Immersion, funktionelle
 Wirkungen 622
– Laborbefunde 43
– nachlassende 5
– Prostatahyperplasie, benigne
 516
Niereninsuffizienz
– ACE-Hemmer 407
– chronische, Ödeme 102
– durch Diuretika 591
– Ernährung 553
– Flugreisen 560
– Hypertonie 404
– Kachexie 218
– Narkoserisiko 613
– Osteoporose 504
– Schlafstörungen 275
– Tuberkulosereaktivierung 672
Nierenkolik
– Abdomen, akutes 91
– Erbrechen 144
Nierenversagen
– akutes, Ödeme 102
– Differentialdiagnose 418
– Kachexie 218
Nieren(zell)karzinom/-tumoren
– Fieber/FUO 155, 157
– Hypertonie 400
– Kreuzschmerzen 635
Nifedipin
– Angina pectoris 592
– Apoplex 392
– Hypertonie 406, 592
– Pharmakokinetik/-dynamik 592
Nimodipin
– Demenz 422–423
– Pharmakokinetik/-dynamik 598

Nisoldipin, Pharmakokinetik/
 -dynamik 592
Nitrate
– Begleithypertonie 242
– Bioverfügbarkeit 594
– hypertensive Krise 242
– Lungenstauung 242
– Myokardinfarkt 342
– Ödeme 103
– Pulmonalarterienembolie 347
Nitrazepam 595
– Clearance 596
– Pharmakokinetik/-dynamik
 586, 595
– Serumkonzentration 582
Nitrendipin, Pharmakokinetik/
 -dynamik 592
Nitrofurantoin, Arzneimittelfieber
 156
Nitroverbindungen 594
– Pharmakokinetik/-dynamik 593
NMDA-Rezeptor 661
NMDA-Rezeptorantagonisten,
 Parkinson-Syndrom 473
Non-Compliance,
 Pharmakotherapie 599–600
Non-Hodgkin-Lymphome,
 Fieber/FUO 155, 157
Nootropika 598
– Demenz 420, 543
– Pharmakokinetik/-dynamik 598
– Verwirrtheit 374
Noradrenalin, Erbrechen 143
Noradrenalinrezeptoren,
 Übersensibilität, Angst 86
Noradrenalinwieder-
 aufnahmehemmer 596–597
Norfloxacin,
 Harnwegsinfektion 176
Normaldruck-Hydrozephalus,
 Differentialdiagnose 418
Norton-Skala 132–133
– Dekubitus 134
Nortriptylin, Angst 87
Nozizeptorenschmerz,
 Tumoren 656
NREM-Schlaf 273
NSAR s. Antirheumatika,
 nichtsteroidale
Nürnberger Altersinventar (NAI)
 432
– Depression 431
numerische Ratingskala (NRS),
 Schmerzerfassung 648
NYHA-Klassifikation
– Angina pectoris 336
– Herzinsuffizienz 452
– koronare Herzkrankheit 336
Nykturie 193
– Herzrhythmusstörungen 459
– Prostatahyperplasie,
 benigne 515
Nystatin, Candidurie 175

O

OARS Social Resources Scale 56
Oberbauchbeschwerden
– Flugreisen 561
– Hyperthyreose 533
– Myokardinfarkt 335
Oberkieferprothesen, Ernährung
 555
Oberkörperhochlagerung,
 Hirnödem 392
Oberschenkel(hals)fraktur
– Rehabilitationsplan 704
– Stürze 329
Obstipation 78, 358–365
– durch Antidepressiva 436
– Antitussiva 246
– Arzneimittel mit prinzipiellem
 Gefährdungspotential 606
– Ballaststoffe 363
– Bauchschmerzen, chronische
 97
– chronische 358–365
– Defäkationsreflex 363
– Demenz 426–427

– Ernährung/Eßgewohnheiten
 361, 551
– Flüssigkeitszufuhr, verminderte
 361
– Hämorrhoiden 360
– Häufigkeit 666
– Hypokaliämie 361–362
– Hypothyreose 530
– Immobilisierung 361
– Kalziumantagonisten 401
– Koprostase 364
– Laxanzien(abusus) 361–362, 364
– medikamenteninduzierte 27,
 362
– neurologische Erkrankungen
 361
– Parkinson-Syndrom 470, 486
– psychiatrische Erkrankungen
 361
– Rom-Kriterien 359
– Schwäche 282, 285–286
– SSRI 597
– Therapie 362–364
– Tumorschmerztherapie 658
– Ursachen 77, 361
obstruktive Störungen,
 Ausatmung, geführte,
 verlangsamte 632
Octreotid, Shy-Drager-Syndrom
 485
Ödeme 38, 99–107
– s.a. Hirnödem
– s.a. Knöchelödem
– s.a. Lidödem
– s.a. Lungenödem
– s.a. Lymphödem
– s.a. Makulaödem
– s.a. Mixödem
– s.a. Papillenödem
– Algodystrophie 106
– angioneurotische, ACE-
 Hemmer, Kontraindikation 455
– Baker-Zysten, rupturierte 106
– Beinvenenthrombose, tiefe 105
– Cor pulmonale 238
– diskrete 100
– Diuretika 103
– Entzündungen, lokale 105–106
– Gefäßerkrankungen 105
– Gewichtszunahme 38
– Herzinsuffizienz 238, 453
– Herzrhythmusstörungen 459
– Hüfte-Fuß-Syndrom 106
– Hyperthyreose 103
– Hypoproteinämie 102–103
– hypostatische 104
– Hypothyreose 103
– Kachexie 218
– Kapillarschädigung 102
– Kollagenosen 101
– Lebererkrankungen 102
– Nierenerkrankungen 102
– periorbitale, Dermatomyositis
 259
– Reflexdystrophie, sympathische
 106
– renale 102
– Renin-Angiotensin-
 Aldosteron(RAA)-System 100
– Schulter-Hand-Syndrom 101,
 106
– Vena-cava-Obstruktion 103
Ölbäder, Pruritus 268
Ösophagitis
– Erbrechen 144
– Ösophagusschmerzen 348
Ösophagogastroduodenoskopie
 98
Ösophaguserkrankungen, Bauch-
 schmerzen, chronische 94
Ösophagusmalignom,
 Erbrechen 144
Ösophagusmanometrie 348
Ösophagusschmerzen 348
Ösophagusstrikturen, Bauch-
 schmerzen, chronische 94
Ösophagusverletzungen,
 Mediastinitis, akute 348

Östrogene
– Demenz 423
– Harninkontinenz 210
– Ödeme 103
– Osteoporose 250–251, 508
Östrogenmangel, Pruritus 266
Off-Dystonie durch L-Dopa 479
Offenwinkelglaukom 308
Ofloxacin, Harnwegsinfektion 176
Ohnmacht 458
– Herzrhythmusstörungen 459
Ohrensausen 183
Ohrgeräusche, Schwindel 292
Olanzapin
– Parkinson-Syndrom,
 Kontraindikation 487
– Pharmakokinetik/-dynamik 598
olivopontozerebelläre Atrophie,
 Parkinson-Syndrom 471
On-Off-Phänomen 479
– L-Dopa 476–477
Onychogryposis 164
Onychomykosis 163
operantes Modell, Schmerzen,
 Chronifizierung 649
operative Eingriffe
– Begleiterkrankungen,
 Diagnostik und Therapie 618
– Cushing-Syndrom 402
– Hinweise für den
 niedergelassenen Arzt 618
– Hyperparathyreoidismus 402
– Narkoserisiko 613
– Phäochromozytom 402
– Sexualstörungen 315
Ophthalmologika, Verwirrtheit,
 arzneimittelinduzierte 371
Ophthalmopathie, endokrine,
 Hyperthyreose 532
Opiate/Opioide
– Applikation, rückenmarknahe
 (RMOA), Tumorschmerztherapie
 659
– Bronchitis, chronisch-
 obstruktive 242
– Erbrechen 143
– Hyperkapnie, permissive 242
– Pruritus, arzneimittelbedingter
 266
– Stuhlinkontinenz 214–215
– Tumorschmerzen 657
Optikusneuropathie, vordere,
 ischämische (VION) 309
Orciprenalin,
 Herzrhythmusstörungen,
 bradykarde 462
Organdehnung, Bauchschmerzen
 90–91
Organfunktionen, Veränderungen
 im Alter, Schmerztherapie
 651–655
Organpolypathie 63
Organversagen, multiples 66
Orientierungsfragebogen 432
Orphenadrin, Pharmakotherapie,
 Empfehlungen 605
Orthese, Osteoporose 636
orthopädische Erkrankungen 109
Orthopnoe 238
– Asthma cardiale 77
– Herzinsuffizienz 451
– Herzrhythmusstörungen 459
Orthostase
– bei Lagewechsel 38
– Natrium- und Wasserverlust
 147
– Wassermangel 547
Osler-Zeichen, Blutdruckmessung
 397
Osteoarthropathien 66
Osteochondrose 66
– Kreuzschmerzen 635
– Thoraxschmerzen 349
Osteogenesis imperfecta,
 Osteoporose 504
Osteomalazie 113, 350
– Knochenschmerzen 250
– Thoraxschmerzen 350

Osteomyelitis 111–112
– Endoprothese, infizierte 112
Osteopathien 112–114
Osteopenie, Stürze 330
Osteophyten, Spondylarthrose 254
Osteoporose 6, 112–113, 250–252, 502–512
– adjuvante Maßnahmen 637
– Alendronat 511
– Analgetika 510
– Basisdiagnostik 507
– Bisphosphonate 511
– Diagnostik 507–508
– Differentialdiagnose 507
– Epidemiologie 502
– Ernährung 551–552
– Etidronat 511
– Femurfrakturen, proximale 503
– Frakturen 251, 509–510
– Gebrechlichkeit 506–507
– Gestagene 508
– Gibbusbildung, tuberkulöse 114
– 25-Hydroxy-Vitamin-D$_3$ 505
– Kalzium 509, 511
– Knochendichte 250, 508
– Körpergröße 35
– Krankengymnastik 661
– Kreuzschmerzen 635
– Kyphose 114
– Lokaltherapie 661
– Mortalität 507
– Nachsinterungen 510
– Östrogene 250, 508
– Orthese 636
– Pathogenese 503–505
– Pflegebedürftigkeit 506–507
– physikalische Therapie 637
– Prävention 509
– primäre 251
– radiologische Zeichen 113
– Remobilisierung 251
– Risikofaktoren 504
– Schenkelhalsfraktur 505–506
– Schmerzen 645–646, 660
– Schmerztherapie 510, 660–661
– Schwäche 282
– sekundäre 251
– Stangerbad 623
– Stürze 330, 505
– Therapie 251, 635
– Thoraxschmerzen 349–350
– Vitamin D 509, 550
– Wärmepackungen 625
– Wirbelfrakturen 510
Osteoporoseprophylaxe 660
– Kortikoiddauertherapie 244
Osteosklerose, subchondrale, Arthrose 252
Osteosynthese
– Femurfraktur, pertrochantäre 497–499
– Schenkelhalsfraktur, mediale 494
Otitis media, Flugreisen 558, 560
Otolithen, Schwindel 566
Oxazepam 595
– Angst 87
– Pharmakokinetik/-dynamik 586, 595
– Plasmaeiweißbindung 652
– Resorptionskinetik 581
– Therapieempfehlungen 604
Oxybutynin
– Dranginkontinenz, motorische 209
– Harninkontinenz 210
– Pharmakotherapie, Empfehlungen 605
Oxycodon
– Plasmaeiweißbindung 652
– Tumorschmerzen 657
Oxygenierungsstörung
– Atemnot 244–245
– chronische, Sauerstofflangzeittherapie 244
– Sauerstofftherapie, nasale 244
Oxyuren, Pruritus 265

P
Paget-Syndrom, Differentialdiagnose 507
Palpation, Herzrhythmusstörungen 459
Panikattacken, Differentialdiagnose 296
Pankreas
– Sonographie 40
– Veränderungen, altersbedingte 92
Pankreasinsuffizienz
– Chymotrypsin im Stuhl 357
– Diarrhö 357
– Osteoporose 504
Pankreaskarzinom
– Kreuzschmerzen 635
– Pankreatitis, chronische 95
Pankreatitis
– Abdomen, akutes 91–93, 95
– chronische 95
– Diabetes mellitus 447
– Erbrechen 144
– idiopathische, senile 95
– Pankreaskarzinom 95
– Thoraxschmerzen 348
Papain, Pruritus 264
Papillenödem, Hypertonie 400
Paracetamol 587
– Fieber 158
– Hepatotoxizität 587
– Pharmakokinetik/-dynamik 586–587
– Plasmaeiweißbindung 652
– Resorptionskinetik 581
Parästhesien, Anämie, hypochrome 377
Paraffinbad, Heberden-Arthrose 638
Paragraphierung 696
Paralyse, progressive, Demenz 414
paraneoplastisches Syndrom
– Diarrhö 358
– Pruritus 266
Paranoia, Angst 84
paranoid-halluzinatorische Zustände, Demenz 424
Paraplegie, Osteoporose 504
Paraproteine, Laborbefunde 45
Parasympatholytika, Herzrhythmusstörungen, bradykarde 461
Parenchym-Pyelon-Index 40
Paresen
– Guillain-Barré-Syndrom 119
– Hyperthyreose 533
– Spondylarthrose 253
Pari-Inhalator, Atemnot 242
Parkinson-Demenz-Komplex 470–471
Parkinsonmedikamente 473
– Indikationszeitpunkt 488
– Verwirrtheit 371
Parkinson-Plus-Syndrom 120, 484–485
Parkinson-Syndrom 119–121, 260, 469–491
– Ätiologie 471
– Akinesie 120, 483
– Amantadine 260, 473, 475
– Amimie 120
– Anticholinergika 260, 473–475
– Apomorphin-HCl 481
– Benzodiazepine 481–482
– Betablocker 481–482
– Bewegungsübungen 490
– Bromocriptin 480
– Budipin 481–482
– Cabergolin 480
– Clozapin 481–482
– COMT-Hemmer 473, 482
– DDC-Hemmer 473
– Demenz 413, 484
– Depression 484
– Dihydroergocryptin 480
– L-Dopa 121, 260, 470, 472–473, 475–479
– – Antidot 477
– – Entzugssyndrom 483
– Dopaminagonisten 473, 479–481
– Dopaminmangel 472
– Dranginkontinenz 196
– Dystonie 486
– Elektrostimulation 472
– Engpaßsyndrom 490
– Ergotherapie 490
– Ernährung 490
– Fahrtüchtigkeit 487
– Freezing-Phänomen 490
– Frühstadium 488
– Fußverkrampfungen, schmerzhafte 486
– Gedächtnisstörungen 484
– Harnblasenentleerungsstörungen 486
– Harninkontinenz 194
– Hypokinese 474
– Hypotonie, neurogene 485
– – orthostatische 486
– idiopathisches 120, 415–416, 471, 482
– Inzidenz 469
– Klassifikation 471
– kognitives Training 490
– Krankengymnastik 489
– Lewy-Körperchen 415, 472
– Lisurid 480
– Logopädie 490
– Magenentleerungsstörungen 486
– MAO-B-Hemmer 473, 481
– Multisystematrophie 482
– Multisystemdegeneration 471
– Myoklonien 486
– Nichtergodopaminagonisten 480
– NMDA-Rezeptorantagonisten 473
– Obstipation 361, 486
– olivopontozerebelläre Atrophie 484
– Operation 489
– Pathophysiologie 471–472
– Pergolid 480
– physikalische Therapie 642–643
– Prävalenz 469
– Pramipexol 480–481
– primäres 471
– Psychosen, exogene 483–484
– psychosoziale Maßnahmen 490
– Pudenz-Heyer-Drainage 489
– Pyramidenbahnzeichen 472
– Rigor 120, 474
– Ropinirol 480
– Salbengesicht 120
– Schlafstörungen, nächtliche 485
– Schluckstörungen 486, 554, 642
– Schwäche 283
– sekundäres 484
– Selegilin 481
– seniles 470, 483
– Stadien 470
– striatonigrale Degeneration 485
– Stürze 323
– symptomatisches 121, 471, 482, 484
– Symptome 470
– α-Synuclein-Gen 471
– Systemdegeneration, neuronale 471
– Tagesmüdigkeit 485–486
– Thalamotomie, stereotaktische 489
– Therapie 121–122, 489
– – medikamentöse 473–482
– – operative 489
– Transplantation 489
– Tremor 474, 482–483
– vaskuläre 470
– vegetative Symptome 486
Parkinsontherapie, Aspiration 246
Parkinson-verschlechternder Effekt, Medikamente 487–489
Parotitis, Antidepressiva 436

Paroxetin
– Angst 87
– Pharmakokinetik/-dynamik 597
Partialinsuffizienz, elektive Eingriffe, Kontraindikationen 619
Passivität 11
Patientenbetreuung, ambulante, Hörbehinderung 188
Patientenverfügung 680
– Sterben 691
Pauwels-Klassifikation, Schenkelhalsfraktur, mediale 493
PDGF (platelet derived growth factor), Wundheilung, Dekubitus 139
Peak dose-Dyskinesie durch L-Dopa 479
Peak-dose-Dyskinesie durch L-Dopa 478
Peloide 625
Pemphigoid, bullöses, Pruritus 264–265
Pendeltest, Parkinson-Syndrom 472
Penicillin
– Arzneimittelfieber 156
– Immunhämolyse 380
Pentazocin
– Pharmakokinetik/-dynamik 588
– Pharmakotherapie, Empfehlungen 605
Pentoxifyllin, Demenz 423
Peptide, Pruritus, arzneimittelbedingter 266
Pergolid, Parkinson-Syndrom 480
Periarthritis, kalzifizierende 256
Perikarderguß, Perikarditis 342
Perikarditis 342–343
– Abdomen, akutes 91
– Anamnese 335
– Flugreisen 559
– Herzinsuffizienz 452
– idiopathische 343
– infektiöse 343
– Thoraxschmerzen 342–343
Perikardtamponade, Synkope 298
Perimyokarditis, Herzinsuffizienz 452
Perindopril, Dosierung 455
peripheres Gefäßsystem, Untersuchung 35
Peritonitis, Erbrechen 144
Perkussion, Atemtherapie 631
Perniziosa 379–380
Peronealsyndrom 166
Persönlichkeit
– Fünf-Faktoren-Modell 10
– Veränderungen 10–11
Pessar, Harninkontinenz 207–208
PET (Positronenemissionstomographie), Apoplex 390
Pethidin, Plasmaeiweißbindung 652
Petit-mal-Anfälle, Stürze/Synkope 327
Pflege
– Bedarf 15
– Sicherung 686–687, 708
– teilstationäre, Leistungen 713
– vollstationäre 714
– zu Hause 708–714
Pflegebedürftigkeit 709–711
– Kombinationsleistungen 713
– Osteoporose 506–507, 710
Pflegegeld 711–713
Pflegekassenleistungen 686–687
Pflegekräfte, häusliche Pflege 712
Pflegeleistungen, Vergütung 687
Pflegeperson
– soziale Sicherung 713–714
– Verhinderung, Leistungen 713
Pflegerecht, Verwirrtheit 688
Pflegesachleistungen 711–713
Pflegestufen 710–711
Pflegeversicherung 686–687, 709–714
– Beiträge 714

Sachverzeichnis

Pflegeversicherungsgesetz 712
Phäochromozytom
– Diabetes mellitus 447
– Hypertonie 401
– Operation 402
Pharmakoepidemiologie 577–579
Pharmakokinetik/-dynamik 579–585
– Altersveränderungen 654–655
Pharmakotherapie 577–609
– s.a. Medikamente/Medikamentenabusus
– Anamnese 607
– Anfangsdosis, niedrige 607
– Auslaß- und Absetzversuche 607–608
– Ausscheidung 579
– Biotransformation 581
– Compliance 599–600
– DDD (daily defined dosages) 578
– Dosisanpassung, langsame 607
– Einfluß auf Meßgrößen im Serum 44
– Eiweißbindung 580
– Elimination, renale 583–584
– First-pass-Effekt 582
– Indikationsprüfung 607
– Interaktionen 602
– Leitsätze 607–608
– Medikamente, ungeeignete 603–607
– Metabolisierung 579–580, 582–583
– Monitoring 608
– Multimedikation 607
– Non-Compliance 599–600
– Resorption 579–581
– Selbst- und Fremdmedikation 600
– Serumkreatinin 584
– Tumorschmerzen 657
– Verteilung 579
– Verteilungseigenschaften 581–582
– Wechselwirkungen 602–603
– Wirkungen, unerwünschte 601–602
Phenacetin, Nephrotoxizität 587
Phenobarbital, Pharmakokinetik/-dynamik 586
Phenolderivate, Wirkung 138
Phenoxybenzamin, Harninkontinenz 210
Phenylalkylamine, Hypertonie 407
Phenylbutazon
– Pharmakokinetik/-dynamik 586
– Pharmakotherapie, Empfehlungen 605
Phenytoin
– Anämie, makrozytäre 379
– Arzneimittelfieber 156
– Schwindel 294
– Serumkonzentration, Zunahme 582
– Wundheilung, Dekubitus 139
Philadelphia Geriatric Morale Scale 56
Phlebothrombose, Pulmonalarterienembolie 347
Phlegmone, Lymphödem 105
Phosphat, Serummeßgrößenveränderungen, arzneimittelbedingte 44
physikalische Therapie 621–643
– aktive 631–633
– Bewegungsstörungen 261–262
– Depression 438
– Endoprothese 638–639
– entstauende 627–628
– Gelenkveränderungen, degenerative 638
– Hüftendoprothese 638–639
– Kreuzschmerzen 635–638
– Leistungen, Zuzahlungen 697
– Obstipation 363
– Osteoporose 637

– Parkinson-Syndrom 642–643
– Schmerzen 655
– Verordnung 697, 701
Phytotherapeutika, Prostatahyperplasie, benigne 521
Pica, Anämie, hypochrome 377
Piccolotraktion, Hallux rigidus 164
Pick-Krankheit, Demenz 413
Pickwick-Syndrom, Synkope 327
Pilzinfektion
– FUO 157
– Fuß 162–163
Pilzintoxikation, Erbrechen 144
Pipamperon, Demenz 424
Piracetam
– Demenz 422, 543
– Pharmakokinetik/-dynamik 598
– ohne Wirkungsnachweis 598
Piroxicam, Plasmaeiweißbindung 652
Plantarwarzen 161–162
Plasmaeisen 75
Plasmaeiweißbindung, Altersveränderungen 651–652
Plasmaviskosität/-volumen, Immersion, funktionelle Wirkungen 622
Plasmozytom
– Fieber 155
– Osteoporose 504
Plathypnoe 239
Pleuraerguß 348
– Dopaminagonisten 481
– Herzrhythmusstörungen 459
– Thoraxschmerzen 348
Pleuritis
– Abdomen, akutes 91
– Thoraxschmerzen 346, 348
Pleuroperikarditis 342
Pleuropneumonie, Abdomen, akutes 91
Plexuskompression, Schmerztherapie 661
Pneumektomie, Flugreisen 558
Pneumenzephalus, Flugreisen 558
Pneumocystis-carinii-Pneumonie, AIDS 541
Pneumokokkenimpfung 575
Pneumonie
– Antidepressiva 436
– Bauchschmerzen, akute 93
– Dyspnoe 77
– Femurfraktur, pertrochantäre 499
– Fieber 154
– hypostatische, Apoplex 571
– Hypoxämie 241
– Schwäche 283
– Thoraxschmerzen 346
– Verwirrtheit 373
Pneumothorax 348
– Flugreisen 560
– Leitsymptome 347
PNF-Technik 634
Podagra 171
Pöldinger-Skala, Depression 432
Polidocanol, Pruritus 268
Poliomyelitisimpfung, Fern-/Flugreisen 561
Polyarthritis, chronische 112, 256–258
– ödematöse 257
– Chondrokalzinose 256
– myalgisches Syndrom 256
– ödematöse, benigne 106
– Osteoporose 504
Polymyalgia rheumatica 258–259
– Fieber/FUO 155, 157
– Schwäche 283
Polymyeloradikulitis 118
Polymyositis 259
Polyneuropathie 118–119, 260–261
– alkoholische 118, 260
– diabetische 118
– – Placebos 662
– – Schmerztherapie 661

– Diarrhö 358
– Fehlernährung 260
– Klassifikation 119
– Krallenzehe 165
– Medikamentenkopfschmerz 234
– Symptome 118
Polypathie 64, 66–67
Polypektomie, endoskopische, Flugreisen 558
Polypharmazie 66, 577
Polypragmasie 66, 577
Polytoxikomanie, Beweglichkeitsstörungen 127
Polyurethanschaum, Dekubitus 139
Polyzythämie, Aderlaß, isovolämischer 392
Porphyrie, Obstipation 361
Postkardiotomiesyndrom 343
Postklimakterium, Osteoporose 113
Postmenopausensyndrom, Pruritus 266
Postmyokardinfarktsyndrom 343
– Betablocker 467
Postzosterneuralgie
– Placebos 662
– Thoraxschmerzen 349
POWG s. Offenwinkelglaukom, primäres, chronisches
PPSB (Gerinnungsfaktorenkonzentrat), Blutungen, intrazerebrale 394
PQ-Zeit, Zunahme 41
Pränämie 376
Prämorbidität, Depression 430
präsuizidales Syndrom 433–435
Präsynkope
– Herzrhythmusstörungen 459
– Schwindel 291
Pramipexol, Parkinson-Syndrom 480–481
Praxishypertonie 398
Prazosin, Harninkontinenz 210
Preisvergleichslisten, Arznei-/Heilmittel 699
Presbyakusis 33, 181, 183–187
– Cochleaimplantat 186–187
– Hörtraining 185–186
Presbyvertigo 294
Primidon, Parkinson-Tremor 483
PRIND (prolongiertes reversibles ischämisches neurologisches Defizit) 115, 387
Prinzmetal-Angina 338
Procainamid, Pharmakokinetik/-dynamik 586
Prokinetika
– Aspiration 246
– Obstipation 364
– Stuhlinkontinenz 214
Proktoskopie, Stuhlinkontinenz 214
Prolaktin, Ausschüttung, schlafabhängige 273
Promethazin
– Demenz 424
– Schwindel 295
Pronationsfehlstellung, Fersensporn 167
Propafenon
– Tachykardie 464
– – ventrikuläre 466
Propanole, Wirkung 138
Propanthelin, Harn-/Dranginkontinenz 209–210
Propiverin, Harn-/Dranginkontinenz 209–210
Propranolol
– Elimination 583
– Parkinson-Syndrom 481
– Pharmakokinetik/-dynamik 584, 586, 592
– Pharmakotherapie, Empfehlungen 605
propriozeptives System, Altersveränderungen 292

Propylthiouracil, Hyperthyreose 534–535
Prostaglandine
– Arzneimittelfieber 156
– Pruritus 266
Prostaglandininhibitoren
– Dranginkontinenz 210
– Shy-Drager-Syndrom 485
Prostataadenom s. Prostatahyperplasie, benigne
Prostatahyperplasie, benigne 5, 513–525
– Adenomektomie 522
– α-adrenerge Rezeptorenblocker 521–522
– Alternativverfahren 523
– Antidepressiva 436
– Arzneimittel, gefährliche 606
– BOO (bladder outlet obstruction) 514
– LUTS 514
– Miktionsbeschwerden 514
– Nierenfunktion 516
– Phytotherapeutika 521
– Prostatasonographie, transrektale 519–520
– PSA 520
– 5α-Reduktasehemmer 521
– Restharn 204
– Sonographie, transrektale 520
– Symptomen-Score 516–519
– Tamsulosin 522
– Therapie 520–523
– TUIP 522
– Tumormarker 520
– TURP 204, 522
– Untersuchung, digitorektale 516
– Urinanalyse 516
– Wärmetherapie 523
Prostatahypertrophie 174
– Harninkontinenz 194
– SSRI 597
– Überlaufinkontinenz 197
– Untersuchung, rektale 35
Prostatainfarkt, Harnverhalt 516
Prostatainzision/-resektion, transurethrale s. TUIP bzw. TURP
Prostatakarzinom 35, 519
– Schwäche 283
– Untersuchung, digitorektale 519
Prostatasonographie, transrektale 519
Prostata-spezifisches Antigen s. PSA
Prostatasteine 519
Prostatitis 519
Proteasen, Pruritus, arzneimittelbedingter 266
Proteinmangel s. Hypoproteinämie
Proteinurie 43
– Diarrhö 358
Proteus, Harnwegsinfektion 176
Protonenpumpeninhibitoren (PPI), Ulkuskrankheit 94
Providencia, Harnwegsinfektion 176
Prurigo nodularis Hyde, Pruritus 264
Pruritus 31, 263–270
– Arzneimittelunverträglichkeit 266
– Auge 306
– Cholestase 265
– Hämorrhoiden 265
– Hautpflege 270
– Hauttrockenheit 264
– Hautveränderungen 264–265
– hepatogener 267
– Hydroxyäthylstärke 267
– Laboruntersuchungen 267
– Lokaltherapie 268
– nephrogener 267
– neurogener 266
– Ölbäder 268
– Östrogenmangel 266
– Oxyuren 265

Sachverzeichnis

- paraneoplastisches Symptom 266
- Postmenopausensyndrom 266
- Prophylaxe 269
- sine materia 265–266
PSA (prostataspezifisches Antigen) 45, 520
Pseudarthrose, Schenkelhalsfraktur, mediale 496
Pseudobulbärparalyse, Schluckstörungen 554
Pseudodemenz 433–434
Pseudogicht 255
Pseudohypertonie 398
Pseudomonas, Harnwegsinfektion 176
pseudoradikuläre Syndrome, Spondylarthrose 253
psychiatrische Erkrankungen 8–11
- Angst 84
- Betreuungsgesetz 678
- Betreuungsrecht 679
- Beweglichkeitsstörungen 127
- Flugreisen 559
- Heimunterbringung 689
- Obstipation 361
- Rehabilitationsplan 704
- Untersuchung, klinische 36–37
psychoimaginative Verfahren 655
psychologische Verfahren, Schmerzen 656
Psychopharmaka 594–599
- Depression 435–438
- Fahrvermögen, eingeschränktes 544
- Indikationsgruppen 578
- Pharmakokinetik/-dynamik 586, 594
- Sexualstörungen 315
Psychosen
- L-Dopa 478–479
- endogene 437
- – Schlafstörungen 275
- exogene, Parkinson-Syndrom 483–484
- Flugreisen 559
- manisch-depressive 437
- paranoide 478
- – L-Dopa 478
Psychosyndrom, hirnorganisches 369
- Angst 85
- Fehldiagnose 597
Psychotherapie
- Angst 87
- Depression 439
- Kopfschmerzen 231
- Schmerzen 655
psychotische Symptome, Verwirrtheit 370
PTA (periphere Ballondilatation), Flugreisen 558
PTCA (perkutane transluminale Angioplastie), koronare Herzkrankheit 337–338
Ptosis 32
Pudenz-Heyer-Drainage 489
Pulmonalarterienembolie 346–347
- Anamnese 334
Puls, Qualitäten 38
Pulsationsphänomene, Parkinson-Syndrom 470
Pulsdefizit, Herzrhythmusstörungen 459
Pusher-Symptomatik, neurologische Erkrankungen 115
PVP-Jod
- Hyperthyreose 138, 532
- Wundheilung, Hemmung 138
Pyelonephritis, akute, Fieber 154
Pyknolepsie
- Stürze 327
- Synkope 327
Pyoktanin, Fußpilz 163
Pyramidenbahnzeichen, Parkinson-Syndrom 472
Pyrazinamid 674–675

Pyridoxin, Parkinson-Syndrom, Kontraindikation 487
Pyritinol
- Demenz 422
- Pharmakokinetik/-dynamik 598
- Pruritus, arzneimittelbedingter 266
Pyrogene, Fieber 153
Pyurie, Tuberkulose 672

Q

Q_0-Werte, Schmerztherapie 653
QRS-Vektor, Linksabweichung 41
QT-Syndrom 466
Querschnittslähmung
- Flugreisen 559
- Obstipation 361
Quilonum®, Parkinson-Syndrom, Kontraindikation 487
Quinapril, Dosierung 455
Quincke-Ödem, Fußrückenschwellung 166

R

Rachitis 113
Radikale, freie, Vitamin C 550
Radiojodtherapie, Struma 538
Radiusfraktur, distale 109, 111
Ramipril, Dosierung 455
Rasselgeräusche 38
- feuchte 238
Ratlosigkeit, ängstliche, Verwirrtheit 370
Ratschow-Lagerungsprobe, arterielle Verschlußkrankheit 124
Rauchen
- Flugprobleme 562
- Osteoporose 504
R-auf-T-Phänomen 465
Rauwolfiaalkaloide, Ödeme 103
Raynaud-Syndrom
- Dopaminagonisten 481
- Kohlensäurebad 624
Realitätsflucht 11
realitätsorientierendes Training, Verwirrtheit 374
Recht
- auf den eigenen Tod 690
- auf Verwirrtheit 688–690
Rechtsherzbelastung
- EKG 344
- Pulmonalarterienembolie 347
Rechtsherzinsuffizienz, Ödeme 101
Rechtsstellung älterer Menschen 683
Recruitment, Schwerhörigkeit 187
Reentry-Tachykardie 463
Reflexanormalitäten 39
Reflexdystrophie, sympathische
- Apoplex 117
- Kohlensäurebad 625
- Ödeme 106
Reflexinkontinenz 79, 195
Reflexsynkope 297–298, 300
Reflux, vesikoureteraler, Bakteriurie 174
Refluxkrankheit
- Anamnese 335
- Bauchschmerzen, chronische 94
Refluxösophagitis, Erbrechen 144
Regenerationskost, Kachexie 220
Regensburger Befreiungsmanöver, Lagerungsschwindel, benigner, paroxysmaler 566
Rehabilitation 128–129
- Abteilungen, geriatrische 48
- amputierter Patient 125
- Beratung, ambulante 706–707
- Exsikkose 149
- Frakturen, hüftnahe 500
- Hirnschäden, erworbene 641–643
- Kachexie 220–221
- Krankenschwester 128
- Leistungen 685–686
- Myokardinfarkt 639–640

- Planerstellung, Bundessozialhilfegesetz 704
- Restitutio ad integrum/ad optimum 686
- Sozialarbeiter 128
- vestibuläre, Schwindel 296
- vor Pflege 685–686
Rehydratation, Diarrhö 356
Re-Insult, Warnsignale, Apoplex 570
Reiseapotheke 563
Reisediarrhö 353
Reisefähigkeit 557
Reiseimpfungen, Fern-/Flugreisen 561
Reisen, Erkrankungen 562
Reizblasensyndrom, idiopathisches 198–199
- Rekonditionierung 204
Reizdarmsyndrom 97
Reizgasinhalation, Tachypnoe 238
Reizhusten durch ACE-Hemmer 590
Reizkolon, Abdomen, akutes 91
Reizschwindel, normaler 565
Rektosigmoidoskopie, Koprostase 364
Rektoskopie, Stuhlinkontinenz 214
Rektozele, Obstipation 361
Rektum, Untersuchung, klinische 35
Rektumkarzinom 35
- Diarrhö 213
Rektumprolaps, Obstipation 361
remitting seronegative symmetrical synovitis with pitting edema (RSSSPE) 106
Remobilisierung, Osteoporose 251
REM-Schlaf 273
- Demenz 274
Renin-Angiotensin-Aldosteron-System
- Immersion, funktionelle Wirkungen 622
- Ödeme 100
Repolarisationsstörungen durch Antidepressiva 436
Reserpin
- Depression 401
- Hypertonie 408
- Nebenwirkungen 408
- Parkinson-Syndrom, Kontraindikation 487
- Therapieempfehlungen 605
- Wechselwirkungen 408
Reservevolumen, exspiratorisches, Immersion, funktionelle Wirkungen 622
Residualkapazität, funktionelle (FRC) 39
- Immersion, funktionelle Wirkungen 622
Residualvolumen 39
Resignation 11
- Belastungen 15
resistive load compensation, verminderte 241
Resorption, Pharmakotherapie 579–581
respiratorische Infekte, elektive Eingriffe, Kontraindikationen 619
respiratorische Insuffizienz
- chirurgische Eingriffe, Kontraindikationen 619
- Flugreisen 560
- Schlafstörungen 275
- Stangerbad, Kontraindikation 623
Restharn 174
- Diabetes mellitus 174
- Harninkontinenz 201–203
- Prostataadenom 204
- Überlaufinkontinenz 193
Resynchronisationszeit, Flugreisen, Zeitverschiebung 562

Retikulozyten, Anämie 376, 378
Retinaablösungen/-blutungen 32
Retinopathie, Diabetes mellitus 309–310
Reverdin-Hautinseln, Dekubitus 140
Rheumafaktoren 45
- Bouchard-/Heberden-Arthrose 258
- Polyarthritis, chronische 256
rheumatische Erkrankungen
- Hypothyreose 530
- Morbidität 248
- Wärmepackungen 626
rheumatologische Erkrankungen, Anämie 378
Rhizarthrose 252–253
Riesenzellarteriitis 232–233, 259
- Erblindung 233
- gutachtlich-rechtliche Aspekte 235
Rifampicin 674
- Arzneimittelfieber 156
Rigor 121
- Differentialdiagnose 121
- neurologische Erkrankungen 115
- Parkinson-Syndrom 120, 470, 474
- Stürze 323
Ringer-Lösung, Dekubitus 137
Rippenfraktur 347
Risperidon
- Parkinson-Syndrom, Kontraindikation 487
- Pharmakokinetik/-dynamik 598
Rivastigmin, Demenz 422
Roemheld-Syndrom
- Flugprobleme 561
- Thoraxschmerzen 348
Röntgenkontrastmittel, Obstipation, medikamenteninduzierte 362
Röntgenthorax 41
- Atemnot 239
- Herzinsuffizienz 452
Rollator 129
Rollennagel 163
Rollstuhl 693
- Verordnung 703
Rom-Kriterien, Obstipation, chronische 359
Ropinirol, Parkinson-Syndrom 480
Rotationslappenplastik, Dekubitus 140
Roux-Y-Anastomose, Erbrechen 144
RSSSPE (remitting seronegative symmetrical synovitis with pitting edema) 257
RSV-Infektion, Fieber 154
rt-PA-Lyse, Apoplex/zerebrale Ischämie 395
Rückenschmerzen 109
Rückfuß, Erkrankungen 166–168
Ruhedyspnoe, Flugreisen 560
Ruhe-EKG, koronare Herzkrankheit 336
Ruhepulsfrequenz 37
Ruheschmerzen
- arterielle Verschlußkrankheit 123
- Arthrose 118
Ruhetachykardie, Herzinsuffizienz 451
Ruhetremor 36
- Parkinson-Syndrom 470
- Stürze 323
Ruhezyanose, Flugreisen 560

S

SA-Block, Myokardinfarkt 340
Saccharose 548
Sättigung 282
Sättigungsperzeption 6
Salaam-Krämpfe, Stürze/Synkope 327

Sachverzeichnis

Salbengesicht, Parkinson-Syndrom 120, 470, 486
Salizylate
- Arzneimittelfieber 156
- Serumkonzentration 582
Salmonellen, Gastroenteritis 354
Saluretika, Exsikkose 401
Sandelholz, weißes, Harnwegsinfektion 177
Sandoz Clinical Assessment Geriatric Scale (SCAG), Depression 431
Sarkoidose, Differentialdiagnose 418
Sauerbrunnen 624–625
Sauerstoffbad 625
Sauerstoffinhalation, Migräne, neuralgoide 232
Sauerstofflangzeittherapie, Oxygenierungsstörung, chronische 244
Sauerstoffpartialdruck 39
- Immersion, funktionelle Wirkungen 622
Sauerstofftherapie
- Atemnot 243–244
- Myokardinfarkt 341
- nasale, Oxygenierungsstörung 244
- Schlafapnoesyndrom, obstruktives 245
Sauna, Informationspflicht und Leistungsausschluß 701
Schädelfraktur, Stürze 329
Schädel-Hirn-Trauma
- Differentialdiagnose 418
- Schluckstörungen 642
- Schwindel 566
Schallempfindungsschwerhörigkeit 182
Schaufensterkrankheit, arterielle Verschlußkrankheit 123
Schaukelstuhlfuß, neuropathischer 170
Schellong-Test, Synkope 299
Schenkelblock durch Antidepressiva 436
Schenkelhalsfraktur 109, 111
- mediale 492–496
- - Operationsmethoden 494–496
- - Osteoporose 505–506
- - Stürze 329
- Zunahme, altersabhängige 329
Schilddrüse, dystope 537
Schilddrüsenautonomie, Hyperthyreose 532
Schilddrüsenfunktionsprüfung, Vorhofflimmern 460
Schilddrüsenfunktionsstörungen 529–539
Schilddrüsenhormone, Diabetes mellitus 447
Schilling-Test, Vitamin-B_{12}-Absorption 380
Schizophrenie
- durch Antidepressiva 436
- Schlafstörungen 275
Schlafapnoesyndrom
- obstruktives, Sauerstofftherapie 245
- Schlafstörungen 275, 440
Schlafdauer 274
- Einflußmöglichkeiten 276
Schlafentzugstherapie, Depression 438
Schlafforschung 274
Schlaflosigkeit
- Häufigkeit 666
- Tumorschmerztherapie 658
Schlafmittel
- Demenz 271
- Fahrvermögen, eingeschränktes 544
Schlafqualität 274, 276
Schlafstörungen 75, 271–277
- Alzheimer-Krankheit 274
- durch Antidepressiva 436
- Demenz 271–272, 274, 425

- Depression 271–272, 274, 440
- Flugreisen, Zeitverschiebung 562
- Hypnotika 276
- Kachexie 218
- Parkinson-Syndrom 470, 485
- Pharmakotherapie 440
- Schnarchen 274
- Sedativa 276
- Suizidalität 435
- Ursachen 75
Schlaganfall s. Apoplex
Schlagvolumen, Immersion, funktionelle Wirkungen 622
Schleifendiuretika 406
- Hypertonie 242, 406
- Lungenstauung 242
Schließmuskel, künstlicher, Harninkontinenz 208
Schließmuskelstörung, Stuhlinkontinenz 211
Schlingengerät, Kreuzschmerzen 636
Schlottergelenk, Arthrose 110
Schluckstörungen
- Apoplex 642
- Ernährung 554
- Guillain-Barré-Syndrom 119
- Häufigkeit 666
- Parkinson-Syndrom 486, 642
- Schädel-Hirn-Trauma 642
Schlucktherapie, Apoplex 642
Schlundmuskelclaudicatio, Polymyalgia rheumatica 259
Schmerzempfindlichkeit 7, 36
Schmerzen
- Abdomen, akutes 90
- Algoneurodystrophie 646
- Anamnese 23
- Arthritis 249
- Arthrose 645
- Auge 306
- Bandscheibenoperation 646
- Beine 81–82
- Chronifizierung 645, 649–651
- - Belastungen 15
- Gelenkbeschwerden 249
- Halswirbelsäulenveränderungen 637–638
- Krebserkrankungen 646
- Lendenwirbelsäulenveränderungen 635
- Migräne 232
- Muskelbeschwerden 249
- neuropathische, Schmerztherapie 661–662
- - Tumoren 656–658
- Osteoporose 646, 660
- periartikuläre 38
- physikalische Therapie 655
- präkordiale 350
- pseudoradikuläre 232
- psychologische Verfahren 655–656
- retrosternale 350
- Schlafstörungen 275
- Schwäche 284–285
- somatische 90
- - Tumoren 656
- Spannungskopfschmerz 646
- viszerale 89–90
- - Spondylarthrose 253
- - Tumoren 656
- Zoster 645
Schmerzerfassung 647–649
Schmerzfragebogen 647–648
Schmerzperzeption, Altersveränderungen 651
Schmerzrezeptoren, Bewegungsapparat 249
Schmerztherapie 644–664
- gutachtlich-rechtliche Aspekte 235
- Neuralgie, postzosterische 656
- nicht-medikamentöse 655
- Organveränderungen im Alter 651–655
- Osteoporose 510, 660–661

- Q_0-Werte 653
- Tumoren 656
- WHO-Stufenschema 658
Schmerzunempfindlichkeit, Gehirn 224
Schnarchen
- kognitive Störungen 241
- Schlafstörungen 274
- Vigilanzstörungen 241
Schnauzreflex 36
Schock
- Abdomen, akutes 90
- chirurgische Eingriffe, Kontraindikationen 618
- kardiogener, Carvedilol 593
- septischer, Ödeme 102
Schrittlänge 36
Schrittmacher(therapie)
- Dysfunktion, Synkope 326
- Flugreisen 559
- Herzrhythmusstörungen, bradykarde 462
- - tachykarde 468
- Stangerbad, Kontraindikation 623
Schüttelfrost 152
Schuldängste/-gefühle 85
- Suizidalität 435
Schulter-Hand-Syndrom
- Apoplex 570
- Ödeme 101, 106
Schutzimpfungen, Fern-/Flugreisen 561
Schwäche 72, 279–289
- Angst 284
- Begleitsymptome 281
- Belastbarkeit 288
- Claudicatio intermittens 285
- Diagnostik 286–287
- Diarrhö 285–286
- Dyspnoe 284
- Elektrolytstörungen 282
- Ernährung 281–283
- Ernährungsverhalten 282
- Fallneigung 285
- Fehlernährung 280
- Fremdbeurteilung 280
- Häufigkeit 279, 666
- Herz-Kreislauf-Erkrankungen 286
- Hypothyreose 530
- Inappetenz 282
- Komplikationen 279–281
- Krankheiten, assoziierte 283
- Leistungsfähigkeit 288
- Magnesiummangel 549
- Muskel- und Knochenmasse, Verlust 283
- Obstipation 285–286
- Prävention und Therapie 288
- Schmerzen 284–285
- Schwindel 285
- Sterbensprozeß 280
- Stürze 324
- Symptomatologie 279–281
- Todesnähe 280
- Untersuchung, körperliche 287
- Ursachen 72, 280–286
- Wasserhaushalt 281–283
Schwankschwindel 73–74
- Differentialdiagnose 292
Schwellung, Fußrücken 166
Schwerhörigkeit
- akustische Verhältnisse im Krankenhaus 190
- Anamneseerhebung 28–29
- Behandlung 183–187
- Blickkontakt 188
- Cochleaimplantat 186–187
- Desorientierung 189
- Diagnose 182–183
- Differentialdiagnose 530
- Erkennung 181
- Fürsorge 191
- Häufigkeit 181
- Hörtaktik 187
- Hörtraining 185–186
- Hypothyreose 530

- Kommunikation, persönliche 190
- Party-Effekt 183
- Recruitment 187
- Tarnung, Mechanismen 182
- - durch die Patienten 181
- Umgang 190–191
- - in der Klinik 189–190
- - mit der Restbehinderung 188–189
- - Schwierigkeiten 187–188
- - Verhaltensregeln 187
- Untersuchung und Behandlung 189
- Verwirrtheit 189
Schwermetalle, Wirkung 138
Schwerpflegebedürftige 710
Schwerstpflegebedürftige 710–711
Schwielen 161
Schwimmen, Informationspflicht und Leistungsausschluß 701
Schwindel 73–74, 290–296
- Antidepressiva 436
- Arten 73
- Beweglichkeitsstörungen 127
- Canalithiasis 566
- Canalith-Reposition 566
- Dauer 566
- Erbrechen 144
- Gangstörungen 294
- Gleichgewichtsstörungen 291
- Hausarztpraxis 564–566
- Herzrhythmusstörungen 459
- HWS-Veränderungen 295
- iatrogen bedingter 294
- Innenohrstörung 566
- Kachexie 218
- kardial bedingter 294
- Kleinhirnblutung 389
- Kopfschmerzen 74, 225
- krankhafter 565–566
- medikamentös bedingter 294, 565
- Menière-Syndrom 293
- okulärer 73
- Otolithen 566
- präsynkopaler 73, 291
- psychogener 566
- Rehabilitation, vestibuläre 296
- auf Reisen 562
- Schädel-Hirn-Trauma 566
- Schwäche 285
- Stürze 324–328
- Therapie 295–296, 566
- TIA 293–294
- Untersuchung, körperliche 566
- vertebragener 565
- vertebrobasiläre Insuffizienz 293
- vestibulärer 73, 565
- Vestibularisausfall, akuter einseitiger 73
- zerebrale Ischämie 294
Schwitzen, Häufigkeit 666
Screeninginstrument, Funktionsbewertung 51–52
Seborrhö, Parkinson-Syndrom 486
Sedativa 594–596
- Atemnot 242
- Miktionsablauf 195
- Pharmakokinetik/-dynamik 594
- Schlafstörungen 276
- Verwirrtheit 371, 373
Seekrankheit 565
Sehhilfen 693
- Verordnung 696
Sehkraftstörungen, Stürze 324
Sehnerv
- Altersveränderungen 305
- Gefäßerkrankungen 308–310
Sehstörungen 38, 302–311
- Autofahren 542
- Beweglichkeitsstörungen 127
- Diabetes mellitus 445
- Diagnostik 303
- Funktionsbewertung 51
Sekundärglaukom 308

Sachverzeichnis

Sekundenherztod 459
Selbstbild 10
Selbsthilfefähigkeit
- Apoplex 569, 694
- – Barthel-Index 571
- Instrumente zur Beurteilung 53
Selbstmord s. Suizidalität
Selbsttätigkeit, Unterstützung 17
Selegilin
- Demenz 423
- Parkinson-Syndrom 481
Selen, Schwäche 282
Self-Rating Depression Scale, Depression 431
Senkfuß, Fersensporn 167
Sennheiser-Conferette, Hörgeräte 190
Sensibilitätsstörungen 39
- Beweglichkeitsstörungen 127
- Hirnstamminsult 116
Sepsis, Harnwegsinfektion 173
Septumdefekt, Flugreisen 558
Serotonin, Erbrechen 143
Serotoninwiederaufnahmehemmer, selektive (SSRI) 596–597
- Fahrvermögen, eingeschränktes 544
Serratia, Harnwegsinfektion 176
Sertindol, Pharmakokinetik/-dynamik 598
Sertralin, Pharmakokinetik/-dynamik 597
Serumbilirubin, Herzinsuffizienz 452
Serumcholesterin, koronare Herzkrankheit 337
Serumeisen, Anämie 378
Serumkreatinin 584
Serumkupferspiegel 549
Serumnatrium, ADH-Mechanismus 404
Serum-TSH, Herzinsuffizienz 451
Sesamoiditis 166
Sexualanamnese, Harninkontinenz 201
Sexualhormone, Sexualstörungen 315
Sexualität
- Einfluß von Erkrankungen 313
- physiologische Veränderungen 312
Sexualstörungen 312–318
- Antihypertensiva 315
- Aphrodisiaka 317
- arterielle Verschlußkrankheit 314
- Depression 314
- Diabetes mellitus 313–314
- Geschlechtskrankheiten 315
- Harninkontinenz 314
- Herzinsuffizienz 314
- Hypertonie 314
- Inkontinenz 314–315
- koronare Herzkrankheit 314
- Myokardinfarkt 314
- operative Eingriffe 315
- Psychopharmaka 315
- psychosoziale Probleme 313
- Sexualhormone 315
- Tröpfelinkontinenz 314
Sézary-Syndrom 265
- Pruritus 264–265
Shea-Skala, Dekubitus 135
Sheltered Care Environment 56
Shigellen, Gastroenteritis 354
Short Portable Mental Status Questionnaire 54
Short-Care-Skala 54
Shy-Drager-Syndrom 485
- Parkinson-Syndrom 471
- Synkope 298
Sichelkrise, Flugreisen 558
Sichelzellanämie, Flugreisen 558
Sick-Sinus-Syndrom 461
- Carvedilol 593
- Synkope 298, 326
Silbereiweißacetyltannat, Harninkontinenz 210

Silbernitrat, Dekubitus 137–139
Sildenafil, erektile Dysfunktion 317
Silikose, Tuberkulosereaktivierung 672
Sinne, Altersveränderungen 6–7
Sinusbradykardie, Myokardinfarkt 340
Sinusitis, Flugreisen 558, 560
Sinusknotenerholungszeit, Herzrhythmusstörungen 460
Sinusknotensyndrom, AAI-Schrittmacher 463
Sinustachykardie 464
Sjögren-Syndrom, Polyarthritis, chronische 257
Skabies 264
- Kortikosteroide 267
- Pruritus 264–265
Skeletterkrankungen, Bauchschmerzen, akute 93
Skeletthyperostose, diffuse idiopathische (DISH) 254
Skelettmetastasen
- Differentialdiagnose 507
- Osteoporose, sekundäre 350
Skelettmuskelenzyme, Polymyositis 259
Skelettmuskulatur, Altersveränderungen 35
Sklera, Altersveränderungen 305
Sklerodermie, ACE-Hemmer 407
Skoliose, Stürze 322
Slow-wave-Schlaf 273
Smiley-Skala, Schmerzerfassung 649
Social Dysfunction Rating Scale 56
Soldier's Heart 350
Sollwert, Erhöhung, Fieber 158
somatische Veränderungen 3–7
Somatotherapie, Depression 435–438
Sozialarbeiter, Rehabilitation 128
soziale Kompetenz, Erhaltung 16–17
soziale Veränderungen 13–18
- Beurteilung 56
Sozialhilfe, Pflegeversicherung 714
sozialrechtliche Sicherung häuslicher Pflege 708–714
Soziotherapie, Depression 438–439
Spätdepression 429
Spalthaut, Dekubitus 140
Spannungskopfschmerz
- Epidemiologie 229
- Schmerzen 646
Spannungspneumothorax 348
- Leitsymptome 347
Spasmolytika
- Harninkontinenz 210
- Obstipation 362
- Stuhlinkontinenz 214
- Therapieempfehlungen 605
- Verwirrtheit, arzneimittelinduzierte 370–371
Spastizität 114, 121
SPECT (Single-Photon-Emissionscomputertomographie), Apoplex 390
Speichelfluß, Parkinson-Syndrom 486
Speiseröhre, Motilitätsstörungen 241
Sphärozyten, Immunhämolyse 381
Sphinkterprothese, Harninkontinenz 208
Sphinkterschwäche, Harninkontinenz 198
Spironolacton
- und Acetylsalicylsäure 587
- Hypertonie 405
- Pharmakokinetik/-dynamik 591
- Wechselwirkungen 405
Spondylarthritis ankylopoetica, Stangerbad 623

Spondylarthrose 253–254
- Kreuzschmerzen 635
- Thoraxschmerzen 349
Spondylitis 114
- Differentialdiagnose 507
- Thoraxschmerzen 349
Spondylochondrose, Kreuzschmerzen 635
Spondylodiszitis 114
- Thoraxschmerzen 349
Spondylolisthese, Kreuzschmerzen 635
Spondylose/Spondylosis
- Bandscheibendegeneration 253
- hyperostotica 254
- Thoraxschmerzen 349
Spontannystagmus, Schwindel 292
Spontanpneumothorax 346, 348
Sprachstörungen
- Anamnese 29
- Apoplex 569
- Innenohrhörverlust 183
- Untersuchung 31
Sprachtherapie, Verordnung 696–697
Sprachverlangsamung 38
Sprudelbad 625
Sprue, tropische, Diarrhö 358
Sprunggelenkschmerzen, Fluoridüberdosierung 251
Spurenelemente, Schwäche 282
Sputumbeurteilung 238
- Atemnot 240
Stammganglienblutung 389
Stangerbad 623
- Kreuzschmerzen 635
- Zuzahlungsbeträge 698
Staphylokokken
- Endokarditis, bakterielle 343
- Gastroenteritis 355
- Harnwegsinfektion 176
Stauungsdermatitis, Beinvenenthrombose, tiefe 105
Steele-Richardson-Olszewski-Syndrom 485
Stehunsicherheit 36
Steißbeindekubitus 134
Stellreflexe 36
- Parkinson-Syndrom 470
Stenokardie 338
Stentimplantation, Flugreisen 558
Sterben(de) 665–668
- Dekubitus 668
- Grundpflege 666–667
- lebensverlängernde Maßnahmen 690
- Mundpflege 667
- Patientenverfügung 691
- Schwäche 280
- zu Hause 667
Steroidosteoporose 240
Stoffwechselstörungen
- Gesichtsneuralgie 231
- Laborbefunde 43
- Perikarditis 343
Strahlung, ionisierende, Cochleaimplantat 187
Streptokinase
- Arzneimittelfieber 156
- Dekubitus 136
Streptokokken, Endokarditis, bakterielle 343
Streptomycin 674–675
- Schwindel 294
Streßinkontinenz 79, 175, 194–195, 198
- Beckenbodenschwäche 206
- Therapie 204, 210
striatonigrale Degeneration (SND), Parkinson-Syndrom 471, 485
Stridor, inspiratorischer 238
Stromtherapie 628
Strukturiertes Angstinterview für Senioren (SAIS) 55
Struma 537–539
- Differentialdiagnose 530

- Einflußstauung/Trachealstenose 537
- Hyperthyreose 533, 536
- Jodmangel 536
- Radiojodtherapie 538
- Trachealstenose 537
ST-Senkung, ischämische, koronare Herzkrankheit 337
Stürze 73–74, 319–331
- ACE-Hemmer 590
- Anamnese 50
- Apoplex 571
- Beleuchtung 321–322
- Blutdruckabfall 325
- Desorientiertheit 320
- Drop-Anfälle 324–328
- Frakturen 329–330
- Gangstörungen 322–323
- Gleichgewichtsstörungen 324
- Haltungsänderungen 322–323
- Herzrhythmusstörungen 460
- Hypotonie 325
- Hypovolämie 325
- Kleinhirnblutung 389
- Osteoporose 505
- Schwäche 284–285, 324
- Schwindel 324–328
- Sehstörungen 324
- Synkope 325–328
- Verwirrtheit 320, 374
- Witterungseinflüsse 321–322
Stuhlinkontinenz 78–79, 211–216
- Anus praeter 216
- Arten 79
- Beckenbodentraining 215
- Biofeedbacktraining 215
- Defäkographie 214
- Demenz 426
- elektrische Reizungen 215
- Ernährung 214
- Hilfsmittelversorgung 215
- neurologisch bedingte 212
- nach Operationen 212
- Proktoskopie/Rektoskopie 214
- psychisch bedingte 212–213
- Stuhlgangsprotokoll 215
- Therapie 214–215
- totale 78
- Ursachen 78, 211–213
- Venenpumpübungen 215
- Verhaltensänderung 214
- zerebrale Störungen 215
Stuhltagebuch 213
Subarachnoidalblutung
- Apoplex 115
- Flugreisen 559
Subduralhämatom
- Demenz 414
- Differentialdiagnose 418
- Flugreisen 558
Substanz P, Pruritus 264
Substernalschmerz, Perikarditis 342
Subtraktionsangiographie, digitale (DSA), Apoplex 390
Sudeck-Syndrom
- Apoplex 117
- Kohlensäurebad 625
Suizidalität
- Depression 433–435, 441
- Phantasien 434
Sulbactam, Fußsyndrom, diabetisches 171
Sulfonamide
- Arzneimittelfieber 156
- Immunhämolyse 380
Sulfonylharnstoffe
- Fahrvermögen, eingeschränktes 544
- Wechselwirkungen 603
Sulpirid, Depression 484
Summenscore 53
Sympathikushypertonie, Streßinkontinenz 198
Sympathomimetika
- Atemnot 242

Sachverzeichnis

– Herzrhythmusstörungen,
  bradykarde 462
– Synkope 299
Symptomarmut, Anamnese 24–25
Symptome
– Anamnese 26
– Beurteilbarkeit,
  eingeschränkte 26
– häufige, Diagnostikleitlinien
  70–82
– medikamenteninduzierte 27
Symptomverfälschung, medika-
  menteninduzierte 26
Synchronisationsstörungen 357
Syndrom
– der funktionellen
  kardiovaskulären Störungen 350
– des kranken Sinusknoten 461
– der zu-/abführenden Schlinge
  144
Syndrom-Kurztest (SKT) 432
Synkope 74, 291, 296–300
– Anamnese 299
– Arzneimittel, gefährliche 606
– arzneimittelinduzierte 73, 328
– Autofahren 543
– Baroreflex 327
– Belastungs-EKG 299
– Blutwerte, pathologische 73
– Echokardiographie 299
– Herzinsuffizienz 462
– Herzrhythmusstörungen
  459–460
– Hyperventilation 327
– kardiogene 73, 297–298, 300
– Karotisdruckversuch 299
– Karotissinus, hypersensibler 297
– Karotissinusreflex 327
– Kipptischuntersuchung 299
– Klassifikation 297
– Memory-loop-Rekorder 299
– Myokardinfarkt 335
– neurokardiogene 297–298, 300
– neurologische 73
– orthostatische 297–298, 300
– Prognose 300, 328
– reflektorisch bedingte 73
– rhythmogene 298
– Risikobeurteilung 300
– Schellong-Test 299
– Stürze 325–328
– Symptome, neurologische 299
– TIA 327
– Ursachen 73, 326–327
– vasomotorische 297–298
– vasovagale 297–298, 327
– Schwindel 294
– – zerebrovaskuläre 297–298
Systemerkrankungen,
  Fußbeteiligung 168–171
Systolikum, Karotiden 34

T

Tachyarrhythmie 464
– Digitalisglykoside 454
– Herzinsuffizienz 451
Tachykardie
– Atemnot 242
– atriale, paroxysmale 464–465
– Hyperthyreose 126, 533
– Pulmonalarterienembolie 347
– supraventrikuläre 465
– – paroxysmale 458
– – Synkope 298
– ventrikuläre 463, 465
– – 12-Kanal-EKG 466
– nichthaltende 464
– – Synkope 298
Tachypnoe 38, 237
– Pulmonalarterienembolie
  347
Tacrin, Demenz 422
Tages-EEG, Schlaf-Wach-
  Regulation 273
Tagesmüdigkeit, Parkinson-
  Syndrom 485–486
Tagesschläfrigkeit 272
– Paradoxeffekt 276

Tamsulosin, Prostatahyperplasie,
  benigne 522
Tanztherapie, Informationspflicht
  und Leistungsausschluß 701
Tarsaltunnel-Syndrom 168
TEBK (totale
  Eisenbindungskapazität)
– Anämie 381
– Eisenmangel 378
Teilbad
– Informationspflicht und
  Leistungsausschluß 701
– Zuzahlungsbeträge 698
Temazepam
– Pharmakokinetik/-dynamik 586
– Therapieempfehlungen 604
Temperaturmessung 152
– axillare 152
– orale 152
– rektale 152
Temperaturregulation 6
Tendopathie, Stangerbad 623
Terbinafin,
  Fußpilz/Onychomykosis 163
Territorialinfarkt 386
Testosteron 273
– erektile Dysfunktion 317
Test-Scores 50
Tetanusimpfung 575–576
– Fern-/Flugreisen 561
Tetrabenazin, Parkinson-
  Syndrom, Kontraindikation 487
Tetrachlordecaoxid, Wundheilung,
  Dekubitus 139
Tetracycline
– Eisentherapie 382
– Resorptionskinetik 581
Tetraplegie, Flugreisen 559
TfR (Transferrinrezeptor),
  Eisenmangel 378
Thalamotomie, stereotaktische,
  Parkinson-Syndrom 489
Theophyllin
– Anorexie 240
– Aspiration 246
– Atemnot 242–243
– Bronchialobstruktion 241
– Resorptionskinetik 581
– Serumkonzentration,
  Zunahme 582
Thermoregulation 152
Thermoregulationsstörungen,
  Verwirrtheit 371
Thermotherapie,
  Zuzahlungsbeträge 698
Thiamazol, Hyperthyreose
  534–535
Thiazide
– Gichtanfall 255
– Hypertonie 405
– Pharmakokinetik/-dynamik 591
Thioharnstoffderivate,
  Hyperthyreose 535
Thioridazin
– Angst 87
– Psychopharmakotherapie,
  Empfehlungen 604
– Psychosen, exogene 484
Thorakotomie, Flugreisen 558
Thorax, Untersuchung, klinische
  33
Thoraxatmung, Atemtherapie 631
Thoraxbestrahlung,
  Tuberkulosereaktivierung 672
Thoraxgefäße, große,
  Erkrankungen 345–346
Thoraxschmerzen 332–351
– abdominalbedingte 340,
  348–349
– Angina pectoris 334–338
– Aortendissektion, akute
  345–346
– Aortenklappenstenose 344
– Differentialdiagnose 333–334,
  336
– Endokarditis 343–344
– Gelenkerkrankungen,
  degenerative 349

– Herpes zoster 349
– Herzbeschwerden, funktionelle
  350–351
– Herzklappenfehler, erworbene
  343–344
– Kardiomyopathie, hypertroph-
  obstruktive 345
– koronare Herzkrankheit
  334–338
– mediastinalbedingte 348
– Mediastinitis, akute 348
– Mitralklappenprolaps 343
– Myokardinfarkt 338–342
– Myokardinsuffizienz, relative
  344–345
– oberflächliche 349–350
– Ösophagusschmerzen 348
– Osteomalazie 350
– Osteoporose 349–350
– Perikarditis 342–343
– Pleuraerguß 348
– Pneumothorax 348
– Postzosterneuralgie 349
– pulmonal bedingte 346–348
– Pulmonalarterienembolie
  346–347
– Schmerztyp/-charakter 333
Thoraxtrauma
– Leitsymptome 347
– stumpfes 351
Thrombolyse
– Apoplex/Basilaristhrombose 392
– Myokardinfarkt 341
Thrombopenie, Anämie 376
Thrombophlebitis
– Immunhämolyse 381
– Iontophorese 628
Thrombose
– Antidepressiva 436
– Apoplex 393, 571
– Atemnot 245
– Erbrechen 144
– Flugreisen 559, 561
– mesenteriale, Diarrhö 355
Thromboseprophylaxe 634
– Apoplex 391
Thrombozytenaggregations-
  hemmer
– Fieber 158
– koronare Herzkrankheit 337
– Pharmakotherapie,
  Empfehlungen 605
– Schwindel 296
Thrombozytenzahlen 42
Thyreostatika
– Basedow-Syndrom 534–536
– Hyperthyreose 534
Thyreotoxikose, Herzinsuffizienz
  451
Thyroxin
– Hyperthyreose 534
– Hypothyreose 531
– Struma 538
– Überdosierung, Osteoporose
  504
TIA (transitorische ischämische
  Attacke) 115, 387
– Herzrhythmusstörungen,
  tachykarde 465
– Schwäche 283
– Schwindel 293–294
– Synkope 298, 327
Tiaprid, Parkinson-Syndrom,
  Kontraindikation 487
Tiaprofensäure,
  Plasmaeiweißbindung 652
Tibialis-anterior/posterior-
  Syndrom 166
Ticlopidin, Pharmakotherapie,
  Empfehlungen 605
Tiefensensibilität, Veränderungen
  im Alter 292
Tiefensensibilitätsstörung,
  Stürze 323
Tiefschlafphasen 274
Tietze-Syndrom,
  Thoraxschmerzen 349

Tilidin
– Plasmaeiweißbindung 652
– Tumorschmerzen 657
Timed Manual Performance
  Test 50
Tinea
– pedis 162
– – Fußrückenschwellung 166
– unguium 163
Tinnitus 183
Tod 665–668
– drohender, Schwäche 280
– – Wahrheit am Krankenbett 666
Toiletten-(Kontinenz-)Training,
  Harninkontinenz 204–206
Tokopherol 550
Tolbutamid, Pharmakokinetik/
  -dynamik 585–586
Tolcapon, Parkinson-Syndrom
  482
Tolterodin
– Dranginkontinenz,
  motorische 209
– Harninkontinenz 210
Tonsillektomie, Flugreisen 558
Torsades de pointes 464, 466
Tracheastenose
– Stridor, inspiratorischer 238
– Struma 537
Tracheaverletzung, Leitsymptome
  347
Tracheobronchitis,
  Thoraxschmerzen 346
Tränen(flüssigkeit) 306
– Produktion, nachlassende 32,
  305
Training außerhalb der
  Klinikräume 633–634
Trainingsmangel, Atemnot 240
Tramadol
– Plasmaeiweißbindung 652
– Tumorschmerzen 657
Tranquilizer
– Kopfschmerzen 234
– Schwindel 294
– Verwirrtheit 371
Transaminasen,
  Herzinsuffizienz 452
Transferrin
– Anämie, hypochrome,
  mikrozytäre 378
– Eisenmangel 378
Transfusionstherapie
– AIDS 315
– Anämie 382
Transplantation, Parkinson-
  Syndrom 489
Trauma
– Perikarditis 343
– Verwirrtheit 371
Trazodon, Depression 484
Tremor
– Hyperthyreose 533
– Parkinson-Syndrom 474
Trendelenburg-Zeichen
– Frakturen, hüftnahe 500
– Koxarthrose 130
Trennungsangst 85
TRH-Test 44
Triamteren, Wechselwirkungen
  405
Triazolam,
  Psychopharmakotherapie,
  Empfehlungen 604
Triebangst 85
Triflupromazin, Schwindel 295
Trigeminusneuralgie,
  Schmerztherapie 661
Trihexyphenidyl, Parkinson-
  Syndrom 474
Trijodthyronin
– Hyperthyreose 534
– Hypothyreose 531
Trikuspidalinsuffizienz,
  Ödeme 101
Trimethoprim, Harnwegsinfektion
  176
Triplets, Myokardinfarkt 340

Tröpfelinkontinenz,
  Sexualstörungen 314
Tropheryma whippelii,
  Gastroenteritis 355
Trospiumchlorid
– Dranginkontinenz, motorische
  209
– Harninkontinenz 210
Trypsin, Pruritus 264
TSH
– basales 44, 170
– Fußsyndrom, diabetisches 170
– Hyperthyreose 44
– Hypothyreose 531
– Jodmangel 536
– Struma 538
Tuben, naso-/oropharyngeale,
  Aspiration 246
Tuberkulintest 673–674
Tuberkulose 671–677
– Flugreisen 558
– FUO 157
– Pyurie 672
– Thoraxschmerzen 349
– Tuberkulintest 673–674
Tuberkulostatika 674–676
– Verwirrtheit 370
tubuläre Sekretion,
  Altersveränderungen 653
TUIP (transurethrale Inzision der
  Prostata), Prostatahyperplasie,
  benigne 522
Tumoren
– Fieber 155
– Perikarditis 343
– Schmerztherapie 656
Tumorexstirpation, Flugreisen 558
Tumormarker, Prostatahyper-
  plasie, benigne 520
Tumornekrosefaktor (TNF),
  Fieber 153
Tumorschmerzen 656–658
– Therapie 658–660
TURP (transurethrale Resektion
  der Prostata)
– Flugreisen 558
– Prostatahyperplasie, benigne
  204, 522
T-Zell-Lymphom, kutanes 265

U
Übelkeit
– Blutungen, intrazerebrale 389
– Erbrechen 143
– Flugprobleme 561
– Häufigkeit 666
– Kleinhirnblutung 389
– Koprostase 364
– Schwindel 292
– Tumorschmerztherapie 658
Überdruckbeatmung
– Hypoventilation, chronisch-
  alveoläre 244
– nasale, Atemnot 244
Überernährung, Hypertonie 402
Überlaufinkontinenz 79, 193–195,
  197–198
– Therapie 204
Uhrglasnägel 238
Ulcus
– cruris 105
– Erbrechen 144
– rodens 31
– ventriculi et duodeni 144
– – Abdomen, akutes 91
– – Bauchschmerzen,
    chronische 94
– – Thoraxschmerzen 348
Ultraschallbehandlung
  628–629
– Gelenkschmerzen 638
Ulzera 38
– Harninkontinenz 193
– peptische, Diarrhö 358
Undines Fluch, Synkope 327
Unkovertebralarthrose,
  Thoraxschmerzen 349
Unterarmstützen 130

Unterbringung, Betreuer,
  Aufgaben 680–681
Unterernährung/-gewicht 554
– Beweglichkeitsstörungen 126
– Tuberkulosereaktivierung 672
Unterkieferdrahtfixation,
  Flugreisen 558
Unterkieferprothesen,
  Ernährung 555
Unterstützung
– Betreuer 682
– soziale 52
Untersuchung
– apparative 39–42
– Besonderheiten 21–22
– digitorektale, Prostatahyper-
  plasie, benigne 516
– Hypertonie 403
– klinische 30–39
– rektale, Prostatahypertrophie 35
Unterwasser(druckstrahl)massage
  627
– Kreuzschmerzen 635
– Muskelverspannungen 638
– Zuzahlungsbeträge 698
Urämie
– Anämie 379
– Erbrechen 143
– Kachexie 218
– Pruritus 267
Ur-Affekt, Angst 86
Urapidil, Apoplex 392
Uratkristalle 171
Urethraabknickung,
  Harninkontinenz 175
Urethral plug, Harninkontinenz
  208
Urethrozele, Bakteriurie 174
Urgeinkontinenz s.
  Dranginkontinenz
Uritemp-Technik 152
Uroflowmetrie, Harninkontinenz
  203
Urokinase, Arzneimittelfieber 156
Urolithiasis, Hyperurikurie 255
urologische Symptome, Häufigkeit
  666
Uropathie, Prostatahyperplasie,
  benigne 519
Urosepsis, Überlaufinkontinenz
  193
Urtikaria, Pruritus 264
Uterusprolaps, Bakteriurie 174

V
VAC-System (vacuum-assisted
  closure), Dekubitus 139
Vaginaldeszensus, Bakteriurie 174
Vaginitis, Streßinkontinenz 198
Valproinsäure, Serumkonzen-
  tration 582
Vancomycin, Arzneimittelfieber
  156
Varikose, Flugreisen 559
Vaskulitis
– Differentialdiagnose 418
– mesenteriale, Diarrhö 358
Vasodilatatoren
– Ödeme 103
– Verwirrtheit 370–371
Vasopressin, Immersion,
  funktionelle Wirkungen 622
Vaughan-Williams-Klassifikation,
  Antiarrhythmika 466
vegetative Symptome
– Myokardinfarkt 340
– Parkinson-Syndrom 486
Vena-cava-Obstruktion,
  Ödeme 103
Venenverschluß 309
Venendruck, zentraler, Immersion,
  funktionelle Wirkungen 622
Venenpumpübungen,
  Stuhlinkontinenz 215
venöse Insuffizienz, chronische,
  Beinvenenthrombose, tiefe
  105
Ventilationsstörungen

– Atemnot 239, 243
– obstruktive, Befunderhebung,
  präoperative 618
Ventrikelthromben, Antikoagu-
  lation 393
Verapamil
– Arzneimittelwechselwirkungen
  603
– Hypertonie 406
– Pharmakodynamik 585
Verarmungsängste 84–85
Verband, hydroaktiver,
  Dekubitus 137
Verbrennungen, Verwirrtheit
  371
Verdauungsstörungen 352–365
– Kachexie 218
Verdauungssystem,
  Altersveränderungen 6
Vergeßlichkeit, Kachexie 218
Vergütung
– Betreuer 682
– Pflegeleistungen 687
Verhaltensstörungen
– Demenz 423–424
– Stuhlinkontinenz 214
– Untersuchung, allgemeine 31
– Verwirrtheit 370
Verhornung s. Hyperkeratose
Verordnungsmöglichkeiten,
  Heil-/Hilfsmittel 693–707
Verordnungspraxis, Hilfsmittel
  699–700
Verrucae plantares 161
Verschiebelappenplastik,
  Dekubitus 140
Verstopfung s. Obstipation
Versündigungsängste 85
vertebrobasiläre Insuffizienz
– Differentialdiagnose 296
– Schwindel 293, 565
– Synkope 327
Vertigo s. Schwindel
Verwirrtheit 369–374
– s.a. Delir
– akute 80, 369, 371
– arzneimittelinduzierte 371
– Betreuungsrecht 688
– chronische 412–427
– – s.a. Demenz
– Erbrechen 144
– Frakturen 371
– Hyperthyreose 533
– Koprostase 364
– Lebensgewohnheiten 373
– Pflegerecht 688
– Schwerhörigkeit 189
– stationäre Aufnahme 373
– Stürze 320
– Thermoregulationsstörungen
  371
– Trauma 371
– Überlaufinkontinenz 193
– Verbrennungen 371
– Vormundschaftsrecht 688
– Wassermangel 547
– zerebrale Erkrankungen 371
Verzerrtsehen 306
Vestibularisausfall, Schwindel
  293
Vestibularorgan, Veränderungen
  im Alter 292
Vibration, Atemtherapie 631
Vibrationsempfinden,
  Minderung 36
Vibrio cholerae,
  Gastroenteritis 355
Vierfußstütze 130
Vigilanzstörungen
– Atemnot 239
– Schnarchen 241
VION s. Optikusneuropathie,
  vordere, ischämische
Viruspneumonie, Fieber 154
visuelle Analogskala,
  Schmerzerfassung 648
Visusminderung durch
  Diuretika 591

Vitalkapazität 39
– Immersion, funktionelle
  Wirkungen 622
Vitalzeichen, Prüfung 37
Vitamin A 550
– Demenz 423
– Spondylosis hyperostotica 254
Vitamin-B_1-Mangel, Demenz 414
Vitamin-B_{12}-Absorption,
  Schilling-Test 380
Vitamin-B_{12}-Mangel
– Anämie 379–380, 382
– – makrozytäre 379
– Demenz 380, 414
– Stürze 323
– Synkope 298
Vitamin C 550
Vitamin D 550
– Osteomalazie 113
– Osteoporose 251, 509, 550
Vitamin E 550–551
– Demenz 423
– LDL-Cholesterin 550
Vitamin K, Blutungen,
  intrazerebrale 394
Vitamine 550–551
– Zufuhr, empfohlene 550
Vitaminmangel, Kachexie 218
Vitien, Flugreisen 559
VLDL-Cholesterin 43
Vogelkrallenzehe 164
Vollbad
– warmes 624
– Zuzahlungsbeträge 698
Volumenmangel, Synkope 298
Voranamnese 23
Vorfuß, Erkrankungen 165–166
Vorhofflattern 463–465
Vorhofflimmern 458, 464
– Demenz, vaskuläre 416
– Digitalisglykoside 454
– Embolie 464
– Herzrhythmusstörungen 460
– intermittierendes 464
– Kardioversion, elektrische 464
– Mitralstenose 464
– Schilddrüsenfunktionsprüfung
  460
– zerebrale Ischämie 388
Vorhofmyxom, Synkope 326
Vormundschaftsrecht,
  Verwirrtheit 688
Vorsorgevollmacht 679
Voruntersuchungen,
  Anästhesiologie 617
Vulva, Präkanzerosen/Karzinom
  35

W
Wachstumsfaktoren,
  Wundheilung, Dekubitus 139
Wadenwickel, Fieber 159
Wärmeintoleranz,
  Hyperthyreose 533
Wärmeproduktion 152
Wärmetherapie
– Bewegungsstörungen 261
– Kreuzschmerzen 635–636
– Packungen 625–626
– Prostatahyperplasie,
  benigne 523
Wahninhalte, Angst 84
Wallenberg-Syndrom 116
Wannenbäder,
  Informationspflicht
  und Leistungsausschluß 701
Warfarin
– Pharmakodynamik 585
– Serumkonzentration 582
Warngeräusche 182
Waschanleitung/-training
– Apoplex 694
– Haut, trockene 269
Wasser 547
– Einwirkung auf die Haut 269
– Kreislauf, gastrointestinaler 147
Wasserdampferzeuger, Inhalation
  630

Sachverzeichnis

Wassereinlagerungen s. Ödeme
Wasserhaushalt 147
– Altersveränderungen 146, 654
– Magen-Darm-Trakt 147
– Schwäche 281–283
Wassermangel, Symptome 547
Wasserretention, medikamenteninduzierte 27
Wasserverlust, Exsikkose 147
Waterlow-Skala, Dekubitus 134
Wechsler-Gedächtnis-Test 54
Wenckebach-Block 461
Wendebewegungen 36
Wernicke-Enzephalopathie, Demenz 414
Wertanamnese 28
Wetterfühligkeit, Eisenmangel 549
Whipple-Syndrom
– Demenz 418
– Diarrhö 358
WHO-Stufenschema, Schmerztherapie 658
Wiener Determinations-Gerät (WDG) 432
Windeldermatitis, Harninkontinenz 193
Winkelblockglaukom 308
Wirbelfrakturen
– Bauchschmerzen, akute 93
– Osteoporose 510
Wirbelsäulenerkrankungen 113–114
– Interferenzströme 628
Wisper-Test 56
Würgen, Erbrechen 143

Wundanalyse, Dekubitus 134–135
Wundheilung
– Dekubitus 137–139
– Kachexie 218
Wundheilungsstörungen
– Gewebehypoxie 135
– Schwäche 282
Wurzelreizsymptome, Spondylarthrose 253

X
Xerogel, Dekubitus 139
Xerosis, Altershaut 268

Y
Yersiniose
– Diarrhö 358
– Gastroenteritis 354–355

Z
Zähne, abradierte, Ernährung 555
Zahnerkrankungen, Ernährung 554–555
Zahnlosigkeit 38
Zahnpanorama-Röntgen, Kopfschmerzen 228
Zahnsanierung, Neuralgien 231
Zahnveränderungen, Flugreisen 560
Zehen
– Deformationen, strukturelle 164–165
– Metatarsalgie 165
Zehenmuff 162
Zellenbad 623–624

Zenker-Divertikel, Bauchschmerzen, chronische 94
Zentralarterienverschluß 308–309
Zentralnervensystem, Altersveränderungen 6
Zentralvenenverschluß 309
zerebrale Erkrankungen
– Stuhlinkontinenz 215
– Verwirrtheit 371
zerebrale Erregbarkeit, Antidepressiva 436
zerebrale(r) Ischämie/Insult
– Akuttherapie 391–393
– Apoplex 386
– Arrhythmie 388
– Karotis-TEA 395
– Klinik 388–389
– Rehabilitation 704
– rt-PA-Lyse 395
– Schwindel 294
– Sekundärprävention 394
– Symptome, klinische 388
– vaskulärer 115–118
– Vorhofflimmern 388
Zerebralsklerose, Flugreisen 559
zerebrovaskuläre Erkrankungen
– Mortalität 385
– Schlafstörungen 440
Zink 549–550
– Mangel 549
– Schwäche 282
– Wundheilung, Dekubitus 139
Zinksalze, Eisentherapie 382
Zöliakie, Diarrhö 358
Zollinger-Ellison-Syndrom, Diarrhö 358

Zolpidem, Psychopharmakotherapie, Empfehlungen 604
Zosterneuralgie 231, 645
Zucker, Obstipation 364
Zuckeralkohole, Obstipation 364
Zufriedenheit 10
Zungenbrennen, Eisenmangel 549
Zungenmuskelclaudicatio, Polymyalgia rheumatica 259
Zung-Self-Rating Depression Scale 55
Zwerchfellatmung, Atemtherapie 631
Zwerchfellruptur, Leitsymptome 347
Zyanose, Pulmonalarterienembolie 347
Zystitis
– Fieber 154
– Schwäche 283
Zysto(mano)metrie, Harninkontinenz 203
Zystopathie, diabetische, Bakteriurie 174
Zystourethroskopie, Harninkontinenz 203
Zystourethrozele, Harninkontinenz 194
Zystozele
– Bakteriurie 174
– Harninkontinenz 175
Zytokine, Fieber 153
Zytostatika
– Arzneimittelfieber 156
– Diarrhö 355